网络世界再现生命学

中医学与现代生物行为学和系统学

屈延文　李明生　著

科学出版社

北　京

内 容 简 介

本书是一本旨在网络世界中"再现生命"的科学书籍，主要从系统学、生物行为学、计算机科学、信息化科学和新数学的视角，对生命科学、生物学和医学，包括中医学，进行新描述和新论述，并由此产生一门新的学科，即在网络世界中再现生命或生物体的新学科和新专业。

本书由中医学理论框架概论、生命科学的现状与困惑、中医学与生命科学发展的新动力、经络系统是生物感受表达的基础网络系统、中医学的新理论基础、网络世界再现生命体系结构概论、生物学方法再现人体运行系统、中医学方法再现人体运行系统、生物世界的行为学概论和网络世界行为学概论等部分组成。本书提出的现代生物行为学和系统学为中医奠定新理论基础，尤其是承认和深入研究经络系统，必将为现代生物学发展提供强大动力。在"再现学"研究中，人类已知的部分科学内容，包括数学、生物学、宇宙学、地球学、物理学、量子力学、人类学、社会学都要进入到计算机和网络世界中再现。其中，数学进入网络而成为计算机可读数学和面向主体的数学；生物学进入网络成为理论生物学；中医学进入网络再现人体发育和运行，为中医学基本科学理论基础提供现代科学体系支撑；宇宙学进入网络可以看到宇宙与天体的演化；地球学进入网络可以在网络中看到地震和火山爆发等，所有部分理论在进入网络世界的过程中得到检验，并去伪存真。

本书可供计算机科学、信息化科学、数学、生物学、医学、中医学和生命科学领域的学者、教授、医生、工程师、研究生、管理者和热爱科学的人士阅读、研究和参考。

图书在版编目(CIP)数据

网络世界再现生命学：中医学与现代生物行为学和系统学/屈延文，李明生著. —北京：科学出版社，2012

ISBN 978-7-03-034063-4

Ⅰ.网… Ⅱ.①屈…②李… Ⅲ.内经-研究 Ⅳ.R221.3

中国版本图书馆 CIP 数据核字(2012)第 072482 号

责任编辑：杨 凯 / 责任制作：董立颖 魏 谨
责任印制：赵德静 / 封面设计：柏拉图创意机构

科学出版社 出版
北京东黄城根北街 16 号
邮政编码：100717
http://www.sciencep.com
北京通州皇家印刷厂印刷
科学出版社发行 各地新华书店经销

*

2012 年 6 月第 一 版 开本：(787×1092) 1/16
2012 年 6 月第一次印刷 印张：72 1/4 插页：6
印数：1—2000 字数：1 500 000

定 价：269.00 元

(如有印装质量问题，我社负责调换)

黄帝内经
已经被中国人读了二千五百年
必将被全人类再读二千五百年

作者词

壬辰年

前　言

近十几年,屈延文一直在为建立“信息化科学”体系而努力。他认为,借鉴生物学的科学知识对建立信息化新基础理论体系具有重要意义。此前,作者开始了较长时间的生物学和生命科学的学习与准备过程。从 20 世纪 90 年代中期开始到 21 世纪前十年,其著作《软件行为学》以及与友人合著的《银行行为监管》和《银行行为控制》,为此做了开篇。在 2005 年,屈延文主要在网络世界安全理论、体系结构理论、网络世界行为学理论、网络无限群体计算理论,以及主体工程学、网络世界技术基础、信息化形式化方法等方面进行研究,并完成了《信息化总体学——网络世界行为学理论基础与形式化方法》的写作。屈延文与其团队开始具备了在网络世界中描述细胞、细胞组织、器官、系统、个体和个体组织等面向主体的理论、计算、设计、开发等方面的技术和方法,并在网络世界中取得实验成功。在学习生物学建立信息化科学体系的过程中,对生物学和生命科学认识越来越清晰,发现现代生物学和生命科学存在着相当程度的缺失,认为从现代系统学理论和方法去观察生物科学,会对生物科学理论创新有帮助。也就是说,在学习生物学建立信息化科学体系中,发现了生物科学理论创新的重大机遇和挑战。

在 20 世纪 90 年代中期,屈延文和李明生相识并开始合作,后者曾在生物学家祝总骧教授领导的经络组长期参与经络科研工作。他有着强烈的期盼和解决问题的愿望,期盼解决经络是什么,如何发育和在人体中的生理定位等许多重大基础问题。他已经认识到依照传统思路是不能解决问题的,需要有新思路和新认识。他知道屈延文正在进行软件行为学和网络世界行为学的理论研究,认为其研究与他盼望解决的问题有关联。几年前,本书的两位作者认为,写一本以网络世界生命再现为宗旨,论证中医理论基础与现代生物行为学与生物系统学并全面阐述生命科学的新书籍的条件和时机已经成熟。两位作者认为,该书应当是一本科学创新的书籍,是阐述生命科学、生物科学和中医学新观点、新方法和新理论的书籍,而不是一本介绍传统中医理论和生物学理论基础的书籍。由此,开始了本书的创作。本书的中心内容确定为“网络世界再现生命学”,把中医与现代生物行为学、现代生物系统学、生物学其他分支科学结合起来,基于网络世界无限群体计算理论,实现网络世界再现生命主体体系。

作者认为,未来科学的形态是“在网络世界中再现宇宙与天体”和“在网络世界中再现生态与生物体”。未来科学的理论形态不可能再停留在一本一本的纸质书中,或仅仅在网络上作为可查询的电子内容,必须把所有的孤立存在的部分科学整合在一个比较完整的科学体系中,所有部分科学之间如同网络中的计算机,可以互联、互通与互操作。通过关联连接把所有的部分科学融合在一起。在上述的“再现学”研究中,所有人类已知的部分科学内容，包括数学、生物学、宇宙学、地球学、物理学、量子力学、人类学、社会学都要进入到计算机和网络世界中。其中，数学进入网络而成为计算机可读数学和面向主体的数学，生物学进入网络成为理论生物学，宇宙学进入网络可以看到宇宙与天体的演化，地球学进入网络可以在网络中看到地震和火山爆发，等等。所有部分理论在进入网络世界的过程中得到检验，那些能够为宇宙与天体再现和生命再现服务的部分科学会被认为是“真科学”，不能为宇宙与天体再现和生命再现服务的科学内容，要被改造，使之完善成为真科学。

在网络世界中再现宇宙和再现生命的科学时代，可以认为是中国科学时代到来的最好机遇，中国的创新不会永远停留在产品、技术、管理等现实创新中，会产生许多科学体系的创新、理论的创新和数学的创新。也许人们会发现，这些科学创新都离不开“网络世界再现学”的支持。网络世界再现学的本身将成为一种基础性学科，为所有的“现实世界”在“网络世界”的再现服务。作者希望在新中医学、现代生物行为学、现代生物系统学研究，以及开拓面向主体、行为的新数学等方面，为生物学、医学、数学和新计算机科学做一些贡献。

所以，本书是以中医和生物学为对象，为网络世界再现生命建立理论的开篇之作，具有长期使用和再研究价值。本书提出的思想、方法、理论、框架、观点与语言，对后续的网络世界再现学研究与发展有奠基意义，对生物学、中医学、心理学和社会科学等学科建立网络世界理论数学方法有指南作用。作者希望成为生物学、医学界从事理论研究人士的朋友。

在本书出版之际，两位作者特别感谢中国信息安全测评中心对本书写作、审稿的帮助和支持。感谢中国信息安全产业标准化联盟总体组成员，尤其是林鹏、彭涛等人的长期合作和支持。感谢屈延英女士对本书写作、审稿工作的支持和帮助。感谢刘晓融女士对本书出版工作的帮助。特别感谢王皓、申京武、石岩峰在写作期间各项活动的支持。感谢杨勇刚和饶广军等人的长期支持。最后，作者对参与本书创作、出版全过程工作的刘玉林女士、王佩玉女士和林洁女士表示特别衷心的感谢，并对作者所有亲人、朋友的支持、理解表示感谢。

屈延文　李明生

2011年8月

概　述

本书提出的“在网络世界中再现生物世界”和“在网络世界中再现生物体的运行系统”两项任务和目标，一下子把我们带到在“生物现实世界”和“网络虚拟世界”两个领域中研究问题。因此本书不是关于生物学和医学的书，而是一本在网络世界中“再现生命”的科学书籍，主要是从系统学、生物行为学、计算机科学、信息化科学和新数学的视角，对生命科学、生物学和医学，尤其对中医学，再描述和再论述的书籍；并由此产生一门新的学科，即在网络世界中再现生命或生物体的新学科和新专业。我们认为，上述任务和目标早晚要实现，所以本书就是一本非常重要的理论和指南的书籍。

自古以来，中、西方就有着不同的生命观，不同的生命观产生出不同的医学体系。

中国古人的生命观认为，天、地、人合一，或者说地球上一切生物都是由天地自然环境的演化而生成的。中国古人的生命观认为，生物与环境的物质、热、气体、水和信息（神）交换循环体系是生命来自自然和构成独立的生物结构的基础体系，并被描述成生命之气运行的“五行结构”。它决定生物发育、运行和生命维系中的形态、功能的发生。经络系统是生物最基本的系统，因为它是调节生物与环境的物质、热、气体、水和信息的交换基础平台。而生物体的五脏和六腑等器官，只是生物实现与环境交换的角色器官和系统，包括神经系统在内的所有生物系统都是在这个交换体系中衍生和实现生命活动的不同效能的生物器官，是生命基础体系的外延组成部分。生物的恶欲、情志、意识以及人的思想和活动产生，都与这个生命基础体系密切相关。这些伟大的思想都记录在不朽的著作《黄帝内经》中。而这个伟大的中医学的生命体系是在2500年前提出的，所以中医学面临着要用现代生命科学的机制原理解释生命体系的艰巨任务。我们认为，中医的生命观可以简单归纳为“生物体是以经络系统为基础、具有广义感受表达网络系统的分类功能多脏腑系统的组合体”这样一个命题。研究中医学理论基础，最重要的是真正认识和理解生命概念和生物世界的本质与面貌。只有在对生命认识的进步中，真正发扬《黄帝内经》的科学精神和科学方法，才能建立一个不断进步的中医学理论体系。

西方的生命观认为，地球上的生物是在自然环境中演化产生的。但是，西方生命概念关注生命的物质结构和功能结构。依照现代生物学观点，按照生物与环境的物质、能量、气体、水、信息交换的思路，把生物体理解为多个生物系统（皮肤系统、运动支撑系统、消化系统、呼吸系统、循环系统、排泄系统、生殖系统、神经系统、内分泌系统和免疫系统等）的组合体，其中每一个生物系统承担生物个体的分类功能任务。在众多的生物系统中，通过组织和功能分析认为，内分泌系统和神经系统是生命（尤其动物）的主导系统，它控制和调节生物的发育和运行的形态与功能的发生。所以，现代生物学的生命观可以简单归纳为“生物体是以内分泌系统和神经系统为中心的多生物系统组合体”这样一个命题。依照现代生物学观点，生物与环境具有物质、能量、气体、水、信息交换功能，这些功能是通过生物系统实现的。然而近些年的研究表明，存在着一些“超越功能分类系统的生命概念范畴”，使这个看起来完美的生命体系表现出了某些缺失和漏洞。例如，细胞周期和细胞主体资源调度与控制、强制发育模式和强制发育控制系统、局部环境再生和修复及重组、生物主体普遍存在的广义感受表达概念和生物恶欲、情志、意识的产生等，这些超越分类功能的概念是不存在独立的相应生物系统的，而是存在于每一个上述的分类系统中的。作者认为，生物学家为了解决这些问题，必须严肃面对中医学经络系统的科学概念，现代生物学必须重新认识中医学，尤其是要认真研究经络学。如果他们真正了解了经络学，一定同作者一样，会更加崇拜《黄帝内经》。作者相信，中、西方学者必然会在生命观的认知方面最终达成共识。

古往今来，科学家对生命的定义，无论是采用物理化学的物质结构定义（认为生命是由蛋白质等组成的结构体系），还是由原细胞形态结构定义（认为原细胞是由细胞膜半隔离的，具有繁殖能力的结构体系），或是使用生物学归纳或者抽象出新陈代谢、生长发育、繁殖遗传和感觉性、反应性、适应性特点等方法，这些定义都没有定义生命的活性概念。于是有些科学家采用运行定义模式，认为生命是具有自复制、自组织、自行活动、自生产的开放系统。这个定义，补充了生命的活性概念。但是作者认为，如此定义还是不够精确，因为生命体最重要的概念是行为，包括物质与信息交换行为。作者认为，只有把生命概念与行为概念结合起来，才能清晰地定义和描述生命体。

定义和描述主体概念是一个重要问题，本书给出如下主体的定义：

“在生物世界中，主体（细胞、组织、器官、系统和个体）是具有核酸、蛋白质、糖类和脂肪等生命物质的结构，具有物质交换、信息交换、增殖等自行生命表达行为和自行功能分类表达行为，并具有自我繁殖、生长、感觉、评估和自组织能力的活性实体。”

由于本书的研究目标和内容需要，我们还要讨论网络世界中主体、行为概念，要研究网络世界的行为学理论和方法，所以也为网络世界的主体给出如下定义：

“在网络世界中，主体是具有存储空间概念的虚拟物质结构，并具有存储空间意义的虚拟物质交换与信息交换的自行活性表达行为和自行功能分类表达行为，还可以具有自我复制、生长和自组织能力的活性实体。”

上述定义中，作者认为最重要的概念是生命表达行为和功能表达行为的“自行性”。自行行为、自生长、自感觉、自评估、自复制、自组织和自管理是生命主体的关键概念。

本书就中医学理论和生物学两个方面的生命再现学，提出了以下六个方面重要的关注点。

1. 中医经络系统的新论述

中医经络系统对于中医来说是最基础性体系，提出了辨证归经、药物归经等特别重要的观点。但是对于中医经络，它的现代科学验证和实验工作，几十年来不仅在中国，在全世界中都没有取得期盼的结果。不知经络是什么、是如何发生与演化的，当然就谈不到网络世界再现人体生命运行系统。**所以，本书首次提出以下重要结论和诊断：**

(1) **中医经络系统是人体胚胎发育的前神经系统在人体后生物系统上的存在形式。**

(2) **人体前神经系统是人体胚胎发育的诱导和强制发育模式的主体，胚胎后期，前神经系统退化后，成为人体经脉系统(包括血管中的心器官神经节在血管中的脉络)。**

(3) **胎儿出生后，经络系统成为人体运行的基准行为模式的承载与运行主体。**

(4) **在胚胎发育和成体运行生命期，经络系统都是使用细胞因子的系统主体。**

(5) **经络系统是承担人体内各局部环境再生的统一的感受表达网络系统主体。**

(6) **经络系统是承担体内细胞周期的统一调控、调度任务的主体。**

(7) **经络系统是人体实施“睡眠状态”的主导主体。**

经络系统(面向细胞主体行为)与自主神经系统(面向运动和感觉)、内分泌系统(面向生长和代谢)一起，构成人体内感受表达网络不可替代的主要组成部分。这三个系统有共同中枢管理者(丘脑)，有胚胎发育神经脊索演化成为脊神经核的共同经历，有共同的器官神经节(实施不同角色的任务)和共同的弥散神经/内分泌/经络腺细胞网络的基础连接，使它们构成既有分工又相互协调的统一体系。本书还给出了前神经系统的通路结构、细胞组织结构与功能结构描述。中医谈到的辨证归经、药物归经是缘于“基准归经”。这个基准行为模式存储在经络系统中。这个基准不是人造的，也不是通过统计学方法得出的平均值的指标，而是标准的行为模式，存储在人体所有主体的“行为信息基(AIB)”中，而细胞、组织、器官、系统等主体的行为信息基构成了人体最基本的感受表达网络，即 AIB 网络。由于经络系统的前体系统是承担胚胎发育控制的前神经系统，其中的行为模式信息是先天遗传的、是终身不变的，而人体中所有主体被神经系统和内分泌系统控制的行为模式是可塑造和被生活模式塑造的，因此人体每一个主体都被神经系统和内分泌系统的可塑行为模式与经络系统中基准行为模式控制或调节。**可塑行为模式与基准行为模式之差，构成了中医诊断、治疗和保健的依据。中医的药物和针刺治疗，不是改变生物系统的物质结构，而是改变主体的行为模式。这些结论足以使中医学的基础建立在更加坚实的系统平台之上。这些结论将深刻影响生物胚胎学、发育学、干细胞生物学、生物再生学和再生医学等知识结构。同时还向我们昭示，发育学、再生学和干细胞生物学都需要更加科学地关注经络系统学。**

2. 中医学新基础理论体系的论述

本书提出，中医是建立在古代中国人的智慧和实践基础上的，说到底中医学是建立在古典行为学理论基础上的。中医学理论是直觉正确的、结构正确的和科学的，但不是现代科学的。中医学需要建立自己的现代科学体系学说，其重要内容有

(1) 中医学系统分类是依据胚胎发育提出的。本书鲜明地提出，中医要建立自己的生物系统体系，包括中医经络系统、中医脏腑系统、中医体质系统、中医感受表达系统、中

医情志系统。

（2）本书第一次从系统学角度，把传统中医和现代生物学知识结构融合起来，构建了一个全对称的人体脏腑系统新的五行运行平衡结构（传统中医学五行结构是不完全对称的平衡结构），并区分了人体白天和夜间的不同运行结构。这个结构与时辰、节气有完整的物质、信息、热能、气体和水交换结构。提出人体主导白天的功能运行的神经系统和夜间主导生命运行的经络系统构成了人体运行的"两分天下"，神经系统属阳，经络系统属阴。本书深入描述了脏腑的相生相克平衡三角形结构，描述了人体白天脏腑的六气（物质、热能、运动、气体、水/无机盐和信息）运行平衡和每一个脏器在六气之上"生、交（换）、纳、吐、调"的角色，以及五维（上下、表里、背腹、左右、远近）运行平衡的结构。使中医学五行结构更完整、更对称、更确定和更容易在计算机中实现。

（3）本书第一次提出神经系统、内分泌系统、中医经络系统、人体血管感受表达网络系统（心器官神经节在血管脉络与血管脉动、压力、血液物质和血液细胞相互感受表达）、中医人体局部组织的增殖/再生相互关联的感受表达网络系统和人体弥散腺细胞网络系统（弥散神经/内分泌/经络腺细胞网络）共同构成统一的人体感受与表达体系。

（4）本书第一次把人体的情志、恶欲紧密联系起来，提出细胞行为具有目标性和主动性，而行为目标性的积分或聚集，是生物体产生情志、恶欲的基础。所谓恶，本书定义是生物主体的生命行为的"不能够、能够、完整性、一致性和平衡性"的分级表达。所谓欲，本书定义是生物主体的功能分类行为的"不能够、能够、完整性、一致性和平衡性"的分级表达。提出人的情志是恶欲的意识化现象，提出意识神经概念。通过对人体情志、恶欲在系统、器官、组织和细胞的分解和综合，详细论述了人体情志活动的生物基础。

中医理论的现代科学化是不以人们的意志为转移的，是必然的发展趋势。中医理论的现代化、科学化必须坚持中医自己的特色，不是简单地与现代科学的主要标志相比较、寻差别、找出路。建立中医学新理论体系不是由于中医学已经古老了，而是要像黄帝和古代医圣那样，去探索我们尚不了解的生命领域的知识世界，去解决那些现在还不能解决的问题。建立新中医学体系是一项伟大和长期的系统工程。不管未来多么艰难、道路如何曲折，我们毕竟已经开始了这项伟大的系统工程！

3. 现代生物行为学的论述

早期，一些科学家认为人类行为是最难成为科学体系的范畴，尤其从自然科学的角度。由于整个生物体都从自然中进化和发展而来，理当遵循自然规律的约束，因此生物行为同样是有规律的。虽然生物世界，尤其是人类世界极其复杂，但是随着对生物和人类世界以及人类行为研究手段的进步，逐步可以为行为学建立科学体系。尤其在信息化和网络化的时代，行为学不仅仅是社会学（社会行为学）、管理学（组织行为学）、心理学和生物学（动物行为学）的研究领域，也逐步变成信息化科学的研究领域。

研究行为学，实际上已经有几千年的历史，尤其在中国，无论儒教、道教、佛教或者中医、武术、兵法、哲学和公众的生活准则，几乎所有重要的学说和理论，实际上都是围绕行为理论展开的，并创造了中国历史灿烂的文化和伟大的中国古典哲学体系。我们把这个历史时期产生与发展的行为学，称作古典行为学发展时期。下面，给出古典行为学的定义。

古典行为学 古人研究人类主体行为的功能、条件、关系、状态、环境（物质环境）、属性、规则等范畴的学说。

在近代，有科学家提出，要研究生物行为学理论。在现代生物学的研究领域中，也提出了研究生物的行为学。但是研究行为学需要太多的学科知识结构和丰富的人生经历和阅历。正如有些科学家认为的那样，人类行为和生物行为范畴是最难建立科学体系的领域。所以对行为学的研究进展不大。但是，我们还是可以给生物行为学或行为生物学下个定义。

生物行为学 研究生物体细胞、组织、器官、系统、个体和多个体组织等生物世界范围内主体行为的学说。由此可以看出，生物行为学与动物行为学的研究范畴是显著不同的。

现代(生物)行为学 基于现代生命科学全局范畴内，对生物世界各层次的主体利用现代科学方法（包括实验室方法）、面向主体的数学方法以及再现生物或人类生物活动和物质体系的信息化方法武装起来的生物行为学。

本书提出研究生物行为学，不是对生物个体外在行为观察结果的规律、特性和条件的研究，而是对生物体内从细胞主体行为开始，研究细胞组织、器官、系统和个体内部主体行为现象是如何发生的、自行的、自管理的、自控制和自评估的。研究细胞行为控制是研究体内所有主体行为的基础。细胞主体做到行为自行，必须有行为控制器。作者研究提出，细胞行为控制器是基于细胞行为信息基（AIB）的“读行为信息和发生行为”的控制机制，行为信息被存储在行为信息基中。这个行为控制器能够感受、识别、评估、表达和存储“条件、关联、差别、目标和能力”的信息内容。作者提出细胞行为信息基控制器存在于细胞核的 DNA 重复序列中。细胞行为可以抽象划分为“信息交换、物质交换、运动/热交换、感受表达/气体交换、增殖/繁殖/水交换”等行为模式。在这个细胞行为控制器作用下，细胞中的协同基因是多细胞构成细胞组织的相互作用的机制。这个机制被称作 AIB 网络。AIB 网络在细胞组织控制机制作用下，组织内细胞主体是参与者，也是管理者，是协同行为工作模式。在这个组织中，组织整体行为依然是“信息交换、物质交换、运动/热交换、感受表达/气体交换、增殖/繁殖/水交换”等行为模式。在诸多细胞类型（特异化功能分类细胞）的组织中，有些细胞组织可以作为管理者，有些可以作为被管理者。例如，神经细胞组织作为管理者，而肌肉组织细胞作为被管理的对象。多细胞组织构成的生物器官，就是具有器官神经节的多组织组合体。其中器官神经节的神经细胞组织的 AIB 网络是生物器官的行为控制器。生物器官的行为同样可以抽象划分为“信息交换、物质交换、运动/热交换、感受表达/气体交换、增殖/繁殖/水交换”等行为模式。依此类推，生物系统管理者是管理多生物器官的神经节的管理者，我们称作主管理者，主管理者依然是处在更高位置上的神经细胞组织（神经核），由主管理者管理的 AIB 网络管理各器官神经节的 AIB 网络。生物个体中枢管理者（丘脑）管理多个生物系统的主管理者的 AIB 网络。生物系统和生物个体依然可以抽象划分为“信息交换、物质交换、运动/热交换、感受表达/气体交换、增殖/繁殖/水交换”等行为模式。生物体内细胞组织的 AIB 网络，是生物体内最基础的网络结构，是所有高级形态的感受被表达为网络的基础。主体行为信息基是屈延文作者在《软件行为学》(2004)著作中首次提出的。行为信息基和AIB网络是细胞相互作用的基本机制，是胚胎发育细胞建立原始或前生物系统的基本依据。

本书指出，生物的主体行为控制机制不是计算机科学中谈到的"图灵机"或者"有穷自动机"等模型，不是建立一个可以开发任意软件的最强的自动机器模型，而是一个可以进化的行为信息基的控制机制。它的原始能力只能执行一些本能的行为(遗传带来的)，逐步走向高级形式，通过增加学能行为，逐步进化出人类大脑的行为控制体系，并实现行为的语言表达。行为信息基一旦具有行为的语言表达能力，就可以进入行为的逻辑和理性阶段。**作者声明，已经在网络世界中为一个主体(进程或代理)行为控制实现了行为信息基的控制方法**。生物的能力开发是行为开发和行为的注入，而不是开发软件。当然，这也意味着新软件工程学或主体工程学的产生。

作者提出，在生物基因遗传中，存在着两个遗传的结论：

(1) 包括物质结构的遗传。

(2) 包括行为控制机制的遗传。

整个生物进化中，多细胞自组织后，一定产生了新的行为驱动的能力。在长期的行为驱动下，行为的控制机制的记忆被固定化，才能进入到遗传因素中，而被代代相传。这就是我们所说的行为改变遗传的基本途径和行为对物质的反作用。

4. 现代生物系统学论述

现代生物学已经有物理、化学两个基础理论的支持，即生物物理和生物化学理论方法体系的支持。作者认为，生物学还缺少系统学的有力支持。虽然生物学也有自己的系统概念，例如建立在解剖学物质观察基础上的诸生物系统。显然，这些系统概念并不是系统学的理论和方法产生的分类系统，并没有采用系统学原理的方法解释生物现象。另外，生物系统是生物主体构成的系统，而主体系统的运行原理与生物主体行为紧密关联，所以现代生物系统学理论和现代生物行为学理论密切关联和相互衔接。

本书提出，生物系统是主体、行为、功能、对象、资源和物质组成的系统结构。

主体 细胞、细胞组织、生物器官、生物系统、生物个体。

行为 信息交换、物质交换、运动/热交换、感受表达/气体交换、增殖/繁殖/水交换。

功能 感受、识别、评估、表达、存储。

对象 条件、关联、差别、目标、能力。

资源 物质、热(能)、气体、水、信息。

物质 蛋白质(氨基酸)、糖(葡萄糖)、脂肪(脂肪酸)、水(无机盐)、核酸(核苷酸)。

本书提出的生物系统学不同于已有的系统生物学和信息生物学。因为生物系统学的研究是为了在网络世界中生命再现，它至少应当包括生物发育系统、生物运行系统、生物组织系统和生物技术系统四个组成部分。生物体的系统应当是多系统的，存在着以多系统组成的"系统的系统"和系统之间的关联结构，生物系统之间的相互服务、互操作性和安全是必须解决的问题。

本书提出，生物系统的基本控制和操作原理是**感受、识别、评估、表达、存储**。生物主体的感受表达是区别生物系统与非生物系统的重要标志。生物系统的基本控制是行为控制，行为控制的基本机制是行为信息基。本书描述了生物体行为控制器原理结构。提出生物行为信息基从低级到高级划分为"存储"、"条件"、"关联"、"差别"、"评估"、"目标"、"智能"和"逻辑"等不同级别。指出了细胞的行为信息基存在于细胞的DNA重复结构中。**在此基础上，作者提出中医的经络运行和脏腑器官之间的表里关系和运行是非常值得现代生物科学研究的。提出在生物体内存在着超越生物功能系统分类的更加基础的生命运行系统。这种超越分类系统概念的不仅有基因DNA学说、干细胞学说或生物体的再生、修复和重组学说，还存在着生命感受表达网络系统和其他的信息和行为关联的网络系统。人体生命信息存储与记忆是造成一系列健康问题的最基本原因之一。因为存储与记忆是细胞具有的行为控制的最基本机制。这种基本机制如同计算机的存储器和外部存储设备一样，是现代系统学的基本工作原理。**

5. 建立理论生物学的论述

理论生物学是指，通过生物系统学方法和面向主体、行为的数学方法，在网络世界和计算机中把生物学和医学的知识结构组织起来，构成可以依照生物学和医学原理要求运行系统的新信息系统科学范畴。或者说，理论生物学是把人们对生物世界的认识用数学的方法描述出来，利用现代网络世界的理论、方法和技术，在网络世界中实现对生物世界的再现描述，并使这种再现描述真实反映生物主体的行为态势和状态。如果人类对生物的认识是正确的，那么在网络世界中再现这种认识，与生物现实和人类的认识应当是一致的，也称是对应正确的。这时，也仅在这时，我们可以说真正掌握了生命世界的全部生物知识结构。**理论生物学在网络世界中可以考察生物学知识结构的正确性，使生物学不仅有实验室验证体系，同时还有网络世界的理论知识结构的验证体系，可以最大范围和最深刻地提高人们对生命现象和过程的认识，并反过来为人类和生物可持续发展提供服务。**

研究生物数学模型的理论体系其目的是，在计算机系统中或在网络世界中实现两大任务：

(1) 在网络世界中为生物学再现生物世界。

(2) 在网络世界中为医学再现人类运行系统(包括系统运行的正常和异常两方面)。

本书设计并给出了网络世界再现人类运行系统的体系结构其详细定义、描述和说明，并分别采用生物学方法和本书提出的中医学方法设计了两个人体再现运行系统。这样做的目的是在两个再现系统的运行中比较不同的生命观所产生的人体再现运行的差别，尤其在再现系统的整体性、系统性、生命性和自然性等多方面，比较两者谁更接近真人运行的实际，从而发现人类对人体生命活动认识所存在的缺失和问题。在人体运行系统再现的体系结构描述中，读者会真正体会到生物系统的主体工程超越传统软件工程的

本质所在，同时还可以看出中医学方法的生命体系结构概念范畴要大于生物学方法的体系结构概念范畴。

本书在再现人体运行系统的论述中主要是针对系统正常运行。生物或人体运行的异常情况的论述将在作者后续的著作中介绍。

6. 面向主体、行为的数学体系的论述

让数学进入计算机中成为计算机可读数学和面向主体、行为的数学是网络世界生命再现的首要课题。我们知道，生物学家和化学家角度给出的概念，如果从数学家角度看，这种概念与定义无论如何是很难与数学建立关系的。从现代生物行为学与系统学和理论生物学关注点的论述中知道，必须要为生物学和网络世界建立起面向主体、行为的数学，使数学真正进入到网络世界中，才能完成本书提出的任务和目标：在网络世界中再现生命。世界已经进入了信息化时代，建立面向主体和行为的数学体系的条件已经具备。尤其在网络世界中，再现生物的生命过程已具备了条件。当然，我们需要建立的面向主体和行为的数学体系不是仅有一些数学方程和计算方法的所谓的"生物数学"，而是真正为了生命主体和生命活动再现的数学。

作者认为，建立生物世界中数学理论范畴包括以下内容：

(1) 行为的数学语言表达和数学语言表达中的行为。解决主体、行为如何用数学语言表达的问题和研究数学语言表达的行为控制(生物主体的行为信息基和细胞组织 AIB 网络)、行为模式、逻辑规则、生存属性等。

(2) 主体行为数学理论基础。包括行为代数学、行为几何学、行为逻辑学等。

(3) 主体行为动力模型。包括能量、物质和行为控制的动力模型。

主体的行为数学基本公式为 $\alpha = S:F(x):ES \rightarrow ES$，其中 S 表示主体，$F(x):ES \rightarrow ES$ 表示行为函数，ES 表示行为的环境与状态，其意义是行为是自行的，并可改变环境与状态。它是行为的数学语言表达和数学语言表达行为的基本形式。在主体、行为数学体系中，行为逻辑为行为数学奠定了逻辑基础。在本书中，作者为中国的语言与行为结合的逻辑学找到了数学表示方法。指出，中国的行为逻辑学是一开始就把语言与行为放在一个框架中进行研究的；没有单独把语言作为一个独立的范畴，进行语言封闭式的逻辑学研究。认为语言的真假通过行为得到验证，无需进行真假的论证和证明。行为逻辑的基本公式是 $\alpha\ \underline{\text{sat}}\ P$，它是一个逻辑命题，其 $\alpha\ \underline{\text{sat}}\ P$ 为真，表示行为与所言命题是真的，言行一致的。这个公式把人类的语言学和行为学连接在一起，构成了新的逻辑学。在生物行为数学研究中，作者提出生物行为控制模式不是我们熟悉的计算机模型，而是主体的行为信息基。在研究生物行为的特性中，关联函数把生物学各种复杂的特性研究大大地简化了，为主体、行为数学的应用提供了广阔的前景。所有这些新数学范畴的提出与研究成果，为数学家进一步研究主体、行为数学开辟了道路。

作者认为，建立网络世界的面向主体和行为的数学方法应当包括：

(1) 信息化体系结构理论框架。包括主体、行为、客体、系统、数据、规则等结构理论。

(2) 网络世界的主体、行为代数学和行为几何、行为逻辑方法。

(3) 新软件工程学和主体工程学。

(4) 网络世界的面向主体的无限群体计算模型方法和高阶无穷计算机。

(5) 信息化体系结构形式化方法。网络世界行为的数学语言表达和数学语言表达中的行为。其中有行为语言表达、行为表达式、行为模式、行为模式本体语义、预期性语义、态势语义、评估语义和类型指称语义,等等。

这里必须深刻地指出,网络世界的主体、行为数学研究产生出的新软件工程学、主体工程学和无限群体计算模型方法和高阶无穷计算机将带来计算机体系和软件工程巨大的和革命性的变化。无限群体计算模型理论是人类提出图灵机模型后,第一次把计算模型引入一个实数体系中,出现超越图灵机模型的计算模型机遇;也是第一次采用真核细胞或干细胞模型,利用主体构建系统的方法,来建立可动态配置资源、可发育、自主运行的新型的计算机体系结构。它完全突破了已有的所有计算机体系结构范畴。

上面谈到的所有关注点,都是令人兴奋的研究领域,都有广阔的天地。

我们在解决了关注问题之后,可以利用信息化科学的方法,开始对生物世界发育体系结构、运营体系结构、系统体系结构和技术体系结构进行设计、开发、调试、运行和验证。验证上述我们提出的理论、方法和数学体系是否可用和正确。在反复完善理论、方法和数学工作后,我们一定可以完成“在网络世界中再现生物世界”和“在网络世界再现人体运行系统”的理论创新工作。

本书分为10章和一个附录,不同的读者群可以采取不同的方法阅读本书。可以从第1章阅读到第10章,也可以先阅读附录,再阅读各章,还可以选择性地阅读本书。**本书对内容论述的详细程度已经达到可对一个高水平的系统和软件进行设计的程度,在阅读和学习本书后,读者可以启动相应系统和软件的设计与开发工作。**

当作者反复阅读《黄帝内经》后,作者对《黄帝内经》在总体学方面的研究成果、方法和逻辑叹服不已。本书另一个重要意义,就是让世界认识《黄帝内经》的科学价值,因为本书用生物行为学、生物系统学、面向主体生物数学、生物物理、生物化学、干细胞生物学等知识结构与方法科学地介绍和描述了《黄帝内经》的主要内容。**两位作者由衷地认为,《黄帝内经》是生命总体学的天下第一书,而本书只是一本网络世界再现生命总体学的开篇之作。**

目 录

第1章 中医学理论框架概论

先生 为什么在患者身体上，你能够立即就触摸到疼痛点？触摸时，你是否十分用力？是否在触摸不同身体位置时，你用力的度有轻重不同，有些地方用力大，有些地方用力小。

木子 长期研究经络系统，已经知道什么脏腑问题会在身体的什么位置上表达。不是常说"中医看病是病人表达，医生感受"，这种表达主要是病人身体中细胞、组织、器官的表达。病人身体的表达，医生是可以感受到的。医生在触摸病人的身体时，用力是均匀的。你感觉有些位置上强烈，而另一些位置上微弱，说明你身体部位的表达不同。如果用力不均匀，就分辨不清楚，哪些感受是你身体的表达，哪些是外力的作用。

先生 是的。现代科学在观察多因素问题现象时，同样会固定一个因素的影响，改变另一个因素，从而才能确定到底是什么因素的作用。所以，医生给病人看病，就是病人身体在表达，医生在感受，或者医生和病人同时感受。生物是由生命主体构成的多系统的组合体，它们与人造机械、电子和信息系统的最大区别就是它们有自主行为，它们是要感受与表达的，而且非表达不可。

木子 给患者诊脉，如果有病，我就会在对应切脉位置上感到一种特殊的痛感。医生诊脉只有异常才能感受到信息，所谓脉象平和，就是感受不到异常信息。这里的原则是无异常感受是良好，有异常感受是不好。在针灸过程中还可以感受到气、水、热的运动现象。

先生 是的。在左右桡动脉的寸、关、尺位置上，有不同的切脉感觉，有时某位置上会感到疼痛，有时还有另类的感觉。在针灸中，病人会感受到人体内的气、水、热和运动调整。例如针灸后，有时会有排气、排尿或想睡眠的不同感受。

1.1　中医学理论的古典行为学基础

从现代科学观点看，中医学的理论基础是建立在古典行为学和中国哲学基础上的，有完整的人与自然的整体观和古典的生物系统学基础，并有朴素和直觉的物理学基础。总体来说，其理论基础的主要特征是古典行为学和中国哲学。

在本书的附录中我们谈到，由于对语言学与行为学关注的点不同，决定了中、西方文明的发展历程不同。我们确实可以看到中、西文化与传统内涵的不同，包括价值观不同、思维方法不同，或者说是哲学的不同。作者认为，中、西文化与传统“为什么会有不同”的根源，是西方选择了拼音文字，中国古人选择了象形文字。选择拼音文字的西方古人关注的是语法符号与语义内容的对照与影射。语法和语义的对照和影射的关注点又引导他们后续的所有思维发展走向语言学研究。选择象形文字的中国古人，一开始就把文字的结构和语义关联起来，并且把语言的符号和语言的语义内容结合起来。文字的结构与表达的语义内容直接相关，其关注点自然是对文字结构的语义理解上。中文有自己独特的说文解字就是充分的证明。**这种语言文字结构对语义内涵的关注，引导中国古人后续的所有思维发展走向行为学的研究。中国古人和西方古人在建立自己理论认识体系时，面临着两种选择：语言学或行为学。西方古人选择了语言学，中国古人选择了行为学。**

中国传统的理论界，无论是儒教、道教、佛教、兵法、武术、中医或者公众的生活准则等，都是围绕行为理论讨论或者说基于行为学展开的，再或者说是围绕象形文字的语义内容展开的。中国语言基本上没有拼音文字的符号特点、没有结合语义的特点，所以不可能产生数学符号语言。因为符号数学语言产生是数学发展的基础，数学的基础是语言的逻辑。所以，中国古代历史是不能产生工业革命的。但是，中国古代有语言与行为相互验证的行为逻辑学。行为学是主体理论，所以中国古代有与生命主体相关的发达农业和成熟的社会科学。中国人研究行为学已经有几千年的历史了，虽然其科学形态是古典的，但是对于人类依然有巨大的现实意义，而且会在现代科学条件下发展更快。

古典行为学是古人根据人类主体行为的功能、条件、关系、状态、环境（物质环境）、属性、规则等范畴创立的学说。

古人的行为学是生物主体概念的学说。**中国古代医学是生物主体的表达和医生的感受学说**。从这个意义上讲，中国古人研究生物主体行为学已经达到产生古代医学的水平，可见行为学研究之深。从现代生物行为学看，虽然其学说也是生物主体（包括细胞、组织、器官、系统、个体和多个体组织等生物世界范围内主体）行为的学说，然而并不影响中国古典行为学的伟大作用和影响力。

下面，我们将详细讨论中医是如何建立在古典行为学基础上的。首先提出以下重要的概念与结论。

(1) 中医学是建立在中国古典哲学基础上的。

(2) 中医的人体气学说,依据现代科学认识,是物质、热、气体、水、信息的学说。

(3) 中医的阴阳学说是人体气运动学说,而气的运动是与生物体行为密切相关的。

(4) 中医的五行学说是生物体"五种行为"的关系学说。

(5) 中医的脏腑学说是生物体组织、器官与系统的行为学说。

(6) 中医生命体行为的状态学说。

(7) 中医的生物体行为的环境学说。

(8) 中医的经络学说是生物体组织、器官与系统的感受表达系统网络学说。

(9) 中医的生命"体系结构"理论。

(10) 中医的诊断学说是医患之间感受表达学说。

(11) 中医的药物学说是生命体行为的药物调整学说。

(12) 中医的保健学说是生命体的行为态势和行为与环境的平衡学说。

(13) 中医的运气学是研究生命体行为和气物质运动周期性的学说。

中国古代人,在研究生物主体尤其是人的健康和疾病时,认为人的疾病和运行状态表达在体象(手象、足象、面象等)中,表达在脉象中,表达在舌象中,表达在人体释放的气味中,表达在情志中,表达在语言中,表达在姿态中,表达在活动和行为中;这些表达是中医学理论的基础和精髓。牢牢抓住病人表达和医生感受或相互感受表达,是中医学的关键与基础。作者在本书的后续论述中,也是牢牢抓住这个关键和基础,去研究在现代科学条件下的中医经络学、中医学新理论和生命再现的。

有些学者认为,中国研究动物行为学落后了,其实恰恰相反。他们忽略了中医学就是建立在人类行为学理论基础上,本身就是人类行为学的最精彩篇章。这样一来,从整个人类历史看,西方行为学的研究要比中国人落后千年以上。因为西方研究动物行为学远远不能给人看病。如此说来,西方动物行为学研究还停留在中国古人的观察时期。中国人研究行为学的深厚传统和习惯,是西方人远远不能比拟的,这也是西方人不能理解中医学的根本原因。现在需要的是把中国行为学研究现代化、科学化,建立现代生物行为学,而不是仅仅研究动物行为学。

需要一再提醒读者的是,主体概念是活性实体,具有自主的运行、活动和主动行为基本特性。主体概念从行为学角度称作行为的施主。

为了后续讨论方便,我们给出主体的定义。

主体 在物质世界中,主体是具有蛋白质、氨基酸等物质结构,具有物质交换与信息交换的自行生命表达行为和自行功能表达行为,并具有自我生长、繁殖和自组织能力的活性实体。行为具有价值、功能和承载信息等特性。

显然需要给行为一个定义。

行为(behavior) 生物世界的行为被定义为主体在生物世界中的自行活动,并改变环境与状态。

在本章的后续讨论中,我们会详细介绍对于读者来说是新知识的内容范畴。

1.2 中医学理论的哲学基础

判定一个学说是不是科学的，其依据是什么？我们认为中医基础理论是科学的，根据又是什么？本节，将详细讨论我们做出如此判定的理由。

(1) 学说的真理性与确定性。鉴定一个学说是否科学的基本判定条件。

(2) 学说相对的完整性与一致性。

(3) 学说的形式化特性(计算、推理、证明和预见性)。

我们说中医基础理论是科学的，不是说各时代的中医学派和具体的中医主张的学说都是科学的。但是我们发现，中国古代有许多学者和科学家始终在追求真实的学说理论。我们必须在众说纷纭的中医基础理论解释和描述中，通过现代科学的理论方法，对中医各种学派的学说进行一致性的研究与分析，找出符合我们讨论要求的、与现代科学基础理论相融合的内容，重新构成中医基础理论框架。在这个框架基础上，再来讨论中医现代科学化的后续问题。因为本书的宗旨不是研究中医基础理论史和中医历史，所以不介绍不同时期的各种学派。

作者认为中医是科学的，是因为中医理论基础是建立在经典的行为学理论基础之上的。行为学是一个正在兴起的现代科学领域。作者特别呼唤建立现代行为学理论，这对于发展中、西医理论和生命科学有重要的意义。

中国古人不知道(西方古人也不知道)人体有神经系统，当然也不知道按摩和刺激人体一些部位可以产生刺激信号影响相应的器官，当然就更不知道人体有数以万亿计的细胞。因为这是人类认识世界的过程决定的。但是中国古人认为，人体有这么多脏腑器官、五官、身体结构，它们之间必然有一种关联体系，把它们整体地联系起来。把生命行为联系起来，逐步提出经络体系——这种从行为认识产生的知识结构与西方从数学语言产生出自然科学的知识结构一样，都是人类伟大的知识宝库中重要的组成部分。直到今天依然对生命科学有重要的指导意义。

作者在本书中说明的**中心主题**之一是以下结论：

(1) **中医理论是直觉正确的。**

(2) **中医理论是结构正确的，中医理论与人类其他认识的科学范畴的概念是一致的。**

(3) **中医理论是科学的。**

(4) **中医理论不是现代科学表达的，或者说是非现代科学的。**

在现时代，有些人认为中医不科学。如果说，在世俗中所认为的中医有什么不能理解和不认识的东西或者在描述中医基础理论时有什么错误，那不是古代医圣的错误，而是近百年来中西医结合中采取简单借鉴和类比的方法产生的错误。例如说“五行是五种元素”、“简单类比中医脏腑与解剖学脏器和生物系统”、“经络系统与神经系统的关系”以及关于中医诊断、治疗和运气学的一些解释，都不同程度存在着问题。一些人，在中医学如此重大的科学体系面前，由于自身的原因，就说中医不科学，这种说法和做法本身就是不科学的。恰恰相反，在仔细阅读《黄帝内经》后，倒是古人如此严谨的科学态度让我们非常惊讶和感动。

我们说中医是科学的可以归纳为如下一个重要的命题。

重要命题 生物体表达的信息，比人类直接对生物体测试获得的信息更真实、可靠，更具有科学价值。

中医理论离不开中国古代哲学的发展。中国哲学划分为两个大的范畴：天道与人道。所谓天道是中国人对自然的认识。所谓人道是中国人对人性(精神)的认识。后面几小节将简单介绍中国哲学的天道范畴。由于本书不是专门介绍中国古代哲学史的书籍，所以没有必要过分地引经据典。另外，在这里我们不是简单地依照中国古代哲学语言的表达方式，而是采用依据现代哲学语言回过头来观察古代哲学的范畴这样一种表达方式。

1.2.1 中国古代哲学的物质范畴

物质范畴包含气与物学说，是中国古代哲学认识物质世界的基本学说。中国的气概念与西方的物质概念是相通的，即西方的物质概念有原子、分子和物体等基本划分，物质可以“分”与“合”，构成世界的万物。从现代的科学观念看，我们不能说古代西方人是错误的。他们谈到的原子不可分，是指从当时的机械力量的角度来看是不可分的。后来被现代人证明，原子是可以被光子和其他粒子的撞击可分的。中国古典哲学认识的元气、气和物体是物质世界基本划分，认为气可以“聚”与“散”，构成万物和它们的开始与终结。中国古典哲学还赋予气以运动与变化的特性，并认为气的运动与变化是“阴”与“阳”作用所至。气之所以运动与变化是气又划分为阴气与阳气。例如，划分元气为元阴与元阳，划分物体为形与功能或者叫“体”与“用”。这样便产生了阴阳学说。中国古代哲学把气的运动特性进一步描述为木、火、土、金、水标识的气的五种运动模式或类型。这就是著名的五行学说。总之，有人称气化学说、阴阳学说、五行学说是中国古代认识物质世界的基本世界观核心内容。西方古代人类认识也有与中国古代人的木、火、土、金、水类似的物质及其物质运动的名称(但是关注点明显不同)。所以，中西方对物质范畴的认知是一致的、相通的。读者可以发现，它们的差别和关注不同，如果从实质看，几乎仅仅表现为名称不一样。

1.2.2 中国古代哲学的宇宙范畴

在宇宙范畴方面，中国古人对天与地的认识与西方古人认识天地同样是一致与相通的。中西方古人在认识天地时，都产生过许多美妙的神话故事，对天堂与地狱都有许多设想。从科学上看，首先是“地心说”，认为“天圆地方”。随着天文望远镜观察手段的出现以及航海事业的深入，认识到太阳、地球和其他行星是球体形状，于是有了“日心说”。进入近代，人们对宇宙的观察能力提高，发现了银河系、河外星系和更大的宇宙空间。所有这些认识的历史阶段，都不能说原来是错的。比如，古代“天圆地方”的天地学说，从当时的环境与观察手段和人类活动范围来看，就是正确的，因为在当时条件下没有可能验证“天圆地方”是错误的。但是从哲学上看，人们很早就提出了宇宙是有限还是无限的、宇宙是否有起始与终结和宇宙中是充满物质还是存在着真空等重大问题。总之，宇宙的核心问题是有限与无限，有始终还是无始终，以及有与无。中国哲学对宇宙的认识，显然与认识物质范畴是一体化的。首先要说明阴阳是怎么来的，于是给出天地形成之时的初始概念：太极。在说天地形成之前，是元气时代，没有阴阳和万物，世界是混沌的。对古人说的“太易”（最原始的神）、“太始”（最原始的气）、“太初”（最原始的精）、“太素”（最原始的形）和“太极”（最原始的道）这些原始宇宙的概念，我们放下不谈，单从太极之道谈起，“道生一，一生二，二生三”、“太极生两仪，两仪生四象，四象生八卦”，太极学说在告诉我们，宇宙是有限和有起点的。显然，与太极有时间起点和有限空间的宇宙观对应，一定有一个说明宇宙是无限的概念，即无极。

1.2.3　中国古代哲学的生命范畴

在生命范畴方面，生命范畴最首要的问题是生命是怎么产生的。用阴阳、五行、气化学说来解释生命世界的现象，可以说是最朴素的生命范畴的概念。于是产生了中国古代天、人和地相互融合的学说。中国古典哲学把对物质与宇宙的认知扩展到生命与精神世界中。例如，把气化、阴阳、五行、太极等学说融入到人的精神世界中。西方宗教的上帝造物说，当然也认为造人。中国古代认为，父母相合、阴阳相合产生生物和人类。**从哲学或者从生物学以及从生命科学的进化过程看，阴阳概念不是生命的最基础的概念。生物概念的第一个里程碑是几十亿年诞生的单细胞。第二个里程碑是多细胞生物体的诞生。对于中国古人认识到阴阳概念是从后续较高级形态中，动、植物出现有性繁殖后产生的普遍性认知。对于生命来说，后续产生的阴阳概念被古人反向推论，在生物诞生之时和之前的阴阳概念已经存在于宇宙中，提出阴阳是气运动的动力，气的运动逐步产生了生命，这是对宇宙与世界发展认识的深化与抽象。所以，现代科学告诉我们，谈生物范畴，必须把握细胞或生物主体这个概念，而不是奢谈无机、有机或者生物化学研究的蛋白质、氨基酸等概念。尽管蛋白质与氨基酸等概念是构成生命主体（细胞）的基础物质。生物科学所讨论的第一重要概念是细胞或生物主体。有志从事中医现代科学理论研究的学者与人士，应当认识到中医理论最需要结合的东西不是生物化学告诉我们的概念与范畴，而是细胞生物学和生命科学告诉我们的概念。中医科学中没有生物主体概念，这是建立现代科学认识的最大问题。不划分主体与客体，就理不顺中医现代科学的基本知识结构，而生物主体最核心概念是主体产生自行行为。**

1.2.4　中国古代哲学的精神范畴

中国古代在认识（精神）范畴方面有道器学说。在中国古人看来，道是规律、本质和本体；而器是事物、现象与表达。道是形而上学，是从具体到一般，是从现象到抽象；器是形而下学。在这种道器学说引导下，逐步产生了对立统一的哲学学说、一与二学说。例如，一分为二、合二为一以及必然与偶然、确定与不确定性等认识规律。中国古代哲学当然有唯心主义和机械唯物的流派。但是，中国人从前辈继承的主要是辩证唯物主义的主流哲学体系，并深深地影响着中国人。

1.2.5 中医学理论的中国哲学基础

需要在中国古典哲学的基础上，讨论中医理论的基础。我们说中医理论是科学的，因为中医理论尊重实践，被几千年的医学实践所证明它是科学的。中医理论反映了人类身体健康、疾病、治疗的基本情况，反映了所处自然环境与社会环境的情况对健康的影响，是真实的，有效的。

有人说，中医理论是建立在中国古典哲学上的，然而哲学不是解释世界的分类科学，有不精确性，这就要求对中医理论的把握需要不断地实践、体会与认识。学成中医非常不容易，医生必须在实践中根据不同的病人对象和情况，体会中医理论中谈到的元气、气、宗气、卫气、血、精、津、五行（木、火、土、金、水）与阴阳等定义广泛的概念。学习中医还要体会与感受中医的辨证论治思想体系，不断地体会和感受望、闻、问、切的基本技术要领，还要根据复杂的生理、病理、环境（自然、社会、生活）与状态开出适合的医疗方子。整个学习过程是从非常大范围内的不确定性，逐步走向面向分类的小范围的不确定性；到了比较成熟的时期，才会具有一定的知识结构的精确性和针对性。所以说，中医缺少的是分类科学的充分支持。

但是，不能模糊地提出中医基础理论的不精确性。因为，从中医历代的书籍，例如《黄帝内经》（春秋战国时代）、《难经》（东汉时代）、《伤寒杂病论》（东汉张仲景）、《神农本草经》（汉代）、《脉经》（晋代王叔和）、《针灸甲已经》（晋代皇甫谧）、《瘟疫论》（明代吴又可）等，可以看到中医的基础理论体系是相当完整的，并且是相当精确的。对于大量的疾病，中医有非常好的针对性和精确性，为病人开药方甚至达到一人一方。一个病人不同的时期，采用不同特性的药方。所以，中医应当是非常精确的。**这就说明，中医不仅建立在中国古典哲学基础上，而且一定还建立在另外一种非常精确的学说体系之上。这个学说一定是西方文化和科学不熟悉的学说，即我们本章谈到的古典（经典）行为学。**

西医理论是建立在实验科学和分类科学理论与实践基础上的，看病之初，同样存在着严重的不确定性。由于西医是面向人类健康的已知疾病，是有限不确定性，主要是面向身体健康的脆弱性的，通过各种检验手段，用逐步排除方法，逐步确定疾病的所在。如若病体各种检验的指标都符合标准，西医常常不知所措。

古代人类没有细胞和细胞组织概念，没有现代生物学的知识，尤其不可能有现代细胞生物学与生物化学的知识。而对于现代人，有了现代分类科学的支持，对生命本质的认识就清楚吗？就能治好病吗？在西医面前，当传播 H1N1 流感时，由于没有相应的病毒疫苗，对于这种流感疾病只能采取对证的消极治疗或者“听天由命”。西医缺少的是人类健康的结构性描述，尤其是身体运行的结构性的理论体系。但西医认为，他们具备对人类所有组织、器官和系统的完整系统知识，它们之间的结构关系是清楚的，因此不能说他们对人类健康缺少结构性描述。西医同样怀疑，中医提出的经络体系在现代科学技术条件下依然无法观察到，由此企图指责“中医不科学”或者“根本没有经络体系存在”，而不去认真研究经络系统。这至少是非科学的态度。因为经络的存在，已被长期的中医学实践所验证，这是必须严肃对待的重大生命现象。这恰恰说明了，在包括生命科学和西医在内的科学体系面前，依然存在未知和不觉悟的重大领域和范畴。

在探讨中医的基础理论与现代科学，尤其与生物学和现代生命科学的关系时，我们会发现许多缺少深入研究、作简单类比和随意解释的现象。

1.3　中医学的气学说

1.3.1　中医学的气与现代科学物质概念的一致性

气学说是中国古代哲学和中医学的物质学说。认为气是世界的基本物质现象。不同的历史时期或不同的学派，对气的解释是不同的。其含义包括：其一，气是物质；其二，气是物质流，具有运动的本质；其三，甚至定义气为人性或精神范畴的概念，例如人气和气节，把人体看成物质、活动、精神等多种概念的混合体。

气划分为天、地、人的气，是中国古典哲学与中医理论中最重要的物质概念。中医的气概念与西方科学的物质概念是相通的、完全一致的。西方的物质概念为原子、分子、物体。中国气的概念为元气、物气、物体。比较它们对物质的划分，几乎完全一致。原子都是最基本的。原子表示不能再分割。分子是由原子组成的复合结构，可分的最小物质概念。物体都是由分子组成的。在西方的经典物质概念中，看到了物质基本操作范畴：“分”和“合”。元气也是物质的最基本单元，最原始的意义。元气聚合产生气，而气聚合产生物体。所以定义气的基本操作范畴是“聚”和“散”。在古代人和现代人看，宇宙与世界的物质是气的聚合，原子核是由一些质子和中子通过强作用力聚合而成。原子是由电子与原子核通过电磁力聚合而成，分子是原子化学键聚合而成。宇宙的星系、恒星、行星都是在万有引力的作用下聚合产生的。例如，恒星是大范围的数量巨大的氢气在万有引力的作用下聚合产生的。对于生物世界，生物的大分子结构同样是由小分子聚合而成的。**有一点需要指出，中国古典哲学和中医的气的操作概念与西方的物质操作概念有优先的差别。例如西方的物质概念中，“分”概念是第一位的操作，而“合”是第二位的。在中国哲学中，“聚”是第一位的操作，“散”是第二位的操作。这种差别带来的是中西方对“分析”，或对“综合”不同程度的关注。**

现代科学没有嘲笑西方朴素的物质概念。因为现代物理学早已证明原子依然是可分的，它由原子核与围绕它的电子组成。原子核是由不同数目的中子和质子所组成的。进而发现了许多基本粒子。现代量子力学还证明，这些基本粒子由叫夸克的更小的粒子所组成。我们不能由于有了这些新认识，就说古典西方对物质的认识是错误的或者不科学的。

而是说，科学在发展，认识在深化。无论东方人还是西方人，无论是古代人还是现代人，只要采取坚持真实认识世界的态度，不持偏见，他们的认知是可以一致和统一的。

气是什么的问题，一直存在着不同流派的解释，这些解释的差别与矛盾，自古就有。这正是中医建立在古典哲学基础上的原因，古人不可能知道现代科学会发展到如此精确的程度。古代认识物质世界的哲学和原始的科学概念，怎么可能与现代科学的一些分支概念完全相互吻合呢？遗憾的是，经典与现代认知不能完全吻合，于是又产生了两种极端的观点：固守经典和抛弃经典。显然，这些观点、认识、态度都是不正确的。**我们认为，中国哲学的"气学说"和西方哲学与科学的"物质学说"是一致的、科学的，是符合当时时代背景，又与现代科学发展相融合的概念范畴。**

1.3.2 中医生命物质的气血概念

中医认为，生命起源于元阳和元阴的先天之气，成长于后天的食物之气。中医的元阴与元阳是从父母继承来的元气，是遗传之气。古人并不知道元阳和元阴就是父母的精子和卵子，当然也不知道有干细胞。然而把父母的精子和卵子理解为一个新生命的诞生之元气是没有错误的。进而，把精子、卵子甚至细胞等概念也称作气没有错，但是中医学的气概念，从某种程度上讲已经超越了纯粹哲学意义上的气概念，已经不是纯粹的自然之气、客体性质的气，而是把客体、主体概念混合在这个统一的气概念之中，把主体（细胞、组织、器官、系统和个体）、客体（水、无机盐、氨基酸、蛋白质等生命物质）混合在一个范畴中。这样不区分主体和客体，对科学性讨论会产生不方便，甚至会使一些问题的讨论出现悖论。**中医学的气血概念范畴，应当划分主体、客体两个子范畴。由于要在网络世界中讨论这些概念，为分类和实现清晰，作者把气划分为主体、客体和活性客体等三个分类子范畴**。关于这些划分，将在本书后续章节中给出描述和定义。

中医的物质范畴还包括血。中医认为血液是一种红色的营养身体的液体物质。中医谈到的与气齐名的"血"，与气概念是什么关系？在中医看来，血液循环系统中不仅有营养身体的液体物质，还有推动血液运行的"气"。现代医学认为，推动血液循环的是心脏，心脏搏动推动全身血液循环。中医认为推动心脏搏动的依然是气，即心的脏腑之气。中医提出，在血脉中有宗气和营气。

中医的物质范畴还包括津液，与讨论血一样，津液与气关联，也与血关联。

显然，从哲学讲，气是中医最基本的物质概念。而血、津液是两种重要的气物质学说的重要实例。

中医的物质范畴还把气划分为谷气、宗气、营气、卫气、精气、异气、脏腑之气、经络之气等物质概念。

(1) 谷气是指人饮食进入消化道中被消化的"肠道中的营养物质"。口、食管、胃、小肠、大肠是运营谷气的系统和器官。

(2) 宗气是指人的胸中之气，行呼吸，行气血，储丹田气海的物质。中医认为运行宗气的是肺脏和心脏。对于现代生物学和医学，运行宗气的有呼吸系统、血液循环系统。

(3) 营气是指运行于血脉之中的营养身体的生命物质，是化生血液、营养全身的物质。生命维系的基本条件是新陈代谢。所谓新陈代谢就是与环境和其他生物主体的物质、能量交换。交换的物质基本成分是“营养物质”。运行营气的中医分类的脏器包括胃、肝脏、胆、小肠、大肠等。与现代生物学和医学比较，所谓营气运行系统是消化腺系统、消化管道系统将肠道中谷气吸收，经肝、胰等器官运化与合成，变成人需要的营养物质。

(4) 卫气是指运行于血脉之外的气，防护肌表，温煦肌体和调节机理的物质。卫气相对于营气，一个在脉内，一个在脉外。可以理解为现代生物的皮肤(隔离生物体与外部环境)、肌肉(肌肉活动产生热量)、循环(血液中的白细胞)、免疫(产生免疫能力)、神经(植物神经系统调节能力)等组织、器官与系统中的一些物质。有些物质具备信息交换的能力，即承载信息(信号)的物质包括控制体温、防护身体不被外部侵害并具有抵抗外部侵害的功能。在没有现代生物学的支持下，中国古人提出卫气的物质概念相当不容易。

(5) 精气是藏于肾中之精微之气，包括元阴和元阳之气。中医认为，运行精气或元阴和元阳之气的是肾脏。从现代生物学和医学看是排泄系统和生殖系统。

(6) 异气是明代的吴又可提出的。他认为瘟疫是可传染性的，并非常明确地提出是“非风非寒非暑非湿”的一种“异气”造成的疾病。在吴又可看来这个异气不是传统经典中谈到的外气和内气物质，而是一种新的物质(气)。吴又可令人佩服，在没有显微镜支持、不知道传染疾病的“病菌”、“病毒”等微生物的情况下，能够提出传染病是由“异气”所至，可见他的科学态度。

1.3.3 中医生命能量的气血概念

气的操作范畴是气聚、气散、气升、气降、气入、气出、气阻、气淤等。中医理论中围绕气有专门的“运气学”、“五运(木运、火运、水运、金运、土运)”和“六气(风、热、火、湿、燥、寒)”的气化理论，研究气的聚散和升降的运行概念范畴，研究气的平衡和周期性等属性。

一些中医专家在讨论气的理论问题时说，气是物质流的概念，强调它是流(即人体活着看得见，死了看不见)。似乎防备被人问及，“怎么在人体中观察不到气的物质存在形式”。作者认为，这些中医学者不懂或忽视了气就是物质，这些物质就是现代生物学中谈到的水、无机盐、维生素、寡糖、氨基酸、脂肪、核苷酸、多糖、蛋白质、核酸(DNA、RNA)，还包括溶解在液体中物理学概念的“气体的气”等，甚至包括细胞这种复杂结构的物质的总称。即便中医专家怕别人误会中医的气是独立于世界物质存在的一种“看不见”的其他物质，也没有必要躲闪“气概念”。这是中国古代对物质的一个称谓。气的第二位的问题是气的运动本性，即讨论气是流，属于物质运动概念范畴。这种气的运动与西方哲学和现代科学的物质基本属性是运动，没有丝毫差别。

中国古代医生是如何回答"气为什么会运动或说产生物质流"？他们说气有阴阳。阴阳互动，产生了气的运动或流动。而现代科学告诉我们，运动是需要能量的，气是如何通过阴阳产生运动能量的？气的流动是否需要外力和驱动者？如果有，是什么驱动气在运动和流动？现代人可以回答"心的活动"驱动血液与携带物质的流动。那么心脏又是由什么驱动它运动的？从物理学看，气体运动来源于热的分布差别，这种热分布差别来源于环境和细胞活动。

显然中医理论必须要与现代细胞生物学相结合。这种结合可以不打乱中医的气的物质学说，同样也可以与阴阳学说和五行学说相结合。于是我们提出，气是细胞行为驱动的物质流，气是多细胞组织行为驱动的物质流，气是生物器官行为驱动的物质流，气是生物系统行为驱动的物质流等。说到底，气是细胞行为驱动的物质流。

为什么把传统的中医理论与现代生命科学理论结合起来是可行的，主要源于中医依据的中国古代哲学思想体系。这个体系虽然不精确，但是没有错误，反而可以与现代科学相结合。

归纳起来，中国古典哲学认为要把天地气、物气和人气等气的概念结合起来。天地之气主要是四季(春、夏、秋、冬)和六气(即风、热、火、湿、燥、寒六气，如果考虑到前面谈到的传染病的异气，是否应当是七气)。物气包括生物体之气，主要是五运之气，即五化(生、长、化、收、藏)或五运(木运、火运、土运、金运、水运)之气。

一个物质的"化"，可反映物质在生物体内的变化。由此可以看出，古人虽然不知道化学概念，不知道物质的微观结构，但是他们已经知道物质在生物体内被改变，表现出物质的形态和功能发生了变化。

1.3.4 中医"物质"和"空气"的两种气概念

中医不只有哲学或原始科学的物质概念的气。为什么称为气？这个气是否与真实的"气体的气"有关？例如与空气、氧气、氮气、废气和二氧化碳气等物理学与化学中的气有关。人的呼吸系统呼吸空气中的氧气、呼出氮气与二氧化碳气，同时可能吸收其他气体，例如一氧化碳气和一些毒气是可能被吸收的。空气进入身体不仅通过呼吸系统，也可能通过消化系统和皮肤系统。现代科学证明，进入身体的气体相当比例是通过消化系统进入的。肝脏解毒产生如氨气、硫化氢和一些挥发性气体，在血液中还有溶于水的氮气和其他废气，这些废气是通过肠与血液做交换，通过肠吸收到血液中再通过肠道与肛门排出体外的。

古人已经清楚地认识到，人生活在地球上，受太阳、水、空气、土地、植物和动物所构成的环境影响。如空气有气压，并促成风、雨、雪等气候现象，空气自然会有温差、湿度，还会产生清气、浊气等概念。认识到气体流动产生风，风受气压影响，而气压受温度影响，空气中有水气，这些水气可以产生雨水和雪。古人看到了气体所产生的动力和气象变化的规律，采用类比的方法用到人体的生命与功能活动中，研究人体内的生命现象，有许多是生物体内的物理学原理决定的。

显然，我们不能混淆“物质的气”概念和“空气的气”概念。

1.4　中医学的五行学说

中国古代哲学中对五行有许多不同定义，并有不同的理解和概念。例如，定义五行为五种物质元素与东西，定义五行为五种行为或功能，定义五行为气的五种运行态势，定义五行为五种心理、情感与意识等。无论采用哪种解释，五行学说在指导中医实践中确实发挥了重要的作用。在这种理论的指导下，产生了许多著名的医生，相应产生了几千年与疾病的抗争史以及《黄帝内经》、《本草纲目》等一些不朽的伟大著作。

我们现在关注五行学说，目的是如何定义和描述才能使之与现代科学的知识结构相一致，让中医与现代科学成果相结合。

五行：木、火、土、金、水。

五位：东、南、中、西、北。

五气：风、暑、湿、燥、寒。

五脏：肝、心、脾、肺、肾。

五应：生、长、化、收、藏。

五志：怒、喜、思、忧、恐。

五色：青、赤、黄、白、黑。

五味：酸、苦、甘、辛、咸。

五官：目、舌、口、鼻、耳

五音：角、徵、宫、商、羽。

五体：筋、脉、肉、皮毛、骨。

五液：泪、汗、涎、涕、唾。

五腧：井、荣、输、经、合。

上述的五行、五位、五气、五脏、五应、五志、五色、五味、五官、五音和五体等范畴和类型，如果它们遵循相同的类似的规律和逻辑，用一个抽象的可以类比的概念和标识，也许更符合事物发展的本来规律。作者认为，木、火、土、金、水五行应当是世界观（天道）的描述符号与标识。至于古人所说的，世界是五种元素构成的观点是值得商榷的。可以找到的最早文字记录，现代人可以猜想它们是五种元素。但是古人对五行的认识是不同的，不同时代的有识之士对五行的理解显然是在变化的。从前面的气学说中看出，中国的古人对物质的概念是符合时代发展状态要求的、不断发展与时俱进的。五行经典的抽象分类方法，有人说是直接的类比分类方法。这种分类方法是中国文化中特有的抽象方法。在许多文化领域的论道和讲述中，通常可以采取直接讲述道理，也可以用比喻或者类比已知事物现象和道理以理解另一个新事物的道理。例如，著名的《孙子兵法》中军事计谋都是通过一个典故，针对这个典故阐述事物的道理。五行学说是一种世界观类比抽象归纳。把世界万物的变化规律，通过五行学说来描述。

其中需要简单说明的是五音：角、徵、宫、商、羽。在《黄帝内经》的《素问·六元正纪大论》中，把角、徵、宫、商、羽代表木、火、土、金、水五运符号，也给予了“太过”和“不及”的表述。例如太角、太徵、太宫、太商、太羽和少角、少徵、少宫、少商、少羽的概念。为了取得五行中相生关系，认为“太生少”和“少生太”，也就是说“太过生不及”和“不及生太过”。于是，在具体应用中有例如“太角、少徵、太宫、少商、太羽”的顺序，当然还可以有其他顺序。作者是否可以认为，角、徵、宫、商、羽五音是“五行体系中的”系外之音。因为，我们在讨论它们的关系时，无法确认它们有生克与胜复关系。

关于五行最权威的描述应当在《黄帝内经》中，作者有裁减地抄录一段，读者读来一定会觉得很有意思，而且为古人赞叹。

“天有五行，御五位，以生寒暑燥湿风，人有五脏，化五气，以生喜怒思忧恐，……”。

“故物生谓之化，物极谓之变”。“夫变化之为用也，在地为化，化生五味”。

“东方生风，风生木，木生酸，酸生肝，肝生筋，筋生心。其在天为风，在地为木，在体为筋，在气为柔，在脏为肝。其性为暄，其德为和，其用为动(生)，其色为苍，其化为荣，其政为散，其令宣发，其味为酸，其志为怒。怒伤肝，悲胜怒，风伤肝，燥胜风，酸伤筋，辛胜酸。”

“南方生热，热生火，火生苦，苦生心，心生血，血生脾。其在天为热，在地为火，在体为脉，在气为息，在脏为心。其性为暑，其德为显，其用为躁(长)，其色为赤，其化为茂，其政为明，其令郁蒸，其味为苦，其志为喜。喜伤心，恐胜喜，热伤气，寒胜热，苦伤气，咸胜苦。”

“中央生湿，湿生土，土生甘，甘生脾，脾生肉，肉生肺。其在天为湿，在地为土，在体为肉，在气为柔充，在脏为脾。其性静兼，其德为濡，其用为化，其色为黄，其化为盈，其政为谧，其令云雨，其味为甘，其志为思。思伤脾，怒胜思，湿伤肉，风胜湿，肝伤脾，酸胜甘。”

“西方生燥，燥生金，金生辛，辛生肺，肺生皮毛，皮毛生肾。其在天为燥，在地为金，在体为皮毛，在气为成，在脏为肺。其性为凉，其德为清，其用为固，其色为白，其化为敛，其政为劲，其令雾露，其味为辛，其志为忧。忧伤肺，喜胜忧，热伤皮毛，寒胜热，辛伤皮毛，苦胜辛。”

“北方生寒，寒生水，水生咸，咸生肾，肾生骨髓，髓生肝。其在天为寒，在地为水，在体为骨，在气为坚，在脏为肾。其性为凛，其德为寒，其用为□，其色为黑，其化为肃，其政为散，其令□□，其味为咸，其志为恐。恐伤肾，思胜恐，寒伤血，燥胜寒，咸伤血，甘胜咸。”(其中□表示原文缺失或不可识别的文字。)

当一个受过科学知识培训的人士，认真而不带任何偏见地去研究这些论述后，作者认为，他(她)一定会为这些论述赞叹的！作者想，仅就把上述语言所表达的概念放在一个范畴内，然后为它们建立一定的逻辑关系(数学家和理论家可以做到)，并使之经历为人治病和保健服务几千年时间的检验，是多么了不起的事情，即便现代科学诺贝尔奖的获得者或者爱因斯坦又能如何！对于一个做过系统设计和理论创新的读者，以“参与者”(而不是第三方的批评者)视角，假定在当时的条件下，尝试做一下上述题目的理论描述。此时，再读过这些论述，一定会感到古代学者“不可思议”的智慧，并产生对他们发自内心的崇敬！

1.4.1　五行不是五种元素

五行的第一种解释：五行是五种基本元素。

任何了解现代科学的人都知道,世界上有100多种元素。元素在物理学中是原子的概念。如果用上述的五种元素,该如何与目前确认的物理学和化学中的物质元素相对应呢?即便从生命科学关注的物质分类,例如对小分子和大分子结构的分类,采用五种元素的概念也是行不通的;必然会进一步带来太多的说不清的问题。在走向与现代科学,尤其是与现代生命科学的结合中,产生了太多的矛盾与悖论。这样从根本上否决了中医与现代科学结合的发展道路。

难道可以说中医要永远保持原来的样子?这种闭关自守,将自己孤独于现代科学之外的做法,恰恰会伤害中医事业的发展。这种发展,中国人可以视而不见,继续我们已经习惯的东西,但是现代生物学或现代生命科学必然会借鉴中医基础理论中许多好概念、好思想,促进生命科学和生物学的发展。那时,一些生物学家在他们建立的新学说与研究成果前言中会由衷表示,他们借鉴了中医基础理论。这里不得不提到德国数学家莱布尼兹,他学习了易经从而提出了二进制。那些把经典看成不变和永恒的人会说,那是中国人首先提出了"二进制"。作者敢说,如果我们的中医理论界,继续采取故步自封的态度,可能会带来这样的结果:中医理论的现代化会被以色列人、欧洲人、其他亚洲人或美洲人所完成,也许他们会为完成的理论体系起一个新名字。而那个名字从本质上讲,其实就是我们在这里谈到的"中医现代科学化"。因为,这种发展是不以人的主观意志为转移的!与其那样,还不如中国中医学界自己去完成这项伟大工作。

一些具有现代意识的中医基础理论书籍中,解读五行其五表示木、火、土、金、水五种物质,行表示物质的运动,**五行是木、火、土、金、水五种物质的运动**。这种用五种物质加一个"运动"来解决我们提出的中医与现代科学结合的问题依然不行。人们会问,是什么推动五种物质的运动(有些中医说气)。如果说这种运动是自然的运动,没有外部推动的运动,同样会带来非常多的困难。如果说这种运动是由主体推动的,那么推动主体的是什么。看来,这个问题企图想通过简单的方法解决是困难的。不能把中医的气概念(物质概念)与木、火、土、金、水所谓的五种物质混淆在一起。

"五种元素"说是现代人为"五行"的含义作出的解释。至少"元素"概念属于近代和现代,而不属于古代。元素是原始的物质和最基本物质的概念,这是近代科学中的提法,具有物质可分和可组合的物质概念,这无论如何与古代的物质哲学概念不符合。古代哲学的物质概念,认为气是最小单位,气可以聚、可以散、可以入、可以出、可以升、可以降,已经是非常高明的认识了。所以,如果非要用元素类似的古代语言描述,也应当是"五气",而不是"五种元素"。从《黄帝内经》中,我们找不出关于"五种元素"的说明和描述,但却有"五运"的说明和描述。

1.4.2 五行也不是五种生命物质

五行的第二种解释:五行是五种生命物质学说。

这种解释,纯粹是从现代生物学的知识对五行的解释,是把生命物质划分成五类:糖类、脂(脂肪酸)类、蛋白质(氨基酸)类、核酸(核苷酸)类以及氧气、二氧化碳、水与无机盐类(水合功能物质分子团)等生命物质。依照现代生物学的代谢理论,它们存在着相互关联的代谢关系:分解与合成。当然这种描述不是古代中医的概念,因为他们并不知道生命物质的化学概念和分类。即便是现代人想把这五种生命物质扩充到五行的框架中,也不能说五行是五种生命物质。其道理如同我们不能说五行是五色、五体、五官、五志等其他在五行类比表格中的五种概念一样。它只是五行这个中国古代汉字表示的“形式系统”的组成部分,而不能用它来作为标识的名称。人体内生命物质在生成上有相生关系,在水溶性上有相克关系,如图 1.1 所示。

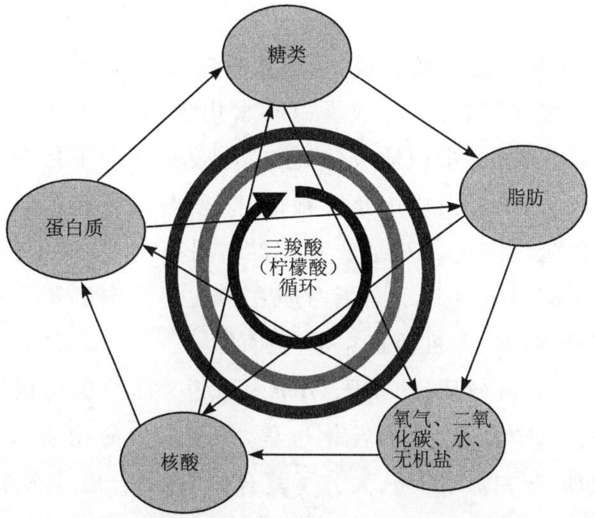

图 1.1 生命物质的五行关系

在人体的细胞内,五种生命物质有相生的关系。蛋白质由 DNA、RNA 控制由核糖体产生,所以可以说核酸产生蛋白质。蛋白质可以产生糖和脂肪,所以蛋白质产生糖是没有错的。糖多了虽然可以产生糖原,但是主要通过产生脂肪存储能量,所以糖产生脂肪是正确的。脂肪多了必须通过运动和燃烧脂肪,即产生氧气、二氧化碳、水和无机盐。而核酸主要是通过水、氧气、二氧化碳和无机盐产生“从头合成”,反映了生物与自然的依赖关系。

在人体内,这五种生命物质水溶性有相克的关系(不要歪曲生命物质的相克关系),可以如下描述。

(1) **蛋白质克脂肪**。蛋白质由于表面有亲水性集团而具有亲水性,蛋白质与水和,构成胶质形态。而脂肪是不溶水的,不能溶解在血液中被细胞所利用。如果蛋白质与脂肪结合产生脂蛋白,利用蛋白质的亲水性,脂蛋白使脂肪具有了水溶性(亲水性)。

(2) **糖克水/无机盐(水和功能物质团或者体液)**。单糖本来是水溶性,从物理学角度看,单糖虽然溶解于水,但是水中溶解的糖多了,达到某种饱和程度,糖不再溶解于饱和的糖水中。这是说糖溶解于水的同时,改变了水溶解糖的能力。另外,世界上不仅是单糖,还有复合大分子结构寡糖和多糖。由于糖结构的复杂性,产生了不同程度的亲水性。也就是说,糖多了,糖自身的水溶性(亲水性)也在改变。所以,在人的生理现象中,可以看到糖(葡萄糖)多了,破坏了人体内水与糖的平衡关系,使人产生消水、消尿,被称为消渴病现象。依照本书的观点,糖多了不仅产生脂肪存储,还破坏糖与水的平衡关系,这就是我们谈到的“糖克水”。肺属金,金生水的原理恰恰是糖克水。

(3) **脂肪克核酸**。脂肪多了,除非脂肪产生水、二氧化碳和无机盐,否则没有人体中适合的体液环境来产生细胞核酸。但是脂肪是脂溶性的,不溶解于水。如何把脂肪变成水?可以通过肌肉运动,把脂肪(湿气)的能量消耗掉,来形成水。然而,中医说脂肪是湿气,不是水,湿气遇到石头(金)可以凝结或聚集成水。意为通过调理肺气,可以把脂肪变成水。

(4) **水/无机盐(水和功能物质团或体液)克蛋白质**。由于蛋白质表面存在许多亲水性分子集团,吸收水聚集在其表面,构成蛋白质水化膜,另外水化膜的表面有电荷,把蛋白质变成为水溶性(亲水性)的蛋白质胶体,蛋白质胶体稳定了蛋白质结构,并阻碍蛋白质结构进一步的结合。如果蛋白质水化膜被破坏,就破坏了蛋白质的亲水性,暴露出蛋白质共价键疏水性,使蛋白质进一步结合和沉淀。另外,生物学根据不同蛋白质的氨基酸组成不同,氨基酸不同等电点和不同蛋白质在中性溶液中溶解度相差很大,利用盐析法提取蛋白质就充分证明水、无机盐是克蛋白质的。

(5) **核酸克糖**。核苷酸(UDP、CDP、GDP等衍生物质)参与糖原、糖蛋白等大分子生命物质或复合体的合成与肝生物的转化过程,并改变生命物质水溶性。此外,核苷酸(ATP)为生命物质(糖、蛋白质、脂肪、大分子复合体等)的合成与分解提供能量。核苷酸(腺嘌呤核苷酸)是很多辅酶的重要组成成分,例如NAD+、NADP、NADP+、NADPH、FAD和辅酶A等。核苷酸还参与细胞信号传导过程,例如GDP、GTP参与蛋白酶偶联受体的信号传导过程;cAMP、cGMP作为第二信使,在细胞内传递信息。这些核苷酸功能已经远远超越核酸克糖概念。

五行是什么,必须依照中医学的基本理论框架基础去解释去讨论,但是也必须遵循现代生物学和生命科学被确认的基本原理,并与之基本一致地去论述。关于这方面的讨论,请参阅本书后续章节的论述。

1.4.3　五行是五种生命行为

五行的第三种解释:五行是气的五种行为或运动形态。

五行学说的五行到底是什么?如何定义五行才可以和现代科学的基本物质概念与范畴的描述相一致?作者看了许多介绍中国哲学的书,冯友兰的《中国哲学史》对“五行”的介绍是正确的。“五行”就是五种行为或功能,而不是“五种元素”。中医理论的运气学中谈到的“五运”(木运、火运、水运、金运、土运)用现代科学语言可以理解为五种行为,或者是“气的五种运动形态”(注意不是五种元素的运动)。中医的五行是气的五种运动形态和五种行为的关系学说,至少为中医理论的阐述减少了悖论,容易使中医的基础理论具有较好的一致性。这个定义与前面谈到的“五行是木、火、土、金、水五种物质的运动”是根本不同的。因为气是物质,而物质元素是多种多样的,而气有五种运动形态,与现代科学物质概念可以相融或一致。例如，我国古代把在天上看到的太阳系的几个行星命名为水星、金星、火星、木星和土星（地心说，地球不在行星之列）。似乎，天上也要遵循五行学说。随着天文学的发展，我们看到“九大行星”。

为什么“五种行为或运动形态”就比“五种元素”与现代科学容易取得一致。有人会说“五种物质元素”不是具体的物质元素，而是“五类物质元素”或“五种物质存在形态”，例如可以理解为“生物态（木）”、“气态（火）”、“混合态（土）”、“固态（金）”与“液态（水）”。其实，这种分类从本质上讲，描述的不是五种或五类物质元素，而是五种物质的结构和运动形态。从现代科学的角度讲，物质在不同的环境中可以是上述不同的物质形态。例如作为氢气，在不同的压力与温度环境中可以是气态的、液态的、固态的、金属态或者等离子态的。无论形态怎么变化，它们都是氢气或氢原子组成的。所以说，五行是五种物质存在形态，怎么讲都不对。从根本上讲，气是物质的基本概念，必须坚持。在理论描述中，除此之外，又冒出“五种物质元素”，从哲学和体系的逻辑考虑，必然会产生理论的矛盾和任意性。所以，应当废弃五行是五种物质元素的说法。我们应当努力实现中医基础理论语言的一致性，这是基础理论必须遵循的要求。

有人会说物质的运动形态同样是多种多样的，为什么是五种运动形态就容易与现代科学概念一致。为了回答上述问题，首先看看物质世界中的基本物质运动形态。

首先从物理学了解有哪些物质的基本运动形态。从量子力学的角度看，基本的作用力只有四种：引力（物质通过其质量存在的相互吸引）、电磁力（相同电性或相同磁性相互排斥，相反电性或相反磁性相互排斥）、弱作用力（原子核衰变表现出力）和强作用力（把粒子维持在原子核结构中力）。这四种作用力都与物体、物质、分子、原子、电子、中子、质子和其他基本粒子的运动速度构成对立关系（反抗的力）。例如粒子运动与引力构成离心力和向心力。这种运动产生的“力效果”在热力学中，产生一种扩散的力、辐射的力。例如，在恒星内部正是通过高温下的运动产生的抵抗力与巨大的引力构成了平衡，保持恒星一定的体积，而没有塌缩。物理学通过引力、电磁力、弱作用力和强作用力四种力和粒子的运动或能量（温度、速度）产生的相应的“力效果”构成了物理世界的物质结构和运动的描述。从物理学的角度讲，千千万万的物理世界的作用力和运动的“力效果”同样构成了五种基本运动或相互作用的类型。我们不是非要凑出5个数，而是不管是4个、5个还是6个，自然界的各种相互作力用可以归结为几个基本的作用形态和类型。

在物理世界中，原子核是通过强作用力和核中的多质子之间电力的相互排斥维系它们的结构平衡。原子是通过原子核和围绕它旋转运动的电子因异性电性相互吸引以及所谓的不相容原理稳定它的结构。分子是通过两个原子在外层的“共价键”的电磁力和不相容原理稳定它的结构。除基本力学角度看世界外，从物理学中还可以看到现代物质的不同形态，例如气态（分子结构）、液态（分子结构）、固态（分子结构）、金属态（原子结构存在形式）、等离子态（原子结构被引力压碎，基本粒子混合成汤结构存在形式）。如果从地球观察问题，可以考虑生化（木化）、气化（火化）、混合（土化）、固化（金化）、液化（水化）。这种分类方法至少在生物世界中是一种方案。

再从普通化学概念了解物质有哪些基本运动形态。学习过普通化学的读者知道化学的基本反应，虽然化学反应方程式数量众多，但是同样可以对所有的化学反应做出类别不多的分类。例如氧化（物质元素与氧气化合构成氧化物反应，扩大解释还可以理解为失去电子反应）、还原（氧化物质分子分解成氧气和物质的反应，也可以理解为获得电子的反应）、合成（若干原子和较小的分子合成为分子或者较大分子的反应）、分解（分子或较大分子分解为若干原子或较小分子的反应）等。有些化学反应是吸收能量（热），有些化学反应是释放能量（热）。许多化学反应有催化剂的帮助。

首先考察生物的新陈代谢。在植物中，其最著名的是光合作用（植物将二氧化碳、水在光作用下产生有机化学能 ATP 存储形式）和光呼吸（植物在光条件下利用氧气分解有机物产生二氧化碳和水），如光合磷酸化、氧化磷酸化。在动物中，新陈代谢主要反映为细胞呼吸（包括有氧呼吸和无氧呼吸）。

从细胞生物学角度了解有哪些物质的基本运动形态。从对生物最小主体单元细胞的所有可能行为分析，大致可以归纳为如下五种行为：信息交换、物质交换、热交换与运动（移动等）、气体交换与感受/表达和水交换与繁殖等五种行为。

(1) 信息交换行为。细胞为了与环境或其他细胞（组织内其他细胞）实行信息交换，这些信息被承载在信号分子、物质结构或物理与化学刺激（温度、光、压力等）中。通过承载信号的物质结构（生物因子、激素、神经递质等），获得、识别信息。这种信息交换包括信息源细胞发出信息和信息接受细胞的（通过受体）接受信息。单细胞主要实现与环境交换信息。多细胞组织还包括细胞间通信。信息交换概念中包括对信息的感受、识别、评估和做出反应的表达。生物体内有信息范畴的完整的生、交换、纳、吐、调过程。信息交换行为对于细胞或其他生物主体，可以理解为手段意义上的行为，通常不是目标行为。

(2) 物质交换行为。基于新陈代谢过程的各种反应。细胞的物质交换指将营养物质（葡萄糖、脂肪酸、氨基酸、核苷酸、糖、脂肪、蛋白质、核酸以及大分子复合体物质等）和水/无机盐（钠、钾、磷、镁、铁等元素）生成或消去。生物体内有物质范畴完整的生、交换、纳、吐、调过程。从环境中交换到细胞内和把细胞新陈代谢的废物交换到外部环境中。单细胞的物质交换主要是在细胞与环境之间进行。多细胞组织、器官、系统和个体还包括细胞、组织、器官和个体之间的物质交换。物质交换行为包括输入和输出两种类型行为模式。物质交换行为是细胞、细胞组织、器官、系统和生物个体的目标行为之一，包括维系生命和功能表达两大概念范畴。

(3) 热（能）交换行为与运动（移动等）行为。热（能）交换行为表示细胞在化学能、机械能、热能等不同能量形态的转换，能量转换是为了获得人体生命活动需要的温度和产生生物时空的改变。生物体内有热（能）完整的生、交换、纳、吐、调过程。动物细胞利用细胞的鞭毛和细胞的形态变化实现空间位置的改变，或在水和空气中随波逐流，例如细胞迁徙。对于多细胞的组织、器官、系统和个体，通过多细胞行为协同实现收缩、扩张、蠕动。对细胞组织的器官和系统，实现多细胞组织行为的协同，产生更加复杂的主体运动行为。运动行为通常是手段行为，不作为目标行为。

(4) 气体交换行为与感受/表达行为。人生活在大气中，需要吸入氧气和排泄出二氧化碳气，称气体交换行为。生物体内有气体完整的生、交换、纳、吐、调过程。生物有普遍的感受与表达行为，感受与表达是生物体对内、外进行行为控制的行为。对于细胞而言，包括细胞感受、识别、评估、表达和存储(记忆)完整行为序列。对外部环境的物质、信息、行为等生命特征行为，细胞不隐瞒信息，它总要把自己生命信息向外部进行表达，包括表达生命存在、功能等不同意义的信息和行为。

(5) 水交换行为与增殖/分化行为。生物的水环境是生命活动最基本的要求，生物体内有水范畴完整的生、交换、纳、吐、调过程。细胞生命周期(G1、S、G2、M)中繁殖行为，包括有丝分裂、减数分裂、简单分裂以及细胞融合等。其中 DNA 复制、RNA 的转录、基因的表达和调控、细胞分裂等复杂的与生命繁殖相关的化学的过程构成核心内容。细胞感受例如人体有 256 种细胞类型，分布在皮肤、肌肉、骨骼、脂肪、血液、脏器中，表现出不同细胞的不同的功能。对于多细胞的组织、器官、系统和个体，存在着基于细胞增殖/分化基础上的再生、复制、修复、重组等和个体繁殖行为。生物的繁殖行为是其目标行为之一，是为了维系生命和繁衍种群。

以上五种行为是每一个生物体，包括细胞、组织和器官，都具备的行为，只是它们的具体解释有所不同。如果非要把古代的五行与上述细胞的五种行为联系起来，虽然从理论的角度说是非常人为的，但是还是可以画出如图 1.2 的关系图。从细胞周期看，把细胞的子细胞诞生、生长(G1)、细胞 S 期(细胞 DNA 复制)、细胞 G2 期、细胞 M 期(细胞分裂)、细胞静息期(G0)分别对应中医谈到的生命状态“生、长、化、收、藏”，细胞周期可以粗略规定为 24 小时。

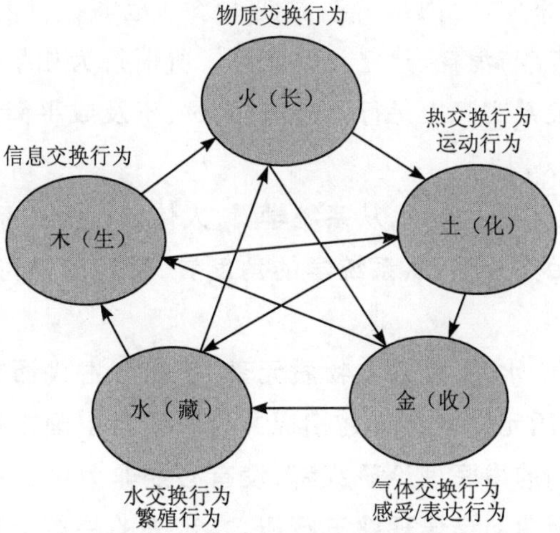

图 1.2 五种生命行为的关系

可以把细胞的上述行为扩展到细胞组织、器官、系统和生物个体中，也可以把上述行为扩展到中医的五脏六腑，还可以把这种行为的分类概念扩展到人的个体上。中医根据生物在地球上的活动规律进行行为组合的抽象，首先是根据人体的生命状态“生、长、成熟、衰老、死亡”作为总体思考的基础，再以一年四季的五运和六气作为依据，最后把行为的结果划分为“生、长、化、收、藏”，以达到上述结果的运气机制：生化（木化）、气化（火化）、混合（土化）、固化（金化）、液化（水化）。综上所述产生了五种行为的概念范畴。

从数学的角度了解数学类型概念中有哪些基本操作。从集合论或类型论看，一个集合或类型元素如何用构造函数来构造（通常有两个构造操作）、类型的所有其他函数是如何被引入和如何被消去的（即一个类型引入操作和消去操作），如何将类型中所有可能的表达式的语义相等改变成语法形式的相等（等操作）。例如，自然数有五个最重要的操作函数，0函数、后继函数、其他函数的引入函数、其他函数的消去函数和等函数。有了这五个函数就可以描述与证明自然数所有的问题和命题。这种数学概念是数学家Martin_Löf提出的。他强调没有一个数学对象是不属于某个类型的，包括数值、函数、操作和证明。虽然没有先验的真值，但他把真值和证明联系起来，真为存在证明，假为不存在证明。将证明纳入到形式系统之内，与其他直觉数学一样，也引入了构造规则、引入规则、消去规则和等式规则。当然，这是最现代的数学给予我们的启示。

最后再回到中医五行学说。中医的五行之间有相生和相克关系。如果谈它们的相生和相克关系，五种物质放在那里是不具备自动相生和相克条件的。水与火，是人使用它们，具有相克的某种模糊意义。为记忆方便，这么说也许是“勉强”的说法，例如金生水，也不是必然的关系。如果五行是五种行为，那么这种相生和相克关系就可以说清楚了。所谓行为相生是指行为和行为结果相互支持。行为相克是指行为作用是相反的。

相生关系：（木、火），（火、土），（土、金），（金、水），（水、木）。

相克关系：（木、土），（土、水），（水、火）、（火、金），（金、木）。

从一般的哲学范畴来看，行为是一些对偶关系的范畴。所谓行为相克，是指行为对抗，例如攻击与防护、补充与消耗、建立与拆除等。所谓行为相生，是指行为帮助与支持。**从本书的观点看，相克关系实际上是行为态势（太过、不及或平衡）的关系；相生关系是一种“感受与表达”的关系。**

五行关系中如果仅有相生关系，从系统学看，人体的行为关系态势就不会稳定，其中没有负反馈；如果都是相克关系，从系统学的角度看，系统就不可能运行起来，因为没有正向的动力。

中医的木、火、土、金、水，不是五种物质元素，不能把古代西方人的“四种物质元素”和古代印度人的基本物质元素概念与之相提并论。因为中国古代哲学和中医的五行概念是五种行为，所以我们的中医理论研究者，没有必要非为中医找出“五种物质元素”不可。采取简单的类比，歪曲和错误理解五行概念，带来的是整个理论体系的混乱。实际上中国哲学的五行是行为学范畴，而西方古人的四种物质元素是物质范畴，它们之间没有必然的关系。

我们应当得出如下的结论：“物质→热→气体→水→生命”演化循环。在宇宙、太阳系和地球中，我们可以看到，物质的聚集可以产生热（恒星是巨大物质聚集产生），热可以

产生气体，在地球周围构成大气层。正是热构成了地球大气层运动。地球由于有了大气层，才可以产生水，或者说大气是地球水产生和运动的源泉。地球由于有了水，才产生了生命。有了生命反过来改变了地球的面貌。

所以，五行的结构“木、火、土、金、水”与我们上面谈到的“物质、热、气体、水、生命”相对应。

1.4.4 五行平衡结构是中国古代认识世界的形式系统

现代数学概念是形式化体系，是理论方面一种最高形态的抽象表达方式。我们已谈过，中国汉字由于其语义表达形态，很难产生现代数学形态的数学方法，也影响中国古代产生现代数学的可能。但是如本节的讨论，还是存在一种汉字表达的形式化学说。五行学说，从另一个方面向我们展示了如果一定要产生一种汉字形态的形式化的抽象体系，就可能是中国哲学的五行学说了。

在本书附录的最后一节中谈到，西方的符号拼音文字语言适合产生数学的符号体系，符号拼音文字语言对产生数学和科学体系起到了非常重要的作用。了解数学形式系统的人知道，一个形式系统可以是一个计算概念的多个联立的方程组，这个方程组如同一架自动机器，可以求出解。一个形式系统，也可以是一组公理规则和推理规则，通过这些规则组合和运行，也如同一架自动机器，可以推理和证明出一些定理和命题。当然，这些形式系统都是用西方符号拼音文字语言表达的。

读者会问，难道中文汉字就不能产生一个形式系统吗？当然可以。这个中文汉字表达的形式系统就是五行体系。

1. 五行体系的抽象特点：哲学范畴的形式系统

由于中文汉字都是语义结构文字符号，每一个汉字的语义是确定的。为了跨越具体文字符号的含义，使之具有举一反三和向外延伸的抽象能力，例如在前面谈到的五行、五音、五色、五味、五脏、五气、五应、五官、五体、五志、五液等相互类比的外延式的相互描述的关系，在五行中，用木、火、土、金、水来标识它们的代表符号，它们可以相互发生、相互克制。于是在五行的关系结构中，也动态构成了一种自动化运行的体系。其作用不是为了计算，也不是为了推理证明，而是为了揭示自然界中天、地、人的运行规律，追求一种自然和生命运行的平衡态势，完美地抽象出千变万化的自然和人类社会的规律。**我们可以认为，中国的五行体系是人类创造的第一个“哲学范畴的形式系统”，尽管还不完整。**

2. 五行体系的形式化特点

五行体系的形式化特点可以简单归纳如下：

(1) 五行体系属于人类和生物行为学范畴的形式化系统，具有主体性质。

(2) 自然物质在人类的观察、操作范围内，作为行为客体表现的形式化系统。

(3) 五行的主体、行为和客体概念组合在一起，构成了天、地、人合一的形式化系统。

(4) 五行体系非常适合人类掌握自身的行为和如何面对自然的形式化系统。

(5) 同样适合在网络世界中，作为掌握各种主体、行为和客体之间关系运行的形式化系统。

需要特别说明的是，五行相生、相克的关系对于人体脏腑功能的全部概念而言，从数学角度观察，还缺少数学的基本属性，并不是纯粹、完整的，甚至有些地方也不是一致的。也就是说，五行形式系统存在着某种任意性。如果作为计算机系统采用的方法，还必须对五行学说做改进。当然，不能苛求我们有完整建立一个形式系统的能力。因为这不仅取决于我们对宇宙世界和生命的深刻、全面的认识，还取决于我们具有建立一个形式系统的数学方法。本书第8章将为读者建立一个比较完整的"五行树"结构，以研讨如何建立完整的五行形式系统，并使之在计算机中运行。

从现代科学和数学的角度看，五行结构是中医生命科学特色的一种"平衡结构"的学说，这种平衡结构与我们知道的所有描述关系平衡的学说有很大不同。例如，数学描述的关系都是在一个集合中，如$\{X_1,X_2,X_3,X_4,X_5\}$集合，所谓关系是其中两两对象的关系，如(X_1,X_2)，(X_1,X_3)，(X_1,X_4)，(X_1,X_5)，(X_2,X_3)等。这种关系描述，从物理学可以看作两种力的平衡关系，例如动力和阻力、吸引和排斥、扩散和聚合等；从化学可以看作分解与合成、连接与裂解、氧化与还原等的平衡关系；从系统学可看作正反馈和负反馈的平衡关系。总之，都是对立范畴相互作用的平衡关系。但是在阴阳五行结构中，却强调多个层次的平衡学说，它们是

(1) 阴阳两点平衡关系。阴阳范畴的对立统一的平衡关系，包括相生和相克平衡关系。

(2) 相生和相克的"平衡三角"关系。

(3) 人体整体的五行结构整体平衡关系。五个平衡三角性的"五角平衡"关系。

这种平衡结构描述显然在说，对于人体的平衡关系，仅有阴阳平衡关系是不够的，还必须把这些阴阳平衡关系三个一组地拿到平衡三角关系中，去验证三角平衡关系。这样还不够，进一步地还必须把三角平衡关系，拿到五角平衡关系中再验证。这样才算比较完整地讨论了人体生命活动的平衡关系。

1.5　中医学的运气学说

中国古典哲学认为，需要把天地气、物气和人气等气的概念结合起来，以研究气的运化机制和原理，主要内容包括四季(春、夏、秋、冬)、六气(风、热、火、湿、燥、寒)、物气的五化(生、长、化、收、藏)和五运(木运、火运、土运、金运、水运)。同时研究气的运化机制与中医的治疗、药物、脉象、经络、体质等的密切关系。中医的运气学不光为中医所用，同时还为中国武术和佛教、道教等利用。例如人们经常听到和看到的气功、运气等说法和故事，如果是真实的，那么属于运气学的研究领域。

中国老百姓都知道，要会做气功和运气，对于人来说是需要修炼的。也就是说，人不

是天生就会运气和做气功的，仅仅只是具备运气的天生条件。要做到运气，就得修炼。读者也许知道《黄帝内经》是我国医学的皇冠、宝典，估计较少人知道《黄帝内经》的《素问：运气七篇》，是专门论述中医学的运气基础理论的，应当是《黄帝内经》这个皇冠上闪闪发光的明珠。《素问：运气七篇》开辟了中医运气学的研究和发展道路。

我们在本书中只讨论以下几个问题：

(1) 中医的运气学是(意识)行为驱动的生命体态势学说。

(2) 中医为什么认为意识、情志对治疗有重要作用。

(3) 中医的运气学是生命体气物质的运动周期性学说。

(4) 解释经络学说中的“子午流注”周期性问题。

虽然仅仅研究上述几个问题，我们同样要采取谨慎的态度。首先必须从直觉正确的概念入手(即从生物性质的行为入手)，然后通过讨论直觉正确的组合和结构的真实性、正确性，来讨论和论证结构性正确的概念。

需要特别注意的是，运气学的“干支历法”与人体健康、体质等关系论述，以及《素问·六元正纪大论》中的甲子60年周期运行规律等内容，在本书中已经被列入目前不能讨论和论证的范围(为以后的讨论留下余地)。主要原因是依据作者的认识，60年的周期，对于人的生命来说太长了，人通常不能活到两个60年。我们无法对同一个人体实现60年周期的考察和验证。对于记录历史，“干支历法”是完全可以的。所以，我们无法认同中医运气学中关于“干支历法”与人体健康的有关描述。虽然60年周期的运气学说是古代圣人说的，但也必须在人类所有可能提供的具有真理性的知识结构中去验证它。尽管如此，我们也不能因为“干支历法”没有被现代充分考察和验证，而去否定运气学其他可能是正确的内容。总之，必须根据具体问题的研究和讨论，强调关联的科学和事实依据。我们在赞叹古人的智慧时，不能失去科学认识。

说到这里，还需要为《易经》多说几句话。我们也必须采取同样的态度，不能总拿着一个“二进制”来解释《易经》的科学性，而回避《易经》一些无法验证的说法。在对《易经》或《周易》的学习、研究中，作者关注的不是它的说法是否正确，而是感兴趣古人在研究世界问题时的思维和观察问题的逻辑概念与范畴。作者特别对《易经》中的“易理逻辑”，即“变化的内涵逻辑”或“辩证法的逻辑”感兴趣。我们知道，西方的语言逻辑是外延性的，不研究事物的矛盾和变化。在宇宙万千的矛盾和变化中，人类必须依据当前的认识水平，把自然物理范畴的矛盾和变化与生物世界因主体存在、通过主体行为产生的矛盾和变化区别开来。企图把这两种范畴的问题放在一个逻辑框架中讨论，至少目前是困难的或做不到的。也就是说，如果非要在“天、地、人”全部知识结构中，具有整体性并完全适合自然、生物和人类的统一方法体系与逻辑体系，目前看来只能是人类一个美好愿望，在当前是做不到的。所以作者认为，可以首先把原来缺失的生物世界主体行为的逻辑学说建立起来，这应当是前进的第一步。为此，作者改变了专注《易经》表面直觉的逻辑体系的初衷，而提出研究“行为逻辑学”。只有这样，才是真正发扬光大传统，坚持实事求是。

1.5.1 气运行的态势学说

现代生物学认为，人体神经系统中有一部分是非意识的，例如交感神经系统和副交感神经系统被认为是自主的，并称为自主神经系统或植物神经系统。但是，早在20世纪初就有人通过对小鼠实验，验证了意识神经对植物神经的控制，可改变对心脏、血管等器官的控制。

从气功等修炼来看，中医的运气学是意识行为驱动的生命体态势学说。人通过意识行为，可以改变人的生理的运行状态。例如通过有意识的运动和活动、练习瑜伽、练习气功、练习武术、泡温泉、洗澡、卧床休息等来改变身体的运行状态。这些语言表达的概念，对当代人是直觉正确的。

运气是人通过自己的意识，调动身体内一切生物主体的行为与活动的模式，使其达到人们预期达到的生命状态和生命态势。这是非常典型的由生物主体意识行为驱动建立的生命存在和活动态势。这个问题，实际上是关乎人体经络体系中物质关联网络和行为关联网络是如何建立的，尤其行为关联网络是如何建立的。人通过自己的行为修炼，控制和改变人体的细胞、组织、器官行为的关联关系。

中医不仅有哲学或原始科学物质概念的气，还有真实的气体的气。例如空气、氧气、氮气、废气和二氧化碳气等物理学与化学中的气。中医的运气(气功)，所运的或是气体的气，或是普通物质概念的气(水、营养物质等)，或者两者都有。我们在本节谈到的是通过意识行为驱动来改变生命过程的态势学说。在生物学中，人体的组织与器官受意识驱动，主要支撑运动系统的肌肉组织。也就是说人如何通过意识，通过反复训练肌肉的活动，来改变生命过程的态势。当然，从广义的角度看，多数的体育锻炼都可以认为是意识行为改变生命过程态势的活动。但是，这里主要谈的是气功师运气、武术修炼和练习瑜伽。

例如气功师打坐(一种气功运作)，通过有意识地意守丹田，依照“生、长、化、收、藏”的运气顺序，调整和调度呼吸状态和体内运气状态。

例如练武之人，通过依照一定的方法和程序，练习各种推、拿、躲、防、击等搏击手段和技巧以及保持身体平衡稳定的能力(身体肌肉行为平衡和感觉平衡的能力)，使身体具有打击(肌肉运动的能力)和对抗打击(对打击产生疼痛感觉)的突出能力，改变了身体运行的状态。我们可以不理解为什么练武术，可以改变人体的生命物质和行为的态势和能力。但是，我们似乎不能否定练习武术可改变人体的生命物质和行为的态势和能力这个事实。至少，有健身强体、行动敏捷等功效。

例如练习瑜伽，通过有意识的行为调整、保持平衡的呼吸和心脏跳动的节律，依据瑜伽练习程序，拉伸身体的关节、韧带、肌肉组织。

现代生命科学观察，通过练习武术、瑜伽和气功，改变了人体植物神经的活动。而人体植物神经的活动被认定是非意识控制的。人体直立行走，会使人的血液循环心脏的位置提高，需要新的帮助。人体下肢的肌肉组织，有通过肌肉的运动帮助静脉血管血回流心脏的功能。强健的下肢肌肉对于全身血液循环是有明显好处的。**通过肌肉细胞的行为训练(学能行为)，产生行为驱动的关联通路是这些方法的本质**。但是有的学者说，这样的意识行为不是真正的思考与脑力活动，甚至认为这样改变身体运行状态，与用手按住上肢动脉改变心血管运行状态，没有什么区别。

1.5.2 气运行的周期性学说

中医运气学主要有干支、年度和日等几个方面周期性规律研究，见下表。

周期范围	内　容	说　明
干支周期	60年的年度循环周期	本书不讨论该范畴问题
年度周期	年度半年上循环周期	司天(上半年) 在泉(下半年)
	年度四季循环周期	春、夏、长夏、秋、冬
	年度24节气循环周期	(厥阴，风木)：大寒、立春、雨水、惊蛰 (少阴，君火)：春分、清明、谷雨、立夏 (少阳，相火)：小满、芒种、夏至、小暑 (太阴，湿土)：大暑、立秋、处暑、白露 (阳明，燥金)：秋分、寒露、霜降、立冬 (太阳，寒水)：小雪、大雪、冬至、小寒
日周期	每日12时辰的循环周期	子时(23-01，足少阳胆经)，丑时(01-03，足厥阴肝经)，寅时(03-05，手太阴肺经)，卯时(05-07，手阳明大肠经)，辰时(07-09，足阳明胃经)，巳时(09-11，足太阴脾经)，午时(11-13，手少阴心经)，未时(13-15，手太阳小肠经)，申时(15-17，足太阳膀胱经)酉时(17-19，足少阴肾经)，戌时(19-21，手厥阴心包经)，亥时(21-23，手少阳三焦经)

需要说明的是，如果依照运气学的五运划分，可以有

(1) 木运主气(春)。大寒、立春、雨水、惊蛰、春分后13日交。

(2) 火运主气(夏)。春分后14日、清明、谷雨、立夏、小满、芒种后10日交。

(3) 土运主气(长夏)。芒种后11日、夏至、小暑、大暑、立秋、处暑后7日交。

(4) 金运主气(秋)。处暑后8日、白露、秋分、寒露、霜降、立冬后4日交。

(5) 水运主气(冬)。立冬后5日、小雪、大雪、冬至、小寒节气满。

年度的季节周期、年度节气周期这些规律没有什么必须讨论的，是完全科学概念范畴。对于日的12时辰周期，主要研究经络巡行规律，即经络“子午流注”。经络“子午流注”现象应当归属中医运气学的范畴。在本小节将讨论的中医运气学是气运行的周期性学说中，把经络日夜运行“五十营(周)”问题搞清楚。

中医运气学说关于气运行的周期性有几个模型。其中最早的模型和论述是在《黄帝内经》中。《黄帝内经》说，人体内的气分营气和卫气两种运行的循环。营气运行在脉中，而卫气运行在脉外，昼行于阳二十五周、夜行于阴二十五周，一日一夜在人体内行五十周。营卫在寅时交会在手太阴肺经，基本上与经络循行的“子午流注”是一致的。这个模型特别强调营卫在寅时交会在手太阴肺经这个关键概念。

运气学对营气运行，古人大致有共同的认识，而对卫气运行有不同的见解，主要是修改卫气运行的模型。

一种运气五十营模型说，无论营气和卫气，皆运行五十周。日行有“平旦出于目”，向下散行，到足心进入阴脉，再“复合于目”，如此日行二十五周。夜间，按照肾、心、肺、肝、脾的顺序循环运行二十五周，到平旦再进入日行循环。这里要注意，这种运气五十营的模型与“平旦出于目”和“复合于目”建立了关系。区别“日行”与“夜行”关键在“目的开合”。

另一种运气五十营模型说，运气五十营应当是“阴经与阳经不对等”的运行模式，强调白天、夜间卫气运行阴阳经所占时间份额不相同。白天阳经运行占时间多，阴经占时间少，例如3比1。在夜间，阴经运行占时间多，阳经占时间少，例如也是3比1。也就说，把五十周分成四份，无论阴经和阳经怎样都是12.5周，但是所用时间不相同，比如按照比例3比1，在白天，阳经运行时间为12.5×3=37.5时间单位，阴经为12.5时间单位。在夜间，正好相反，阴经运行时间为12.5×3=37.5时间单位，阳经为12.5时间单位。

人体的呼吸脉搏与中医运气五十营有关系。古代中国人是如何为人体运行制定标准的？中医把人体运行称为“小周天”，天地运行称为“大周天”。中医认为，人体运行的周期标准应当与天地运行周期标准是一致的。提出天地运行一周为28宿，一宿为36分(一种水注计时单位，一分为现在时间的14分24秒)，所以天地运行一周为1008分。行一周(营)用时是现代时间的28分48秒。行一周270次呼吸，称270息。一次呼吸6.4秒。相当于每分钟不到10次的呼吸。古人一次呼吸6.4秒和一分钟10次呼吸对比现代人平均一次呼吸3到4秒和一分钟18次呼吸以及72次脉搏，古人修炼身体的标准是相当高的。其实，利用24小时，50周循行，便可以简单地计算出上述结果。

古人对天地和人的关系提出的相应观点，以及另外的一些周期性，例如七天周期、月周期等，都与月球、地球运行时间有关。这些观点与现代科学观察是一致的。从上面古人对运气学的讨论，可见古人对学问研究的科学精神和认真态度。

综上，本书不是重复叙述这些周期规律，而是必须解释人体通过什么机制解决生命活动周期性的。

1.5.3　意识、情志对治疗的重要作用

本小节，讨论情志和心理状态对人体健康的重要影响。情志与心理状态改变，当然可以通过语言表达出来，通过语言表达中包含的信息来分析意识、情志与心理对身体的影响。但是作者认为，意识、情志与心理真正的改变是通过人的行为表达改变的，例如行为模式、行为方式、行为关系等表达。只有将语言表达的信息和行为表达的信息结合起来，才能获得人的意识、情志与心理的真实和完整的信息。例如，通常说到的七情：喜、怒、忧、思、悲、恐、惊；《黄帝内经》“百病生于气也，怒则气上，喜则气缓，悲则气消，恐则气下，惊则气乱，思则气结”。中医认为七情中的忧与悲相近，恐和惊相近，把七情简化为五志：喜、怒、忧(悲)、思、恐(惊)。中医关于情志与脏器的关系，同样是根据五行学说阐述的，例如下表说明的关系。

五 行	木	火	土	金	水
五 脏	肝	心	脾	肺	肾
五 志	在志为怒	在志为喜	在志为思	在志为悲	在志为恐
五 伤	怒伤肝	喜伤心	思伤脾	悲伤肺	恐伤肾
五 胜	怒胜思	喜胜悲	思胜恐	悲胜怒	恐胜喜

怒伤肝，怒则气上，过怒损耗肝气，导致肝功能失调。愤怒的感觉几乎人人都会发生，作者在年轻时期，容易动怒。一旦动怒会睁大眼睛、大声说话、头脑面部充血。随着年龄增大，动怒的事情越来越少。喜伤心，喜则气缓，过喜损耗心气，会导致心功能失调。喜事都有过，但作者没有中国故事中范进中举和牛皋抓住敌元帅的狂喜。有喜事后，作者体验到，通常会影响长时间思考，精力集中也受到影响，只好转而做些别的事情。悲伤肺，悲则气消，过悲(忧)损耗肺气，导致肺功能失调。不少人体验过在悲痛和失败之后，即便不特别过分，还是会感到疲劳，需要休息。恐伤肾，恐则气下，过恐(惊)损耗肾气，气机紊乱，导致肾功能失调。在一个安静和专注的情况中，如果突然出现一个意料之外的恐吓，作者感受过一股"凉气"或一种"感觉"从背部向腰部自上而下袭来的感觉。思伤脾，思则气结，过思损耗心气，导致脾胃功能减弱。这种感觉对于许多人会经常发生，由于高强度的脑力劳动和长期连续的思考，胃会胀满、不消化，严重时会出现胃痛。

我们需要明白，中国古人在没有现代生物学和现代医学关于交感神经系统、副交感神经系统、内分泌系统的认识下，他们不知道植物(自主)神经系统对人体某些组织、器官的行为控制。例如，控制与调节消化器官的消化液分泌、肠蠕动快慢、心脏跳动节律、动脉扩张与收缩、膀胱扩张与收缩、瞳孔放大与收缩、汗腺分泌增加和减少、支气管扩张与收缩等器官功能。这些神经系统控制通常是不通过大脑的，而是通过植物(自主)神经系统和循环系统的配体与受体相互作用。现代生命科学和生物学，已经证实了上述情志对身体运行状态的影响。请看如下的描述。

(1) 对于心脏：心脏有心肌肾上腺素能 β 受体，在接受肾上腺素时，心肌力量加强，心率加快、供血增加、压力增加，血管紧缩。心脏还有心肌乙酰胆碱 M 受体，心肌力量减弱，心率减少、供血减少、压力减低，血管舒张。另外，心脏有心房肌纤维分泌心脏内分泌激素：心房肽。在血压增高时，会分泌心房肽，提高肾小球过滤能力以及钠的排除和抑制肾素和醛固酮分泌，间接调整血压。

(2) 对于血管：血管中有血压感受器和物质感受器。对于血压感受器，在颈动脉窦，主动脉弓血管壁外膜有丰富的神经末梢，能够感受血管压力，如果血压增加，神经末梢兴奋增加，并通过神经系统传输到心血管神经中枢。而心血管神经中枢做负反馈改变，控制血管扩张、心脏收缩减弱和血压降低。对于物质感受器，颈动脉窦，主动脉弓附近有丰富的化学物质受体，例如对氧气和二氧化碳气的感受，对它们的浓度作出反应。在缺氧时，通过这些感受器，通过植物神经和心血管神经中枢调整心脏的收缩力、心跳速率，血管扩张紧缩，血压相应增加降低。

(3) 对于肾脏和肝脏：肾脏分泌肾素、肾上腺素、去甲肾上腺素。其中的肾上腺素和去甲肾上腺素肾素有增加心收缩力，增加血量和血压增高。而肾素通过血管进入肝脏，分泌血管紧张素（血管紧张素原，血管紧张素Ⅰ，血管紧张素Ⅱ）。

另外，人体内分泌系统还可以分泌血管扩张素（缓激肽）。前列腺可以分泌前列腺素扩张血管、利尿和抑制交感活性。脑垂体可以分泌抗利尿素，进入血液可使血管平滑肌收缩，增加血压。

也就是说，人类意识行为可以改变人体的行为态势是客观真实的。人类意识行为可以改变人体的行为态势和行为关联网络结构，其意义对于生物的进化行为对生物体的反作用认识是非常重要的。

如何用现代生物学的知识结构来解释神志与脏腑的关系？

在正常的状态下，血液输送和运行是平衡的，所有的血管表现出适度和平衡状态，血管是适度的收缩和舒张状态。作为平衡状态是指人体的生物系统都在适度运行着。这几大系统有时运行并不平衡。例如，在运动中经常被人划分为有氧运动和无氧运动。也可以把运动划分为一般、强烈、比较强烈和非常强烈。在运动的一般状态中，可以理解为几大系统平衡。所谓强烈运动是需要调度脾脏中的血液。比较强烈可以理解为进一步调度肝脏中的血液。非常强烈可以理解为调度所有可以暂时不运行器官的血液。一个极端的条件是，人体的几大系统存在着只有呼吸系统、循环系统、运动系统、皮肤系统和神经系统处于高强度工作的状态，而排泄、生殖和消化系统是处在暂时停止运行的状态。人体的八大系统，在不同的生理过程中表现出不同的运行状态和不同的工作强度。

在运动、消化食物、外部刺激的条件下，血管的舒张和收缩状态会发生调整。有些调整是通过神经系统、有些调整是通过内分泌系统、有些调整是通过细胞组织直接通信方式的关联，还有些调整是通过身体行为和行为状态来调整，例如通过脉搏、呼吸节律等实施调整。

对情志与脏腑关联的变化分别说明如下。

(1) 喜则气缓，喜伤心。意识驱动的情志活动，反应速度中等。应当说脑与中枢神经驱动，并通过植物神经系统作用到器官上，同时应当考虑内分泌系统的反应和相关系统习惯行为（未必是本能行为）的关联。情绪放松、血管舒张，但心跳加快。在大血量和高心力的活动中，心脏劳动负担大。所以，过喜会伤心。所谓相关系统习惯行为是指笑（本能行为）和五官与肢体的习惯行为（可能是非本能行为，而是出生后养成的习惯行为），而这种习惯行为是具有人的个体特性的。

(2) 悲则气消，悲伤肺。意识驱动的情志活动，反应速度中低。应当说脑与中枢神经驱动，并通过植物神经系统作用到器官上，同时应当考虑内分泌系统的反应和相关系统习惯行为（未必是本能行为）的关联。改变正常的肺部运行状态，呼吸节律变慢或呼吸节律不规律，肺部氧气和二氧化碳气的交换会失去平衡。影响肺部和心脏交换功能，所以悲伤肺。所谓相关系统习惯行为是指"哭"的本能行为和五官与肢体的出生后产生的习惯行为。

(3) 思则气结，思伤脾。意识驱动的情志活动，反应速度低。应当说脑与中枢神经驱动，并通过植物神经系统作用到器官上，同时应当考虑内分泌系统的反应和相关系统习惯行为(未必是本能行为)的关联。长时间思考，脑神经活动聚焦，思绪集中，其他意识神经活动减弱，五官呆滞。脑部用血多，脾脏长期排血供给脑部，脾脏功能过度劳动，脾脏有消耗。另外，胃消化食物用血减少，经常处在胃缺血状态中消化食物，对胃造成损伤。这种情况下，胃和脑争血是普遍存在的问题。所谓相关系统习惯行为是指人体在思考时的习惯动作，例如五官和肢体的习惯动作。

(4) 怒则气上，怒伤肝。意识驱动的情志活动，反应速度中等。应当说脑与中枢神经驱动，并通过植物神经系统作用到器官上，同时应当考虑内分泌系统的反应和相关系统本能行为的关联。如果通过血管的收缩和舒张的调节，肝脏的门静脉收缩和或封闭输送血液，相当把腹腔中静脉血液的通道收缩了或封闭了。全身的血液循环会产生向头部和肢体较多的分流。头部会充血，血液会向上流动。肝脏处在缺血状态下，会对肝脏造成损坏。通常血管收缩中会伴随心脏跳动加快。所谓相关系统本能行为是指呼吸急促、双目睁大、大声说话和肢体哆嗦等。

(5) 恐则气下，恐伤肾。应当属于非意识驱动，是突发外部刺激引起的情志活动，反应速度快。只考虑植物神经系统作用到器官上，同时应当考虑内分泌系统的反应和相关系统本能行为的关联。在恐刺激下，肾脏第一反应是收缩血管和停止功能。肾停止功能，必然释放压力，引起二便失禁或其他关联行为等相关系统本能行为。

从上面的论述可看出，**如果仅仅利用神经系统和内分泌系统来解释情志活动是不够的，必须考虑到通过神经系统产生的相关系统本能行为和习惯行为的关联，只有这样才能全面解释情志活动产生的影响。**

1.6 中医学的阴阳学说

中医学的阴阳学说是生物体气物质运动的学说。古人类认识自然，最重要的是认识天地。对天的认识首先是对太阳的认识。中国古代对阴阳的认识首先来自太阳，向太阳为阳，背太阳为阴。阴阳学说也是最朴实的生命范畴的概念，阴阳概念与一切有两性概念的生殖概念是一切生物体繁衍后代的学说。男女相合，父母相合生儿育女，父为阳，母为阴，男为阳，女为阴。在天地崇拜和生殖崇拜中，推而广之，天地相合，产生万物。古人非常了不起，提出了比较抽象的概念理论：阴阳学说。

这种阴阳学说在易经中得到了非常大的发展，二仪、四象、八卦、六十四卜卦。虽然，易经最终为算命占卜所用。不要仅看到易经在占卜中应用就说它是迷信的。直接看的成果，它产生了以 2 为底数的指数的万物二进制数学模型理论。如果有科学眼光的人用，就会产生了不起的科学成果。例如，中国历史上自然科学浑天仪和地动仪的发明。阴阳学说还产生了中国古代的历法，就是中国古代的天文学，为中国的农业发展提供了有力支持。另外，阴阳学说对国家、社会、政治、军事等许多领域有基础性的贡献。

与中医学相关的阴阳概念，可以简单介绍如下。如果用 1 表示阳，用 0 表示阴。天是父，为三个阳爻(111)表示。地是母，为三个阴爻(000)表示。天地媾和，生成天、地、人一体范畴中的人。而人又划分为三男和三女，作为天与地所生下的六子，这三男与三女分别被描述如下。其中的三女：

- 长女(110)，一爻是阴爻，其他是阳爻，称厥阴(一阴)。如果表示节气，厥阴是一年节气的“大寒、立春、雨水、惊蛰”，生风木之气。
- 中女(101)，二爻是阴爻，其他是阳爻，称是少阴(二阴)。如果表示节气，少阴是一年节气的“春分、清明、谷雨、立夏”，生君火(火或热)之气。
- 少女(011)，三爻是阴爻，其他是阳爻，称是太阴(三阴)。如果表示节气，太阴是一年节气的“大署、立秋、处暑、白露”，生湿土之气。

其中的三男：

- 长男(001)，一爻是阳爻，其他是阴爻，称少阳(一阳)。如果表示节气，少阳是一年节气的“小满、芒种、夏至、小暑”，生相火(暑)之气。
- 中男(010)，二爻是阳爻，其他是阴爻，称阳明(二阳)。如果表示节气，阳明是一年节气的“秋分、寒露、霜降、立冬”，生燥金之气。
- 少男(100)，三爻是阳爻，其他是阴爻，称太阳(三阳)。如果表示节气，太阳是一年节气的“小雪、大雪、冬至、小寒”，生寒水之气。

这些阴阳概念依据如图 1.3 所示的顺序，按年度、节气在循环。

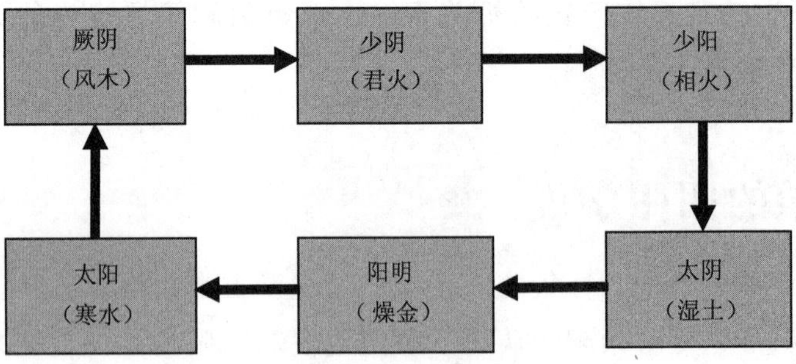

图 1.3　中医阴阳的关系

1.6.1　物质运动的阴阳动力学说

阴阳学说是人体气物质运动学说，气有气聚、气散、气升、气降、气入、气出、气阻、气淤等操作概念，气有生、长、化、收、藏运化规律，自然之气有风、热、火、湿、燥、寒形态，气运动有平衡和周期性等规律属性。

当然，古人知道需要解释气为什么会运动，于是提出气运动基本原因是气有阴阳之分，阴与阳是对立的事物，是物质运动的源泉。阴阳学说与前面介绍的气与物质的学说不同，气与物质是一元概念范畴，阴阳学说而是一个对偶范畴。

中国古代哲学与中医的阴阳学说的解释产生了许多流派。一些现代人，讨论阴阳与现代科学的概念结合时，在寻找阴阳概念的物质基础。例如有些人认为阴阳与核苷酸、前列腺素或基因有物质关系。有人说元阴与元阳是现代生物学的DNA，蛋白质。有人认为阴阳是细胞的生命。这些认识反映出，把哲学或者原始科学的概念与后续科学发展的分类科学具体和深入的概念混淆在一起，非要找到阴阳概念的独立物质存在证据。

这些做法曝露出一些人缺少对阴阳的基本哲学的认识。首先阴阳是对偶概念范畴。阴阳概念是一个普遍概念，即便对于生物世界。对于人类世界而言，也不能简单地理解阴阳为雌性或雄性的生殖的物质概念。中医的阴阳概念中还有上下、表里、物质与能量等方面的概念，所以就不能用上述生物学概念简单表达。

1.6.2 阴阳学说与现代科学完全相融

那么阴阳学说，从现代科学角度看，到底是什么？

持正确科学观点的古人学者，把阴阳学说与五行学说和气学说结合起来，把阴阳学说进一步抽象为对立统一的矛盾范畴。提出了一与二的对立统一学说，例如“一分为二”与“合二为一”。这些产生于古代几千年前的哲学思想，对于当今依然有非常现实的指导意义。中国古人认为，阴阳是气的动力的源泉，一切可以运动的东西，必然是由于内部的矛盾的运动所产生的。这些阴阳的基本概念，在中医现代科学理论化的过程中，显然是应当保留的。

从现代科学的角度看阴阳，同样会得到许多支持。例如，物质的原子是由带负电的电子和带正电的质子组成。现代物理学已经证明了许多粒子有相应的反粒子，而且是对偶出现的。磁极也是对偶存在的。我们看到宇宙与世界存在着物质与反物质概念范畴。自然世界中许多对偶的现象都可以用阴阳学说来描述。我们同时还看到阴阳概念不仅是对偶的概念范畴，同时还是分层次的概念范畴。

1.6.3 行为逻辑学的阴阳概念

在本书附录的最后一节中谈到，中国没有语言学的逻辑学，但是中国有行为的逻辑学。中国行为逻辑学有以下基本特点：

(1) 行为逻辑学是辩证逻辑，是内涵逻辑。行为学逻辑概念有阴与阳，没有真与假问题。

(2) 行为逻辑是面向主体的逻辑学，行为逻辑是主体性质的科学范畴(生物科学、人类科学)。原始的行为包括交换(物质与信息的交换)、繁衍、运动、感受/表达等。行为类型的主要操作概念是自行、施用、顺序、选择、平行、存储、条件、差异、评估等。因为行为是有主体的,行为的对象是客体。行为学认为,不同主体的行为是不同的,所以有面向主体的不确定性。

(3) 行为逻辑学类型概念。**在行为逻辑体系中,阴阳有共存与对立、吸引与排斥、支持与制约、消长(量变)与转化(质变)、平衡与失衡、支配与被支配等基本属性,阴阳有合二为一,一分为二,物极必反,反者道之动等基本规律。**

(4) 行为同样存在着语言的表达问题。行为的语言表达和语言表达中的行为是两个完全不同性质的问题。

1.7 中医学的经络学说

经络学说是当今世界最伟大,并为当今科学家依然努力认识的生命科学的领域。我们说经络学说伟大,是由于经络学说把生物体的行为学说发展到高级的形态。**我们认为,经络学说是生物体内主体运行的感受表达关联网络学说**。其实,在生物学中已经说过,从单细胞到多细胞动物,产生了细胞自组织,在细胞的自行行为、自组织、自管理、自感觉的活动中,大大提升了多细胞生物在生态中的竞争能力,改造了环境和改造了细胞自己。

为了清晰地说明问题,还是首先简单介绍中医经络理论是如何描述的。

依照中医基础理论,经络是由经脉和络脉及其连属部分所组成的,运行全身气血,将人体脏腑、肢体、器官等组织联络成为一个整体,并与外部环境关联。经络的经,有路径的概念;络,有网络的概念。经脉是经络的主干,循行于身体的深部,行于皮肉之间,较粗大,以纵行为主,有清晰的循行路径。络脉是经络的分支,循行于身体较浅的部位,较细小,纵横交错,网络全身。

中医的经络是运气的通道。主要有十二经脉:手三阳经(手阳明大肠经,手少阳三焦经,手太阳小肠经)和手三阴经(手太阴肺经,手厥阴心包经,手少阴心经),足三阳经(足阳明胃经,足少阳胆经,足太阳膀胱经)和足三阴经(足太阴脾经,足厥阴肝经,足少阴肾经),共12条经脉。它们与脏腑关联,有表里之分。除此之外,还有奇经八脉(督脉,任脉,冲脉,带脉,阴维脉,阳维脉,阴跷脉,阳跷脉)和12经别。经络的络脉非常复杂,包括别络、浮络和孙络脉、十二经筋和十二皮部。在这些经络上还分布着许多穴位。经络的穴位大致划分为:母穴、子穴、本穴、原穴。把分布在手足和四肢上的一些穴位称作腧穴。腧穴有井(木)、荥(火)、输(土)、经(金)、合(水)五种腧穴位。

中医之所以重视经络,认为经络是人体脏腑关联运行的网络,是人体气血运行的网络和药物运行的网络。经络是人体气血循行路线,是人体脏腑络属关系网,把人体的脏腑、组织和器官划分为表里与上下,并实现表里、上下的沟通和运行,经络是调节平衡和感应传导行为功能的渠道。

中医谈到的辨证归经、药物归经、循行路线、脏腑络属、沟通表里、上下运行、调节平衡关联功能是非常神奇的。这里主要介绍循行路线、脏腑络属和经络循行的“子午流注”以及中医经络的网络概念。经络辨证归经和药物归经，将在后面的章节中讨论。

1.7.1 中医经络系统概述

从考古发现，古代经络是十一经脉，缺少心包经。到了内经的描述才把心包经加入，成为现代中医经络的主要十二经脉。古代的十一经脉是直接观察得到的结论，到内经的十二经脉，可以认为是对古代经络体系的理论升华，是一个非常重要的标志。

中医的经络主要有十二经脉：手三阳经（手阳明大肠经，手少阳三焦经，手太阳小肠经）和手三阴经（手太阴肺经，手厥阴心包经，手少阴心经），足三阳经（足阳明胃经，足少阳胆经，足太阳膀胱经）和足三阴经（足太阴脾经，足厥阴肝经，足少阴肾经），共 12 条经脉。它们与脏腑关联，有表里之分。本节，我们简单介绍十二经脉和督脉与任脉的路径。在这些经络上还分布着许多穴位，经络路径就是这些穴位的连接线路。

(1) 手太阴肺经起于中焦（承接肝经），循行肺、气管、咽喉和上肢前内侧到手拇指端（少商穴），向下联络胃、大肠等，并在手食指端（商阳穴）与大肠经联系。所以手太阴肺经属肺络大肠，并和胃联系。

(2) 手阳明大肠经起于手食指端（商阳穴，承接肺经），循行上肢外侧、肺部、膈膜到大肠。所以手阳明大肠经属大肠络肺，并和胃联系。

(3) 手少阴心经起于胸中的心与大血管组织，向下和腹部小肠联络，循行腋窝、上肢后内侧到手小指端（少冲穴）。所以手少阴心经属心络小肠，并和肺、肾有联系。

(4) 手太阳小肠经起于手小指端（少泽穴，承接心经），循行上肢后外侧、面部、眼部、胸部、心、到腹部小肠。所以手太阳小肠经属小肠络心，并和胃联系。

(5) 手厥阴心包经起于胸中的心包络（承接肾经），循行横膈肌、胸（上焦）、腹（中焦）、盆（下焦）、上肢中内侧，到无名指关冲穴。所以手厥阴心包经属心包络三焦。

(6) 手少阳三焦经起于手无名指的关冲穴（承接心包经），循行手背、上肢外侧（在大肠经和小肠经之间）、肩，到胸（上焦）、腹（中焦）、盆（下焦）。所以手少阳三焦经属三焦络心包，联系胆经。

(7) 足太阴脾经起于足大脚趾（隐白穴，承接胃经），循行下肢内侧、腹部、胸部、口和舌。有分支与胃、横膈、心连接。所以足太阴脾经属脾络胃，并和心、小肠、大肠有联系。

(8) 足阳明胃经起于头部的鼻两侧（迎香穴，承接大肠经），循行头部、面部、口唇、颈部、胸部、胃幽门、腹部、下肢外部、足背部和到足脚二趾（隐白穴）与足太阴脾经相连。所以足阳明胃经属胃络脾，并和心、小肠、大肠有联系。

(9) 足厥阴肝经起于足大拇趾大敦穴（承接胆经），循行向上足内侧、小腿内侧、大腿内侧、腹沟、阴器、腹部、肝、胆、肋、胸、咽喉、口、鼻、目到头部与督脉连接。所以足少阳胆经属肝络胆，联系肺经。

(10) 足少阳胆经起于睛外瞳子髎穴（承接三焦经），向下循行头部、耳、颈部、咽、胸、肋、胆、肝、大腿外侧、关节、小腿外侧、足背外侧到足四足趾窍阴穴，并分支到足大趾，连接足肝经。所以足少阳胆经属胆络肝。

(11) 足少阴肾经起于足小趾下(承接膀胱经)，向上循行足、腿内侧、股沟、背部脊柱到腹部、肾。有分支，一支从肾上，经肝、横膈、心、肺、气管到舌等。另一支下行到膀胱后，出腹体外，再上行、经腹部到胸部。所以足少阴肾经属肾络膀胱，并和肝、肺、心有联系。

(12) 足太阳膀胱经起于眼部(睛明穴，承接小肠经)，向下循行头、耳、项，在项部有分支，两个项分支都经肩、背、腰部。其中一项分支在腰部再有分支。其中一腰分支进入体内，经脊柱两侧肌肉组织、肾、膀胱。另一腰分支继续延腰部脊椎两侧下行，路过臀部、腿到足。在委中穴处与另一项分支汇合，与肾经相通。所以足太阳膀胱经属膀胱络肾和脑。

(13) 督脉起于包中，下出会阴，沿脊柱里上行到头、额、鼻、上唇至唇系带处。并有分支与小腹、心、喉和口唇。所以督脉肾络脑，是“阳脉之海”。

(14) 任脉起于起于包中，下出会阴，沿腹部和胸部中线上行，经咽喉、口唇、面至眼眶。另有分支与冲脉连接，是“阴脉之海”。

我们简单介绍经络的线路走向，是为了讨论经络的循行路线、脏腑络属、沟通表里、上下运行关联作用。

1.7.2　中医经络的脏腑络属

从1.7.1节给出的各经络的循行路线和脏腑的络属关系，即肺经属肺络大肠，并和胃联系；大肠经属大肠络肺，并和胃联系；胃经属胃络脾，并和心、小肠、大肠有联系；脾经属脾络胃，并和心、小肠、大肠有联系；心经属心络小肠，并和肺、肾有联系；小肠经属小肠络心，并和胃联系；膀胱经属膀胱络肾和脑；肾经属肾络膀胱，并和肝、肺、心有联系；心包经属心包络三焦；三焦经属三焦络心包；胆经属胆络肝；胆经属肝络胆，联系肺经等络属关系，可以确认中医经络的脏腑络属是存在的。

经络沟通表里：大肠与肺、胃与脾、小肠与心、胆与肝、膀胱与肾和三焦与心包脏腑之间就有表里关系。另外，经络也构成了脏腑与五官、五体之间的表里关系。

经络的脏腑络属问题，最需要说明和回答经络是什么、经络系统是如何在胚胎中演化的和经络系统在人体中的功能定位等问题。

在本书第4章和第5章，作者将详细描述和论证经络系统是人体胚胎发育的“前神经系统”和其他“前生物进化系统”退化保留下来的“生物系统”以及经络系统在后生物系统中的功能定位。

1.7.3　中医经络循行的“子午流注”路线图

经络学说最让作者感到神奇的是“子午流注”和经脉的流注顺序，以及气运行的周期性概念。经络有自行运行的周期概念，从一般科学原理解释是可以理解的。然而，如果经络流注顺序和气运行如图 1.4 所示，就不容易理解了。更让人必须认真对待的是，这个顺序居然是在《黄帝内经》中描述的。由于《黄帝内经》所描述的其他内容被验证是普遍正确的，所以我们必须非常重视“子午流注”问题。作者当然承认生物体活动与行为是有周期性规律的。对“子午流注”和经脉的流注顺序及气运行的周期性的概念，即便从我们提出生物行为学或者行为生物学的不同角度看，依然是一个需要认真研究的题目。

《黄帝内经》的“子午流注”反映了信息与细胞生命周期的关系。经络“子午流注”循行路线如图 1.4 所描述，并说每日夜运行“五十营(周)”。

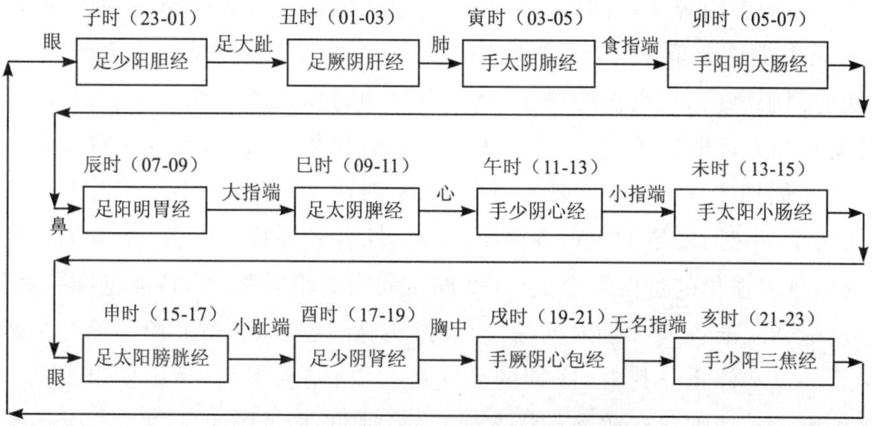

图 1.4 规范经络“子午流注”循行路线图

我们先把经络日夜运行“五十营(周)”的问题放在一边，因为在中医运气学章节中已经讨论了。从图 1.4 可知，对中医经络气运行的周期性模型做理论考察，有以下几个特点：

(1) 人体内的气运行划分营气和卫气两种运行的循环。营气运行在脉中，而卫气运行在脉外。

(2) 气运行昼夜不同。昼行于阳，夜行于阴，一日一夜在人体内行，营卫在寅时交会在手太阳肺经。日行有“平旦出于目”，向下散行，到足心进入阴脉，再“复合于目”。夜行按照肾、心、肺、肝、脾的阴经顺序(或肾、心、肝、肺、脾的阴经顺序)循环运行。

(3) 强调“阴经与阳经不对等”的运行模式，强调白天阳经运行占时间多，阴经占时间少；在夜间，阴经运行占时间多，阳经占时间少。

我们可以根据上述经络运行的特点，模仿细胞生命周期的图形加以描绘，比较阳经和阴经的运行时间分配图形和细胞周期时间分配图。

所谓阳经是指手阳明大肠经、手太阳小肠经、手少阳三焦经、足阳明胃经、足少阳胆经、足太阳膀胱经。所谓阴经是指手太阴肺经、手少阴心经、手厥阴心包经、足厥阴肝经、足太阴脾经、足少阴肾经。如果中医认为“营气运行在脉中，而卫气运行在脉外”、“昼行于阳，夜行于阴”，是否上面描述的经络“子午流注”循行路线图有问题呢？

但是，如果把上面谈到经络运行特点的“阴经与阳经不对等”的运行模式结合进来，我们便可以理解，不是说白天阴经不运行，夜间阳经不运行，而是强调经络“子午流注”循行路线图中各阶段占用时间份额不同，其顺序和连接关系并没有改变。强调白天阳经运行占时间多，阴经占时间少；夜间阴经运行占时间多，阳经占时间少。**也就是说"子午流注"循行路线图上表明的时间是有变化的。例如，可以理解午时心经时间占用1小时，而小肠经占用的时间是3小时。**

经络循行的特点还说："一日一夜在人体内行，营卫在寅时交会在手太阳肺经"。这个特点表明，在夜间寅时，是肺细胞分裂的时间，开始准备进入阳经活动时期。

经络24小时的周期性运行与现代生物学描述的人类细胞周期性是一致的。在20世纪就有许多科学家研究生物和人类的生物周期性问题。地球上的植物和动物，普遍性地具有24小时的周期规律。例如有人有意识地利用灯光人为把植物的周期节律改变为20小时，但是取消这个条件后，植物依然恢复为24小时的周期律。有人还利用动物和人做实验，使他们脱离白天、黑夜的规律环境，考察动物和人的周期律是否改变。考察的结果居然是动物和人都依然遵守24小时生命周期的规律。另外，现代生物学研究表明，人体细胞的生命周期为24小时。细胞周期24小时由G1期＋S期＋G2期＋M期组成。G1期时间为12小时，实施RNA、蛋白质、脂类、糖合成等物质准备。S期时间为8小时，DNA复制信息和强化的蛋白质合成。G2期时间为3小时为ATP能量准备和微管等细胞结构和后继物质准备。M期时间为1小时，实施细胞分裂，在此阶段除分裂外，细胞功能和其他行为基本停止。其中G1期的变化最大，相差会很大，是主要出现关卡的位置，也是许多细胞进入休眠状态或静息状态(G0期)时期，参见图1.5。

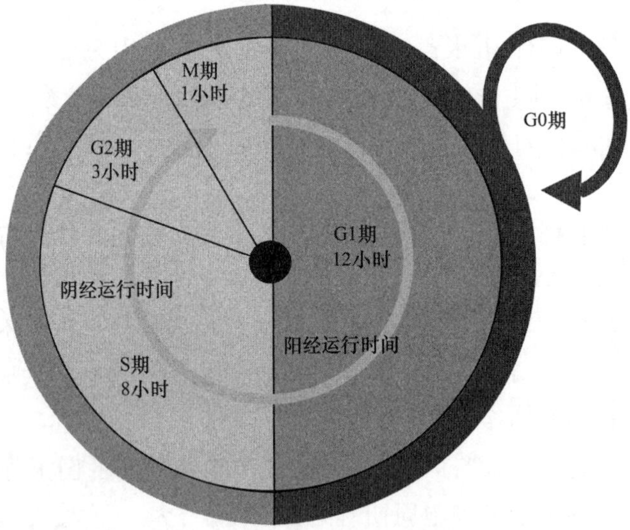

图1.5 细胞周期和经络阳经、阴经的日、夜循行(引自参考文献[14])

从图1.5中看出，当然不能设想，对于细胞组织、器官和系统，所有的细胞都在一天的同一时刻处在相同的细胞周期阶段，例如都处在G1期，或者都处在S期、G2期或M期。一定是依照一定比例，有一些细胞在这个时刻处在G0期，有一些细胞此时处在G1期，有一些细胞此时处在S期，有一些细胞此时处在G2期，有一些细胞此时处在M期。这已经被研究观察所证实。其中产生了一些深入的问题了，这种细胞周期的配置比例是如何控制？谁是这个控制的主体？还是细胞之间的相互作用？如何使细胞组织、器官和系统的细胞，在任何时刻都有一定比例的细胞处在 G1 工作期？

可以认为，人的组织、器官和系统对细胞周期进行了有效的调控，白天比夜间肯定安排了要多细胞处在 G1 期。

通过本书的讨论，作者认为中医的经络“子午流注”周期性概念和循行路线图是正确的。关于这方面的详细论述见本书第 5 章。

当然，人类细胞周期和调控的学说与理论，目前也只是一个初步或者基本的模型。其实对于细胞周期、细胞周期调控、细胞寿命、细胞程序性死亡等理论，依然有大量的问题需要研究。

1.8　中医学的脏腑学说

中医的脏腑学说也称作中医的脏象学说。脏象学说源于中国古典哲学天道论的天象学说。气是宇宙中的物质，气在不断地运动，而这种运动是由于气有阴阳，阴阳推动了气的运动。气化在天，主要是指“风、热、火、湿、燥、寒”六气。气化在人，在人体内流动着精气、宗气、营气、卫气、异气、脏腑之气、经络之气等物质。中医的脏象学说是将四季、五运（物气的气化的生、长、化、收、藏）、六化（风、热、火、湿、燥、寒之气的气化）、阴阳、五脏和六腑之气等的变化联系起来。

中医的脏腑大致有如下任务和功能说明与描述。

- 五脏：肝、心、脾、肺、肾。
- 六腑：胆、小肠、胃、大肠、膀胱、三焦。
- 五官：目、舌、口、鼻、耳。
- 五体：筋、脉、肉、皮毛、骨。
- 五液：泪、汗、涎、涕、唾。
- 五志：怒、喜、思、忧、恐。

中医认为“生、长、化、收、藏”的五运概念在五脏中都有表现。在五脏中，首先都有所“藏”，其次都有所“化”，“化”是脏器的主要行为之一，所谓“收”表示收到物质和信息。“生”“长”可以理解为对外的表达和支持行为。上述“五脏”、“六腑”、“五官”、“五体”、“五液”、“五志”等组合在一起，构成了中医完整的人体结构体系。

上述中医学分类和概念，在本书第 5 章中发展为中医学现代系统学概念。作者把这些系统学说归纳为如下的五大体内系统和一个体外系统。其中体内生物系统包括：

- 人体经络系统。
- 人体脏腑系统。
- 人体体质系统。
- 人体感受表达系统。
- 人体情志系统。

1.8.1 中医的脏腑概念

在说明、描述中医的脏腑概念和现代生物解剖学分类系统关系时，最容易犯的错误是把中医的脏腑器官简单与解剖学的系统、器官进行直接比较和类比对应。**其实，中医的脏腑器官或系统与现代解剖学的系统、器官是完全不同系统的分类方法。中医脏腑是从器官和系统被观察到的全部功能分类，并没有从器官或系统物质组织结构关系分类。生物解剖学分类系统是从组织、器官和系统物质连接关系或组织关系分类的。所以，不能完全类比。中医的脏腑学说分类方法适合整体从应用和功能上观察与解决问题。生物解剖学分类方法，适合从物质结构上(例如西医的外科手术)考察与解决问题。中医脏腑器官划分，如同将人体结构模型划分。如果与解剖学观察的人体组织、器官和系统比较，中医的脏腑器官是跨解剖学结构划分的，从信息系统体系结构视角认识，这种跨解剖学的组织、器官和系统划分可以看作一种"虚拟的器官和系统"。所以，中医的脏腑器官是人体的"虚拟器官"，例如虚拟肝脏、虚拟心脏、虚拟脾脏、虚拟肺脏、虚拟肾脏。在本书中称作"中医肝、中医心、中医脾、中医肺、中医肾"。中医的脏腑学说显然是与近代产生的解剖学没有关系，因为几千年前没有解剖学，或者说没有显微镜下的解剖学。本书提出的中医学系统划分是基于胚胎发育学，而不是基于解剖学和组织学的**。读者注意，不存在上述两种分类方法之间的优劣，而只存在两种分类方法不同的适合性。

1. 中医的脏器概念

1）中医肝概念

中医肝主疏泄和藏血。所谓主疏泄和藏血是指"藏"和"化"的气化功能，**表示肝脏行为功能是疏泄和运化血液中的营气、卫气和藏血**。所谓"在体为筋，在志为怒，在窍为目，在液为泪"是肝脏的行为在体上表达在筋、在情志上表达在怒象、在五官中表达在目象、在津液中表达在泪象。

依据现代人体的生物系统，西医的肝脏属于消化系统的重要器官。人体需要的营养物质通过消化系统的小肠和大肠吸收后，通过血液循环系统输送到肝脏中。肝脏具有氨基酸、脂类和糖类的代谢作用，通过胆分泌胆汁，对吸收的营养物质、胆固醇转化和铜排泄有重要作用。另外，从营养物质中分离毒素并产生目标器官需要的营养和信号物质。例如某些信号物质可以刺激产生愤怒的情绪。肝脏也有储存血液的功能，虽然储存血液数量比脾脏少很多。通常，只当人的身体运行处于更加剧烈和高强度的运动或者特别强烈的刺激时，才会调度肝脏中储存的血液。**归纳起来，肝脏具有营养物质代谢、内分泌、外分泌和一定的储血功能。**

中医的脏腑学说中没有胰脏。**作者认为胰脏包含在"中医的肝脏"中**。现代生物学，尤其是现代干细胞生物学证实，胰脏和肝脏是"兄弟或姐妹"脏器关系。在胚胎发育时期，都是由内胚层的原消化管的前肠部分共同的祖干细胞发育而成。在功能上也有类似的结构，例如都有外分泌和内分泌组织器官。肝外分泌是分泌胆汁，通过胆管到十二指肠，胰外分泌是分泌消化酶，通过胰液导管到十二指肠。肝内分泌细胞分泌各种蛋白物质到血液中，胰内分泌细胞（α 细胞、β 细胞、δ 细胞，PP 细胞）分泌各种激素物质（胰岛素、胰高血糖素、胰生长抑制素、胰多肽）到血液中。其中胰高血糖素还是直接面向肝脏分泌的激素物质。胰脏通过自己的输出静脉血管与肠中的富含营养物质血液汇合一起，通过肝脏门静脉进入肝脏。它们都是血液循环系统与消化系统接口的器官。

如果按这种说明和描述，中医的肝表示整个消化腺系统。所以我们可以把中医的肝脏理解为人体的整个消化腺系统。但是，中医肝脏器官概念与西医解剖学的消化腺系统比较，要远大于消化腺系统概念和范畴，主要表现在“疏泄”和“在体为筋，在志为怒，在窍为目，在液为泪”等功能描述上。

由此，对中医肝概念至少可以如下归纳：**中医肝（胰、胆）脏系统，所表达的是解剖学概念的整个人体的消化腺系统、调控物质交换与代谢的外分泌系统和信息交换的内分泌系统以及相关血管、中枢、周围神经系统、腹腔的系膜、韧带等组织。此外，还包括相关的感觉（目、泪）、皮肤（筋）、意识神经系统（怒）的部分内容。肝脏脏器主要经营中医的营气，兼顾经营部分中医的卫气。当然，中医肝应当包括肝脏与胰脏，因为它们都是血液循环系统与消化系统接口的实体器官体系**。在本书第 5 章将可以看到，中医肝概念比上述归纳的概念范畴还要宽广。

2）中医心概念

中医心主血和藏神。所谓主血和藏神是指“藏”和“化”的气化功能，**表示心脏行为功能是输送血液和藏神。中医认为，心阴肾相交，心助肾阳（血从心脏动脉下行到肾动脉进入肾脏），肾阳助心阴（经肾脏过滤的干净血从肾静脉通过腹腔静脉直接回心脏），保持心肾关系平衡。**

依据现代人体的生物系统，西医的循环系统包括心、血管（动脉、静脉）和血液组织。心脏的主要行为是**节律性质收缩和舒张**，推动血管内的血液流动。在血液循环运动中，各关联的器官通过自己的行为，与血液实行物质交换和信息交换。全身的所有组织、器官、系统的细胞都可以通过与血液接触的环境中实行物质和信息的交换，以维持生命的新陈代谢基本要求。

中医心概念与西医解剖学的血液循环系统比较，要远大于血液循环系统概念和范畴。例如“心脏主血”和“在体为脉”这个概念，仅八个字就已经描述了循环系统。而中医心概念还有“藏神”和“在体为脉，在志为喜，在窍为舌，在液为汗”的概念。这些概念和范畴在现代解剖学的血液循环系统中是没有的。

由此，中医心概念至少可以如下归纳：**中医心所表达的是整个人体解剖学概念下的整个人体的血液循环系统（心脏、血管、血液）、内分泌系统、调控循环系统、内分泌系统运行的中枢和周围神经系统以及相关胸腔内系膜和韧带等组织，还包括相关的感觉（舌）、**

皮肤(汗)、意识神经系统的部分内容。当然,中医心主要经营血和气运输。心脏、血管是人体血液循环和物质交换、信息交换的实体器官和网络体系。需要注意,血管系统还是人体生命信息最重要的感受/表达网络系统(心藏神)。读者将可以在本书第5章看到,中医心概念比上述归纳的概念范畴还要宽广。

3) 中医脾概念

中医脾主运化和升清,藏气统血。所谓主运化、升清和藏气是指“藏”和“化”的气化功能,**表示中医脾行为功能是运化和升清气、血中的营气、卫气并藏气统血**。所谓“在体为肉,在志为思,在窍为口,在液为涎”是脾脏的行为在体上表达为肉、在情志上表达为思象、在五官中表达为口象、在津液中表达为涎象。

依据现代人体的生物系统,西医的脾脏视为淋巴系统中的重要器官,而淋巴系统由淋巴管、淋巴液、淋巴结、淋巴器官(胸腺、脾脏、扁桃体)所组成,是人体最重要的免疫防护系统。这一点可以与“运化卫气”一致。人体需要的营养物质通过消化系统的小肠和大肠吸收后,除通过血液循环系统将氨基酸、脂类和糖类输入到肝脏和胰脏实施代谢外,还通过淋巴循环系统把脂肪类大分子结构等营养物质输送到淋巴系统,并对这些营养物质进行运化。从这个意义讲,脾脏具有运化营气的功能。**脾脏有造血、储存血液的功能(人体血库,可以储存1000毫升血)与人体免疫系统(血液过滤、免疫应答、处理衰老红细胞、产生白细胞、抗体、吞噬细胞等)有密切的关系。**

在胚胎发育时期,在背侧的胃系膜处的发育中产生淋巴细胞组织的聚集,例如毛细血管、毛细淋巴管和微皮管构成网状结构的弥散淋巴组织的细胞、作为脾脏发育的基板。脾脏处在血液循环路径上,从腹动脉进入脾动脉,脾静脉连接肝门静脉。从这个角度看,脾脏发育与胃或消化系统有一定的物质关系。胚胎期间的脾脏承担了造血功能。从胚胎发育过程看,在胚胎时期由卵黄囊造血;在胎儿时期由肝脏和脾脏造血,脾脏的造血干细胞是从胚肝中来,通过循环系统迁徙脾脏;在成体时期由骨髓和脾脏(包括胸腺、淋巴结等)造血。可见脾脏的统血功能。

需要说明的是,从免疫系统看,整个淋巴系统是非常冗余的,所有的淋巴结都具有血液过滤和免疫应答的功能。在成体时期,脾脏的造血功能与骨髓造血是相互冗余的。如果从储藏血液功能讲,脾脏的功能是独一无二的,这种储藏血液功能对于吃饱食物需要消化、或剧烈运动和高强度的脑力活动等都需要比常态更多血液补充时,脾脏还有应急后勤的支援作用。在吃饱了食物需要更多的供血以帮助消化,可以认为胃是脾脏的表。无论从功能上看,还是从脾脏与主要消化器官的特别空间关系和发育关系看,脾脏都可以理解为人体消化系统特别的“供血系统”。由于没有现代生物化学和其他生物学科的支持,古代中医在肝脏、胰脏和脾脏等功能上混淆是可以理解的。作为诊病来说,这种混淆对于中医治疗似乎没有大的妨碍。但是这种功能混淆对于西医看病是绝对不行的。作者也曾经思考过中医脾脏是否包括胰脏,但是现代生物学,尤其是现代干细胞生物学,不能支持把胰脏归类到中医脾脏中的观点。另外,从现代生物学看,脾脏虽然归类在淋巴系统，但是在物质结构的连接关系上是处在血液循环系统连接通路上的。但其内部细胞和细胞组织属于淋巴系统。其实，整个淋巴系统淋巴管在胚胎发育中是与血管系统的静脉血管同时产生的。**从这个意义上讲，中医脾脏表达的是整个人体的免疫系统和淋巴循环系统，除淋巴系统中共同血液过滤和免疫应答之外，还包含吸收脂肪类营养物质功能和血液储存、调度的功能。**

中医脾概念与西医解剖学的淋巴系统比较，要远大于淋巴系统概念和范畴。在藏气、统血方面与现代淋巴系统的脾器官类似，但在中医脾脏的"升清"和"在体为肉，在志为思，在窍为口，在液为涎"概念上，就显著不同了。

由此，中医脾概念至少可以如下归纳：**中医脾系统所表达的是整个人体解剖学概念的消化系统、免疫系统和淋巴循环系统以及相关的血管系统、中枢与周围神经系统和相关腹腔的系膜、韧带等组织。另外，还包括相关的感觉(口、涎)、皮肤(肉)、意识神经系统(思)的部分内容。主要经营中医的卫气，防卫异气，同时也兼顾经营部分中医的营气，特别强调脾脏为消化系统供血和储血的功能。除外，它还调度血液。当然，中医脾是主要承担淋巴免疫防护系统与血液循环系统实体接口的器官体系。**读者将可以在本书第5章看到，中医脾概念比上述归纳的概念范畴还要宽广。

4) 中医肺概念

中医肺主宣发、肃降和藏津，朝百脉，助心行血。所谓主宣发和肃降、藏津是指"藏"和"化"的气化功能，**表示中医肺行为功能是接触和交换天地与人体之气，并宣发、肃降它们和藏津液**。所谓"朝百脉，助心行血"是指肺脏会聚百脉脉象(说明在手腕部的肺经诊脉原由)和帮助心脏运行血的行为。所谓"在体为皮毛，在志为悲，在窍为鼻，在液为涕"是肺脏的行为在体上表达在皮毛、在情志上表达在悲象、在五官中表达在鼻象、在津液中表达在涕象。**中医认为，肺脏还有通调水液的功能。**

依据现代人体的生物系统，西医肺脏的主要行为是通过胸部和腹部肌肉、骨架空间变化的推动，肺脏与空气环境实行氧气和二氧化碳气的交换。而这种交换是在心血管系统的肺循环中实现的，将二氧化碳气和其他废气呼出，将氧气吸收到血液中，与血红蛋白物质结合，以供给体内所有细胞呼吸使用。

中医肺概念与西医解剖学的呼吸系统比较，要远大于呼吸系统概念和范畴。因为肺脏除呼吸外，还"宣发和肃降"和"助心行血"，主要表现在人的呼吸是利用胸肌、腹肌与其间的膈肌和其他有关肌肉运动，实现"负压呼吸"和"正压排便"(小便、大便等)的行为上。一组肌肉的节律运动，同时产生两个结果"负压呼吸"和"正压排便"。"负压呼吸"主气出入，"正压排便"主气上下——非常好地解释了我国古代医学的"宣发和肃降"。同时也解释了肺与大肠在行为上构成的表里关系。这种呼吸节律、气息力度对肠蠕动和心脏跳动、血管收缩舒张和肠蠕动的影响是显然的。所以，谈到肺不仅要看到氧气和二氧化碳气的交换，同时还要看到膈肌运动和呼吸行为本身产生的影响和作用。此外，肺的"朝百脉，助心行血，在体为皮毛，在志为悲，在窍为鼻，在液为涕"，显然都超越了解剖学呼吸系统功能范畴。

由此，中医肺概念至少可以如下归纳：**中医肺系统所表达的系统组成，不仅包括鼻、咽、喉、气管、支气管和肺等器官，还包括支持肺呼吸的胸、腹之间的膈肌和其他有关肌肉（胸肌、肋间肌和腹肌等）、体腔（胸腔和腹腔）以及支配胸、腹之间的膈肌和其他有关肌肉（胸肌、肋间肌和腹肌等）运动的中枢与周围神经系统。除外，肺还包括相关的感觉（鼻、涕）、皮肤（皮毛）、意识神经系统（悲）的部分内容。当然，肺脏主要经营中医的宗气。肺脏是人体与外部空气环境和内部与血液循环系统实体接口的器官体系**。读者将可以在本书第5章看到，中医肺概念比上述归纳的概念范畴还要宽广。

5）中医肾概念

中医肾主藏纳精气（元阴、元阳）和疏布、排泄水液、浊气。所谓藏纳精气（元阴、元阳）和疏布、排泄水液、浊气是指“藏”和“化”的气化功能，**表示中医肾行为功能是疏布、排泄水液、浊气和藏纳精气（元阴、元阳）**。所谓“在体为骨，在志为恐，在窍为耳，在液为唾”是肾脏的行为在体上表达在骨、在情志上表达在恐象、在五官中表达在耳象、在津液中表达在唾象。**中医认为，肾脏还有纳气功能（肾脏是最大的氧气消耗器官）**。此外，妇女的女子胞也被划在五脏之外，主要是子宫，位于下腹部与阴道相连，主营月经、孕育胎儿。如果归类，也应当包含在中医的肾脏概念和范畴中。

依据现代人体的生物系统，中医的肾脏似乎包括排泄系统和生殖系统两个部分。人体的排泄系统包括肾、输尿管、膀胱、尿道等器官。肾脏是人体水与无机盐代谢的最重要器官，保持人体水液和无机盐的平衡关系。所以中医认为肾脏主水。肾功能包括血液过滤、分泌尿液、内分泌（肾素、前列腺素、红细胞生长素）等。肾脏血管来自人体腹主动脉，肾脏的静脉直接与腹静脉连接。血流量很大，大约有1200毫升/分钟，全身血液5分钟通过一次肾脏。肾脏是人体中最大的耗氧器官之一，即主要由于肾脏源源不断的氧气消耗就如同一个氧气的吸盘，吸纳着气体。在紧急情况时，肾脏的耗氧超过心脏。肾脏的藏纳精气（元阴、元阳）可以从两个方面理解，即从人体生殖和人体再生/重组去理解。从生殖方面理解，是人体的生殖系统，对于女性生殖系统包括卵巢、输卵管、子宫、阴道和外生殖器；男性生殖系统包括睾丸、附睾丸、输精管、射精管、精囊腺、前列腺、尿道球腺和阴茎等器官。从人体再生/重组方面理解，是人体内细胞周期、组织再生、修复、重组等方面的重要器官。另外，肾脏也有少量储存血液的功能。其实，人体所有脏器器官都有某种程度储存血液的功能。显然当需要调度肾脏的血液储存时，可以理解一定是发生了比调度肝脏的血液更加强烈的运动和刺激。

我们认真分析下来，中医肾脏脏器官概念与西医解剖学的排泄系统和生殖系统比较，要大于排泄系统和生殖系统概念和范畴。中医肾脏藏纳精气（元阴、元阳）和疏布、排泄水液、浊气，可以理解为西医解剖学的排泄系统和生殖系统。但是仅仅理解为解剖学排泄系统和生殖系统各器官是不够的。因为中医肾脏还应当包含排泄活动相关的植物和意识神经系统以及相关的盆腔、腰腹肌肉系统等；还包括“在体为骨，在志为恐，在窍为耳,在液为唾"相关概念的组织与器官;同时应当考虑到全身水和无机盐运行的平衡体系。

由此,中医肾概念至少可以如下归纳:**中医的肾系统包括解剖学概念的排泄系统和生殖系统两个部分以及有关的内分泌系统与中枢与周围神经系统,还应当包含排泄活动相关的植物和意识神经系统以及相关的盆腔、肌肉、系膜和韧带系统等。除外还包括"在体为骨,在志为恐,在窍为耳,在液为唾"相关概念的组织、器官和全身水和无机盐运行的平衡体系。特别要提出的是,中医的肾脏系统中应当包括生物的干细胞网络系统。那些生物体的繁殖和生物体的更新、换代、重组、再生和修复的网络体系也应纳入到中医的肾脏系统。肾脏主要经营中医的水和精气。肾脏是泌尿排泄系统与血液循环系统的实体接口器官**。读者将可以在本书第5章看到,中医肾概念比上述归纳的概念范畴还要宽广。

2. 中医的腑器概念

中医的腑包括胃、胆、小肠、大肠、膀胱和三焦。所谓腑是指一些内空的腔体。**六腑的主要功能表现在容纳、消化、吸收、输入输出(传递输送)和排泄**。同样,作者认为六腑是虚拟腑器,即虚拟胆腑、虚拟小肠腑、虚拟胃腑、虚拟大肠腑、虚拟膀胱腑、虚拟三焦腑。

1.8.2 中医脏腑的气血、阴阳概念

中国提倡中、西医结合以来,对传统中药的药理做出了伟大的成绩。传统中药各种药物的生物物理和生物化学基本特性和分子结构理得比较清晰了。下面,我们从治疗各种脏腑疾病的药物和处方治疗的原理与机制中,加深对中医脏腑的气、血、阴、阳等概念的认识。

气血和阴阳,对于人体的具体脏腑有各自具体的解释和说明。脏腑气血和阴阳,经常被划分成两组,气与阳为一组,血与阴为一组。脏器的气与阳通常表示为脏器的机能或功能。从中医围绕脏器气与阳的药物中,可以看到理气、补气、补阳、平肝熄风等药物。围绕脏器的血与阴的药物中,可以看到理血、止血、活血、补血、补阴、安神等药物。

在这里以中医心为例讨论心阳、心气。中医认为心阳虚,心气不足,表现出心力不足虚弱症状。这种症状可能是多种原因,例如交感神经、副交感神经调节出现异常,即所谓的心血管神经官能症,或影响心脏活动的内分泌出现异常,中医认为这是肝气冲心现象,例如心阳亢奋或心火盛(心功能亢奋,心跳过速)。出现心阳虚,心气不足,还可能是心脏肌肉力量不足,原因也可能是多方面的,例如心肌细胞线粒体活力不够,ATP的代谢不足等,还可能是心肌细胞内外的钾、钠、钙离子输送失常。心肌细胞中钙离子主要储存在内质网(肌质网)和线粒体这些钙库内。能够使细胞液内钙离子释放和流入的有乙酰胆碱、儿茶酚胺类、血管紧张素和胰高血糖激素等。中药黄芪,就是一种补心气的药物。通过现代生物学方法,发现它具有扩张心脏冠状动脉、肾脏肾小管的微小动脉和增强心肌能力的效用,所以黄芪有补心气、扩张心脏冠状动脉和利尿的能力。更有意思的是,把黄

芪熬成“黄芪多糖”,对补心气很有作用。读者有兴趣,可以参阅本书第5章中关于多糖工程的描述。

1.8.3 神经系统遍布中医人体结构各系统

人类的大脑是一个非常重要的器官,为什么在讨论人体的基本脏腑器官时没有脑呢?其实,中医也研究脑,中医把脑称为髓海,位居头颅内。主要承担生命活动、感觉、运动和精神意识活动。脑是在五脏六腑之外的人体重要器官,被放在中医人体结构体系框架中什么位置上呢?

我们知道,中医的五脏、六腑、五官、五体、五液、五志等组合在一起,构成了中医人体的结构体系。从神经系统角度看,中枢神经系统(脑和脊神经)和周围神经系统被配置在以下各系统中:

(1) 五脏和六腑对应的系统。人体脏腑系统及人体脏腑器官(包括相关组织)都配置了脏腑运动和感觉神经系统。

(2) 五官和五液对应的系统。人体感受表达系统,感觉器官和感觉神经系统都配置了相关的脑、中枢神经和周围神经系统以及人体的外分泌系统。

(3) 五体对应的系统。人体体质系统,人体肌肉、骨骼、皮肤和相关运动神经系统都配置了相关的脑、中枢神经和周围神经系统。

(4) 五志对应的系统。人体情志系统,意识大脑神经系统本身就是神经系统组成部分。

把人体的神经系统分散在五脏、六腑、五官、五体、五液、五志等对应的系统概念和范畴中,没有单独对人体的整个神经系统做完整的和独立的讨论,并用五行的关系描述它们之间的相互影响,是中医学的一个结构特点。尽管,中、西医的脏腑和生物组织、器官、系统学说不同,但是最不同的是关于神经系统(nervous system)。

单细胞动物没有神经系统,所有外部刺激都由细胞做出反应。进化到腔肠动物就有了神经系统,神经细胞已经组成网络(弥散神经系统)。后续的进化开始产生集中的神经系统,并逐步具备了神经中枢系统。进化到脊椎动物和哺乳动物,出现了脑,并有小脑、中脑和大脑之分,并逐步发达起来。人类的神经系统由神经元、纤维、周围神经系统(包括运动神经系统、感觉神经系统和自主神经的交感神经系统和副交感神经系统等)、中枢神经系统和脑组成。正是由于神经系统和以激素为代表的内分泌系统的提出,使西医认为人体只有神经系统和内分泌系统在实现人体行为控制和信息交流作用,而忽略了其他关联关系。**中医用经络学说和脏腑的平衡调节学说代替神经系统和内分泌系统学说,虽然可以用经络系统构成所有组织和器官的功能性相互关系,但是中医依然缺少物质基础的结构关系描述,依然是只适合医学治疗,而不适合科学研究和微观因素的探索和发现。在本书中,我们正是从神经系统、内分泌系统和经络系统存在因感受表达所表现出的关联关系差别,才提出了信息与行为关联网络和生命感受表达网络的全新概念。**

1.9 中医学的生命整体观

中医的生命整体观是建立在人类生存的太阳系和地球环境中的，认为人是生命世界中有机的组成部分。天、地、人三合一地整体运转体系。人体一切活动都离不开天、地自然环境，并与这个自然环境和谐相处。所以中医理论中，强调天地人一体、四时气候一体、万物气化一体(生命物质)、脏腑器官一体、正邪相得一体和辨证论治一体。

我们知道，中医的五脏、六腑、五官、五体、五液、五志等组合在一起，构成了中医完整的人体的结构体系。如果我们把五脏、六腑、五官、五体、五液、五志等组合与分类，从现代系统学的角度去研究，可以归纳出如下的中医学人体系统学说。应当说，中医有完整的人体结构体系。例如对中医学五大系统做些修改，有如下描述。

(1) 人体经络系统：关联五脏、六腑、五官、五体、五液、五志等生物系统的信息、行为关联网络系统。

(2) 人体脏腑系统：人体脏腑器官(包括系膜、韧带和肌肉等相关组织)，脏腑运动和感觉神经系统以及内、外分泌系统。

(3) 人体体质系统：人体肌肉、骨骼、皮肤和相关运动与感觉神经系统，包括相关的脑、中枢神经和周围神经系统以及内、外分泌系统。

(4) 人体感受表达系统：感觉器官和感觉神经系统，包括相关的脑、中枢神经和周围神经系统以及人体的内、外分泌系统、经络系统、血管感受表达系统、局部环境再生系统和弥散腺细胞网络系统。

(5) 人体情志系统：意识脑神经系统和内分泌系统。

读者注意，用这五个“人体系统”，同样可以构造和组合成一个完整的人体生物结构。如果读者熟悉生物学人体的生物系统的划分，即皮肤系统、运动系统、消化系统、呼吸系统、循环系统、排泄系统、生殖系统和神经系统，上述中医的五大系统，实际上把皮肤系统与运动系统组合成体质系统，把消化系统、呼吸系统、循环系统、排泄系统和生殖系统等组合成脏腑系统。同时强调人体感受表达和情志，构成独立的感受表达系统和情志系统。把人体神经系统分拆到其他系统上。

中医的脏腑学说是在没有显微镜时代提出的，当然就不可能把脏腑学说建立在细胞主体这个层次上。然而中医的脏腑学说还是给出了它的组织结构。我们可以认为，中医没有建立在解剖学上，但相当清晰地描述了人体内主要器官的功能结构关系。所以说，中医的脏腑学说是生物体的组织、器官与系统组织学说。从现代生命科学角度看，或者通过在上面的讨论中做简单的调整，就会与现代生物学和医学知识结构相一致。**写到这里，作者非常感叹中国古代医学圣人提出的学说其正确性和完整性。他们是依据什么知识结构和采取什么方法发现经络系统、脏腑学说、诊断和治疗学说，给出了现代科学家都非常难于认识的关联结构的？虽然，在了解这些学说之后，我们可以做出解释。然而，解释学说与建立学说绝对是两种不同级别的问题。中国古代的医学圣人太让我们这些现代人感慨了！**

根据现代信息化的体系结构理论和方法，中医的整体学说属于生命“运行体系结构”和“系统体系结构”，并没有现代体系结构的“技术体系结构”，仅从生命的“运行体系结构”概念进行讨论。若将信息化的体系结构理论与中医的生命“体系结构”比较，我们发现，中医的生命运营体系结构理论有更高级和更优美的形态。读者不妨从下面的中医的生命运营体系结构理论与描述方法讨论中，去体会这种高级和优美的特性。

人们都说生物世界是比网络世界复杂多的世界，当然就需要体系结构概念和方法。如果模仿信息化的传统体系结构，同样需要建立运行、系统和技术三个视图的体系结构描述方法。

(1) **运行视图方法**。为生命建立的运行体系结构的描述方法、系统体系结构的描述方法和技术体系结构的描述方法。生命的运行体系结构，当然也应当是基于生物主体的，即具有行为表达的活性实体。这些生物主体可以是细胞主体、多细胞组织、生物器官和生物系统。它们都可以自行活动、自行组织、自行管理、自行对外实施功能表达。它们在不间断地与环境或其他主体实施物质交换、信息交换。生物主体在环境中不断的繁衍、生长和变化。它们可以通过自己的能力或借助环境的物理动力，在环境中运动。总之，所有生物主体通过其活动与行为，把一个生物世界的体系运行起来。所以这个结构是生物世界的运行体系结构。显然，西方的生物学和医学的关于生命体运行体系结构描述中，是缺少关于建立在行为学理论基础上的运行体系结构描述的。例如，细胞生物学中没有比较完整的生命主体活动和行为的描述，也没有给出这样的方法。

(2) **系统视图方法**。为生命建立系统体系结构的描述方法。我们已经看到生命主体的运行体系结构的描述，但是在运行体系结构中并没有描述细胞主体是通过什么手段和结构实现与环境和其他主体交换物质和交换信息的。多细胞组织是如何将一个一个细胞关联起来，在多细胞组织内有物质的关联基础吗？如何把多细胞组织构建成一个生物器官？如何把多生物器官构建一个生物系统？如何把多个生物系统构建为一个独立对外环境表达的生物个体？我们发现西方的生物学，尤其是细胞生物学是研究生命主体的系统体系结构的，并给出了描述生命组成的系统体系结构的方法。**但是，生命的系统学与信息化的系统学有一个较大区别，即生物体有自己的发育过程，而信息化系统是通过人工建设的通常没有生物体胚胎发育过程。中医理论中，尽管有关于脏腑、器官的描述，但更多的是与行为关联的功能描述，缺少系统的物质关联的描述。从现代系统学观点考察，中医的脏腑器官并不等于有完整的系统体系结构的描述，缺少比较完整的分类系统方法**。显然可以认为，从研究生命体的系统体系结构的要求看，现代细胞生物学、组织学、胚胎学、发育学是有显著优势的。

(3) 技术视图方法。为生命建立技术体系结构描述方法，通常是超越分类系统的技术概念范畴。实际是要为生物体的细胞、多细胞组织、生物器官和生物系统提供技术标准，这些物质性质的技术标准实际上就是蛋白质、氨基酸、维生素、脂肪、核酸、糖、DNA、RNA等等基本的生物物质的大分子和小分子物质。我们可以认为，这些是现代生物化学的研究领域和范畴。在细胞学方面，干细胞生物学也属于超越分类的技术标准概念。

中医理论中，当然更加缺少生命体的技术体系结构的描述。显然在这方面，现代生物化学、干细胞生物学、基因学等同样是有优势的。

但是，中医的生命运行体系结构描述方法，比上述我们在信息化的运行体系结构理论和描述方法中，还多了一些特别值得关注的内容，表现出明显的优势。

(1) **中医的生命体的运行体系结构描述是建立在中医的"经络体系"基础之上的。**

(2) **中医的生命体的运行体系结构有充分的生命主体运行的"评估体系"。**

(3) **中医的生命主体运行的评估体系有行为逻辑学和辨证哲学方法体系做指导。中医的生命的运行体系结构评估居然与行为的逻辑和辨证方法哲学体系融合在一起。**

(4) **中医的生命体运行体系结构更具有动态特性和可调整特性。**

从上面生命的运行体系结构的讨论中，再一次证明中医的医学思想与基础是建立在行为学理论和方法上的。

第一，经络是生命体的运行体系结构。通过中医经络学说建立起来的整体结构理论，归纳起来有：**中医把经络体现作为运行体系结构，可以表现在经络的辨证归经、药物归经、循行路线、脏腑络属、沟通表里、上下运行、调节平衡和感应传导行为功能的描述上**。中医之所以重视经络，因为经络是人体脏腑关联运行的网络，是人体气血运行的网络和药物运行的网络。

第二，中医的生命体的运行体系结构有充分的生命主体运行的"评估体系"。中医对生命体的运行评估是建立在生命体的脏腑组织各个器官的行为表达的评估上。例如，我们谈到的中医行为理论的状态学说、环境学说和体质学说中的气血、脏腑的阴阳、寒热、虚实、瘀、滞等运行状态或运行态势的评估。

第三，中医的生命主体运行的评估体系有行为逻辑学和辨证方法哲学体系做指导。这个行为逻辑学和辨证方法哲学体系就是中医的阴阳五行学说。

第四，中医的生命体运行体系结构更具有动态特性和可调整特性。由于中医的生命的运行体系结构具有更普遍的哲学体系的指导，使这种运行体系结构更具有动态特性和可调整特性。中医的气血、脏腑的阴阳、正邪、寒热、虚实、瘀、滞等运行状态的评估不是固定的、静止的，是可以改变、调整和控制的。中医利用阴阳五行的辩证逻辑，指明了相生相克、虚补实泄、寒热调整、化瘀消滞、扶正祛邪、阴阳平衡整套的方法学说，以调整生命主体运行态势。

在此必须说，医学没有运行的体系结构理论是非常危险的事情。我们越来越多地听到"心脏猝死"的报道。用药不当造成心脏突然停跳是其中的重要原因。治疗例如像糖尿病、高血压等综合性疾病，如果没有生命运行体系结构的把握，人体疾病会在自身感觉变化不明显的情况中逐步加重。在保健方面，如果没有生命运行体系结构的认识，就变成了"瞎保健"。在这些方面，中医的关于体系结构的平衡学说是非常重要的。

但是，中医原有的整体概念中，缺少生物体的系统层次的体系结构描述。中医有脏腑，却没有完整的脏腑系统意义上的体系结构描述。所以，我们应当为中医学建立自己特色的系统意义的体系结构定义和描述。

1.10 中医学的诊断学说

首先，我们思考一个问题，那些低等动物的疾病是如何产生的？作者相信，低等动物的疾病应当几乎完全来源于中医谈到的“外邪”（风、暑（热）、湿、燥、寒、异），它们没有意识神经系统，或只有简单的情志和生命活动基本欲望。它们的欲望产生甚至都是与四季、环境相关的。它们的生活周期是非常规律的，如果没有外部环境影响（包括细菌、病毒、动物主体影响和作用），它们应当是没有疾病的。然而人就不同了，他（她）多了复杂的意识神经系统，有语言和文字，不仅有非意识决定的行为还有意识决定的行为，它们比低等动物几乎完全依赖环境而生活复杂多了。如果人类生活周期的行为完全符合自然环境的要求，没有那些不节制的过度或不及的生活行为和过程，那么他（她）一定很少生病。人类所产生的依赖生活方式的各种疾病，就是要求人们关注自己的意识活动与自然的和谐，减少那些与自然环境要求不符合的生活方式。

在20世纪之前，无论西医和中医，都是通过生物体行为承载的信息来诊断疾病的。例如西医利用体温计、听诊器、血压计通过对人体器官活动状况来诊断。只是中医和西医对生物器官活动情况的认识和解读不同而已。

我们看到中、西医诊断是通过医生自己感受病人的生物主体（包括细胞、细胞组织和器官等）行为表达的信息。也许有人会问，医师通过自己的主观感觉或与病人交流获得的信息，是否会因医生的主观性，而不能比较客观地诊断？

疾病诊断或者人体活动状态的诊断，不外乎三种方法：

(1) 实验室诊断。通过对细菌、病毒、细胞、组织、血、尿、大便、呼吸、体液、骨髓等物质实施实验室检测人体物质结构成分、浓度来判断人体是否健康。其依据标准是人类不同年龄、不同性别、不同种族的统计平均数值。偏离这个标准被认为有问题。这种诊断实际上把人类的某些感觉能力放大或者把观察的对象放大。

(2) 机器或设备的诊断。通过设备扩展人对光学、电磁、射线、力学等方面的感觉。例如，X射线设备（X射线透视、X射线照片、CT照片）、超声波设备、核磁共振设备、心电图设备、光学透镜仪器、物理设备和仪器（血压计、听诊器、温度计）等。通过这些设备和仪器观察人体的组织、器官的系统结构变化，同样是与统计概念的正常标准结果进行比较，对变异实施分析做出诊断结论。其中，心电图设备、听诊器、血压计等是观察人体器官和系统行为表达信息的诊断仪器。

(3) 人工诊断。医生通过对病人观察、询问、切脉等，了解病人的病情。

无论上述哪种诊断方法，都离不开医生利用这些信息和对这些信息的解读。如果医生水平高，在观察实验室和诊断设备综合提供的报告与信息时，结合医生对病人的直接观察、交流获得的信息，综合起来准确判断。任何诊断方法都有主观性。主要区别是医生占有的信息的多少。占有的信息多，会对诊断有利。

中医传统的诊断是望、闻、问、切，当然是从生物体的各种行为和活动对外表达的信息来进行诊断的。生物体的组织、器官和系统都有各自的细胞组织和组织器官以及多器官系统，都有自己的主要标称的主体行为，这些主体行为都是承载信息的。这些信息可以是行为的状态(行为态势)、行为功能的表达情况和多主体行为关系态势(多行为的关系)。

(1) 中医的望诊，主要观察人体的神、色、形、态，观察舌的神、色、形、态，观察指纹，观察人体质方面的信息。例如依据阴、阳、虚、实、寒、热、湿、痰等情况和特征，把人划分为不同的体质，并根据不同体质做出不同的诊断。这些表象都是生物体内细胞组织、器官行为的对外表达。中国古代和现代都有人在研究面象、舌象、手足象、耳象的学说，期望从这些身体的表象学说中，得到观察人的健康和疾病的信息。采用的方法是大量的观察和总结或归纳，是直觉正确或统计直觉正确。**从本书的观点看，通过观察面象、舌象、耳象、手足象等，从生物感受与表达行为原理讲，应当存在着许多脏腑疾病和在体表表达的规律性的对应关系。我们认为，目前所看到的通过观察面象、舌象、耳象、手足象了解人体脏腑疾病的方法实际上还是不够的，还可以找到更具诊断意义的方法。**

(2) 中医的闻诊，主要是听和嗅，听说话声音的音调、音质、音强、音量等信息；听或用鼻闻是否有咳嗽、口臭、体味等。这种诊断显然要求医生自身的嗅觉、听觉比较好。**从本书的观点看，通过感受气味和辨析声音中包含的信息，对于诊断疾病同样具有生物学的感受与表达行为的原理支持。**

(3) 中医的问诊，主要问饮食、疲劳、寒热、疼痛、出汗、大便、小便、放屁、房事、耳鸣、口味等，对于女士还要问月经、白带等。通过问诊，观察病人的语言能力、逻辑能力和心理状态是非常重要的方面。问诊对于中医诊断非常重要，但是问诊中存在病人可能说谎、隐瞒、不认识或者忽略某些存在的事实等问题。**作者认为，问诊必须考察病人"说谎、隐瞒和忽略"的态度，最大可能去排除诊断的主观性。**

(4) 中医的切诊，包括脉诊和触诊。中医脉诊在腕部的寸关尺，分浮、中和沉三种取脉的手法。所谓脉诊针对表、里、寒、热产生的四类脉象：浮、沉、迟、数不同的脉象，并以此诊断。所谓浮脉是轻按可触感的脉象，又分洪脉、弦脉、濡脉、微脉、虚脉等子脉象，主表症。所谓沉脉是重按可触感的脉象，又分实脉、细脉、弱脉等子脉象，主里症。所谓迟脉是取脉感觉脉来迟缓和脉数较低的脉象，又分缓、涩、结、代等子脉象，主寒症。所谓数脉是脉搏频率快的脉象，又分紧、滑、促等子脉象，主热症。这些脉象结合起来，还可以产生"浮与迟"脉象组合表示表寒。"浮与数"脉象组合表示表热。"沉与迟"脉象组合表示里寒。"沉与数"脉象组合表示里热等。所谓触诊是触摸身体的有关部位，探知身体的有关信息的诊断方法。上述脉象概念，可以认为是直觉正确的，也比较容易解释。

脉象与四季关系，例如一个正常人，在春季、脉象圆滑流利或弦；在夏季、脉象洪大方正或钩；在秋季、脉象洪中已伏或浮或毛；在冬季，脉象沉伏或营。同时指出，四时的脉象之间有衔接性。例如春脉虽弦，但能看到冬脉的沉伏；夏脉虽洪，应当能看到春脉之弦；秋脉虽涩，能看到夏脉的洪象；冬脉虽沉，但能看到秋脉之涩。中医提出，若脉象逆四时，可能是疾病的脉象。中医提出的脉象与四季和疾病有关认识也可以是直觉正确的,同样比较容易解释。在《黄帝内经》有对四季与脉象非常精辟的论述。“春脉者,肝也”,“夏脉者,心也”,“秋脉者,肺也”,“冬脉者,肾也”。又说,“春不沉,夏不弦,秋不数,冬不涩。是谓四塞。”

中医认为,脉象不仅与四季有关,还与脉象与运气规律相关。要掌握运气规律对脉象的影响和异常运气对脉象的影响。在中医运气学中提出南北诊脉象的观点。在中医界有一种说法,如果中医师会运气学(气功),那么在做切脉诊断中,可以获得更加准确的信息。

《黄帝内经》认为气候对人体生命运行有着深刻影响。讨论五运太过、不及与平和时有详细论述,非常精彩。例如《黄帝内经》有如下五运太过的论述文字。

“帝曰:五运之化,太过如何?”

“岁木太过,风气流行,脾土受邪。”如果肝气太盛,必然会伤及脾胃。通常人在足阳明胃经的冲阳穴摸到动脉跳动,如果在该穴位上不能摸到脉动,就称**“冲阳绝者死不治”**,即预后不良。

“岁火太过,炎暑流行,肺金受邪。”如果心火太盛,必然会伤及肺。通常人在手太阴肺经的太渊穴摸到动脉跳动,如果在该穴位上不能摸到脉动,就称**“太渊绝者死不治”**,即预后不良。

“岁土太过,雨湿流行,肾水受邪。”如果脾土太盛,必然会伤及肾。通常人在足少阴肾经的太溪穴摸到动脉跳动,如果在该穴位上不能摸到脉动,就称**“太溪绝者死不治”**,即预后不良。

“岁金太过,燥气流行,肝木受邪。”如果肺金太盛,必然会伤及肝。通常人在足厥阴肝经的太冲穴摸到动脉跳动,如果在该穴位上不能摸到脉动,就称**“太冲绝者死不治”**,即预后不良。

“岁水太过,寒气流行,邪害心火。”如果肾水太盛,必然会伤及心。通常人在手少阴心的神门穴摸到动脉跳动,如果在该穴位上不能摸到脉动,就称**“神门绝者死不治”**,即预后不良。

从上面的论述中可以看到,早期脉诊是在手足经脉中的可摸脉动穴位上进行脉诊的。中医的切脉诊断是依据中医的脉象学说。早期中医的切脉,并不是在目前流行的腕部的寸关尺的桡切脉,而是在颈动脉、股动脉和其他身体动脉显现部分切脉。到了晋朝时期,由著名的中医师王叔和提倡,改为在腕部动脉诊脉。中医脉象学说同样是令人不解和感到神奇的学说。如果说从脉象中看到心脏跳动的力量、感觉到血管的弹性和病变或者感觉血液的黏稠程度,从行为获取信息看是可以理解的。中医脉象学说神奇之处就在于寸关尺,心肝肾和肺脾命门的定位,如此确定的信息采集方法是如何获得的呢?如果中国古代医生是把千万各种病人的脉象都摸过,通过千万的案例,对各种不同脉象进行分析与综合所得出的,那让人感到惊讶的是,在没有现代信息化系统和数据库系统建设的那个时代,他们是如何做到对如此规模的信息进行分析和综合的呢?中医学者说,在桡动脉切脉是该部位容易实施，尤其对中国妇女非常适合。桡动脉是肺经运行的部位，而肺是百脉朝会的地方，所以通过腕部桡动脉体察到身体信息是百脉的信息。如果读者不满足这样的解释与分析，希望有更完整的现代生物学知识的解释，例如解释“寸关尺，心肝肾和肺脾命门的定位”，请看如下。

在脏腑的对应经脉上脉诊，其诊断的定位，显然比在后来提倡的腕部动脉寸关尺的诊脉，要容易理解得多。

目前看到的切脉的方法，尤其是教科书中描述的方法，是如下表定位的。

	寸	关	尺
左	心(心包)	肝(胆)	肾(膀胱、小肠)
右	肺(胸中)	脾(胃)	肾(命门，大肠)

直观地看，上述切脉定位是不对称的(有不科学的成分)。在目前中医学的切脉实践中，其实还流行着另一种方法，例如下表所示。

	寸	关	尺
左	心阳、肺阴	肝阴、脾阳	肾阴(膀胱、小肠)
右	心阴、肺阳	肝阳、脾阴	肾阳(命门，大肠)

所谓阳主要是指表示“能量物质、信息和流动性气体”的“气”概念，所谓阴主要是指“结构物质、水和主体”的“血”概念。

一个高明的中医大夫在为病人切脉时不是把自己的食指、中指和无名指固定在病人的寸关尺上，而是变化自己的食指、中指和无名指在桡动脉的寸关尺位置上，意思是用医生不同的经脉去感受病人的寸关尺上的脉动，沟通医生与病人的脉气，体会病人的疾病状态。一些有意识的患者在接受中医大夫的切脉时，有时会感受到这种脉气的交流。

中医在解释“寸关尺，心肝肾和肺脾命门的定位”时说到：寸关尺对应人体的三焦。“寸”对应上焦、“关”对应中焦、“尺”对应下焦。这个解释在说，寸和上焦都表示上，上焦中有心和肺。关和中焦都表示中，中焦中有肝和脾。尺和下焦表示下，下焦中有肾和命门。虽然这种解释对于现代生物科学而言是不能令人满意的，但是其结论是正确的，这种关系的比较和描述也是正确的。因为，这种解释与本书后续章节中的论述，其结论一致。本书采用的论述方法，作为一个熟悉自然科学和生物学的人士来说，一定是可以接受的。

我们来尝试描述上述切脉定位的原理。中国古代的医生是在身体上选择多点动脉位置实施切脉诊断的，通过多点切脉信息的交叉聚焦或交叉定位，确定了病灶的位置。这实际上是非常科学的方法。这种方法如同解多元方程组，为了了解心、肝、肺、脾、肾五个脏器的问题，就如有五元方程式，如果想求得唯一解，必然是五个方程式联立。也就是说至少需要五个切脉的点。换句话说，仅仅采用“多点切脉和多点交叉定位”或者采用流体力学的原理和一般管道液体流动物理学方法仍然不能完全解释“寸关尺，心肝肾”“寸关尺，肺脾命门”的定位原理，还应当存在其他原理支持。因为人的血管不是金属或者化学制品，而是具有生命特征的细胞组织构成的，而细胞的生命表达与活力，对血管中流动的血液会表现出一种只有生命才具有的特性。

通过研究认为，现代中医的两手桡动脉寸关尺切脉是简化模型，是有条件正确的。一个好的中医除两手使用桡动脉寸关尺切脉方法外，应当结合两脚的动脉经络位置的切脉。

无论是观察面象、舌象、耳象、手足象等，认定人体脏腑器官运行状态，还是中医的切诊“寸关尺，心肝肾”、“寸关尺，肺脾命门”的定位，都有脏腑器官与体表表达之间固定的对应关系。关于中医脉象学的详细论述，我们将在本书第5章介绍。

1.11 中医学的治疗与药物学说

1.11.1 中医治疗的辨证论治和“辨证归经”

西医的治疗是基于对人体某些组织、器官和系统的脆弱性、外在威胁性实施的比较针对性的治疗方法。而中医治疗，从古人开始就强调结构性的治疗。

中医的治疗与药物学说实际上是基于两个直觉正确的认知结构产生的。它们是

(1) 中医对生命体行为的治疗认知结构是直觉正确的。

(2) 中医对生命体食物(药物)认知结构是直觉正确的。

中医的治疗有多个层次，精神、情志、按摩、外敷、针灸、吃药、外科手术等。

通过几千年的积累，中医辨证论治，产生了大量的治疗方案，例如“热者寒之”、“寒者热之”、“实者泄之”、“虚者补之”、“活血化瘀”、“扶正祛邪”、“虚补实泄”、“清热解毒”、“调整阴阳”、“温宫活经”、“去湿化痰”等。中医的治疗方法非常具有哲理、非常丰富。有的中医把治疗方法归结为汗法、吐法、下法、和法、温法、清法、消法、补法等八法。中医在历史上也有外科手术，在汉代就有麻醉散用来手术麻醉。中医针灸也可以用来麻醉。中医的正骨非常有特色。

中医的治疗原则同样是《黄帝内经》开辟的。例如，这些治疗原则可以简单归纳为

(1) 风淫(肝病治疗准则)，“风淫于内，治以辛凉，佐以苦，以甘缓之，以辛散之”。

(2) 热淫(心病治疗准则)，“热淫于内，治以咸寒，佐以甘苦，以酸收之，以苦发之”。

(3) 火淫(心病治疗准则)，“火淫于内，治以咸冷，佐以苦辛，以酸收之，以苦发之”。

(4) 湿淫(脾病治疗准则)，“湿淫于内，治以苦热，佐以酸淡，以苦燥之，以淡泄之”。

(5) 燥淫(肺病治疗准则)，“燥淫于内，治以苦温，佐以苦辛，以苦下之”。

(6) 寒淫(肾病治疗准则)，“寒淫于内，治以甘热，佐以苦辛，以咸泻之，以辛润之，以苦坚之”。

从中医的药物实践中，我们可以看到以下药物分类：

(1) 针对风、热、火、湿、燥和寒等内外邪致病的药物。

(2) 针对脏腑气、血、阴、阳、虚、实的机制功能和物质致病的药物。

从这些具体的药物中，我们可以具体和真实地体会到中医的气血和阴阳机制与原理。

为什么说，中医对生命体行为的治疗认知结构是直觉正确的？

我们已经知道中医讲究辨证论治(包括脏腑辨证、病因辨证、八纲辨证等)，其中的道理叫“辨证归经”，显然我们需要讨论“辨证归经”的基本原理。

中医治疗的任务是调整人体行为方式、能力与环境和内部的平衡。中医通过经络系统，可以实施按摩、针灸、药物等治疗方法主动地调整人体的行为能力，并使之达到一个比较平衡和健康的水平。中医有生命主体运行的评估体系，有行为逻辑和辨证方法做指导，可以使中医的治疗有很好的预见性和目标性。同时，由于充分认识生物细胞、组织、器官的行为关联网络，促成了治疗的很强针对性。所以，“辨证归经”符合辨证论治的全面要求。

1.11.2 调控生物行为态势与状态的中医药物学

中医的药物在维持传统和保持特色方面有很大的优势。中医药物几乎全部取自自然环境中的植物和动物。这种中药取自自然的特点在现代社会中被非常看中。中医药物取自自然，就是取自人类生存的环境，这些资源是与人类生存条件和环境相一致的。中医药物实行的是多种不同药性和功能的药品混合制作的。可以在最大限度保持疗效的基础上，消除副作用和毒素作用。中医药方是非常讲究针对性和辨证论治的，中医开出的药方都是应人、应地、应时、应势而不同的。最近一些年，随着中医药改革和发展，出现了“一人一方”的片剂药物。中医的药物学对世界医药发展历史有巨大贡献，其中《本草纲目》和《神农本草经》是不朽的著作。

食物对身体的反映是普遍性的规律。例如，有些食物(药物)可以使人便秘，有些食物(药物)可以使小便畅通，有些食物(药物)使人发热出汗，有些食物(药物)使人感到温暖，有些食物(药物)可以化解咳嗽，有些食物(药物)可以排解体内的毒素。我们可以举出太多的食物(药物)对人体的影响，这种饮食和吃药的经验积累，是在人类的史前文化期间就产生了。甚至某些动物，也会选择食物来调整自身身体的状况。这些影响具有相当程度的普遍性。这些食物(药物)影响的规律，取得反复验证为正确。这些食物(药物)对人体产生的反映，当然可以归结为食物(药物)对人体中细胞、组织、器官和系统的活动与行为的影响。也就是说一些食物(药物)对细胞、组织、器官、系统的活动与行为是促进增加活性的，一些食物(药物)对细胞、组织、器官、系统的活动与行为是抑制活性的。而且，这些食物(药物)对于人类而言，具有最直觉的正确性，其科学性被自然验证。

中医将这些食物(药物)对人类影响规律整理归纳分类，找出热、温、凉、寒、平药物，分辨出气味食物(药物)(酸、苦、甘、辛、咸)，指出哪些食物(药物)它们能补、能泄、能清热、能解毒等。例如对药物气味有如下表的说明。

定 义	内 容					说 明
五行	木	火	土	金	水	
五味	酸	苦	甘	辛	咸	淡归在甘
五入	酸入肝	苦入心	甘入脾	辛入肺	咸入肾	
五生	酸生肝	苦生心	甘生脾	辛生肺	咸生肾	
五走	酸走筋	苦走血	甘走肉	辛走气	咸走骨	
五用	酸收	苦坚(燥)	甘缓	辛散(润)	咸耎	
阴阳	酸为阴	苦为阴	甘为阳	辛为阳	咸为阴	淡味为阳
脏恶	肝恶急	心恶缓	脾恶湿	肺恶气逆	肾恶燥	
脏欲	肝欲散	心欲耎	脾欲缓★	肺欲润★	肾欲坚	
五应	生	长	化	收	藏	

注:★号内容是作者添加的。

《黄帝内经》中的《脏器法时论篇》对五脏"喜欢"和"不喜欢"的气味,有着特别精彩的描述:

(1) 肝苦急,以甘缓之,肝欲散,以辛散之。

(2) 心苦缓,以酸收之,心欲软(耎),以咸软(耎)之。

(3) 脾苦湿,以苦燥之,脾欲缓,以甘淡缓之。

(4) 肺苦气上逆,以苦泄之,肺欲润,以辛润之。

(5) 肾苦燥,以辛润之,肾欲坚,以苦坚之。

注意,这里的肝苦急、心苦缓等表达中"苦"不是味道的"苦",而是"不喜欢"的意思。通过如此简单的归纳和类比,使中医用药的指导原则简明易记。

中医在几千年的实践中,还知道药物的疗效与气候、环境、产地有非常密切的关系。例如,运用五行的原理,指出可以根据植物的部位(茎(木)、花(火)、根(土)、果(金)、叶(水))、生长环境和生长季节分类,指出药物的木、火、土、金、水的性质、功能和级别。在现实药物的实践中也很有指导意义。

作者从上海科学技术出版社出版的《中药大词典》,选择了一些食品和中药,就它们的性味、归经、功能(禁忌和毒性等)列表说明如下。

名 称	性 味	归 经	功 能
猪肉	甘咸、平	入脾、胃、肾经	滋阴、润燥
牛肉	甘、平	入脾、胃经	补脾胃、益气血、强胫骨
兔肉	甘、凉	入肝、大肠经	补中益气、凉血解毒
鸡肉	甘、温	入脾、胃经	温中、益气、补精髓
鸡蛋黄	甘、平	入心、肾、肺经	滋阴润燥、养血息风
西瓜	甘、寒	入心、胃、膀胱经	清热解暑、消烦止渴、利小便
冬瓜	甘淡、凉	入肺、小肠、膀胱经	利水、消痰、清热、解毒
苦瓜	苦、寒	入心、脾、胃、肝、肺经	清暑解热、明目解毒

续表

名 称	性 味	归 经	功 能
大枣	甘、温	入脾、胃、经	补脾和胃、益气生津、调营卫、解药毒
生姜	辛、温	入肺、胃、脾经	发表、散寒、止呕、开痰
大蒜	辛、温	入脾、胃、肺经	行滞气、暖脾胃、消积、解毒、杀虫
小米 粟米	甘咸，凉	入肾、脾、胃经	和中、益肾、除热、解毒
三七	甘微苦、温	入肝、胃、大肠经	止血、散瘀、消肿、定痛
冰片	辛苦、凉	入心、肺经	通诸窍、散郁火、明目、消肿、止痛
丹参	苦、微温	入心、肝经	活血化瘀、安神宁心
薏米	甘淡、凉	入脾、肺、肾经	健脾、补肺、清热、利湿
茯苓	甘淡、平	入心、脾、肺经	渗湿利水、益脾和胃、宁心安神
莲子	甘涩、平	入心、脾、肾经	养心、益肾、补脾、涩肠

掌握了食物(药物)对人体影响的普遍性规律，还需要了解特殊性。例如有些人对于某些食物(药物)，甚至空气中某些物质都有特别的身体反映。中医同样积极提倡食物(药物)对身体的反映特殊性的掌握。所以说，中医对生命体食物(药物)认知结构是直觉正确的。中医药物学是中医学中最被世界认可的组成部分之一。

中医治病常常不是把某个器官通过手术去掉或者实行器官移植，不采取从体外注射胰岛素，不采取用药直接扩张血管取得降压效果，对待细菌感染没有用抗生素药物进行治疗。我们可以从中医的治疗任务(调整人体行为方式、能力与环境和内部的平衡)、方法(通过药物等治疗，调整人体内细胞、组织、器官和系统的行为能力)和中医的生命主体运行的评估体系(辨证归经)推导出“药物归经”可以全面符合药物治疗的要求。

本书后续章节，我们会更加详细地讨论中医治疗和中医药物学现代化的问题。

1.11.3 中医药物学的“药物归经”

从现代生物学和医学的基本知识，人吃了食物和药物，经过口腔、食道到胃，经过胃液和胆分泌的胆汁、胰脏分泌的胰液等消化液的作用，将食物和药物消化为可以吸收的营养物。营养物被小肠和大肠吸收后进入肠的血液循环系统和淋巴循环系统，与全身各系统关联起来。为什么中医说“药物归经”?

中医学的“药物归经”有多层含义。其中主要有几层含义:

(1)“药物药性”刺激了相关经络系统而归经的。

(2)“药物归经”调整了生命物质输送机制。

(3)“药物归经”与经络循行的“子午流注”应当有密切的关系。

(4)中、西医完全不同的用药原则与方法。

下面，从服药的全过程来讨论药物是如何归经的。

1. “药物药性”如何刺激相关经络系统而归经

人对食物味觉的感受应当划分两个层次。

第1层次的感受：通过食物（药物）热、温、凉、寒、平等物性与酸、苦、甘、辛、咸等气味对感受器的刺激。这是对食物水合物的感受。这种刺激的本质首先是通过食物（药物）水合物或水环境形态的刺激。因为这种水环境刺激显然比细微物质化学性质刺激更外在、最先表现。这种刺激来源于水环境的温度（热、温、凉、寒）、水溶性（脂溶性）、酸度、碱度、糖浓度、盐浓度、挥发度（敏感性）等。

第2层次的感受：通过感受器细胞受体感受到的物质分子结构，例如感受氨基酸、脂肪酸、单糖、核苷酸等和它们的复合体物质。这是对生命物质分子的感受。显然，中医谈到的感受，不是上述谈到的第2层次的物质分子感受。

人吃的食物（药物）有性与味，其性是热、温、凉、寒、平，其味是酸、苦、甘、辛、咸。**食物（药物）通过性与味，除对人体的感觉器进行刺激产生各种感觉和神经系统产生兴奋外，同时对路经消化管道的组织、器官的经络系统经脉进行激活按摩**。我们可以看到十二经脉中，几乎都与口、咽、齿、舌等有关系。例如可以看一个简单的归纳：

(1) 手太阴肺经巡行路线与口、咽、气管、喉、鼻等相连接。

(2) 手少阴心经巡行路线与口、咽、舌等相连接。

(3) 手厥阴心包经巡行路线与胸、胁、胃等相连接。

(4) 手阳明大肠经巡行路线与口、齿、鼻、喉、肺等相连接。

(5) 手少阳三焦经巡行路线与口、齿、喉等相连接。

(6) 手太阳小肠经巡行路线与口、齿、喉等相连接。

(7) 足太阴脾经巡行路线与胃、肠、口、舌等相连接。

(8) 足少阴肾经巡行路线与胃：腹、胸、咽、齿等相连接。

(9) 足厥阴肝经巡行路线与口、胆、肝等相连接。

(10) 足阳明胃经巡行路线与口、齿、鼻、咽喉、食管、胃、肠等相连接。

(11) 足少阳膀胱经巡行路线与鼻、肛门等相连接。

(12) 足太阳胆经巡行路线与咽、鼻等相连接。

十二经脉几乎都与吃的食物（药物）有关系。还需要说明的是，这种水环境刺激，实际上也是对经过口、舌、咽部位其经络穴位的按摩和刺激。应当说，吃食物（药物）刺激和运动同时大大激活了相关经络系统。

在神经系统、内分泌系统和经络系统控制、调节和监管下，食物（药物）通过食管、胃、肝、胆、胰、小肠和大肠开始后续的消化、传递、吸收活动。依照经络系统的描述，显然上述水环境的刺激，会对不同的经络系统经脉产生活性刺激。

(1) 酸浓度的刺激。水溶液的酸碱度刺激，对感受器以“酸”的感觉。食物（药物）中的有机酸物质，对口腔部位肝经和相应反射区进行了刺激。

(2) 碱浓度的刺激。水溶液的酸碱度刺激，对感受器以“苦、涩”的感觉。食物（药物）

中的生物碱物质，对口腔部位心经和相应反射区进行了刺激。

(3) 糖浓度的刺激。水溶液的糖浓度刺激，对感受器以"甜"的感觉。食物(药物)中的糖物质，对口腔部位脾经和相应反射区进行了刺激。

(4) 盐浓度的刺激。水溶液的盐(钠、钾)浓度刺激，对感受器以"咸"的感觉。食物(药物)中的盐物质，对口腔部位肾经和相应反射区进行了刺激。

(5) 挥发度(敏感性)的刺激。水溶液的挥发物质浓度刺激，对感受器以"香、辣"等感觉。食物(药物)中的挥发度(敏感性)物质，对肺经的口腔、鼻、眼部位和相应反射区进行了刺激。

再考虑到食物(药物)的消化过程，不仅激活了肝经、入心经、入脾经、入肺经、入肾经外，还激活了脏器对应的腑器官的经络，即对应激活了胆经、小肠经、胃经、大肠经、膀胱经。

如此刺激经络系统，使之可以药物归经不是太"模糊"和"不精确"吗？不是中医学不精确，而是生物在吃食物的流程中，吃的环节本身是"模糊"和"不精确"的。我们不能设想，在吃之前，对物质，尤其是分子级别的物质，做识别和化验，知道有多少氨基酸、脂肪酸、葡萄糖和核苷酸。如果这样，动物就不能吃东西了。所以动物，包括人的感觉器官本身，在感受的原理上就是"模糊"和"不精确"的。正如我们识别一个人，不会看他的DNA结构，看有多少蛋白质，也不会精确去数一数这个人有多少头发，眼睛有多少平方厘米。

人吃食物或药物，首先是吃"食性和食味"，其次是吃"食物的营养物质成分"。我们需要再强调一下，吃药和食物，性是第一位的，物质成分是第二位的。

2. "药物归经"如何调整生命物质输送机制(药物物质被吸收后，对细胞、组织、器官和系统配置中的目标选择)

这实际是讨论营养物质在人体中如何运行的。营养物质被小肠吸收后，进入血液循环系统，似乎容易理解为营养物质都在血管的管道中循环，对于所有的细胞、组织和器官都是平等的，一个营养物质是否被细胞所吸收，主要取决于细胞从血液中获得或接受物质的能力。从这个意义上讲，"药物归经"大概是一个比较不容易理解的概念。

首先，讨论经络系统对生命物质输送有什么调节能力和如何调节的。

依照本书的观点，中医的经络系统是一个综合性的物质、信息和行为关联网络体系，它们是从胚胎发育中的"前生物系统"(主要是前神经系统)演化形成目标"后生物系统"中的信息交换网络的一种存在形式。经络系统既然是前神经腺系统，即是控制胚胎发育的控制系统，其运行的行为模式是终身不变的，是人后生物系统运行的行为模式的基准(标准)系统；通过刺激经络系统可以调整人体与经络关联的系统、器官、组织和细胞的行为模式，使之恢复到基准的状态。说得形象些，人体经络系统是人体内所有生物主体行为与活动的"标准系统"、"监管系统"和"纠正系统"。经络系统与人的神经网络系统和内分泌系统以及血管网络系统、局部环境再生感受/表达网络系统(包括生物主体资源调度系统)、人体弥散神经/内分泌/经络腺细胞网络共同构成了人体的物质、信息、行为感受/表达网络体系。经络系统是除神经系统和内分泌系统之外,主要联系人体脏腑和体质、感觉、神经等组织、器官和系统更基础的网络体系。经络系统与神经系统和内分泌系统承担着共同而有区别的任务和角色。

我们已经讨论了“酸味激活肝经,苦味激活心经,甘味激活脾经,辛味激活肺经,咸味激活肾经”。下面讨论,为什么会“酸入肝、苦入心、甘入脾、辛入肺、咸入肾”?

经络系统网络,采用细胞因子通信方式与机制,使用细胞因子、生长因子等信号分子,接受激素的细胞受体是酶偶联膜受体。通常是单次跨膜受体,主要功能除调节蛋白质功能和表达水平外,调节细胞生存需要的物质交换、增殖、分化、感受、表达、细胞周期等本书谈到的细胞生命行为。显然,与我们讨论的“酸入肝、苦入心、甘入脾、辛入肺、咸入肾”应当有直接关系。

3. “药物归经”与经络的循行“子午流注”应当有密切关系

中、西医对服药时间和药物治疗的基本原则有巨大的分歧。西医吃药的安排是依据药物在血液中最大浓度(允许的最大副作用限制)和最小浓度(最小治疗效果)之间设置的“窗口”用药的效力模型。基本上保持一天24小时血液中的药物浓度维持在可以允许的波动范围“窗口”内。

中医认为,吃药需要选择该药物所达到经络和脏腑的时机,因为“药物归经”,而经络循行和脏腑活动遵循周期律,所以应当“选择所针对的目标脏腑器官和目标经络”活跃的时间段服药,效力才会得到最大的发挥。

现代生物科学研究成果支持了中医服药“选择药物针对的目标脏腑器官和目标经络”活跃的时间的做法。细胞生命周期学说的研究成果,支持了中医学的“药物归经”原理。

关于中医学“药物归经”的深入、详细讨论,感兴趣的读者可阅读第5章。

中、西医有完全不同的用药原则与方法。

西医用药,是从药物有什么化学成分,例如有多少热能、碳水化合物、蛋白质、脂肪、维生素和微量元素,来确定所吃食物和药物。中医告诉我们,食物(药物)热、温、凉、寒、平等物性与酸、苦、甘、辛、咸等气味,就是使用这些药性和气味针对不同的病症现象进行治疗的。

从本书的观点看,中医用药改变了人体的系统、器官、组织和细胞的“行为模式”,修正被不良的生活方式塑造的偏差行为模式,并使之恢复到应该具有的行为模式上来。从表面看,中药治病是利用物理学的方法;但本质上,中药治病是在利用生物行为学和生物系统学方法。所以,一个好医生给病人治病,要选择是治疗“行为模式”的偏差,还是选择治疗“某些生命物质”缺少和不平衡。即便是从生命物质补充来考虑,中医的药物归经,也有着极其重要的生物学和医学价值,它向我们揭示了重要的生物生理现象。

1.12 中医学认知结构体系的直觉正确、结构正确和理论正确性

在本节开始需要说明的是，任何学说都是语言表达的，在没有确认它是真实与科学的知识结构之前，我们先把这样的学说称作"语言表达的知识结构"或简称为"语言知识结构"。语言知识结构，首先需要解决的是真和假的问题。如何判定真与假，必须通过行为真实性的验证。其中的问题有两个方面：

(1) 行为的语言表达是否与行为本身一致。行为的语言表达有多方式，例如"张三吃西瓜"和"张三在下午三点吃了两片西瓜"。上述两种语言表达有一致性。这个一致性就是确认"张三吃西瓜"。然而再说李四吃西瓜，由于主体改变，其行为与张三吃西瓜是两个行为；如果李四确实吃了西瓜，那么这个行为的语言表达是真实的。

(2) 行为的语言表达能否与行为本身一致，要看多种行为的语言表达是否是完整和相互一致的。尤其要考察同一事物或行为的多种语言表达是否矛盾。例如，李四与张三吃西瓜没有语言表达矛盾。但是"张三没有吃西瓜"和"张三吃西瓜"是矛盾的。

我们把从行为中表达的语言概念，划分为两个类别各三个层次的正确性概念。

• 第一类别的正确性概念。包括直觉正确、结构直觉正确和理论正确。

• 第二类别的正确性概念。包括统计直觉正确、统计结构直觉正确和统计理论正确。

在现实生活中，有许多人提出的语言表述的所谓说法，还不能划归到直觉正确和统计直觉正确的范畴内，许多说法仍然处在直觉观察中，还不能产生正确的判断，甚至也不能成为一种假说、模型和猜想。因为假说、模型和猜想需要同类或相似对象的正确结论为依据或者建立在正确理论阐述的基础上，需要实验或实践的验证。

对于第一类别的正确性概念：

(1) 直觉正确。直接或者间接从行为中的简单表达(谁做什么)，并被反复实践行为验证的语言知识结构。这种直觉正确包括对行为直接语言表达和行为关系的直接语言表达，没有附加的形容、限制和描述。直觉正确在数学领域，认为自然数的集合和其中运算规则是直觉正确的。我们已经无法证明"2 加 2 为什么等于 4"这个语言命题的正确性，而被所有人认为是无须证明的直觉正确。在其他领域，同样存在着许多直觉正确的概念和知识结构。例如，"细胞不进行物质交换就要死亡"的语言命题，显然也是直觉正确的。

(2) 结构直觉正确。将多个直觉正确的语言概念通过一种直觉正确的组合方法(生物能力或自然认识的差别分类)构成的、被反复实践行为验证的语言知识结构。直觉正确的组合方法通常包括直接形式的分类、关联。从数学关系看，这种结构方法是线形的。

(3) 理论正确。在某个领域范围内，将多个结构正确的语言知识结构，通过语言逻辑体系，建立抽象、归纳、分类、推理、演算、证明的数学语言理论体系。这个理论正确可以解释领域范围内所有结构正确的问题。通常这种领域理论是领域数学体系。这种正确可以在任何时间、任何地点，被任何人的实践和活动反复地验证是正确的。

本节首先讨论了什么是直觉正确、结构正确和理论正确。因为这些概念对于行为学高级形式的语言表达是最关键的。我们说过，行为是真实的，行为的逻辑是行为的预期，预期与行为实际结果之间是有差别的，这个预期与实际的差别是行为判定的依据和标准。我们知道，这种行为的预期不是目的，也不是意识，而是行为结果不确定性的确定成分期盼，是在混沌中寻求有序的低代价和低成本的要求，同样是自然的法则。如同光在运动中需求最短路径一样自然。我们在介绍行为逻辑与语言逻辑概念中，谈到行为是真实的，但是人类在行为的语言表达中，存在着语言表达的真实问题，有真或假。于是要求行为的语言表达与行为本身的一致性。因为在现实社会中，有太多的语言知识结构是没有行为真实性为依据的，所以我们要把从行为中表达出的语言（或知识结构），基于行为学和语言学逻辑体系，来论证它们的正确性。

对于第二类别的正确性概念，是统计学意义上的正确概念，这种统计正确性概念比相应的非统计正确概念要弱化。其同样性质的结论和命题都要弱化。从对象的因素分析来说，抓住了一些主要的和确定因素，而忽略了一些次要的或不确定性因素。这种正确性，虽然不是完全的或是有条件正确的，但是实际容易理解和可操作的，具有相当的简化理解和操作的意义。

(1) 统计直觉正确。直觉正确概念在统计学或条件意义上的弱化正确概念。例如一个命题（结论）A 是在 80％情况下成立或以概率 P 成立的。

(2) 统计结构直觉正确。结构直觉正确概念在统计学意义上的正确概念。

(3) 统计理论正确。理论正确概念在统计学意义上的正确概念。

中医学是直觉正确、结构正确和理论正确的。下面，我们分别予以讨论。

1.12.1　中医学的认识直觉正确性

在生物学和中医学的研究中，大量和经常性使用上面给出的正确性概念，包括非统计和统计意义上所有正确性概念。直觉正确概念不需要证明，是已经被大量的事实验证的概念。通常在直觉概念上没有更高层的概念和理论概念描述，在这些概念上更没有需要推理、证明和论证的概念。在科学体系形态结构中，这种直觉正确的概念属于最基础的初级认知体系。许多中医医师在介绍病例时，用的最多语言范畴都属于这种直觉认识的概念，来源于原始的诊断、治疗、临床基本经验的积累。当然，这里讨论的直觉正确是需要建立在真实观察和实践上的，而不是任何谎言和没有事实依据的说法。

讨论中医哲学和逻辑体系实际是讨论中医学说（被语言表达出来的知识结构）体系如何直觉正确性和由此产生的人类对生命过程高级认知的结构正确性的认识。例如，我们在中医运气学中明确提出，干支等时间上周期轮换等人造概念被作者划入到无法验证的语言表达知识结构范围内。面对直觉认识建立的知识结构，必须要不断地去伪存真。但是，我们必须尊重直觉认识的知识结构，而又要不断分析、检讨和再验证这些概念。

我们说，人体感受的疾病、痛苦和治疗过程是直觉的，还由于这些感受是人体的细胞、组织、器官和系统对人类意识体系的表达。虽然这种生理的表达具有复杂性，但是这些表达应当理解为是真实发生的(如果不是有意编造谎言)。例如按摩是人类疾病治疗的直觉反应行为，通过食物和药物治疗疾病是直觉反应行为。应当说，现代人类生活中，从总体看还没有“不感觉”的疾病，但存在不明原因的疾病。

从前面的讨论我们看到，中医是建立在古典行为学基础上的，而其中有几个基本的知识结构是直觉正确的，它们是

(1) 中医对生命体行为状态的感觉认知结构是直觉正确的。

(2) 中医对生命体行为环境的感觉认知结构是直觉正确的。

(3) 中医对生命体食物(药物)认知结构是直觉正确的。

(4) 中医对生命体脉象认知结构是直觉正确的。

(5) 中医对生命体行为的治疗认知结构是直觉正确的。

什么是直觉正确，一个细胞感觉的、一个细胞组织感觉的、一个生物器官感觉的、一个生物系统感觉的，当这些生物主体直觉感觉到，是真实的。这种感觉是真实的，只可以称作部分正确的或直觉正确的。生物体直觉感觉的是真实的，但是却又是部分正确的，而不是全局正确的。例如一个细胞感觉是真实的和正确的，对于所在的组织的感觉虽然它是真实的，但是可能是部分正确的。一个组织感觉的虽然是真实的，从器官的角度看，它同样是部分正确的。器官感觉是真实的，但对于系统而言，也可能是部分正确的等等。这种正确是由谁判定？当然是由生物单元的上一层组织的自协调、自评估、自控制和自管理说了算。所以，我们把这种自协调、自评估、自控制和自管理的“结论”也看成是直觉正确的。

在本书后续章节中，将讨论和论述体象、面象、手象和舌象学说的正确性问题。显然在如此众多的所谓直觉产生的描述与说明中，存在着真实的东西，也存在着错误的东西。即便是正确的东西，也存在着某种条件的限制。例如不同现象、刺激、感染，对于不同体质和状态的人，其影响的结果是不相同的。再如从耳象中可以观察到某种疾病的表现，同样存在着多种可能。因为耳象是身体某部分在耳上的一种表达，既然是表达，就可能是源对象表达有问题，也可能是表达的路径有问题(阻塞、炎症)，还可能是表达信息被其他方面表达干扰，依然需要具体问题具体分析。对待真实和错误，如果不是故意制造错误，应当给予充分的宽容态度，尊重它们。但是，尊重不一定是承认，因为我们还必须对它们做不断的验证，最后得到那些真正正确的知识。

1.12.2 中医学认识结构的正确、完整与一致性

什么是结构正确，首先结构的方法是直接和线形的，对于人造结构和范畴，实行从直觉正确为基础的推理和论证，如果论证是真实的、完整的和一致的，那么称这个人造结构和范畴是结构正确的。**在直觉认识概念基础上，第 2 层概念的正确性是对大量的作为直觉认识的概念和语言表达概念，除不断验证外可直接对这些直觉认识概念进行一致性和完整性的反复检查和总结**。这是科学形态体系中第 2 个层次。在这个层次不对所有的

知识结构进行更高级的理论抽象，例如对为什么会这样和发生的机制原理等不做研究，而是在现有知识结构上简单(直线概念)归纳、分类、总结。例如，我们看到的许多中医学的经典著作都属于这种模式的总结。通常完成这类认识的人，已经超越一般医生或高明医生的能力。只有像李时珍或近现代生物学、植物学、动物学等领域的大科学家，才能完成这样的分类任务。

显然，中医学的知识结构存在着这种大科学家完成的相对完整和一致的分类与总结，而且这种分类与总结的方法是最简单的归类方法。如果用数学家的语言，中医学所采用的分类和总结方法是“直线或线性”方法，属于“直觉关系”的结构描述。作者在这里强调归纳、分类和综合方法是直觉关系方法，不是贬低这种方法，而是强调这种分类、归纳、总结方法是直觉正确的。就是说，方法学也存在直觉正确的范畴。

我们可以学习数学的方法，但不要求像数学那样辩论有限和无限，辩论形式化和直觉主义的正确性。我们可以学习数学界，在只承认自然数是直觉正确的基础上，来讨论所有其他数学结构(例如实数)的正确性。我们已经在1.12.1节中，分别讨论了中医在生命状态、生命环境、中医的食物(药物)和中医治疗四个方面的认知结构是直觉正确的。中医在这些直觉的认知结构中，还通过古代人类和医生对这些直觉的知识结构产生了人造的知识结构。这些通过人类意识产生的高级结构还是正确的吗？是否有方法来论证这些结构的正确性？

1.12.3　中医学的物理学理论正确性

讨论了直觉正确、结构正确之后，我们需要讨论理论正确。所谓理论正确必须对直觉正确、结构正确的知识结构，进行深层次和更高级理论的研究，尤其是解决“为什么会这样”和“如何这样”的问题，要给出知识结构的机制原理，具有定性和定量两个方面的描述。这种理论的正确还必须能够被普遍适用，具有普遍和广泛的真理性。

《黄帝内经》中四季、五行、六气以及季节、节气和时辰等描述，可以肯定地说是正确的，而且被中国人用了几千年。中医关于疾病、脉象、治疗与四季、五行、六气、节气、时辰的关系的描述，也可以说是直觉正确的，不需要太多的讨论，完全可以与现代物理、气象等物理领域的科学范畴相融。但是，把“风、暑(热)、湿、燥、寒”描述用于人的疾病现象，尤其是体内的“风、暑(热)、湿、燥、寒”现象，则需要用现代科学来加以解释。讨论人类的疾病，一定要考虑到人类与其他动物最大的不同，即意识神经活动对生命运行活动的影响，还要充分考虑依赖生活方式的各种疾病。

我们从《黄帝内经》讨论的“风、暑(热)、湿、燥、寒”在人体生命运行中的描述和现代生物学对“风、暑(热)、湿、燥、寒”对人体生命运行的解释进行对比论述，来讨论中医学是物理学理论正确的。下面，我们给出现代生物学的部分解释，之所以是部分解释，是由于《黄帝内经》的一些论述还不能或完全解释，尤其是如果不考虑经络系统等中医学特有的范畴，就更加难于解释。

1. 用现代生物学对“风”的部分解释阐述《黄帝内经》对“风”的描述

《黄帝内经》讨论的“风”被描述成“外风”和“内风”。对于“外风”对人体健康的影响，是比较容易解释的。中医称为风邪，可以单独致病，也可以与“暑(热)”、“湿”和“寒”等外邪联合致病。中医称作“风热”、“风湿”和“风寒”等疾病。这些疾病不需要论证，可以被每一个人的生活经历所验证。但是“内风”作为一种内邪，引起致病需要讨论。采用“内风”与“外风”比较方法，寻找它们之间类似现象和特点，通过类比的逻辑方法，对“内风”现象的疾病进行诊断、治疗。由于在五行结构中，风与木关联，而肝属木，所以把“肝阳上亢”、“肝火旺盛”、“肝气郁结”、“阴虚肝旺”、“肝气冲心”、“肝胃不和”和“肝风内动”等现象归纳在一起。**在这里，把肝与风联系，不是说肝就喜欢风，而是有区别地对待风。在《黄帝内经》中说，肝苦急，以甘缓之，肝欲散，以辛散之**。显然，这些疾病现象和观点需要用现代生物学和医学进行解释。

从本书的观点，肝脏的门静脉中血液几乎是整个消化系统吸收的营养物质的血液。肝脏和胰脏是人体代谢中枢(包括气体代谢和毒素排解)。肝是人体最重要的生命物质蛋白质主要合成器官、人体糖原分解(在胰高血糖素作用下)主要器官和脂肪动员主要器官。如果把内分泌最大腺体和胰脏考虑在内(因为中医没有胰脏，依照本书的意见，把胰功能归结到中医肝的功能中)，那么就是人体最重要的生命物质代谢的内分泌组织。中医肝是人体所有细胞降解葡萄糖、合成糖原和脂肪的唯一调度器官。如果考虑到中医“误把脾脏储血功能包含进中医肝”中，从上述几个方面讲，中医肝主“疏泄”没有丝毫错误，甚至还相当确切。

中医肝“疏泄”和“调度”生命物质以及“排解”气体和有毒物质，用形象语言描述肝气是风，是能够理解的。自然的风是流动的，内风在体内也是流动性的。这种流动性除表现物质(肝的气)流动、信息流动(肝、胆经之气，感受表达之气)和相关组织细胞的运动性(肝血)外，肝风流动性更重要的是表现在神经系统、内分泌系统和经络系统活动(感受与表达)的流动性上。例如肝物质交换与信息交换异常，然后引起相关内分泌系统异常，因此引起全身性影响。这种影响产生对关联的神经系统和经络系统新的影响。这种循环称为“肝风循环”。肝风循环影响到意识神经，而意识神经可以选择改变“关注中心”，停止这种循环，使人体的生命状态暂时稳定在一个状态上。意识神经也可以不选择改变“关注中心”，继续和强化肝风循环。所以肝风循环是围绕肝为中心的神经系统、内分泌系统、肝、胆脏经络系统、消化系统的血管等组成的不利于健康的一种生命运行的循环。现代疾病中原发性高血压、心血管神经官能症、内分泌系统紊乱和一些所谓抑郁、失眠等现象应当属于肝风疾病。对于上面传统中医谈到的肝脏疾病，我们可以做出如下解释：

(1) 所谓“肝气郁结”是表明在肝风循环中，意识神经停留在固定的“关注中心”。

(2) 所谓“肝阳上亢”和“肝火旺盛”是指意识神经面对内、外邪引起的肝风循环没有做改变，继续强化肝风循环。“肝阳上亢”、“肝火旺盛”与“肝气郁结”可能同时存在。

(3) 所谓“阴虚肝旺”意指在肝风循环中，能量消耗太过，肝脏和其他相关脏器的物质支持供给已经不及。

(4) 所谓“肝气冲心”意指在肝风循环中，对心、血管系统造成了不利影响和结果。

(5) 所谓“肝胃不和”意指在肝风循环中，对脾胃系统造成了不利影响和结果。

(6) 所谓“肝风内动”意指在肝风循环中，对神经系统造成了不利影响和结果。

总之，所谓肝风是“神经之风”、“内分泌之风”、“经络之风”。说到底，“内风”疾病主要是由于关联神经系统和经络系统受到内、外邪，造成与之关联的血管、脏器活动异常。

2. 用现代生物学对“暑(热)”的部分解释阐述《黄帝内经》对“暑(热)”的描述

《黄帝内经》讨论的“暑(热)”被描述成“外热”和“内热”。对于“外热”，中医称为暑(热)邪，可以单独致病(例如中暑)，也可以与“风”和“湿”等外邪联合致病。例如中医称作“风热”和“暑湿”等疾病。同样，我们也不需要论证其正确性。这些疾病在炎热的夏季是经常发生的。但是“内热”作为一种内邪，引起致病需要讨论。由于在五行结构中，热与火关联，而心属火，所以把心、血管、血液相关的疾病与内热联系起来。**在这里，心与火(热)联系，不是说心脏喜欢热，而是有区别地对待热，在《黄帝内经》中说，心苦缓，以酸收之，心欲耎(软)，以咸耎之**。下面，我们采用现代生物学和医学知识对“内热”现象做解释。

从本书的观点，心脏是人体血液循环和淋巴循环系统的动力中心，心脏在整个人生命周期中保持有节律的搏动，推动血液在血管系统和淋巴液在淋巴管网络中循环。心脏是人体内主要的“耗氧大户”，心肌细胞有最多的线粒体，维持心脏运动所需的能量。而线粒体是细胞的“动力工厂”。人体的热是人体细胞氧化和降解营养物质产生热量，通过血液循环温热全身。在上述描述中，可以说循环系统是人体热量产生的源泉。由于古人认为火是热的源泉，所以中医把“心”比喻成“火”是贴切的。如果意识神经系统做出继续人体循环系统的当前运行状态，构成了一种循环，我们命名为“心火循环”。心火循环是以心血管循环系统为中心的神经系统、经络系统、淋巴系统(包括脾脏、肝脏、肾脏和其他脏腑器官的储存血液)、小肠和体腔等组成的不利于健康的一种生命运行的循环。对于上面传统中医谈到的心脏疾病，我们可以做出如下解释：

(1) 心阳虚(心气虚)意指在心火循环过程中，心跳无力、心气滞、心血瘀、心痛(心绞痛等)、盗汗、心肌缺氧、全身供热不足。可能是心血管神经官能症，也可能是心血管器质性疾病。

(2) 心阴虚(心血不足)意指在心火循环过程中，心脏承担全身供血、供氧任务能力弱，气血两亏。通常是人的比较严重的慢性病产生的心阴虚。

(3) 心阳亢奋(心火盛)意指在心火循环过程中，能量消耗太过，心脏和其他相关脏器的物质支持供给已经不及。

(4) 心包受邪意指在心火循环过程中，心与主动脉相关的植物神经被感染和侵害，造成神志昏迷、抽风等疾病。

如果中医谈到“肝风”与“心火”结合，就产生了所谓“风热”之病。人体的心脏和血管受到躯体与内脏的感觉神经与运动神经关联和调节，人体循环系统运行状态反馈回植物神经系统，并上报意识神经系统，有待意识神经系统进一步决策。通过在心、血管的神经系统调控下，心率、心冠状动脉、血流数量、血压可以依照人体的运动、休息、工作、睡眠、饮食、排便等生活过程(意识关注中心流程)而改变。例如在运动(体力劳动)时，交感神经活跃，副交感神经被抑制，心率加快、心冠状动脉扩展、骨骼肌肉组织血管收缩、血流数量加大、血压升高、消化腺分泌被抑制、汗腺分泌汗液排除热量和有毒物质等。总之，新陈代谢加快、能量消耗加快、产生热量多。而在休息时，恰恰相反。如果持续运动，这时心脏和能量消耗会越来越紧迫，会使意识神经感到疲劳，浑身发热、出汗，要求停止和改变继续运动的意识。其实对于降低体内的热与火，最实际的方法就是喝水。如果一天喝大量的水，水被加温和排出体外，可以带走体内大量的热量。

综上，我们最后可以说，所谓心火或心热，实际是交感神经之热、血液之热、血管之热、代谢之热、阳性体质之热、器官功能亢奋之热。

3. 用现代生物学对“湿”的部分解释阐述《黄帝内经》对“湿”的描述

《黄帝内经》讨论的“湿”被描述成“外湿”和“内湿”。对于“外湿”，中医称为湿邪，可以单独致病，也可以与“风”、“暑”和“寒”等外邪联合致病。例如中医称作“风湿”、“暑湿”、“寒湿”等疾病。同样，我们也不需要论证其正确性。如果湿从内生，例如脾胃虚弱，过多生冷饮酒等脏腑疾病引起的疾病，中医称作内湿。对于“内湿”作为一种内邪，如何引起致病是需要讨论的。由于在五行结构中，湿与土关联，而脾属土，所以把与脾胃、消化、水和无机盐代谢等相关疾病与内湿联系起来。**在这里，脾与湿联系，不是说脾喜欢湿，恰恰相反，脾喜欢温燥。在《黄帝内经》中说，脾苦(这个苦是不喜欢的意思)湿，以苦燥之**。实际上内湿是“土湿”，即针对脾胃，湿具有粘连停滞或阴寒凝滞特性，所以脾胃运化功能降低和停滞。下面，我们采用现代生物学和医学知识对“内湿”现象做解释。

从本书的观点，脾脏位置在循环系统主动脉和肝门静脉上是最重要的淋巴系统器官，有储血、滤血、造血、免疫应答等功能。脾脏是肝脏的直接供血器官(脾脏输出的血直接进入门静脉)，也是其他消化系统器官间接的供血器官。中医脾胃主要指人体消化管道系统和消化外分泌部分，包括与消化管道及消化外分泌部分相关的感觉神经、交感神经、副交感神经和迷走神经组成的神经系统和它们的低级与高级的中枢系统，还包括消化管道系统通过腹腔系膜、韧带集束“布线”的血管系统、淋巴系统、内分泌系统等。

在食物的消化过程中，如果发生“湿邪”，例如在消化食物的过程中，有外部的风、热外邪，或者在消化食物的过程中同时做比较重的体力劳动和运动，或者在消化食物的过程中，从事比较重的脑力工作(意识活动、思维活动)，会出现意识神经在“消化食物”与“身体运动”或“消化食物”与“脑力劳动”间做决策。如果决策继续“身体运动”或“脑力劳动”，就意味着“消化食物”是在缺少消化液分泌、消化管道运动在缺少供血情况包括缺氧下进行的。在上述条件下，食物在消化管道会停滞、胀满、消化不良。不仅影响食物的降解和吸收，而且会产生更多有害的物质。这种状况必然会对消化系统自身也带来伤害（例如各种消化系统疾病），而且会反馈到神经系统，希望意识神经做出改变。在这种情况下，如果人吃过多的脂肪、蛋白质（过多会转换成脂肪）或过多的糖（过多会转换成脂肪），必然会带来脂肪的堆积，储存在脂肪细胞内。因为脂肪除转化成能量被消耗掉，几乎很少有别的出路。如果这种消化食物的不良状态持续下去，必然会产生我们命名的“脾湿循环”。脾湿循环是以脾胃消化系统为中心，关联相关神经系统、经络系统、消化系统的供血系统、淋巴系统等组成的不利于健康的一种生命运行的循环。对于上面传统中医谈到的脾胃疾病，我们可以做出如下解释：

（1）脾胃虚意指在脾湿循环过程中，同时发生脾虚和胃虚，胃肠道蠕动和分泌弱，可能是慢性胃肠道慢性感染、肝脏疾病。

（2）脾阳虚意指在脾湿循环过程中，脾虚胃寒胃肠功能紊乱。

（3）脾虚湿热意指在脾湿循环过程中，产生慢性胃、肠炎症、慢性肝脏疾病。

（4）脾不统血意指在脾湿循环过程中，可能存在各种出血病。

（5）胃热意指在脾湿循环过程中（胃肠实热），存在口腔溃疡、牙周炎、糖尿病。

（6）胃阴不足意指在脾湿循环过程中，口干、缺少津液现象，可能是慢性胃炎、糖尿病等。

（7）心脾两虚意指在心火循环和脾湿循环过程中，同时发生心阳虚与脾阳虚，同时出现心、脾两虚的症状。

综上，我们最后可以说，所谓脾湿，实际是副交感神经发生紊乱，脾胃之热，产生了高血脂、高血糖、高尿酸（嘌呤）等现代人不健康的“湿热”体质现象。

4. 用现代生物学对“燥”的部分解释阐述《黄帝内经》对“燥”的描述

中医认为，肺主气，有宣发和肃降功能，肺藏津以及通调水道和肺朝百脉，助心行血。《黄帝内经》讨论的“燥”被描述成“外燥”和“内燥”。对于“外燥”，中医称为燥邪，可以单独致病，也可以与“热”和“寒”等外邪联合致病。有“热燥”和“寒燥”之分。同样，我们也不需要论证其正确性。如果燥从内生，例如体内津液不足、过食温燥食物和药物导致体液消耗。“内燥”作为一种内邪，如何引起致病是需要讨论的。由于在五行结构中，燥与金关联，而肺属金，所以把与肺、呼吸、体液等相关的疾病与内燥联系起来。**在这里，把肺与燥联系，不是说肺喜欢干燥，恰恰相反，肺喜欢湿润。在《黄帝内经》中说，肺苦气上逆，以苦泄之，肺欲润，以辛润之**。下面，我们采用现代生物学和医学知识对“内燥”现象做解释。

从本书的观点，肺脏与呼吸系统组织与器官主要的使命是通过肺呼吸，吸入氧气和呼出二氧化碳气以及其他有害气体。肺呼吸是通过胸、腹腔体收缩和舒张运动，通过正、负压改变实现呼吸的。所以肺呼吸运动的控制是受脊神经、迷走神经、交感神经和副交感神经控制。其中，副交感神经起主要作用。另外，在交换气体时，肺与所有组织细胞需要水环境和湿润的条件。肺器官是人体内的“耗水大户”，因为肺是人体重要的用水和耗水器官，肺呼吸可以带走体内的水分。人体能够与各种组织与器官交换气体，不仅有肺，还有皮肤、大肠等。以人体的干燥现象首先表现在呼吸系统和皮肤系统。我们知道，人体的氧气和二氧化碳的交换，需要肺部和组织细胞有良好的水液环境。在正常情况下，人体的水液在细胞内多，而在组织中较少，还有一些在淋巴管和血管中。血管内水液是细胞外水液的主要存储部位。调节体内的水液，不仅有肾，还有脾、肺。脾脏通过淋巴液的调节和血量的调节实现水液调节。氧气和二氧化碳在血液中含量是肺调节体液的因素。中医谈到的肺藏津和通调水道，不是在肺脏局部范围，而是在人体的全身。

在肺呼吸过程中，如果发生"燥邪"，如人体主要存储的水液不在细胞内，也不在血管内，而在组织内(组织液)，除产生浮肿外，肾脏对血管中实施的水/无机盐平衡操作，会出现"平衡的虚假性"。这样，细胞呼吸或细胞氧化过程中就会存在问题，细胞必须采取"缺氧条件下呼吸"和氧化。缺氧条件可能是两个方面的原因，其一，肺呼吸功能弱；其二，水/无机盐代谢异常。如果这种水液代谢构成一个持续的过程，我们称这个过程为"肺燥循环"。肺燥循环是以肺呼吸系统为中心，关联相关的神经系统、经络系统、呼吸系统供血系统、淋巴系统和大肠等组成的生命运行的不利于健康的一种循环。

从上述讨论中看出，肺燥主要与水湿(津液)与干燥有关系，与热与寒有关系。对于体内的干燥，消除干燥的方法，依然是多喝水。喝水不仅可以降低体内热量，还可以湿润身体，对于肺热燥的人，尤其必要。糖尿病与这种燥热有关系。中医认为燥热是伤阴之病，有消食、消水、消尿，被称为消渴病。显然与脾、肾、肺、心、肝都可能有关系。

(1) 肺阳虚(肺气虚)意指在肺燥循环过程中，呼吸短促、咳嗽无力、呼吸气短、呼吸功能弱、身寒怕冷。

(2) 肺阴虚意指在肺燥循环过程中，表现无痰、口鼻干、失眠、盗汗、手足心热，可能是慢性呼吸道炎症、肺结核。

(3) 肺热意指在肺燥循环过程中，表现出呼吸气粗、热咳、口鼻干出血、咽喉疼痛、身热烦躁，可能是肺炎、气管炎、支气管炎、呼吸道感染等。

(4) 大肠湿热意指在肺燥循环过程中表现为大便便秘。中医分寒秘、热秘、气秘、血秘。

(5) 肺寒意指在肺燥循环过程中，受寒咳嗽、痰稀白、怕冷、不渴。通常不属于肺燥热引起的疾病。

综上，我们最后可以说，所谓肺燥，实际是副交感神经之火，肺热燥、燥热伤阴、水/无机盐代谢失衡、肺呼吸交换功能低下等体质现象。

5. 用现代生物学对"寒"的部分解释阐述《黄帝内经》对"寒"的描述

《黄帝内经》讨论的"寒"被描述成"外寒"和"内寒"。对于"外寒"，中医称为寒邪，可以单独致病，也可以与"风"和"湿"等外邪联合致病。同样，我们也不需要论证"外寒"致病，而仅仅需要对于"内寒"作为一种内邪，如何引起致病加以讨论。由于在五行结构中，寒与水关联，而肾属水，水有阴寒之意。所以把与肾、排泄尿液、体寒相关的疾病与内寒联系起来。**这里谈到的肾与寒的关系，不是说肾喜欢寒冷，恰恰相反，肾喜欢温暖。肾还不喜欢干燥，而喜欢湿润。在《黄帝内经》中说，肾苦燥，以辛润之，肾欲坚，以苦坚之。**

中医肾是“疏布与排泄水液与浊气”的脏器，是排泄系统。中医肾脏还是生殖系统。中医肾脏还与人体再生系统（干细胞系统）有关。现代生物学并没有给出人体再生的统一的系统概念。但是中医认为，保持精气，除上述谈到生殖概念外，还应当包括现代医学的再生概念。从中医理论和实践两个方面，其中人体的造血概念与肾有密切的关系的。这种认识与现代生物学研究结论是一致的。例如现代生物学认为，人体的整个发育过程中，经历过卵黄囊造血，主动脉、性腺-中肾（AGM）造血，肝脏、脾脏造血和成体后的骨髓、脾脏（包括胸腺、淋巴结等）造血。中医认为，肾在体为骨，髓是由肾主管。从某种意义上说，性细胞增殖和血细胞增殖是人体再生的基础，与肾脏阳气有密切的关系。中医肾脏还具有助肺“纳气”的功能。肾器官是人体内的“耗氧大户”，从整个人体氧气的流动、处理的过程图形中，可以看到肾是氧气的“吸收性的器官”。在运动状态，这种“耗氧”还更大。肾脏无论是作为泌尿、生殖、再生和中医谈到的助肺“纳气”，都在植物神经调节控制之下。其中交感神经和副交感神经是主要的，尤其交感神经对肾血管、输尿管和膀胱的抑制作用影响最大。下面，我们采用现代生物学和医学知识对“内寒”现象做解释。

从本书的观点，肾与寒有关系，主要在说肾与消耗热量和降低体内温度有关系。人体热能不平衡，一个原因是热能产生的不够，另一个原因是热能消耗的多了。肾的血液循环非常大，4到5分钟就能循环过滤一遍全身的血液。人体体温降低，可以通过皮肤散热、出汗、呼吸和排泄（尤其排尿）带走热量，也可以通过饮食吸收热能食物和降低新陈代谢活力降低体内温度。在中医肾的排泄、生殖和再生过程中，发生“寒邪”，寒邪可来自外部，也可以来自体内。人体工作的长期坐姿，是人体产生内、外寒症的主要原因。例如在长期坐姿中，胸、腰、骶部的神经组织、神经节和神经纤维（神经丛，例如肾神经节、肠系膜下神经节、腰节、骶节、肾丛、输尿管丛、腰丛、骶丛等）和相应部位的血管系统，在坐姿的压迫下，身体下部血液循环不好，造成血流淤滞阻塞，而血液的淤滞阻塞必然引起下部代谢不及，呈现身体寒冷。如果外部环境寒冷，身体寒冷的问题就更加严重。身体寒冷，反过来影响身体其他部位和脏腑器官，会使下部更加怕冷。如果不改变这种上述状态，就会产生我们命名的“肾寒循环”。肾寒循环是以肾泌尿、生殖、再生系统为中心，关联相关的神经系统、经络系统、排泄、生殖系统供血系统、淋巴系统和膀胱等组成的生命运行的不利于健康的一种循环。传统中医谈到的一些肾疾病中：

（1）肾阳虚意指在肾寒循环过程中，出现性功能障碍，腰酸痛和阳痿早泄是与肾气不足有关。

（2）肾阴虚意指在肾寒循环过程中，出现由于肾阴不足，而引起肾出现内热，病症中有肾炎、糖尿病、不孕症等。

(3) 膀胱湿热意指在肾寒循环过程中，出现泌尿系统感染，可能是前列腺炎、结石等疾病。

(4) 心肾不交意指在心火循环和肾寒循环过程中，心脏不能有效为肾脏提供具有充足氧气的血液提升肾的功能，肾脏不能有效提供干净血液降低心热、滋补心阴。

综上，我们最后可以说，所谓肾寒，实际上主要是意识神经、下部神经、经络系统、血液循环系统淤滞、阻塞所产生的身体寒冷现象。

6. 用现代生物学对“火”的部分解释阐述《黄帝内经》对“火”的描述

从上面的讨论中，我们看到风、暑(热)、湿、燥、寒作为外邪是一种使人产生疾病的因素。而在人体内部，所谓的“内邪”实际上是一些具有疾病表现的生命运行过程，我们将这些过程称作“肝风循环”、“心火循环”、“脾湿循环”、“肺燥循环”和“肾寒循环”。单独看这些内邪作用的循环过程，似乎比较简单，但是把它们综合起来，各种内、外邪相互影响，就会产生比较复杂的综合性疾病。

中医认为“火”是比“热”程度严重的热现象。当然，也有内、外之分。对于内火发生同样需要采用现代生物学和医学的解释。中医认为“火”是其他外邪“风、暑(热)、湿、燥、寒”都能引起的疾病现象。外邪严重，津液损耗，热极化火。常见的有心火、肝火、肺火、胃火等疾病，而且分“实火”和“虚火”。由于在五行结构中，心属火，所以把对于高热的现象疾病归于与人体免疫系统和代谢的综合疾病。我们采用现代生物学和医学知识对“内火”现象做解释。依本书的观点，“内火”现象是“肝风循环”、“心火循环”、“脾湿循环”、“肺燥循环”和“肾寒循环”中生命活动表达和功能活动表达综合作用产生的严重失衡的结果，或人体对体内物质、热、气体、水和信息“生、交换、纳、吐、调”产生的严重失衡的表达。

理论认识更高形态是能够采用逻辑和形式的计算、推理、证明，并且这种理论的证明和实践验证是一致的。

中医学病理和诊断方法虽然出自人类直接对世界的观察，但是完全与物理学的概念与理论相一致。例如气滞、血淤、藏血、利水等概念，诊断观察的浮、沉、迟、数不同的脉象所代表的表、里、寒、热各主症，完全是从生物物理学视角观察疾病和诊断。在没有化学的时代，能够从物理学的视角观察问题，是最正确的方法选择。

传统的中医学有部分的理论推理体系，而这些推理的体系更像是一些解决方案的总结与归纳，具有某种逻辑概念，例如在治疗上的“热者寒之”、“寒者热之”、“实者泄之”、“虚者补之”、“活血化瘀”、“扶正袪邪”、“虚补实泄”、“清热解毒”等和汗法、吐法、下法、和法、温法、清法、消法、补法等八法。最具有逻辑推理意义的是围绕阴阳五行的平衡理论。但我们还是不能说中医有比较完整的理论描述，当然也就谈不上完整理论的正确性。从科学形态上看，为中医建立理论体系，尤其是具有数学方法描述的理论体系，应当是当今和后代的包括生物学、医学、数学、信息化科学在内的所有关注生命科学人士的研究任务。

1.12.4 严肃中医学实践中存在超越生物学已知知识范畴的问题

中医学实践产生的知识结构，居然存在着一些现代生物学或西医学所不能解释的内容。对待用现代生物学知识不能解释被医学实践验证是正确的东西，会有两种完全不同的态度。一种态度是认为中医学中不能被现代生物学解释的知识范畴是不正确的，因为在已有的科学知识中找不到依据。显然，持有这种认识的人士对待科学的态度是存在问题的，他们忘记了科学自身还在发展和进步。另一种态度是积极探索找出不能解释的原因，说明可能是由于现代生物学的知识范畴依然存在缺失或不完整性，需要填补这些缺失。一个真正的科学家，碰到这样的不能解释的问题应当激发出极大热情，探索未知，面向矛盾，迎难而上。如同物理学中几次出现不能解释的问题，恰恰为物理学的发展提供了发展机遇。总之，一个被实践验证是正确的知识范畴其正确是“硬道理”。哪怕是直觉正确的东西，同样应当以最严肃的态度对待之，而不能由于已有知识不能解释，而随意否定被反复验证的知识结构。在解决实践知识与解释之间的矛盾中，最后总能搞清楚问题的真实原因。

传统中医学中，大致有如下被实践验证是正确的概念不能被现代生物学的知识体系或部分解释。

- 中医经络系统结构学说。
- 中医经络的“子午流注”学说。
- 中医脏腑运行的关系学说。
- 中医脉象、体象学说。
- 中医的按摩、针灸治疗学说。
- 中医辨证论治、辨证归经、药物归经学说。
- 中医的运气学说(除运气学的干支历法与人体健康、体质等关系论述外)。

解释这些中医学知识范畴的正确性，正是本书任务。但是，中医学仍然有比上述领域更加高级别的问题需要研究。例如，我们可以归纳出来的“情”(怒、喜、思、忧、悲、惊、恐)、“欲”(美欲、物欲、食欲、生欲、性欲、思欲)和“神”(心主神)等更高层或超越生理范畴的概念，它们是如何与人体生命运行状态相关联的？虽然，可以用五行的结构把它们与其他的概念建立起对应关系。但是，它们是如何参与和影响人体生命运行的？确实还是说不清楚，我们似乎只能感知它们之间应当有关系。这些概念，似乎如同语言学关于词汇直接表达的语义概念，是更高层次的语言表达的结构性语义。这些研究已经超越本书研究的范围，留给后继有才能的学者去研究吧！

第2章 生命科学的现状与困惑

木子 对于现代生物学，至少医生都应该学习，你的学习和研究与他们有什么不同吗？

先生 我虽然是计算机科学和信息化科学的学者，却看了许多生物学的书，包括生命科学、细胞生物学、进化论、干细胞生物学、胚胎学、发育学、解剖学与组织学等。还看了中医学、量子力学、哲学书以及历史书等，有时也看生物化学的书，虽然其中有些内容令人枯燥。医生学习医书是为了治病，我读书是一种习惯，也是为了建立信息化科学体系。因为我认为，建立信息化科学体系必须借鉴生物学和其他科学的体系以做储备。我看生物学，是看能否为信息化科学体系的建立有用，还会思考这些学科是否存在问题，它们又是如何解决这些问题的，等等。所以阅读时，必然有一种评估其科学形态的思维习惯。一个在外部看生物学的人，看的时间长了，生物学问题也就被看到了。

木子 其实我是想说，也许具有良好系统学、数学素质和习惯的人，尤其对系统有顶层和总体概念的人，读书的效率会更高，会很快抓住事物的本质。

先生 可能有关系，但关键还是有看书的习惯和看书的方法。学会在看书中，最快找到书中自己的关注点（不一定是作者的关注点），并且最好再多看几位作者对同一问题的论述，参加到他们的争论中去。由于我们最初确定的目标是中医经络系统和中医学的科学理论，所以从阅读生物学的书入手。在具体学习中，作者始终要关注具有进化意义的比较生物学，例如比较解剖学、比较胚胎学和发育学、比较基因组学等，也许能最快接近我们的目标。因为我相信胚胎发育的进化重演律是正确的。

先生 通常意义上的生命科学是由包括生物学、生物进化、生态学和动物行为学以及人类学等学科内容组成的，属于西方建立的生命范畴概念。这些部分学科虽然都以生物学为基础，但却是独立产生的。既然是出于不同的关注点独立发展的，就可能存在问题、冲突和矛盾。其实，一个完整的生命科学体系还应当包括以中医学为代表的东方的生命科学范畴，只有这样才能成为一个完整的生命科学体系。把东、西方不同的生命科学范畴，融入到生命再现的统一体系中，就会看到去伪存真的过程和真正的生命科学内容范畴。

2.1 中、西方不同的生命观

中国古人的生命观认为，天、地、人合一，或者说地球上一切生物都是天地自然环境的演化而生成的。中国古人的生命观认为，生物与环境的物质、热、气体、水和信息（神）交换循环体系，是生命来自自然构成独立的生物结构的基础体系，并被描述成生命之气运行的"五行结构"。它决定生物的发育、运行和生命维系的形态、功能。中国古人认为，经络系统就是生物最基本的系统，它承担调节生物与环境的物质、热、气体、水和信息的交换。而生物体的五脏和六腑等器官，是生物实现自身与环境交换的角色器官和系统，包括神经系统在内的所有生物系统都是在这个交换体系中衍生的、实现生命活动不同效能的生物器官，是生命基础体系的外延组成部分。还认为，生物的恶欲、情志和意识以及人的思想和活动产生，都与这个生命基础体系密切相关。

西方的生命观认为，地球上的生物也是在自然环境中演化产生的。但是，西方生命概念关注生命的物质结构和功能结构。依照现代生物学观点，生物与环境做物质、能量、水、气体、信息的交换。把生物体划分为多个生物系统（例如皮肤系统、运动支撑系统、消化系统、呼吸系统、循环系统、排泄系统、生殖系统、神经系统、内分泌系统和免疫系统等）的组合体，其中的每一个生物系统承担生物个体的分类功能任务。在众多的生物系统中，通过组织和功能分析，西方学者认为内分泌系统和神经系统是生命（尤其动物）的主导系统，它控制和调节生物的发育和运行的形态与功能，并建立起以细胞学和生物化学为基础的生命科学体系。随着深入的研究，会不断提出超越功能分类系统的生命概念和问题，例如一些必须面对的问题：

(1) 细胞周期和细胞主体资源调度与控制。

(2) 强制发育模式和强制发育控制系统。

(3) 局部环境再生、修复和重组。

(4) 生物主体普遍存在的广义感受表达概念。

(5) 生物恶欲、情志和意识的产生。

西方生物学家为了解决这些问题，必须揭开中医学生物经络系统的科学秘密，现代生物学必须重新认识中医学，尤其是要认真研究经络学。

本节讨论的一些基本观点和概念是非常本质和重要的，它对我们理解本书的许多论述具有基础和引导性作用。

作者反复地研究和讨论中医、西医、生物学和生命科学基本的理论问题，我们在讨论中医理论科学如何发展时，越来越多的生命科学理论基础问题需要重新研究和讨论。这些生命科学和中医的基础理论问题的研究决定着中医理论和生命科学向什么方向发展和如何发展。

2.1.1 定义生命概念

许多科学家为生命进行定义，例如采用物理化学的物质结构定义，认为生命是由蛋白质等组成的结构体系。又例如由原细胞(protocell)形态结构定义，认为原细胞是由细胞膜半隔离的，是具有繁殖能力的结构体系。生物学还归纳或者抽象出新陈代谢、生长发育、繁殖遗传和感觉性、反应性、适应性等生命特点。但是，这样定义并没有定义生命的活性概念。用新陈代谢或物质代谢等概念来定义生命体，虽然在化学家看来抓住了生命过程的本质；然而从行为学、系统学和中医学角度看，生命是一个主体，是活性的，就整个生命过程而言，物质代谢知识描述了生命过程或生命系统运行的“被运行”或“被操作”的客体资源范畴，并没有描述生命主体“自行活动范畴”。从哲学讲，所有这些定义不过才描述了整个事情的一部分。由此，一个生命体的定义应当主要从生命主体自身来定义，而不是仅从主体运行的客体资源来定义，尽管这些资源是生命的必需物质。

于是有些科学家采用运行定义模式，认为生命是具有自复制、自组织、自行活动、自生产的开放系统。这个定义，补充了生命的活性概念。但是如此定义，我们还是认为不够精确，因为生命体最重要的概念是行为，包括物质与信息交换行为。我们认为，只有把生命概念与行为概念结合起来，才是清晰的定义和描述。

定义和描述主体概念是一个复杂的问题，其中主要有以下问题：

(1) 生物学或生命科学定义和描述的主体概念和结构与网络世界中定义和描述的虚拟主体概念和结构能够大致相同并具有基本一致的语义解释吗？

(2) 能够为物理世界的生命主体概念和结构与网络世界中主体概念和结构找到统一的数学描述方法吗？

有人会说，采用数学的方法来描述主体结构谈何容易？从生物学中定义的生命主体概念看起来是十分复杂的，似乎无从下手。然而，经过深入研究我们认为，主体结构概念是可以简明定义和描述的。但是，原有的生物学模型概念不适合从数学的角度来加以描述。

经过分析、归纳与抽象，我们归结从物质交换、信息交换、运动行为、增殖/分化行为(包括生命信息存储与记忆)、感受/表达和自行性的行为表达模式来说明生命主体概念。

主体概念是活性实体，具有自主运行、活动和主动行为的基本特性。主体概念从行为学角度称作行为的施主。在这里，给出主体的定义：

(1) **在生物世界中，主体(多细胞生物)是具有蛋白质、氨基酸、核苷酸、核酸等生命物质结构，具有物质交换与信息交换的自行生命感受表达行为和自行功能分类感受表达行为，并具有自我生长、繁殖和自组织能力的活性实体。**

(2) **在网络世界中,主体是具有存储空间概念的虚拟物质结构,具有存储空间意义的虚拟物质交换与信息交换的自行活性表达行为和自行功能分类表达行为,并可以具有自我生长、复制和自组织能力的活性实体。**

上述定义中,作者认为最重要的概念是生命表达行为和功能表达行为的“自行性”。自行行为、自生长、自复制、自组织和自管理是生命主体的关键概念。生命系统是一个具有上述特性的开放系统。

现代生物学的方法是建立在传统系统工程理论方法和实验室方法上的,甚至有时还带有工业特性。把生物个体、系统、器官、组织和细胞都当作“非生命”的客体来研究,这种方法和认识对于研究生物中功能分类系统和物质结构或许具有一时的优点。但是,生物体毕竟不是客体,而是主体,主体有自己的行为,有自己的感受和表达。可以说人把生物作为客体研究时,而生物体同样会对人这种行为采取相应的“对策”行为,通过自身感受和表达,产生与人的行为相互作用的行为,可能是协同行为,也可能是反抗行为。作为人类这个生物主体在感受与认识其他生物主体和自身问题时,如果依然用实验室结果、自然系统和人造机械系统、电子系统等非生命系统的方法去认识并应用在生物学的研究中,必然会带来生物学研究的严重扭曲、缺失和悖论。**提倡和建立生物学研究中的主体方法,是本书的鲜明特点。**

2.1.2　生命物质、行为与规则结构概念

我们现在可以讨论“**物质决定行为,还是行为需要物质**”这个哲学命题了,同时要弄清楚它们的区别是什么。

物质决定行为,这种认识当然有一定的道理,因为至少物质是行为的基础,没有物质条件,行为是不可能发生的。然而“物质决定行为”和“物质是行为的基础”是完全不同的命题。生物体的遗传与受精卵细胞核的遗传基因具有决定性关系。但是现代生物学告诉我们,遗传还与细胞质有关,与多细胞之间的关系有关,与细胞发育的母体环境有关,这些因素都对受精卵细胞发育成为个体具有诱导作用。我们很难从现代生物学,例如细胞生物学中看到遗传中的行为问题。这里面,有一个基本的认知问题,那就是物质决定行为。不同的行为,无论是本能行为,还是学能行为,都是物质结构的性质决定的。也就是说,没有其他因素可决定行为。所以我们必须提问,行为是如何被物质结构决定的?是否如同我们的软件产品一样,改变其功能必须改变软件的代码结构?我们还可以问,蜘蛛的行为是遗传的吗?如果它是遗传的,蜘蛛在无重力的太空中,依然通过学习、调整,最后织出完整的网,蜘蛛的生理物质结构并没有改变。如果物质决定行为是不完全正确的,物质是行为达到的必要条件,那么还有什么其他因素和机制作为充分条件。从数学角度看,假定一个生物体结构用数学形式表达,应当是一个三元组,即

$$S=\langle M_S, A_S, R_S\rangle$$

其中的 M_S 表示主体物质框架,A_S 表示主体行为集合,R_S 表示主体规则集合。

如果Q是主体S繁殖而来,并具备了S主体的全部信息。遗传行为函数公式可以是

$$Q=Q:\text{Inherit}(S)=\langle \text{M-Inherit}(M_S),\text{A-Inherit}(A_S),\text{R-Inherit}(R_S)\rangle$$
$$=\langle M_Q\ A_Q,\ R_Q\rangle$$

其中 Inherit 是生物个体的遗传函数(函子),M-Inherit 是生物体物质的遗传函数(函子),A-Inherit 是生物体行为的遗传函数(函子),R-Inherit 是生物体规则的遗传函数(函子)。

$$M_Q=\text{M-Inherit}(M_S)$$
$$A_Q=\text{A-Inherit}(A_S)$$
$$R_Q=\text{R-Inherit}(R_S)$$

如果主体 S 遗传,从公式中可看出,生物遗传应当是物质结构 M_S 的遗传、行为 A_S 的遗传和规则 R_S 的遗传共同组成的,而不仅仅是物质的遗传。于是我们可以得出结论,行为遗传在生物体细胞繁殖分裂过程中是与物质遗传同时产生的。

于是,影响我们对生物主体基本定义的概念产生了。主体与主体行为概念必须同时定义和相互定义,而不是先有物质后有行为,也不是先有行为,后有主体。因为,没有自行行为的任何实体都不是生物的主体,或者是不完整的生物主体概念。

行为需要物质,这个问题的提出是基于"在不改变生物体的物质结构条件时,生物体行为具有可改变性"存在的现实。它是一个新的命题。该问题是从行为学视角出发的。至少作者和他的学生在网络世界中实现了不改变程序代码的物质结构,就能改变一个代理(网络世界中一种主体)的行为的方法,并通过我们的理论的论证和所研发的产品证明了这个命题的正确性和普遍意义。另外,在研制与开发反计算机病毒和木马的产品中,提倡不进行代码的模式匹配(如同化学的化验检测和 DNA 匹配),而是从计算机病毒和木马的行为中获取信息。一个计算机病毒和木马只要有行为,就可以被发现。我们据此建立了行为发现、行为控制、行为监管、行为认证、行为对抗、行为取证等一整套的软件行为学方法体系。它大大简化了复杂系统的运营体系中存在动态可调整的难度,并实际大大提高了对信息化运营体系的服务、监管、认证、管理、控制、对抗、执法能力和可操作性。在生物世界中,我们需要"行为需要物质"这个概念,就如同生产需要市场一样。

通过改变软件代码结构来改变软件的功能和我们反复谈到的行为信息基的控制方式"不用改变主体的程序结构,便可以调整和改变主体的行为"有多大的本质差别呢?作者这里不作介绍,而就软件可以学习和进化这样一个问题多说几句。用改变软件代码改变功能方法不是一种可以学习与进化的模式,因为改变和调整软件功能,要调整软件的代码结构。在理论上就不存在着一种调整功能而自动改变程序代码的自动化方法(实际上,在理论上变成判定两个任意软件代码的语义等价问题。回答这个问题的答案是:不存在这样的算法),于是就得人工去调整和改变软件的代码结构。当然也就没有软件的学习和进化,而只有软件人员的修改程序。但是,利用软件主体的行为信息基的方法,不用改变软件代码结构,通过注入和改变行为记录信息的方法就可以改变和调整主体的行为。针对这种模型,从理论和实际两个方面讲都是可行的,

存在着自动化方法从当前行为模式到目标行为模式的算法。也就是说,这种方法是可以学习和进化的。

这种方法在软件研究中的成功,不仅带来软件工程的根本思想的改革,更重要的是让我们重新审视物质与行为的哲学关系。这种思考,也必然会带我们去考察生物世界中的问题,让我们重新去研究和考察熟悉的或不熟悉的生物学内容,并对真核细胞构成的生物世界在细胞结构和基本生命物质的一致性和保守性方面有新的理解。

2.1.3 生物主体的行为控制信息与DNA

生物主体的行为控制信息是否存在于尚未了解的DNA结构中?为此我们来看看基因研究的总体情况。我们知道,基因有非常复杂的结构,其中1%多的是蛋白质编码结构,其他绝大部分是非蛋白质编码结构。对于这些非蛋白质编码结构,通过大量的观察可以肯定,其中一些是核苷酸序列组成的,许多是重复的、可变化的。例如,有人说存在着卫星意义的DNA,存在着中介性质的DNA,还存在着一些特异性质的DNA。总之,现在了解的还很少,只知道其中存储着大量的信息。现代科学的观察,认识到基因是流动的、动态的、变化的结构。现代基因工程,一再向我们说明一个事实:基因是可操作的。例如基因可以被切断、拼接、转移、插入、重组、丢弃和修复等。由此产生了基因工程与技术,甚至人类开始用这样的技术建立起产业,创造新的基因植物、新的基因动物和人类需要的生物组织与器官。也就是说,从数学家或信息化科学的角度看,基因是一种结构类型,有自己的客体性质,如同世界上所有的客体物质一样,可以被操作。

作者认为,对基因的可塑造性或可操作性,要区别细胞主体自行行为的操作与在实验室环境下的人工操作和塑造。这种区别,对于认识细胞自行能力是非常重要的。

将在后面章节中详细来阐述细胞、细胞组织、生物器官和生物系统"行为信息基"(AIB或BIB)的生物体的控制模式。作者认为,这种行为控制机制就在DNA(或RNA)中。

2.1.4 生物主体行为的主动性和目标性

行为的主动性是主体行为的自行的基本特征。为什么会有主动性,其原因是生物主体行为的目标性。

也许一些生物学家或读者会认为,如果目标性是一种意识的表现,怎么理解小小的细胞会有意识?如果坚持生物的意识概念,必然陷入到唯心和唯物的哲学,甚至宗教的争论之中。但是,认识事物本质要从基本的哲学和数学概念出发,而且遵循基本的科学认识和规律。什么是基本的认识呢?就是从基本科学事实和逻辑出发,可以给出一个假设,这个假设命题被认为是正确的。作为个体的人是有意识的,有目标性——这是一个真命题;另外一个基本事实是,人类是由数万亿规模的"没有意识和目标性"的细胞组成,或者说是由意识和目标性绝对为"0"(数值化)的细胞组成的主体结构。从数学的基本概念和基本事实出发，如果把这些绝对为“0”的细胞组织起来，达到数万亿规模，难道它们最终的组合体的意识和目标性可以成为一个非“0”的相当数值？实际上有限数量规模的“0”，加起来还是为“0”。

数学分析概念告诉我们，一个细胞的目标性哪怕再小也不是“0”，甚至可以认为是无限的小数，例如 ε。那么一个巨大规模数量的 ε 小数加起来(这里没有考虑关联关系)，也是一个有限的可以观察和认识的有限数值。随着这种规模的增加和关联的紧密，这种目标性数值在增加。作者归纳的细胞的五类基本行为：**物质交换、信息交换、运动、繁殖和感受表达**已经向我们表达了，生物世界中，无论走向多高的级别，主体行为是一致性的。另外，细胞具有识别物质和信息以及浓度差别的能力，本身就为生物主体行为具有目标性奠定了重要的基础(识别性、选择性是目标性的技术基础)。细胞行为的目标性其最基本目标概念表现在以下两个方面：

(1) 生物个体的物质交换的目标，即获得营养物质、氧气、水分和能量(环境温度)。这个目标是生命个体生存的第 1 目标。生物个体有趋向好的物质交换环境的方向能力。

(2) 生物个体的繁殖目标，也是生物个体生存的第 2 目标或者最后的目标。

这是最基本的目标，是产生鞭毛真核细胞的基本条件。没有这些目标，就没有动物整个概念。它的正确性，已经如同数学公理和 1+1 为什么等于 2 一样，是生物科学体系中最原始的直觉正确的概念。不需要任何辩论。生物个体运动(移动、迁移)以及信息交换和功能特化表达，都是实现上述目标的条件和手段。

细胞具有实现“条件满足或不满足”、“顺或逆物质浓度梯度”以及“差别比较的选择”不同行为的决定能力，否则我们该如何理解外胚层细胞增殖和迁移、进入内胚层并产生中胚层，如何解释胚胎发育中经常存在的细胞迁移现象。如果我们能理解细胞行为的目标性，对于多细胞动物行为产生目标性，甚至在高等动物中产生意识，就不是无中生有，而是有原始基础的。

2.1.5 生物主体行为的选择性和非随机性

本节标题寓意的问题是争论最长久的问题，也许还要永远地进行下去。谈到生物进化同样存在着基本的差别，例如生物进化是随机性选择、适者生存，还是有目标、有条件的选择。同样有人认为选择是一种高级主体行为概念，似乎只有人有资格进行选择。没有选择资格的非人类生物，虽然是主体，也只能是随机性适者生存。

人们喜欢谈论不确定性，有两种不确定性(或未确定性)，一种是建立在随机性理论基础上的不确定性；另一种是建立在多种选择而产生的不确定性。这两种不确定性是有本质区别的。也许有的人会说，生物主体的行为的主动性和目标性是有范围的。也就是说，选择是有条件的。在生物主体行为的范围内，这种选择依据条件和差别可以选择。但是在一个更大的环境内，这种选择的不确定性同样可以认为是随机不确定性，因为在大范围内所有可以选择的因素可以被忽略。例如，人是有绝对的选择性的生物主体，但是把人类放在一个更大宇宙环境内，这些选择的能力会变得非常微不足道，至少在相当长的一段时间内是这样的。

人类研究生物世界，实际是在地球上研究我们自身，从这个意义上讲，生物体的选择能力是不能被忽略的。在许多情况下，这些选择因素还是非常主要的。在研究生物体和细胞的生存环境中，甚至在研究生物体的胚胎发育范围内和微环境中，居然也有人要借助“热力学”或“随机数”这样的工具，显然他们大大小看了生物主体的行为和活动因素。在这样的小尺寸环境中，研究动力模型、化学过程、生物活动是不能忽略主体因素的，也绝对不能把生物体内的模型与体外的模型等同起来，因为体外模型只能作为借鉴模型和参考模型。

如果从生物物理与生物化学的角度观察问题，我们把生物世界中新陈代谢的基础问题划分为多个层次，从这多个层次中，看出生物行为不再遵循随机性，而遵循选择性。

从作者角度看，生物化学对于生物学的重要性如同计算机中的机器语言和程序设计语言一样是基础性的学科。我们同时还观察到，生物体的化学过程主要区别细胞内化学和细胞外化学。这样区分的原因是细胞内化学，最大限度地减少了化学过程的随机性或随机特点的不确定性，而具有很大程度的确定性和目标性。这种目标性表现在一种选择性特点的不确定。如果读者了解细胞生物学就会发现，各种细胞器参与化学过程，对减少细胞内化学过程的随机性有重要意义。对于细胞外，例如血管中化学，由于红细胞等主体参与，也大大改善或减少了随机性。对于消化管道中化学，存在着大量的微生物和细菌参与，保留着相当大的随机性特点（有些像管道化学）。正因为如此，讨论生物化学主要在细胞内，因为这些化学活动是细胞内在的。而讨论细胞的外在活动，我们将使用一些更方便的语言范畴，即生物行为学语言，会更加有效和便利。而且能够用数学方法描述，适合在计算机和网络世界中使用。如果有一天，数学家能够为化学建立数学描述方法，作者认为，最先实现的是细胞内化学过程的数学表达和描述。因为数学家也害怕随机性。人类对化学和生物学进行数学描述的困难总会解决的。至少我们开始了对生物行为数学方法的表达和描述。

把细胞作为生物体的主体单元，讨论细胞的组织、器官、系统和个体，除细胞基因因素外，主要应当考虑主体行为的相互作用，主体行为以及行为相互作用是上述不同层次主体基本动力。

2.1.6　多细胞生物主体的自组织性

DNA基因内部有相互作用、相互控制的结构。谈到控制，又会有人站出来说，谁控制？是上帝的控制吗？是超越生物自身的控制吗？似乎这种控制对于主宰地球的人来说，只有人类才有资格谈控制。一切生物社会中的现象都是自组织的。昆虫类组织社会，都是自组织的和自控制的。当然也存在昆虫之间的相互作用、相互控制。这种组织和控制没有超越它们的组成范畴。高等动物的社会形式，是自组织和自控制的。动物个体中的组织、器官和系统也是自组织的，是相互操作和相互控制的，但都在这个细胞组织的范畴内。人类社会中,有总统、主席,有部长、省长、市长和百姓,有将军、军官和士兵等,有各种组织功能专门化范畴,但是所有的层次结构上都是人,而不是超人。必须特别说明的是,这种相互作用和控制是自组织的、自管理的、自控制的,没有超越生物体自身和组织之外的控制者和控制概念。

谈到这里,可以举一个信息化的例子。读者也许知道,每一台计算机中都有访问控制的机制,它是一台计算机的安全核心。但是在一个网络中,假如有100台这样的计算机,每一台计算机都可以控制自身的访问行为,而不能控制其他计算机,也就是说网络中相互访问是没有网络范围内的控制的。如果要解决网络范围内访问控制,必须在网络范围内配置一个专司网络范围的访问控制计算机。所有跨网络结点(计算机)的访问,都必须通过它来协调和控制。这个道理,如同生物体需要中枢神经系统的器官神经节来负责某个范围内行为控制和协调一样,而不能仅仅依赖每一个细胞自身的行为控制能力。显然,中枢神经系统的细胞也是一个生物细胞,并且组织起来构成一个能力更强的系统来负责部分和整体的行为协调。

在生物世界中,需要找到这种自组织、自控制和相互作用、相互控制的结构和行为表达。细胞行为控制是其"行为信息基(AIB)"被认定在细胞DNA中。因为,我们在网络世界中,完全成功地模拟了这种行为控制机制,而且与传统的软件工程中控制概念有根本的区别。

2.2　生命再现必备的生物学知识

有非常著名的生物学家说,生命体的共同语言是生物化学。可见生物化学在生物学中的重要地位。在没有学习生物化学之前,作者是不敢对"生命体的共同语言是生物化学"这个命题说什么的。但是,读者可以采用同样的思维方法,论述一下信息领域共同的或基础的语言。也许所有了解一些这方面知识的人,一定会认为"程序设计语言,例如C语言"是一切软件的语言,甚至是整个信息和网络世界的语言。几乎所有的硬件和软件都需要这种共同的程序设计语言来设计和开发。硬件和软件的代码结构都是用这种语言描述的。但是,自从有了操作系统和网络世界中的主体(进程、代理等)和客体(文件、设备和资源等)概念后,在网络世界和信息化领域的许多现象已经用程序设计语言不能描述了。如果在网络世界中只会使用程序设计语言,我们就不能研究、解释、分析、讨论更高层次的问题。例如本书,描述一个主体,采用行为学的语言,用行为来描述网络世界中的主体的一切活动和主体与主体、主体与客体的关系。同样的道理,作者认为,在研究生物世界中所有问题时,仅用生物化学的语言同样不能描述生物世界中的许多高层次的问题和现象,也应当存在着物理学的语言,还有行为学的语言和系统学的语言,而不仅仅有化学语言。如果无论讨论什么层次的问题,我们都用化学语言,就如同盖房子,需要讨论所有材料的基本粒子、原子、分子结构的语言,这个房子是盖不起来的,尽管它们确实是原子和分子构成的。在信息和网络世界领域,如果仅用程序设计语言,我们就不能研究信息化的系统和信息化的体系结构，也不能研究信息化中出现的服务性、互操作性和安全性等重要的问题。同样的道理，如果生物学仅有化学语言，没有主体（细胞、组织、器官、系统、个体等）行为学语言和系统学的语言，那么生物学就会停留在分子级别上，同样研究不了生物学和生命科学中比分子和化学更宏观的一些问题。如果我们抱着这个命题不放，只会阻碍生物学和生命科学的发展，尽管生物化学为生命科学和生物学建立了丰功伟绩。

2.2.1 生命的物质基础是生物物质代谢

本节讨论的物质代谢内容，对于网络世界再现生命是必须重复并再论述的。显然这一节不是为生物学和生物化学工作者写的，而是必须给从事生命再现的软件工程师写的。告诉从事数学和信息系统工作者，如何看生物化学的书，并最后达到不再害怕阅读生物化学书籍的目的。一个习惯数学逻辑和系统概念的软件工程师，去了解生物化学的规则和方法是非常不容易的，作者在阅读生物化学书时就走了弯路。我们认为需要给出数学家和系统学家视角的生物化学的再论述。

讨论生物体的物质交换，必须同时讨论植物和动物，有时还必须讨论微生物。例如，我们讨论人体的物质交换离不开食物，而食物中必然有许多是植物。而在物质交换中，尤其在消化系统一些物质的代谢过程中，离不开微生物的帮助。有些物质的分解，要依赖某些特殊的微生物和细菌分泌的特殊的酶。这里我们主要讨论人体的生物物质代谢。

1. 物质能量交换的生物化学过程和模式

人体的物质元素有O（氧，65%组成比例）、C（碳，18.5%组成比例）、H（氢，9.5%组成比例）、N（氮，3.3%组成比例）、Ca（钙，1.5%组成比例）、P（磷，1.0%组成比例）、K（钾，0.4%组成比例）、S（硫，0.3%组成比例）、Na（钠，0.2%组成比例）、Cl（氯，0.2%组成比例）、Mg（镁，0.1%组成比例）和一些比例稀少的元素，例如Fe（铁）、Zn（锌）、Cu（铜）、Si（硅）、F（氟）、B（硼）、Co（钴）、Cr（铬）、I（碘）、Se（硒）等元素。但是人体的生命物质形态，却不能依照化学元素来讨论。物质交换主要涉及消化系统、循环系统、呼吸系统、排泄系统和皮肤系统等，在细胞、组织、器官、系统各级别上的物质发生和交换过程。这些物质包括糖、蛋白质、脂肪、核酸、尿酸、氧气、二氧化碳和废气和热能。虽然在生物化学中都有详细的描述，为了便于本书讨论的主题，在这里我们还是再介绍蛋白质、脂肪、核酸代谢过程和机制。此外，还简单介绍尿酸、氧气、二氧化碳和废气以及能量的代谢过程的交换过程。

1）现代生物化学的人体的糖代谢过程依然存在缺失，需要新的研究

人体的糖代谢过程可以简单用图2.1来描述。

食物糖，例如淀粉，进入消化管道中，在各种糖的消化酶（例如α-淀粉酶）的作用下水解成单糖（葡萄糖）。在小肠中被吸收，进入小肠静脉中，再由小肠静脉进入到肝门静脉

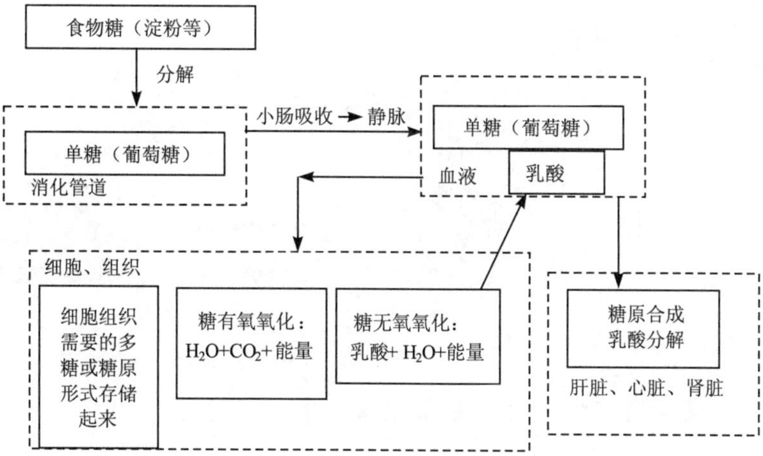

图 2.1 糖代谢过程

中，并进入血液循环管道供给全身细胞使用。在细胞、组织（主要在肌肉和脑组织）中，被细胞吸收的葡萄糖可以在细胞内参与细胞物质的构造，生成需要的各种多糖结构。细胞需要能量，在细胞内实行氧化，这种氧化过程在三羧酸循环（TCA）机制中进行。糖氧化可以划分为有氧氧化和无氧氧化。一个葡萄糖分子糖有氧氧化产生 H_2O、CO_2 和 30 个 ATP 能量。一个葡萄糖分子糖无氧氧化产生 2 个乳酸、2 个 H_2O 和 2 个 ATP 能量，其过程在细胞质液内，而不在线粒体内。可以看出，糖无氧氧化比有氧氧化产生的能量要少得多。细胞和组织产生的乳酸通过血液回到肝脏、心脏和肾脏中，被进一步分解产生水与二氧化碳。可以看到，在生物进化中，存在的无氧代谢和有氧代谢历程，在人体代谢过程中都保留下来了。如果人体中产生过多的乳酸积累，会使人感到疲劳，影响到人体的健康。但是，乳酸可以在肝中生成葡萄糖，构成乳酸-葡萄糖循环，所生成的葡萄糖继续供给能量。糖代谢发生问题或异常被认为是糖尿病的主要原因。

血液中多余的葡萄糖，大部分以脂肪的形式存储起来，但是其中一部分在肝脏和肌肉组织细胞内被合成糖原存储起来。糖原与葡萄糖之间的合成或分解关系可以如图 2.2 描述。在细胞质中，一个葡萄糖在 ATP 能量的推动下产生 6 磷酸葡萄糖（葡萄糖-6-磷酸），再在葡萄糖激酶的参与下产生 1 磷酸葡萄糖（葡萄糖-1-磷酸）。这是合成糖原的准备工作。1 磷酸葡萄糖在糖原合酶和其他酶作用下合成糖原。合成后糖原储存在细胞质中。这个糖原的合成过程是首先通过胰高血糖素作用和 cAMP 信使作用下启动的。糖原分解是在胰岛素刺激下，cAMP 水平降低，糖原合酶抑制，糖原磷酸化酶活性提高，糖原被分解成 1 磷酸葡萄糖，并在相应酶的作用下产生 6 磷酸葡萄糖，并最后产生葡萄糖。

在人体内多余的葡萄糖，可以以葡萄糖的聚集形成的糖原存储起来。多余的糖还可以转化为脂肪，以脂肪形式存储在脂肪细胞组织中。在人体中糖可以转化成脂肪，而脂肪几乎不能转化成糖，人体的脂肪物质只能作为能量形式消耗，通常不能转化为蛋白质和糖。人体最重要的以消耗葡萄糖为能量的器官是脑、肌肉、心脏等。

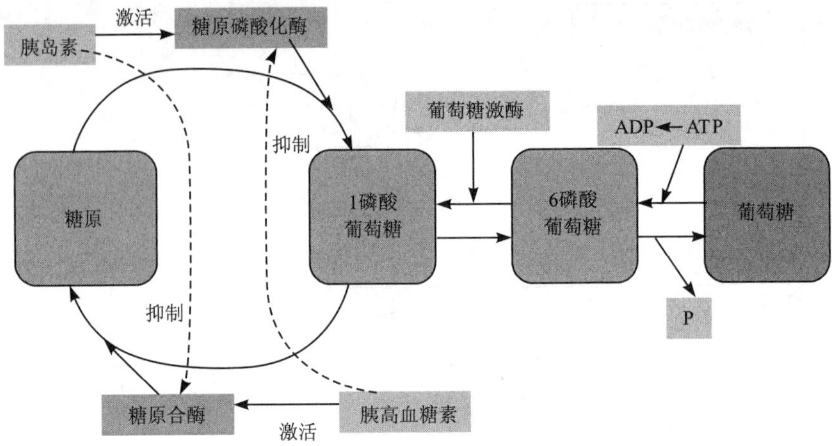

图 2.2　糖原合成与分解示意图

需要注意的第一点是，糖不仅作为能量被使用，糖中的多糖和寡糖(聚糖)与蛋白质结合成为糖蛋白或蛋白聚糖等大分子复合体结构。这些多糖和寡糖(聚糖)以及糖蛋白或蛋白聚糖对人体所有细胞膜的结构都是必需的物质，并具有识别能力。也就是说，多糖和寡糖(聚糖)以及糖蛋白或蛋白聚糖作为细胞物质，增强了细胞活力和能力。

糖在物质平衡中是最基础的。糖可以帮助蛋白质，而蛋白质可以帮助脂肪和核酸。治疗糖尿病不仅是把注意力放在葡萄糖与糖原的转换关系上，还要在葡萄糖产生其他糖上做文章。

需要注意的第二点是，特别要明白一个生理现象，即糖多了会引发人体多排尿和缺水。例如糖尿病人有三消：消食、消水、消尿，被称为消渴病。依照本书的观点，糖克水。而肺脏是产生和调节人体水的主要器官(肺属金，金生水)，产生水，才能被肾脏的泌尿系统排泄出去。

需要注意的第三点是，如果糖在消化系统中已经全部被分解成单糖或葡萄糖，那么人体需要的多糖和寡糖(聚糖)就只能由人自身合成。这显然与中医药物学的观点和事实相违背。应当说植物药物主要以各种多糖和寡糖(聚糖)形式介入治疗，但是植物药物中多糖和寡糖成分比例不高，如果采取一种中医药物的制作方法，通过多次的提炼(而不是分离提取方法)可以得到接近80%的成分浓度。这种纯度的多糖和寡糖(聚糖)具有治疗的作用，会产生显著的医疗效果。这种多糖实际上是一种植物杂多糖。通过吃药方式得到的多糖和寡糖，在消化系统的消化过程中被分解成基本的单糖形式了吗？如果通过小肠吸收的糖物质都是这种单糖形态，而且是要付出能量的吸收过程，那么植物特性的多糖和寡糖就被分解了，除非被分解成特异性的单糖(不是葡萄糖)，植物药物所具有的特异性多糖和寡糖，就不存在了。从这个分析中看出，人体需要的多糖和寡糖没有都转化成葡萄糖，而直接被人体吸收，通过血液循环系统进入到病灶处。上述讨论和论述，向我们表明了，人体的糖代谢框架，可能是一种渠道(也许是主渠道)，还应当存在另外的渠道(可能是另类渠道)。这说明，生物化学中被认为非常成熟的糖代谢理论框架依然存在着缺失，需要有新的研究。

人体生命物质中,糖物质似乎是没有物种和生物体标识特性的,不具有排异特性。各种糖类物质既可以从食物中直接吸取和利用,也可以把基本的单糖通过自身合成后被利用。

2) 现代生物化学的人体脂肪代谢过程依然存在缺失,需要有新的研究

在自然界中,脂肪酸分饱和脂肪酸和不饱和脂肪酸(有单、偶之分)。哺乳动物只能在体内合成饱和脂肪酸和单不饱和脂肪酸,哺乳动物所必需的不饱和脂肪酸(例如亚油酸、亚麻酸)只能从植物中吸取。人体脂肪代谢过程可以简单用图 2.3 来描述。人体吃进的食物脂肪,通过胆汁和胰液中酶的作用,首先形成 CM 形式的脂肪颗粒(也称乳糜微粒),进一步分解成甘油和脂肪酸。甘油和脂肪酸在小肠中被吸收,其中水溶性的部分脂肪通过静脉,进入肝脏,并被合成甘油三酯和脂蛋白(VLDL)。肝脏可以利用葡萄糖和食物中与脂肪组织动员出来的脂肪酸合成甘油三酯。脂溶性部分(CM 脂肪颗粒)被小肠的淋巴系统吸收,沿淋巴管道进入上静脉,通过心脏和动脉进入人体组织和器官,由细胞合成甘油三酯和脂类物质。其中,有一部分通过腹腔动脉,尤其是脾脏血管系统,进入肝脏做进一步的处理,形成各种形式的脂蛋白(超低密度脂蛋白 VLDL、低密度脂蛋白 LDL、高密度脂蛋白 HDL)。因为甘油三酯不溶于水,不能被细胞很好地吸收,与其他脂类如胆固醇、磷脂等被载脂蛋白组合,形成脂蛋白,有 CM、VLDL、LDL、HDL 等结构形态,溶于血液中。甘油进一步分解,可以转化成能量。脂肪酸在(肝脏)细胞线粒体中氧化,产生酮体,在肌肉和脑组织中被进一步氧化。脂肪酸的合成是在细胞质(胞液)中进行的,参见图 2.3。需要说明的是,**脂肪酸的分解依赖于糖的正常代谢,糖代谢不好,影响脂肪酸代谢,产生"高酮血症"。**

乳糜微粒 CM,主要是外源性甘油三酯和胆固醇。VLDL 极低密度脂蛋白主要输送内源性甘油三酯。低密度脂蛋白 LDL 是由 VLDL 转变而来,主要输送内源性胆固醇。LDL 主要是为人体内使用的脂肪物质。高密度脂蛋白 HDL 是主送 LDL,通常作为逆向输送脂蛋白,主要从肝外组织输送胆固醇和 LDL 回肝脏。人体内 CM、VLDL、LDL 和 HDL 应当是平衡的,参见图 2.4。

如果 LDL 过多,就会留在血液中,而 HDL 功能主要是把血液中多余的 LDL 作为载体输送回肝脏,进行分解成为可以排泄的物质。如果这个 LDL 与 HDL 不平衡就产生高血脂现象。从生物化学关于心血管生物化学的描述中,对于血管粥样斑块的形成过程可以大致归纳如下:

(1) 血管壁内皮细胞活化分泌适合单核白细胞黏附分子和蛋白。

(2) 迁移性单核白细胞,进入内皮下细胞基质,变成巨噬细胞。

(3) 巨噬细胞分泌超氧阴离子,使 LDL 氧化。

(4) 氧化 LDL 被巨噬细胞吞噬。吞噬大量的氧化 LDL 后巨噬细胞成为泡沫细胞。

(5) 泡沫细胞由于氧化 LDL 毒性而坏死。坏死泡沫细胞释放溶酶体,血管壁内皮细胞形成粥样斑块。

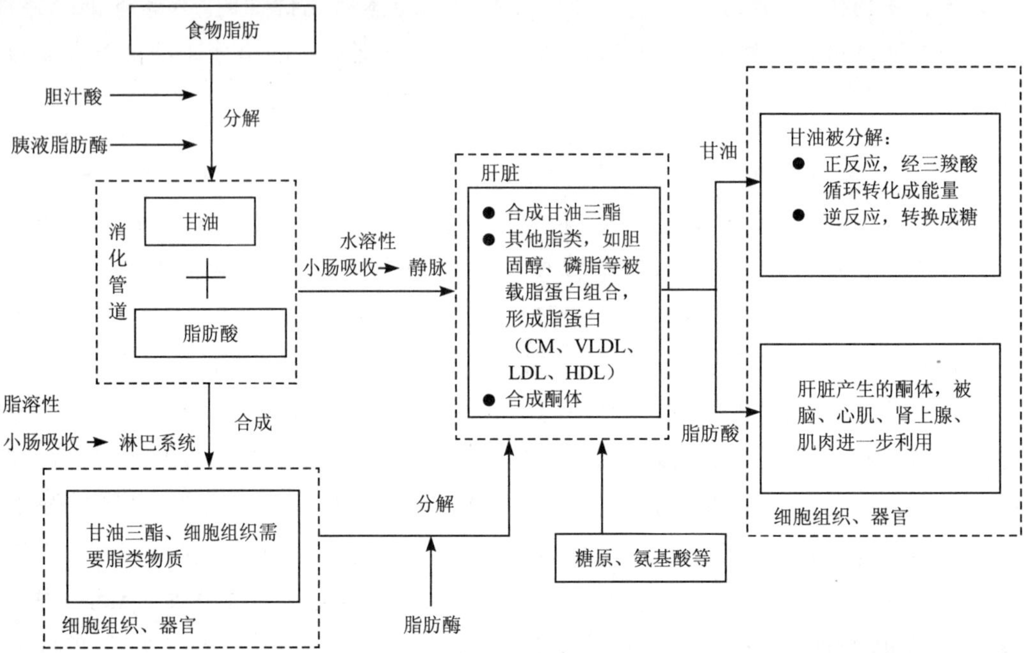

图 2.3 脂肪代谢过程

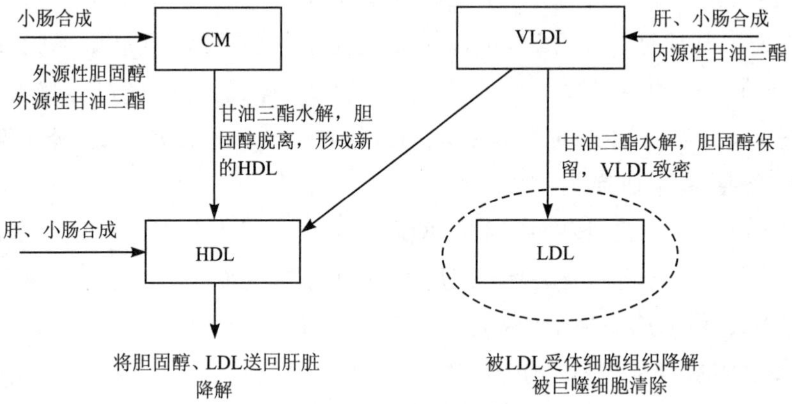

图 2.4 人体内脂蛋白转化关系

(6) 平滑肌增殖生成大量结缔组织，使斑块纤维化，成为纤维斑块。

显然，上述过程的条件是管壁内皮细胞组织完整性受到破坏。

人体糖代谢正常，在食入过量的糖不能完全消耗时，糖将转化成脂肪，存储在脂肪组织内。在人体饥饿和糖代谢异常时，可以通过动员脂肪，把脂肪作为能量的供给物质。人体的脂肪，通常很难转化成糖和蛋白质，而主要作为能量储备。脂肪细胞内是以脂肪颗粒 CM 形成"脂周蛋白"形式存在的。所谓动员脂肪是在饥饿、禁食和交感神经兴奋等状态下，人体通过增加分泌所谓的降解脂肪激素(肾上腺素、去甲肾上腺素和胰高血糖素)，脂肪细胞受体感受到激素信息，通过自身的"激素敏感脂肪酶"活化和激素作用下的脂周蛋白磷酸化结合，将脂肪颗粒 CM 降解，产生甘油和脂肪酸。甘油和脂肪酸进入血液，通过运送蛋白，输送到全身的肌肉组织，作为能量使用。与降解脂肪激素对应的是抗降解脂肪激素，主要有胰岛素和前列腺素 E2 等。

需要特别说明的第一点是，从人体解剖学的结构看出，在输送小肠的吸收物质时，已经看出脂肪类的物质与水溶性物质走的路径是不同的。大部分的小肠吸收脂肪类物质(CM)吸收进入淋巴管道系统，并通过许多淋巴结，在颈部进入静脉，直接到心脏，再通过血液循环进入全身组织和器官。但是被心脏代谢的主要物质是乳酸、酮体、葡萄糖、VLDL，产生的代谢物质是 H_2O、CO_2。也就是说从淋巴管道进入心脏的脂肪物质，还不能被心脏代谢，等脂肪物质进入肝脏被加工成脂蛋白后，其中的 VLDL 才能被心脏代谢，血管中的脂肪物质将主要被脂肪组织的细胞吸收和储存。脂肪代谢产生异常，被认为是高血脂、高胆固醇的主要原因。另外，在肠中消化脂肪，主要是通过胆汁，胆汁在肠中形成胆盐，胆盐又可以被小肠吸收进入肝脏，胆盐在肝脏又被形成胆汁，再次进入小肠。这个过程称作“肝肠循环”。

需要特别说明的第二点是，人体储存的脂肪物质，依照现代生物学概念，似乎主要通过运动把它消耗掉。从中医学的医学实践中或从本书观点角度看，人体储存的脂肪不仅是一种能量的储存形式，还是脾胃产生的湿，而这个湿并不直接表现成水，而是一种“潜在的水”。脂肪是可以不通过运动就能转换成水、无机盐被消耗掉。但是，还可以使用针对肺脏的一种多聚糖的物质为肺脏补气，通过肺脏被强化的调节水的能力(肺属金，金生水)，把脂肪消耗掉。这种概念，就是糖克水，糖多了不仅产生脂肪，同时还产生消水、消尿现象。由此可见，中医学的这些观点将为人体的整个脂肪代谢理论的研究提供了新的动力！

人体生命物质中，脂肪物质是没有物种和生物体标识特性的，不具有排异特性。脂类物质既可以从食物中直接吸取和利用，也可以把基本的脂肪小分子结构通过自身合成后被利用。

3) 现代生物化学对人体蛋白质代谢过程研究比较深入，要特别关注基因蛋白质组研究

哺乳动物在体内只能合成部分氨基酸。对于人体来说，氨基酸划分为“必需氨基酸”和“非必需氨基酸”。非必需氨基酸有 11 种，是人体内能够合成的氨基酸。必需氨基酸有 9 种，是必须从食物中获得的氨基酸。人体蛋白质是在细胞内通过 DNA、RNA 合成的。

由于蛋白质对于生命的重要性，蛋白质代谢是生物体代谢的最为关注的内容。蛋白质代谢过程可以简单用图 2.5 来描述。人体的蛋白质有从食物中获得和体内合成蛋白质两种形式。食物中包含不同含量的蛋白质。食物蛋白质被消化系统的各种蛋白酶作用，复杂结构的蛋白质，首先被分解成它的组成单元氨基酸或小肽、寡肽结构小分子的蛋白质。氨基酸在小肠中被吸收，一些寡肽结构小分子的蛋白质或较大结构蛋白质，在小肠中被细菌继续消化，产生含氨转运物质，例如氨气等。被吸收的氨基酸，进入血液，被

组织与器官细胞吸收。在细胞内再次合成蛋白质,供细胞和组成细胞组织使用。一部分氨基酸被细胞吸收,参与细胞内的三羧酸循环,并转化成葡萄糖,作为能量使用。由于体内的蛋白质需要不断更新(例如每日更新2%),自然在体内不断出现蛋白质分解与合成(氨基酸↔蛋白质),其中70%~80%的氨基酸被重新利用,而剩余的20%~30%被降解,产生能量或其他氮化合物(如嘌呤、嘧啶)和氨转运物质(NH_3等)。氨转运物质在肝脏被进一步处理,产生尿素(尿素循环)。嘌呤物质在肝脏被处理成尿酸。蛋白质在细胞内是由溶酶体消化分解的,而氨基酸是在线粒体被降解的,参见图2.5。

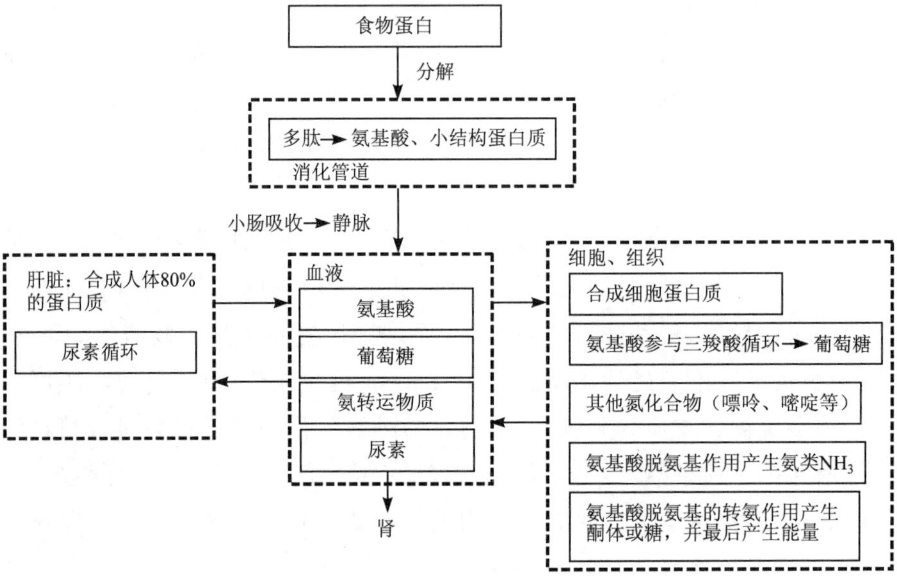

图2.5　蛋白质代谢过程

人体内存在外源性和内源性氨基酸,这两种氨基酸混合在一起,构成一体的氨基酸代谢库。食草动物能量来源主要靠糖氧化产生能量,只有很少的部分依靠蛋白质氧化产生能量。而食肉动物其能量的90%来源于蛋白质氧化。蛋白质在人体内不能像糖(糖原)或脂肪那样储存,没有蛋白质的储存物质形式。蛋白质是构成细胞组织、产生核酸最重要的生命物质,也是各种酶和信号分子的物质存在的本质。蛋白质在人体需要不断更新,有生存周期。

需要说明的是,蛋白质合成是在细胞质中的核糖体依照mRNA指令,将氨基酸合成的肽结构。各种需要的蛋白质结构,又在内质网中被修整和合成,并通过膜泡输送到需要的地方。而mRNA是由DNA转录产生的,核糖体也是在细胞核内产生的。这就决定了人体需要的蛋白质不是简单从食物中拿来的,而是通过消化系统把食物的蛋白质分解成各种氨基酸,依据人体需要的结构方式合成蛋白质。蛋白质合成与人体遗传信息有着密切的关系,是人体遗传信息的蛋白质的表达。合成的蛋白质同时也是对DNA与RNA之间的转录和反转录实行反馈控制的物质。

蛋白质在人体中具有排异特性,具有物种、生物个体的标识特性。人体需要的蛋白质对于自身来说是非常纯洁的。但是人体需要的氨基酸没有物种、生物个体的标识特性。动物的氨基酸都在20种范围之内,可以从食物中直接获取,从理论上讲不需要自己合成。总之,基因蛋白组的工作依然是需要关注的。

4) 现代生物化学的人体核酸代谢过程研究已经深入,但是必须关注DNA中的非蛋白质表达的基因序列,尤其是在DNA中寻找行为信息基控制信息

核酸代谢过程可以简单用图2.6来描述。

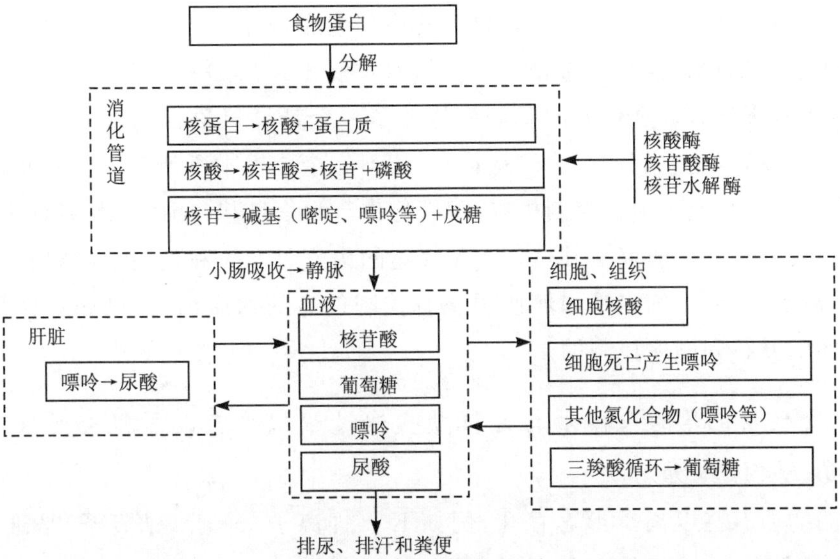

图2.6 核酸代谢过程

核酸在生物体内主要以核蛋白形式存在。在消化管道中被胃、胰、小肠分泌的消化酶作用,核蛋白在酸性条件下,分解为核酸+蛋白质。进入小肠,继续在胰、小肠分泌的核酸酶消化酶作用下,核酸水解为核苷酸。在小肠中,在核苷酸酶的参与下,核苷酸分解为核苷+磷酸。其中磷酸被再利用。在核苷水解酶参与下,核苷分解成核糖(戊糖)+碱基(嘧啶、嘌呤等)。核苷酸酶与其所有水解物大部分是可以被细胞吸收的。戊糖参与糖代谢过程,产生水和二氧化碳,碱基物质是嘌呤等物质。

嘌呤碱分解代谢产生尿酸被排出体外。在肝脏内嘌呤形成尿酸,成人每天形成600毫克尿酸,就是说也应当排泄如此数量的尿酸。尿酸通过肾脏随尿液排出,或随排汗和粪便排出体外。尿酸在血液中含量为7毫克/分升,超过这个数量,会结晶在身体某些组织内,尤其在那些体温较低部分,产生尿酸结晶,引起痛风。

从蛋白质和核酸的代谢过程我们发现,在人体排泄废物中,不仅是尿素,同时还有尿酸和氨气。在人类进化长河中,经历过鱼类排泄氨气、卵生动物排泄尿酸和胎生动物排泄尿素,这些在人体代谢过程中都不同程度地被保留下来。蛋白质、核酸、嘌呤代谢发生异常被认为是血液中尿酸含量过高和引起痛风的主要原因。

需要说的是,核酸合成是在细胞核内DNA复制和RNA的转录中完成的。人体食物中的核酸物质是不能直接利用的,必须被分解为核苷酸,才可以被利用,细胞核利用这些核苷酸,依据DNA对自身进行复制,并转录生成RNA。核苷酸合成分“从头合成”和

“补救合成(重新利用合成)”。磷酸、戊糖、碱基可以被再利用合成核苷酸。嘌呤核苷酸“从头合成”在小肠黏膜和胸腺中进行，而“补救合成”在脑、骨髓等器官中进行。嘧啶核苷酸“从头合成”在肝内进行。

作者当然关心DNA中存储和表达的行为控制信息，即本书定义的行为信息基(AIB)。在DNA中分割外显子的DNA片段序列(核苷酸序列)内涵子。这个内涵子与外显子共同构成了真核生物基因已知结构。作者特别关心内涵子的功能是什么。同时还关心占DNA序列75%的那些重复出现的序列到底是什么，因为这些空间的重复序列给作者产生了周期行为控制的印象。关注这些重复出现的DNA序列，其中到底是什么含义，还需要认真研究。这就如同我们搞清楚了一个计算机语言的形态结构，只知道它们反复重复出现，但是它们的“语义”是什么，还不完全或根本不清楚。作者坚信，在细胞DNA结构存在着细胞行为的控制机制，我们称作行为信息基(AIB)。作者认为至少存在着两种情况需要进一步研究。其一，DNA表达的语言(RNA和蛋白质)结构的“语义”是什么，需要清楚。其二，细胞是如何使用载有控制信息的物质结构，例如各种蛋白质，实现细胞活动的并行和顺序控制的。

5) 现代生物化学的人体水与无机盐代谢过程似乎存在着很大的未了解的范围，需要进一步认真研究

人体的物质有些以离子形态存在，例如K^+(钾离子)、Na^+(钠离子)是维系细胞内PH和神经细胞静息电位的离子，但不参与生命体的物质组成。Ca^{2+}(钙离子)细胞信号传导离子，也是组成生命体的重要离子。Mg^{2+}(镁离子)参与植物叶绿素合成、骨骼形成和酶的激活。HPO_4^{-3}(磷酸根离子)是生命体重要成分，参与磷脂、核酸和ATP组成以及磷酸化。Fe^{2+}(铁离子)、Fe^{3+}参与血红素和肌红蛋白组成。Zn^{2+}(锌离子)是多种蛋白酶组成离子。Cu^{2+}(铜离子)是多种蛋白质和酶组成的离子。Si(硅离子)是骨骼和软骨形成的离子。F^-(氟离子)是骨骼和牙齿形成的离子。Co^{2+}(钴离子)、Co^{3+}是维生素和红细胞形成离子。Cr^{4+}(铬离子)是与胰岛素和葡萄糖利用有关的离子。I^-(碘离子)是与甲状腺和细胞线粒体活动有关的离子。Se^{2+}(硒离子)、Se^{4+}、Se^{6+}是与肝功能和肌肉代谢有关的离子。这些离子溶解在水中，成为电解质。

水与无机盐代谢过程可以简单用图2.7来描述。

水有分子态水(自由水分子、结合水分子)和离子态水两种存在形式，在生物体内这两种形态的水是动态平衡的，有关系 $H_2O \leftrightarrow H^+ + OH^-$(或者 $H_2O + H_2O \leftrightarrow H_3O^+ + OH^-$)。通常把$H_3O^+$称为“水合质子”，把$OH^-$称为羟离子。把水溶液的质子浓度$[H^+]$(mol/L)负对数称为这个水溶液的pH值。

$$pH = -\lg[H^+]$$

溶液的pH值表示它的酸碱性。所谓酸性是释放质子，所谓碱性是获得或结合质子。每一种生物分子都可以被离解，其离解力用K_D来表示，即有一定的酸碱性。如果一个功能团分子A，其功能团酸碱性还可以表示为

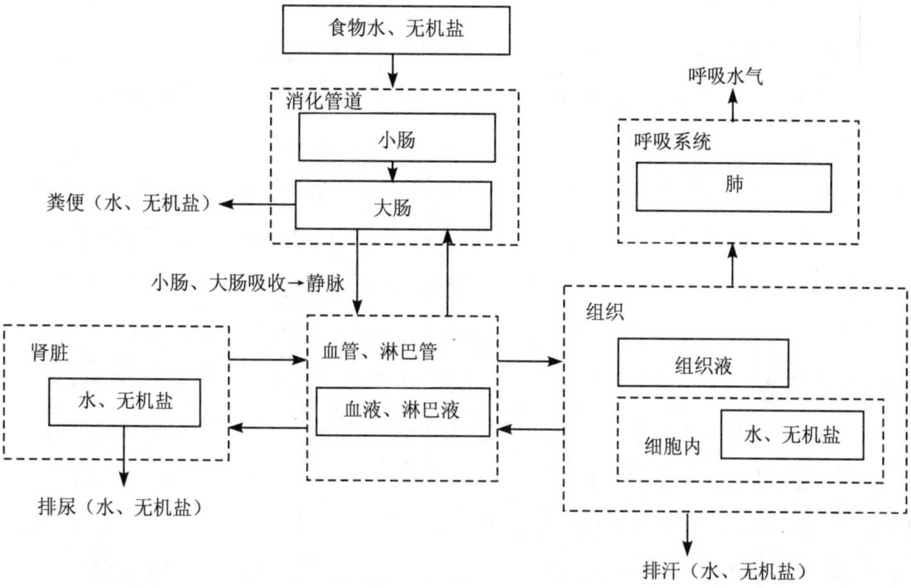

图 2.7　水与无机盐代谢过程

$$pH = -\lg(K_D) - \lg(HA/A^-)$$

人体生命活动维系水和无机盐在体内平衡是非常重要的。体内的水其 2/3 在细胞内，1/3 在细胞外。细胞外的体液除血液外，还有组织液和淋巴液。当泌尿系统和淋巴系统运行不正常时，水与无机盐代谢会出现问题。在这里有以下问题是必须关注的：

(1) 细胞与组织间的体液交换平衡。细胞与所在组织的体液交换平衡有两种通道，细胞膜的被动扩散通道和细胞膜的主动输送通道，如果这两个交换通道运行不平衡，必然会带来细胞与组织间体液交换的不平衡。

(2) 组织与血管间的体液交换平衡。例如肌肉和血管组织、淋巴管组织之间，尤其是动脉毛细血管、静脉毛细血管、淋巴毛细管与其他组织之间的体液交换。动脉血液主要靠动脉血压推动，使血液从动脉毛细血管流出。静脉血液主要靠组织液压力渗透和肌肉运动，从组织液中吸收体液。在这个环节上，可能产生不平衡问题。对组织液平衡影响有显著作用的是前列腺素，人体内除红细胞外，几乎所有的组织细胞都能够分泌前列腺素。前列腺素的基本作用是使血管扩展松弛，增加血管通透性，而这种血管通透性的改变直接调节了组织液的平衡。

(3) 血管体液输入和输出平衡，即生物个体水、无机盐吸收和排出的平衡。在体液的输入和输出平衡中，主要靠小肠吸收和肾脏过滤排泄来实现，另外皮肤排汗和呼吸辅助排出水气。在这个环节上，也可能产生不平衡问题。调整肾小体过滤血液功能是肾脏分泌的前列腺素，而调整水与无机盐(主要是钠离子)平衡的主要是肾上腺盐皮质激素。

细胞静息电位平衡机制和动作电位机制的描述，对于我们理解细胞内外的体液平衡有帮助。通过实验室研究，发现细胞内外的 K^+ 和 Na^+ 的分布是相对应的。在细胞内 K^+ 多，Na^+ 少，而在细胞外 Na^+ 多，K^+ 少。在细胞内外两种的数量基本平衡，细胞静息电位大约有 $-70mV$。读者会问，在 Na-K 总量基本平衡的局面下，是如何产生细胞静息电位的？细胞膜对 Na^+ 和 K^+ 的通透性不同，即细胞膜对 Na^+ 通透性差，而对 K^+ 通透性好。于是假定只有 K^+ 在细胞内外实施浓度梯度方向的通透，K^+ 被扩散到细胞外，使细胞外总正数量增加，于是产生细胞膜的负电位差。K^+ 扩散和细胞膜的电位差增加最后取得平衡。但是，这种理论模型与实际测量的细胞静息电位有些差距。后续研究发现，Na^+ 同样具有显著的细胞膜通透性。显然，仅用 Na-K 扩散运动不能解释细胞静息电位差的产生。经过进一步的研究，这种细胞静息电位差不是通过扩散造成的，而是通过细胞膜的 Na-K 泵主动输送实现的，把 Na^+ 输送到细胞外，把 K^+ 输送到细胞内，直到达到平衡的细胞静息电位。当发生动作电位刺激时，改变了细胞膜的极化和对 Na-K 的通透性。首先，大大改变 Na^+ 的通透性，Na^+ 大量涌入细胞内，产生了 Na^+ 电流，形成了电位上升。随后，Na^+ 失去活性，并关闭 Na^+ 通透通道。与此同时，细胞膜又大大改变 K^+ 的通透性，K^+ 大量涌出细胞外，使细胞膜的电位下降。出现了 K^+ 大量在细胞外，Na^+ 大量在细胞内的情况。这与常态的细胞内主要是 K^+ 和细胞外主要是 Na^+ 情况不同。于是再通过 Na-K 泵主动输送排出钠离子，摄入钾离子，完全恢复细胞静息电位常态。

在细胞外，主要存在着大量的 Na^+，表现在血液和淋巴液、组织液中。所以调节水和 Na^+ 的平衡是下一个调整的关键，而这种调节主要依靠肾的功能发挥。肾上腺皮质通过分泌肾上腺皮质激素作用在肾小管，肾上腺皮质激素增加肾小管对 Na^+ 重吸收，调整水与盐的代谢平衡。而肾上腺活动又受到由交感神经调节的肾上腺皮质激素的分泌。水与盐（Na^+）的代谢不平衡，会引起脱水或水肿。

读者应当知道，人体内不是 K^+ 和 Na^+ 越多越好。人体的 K^+ 和 Na^+ 通常不参加人体内物质的组成。Na^+ 过多的危害已经成为常识。K^+ 对肌肉有舒展作用，例如对平滑肌和心肌，会产生“钾过量抑制”作用，也不是越多越好。

现代医学认为，水与无机盐代谢是由脑和肾进行调节的。但是中医认为，肝、肾、心、肺和脾等脏器对水和无机盐代谢有重要影响。根据本书的观点，肺生水、肝纳水、心吐水、脾调水、肾交换水。淋巴系统与水的关系同样十分密切。肺的呼吸，氧气与二氧化碳气交换需要水而保持肺湿润。从中医角度看，肾有疏布排泄水液浊气，脾储血与统血，调节水道，直接与水有关。肺助肾行水，心与肾相交，并“在液为汗”。这些观点与现代医学观点基本一致。人体水和无机盐代谢失衡，会产生风湿、综合干燥症等疾病。保持水与无机盐的顺畅代谢对于保持健康是非常重要的。

需要强调的是，细胞需要的水，不是大分子水团，而是小分子的 H_2O，即蒸馏水。而人喝的水，主要是大分子功能水团。这些水，必须通过肺在做氧气和二氧化碳气交换时产生，所以中医讲的真水，就是这种华盖之水。有些疾病，在一段时间内需要喝蒸馏水，是有道理的。例如，有些糖尿病人，喝水不解渴，说明肺生水的功能弱了，需要喝一些蒸馏水。

对水和无机盐的代谢，中医提出了太多的问题，需要现代生物化学去进一步研究。

6）人体氧气、二氧化碳和废气的产生、交换工程，依然存在许多困惑

气体在人体内的代谢和交换也是需要特别关注的。对氧、二氧化碳、氮、氨等气体，

从现代生物学和医学研究、实践已经知道，空气尤其是氧气，对于生物体的生命活动非常重要。气体在人体内的代谢和交换过程可以简单用图 2.8 来描述。

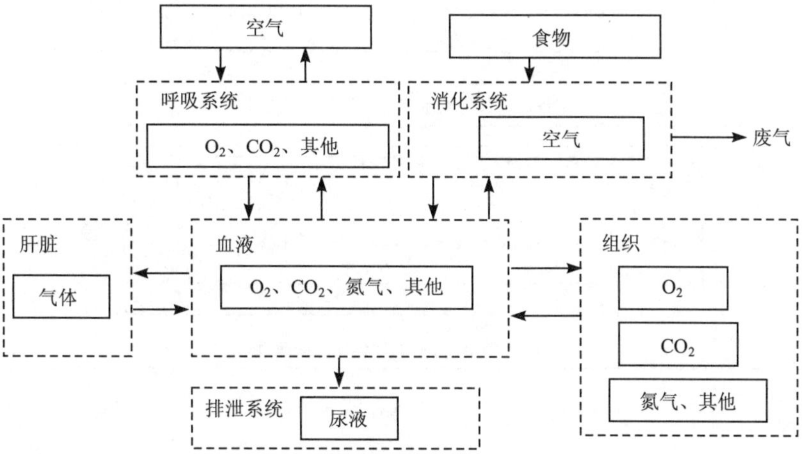

图 2.8 氧气、二氧化碳、废气的产生和交换过程

需要说明的是氧气和二氧化碳的交换。这个气体的交换实际上与离子在细胞中的交换密切相关。这个交换可以在两个环境中进行。一个环境是在肺以外的组织其氧气和二氧化碳的交换。另一个环境是肺部肺泡与毛细血管之间的氧气和二氧化碳的交换。实现这些交换的中介主体是红细胞。在肺以外的组织环境中，组织细胞呼吸排出的二氧化碳，二氧化碳浓度提高，通过扩散方法进入红细胞中。在红细胞中，二氧化碳与水，在碳酸酐酶作用下产生 H_2CO_3，而在细胞质中的存在形式是[H^+]和[HCO_3^-]。而在红细胞膜上，有一种叫HCO_3^--CI^-交换通道蛋白(阴离子交换通道)。碳酸氢离子和氯离子在这个交换通道蛋白中是方向共同入出交换。即如果碳酸氢离子 HCO_3^- 到细胞膜外进入血浆，同时有一个氯离子 CI^- 进入细胞内，始终保持细胞内的电平衡和 pH 值维持。我们看到细胞呼吸的二氧化碳通过红细胞处理成碳酸氢离子 HCO_3^- 被储存在红细胞内或血浆中，参见图 2.9。

在肺部组织环境中，红细胞和血浆一起被输送到肺部毛细血管，并在与肺泡的“气血屏障”处实行氧气和二氧化碳交换。在肺部血浆中，氧气浓度大，二氧化碳低。氧气进入红细胞内，在碳酸酐酶作用下，在红细胞内的碳酸氢离子 HCO_3^- 分解成水和二氧化碳。产生的二氧化碳扩散到红细胞外，再经呼吸排出体外。红细胞内的碳酸氢离子 HCO_3^- 降低，在血浆中的碳酸氢离子 HCO_3^- 进入红细胞内，继续 HCO_3^- 分解成水和二氧化碳的过程。从上面的讨论中我们可以看到，虽然二氧化碳溶解于水，但是比碳酸氢离子 HCO_3^- 溶解于水程度低，所以红细胞不仅是携带氧气的主要中介主体，同时也是将二氧化碳合成为碳酸氢和将碳酸氢分解为二氧化碳的中介主体。我们还看到，组织细胞呼吸和肺部呼吸都需要良好的水液环境，细胞代谢产生的 CO_2 需要在水条件下形成 H_2CO_3，在氧气交换后形成含氧血红蛋白，从 H_2CO_3 转换成 CO_2 释放。所以，肺部需要保持湿润和水分。

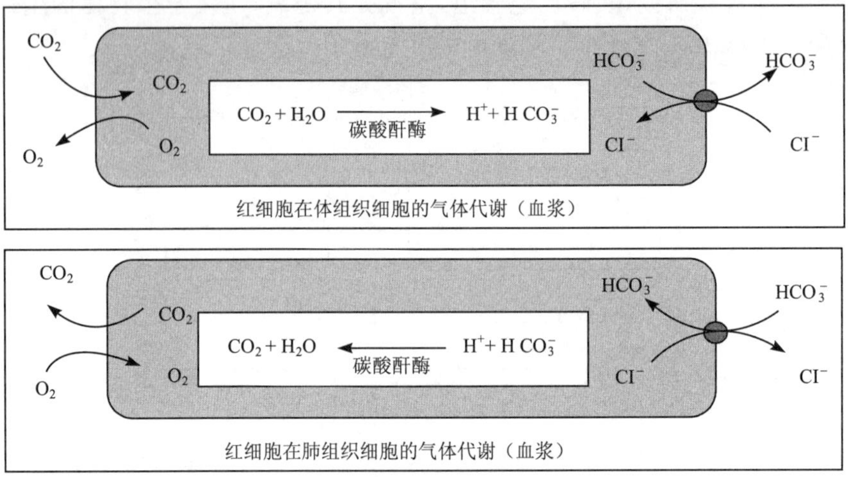

图 2.9 人体内氧气与二氧化碳气在肺和其他体组织之间交换原理

人体液的酸碱性主要是以 H^+ 和 HCO_3^- 的比例平衡来决定的。而 H^+ 和 HCO_3^- 的比例关系，体液的酸碱性，恰恰对 CO_2 和 O_2 在肺组织和体组织中交换有密切关系。

生物体的呼吸系统在进化阶段中，有皮肤呼吸、鳃呼吸（口呼吸或消化系统兼做呼吸）和肺呼吸。所有这些呼吸模式都需要水分。在人体中，虽然主要是肺呼吸，但是依然保留了消化管道和皮肤系统交换气体的退化能力。在上述图 2.9 中，主要描述了通过人体呼吸系统和人体消化系统中吸入气体，人在进食中吸收气体也很多。人体中的气体，除呼吸进来和进食带进来的外，消化系统在消化食物时也产生气体。小肠中的气体可以被小肠吸收进入血液，游离在血液中。人体组织和器官代谢中，产生 O_2、CO_2、氮气、氨气和其他气体。肝脏是主要产生气体的器官。所以中医讲“肝脏生气”，“肝气冲心”是有道理的。气体代谢实际上也存在着“肝肠循环”现象。

需要注意的是，人体中氧气和二氧化碳气不是直接溶解在血液中，而是靠红细胞携带或在红细胞内合成或分解 HCO_3^- 为机制。血管的张力是由于血液中溶解有空气（主要是氮气、氨气和其他，当然还有部分的氧气和二氧化碳气），这些气体可以从肺部排出，也可以从血液中排回到小肠，通常比一个大气压要略高或者平衡。如果血液中溶解的空气含量低，其脉象就会非常软，这个特点构成了中医诊断肝脏脉象的依据之一。人体体腔内也保留一些空气，例如腹腔中除有少量体液外，还有少量的气体，同样是为了调整体腔的压力。保持人体健康，保持顺畅排泄废气是非常重要的。

中医学讲，肺与大肠为表里，太多的医学实践告诉我们，肺部的疾病往往会引起大小便相当程度的排泄困难。显然，使我们想到气体交换、呼吸运动、肠蠕动和水物质之间的关系，尚有太多的问题需要研究。

7) 人体能量代谢与调控过程

人体能量代谢与调控过程可以简单用图 2.10 来描述。

通过细胞呼吸或氧化获得能量，通过氧化磷酸化，即 ATP 循环，获得使用、储存和转

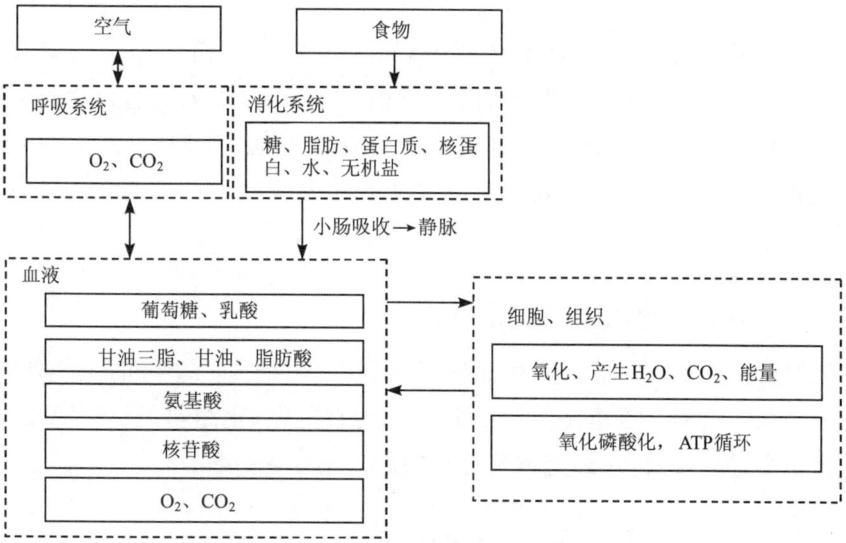

图 2.10 能量代谢与调控过程

换能量。**需要注意的是，产生 ATP 会产生二氧化碳和水，而氧化磷酸化需要氧气**。例如 ATP 循环和单元营养物质代谢分解产生的能量，可以从以下例子了解：

- ATP 和 ADP 循环。

  $ATP+H_2O \rightarrow ADP+P+H^+$（ATP 水解）

  $ADP+P+H^+ +O_2 \rightarrow ATP+H_2O$（ADP 磷酸化）

- 葡萄糖无氧代谢分解。

  1 分子葡萄糖→2 分子丙酮酸→2 分子乳酸＋ATP＋$2H_2O$

- 葡萄糖完全氧化代谢分解。

  葡萄糖＋2ATP→2 丙酮酸＋4ATP＋2 NADH＋$2H^+$＋$2H_2O$（葡萄糖降解）

  2 丙酮酸＋2NADH→2ATP＋10NADH＋$2FADH_2$（TCA 循环）

  $10NADH+2FADH_2+6O_2 \rightarrow 26ATP+12H_2O$（呼吸链）

  1 分子葡萄糖完全氧化→30ATP＋$12H_2O$

- 脂肪酸分解代谢（包括氧化、TCA 循环和呼吸链）。

  1 分子的脂肪酸→106ATP＋大量水

2. 信息交换的生物化学过程和模式

我们谈到的生物体的信息交换，在生物学中使用的术语是“细胞通信”和“信号传导”。但作者还是喜欢使用“信息交换”的概念和术语。“细胞通信”和“信号转导”或者“信息交换”发生在生物体的细胞、组织、器官、系统甚至个体等多个级别上。一个单细胞已经具有与环境交换信息的能力。对于多细胞生物体，还具备了细胞与细胞之间、组织与组织之间、器官与器官之间以及个体与个体之间的信息交换能力。生物信息交换是实现协调细胞行为和调节细胞代谢、生命周期、细胞功能、细胞增殖、细胞分化等主要手段之一。在生物学的发展中，有许多科学家为生物信息交换做出了贡献，并获得诺贝尔奖。从现代生物学的研究成果看，可把生物体的信号划分为物理信号（光、声、热、电、气等）和化学信号。其中利用化学信号实现信息交换的化学信号分子主要划分为三个方面：神经递质、激素和细胞因子。这些概念，我们已经不止一次地介绍，就不在这里讨论了，详细内容请见第5章。这里主要说明的是细胞信息交换是如何调节生物代谢的。

3. 生物繁殖的生物化学过程和模式

生物化学讨论的第三关注点是生物体（细胞、组织、器官、系统和个体）增殖、繁殖、再生等过程中的化学过程。这里主要讨论DNA合成、复制、重组，以及RNA合成、转录和加工中生物化学过程，即讨论细胞增殖过程中的生物化学过程。

2.2.2 精彩的细胞生物学和干细胞生物学

本节，讨论细胞生物学的发展状态和作者的一些观点。作者认为细胞生物学，包括干细胞生物学，在生物学中是属于超越功能分类的最基础的学科之一，会对我们有最多的启示，同时也是网络世界再现生命最基础和最重要的准备知识。

从17世纪初在显微镜下第一次看到细菌和细胞开始，人类对生物细胞的认识不断深化。在生物解剖学基础上，尤其是在电子显微镜问世后，对生物物质组成的结构有了清晰的认识和了解。可以把生物各种现象归结为细胞的生命现象。认为，只有认识和了解了细胞的生命现象，才能比较透彻地认识整个生命体的生命现象。产生细胞生物学是生命科学必然的发展阶段。细胞生物学是从生物的细胞、细胞组织、器官、系统的组成结构和功能研究生命现象的科学。再来看细胞生物学的专著和大学、研究生的教科书，看看细胞生物学研究的内容和范畴。例如一本细胞生物学教科书的目录包括细胞概述、细胞结构、细胞质膜、细胞核、细胞内骨架、细胞间连接、细胞物质交换、细胞与环境相互作用、细胞通信或细胞信息交换、细胞核糖体、细胞线粒体、细胞能量、细胞酶、细胞运动、细胞周期与细胞分裂、胚胎发育与细胞分化、细胞遗传、干细胞、细胞衰老与死亡和细胞生物学的研究方法等。**细胞生物学告诉我们生物化学谈到生物物质代谢和调控在细胞结构中是如何实现的。细胞生物学除在知识范畴告诉生命体是如何构成外，更重要的意义在于，细胞生物学告诉我们生命体是如何从原始的单细胞结构逐步进化为多细胞结构的生物体。细胞生物学告诉我们从单细胞进化为多细胞生物体的依据和基础是什么。总之细胞的各种问题，都会使人产生兴趣和对生命认知深化，至少作者是这样看的。**

在细胞生物学范畴里，有人专门提出研究干细胞生物学。在干细胞生物学的学习中，我们了解了许多非常重要的理论和实际进展。

一般的细胞生物学中，定义干细胞是一种具有自我更新繁殖能力和多潜能的细胞，在一定条件下，它可以通过繁殖，产生多种功能或功能分化的子代细胞。

由于生物学家关注角度不同，给出了不同的干细胞分类方法。例如根据胚胎发育阶段提出的胚胎干细胞和成体干细胞。也有根据干细胞发育潜能提出的全能干细胞、多能干细胞和单能干细胞等。另外，还可以根据干细胞出现的背景环境，提出造血干细胞、生殖干细胞、胚胎干细胞、滋养层干细胞、间充质干细胞、神经干细胞、表皮干细胞、消化器官干细胞等等。不同分类都有用处。

有些传统的观点正在被突破。在遗传学中，做出突出贡献的孟德尔和摩尔根，他们针对有性繁殖，指明了遗传的三大规律"分离定律、自由组合定律（植物杂交）和连锁交换（细胞遗传学）遗传规律"。提出遗传因子物质化和揭露遗传机制。这些定律在新研究中，被逐步修正和赋予条件。例如"成体动物不存在神经发生"、"新神经细胞不参与学习过程"、"神经和脑细胞是终身不死，不更新"等观点，在进一步的研究中，发现这些观点都不是绝对的，而是有条件的。

细胞生物学和干细胞生物学都用裂殖酵母和芽殖酵母细胞增殖分化讨论细胞分化亲代关系，研究细胞类型转换中的干细胞模式，并给出细胞新的转换定律，代替经典的孟德尔对称性定律。这些研究对细胞分裂的增殖、分化、决定、去分化和转决定提供了基础依据。同时，研究和描述了细胞群，尤其是对等细胞群之间的相互作用，并提出通过细胞相互作用基因（协同基因）和细胞间通信系统（例如 Notch/LIN12 通信系统），细胞增殖分化接受外部的信息调控会产生相同的组织细胞可能来源于不同的原始细胞群的结论。例如前神经细胞群（proneural clusters，PNCs）中前神经细胞在胚胎发育中除产生后神经系统的组织细胞外，还大量参与其他组织发育，而成为其他组织细胞。

作者读过几本细胞生物学和干细胞生物学的教材和专著，细胞生物学是作者看得最多的书籍之一，这些书被作者多次地反复阅读，有些书都看破了。细胞生物学传达给读者的信息和知识，对于了解生命本质可以说是基本的，也是最重要的。细胞通过不断地分裂产生新的细胞。一个细胞从母细胞中分裂诞生开始到下一次分裂产生子代为止称作一个细胞周期。细胞的生存周期包括 G1 期＋S 期＋G2 期＋M 期，可以大致划分为细胞分裂期（M 期）和间歇期（G1 期＋S 期＋G2 期）。在细胞周期中，分裂期的时间通常在 60 分钟时间内，而间歇期与不同的细胞类型和生存环境密切相关，几小时、几十小时、几天或几周不等。动物的细胞周期一般是 18～24 小时。其中分裂期（M 期）为 0.5～1 小时，G1 期为 6～12 小时，S 期为 6～8 小时，G2 期为 3～4 小时。其中 G1 期的变化最大，相差会很多。细胞在不同的周期时相中，其形态和结构会不相同。人类的细胞从细胞周期看，可以看到有些细胞总是存在不断地实施这个细胞周期的规律，例如性细胞，精子和卵子细胞总是在不断产生配子，造血干细胞总是在不断地产生红细胞和白细胞，上皮细胞也总是周期性产生新的细胞以补充需要等。还可以看到，有些细胞从产生之后，直到死亡不再分裂。产生子代细胞，属于分化终端的细胞，例如脏器细胞、红细胞、白细胞和神经细胞等。可以看到，有些细胞属于暂时休眠或脱离周期的细胞，处在相对静止的状态（细胞周期称作 G0 期，即在 G1 中的停滞状态，或静息状态）。处在 G0 期的细胞，如果发生诱导条件，细胞的周期活动可以继续下去。

细胞周期可以被调控，生物学家发现调控细胞周期的是“细胞周期蛋白（cyclin）”依赖性蛋白激酶（cyclin dependent kinase，CDK）。生物学家在体外实验室环境中，在细胞周期的G1期、S期、G2期、M期通过关卡或者条件（事件）等因素，来调控细胞的周期和生存状态。例如细胞的分化、凋亡、停滞、去分化等。因此，细胞周期调控就成了细胞生物学最重要的基础研究课题，并且对癌症的研究有重要意义。目前现代生物学给出的知识结构中，认为细胞中应当存在着一个细胞周期的“控制系统”，甚至可以认为这个“控制系统”是中央控制模型的。但是不知道这个控制系统在细胞核中是如何存在的。这个细胞的控制系统，恰恰是研究系统学的作者最大的兴趣。作者认为，一定存在这样一个控制系统，否则细胞生物学发现的细胞周期蛋白、细胞周期依赖性蛋白激酶（CDK）、细胞分离周期基因（cell divition cycle ，CDC）、S期激活因子、促成熟因子（MPF）以及诸多的细胞周期关卡因素（例如细胞充分大、DNA损伤）和一些生长因子，都没有感受表达它们的控制系统，而只能由细胞自我欣赏了。提醒读者注意的是，这个细胞的控制系统就是细胞主体行为信息基（AIB），在本书第3章关于现代生物行为学原理内容中有详细论述。

作者感觉到，细胞生物学在理论研究中必须要冲破直觉观察的限制，虽然它源于对细胞生存状态的观察。同时，生物学家还需要再接再厉，因为我们还没有弄清楚多细胞组织或细胞群体的各细胞生存周期、状态和行为的相互协调、关联的问题，需要了解细胞自组织是如何协调相互关联行为的。例如细胞生物学在描述胚胎发育过程的调控时，谈到了许多影响分化、决定、去分化、转决定和整个发育过程的因素，但是影响和调控发育的因素，并不是发育过程和机制本身。显然，我们不能满足了解因素，而不去研究和探讨控制过程本身。从一个数学家的角度看，如果有一个函数 $F(X_1, X_2, X_3, X_4, X_5)$，已经知道这个函数与5个变量因素有关，知道不同的变量因素产生不同的函数数值，但是却不知道这个函数F是什么，这样能够说我们已经知道了它的主要知识吗？人类在认识细胞的生命过程中，还需要继续努力。

2.2.3 细胞内化学是生物化学的核心

认真阅读了细胞生物学后，读者一定会发现，一个真核细胞是完美的“微系统”。真核细胞是由细胞膜、细胞质和细胞核组成的。

细胞膜在电子显微镜观察下，可以看到三层结构，在膜的外层和里层是电子密度高的蛋白质物质，在膜的中间层是电子密度小的、双分子结构的脂类（主要是磷脂、少量胆固醇和鞘脂）物质和少量蛋白质与糖物质。磷脂分子又有疏水的脂肪酸碳结构和亲水的带电磷酸基团。所以细胞膜有半透水性。这种结构对溶水的小分子物质，通过物理学扩散原理实施物质交换并与细胞膜内外气体运动有关。首先，在细胞膜上镶嵌蛋白质通道结构，有的蛋白质通道还具有泵动力，可以实现逆扩散方向的主动物质交换。其次，在细胞膜上还镶嵌蛋白质组成的“受体”结构，通过信号分子受体实现信号在细胞膜内外的传递，同时也是细胞感受和识别外在物质与对象的结构。第三，细胞膜上还具有连接功能的“肌动蛋白”物质，连接细胞内外的蛋白质，构成多细胞组织的连接结构。第四，细胞膜有通过肌动蛋白收缩，使细胞变化形态的功能，包围细胞外物质后，内吞消化之。第五，细胞膜还有一些酶蛋白，在外部信号的作用下，促使细胞内产生 cAMP。

细胞质是指在细胞膜与细胞核之间的物质结构层，主要包括细胞基质和一些细胞器。细胞基质在显微镜下观察成半透明的胶状物质，并在不断地运动。细胞的伪足就是细胞基质运动的结果。细胞器包括内质网、高尔基体、线粒体、溶酶体、核糖体、过氧化酶体和中心体。这些细胞器的作用描述如下：

(1) 核糖体。核糖体为核糖核蛋白体，是由 RNA 与蛋白质组成的颗粒状小体。核糖体是由两个亚基组成，依据 mRNA 指令，合成需要的蛋白质。

(2) 内质网(有光滑与糙面之分)是一种单层膜的多囊和管道组成的网状结构。所谓糙面内质网是在内质网黏附着许多核糖体，从外观看内质网表面是粗糙的。由于有大量的核糖体，所以糙面内质网是蛋白质合成场所。光滑内质网由于没有核糖体黏附，所以不能合成蛋白质，而只能合成细胞需要的脂肪。有些细胞还有一种特殊的内质网，即肌质网。肌质网是一个储存钙离子的内质网结构，也称作钙库。所有的内质网都参与细胞间物质输送。

(3) 高尔基体是一种单层膜的多囊堆垒结构，有极性的内膜系统的细胞器，主要功能是大分子结构输送、分类、加工。

(4) 泡体。细胞质中存在着一些细胞膜组成的泡体，来源于细胞质膜或内膜系统。这些泡体包括转运泡、分泌泡、吞噬体等，是动态发生(从细胞膜中发芽)或动态消失(与细胞膜融合)的。是细胞实现胞吐、胞吞、胞饮的技术手段。

(5) 溶酶体。溶酶体是内膜系统细胞器，来源于内质网、高尔基体，其中包含多种高浓度的水解酶(脂酶、组织蛋白酶、核糖核酸酶、脱氧核糖核酸酶等)，也比喻为细胞的“消化系统”。

(6) 线粒体。线粒体是一种具有半自主增殖控制非内膜系统细胞器，包含 120 多种酶，有孔双层膜包裹，其主要功能是支持细胞氧化和磷酸化的能量交换工作，比喻为细胞的“动力工厂”。在细胞线粒体内，实现了三羧酸循环，对葡萄糖、氨基酸、脂肪酸分解。由于线粒体自身具有 DNA 和核糖体、mRNA，具有增殖和合成蛋白质的功能。线粒体自身具有增殖性，在各细胞器中是非常特殊的。

(7) 过氧化酶体。过氧化酶体也是依靠简单分裂增殖的非内膜系统细胞器，主要作用是降解过氧化物，排出毒素。虽然过氧化酶体没有自己的 DNA，但是可以从细胞质中获得需要膜蛋白、磷脂、过氧化氢酶亚基和血红素等物质，取得分裂需要的备份物质，并实现体分裂。

细胞核是由核膜、核仁、染色质和核液构成。核膜是一个有孔和双层膜结构。外层膜由核糖体与细胞质的内质网连接。孔是蛋白质复合体，可以实施核与细胞质之间的扩散和主动物质输送。核仁由 RNA 和蛋白质组成，主要功能是合成核糖体，是细胞内蛋白质生成基地。蛋白质合成旺盛的细胞有较大的核仁。例如癌细胞就有较大的核仁。染色质主要由DNA和蛋白质组成,分常、异两种类型的染色物质,主要功能是存储、复制细胞遗传信息,支持细胞增殖。核液也称核基液,是一种无明显结构的液体。从基因学角度看,细胞核主要由染色体遗传物质组成,而染色体是由基因物质组成的,基因是由DNA和RNA的核酸序列组成的。核酸又是由更小的核苷酸单元结构组成。归纳起来,细胞核主要实现以下功能:

(1) DNA转录产生RNA,包括合成mRNA、tRNA、rRNA和snRNA。其中mRNA是合成蛋白质的指令核酸物质。

(2) 在核内合成核糖体。

(3) DNA复制、细胞增殖分裂。

细胞核产生的核糖体通过核膜,进入到细胞质中,可以游离在细胞质内,也可以粘附在内质网上。在内质网上的核糖体,捕获从核膜出来的mRNA,依据mRNA进行翻译,利用氨基酸产生蛋白质,并在内质网和高尔基体中被修理、输送、分类、聚集,最后形成泡体输送到目标位置上。

细胞内骨架是指细胞内微管(细胞骨架)、微丝(细胞肌肉)和中间纤维结构。微管是α蛋白和β蛋白(蛋白质二级结构)分别组成的13条纤丝围绕而成的中空管子结构,在细胞内微管组成细胞的骨架,固定细胞的形态,同时承担细胞内细胞器运动和细胞运动功能,是动物细胞鞭毛和纤毛的组成物质结构。**换句话说,微管是细胞内连接各细胞器的通道或轨道结构,利用肌球蛋白、驱动蛋白和动力蛋白,将胞体和细胞器移动。细胞器运动不是自由运动的,而是在微管上,通过能量驱动的**。微丝是由肌动蛋白和肌球蛋白组成的长纤维结构,是细胞收缩和变形以及细胞质运动的物质组织。中间纤维是介于微管和微丝之间的纤维物质。微管、微丝和中间纤维组成的结构,可以比喻为细胞的"肌肉系统"。

细胞间连接是细胞膜粘连物质或细胞内骨架延伸到细胞外,构成细胞间连接的物质结构。

通过本节讨论,我们可以把细胞所有活动和过程分为如下六大类。

1. 细胞代谢(细胞内化学)

细胞内代谢活动主要是通过细胞器实现的,例如以下分类:

(1) 细胞核的核仁、染色质。主要实现DNA复制、RNA转录合成。

(2) 糙面内质网的核糖体实现蛋白质合成、糖原合成、寡糖合成、糖蛋白合成。

(3) 光面内质网实现脂肪合成、脂蛋白合成、糖脂合成、磷脂合成。

(4) 肌质网实现钙离子聚集和储存。

(5) 高尔基体实现大分子复合体合成、分类、聚集、输送。

(6) 溶酶体实现降解、消化活动和过程。

(7) 线粒体生成ATP,实现三羧酸循环、呼吸链等化学过程。

(8) 细胞骨架是细胞代谢中输送和移动胞体、细胞器的运动支持体系。

细胞内最重要的新陈代谢的原则是,蛋白质、核酸必须由生物体自主生成。细胞内物质代谢活动通常是并行实施的。只有 DNA 的复制和 RNA 转录是顺序性的。除非在细胞内有多个核。例如蛋白质合成并行度取决于糙面内质网的核糖体的数量，大分子和大分子复合体降解并行度取决于溶酶体数量，而生物小分子氧化或降解并行度取决于线粒体的数量和工作能力。

2. 细胞物质交换

细胞物质交换，说到底都是通过细胞膜、细胞器膜和细胞核膜（统称生物膜）来实现的。这也可以理解为细胞物质的三个层次或级别。细胞膜的物质交换，或称细胞膜的物质输送。这些细胞膜的物质输送划分为被动输送和主动输送。所谓被动输送是指细胞内外的物质，依据在水溶液中浓度，依据浓度梯度方向（从高向低）实现自由的穿越细胞膜隔离的内外区域，通常不需要消耗专门的输送能量。被动输送方式主要针对水、气体、无机盐、离子和水溶性维生素等。所谓主动输送是指细胞内外实现物质水溶浓度逆方向输送，必须经分类大分子通道通过，需要消耗输送能量（例如 ATP）。这种与被动输送相逆的主动输送方式，对成细胞内外的“体液物质平衡”发挥重要作用。主动输送方式主要针对可被动输送物质的逆向输送，例如逆向输送单糖（葡萄糖）、氨基酸、肽、脂肪酸、核苷酸和脂溶性维生素等生物小分子物质。另外，细胞还具有“胞吐”和“胞吞”物质交换方式和能力，细胞膜在细胞质中形成“吞噬体”实现“胞吞”，或内质网、高尔基体产生的“分泌泡”实现“胞吐”。细胞“胞吐”和“胞吞”方式交换主要是针对生物大分子（蛋白质、脂肪等）和大分子复合体（糖蛋白、蛋白聚糖、脂蛋白、核蛋白等）实现物质交换。其中分泌泡既可以作为物质交换手段，也可以作为信息交换手段。细胞物质交换可分类如下：

(1) 细胞膜对水、气体、离子、无机盐、交换、水溶性维生素等物质被动输送。

(2) 细胞膜对水、气体、离子、无机盐、交换、水溶性维生素等物质主动输送。

(3) 细胞膜对生物小分子，例如葡萄糖、氨基酸、肽、脂肪酸、核苷酸和脂溶性维生素等主动输送。

(4) 细胞膜对生物大分子（蛋白质、脂肪等）和大分子复合体（糖蛋白、蛋白聚糖、脂蛋白、核蛋白、糖脂等）通过细胞“胞吐”和“胞吞”实现物质交换。

(5) 细胞通过自身的生物膜输送体系是细胞内外实现物质交换的重要手段和基础机制。

(6) 细胞核膜内外的水、无机盐、气体（例如一氧化氮）和生物小分子可以被动和主动输送。

(7) 细胞物质交换由于是通过细胞膜、细胞器实现的，上述物质交换行为可以是并行的。并行度决定于实现这些交换细胞器的数量（例如吞噬体、分泌泡的产生数量等）。

3. 细胞信息交换

细胞的信息交换主要是通过细胞膜的受体和细胞内受体，感受、识别信息分子，产生细胞对应反应的细胞行为模式。信号物质通常不直接在细胞膜内外实现物质交换。因为细胞的受体可以面向不同的信号分子，例如有些受体感受识别神经递质、有些受体感受识别激素、有些受体感受识别细胞因子、电信号等，所以细胞受体具有特异性。这些受体感受、识别信号分子是细胞信息交换的关键因素。

4. 细胞周期和细胞增殖/分化

细胞的增殖/分化是细胞在整个生命周期中，不断的物质和信息交换中，依据细胞内、外条件产生的对应行为。细胞分裂是由细胞周期(G1(包括 G0)、G2、S、M)决定的。细胞分裂首先发生 DNA 的复制，然后在细胞骨架，包括细胞微管、微丝和中间纤维结构支持，产生细胞结构分裂，并在细胞微丝作用下，完整实现包括细胞核、细胞质、细胞膜在内的细胞分裂。

5. 细胞变形与运动

动物细胞鞭毛运动、细胞形态变形的行为、细胞内胞体和细胞器移动等细胞活动和运动行为，完全是由于细胞骨架结构的肌球蛋白、驱动蛋白和动力蛋白，利用 ATP 能量产生的。

6. 细胞感受与表达

在物质交换、信息交换和细胞代谢中，细胞或者细胞器对物质、信息、主体、行为是有感受的，并且是可以识别的。正因为有这种感受与识别，才会做出正确的反应或表达。感受、识别的目的是为了反应或表达。而在感受/识别与反应/表达之间，一定存在着一个评估、选择和做出决定的概念，我们用“评估”这个术语来代表。细胞行为信息一定是被存储的，在细胞内如何存储行为与行为相关信息是突破解决的问题。作者认为细胞行为信息存储在细胞核的“垃圾 DNA”中，并命名为“细胞行为信息基”。

(1) 细胞对物质客体感受、识别是在细胞膜和内膜、核膜等膜系统上。

(2) 信息感受、识别是通过细胞膜受体、或细胞质内第二受体、信息的最终接受者细胞器和细胞核。

(3) 主体感受、识别和表达的行为包括细胞运动行为、细胞物质交换、细胞信息交换行为和细胞增殖行为。

(4) 细胞行为控制流程包括感受、识别、评估、表达、存储。

如果对上述六大类活动和过程进行仔细研究与分析，其中的细胞代谢可以理解为纯粹细胞的化学过程，没有对外或外在的任何意义。如果把细胞看作一个主体，把细胞内代谢过程不看成行为，而看成细胞内部过程。而物质交换、信息交换、细胞变形运动、细胞增殖/分化和细胞感受/表达，是把细胞作为主体的外在活动与过程。就此，我们慎重地规定出细胞的五大基本行为：物质交换行为、信息交换行为、细胞变形运动行为、细胞增殖/分化行为和细胞感受/表达行为。

生物化学过程可以划分为细胞外化学过程和细胞内化学过程。细胞外的化学过程主要发生在消化管道系统中，消化腺分泌消化液对管道内的食物实施化学过程，该过程还需要消化管道内的微生物参与，从而产生可以被生物体内细胞吸收的营养物质。细胞内的化学过程发生在生物体内的所有细胞内，主要是为了实现细胞的新陈代谢。

我们在前面讨论细胞结构时，谈到许多细胞器。细胞膜有通道蛋白、受体、细胞间质、膜肌动蛋白、细胞膜酶；在细胞质中有内质网、高尔基体、线粒体、溶酶体、核糖体、细胞内微管（细胞骨架）、微丝（细胞肌肉）和中间纤维结构；细胞核有核膜、核仁、染色质等。经过分析，我们可以抽象出“内质网、线粒体、溶酶体、细胞膜和细胞核”等重要细胞器，与中医的“肝、心、脾、肺和肾”对应，引入到中医五行结构中 表达细胞器之间的功能关系，如图 2.11 所示。

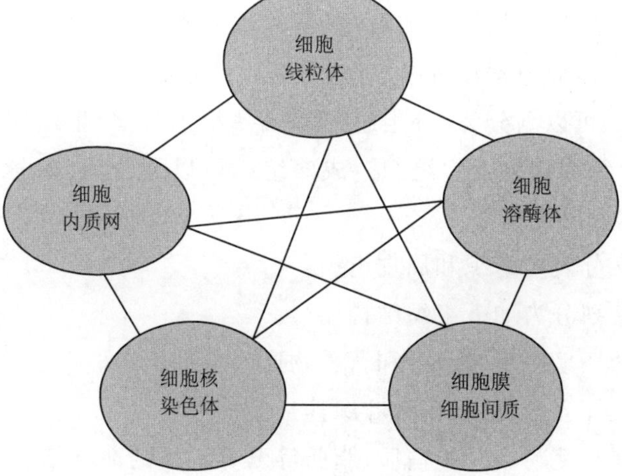

图 2.11 细胞器关系模拟生物体脏器的五行结构示意图

2.3 生物学多视角描述的生物胚胎发育

这一节我们将不厌其烦地从多角度论述胚胎发育，完全由于本书论述人体经络系统的必要。同样，我们必须从数学家、行为学家和系统学家的角度，对胚胎发育进行再论述。如果我们不在这里对胚胎发育再论述，对于大多数的胚胎学和发育学学科外的人士，将不能完整理解本书后续章节的论述。同样，也不能理解本书后续的生命再现的定义、说明和描述的来源。为了保证本书阅读的完整性，我们从网络世界再现要求出发，仅保留必要的生物学和中医学再描述内容。

生物组织学、胚胎学和发育学是建立在解剖学、分子生物学、生物化学和细胞生物学基础上的生物医学的形态学科基础。生物的组织学、胚胎学与生物生殖学和生物发育学有密切的关系。

2.3.1　比较生物学描述的生物胚胎发育

生物体的组织学是研究细胞组织、器官、系统的结构和关系的实验室科学，采用光学显微镜和电子显微镜以及切片技术，对细胞组织、器官和系统进行微观和超微观的观察。认识整个生物的进化，学习比较解剖学（comparative anatomy，或 zootomy）有着重要的意义。从原始动物、低等动物、高等动物的解剖学中各生物系统、器官和组织的一致性和差异性中，可以看到生物的进化历程。

对于植物，植物细胞虽然都属于真核细胞，但是植物细胞结构有自己的特点。植物细胞由自己独有的细胞壁、细胞质和细胞核与核含物质组成。其中细胞质分为细胞基质、细胞器和细胞骨架组成。细胞器包括质体（叶绿体、有色体、白色体）、线粒体、内质网、高尔基体、溶酶体、微体、核糖体和液泡（储存细胞水分、无机盐和营养物质泡体和各种生物酶）等组成成分，而通常没有中心体、纤毛等细胞器。

植物的细胞组织可以划分为“分生组织和成熟组织”。分生组织可以划分为原生分生组织、初生分生组织和次生分生组织。成熟组织可以划分为“保护组织、薄壁组织、机械组织、输导组织和分泌结构”。

(1) 保护组织又分表皮组织和周皮组织。

(2) 薄壁组织又划分为如下组织结构。

- 吸收组织：从环境中吸收水分和营养物质的薄壁组织。
- 同化组织：发挥光合作用、富含叶绿体细胞的薄壁组织。
- 储存组织：储存淀粉、糖、蛋白质、脂肪等营养物质的薄壁细胞组织。
- 通气组织：具有较大细胞间隙薄壁组织，是通气的薄壁组织。
- 传递细胞：具有较强传递物质功能的薄壁组织。

(3) 机械组织：发挥支持和巩固作用的组织，其特点是细胞壁厚，并可以木质化。

(4) 输导组织：植物内输送体液和同化产物的组织。由管状细胞，上下连接构成长管道，有导管、管胞、筛管和筛胞之分。

(5) 分泌结构：专司分泌物质的细胞组织结构，也包括分泌信号分子。植物的信号分子主要是植物激素，对植物的生长发育有重要影响。植物激素除由人工合成的外源性激素外，主要由内部某些器官生成的内源性激素调节植物的代谢过程。内源激素调节和控制种子发芽、营养生长和繁殖器官的形成与成熟。

植物划分为根、茎、叶、花、果实种子等器官，其中的根、茎、叶是植物的营养器官，花、果实种子是植物的生殖器官。植物营养器官可以划分为初生结构和次生结构，还可以大致划分为腺毛、表皮、皮层、分泌腔、气孔、韧皮部、维管柱、形成层、木质部、髓和射线等结构。从总体审视植物中不同位置的细胞组织，可以看到植物细胞组织的整体复合结构，这个复合整体结构应当属于一种系统概念。所以说，植物同样是具有系统概念的。

对于动物，这种生物体的结构描述，可以是把生物个体划分为一些系统，例如皮肤系统、运动支撑系统、呼吸系统、消化系统、循环系统、排泄系统、生殖系统、神经系统、免疫系统和内分泌系统等。生物系统是由若干生物器官所组成，而生物器官是由多种细胞组织构成的，细胞组织是由多种类型和形态的细胞和细胞间物质组成的结构。这种划分构成了对生物体结构认识的基本框架。

1. 组织学是研究细胞组织的结构

包括上皮组织、结缔组织(纤维、基质、脂肪、骨骼、血液)、肌肉组织和神经组织等。在光学显微镜和电子显微镜的帮助下，人类对于这些细胞组织观察已经达到非常微观的程度，甚至可以在对不同发育和生理过程的比较观察中，直觉认识到许多细胞组织结构的变化。**这里介绍的生物细胞组织，是生物组织学中介绍的内容，某种程度讲都是本书定义的"后生物系统"的各种细胞组织。**

1) 上皮组织(epithelial tissue)

覆盖身体表面和体内各种囊、管、腔内表皮的一层或多层细胞组织，排列紧密具有少量细胞间质，由上皮细胞、腺细胞和感觉细胞等组成，并不断更新。上皮细胞主要是覆盖、分泌(汗腺、唾液腺、皮脂腺、盐腺)舌、鼻、眼的表皮中能够感觉分子物质的细胞等。上皮组织在组织形态中，从物质组织几何角度看，面向身体表面和腔体的组织面称游离面，背向身体表面和腔体的组织面称基质面，组织细胞侧面是上皮组织相互连接的面，也称连接面。上皮组织的细胞的游离面、细胞的基质面、细胞的连接面有不同的功能。由于上皮组织细胞之间由细胞间的物质连接起来，非常紧密排列，细胞不能自由活动，被组织固定在一起。例如细胞的变形将会被临近细胞牵扯和局限。又例如，腺细胞特化功能是指特殊的物质交换行为表达。感觉细胞的特化功能是实行特殊信息交换表达的。另外，上皮组织的细胞有比较短的繁殖周期，不断用新细胞替换老细胞。上皮组织的功能包括防护、吸收、分泌和排泄等。上皮组织可以分为两大类:被覆上皮组织和腺上皮组织。被覆上皮组织分为单层上皮和复层上皮(皮肤表皮)。单层上皮进一步分为单层扁平上皮(例如心脏、血管、淋巴管腔面上皮组织，以及胸膜、腹膜、心包膜、肺泡、肾小囊等上皮组织)、单层立方上皮(例如肾小管、甲状腺滤泡等)、单层柱状上皮(例如胃、肠、胆囊、子宫等腔面上皮组织)和假复层纤毛柱状上皮(例如气管、支气管)。**可以说上皮组织是生物体的物质交换、气体交换、水交换的细胞组织。**

2) 结缔组织(connective tissue)

由多种细胞和大量细胞外基质组成的组织，其细胞是间充质细胞特化各种细胞，其基质由蛋白多糖、糖蛋白和组织液组成。结缔组织是人体最广泛分布的组织，包括疏松结缔组织、致密结缔组织、脂肪组织、软骨、硬骨、血液等组织，具有支持、连接、保护、防御、输送和储存组织液等功能。疏松结缔组织是由成纤维细胞、网状细胞、肥大细胞和脂肪细胞与胶原纤维、弹力纤维组成的组织。疏松结缔组织成为组织间与器官间细胞组织体系。致密结缔组织是构成皮肤、腱、韧带等的细胞组织。脂肪组织是以脂肪细胞为主要成分的组织。软骨和硬骨是一种固态的结缔组织。血液组织是心血管系统中运行的液态的结缔组织。血液是一种特殊的结缔组织，由血浆、血细胞（红细胞和白细胞）和血小板等组成。血浆是血细胞间的液体物质。所以，**可以说结缔组织是水交换、能量储存的细胞组织。**

3）肌肉组织（muscular tissue）

由具有收缩能力的纤维细胞组成的组织，有横纹肌（striated muscle）、平滑肌（smooth muscle）、心肌（cardiac muscle）。所有的肌肉组织都是以ATP供能，而产生ATP的物质是多种的，例如可以由葡萄糖、脂肪酸、氨基酸、酮体、乳酸等物质供能，把化学能转化成机械能，并形成热能。所以，**肌肉组织是能量、热交换组织**。横纹肌肉组织主要是承担动物运动，并与骨骼相联系，受意识支配肌肉的收缩和松弛，但是也受外部刺激后被非意识支配。平滑肌是动物内脏器官（胃、肠、血管、膀胱等）壁的肌肉，不受意识支配，受植物神经系统支配。心肌是构造心脏的肌肉，具有很强的节律性收缩能力，不受意识支配。肌肉组织在组织形态中，首先在肌肉轴方向上由许多节组成，每一个节由一些特定的带所组成。从外向内观察，肌肉组织结构是多层次的，并由一些膜分割，例如肌外膜、肌束膜、肌内膜把肌肉细胞和肌纤维包裹起来。再超微观去观察（电子显微镜观察），肌膜与肌质之间通过许多纵、横的小管和肌质网和胶原纤维结合起来。横纹肌、平滑肌和心肌在肌肉组织形态上有不同差别。肌肉组织的细胞受意识神经、植物神经的支配实行细胞收缩或松弛行为。心肌节律性的收缩或松弛行为是这个组织的特别行为。

4）神经组织（nervous tissue）

由神经细胞（神经元）与神经胶质细胞组成。神经组织是构成神经系统的主要结构，承担人体的组织、器官、系统的运动与感觉的信息交换和调节控制，也是人体大脑思维活动物质支撑结构。神经元有不同的形态，例如单极、双极、多极等形态。神经细胞由细胞体和细胞突起组成。细胞突起划分为树突和轴突，树突和轴突的主要功能是接受刺激和传导冲动，其信号主要包括电信号和神经递质。轴突中有轴膜和轴质。在轴质中有大量的与轴突轴平行的微丝、微管和线粒体，并不断运转。神经细胞通过突触相互连接，突触有轴-树、轴-轴、轴-体、树-树、体-体等不同连接形式。神经胶质细胞也有多种形态，分为中枢神经系统的神经胶质细胞（星形胶质细胞）和周围神经系统的神经胶质细胞（施万细胞和卫星细胞）。神经胶质细胞也有胞体和突起。但是突起不分树突和轴突，也没有传导冲动的功能。神经胶质细胞对神经细胞提供支持、保护、营养和修补等作用。神经组织在组织形态中，可以构成神经纤维。神经纤维是由神经元的长轴突和包裹它外面的神经胶质细胞（例如施万细胞）组成，依据神经胶质细胞是否形成髓鞘，划分为两种类型：

（1）“有髓神经纤维”（神经细胞的轴突由施万细胞包绕形成髓鞘而构成，髓鞘对神经纤维具有保护和防止信号扩散，并有郎飞结，形成跳跃方式传输信息，传输速度快）。

（2）“无髓神经纤维”（神经细胞的轴突由施万细胞简单包绕，不形成髓鞘而构成，没有郎飞结，传输速度慢）。另外，中枢神经的神经纤维不被任何鞘膜包裹，也可以看作无髓神经纤维。

神经纤维也可以构成神经，所谓神经是由多神经纤维和其周围的结缔组织、血管、淋巴管共同组成，其结构是神经纤维内膜、束膜和外膜分层把它们包裹在一起。神经细胞除具有一般细胞的物质交换、信息交换、繁殖和功能表达外，特别强化了信息交换行为，尤其是通过电信号传导冲动的行为。

从神经纤维的功能划分可以划分为运动神经纤维和感觉神经纤维，除纤维结构各有特点外，还与神经末梢之间存在差别。

(1) 躯体运动神经末梢，是分布在骨骼肌的运动神经的末梢。躯体运动神经纤维多属于有髓神经纤维，但末梢去掉髓鞘。

(2) 内脏运动神经末梢，是分布在平滑肌、心肌和腺细胞等的植物性神经末梢。内脏运动神经纤维多属于无髓神经纤维。

(3) 躯体感觉神经末梢，是在皮肤、结缔组织中分布的一种游历形式的神经末梢。在骨骼肌上分布一种有被囊的作用在肌梭上的神经末梢。躯体感觉神经纤维是有髓神经纤维，神经末梢脱去髓鞘。

(4) 内脏感觉神经末梢，是分布在内脏器官上的有髓神经纤维的末梢。

2. 动物比较解剖学、组织学是研究生物器官、系统的结构

对于生物个体的结构和现世存在的原始多细胞动物、低等非脊椎动物、低等脊椎动物和高等的脊椎动物的个体，其系统、器官的结构描述如下。

1) 原始的多细胞动物个体结构

从原始的多细胞动物物质结构看，单细胞的细胞膜是皮肤组织的最原始形态。多细胞生物开始出现表皮，最简单的表皮是由一层表皮细胞组成的。单细胞是通过细胞鞭毛和变形运动，早期的多细胞软体动物没有骨骼，只有上皮肌细胞、体液和独立的肌肉细胞和组织。生物消化系统是从单细胞的细胞内消化进化到多细胞的消化管道的细胞外的消化，消化管道的细胞向管道内分泌消化酶，具有消化和吸收功能。原始的多细胞动物是通过皮肤和消化管道呼吸的。原始的多细胞动物生物体已经具有排泄管道，称作原肾管的系统，例如扁体虫就有这样的排泄管道系统，通过管道在身体表面的口排泄体液。原始多细胞动物没有循环系统，但开始有腔体，消化管道的脏器浸泡在消化管道和皮肤之间的腔体中的液体内。原始多细胞动物生殖是无性繁殖系统，没有生殖器官或细胞的分化，亲体繁殖，可以再生。在恶劣环境中，可以退化融合。神经细胞已经组成网络(弥散神经网络系统、分布在口周围的神经环、处于腹部、背部的神经干或体环节、脑神经节的神经节等结构)。从腔肠动物开始产生了明显的特性细胞分化，有上皮细胞、肌肉细胞、神经细胞和腺细胞等。有些动物有前后、背腹和左右对称轴的身体结构。

2) 低等非脊椎动物个体结构

就低等动物个体的生理结构，其皮肤系统有多层的细胞皮肤组织。外层的表皮细胞

通过产生特殊的物质(液体和坚固的外壳,钙或几丁物质)保护身体,例如在许多软体、昆虫身上看到的比较硬的外壳皮肤。正因为如此,所以昆虫的体积都不会太大。其运动系统,有上皮肌细胞和独立的肌肉细胞、组织,有的有翅膀能飞行,有的有多对运动的肢体,通常有六个足,可行走。其消化系统由口、咽、嗉囊、沙囊、胃、肠、肛门等消化器官划分,有唾液、胰、肝和胃等消化腺细胞或组织,具有消化、输送、吸收和储存等功能。其呼吸系统,昆虫通过口(气门)与皮肤连接的气管网络组成,有干气管和分支气管,昆虫实行气管呼吸。其排泄系统,在体腔中通过伸缩泡或者肾管收集排泄有害和废弃物质(尿素)。其循环系统还没有完整的血管系统,只有简单泵原理心脏,泵出的血液直接进入体液腔(血腔),再从体液腔回流心脏。其生殖系统,生殖是有性繁殖,由性细胞和器官分化,雌性产生卵子、雄性产生精子。在许多低等动物中两性同体(例如蚯蚓),可在不同时期产生卵子和精子。也有两性不同体的,繁殖和肠与肛门等器官汇合为一个单孔。其神经系统在神经弥散网络基础上,进化产生集中的神经系统,主要的神经干从腹部转移到背部,最早的进化是神经系统集中成索,有最小的脑结构产生。生物进入环节动物(蚯蚓)和节肢动物(昆虫)时期,已经有脑和脑的分工。昆虫是从环节动物进化而来,已经有前后、背腹和左右对称轴的身体结构。逐步地形成头、胸和腹三部分,头部包括视觉和触觉等感觉器官和口。

3) 低等脊椎动物个体结构

低等脊椎动物个体结构,例如鱼类动物的生理结构,它们的皮肤系统十分完善,通常由上皮和真皮两部分组成。表皮可以再生并以鳞片形式脱落,表皮上可以有衍生物,如毛、甲、鳞等。真皮可以分泌衍生液体等。其运动系统由骨骼、腱、关节、韧带、肌肉等组成。其消化系统包括口、咽、食管、胃、肠、肛门等消化器官。其呼吸系统主要是鳃器官,与咽喉连接,有鳃盖和鳃裂,通过从咽喉到鳃裂流水和鳃盖控制进行鳃呼吸。其排泄系统已经比较完善,其中包括肾(有前肾、中肾和后肾发展阶段),在血液中收集有害和废弃物质。鱼类通过鳃在水中排出氨等含氮物质。陆地卵生的脊椎动物排泄尿酸,有泄殖腔,单孔。胎生的脊椎动物排泄尿素、盐和水组成的尿液,有输尿管、膀胱和独立排尿孔或器官等。其循环系统包括心血管系统和淋巴系统。其循环系统从开放的体液腔逐步进化而产生,包括心血管系统,而且成为封闭式的单循环系统。心血管系统包括仅有一个心房和一个心室的心脏、血管和血液。进化到两栖类和爬行类动物,产生了不完全的双循环系统(肺循环和体循环)。血管由动脉、静脉和毛细血管等组成,并具有淋巴系统。其生殖系统,雌性生殖系统包括卵巢和输卵管等;雄性生殖系统包括睾丸、输精管等;主要是体外受精,卵生。其神经系统从脊索中枢的中枢神经系统进化成脊椎中枢神经系统,出现了脑,并有小脑、中脑和大脑之分,进而逐步发达起来,并有感觉器官和系统与之配合。

4) 高等脊椎动物的个体结构

高等脊椎动物的个体结构,例如哺乳动物的个体结构,它们的皮肤系统十分完善,通常由上皮和真皮两部分组成。其运动系统由骨骼(人类有206块骨骼)、腱、关节、韧带、肌肉(人类有600多快肌肉,头颈肌肉、躯干肌肉和四肢肌肉)等组成。其消化系统包括口腔、牙、舌、咽、食管、胃、肝、胆、胰腺、小肠、大肠、肛门等器官。其呼吸系统最复杂,由鼻、咽、喉、气管、支气管和肺等器官组成。其排泄系统已经比较完善,其中包括肾(后肾)、输尿管、膀胱、尿道等器官。其循环系统包括心血管系统和淋巴系统,封闭式的完全的双循环系统。心脏是双循环模式,有两个心房和两个心室。心血管系统包括心脏、血管和血液。血管由动脉、静脉和毛细血管等组成。淋巴系统由淋巴管(毛细淋巴管、淋巴管、淋巴干和胸导管,并与颈静脉连接进入血液系统)、淋巴液、淋巴结、淋巴器官(胸腺、脾脏、扁桃体)组成。其生殖系统,是由胚胎发育期间的中肾管等演化而成。雌性生殖系统包括卵巢、输卵管、子宫、阴道和外生殖器。雄性生殖系统包括睾丸、附睾丸、输精管、射精管、精囊腺、前列腺、尿道球腺和阴茎等器官。其神经系统有小脑、中脑和发达的大脑之分。人类的神经系统包括神经元、纤维、脑、中枢神经、植物神经的交感神经系统和副交感神经系统以及语言中枢系统等组成的网络系统,有非常发达的感觉器官和系统与之配合。

我们关注的动物神经系统比较内容简单介绍在下表中。

多细胞动物	神经系统结构	其他说明
腔肠动物	外胚层基部和内胚层基部各有紧密连接的双弥散神经网络结构	二胚层,两个胚层之间是中间物质结构层。其腔体是消化与循环同用。神经细胞是双突触,传递信息是双向的
扁形动物	在弥散神经网基础上,产生沿体轴的两个侧神经干(索),两干之间有多个横神经索连接两个神经干,在头有脑神经节。梯形结构	三胚层,中胚层产生。有前后、背腹、左右对称
原体腔动物	产生沿体轴的多条神经干,其中有背神经、腹神经、左背侧神经、左腹侧神经、右背侧神经、右腹侧神经和围绕口的神经环及多条横向的连接神经。桶形结构	三胚层,假体腔形成,体腔液、双口(有肛门口,后口)
环节动物	有脑神经节、咽神经环、咽下神经节、腹神经索、链状结构。有对称横向的侧神经	三胚层,真体腔
半索动物	背神经索、腹神经索、咽神经环、领索、口索和感受器	三胚层
脊索动物	同时出现神经脊索、神经管	三胚层,分尾索、头索和脊椎动物
低等脊椎动物	有神经管发育成的脑(大脑、间脑、中脑、小脑、延脑)与脊髓组成的中枢神经系统,由神经嵴发育周围神经系统,包括脑神经、脊神经、交感神经、副交感神经、感觉神经等和发达感觉器官	三胚层,两栖动物、爬行动物,有壳卵生。脊索在胚胎发育时期发生,并在胚胎后期退化
高等脊椎动物		三胚层,温血动物、胎生动物、哺乳动物

生物进化历程和机制,不仅仅表现在胚胎发育过程中,人类的前体生物的系统机制,依然被保留在人类的现存的功能机制中。例如呼吸或者气体交换功能,虽然人有发达的肺呼吸系统,但是在人体内依然保留着消化管道交换气体和皮肤系统交换气体的功能和机制。例如排泄系统,虽然人类有功能显著的“泌尿系统”,但是依然具有消化管道排泄体液的功能和皮肤系统排汗功能。人类进化历程中各阶段的生物系统机制,并不是都消失了,许多被保留下来,也可能改变了形态。即以下结论需要记住:

(1) 人体循环系统、消化管道系统、淋巴系统、排泄系统构成了人体物质交换统一平台。

(2) 人体呼吸系统、消化管道系统、泌尿系统和皮肤系统构成了人体气体交换统一平台。

(3) 人体的皮肤、心、心包、肺、脾、肾、消化管道、体腔系膜等器官结构和系统构成人体的水交换统一平台。

(4) 人体心血管系统、消化管道系统、体腔和四肢的肌肉组织(心肌、骨骼肌、平滑肌)构成人体的热交换统一平台。

(5) 人体神经系统、内分泌系统、经络系统、血管系统和其他局部环境感受表达系统共同构成了人体信息交换统一平台。

需要读者注意的是从原始低等动物到高级动物进化历程中的神经系统发展与演化。特别注意如下三个阶段的描述,因为这些概念和观点对我们的后续讨论是重要的。

(1) 原始低等动物的神经系统是弥散神经网络和面向器官的神经干、神经环和神经节组成的神经网络系统。这种结构有些像信息化中单一的系统结构。

(2) 脊索动物的神经系统是面向多组织、多生物器官和生物多系统的多神经干的"神经干的神经干"比较综合的神经脊索系统。这种结构有些像信息化中多系统互操作性的平台结构(多系统的系统结构)。

(3) 脊椎动物的神经系统是面向多生物系统和生物个体组织中枢神经系统(具有较发达脑系统)和比较完善的周围神经系统。这种结构有些像信息化中多平台的互操作性的中心结构(多平台的系统结构)。

2.3.2　胚胎学描述的生物胚胎发育

人类的进化过程被浓缩在胚胎发育的过程中。从《组织学和胚胎学》教材中可以看到如下对人体胚胎发育的描述。经作者整理,简单介绍如下。

1) 第一阶段胚胎(大约1周,也称胚前期)

卵裂和胚泡形成并植入内膜。受精卵通过有丝分裂的卵裂,通过实体的"桑葚胚",逐步演化为空腔的胚泡形态。胚泡由滋养层、胚泡腔和内细胞群组成。胚泡以腔肠动物形态,坐落在子宫壁上,通过分泌的蛋白酶溶解子宫内膜,形成小缺口,由此埋入子宫内膜。埋入后,子宫内膜修复缺口,把胚泡包裹在其中,并产生蜕膜反应。在这里可以看到胚泡与子宫内膜之间的识别和相互作用与容纳的关系。胚泡用自己的口吸食母体子宫的血液,宛如一个寄生虫。在这个阶段,受精卵的卵裂过程非常快,它大大加快了细胞周期,其中主要表现为细胞周期的G1期的时间几乎消失了,甚至G2也被压缩。通常不需要等待细胞生长,就直接进入S期和M期。随着卵裂过程持续,G1期和G2期逐步恢复。

通常情况,受精卵细胞分裂是核与质都在分裂,但是有些动物的受精卵细胞分裂,在形成“桑葚胚”前，例如果蝇卵只有核分裂，一个细胞内核分裂达到6000个，才形成6000个细胞核独立的细胞质和细胞膜。

2）第二阶段胚胎（2，3周，胚胎期）

胚层形成又划分二胚层胚盘结构发育阶段和三胚层胚盘结构发育阶段。

对于二胚层胚盘结构发育阶段，从胚泡开始演化，其中胚泡内细胞群通过增生产生上胚层、下胚层，上胚层与部分胚泡腔空间形成羊膜腔。胚泡滋养层通过细胞增生产生胚外中胚层，并与下胚层和原部分胚泡腔，生成卵黄囊，胚泡腔消失。然后，胚外中胚层出现空隙，胚外中胚层产生胚外体壁中胚层和胚外脏壁中胚层，并逐步形成统一的胚外体腔。非常需要注意的是，上胚层组成的羊膜腔和下胚层组成的卵黄囊相互接触和连接在一起，称作二胚层胚盘。羊膜腔、卵黄囊和二胚层胚盘共同由体蒂连接在胚外体腔内壁的中胚层上。**需要注意的是，在二胚层结构与原始腔肠动物对应，应当在上、下胚层之间出现弥散神经网络（两层结构）。**

对于三胚层胚盘结构发育阶段，二胚层胚盘形成后，继续发育，其上胚层细胞增生和迁移，产生原条、原结。由于产生原条下陷，上胚层增生细胞，一部分从下陷迁移进入下胚层，形成新下胚层，改名为内胚层。另一部分迁移填充在上、下胚层之间，成为一个新的胚层：胚内中胚层，简称中胚层。原上胚层新改命名为外胚层。这样形成三胚层的圆盘形胚盘。

在形成三胚层之前，首先形成了神经脊索结构，神经脊索的存在说明胚体内构成了胚胎发育最早的“前神经网络系统”。这个脊索成为神经管、体节和中轴结构发育的诱导者和组织者。与脊索发生同时，还形成了最早的弥散皮管（血管）网络系统和原始排泄管网络系统。

可以用如图2.12示意性的结构图来描述。

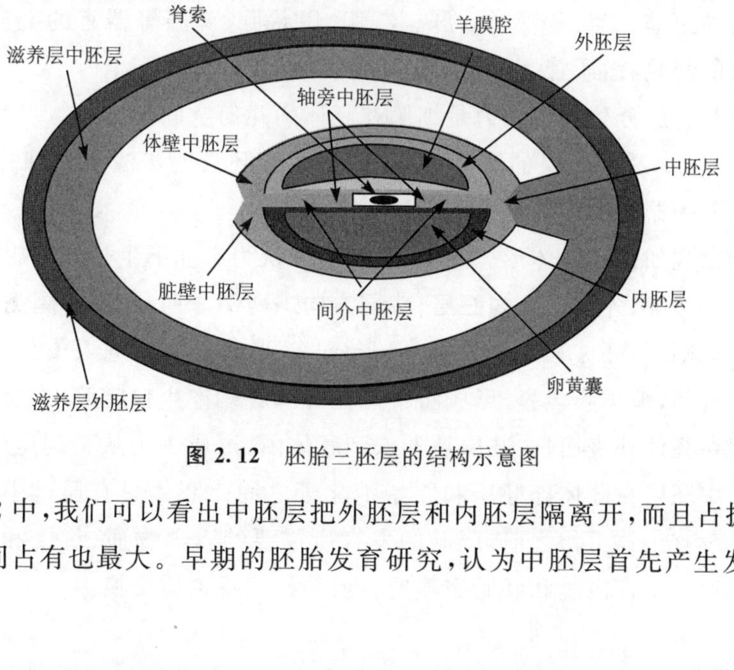

图2.12 胚胎三胚层的结构示意图

在图2.12中，我们可以看出中胚层把外胚层和内胚层隔离开，而且占据着最中心的空间位置，空间占有也最大。早期的胚胎发育研究，认为中胚层首先产生发育诱导的信息,并对外胚层产生上皮组织、形成神经板和神经管,具有重要诱导作用。

中胚层诱导,需要有诱导主体概念,把中胚层整个看成一个主体,存在不够精确的问题。这个时候,在中胚层已经形成了前神经系统、前排泄管网络等原始系统(细胞组织)主体。这个阶段的胚胎发育的原动力除继续来自细胞周期和细胞自身遗传基因外,产生了多细胞之间相互作用的新发育推动力。

从理论上看,三胚层的形成与二胚层中间的弥散神经网络作用有关。

3) 第三阶段胚胎(4～8周,胚胎期)

(1) 三胚层分化和胚体形成。外胚层分化出神经板和表面外胚层。神经板两侧高起,形成神经褶,两侧神经褶高起后形成神经沟,而神经沟被体节闭合形成神经管。神经管的头部进一步分化为脑,而尾部逐步发生脊髓。最后神经管被表面外胚层包裹。胚体表面外胚层,主要形成表皮、表皮衍生结构(毛发、指甲、趾甲、皮脂腺、汗腺、乳腺)以及眼、耳、鼻等器官上皮和脑垂体、牙釉质、口腔与肛门黏膜上皮等。在神经管闭合时,神经板外缘细胞没有进入神经管,而在神经管外部形成神经嵴,作为周围神经系统的原基,例如作为脑神经、脊神经、交感与副交感神经、周围神经系统的原基。神经嵴细胞实施远距离迁移,分化为肾上腺髓质细胞,参与胚体多个器官和系统发育过程。

(2) 中胚层分化。中胚层分化为轴旁中胚层体节、间介中胚层和侧中胚层等。其中轴旁中胚层体节又进一步分化产生真皮、中轴骨、骨骼肌等。间介中胚层成为泌尿生殖系统原基。侧中胚层又进一步分化为体壁中胚层、脏壁中胚层、原始体腔和间充质。体壁中胚层分化产生胚体的骨骼、肌肉和结缔组织,在此基础上产生四肢。脏壁中胚层分化为消化系统和呼吸系统的管道管壁肌组织和结缔组织。原始体腔分化为心包腔、胸膜腔和腹膜腔。间充质主要生产胚胎性的结缔组织。

(3) 内胚层分化。内胚层分化首先产生原始消化管,并继续演化发生消化系统、消化腺和呼吸系统的原基。咽、食管、胃、肝、胰、胆、甲状腺、胸腺等器官的上皮和由泄殖腔、尿囊演化而来的膀胱、输尿管、前列腺等都从内胚层发育分化产生。

我们看到三胚层分化主要动力是细胞在胚体的几何空间位置。

(4) 胚体形成。从三胚层的圆盘形胚盘、倒梨形胚盘逐步演变为圆柱状"C"形的胚体形态。形成各种器官的原基。

为什么会出现如此的胚体形态的变化,胚胎学认为有如下生长速度规则:

中部＞边缘;外胚层＞内胚层;头尾方向＞两侧方向;头侧＞尾侧

在这样的规则下,胚体长成头大尾小,形成"C"形状。胚体进入羊膜腔,体蒂和卵黄囊在胚体腹侧合并,被羊膜包裹,形成脐带。在头部腹侧产生口咽膜,在尾部腹侧产生泄殖腔。外胚层在胚体外表面,内胚层被卷入到胚体内,形成一个从头到尾的纵向管道,即原始消化管。中胚层在胚体外胚层和原始消化管之间。胚体只有通过中部产生的胎盘连接。在胎盘没有正式工作之前,胚胎的发育所需要的营养物质、氧气和排泄物质与二氧化碳气都是通过子宫内膜和胚胎滋养层供血结构实现物质交换。

这个阶段的胚胎发育的原动力除继续来自第二阶段的动力和能量外，胚胎发育开始产生决定因素的多能干细胞向专能干细胞的命运分化的图谱，这个命运分化的图谱决定着胚胎的发育过程。但是这个图谱在发育过程中是可以调控的，既存在正规繁育的路线图，也存在着特异性发育的路线图，构成相互调整，确保发育的过程可靠和完整。这种动力决定着完整细胞种类的形成。

4）第四阶段胚胎（胎膜胎盘形成阶段）

首先，胚胎需要建立自己独立的血液系统和循环系统，为胚胎提供营养物质和排泄废物的交换机制。这是胚体与母体子宫环境进一步完善发育环境的阶段。由胎膜和胎盘形成作为标志。

胎膜包括绒毛膜、羊膜囊、卵黄囊、尿囊、脐带体蒂等组成部分。绒毛膜是滋养层，使绒毛与母体的蜕膜紧密连接在一起。胚体长大，羊膜腔也随之长大，成长到胚外体腔和子宫腔消失，羊膜腔的羊膜与子宫内膜完全融合接触。卵黄囊的顶内胚层演化成原始消化管。卵黄囊内胚外中胚层产生最早的造血干细胞，而内胚层产生原始的生殖干细胞。脐带体蒂是羊膜和黏液性结缔组织，其中有两条脐动脉，一条脐静脉、卵黄囊和尿囊。其中卵黄囊和尿囊在发育进程中逐步退化和萎缩（大约在5～6周），反映了生物进化中卵生的状态过程。

胎盘由胎儿的绒毛膜与母体底蜕膜构成。在胎盘内实现母体子宫的血液循环系统与胎儿的血液循环系统之间的物质交换。胎盘膜（胎盘屏障）由合体滋养层、基膜、绒毛结缔组织、内皮基膜和毛细血管内皮等组成。胎盘功能主要为物质交换和内分泌功能（包括产生促性腺激素、催乳激素和雌激素等）。

5）第五阶段胚胎（胎儿期）

生物体各系统相继发生，例如消化系统、排泄系统、生殖系统、循环系统、神经系统、运动系统等。我们可以看到不同生物系统发生的过程和顺序。

在胚胎发育的第4）、5）阶段，胚胎发育完全由自细胞基因、细胞间相互作用和细胞命运决定与分化的图谱以及发育过程的调控决定最后形成一个生物个体是不够的，作者认为其主要原因是，胚胎发育过程的细胞、组织、器官等不仅是被发育、调控和操作的对象，同时还是发育过程的参与主体。即这些细胞、组织、器官和系统，在发育过程中还具有不同的角色功能，承担发育过程的高层次主体诱导、控制、管理和服务等任务，表现出发育过程中的前、中、后的器官和系统特征，也就是说这种发育动力还在自组织结构框架内。

在胚胎发育过程中，可以看到鳃裂形态、脊索形态、前肾形态、中肾形态、尾形态等反映生物进化的阶段形态，这些形态在人体的发育过程中或消失，或残留痕迹。

在后面的讨论中，不再重复胚胎的发育过程，而是重点描述腔体结构变化、三胚层结构变化和干细胞功能变化。

1. 生物形态和多腔体在胚胎发育中的变化

人体的一些基本的腔体结构，是双层的腔体嵌套结构。外层的腔体是体腔，包括头颅、胸腔体、腹腔体、盆腔体等，被身体皮肤包裹。人体的内层腔体结构是多个系统腔体，具有关联关系的腔体结构，包括消化系统腔体结构、循环系统腔体结构、呼吸系统腔体结构、排泄系统腔体结构和生殖系统腔体结构等多个不同形式的系统腔体结构。腔体的关系通常是通过一些隔离交换实体组织或者腔体末端组织相互关联的。

(1) 人体的神经系统结构变化。首先发育出神经细胞组成的弥散神经网络，并在腹部发育出神经干、神经环等。在背部，进一步发育由主神经干产生的神经脊索，出现原始的中枢性质的神经系统。在这个原始的前神经系统诱导和组织下，开始发育生物体的后神经系统。

(2) 人体消化系统腔体结构变化。胚体形成的内胚层分化首先产生原始消化管，包括前肠、中肠和后肠，并成为消化系统、消化腺等的原基。在这种发育基础上，开始整个消化系统腔体的发育。首先，产生封闭原始消化管头尾的开口，消化管与外部沟通。消化管头部开口到中部与卵黄囊连接部称之为前肠，主要分化为咽、舌、食管、胃、十二指肠上部、肝、胆、胰以及消化系统腺体等。消化管中部称为中肠，主要分化为十二指肠下部、小肠、升结肠和横结肠前部。消化管尾部称为后肠，主要分化为横结肠后部、降结肠、乙状结肠、直肠和肛门等。从原始消化管到各种消化器官发生的进程，取决于分化中的速度，增殖分化速度快的部分，器官发育就快。有些管道产生分支，例如产生肝管和其他消化器官的管道，并在管道的末端形成实体脏器。肝、胆和胰等器官的发育过程受到多的关注。胚胎4周后，在前肠接近脐带部位的内胚层上皮细胞增殖，形成肝憩室和肝芽。在肝细胞和中胚层细胞组织动脉血管、门静脉血管和胆管等结构框架中，以肝小叶为单位，发育成肝脏。在稍后时间，开始发育形成背胰芽、腹胰芽。由于消化器官发育中空间位置的变化，使背胰和腹胰接触，并融合成一个胰脏器官。在中胚层细胞参与下，形成胰的动脉和静脉血管，并逐步发育出胰导管、外分泌部分和内分泌部分。外分泌部分的细胞组织产生胰液消化酶，通过胰导管进入十二指肠中。内分泌部分的细胞组织分泌胰高血糖素和胰岛素等激素和物质，进入到血液循环系统中。

(3) 人体循环系统腔体结构变化。胚胎发育的早期，在卵黄囊胚外中胚层的血岛的周边细胞变扁，并在血岛之间形成内皮管。中央细胞变圆，并形成造血干细胞。大致相同的时间，在胚体的体蒂和体内，相似的方式也开始产生内皮管。这些皮管相互延伸和融合，逐步形成原始内皮管网，在流入血液后，逐步形成毛细血管。成为原始的心血管系统和原始的血液细胞组织。心管(动脉干)发生，产生围心腔和生心板。围心腔后又变化为心包腔，生心板产生心管。在原始血管网的基础上，血管进一步发生。在脐和胚体内，分化为动脉血管和静脉血管，并产生相应的主动脉和主静脉。这些主动脉和主静脉与心管连接。心管(动脉干)和动脉弓逐步演化为心脏形态，心管内部开始分隔，产生心房和心室比较复杂的发育过程。在心脏发育过程中，心脏开始参与血液循环，其流程是：脐静脉→肝静脉导管→下腔静脉→右心房→大部分到卵圆孔→左心房和左心室→动脉弓→

降主动脉，小部分从右心房到右心室→肺动脉→动脉导管→降主动脉，最后都从降主动脉回到脐动脉→胎盘。这个发育过程反映了胚胎发育时期肺器官没有工作，肝器官也没有承担代谢中枢的工作。人体的整个发育过程中，在胚胎时期，大约胚胎 18 日由卵黄囊造血，大约胚胎 27 日主动脉-性腺-中肾(AGM)开始造血，大约胚胎 42 日(胎儿时期)由肝脏造血，大约胚胎 48 日由脾脏造血；在成体时期，是由骨髓和脾脏(包括胸腺、淋巴结等)造血。循环系统发育还应当包括淋巴管和器官的发育过程，例如脾脏和胸腺的发育过程。

(4) 人体呼吸系统腔体结构变化。内胚层分化首先产生封闭的原始消化管(原肠)，并在此基础上产生呼吸系统的原基。在此基础上，外胚层发生鼻腔，在前肠产生原始咽和喉气管沟，食管外腹侧形成原始气管盲囊，即喉气管憩室，并成为肺芽，分裂出气管、分化出呼吸系统的喉、气管、多级支气管(气管树)、肺泡等。

(5) 人体排泄和生殖系统腔体结构变化。最早生成的泄殖腔是与原始消化管连接的，是后肠的末端，在发育中泄殖腔与直肠分离，产生输尿管和膀胱。在后续的发育中，首先发生排泄系统，并经历肾小管、肾管、前肾(与泄殖腔不相通，没有泌尿功能)、中肾和后肾(开始有泌尿功能)的发育阶段，反映了排泄系统的进化阶段。前肾退化，大部分前肾管成为中肾管。主要发育功能由背动脉分支动脉的毛细血管和肾小管形成肾小囊再共同形成肾小体，由性腺和中肾体组成，并开始连接泄殖腔。到胚胎 5 周开始中肾退化，退化的部分参与生殖器官，包括睾丸或卵巢以及外生殖器官的形成。其中存在着两个方面的发育过程。一个发育过程是性腺发育，另一个是生殖细胞的发生。中肾的性腺(性别未分化)结构，是由中肾嵴的生殖嵴作为性腺原基，演化为睾丸或卵巢。而中肾体部分对于雄性演化为附睾，乌尔夫氏管演化成输精管。而对于雌性，其苗勒管演化为输卵管。对于生殖细胞的发生，首先是来源于胚胎滋养层的原生殖细胞(PGCs)，通过迁移到达性腺原基(生殖嵴)，在生殖嵴中原生殖细胞与性腺细胞相互作用，产生生殖细胞。而早期产生的生殖细胞通过减数分裂后，进入生殖细胞有丝分裂的静止期，直到青春期开始活跃。未退化中肾管形成后肾，其主要发育功能形成肾脏、输尿管、膀胱和连接外生殖器。

(6) 人体的皮肤和运动系统腔体结构变化。体壁中胚层分化产生胚体的骨骼、肌肉和结缔组织，在此基础上产生四肢。在胚体左右外侧壁生长出上下两对肢芽，是由中胚层和表面外胚层构成的。轴旁中胚层在胚胎发育的第 3 周，开始体节发育。体节开始从第 1 个产生开始，从头部向尾部延生(发芽方式复制)发生。一共产生 40 多个体节。每一个体节有一个腔，称作体节腔。体节围绕神经管周围生长。其外壁产生真皮和皮下结缔组织。并在体节范围内分别陆续产生“生肌节、生骨节、生皮节”等细胞组织。外胚层产生表皮和衍生物质，中胚层产生真皮。由表皮和真皮构成人的皮肤系统。在发育过程中，形成骨骼、肌肉、神经、血管、皮肤等。上肢芽产生上臂、前臂和手。下肢芽产生大腿、小腿和足。手足发育首先形成桨板状，而后产生沟条，蹼膜消失，指或趾形成。

(7) 头颅、胸腔体、腹腔体、盆腔体的腔体结构变化。侧中胚层一部分分化为原始体腔。原始体腔分化为心包腔、胸膜腔和腹膜腔,并进一步发育为头颅、胸腔、腹腔、盆腔等腔体结构。

2. 三胚层在胚胎发育中的变化

繁育过程产生出“双胚层”细胞结构(内胚层、外胚层)并进一步产生“三胚层”多细胞结构(内胚层、中胚层、外胚层)和环节结构,构成头尾和左右对称身体结构作为胚胎发育的基础,参见图 2.13。

(1) 外胚层最终形成未来各种器官的外表皮、神经、相应腺体以及个体的皮肤系统。

(2) 内胚层最终形成未来各种器官的内表皮、消化系统、肺和相应腺体等。

(3) 中胚层最终发育成未来各种器官的肌肉、血、软骨、骨骼和结缔组织以及各种填充细胞。

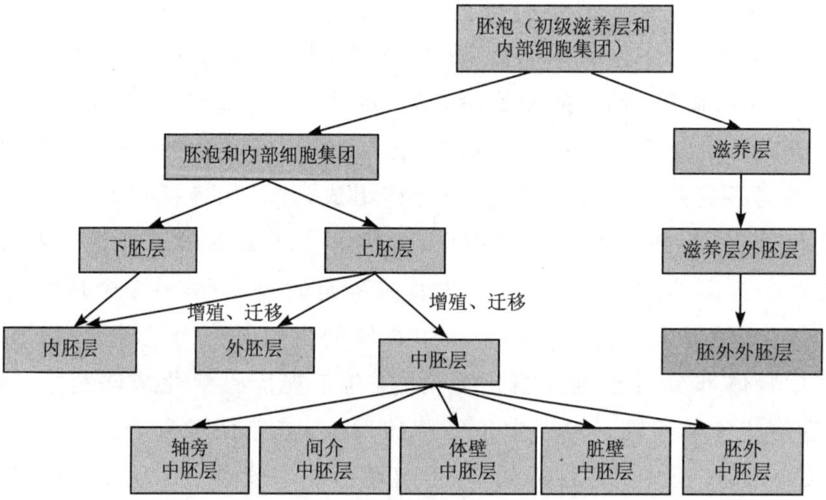

图 2.13 三胚层在胚胎发育中的变化示意图

由此可以看到如下基本事实。生物个体所有的未来各种器官的外表皮都是外胚层发育而来。所有的未来各种器官的内表皮都是内胚层发育而来。所有的未来各种器官的肌肉组织都是中胚层发育而来。任何一个器官的外表皮、内表皮和它的肌肉组织来自共同的三个胚层。例如,心血管系统,无论动脉血管、静脉血管和心脏,它们的外皮、内皮和中间的肌肉都是连成一体的。例如消化系统所有的器官腔体、管道的外皮、内皮和中间的肌肉同样是连成一体的。

(1) 人体的消化系统三胚层结构变化。内胚层形成消化系统原始的消化管的上皮组织。脏壁中胚层分化为消化系统的管道管壁肌组织和结缔组织,形成消化管道的黏膜(包括上皮层、固有层、黏膜肌层、外分泌细胞)、黏膜下层(疏松结缔组织、血管、淋巴管、神经丛和内分泌细胞)、肌层(内环行肌和外纵行肌)和外膜层或系膜、浆膜(纤维膜等组织)的组织。

(2) 人体的神经系统三胚层结构变化。外胚层形成神经板的上皮细胞开始发育，并形成神经管和神经嵴，神经管的壁是多层的结构，包括上皮、套层和边缘层。由神经管产生神经，神经嵴继续发育成周围神经系统。周围神经系统的神经是由多神经纤维和其周围的结缔组织、血管、淋巴管共同组成，其结构是神经纤维内膜、束膜和外膜分层把它们包裹在一起。神经是由神经嵴的细胞迁移，参与其他组织与器官的发育。也就是说神经系统中只有周围神经系统的神经中包含了中胚层的物质结构(结缔组织、血管、淋巴管)。

(3) 人体的循环系统三胚层结构变化。卵黄囊的胚外中胚层和在胚体的体蒂及体内中的胚层细胞产生内皮管，并发育成弥散内皮管网，产生原始血管系统。中胚层的间充质细胞为内皮管网外围覆盖中膜组织和外膜组织。口咽附近的脏壁中胚层产生心包腔和一对心管，两个心管逐步融合成一个较大的心管，并逐步演化为心脏。

(4) 人体的呼吸系统三胚层结构变化。外胚层产生鼻腔上皮。内胚层产生气管树上皮和表面活性物质等。脏壁中胚层分化为呼吸系统的管道管壁肌组织和结缔组织，包括食管气管隔、软骨、平滑肌、结缔组织、毛细血管等。

(5) 人体的排泄和生殖系统三胚层结构变化。发生于间介中胚层，通过索状增生，产生尿生殖嵴，其中分为中肾嵴和生殖腺嵴。生殖系统睾丸或卵巢来自体腔上皮、上皮间充质细胞和卵黄囊壁内胚层原始生殖细胞，形成生殖腺嵴。

(6) 人体的皮肤系统三胚层结构变化。皮肤系统由外胚层产生皮肤系统的表皮，中胚层产生真皮系统。

(7) 人体的运动系统三胚层结构变化。体壁中胚层产生骨骼、胚体肌肉和结缔组织，在此基础上产生四肢。人体的四肢在胚胎发育时期，在中胚层首先产生四个左右对称的附肢板，在前肾细胞组织和有关信号的诱导下，先后出现上肢芽和后肢芽，并以发芽的方式产生四肢的所有皮肤、肌肉、骨骼、血管和神经等组织。中胚层未分化间充质细胞聚集，产生软骨组织，并后续开始软骨内骨化的发育过程，产生胚体的骨骼。

从上面的讨论可以看出，神经系统、皮肤系统的表皮组织和相应腺体出自外胚层，消化系统、呼吸系统的上皮组织和相应的腺体出自内胚层，所有系统结构和身体腔体结构都是中胚层发育形成的。中胚层细胞在生物体发育中贡献最大。

2.3.3 干细胞生物学描述的生物胚胎发育

胚胎的发育过程可以用一个发育树来表达。细胞在不断发育的分裂中，逐步产生了个体内组织和器官功能分化的细胞。各组织、器官的细胞的功能特化表达也越来越确定，细胞逐步分化为组织器官的体细胞。个体的组织器官的体细胞在分化中，因为细胞的寿命期限的规定，有些种类的组织器官细胞逐步丧失了进一步分化和增殖的能力。细胞开始进入衰老状态，直到进入死亡程序。

对胚胎，实际上存在着两种发育模型，一种是被多数的胚胎学和经典的生物学著作经常引用的模型。这个经典模型认为,生物体的组织、器官、系统发育与干细胞的发育过程是融合在一起的,是同步发育的。另一种是基于干细胞具有单独发育的模型,认为生物体的发育和干细胞的发育(分化)过程是独立进行的。图2.14描述的经典模型主要划分为两个阶段。胚胎发育的第一阶段(受精卵裂和原肠胚形成阶段),细胞基本上是全能和多能的干细胞。对于每一个细胞来说,发育方向不确定或没有做出决定。胚胎发育的第二阶段(三胚层胚盘结构发育阶段),胚胎细胞开始进入分化时期。

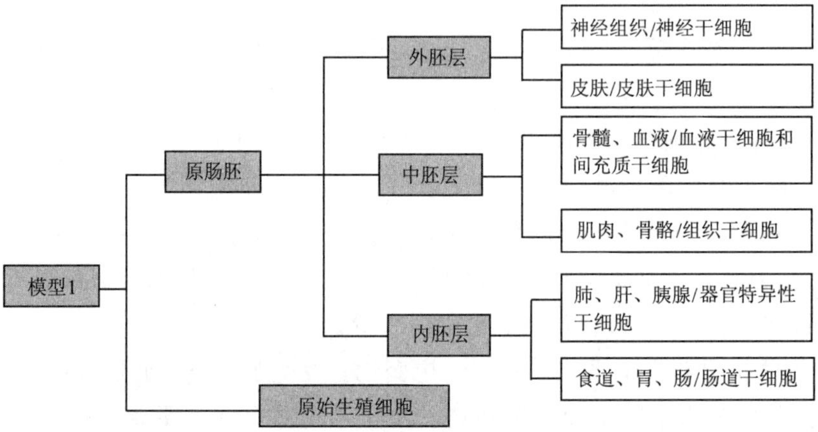

图2.14　经典的胚胎发育模型

从现代生物学角度看,干细胞生物学或干细胞胚胎学对生物体从受精卵,经胚胎个体的发育到幼体的出生,对生物个体的组织和系统产生的解释是最有力的。下面,再从干细胞胚胎发育的角度,讨论生物个体胚胎发育过程。可以定义干细胞:**干细胞是具有克隆形成能力、自我复制和多向分化潜能的,能够产生多种分化细胞类型的细胞**。从理论上说,干细胞寿命是永生的,具有无限和持续的增殖能力。实际上,受精卵是一个"全能的干细胞",称作胚胎干细胞。在繁育中,逐步产生一些"多能干细胞"或"专能干细胞"(体干细胞),参见图2.15。最后生成没有分化功能的"体细胞"。但是,个体组织器官在发育中,各组织与器官都保留了自己的"体干细胞",在体细胞死后,提供新细胞,并作为个体组织器官产生新细胞和组织器官受到损伤再生繁殖和修复的基础。胚胎和发育过程的细胞主要是干细胞主导的体制。

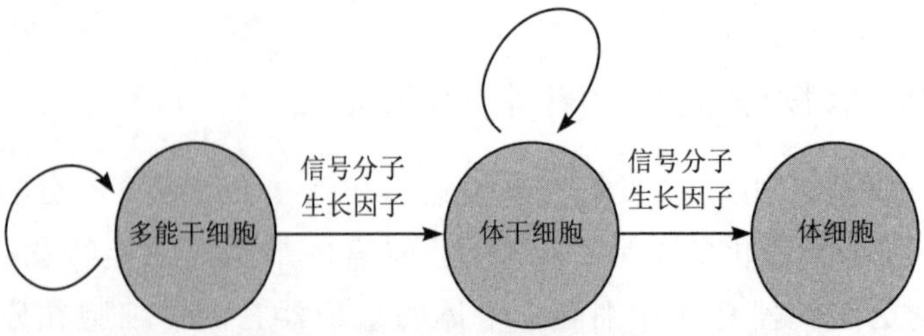

图2.15　干细胞分化的原理图

细胞分化是指,细胞增殖从未定形态和多功能向确定形态和专一或特异功能方向发展的过程。影响或诱导细胞分化的因素有很多,例如细胞质因素、细胞间相互作用因素,细胞黏着分子因素、激素因素(一种远距离的影响因素)和分化抑制因素(分化细胞产生一种影响或抑制其他细胞继续分化物质)等。分化抑制和分化诱导,共同在胚胎发育中发挥调控作用。现代细胞生物学的研究表明,存在着细胞分化或决定对邻近细胞的影响,并发出相反的信号。一个细胞受体兴奋时,会引起细胞内受体水平增加和配体水平下降。一个细胞接收的信号越多,它所产生的信号越少,而且所兴奋的受体也越多。这种模式,会导致一个细胞做出决定,会排斥邻近细胞做出相同的决定。

细胞去分化是指,分化细胞从确定形态和专一或特异功能恢复或演化为未定形态和多功能的过程。这个过程是细胞分化的逆过程。

细胞决定是指,细胞在发育过程中自己确定发育目标和命运的概念。

细胞转决定是指,细胞在发育目标的方向上细胞群体改变原来的发育方向。细胞转决定甚至可以恢复到原始决定前的状态。细胞转决定和细胞决定同样是可逆和相反的。

胚胎发育调控过程中,细胞的发育命运和决定的方向,不仅取决于细胞自身,还取决于细胞群体共同决定,也关注多细胞之间的信息和行为的关联。

对于基于干细胞具有单独发育的假说模型,可以用图 2.16 来描述。该模型认为生物体的发育和干细胞的发育(分化)过程是独立进行的。

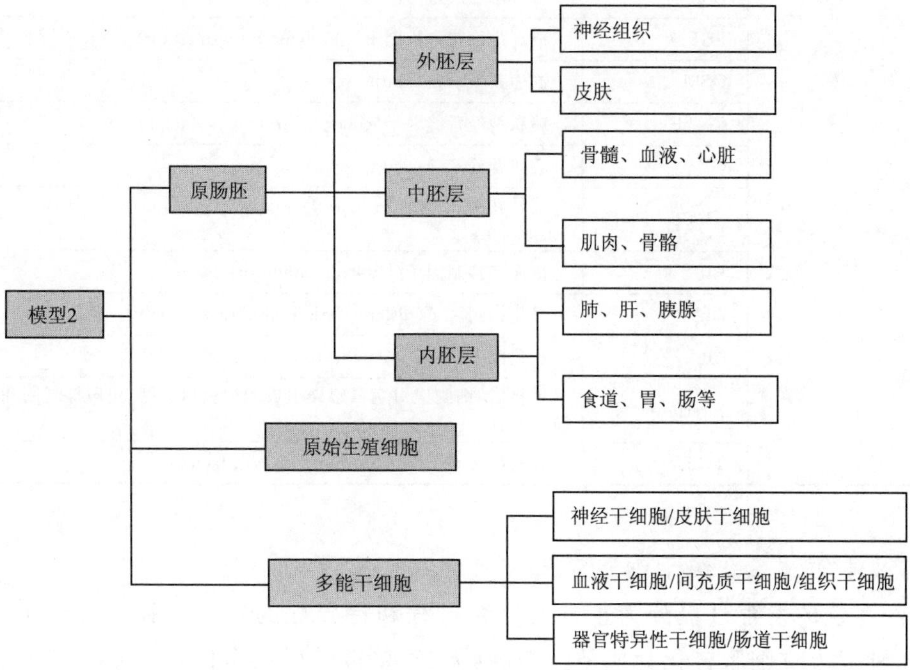

图 2.16 基于干细胞单独发育的胚胎发育假说模型

之所以提出干细胞独立发育的模型其原因,是在胚胎发育过程中,人们一直没有找到真正的全能干细胞。所以有人提出,是"亚全能干细胞"。另外,在胚胎发育和后续的生物体的整个发育中,有太多相互矛盾的问题需要解释,例如在幼体到成体的发育过程和成体生命过程中的再生、修复、重组这样的生命过程,虽然也要讨论细胞分裂和细胞周期以及遗传基因,但是从实际观察和研究的初步结论看,这种发育过程与胚胎发育过程的控制机制是应当有区别的。所以,才会提出把干细胞发育过程与胚胎发育过程做些区别,因此定义了上述模型 2,对进一步认识胚胎发育和后续的幼体到成体的发育过程有帮助。这种划分,与植物的初分生组织和次分生组织有相同的意义。

下面,我们简单归纳人体的胚胎干细胞在发育过程中的演化。

1) 人体的胚胎干细胞变化

从受精卵开始繁育成原肠胚过程中的干细胞变化。这个阶段,胚胎的细胞数量的75%都是为了建立胚体与母体的关系。它们是胚胎干细胞(ES 细胞)、原始生殖细胞(EG 细胞)、胚系干细胞(滋养层干细胞,TS 细胞)。

胚体发育早期关注的细胞因子和生长因子有下表所示内容。

发育阶段/对象	因子简称	中英文全名与说明
胚前期发育 胚胎干细胞 滋养层干细胞 二胚层胚盘发育 三胚层胚盘发育 三胚层分化发育 胚体形成发育	CDK	细胞周期蛋白-蛋白激酶抑制因子(cyclin dependent kinase inhibitor)
	MPF	促成熟因子,细胞促进 M 期成熟的因子(maturation promoting factor)
	SCF	干细胞因子(stem cell factor)
	Wnt	一类分泌性细胞因子,可以激活多种信号传导途径,在胚胎发育早期作用
	BMP	骨形态生成蛋白(bone morphogenetic protein)
	FGF	成纤维细胞生长因子(fibroblast growth factor)
	OSM	制瘤素 M(oncostatin M)
	CNTF	睫状神经营养因子(ciliary neurotrophic factor)
	CY	心肌营养素(cardio-trophin)
	STAT	信号转导与转录活化因子(signal transducer and activator of transcription)
	LIF	白血病抑制因子(leukemia inhibitory factor)
	DIA	分化抑制因子(differentiation inhibiting activity)
	CF	趋化因子(chemotactic factor)
	Interferon	干扰素,细胞应对病毒感染生成的糖蛋白,可防止病毒复制和增强抵抗力
	TGF	转换生长因子(transforming growth factor)

2) 人体的神经系统干细胞变化

神经系统的发育过程分为正常的发育过程和特异性的发育过程。对于正常的发育过程,神经上皮细胞分化为成神经细胞(无极、单极、双极、多极)、成胶质细胞和间充质细胞。这些细胞可以再分化为终端细胞。大致经历神经干细胞(NSC)、成神经细胞、成胶质干细胞、神经元前体细胞、胶质前体细胞、神经元细胞、胶质细胞等演变过程。对于特异性发育过程,神经干细胞可以产生非神经组织的许多细胞,例如红细胞、白细胞、淋巴细胞、肌肉细胞等。**神经细胞参与身体各组织和器官发育过程的数量众多,可以占身体器官细胞的30%。**

人体神经系统关注的细胞因子和生长因子有下表所示部分内容。

发育阶段/对象	因子简称	中英文全名与说明
神经系统发育(中枢) 神经系统发育(周围) 感觉系统发育	NGF	神经细胞生长因子(nerve growth factor)
	FGF	成纤维细胞生长因子(fibroblast growth factor)
	EGF	表皮细胞生长因子(epidermal growth factor)
	PDNF	胶细胞质源性神经营养因子

作者看了多本讨论关于神经发育的专著,对神经发育的描述过程是不清楚的,或者说依然存在着一些没有搞清楚的问题,需要进一步去研究。作者认为,干细胞生物学在这个方面的描述贴近科学的自身逻辑。

3) 人体的循环系统干细胞结构变化

干细胞生物学认为胚胎干细胞是血管的祖细胞,并有路线图:滋养层干细胞→成血管干细胞→原始造血干细胞→造血干细胞(HSC)→骨髓间充质干细胞,并逐步产生终端细胞,例如红血细胞、淋巴细胞等。

人体的造血系统和血管系统发育关注的细胞因子和生长因子有下表所示部分内容。

发育阶段/对象	因子简称	中英文全名与说明
造血和心血管系统(心、血管、淋巴管)发育	SCL/tal-1	转录因子
	EPO	红细胞生成素(erythropoietin)
	TPO	血小板生成素(thrombopoietin)
	IL	白细胞介素,简称白介素,IL 系列很多,例如 IL-1,IL-20 等(inter leukin)
	LIF	白血病抑制因子(leukemia inhibitory factor)
	PDGF	血小板衍生长因子(platelet-derived growth factor)
	FGF	成纤维细胞生长因子(fibroblast growth factor)
	VEGF	血管生长因子(vascular endothelial growth factor)
	EGF	表皮细胞生长因子(epidermal growth factor)

4) 人体的消化系统干细胞变化

消化系统干细胞包括胃肠道干细胞(肠干细胞)、肝干细胞、胰腺干细胞等器官特异性干细胞。消化系统干细胞普遍存在生存的微环境(niche,也称小生境),如肠干细胞的"隐窝"。**在现代生物学研究中,认为肝和胰都是由内胚层的原消化管的前肠部分共同的祖干细胞发育而成**。包括十二指肠、肝和胰,早期是在内胚层诱导发生的,后来又接受中胚层细胞信号的诱导,尤其是心脏中胚层细胞和间充质细胞发出的信号诱导,促使肝芽和胰芽的发育。它们的细胞在一些条件下是可以相互转换的。例如我们可以看到非肝细胞可以转换成肝组织,肝细胞可以转换成胰细胞组织。

5）人体的呼吸系统干细胞变化

内胚层胃肠道器官特异性干细胞分化产生气管上皮细胞。中胚层间充质干细胞产生软骨细胞、肌肉细胞和外膜细胞等。造血干细胞环境在骨髓和脾脏内。

消化系统和呼吸系统发育关注的细胞因子和生长因子有下表所示部分内容。

发育阶段/对象	因子简称	中英文全名与说明
消化腺系统（肝、胰、胆）发育	SCF	干细胞因子（stem cell factor）
	HNF	肝细胞核因子（hepatocyte nucleolus factor），系列
	FGF	成纤维细胞生长因子（fibroblast growth factor）
	HGF	肝细胞生长因子（hepatocyte growth factor）
	HLF	肝脏白细胞因子（hepatic leukocyte factor）
	IL	白细胞介素，简称白介素（inter leukin）
	TNF	肿瘤坏死因子（necrosis factor，cancer cell necrosis factor）
	EGF	表皮细胞生长因子（epidermal growth factor）
	TGF	转换生长因子（transforming growth factor）
	IGF	类胰岛素生长因子（insulin-like growth factor）
消化管道系统（食管、胃、肠道）发育	SCF	干细胞因子（stem cell factor）
	EGF	表皮细胞生长因子（epidermal growth factor）
	IGF	类胰岛素生长因子（insulin-like growth factor）
	IL	白细胞介素，简称白介素（inter leukin）
	TGF	转换生长因子（transforming growth factor）
	PG	前列腺素（prostate gland hormone）

6）人体的排泄与生殖系统干细胞变化

生物学至今没有找到肾脏的特异性干细胞。肾脏经历进化发育过程，从原肾管、前肾、中肾和后肾发育阶段看属于间介（中间）中胚层细胞演化。中肾阶段，生殖细胞的发生，首先是来源于胚胎滋养层的原生殖细胞（PGCs），通过迁移到达性腺原基（生殖嵴），并在生殖嵴中原生殖细胞与性腺细胞相互作用，产生生殖细胞。从后肾发育阶段看，主要由间充质干细胞和输尿管上皮干细胞产生人体肾脏。生殖系统干细胞包括原生殖干细胞（EG细胞）、雌性生殖干细胞、雄性生殖干细胞等，生存在卵巢和睾丸中。器官发育是由中肾的肾管细胞演变而来。

7）人体的皮肤系统干细胞变化

外胚层产生表皮和衍生物质，中胚层产生真皮。皮肤系统含有多种类型的干细胞，并有极强再生能力。现代干细胞生物学研究发现，上皮干细胞存在于上皮毛囊中的“膨隆区”、“小生境”中，在信号诱导下可以再生出毛囊、皮脂腺和表皮。研究还认为，胚胎皮肤和成人皮肤的干细胞存在着较大差别。

8）人体的运动系统干细胞变化

骨骼是由三类特化组织:软骨、骨和骨髓组成。软骨和骨分别由软骨细胞和成骨细胞聚集,经过软骨、软骨内骨化发育过程逐步形成。肌肉组织发育与肌肉干细胞(MuSC)、成肌细胞、成骨肌干细胞关联在一起。肌肉干细胞来源途径最早通过电子显微镜观察被确定为肌卫星细胞。但是后续的研究确认,肌肉干细胞有多种来源,被实验室的研究验证,有多种非肌肉关联的细胞也能产生肌肉细胞。但是,还没有一个明确的谱系。**不同种类的肌肉干细胞有较强的可塑性,能广泛参与造血、成骨、肌肉发生等多过程,所以被广泛关注。**

排泄系统、生殖系统和体腔四肢系统发育关注的细胞因子和生长因子有下表所示部分内容。

发育阶段/对象	因子简称	中英文全名与说明
排泄系统(肾、输尿管、膀胱)发育	VEGF	血管生长因子(vascular endothelial growth factor)
	EGF	表皮细胞生长因子(epidermal growth factor)
	KGF	角质细胞生长因子(keratinocyte growth factor)
生殖系统(睾丸、卵巢)发育	性腺激素	性腺激素(sex hormone)
	GCNF	生殖细胞核因子(germ cell nuclear factor)
体腔四肢系统发育	BMP	骨形态生成蛋白(bone morphogenetic protein)
	CTGF	结缔组织生长因子(connective tissue growth factor)
	IL	白细胞介素,简称白介素(inter leukin)
	PDGF	血小板衍生长因子(platelet-derived growth factor)

特别需要提请读者注意以下三项内容:

(1) 胚胎学认为,神经细胞在发育过程产生的数量要远远大于最后形成神经系统细胞数量。多数细胞在得不到靶组织支持或融合后,都死亡了,而且许多是程序性细胞死亡(PCD)。任何细胞在得不到足够的物质交换时都会死亡,而且是被实验室观察证明的。产生死亡的原因其解释是多方面的,提出了不同的观点和模型。例如,一种认为,在细胞生存和分化的环境中,或者说神经细胞迁移到靶组织的环境中,缺少神经细胞生存和分化的营养因子,如神经细胞生长因子(NGF)、成纤维细胞生长因子(FGF)、表皮细胞生长因子(EGF)、类胰岛素生长因子(IGF)、角质细胞生长因子(KGF)、肝细胞生长因子(HGF)、转换生长因子(TGF)等,因为这些营养因子是细胞增殖的促进因子和防止细胞程序性死亡的因子。依照这样的假说和模型,胚胎在神经系统发生时,有相当程度的“无序发育现象”。也可以说神经系统发育是“最不讲效力和资源使用的”发育过程。更为重要的是胚胎发育过程是反映了生物进化过程的,从其他系统发育来看,没有出现如此数量的发育中的细胞死亡现象,可以说进化沉淀的发育过程是高效能的和低成本的。胚胎发育、婴儿发育和成人体内的再生,对于细胞需求是不同的。应当承认在胚胎发育和婴儿发育时期，体内是以干细胞，包括体干细胞主导的体制。既然是干细胞，就具备干细胞基本的特性。增殖、分化、去分化等是胚胎和发育时期的主流过程，而细胞程序性死亡(PCD)或凋亡不是发育时期关注的正常现象。何况细胞死亡产生出大量嘌呤需要处理，对于胚胎发育过程的肝脏、肾脏是不可想象的。只有指望通过胚胎循环系统，将嘌呤交换给母体，由母体处理。

(2) 在胚胎学对神经细胞迁移靶组织过程中存在着普遍性的细胞死亡现象已经被实验室验证的时候，另一种学说也被确认：在神经系统发育中还存在着特异性发育过程，神经细胞特异性参与身体各组织和器官发育过程的细胞其数量非常大，这也被实验室大量验证。而且这种特异性发育，神经细胞转化为其他组织和器官细胞，居然可以占身体器官细胞的30%。如果说这30%是从神经细胞转化而来，应当不是已经“死亡”细胞的复活，那么如此大量的神经细胞该从哪里去获得。有人提出，所谓一些“凋亡”细胞，大概不是死亡了，而是转化为非神经组织的细胞。如果没有神经细胞生长因子(NGF)，可能有其他的生长因子，神经细胞接受其他生长因子，同样促进自己生长和防止凋亡，并作为其他组织的成员细胞。

(3) 细胞构成组织和器官，需要细胞因子、生长因子和环境因子。例如上述诸多的细胞生长的因子，这些因子是如何产生的？是产生的多细胞组织的细胞，在发育和增殖过程产生的吗？是否可以理解为多细胞组织在生成中，产生发育、分化的需求因子或者说是诱导因子？这种发育需求的诱导，不能简单理解为神经细胞生长因子(NGF)是为神经细胞准备的，而应当具有普遍适应性。这些因子或信号，是对组织体内外的信息表达，可能产生两种或多种方向，完全存在本地组织细胞转化为神经细胞的可能，或迁移过来的神经细胞停留在此作为靶组织的可能。归纳起来有以下问题：

• 多能干细胞、专能干细胞和体细胞，虽然在胚胎发育中，其主流的发育方向是不断的分化。但是随着越来越多的研究证明，干细胞的分化方向不一定是单向的，而是在一些条件下双向的，有分化，就有去分化，不同的细胞类型存在着相互转化的条件和路径。

• 干细胞和可塑性组织特异性细胞转换能力和方向到底如何确立？因为现代生物学越来越多的研究告诉我们，组织特异性细胞只能被干细胞分化的观点已经不成立了。尤其当我们看到某种前体细胞转变为多能干细胞、造血干细胞分化为肝脏细胞和肌肉细胞、造血干细胞产生神经组织细胞、间充质细胞能够产生神经细胞和胶质细胞等等非主流方向时，上述问题提出就会更强烈。

• 干细胞或前体细胞的迁移是一种运动和动力形态，这些迁移的原理和机制，比从显微镜中观察的迁移现象应当更重要。从某种认识基础考察，似乎比细胞功能分化还让人不容易理解。如何实现比较确定的迁移目标和路径？如何确定迁移的定位？又如何融入到靶组织内？

总之，从上面的分析出发，我们可以大致把生物的组织、器官和系统发育归纳为三种模式：“自主发生”或“自主发育”模式、“诱导发生”或“诱导发育”模式和“强制发生”

或“强制发育”模式。同时，我们在研究胚胎发育问题时，要牢牢记住把这些学说放在生物自组织大框架中去思考，思考如何自组织、自管理和自控制。否则，我们就会迷失大的方向。

2.3.4 行为学视角描述的生物胚胎发育

在众多关于胚胎学方面的著作中，尤其关于神经发育方面的著作中，行为发育的论述多数在幼体诞生后才开始讨论，讨论其本能行为和学能行为。而把行为发育和胚胎发育密切联系起来，把胚胎发育过程的细胞、细胞组织、器官的行为看作为发育推动力和发育过程的基本因素，这些方面的论述几乎没有看到。因为，胚胎在发育过程中，从卵裂开始，就伴随产生了胚胎，作为一个主体已经开始表现出行为能力了。精子受精行为、受精卵表达行为、受精卵分裂行为、产生内细胞群行为、产生腔体行为、迁移到子宫和着床行为、产生上胚层和下胚层行为、形成羊膜腔行为、生成卵黄囊行为、形成三胚层行为、胚体形成以及后续的组织、器官的发育行为，都可以被观察到。在整个发育过程中，可以观察到细胞分泌物质、细胞的迁移、以类聚合的行为以及腔管分支、发芽、连接和融合的行为，还可以观察到腔管壁增厚，被细胞、物质包裹和覆盖的行为，也可以观察到胚胎发育的各种运动形态和组织形态的变化，可以看到发育组织、发育器官作为观察单位的高层行为的产生、演变和定型。一句话，胚胎发育不仅是主体组织结构发育，也不仅是主体结构形态发育，还包括主体结构中的行为发育。

胚胎发育过程中，被广泛讨论的各种细胞因子、生长因子、环境因子和关联因子其物质形式和对细胞生命过程的影响，生物学家给予了更多的关注。当然，这些因素是必须关注的。但是，这些因子的物质形式是如何产生的，为什么会产生，生物学家只说明是由于细胞自身因素(遗传基因)和环境因素决定的。作者认为，生物学家这里谈到的环境是在细胞之外的生存环境和物质条件，作者不知道生物学家把细胞之间的相互作用是否算作生存环境。如果不把细胞之间相互作用算作环境因素，那么上述各种因子产生的原因应当归结为细胞自身、细胞之间相互作用和环境三个方面，其中细胞相互作用，无论是物理意义上的相互作用，还是化学方面的相互作用或是信息方面的相互作用，都是由细胞行为产生和驱动的。所以，我们可以说，对于生物体来说，一切关联都是细胞行为产生的，否则就不是生物体的相互作用，而是自然世界的物质关联或物理学和化学中描述的那些关联和相互作用。换句话说，自然界的物理与化学的相互作用被包装在生物主体的行为相互作用之中。

正如我们为细胞归纳的五大行为，信息交换行为、物质交换行为、热交换/运动行为、气体交换/感受表达行为、水交换/增殖分化行为。产生多细胞组织后，把该组织作为考察的单位，研究组织的物质交换、信息交换、运动、繁殖和功能表达的行为模式和形态。在发育器官时，把这个器官作为考察的单位，研究该器官的物质交换、信息交换、运动、繁殖和功能表达的行为模式和形态。如此进行下去，直到个体发育成熟。

胚胎的行为发育学说，还可以从另一个视角来观察，即不是从细胞、组织、器官、系统和个体作为对象，而是看行为的发育过程。我们还可以把行为分类，考察分类行为在细胞、组织、器官、系统和个体发育过程的变化。例如，依照我们谈到的五大行为进行分类，分别研究物质交换行为的发育过程、信息交换行为的发育过程、增殖与分裂行为的发育过程、迁移和运动行为的发育过程、感受表达行为的发育过程等，并在这些分类之外，总体讨论胚胎发育中自组织行为的发育过程。

所谓胚胎学的行为发育学说，就是在研究胚胎发育过程中，不仅要考察细胞、组织、器官、系统和个体的物质形态和功能发育，还要考察它们的行为继承、产生、演变和发展的发育过程。生物学关于行为的普遍观点是承认"本能行为"、"学能行为"和"智能行为"概念划分。其中有以下问题也必须在发育学和胚胎学中给予回答：

(1) 生物体的本能行为(包括细胞、组织、器官、系统和个体的行为和多主体自组织行为)是如何发育的？生物体行为控制的信息如何产生的，其存在形式如何？又是如何记录在生物体内，并发挥行为控制作用的？

(2) 生物体的学能行为是如何发生的？学能行为产生需要什么基本条件？

不要以为生物体有"神经系统"就自然解释了上述问题。从基本的原始概念出发，生物学只有在细胞和细胞 DNA 中研究、发现、验证中，提出细胞行为信息存储形式，才可以说生物行为的控制机制原始形式和基础问题得到了解决。

作者看到，行为发育过程在神经系统的发育过程中被描述。从生物自组织理论来看，行为发育过程是推动整个胚胎发育过程的内部动力机制。细胞的分裂、功能特化、运动、物质交换和信息交换行为，要依据预定的行为程序、行为模式、行为规则、行为关联和行为碰撞去调整。胚胎发育不仅是物质结构发育，也不仅是功能的发生和分化，而且是发育主体行为能力的逐步形成。

在上述讨论基础上，继续扩大观察问题的视角。我们希望从行为学方法和数学的方法，来研究生物结构性问题。在本章中，我们还会用信息化的视角来研究生物学的问题。例如，有了上面的讨论，其中一个重要的作用是为我们从数学的角度，对于已经有的各种细胞和细胞组织、腔体、器官和系统进行类型模型的行为定义。例如可以定义细胞行为(物质交换、信息交换、增殖分裂、运动迁移、功能表达和细胞连接)、细胞组织行为(连接、变形、扩大等)、系统腔体行为(连接、扩大、变形、开口、分支、分割、融合等)，为采用数学和软件方法构造生物组织、器官的形态提供描述的数学基础。细胞之间的信息交换的信息结构对于采用数学和软件方法描述，其相互作用是需要的。细胞分化命运图谱以及干细胞到体细胞发育过程，正常和特异性路线，对于采用数学和软件方法描述细胞、细胞组织的行为函数是必需的。而个体自组织总体目标框架内的主体(细胞、组织、器官、系统)参与描述，对于采用数学和软件描述生物发育的总体框架也是必需的，对于整个生物系统的主体参与过程的主体和客体的集合数量、类型、状态、流程、控制同样是必需的。在后续的章节中，我们逐步把这些行为用数学的方法加以表达。

我们已经从胚胎发育的腔体结构变化、三胚层的演化、干细胞功能分化和行为发育四个视角，讨论了胚胎发育值得关注的一些问题。我们还需要关注某些基础性问题，例如是否存在独立的干细胞网络系统和独立的生命表达网络系统就是非常重要的基础性问题。

在胚胎发育完成的基础上，幼体继续发育成成体完成生命周期过程。继续研究生物组织、器官结构是如何再生、修复和重组的生命过程，采取的研究方法，大致与胚胎发育的研究类似或相同。其中，最重要的问题是干细胞分布存在于生物体的各组织、器官和系统内，似乎没有独立的干细胞运行的网络系统为之服务。作者认为，在生物体内存在超越功能分类的基础生物系统，即存在独立于现有分类生物系统之外的干细胞运行网络系统。虽然这个问题对于现代生物学、胚胎学和发育学研究十分重要，在后面的讨论中也会涉及，但由于本书确立的研究目标，所以不作为本书讨论的重点。

2.4 生物学和医学尚待解决的一些基础问题

现代生物学和生命科学取得了非常伟大的成绩，尤其在生物科学基础性问题的研究方面取得了永载史册的成果。例如基因遗传学说、生物化学磷酸化和去磷酸化其能量单位的新陈代谢学说、细胞周期和调控学说、干细胞学说等构成了生物学基础的理论基石。然而，现代科学在发展，我们仍面临新的问题，尤其是现代生命科学中许多没有解决的问题。例如，在生物从单细胞进化到多细胞的整个进化或发育过程中，在细胞的自组织运行和系统的结构框架没有建立之前，对许多问题的认识都是部分的或者片面的，这不仅需要我们从更深层次面向对象地去认识它们，还需要从整体和全局的结构上去认识它们。

在这里提出以下几个方面的问题分别进行讨论：

(1) 生物界提出的一些生物学问题。

(2) 从中医学视角提出的生物学问题。

(3) 从网络世界生命再现提出的生物学问题。

2.4.1 生物界提出的一些问题

从生物学家们自己提出的问题，包括生物工程、生物化学药物、抗癌症、抗病毒、抗病菌、抗衰老和生物理论基础等诸多方面，作者虽然不能全面归纳和整理，但是从如下不完整的几类问题可见一斑。

(1) 生物工程理论和技术方面的问题，主要包括：

- 细胞再造和生命再造。
- 基因改造物种。基因改良的农作物，例如基因大豆等。
- 生物个体克隆。动物个体克隆，例如羊、牛、猪等个体克隆。
- 器官再造和修复。利用干细胞方法和技术期望治疗心血管疾病、心脏病、糖尿病、神经损伤和外科方面许多疾病。

• 组织工程。主要包括骨修复、软骨修复、骨髓再生、肌肉再生、脂肪制造、肌腱修复、基因治疗、血管支持等组织修复和再生技术工程内容。血管生物学、神经生物学等专门工程类的生物学知识。

• 人工细胞周期的诱导和调控。其中包括细胞资源动员和调度这样的问题。

• 人体等价实验模型与环境的建立。

(2) 生物学面向医学应用方面的问题，主要包括：

• 胚胎干细胞和成体组织干细胞为什么有排异性？仅仅是遗传物质结构有区别，还是由于细胞的感受、识别和表达之间的差异？

• 胚胎学和发育学知识结构存在不完备性。缺少系统视角的观点和描述。胚胎学和发育学忽略了发育中从低级到高级的系统演化和前、中、后生物系统发生衔接关系和系统的相互作用描述，明显缺失强制发育模式的知识结构。

• 器官移植和再组织以及基因治疗。体细胞能否转化为干细胞，如果可以，大大开拓了细胞移植资源。

• 抗癌细胞。小肠上皮细胞很少发生癌变(与大肠相比低70倍)，细胞增殖速度快、干细胞数量大、一生中干细胞分裂次数多、DNA损坏敏感性和自动凋亡、选择性DNA隔离过程和定向分化推迟等，都为小肠低癌变提供了支持。

• 抗病毒，抗病菌。世界上几千种病毒，其中有一些是对人类有害的。病毒会改变细胞的物质、行为、生命周期等方式。抗病毒应当存在不同的分类方法。例如有面向物质结构的，有面向行为的，也有面向生命周期特性的。

• 抗衰老。细胞、组织和个体寿命调控和延长。

• 治疗疾病是否存在超越生物学和医学分类的基础体系？

(3) 生物学理论或基础的问题，主要包括：

• 胚胎发育过程是如何实现的，如何保障包括形态在内遗传特性的？这个实现机制不是仅有基因解释可以满足的。

• 细胞DNA信息中有细胞的行为信息吗？有行为控制器吗？

• 细胞分化、决定对邻近细胞相互作用的基础是什么？

• 细胞组织内的细胞是如何实行行为协同的，这种协同行为模式是什么？

• 人体内各级生物主体的自组织、自管理、自控制的系统结构是什么？人体所有主体的行为信息基和控制器是如何组成网络的？

• 人体是否存在统一细胞资源的调度系统？

• 人体是否存在统一再生控制系统？器官、组织的再生、修复和重组是否存在再生统一的感受表达网络系统？干细胞的作用不仅表现在生物体的发育过程中，还表现在成体再生、修复和重组过程中。

• 神经组织和系统是如何实现做出决定和实施行为控制的。

(4) 生命科学的问题，主要包括：

• 生物体的物质遗传与行为遗传的关系问题。

• 人类生物学研究。人类区别其他生物最显著的生物特征大脑，是如何构造和运行的？

• 在人类生物行为基础上，其智能行为是如何产生的？

• 人类丰富的语言能力是区别人类与其他生物的主要特征之一，人类语言能力是如何产生和发育的？

2.4.2 中医学提出的一些问题

中医同样为生命科学、生物学或现代医学提出了没有解决的问题，并成为生命科学和生物学研究的新动力。

(1) 中医提出的经络学说，虽然可以被长期应用于医学实践，但是经络系统到底是什么？是如何发生和演化的，其工作机制是什么？需要有明确的研究结论。

(2) 中医提出生物的脏腑之间是相互关联的，是如何关联的，这种关联的物质基础或行为基础是什么？这种关联的关系是如同中医谈到的经络系统吗？这种脏腑的关联关系是否也是在胚胎发育中发生的？是如何发生的？脏腑之间的关联是如何实现的？

(3) 中医根据不同生物主体的行为进行诊断和治疗的学说，即中医行为表达方式的诊断和治疗实践，是否可以被借鉴、明晰其原理去产生建立在细胞生物学基础上、更加精确的中医诊断和治疗科学学说？中医向生物学提出，细胞生物学不仅应当关注细胞的物质组织形态，还应当关注细胞和细胞组织的行为结构。

(4) 通过对中医学说的科学研究，还可以向生物科学提出，遗传不仅表现在物质形态(生物组织学表现出生物系统的形态结构)的遗传方面，还应当表现在行为的遗传方面。

(5) 中医提出面向行为概念的中医药化学、病毒学、肿瘤学、遗传学、保健学等新的分类学科研究。

(6) 中医还向生物科学提出生物学需要生命的体系结构学说。什么是生命的体系结构学说，如何研究生命的体系结构？

(7) 中医赞同研究生物行为学和生物系统学。

(8) 中医赞同理论生物学研究和网络世界再现生命的研究。

另外，对于中医理论而言，也需要有一个本质的进步和发展。我们会在后续的讨论中给出详细描述。

2.4.3 网络世界生命再现提出的一些问题

从本书作者的角度，即从网络世界生命再现，我们可以对生物学和中医学提出如下必须解决的问题。这些问题大致划分为 5 类：

(1) 现代生物学和中医学的知识结构不适合网络世界再现的要求。现代生物学和中医学的知识结构,必须改造成计算机可读的行为语言和系统语言形式的知识结构。我们可以明确地对生物化学家和中医学家说,目前的生物化学过程和方程式都是人阅读的知识结构语言,是不能被计算机理解,更不是被网络世界主体可以感受或做出反应的符号形式体系。所以需要把现代生物学和中医学的知识结构,改造成计算机可读的行为语言、系统语言形式的知识结构。

(2) 生物学存在重要的知识结构缺失,必须努力修补、充实和完善。从生物界和中医界提出的问题中,许多问题都属于生物学研究的缺失,其中最大也是最不应该的缺失,是生物学对人体经络系统研究的缺失。由于这个缺失会带来连锁反应,请设想,如果确认了人体经络系统学说,那么会带来动物学、植物学、胚胎学、发育学、西医学(包括外科、内科、诊断、治疗等)巨大的变化,而不仅是经络针刺等传统的诊断与治疗方法的引入问题。

(3) 网络再现生命是数量规模巨大的主体系统建设,是空前的主体工程。从本书网络再现生命的设计看出,采用已有生物学知识结构再现生命,是数量规模巨大的主体系统建设,是空前的主体工程。在网络空间和计算机中,有计算机系统、操作系统、软件系统、通信系统、网络系统和应用服务系统以及人机交互系统等,对应的有计算机工程、网络工程、软件工程和信息系统工程等。无论信息系统多复杂,还从未提出建立主体构建的系统,尤其是构建规模主体系统。而网络世界再现生命,将建设的系统是规模主体系统,甚至是超大规模主体系统,是复杂的主体工程体系。为了实现网络世界再现,必须完整地建立生物主体、客体、物质、能量、信息、行为、过程的单元化和单元结构可构造的研究。

(4) 生物学和中医学必须具备实验室和知识结构理论的两个验证体系。未来生物学有两个方面的验证体系,一个是实验室验证,另一个是在网络世界再现生命的体系中验证。网络世界再现生命体系的验证主要是对生命科学的理论和知识结构进行正确性(与存在现象的符合性)、完整性和一致性的验证。在验证中发现缺失、矛盾、悖论,通过解决这些问题取得发展进步。

(5) 必须解决网络世界再现生物体的自组织、自平衡和自评估。生物系统进化是没有人类参与的,恰恰人类是生物进化的结果。既然如此,生物系统的组织、管理、控制和评估都是生物自行完成的。如果在研究生物如何实现物质交换、信息交换、运动和繁殖的物理和化学问题中,没有研究清楚生物是如何自行评估的,那么就可以说我们对生物和生命的认识还远远没有完成。只有搞清楚这个问题,才算是搞清楚了生物组织的自组织、自管理、自控制的基础。

为什么有这么多生物学之外的科学家和学者关注生物学和生命科学,这主要由于生物学是生命科学的基础科学,已成为研究人类优化的重要学科,而生物学作为科学体系依然停留在观察的直觉正确的认识阶段,与所期待的真正的理论科学体系还有非常大的差距。如此巨大的吸引力和期望与现实的巨大差距,自然是推动多学科关注的根本动力。另外，现代生物工程和技术的发展，已在器官移植、农业、动物、环境等应用领域产生需求，巨大的利益驱动也是更多人关注生物学发展的原因之一。

2.5 生物与医学的实验科学的困惑

现代生物学理论与实践，或者说生命科学的发展的确令人鼓舞。产生了许多独立的学科，例如植物学、动物学、微生物学、细胞生物学、生理学、解剖学、病毒学、病理学、胚胎学、分类学、进化学、生物化学、分子生物学、系统生物学和生物数学等。尤其在细胞生物学、分子生物学和生物化学领域发展的新成果，以及在蛋白质、氨基酸、维生素、DNA、RNA 等方面的成果，为现代生物学的进一步发展奠定了基础。尽管如此，还是存在许多问题需要我们去探讨，而且这些问题是非常基础和根本性的。

首先从一些例子，引出我们讨论的问题。

【例 1】 精子和卵子受精的化学过程。

如同在实验室进行和观察精子和卵子的结合融合、产生一个二倍体的过程，这是生物体参与化学反应(精子在突破卵细胞膜所进行的化学反应)的过程。对于非哺乳动物，这种受精活动通常是在体外进行的。为了增加这种受精活动的确定性，有些动物的卵细胞会分泌一种特殊的物质(例如一种活性的肽)。而雄性动物的精子有接受这种活性分子的受体，精子接受这种受体后，使精子具备了寻找和定位卵子位置的能力，精子可以很容易地游向卵子，与卵子结合。对于哺乳动物，受精活动是雌性动物体内的生殖通道，精子进入通道内，首先是被雌性动物通道内分泌的液体物质增加能量，使精子具有更大的活力。不同活力的精子通过自己的定向游泳和努力，沿着生殖通道，它们不被沿途的其他细胞、物质所干扰，在奋力寻找卵子，并一直向输卵管和卵巢游去，去实现让卵子受精。

精子与卵子接触后，将发生如下的化学反应：顶体反应、皮层反应和原核融合反应。首先介绍顶体反应。精子与卵子接触后，精子首先碰到的是卵子细胞膜外部的一层糖物质的透明体或胶质被。糖物质结构与精子细胞膜的该物质受体结合(如果没有这种受体或物质结构不同，就不可能结合)，使精子顶部的 PH 值迅速升高，并产生一种水解酶，溶解卵子的胶质被，并使精子的顶体突上的结合蛋白质与卵细胞膜上结合蛋白的受体接触并结合(如果没有这种受体或物质结构不同，同样不可能结合)。上述两次物质与受体的结合，如同钥匙与锁的关系，相互匹配，则可以结合，从而保证了受精活动的安全性。其次，介绍皮层反应。受精的皮层反应是精子一旦突破卵细胞膜，作为已经受精的卵细胞所采取的变化反应。这种反应主要是为了保证只有一个精子与卵细胞结合，产生两种阻断其他精子再结合的机制(一种是迅速改变卵细胞膜电位来阻断，另一种是迅速改变细胞膜外透明体或胶质被物质结构，使之变得坚硬来阻断)。最后，介绍原核融合反应。它表明精子的细胞核进入卵细胞与卵细胞的质与核结合的反应，生成受精卵二倍体。受精卵开始进入细胞繁殖和分裂的过程，并逐步形成胚胎，一个新的生物个体孕育产生。

【例 2】 动物性行为的复杂性。

作者特别感慨，精子和卵子为受精活动的相互配合，而大大简化了整个活动复杂性的机制设计和安排。我们进一步扩大受精活动到生物体的整个性行为范畴，生物是如何解决问题的。生物的两性繁殖和产生相关的性行为，从表面看来依然是十分复杂的。我们关注的生物体是如何简化复杂性的。首先，观察昆虫的两性性行为。同类的昆虫有大致相同的生长过程，在类似时间内，雌雄昆虫都进入了性的成熟期。雌昆虫进入发情时期，将会分泌标志发情的物质，并在一个很大范围内，分布这种物质。而雄昆虫的感觉器官有这种物质的受体，依照对称感觉器官，可以感受到雌性物质的存在和浓度梯度与方向。在这种物质浓度梯度和方向的指引下，雄昆虫利用自己的翅膀运动，向雌昆虫位置飞去。昆虫有求爱和选择配偶行为，昆虫择偶成功后实施性交配，受精活动是在雌昆虫体内。雄昆虫一次将自己全部精子注入雌昆虫体内，雌昆虫受用这些精子，并为体内所有的和逐步产生的卵细胞受精，产下成百的受精卵。通常雄昆虫交配完，其生命任务就完成了，会很快死去。昆虫的家庭和社会组织中雄昆虫地位是不高的。观察鸟类性行为，会发现更复杂，有的鸟有比较复杂的求爱和择偶行为。鸟择偶成功后组成家庭维持比较稳定的性关系，共同孵化和养育后代。动物的求爱和性交行为，是在择偶和竞争自然规则中解决的，应当说是在非常和谐和非复杂的态势中解决的。从性行为看，除人类和某种黑猩猩外，所有动物的性行为都是与繁殖密切相关，是纯粹生物性质的。对于低等动物，可以说完全是动物的生长状态决定的，并通过雌性动物的一种化学物质来刺激雄性动物性交配行为。人之所以看到这些现象感到复杂，是由于人类不具备这样的能力。人类的性行为已经不完全是繁殖目的，同时还是一种社会行为，还被赋予了家庭概念。而家庭概念又被人类的社会和文化概念统治着，其行为概念会更加复杂。

【例 3】 红细胞输送氧气和二氧化碳气的化学过程。

生物主体参与化学过程，从理论上分析，会产生一些什么特殊的结果呢？

主体参与化学反应和过程，一个最重要的例子是红细胞输送氧和二氧化碳的物质交换行为。血液输送氧、二氧化碳、营养物质以及信号物质，采用的输送机制是不同的。我们知道氧气、二氧化碳气、氮气等是可以溶于水的。生物细胞为什么不直接从血液中吸取氧气与二氧化碳气的分子？为什么生物体需要通过红细胞来搬运，实现氧的吸收和二氧化碳的呼出？生物体的这种通过细胞主体运送氧和二氧化碳资源客体的机制产生的理由可以有如下解释：

• 氧和二氧化碳都是可以溶解在水中的。这种溶解程度与温度和大气的压力有关系。现代生物学已经很早就知道，仅仅靠溶解在水中氧气是不能满足生物体需要的。需要具有动态和规模较大的氧气和二氧化碳气的输送能力。而人体每立方毫米有 400 万到 500 万个红细胞。人体内有数百亿规模的红细胞，为人体其他细胞提供输送氧气和二氧化碳气。

• 生物体这种通过细胞主体运送氧和二氧化碳资源客体的机制，对启发我们产生网络世界中通过客体的伴侣主体(信使)或者活性客体实现网络的信息交换具有深刻的意义。

也许有些读者只知道生物体与环境交换气体的脏腑或器官是肺，还不知道人体的小肠、大肠不仅吸收水、营养物质，都有与外部交换气体的能力。肠细胞可以从肠中吸收与交换气体，并进入到血液中。人的肝脏也有处理血液中气体的能力，尤其有关氮气处理和排泄是非常重要的问题。肝脏处理血液中的废气，把处理的结果通过血液返回肠中，被排出体外。显然，如果不及时排出废气于体外，这些气体又会被肠吸收，再次回到血液中。如果有太多的废气停留体内，对人体是有害的。

【例 4】 微生物参与人体化学过程。

植物的光合作用，把光能、水、二氧化碳、无机盐等元素直接转换成糖、氨基酸、蛋白、脂肪等，并具备实现上述转化的酶。对于动物，由于动物细胞没有叶绿素等直接从太阳光能中转化能量的机制，也没有把光能、水、二氧化碳、无机盐等元素直接转换成糖、氨基酸、蛋白、脂肪等能力，也不具备实现上述转化的酶。但是动物可以把植物作为食物，有直接从植物中吸取糖、氨基酸、蛋白、脂肪的能力。这种能力除动物本身具备某些转化的酶外，同时依靠寄生在动物体中的一些具备转化能力的微生物实现这种转换。通过这些微生物的活动，大大降低了生物化学反应的能量要求，具有酶的催化作用。例如，白蚁吃木质的纤维，白蚁并没有消化纤维的能力，但是白蚁体内的超鞭毛虫具有消化纤维物质的能力，通过超鞭毛虫的酶消化纤维，并变成可以吸收的糖。生物从低级走向高级，不是把所有的低级生物的能力都继承下来。设想一下，如果动物都保留植物利用光能、水、二氧化碳、无机盐等元素直接转换成糖、氨基酸、蛋白、脂肪等能力，实际上要求动物在自己身上长一棵树。那么这样的完全继承形式的进化，实际上限制了动物吃植物能力的产生。如果有这样的动物，实际上是一棵会运动的树，也就不会有地球生物的进化历史了。

2.5.1 生物学认知的困惑

认知困惑 1 传统与习惯的困惑。生物学从科学形态概念出发，或者从生物形态学逻辑出发，有自己的实验科学体系、应用科学体系(植物、动物和医学)、工程和技术体系(医药产业等)。但是生物学缺少理论科学体系。虽然有些一般意义上生物学的大量研究，而且也有一些所谓的生物活动的数学模型，但还没有生物学实验和应用科学的数学理论方法。所以谈不上有独立的理论生物学的研究。产生这个问题的原因，首先是对生物科学的认知结构存在缺失。而这种生物科学的认知结构存在缺失又来源于西方文化和传统的习惯性的约束。由于现代科学是在西方文化和传统中产生的，生物学家应当知道缺少理论科学研究的问题。问题在于在这种传统中，特别不容易产生面向主体的数学方法，因为他们习惯于研究客体的数学。研究主体的数学就需要研究行为数学。从传统上感觉，研究行为学本来就是最复杂的，何况还要研究行为数学。任何研究问题，都习惯从已经熟悉的知识去思考。例如，西方的数学家在研究计算机中行为问题时，居然特别关注语言中的行为。研究语言中行为表达，自然又回到真假、一致性、完整性和推理与证明的语言逻辑体系中。这种习惯与西方法律知识也有一定的关联，许多问题不在于行为是否发生，而在于语言表达的行为是否相互矛盾和是否存在漏洞。研究主体行为，现有的数学方法都不支持，需要新的数学概念。总之，西方的数学家一直没有很好解决行为的数学语言表达。

认知困惑2　知识结构的困惑。在本书的附录中我们已经介绍过多学科借鉴带来的一些教训。例如生物学家在研究自组织理论中，借鉴物理学的热力学原理和场理论，以及物理学家对数学的研究不够，企图做超图灵机模型等，都可以认为那是一个学科的科学家对被借鉴学科认识的缺失造成的。

认知困惑3　经历的困惑。正如我们在胚胎学的行为发育过程中所介绍的，生物体的经历决定本能行为和学能行为的产生与习惯。人类个体的知识结构，同样与其经历密切相关。

2.5.2　生物学技术的困惑

生物学的技术困惑包括适应性、观察、标记和定位、操作等方面的技术困惑。生物工程与技术，干细胞技术是西方科技强项和习惯的做法。几百年来，尤其在自然科学中，采用实验室方法，取得了很大成功。这种实验室方法实际上承认一个复杂的体系中，如果通过分解，把体系中各部分研究清楚了，那么把它们组合起来，就组成了体系整体的描述。正如弗里德里希·克拉默在他的《混沌与秩序——生物系统的复杂结构》一书中谈到的“然而对于生命系统，情况并不是这样，整体总是大于部分之和。当系统被分解之后，某些东西——即生命本身不可挽回地失去了”。尽管这样，在研究中还是经常采用实验室方法。他提醒我们“当这种方法应用于生物学时，我们必须记住它的局限性。我们把一个生命系统剖分成各部分时，我们所研究的不过是一死物而已。生命，作为系统的整体性质，已随着剖分的进行而消失殆尽”。

生物化学被理解为蛋白质、氨基酸、核酸、糖、脂肪等人体生物物质，尤其是生物大分子结构的化学。然而这个化学真实的发生地是人体的身体内。现在把这种化学划分为三种模式：

(1) 纯粹生物物质(蛋白质、氨基酸、核酸、糖、脂肪等)实验室的化学。没有生物主体(细胞、组织等)对化学过程的参与。

(2) 有生物主体参与的生物物质(蛋白质、氨基酸、核酸、糖、脂肪等)实验室的化学。但是，没有真实生物体内环境和其他主体参与的影响。

(3) 在真实生物体内环境下的生物物质(蛋白质、氨基酸、核酸、糖、脂肪等)的化学。它是一种脱离实验室的化学，非常难于操作和观察。

上述模式，有什么本质的差别吗？其差别是显著存在的。

第一，对于纯粹物质的实验室化学，由于没有主体参与，通过实验室的设备和操作程序实现的反应是随机的，是遵循概率统计的具有不确定性。

第二，生物主体参与的化学反应，可看到生物主体参与化学反应中，主体行为对化学反应进程的改变和反作用。由于生物体行为对化学反应的不确定性产生影响，会有效缩小这种不确定性，并实现不同程度的确定性，改变一般概率的统计规律。

第三，在真实生物体内环境的生物物质的化学，显然与在实验室中进行和观察主体参与化学反应是不同的。真实环境比在实验室环境中，多了其他主体行为和行为结果对被观察化学过程的影响，多了生物体内整体生命环境的影响。

2.5.3 生物学理论的困惑

从作者的角度看，生物学在总体上是属于分类学科的科学体系，这种分类学科的依据是解剖学与组织学，是通过实验室观察和功能分类划分系统的方法建立的科学体系。实验科学是建立在直接观察中，几百年来，我们观察的手段是提高得太多了。直觉观察的逻辑是相信我们看到的。我们把直觉看到的事实认为是直觉正确的。这种观察对于比较简单现象的观察，可以认为没有什么问题。但是，对于复杂事物的观察，这种直觉观察可能会出现偏差，其中最主要的是“没有观察到是否可以认为是不存在的”。在许多情况中，尤其学科发展到逐步产生自己逻辑体系时，有时根据这个逻辑体系，应当会有什么结构和现象出现，但是没有观察到怎么办？我们会在相信逻辑还是相信观察两者之间选择。

生物学如何把数学引进来，如何同物理学一样建立自己的理论体系？生物学需要建立理论科学。而建立生物学的理论科学，利用人造的数学模型的传统作法是不能建立生物学理论科学的。建立生物学的理论科学，需要面对巨大数量规模和复杂结构的主体概念，并把它们引入到数学体系中。因为传统的数学几乎都是面向客体的，没有面向主体的数学。即便有了主体数学，也不能像量子力学那样，用几本书就可以描述清楚。生物学的理论，由于巨大的规模概念，大概只能装进到计算机或网络世界中，才能具备基本的基础框架。

2.5.4 生物世界复杂性的困惑

生物与医学的实验科学的困惑是面对复杂性问题如何找到解决办法。我们把这个困惑称作“生物的复杂性困惑”。

许多科学家在谈生物世界的复杂性。有相当多学者认为，这种复杂性是由于生物世界本身结构产生的。他们认为，复杂在于从微观的分子、细胞和微生物然后到比较宏观的植物、动物、种群和生态更复杂的概念。复杂在于生命规模、生命种类、生命关联、生命的一致、生命变异、生命现象、生命遗传和生命进化等，太多关于生物物质结构与这种结构功能表达把人们的认识搞乱了。复杂性表现为太多的生物现象不能解释。其中，最关键的认识是多细胞生物的自组织现象的解释。无论如何解释，在最低等的生物体中，都会表现出“生物行为似乎有某种目的性”。在这方面，人们发现生物有本能行为、学能行为和比较高级的智能行为，它们之间有什么关系？复杂在于我们还没有搞清楚这些事情之前，许多研究者又把生物体，尤其是人类的思维行为和活动、心理现象、精神活动，甚至与宗教问题混合在一起，使问题复杂性更加复杂了。

生物世界的“复杂性困惑”可以归纳为如下三个问题：

(1) 复杂性是生物世界本身的复杂性？生物自身如何简化复杂性？

(2) 复杂性是人类对生物世界认知结构的复杂性？

(3) 人类对生物世界认知结构的复杂性是可以简化的吗？

作者用以下三个解答回答上述三个问题。

复杂性困惑 1　生物世界的复杂性。

生物世界复杂性是客观存在的。这种复杂性表现在巨大的规模、最复杂的相互关系和广泛存在的不确定性。但是更多的原因是人类认识生物世界认知结构的复杂。如果人类认识生物世界，只有分子和化学的生物学，一切现象都从生物分子和化学认识开始，并把这种方法扩展到生物的一切领域，这种复杂性认识就可以理解了。如同研究一个建筑物，如果我们都从物理学的基本粒子、原子和分子的视角来研究，作者相信对这个建筑物的认识肯定是复杂的，因为有太多的问题搞不清楚。但是认识一个建筑物，有许多层次。例如有建筑材料层次，有建筑的施工层次，有建筑的整体结构力学层次，有建筑的环境层次，有建筑的使用和功能层次，有建筑的美学层次、建筑装修层次等等。每一个层次的知识结构有自己的知识基础，例如材料，必须讨论水泥、钢材、木材、石材和其他材料等。讨论施工，必须讨论有哪些施工工具并如何使用。这种复杂性不仅仅是大脑的思考和表现在这种知识结构的自身发展过程中。例如上面谈到的建筑学，越来越细致的层次和结构的划分，使建筑学本身的复杂性在逐步简化。在建筑学中只保留了很小范围的高科技工作范围，而大范围工作甚至深入到建筑工人的生活中，通常不要求非常高的知识结构。简化知识结构的一个经典案例是中医学。中西方人都同样面对健康和疾病，依照生物学和西医学说方法，应当说是非常复杂的。中医理论基础不是建立在生物分子和化学的基础上，而是建立在对生物组织、器官和个体的行为认识上，从某个意义上看，中医的理论与方法具有很好的可操作性，甚至可纳入到人类的生活过程中，并成为生活常识。例如信息化领域同样存在着复杂性在发展过程中逐步简化的历程。在信息化和 IT 技术领域，存在着一些最基础的学问和知识。例如半导体和芯片设计、电路结构设计和软件程序代码结构设计知识。这些知识如同生物学分子和化学的基础地位一样。但是在建立信息化系统时，如果讨论每一个问题都从芯片结构、电路结构、软件代码来入手，那么问题的复杂性不亚于生物世界的复杂性。在几十年前，从事计算机 CPU 设计、存储器设计、网络设计绝对是复杂的高知识结构学问，许多工作是教授和博士承担的。但是信息化的发展历程，逐步简化了信息化知识结构的复杂性。许多原来复杂的工作由普通技术工人就可以承担。

所以，复杂事物在生物体的活动领域内和人类活动中可以被逐步简化。即生物世界的复杂性对于生活在这个世界中的每一个生物个体来说，并不复杂，因为我们认为的复杂，对于它们是本身的生活。而生物体的生活是简单的，不可能是复杂的。一个低等动物都能应对的事物，人类却认为它是复杂的。所以作者认为，生物学的定律一定是简单的，必须描述对于细胞来说是“天经地义”的规则，才是真正生物学的定律。

复杂性困惑 2 人类认识生物世界的复杂性。

低等动物的生命过程和它们的生活内容的事物，对于地球生物主宰的人来说，应当是不复杂的。然而并不复杂的事物，为什么人类认为是复杂的，因为那些微观的生物过程，对于人类生活来说，不是可以感觉的，人类感觉和认识的事物是在更宏观和更大尺度范围内的事物。所以应当说，我们认为生物是复杂的，是由于我们的认识缺失带来的复杂性。

生物实验室方法无疑大大推动了科学发展，但生物实验室方法不适应生命科学全部要求，并增加了复杂性。分子和化学的实验室方法是一个手工操作的工作，虽然为这些工作提供了电子显微镜和各种计算机辅助分析工具，仍然不能改变适用规模小，专业性强的特点。从事生物科学研究的科技人员在研究科学时，已经习惯科学实验的方法，面对生物世界，其能力受到怀疑。首先，是由于那些把生物现象研究放在生物实验室中，脱离生物体会产生许多现象信息的缺失。其次，那些习惯在物理、力学和机械的确定性的世界研究问题的方法，尽管面对某些纯粹自然的不确定性，例如太阳、空气、地球、水、温度、天体、机械等纯粹客观世界的确定模型中的混沌，体现出某种成功性，但是当人们把生物实验室的研究和验证方法应用在生物世界中，对于如此复杂的生物世界的现象和过程，却表现出过分的复杂性。不仅生命现象不可能完全再现，而且还表现出方法不适合规模要求。其实生物化学在实验室和在生物世界中是完全不同的。在实验室中，生物化学是通过化学家的试管、反应设备和各种仪器来操作的。化学家企图用自己的活动和努力来实现生物过程的化学反应。但是在生物世界中，类似的化学反应是通过生物主体，包括细胞(尤其在细胞器中)、微生物、细胞组织、器官和系统、个体、群体等不同层次的主体，自行的行为实现的。这种参与化学实验的主体规模之大，覆盖了整个生物世界的一切主体。这些所谓的化学对于它们来说，不是实验而是它们的生命活动，是它们生命的组成部分。一种实验室方法与活动怎么能够与规模巨大的生物主体生命行为比较。如果我们不采用实验室方法，能有什么新的方法可以再现这些化学过程和活动。寻找新的研究方法与手段是可能的。例如在网络世界中，碰到的规模信息、服务和管理问题，我们没有继续坚持必须通过可视化界面操作的服务理念，而是采用了代理化的服务理念，通过数量巨大的服务代理解决了规模问题，保持了个性化服务的特点。同时，问题复杂性获得某种程度的解决，因为作者发现规模处理主体的行为，比规模处理软件的代码简单得多。

复杂性困惑 3 人类描述生物世界语言的复杂性。

生物学的复杂性还与该学科没有数学的描述方法有关，其复杂性还表现在数学和逻辑方法的无能为力，这使从事科学和习惯使用传统数学的人士感到困惑。传统数学方法都是描述客观世界现象的，用其描述生物生命世界，不知道如何下手。是数学不行了，还是人们对生命世界现象认识不清晰？在描写复杂事物的现象中，使用概率论研究生物世界的现象表现更多的是不能理解。以致认为这种数学对生物学来说,已经不适合。有一种观点,复杂性更突出的表现在认知结构的复杂性和语言表达的复杂性。这种观点首先怀疑的是我们认知结构存在问题,把本来可以清晰认识的范畴,弄混沌而不清楚了。所谓语言表达的复杂性,是怀疑传统数学体系和数学语言体系出现了问题,需要建立适合生物世界的新数学。人必须努力探索找到这门新的数学。这项任务,几乎要求我们重新审查全部数学与科学的发展历史,提出建立新的面向主体的数学,这在几百年来是科学发展的第一次,当然具有太高的难度和复杂性。

2.6　已有生物学知识不能充分支持网络世界中再现生命

本节提出"已有生物学知识能为在网络世界中再现虚拟生物体提供充分的支持吗?"试图让生物学家们了解,整个生物学领域知识结构到底还缺失什么。也让读者明白在前两节我们提出问题和困惑的重要依据。

我们知道,在生物学基础学科中,包括生物物理、生物化学、分子生物学、细胞生物学、干细胞生物学、系统分类组织学、胚胎学、发育学和生物进化等学科。我们可以把它们理解为信息化的技术体系结构,是一些具有标准和规范意义上的结构概念,具有普遍的适应性和规律性。在生物的系统和信息的学科中,主要研究如何通过细胞组织、器官、系统组成生物个体,并研究它们的网络结构以及它们的组织规则。要对生物体内的皮肤、运动、呼吸、消化、循环、排泄、生殖和神经等生物系统的组织、器官、网络与它们的规则进行物质与信息基础的系统体系结构的研究。然而,现代生物学的行为概念,基本停留在生物个体和以上层次的主体的行为,没有细胞、细胞组织、生物器官和生物系统的主体行为的完整描述。

如果仅依据现有的生物学知识结构,在上述知识结构基础上,我们给出生物体运行的如下描述:

一个生物体有皮肤、运动、消化、循环、呼吸、排泄、生殖和神经的实际物质结构系统,还有通过血液循环系统关联起来的内分泌系统和免疫系统。我们可以根据解剖学的知识,基本上做出一个"虚拟的血肉之躯"。但是注意,这些生物系统并不是构成生物体的全部系统,因为明显缺少超越已知功能系统的生物基础系统,例如生命体内更新、再生系统(可以理解为干细胞系统)和生物体内表达行为系统。甚至我们可以构造出生物体内的微观结构,并设计出所有细胞、组织、器官和系统功能函数来。然而,如何让这个在计算机中建造的"虚拟的血肉之躯"运行起来是最大的问题。让这个生物体运行,必须有初始的物质能量条件和信息条件,这些我们假定依据现有的知识结构能够做到(实际上目前仍然有知识的缺失)。但是为了让这个虚拟生物体运行起来,还需要初始的行为条件(本能行为)。可是现有的生物学的行为知识结构,没有能够作为设计软件依据的行为数学方法的描述。于是,我们只能人为地规定所有生物系统、生物器官和组织甚至细胞的规定操作模式和序列,例如可以人为地设置一些条件判断和生物流程,如同我们通常在业务信息系统中所做那样，基本是一种确定模式的运行系统。然而我们已经知道生物系统的运行具有很大的不确定性，要设计大数量规模的、并行的、不确定性的系统，这种运行体系与通常在计算机中所开发的软件是完全不同的。所以，这个生物运行系统只有大数量规模(数百亿的细胞)和自治性的多代理技术(请参阅本书第 10 章内容)才能够实现。要让这样的生物体运行起来，必须要求具备所有生物主体的自行性的行为描述，包括本能和学能行为，在框架、规范、模式、标准和规则体系内实现自运行、自组织、自管理和自控制。

读者从上面的描述中可以断定，依据现有生物学知识结构描述的生物体系统是不能运行起来的。因为缺少全部生物体内各层次主体的行为描述。

总结归纳起来，我们依照信息化体系结构方法，对生物体发育、运营、系统和技术体系结构给出下表所示的结构描述。

体系结构范畴	主要概念内容	体系结构分类系统结构	说　明
生物体的发育体系结构	主体、行为、客体和资源(环境)及它们的规则	受精	
		胚胎干细胞、二胚层、三胚层发育	
		组织和器官发育	
		神经、皮肤、消化、呼吸、循环、排泄、生殖、内分泌等生物系统发育	
生物体的运营体系结构	主体、行为、客体和资源(环境)及它们的规则	皮肤系统主体、行为、客体、环境和规则	生物学没有的这部分内容的科学形态的知识 没有这部分的描述，开发出信息系统只能是人为设定的运行模式
		运动与支持系统主体、行为、客体、环境和规则	
		呼吸系统主体、行为、客体、环境和规则	
		消化系统主体、行为、客体、环境和规则	
		循环系统主体、行为、客体、环境和规则	
		排泄系统主体、行为、客体、环境和规则	
		生殖系统主体、行为、客体、环境和规则	
		神经系统主体、行为、客体、环境和规则	
		生物个体内跨系统之间行为关联关系	
生物体的系统体系结构	组织、器官和系统的组成，网络和系统组织规则	皮肤系统的组织、器官、网络与规则	生物学有比较充分的功能系统描述，缺少生物体的基础系统，例如细胞组织再生系统和表达系统的描述 可以假定生物学和医学为系统体系结构描述提供完整和清楚的知识结构
		运动与支持系统的组织、器官、网络与规则	
		呼吸系统的组织、器官、网络与规则	
		消化系统的组织、器官、网络与规则	
		循环系统的组织、器官、网络与规则	
		排泄系统的组织、器官、网络与规则	
		生殖系统的组织、器官、网络与规则	
		神经系统的组织、器官、网络与规则	
		生物个体内跨系统之间物质与信息关联关系，包括系统内不断更新和相互表达关系描述	

续表

体系结构范畴	主要概念内容	体系结构分类系统结构	说　明
生物体的技术体系结构	生物物质、能量、信息、行为技术标准和规则	系统分类组织学、胚胎学、发育学、生物进化等	缺少超功能分类系统描述基础系统的技术标准 缺少生物行为学描述内容作为技术标准
		细胞生物学、干细胞生物学、遗传学等	
		生物物理、生物化学、分子生物学等	

依照信息化体系结构规定，描述生物体的技术体系结构、系统体系结构和运营体系结构。上表中规定的描述内容包括以下几方面：

(1) 技术体系结构。在信息化中描述技术体系结构是指各种技术体制的标准和规范。可以看出所谓技术体系结构是基础性的，是类型性、普遍性的描述。人体技术体系结构是描述人体物质结构的类型(水、无机盐、单糖、寡糖、多糖、脂肪、类脂、氨基酸、蛋白质、核苷酸、核酸等)、能量结构标准、信息(数据)结构标准、细胞结构类型(人体分类256种细胞)、细胞组织(人体皮肤、结缔组织、肌肉组织、神经组织等)、生物器官(人体各种器官)和生物系统(皮肤、运动、消化、循环、呼吸、排泄、生殖、神经等系统)的组织、发生、进化的基础结构标准和模式、方法标准和结构、分类过程和分类规则等。其中，我们可以发现缺少生物行为学描述内容作为技术标准，缺少超功能分类系统描述或基础系统(细胞组织更新系统和相互表达系统)的技术标准。

(2) 系统体系结构。在信息化中描述系统体系结构是指各组成系统组成结构、网络连接结构、功能结构、数据结构以及它们之间的规则结构。所谓系统体系结构是实际性、对象性、针对性的物质与信息连接的描述。人体技术体系结构是描述各系统组成结构、物质与信息连接网络关系、各系统能量关系、各系统的功能关系、各系统的物质与能量数据结构表示、各系统之间互联和互通及互操作的关联关系和规则的描述。生物学有比较充分的功能系统描述，缺少生物体的基础系统，例如细胞组织再生系统和相互表达系统的描述。显然，我们可以假定生物学和医学是可以最终描述清楚的。

(3) 运营体系结构。在信息化中描述运营体系结构是指所有组成系统的主体、行为、客体和它们的规则结构。所谓运营体系结构是实际性、对象性、针对性主体、行为和客体相互作用的描述，而且主要是行为关联的描述，是各系统的主体的活动描述。人体技术体系结构是描述各系统不同层次的主体(细胞、细胞组织、器官和系统)结构、各系统主体的行为结构(本能行为或主体初始化行为、学能行为或主体运行过程中不断增加的行为)、各系统的客体结构以及它们之间的运行规则结构。作为生物个体还应当有初始的复合和关联性的行为结构描述等。虽然，所有的生物学家都可以为此做出解释，但是，生物学家给我们的这部分内容却不是科学形态的知识。这一部分的描述，目前生物学能够为信息系统开发提供的支持是最少的。也就是说生物行为学必须成为生物学一个重要分支学科，才可能真正描述清楚生物体的运营体系结构。没有这部分的描述，开发出信息系统只能是人为设定的运行模式。

通过上表的描述，马上就明白了生物学的现有知识结构对于实现我们提出的目标：

生命再现，先不考察生物体的技术和系统体系结构描述是否缺失，仅仅考虑运营体系结构就可以肯定，表中要求具备的内容几乎全部缺失。

通过本书的后续论述，提出生物体中存在一些超越功能分类系统范围的生命活动，这些生命活动还没有得到生物学家应有的关注，或说是被忽略了。最后构建的生物体不能只有生物体的高级功能形态，而丢失了低级的功能形态。这会使生物成为机器生物，而失去生命特性、自然特性和生命进化特性。或者说，我们把一个一个低等动物的比较解剖学知识结构关联在一起，依然不能产生全部的进化进程。这种缺失，如同天文学家首先看到离地球最近的天体和最明亮的天体一样，而在非常遥远的星空中，还将逐步发现新的天体。就算我们已经看到了所有能够看到的天体，依然不能是宇宙的全部，还有黑洞、暗物质、暗能量不能被察觉。提出黑洞、暗物质、暗能量不是通过观察发现的，而是通过计算机的计算，发现已经看到的天体物质总和，依然不能维持天体现在的运行态势和状态。

为什么一定要在网络世界中再现生物世界或生物体？我们知道，一个量子力学可以有几个或比较少的方程式，人可以在纸面或书籍中，把物理学的体系，在自己的大脑运行起来，尽管在巨大数字规模的自然物体面前，也需要计算机系统帮助才能搞清楚一个复杂体系的运行。但是对于生物体内的运行描述，有成千、成万、成十万、成千万、成亿（甚至更多）的分类方程式，并且是主体性质的、并行运行和有面向主体的不确定性。如此众多主体行为和方程式联立、求解，绝对不是人可以在纸面和书籍中能够描述清楚的。所以必须把如此众多方程式描述在计算机中，在计算机中运行起来。换句话说，理论生物学必须建立在计算机系统（网络世界无限群体计算机系统）上。

第3章
中医学与生命科学发展的新动力

木子 我最初找你仅是为了研究经络学和中医学。为什么你要绕这么大一弯子，提出先研究生物行为学、生物系统学和理论生物学，才能搞清楚人体的经络系统的结构、本质、特性？这是原来没有估计到的。但是随着时间过去我理解了，依照这条路线图深入研究的必然性。

先生 我们首先必须把东西方的生命科学有机组合在一起，成为一个完整的生命科学体系。其次，随着人类科学体系的发展进步，我们意识到未来科学的存在形态是在网络世界中或计算机系统中。其中有两个最伟大的科学形态，一个是在网络世界中再现生命和生物体，另一个是在网络世界中再现宇宙与天体。我们选择了在网络世界中再现生命和生物体这个目标。只要去研究这个目标，就会提出首先研究生物行为学、生物系统学和理论生物学的课题。中医和西医里面有百年没有搞清楚的问题，不可能通过灵感和聪明一下解决，需要艰苦、长期的研究与思考。

先生 从另一个角度看，现代生物学仅有基因的DNA、RNA和蛋白质的物质结构概念范畴，是不能产生生物系统的。因为任何系统都要有控制器。这个控制器对于生物来说，其基本的结构是本书提出的细胞“行为信息基(AIB)”。行为信息基概念是我在《软件行为学》中首次提出的。我相信细胞行为信息基是在细胞核的基因重复序列中。有了细胞AIB就可以构成细胞组织AIB网络，细胞组织AIB网络构成了生物主体基础的“行为协同模式”的控制机制。随着生物器官、系统和个体的复杂结构的产生，出现了管理者控制模式、主管理者控制模式和中枢管理者控制模式。当然这些管理者模式对于被管理的对象范畴是诱导和强制性的。无论生物器官、系统多复杂，哪怕是最高的管理者，都是细胞组织AIB网络在协同工作模式基础上产生的。原始细胞组织的AIB

网络是生物体一切系统机制产生的基础。细胞行为信息基和细胞组织 AIB 网络是本书提出的最重要的概念，也是在网络世界中成功实现的技术。现代生物的基本控制程序是“感受、识别、评估、表达、存储”，系统处理的抽象对象概念是“条件、关联、差别、目标、能力”。

前面已用两章篇幅简单介绍了网络世界再现生命的两个主要对象的状态和问题。本章将提出中医学和生命科学发展的新动力来源于网络世界再现生命的伟大工程，而网络世界再现生命必须有三个新的理论支柱，即本书首次提出的“现代生物行为学”、“现代生物系统学”和“理论生物学”的创立。本章为网络世界再现生命学新理论体系的绪论。

3.1 生物行为学的提出

我们之所以如此关心生物学，其一是因为借鉴生物学知识时，注意到生物学大发展需要的面向主体的数学体系根本还没有建立，也就是说，生物学没有理论生物学，没有自己独立的数学体系。其二根据作者多年的研究和实践，了解早期的信息化可以得到计算机科学的支持，但是在信息化发展了几十年后，计算机科学的理论支持变得无力，而许多新的问题得不到数学和理论方法的支持，这必然带来发展的停顿。由此，作者和学生一起开始了为信息化创造新数学体系的工作。当取得某些成果时，我们看到，其中许多结果可以用在生物学的数学方法中。这个认识使作者自然特别关注生物学。作者为自己做了目标定位：**研究“理论生物学”或者研究“生物学的数学理论方法”**。显然，任何一位熟悉科学基本结构的人都会理解，研究现代生物行为学是实现这一目标的最基本的道路。从某个角度看，行为的数学语言的表达和数学语言表达的行为是作者最可能解决的基本问题，而且我们在网络世界中已经比较成功地做到了。

本节，我们将讨论两个方面的问题：

(1) 回顾过去是如何研究动物行为学的。

(2) 明确生物行为学，尤其是现代生物行为学研究的范畴。

3.1.1 动物行为学研究的回顾

过去，在生物学科范围内，生物学家对行为学的研究主要针对动物行为学，对此研究已经有较长历史了。研究的对象包括各种单细胞生物、原始低等动物、昆虫、爬行动物、哺乳动物和我们人类的行为，普遍针对动物的个体和群体，包括动物的组织、家庭、社会，进行了内容非常广泛的研究。生物学家特别关注从比较动物行为学角度的观点，对动物的本能行为、学能行为、智能行为、行为生理、行为进化、行为遗传、行为学习、社会生物学等多方面进行深入研究。动物行为学家研究的方法和手段主要是观察对象，并配合一些实验室方法。几乎所有行为学的研究都与神经系统有关，神经系统研究和行为学研究密不可分。

在这里将做的生物研究回顾，是针对生物学家已经做过的工作，从研究范畴、分类和产生的结论做简单回顾介绍，而不是从历史角度来论述。这种回顾对读者理解本书后续的论述是必要的。虽然在动物行为学家观察对象中不包括植物，作者还是从植物行为回顾开始。

1. 植物行为研究范畴概述

生物学家与媒体已经为植物的行为描述拍成影视片。这种影视片用慢节奏拍摄植物的生长，在放映时采用快节奏显示出来。我们会看到植物在很短的时间里，从幼小的嫩芽迅速长大、生出枝杈、长出绿叶、结出花朵，看到从花蕾，逐步张开，又一片一片地枯萎和凋落然后长出果实，由小变大，并迅速成熟。也可以看到植物的根系在地下迅速延伸和蠕动，根系越来越发达。在这种电视片中看到的植物，似乎与看到的动物没有太多的区别，你会很强烈地感觉到植物有行为。植物的行为，虽然没有动物形态的运动行为，但是它有非常显著的生长行为，并在生长中有相当的选择性。在此，必须高度重视植物有体内的物质、气体、水、信息的流动性运动形态。我们可以看到植物在生长中的向阳特性、向水特性；可以看到某些植物在太阳落山后，把叶子合拢起来；有些植物还有捕获并消化昆虫的行为；有些植物为了防止害虫，可以释放出一些特殊的物质驱赶害虫。

2. 动物行为研究范畴概述

比较动物行为学对单细胞、原始多细胞、低等非脊椎动物、低等脊椎动物、高等脊椎动物和人类做了丰富的行为学研究，在这里做简单介绍。

1）鞭毛真核单细胞到多细胞聚集体的行为范畴概述

生物学家描述的鞭毛真核单细胞已经具备了物质交换（与环境交换氧气、二氧化碳气、营养物质）、信息交换（与环境交换，识别食物和物质）、繁殖（简单分裂与融合的繁殖行为）、运动（鞭毛实施的运动行为）、生命表达行为。生物学家还描述了多细胞的聚合。多细胞聚合（可以是多种类型的细胞）并没有构成多细胞体，它只是多细胞形成了物质存在的聚合，细胞之间没有或只有最初步的物质关联结构。例如海绵生物体，其细胞是通过鞭毛和一些随带的物质简单搭接在一起。多细胞体被透明的细胞分泌物质包裹在一起。这个生物细胞聚合体会保留出水口，构成与外部的水交换。每个细胞之间实行独立的物质交换，每个细胞都有与环境的信息交换，而相互之间没有信息交换，更不具备多细胞的行为协同能力，当然也就不存在以细胞组织来标称的组织对外行为。

2）原始的多细胞动物行为范畴概述

生物学家为我们描述了腔肠动物或其他原始动物行为范畴，实现了对环境的物质交换、信息交换、运动、繁殖等个体行为，通常不包括生物体组织行为。原始多细胞动物作为主体，已经产生了个体级别的物质交换行为（口吃食、体内消化、肛门排泄、皮肤呼吸）、个体的信息交换行为（感觉触觉、皮肤分泌）、个体运动行为（有足、蠕动、爬行）、个体的繁殖行为（交配、产卵）、个体的功能和生命的感受表达行为。但是通常没有特别的个体之间的组织行为。

3）低等非脊椎动物的行为范畴概述

生物学家为我们描述了以昆虫类为代表的低等非脊椎动物行为范畴，主要包括动物个体行为和个体组织行为。

（1）**动物个体行为**。观察昆虫个体的行为，当然继续采取物质交换、信息交换、运动、繁殖和表达这种划分。但是这些行为是生物体内组织、器官和系统行为的复合行为。昆虫的生命周期和繁殖行为也变得复杂起来，例如蚕，整个生存期划分幼虫阶段和成虫阶段。幼虫阶段是环节动物。幼虫成长到一定阶段吐丝做茧，把自己包裹起来，并在其中改变形状和张出翅膀，悄悄孵化变成成虫。成虫阶段从在蚕茧中孵化成功后，咬破蚕茧，出来变成蛾子。蚕蛾分雌蛾和雄蛾，两性交配受精，雌性产出受精卵。我们可以看到昆虫运动系统肢体活动、行走和翅膀飞行，还可以看到利用肢体帮助吃食、性交的行为、两性繁殖行为和化学物质信息交换行为等。蜘蛛一生下来就会织网。人们把蜘蛛带到宇宙飞船上，观察其在失重环境下是否依然会织网。人们发现，刚开始织出的网是混乱的，不是地球上看到的样子。但是经过多次努力，居然又能织出与地球上一样的蜘蛛网。这充分说明，蜘蛛织网是本能的，同时又可以学习改进。这说明昆虫主要是本能行为，也存在很少的学能行为。

（2）**动物个体组织行为**。把生物体的基本行为复合起来构成复杂行为模式，扩展到昆虫个体之间和它们建立的社会组织中。可以看到群体昆虫有社会分工行为等，在很大的程度上被认为是本能的。如蜜蜂，是社会集群的昆虫动物。两性分体，雌性蜂幼虫如果得到充足的营养，可以变为蜂王。而大多数雌性蜂变为工蜂，从事蜂巢内外的各种事务。例如建筑蜂巢、喂养蜂王和幼蜂、搬运食物、垃圾、防卫安全等。雄蜂生来为蜂王交配，交配后死亡。交配后新蜂王可以另寻住地，产下第一批雌蜂，这些雌蜂吃蜂王脱落的翅膀长大，成为工蜂。开始喂养自己的母亲蜂王。蜂王继续产卵，被工蜂喂养，不断延续，产生雌蜂和雄蜂。

4）低等脊椎动物的行为范畴概述

生物学家为我们描述了低等脊椎动物，例如鱼类的行为范畴和模式，主要包括动物个体行为、个体组织行为。

（1）**鱼类动物个体行为**。观察鱼类个体的行为，有个体意义上的物质交换、信息交换、运动、繁殖和表达等复合行为。这些行为由生物体内组织、器官和系统行为的复合或组合而成。其中个体的表达行为更加突出，例如通过体态、体色、姿态、动作表达鱼类动物的某种目标。鱼也表现出本能行为和学能行为。例如，生物学家把食肉的大鱼和一些小鱼放在鱼池中，用透明的玻璃将它们分类隔开。起初，大鱼总想向小鱼冲过去，去吃小鱼。但每次这样的行为都被玻璃阻挡，不能成功。随着屡屡失败，大鱼见到小鱼便平静下来，不再有吃小鱼的冲动。当然，大鱼并不知道是被玻璃阻挡。当生物学家把其中的玻璃拿走后，小鱼就在大鱼周边游来游去，大鱼也不去吃小鱼了。

(2) **鱼类动物个体组织行为和群体行为**。鱼类的个体组织行为，似乎没有观察到鱼类的组织和家庭结构具有功能专司分工的行为概念。但是，有些鱼类在生活过程(群居在一起，以获得较高的安全性)和繁殖季节表现出组织特性的群体行为是非常明显的。鱼类群体行为表现如鱼类种群的迁徙行为和产卵及群体的繁殖行为。

其他非哺乳脊椎动物，例如两栖类和鸟类动物就不在这里介绍了。

5) 哺乳动物的生物行为范畴概述

生物学家为我们描述了哺乳动物行为，包括动物个体行为、个体组织行为和多组织群体行为。

(1) **哺乳动物个体行为**。观察哺乳动物个体的行为，有个体意义上的物质交换、信息交换、运动、繁殖和表达等复合行为。这些行为是生物体内组织、器官和系统行为的复合或组合而成。其中个体的表达行为更加复杂。例如生物个体的呼吸、喝水、吃食、运动、休息、睡眠、排泄等行为都属于个体性质，通常个体独立完成。

(2) **哺乳动物个体组织行为和动物群体行为**。哺乳动物个体组织行为主要表现在家族与社会方面，例如个体的发情、求爱、性交、怀孕、分娩、抚养、喂食、筑窝、亲情、游戏、对抗、表达(态度)、合作(捕食)等行为，都是对其他主体表达和实施的行为。生物学家在研究动物的求爱行为或性行为时，发现低等动物，甚至哺乳动物的求爱行为或性行为是化学物质控制的行为。动物在发情期通过分泌和释放一些特殊的化学物质，刺激异性的性冲动，并引导性行为的发生。动物群体行为主要表现为生态范围内多生物种群关系的行为，例如食草类动物、食肉类动物和微生物之间的食物链关系的行为。以动物群体为单位考虑行为，有种群动物的迁徙，例如非洲食草类动物的整体迁徙。

(3) **哺乳动物发育中的(初级)智能行为**。现代生物学的研究中，已经有许多人在研究一些高等动物的学能行为。可以观察到哺乳动物存在着感情、厌恶、爱好的现象，有些高级的哺乳动物有使用简单工具的行为和能力。也可以观察到哺乳动物某些思维方式的存在。我们就不一一介绍和论述了。

6) 人体的生物行为和高级智能行为范畴概述

生物学家为我们描述了人类行为范畴的许多方面，这里简单介绍如下。

(1) **人体的生物行为**。人类保持着哺乳动物主要的生物行为，例如：

• 保留了哺乳动物许多个体生活行为。但是，生物界中只有人类的祖先猿和人类，其求爱和性行为不受发情期的约束，是大脑刺激和意识产生的行为。

• 保留和扩大了哺乳动物个体组织行为。

• 扩展了哺乳动物多组织群体行为。

(2) **人体的高级(发达)智能行为**。

上述生物学家对动物个体、动物个体组织、多动物个体组织等方面的行为描述,使我们了解了动物行为学研究的范畴。尽管生物学家们对许多动物都进行了行为观察和研究,但是主要停留在对个体、个体组织等外在的行为观察和描述,有时还通过实验室条件,研究环境和外界因素对动物行为的影响。

从生物学家给我们展示的行为研究的领域和结果,可以得出以下结论:

(1) **动物行为学主要是对生物个体、个体组织等外在行为的观察结果其规律、特性和条件的研究。**

(2) **动物行为学研究与神经系统相关的运动、感觉相关的行为范畴。**

(3) **动物行为学不研究,或较少研究个体内部主体(细胞、组织、器官、系统)行为现象、规律、特性、管理、控制等内容。**

3.1.2 生物行为学研究的范畴

与传统的动物行为的研究范畴不同,本书提出的生物行为学的研究范畴,不是研究动物个体外在的行为范畴,而是对生物体内从细胞主体行为开始,研究细胞组织、器官、系统和个体内部主体一切行为现象,例如行为的发生、自行、自管理、自控制和自评估等。研究细胞行为控制是研究体内所有主体行为的基础。细胞主体做到行为自行,必须有行为控制器。作者研究提出,细胞行为控制器是基于细胞行为信息基的,因为行为信息被存储在行为信息基中,控制器依据其信息内容发生行为。

行为是主体的行为,而主体可以有不同的层次,如果只研究生物个体的行为,而不去研究生物个体内组成的低层次的主体行为,就很难搞清楚个体行为是如何产生的。所以,必须全面地研究生物的行为学。为此,我们可以为生物行为学做如下定义。

生物行为学 是研究生物体细胞、组织、器官、系统、个体和多个体组织等生物世界范围内主体行为的学说。

为什么还要提出研究现代生物行为学任务?因为研究清楚生物行为的全部范畴,实际上是重要的跨学科研究领域,已经不是仅仅靠生物学家能够单独完成的任务。可以看到生物行为学至少需要现代生物学、数学、微电子学、计算机科学和信息化科学的参与。例如数学的参与,传统的面向自然科学领域的数学已经不能够胜任,必须建立为现代生物学写出面向主体的新数学。目的是为了更加理性研究与表达生物体的行为。在本书展开讨论的过程中,作者将提出和建立主体和行为的数学,这是建立现代生命科学最重要的任务之一。所以,为区别单纯观察生物个体行为的行为学,我们提出建立现代生物行为学,其定义如下:

现代生物行为学 是基于现代生命科学全局范畴内,对生物世界各层次的主体利用现代科学方法(包括实验室方法)、面向主体的数学方法和再现生物或人类生物活动和物质体系的信息化方法武装起来的生物行为学。

也就是说,研究现代生物行为学是为网络世界再现生物体运行系统必要的生物学基础理论准备。

首先,明确本书提出的现代生物行为学的研究范畴。现代生物行为学研究可以划分为几个范畴：

(1) 生物体内的生物主体(包括细胞、组织、器官、系统和个体)超越功能分类行为范畴,通常是被定义为生物主体生命行为的概念范畴。

(2) 生物体内的生物主体(包括细胞、组织、器官、系统和个体)功能分类行为范畴。主要研究生物主体的专司功能服务行为,尤其是生物主体的特化功能的服务行为。

(3) 生物体内的生物主体的行为控制体系、原理和行为控制的网络结构。

(4) 生物主体理论行为学范畴。

1. 体内生物主体的生命行为学范畴

研究超越功能分类行为包含两个方面的内容。一是研究现有的生物学功能分类系统(皮肤系统、支撑运动系统、循环系统、消化系统、呼吸系统、排泄系统、生殖系统、神经系统、内分泌系统和免疫系统等)是否完备,在上述专司功能的分类系统之外,是否还存在其他的专司功能分类系统。另一个是在生命意义上而不是在功能分类的意义上,研究生物行为学。研究普遍适用的和共同遵循的生物行为的规律和特点。关于是否存在另外的功能分类系统,其答案是肯定的。例如中医学的经络系统就是在上述系统分类之外的生物系统。然而,我们在此主要讨论生命意义上的行为问题。

(1) **生物主体物质交换行为**。研究生物主体(包括细胞、组织、器官、系统和个体)维系主体生命要求的物质交换行为范畴。

(2) **生物主体的信息交换行为**。研究生物主体(包括细胞、组织、器官、系统和个体)维系主体生命要求的信息交换行为范畴。

(3) **生物主体增殖/再生行为**。研究生物主体(包括细胞、组织、器官、系统和个体)维系主体生命要求的增殖、分化、再生、修复和重组的行为范畴。

(4) **生物主体运动行为**。研究生物主体(包括细胞、组织、器官、系统和个体)维系主体生命要求的运动行为范畴。例如细胞形态变化、移动、迁徙和分类聚集,细胞组织运动包括组织蠕动、收缩、舒张、连接、融合、分支、分割和血管中血液的循环运动等,生物器官/系统运动包括多组织运动行为的并行、协同、复合运动组合模式。

(5) **生物主体感受表达行为**。研究生物主体(包括细胞、组织、器官、系统和个体)维系主体生命要求的感受表达行为范畴。例如细胞、组织、器官和系统的不同层次主体的生命感受表达行为。

(6) **生物自组织生命行为**。研究生物主体(包括细胞、组织、器官、系统和个体)维系主体生命要求的生命自组织行为活动范畴。

2. 体内生物主体的功能分类服务行为学范畴

由于细胞的分化,产生出专司分类功能的服务性的行为概念范畴。生物主体的分类功能行为实际上是一种功能服务行为,其服务的意义在于提供的服务超越了细胞、组织、器官和系统自身的需要，是为全身其他细胞、组织、器官和系统提供的服务。分类功能行为来源于全身细胞、组织、器官和系统的生命维系的需要，并且是生命行为的放大或扩展，没有超越生命行为需要的任何功能要求。

(1) **生物主体的物质交换服务行为**。研究生物主体(包括细胞、组织、器官、系统和个体)提供超越本身生命要求的物质交换服务行为范畴。例如消化系统提供营养物质的服务，系统血管提供输送(肌肉运动行为)血液的服务，泌尿系统提供排泄服务，消化管道和内皮组织提供吸收和物质交换服务，而肺泡提供气体交换服务等。

(2) **生物主体的信息交换服务行为**。研究生物主体(包括细胞、组织、器官、系统和个体)提供超越本身生命要求的信息交换服务行为范畴。包括体内、体外的专司信息交换行为和系统。信息交换在这里主要是指生物体的神经、感觉、循环、分泌、免疫等系统实现的信息交换活动和功能。

(3) **生物主体的增殖/再生服务行为**。研究生物主体(包括细胞、组织、器官、系统和个体)提供超越本身生命要求的增殖、分化、再生、修复和重组服务行为范畴。

(4) **生物主体的运动服务行为**。研究生物主体(包括细胞、组织、器官、系统和个体)提供超越本身生命要求的运动服务行为范畴。例如肠道肌肉组织提供的蠕动服务。

(5) **生物主体的感受表达服务行为**。研究生物主体(包括细胞、组织、器官、系统和个体)提供超越本身生命要求的感受表达服务行为范畴。例如感觉器官、感受器、神经、血管、经络系统等提供的感受表达行为。

(6) **生物自组织中功能分类行为。**研究生物主体(包括细胞、组织、器官、系统和个体)提供超越本身生命要求的自组织服务行为范畴。

作者认为生命的基本特征是行为，无论什么细胞，都具备行为能力。行为能力是由于细胞骨架、微丝、微管和动力蛋白结构，ATP 化学能的转换而产生的能力。包括上皮细胞、腺细胞、神经细胞、肌细胞和它们干细胞、祖细胞都具备行为的能力。例如细胞的胞吐、胞吞和细胞膜被动、主动物质输送属于细胞的物质交换行为。细胞感受信息并表达反应以及细胞分裂同样是细胞的行为。从这个意义看，行为学研究范围不仅只是动物行为学，需要对整个生物范围进行行为学研究。

3. 体内生物主体的行为控制体系与原理

在现代生物行为学中要特别研究如下行为控制原理和体系。

(1) 细胞的行为控制的行为信息基和行为控制器。

(2) 多细胞动物的细胞组织、器官、系统行为控制的行为信息基和行为控制器网络体系。

(3) 细胞行为控制和细胞生命周期、生物行为周期性现象。

4. 理论生物学行为学范畴(在网络世界中研究生物行为学)

现代生物行为学的定义说，要建立面向主体的数学方法和再造生物或人类生物活动和物质体系的信息化方法，并指出这是现代生物行为学的重要标志。

综上，本书提出的现代生物行为学研究范畴有以下特点：

(1) 现代生物行为研究是面向网络世界再现生命的专业性的生物学新分支科学范畴。

(2) 现代生物行为研究生物体内的生物主体(细胞、组织、器官、系统)行为以及它们的关联行为。研究个体内部主体行为现象、规律、特性、管理、控制等内容。

(3) 现代生物行为学范畴已经远远超越运动、感觉范畴和与神经系统关联特性的要求，例如研究生长、代谢、细胞增殖、分化和周期等方面已经超越了神经系统控制范围，开始全面研究生物主体在物质交换、信息交换、运动/能量交换、感受表达/气体交换和增殖再生/水交换等一切关注的行为范畴。

(4) 生物个体行为是体内所有主体行为综合表达的外在结果，如果清楚了解了体内的主体行为和它们的关联特性，个体表达的行为就可以在网络世界中再现。

我们需要说明的是，**动物个体外在的行为实际上是动物体内所有细胞、细胞组织、器官和系统综合表达的结果，是体内所有生物主体行为的结果性外在表达。所以，对于网络世界再现，必须通过动物体内所有生物主体行为再现，才能表达出动物个体的外在行为。对于生物体运行系统再现，生物行为学基础是细胞行为的研究，要研究细胞行为对细胞组织产生的作用，要研究细胞组织如何协同行为，要研究多细胞组织如何构成器官，等等。**

3.2　现代生物行为学的原理

在3.1节的基础上，我们愿意给出现代生物行为学的基本原理。

(1) 生物行为的基本概念。

(2) 生物行为的基本特性。

(3) 分类行为的操作原理。

(4) 生物体行为发生的控制原理。

阐述现代生物行为学的基本原理也是本书的一大特点。在此提请读者注意，本节介绍的基本概念、特性和原理已经在网络世界中被模拟验证过。

生物学，如解剖学和组织学，描述了人体的运动、行为、思维、语言、感觉和运动等活动都是由神经系统控制和调节的。神经系统由神经元组成，而神经元有神经核(细胞体)和神经纤维(神经轴突)等结构。神经细胞通过突触分泌神经递质，受体细胞接受神经递质做出反应，以表达神经细胞的控制和调节作用。这些概念都是一种外在的现象描述，如同计算机语言中的语法形态，并没有描述或不知道神经细胞是通过什么自身的控制机制实现其功能的。

不仅是神经细胞，所有的细胞都有自身的行为控制机制，需要描述这种行为控制机制的原理和行为的控制内容是什么，或说明细胞如何控制自身行为的、内部所有细胞器如何运行的及其内部机制是什么。也就是说细胞外在的行为“语法”形态的“语义”概念是什么，需要说清楚。我们将在本节详细描述这些最令人感兴趣的话题。

3.2.1 生物行为的基本概念

在此，首先给出生物主体行为的定义。

生物主体行为是指生物主体和单细胞生物主体、多细胞生物主体以及生物体内的细胞、细胞组织、生物器官、生物系统和生物个体，在生物世界中的自行活动。更一般的定义，**生物主体的行为是改变其生存环境和自身状态的自行活动**。

如果用 F(x)：ES→ES 表示行为函数，其中 ES 表示行为的环境与状态。其意义是行为改变环境与状态。如果明确了行为函数的主体，这个主体在行为定义中用 S 表示。如果行为用希腊字母 α 表示，其数学一般形式为

$$\boxed{\alpha = S:F(x):ES \to ES}$$

在这个定义中，要特别注意“改变环境和状态”和“自行活动”的概念。行为概念是主体的主要概念，主体如果没有行为，也就不称之为主体。在生物世界中，生物行为概念是非常广泛的。在讨论行为概念和基本数学方法表达之前，需要注意一些主体与行为的基本假设：

(1) 生物行为的主体，可以是细胞、多细胞组织、生物器官、生物系统以及生物个体，并进一步自组织构建不同层次的生物个体的有组织群体。这个主体概念从不同层次看，是不相同的。

(2) 从不同的主体角度看，行为可以是细胞的行为、组织的行为、器官的行为、系统的行为，当然也可以是生物个体或者群体的行为。

(3) 生物个体或者组织群体不具备可忽略的繁衍的速度，没有主体从事多行为的“分身术”。生物体行为对于具有相同或者相同能力的个体或组织具有并行性。

(4) 生物体行为具有不确定选择性，除非有充分多的具有同等能力的个体，才可以实施由众多个体承担的不确定选择；否则，对于生物个体只能通过个体的选择尝试，才能完成其不确定的选择性。

现代生物行为学把行为划分为原子行为和复合行为两大类。其中原子类的行为是如下定义的几种形式的行为(参见图 3.1)：

$\alpha=S:F()$——非及物行为，表示主体 S 行为不关注和没有操作或函数对象。

$\alpha=S:F(?)$——不确定及物行为，表示 S 的操作或函数 F 作用对象处在选择中。

$\alpha=S:F(O)$——确定及物行为，表示体 S 的操作或函数 F 作用在客体 O 上。

若 α,β 是行为，则如下行为运算构成的行为称作复合行为。这些行为的二元运算主要包括连接、顺序、选择、平行、单向条件、双向条件、优先等二元或单元行为操作运算。

- 行为连接：形式为 $\alpha\beta$，表示单主体的多行为的时间顺序操作，例如 $\alpha=\alpha_1\alpha_2\cdots\alpha_n$。
- 行为顺序：形式为 $\alpha;\beta$，表示多主体多行为的时间顺序操作。

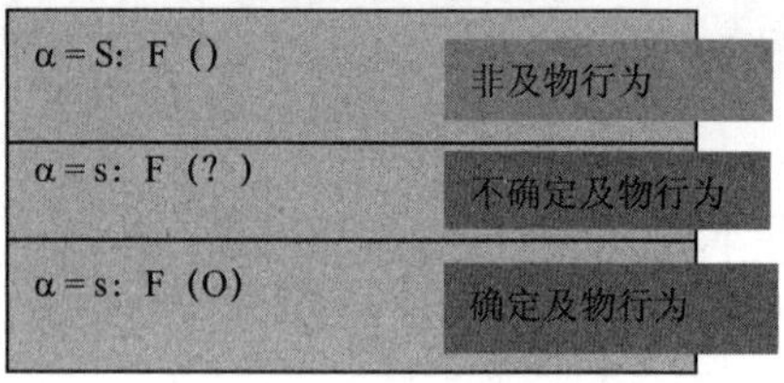

图 3.1　生物原子行为

- 行为选择：形式为 α|β，表示多行为时选择其一的操作。
- 行为并行：形式为 α‖β，表示多行为的不确定时间顺序的操作。
- 单向条件行为：形式为 α⇒β，表示两个行为构成行为的单向条件的操作。
- 双向条件行为：形式为 α⇔β，表示两个行为构成行为的双向条件的操作。
- 抽象客体行为：形式为 α=λ(x)·S：F(x)，表示行为对客体参数的抽象。
- 抽象函数行为：形式为 α=λ(F)·S：F(x)，表示行为对函数参数的抽象。
- 抽象主体行为：形式为 α=λ(S)·S：F(x)，表示行为对主体参数的抽象。
- 行为抽象：形式为 β=λ(α)·S：F(α)，表示行为对作用行为的抽象。
- 行为施用：形式为 α(o)，表示行为施用在客体上的操作。
- 行为施用：形式为 β(α)，表示行为施用在行为上。

上述行为的类型操作概念，在本书中经常简单称为“行为的基本操作”。这个行为的基本操作包括自行、施用、顺序、选择、并行、条件等。

行为的第二个基本概念是行为控制机制概念，在本书中称“行为信息基”。它是生物行为控制的最重要概念，在主体行为信息基中，包含着有限数量的行为序列(行为模式)，这些行为模式对应着主体需要应对的各种情况、条件、关联、差别、评估(差别评估)，并在此基础上形成存储记忆。

行为的第三个基本概念是行为模式。主体应对环境和其他主体作用反应的行为序列。主体应对多种刺激，有多种反应的行为模式(方案)，构成主体应对环境做出反应选择性。生物体的细胞、组织、器官、系统都有自己的多种行为模式。主体行为模式有些是遗传的，有些是后天可塑造的。

关于行为模式，不仅在生物世界中，在网络世界中同样存在主体的行为模式问题。例如在作者从事的信息化工作中，研究人类信息化行为和网络世界虚拟主体的行为可以划分为服务、管理、控制、保障、监管、认证、对抗、评估等行为模式。另外，行为基本概念中，还有伴侣主体、伴侣行为、客体伴侣、活性客体等概念。关于这方面的介绍，有兴趣的读者可以参阅本书最后一章“网络世界行为学理论”。对于生物行为学，同样存在行为分类和模式划分概念。

3.2.2　生物行为的基本特性

经典生物行为学或生命科学的研究，已经归纳出了动物行为的反应性、生物行为的适应性和生物行为的关联性。作者认为，这种归纳是不完整的。其理由如下。

1. 生物行为的反应性

反应性从字面上讲，或者从已有著作中的定义、说明和描述看出，主要是指对外部环境和条件做出对应的行为。例如研究生物行为与环境、气候、物质等方面的关系，研究行为的“趋光性”、“趋热性”、“趋水性”和“趋某种物质性”等或条件反射行为。当然，这种反应性的行为应当理解为生物的最基本行为模式。生物学家针对真核动物单细胞或者真菌类的微生物，做过许多实验证明反应性的存在。但是，这种行为特性是面向条件“被动”做出的。其实动物，包括低等动物不仅具有“被动模式”行为能力，同时还具有某种程度的“主动模式”行为能力。例如，在环境中没有需要的物质条件时，动物通过自身的运动，改变空间位置，来感受新环境位置与老环境位置上的物质数量(浓度)差异，感受物质分布的梯度。考虑有的低等动物没有感受差异的能力，也有通过运动来“寻找”物质的原始能力。所以生物必须具有感受性，这是任何低等动物，甚至细胞都必须具备的行为能力。我们知道真核细胞还具有某种程度的识别能力，识别某些物质和其他细胞、微生物的能力。所以，生物有行为的识别特性。说到感受、识别、反应和主动模式的行为，我们必须要谈比反应性行为的范围更大的概念，那就是“表达”。表达这个行为概念，显然比反应行为的概念大。表达不仅可以是感受做出的反应，还可以是自觉主动实施的行为。**这种表达同样不仅是细胞 DNA 复制的蛋白质结构的表达，表达可以是物质的，也可以是信息的和行为的。对于高等动物还可以通过语言等形态进行表达。对于多主体组织和群体，表达的结果还可以是一种主体存在结构，即主体构成的系统，甚至是网络。**所以，我们把胚胎发育早期产生的弥散神经网络、弥散的血管网络和弥散的排泄管道网络，看作细胞行为相互作用产生的表达结果。

2. 生物行为的适应性

在经典生物行为学中谈到的适应性是描述生物与环境关系的特性，主要是指生物体适应环境而存在和发展；适应性是生物对环境(包括营养物质、空气、压力、温度、阳光、水等环境因子)“适者生存”的特性；也可以说生物对环境感受满足的特性。生物为了适应环境，在物质交换、信息交换、繁殖、运动和感受与表达各方面表现出不同的适应环境的方式、机制和系统。例如在水中生活的生物和在陆地生存的生物表现出不同的形态，有不同方式和机制的呼吸、排泄系统。再例如生活在热带和寒带的生物，在皮肤和体内的脂肪会有很大的不同。这些不同形态、结构、方式、机制和系统都是为了适应环境而产生的。**从系统学角度看，适应性表现出生物体在发育和运行中的物质结构和行为模式的一致性、变异性、重组性。生物的内部细胞、组织、器官和系统在发育和运行中为适应环境表现出非常强大的对物质结构和行为模式的调整特性。这种生物内部物质结构和行为模式调整特性居然可以从全能或多能干细胞增殖、分化或去分化、决定或去决定的细胞发育命运图变异中得到基本机制的支持。**

3. 生物行为的关联性

在经典生物行为学中谈到的关联性，主要是指多生物主体、多行为之间的协调和相互关联的特性，例如多细胞行为的协调和关联性、多细胞组织行为的协调和关联性以及多生物器官与系统行为的协调和关联性。多细胞、多组织和多器官等多主体，它们的行为之间的关系，从系统学角度看，关联性虽然重要，但并不是多主体多行为关系中的全部内容。例如多主体、多行为之间还有顺序性、条件性、并行性、不确定性。在这些基础上，还需要讨论互操作性。

我们可以对生物的行为归纳出一些特性：

(1) 生物行为的感受性。是条件(环境、状态、客体、其他主体等)、关联、差别、变化和作用感觉，也是其他主体存在与活动感觉。生物体行为感受性是说生物体的行为是可以被感受的特性。

(2) 生物行为的识别性。生物体行为和行为结果、行为类型、条件类型、差别类型、关联类型和行为功能的可区别性。

(3) 生物行为的反应性。环境条件和条件变化、差别产生相应行为和状态的特性。

(4) 生物行为的表达性。表达可以是物质的、信息的和行为的，可以对感受的条件和过程表达满足和不满足。对于多主体和群体，表达的结果还可以是一种主体存在结构，即主体构成的系统，甚至是网络。对于高等动物还可以通过语言等形态进行表达。

(5) 生物行为的记忆性。生物体总是不断存储记忆行为和行为相关的信息，例如行为条件、关联、差别、评估等信息被存储记忆下来。

(6) 生物行为的关联性。主要是指多生物主体、多行为之间的协调和相互关联的特性。包括单主体多行为关联、多主体多行为关联和主体行为与所在主体组织(器官)的整体行为的关联特性。关联性进一步划分为顺序、条件、并行、施用、选择和不确定性。

(7) 生物行为的适应性。生物对环境和条件感受满足的特性。生物行为和状态满足环境条件和条件变化、差别的特性，适者生存。

(8) 生物行为的主动性。行为不是依据外部环境和条件被动反应的，而是依据本身状态而自主实施的行为，例如主动运动行为、主动的物质交换行为和信息交换行为或其他行为。总之反映了细胞的行为的主动性。

(9) 生物行为的目标性。细胞识别营养物质和有害物质，且不仅识别物质的存在，同时还可以识别物质分布的浓度梯度，识别物质存在的差别和变化。细胞可以识别其他细胞的存在，识别承载特征信息或信号物质；还可以识别其他的细胞运动、细胞行为和活动。细胞识别能力反映了其行为的目标性。从基本的原理看，目标性是对状态的满足特性。

许多生物科学家，为了回避非科学问题的干扰，总在躲避生物行为的目标性和主动性。他们只承认高等动物和人类有意识和行为目标等主动概念。对此我们认为，**如果承**

认人类有意识和目标概念，而不承认低等动物有行为的目标和主动特性，反而是违反科学性的。我们可以用反证法来论证。假定细胞不具备最小的目标和主动性，例如假定它们的目标和主动特性度量数值为“0”，而不是非“0”的一个充分小的数值(如数学分析中无穷小)，那么数以万计或亿计规模的“0”目标和主动特性度量数值的细胞组织、器官、系统甚至个体，无论怎样组合与构造，也不可能从“无中生有”产生有限度量的目标和主动特性。生物产生或表达主动模式的行为，是区别生物与其他自动化装置与机械系统的根本标志。

我们假定复合主体结构内的成员主体的行为的目标函数是 $f_i(x)$。由这样的成员主体组成的复合主体的特化功能，可以看作复合主体的目标性，其复合主体目标性函数假定用 F(x)表示。成员主体构成的复合主体，必然有成员主体之间的关联性，不同关联性表示复合主体结构和目标性达到的因素，关联性函数用 $R_i(x)$表示。如果假定复合主体是有限实际时空形态，可以有求和公式：

$$F(x) = \sum_{ORG} f_i(x) R_i(x)$$

我们假定组织有虚拟时空形态，那么在这个组织形态范围对所有的细胞的目标性和关联性的点进行积分，有积分公式：

$$F(x) = \int_{ORG} f(x) R(x) dx$$

人们很容易观察到较大尺度组织、器官和个体的行为的目标性，而常常忽略细胞的目标性。正如我们在上面谈到的，F(x)如果为有限数值，那么细胞主体的 f(x)就不能为 0。

在上述行为基本特性中，可以做进一步的分析并划分为下述三组。

(1) 感受表达性组：包括生物主体行为的感受性、识别性、表达性、反应性(对外部刺激的表达性)、记忆性(本能行为和学能行为，重要的遗传性要求)。这五个特性都表示了生命主体的基本生命行为控制流程的基本特性。

(2) 关联性组：关联性主要包括生物体行为的顺序性、条件性、并行性、施用性、不确定性、选择性等特性。

(3) 目标性组：包括生物主体行为的目标性、主动性、适应性。生物行为的基本目标是物质交换和增殖(繁育)。生物体的信息交换、运动和感受表达行为通常不作为目标。生物行为的主动性和适应性是配合目标性的特性。

如果把目标性理解为对生命状态的满足性要求，应当表示成生物体对自身生命状态满足的表达特性上。这种满足和不满足主要是生物体对条件、关联等产生差别，差别越强烈，不满足感也越强烈。所以把上述目标性计算公式中的 f(x)和 F(x)理解为对状态的满足属性和技术数值。

从现代人类的疾病分类中，客观存在着与意识活动(工作负担、神经紧张、心情郁闷等)相关的许多疾病。即便从生物学解释,在人体内,意识控制活动具有压倒非意识控制活动的普遍情况。造成在意识神经活动情况中,植物和感觉神经处在非活跃状态中,由非活跃神经系统控制的组织、器官和系统处在一种"疏于管理"的状态。而生物学告诉我们,人体的许多生物现象都与神经系统发挥功能和状态有关。这有点像人类的社会和企业,一个管理不好的社会和组织,必然会造成许多问题和混乱的情况发生。

下面主要讨论围绕关联性的一些生物行为的特性。

(1) 生物行为的顺序性。单一主体多行为顺序执行特性或多主体行为的顺序执行特性。

(2) 生物行为的条件性。主体的一个行为作为另一个行为发生的条件或前件,另一个行为作为后件。或一个主体的行为作为另一个主体行为发生的条件或前件,另一个主体行为作为后件。条件可以是单向的,也可以是双向的。所谓双向条件,是指这两个主体行为相互作为条件和要求同时存在或发生,在同时发生期间,它们相互作为前件和后件。

(3) 生物行为的并行性。生物体或多生物主体同时进行多行为的特性。单细胞具有行为并行性,例如物质交换和信息交换可以并行进行。

(4) 生物行为的施用性。一个行为作用在另一个行为上的特性,或者说一个行为作为另一个行为的操作对象。施用性具有单向性或双向性。所谓行为施用的双向性是主体相互作用的特性。双向施用性可以是协同的,也可以是对抗的。

(5) 生物行为的不确定性。多生物主体的行为,由于不同主体、不同内部状态、不同条件、不同变化、不同差别、不同感受、不同识别或不同评估产生不确定行为和行为结果的特性。

(6) 生物行为的选择性。主体针对条件、关联、差别做出评估后,存在不确定性,表现出主体选择不同的行为执行。

(7) 生物行为的能量供给的持续性。能量供给是所有行为的基本保障和前提条件。没有能量供给,行为就停止。能量供给是行为持续的基本条件。

在上述行为特性的定义和描述中,我们可以从现代生物行为学和系统学给出两个方面的概念:

(1) **生物行为控制基本功能是感受、识别、评估、表达和存储。**

(2) **生物行为控制的基本对象是条件、关联、差别、目标、能力。**

关于上述行为控制基本功能和基本对象,我们会在后续讨论中,反复论述和说明。

3.2.3 生物体的分类行为操作原理

从我们给出的生命主体的定义出发——即定义在物质世界中,主体具有核酸、蛋白质、糖类和脂肪等生命物质结构,具有物质交换、信息交换、增殖/分化、形态变化/运动和感受表达等行为——生物体是具有自行生命表达行为和自行功能表达行为的并具有自我繁殖、生长、感觉、评估和自组织能力的活性实体。从系统学或者自动机的操作原理看，生物体的操作原理表现出与人类创造的各种自动化的系统，包括信息系统或人造自动机的原理有许多区别。大致有以下不同：

(1) **生物体对外的行为表达原理**。生物体的操作对外表现出一种主体性质的行为，这些主体行为分类包括物质交换、信息交换、增殖/分化、形态变化/运动和感受表达等行为。这些行为的结果表现出生物体不断从环境中获得维系生命、产生后代和生长发育的物质与能量，获得了解环境和实现自我组织、管理、控制、协调的信息。通过细胞的增殖/分化行为发展系统、生物体形态变化/运动和感受表达行为，实现改变条件依赖、对环境和相互之间作用，是主体之间独立表达的结果；没有互相视为客体的直接操作，表现出了主体相互尊重和自主行为的原理。人造自动机主要依靠输入和输出信息或数据，经常实现相互之间看作客体的直接操作与控制。

(2) **生物体内的行为驱动自动机原理**。生物体对内是依据行为状态转换的有限的自动机模式，可以称作生物行为自动机，当然这种生物行为自动机是不确定形式的。这种状态转换的有限的自动机以细胞生命周期为基础，以行为作为驱动状态转换。在细胞增殖/分化繁殖框架范围内，构建细胞组织、器官、系统和个体的自动运行模式和系统结构的自行发展模式。生物自动机可以自行发展本身系统。人造自动机模式通常是确定模式，以输入/输出信息驱动状态的转换。所谓的人造不确定模式自动机也是一种在人造确定自动机上的模拟形式，通常不能自行发展系统。

(3) **生物体的单位量子化分级原理**。生物体内部物质与能量是通过自主的物质交换行为，在其内部通过物质形态和结构的转换而获得，以支持这个自动机的运行。生物体内部物质、能量、信息、行为通过单位量子化获得物质、能量、信息和行为的组织与分级框架，实现最低成本和最低能量代价与最大信息和行为的效果。人类制造的自动机通常是通过外部供给能量形式，同样追求物质、能量、信息和操作单元化的最低成本和能量代价与最大信息和功能的效果。

(4) **生物体功能特化原理**。生物体具有一致的物质结构框架(真核细胞结构)，不同的生物体功能是通过获得生物体内不同客体资源物质的功能实现的。**换句话说，生物体不开发非资源具有的物质功能，而从资源中获得物质功能，资源是从环境中获得的。这点对建立信息化生态体系的信息产业产品开发具有非常重要的借鉴意义**。生物体获得不同功能生物体再组成更大系统是通过细胞、多细胞组织、多组织器官、多器官系统和多系统个体的阶梯结构模式发展的。

(5) **生物体行为控制原理**。生物体行为控制通过记录在专司控制的“行为信息基”，有基本固定的控制结构。改变控制是改变“行为信息基”中的行为信息，而不同行为活动可以改变生物体的模式、功能和能力。人类制造的自动机的控制通常是通过改变自动机的状态转换结构或改变物质结构或软件代码结构获得。

我们已经明晰，讨论生物行为状态转化生物自动机操作原理，必须主要围绕两个方面：

(1) 基于行为的相互作用的原理。

(2) 生物体内的行为控制原理。

其中基于行为的相互作用的原理在本节讨论，而生物体内行为控制原理在3.2.4节讨论。

下面，我们讨论生物体基于行为的相互作用的原理，主要讨论分类行为相互作用的模式。在这一讨论的基础上，从数学角度，我们还会给出一些基本的行为定律。

1. 生物体感受、识别和表达行为相互作用的原理

生物体的感受是一种主体对外部的存在和作用的感受，这种感受可以是通过物理的作用(包括力学、电磁、光学、热学)和化学的作用(包括原子、分子之间的物质元素之间影响、结合、合成、分解等)，也可以是通过其他生物主体行为作用获得的。感受是对其他主体和客体存在、活动的感觉。感受是对外部环境的接受性。

例如可以有如下感受行为。

s：ReceptEnv(o)　…………　主体s感受环境中的客体o。

cell：ReceptEnv(hormone)　…………　细胞cell感受环境中的hormone(激素)。

cell：ReceptInnerObj(o)　…………　细胞cell感受内部的客体o。

s：ReceptInnerUREA(x)　…………　主体s感受内部的客体UREA(尿素)。

tissue：ReceptInnerCO_2(x)　…………　主体s感受内部的客体CO_2(二氧化碳气)。

生物体的识别行为是一种外部物质、信息、行为的存在、类型和功能区别性的认定行为。

细胞表达划分为功能表达和生命表达。**细胞功能表达主要是细胞功能特化的表达，具有特异性，例如特化的物质交换、特化的信息交换和特化的运动功能等**。生物体系统的细胞、组织和器官表达的概念基本属于这类的表达。细胞的生命表达，是指所有细胞共同性或非特异性的表达，是生物体超越功能分类范畴的表达概念。例如同样是物质交换和信息交换，而不关注交换“具体的物质对象”和“具体的信息对象”，只关注交换的动作和行为本身以及一般意义上的物质或信息概念，这种表达概念属于生命表达。**细胞生命表达的范围包括感受、交换、形态、变化、增殖、更新、识别、决定、对抗与协同等**。细胞能够表达的，自然是细胞能识别的，它们的范围是相同的。

对于功能表达，例如有一些功能特化的行为：

glandcell：SecreteHormone(x)…………　腺细胞分泌激素，一种内分泌行为。

α_cell：SecreteGlucagon(x)　…………　胰岛的α细胞分泌高血糖素，一种内分泌行为。

β_cell：SecreteIinsulin(x)　…………　胰岛的β细胞分泌胰岛素，一种内分泌行为。

liver：secreteBile(x)　…………　肝脏分泌胆汁，一种外分泌行为。

对于肝脏(liver)和胰脏(pancreas)都有外分泌系统(exocrine system)和内分泌系统(endocrine system)。例如肝脏分泌胆汁(bile)和胰脏分泌胰液属于外分泌行为。胰脏的胰岛α细胞分泌高血糖素和β细胞分泌胰岛素属于内分泌行为。

对于生命表达有表达行为：

s:ExpresseAction(HUNGRY) …… 表达对营养物质的饥饿。

s:ExpresseAction(FILL) …… 表达对营养物质的满足。

s:ExpresseAction(SMILE) …… 表达对感觉的满足。

s:ExpresseAction(CRY) …… 表达对感觉的痛苦。

s:ExpresseAction(α) …… 用 α 行为表达，α 可以是细胞的物质交换、信息交换、运动、增殖/分化等行为。

细胞和生物体的行为是对外表达的，这种表达不仅表达了行为的发生，同时表达了行为的功能。为什么生物体一定对外表达呢？如果把行为理解为行为是为了自己的需要(目的性)，那么行为表达，而不是隐蔽行为，同样可以推理为是一种需要。是什么需要？作者认为是一种希望其他主体感知和“欣赏”。这种行为能够被感知，与一种营养物质存在被感知是具有相同意义的。也就是说，细胞能够识别某些物质存在，甚至物质存在和分布的浓度梯度，细胞同时还具有感知和识别行为的能力。

对于细胞外部，细胞的感受、识别、表达有时间和条件的顺序关系，感受在先，识别其次，然后再是表达。

在生物世界中，一切生物体都是自组织和自管理的，没有人造的信息系统或机械系统的测试，就是说不存在一个细胞对另一个细胞 A 内部状态的测试。其他细胞对细胞 A 状态的感受都是通过细胞 A 表达得到的。如果没有细胞 A 的表达，其他细胞就不能感受该细胞的状态。细胞感受当然可以是对环境感受，细胞通过受体去感受环境的物质、温度、压力等。

针对细胞、组织、器官、系统和个体分级讨论感受、识别和表达行为，其行为的具体定义是有区别的。

S:Cell_ReceptExpresse(x)$\rho\sigma$ …… 细胞 S 在环境 ρ 和状态 σ 条件下，感受表达 x。

S:Tissue_ReceptExpresse(x)$\rho\sigma$ …… 组织 S 在环境 ρ 和状态 σ 条件下，感受表达 x。

S:Organ_ReceptExpresse(x)$\rho\sigma$ …… 器官 S 在环境 ρ 和状态 σ 条件下，感受表达 x。

S:System_ReceptExpresse(x)$\rho\sigma$ …… 系统 S 在环境 ρ 和状态 σ 条件下，感受表达 x。

S:Individual_ReceptExpresse(x)$\rho\sigma$ …… 个体 S 在环境 ρ 和状态 σ 条件下，感受表达 x。

2. 生物体的物质交换相互作用的原理

生物体的物质交换是指面对生物体所有细胞、组织、器官、系统和个体等主体的非特异性的物质交换行为概念，主要是指水分、营养与生命物质吸收、氧气与二氧化碳气呼吸和废物质与有害物质的排泄等。

另外，有些细胞，例如腺细胞，交换一些特殊的物质，成为细胞功能特化的行为。例如消化腺系统的外分泌细胞和组织分泌消化液；内分泌细胞和组织分泌激素物质，我们看作信息交换行为，不列入一般物质交换行为概念范畴内。

细胞物质交换包括主动物质传输(逆液体浓度梯度)和被动物质传输(顺液体浓度梯度)实行物质的交换。如果把物质交换分为物质交换入和物质交换出两种情况，有行为公式：

s：MatterExchangeIn(o)　………　主体 s 将物质 o 交换入行为。

s：MatterExchangeOut(o)　………　主体 s 将物质 o 交换出行为。

对于物质交换输入有如图 3.2 所示的行为流程关系。

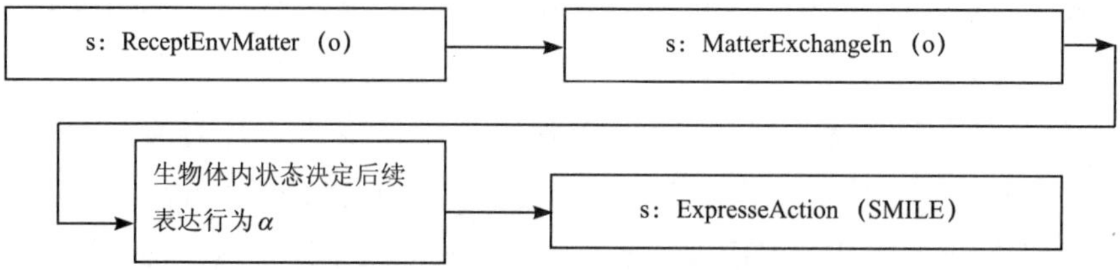

图 3.2　物质交换输入行为流程关系

其中 s 表示任意主体，o 为物质交换的物质，SMILE 表示表达行为的结果（物质、行为、信号、信息等）。上面公式的意思是：主体 s 感受和识别到在环境中有需要交换的物质 o，主体 s 交换入物质 o，得到物质 o 后，依据内部状态对外表达了结果 SMILE。

主体物质交换行为包括物质交换入行为和物质交换出行为的两种选择。

s：MatterExchange(o)＝s：MatterExchangeIn(o) | s：MatterExchangeOut(o)

两个主体之间物质交换行为的公式，可以表达成形式：

s_1：MatterExchange(o) ‖ s_2：MatterExchange(o)

表示主体 s_1 与 s_2 相互交换物质，o 是被交换物质，符号 ‖ 表示两个主体的行为是并行的。

物质交换行为的感受与表达是对需求满足和物质交换平衡性追求。

对于主体集合或组织 S 内所有主体 s，其表达行为的结果都是 SMILE，那么认为 S 内物质交换行为是平衡的。有公式：

$$\forall_s \in S(\text{EXPRESSERESULT}(\alpha_{exp})=\text{SMILE})$$
$$\alpha_{exp}=s:\text{ExpresseAction(SMILE)}$$

针对细胞、组织、器官、系统和个体分级讨论物质交换，其行为的具体定义是有区别的。

S：Cell_MatterExchange(o)　………　细胞 S 交换物质 o 行为。

S：Tissue_MatterExchange(o)　………　细胞组织 S 交换物质 o 行为。

S：Organ_MatterExchange(o)　………　器官 S 交换物质 o 行为。

S：System_MatterExchange(o)　………　生物系统 S 交换物质 o 行为。

S：Individual_MatterExchange(o)　………　生物个体 S 交换物质 o 行为。

一些特异性物质的交换概念，属于主体的信息交换或特化功能表达行为。

3. 生物体的信息交换行为相互作用的原理

在所有的生物体之间，存在着普遍性的信息交换。在生物体之间还存在着一种面向对象和特异性的信息交换。信息交换可以通过细胞间接力通信方式实现，也可以通过循环系统网络承载传递实现(例如内分泌系统的细胞、组织和器官分泌激素的信息交换)，可以通过神经系统网络实现。

信息交换行为可以是细胞、组织、器官、系统和个体不同层次主体的行为。信息交换同时还是生物体的表达行为，既可以是功能表达行为，也可以是生命表达行为。生物体信息交换行为建立在细胞信息交换行为基础之上。细胞的信息交换后反应行为反映了细胞与环境协调和关联性要求，也反映了细胞与其他细胞信息交换的行为的协调和关联性要求，或者是多主体、多行为的协调和关联性要求。

信息交换行为划分为信息交换入和信息交换出两类行为。例如行为表达式：

s:InformationExchangeIn(o) …… 主体 s 将客体 o 作为信息交换入。

s:InformationExchangeOut(o) …… 主体 s 将客体 o 作为信息交换出。

s:InnerInformationRecept(o) …… 主体 s 感受内部信息 o。

s:EnvInformationRecept(o) …… 主体 s 感受环境信息 o。

glandcell: Secrete(hormone) …… 腺细胞分泌激素，一种内分泌行为。

α_cell: Secrete(glucagon) …… 胰岛的 α 细胞分泌高血糖素，一种内分泌行为。

β_cell: Secrete(insulin) …… 胰岛的 β 细胞分泌胰岛素，一种内分泌行为。

主体信息交换行为包括信息交换入行为和信息交换出行为的两种选择。

s:InformationExchange(o) = s:InformationExchangeIn(o)
| s:InformationExchangeOut(o)

如果两个主体之间有信息交换行为，可以表达成形式：

s_1:ExchangeInf(o) ‖ s_2:ExchangeInf(o)

其中表示主体 s_1 与 s_2 相互交换信息，o 是承载信息的被交换客体，符号 ‖ 表示两个主体的行为是并行的。

针对细胞、组织、器官、系统和个体分级讨论信息交换，其行为的具体定义是有区别的。

S:Cell_ExchangeInf(x) …… 细胞 S 交换信息 x 行为。

S:Tissue_ExchangeInf(x) …… 细胞组织 S 交换信息 x 行为。

S:Organ_Exchange Inf(x) …… 器官 S 交换信息 x 行为。

S:System_ExchangeInf(x) …… 生物系统 S 交换信息 x 行为。

S:Individual_ExchangeInf(x) …… 生物个体 S 交换信息 x 行为。

4. 生物体的增殖/分化行为相互作用的原理

繁殖的基本要求是生物主体数量变化(增加或减少)、遗传性和可控制性。

针对细胞、组织、器官、系统和个体分级讨论物质交换，其行为的具体定义是有区别的。

S:StemCell _MultiplicationDifferentiation()…… 细胞增殖/分化。

细胞的增殖/分化包括如下行为：

S:StemCell_MitoticDivition() …… 细胞有丝分裂。

S:StemCell_MeioticDivition() …… 细胞减数分裂。

S:StemCell_Determination() …… 细胞决定。

S:StemCell_Differentiation() …… 细胞分化。

S:StemCell_Transdetermination() …… 细胞转决定。

S:StemCell_Dedifferentiation() …… 细胞去分化。

S:StemCell_Morphogenesis() …… 细胞形态发生。

组织级增殖/功能分化(发育/复制)行为主要表现在组织形态的发芽、复制和变化。由于细胞分类聚集，出现分类细胞的组织结构。构成了生物器官和原始的组织结构形态。这个时候细胞增殖和分化，已经表现出了某些较大尺度和宏观的增长形态。例如体节和一些生物器官的发芽生长。

S:Tissue_Regenerate() …… 细胞组织再生行为。

S:Organ_Recombine() …… 生物器官重组行为。

器官与系统级增殖/功能分化(繁殖/再生)行为主要表现在生物体的生殖系统相关的复杂行为和生物体自身的细胞、组织、器官的更新、换代、重组、再生和修复的基础生物系统的行为。

S:Individual_Reproduce() …… 生物个体繁殖行为。

5. 生物体的运动行为相互作用的原理

运动的基本要求是空间位置改变、运动协调。细胞和生物体的运动是有目的性的，改变其存在环境并取得更好的物质交换条件是基本目的，发展到高级形态的生物体还增加了繁殖和信息交换的目的性。细胞的运动形态包括变形、移动、迁徙、聚集。

S:Cell _Move () …… 细胞运动。

细胞组织运动行为有蠕动、收缩、舒张、连接、融合、分支、分割等，还包括血管中血液的循环运动等。

S:Tissue_wriggle() …… 组织S蠕动行为。

S:Tissue_shrink() …… 组织S收缩行为。

S:Tissue_distend() …… 组织S舒张行为。

S:Tissue_amalgamation() …… 组织S融合行为。

S:Tissue_embranchment() …… 组织S分支行为。

S:Tissue_divide() …… 组织S分割行为。

S:Blood_Circulating() …… 组织S循环行为。

生物器官/系统的运动(运化)行为主要表现为多组织、多器官和多系统的并行、协同、复合运动模式。例如一个生物体获取食物和繁殖性，都是由多个系统的器官和组织的相互协同和并行运动组成的。

3.2.4 生物体基础行为控制机制：主体行为信息基(AIB)

讨论完生物体基于行为的相互作用的原理后，本节讨论生物体内行为控制原理。许多熟悉电子、信息和机械系统的读者，也许非常熟悉它们的控制原理。如果把生物体的行为控制简单看作电子、信息和机械系统控制，就会产生非常严重的误区。为了讨论方便，我们把电子、信息和机械的控制模型称作人造自动机模型。把生物的内部控制模型称作“行为状态转换的有限的自动机模式”或“生物行为自动机模型”。

人造自动机模型是以输入/输出信息驱动的有限状态的转换模型，通常具有确定模型和被动行为特性。所谓的人造不确定模式自动机也是一种在人造确定自动机上的模拟形式。通常，电子、信息和机械系统不能自行发展、自行成长和自行变化物理结构，不具备生物体的繁殖、生长或移动的性质。例如，如图 3.3 所示的有限自动机模型，这个简单的自动机有 5 种状态，其中 S_1 是初始状态(用减号“－”标志的状态)，S_5 是终止状态(用加号“＋”标志的状态)。这个状态转移是通过输入信息决定的。例如在 S_1 状态中，如果输入英文字符 a，那么输出一个希腊字符 α，并进入状态 S_2；在状态 S_2 中，如果继续输入英文字符 a，自动机继续处在状态 S_2，并输出希腊字符 ε；如果输入英文字符 b，自动机进入状态 S_3，并输出一个希腊字符 β；如果输入英文字符 c，自动机进入 S_4 状态，并输出希腊字符 γ。其他转换可以类似解释。

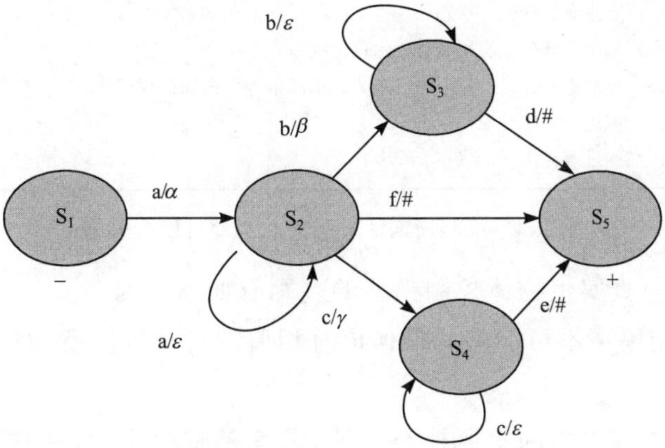

图 3.3 有限状态转换自动机结构示意图

如果一定要与生物行为转换状态自动机比较，这种人造自动机只有两种操作，即输入和输出操作。人类制造的单机模型显然没有生物体的“繁殖/分化行为”、“运动行为”，以及能力更强的“感受、识别和表达行为”。**在人类制造的所有系统和机器模型中，只有计算机系统组成的网络世界，仅在软件层次上可以模拟出生物主体的繁殖、生长、移动、感受、识别和表达行为，并具有多主体多行为的不确定处理能力和通过信息交换实现的虚拟物质结构(代码结构)构造能力。所有的机器模型都不可能通过物理的物质交换实现对硬件的构造、更新、换代和修复。**

生物体对内是依据行为状态转换的有限的自动机模式，也可以称作“生物行为自动机”，当然这种生物行为自动机是不确定形式的。因为生物体可以繁殖、生长或移动，而且具有主动行为的特性。这种状态转换的有限的自动机以生物体的生命周期为基础，以行为驱动来改变状态转换，在细胞增殖/分化繁殖框架范围内构建细胞组织、器官、系统和个体的自动运行模式和系统结构的自行发展模式，参见图3.4。这个模型做了原理上的修改，状态转移是依据行为，而不是依据输入和输出。生物行为自动机可以自行发展、自行成长和自行变化活性实体结构。

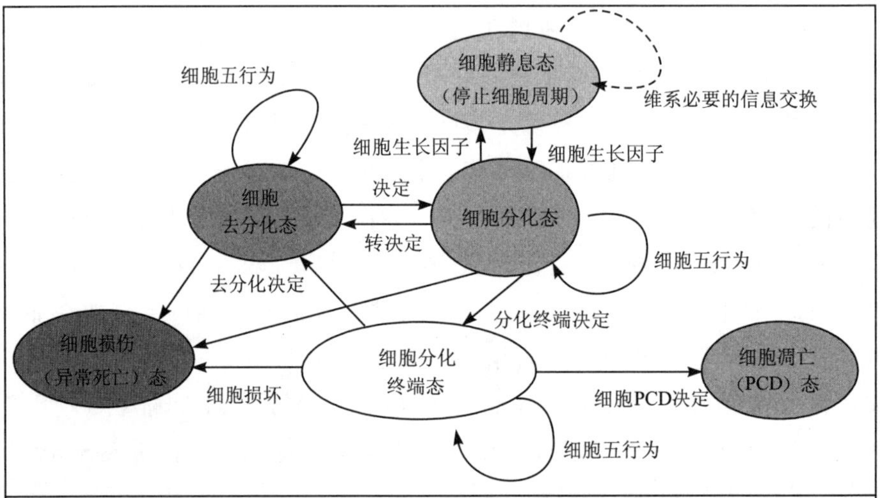

细胞分化状态：细胞处在生命周期循环状态中，细胞可分化
细胞静息状态：停止生命周期循环状态
细胞去分化状态：细胞恢复分化前和改变分化目标状态
细胞分化终端态：体细胞失去进一步分化的能力，依照细胞生命周期存在活动
细胞凋亡状态：细胞进入程序性死亡状态
细胞损伤状态：细胞进入异常死亡状态

图3.4　细胞周期的有限状态自动机修改模型

人造机器模型与真实生物体控制模型的差别有如下原因。

(1) 生物体控制模型不可能是与任何语言相关的自动机模型，而只能是“行为的控制模型”。

生物学在描述人或生物的中枢神经系统，尤其是脑模型时，往往喜欢与现代电子计算机去比较，认为人和生物的控制模型与现代电子计算机模型有可比性，或者是有相似的原理。但是，现代电子计算机模型理论是建立在计算理论基础上，而这种计算模型，实际是一种具有计算规则的符号语言系统。从本质上看，现代计算模型是建立在语言学理论的基础上，它仅仅是一种形式语言系统。生物体出现在地球上是在40亿年前，细胞是没有语言概念的，即便到比较高级的多细胞动物，也没有语言这个概念伴随它们。人类诞生后，虽然有了语言，但是没有符号文字，当然也不会有计算机要求的符号语言体系。人类有文字后，也没有随之产生电子计算机的语言，而是在近代或现代才产生了数学语言，并逐步产生了数学体系。有了比较发达的数学体系后，才可能产生机器计算的语言。所以，建立在数学语言体系上的电子计算机模型，不可能成为生物体，尤其是细胞控制模型。然而，细胞或生命体产生的同时，就具备了行为，而且始终伴随着生命实体。因此，生物体控制模型不可能是与任何语言有关系的自动机模型，而只能是一种“行为的控制模型”，参见图 3.5。

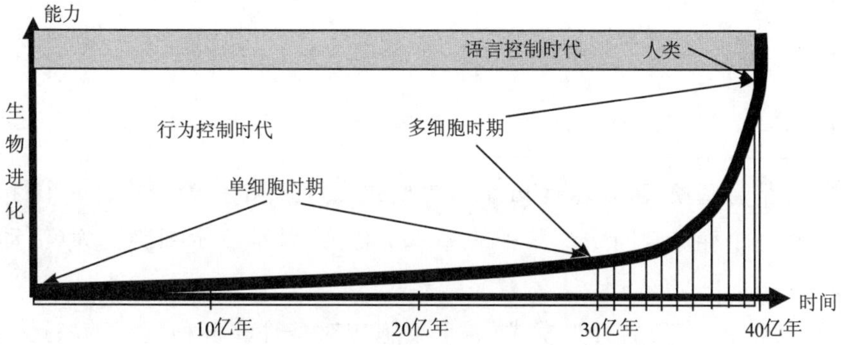

图 3.5 生物进化中主要是行为控制

(2) 生物体控制模型不是仅改变状态的自动机，是既改变状态又改变环境和自身的“行为的控制模型”。

从上面的讨论可以看出，人造的自动机模型只改变自己的状态。这种机器模型对于环境是封闭的，并不改变机器模型的环境。环境对机器模型是固定的或者是静态的。这样的机器当然更不会改变自身，同样不能改变自身的物质结构或改变机器的状态转移结构。我们从研究生物活动和行为中，可以很容易看出，生物体行为不仅改变自身的状态，同时还改变自身的生存环境和自身物质和关系结构。从生物的整个进化历史中看到，生物世界活动改变了地球的大气组成结构，同时自身也在进化中不断改造自己，使生物更加适合地球环境的生存。生物的生存环境与状态是生物体行为的条件，同时也是被行为改变的对象。所以说，我们知道的人造机器模型，通常具备改变环境，但不具备改变自身的能力，所以这样的人造机器模型不是生物体的机器模型。

(3) 生物体控制模型不是仅通过个体能力增强，而是通过多个体的群体提高能力的“行为的控制模型”。

生物进化的历史告诉我们，生物已发展成高级形态、能力强大的大型化有自身特有的发展模式。生物不是通过把单细胞大型化和无限积累单细胞功能的方法或超级化的路线实现的。虽然在几十亿年的进化中，细胞体积大小有几个数量级的增长，但是单细胞表面积和体积之间的比例对细胞的大型化是有限制的。生物体通过多细胞的组织(数百亿规模的细胞数量和合适的组织结构)构成复杂生物结构，通过细胞和生物体生命的规范框架结构配置不同客体资源获得各种可能的功能，通过自身的繁殖和功能分化能力获得高级和复杂生物体的细胞数量与种类。例如有些生物体可以在天空飞翔，有些生物体可以在海中游泳，有些生物体可以在陆地奔跑。也就是说，生物体的控制模型是可以进化和方便关联的行为控制模型，这个行为控制模型是可以重组和进化的结构体系。显然，人造的自动机模型是不满足这种要求的。

行为控制机制是生物体的行为控制中心。对于细胞而言，应当满足图 3.4 所示的状态转换和细胞生命周期 G1/S/G2/M 的时相要求。

最简单的生物主体的行为控制是行为信息基(AIB)。其结构示意为

$$
\begin{array}{l}
A_{11}\,A_{12}\,A_{13}\,A_{14}\cdots A_{1k}\cdots A_{1n} \\
A_{21}\,A_{22}\,A_{23}\,A_{24}\cdots A_{2k}\cdots A_{2n} \\
\qquad\cdots\cdots \\
A_{m1}\,A_{m2}\,A_{m3}\,A_{m4}\cdots A_{mk}\cdots A_{1n}
\end{array}
$$

上述行为信息基模型，表示有 m 个行为模式，而每一个行为模式有 n 个行为的序列，被存储记录在一个存储空间中。其中的每一个行为 A_{ik} 都表示细胞行为(活动、动作)的标识。

细胞在 DNA 中存储的行为模式，表示细胞应对条件和各种情况的“行为方案”。这如同人应对生活中各种情况都有行为的方案一样。在细胞的行为信息基中，存储着 m 个行为模式，表示细胞为自己准备了 m 个行为方案。显然，细胞行为信息基中的行为方案被划分为遗传模式和后天模式。后天的行为模式是“可塑造”的。这种可塑造的后天行为模式的产生，就依赖于细胞行为信息的存储功能。后天活动的信息被存储和记忆，当然首先是遗传行为模式的执行。但是在遗传行为的执行中，很可能出现一些特殊的情况和未预见的情况，使细胞或生物主体行为模式发生改变，并把这种被塑造的行为模式存储起来，作为主体后续行为的选择内容。

在生物主体结构中，应当存在着读行为信息的控制部件，读出一个行为标识 A_{ik} 后，就去发生该标识代表的一个行为。如果读到最后一个行为模式的行为标识，行为读/发生控制器就停止下来，表示不能再行为，行为模式运行终止，控制器恢复到起始位置上。这个行为控制的发生原理，如图 3.6 所示。

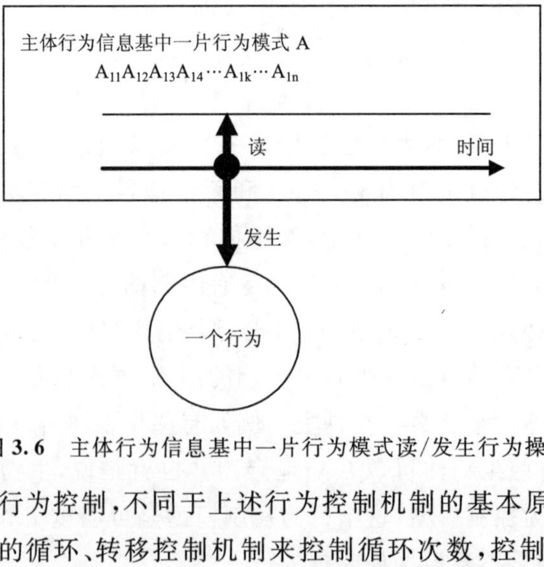

图 3.6　主体行为信息基中一片行为模式读/发生行为操作

在生物主体中的行为控制，不同于上述行为控制机制的基本原理。生物主体的行为控制没有计算机语言的循环、转移控制机制来控制循环次数，控制的长短和行为的重复是由生物体内行为信息基通过重复复制产生重复和周期性的行为序列来实现的。这种

行为控制信息是在空间的重复出现和存储中实现的。这样的重复一方面表示,周期和重复是有限的,这种限制表明了主体行为消耗物质和能量的限制;另一方面表示行为模式在有限时间范围内发生。**行为控制信息达到结束点,表示行为不能再进行。这个时候需要休息,恢复体力,这种恢复是两种准备:一个是细胞内物质和能量准备,尤其是线粒体中的能量储备恢复。另一个,在行为信息基上,行为控制器恢复到行为的起始点上。**

根据参考文献[14],DNA 中除已知的内涵子、外显子的组成外,其内涵子功能和作用有待进一步研究,存在大量的重复结构(是一些核苷酸序列)。这种重复出现的核苷酸序列片段,给作者第一个反应是,它们是行为控制和行为信息基。我们从事计算机和信息化几十年知道,人类制造的计算机指令系统语言和程序设计语言,有时间或过程意义上的循环控制。作者在研究本书提出的问题时,就得出结论,细胞和生物主体中,是没有时间和过程的循环控制的,那么细胞和生物主体的生命过程和行为的周期性是如何实现的?作为系统学研究者和理论学研究者,作者立刻就明白了在细胞和生物主体中,是通过空间的重复来表达时间和过程的循环的,而且是我们寻找细胞和生物主体行为控制物质基础的重要依据之一。当然,验证 DNA 中的重复信息片段是行为信息基,还必须做其他的工作,但是这种重复信息片段,应当引导我们去寻找细胞的行为信息基。

行为信息基中多片行为模式,可以存在两种运行方式。一种是顺序运行模式,另一种是并行运行模式。对顺序运行模式,如图 3.7 所示。

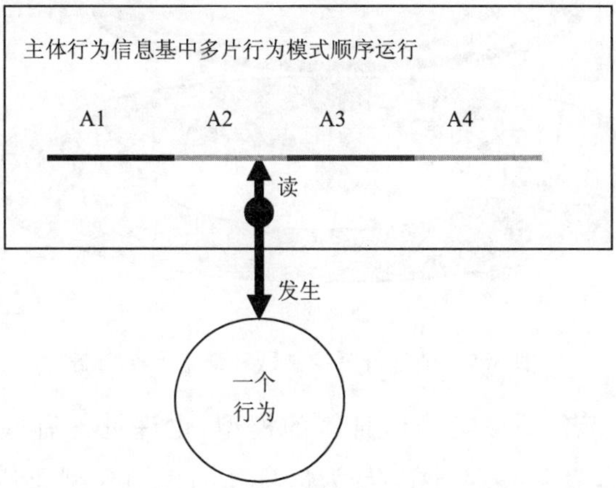

图 3.7 主体行为信息基中多片行为模式顺序运行

对于多行为模式和多片行为模式的并行方式,可以有图 3.8 所描述情况。相当于有多个读/发生控制器,同时读两个行为模式序列,可以并行产生两个行为。

本书给出比较完整的细胞行为控制的原理图,可以用图 3.9 描述。在图 3.9 中,我们描绘了三个可以并行的行为控制器的读设施。分别标识物质交换、感受表达(包括信息交换和细胞分裂与细胞周期控制行为信息)和运动三个行为模式的环。这样画是为了表示行为的时间概念的周期性。三个环上的指针表示读行为信息,相当于秒、分、时三种指针。**行为控制器分别从三个行为信息基的环上读到行为信息,行为控制器在细胞周期的环上,发生对应的行为。于是在细胞周期环上,可以看到全部微观的**

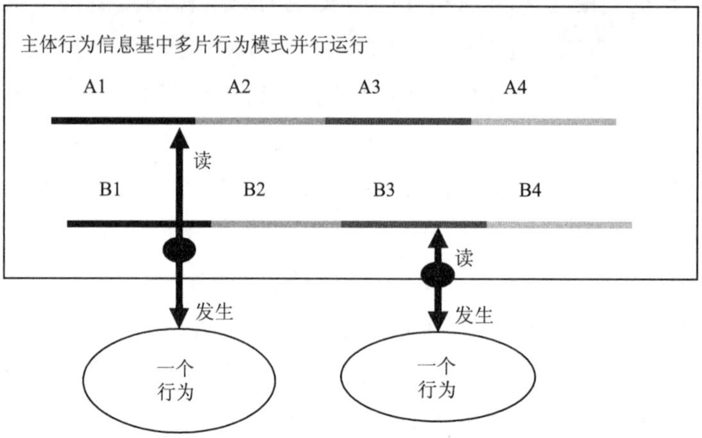

图 3.8　主体行为信息基中多片行为模式并行运行

具体行为发生。但是在细胞内，行为信息基是有限的空间片段，其中信息内容可以在空间上重复，没有循环结构。在图 3.9 中把行为控制和细胞周期联系起来，细胞周期的指针表示“时针”。

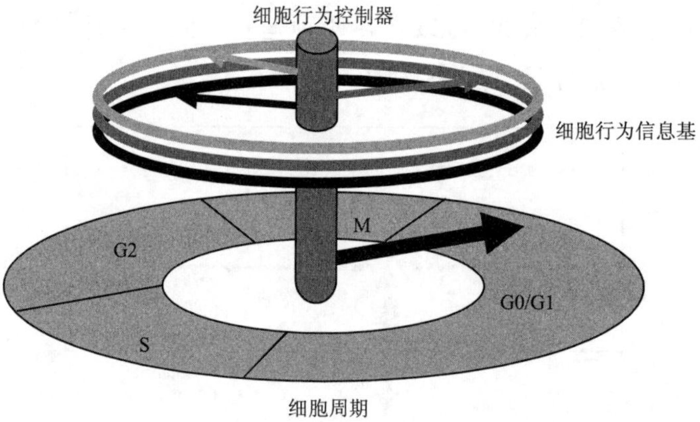

图 3.9　细胞行为控制器和细胞周期控制

对了解图灵机的读者，看到行为信息基的模型，也许觉得有些像单带图灵机和多带图灵机的模型。但是读者会发现，这个行为信息基的控制模型要比图灵机还简单。细胞的行为信息基从数学上评价它，其能力小于图灵机模型，但是它可以随着生物进化和复杂化，生物体的行为信息基也会变得越来越高级。进化到了人类，这个模型具有的语言能力，大大提高了生物行为的控制能力，甚至可以超越图灵机模型。

作者认为这个模型完全符合生物行为控制的要求。

需要注意的是，细胞的行为控制器都是生命行为的时间控制器，就是细胞的时钟。其他生命活动周期性表现在行为信息基的行为模式中。

生物个体的行为控制是主体行为信息基(AIB)决定的，我们把这种控制模式，称作自主控制模式。那么多细胞动物的行为控制是如何控制的呢？

多细胞动物内部的控制，显然不能是多主体“各自为政”的自主模式。从逻辑上看存在着多种模式：

(1) 多主体的相互作用的协同控制模式(相互作用就是关联)。

(2) 多主体的管理者控制模式，即存在着多主体的管理者，这个管理者对多主体的组织实施管理。

(3) 管理者模式是分级的，即划分为管理者模式(器官神经节模式)、主管理者模式(管理者的管理者模式是多器官构成的系统级别的管理者模式，植物神经系统模式)和中枢管理者模式(主管理者的管理者模式，意识神经系统的模式或脑模式)。

3.2.5 生物体内的行为控制网络从“协同模式”到“管理者模式”

3.2.4 节我们已经谈到生物体的行为模式概念，为了读者更容易理解我们后面的讨论内容，作者从人类个体的行为模式开始逐步分解行为控制网络的概念。任何一个正常人都可以归纳出如下的行为模式：呼吸行为模式、吃喝行为模式、排便行为模式、运动行为模式、语言行为模式、思维行为模式、休息行为模式、性行为模式、睡眠行为模式、情志行为模式、恶欲行为模式、状态调节行为模式和行为控制模式等等。另外，还有一些必须处理的异常行为模式，例如咳嗽行为模式、呕吐行为模式等等。由于篇幅限制，我们不可能在本节中介绍所有这些行为模式的主体行为控制原理，只能举例说明上述某些行为模式的主体行为控制原理。

(1) 个体呼吸行为模式。人体的呼吸是通过体腔(主要是胸腔、横膈、腹腔)的腔体空间大小变化所产生的负压、正压，通过呼吸管道和肺的肺泡的气体交换实现呼吸和氧气、二氧化碳交换的。呼吸运动是非随意运动(虽然人可以调节呼吸的次数)，是由植物神经系统控制和调节的。所以呼吸行为模式是由在脑神经、脊神经中涉及胸腔、横膈、腹腔、肺的神经核，交感神经干和对应的器官神经节以及有关的气管、血管等相互协同的多主体的、多行为的行为模式，而且是周期性的运动行为模式。在整个呼吸行为模式的控制结构中，有脑干神经核、脊神经的体腔运动神经核、脊神经的内脏运动神经核、交感神经核到器官神经核多级的主体行为控制、协调的行为模式。这些神经主体和被控制的细胞主体(包括体腔的肌肉细胞、组织主体和所有被控制主体)的行为控制模式都存储在主体的行为信息基(AIB)中，主体之间通过它们的感受、识别、评估、表达和存储，并在条件、关联和差别范围之内，相互协调整个呼吸行为模式的执行。

(2) 个体进食行为模式。人进食行为属于意识驱动的行为模式，在意识神经的支配下，由眼、上肢、手指、口、舌、上下颌、唾液腺等器官相互协调的复杂行为模式。受神经主体驱动，进食行为模式是许多相互关联的主体控制和操作的行为模式，包括意识神经和植物神经多层次、多主体的控制行为，以及受体器官和组织在神经主体的控制和调节下的各种操作行为。人体的经络系统相关主体，尤其是器官和经脉也参与到人的进食行为模式中，发挥器官行为基准行为模式作用和细胞主体资源调度和细胞周期调节控制作用。这种复杂的进食行为模式是后天的，一旦形成该模式，通常表现出个人的行为模式特点。这样复杂的行为，同样是所有相关主体的行为信息基(AIB)协调控制的结果。

(3) 个体运动行为模式。指骨骼肌肉运动形式，人体的运动行为模式是意识驱动的，由意识行为和非意识行为相互协调组合的复杂行为模式，涉及中枢意识神经主体、脊神经的躯体周围运动神经主体和非意识运动神经主体（包括运动中的心、肺活动控制、调节）以及感觉神经主体和骨骼肌肉组织的所有骨骼肌细胞主体。这些主体的行为信息基（AIB）构成了行为控制的网络，控制人体运动行为模式。人体的运动行为模式是有个人特点的。

(4) 个体说话行为模式。人体说话行为模式是集脑思维、记忆活动、意识行为和非意识行为相互协调的非常复杂的行为模式。说话行为模式的控制非常精细和准确，否则就不能准确表达说话的声音、语调和语言表达的内容，甚至人的表情也会随说话过程组合在行为模式中。所以说话行为模式涉及大脑与说话相关的主体、意识神经主体、非意识神经主体和说话相关器官、组织的主体。这些主体的行为信息基（AIB）构成了说话行为控制的网络，控制人体说话行为模式。人体的说话行为模式是有个人特点的。例如说话的语调和手势都会具有个人特点。

(5) 个体睡眠行为模式（再生模式）。人体需要睡眠行为模式，不仅是由于人体其他活动的行为模式消耗了大量的物质、能量，需要补充和生成，主要是由于人体的细胞、组织和器官在实施睡眠行为模式中再生、修复和重组。补充物质与能量还可以通过吃喝行为模式与休息行为模式获得。细胞、组织和器官再生、修复和重组主要通过睡眠行为模式来完成。依照本书的观点，人体的其他行为模式主要由神经系统和内分泌系统主体主导，经络系统作为基准模式实施矫正。而人体的睡眠行为模式主要由人体的经络系统主体主导。在睡眠状态中，人体经络系统的所有主体的行为信息基（AIB）构成了人体再生、修复和重组的关联网络。

(6) 个体情志行为模式。人体的情志行为模式主要是人体感受与表达恶欲（喜欢与不喜欢，例如生、性、物、食、美和思等欲望）和情志（怒、喜、思、忧、恐）的行为序列模式。人体的情志行为模式是综合人体所有细胞、组织、器官、系统的恶欲与目标性的结果，人的情志行为模式虽然受人的环境、思想、意识、知识结构影响，主要由先天遗传和人体的生理状态决定，例如人的疾病、健康、年龄对人情志有决定作用。所以情志行为模式涉及大脑相关的主体、意识神经主体、非意识神经主体和说话表情表达相关器官、组织的主体。这些主体的行为信息基（AIB）构成了情志行为控制的网络，控制人体情志行为模式，并在人的中枢神经主体被意识化。

(7) 个体行为控制模式。人体的行为控制，都存在着对于条件、关联、差别、目标和能力的感受、识别、评估、表达和存储的系统流程控制（简称感受表达控制）。个体的行为控制主要是在意识神经主导下的控制流程。在生物体内系统、器官、组织和细胞等各级主体都存在着感受、识别、评估、表达和存储的系统流程控制。它们之间所不同的是细胞主要对条件和关联存在着感受、识别、评估、表达和存储的控制。这种控制主要是通过对细胞因子、局部激素、内分泌激素的感受与表达。而组织和器官的主体代表是对应的器官神经节，作为组织和器官的管理者，实施条件、关联、差别、目标的行为控制。器官神经节同时与人体的周围神经系统的神经核和经络系统（前神经系统）的经脉（前神经干、神经环）关联。神经系统通过神经递质实现对组织、器官的运动和感觉的感受与表达，主要实现人体功能分类行为模式的控制。而经络系统通过经脉和弥散腺细胞网络以及组织和器官内细胞的行为信息基之间关联网络实现感受与表达，主要实现人体先天功能分类行为模式和生命行为模式的控制，例如细胞、组织、器官等细胞周期和再生。体内系统级别的主体实际上是把周围神经系统和经络系统主体感受与表达行为信息集中到中枢神经系统的主体，在那里实现多器官的行为关联。最后把多个中枢神经核的主体感受与表达的行为信息集中到脑神经系统中，并最后实现意识化，成为可以意识控制的行为模式。

通过上述具体行为模式的描述和说明，我们可以对生物主体的行为信息基信息、行为关联网络做一般性的描述和论述。

行为信息基的控制是所有已知的调节和控制网络，例如神经系统、内分泌系统、经络系统和其他感受表达网络系统的主体行为自主性的基础和"语义连接"的网络。这个网络中存储着所有的通信或感受表达网络的"做什么"和"如何做"的行为信息。

(1) 生物个体级别的行为信息基。在个体的意识神经系统中的所有神经元的行为信息基，是面向系统级或器官级的各神经核、神经节中的所有神经元的行为。在行为信息基中存储着人体所有系统和某些重要器官的行为模式内容，包括系统和器官的行为主体范围、行为标识、行为顺序和其他相关信息。

(2) 系统级别的行为信息基（中枢神经组织的细胞 AIB 网络）。在周围神经系统（脑神经、脊神经等）的各神经核、神经节中的所有神经元的行为信息基，是面向器官级或组织级的神经元或细胞行为。在行为信息基中存储着系统范围内所有器官级别的行为模式内容，包括系统范围内的行为主体范围、行为标识、行为顺序和其他相关信息。

(3) 器官级别的行为信息基（器官神经组织的细胞 AIB 网络）。在器官内神经节中的所有神经元的行为信息基，是面向组织级或细胞级的细胞行为。在器官神经节的行为信息基中存储着器官范围内所有细胞组织和细胞级别的行为模式内容，包括器官范围内的行为主体范围、行为标识、行为顺序和其他相关信息。器官神经节（器官管理者）的行为信息基，是神经组织内的所有神经细胞的 AIB 网络。

(4) 组织级别的行为信息基（细胞 AIB 网络）。在组织内所有细胞的行为信息基中，通过细胞的协同基因，建立组织封闭环境的细胞间行为关联关系（组织液），面向组织内细胞行为。这个关联关系是由组织内所有细胞 AIB 组成网络建立的，称作细胞 AIB 网络。

(5) 细胞级别的行为信息基（细胞 AIB）。存在于细胞核 DNA 非蛋白质表达重复序列中。在行为信息基（AIB）中储存细胞的条件行为模式内容和关联行为模式内容，包括关联范围内的行为主体标识、行为标识、行为顺序和其他相关信息。

上述各级别主体行为信息基和控制器构成如图 3.10 所示的网络。

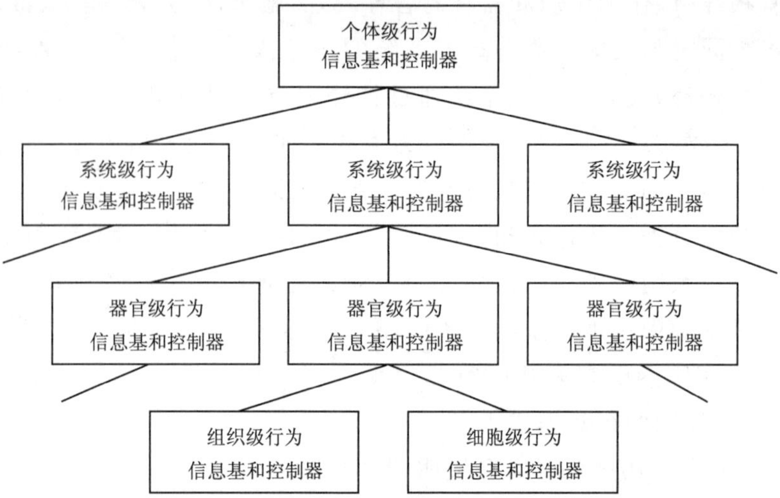

图 3.10 人体各级行为信息基网络逻辑结构示意图

读者需要特别注意行为信息基构成的行为控制网络与其他生物通信网络的本质区别。上述不同的主体行为的行为控制机制，构成了主体之间感受、识别、评估和表达的自主基础。读者可以设想，如果没有这些相互对应的主体行为控制的机制，即便是神经系统神经递质和内分泌系统的激素刺激，没有主体自身的行为控制机制，就无法理解神经系统和激素刺激的真正内涵和意义。如果说神经系统和内分泌系统的信号物质传递，如同网络通信协议实现的信道、物质、数据、地址、端口和主体的连接，而这种连接从语言学看是语法性的，那么主体内行为信息基的行为控制、通信协议的语义解释，是主体反应环境和相互作用的决策机构、解释机构和控制机构。所以主体行为信息基的逻辑结构是网络语义连接（内容的连接）的（不是语法连接）网络虚拟系统。

在人体结构中的实际行为信息基的连接，可以用图 3.11 来描述。

图 3.11 中黑粗实线连接的是神经系统的连接。由于系统是分布概念，所以系统级的行为信息基在器官神经核上（例如在脊神经和脑神经的神经核），分布在各神经核中，构成神经核的逻辑组织。对于细胞组织，在组织形态上有组织膜隔离，所以组织的关系实际上是通过组织内的局部激素和细胞因子来实现的（图 3.11 中用灰虚线连接的）。图 3.11 中灰粗实线表示通过血液实现的连接关系。

读者需要知道，这些行为信息基的语义连接网络，是建立在所有的生物感受表达网络之上的生命最基础网络。在这个行为信息基的语义连接网络中所有结点上的内容，存储着先天和后天各级生物主体行为信息，是生物实现内部和谐行为的真正动力。

生物体的行为信息基（AIB）是可以在生物进化中发展的机制。通过我们的长期研究，作者可以大致划分为如下的阶段性行为信息基模式。

(1) 存储基本型行为信息基(B-AIB)。

(2) 条件型行为信息基(CR-AIB)。

(3) 关联型行为信息基(ACR-AIB)。

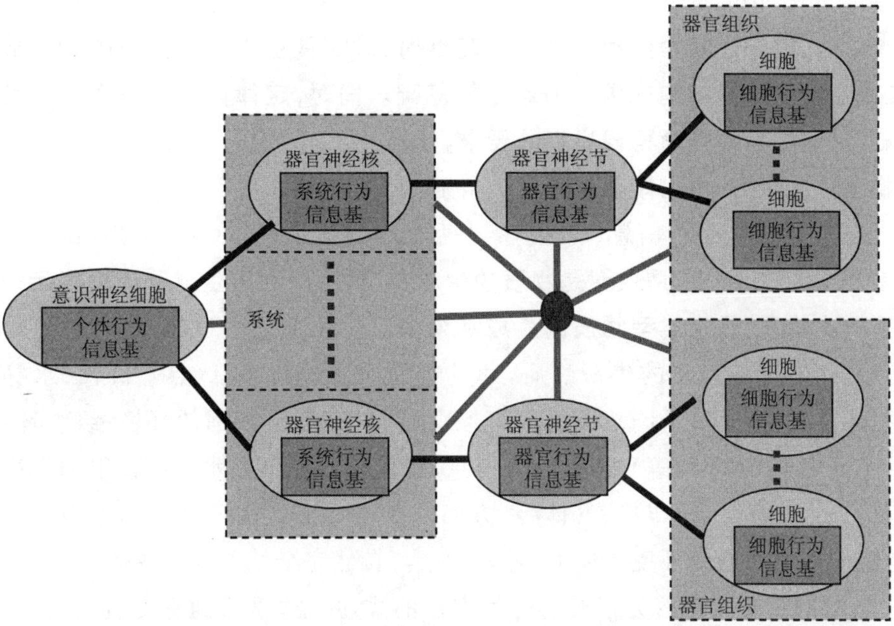

图 3.11 人体各级 AIB 网络实际结构示意图

(4) 差别评估型行为信息基(DE-AIB)。

(5) 语言表达智能型行为信息基(LEI-AIB)。

(6) 语言表达逻辑型行为信息基(LEL-AIB)。

生物的行为控制机制,即行为信息基有如下的偏序关系:

$$\text{B-AIB} \sqsubseteq \text{CR-AIB} \sqsubseteq \text{ACR-AIB} \sqsubseteq \text{DE-AIB} \sqsubseteq \text{LEI-AIB} \sqsubseteq \text{LEL-AIB}$$

上述生物体的行为控制模型分级,完全反映了从低等生物到高等生物的进化要求。关于生物体的行为信息基的详细内容,在本书后续章节中逐步介绍。

归纳起来,生物体的行为基本操作包括自行、施用、顺序、选择、并行、条件等。生物体的行为控制机制是感受、识别、评估、表达和存储,行为控制对象包括条件、关联、差别、目标、能力。在此基础上,可以扩展能力评估、知识评估和逻辑评估等。

需要说明是,生物活动的周期性,恰恰就是存储在细胞、器官、系统和个体的行为信息基的行为模式中而不是存在于所谓的独立器官中的。它在所存储的行为模式中控制生命活动的周期。正由于这种机制产生了生物适应环境的强大能力。这也可以解释为什么现代生物学家找不到生物节律控制主体的主要原因,例如找不到专门的"生物钟",时间控制在每一个细胞行为信息基的控制器节律中。

如果对生物主体的行为信息基的分级原理和方法感兴趣,请参阅本书第 9 章的内容。

3.3 生物行为学定律

在现代生物学的研究中,遗传学包含有孟德尔定律和摩尔根提出的遗传规律,胚胎发育学有“生物进化的重演定律”。当然，还有其他一些被普遍承认的规律性的命题和结论。**作者认为，提升生物学到理论水平的高度时，必须具备充分和完整的定律或公理体系，以支撑生物学知识结构的推理和论证的基础。同时，定律体系也是本书后续内容的重要基础，是网络世界生命再现目标的要求。**

生物主体的行为，可以简单划分三个组别：

(1) 描述生物的物质、信息、能量(热)、气体、水等生命因子(对象)范畴的代谢、交换、调节控制等行为定律。**所谓代谢是物质的生成和消去，而物质生成和消去表示一类物质转换成另一类物质，是指类型物质的生成和消去。**生物体之所以有生命，是生物体有利用环境条件产生自己需要的生命物质，即具有物质、信息、能量(热)、气体、水等代谢能力。生物体具有与环境(不同范围的环境概念，例如有细胞级别的环境、组织环境、器官环境、系统环境、个体环境等)实行物质、信息、能量(热)、气体、水交换的能力。生物体还必须具有物质、信息、能量(热)、气体、水方面的代谢与交换的调节控制能力。只有做到这些，生物体才具有适应环境的能力，才是一个与自然完全一致的生物体。

(2) 生物的感受表达行为范畴的行为定律的描述。这里谈到感受表达行为，实际上是本书谈到的生物体的内部控制机制，即感受、识别、评估、表达、存储。通常我们把识别与感受相联系，而把评估与表达相联系，这种评估实际上是一种选择性。与这种生命的感受表达控制机制关联的是本书抽象定义的“条件、关联、差别、目标、能力”对象概念范畴。

(3) 生物的增殖/繁殖/再生等主体范畴的感受表达行为定律的描述。生物的增殖/繁殖是其目标性的行为。

作者认为，必须把那些被几十亿年进化历程验证的生命行为规律性的结论和具有普遍性的命题作为“生物体行为定律”，为后续讨论作为论点的基础。应当包括生物体物质交换行为定律、信息交换行为定律、能量交换行为定律、气体交换行为定律、水交换行为定律、感受表达行为定律、增殖/繁殖/再生行为定律和行为控制定律。显然，这些行为定律不需要证明，只需要在反复的实践中去验证。这些行为定律是生物行为学的公理体系在生物学的研究和实验中应用。

作者认为如下原则是需要遵循的。

(1) 对于单细胞生物体只有生命行为(life action)。对于多细胞生物，其行为划分为生命行为和功能服务行为(function deliver action)。生命行为表示生物主体的行为是仅为自身生命活动需要的行为，而生物主体的功能服务行为不仅是自身生命活动的需要，同时还为关联生物主体的生命活动提供生命需求服务。生物主体的功能服务行为是生物生命行为的放大和增强，从行为学分类看，生命行为和同类的功能服务行为是一致的。正是这种一致性，保证功能服务行为结果是被服务的主体可接受和需要的。

(2) 真核生物世界，无论是微生物、植物和动物，其生命主体结构框架是对应的，可以统一在一个数学范畴结构中。例如在物质、信息、能量(热)、气体、水的代谢和交换有共同的机制，都有物质、信息、能量(热)、气体、水的对应主体结构和对应的机制。这个统一的主体结构范畴是生物维系统一生态的基础。

(3) 生物对物质、信息、能量(热)、气体、水等客体条件对象,有统一数学范畴分类概念,并被生物主体统一的"感受、识别、评估(一种选择)、表达和存储"处理与控制。对于多细胞生物,在条件对象以外,生物进化产生了对多主体的"关联、差别、目标和能力"的感受、识别、评估、表达和存储。

3.3.1 生物体的物质交换行为定律

下面给出的语句、命题和定律是在网络世界中再现虚拟生物世界和生物体生命运行系统所必需的概念、准则。也许,这些命题和定律还不完全,但是它们是必要的。

生物体的物质交换行为是维系生命的最基本的行为,是生物体的目标行为。从细胞学观察,细胞的物质交换主要是通过细胞膜与环境实现的,划分为扩散输送和主动输送类型。主动输送形式的物质交换需要消耗能量。生物体的物质交换行为有如下的普遍性命题和定律。

1. 物质代谢(物质生成、消去)行为定律

(1) 细胞内代谢物质或产物。无论是植物和动物,遵循核苷酸从头合成(对于植物是在光能作用下产生 ATP),在细胞内和 TCA 循环中,实现氨基酸、葡萄糖、脂肪酸等氧化、磷酸化与葡萄糖和氨基酸互相转化等。在细胞内甘油脂肪酸生产水和二氧化碳以及核苷酸链接合成核酸(DNA 复制,RNA 转录)、氨基酸链接生成蛋白质(RNA 翻译)、单糖生成多糖(糖原)、脂肪酸与甘油合成甘油三酯(脂肪)等。物质代谢还包括大分子复合物质,例如糖蛋白、脂蛋白等的生成和消去。物质代谢的分解和合成,从数学角度看,就是物质的生成和消去。

(2) 细胞代谢的能量交换主要以物质氧化与去氧化(还原)和磷酸化或去磷酸化机制实现的。生物体的能量主要是以 ATP 性质储存的。细胞代谢包含着一些标准化的生物化学过程,例如光合作用、TCA 循环、卡尔文循环等。

(3) 多细胞生物的物质代谢分布在体内组织细胞内实施,满足自己的物质需要。多细胞生物产生专司物质代谢的组织、器官,为全身所有组织细胞提供物质代谢服务,通过物质交换方式接受物质代谢服务,提高生物的物质代谢的满足性、效率性、平衡性和适应性要求。

2. 物质交换行为定律

(1) 细胞通过细胞膜实现物质交换,包括被动交换(水、无机盐、气体分子、小分子生命物质的交换方式)和主动交换(消耗能量获得的交换方式,包括钠、钾离子主动交换)两种方式与细胞膜管道输送、胞吐、胞吞等。细胞会对自己物质交换行为表达物质交换后的满足信息,表达满足细胞的主动物质输送会减少或暂停。

(2) 多细胞生物产生了专司物质交换(吸收、排泄)的组织、器官和系统为生物提供与

环境的物质交换的服务。

(3) 多细胞生物体，对于植物是通过自己的疏导组织，使体内的液体流动，产生物质输送能力。对于动物，物质交换行为是通过生物体内体腔(腔肠动物)或产生物质输送管网络，例如血管循环网络，使生物体所有细胞能够从物质输送管网络的液体组织(血液、淋巴液等)实行物质交换，并表达物质交换满足信息。多细胞生物体物质交换输送管网络是多细胞生物体细胞群体共同实现物质交换平衡表达的细胞组织(系统)。

3. 物质代谢、交换行为调节控制定律

(1) 细胞物质交换是可控制的，通过细胞膜管道蛋白、胞吐、胞吞等方式、节奏实施控制。细胞 AIB 是物质代谢和交换的控制器。

(2) 多细胞生物体，对于植物其体液的运动(流动性)是通过通气组织和温度调节的。对于动物，体液运动(流动性)虽然也与体内气体和热分布有作用，但是动物的体液运动主要是通过体内肌肉组织的收缩、舒张机械运动和控制腺体分泌等方式，并消耗能量实现的。例如腔肠动物主要通过身体运动实现体腔内体液循环运动的。又例如大多数动物体内物质交换输送管网络动力是心脏收缩或舒张、输送管收缩或舒张和其他生物系统的组织和器官(例如肌肉组织)运动行为合作实现的。循环系统的运动形式是保证血液循环运动基本动力源泉。多细胞生物体物质交换输送管网络的交换中心系统是血液循环网络。

(3) 多细胞生物的物质代谢和交换控制调节包括自主模式、协同模式和分级的管理者模式等不同控制调节方式，管理者主体是神经系统(动物)、内分泌系统和经络系统等。

(4) 生物的整个物质代谢和交换过程可以归纳为物质“生成、交换、吸纳、排泄、调节”几个环节，或者简称为物质的“生、交换、纳、吐、调”。

3.3.2 生物体的信息交换行为定律

生物体的信息交换行为是单细胞感受环境的基本手段和多细胞生物体实现多细胞自组织的基本能力。生物体有如下的信息交换行为定律或普遍性命题。

1. 信息代谢(信息生成、消去)行为定律

(1) 细胞可以感受物理、化学的信号分子，其中的化学信号分子(配体)包括神经递质、激素、局部激素、细胞因子、生长因子、离子、气体等。其中神经递质有乙酰胆碱、儿茶酚胺类(肾上腺素、去甲肾上腺素、多巴胺)、5-羟色胺、组胺、肽类物质、氨基酸和腺苷(嘌呤)、ATP、一氧化氮等物质。激素是蛋白质、氨基酸、多肽、糖蛋白、类固醇、含碘氨基酸和脂肪衍生类等多种物质构成的信号分子。细胞因子是细胞释放的可影响其他细胞行为的蛋白质小分子多肽。生长因子是刺激细胞生长和增殖的细胞外多肽信号分子。不同的信号分子由不同的受体感受与识别，不同的信号受体构成了感受信息的特异性。信号受体有些分布在细胞膜(细胞膜受体，例如乙酰胆碱递质离子通道受体、G蛋白偶联型受体、酶偶联型受体等)，有些配置在细胞内(称胞内受体，例如NO)。信号物质通常不是细胞代谢物质，而是代谢的特性产物，配体与受体的结合所产生的作用，是信息代谢的重要内容。

(2) 多细胞生物的信息代谢过程存在于体内所有组织细胞内，满足自己的感受表达和信息交换的需要。多细胞生物产生专司信息代谢的组织、器官，为全身所有组织细胞提供信息代谢服务，通过信息交换方式接受信息代谢服务，提高生物的信息代谢的满足性、效率性、平衡性和适应性要求。

2. 信息交换行为定律

(1) 细胞信息交换可以划分成细胞突触释放、内分泌、自分泌、旁分泌、细胞连接相互作用等形式实现信息交换。细胞对信号分子的感受、识别和表达是遗传性的。生物体的所有细胞具有共同信号物质感受、识别和表达能力。细胞增殖分化过程中产生特异性感受、识别和表达功能，不同功能分类细胞有特异性感受信号物质。

(2) 多细胞生物产生了专司信息交换(发送、传递、接受)的组织、器官和系统，为生物提供与环境的信息交换的服务。植物通过植物激素和细胞因子、生长因子实施信息交换，动物增加了神经递质信息交换。

(3) 多细胞生物体，对于植物是通过其分泌组织和疏导组织，使体内的液体流动，产生信号分子随液体流动性，产生信号分子的输送能力。对于动物物质交换行为通过血液循环公共网络、神经专用网络和组织液流动性实现信号分子的流动，使生物体所有细胞能够从这些网络中和体液中实行信息交换，并表达信息交换满足信息。多细胞生物体信息交换网络和体液是多细胞生物体细胞群体共同实现信息交换平衡表达的系统。

3. 信息代谢、交换行为调节控制定律

(1) 细胞信息交换是可控制调节的。细胞膜受体和胞内受体感受、识别信息受细胞周期、状态控制的调节与控制。细胞 AIB 是信息代谢和交换的控制器。

(2) 多细胞生物体，对于植物其体液的运动(流动性)是通过通气组织和温度调节的。对于动物，细胞因子通过经络系统实施信息交换，受经络活力和疏塞调节，腺体分泌受植物神经系统调节，神经系统受抑制或兴奋相关激素作用调节。激素通信的血管通路受激素和神经系统双重调节。

(3) 多细胞生物的信息代谢和交换控制调节包括自主模式、协同模式和分级的管理者模式，管理者主体包括神经系统(动物)、内分泌系统和经络系统。生物体的信息交换网络系统属于生物感受表达网络系统的组成部分。

(4) 生物的整个信息代谢和交换过程可以归纳为信息“生成、交换、吸纳、排泄、调节”几个环节，或者简称为信息的“生、交换、纳、吐、调”。

3.3.3 生物体的热(能量)交换与运动行为定律

生物体能量(热)代谢、交换是生物体物质、信息代谢和运动的基础。生物体运动把化学能转化成机械能并产生热能。

生物体的运动行为是真核细胞和多细胞动物的基本行为。植物细胞运动基础是热推动的气体、物质、水和信息流动。动物细胞运动除具有热推动的气体、物质、水和信息流动外，还具有细胞鞭毛运动、形态变化（收缩、舒张）、迁徙等，是细胞运动主要形式。

生物体的运动行为有如下的定律和普遍性命题。

1. 能量代谢(能量生成、消去)行为定律

(1) 细胞能量代谢是通过物质代谢释放和吸收能量。细胞的能量代谢是一切生物体能量代谢的基础。植物细胞通过其独有的叶绿体，通过光合作用，将光能、水、二氧化碳、无机盐，经过形成 ATP（光合磷酸化），并最后形成葡萄糖。细胞的能量代谢主要表现在细胞呼吸（氧化）过程和再氧化磷酸化过程，产生 ATP。细胞氧化磷酸化在细胞线粒体（细胞器）中实施，是细胞能量代谢的中心，对葡萄糖、氨基酸、脂肪酸等物质氧化产生的中介物质做进一步的代谢，产生的 ATP，供细胞内物质、信息等代谢、交换和运动使用。

(2) 多细胞生物的能量代谢过程存在于体内所有组织细胞内，满足自己的物质能量转换和运动的需要。多细胞生物产生专司能量代谢的组织、器官、系统，为全身所有组织细胞提供能量代谢服务，通过能量或热交换方式接受能量代谢服务，提高生物的能量代谢的满足性、效率性、平衡性和适应性要求。对于植物，通过同化组织实施光合作用，产生能量物质供体内所有细胞组织服务，多余的能量物质可以存储起来。对于动物，通过物质代谢、交换和储存，供给组织细胞，尤其是肌肉组织，产生 ATP 使用。肌肉组织有 ATP 才能运动，并产生热和维系体温。

2. 能量交换行为定律

(1) 细胞的能量交换是通过物质交换方式和自身能量转换方式实现的。首先，物质交换方式，无论是被动交换（水、无机盐、气体分子、小分子生命物质的交换），还是主动交换（消耗能量获得的交换，包括膜管道输送、胞吐、胞吞等方式），在进行交换时，自然带走热量或消耗的能量，这种热平衡的运动是热交换的物理基础。其次，细胞自身的能量交换是通过细胞的运动，例如变形、迁徙、收缩、舒张运动，实现能量转换，使物质转换成机械能和热能。细胞会对自己能量交换行为表达交换满足信息。

(2) 多细胞生物产生了专司能量代谢、交换的组织、器官和系统，为生物提供代谢和交换的供给服务。对于植物是其同化组织，将光能转化成 ATP 化学能植物专司组织。植物的物质、气体、水、信息的流动（物质运动形态）同样是通过细胞行为和热交换实现的。对于动物，虽然同样存在着细胞行为和热交换推动的物质、气体、水、信息的流动，但是通过肌肉组织包括心肌、平滑肌和横纹肌的运动实现能量转化和热交换是动物能量交换的主要形式。动物的细胞组织、血液循环系统（心肌搏动）、运动系统（骨骼肌肉运动）

和消化管道系统(肠蠕动)是热交换的主要器官和系统。由于血液循环是终生不停止的,所以是生物产生热的源泉。

3. 能量代谢、交换行为调节控制定律

(1) 细胞能量代谢、交换是可控制调节的。例如细胞线粒体中 ATP 生成受到 ATP 合酶调节,细胞能量交换和运动受细胞 AIB 控制与调节。

(2) 多细胞生物能量代谢、交换是可控制调节的。通过神经信号驱动、调节肌肉的能量物质供给、气体交换、血液输送等方式进行。肌肉运动分意识运动和非意识运动就说明了这种调节。

(3) 多细胞生物的信息代谢和交换控制调节包括自主模式、协同模式和分级的管理者模式,管理者主体包括神经系统(动物)、内分泌系统和经络系统。

(4) 生物的整个热(能)代谢和交换过程可以归纳为热(能)"生成、交换、吸纳、排泄、调节"几个环节,或者简称为热(能)的"生、交换、纳、吐、调"。

3.3.4 生物体气体交换定律

生物体气体代谢、交换是生物体物质、信息、能量代谢和运动的条件基础。生物体气体交换主要是氧气和 CO_2 交换,也包括其他气体的代谢、交换和控制调节。生物主要有皮肤呼吸、鳃呼吸或肺呼吸几种形式,这些呼吸模式会保留在后续进化生物体的某些系统的气体交换模式中。这些生物呼吸形式都需要水分(水环境或保持呼吸系统湿润)。

1. 气体代谢(气体生成、消去)行为定律

(1) 细胞的气体代谢行为活动是指细胞内物质与能量代谢过程中气体产生、消去过程。例如物质由氧分解代谢需要氧气,产生 CO_2;CO_2 在血液中和红细胞中,产生碳酸氢离子,CO_2 消去;肺泡中在氧气条件下,碳酸氢离子分解,又产生 CO_2。细胞还可以代谢其他气体。

(2) 多细胞生物的气体代谢过程表现在两个方面。一个方面氧气存在于体内所有组织细胞内,满足自己的感受表达和气体交换的需要。另一个方面是多细胞生物产生专司气体(包括氧气、CO_2 和其他气体)代谢的组织、器官和系统,例如陆地高级动物的肺呼吸系统中的肺泡进行的气体代谢过程,为全身所有组织细胞提供气体代谢服务,通过气体交换方式接受气体代谢服务,提高生物的气体代谢的满足性、效率性、平衡性和适应性要求。

2. 气体交换行为定律

(1) 细胞通过细胞膜实现气体交换,主要表现在细胞从环境(外部环境或组织液)吸收氧气和吐出 CO_2 或吸收 CO_2,吐出氧气。

(2) 多细胞生物产生了专司气体代谢、交换的组织、器官和系统,为生物提供气体代谢和交换的供给服务。对于植物，是通过通气组织、气孔实行与外界环境的气体交换。植物体内气体运动(气体流动)是通过热力和细胞行为推动的，在气体的运动中实行气体交换。对于动物，同样存在着与植物相同的气体运动与交换的机制，存在着独立的容纳气的组织和体液的气体。但是为了适合运动的高要求，动物的气体交换主要是通过体腔的呼吸系统利用正、负压产生呼吸运动的气体交换(吸收氧气，吐出 CO_2)和组织细胞的气体交换(吸收 CO_2，吐出氧气)，并通过血液红细胞输送氧气和 CO_2 再经血液流动满足全身细胞的气体交换要求。另外，生物体通过消化管道系统具有内有生气和交换气体功能，构成消化管道和血管网络之间的气体交换。消化管道同样是动物交换气体的重要器官和系统。

3. 气体代谢、交换行为调节控制定律

(1) 细胞的气体代谢、交换行为是可控制调节的。细胞氧化产生的 CO_2 本身或者 CO_2 浓度就是细胞感受表达的物质和特性，正因为这种感受表达，产生了细胞具有有氧代谢和无氧代谢不同方式。细胞 AIB 是气体代谢和交换行为的控制器。

(2) 多细胞生物的气体代谢、交换行为是可控制调节的。对于植物，其体内气体的运动(流动性)是通过通气组织和温度调节的，例如植物叶片的气孔可开可闭。对于动物，气体运动(流动性)虽然也与植物机制相同，但是动物的气体交换还主要与身体的呼吸运动速率和深度、呼吸系统气管的收缩和舒张有密切关系，并与气体代谢和交换的细胞组织(例如肺泡)的“气血屏障”活性有直接关系。气体交换也与循环系统的能力有关。多细胞生物体气体交换输送管网络的交换中心系统是血液循环网络。

(3) 多细胞生物的气体代谢和交换控制调节包括自主模式、协同模式和分级的管理者模式等控制调节方式。管理者主体是神经系统(动物)、内分泌系统和经络系统等。

(4) 生物的整个气体代谢和交换过程可以归纳为气体“生成、交换、吸纳、排泄、调节”几个环节，或者简称为气体的“生、交换、纳、吐、调”。

3.3.5 生物体水交换与繁殖行为定律

生物体对自身的水、无机盐有平衡性，或称生物体是生物体液的酸碱性水环境物质平衡的主体结构。生物体可以有效处理、区别蛋白水溶性、糖水溶性、脂溶性和酸碱溶性物理化学特性。动物，尤其人类，饮用的水，实际上是一些大分子水功能团，因此水代谢过程的重要内容是分解大分子水团成为小分子水(H_2O)和 H_2O 的生成与消去。

1. 水代谢(水生成、消去)行为定律

(1) 细胞的水代谢行为表现在物质分解代谢产生水(H_2O)和 CO_2，还表现在氧化磷酸化产生 ATP 同时产生水。对于植物细胞，在光合磷酸化过程中形成 ATP 和 NADPH，在光能作用下，水可以被光分解成氧气和氢离子，其中氧气被释放，而氢离子参与卡尔文循环。在 ATP、NADPH、CO_2 和一定温度条件下，卡尔文循环生成葡萄糖，把能量

物质固定起来。

(2) 多细胞生物的水代谢过程存在于体内所有组织细胞内，满足自己的感受表达和水交换的需要。多细胞生物产生专司水代谢的组织、器官(例如人体生成小分子水的是呼吸系统和肺器官，通过水交换方式接受水代谢服务)，为全身所有组织细胞提供水代谢服务，提高生物水代谢的满足性、效率性、平衡性和适应性要求。

2. 水交换行为定律

(1) 细胞的水交换是通过细胞膜进行的，主要表现在细胞从环境(外部环境或组织液)吸收或吐出水分。其主要机制是通过渗透性实施跨膜的流动。

(2) 多细胞生物产生了专司水代谢、交换的组织、器官和系统，为生物提供水代谢和交换的供给服务。对于植物是其疏导组织，使体内的液体流动。对于动物，同样存在着与植物对应的水储存和流动的组织，但是为了适合运动的高要求，动物的水交换主要是通过循环系统和排泄系统实施的。

3. 水代谢、交换行为调节控制定律

(1) 细胞的水代谢、交换行为调节是可控制调节的。通过调节细胞内外的气机和温度差别实现可控调节。

(2) 多细胞生物的水代谢、交换行为调节也是可控制调节的。多细胞生物体，对于植物其体液的运动(流动性)是通过通气组织和温度调节的。对于动物，体液运动(流动性)虽然也与体内气体和热分布作用有关，即通过调节体内气机调节体液流动，例如肾脏纳气，释放热，是动物调节水的重要机制，但是动物的体液运动主要是通过体内肌肉组织的收缩、舒张机械运动和控制腺体分泌等消耗能量实现的。多细胞生物体水交换输送管网络的交换中心系统是血液循环网络。

(3) 多细胞生物的物质代谢和交换控制调节包括自主模式、协同模式和分级的管理者模式等控制调节方式。管理者主体是神经系统(动物)、内分泌系统和经络系统等。

(4) 生物的整个水代谢和交换过程可以归纳为水的“生成、交换、吸纳、排泄、调节”几个环节，或者简称为水的“生、交换、纳、吐、调”。

3.3.6 生物感受表达行为定律

生物对物质、信息、热(能量)、气体、水等客体范畴的对象和主体、行为、关联(协同)、差别、变化、状态、目标、恶欲和情志有不同的感受和表达能力。对于所有生物体的行为控制都有如下两个范畴。

(1) 生物体的行为控制流程范畴：感受、识别、评估、表达、存储。

(2) 生物体的行为控制对象范畴：条件、关联、差别、目标、能力。

其中：

- 条件表示主体的生存与活动的物质、信息、行为、主体、环境、状态等对象。

• 关联表示把主体的物质、信息、行为、主体的关联关系作为对象，这些关联关系包括行为的连接、顺序、条件(蕴涵)、并行、施用和选择等。

• 差别表示多主体感受、识别、评估、表达出现的差别，这些差别具体有条件差别、关联差别、目标与态势差别、能力差别、差别的差别、感受差别、识别差别、评估差别、表达差别和存储(记忆)差别。

• 目标表示生物体由环境、状态的存储记忆产生的预期行为要求。例如物质交换和繁殖要求。把这种要求同样作为行为控制流程操作和处理的对象。目标不为意识概念所独有。在差别评估基础上，尤其在存储历史行为信息与当前行为条件差评估基础上，会产生最基本的目标。目标先于意识，而意识是目标驱动的后发概念。

• 能力表示生物体预期目标要求与主体行为态势产生的存储与记忆作为主体选择行为的对象。能力概念，同样不为意识概念所独有，其道理与目标产生的原理是一致的。能力是反复比较或评估目标实现的各种情况后，产生的更高层的概念，可以属于意识概念的组成部分。意识不必须以语言为条件，是属于行为控制的高端机制。

生物体，包括真核细胞，具有的基本行为控制能力是感受、识别、评估、表达、存储，而处理和控制的对象是条件、关联、差别、目标、能力。生物学认为从真核细胞开始，就具备了对物质、信息、行为、状态等的感受、识别能力。对于多细胞动物，在感受、识别、表达、存储的能力上，增加了评估能力或比较能力。对于真核细胞以来的生物体，尤其是多细胞生物体，具有感受、识别、评估、表达、存储的能力是认识一致的。对条件、关联、差别、目标和能力，其中的条件(物质、信息、行为、状态等)、关联和差别作为处理控制对象。把“目标”和“能力”作为处理与控制对象，是需要认真研究的。

为了方便，我们在本书的后续论述中，常把“感受、识别、评估、表达、存储”简称为“感受表达”，把实施“感受、识别、评估、表达、存储”的系统简称为“感受表达系统”。

下面，我们讨论生物体感受、识别、评估、表达与存储(记忆)普遍性的命题，即生物体感受、识别、评估、表达与存储(记忆)的定律。

1. 生物体感受、识别行为定律

无论单细胞、多细胞动物都具有感受物质、感受信息、感受行为、感受环境、感受状态，也可以感受其他主体和与其他主体的关联关系，感受各种类型的差别，例如物质差别、信息差别、行为差别、环境差别、状态差别和关联差别。

比较高等的动物，在这些感受差别的基础上，还可以感受目标与态势差别、能力差别、差别的差别。

高等动物进一步地可以感受主体属性差别，例如感受差别、识别差别、评估差别、表达差别和存储(记忆)差别等。感受差别是生物体具有行为目标性的机制性基础，例如感受目标与态势的差别，使生物体具备选择性能力。而选择行为是目标性的重要表现。

无论单细胞、多细胞动物都具有识别条件、关联、差别和目标的能力。识别是基于感受的。感受与识别通常总是连带发生的行为。

2. 生物体评估行为定律

无论单细胞、多细胞动物都具有依据条件、关联、差别做出评估的能力。例如干细胞根据环境、条件和自身状态产生决定、转决定、分化、去分化等行为，可以理解为是评估后产生的行为。

比较高等的动物在依据条件、关联、差别做出评估能力基础上，还可以对目标与当前自身状态和环境因素构成的态势之间做出评估，产生出能力概念。

高等动物在上述评估能力的基础上，对主体自身能力与目标要求之间形成的差别做出评估，或称作对能力做出评估。

评估是为生物体采取选择行为和最后的表达提供依据。评估行为通常与表达行为关联发生的。

3. 生物体表达行为定律

生物体的表达可以是物质形式的(例如蛋白质表达)、信息形式的(分泌信号分子或激素)，也可以是行为形式的(细胞变形或迁徙、运动等)。

表达可以是对环境做出的反应，或对内部状态做出的相应行为。

表达通常是主体评估决定后的行为，表达的结果具有唯一性、真实性。

细胞表达划分为功能分类表达和生命表达两种形式。

细胞功能表达是分类特化细胞的功能。神经细胞、骨骼肌肉细胞、骨骼细胞、软骨细胞、血细胞、上皮细胞、间充质细胞、纤维细胞、脂肪细胞、外分泌腺细胞、内分泌腺细胞、生殖细胞等体细胞所表达的所在组织、器官和系统的功能。

细胞的生命表达是超越功能类型范畴的表达概念。不表达分类功能，而是表达生命信息，例如物质交换、信息交换、增殖/分化/融合、形态变化与运动、感受与表达等生命现象。

细胞能够表达的，自然是细胞能感受和识别的，它们的范围是相同的。感受、识别和表达共同构成一个体系，感受与识别是主体的输入性行为，而表达是主体输出性的行为。同样，生物体内生命表达行为的网络同样存在着前、中和后的不同发展阶段与对应的网络体系。

4. 生物体存储(记忆)行为定律

生物体的存储(记忆)信息包括条件、关联、差别、目标和相应行为的存储与记录。

细胞物质结构、物质规则结构存储(记忆)信息是可遗传(可复制)的、相对静态的、非自行可操作(塑造)的。

细胞行为结构、行为规则结构存储(记忆)信息是可遗传(可复制)的、相对动态的、可自行操作(塑造)的。

存储与记忆功能归纳在生命主体的感受和表达行为的分类中。

5. 多细胞动物的感受表达网络系统定律

多细胞动物具有多种形态的感受表达网络系统，包括神经系统、内分泌系统、经络系统、血管网络系统、人体增殖/再生局部环境感受表达网络系统、弥散腺细胞信息（网络）系统等。感受表达网络系统的语义和行为解释基础是人体细胞行为信息基与行为控制器的逻辑网络体系。

生物主体的感受表达划分为物质表达（蛋白质表达）、信息表达（激素、细胞因子等）、行为表达（细胞变形和迁徙）和增殖/分化（细胞分裂）表达等。多细胞动物的高级表达是行为模式（行为序列）表达，是多系统、多器官、多组织、多细胞的行为、物质、信息的综合表达形态。其中包括生物主体的情志、欲望和恶欲表达。而情志、欲望和恶欲是一种特性化行为模式表达，是多细胞动物，尤其是高级动物，相互作用的一种表达形式。

神经系统是神经递质的系统主体。内分泌系统是激素的系统主体。

经络系统是人体胚胎发育产生的前神经系统，由弥散神经网络、器官神经节、器官神经环、系统（多器官）神经胳、体节神经环、主神经干和神经脊索等等组成。

人体前神经系统是胚胎发育控制神经系统的强制发育模式。人体经络系统是天生的、不可塑造的。

人体经络系统（前神经系统）是在人体出生后运行的行为基准模式系统；对后神经系统，尤其对后植物神经系统，因生活方式出现的可塑性运行行为模式偏差进行纠正；是人体恢复"先天行为模式"要求的重要方法之一，所以经络系统是人体生物系统的监管和评估系统。经络系统有以下重要结论：

(1) 经络系统是人体胚胎发育的前神经系统。

(2) 经络系统是人体发育强制发育模式。

(3) 经络系统是人体运行的基准行为模式体系，是诊断、治疗的辨证归经和药物归经的基本原理。

(4) 经络系统是生命行为与活动的感受表达系统。

(5) 经络是细胞因子、生长因子的系统主体。

(6) 经络系统是人体内组织、细胞再生的统一调控系统。

(7) 经络系统是人体内细胞生命周期的统一调控系统。

(8) 经络系统是人体运行"睡眠状态"的主要控制主体。

生物学认为人体增殖再生是局部环境的系统，并没有认识到人体具有一体化的再生感受表达网络系统和细胞周期以及人体主体资源的调度系统。作者认为，从网络世界中再现生物体运行系统过程中，人体必须存在一体化的再生感受表达网络系统和细胞周期、人体主体资源的调度系统，即人体的经络系统。

血管网络系统不仅是人体血液的输送系统，还是人体最大的生命活动的感受表达系统，超越功能分类系统，通过血管脉动、血压、血液物质和血液细胞感受生命活动。

弥散腺细胞信息(网络)系统是神经系统、内分泌系统和经络系统最基础的感受、表达的关联网络,它是人体体象(手、足、面、耳等表达人体活动信息的现象)支撑系统。

高等动物的情志、欲望和恶欲表达是意识驱动的具有组织结构、运行结构和行为模式特性表达,整个表达是由组织结构范围内所有主体的行为信息基的逻辑网络体系控制的。所以,所谓人的情志是人体对应范围内的所有生物主体行为模式表达的综合。不同的情志有不同主体范围和不同行为模式的表达。

人体胚胎发育经历前、后神经系统的发育阶段。前神经系统主要是胚胎发育控制,承担胚胎的生命运行控制。后神经系统主要是胎儿出生后生命运行和功能运行(运动和感觉)的控制,并继承承担胚胎后期的发育控制。

生物体在胚胎发育期产生前神经系统以后,生物系统的组成部分的存在形式被保留下来。前神经系统主要部分被演化成为中医称为的经络系统。其经络系统的细胞既具有前神经细胞的能力,又具有所在后生物系统细胞的能力。

3.3.7 生物增殖/繁殖行为定律

生物体增殖/分化(发育/生长/繁殖/再生)行为包括细胞的增殖/分化行为。细胞组织与器官的再生/更新/修复/重组,生物体的繁殖/生长,胚胎发育都属于生物体繁殖行为范围。生物体的繁殖行为属于生物体的目标性行为,可以表现在生物体根据自身生命状态产生的内部推动的行为模式;是生物体对外部环境反应而做出的重要行为模式和目标行为。

关于生物体繁殖行为有如下定律或具有普遍性的命题。

1. 细胞的增殖/分化行为定律

细胞增殖是通过细胞分裂实现的,其中包括简单分裂、有丝分裂和减数分裂。

(1) 简单分裂,可归纳为细胞核复制,一分为二,细胞质和细胞膜分裂,构成两个完全相同的子体细胞的分裂。

(2) 有丝分裂是细胞周期的分裂期(M 期)的分裂,也称细胞周期分裂,属于体细胞分裂模式。每一次分裂前都复制一次,产生两个完全相同染色体的子细胞。可以归纳为复制一次,分裂一次,双倍染色体到双倍染色体的分裂。分裂时间通常较短,例如 1 到 2 个小时。

(3) 减数分裂是生殖细胞产生配子的细胞分裂,通常连续分裂两次,形成四个有变异的单倍体的子细胞,只在第一次分裂中复制染色体,所以减数分裂导致染色体数目减少一半。可以归纳为复制一次,分裂二次,双倍染色体到单倍染色体的分裂。分裂时间通常较长,例如十几小时,甚至几年。

在遗传学中,孟德尔提出了基因分离定律、自由组合定律(植物杂交)。摩尔根提出了连锁交换(细胞遗传学)遗传规律。他们做出了突出贡献,提出了遗传的基因概念。孟德尔定律强调姊妹染色单体是对等的。有以下结论：

(1) 在物质环境满足条件下，细胞不表达交配性，产生细胞有丝分裂。

(2) 在物质环境不满足条件下，细胞表达交配性(包括同源交配和异源交配)，其中同源细胞交配产生合子双倍体细胞，通常合子细胞进入减数分裂。由于两次分裂，产生四个相互分开的单倍体子细胞。两个是P型的，两个是M型的。

但是，新的研究中，例如裂殖酵母有丝分裂细胞复制中，发现产生了非等同的姊妹染色单体，只有一个子代细胞发生了转换，其他三个子代细胞中，有两个具有转换能力和一个不具有转换能力。因此，不遵循孟德尔定律。于是提出了"干细胞不对称分裂模式"和关联的"转换定律"或"非等同姊妹染色单体定律"。

非等同姊妹染色单体定律描述的现象不需要上游调节因子对基因进行调控，这个定律描述的机制是具有普遍性的。

另外，还有细胞增殖/分化行为命题：

(1) 对等细胞群是指具有相同潜能的细胞组成的细胞团，有相同的命运发育进程和相同的增殖分化的选择顺序。例如在研究线虫阴门的发育中，可以看到这种对等细胞群的上述规律。

(2) 动物胚胎干细胞具有全能性质，在发育过程中细胞增殖实行分化，产生特异性功能分化细胞，经历从全能干细胞向多能干细胞(祖细胞)、专能体干细胞和体细胞命运图分化。干细胞和体细胞具有去分化的能力，细胞的决定和转决定、分化和去分化构成了生物体发育的调节基础。

2. 细胞生命周期定律

(1) 细胞的生命周期是由G1期+S期+G2期+M期组成。

(2) 细胞周期的G1期，实施RNA、蛋白质、脂类、糖合成等物质准备，主要是为DNA复制准备。存在细胞周期调控的关卡。这个时期是细胞主要发挥功能和物质交换、信息交换的时期。G1期的变化最大，相差会很多，是主要出现关卡的位置，也是许多细胞进入休眠状态或静息状态(G0期)时期。

(3) 细胞周期的S期，DNA复制信息和强化的蛋白质合成。存在细胞周期调控的关卡。细胞形态和内结构发生变化，细胞功能发挥受限制。

(4) 细胞周期的G2期，ATP能量准备、微管等细胞结构和后继物质准备，准备细胞分裂。存在细胞周期调控的关卡。细胞功能发挥受限制。

(5) 细胞周期的M期，实施细胞分裂(有丝分裂、减数分裂、简单分裂)。存在细胞周期调控的关卡。细胞功能除分裂外，其他行为基本停止。

(6) 人类细胞周期为24小时，G1期需要时间为12小时。S期需要时间为8小时。G2期需要时间为3小时。M期需要时间为1小时。

3. 胚胎发育的生物进化的重演定律

(1) 生物体胚胎发育过程包括自由(自主)发育模式(包括细胞内化学过程)、诱导发育模式和强制发育模式。这些发育模式存在于生物体整个发育过程中。

(2) 生物体胚胎的自由(自主)发育模式是由细胞基因产生的自主能力和细胞相互行为作用的机制决定的发育模式。

(3) 生物体胚胎的诱导发育模式是通过细胞的信号分子(细胞因子、激素)交换与影响的作用的机制决定的发育模式(也可以称作生物化学的发育模式)。在多细胞组织中发育,存在着信息交换的源和目标,信息源细胞(诱导者、管理者)具有诱导其他细胞发育的作用和能力,具有一定的不确定性。

(4) 生物体胚胎的强制发育模式。它是通过神经系统调节和控制机制决定的发育模式(也可以称作属于系统学控制理论的发育模式),具有一定的强制性和确定性。

(5) 生物体胚胎发育重演生物进化的过程。

(6) 生物体胚胎发育过程产生生物体进化过程中的前、中、后生物系统。这些前、中、后生物系统在生物体中都会以某种存在形式保留下来,发挥其应有的功能。

(7) 生物体的繁殖行为学说,从其基础上观察是一种必要"生命信息"的存储和记忆的机制。这种存储和记忆机制分为物质结构、行为结构和规则结构的信息存储与记忆。但是,也是细胞对信息的一种表达行为。

4. 生物组织、器官和生物系统再生、修复和重组定律

(1) 对于细胞组织、器官和生物系统的繁殖行为主要表现为胚胎发育中的组织、器官和系统形成,也表现在生物体为了维系生命过程和延长寿命,都必须实现细胞组织、器官和生物系统再生、修复和重组,其过程是在细胞增殖/分化行为控制体制内实施。

(2) 组织、器官的干细胞和体细胞具有去分化的能力,形成再生和重组局部繁育环境,在局部发育环境内,在组织与器官结构信息约束下,在神经系统和内分泌系统参与下,实现组织、器官的再生/更新/修复/重组。

(3) 生物组织、器官和生物系统再生、修复和重组是超越生物体所有功能分类系统的生命体系。

5. 生物个体繁殖行为定律

对于生物个体繁殖行为,主要表现为生物个体通过自身的生殖系统,产生子代生物体的行为。生物个体繁殖是一个复杂的生物过程,尤其是两性繁殖的生物体的交配、怀孕、产子等,构成了非常复杂的生物过程。几乎所有的生物体在生命期某阶段,都产生繁殖行为的目标冲动。

3.3.8 生物体行为信息基(AIB)的行为控制定律

生物体的行为控制的主体或控制器、控制系统是生物行为信息基(AIB),并有以下行

为信息基(AIB)的行为控制定律:

(1) 生物体实现行为控制的物质基础是生物体的行为信息基(AIB)。

(2) 真核细胞的行为控制信息存储在 DNA 的行为信息基(AIB)中。细胞的行为信息基(AIB)是实现行为控制并存储记忆结构。

(3) 单细胞生物个体的行为控制是主体 DNA 中的行为信息基(AIB)决定的,属于"自主控制模式"。

(4) 多细胞动物内部的控制,存在着内部多主体的相互作用的协同控制模式和多主体的组织"管理者控制模式"。

(5) 主体组织内主体之间的相互作用的协同控制模式是通过 DNA 协同基因和各主体的行为信息基的行为模式之间的"协同控制模式"。

(6) 主体组织的管理者(神经元)控制模式,是通过管理者主体的行为信息基中控制行为模式实施的。

(7) 生物体的行为信息基(AIB)中存储着行为遗传信息(本能行为信息)。

(8) 生物体的行为信息基(AIB)中存储着细胞周期中行为过程与相关信息遗传,包括条件、关联信息和反映行为信息(学能行为信息)。

(9) 生物体的细胞组织的行为信息基(AIB)存储在细胞组织内所有细胞的行为信息基(AIB)中,同时也存储在细胞组织的管理者(神经细胞)细胞或管理者细胞组织(神经细胞组织)的结构中。

(10) 生物体的器官的行为信息基(AIB)存储在器官内各细胞组织的行为信息基(AIB)中,同时也存储在器官的管理者(神经细胞组织)的结构中。

(11) 生物体的系统的行为信息基(AIB)存储在系统内各器官的行为信息基(AIB)中,同时也存储在系统的管理者(多神经细胞组织)的结构中。

(12) 生物个体的行为信息基(AIB)存储于个体内各系统的行为信息基(AIB)中,同时也存储在个体的管理者(脑)的结构中。

3.4 生物系统学的提出与基本理论框架

3.4.1 生物系统学的提出

本书谈到的是生物系统学,而不是系统生物学,指出生物系统学是研究生物中的系统问题。我们知道,现代生物学已经有物理、化学两个基础理论的支持,即生物物理和生物化学理论方法体系的建立。作者认为,生物学还缺少系统学的有力支持。虽然生物学也有自己的系统概念,例如建立在解剖学物质观察基础上的皮肤系统、运动系统、消化系统、呼吸系统、循环系统、排泄系统、生殖系统、神经系统以及综合这些系统后产生的另类分类系统,如内分泌系统和免疫系统等。这些系统概念并不是系统学的理论和方法产生的分类系统,并没有采用系统学原理的方法解释生物现象。本书提出传统生物学对生物系统运行的描述是不充分的,在生物体内还存在着生物组织学和解剖学的生物系统所没有描述的系统运行范畴。

生物系统与非生物系统，例如机械系统、电子系统和计算机信息系统，都是系统，它们都具有输入、输出、处理、控制功能，依据自身状态和环境或输入条件，在能量供给的支持下，实现状态转移控制的运行。对于计算机信息系统，除具备上述功能外，还具备存储与记忆的功能。显然，我们更感兴趣的是，生物系统与非生物系统有什么差别？我们大致可以归纳出以下结论：

(1) 生物系统是由生命主体，例如细胞、组织、器官等，构成的系统。非生物系统是由非生命活动与行为的客体材料，例如金属、无机、有机物质材料，构成的器件组成的系统。这种差别使生物系统中所有主体单元都具备“感受、识别、评估、表达、存储”能力。而非生物系统中除专门被设计成感受、识别、评估、操作和存储分类功能外，通常系统部件和单元都不同时具备“感受、识别、评估、表达、存储”能力。

(2) 生物系统的输入、输出、处理、控制和存储记忆都是通过生物主体自行行为(例如物质交换、信息交换、运动、繁殖和感受表达行为)实现的。非生物系统的输入、输出、处理、控制和存储记忆都是依照人工设计的程序实现的。生物系统运行的基本原理是行为控制(简称行为控制)。而非生物系统控制，包括各种自动机模型，都是人类符号语言的控制体系(简称语言控制)。所以，生物系统生命和功能行为具有不确定性，而非生物系统通常不具备不确定性。

(3) 生物系统的自身组织和结构是通过生物主体(胚胎干细胞)自行发育实现的，具有繁衍、修复、再生、重组等能力。而非生物系统的组织和结构是通过人工设计、开发、生产和配置实现的，通常不具备自身的繁衍、修复、再生、重组等能力。

(4) 生物系统与行为实行自组织、自发育、自运行、自管理、自控制。

(5) 生物系统由于生命主体的生命周期，而具有自身的生命周期。非生物系统由于环境影响、损害和腐蚀等，也具有自身的使用和运行的周期。

综上，生物系统与其他非生物系统的定义概念不同，可以对生物系统做如下定义。

生物系统　是由生物主体组成的能够实现包括物质交换、信息交换、主体运动、主体增殖、主体感受、识别、评估、表达和存储记忆的生命行为和分类功能行为的自组织、自发育、自运行、自管理、自控制的系统。

如果简单归纳，生物系统有以下特点：

(1) 生物系统是由生物主体构成的。

(2) 生物主体由细胞、复合形态的不同的分层主体结构所组成，例如由细胞组织、生物器官、生物系统和生物个体组成。细胞是最小或基本的独立存在的主体结构，是由可以顺序、并行、选择、条件、施用活动的细胞器和相关生命物质所组成。

(3) 生物系统通常是一种具有单一或多种专司分类功能的复合生物主体。

(4) 生物系统具有物质交换、信息交换、运动、增殖、感受表达生命行为和分类功能行为，其中分类功能行为可以是运动控制、环境感觉、代谢控制、食物消化、气体交换、废物排泄、生殖、血液循环、免疫防护等。

(5) 生物系统行为控制是通过生物主体的感受表达行为模式实现的，而生物主体的感受表达行为模式包括：感受、识别、评估、表达和存储记忆行为操作。而生物主体行为操作的对象是：条件、关联、差别、目标和能力。

(6) 生物系统与行为实行自组织、自发育、自运行、自管理、自控制。

弄清楚上述生物系统基本概念，我们就可以区别一般机械、电子和信息系统与生物系统的差别。

本书论述生物系统学与现代生物行为学理论和方法密切相关。本书提出生物系统基本的控制和操作原理是感受、识别、评估、表达、存储；生物系统基本的控制是行为控制，行为控制的基本机制是行为信息基(AIB)；还描述了生物体行为控制器原理结构。提出生物行为信息基从低级到高级划分为“存储”、“条件”、“关联”、“差别”、“评估”、“智能”和“逻辑”等不同级别，并指出细胞的行为信息基(AIB)存在于细胞的DNA重复结构中。

人体生命信息存储与记忆(包括行为、条件、关联、差别、评估的存储与记忆)，离不开每一个细胞，当然离不开神经系统，自然也离不开脑神经系统。人脑意识虽然不直接控制和操作细胞、组织和代谢过程，但是人脑的意识在运行中会改变人体生命活动的态势和人体细胞、组织、器官和系统的环境、条件、关联、差别和评估的能力和状态。这些意识影响的生命现象，在某种周期范围内，被存储和记忆下来，成为细胞、组织、器官、系统的后续行为的参考或依据。如果这种意识活动，使人体的生命态势向不利于健康的方向发展，那么这种被存储和记忆的生命信息对后续的生命活动将产生有害的影响。

3.4.2　生物系统学的基本理论框架

由于关注点和背景不同，生物系统的定义以及生物系统的划分也可以是不同的。至少读者看到已经存在着面向后生物系统的“生物组织系统学”和“生物运行系统学”。读者会问，一个比较全面和符合现代科学发展特点的现代生物系统学，应该如何定义呢？下面我们尝试着给出定义。

1. 生物系统学概述

从生物系统定义，我们可以看到，生物系统是由生物主体(细胞、组织、器官)组成的系统。它基于生物主体的物质交换、信息交换、运动、感受表达和增殖/繁殖等基本行为，面对内外的条件、关联、差别、目标和能力，所有生物主体都能实施感受、识别、评估、表达和存储的相互协调的处理和控制，实现自行关联、自行管理、自行运行、自行塑造、自行生长、自行繁殖、自行纠正、自行修复和自行重组的自组织能力。这个生物系统可以成为更高层次的主体，并可以依次再构成更高层次的生物系统。

生物系统学是以研究生物生命活动中的系统问题为主要关注点的学科，包括生物发育系统(发育模式、功能分类系统发育、超越功能分类系统发育)、生物运行系统(功能分类行为模式、超越功能分类行为模式、功能分类运行系统、超越功能分类运行系统)、生物组织系统(功能分类系统组织、超越功能分类系统组织)以及生物技术系统(生命主体、能量、物质、信息、行为量子化、细胞生物学等)。它以现代系统学的理论和方法研究生物世界中的各种系统问题。它是建立在现代科学基础上,与生物物理、生物化学等基础科学紧密衔接,与物理学、化学共同构成生物学的三大支柱之一。由于生物系统学与生物行为学相互伴侣,为生物系统学使用面向生物主体与行为的数学方法提供了最大的可能,并共同作为理论生物学的基础。

2. 生物系统学基本框架

从上述定义中,实际上从系统学或生命体系结构角度观察,生物系统至少应当包括:生物发育系统、生物运行系统、生物组织系统和生物技术系统四个组成部分。它们有基本概念定义:

- 生物发育系统。生物系统发育的主体、行为、客体和发育规则所组成的系统。
- 生物运行系统。生物系统运行的主体、行为、客体和运行规则所组成的系统。
- 生物组织系统。生物系统的组成、功能、信息和组织规则所组成的系统。
- 生物技术系统。生物系统技术单元、组织技术方法和技术规则的结构所组成的系统。所谓技术单元是指生物主体、能量、物质、行为和信息量子化结构和细胞行为学,与生物物理、生物化学等基础科学紧密衔接。

生物体的系统应当是多系统的,存在着以多系统组成的“系统的系统”和系统之间的关联结构,解决生物系统之间的相互作用(服务)、互操作性和安全。这些系统关联概念可以是物质与信息形态的,也可以是行为形态的。

3. 生物系统的控制程序与对象

所有的生物系统和系统的相互作用,遵循相同的行为控制体制,即依据感受、识别、评估、表达和存储(记忆)对生物活动的条件、关联、差别、目标和能力进行处理。这种生物行为的控制机制具有类似的流程控制程序,面对所有的生命资源,适合生物体各层次的系统发育、运行、组织和技术的系统。它具有最普遍的低成本和高效益,具有递归执行模式。

4. 生物系统学基本概念

生物系统学基本概念归纳如下。

(1) 生物系统组成的基本概念,包含:

- 生物发育系统。生物系统的发育主体、发育行为、发育客体和发育规则。
- 生物运行系统。生物系统的运行主体、运行行为、运行客体和运行规则。
- 生物组织系统。生物系统的组织组成、组织功能、组织信息和组织规则。
- 生物技术系统。生物系统技术单元、组织技术方法和技术规则的结构。

• 生物发育模式。

(2) 生物主体行为基本概念，包含：

• 生物主体物质交换行为。

• 生物主体信息交换行为。

• 生物主体运动行为。

• 生物主体增殖/分化行为。

• 生物主体感受表达行为。

(3) 生物系统控制的基本概念，包含：

• 生物主体的感受。感受条件、感受关联、感受差别和感受目标。

• 生物主体的识别。识别条件、识别关联、识别差别和识别目标。

• 生物主体的评估。评估条件、评估关联、评估差别和态势、评估目标差别。

• 生物主体的表达。表达行为(物质交换行为、信息交换行为、运动行为、繁殖行为)，并以物质、信息和行为表现，对环境与形态产生改变。

• 生物主体的存储(记忆)。包括存储条件、关联、差别、目标和相应行为等信息。

(4) 生物系统的控制流程的操作、处理的对象概念，包含：

• 条件对象。表示主体的生存与活动的物质、信息、行为、主体、环境、状态等对象。

• 关联对象。表示把主体的物质、信息、行为、主体的关联关系作为对象，包括行为的连接、顺序、条件(蕴涵)、并行、施用和选择等。

• 差别对象。表示多主体感受、识别、评估、表达出现的差别和对象差别。例如条件差别、关联差别、差别的差别、目标与态势差别、能力差别、感受差别、识别差别、评估差别、表达差别和存储(记忆)差别。

• 目标对象。表示生物体由环境、状态产生的存储记忆所产生的预期行为要求。

• 能力对象。表示生物体预期目标要求与主体行为态势产生的存储与记忆作为主体选择行为的对象。

5. 生物系统学的范畴(分类)

(1) **前生物系统**。包含前神经系统、细胞间通信系统、前内分泌系统、前血管系统、前血液系统、前排泄系统、前增殖系统、发育控制与存储系统等。

(2) **后生物系统**。包含后皮肤系统、后运动系统、后循环系统、后消化系统、后呼吸系统、后排泄系统、后生殖系统、后神经系统、内分泌系统、免疫系统、后生物再生/复制/修复/重组系统(干细胞系统)、后生物运行感受表达系统(中医经络系统)。

3.4.3 生物系统的运行控制与操作原理

生物体运行行为控制的新系统学说是对运行中“条件、关联、差别、目标与能力”实施“感受、识别、评估、表达和存储(记忆)”的循环控制机制的学说。其中把“感受、识别、评估、表达和存储(记忆)”称为生物体的“五能”运行控制，把“条件、关联、差别、目标与能力”称为生物体的“五件”操作对象。

要用系统学观点讨论问题，首先是关注的内容发生了变化，其次是使用的描述语言发生了变化。因为生物化学的水、无机盐、单糖、多糖、脂肪酸、脂类、氨基酸、蛋白质、核苷酸、核酸、DNA、RNA、代谢、氧化、还原、分解、合成等术语和语言不是系统学语言。中医学的气虚、气滞、血亏、淤血、废气、宿便、外邪等术语和语言也不是系统学的语言。虽然我们研究的生物系统也面临上述物质元素，但是生物系统学不仅研究系统如何组织，更重要的是研究系统如何运行，研究系统运行如何控制，所以应当有系统学逻辑和运行描述语言体系。

讨论生物系统运行控制机制，不同于其他非生命系统，它们是由数量巨大的细胞和多细胞组织的主体组成并与所有主体行为综合、并行会聚的，以主体为主要存在形式的系统。所以，讨论生物系统实际上就是讨论和研究生物系统的生命主体的行为现象和行为控制机制。我们在仔细分析了生物主体的行为控制的模式可以划分不同的级别后，认识到行为控制的最基础的概念和术语是“存储”，也就是说保持存储与记忆是行为控制的基本要求。控制机制的后续概念和术语是“条件”。依次排序有“关联”、“差别”、“目标”、“能力”、“知识”和“逻辑”不同级别的行为控制概念和术语。

在本节中，作者把问题讨论带回到自己的领地：系统学。**本节讨论和提出的生物运行的“条件、关联、差别、目标、能力”系统循环机制，也许是作者对人类复杂疾病诊断和治疗的新贡献！**

从系统学角度看，在生物界中，调控系统运行的普遍方法是由如下的五个因素决定的。正如我们在行为控制机制中谈到的多级别行为信息基原理，调控行为的基本要求包括存储、条件、关联、差别和评估等。对于我们讨论的“代谢异常”如何产生的问题，作者同样使用这个在网络世界中已经使用成功的行为控制方法来回答这个问题。作者认为“存储、条件、关联、差别和评估”五个因素同样是生物“代谢异常”机制原因。

(1) **存储因素**。存储因素是生物体保持行为控制的遗传因素的机制，同时也是生物体适应环境和条件的“适应机制”。该因素是所有下面提出因素的可作用和可发展的基础。

(2) **条件因素**。条件是生物体对环境与刺激的感受概念。生物学很早就知道“条件反射”而产生的生物反应行为。条件因素是在存储因素基础上，产生的反应能力。这种反应包括在特定条件下，产生主体状态的改变。**对应于条件因素，生物体产生“条件行为控制”**。可以产生多种条件对应的多种行为控制。也可以称作条件诱发和检索的行为控制。这种条件与行为构成的二元结构被生物体存储记忆下来。作为条件发生产生反应行为的根据和最初的条件范围的评估能力和决定能力。条件因素和条件行为控制是在真核单细胞主体中就具备的能力。

(3) **关联因素**。多细胞动物中，多细胞、多组织、多器官和多系统有各自的行为，为了协调生物体如此多主体范围的多行为，必须研究这些多主体多行为的关联性。**对于胚胎发育，表现出细胞的相互作用的协同行为关系**。一个主体产生了对其他主体的感受和识别，具备了所在主体组织内的行为协调能力。关联因素，是在条件因素基础上产生的更高层的因素；是多主体组织中个体与群体产生的行为协调能力。这种协调能力是多主体在多行为时产生群体共同功能的必然要求。虽然多主体在有差别的条件中会表现出不同的反应，协调有差别的反应是面对差别存在的第一要求。**对应于关联因素，生物体产生“关联行为控制”**。同样，生物体需要把这种协调行为的“方案”（行为信息）存储和记录下来，作为主体后续活动中的行为协调的依据，并在多主体多行为控制范围内产生个体和群体对协调行为的评估能力和决定能力。

(4) 差别因素。生物体环境条件存在差别，内部的多主体和多行为同样存在差别，也即条件存在差别，关联也存在差别，而且是多差别因素。生物体具备了条件、关联差别感受与识别。这种识别称作差别识别。**应对差别因素，生物体产生“差别行为控制”。差别因素提出多主体的管理者控制模式**。显然，差别因素是在关联因素基础上的更高要求的因素。同样，生物体需要把这种差别识别存储和记录下来，作为主体后续活动中识别差别并产生差别控制行为的依据，同时在差别识别基础上产生个体和群体对差别识别的评估能力和决定能力。**显然差别与空间分布关系（多主体差别）和相同主体的时间历程有关系（变化关系），与生物体形态的前后、左右和背腹对称结构有密切的关系。**

(5) 评估因素。生物体行为对评估多条件、多关联和多差别有关的因素，具有在条件、关联和差别中决定的能力。生物体同样需要把评估信息存储和记录下来，作为主体后续活动中的依据和产生“评估行为控制”或“能力行为控制”。显然，评估因素作为独立的综合因素，是在差别因素基础上的更高要求的因素。生物体（动物）基本的评估有四种：

- **条件评估**。最原始的评估是条件评估，这种评估首先来源于对不同条件的识别，这种感受与识别能力，真核细胞就具备了。对环境的感受与识别和内部的感受与识别，促进动物产生了各种需要的感觉器官。
- **关联评估**。多细胞动物的每一个细胞具备的一种评估能力。动物首先具备了“条件评估”之后，随着生物的进化，动物开始具备了“关联评估”。
- **差别评估**。在具备条件和关联两个评估基础上，动物在进化中开始具备“差别评估”的能力。
- **能力评估**。在上述条件、关联和差别评估的基础上，随着进化发展，动物产生了“能力评估”。动物已经产生了主体组织和社会群体，不仅具有个体的能力概念，同时还具备了依靠组织群体的能力。

从生物进化历史看，上述四个基本调控能力，在低等动物中就开始出现了。只不过，不同进化阶段的动物，这四方面的能力大小不同罢了。**需要说明的是条件、关联、差别、评估都在生物体中被记忆或存储因素保存和遗传下去。评估概念显然是与生物体的神经系统，尤其是脑神经系统为标志的中枢神经系统有关的。**

在上述五个因素的基础上，我们还可以归纳出如下两个更高级的因素。

(6) 语言因素。生物个体之间通过语言的关联能力，即通过声音、形象等形式的语言表达，可以用语言表达要求（吃、喝、求爱、交配、服从等）、感情（爱、生气、愤怒、惊恐等）、状态（饥饿、缺水、疲劳、睡眠等）、协同（群体中个体的联络）等内容。动物开始具备某种智能。所谓的智能是一种能力概念，在学会“量力而行”的基础上，产生了语言表达的更加复杂和更加精确的能力模型。我们可以简单称这种模型为知识模型。在这种因素作用下，生物体同样需要把语言信息存储和记录下来，作为主体后续活动中的依据并产生独立的依据语言范畴的行为控制模式即“知识行为控制”或“语言智能行为控制”模式。

(7) 文字因素。生物个体和群体之间产生了文字形式关联能力，目前只适合人类建立知识结构的行为的控制，已经表现出行为控制的理性行为关联概念。产生了更高级形态的评估，例如知识评估和逻辑评估等。我们可以简单称这种模型为逻辑模型。在这种因素作用下，生物体同样需要把语言文字信息存储和记录下来，作为主体后续活动中的依据并产生独立的依据语言文字范畴的行为控制模式即“逻辑行为控制”或“语言逻辑行为控制”模式。

读者可以思考，细胞对于条件，有感受与识别，并做出细胞的评估和决定。多细胞组织，由于是多细胞具有对条件的感受、识别、评估、表达和记忆，所以提出了比单细胞更多的要求。即具有对关联和差别的感受、识别、评估、表达和记忆，并形成在组织级别上的评估、表达和记忆。显然这个组织级别的评估、表达是综合组织内所有细胞评估和表达基础上产生的。对于多组织组成的器官，同样又产生更高级别器官的评估和表达。如此，不断向上级汇报和综合，最后产生出生物个体的评估和表达。生物学中反映的差别处理是通过多主体的感受、识别、评估、表达实现的。对差别的平衡是通过对称结构的组织、器官产生的差别评估实现的。生物体在各层主体的差别基础上的评估和决定是唯一性的，通常由高层的管理者（神经节、神经干、中枢神经、脑神经）决策决定。

如果我们先把语言因素、文字因素放到一边，主要讨论其他因素，并把上面讨论的各种因素依照系统学方法分类，可以把生物行为控制划分为两个范畴。一个是能力范畴，主要表现生物体的行为控制流程；另一个是行为控制的对象范畴。为了讨论方便，我们如果把生物体的能力范畴称为“五能”，而把行为控制的对象范畴称作“五件”，那么这些范畴可以由如下行为控制组成。

- 生物体的“五能”范畴：感受、识别、评估、表达、存储。
- 生物体的“五件”范畴：条件、关联、差别（包括变化）、目标、能力。

人体经络系统运行信息的存储/记忆是讨论非意识驱动的生命信息和存储/记忆。生物体感受、识别、评估、表达和存储（记忆）是生物系统的主要流程环节。

- 感受。包括感受条件、关联、差别和目标。
- 识别。包括识别条件、关联、差别和目标。
- 评估。包括评估条件、关联、差别和态势与目标差别。
- 表达。包括对环境做出的反应和对内部状态做出的相应行为，通常是决定行为，具有决定的唯一性。

• 存储(记忆)。包括存储条件、关联、差别、目标和相应行为的存储与记录。

上述生物系统的流程操作和处理的对象概念包括条件、关联、差别、目标和能力，这些概念如下定义。

• 条件。表示主体的生存与活动的物质、信息、行为、主体、环境、状态等对象。

• 关联。表示把主体的物质、信息、行为、主体的关联关系作为对象，这些关联关系包括行为的连接、顺序、条件(蕴涵)、并行、施用和选择等。

• 差别。表示多主体感受、识别、评估、表达出现的差别，这些差别具体有条件差别、关联差别、差别的差别、目标与态势差别、能力差别、感受差别、识别差别、评估差别、表达差别和存储(记忆)差别。

• 目标。表示生物体对环境、状态的存储记忆而产生的预期行为要求。例如物质交换和繁殖要求。把这种要求同样作为行为控制流程操作和处理的对象。

• 能力。表示生物体预期目标要求与主体行为态势产生的存储与记忆作为主体选择行为的对象。

其中，对差别做以下具体分析：

• 条件差别具体有物质差别、信息差别、行为差别、主体差别、环境差别、状态差别等。

• 关联差别具体有物质关联、信息关联和行为关联的差别。感受差别是基于相同的条件，由于不同主体对相同条件产生不同的感受。识别差别对同样分类的条件和感受，由于主体不同产生不同的识别。

• 评估差别是在同样分类的条件、感受和识别基础上，由于不同的主体产生不同的评估。

• 表达差别是在相同分类条件和感受、识别、评估基础上，由于不同的主体产生不同的决定和由此产生的不同的表达。

上面谈到的目标概念是标志生物主体的最重要的概念和特性之一。目标性还为生物体带来主动性和选择性。

生物体的“条件、关联、差别、目标、能力”是如何实现行为控制的，在此简单介绍它们的系统工作原理。

1. 单细胞的条件行为控制系统原理

首先观察单细胞生物体，例如动物性的真核细胞，主要具备的是条件行为控制。这里的“条件”包括环境范畴内各种营养物质、有害物质等，当然也包括外部环境的温度、水、无机盐和刺激等因素，“条件”还可以是内部状态，包括细胞生命周期的状态和行为状态，例如细胞饥饿等。单细胞的条件行为控制流程可以用图3.12表示。

单细胞的条件行为控制流程描述在外部条件发生时，细胞可以感受和识别这种条件，然后对这种条件进行“条件评估”，并在评估存储信息的(条件、行为)二元表中，检索到该条件下的对应行为。然后去执行该行为，并把执行的行为和相应的条件存储与记录

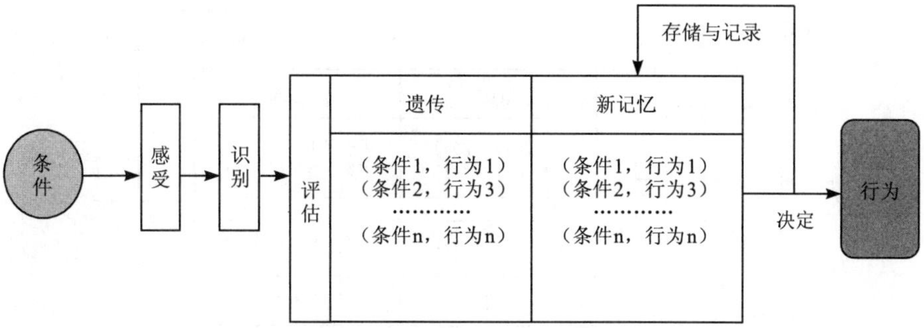

图 3.12 生物体条件行为控制

到细胞的行为信息基(AIB)中。细胞的行为信息基(AIB)的存储信息划分包括遗传继承下来的本能行为控制信息，以及在生命期中每一次行为时存储和记录的条件与行为对应的新信息内容。这些新信息作为后续行为的参考依据，并在长期进化过程中，把经常出现的"行为控制新信息"划归到遗传部分中，代代相传。

如果简化上面的图形，可以用图 3.13 表示。

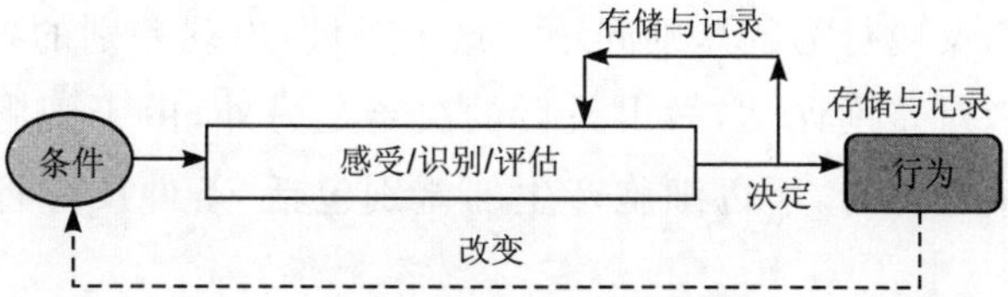

图 3.13 感受表达的存储与记录

2. 多细胞生物体条件和关联行为控制系统原理

首先观察多细胞动物的细胞行为控制流程。对于多细胞动物，多细胞之间首要解决的问题是生物体内每一个细胞必须具备行为协调能力，对细胞不协调行为实行控制。也就是说，虽然依然是细胞的行为控制，但是多细胞生物体内细胞。所有多细胞动物中单细胞同时具备"条件行为控制"和"关联行为控制"两种能力。"关联行为控制"能力是在"条件行为控制"能力基础发展而来，参见图 3.14。

细胞增加的关联概念是多细胞行为协同的概念。当细胞感受到相邻细胞和相邻细胞的行为时，产生关联的感受，实际上也是一种"新条件"的感受，经过识别和评估后，产生要求的反应行为，并把这种关联和行为的关系存储与记录下来。所以，关联行为控制是直接从条件行为控制变化发展而来的。为单细胞增加关联行为控制是多细胞构成组织必须要求的控制。从现代生物学中得知，多细胞动物的细胞基因中存在行为协同基因。

3. 生物体条件差别和关联行为差别调控系统原理

对于多细胞动物，多细胞之间在行为协同之后，需要解决的首要问题是生物体内细

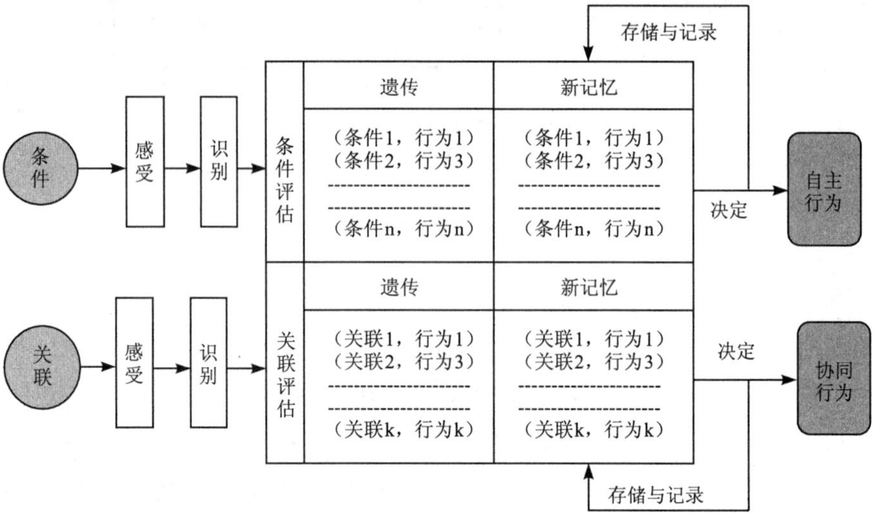

图 3.14　生物体条件和关联行为控制

胞对条件和关联反应行为不一致的问题。也就是说，这是多细胞主体对相同或不同条件和关联要求所产生的反应行为的差别问题。这个时候，出现差别的各细胞主体行为需要一种第三方或管理者对差别评估，做出最后的决定。另外，由于细胞行为已经划分为条件反应行为和关联反应行为，所以细胞产生的差别包括“条件反应行为差别”和“关联反应行为差别”。

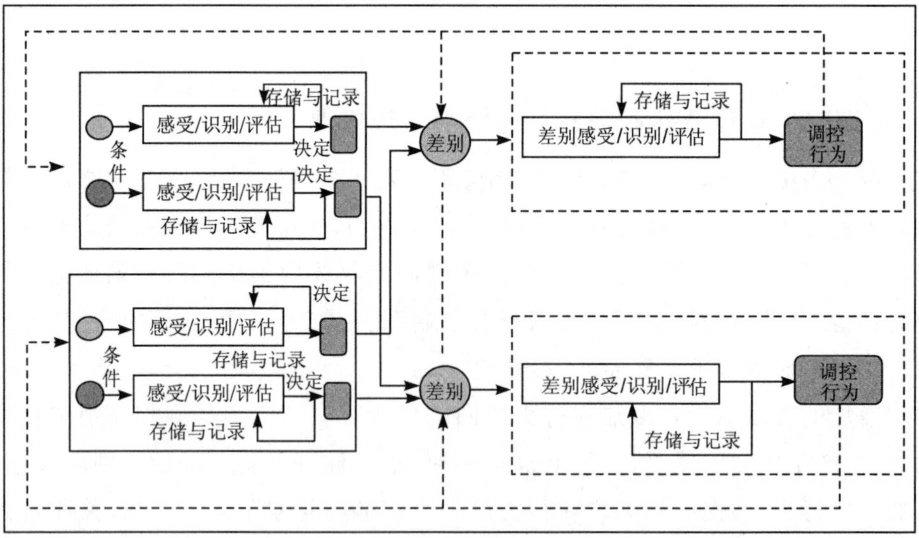

图 3.15　生物体条件差别和关联差别行为控制

由图 3.15 可知，**生物体的差别行为控制是一种相比条件和关联行为控制不同的行为控制方式，是生物体在多细胞动物中产生的新行为控制机制**。该机制的原理可以阐述如下：多单细胞生物体必须具有差别行为控制。这个差别包括条件差别和关联差别两方面的差别感受、识别和评估，从而产生对细胞行为实行调控。条件差别调控主要是指对细胞物质交换、信息交换行为和感受表达行为出现的差别的协调和控制。多细胞物质和信息交换行为差别和感受、识别和评估的差别出现是必然的，是生命主体行为的不确定性造成的。条件差别调控通过感觉神经系统和内分泌系统从系统学角度观察是必然发生的现象。关联差别调控主要是指对细胞运动行为的协调和控制。关联差别调控通过运动神经系统从系统学角度观察是必然发生的现象。感受、识别和评估差别从物理学和系统学角度观察，必须有对称形式（例如前后、左右、背腹和近远组织结构）的组织和器官。

4. 生物体能力评估行为控制系统原理

生物体的进一步进化，必然会产生多差别评估问题。有许多作为管理者的主体，它们对细胞行为产生的差别，做出了不同的评估。于是，自然又提出对"多评估或评估差别"做出更高级别的"再评估"，对已经做出的"调控行为"实行"再调控"。于是需要"中枢神经"系统概念，或中枢管理者的组织与系统，来做更大范围和尺度的行为调控，调控在条件差别、关联差别和评估差别中产生的不协调和不和谐的行为。我们把这种评估差别引起的新的"差别评估"能力称作"能力评估"。

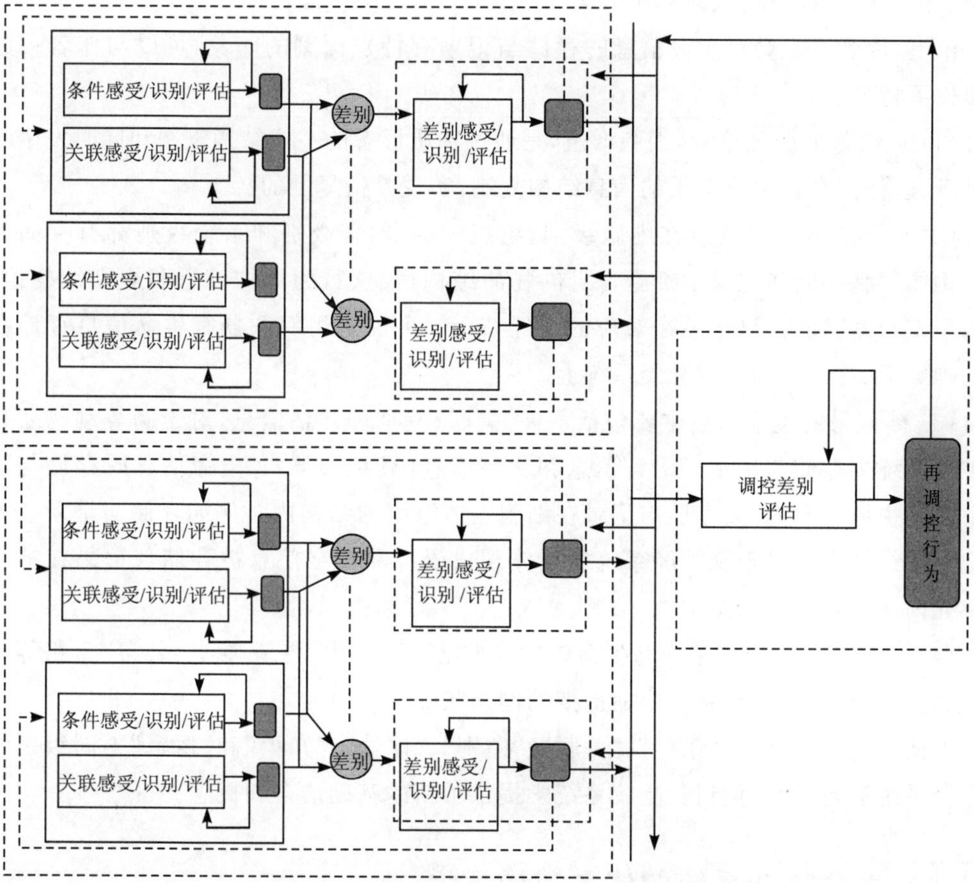

图 3.16 生物体能力评估的再调控行为控制

从图3.16我们看到，**生物体的能力行为控制是在差别行为控制机制上发展而来的外延发展模式。**

我们讨论了条件、关联、差别和能力的行为控制机制原理，就可以在此基础上，进一步讨论“知识行为控制”和“逻辑行为控制”两个行为控制机制的系统原理。这两个行为控制是一种新的控制机制，它们已经不是简单外延发展模式，而是一种内涵的发展模式。

5. 生物体语言智能行为控制系统原理

“知识行为控制”或者“认知行为控制”实际上属于超越条件、关联、差别和能力等基础行为的控制模式。知识行为控制，利用语言符号实行更新的存储和记录条件、关联、差别和能力的行为控制。高等动物的脑信息存储和记录的不仅是非语言符号的生命信息和行为信息，还增加了语言符号的存储和记录的其他信息和行为信息。

6. 生物体语言逻辑行为控制系统原理

“逻辑行为控制”是在知识行为控制的语言符号的存储记录信息的基础上，将文字形式作为语言符号存储记录的外部存储形态。这为更深入地进行分析、推理和论证提供了可能。这个行为控制模式只属于人类。

由上，读者一定会对生命信息的存储与记录有特别深刻的印象，可以与作者一起归纳出以下特点：

(1) 从细胞周期理论看，细胞增殖，是通过物质形态的主体结构复制和同时发生的遗传信息、运行信息存储或记录的信息结构复制，实现繁殖复制的。

(2) 生物体的生命信息在细胞级别、组织级别、器官级别和系统级别都有存储和记录。例如细胞存储和记录了细胞自身的物质结构信息、行为结构信息和规则结构信息。细胞组织和器官的信息记录在对应的神经节上。多细胞组织和器官生命信息存储在对应的神经干、神经环和中枢神经系统上。

(3) 被记录的生命信息主要包括条件、关联、差别和评估信息，对于高等动物还在意识神经系统中存储与记录了语言信息和文字信息(只对人类)。生命信息既存储与记录在每一个主体单元内，又存储与记录在细胞主体组织的结构内。例如存储与记录在神经细胞组织结构中。对于脑神经系统更加体现出语言和文字信息被存储与记录在神经细胞单元内和相关细胞的结构内。

(4) 生命信息存储和记录与生命体的物质增殖和再生/更新/换代/修复/重组等同步而行，它们同样影响着生物体生命周期的健康状况。

上面讨论的“存储”、“条件”、“关联”、“差别”、“评估”、“知识”和“逻辑”不同级别的行为控制系统运行，为我们讨论生物系统学提供了新的基础语言和概念。

3.4.4　生命复杂系统的体系结构学说

传统的生物功能分类系统的运行描述，其方法是面向一切客体世界的描述方法。当我们描述电子系统、计算机系统和任何机械系统时，都可以采用这样的方法，例如电子系统组成和结构、部件的组成与结构，通常还包括电子系统功能和部件的功能。当然也会描述电子系统使用方法、供电、维护等内容。这样的系统概念是面向客体的描述方法。所谓功能是客体的功能，是被使用或被引用的功能。这样的描述方法，已经不是现代系统学要求的最新方法。

体系结构概念在信息化建设和信息技术领域中，使用得非常普遍。例如计算机的体系结构(计算机的组成结构)、软件的体系结构、信息系统的体系结构、信息系统平台的体系结构以及更大范围的信息化体系结构概念。

20 世纪 90 年代开始提出系统的体系结构，尤其是信息化的体系结构描述方法，提出了更现代、更完整的系统结构描述方法，它应当包括三个方面：

(1) 信息化的运营体系结构，主要考察系统中主体、行为、客体和运行规则的结构。这种方法称为系统运营结构描述方法。

(2) 信息化的系统体系结构，主要描述系统组成、功能、数据(信息)和组织规则的结构。这种方法称为系统的组织结构描述方法。

(3) 信息化的技术体系结构，描述系统技术单元、技术方法、技术参数和技术规则的结构。这种方法称为系统的技术结构描述方法。

信息化体系结构，现在看来有三个视角或视图。其一，是运营(运行)体系结构；其二，是系统体系结构；其三，技术体系结构。对于专业人员，更关注的是系统体系结构，主要包括系统组成与连接结构、系统功能结构、系统数据结构等内容，是一种软硬件结构。对运营体系结构，无论从方法上，还是从关注的程度上，都比关注系统体系结构有许多不同。从事技术工作的人员，当然还关注技术体系结构。这种关注的偏差与从事系统设计、开发、生产和维护的工作特长和习惯是密不可分的。信息化的体系结构，比一般的系统体系结构，例如计算机的体系结构、软件的体系结构和应用系统的体系结构，要复杂得多。尤其，在一般系统的体系结构描述中，几乎不描述其运营的体系结构，通常没有主体、行为和客体的概念。在计算机和网络世界，是在操作系统中第一次提出了主体和客体的概念，但是也没有明确提出行为概念，而是使用“操作”和“访问”等具体的概念。信息化体系结构复杂程度开始向生物世界复杂性逼近，而且越来越复杂。

把这种比较先进的信息化的体系结构概念与方法用于生物世界中系统范畴的描述有什么新的要求吗？显然不能完全把信息化的体系结构的描述方法搬过来，必须要注意生物体系结构的描述其特殊要求和特点。在这里研究生命复杂系统的体系结构学说，出自几个方面的原因：

(1) 信息化是非常复杂的领域，如何建立领域的体系结构一直是个重要的问题。而从事信息化的科技工作者看到生物界是更加复杂的体系。该复杂体系的建立是在 40 亿年的进化演变中而来，其中整个进化历程都是在人类出现之前发生的。如果对生物世界的认识和知识结构是可以信赖的，那么我们描述的生物世界是非人类思想创造的，没有臆造性，所以是科学的，可以为信息化解决复杂性问题提供唯一的、最有力的指导和借鉴。

(2) 从事信息化体系结构研究的科技人员在借鉴生物学知识时，也发现生物学太缺少基本的系统概念。生物学有化学家帮助，但是缺少系统学方面的支持。一个典型例证是研究生物发育，有非常清晰的信号分子、细胞因子、生长因子的作用，却没有细胞、组织、器官构成的系统运行或相互作用的系统描述（如我们在3.4.3节中所做的那样）。科技人员认为信息化的许多知识结构，例如其体系结构知识，就可以为描述生物复杂体系提供帮助。

(3) 从事信息化的科技人员和中医认为，中医的生命体系结构描述方法，比我们在信息化体系结构理论和描述方法中，还多了一些特别的关注点和内容，表现出明显的优势。例如，中医的生命运营体系结构描述是建立在中医的“经络体系”之上，中医的生命体运营体系结构有充分的生命主体运行的“评估体系”，中医的生命主体运行的评估体系有行为逻辑学和辨证方法哲学体系做指导。中医的生命运营体系结构评估居然可以与行为的逻辑和辨证方法哲学体系融合在一起，使中医的生命体运营体系结构更具有动态特性和可调整特性。从上面的生命运营体系结构讨论中，再一次证明中医的医学思想与基础是建立在行为学理论和方法上的。

从上面的分析，我们看到了生物学、信息化科学和中医学之间的相互支持、相互借鉴方式。在这里，作为信息化科学学者，为生物学提出以下体系结构学说的建议。

读者可以从屈延文后续将出版的新著作《信息化总体学——网络世界行为学理论基础与形式化方法》中看出，体系结构最重要的是研究网络世界中的主体、行为和客体的结构性问题，也就是说是研究网络世界中运营体系结构和系统的逻辑体系结构。运营体系结构和系统逻辑体系结构描述了系统建设的需求、价值、应用等服务性要求，描述了连接、交换和共享等互操作性要求，还描述了可信、完整、可用等安全性的要求。没有描述体系的运营体系结构，就无法考察系统体系结构建设是否符合需求，是否实现了运营目标，是否其组成比较合理，是否达到较高的工作水平等等。

如果说信息化的体系结构的描述开辟了三个视图，那么生命体系结构的描述要开辟四个视图。即从发育、运行、系统和技术四个视图描述生命的复杂体系结构。

(1) **生命的发育体系结构描述**。主要描述系统发育、形成和演化过程，主要是从主体、行为、客体和发育规则的结构进行描述。这种方法可以描述生命个体、群体组织和社会形态以及整个生态是如何发育、生长、变化的。这个描述反映了生命进化历程。

(2) **生命的运营体系结构描述**。主要考察系统中主体、行为、客体和运行规则的结构。这种方法称为系统运营结构描述方法。

(3) **生命的系统体系结构描述**。主要描述系统组成、功能、数据（信息）和组织规则的结构。这种方法称为系统的组织结构描述方法。

(4) **生命的技术体系结构描述**。描述系统技术单元、技术方法、技术参数和技术规则的结构。这种方法称为系统的技术结构描述方法。

上述生命体系结构的描述中，现代生物学在生命的系统体系结构和技术体系结构方面可以说做得非常好，这里就没有必要多言。我们只对发育体系结构和运营体系结构多说一些话。

第一，生命的发育体系结构实际是描述生物体进化过程中各主要阶段的系统组织和运行发育演化。其中，现代发育生物学，主要讨论生物体前、中、后不同阶段的系统的物质结构发生和演化过程以及相应的组织学。在发育过程中，现代发育生物学缺少讨论生物细胞主体、组织和器官行为的发育，缺少讨论如何通过主体自身的行为，实行自发育、自管理、自控制的运行体系结构的描述。

第二，如果建立生命系统运行体系结构，当然应当关注细胞、组织、器官、系统等不同主体、行为、客体和运行规则。这些主体为了发挥功能和维系生命，是如何实现物质交换和维系物质交换平衡的。生命系统运行体系结构必须说明和讨论细胞、组织、器官和系统是如何实现各种模式的信息交换的。生命系统运行体系结构还必须说明和讨论细胞、组织、器官和系统如何实现再生、更新、换代、修复和重组的。生命系统运行体系结构必须详细说明和讨论细胞改变形态、移动、迁徙和组织、器官的收缩、舒张、蠕动等运动行为。生命系统运行体系结构还必须详细说明和讨论细胞、组织、器官、系统和个体的感受、识别、表达行为。在讨论运行体系结构中，要特别注意划分功能分类系统运行与行为模式和超越功能分类系统运行与行为模式两个范畴的描述。

第三，中医的生命体运营体系结构有充分的生命主体运行的“评估体系”，或者称“体外生命运行评估体系”。中医对生命体的运营评估是建立在生命体中脏腑组织个体器官的行为表达的评估上。例如，我们谈到的中医行为理论状态学说中的气血、脏腑的阴阳、寒热、虚实、瘀、滞等运营状态或运营态势的评估。中医的生命主体运行的体外评估体系有行为逻辑学和辨证方法哲学体系做指导。这个行为逻辑学和辨证方法哲学体系就是中医的阴阳五行学说。

第四，中医的生命体运营体系结构更具有动态特性和可调整特性。由于中医的生命运营体系结构具有更普遍的哲学体系指导，并使这种运营体系结构更具有动态特性和可调整特性。中医的气血、脏腑的阴阳、正邪、寒热、虚实、瘀、滞等运营状态的评估不是固定的、静止的，是可以改变、调整和控制的。中医利用阴阳五行的辩证逻辑，指明了相生相克、虚补实泄、寒热调整、化瘀消滞、扶正祛邪、阴阳平衡整套的方法学说，来调整生命主体运行态势。

正如一些希望研究生物系统学的人所说，研究生物的体系结构显然也是必要的。因为生物体和生物环境以及整个生态体系是非常复杂的体系，在建立生命的体系结构中，中、西医都具有相对对方更强大的领域和需要发扬光大的领域。在这个统一的生命体科学体系结构框架中，中、西医强大、传统的领域都可以得到发扬光大。

第五，我们需要强调一点，建立生命复杂系统的体系结构学说，最终还有一个目标，即在网络世界中再现生物的世界和生物体。我们需要提醒相关人员注意，不要用简单理解的信息系统或信息化概念与知识去讨论信息化的体系结构，这需要多方面专业的专家合作。

在前几节现代生物行为学内容的基础上,我们讨论了现代生物系统学的基本框架和基本原理等知识。研究现代生物系统学说,必须站在现代系统学最新成果的高度上,例如用复杂系统的体系结构理论与方法去整体研究生物的系统学说。现代生物系统学的研究,不仅研究以解剖学和组织学系统功能分类的生物体系统结构,还必须基于生物体其生命自组织特性的基本认识,从生物的发育和运行两个方面,研究生物是如何自组织发育和自组织运行的,进而,从学科的总体性考虑生物系统学应该具备的完整知识体系。为此,在3.5节和3.6节分别讨论生物发育系统学和生物运行系统学的概念、框架和原理。

3.5 生物系统学1:生物发育系统学说

3.5.1 生物发育系统学概述

我们知道,生物体的发育需要在细胞、组织、器官、系统等多个层次上形成动力。例如细胞迁移、形态变化、多细胞组织、收缩、舒张、蠕动等运动形态需要动力;细胞增殖、分化、组织生长、复制等也需要动力。作者认为,从本质上讲,在胚胎发育过程中存在以下几个动力因素:

(1) 细胞封闭环境化学动力。

(2) 细胞遗传基因动力。决定着胚胎发育细胞增殖的原动力。

(3) 细胞相互作用(信息与行为关联)动力。决定着发育中细胞数量的控制。

(4) 细胞分化命运图谱(正常和特异性路线图谱)动力。决定着完整细胞种类的形成和功能形成。

(5) 在个体自组织总体目标的框架内的主体(细胞、组织、器官、系统)参与动力。决定着组织、器官和系统功能要求的形态形成。

需要说明,上述不同发育阶段的动力概念是动态的和相互支持、相互关联的。例如,细胞基因因素,在多细胞环境中,相互作用使细胞产生相互作用的基因(例如行为协同基因、神经基因等);在细胞分化中,细胞基因的活性或抑制状态被表现,从而失去多能,产生专能。在产生对象专司功能器官和系统的发育中,器官的专司功能行为,不仅决定了胚胎发育中细胞数量和种类的变化,还决定了组织和器官的形态发育,使细胞在组织和器官形态产生中,受到组织和器官的影响。

在胚胎发育过程中,生物体发育是逐步从自主发育模型开始,经过诱导发育模型,最后到强制发育模型。在这个发育过程中,这些发育模式被反复、顺序和并发使用。

前面已多次谈到,细胞构成组织和器官,需要细胞因子、生长因子和环境因子。仅有信号分子作为生物体发育的基本依据是不够的,应当具有实施细胞走向多细胞组织的自组织、管理和控制的生物系统。这个生物系统有前、中、后的发育过程。正如我们已谈到的,需要从生物系统学的角度,结合分子生物学和生物化学的成果,更深入地研究生命现象。

我们把生物发育和运行的“自主模式”、“诱导模式”和“强制模式”等概念作为关注点,深入研究加以论证。我们提出,生物体的发育从大的过程分类,大致可以把生物的组织、器官和系统发育归纳为三种模式:

(1)“自主发生”或“自主发育”模式。是以细胞的自主行为为基础的自主发育,主要强调细胞自身的作用,例如DNA的遗传分裂、分化等能力产生作用。这个时候存在着细胞间的相互作用(移动、迁徙等)取得结构上的平衡。存在相互作用的协同基因,取得行为协同。**这种发育具有相当程度的不确定性(环境影响大),可以称作细胞基因和细胞行为相互作用的发育模式。**

(2)“诱导发生”或“诱导发育”模式。通过细胞的相互作用,尤其是细胞的信息(信号分子)交换与影响的作用,对多细胞组织、器官产生发育作用。在多细胞组织的发育中,存在着信息交换的源和目标,信息源细胞(诱导者、管理者)具有诱导其他细胞发育的作用和能力。显然,**这种发育诱导具有一定的不确定性,可以称作化学发育模式。**

(3)“强制发生”或“强制发育”模式,是在前神经系统调节和控制下的发育模式。由于神经系统感受、控制直接面向目标对象的细胞和组织,作用对象和影响能力比较确定,**所以这种发育模式具有强制性和确定性,可以称作系统学控制理论的发育模型。**现代生物学已经证明胚胎发育和生物体再生/修复/重组中神经系统的重要作用。**强制发育模式是本书提出的重要发育观点,并为此提出了完整的组织、行为、系统方面的知识结构。**

这三种发育模式始终存在于生物体的发育全过程中。我们在研究胚胎发育问题时,要始终记住把这些学说放在生物自组织大框架中,去思考如何自组织、自管理和自控制。

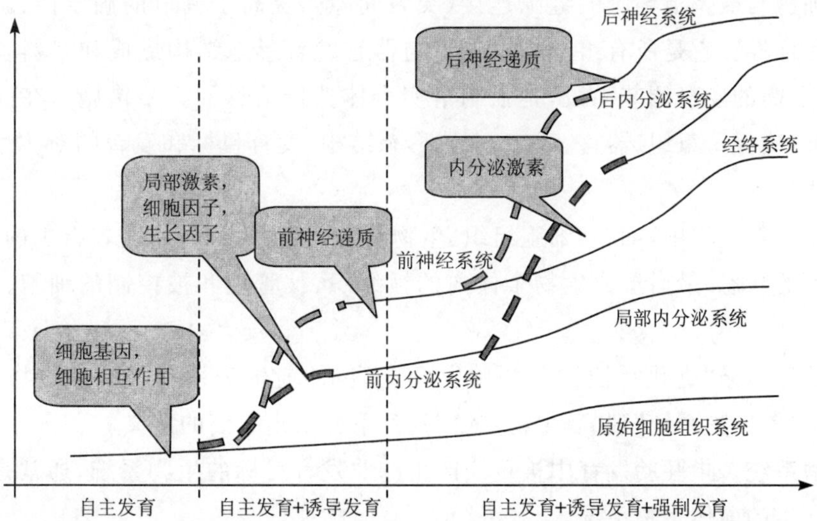

图3.17 生物自主发育、诱导发育和强制发育模式介入过程示意图

图3.17中,横坐标表示发育阶段或方式,可以看出自主发育阶段与方式是最早发生的,而后逐步进入了自主发育和诱导发育兼有模式,最后进入自主发育、诱导发育和

强制发育共同模式。纵坐标表示发育能力，这种能力主要指发育调节因素的作用尺度大小、作用强度和确定性(或不确定性)度量的大小。还可以从图 3.17 了解以下情况。

(1) **自主发育模式**。自主发育的因素主要是细胞基因(包括行为协同基因和行为信息基)和细胞之间行为的相互作用(包括细胞物质交换、信息交换、移动、迁徙、聚集、增殖、分化和分泌表达物质和信号物质等)。显然这种细胞自身和相互作用的尺度范围小。对于胚胎发育早期，胚体尺度小时，作用显著。但是对于发育后期，只在局部细胞组织中和原始的前生物系统保留了这种模式。

(2) **诱导发育模式**。在第二阶段中(也是胚胎发育早期)出现，是从自主发育模式发展出来的模式。首先发挥作用的是细胞因子与生长因子，其后在细胞组织发育中，这个发育诱导作用还是应当划分在腺细胞分化，开始有效发挥作用之后，可以区别信号物质的接收主体和信号发出主体。在细胞组织发育形成基本形态结构后，在器官细胞组织发育中，出现了局部激素的诱导作用。这些信号分子物质是细胞组织发育的主要调节物质。局部激素的调节是通过组织液传递信息的，作用尺度在组织范围之内。需要特别指出的是，在诱导模式中发育产生的内分泌组织和器官，在发育过程中逐步发挥作用，调节能力和强度大大提高。因此，随后诱导发育模式，在器官和多器官发育甚至系统和多系统发育中，采用已经逐步发育完全的内分泌系统激素信号作为发育调节手段。内分泌激素在全身范围调节，通过激素特异性选择作用对象。对调节组织、器官、系统和个体发育规模和细胞数量有显著作用。内分泌激素的调节手段一直持续到胎儿产出后的发育历程。

(3) **强制发育模式**。在自主模式持续运行中，发育出前神经系统，前神经系统进入“边工作边自身发育”。开始进入第三阶段的强制发育模式，强制发育模式利用前神经系统的神经细胞与被调节细胞的缝隙连接(突触间隙)，提高了调节的确定性、调节强度和调节对象目标性。它是所有组织后续发育与器官发育形态结构形成和多器官发育平衡性、对称性必需的发育调节手段，是强制落实个体遗传信息的必要措施。在前神经系统强制调节下，确保了组织、器官、系统、个体形态结构、发育目标和发育的对称性、平衡性、确定性。

在胚胎发育过程中，细胞、细胞组织、生物器官和生物系统，从比较自由的状态，逐步走向被约束的状态，最后形成生物个体内的被组织、被管理和被控制的细胞、组织、器官和系统。

胚胎发育遵循“进化重演律”，胚胎发育重演从“前生物系统”到“后生物系统”的历程。什么是“前生物系统”到“后生物系统”呢？下面给出它们的定义。

前生物系统 指胚胎发育中被重演产生的非发育目标的生物系统，通常是胚胎发育前期表达产生的前体生物系统。

后生物系统 指胚胎发育的目标生物系统，通常是胚胎发育后期表达产生的生物系统。

有时，我们为了更细致地划分，还可以胚胎发育过程中被表达产生的生物系统，依据阶段的特点划分为“前生物系统”、“中生物系统”和“后生物系统”。例如在本书后续讨论中,我们会提出“前神经系统”、“后神经系统”、“前血管系统”、“中血管系统”、“后血管系统”、“前排泄系统”、“中排泄系统”和“后排泄系统”等等。

面对的挑战是如何建立生物体的细胞、组织、器官、生物系统的发育和运行的系统结构框架。读者或许已经感受到,通过我们采用不断逼近的讨论和论证方法,可以在本节对生物系统学,即生物发育与运行的系统学说进行比较完整的描述了。

3.5.2 细胞组织的胚胎发育体制(自主发育模式)的描述

细胞组织的胚胎发育体制和胚胎“自主发育模式”是两个不同的概念。从字面上看细胞组织的胚胎发育,是把关注点放在如何从单细胞发育成多细胞组织。**自主发育模式,表示细胞根据自身的行为能力(增殖分化基因作用)和多细胞行为的相互作用(协同基因和其他相互作用),而不受关注范围外的因素影响的自主发育模式。严格说自主发育模式,由于包含相互作用的协同关系,所以应当称作“自主与相互作用协同发育模式”,或简单称为“自主、协同发育模式”**。我们把这两个概念联系起来,就是强调胚胎发育早期,在从单细胞到多细胞聚集,再从多细胞聚集到产生多细胞组织的过程中,发育的基本体制或主要影响力是自主发育模式和协同发育模式。

自主发育模式和协同发育模式,从相互作用讲,是一种所有参与发育的细胞,既是诱导者和管理者,又是被诱导者和被管理者。这种模式应当重在关注细胞级别的相互作用。

在这里,把问题聚焦在从单细胞到多细胞组织发育过程上,讨论细胞级别的行为关系。讨论细胞的物质交换、信息交换、细胞运动、细胞增殖/分化和细胞感受表达等行为的相互作用构成了从单细胞到多细胞组织的发育过程的基础框架。细胞级发育行为是天生和遗传具备的。细胞级发育行为分别可以描述如下:

(1) 细胞级物质交换行为。主要表现在细胞依靠自身物质与能量,通过细胞本身的物质与能量交换方式,维系生命过程。

(2) 细胞级信息交换行为。主要表现为细胞之间的直接通信和接力通信,是最早细胞组织内的,是生物体最早发育的通信体制。

(3) 细胞级运动行为。主要表现为细胞的形态变化、移动、迁徙和分类聚集作为生物体最早的发育方法。三胚层的胚体结构,其中胚层在原来二胚层的上胚层增殖、分化的基础上,通过细胞的移动、迁徙和分类聚集产生。同时,也产生了分类细胞特定空间位置聚集。这种分类细胞的聚集是其后各种细胞组织和器官产生的原始基础。

(4) 细胞级增殖/功能分化行为。主要表现为干细胞的增殖、分化、去分化、凋亡、异常死亡、静息等行为和状态,是生物体最早的发育基础。细胞增殖,细胞数量增加,在数量增加中产生细胞功能类型分化。例如分化产生上皮细胞、造血细胞、神经细胞和腺细胞等。

(5) 细胞级感受、识别和表达行为。细胞对环境、物质、客体和其他主体(同类或异类细胞)具有感受、识别和表达行为和能力。成为生物体最早的发育自组织框架。

在这些细胞行为中,当然物质交换行为是所有行为的基础,是生命维系的基本条件。细胞的信息交换行为是在物质交换行为基础上发展和进化而来的。细胞的感受、识别是在物质交换和信息交换基础上实现的,并在感受和识别基础上做出表达,而表达首先是细胞增殖/分化的表达。**细胞增殖/分化的表达是这个阶段的中心任务**。而在这种增殖与分化表达前,首先表达出了细胞形态变化和运动形态,而这种运动包括细胞内部的物质运动和细胞外部形态的变化。

对于细胞级别的行为关系可以描述如图3.18所示。

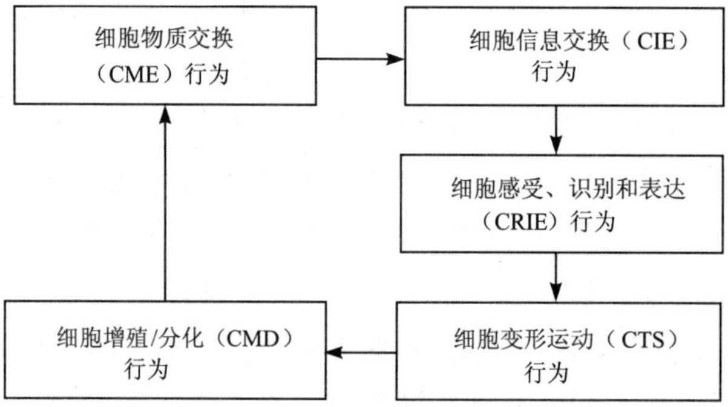

图3.18　细胞级别的行为关系

从上述讨论中,胚体发育首要的是依据细胞的自身状态、物质交换的平衡性和信息交换的信息,来决定参与发育过程的细胞的表达。例如可以通过细胞运动(移动、迁徙和聚集),来调整细胞的物质交换平衡目标。而细胞的物质交换平衡了,发育早期的细胞信息交换就达到平衡的条件。还可以通过细胞增殖与分化,调度发育过程的主体资源。也可以通过信息交换,改变细胞周期时间,决定细胞的休息、工作状态。再考虑到发育早期,胚体尺度小,依靠细胞因子和细胞间通信方式,就完全可以实现整个胚体的发育调控。

细胞级的上述行为能力,开始产生一些多细胞组织或原始的系统结构。最先产生的功能分类的网络系统(组织):前生物神经系统(组织)、前血管网络系统(组织)、前腺细胞系统和前排泄管网络系统、前消化系统(主要作为发育对象)和其他前生物系统(例如前造血系统),上述前生物系统,除前消化系统主要作为发育对象外,它们构成了最早的物质交换和信息交换网络系统,它们成为后续系统发育的诱导主体。

1. 前生物系统的发育

早期的发育过程,是通过细胞能力和细胞相互作用作为主要动力的发育过程,主要产生前期的生物系统的发育。前生物系统,从组织学讲是一些细胞组织的初级形态。这些前生物系统发育包括:

(1) 前血管系统的细胞组织发育,形成前物质交换系统,并实施物质交换工作。

(2) 前神经系统的细胞组织发育,形成前信息交换系统,并实施信息交换工作。

(3) 前腺细胞系统的细胞组织发育,形成前信息交换系统,并实施信息交换工作,例如弥散腺细胞体系。

(4) 前排泄系统的细胞组织发育,形成前排泄系统,并实施排泄工作和其他工作。

(5) 前消化系统的细胞组织发育,开始后消化系统发育,不实施消化工作,而承担其他工作。所以,前消化管道系统主要是作为发育对象,不明显表现系统性。

前血管网络系统(组织),是最早的前生物系统和发育对象之一,在中胚层发生并发育。它包括弥散皮管系统到具有心管、动脉、静脉分类的原始血管系统以及淋巴管,是人体的血液循环系统、淋巴系统前体系统和发育基础。血管网络在发育中的新生、分支、融合、发芽等,处在不断变化中。而且除了最早的内皮管网络和原始血管网络发生外,后续的血管发育受到前神经系统作为管理者的诱导和强制。从本书第4章的讨论得知,一部分经络经脉与前血管网络演化有关,所以经络与血管有着密切的发育关系。

前神经系统或者叫前感受表达系统,是最早的前生物系统之一,也在中胚层发生和发育。它包括弥散神经细胞网络、前神经节、神经干、神经环和神经脊索。前神经系统在后神经系统发育中,一部分退化存在于其他后生物系统中,但保留了前生物系统感受表达能力和连接关系,成为人体的经络系统。另一部分融入到后神经系统中,例如器官神经节和脊索随后神经系统共同发育。

前腺细胞系统,是最早的前生物系统和发育对象之一,例如弥散腺细胞体系,也称前内、外分泌系统,均匀分布在胚体中。在发育中为腺体组织与器官发育提供基础。

前排泄管网络系统,也是最早的前生物系统和发育对象之一,在中胚层发生和发育。它包括弥散皮管系统到原始排泄管网络系统。在此基础上,继续发育出前肾、中肾和后肾,并进一步发育出生殖系统和泌尿系统等。其中的原始排泄管和前肾结构,退化成经络系统膀胱经,成为经络系统的重要组成部分。

前消化系统,是最早的生物系统发育对象之一,它是在内胚层发生和发育。胚体形成的原始消化管道,包括前肠、中肠和后肠。原始消化管道成为人体后消化管道系统、呼吸系统、消化腺系统等发育基础。在胚胎发育时期,这些系统不承担消化系统的分类功能,参与其他的发育功能。

在这个胚胎发育阶段产生出了超越所有功能分类系统的基础结构,三胚层胚体结构。这个时期的细胞组织主要是单一细胞类型的组织体系。读者需要注意,前生物系统的细胞级别(细胞组织)发育过程,可以用图3.19的流程图描述。

参见图3.19,构成多细胞组织中,受精卵作为第一个发育的原始干细胞,在图中作为输入条件。图中细胞五种行为作为细胞相互作用是过程的中心,细胞行为动力来源于细胞内化学过程。细胞相互作用中,细胞对细胞组织发育的条件、关联、差别进行感受、识别、评估与表达,如果表达不满足,细胞组织(前生物系统组织)发育继续进行,细胞为发育继续相互作用。如果表达满足,细胞组织发育处于一种平衡状态,组织发育处于停止(休止)状态,产生可以运行的前生物系统。在图3.19中,我们看到另一个输入条件是“器官细胞组织调用”。表示在器官发育中,还会再次出现使用这个发育过程的情况,或

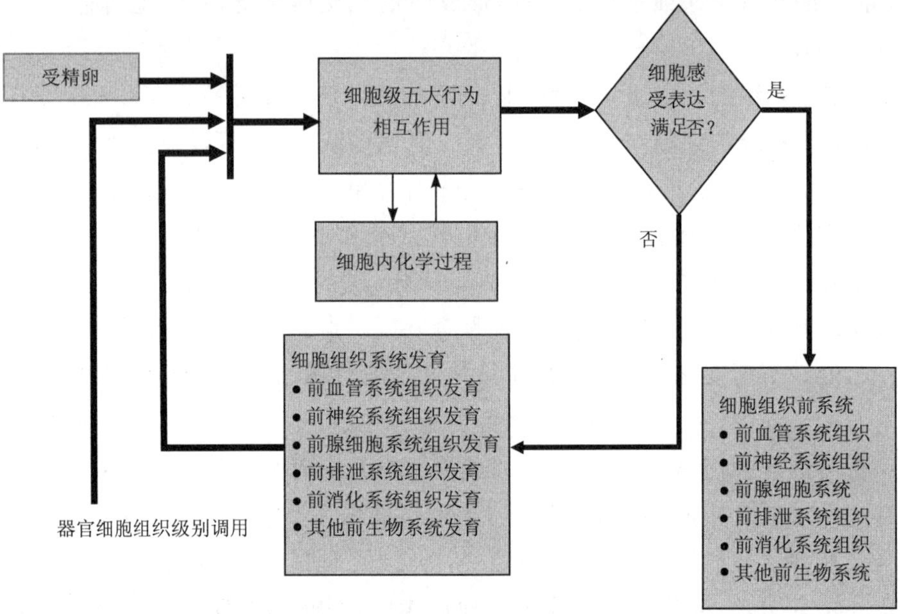

图 3.19　前生物系统的细胞组织发育过程

者说前生物系统的发育过程没有最后结束，在后续发育中，存在推动前生物系统继续发育的情况。这个发育过程适合上述各前生物系统(组织)发育。

我们需要说明的是，生物胚胎发育前生物系统，不仅是人体后生物系统发育的基础，同时前生物系统的工作和运行，对自身发育和后生物系统发育提供了诱导、调节和控制。这些前生物系统成为中、后生物系统发育的诱导主体、调节主体和控制主体。

2. 中、后生物系统的细胞组织发育

我们知道，中、后生物系统不再是一级结构仅由细胞组织构成的原始系统，而是由多细胞组织构成的器官，并且是多器官构成的生物系统。于是，我们把后生物系统发育人为地划分为不同的发育阶段：

(1) 后生物系统器官组织发育阶段。其组织是多细胞组成的，所以存在着组织内所有细胞行为发育目标实现的自主和相互作用的动力因素，也存在着对组织内所有细胞行为协调和控制的要求，以保证组织发育目标正确实现。在组织发育中，存在着自主发育模式，也存在着诱导发育模式。

(2) 后生物系统器官发育阶段。因为生物器官是多组织构成的，所以也存在着器官内各组织发育目标实现的自主和相互作用的动力因素，存在着对器官内各组织发育协调和控制要求，以保证器官发育目标正确实现。在器官发育中，存在着自主发育模式和诱导发育模式，显然也必须存在强制发育模式(器官神经节的强制)。

(3) 后生物系统发育阶段。因为生物系统是多器官和组织构成的，所以同样存在着系统内各组成器官发育目标实现的自主和相互作用的动力因素，存在着对系统内各器官发育协调和控制要求，以保证系统发育目标正确实现。在系统发育中，存在自主发育模

式、诱导发育模式和强制发育模式,但主要是诱导发育模式和强制发育模式。

所以,在自主发育模式中,还需要研究和讨论中、后生物系统的细胞组织是如何发育的。在上述前生物系统基础上,开始了中、后生物系统的组织发育过程:

(1) 后神经系统的细胞组织发育。后神经系统是在前生物系统支持下,尤其受中胚层的前神经系统诱导、调节和控制,在外胚层发育人体的后神经系统,包括从神经管、神经嵴发育的进程控制。前神经系统的器官神经节、脊索等融入到后神经系统中,分别成为后神经系统的神经节和低级中枢的神经核。

(2) 中、后血管系统的细胞组织发育。在前血管系统基础上,通过演化、发育出后血管系统早期的细胞组织发育。

(3) 中、后排泄系统的细胞组织发育。在前排泄系统基础上,演化和发育中、后排泄系统早期的细胞组织发育。

(4) 中、后消化系统的细胞组织发育。在原始消化管道上,开始了消化管道、消化腺和呼吸系统早期的细胞组织的发育。例如咽喉、肝芽、胰芽、肺芽等早期的细胞组织发育。

(5) 中、后其他前系统的细胞组织发育。

后生物系统的细胞组织级别发育过程,可以用图3.20的流程图描述。

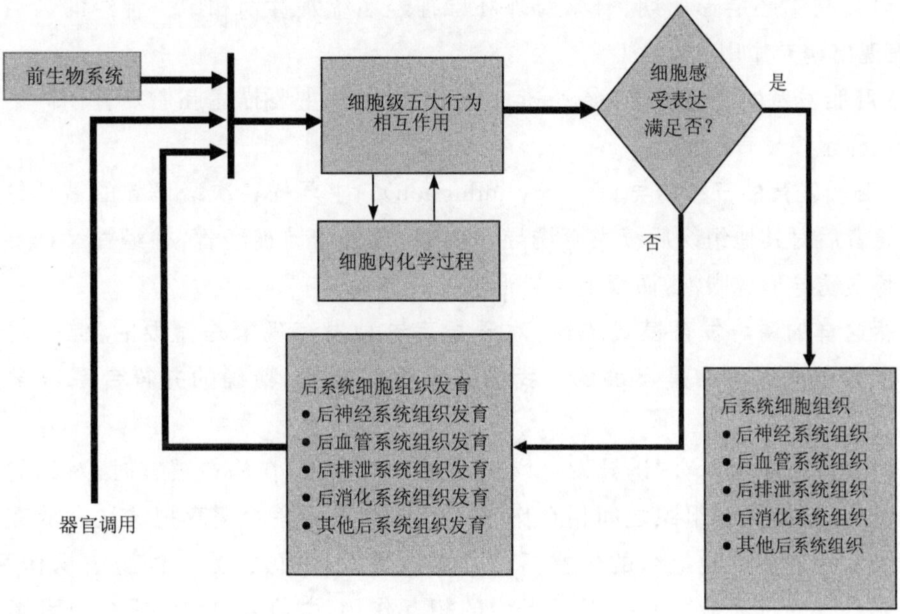

图3.20 中、后生物系统的细胞组织发育过程

参见图3.20,在构成目标器官的细胞组织中,已经发育生成的"前生物系统"作为目标器官的组织的发育输入条件和基础。在前生物系统影响和作用下,目标器官中组织的细胞行为通过相互作用,开始发育器官的细胞组织。图3.20中的细胞相互作用依然是发育过程的中心,细胞行为动力同样来源于细胞内化学过程。细胞相互作用中,细胞对目标器官的细胞组织发育的条件、关联、差别进行感受、识别、评估与表达。如果表达不

满足，目标器官的细胞组织（目标器官的细胞组织）发育继续进行，细胞继续相互作用。如果表达满足，目标器官的细胞组织发育处于一种平衡状态，组织发育处于停止（休止），产生某后生物系统目标器官的细胞组织。在图3.20中，我们看到另一个输入条件是“器官调用”。表示在器官发育中，还会出现再次使用这个发育过程的情况，或者说该器官细胞组织发育过程没有最后结束，而在后续发育中，继续推动该器官的细胞组织发育。这个发育过程适合人体所有后生物系统的所有器官的细胞组织发育。

3.5.3 生物器官的胚胎发育体制（诱导发育模式）的描述

胚胎发育的诱导现象最早在20世纪初被发现，距今已经有一百多年的历史了。这种胚胎发育的诱导现象受到发育学家广泛的研究。发育学把诱导现象称作发育过程中的细胞或组织的一种相互作用现象。一般认为，一种细胞或组织对另一种细胞或组织发育过程的分化方向产生变化，称作胚胎发育的诱导现象，把前者称为诱导者（例如诱导组织），把后者称为反应者（反应组织）。

诱导发育是如何进行的，在现代生物发育学或胚胎学中都有详细描述，这里做简单归纳，发育生物学把诱导发育分为三级诱导：

（1）**胚胎发育的初级诱导**（primary induction）。主要描述胚胎发育的细胞相互作用，例如在卵裂与中胚层形成期、脊索对外胚层神经系统发育期和中央神经的区域化发育期，都表现出诱导作用。

（2）**胚胎发育的次级诱导**（secondary induction）。主要描述胚胎发育期间的一种组织对另一种组织发育的诱导。

（3）**胚胎发育的三级诱导**（tertiary induction）。主要描述次级诱导的被诱导者作为新的诱导者后对其他组织后续发育诱导。例如，脊索诱导神经管，神经管又诱导形成底版。原肠顶诱导形成眼泡，而眼泡诱导形成晶状体。

显然这样的诱导发育模式描述，对于肯定这种发育现象是重要的，但是对于我们在网络世界中再现生命是不够的。我们需要更明确的、精确的并符合系统学要求的描述。

生物器官的胚胎发育“诱导发育模式”是指细胞组织在构造器官时，对细胞组织发育构成调节、约束和多组织之间相互作用。生物器官的胚胎发育把关注点放在如何从细胞组织发育成多细胞组织的生物器官。而诱导发育模式，是以细胞组织作为主体，根据主体自身的行为能力和多组织行为的相互作用，并在组织内、外的因素影响和诱导下的自主发育模式。把这两个概念联系起来，就是强调在胚胎发育中期，从细胞组织到多细胞组织相互作用和关联产生多组织生物器官。在这个过程中，发育的基本体制或主要影响力是诱导发育模式。诱导发育模式也可称作“信号分子调节的发育模式”。

诱导发育模式，可以划分为细胞因子、局部激素和内分泌激素（全身激素）不同级别的诱导发育级别：

(1) 细胞因子、生长因子诱导发育。最早发挥作用的信号诱导物质,细胞最早的分化开始后,细胞因子、生长因子诱导发育开始。读者应注意,**在没有腺细胞分类形成前,细胞分泌信号物质,属于细胞相互作用,因为没有明确的信号源主体和信号接收主体之分。**

(2) 局部激素诱导发育。细胞组织发育形态结构形成,局部激素诱导发育开始。

(3) 内分泌激素诱导发育。血管、造血和内分泌系统基本形态结构形成,内分泌激素诱导发育开始。

作者对诱导发育的程序流程,可以从系统学角度给出说明和描述。

把问题扩展到细胞组织的器官(多细胞组成的主体结构)上,把细胞组织作为主体,讨论细胞组织是如何发育产生生物器官的。**生物器官发育是这个阶段的中心任务。**

多细胞组织之间在构造生物器官的原始基础上,即在以下原始组织网络系统基础上:

- 前血管系统的细胞组织。
- 前神经系统的细胞组织。
- 前腺细胞系统的细胞组织。
- 前排泄系统的细胞组织。
- 其他前系统的细胞组织。

以这些组织或原始系统为基础,通过如下的体制,实现生物器官发育。这些细胞组织级发育行为描述如下:

(1) 发育组织级物质交换行为。物质与能量交换方式。血管运动推动的血液循环系统为物质交换提供了基本支持。

(2) 发育组织级信息交换行为。在前生物通信系统基础上,增加了前、中内分泌系统通信方式,细胞因子和其他信号分子通过血管网络系统实施通信和信息交换。因为这种通信已经不能确定哪个细胞主体对另一个细胞主体的通信,这种通信方式是组织对组织的通信。

(3) 发育组织级运动行为。主要表现在组织收缩(形态变化)、舒张(形态变化)、蠕动(形态变化)、连接(细胞粘连、腔体连接)、融合(结构变化)、分支(结构变化)和分割(结构变化)以及血管中血液的循环运动等。组织内细胞出现直接细胞间物质连接和紧密关系。这个时期的运动形态也出现了较大尺度和宏观的概念。

(4) 发育组织级发育/复制行为。主要表现在组织形态的发芽、复制和变化。由于细胞分类聚集,出现分类细胞的组织结构。构成了生物器官和原始的组织结构形态。这个时候细胞增殖和分化,已经表现出了某些较大尺度和宏观的增长形态。例如体节和一些生物器官的发芽生长。

(5) 发育组织级表达行为(感受、识别和表达)。主要表现在分类细胞组织类型、物质结构和行为的感受、识别和表达,实现细胞组织之间主体相互作用和行为协同。自组织的行为信息在每一个组织内的细胞中,也在细胞组织的结构中。组织、管理和控制信息在组织结构中,是非常重要的观点。

在这些行为中，对于物质交换问题，当然还是首要的，但是这个时候关注的焦点不是物质交换本身，而是得到物质交换的平衡机会。在细胞级别的行为互动中，已经产生出了前生物通信组织网络、前血管组织网络和前排泄细胞组织网络等原始生物系统。也就是说，已经具备了细胞意义上的物质交换的原始平衡体系。这个阶段，血管推动的血液循环就是物质交换的条件。物质交换的血液循环运动，为利用血液循环提供了通过信号分子通信方式，而且这种通信方式成为胚胎发育阶段的主要通信方式，具有特异性，适合对不同时间器官发育的控制。我们把这种通信方式称作“中生物通信方式”，相应的系统是中生物通信系统。也就是说这个阶段的物质交换行为是信息交换行为的条件。这种组织级别的信息交换，为组织不断发育和组织复制提供了条件。胚胎发育新的任务是建立“中生物系统”，即在物质结构上，构建多个细胞组织的聚合和关联结构，其目标是构造多组织组合形态的生物器官。在行为功能上，表现出多组织功能的承载，主要目标任务是协调多组织之间的行为协同和关联。在各组织发育和复制信息推动下，各组织的感受、识别和表达行为构成了组织级别的自组织、自管理和自控制的框架。所以，对于细胞组织级别的行为关系可以用图 3.21 描述。

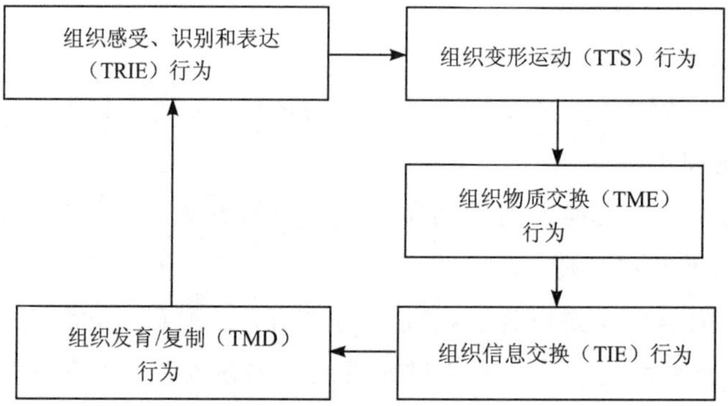

图 3.21　细胞组织级别的行为关系

在这个胚胎发育阶段，显然单一类型的细胞组织或原始网络系统，不能产生多种功能的较复杂系统，需要产生多种分类的细胞组织的结构。最引起关注的是重新再构建神经网络系统。重新构建的神经系统是在前神经系统，尤其是神经脊索的诱导下，开始发育的。由外胚层神经基板、神经管发育成中枢神经系统，由外胚层的神经嵴发育出周围神经系统。所以，我们把神经脊索、神经干、神经环和弥散神经网络称为前神经系统。而把在建的中枢神经系统和周围神经系统称之为后神经系统。正在发育的后神经系统，还不能构成发育的控制机制。这个阶段，在前血管系统基础上，开始重新再构建心血管网络系统，其发育目标和方向是产生单循环和双循环血液循环系统，血管网络依据心脏这个中心，全面调整其血管网络结构。同时，开始重新构建排泄管网络系统，产生中肾系统；并在此基础上，一些中、后生物系统（器官）原始基础被建立，例如消化系统、呼吸系统、皮肤与运动系统开始发育。从原始消化管（前、中、后肠）和泄殖腔，逐步演化出咽喉、食管、胃、肝、胰、胆和脾、肺、四肢等。

后生物系统显著特点是多组织关联组成的。例如血管是多层细胞组织构成的,包括外膜、中膜、内膜和内皮等细胞组织。又例如消化管道器官,在器官中不仅有器官上皮组织,还有肌肉组织、腺细胞组织、系膜组织、神经组织、血管和淋巴管。

生物器官发育过程,可以用图3.22的流程图描述。

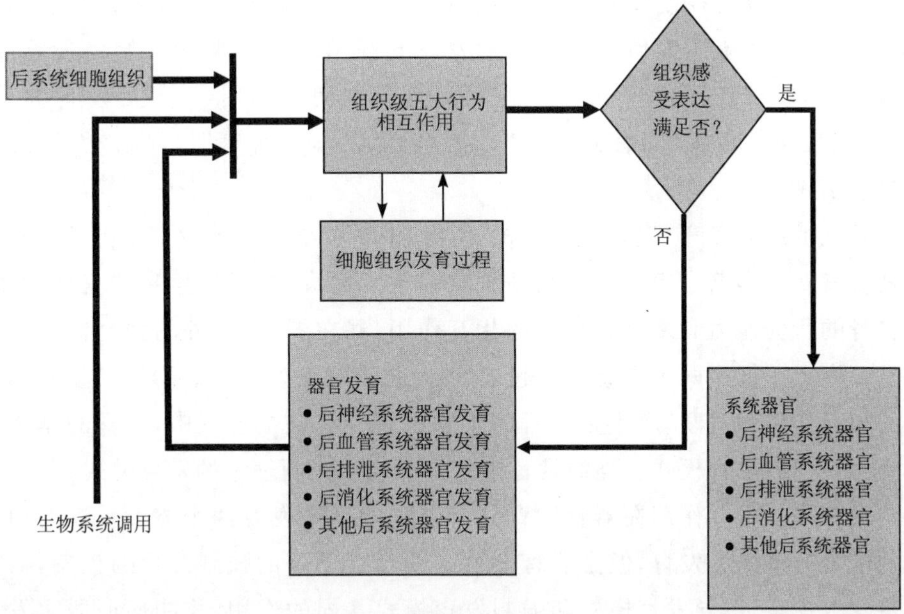

图3.22 生物器官发育过程

参见图3.22,在目标器官发育过程中,把已经发育生成的目标器官细胞组织作为目标器官发育的输入条件和基础。在目标器官中,细胞组织的行为通过相互作用,开始发育器官。图中的细胞组织的相互作用是发育过程的中心,细胞组织行为动力同样来源于细胞组织发育过程。细胞组织相互作用中,细胞组织对目标器官发育中的条件、关联、差别进行感受、识别、评估与表达。如果表达不满足,目标器官发育继续进行,细胞组织为发育继续相互作用。如果表达满足,目标器官发育处于一种平衡状态,包括器官内细胞组织完整性、确定性和平衡性等,器官发育处于停止(休止),产生某后生物系统目标器官。在图3.22中,我们看到另一个输入条件是"生物系统调用",表示在器官发育中,还会出现再次使用这个发育过程的情况,或者说该器官发育过程没有最后结束,在后续发育中存在继续推动该器官发育的情况。这个发育过程适合人体所有后生物系统的所有器官发育。

3.5.4 生物系统的胚胎发育体制(强制发育模式)的描述

动物的发育机制也是在进化中,没有停留在细胞能力和细胞相互作用阶段,管理者通过信号诱导,必然会走向确定性更强的神经系统发育控制。而这个神经系统必然是具有某种程度的中央集中的中枢神经系统,不仅实现自下而上的协调和控制,同时还存在着自上而下的指导和控制。

对于现代生物学或生物化学家，如果他们有“前神经系统”概念的话，那么他们也会提出“强制发育模式”概念。他们会认为“细胞因子”和“激素”等自主发育和诱导发育，可能能够控制细胞发育的数量和规模，但是在没有强制发育模式的情况下，不能够发育产生器官和组织的形态结构。从原理上讲，器官的形态结构可以与主体行为的相互作用有关，还可以与控制发育的神经系统有关。但是，现代生物学和发育学只描述了人体的“后神经系统”，而后神经系统的发育到胚胎的中后期才开始慢慢发挥作用。从发育顺序看，在神经管和神经嵴发育时间，无论如何不能用一个“后发育的系统”去强制控制“先发育的组织、器官和系统”。然而，生物学家居然把“强制发育模式”的研究长期搁置起来了。

生物系统的胚胎发育“强制发育模式”是指，生物系统的胚胎发育是把关注点放到了从生物器官发育成多器官组成的生物系统。强制发育模式，是以生物器官作为主体，根据主体自身的行为能力和多器官行为的相互作用，并在器官内、外的强制性因素控制下的自主发育模式。把这两个概念联系起来，就是强调胚胎发育中、后期，从生物器官到生物系统的相互作用和关联，产生多器官的生物系统。在这个过程中，发育的基本体制或主要影响力是强制发育模式。强制发育模式是系统学控制理论的发育模式。

强制发育模式主要作用在器官发育和多器官的系统发育两个方面。在前面谈到器官发育的信号分子诱导发育，但是器官发育必须具有显著的强制发育的控制，器官发育需要自主发育模式、诱导发育模式和强制发育模式共同的作用，才能保证器官发育的目标性和完整性。

继续把问题扩展到生物器官和生物系统上，其主要任务是建立“后生物系统”。在物质结构上，表现出了多个生物器官关联，其目标是构造完整的器官和生物系统。在行为功能上，表现出器官发育完整和多生物器官功能的承载、互动和协同，主要目标任务是协调生物器官级别的行为协同和关联，并在此基础上把这种关联方式放大到生物个体内的多系统的行为协同。生物器官是多组织结构的，而生物系统是多生物器官相互关联组成的。这个阶段为了实现某种宏观概念的行为，已经不是单一主体，涉及许多主体共同的行为。**这个阶段的中心任务是维持后生物系统的平衡发育和可以实施的运行**。于是产生了器官/系统信息交换行为→器官/系统物质交换行为→器官/系统运化行为→器官/系统感受、识别和表达行为→器官/系统繁殖/再生行为的条件关系，并且周期循环进行下去。

在“中生物系统”的基础上，通过如下的体制，实现“后生物系统”的全部发育。器官级发育行为描述如下：

(1) 发育器官级物质交换行为。是物质与能量交换方式，发育成后血管网络系统、后呼吸系统、后排泄系统(后肾)、后消化系统构成的复杂物质交换行为结构和对应的网络系统的行为。

(2) 发育器官级信息交换行为。主要表现在中通信系统的基础上，产生器官和系统为对象的通信方式。一种信号和刺激，不仅涉及一个细胞组织对另一个细胞组织，还涉及许多组织构成的器官,成为器官间和多器官之间的通信。主要包括后神经系统通信+后内分泌通信方式,并产生相应的物质基础后通信系统,即后神经系统(包括感觉器官)和后内分泌系统。

(3) 发育器官级运动(运化)行为。主要表现为发育多组织、多器官和多系统在发育过程中的并行、协同、复合运动的能力和承担这种能力的器官。例如发育运动系统肌肉组织之间的协同能力和相应组织与器官,发育消化系统的肌肉组织和器官以及循环系统的肌肉组织和器官之间的并行、协同、复合运动能力和相应组织与器官。

(4) 发育器官级增殖/功能分化(繁殖/再生)行为。主要表现在生物体的生殖系统的发育和发育生物体自身的细胞、组织、器官的再生、更新、换代、重组和修复的基础生物系统。

(5) 发育器官级表达行为感受、识别和表达。发育视觉、听觉、嗅觉、感情、语言等感受、识别和表达能力和相应器官,作为整体对外的感受、识别和表达的器官。所有器官都具有对外感受、识别和表达能力。例如肝、胆、胰等器官作为主体对外感受、识别和表达。生殖器官作为主体对外的感受、识别和表达。

对于生物系统级别的行为关系可以用图 3.23 描述。

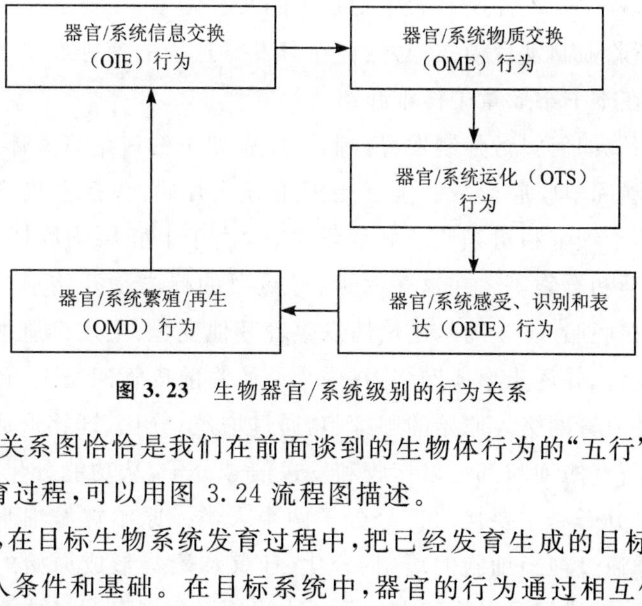

图 3.23 生物器官/系统级别的行为关系

图 3.23 行为关系图恰恰是我们在前面谈到的生物体行为的“五行”关系。

生物系统发育过程,可以用图 3.24 流程图描述。

参见图 3.24,在目标生物系统发育过程中,把已经发育生成的目标器官作为目标生物系统发育的输入条件和基础。在目标系统中,器官的行为通过相互作用,开始发育系统。器官的相互作用是发育过程的中心,器官行为动力同样来源于器官细胞组织发育过程。器官相互作用中,器官对目标系统发育中的条件、关联、差别进行感受、识别、评估与表达,如果表达不满足,目标系统发育继续进行,器官为发育继续相互作用。如果表达满足,目标系统发育处于一种平衡状态,包括系统内器官组织完整性、对称性、确定性和平衡性等。系统发育处于停止(休止),产生某后生物系统。在图 3.24 中,我们看到另一个输入条件是“生物个体调用”。表示在系统发育中,还会出现再次使用这个发育过程的情况,或者说该系统发育过程没有最后结束,在后续发育中,存在继续推动该系统继续发育

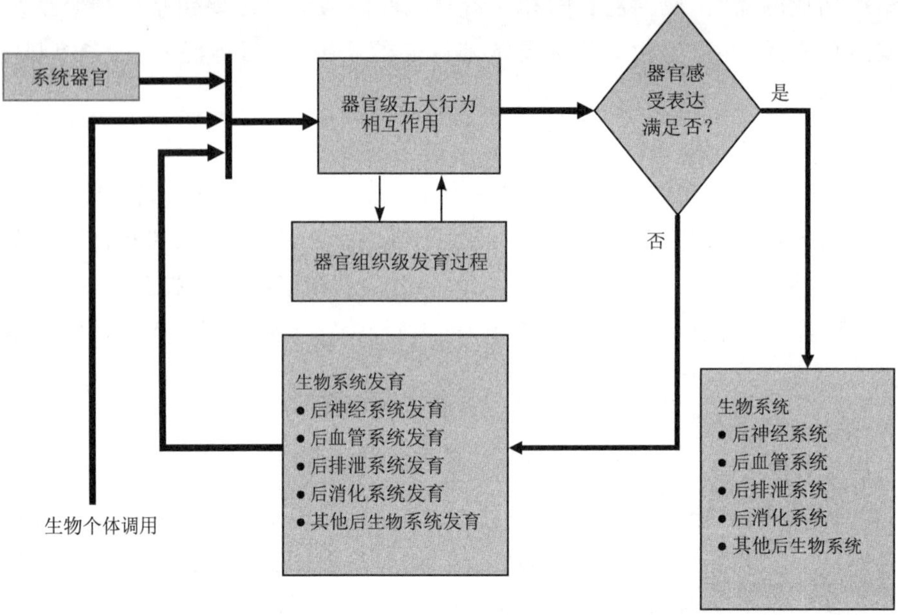

图 3.24　生物系统发育过程

情况。这个发育过程适合人体所有后生物系统的发育。

生物系统有胚胎强制发育模式，必然存在着发育过程的前神经系统。关于前神经系统论述和描述，将在本书第 5 章中详细介绍。

对于前神经系统如何实行强制发育控制可以做如下的讨论。人体胚胎发育前 2 周，二胚层胚盘、卵黄囊和羊膜腔形成。上胚层细胞分化开始，包括上皮细胞、腺细胞、神经细胞、血液、生殖等干细胞和祖细胞。胚胎学确认，由于上胚层细胞增生和迁移，在这时已经产生原条、原结和脊索等。在这个时期，最重要的标志是开始形成三胚层。在三胚层的形成过程中(在胚胎 3～4 周)，还悄悄发生着其他变化：上皮细胞增殖、分化、迁移和聚集形成原始的皮管，并逐步形成网络，在这个原始弥散皮管网络上，逐步分化为原始的血管网络和原始排泄管网络。原始的腺细胞，通过增殖、分化、迁移形成原始的腺细胞弥散分布结构，虽然所有的细胞都可以接收和发送信号分子，从功能分化中，把胚胎细胞区分为主要发送信号分子和主要接收信号分子两个大类。原始神经细胞(神经干细胞，或神经祖细胞)，同样通过神经细胞的增殖、分化、迁移和聚集形成原始的弥散分布的神经细胞网络结构。于是，我们可以看到在中胚层中出现已经具备最基本系统特性的原始血管系统、原始排泄管系统、原始的前神经系统和原始腺细胞结构体系。这些细胞组织级别的原始系统和网络结构，成为胚胎后续发育诱导、定位、调节、控制的主体，表示对后续发育对象的作用和相互作用。

前神经系统是一种神经细胞索的结构，而这些神经细胞根据在弥散网络的结构要求，分为单向、双向和多向的突起结构，与对象细胞和神经细胞相互之间通过一种突触结构，实现缝隙的连接(纳米级别)。这种缝隙连接，显然比在细胞间充质、体腔液、组织液以及血液中通过扩散机制或某种趋化效应，具有更大的目标性和确定性。而单向、双向和多向的突起结构给予了前神经细胞网络具有传递信息的方向性，即从神经细胞胞体到神经细胞突起的突触结构之间的细胞内信号传递方向。这个前神经系统，通过我们的研究，它从原始的弥散神经网络开始，在发育进程中，逐步形成器官神经节、器官神经环、神经干、体节神经环、主神经干和神经脊索结构。使人感兴趣的是这个前神经系统结构具有明显的对称性(前后、背腹、左右)，并且以神经脊索作为自己的中枢。前神经系统边发育，边工作。这个前神经系统完全反映了从原始低等动物和脊索动物神经系统的进化历程。前神经系统依托自身的结构和神经细胞、神经节、神经干、主神经干和脊索的行为信息基的行为控制信息，实现对生物个体、生物系统、生物器官和细胞组织的发育。

下面，我们用一种形象描述的方法来描述例如内耳、眼窝等必须具有形态的组织和器官的发育，如果没有一个神经环控制腔体形态生成，仅仅通过细胞因子和生长因子，例如 BMP(骨形态形成因子)，是没有办法落实形态确定性生成的。我们做一个神经环控制腔体形态形成的发芽发育模型，如图 3.25 所示。在这个模型中，假定一个立体三维腔体空间，是通过多层平面内圆形环控制的。假定在发育平面 A 面上，有一个神经环，这个神经环是内空的，而在神经环外部的平面层是实性的(有细胞和物质的)。或者说在环的平面外部细胞是被增殖的，而在环内平面细胞没有向轴方向的增殖。由于细胞增殖，发育平面被提高一个空间位置到 B 位置。这个时候把这个发育平面称作发育平面 B。在发育平面 B 上，神经环内是空的(没有物质和细胞)，而在发育平面外的细胞组织继续增殖，包括沿轴向的增殖。发育平面被提高到位置 C。于是在发育平面 C 中，同样实施相同的发育控制提高到位置 D，如此一层一层地进行下去。最后，到发育过程停止。于是，我们可以得到一个如图 3.25(b)描述的腔体形态。

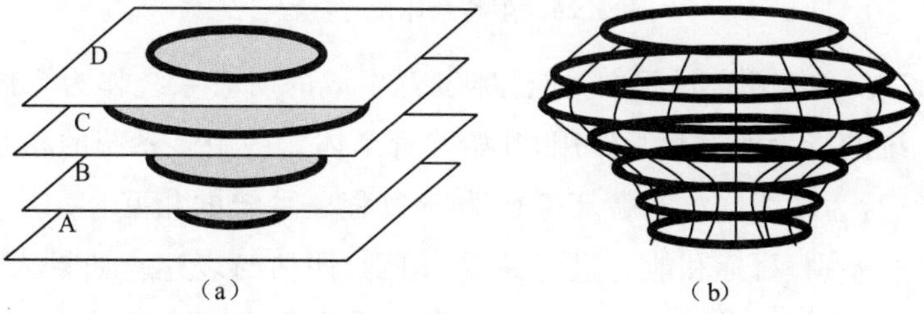

图 3.25 神经环控制腔体形态形成的发育模型示意图

在这个发育过程中，细胞因子和生长因子，可以诱导增殖的数量，但是增殖或不增殖其内因(细胞周期调空因子)是决定性的，而外源性的因素(生长因子)是条件性，这种条件影响存在着不确定性，不能保证遗传形态的必需要求。如果有器官的神经环和神经节依照上述模型参与控制，同样在发育条件的影响可以得到一个很好的确定性目标。

3.5.5 生物个体胚胎发育体制的描述

在前面的讨论中，我们看到了自下而上的细胞、组织(多细胞)、器官(多组织)、系统(多器官)、个体(多系统)的发育过程和自主发育、自主发育＋诱导发育、自主发育＋诱导发育＋强制发育不同构成发育阶段如何产生细胞组织、生物器官和生物系统来构造整个生物个体的发育过程。但是，生物个体的发育不是完全自下而上的细胞、组织（多细胞）、器官（多组织）、系统（多器官）和个体（多系统）发育过程。必然存在着个体发育的自上而下的发育总体的指导。这种个体发育的自上而下的发育指导，包括个体对多系统发育协同指导、系统对多器官的发育协同指导、器官对多组织的发育指导，当然也包括组织对细胞的增殖/分化的指导。

本节，我们需要讨论"个体发育的自上而下的发育总体的指导"作用是如何发挥的。

生物个体发育过程，可以用图 3.26 的流程图描述。

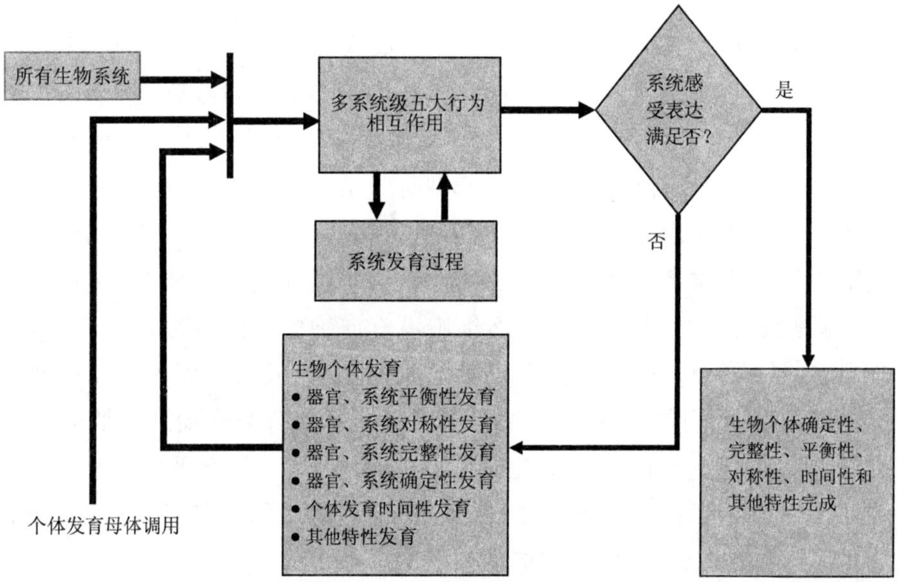

图 3.26　生物个体发育过程

参见图 3.26，在个体发育过程中，把已经发育生成的所有系统作为个体发育的输入条件和基础。多系统的行为通过相互作用，开始发育个体。图中多系统的相互作用是发育过程的中心，多系统行为动力同样来源于系统发育过程。系统的相互作用中，系统对个体发育中的条件、关联、差别、目标和能力进行感受、识别、评估与表达。如果表达不满足，个体发育继续进行，多系统发育继续相互作用。如果表达满足，多系统发育处于一种满足状态，个体发育处于停止（休止）。在图 3.26 中，我们看到另一个输入条件是"个体发育母体调用"。表示在个体发育中，与母体发育过程的物质、信息和行为的关联和交换。

读者如果熟悉软件开发和程序设计，本节讨论的原始前系统（组织）、细胞组织、器官、系统和个体发育流程结构图，实际就是开发一个生物个体发育的软件系统的结构关系图。读者可以看到它们的递归和层次结构。

3.6　生物系统学 2：生物运行的系统学说

生物运行系统是生物系统运行的主体、行为、客体和运行规则所组成的系统。描述主体是如何关联起来构成有组织的群体,这些主体都有自主与协同行为和满足管理者要求的服务行为(分类功能行为),实行自主、协同以及与管理者不同的模式的自组织。运行系统中的客体是被主体行为作用的对象,例如生命物质、能量单位、气体、水、无机盐和信息等。客体承载功能,是被主体利用的价值。系统中主体实行自行管理、自行调节、自行平衡、自行控制、自身增殖、自行再生、修复和重组,所以构成了系统的规则体系。

在描述生物运行系统时,依然是采用在生物发育系统学中采用的数学语言和控制架构,即有如下两个最核心的概念范畴。

(1) **生物的行为控制基本功能**:感受、识别、评估、表达、存储(记忆)。

(2) **生物行为控制的基本对象**:条件、关联、差别、目标、能力。

我们在本节的讨论中,会发现传统生物学描述的生物系统的运行是不充分的,还存在着生物组织学和解剖学的生物系统所没有描述的运行范畴。例如中医谈到经络的运行和脏腑器官之间的表里关系和运行。在后续的讨论中,我们还可以看到超越生物功能系统分类的更加基础的生命系统,例如生物体的干细胞系统或生物体的再生、修复和重组系统以及生命表达系统都是超越传统生物学功能分类的系统。另外,生物中还存在其他的信息和行为关联的网络系统。由于生物存在着前生物系统和后生物系统,所以还需要研究前生物系统和后生物系统的运行。

3.6.1 生物运行系统的化学说

生物系统运行的化学说是功能分类系统的物质能量代谢与调节的学说。由于生物世界的食物链的生态关系,已经不可能孤立地研究个体人的物质能量代谢和调节。必须从植物、微生物、动物到人个体,全面综合研究它们的物质与能量代谢与调节。从中我们得到一个包含食物链环节范围内所有主体的物质代谢和转换关系。

1. 植物生命物质和能量代谢调节

植物物质交换的生物化学过程主要包括光合作用和光呼吸。光合作用在阳光下,将水(H_2O)与二氧化碳(CO_2)生成葡萄糖和氧气。它是生物的氧化还原过程,H_2O是电子供体,CO_2是电子受体。其主要过程可以简单描述为光反应和葡萄糖生成。所谓光反应主要是在植物细胞的叶绿体中实施,把光能转化成ATP形式,即ADP+P→ATP,并进一步转换为NADPH,成为化学能。这个过程也称光合磷酸化。所谓光呼吸是指在光的作用下,水被光解,产生氧气和氢离子,对有机物实行分解,产生CO_2和H_2O的过程。显然光呼吸干扰了光合作用。植物的光呼吸与细胞呼吸不同,虽然它们都产生CO_2和H_2O,但是它们还是有根本差别的:细胞呼吸产生ATP,而光呼吸不产生ATP。

植物的生物化学过程是在水、无机物(H_2O、CO_2、O_2、NH_4)、有机物(丙酮酸、柠檬酸、苹果酸等)、生物小分子(单糖、氨基酸、脂肪酸、核苷酸)和生物大分子(多糖、蛋白质、脂类、核酸)之间合成或分解。

1）植物糖代谢过程与调节

植物细胞的糖代谢过程包括光合作用(光合磷酸化)、光呼吸、细胞呼吸(糖的氧化、氧化磷酸化)等生物过程。植物是直接从环境中吸收水分、无机盐、氧气、二氧化碳等无机物质，在光能的参与下，将光能转变为化学能的。所谓磷酸化就是植物细胞以 ATP(腺核苷三磷酸)形式把能量存储起来，以水解 ATP 为 ADP＋P 的形式释放与使用能量，产生葡萄糖是植物的首要生物过程。葡萄糖可以分解，产生能量、水和二氧化碳等。植物细胞以葡萄糖为基础物质，多葡萄糖可以产生多糖的存储形式，例如淀粉和纤维。葡萄糖还可以在细胞内并在酶的帮助下，产生氨基酸和脂肪酸，再由氨基酸生成蛋白质，由脂肪酸生成脂类物质。葡萄糖、氨基酸和脂肪酸在丙酮酸、乙酰辅酶 A 和三羧酸循环(TCA)三个层面上相互转化。植物细胞的核酸(DNA、RNA)是由核苷酸组成的，核苷酸也是植物细胞能量的载体物质，是在细胞核内合成与分解的，氨基酸、糖和能量物质可以作为合成核苷酸的物质。

2）植物的生命物质是可以相互充分转化的

在植物中，单糖与寡糖和多糖、氨基酸与蛋白质、脂肪酸与脂肪、核苷酸与核酸之间的转化关系是双向的，是可逆的。而氨基酸、单糖、脂肪酸和核苷酸之间也是双向转换的，如图 3.27所示。

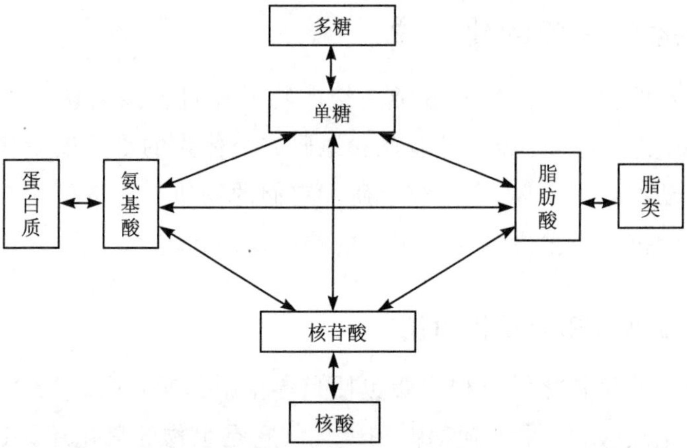

图 3.27 植物的生命物质相互转化关系

在自然界大量存在着多糖(几十到几千万分子质量单位)和寡糖(从二糖到几十分子单位)形式。例如淀粉植物细胞内储存着多糖物质，植物细胞壁纤维素主要成分是多糖物质，糖原是动物细胞中的多糖物质。

在自然界中生命物质的关系还表现在糖(多糖、寡糖)、蛋白质、脂肪、核酸物质之间的聚合。例如糖与蛋白质、脂肪、核酸之间有糖脂(磷脂)、糖蛋白、蛋白聚糖。蛋白与脂肪、核酸聚有脂蛋白、核蛋白等。

2. 微生物在生物化学过程中的作用

微生物被生物界划分为真菌界(真核细胞微生物)和原核生物界(原核细胞微生物)。真菌微生物分寄生和腐生两种生命形式。有些真菌专司寄生,有些真菌专司腐生,有些真菌是既可以寄生也可以腐生。真菌微生物有单细胞和多细胞不同的形态,可以被当作植物和动物不同范畴。地球上的真菌大约有五个纲、12 万种。例如曲霉、毛霉、酵母、根霉、僵菌。真菌可以裂殖或芽殖繁殖分裂。听说,一个成人体内的微生物约有 20 公斤左右。

原核生物界包括蓝菌、真细菌和古细菌。其中真细菌和人类有密切的关系。真细菌分自养型和异养型。自养型细菌有完备的酶系统,可以利用光、水、二氧化碳和其他无机盐,生产细菌需要的生命物质。异养型真细菌要依靠有机物分解,合成其需要的生命物质和能量。寄生菌和腐生菌属于异养型细菌。真细菌分好氧的(结核杆菌)、厌氧的(破伤风杆菌)以及介于好氧与厌氧之间的(大肠杆菌)。

人体微生物主要分布在消化管道系统、皮肤系统和血液中。例如人体的大肠中有数百种以万亿计的细菌。这些细菌有些对人体是有益的(例如乳酸杆菌),有些是有害的(例如梭状芽孢杆菌、大肠杆菌等)。这些微生物产生的各种化学物质和酶,对人体的化学过程,尤其是消化道的化学过程,有重要的作用。另外还对一些人的过敏性体质有很大影响。

3. 动物/人的生命物质代谢关系

传统的动物系统或者说从解剖和生物组织学角度关注的生物系统属于生物体发育或者进化历程中的"后生物系统"。例如生物学谈到的生物系统,包括皮肤系统、运动系统、呼吸系统、循环系统、消化系统、排泄系统、生殖系统和神经系统。在这些生物系统基础上,还有内分泌系统和免疫系统等。传统的生物系统的描述主要包括系统组成(解剖学观察的系统器官组与组织,例如包括系统内器官、血管、淋巴、神经、肌肉等)、系统组织和形态结构(生物组织学研究的范畴,研究系统内的生物器官和细胞组织结构)以及它们的生理功能。我们可以把这样的生物系统研究方法、分类方法和相关的知识结构体系称为"生物组织功能分类系统学"。

在传统的生物系统中主要研究两个方面的问题:

(1) 各分类生物系统是如何实现功能运行以及运行控制的。

(2) 生命物质是如何被运行的以及控制的。

1) 各分类生物系统如何实现功能运行

我们可以依据现代生物系统划分方法来描述生物体的运行。生物体(例如人体)内所有细胞和组织,都在神经系统、循环系统和内分泌系统控制下感觉体内的生命运行状态,这些生命运行状态信息通过植物神经系统和循环系统内信号分子(激素)信息,调节生物体的运行态势和功能。这些运行态势信息传递到植物神经系统，并最后传递到意识神经系统（脑神经系统）。例如感觉到饥饿、缺水、疼痛、发情、疲劳、排泄等状态和需求。生物体通过对外的感觉器官，对于外部的环境实行感觉，可以感受物质、食物、水、温度等自然环境，也可以感觉其他生物体存在和活动。这些感受信息传递到脑神经系统中，形成意识，决定生物体的运动系统的活动，产生猎食、运动等信息。在体内状态和体外环境信息引导下，去做生物体需要的行为。显然，呼吸系统功能是实现氧气和二氧化碳气的交换；消化系统是为把吃进的食物消化为营养物质；排泄系统是为了排泄废物；皮肤系统是保护自身和隔离环境；循环系统是为了传输营养物质和氧气、二氧化碳气；生殖系统是为了生物体繁殖。所有这些系统的功能发挥都是通过神经系统和内分泌系统的信息交换实现和控制的。

2）生命物质是如何被运行的

描述功能分类系统的运行，另一个重点是生命物质是如何被运行的。描述各种生命物质如何在细胞、组织、器官、系统中的物质交换、信息交换和生物繁殖环节中实现的。如下的描述是现代生物化学介绍的主要内容，为了后续讨论，这里简单归纳。

讨论生物体的生命物质和能量代谢调节，应当把关注范围扩大到整个生物世界，包括微生物、植物和动物以及原核细胞生物和真核细胞生物，甚至还应当包括病毒类的具有活性的实体。在整个生态环境中，生物已经构成了比较明确的食物链，在讨论它们的物质交换和新陈代谢时，离不开它们的食物。也可以说，现代生物不需要掌握全部的生命物质代谢、交换的能力，有些物质是必须从食物中获得。例如，动物不需要把光能、水、氧气、无机盐变成葡萄糖的能力，而在吃植物中获得这种物质和需要的能量。例如我们讨论人体的物质交换，离不开食物，而食物中必然有许多是植物。而在物质交换中，尤其在消化系统中，在一些物质的代谢过程中，离不开微生物的帮助。有些物质的分解，要依赖某些特殊的微生物和细菌分泌的特殊的酶。

人体生命物质转化关系可以说明：

(1) 核酸合成蛋白质。

(2) 糖多了，以较少成分以糖原存储，大部分以脂肪的形式储存起来。糖可以转变为脂肪，脂肪酸不能（很少）转化成糖。合成脂肪主要来源葡萄糖。

(3) 脂肪是人体主要储存能量的形式。

(4) 氨基酸可以互相转化。氨基酸与葡萄糖可以相互转换。食肉动物主要支持蛋白质（氨基酸）转换成葡萄糖，食草动物主要支持葡萄糖转换成氨基酸与蛋白质。

(5) 蛋白质可以转化成脂肪，脂肪不能转化成蛋白质。

(6) 氨基酸可以转化成核苷酸。

(7) 三羧酸循环产生水、二氧化碳和能量物质。

(8) 糖（单糖）、蛋白质（氨基酸）、脂肪（脂肪酸），三大营养物质，都可以作为能量物质，例如ATP，为人的细胞、组织、器官提供能量。通常供应能量的物质顺序是糖、脂肪和蛋白质。而核苷三磷酸(ATP、UTP、CTP、GTP)是核酸生物生成的活性前体物质。

从上面的讨论中,看出人体的生命物质的转化有些不是双向的,如图3.28描述的那样。这种不可双向转换的原因,是由于人体的某些生命物质必须依赖食物和外部环境获得。

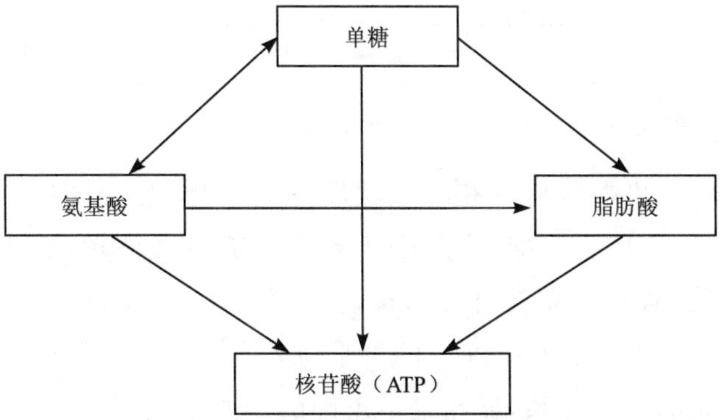

图3.28 人体生命物质整体转换关系

在这里主要讨论一下核苷酸。核苷酸的碱基如果是嘌呤,那么这样的核苷酸称作嘌呤核苷酸,而碱基是嘧啶的核苷酸称作嘧啶核苷酸。人体的核苷酸主要从体内合成产生,食物中获得的核苷酸大部分被分解排出体外。嘌呤核苷酸合成有两条路。**其一称从头合成(由一些基本物质合成核苷酸)**,它是用磷酸核糖、氨基酸和一碳单位等简单物质合成,其中ATP是磷酸基的供体。**其二称补救合成(磷酸、戊糖、碱基被再利用合成核苷酸)**,它是利用体内游历的磷酸、核苷或磷酸、核糖、碱基(嘌呤)简单合成反应生成(嘌呤核苷酸⟷磷酸+核糖(戊糖)+碱基(嘌呤))。嘧啶核苷酸合成也有两条路。**其一,从头合成是用谷氨酰胺、二氧化碳和天冬氨酸合成。其二,补救合成与嘌呤核苷酸补救合成类似(嘧啶核苷酸⟷磷酸+核糖(戊糖)+碱基(嘧啶))**。核苷酸的从头合成和补救合成都是重要合成的路径,对于核苷酸从头合成,在组织细胞内都可以发生。对于核苷酸补救合成,主要在脑、脊髓等组织器官中进行。体内的各种核苷酸ATP、UTP、CTP、GTP、IMP等是可以相互转化的。核苷酸分解为核苷+磷酸。其中磷酸被再利用。核苷分解成核糖(戊糖)+碱基(嘧啶、嘌呤等)。戊糖(核糖)参与糖代谢过程,产生水和二氧化碳,碱基物质是嘌呤等物质,在肝脏中被分解成尿酸、尿素等。

在综合考虑人体需要的营养物质和能量物质后,考虑到水/无机盐作为人体不可缺少的生命物质,可将人体的生命物质划分为蛋白质(氨基酸)、糖类(单糖)、脂类(脂肪酸)、核酸(核苷酸)及水/无机盐五类。在人体生命物质的转换关系中,考虑人体的生命物质不能完全依靠自身合成,需依靠食物和外部环境中获得,所以人体的生命物质转换关系不是封闭在人体范围内部,而是包括了食物在内的植物、水、阳光、空气等因素。人体生命物质转换关系图实际上是将一个人的生命活动和外部环境统一在一个范畴内形成转换关系。这种关系可以理解为天、地、人经生命物质转换关系形成一个整体。所以我们可以找到人与自然统一的、更简单的生命物质转换路线图(是一个部分图),见图3.29。

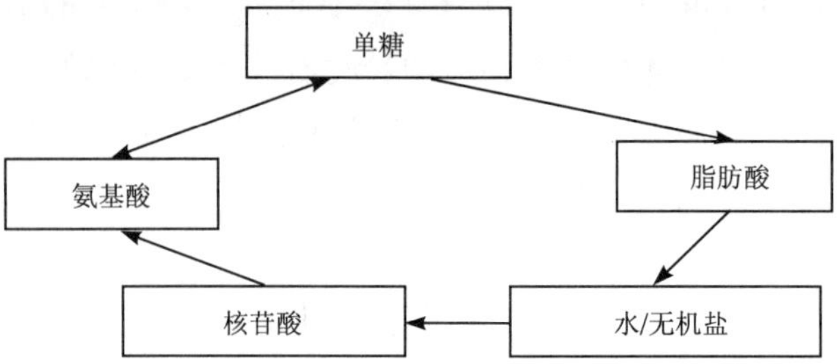

图 3.29 人与自然合一的生命物质简化整体转换关系图

图 3.29 中的水/无机盐包括氧和二氧化碳等基本物质。图中的意思是氨基酸可以生成单糖,而单糖可以生成脂肪酸,脂肪酸主要作为能量被消耗,成为水/无机盐和二氧化碳等。根据核苷酸“从头合成”的概念,可以理解为从水/无机盐生成核苷酸。而核苷酸可以生成氨基酸。显然,把图 3.29 中的关系与人类生命物质的转换关系比较,如果不考虑植物中生命物质的转换关系,显然是不正确的。如果把人类生命物质的转换关系与植物中生命物质的转换关系结合一起,上述关系就是正确的。

人体组织、器官的代谢可以说明:

(1) 肝是人体的代谢枢纽。肝耗氧量占全身的 20%,合成全身 80%的蛋白质。

(2) 脑以葡萄糖为主供能,脑氧量占全身的 20%~25%。

(3) 心利用酮体、乳酸、脂肪酸、葡萄糖等以 ATP 形式供能。

(4) 脂肪组织是合成与储藏脂肪的主要器官。

(5) 肌肉通常以氧化脂肪酸为主供能,有氧时产生 H_2O、CO_2,缺氧时产生乳酸。

(6) 肾是重要代谢器官,肾是耗氧大器官,合成产生葡萄糖。

(7) 红细胞以葡萄糖酵解等方式供能。

作者从生物化学书籍中,抄录整理了人体不同的器官对生命物质的代谢情况表格,对我们下一步讨论有帮助,参见下表。

组织器官	代谢途径	主要代谢物质	主要代谢产物	说明
肝	糖异生、脂肪氧化、糖有氧氧化、氧化磷酸化	葡萄糖、脂肪酸、乳酸、甘油、氨基酸	葡萄糖、VLDL、HDL、酮体	
脑	糖有氧氧化、糖酵解、氨基酸代谢	葡萄糖、氨基酸、酮体、脂肪酸	乳酸、H_2O、CO_2	在正常情况主要由葡萄糖供能,患饥饿或糖尿病,主要是酮体供能
心	有氧氧化、氧化磷酸化	乳酸、酮体、葡萄糖、脂肪酸、VLDL	H_2O、CO_2	休息和空腹由脂类供能,吃饭时由葡萄糖供能,运动时由乳酸供能
脂肪组织	脂肪酸分解	VLDL、CM	游离脂肪酸、甘油	
肌肉	糖酵解、有氧氧化和氧化磷酸化	脂肪酸、葡萄糖、酮体	乳酸、H_2O、CO_2	静止时主要由脂类供能,运动开始由无氧葡萄糖降解供能,继续运动由葡萄糖氧化供能,再持续运动又进入脂类氧化供能。肌肉产生大量的乳酸,通过“乳酸-糖循环”继续快速供能
肾	糖异生、糖酵解、酮体生成	脂肪酸、葡萄糖、乳酸、甘油	葡萄糖	
红细胞	糖酵解	葡萄糖	乳酸	因为红细胞没有内质网、线粒体、细胞核

读者注意,上述组织和器官的功能是有选择性的,例如几种情况:

(1) 心肌供能。我们知道心肌是通过ATP直接供能的。心肌的ATP主要来源于葡萄糖、脂肪酸、乳酸、酮体、VLDL和氨基酸等。心肌在休息和空腹时由脂类供能,饭后由葡萄糖供能,运动时由乳酸供能。心肌缺血时,主要由葡萄糖的无氧降解提供ATP功能,而此时脂肪合成增强,脂肪分解代谢被抑制,缺血时心肌被脂肪滋润,会对心肌功能产生损坏性影响。

(2) 骨骼肌供能。我们知道骨骼肌是通过ATP直接供能的。从组织学中知道,人体的骨骼肌分慢速骨骼肌(红纤维骨骼肌)和快速骨骼肌(白纤维骨骼肌)。慢速骨骼肌细胞有丰富的线粒体和肌红蛋白,糖有氧氧化、脂类和酮体氧化与产生ATP能力强。而快速骨骼肌的骨骼肌线粒体和肌红蛋白较少,糖无氧降解提供ATP能力强。为了更有效和快速获得ATP,肌肉组织含大量的肌红蛋白、肌酸、磷酸肌酸等物质,为从ADP转换成ATP提供承载、储存和后援能力。另外肌肉细胞的基本物质代谢和糖原储存都对肌肉运动提供能量提供支持。人在静止时,主要由脂类供能,运动开始由无氧葡萄糖降解供能,继续运动由葡萄糖氧化供能,再持续运动又进入脂类氧化供能。另外,肌肉运动产生大量的乳酸,通过"乳酸-糖循环"继续为肌肉运动快速供能提供脏腑支持。

(3) 脑供能。在正常情况下主要由葡萄糖供能,在饥饿或糖尿病情况下,主要是酮体供能。

从实验室化学看,化学反应需要反应物质分布均匀和适当温度、压力条件。物质代谢同样需要温度、反应设备运动、旋转。从化学工业的系统看,有测试仪器、管道、阀门、泵、导流、压力等多方面控制,才能完成需要的化学反应。从系统学角度看,生物物质与能量代谢调节或控制必须研究:

(1) 物质在代谢中的目标控制。

(2) 物质在代谢中的数量控制。

(3) 物质代谢中的过程控制。

从生物代谢研究技术手段看,有物质同位素跟踪技术,激素(抑制素、促进素)在代谢过程中介入观察物质代谢数量变化的技术,以及利用现代科学仪器观察代谢过程的技术等。

如果说生物系统仅仅有化学酶、激素、信号分子就能实现代谢要求的过程,显然是不够的。作者当然认为存在非化学方面的支持,即系统方面的支持。因为,从系统学角度看,代谢调节和控制的真正机理还有其他的视角和因素介入。

4. 人体生物物质和能量代谢调节

生物的物质有糖、脂肪(脂肪酸)、蛋白质(氨基酸)、核酸(核苷酸)、水、无机盐代谢,同时伴随着能量代谢。这些代谢不是相互独立的,而是相互关联、相互调节和相互制约的,具有非常清晰的整体性。

(1) 能量代谢与物质代谢相互关联和制约、控制和调节代谢能量供给，显然可以做到控制物质代谢过程和结果。

(2) 物质代谢具有相同代谢池和中间过程，使脂肪(脂肪酸)、蛋白质(氨基酸)、核酸(核苷酸)代谢具有不完全的可转换性。

(3) 生物体的组织、器官在代谢中有自己的特点要求。

(4) 生物体的代谢调节分为细胞(酶调节)、内分泌系统(激素调节)和神经系统(神经与体液调节)三个水平的调节。

其中酶调节是利用酶底物的专一性，例如淀粉酶、糖原、脂肪酶、核酸酶、蛋白酶等，葡萄糖、脂肪酸、氨基酸、核苷酸、丙酮酸、甘油酸等等作为不同底物有不同的酶。生物化学酶按照国际系统分类法可以划分为以下六类：

(1) 氧化还原酶类($AH_2+B\leftrightarrow A+BH_2$)，催化氧化还原反应。

(2) 水解酶类($A\text{-}B+H_2O\leftrightarrow A\text{-}H+B\text{-}OH$)，催化底物加水分解或其逆反应。

(3) 转移酶类($A\text{-}R+C\leftrightarrow A+C\text{-}R$)，催化一个集团R从A化合物到C化合物上。

(4) 裂合酶类($A\text{-}B\leftrightarrow A+B$)，催化底物裂解或逆反应。

(5) 异构酶类($A\leftrightarrow B$)，催化同分子物质异构体之间的相互转换。

(6) 连接酶类(也称合成酶类，$A+B+ATP\rightarrow A\ B+ADP+P_i$)，催化在ATP参与下，化合物A与B合成新的化合物$A\leftrightarrow B$。

读者需要注意一点，如果底物有平衡结构，那么对应的酶相伴存在于底物的平衡结构中。例如我们研究了蛋白质、糖、脂肪、核酸等物质平衡结构，那么对应的酶也在相应平衡结构对应位置上。

3.6.2　生物运行系统的物理说

生物系统运行的物理说，突出表现在中医学功能分类系统学的运行概念和描述。从生物物理的角度来谈生物系统运行，首先研究植物的运行系统，所描述的运行概念应当是物理学的。例如植物中气体的运行(通气组织、气孔)，水和无机盐的运行(吸收组织、导管、管胞)，营养物质运行(传递组织、筛管和筛胞)和信息的运行(分泌结构)等。虽然植物不能如同动物一样运动，但可以使体内的物质、体液、水分和信息流动。这种物质运动形式主要受到物理学原理的支撑。

动物和人同样具备与植物类似的运行结构。这种运行结构是人体的物质、热、气体、水和信息的统一交换平台，我们形象地称作"五张皮"，分别承担物质交换、热交换、气体交换、水交换和信息交换。在物质、热、气体、水和信息统一的交换平台中，人体的器官和组织都承担"生、交换、纳、吐、调"相应功能。虽然不能如生物化学的代谢微观到分子级别，但是从物理学的角度研究，完全可以构成完整的运行体系，让体内的物质、热、气体、水和信息运转起来。这些原理在本书第5章中详细论述。

所以，中医在描述体内的物质流动和平衡中，所用的语言可以归纳到物理学的范畴中。例如气虚、气滞、血亏、淤血、废气、宿便、外邪等，就属于生物系统的物理学语言的运行现象描述。这些运行现象,如同在一个管道系统中,出现了各种物理方面的问题,例如气虚和血亏描述运行的物质总量不够,物质没有充满管道。气滞和淤血描述管道运行中堵塞、半堵塞或者运行阻力过大。废气描述产生的废气没有及时排除,产生了阻碍气血运行的现象或者其他不舒服感觉。宿便描述被处理和吸收的管道剩余物质,停滞在管道中。外邪(热、寒、风、湿)描述了管道运行受环境影响,例如深度和湿度影响。本身管道口径和感受能力就受环境影响在变化,何况生物管道系统。

这种用在生物体内的物理范畴的概念语言,与从化学角度描述的物质代谢语言是显然不同的。然而它们都是正确的。从人类认识世界的历程看,先有上述物理范畴语言的描述,后有化学范畴语言的描述。这些病症现象观点和描述是符合历史进程要求的。其中,物理范畴的病症描述恰恰是中医描述生物系统运行的方法。

需要说明的是,上述气虚、气滞、血亏、淤血、废气、宿便、外邪等描述病症的语言显然与物理学的一些概念是相通的。从现代生物学角度观察,这些语言描述的病症现象,最后应当归结为细胞、组织和器官运行出现困难。例如在上述某些条件的影响下,细胞或细胞组织会产生细胞处在"静息"状态(休眠状态),或者处在低水平的代谢状态中(例如处在无氧代谢过程和状态中)。这种细胞和细胞组织处在"静息"或"无氧代谢"状态,当然会产生部分组织与器官的气滞、淤血。气滞、淤血也可以是组织与器官感染炎症所致,组织与器官感染炎症是气滞、淤血产生的外因。

所谓寒与热,可以是外部环境的寒与热,也可以是食物消化过程中的寒与热。对食物和药物的所谓寒,是指消化过程中从细胞组织中吸收过多的热量,细胞和组织感到能量(热能)的流失。所谓热,是指消化过程中释放过多的能量(热能),细胞组织会感到获得或承受过多的能量(热能)。

严格地说或表面看来,中医学没有现代系统学的系统概念,在中医现代化的描述中,需要用现代系统学概念、方法为中医学补充现代生物系统的描述。但是经过仔细分析和研究后,尤其仔细阅读所有中医基础理论的书籍后,我们会发现,中医学已经或者正在形成自己特色的生物系统学说。这些系统学说作者把它归纳为如下的五大体内系统和一个体外系统。

体内生物系统包括:

(1) 人体经络系统。

(2) 人体脏腑系统。

(3) 人体体质系统。

(4) 人体感受表达系统。

(5) 人体情志系统。

体外系统是人体运行评估系统。涉及

(1) 中医气物学说。

(2) 中医阴阳五行学说。

(3) 中医诊断学。

(4) 中医治疗学。

(5) 中医药物学。

可以发现，本书归纳的中医系统学说，显然不是建立在现代生物解剖学和生物组织学的基础上，而是建立在生物体的行为功能表达和运行基础上，具有虚拟和逻辑意义的一类生物系统学说。保留了中医学的整体观和辨证观特色。**可以将中医生物系统概念组成的知识结构称作“人体运行生物系统学”。其讨论对象依然是“后生物系统”**。中医上述系统划分，本身就为丰富生物系统学说内涵和分类体系开阔了新天地。

关于中医的生物系统学说，我们将在本书第4章和第5章中逐步展开讨论。

3.6.3　生物系统的分类功能行为模式

生物主体，例如细胞、组织、器官和系统等，它们的行为可以划分为两组，一组是维系生命的行为集合；另一组是生物体分类功能系统的特化功能行为的集合，其中多主体的特化功能行为是需要协调和保持关联的。这种分类，如同人类社会中，每一个人行为可以分类为“生活行为”和“工作行为”。生活行为是为了维系人的生存和发展的行为。而工作行为，是人参与到社会事业组织与生产企业机构中，所承担的角色和任务行为。显然从社会、政治、经济等视角观察，工作行为是需要密切协调的。而生活行为，无论人在社会中承担什么角色的工作，发挥什么功能，他都必须有自己独立的生活行为。从这个意义上讲，工作行为是社会分类系统的，而生活行为是超越社会功能分类系统的。这种划分的思想，用在生物体的生物系统分类和超越分类系统的行为讨论中，使许多问题的讨论和研究清晰了许多。

生物体的细胞、组织、器官和系统行为有以下分级别说明和描述：

(1) 细胞的行为。$A_{cell}=\{A_{\alpha},A_{specialization\text{-}\alpha}\}$，细胞的行为$A_{cell}$集合由细胞维系生命的行为$A_{\alpha}$集合和细胞功能特化行为$A_{specialization\text{-}\alpha}$集合组成。

(2) 细胞组织的行为。$A_{tissue}=\{A_{\alpha},A_{tissue\text{-}\alpha}\}$，细胞组织的行为$A_{tissue}$集合由组织内细胞行为的集合$A_{\alpha}$和细胞组织的整体行为集合$A_{tissue\text{-}\alpha}$组成。

(3) 生物器官的行为。$A_{organ}=\{A_{tissue},A_{organ\text{-}\alpha}\}$，生物器官的行为$A_{organ}$集合由器官内组织行为$A_{tissue}$集合和器官的整体行为$A_{organ\text{-}\alpha}$集合组成。

(4) 生物系统的行为。$A_{sys}=\{A_{organ},A_{sys\text{-}\alpha}\}$，生物系统的行为$A_{sys}$集合由系统内器官行为$A_{organ}$集合和系统的整体行为$A_{sys\text{-}\alpha}$集合组成。

本节主要讨论生物体分类功能系统的特化功能行为的运行机制问题，即生物体的细胞、组织、器官和系统超越功能分类系统运行问题。研究对象分类做如下规定：

(1) 细胞功能分类行为。在细胞行为集合$A_{cell}=\{A_{\alpha},A_{specialization\text{-}\alpha}\}$中，主要研究细胞功能特化行为$A_{specialization\text{-}\alpha}$集合。

(2) 细胞组织功能分类行为。在组织行为集合$A_{tissue}=\{A_{\alpha},A_{tissue\text{-}\alpha}\}$中，主要研究细胞组织的整体行为集合$A_{tissue\text{-}\alpha}$。

(3) 生物器官功能分类行为。在器官行为集合$A_{organ}=\{A_{tissue},A_{organ\text{-}\alpha}\}$中，主要研究

器官的整体行为 $A_{organ\text{-}\alpha}$ 集合。

(4) 生物系统功能分类行为。在系统行为集合 $A_{sys}=\{A_{organ},A_{sys\text{-}\alpha}\}$ 中,主要研究生物系统的整体行为 $A_{sys\text{-}\alpha}$ 集合。

3.6.4 生物系统的超越功能分类运行模式

本节主要讨论生物体维系生命的行为的运行机制问题。生物体的细胞、组织、器官和系统超越功能分类系统概念的运行问题的对象做如下规定:

(1) 细胞维系生命行为。在细胞行为集合 $A_{cell}=\{A_{\alpha},A_{specialization\text{-}\alpha}\}$ 中,主要研究细胞维系生命的行为 A_{α} 集合。

(2) 细胞组织维系生命行为。在组织行为集合 $A_{tissue}=\{A_{\alpha},A_{tissue\text{-}\alpha}\}$ 中,主要研究组织内细胞行为的集合 A_{α}。

(3) 生物器官维系生命行为。在器官行为集合 $A_{organ}=\{A_{tissue},A_{organ\text{-}\alpha}\}$ 中,主要研究器官内组织行为 A_{tissue} 集合。

(4) 生物系统维系生命行为。在系统行为集合 $A_{sys}=\{A_{organ},A_{sys\text{-}\alpha}\}$ 中,主要研究生物系统内器官行为 A_{organ} 集合。

超越功能分类系统的行为研究如同研究人"生活行为"。而生活行为是为了维系人的生存和发展的行为。当然,人的生活行为具有相当的自主性,但是人生活行为也有自己的规则要求,例如组成家庭,在家庭中各组成人员同样有行为之间的关联关系。另外,人的生活行为受到其"工作行为"和工作行为发生的组织和机构的影响。从这个道理可以看到,研究超越功能分类系统行为模式同样是非常重要的。

人类的超越(社会)功能分类系统实际上是一种更加基础的非社会功能分类的另一个更低层次的系统。超越功能分类系统的行为,实际上在研究更基础的生物系统的行为,这种超越功能分类的基础系统,在第4章中,我们定义为生物的"感受与表达的网络系统",或者称"前社会功能系统"或"社会功能系统的前系统"。把这种思想应用到生物学的系统理论研究中,可以看到许多我们过去所忽视的问题和结果。

既然超越功能分类系统的概念范畴,是一种更基础的系统,同样应当采用现代系统学的方法,同样需要强调主体、行为、客体和运行规则四个方面,并主要研究主体的行为,即主要研究细胞、组织、器官、系统和个体多个层次的主体的超越功能分类系统行为概念。同样,都需要从以下行为分类开始入手:

(1) 维系生命物质交换行为。讨论细胞、组织、器官和系统各级别的维系生命物质交换行为,重点讨论物质供应。

(2) 维系生命信息交换行为。讨论细胞、组织、器官和系统各级别的维系生命信息交换行为。

(3) 维系生命运动行为。讨论细胞、组织、器官和系统各级别的主体维系生命运动行为。

(4) 维系生命增殖行为。讨论细胞、组织、器官的维系生命再生/更新/换代行为。讨论细胞、组织、器官如何实现生命信息存储与记忆。在这里还必须讨论细胞等生命周期、静息、凋亡、停滞、分化、去分化等状态对这项基础行为的影响。

(5) 维系生命感受表达行为(生命信息存储与记忆)。讨论细胞、组织、器官的维系生命感受表达行为,重点讨论感受表达方式和路径结构,以及对外部的影响。其中对生物体的生命信息存储与记忆是十分重要的条件。

需要说明的是,从生命主体的运行状态观察,生命主体可以处在"过分活性"、"适度活性"、"低度活性"、"停滞"、"静息"和"凋亡"等不同的状态。不同细胞和细胞组织的生命周期状态,对生物体的运行会产生影响。显然,这种影响在生物化学过程中是不讨论的,也是在生物物理学所不讨论的。这些问题恰恰是我们研究的"生物系统学"和"生物行为学"必须讨论的,同样属于生物超越功能分类系统运行的基础体系。

我们在前面曾说过,生物体存在超越"生物功能"分类的系统,当然这些系统是更加基础的生命系统。另外,生物体中还存在其他的信息和行为关联的网络系统,例如前生物系统的"潜在"网络系统。在传统生物系统中,细胞、组织和器官属于生物系统的,我们已经讨论过属于生物系统的细胞、组织和器官的运行模式。后面,我们同样会讨论细胞、组织和器官超越功能分类系统的行为,而不是讨论在分类功能系统范围的行为;或者说讨论细胞、组织和器官跨越分类功能系统的运行模式。

3.6.5 生物体内的生命物质的平衡

讨论生物体内的物质平衡需要从食物和体内代谢两个方面去讨论,才能对生物体的物质平衡做出正确的结论。如果仅仅根据生物体内的生命物质代谢讨论物质平衡关系,是不能完全理解生物体的物质平衡的关系。本小节将分别讨论以下几个问题:

(1) 生物体从食物中获得生命物质。

(2) 生物体内代谢过程产生生命物质。

(3) 生物体内生命物质的"五行结构"关系。

1. 生物体从食物中获得生命物质

人需要的生命物质,有一些必须从食物中获得,因为这些生命物质不能靠自身的细胞和组织产生,只能从食物中获得。例如人体需要的20种氨基酸中,有内源性(体内合成,也称非必需氨基酸,有12种)和外源性(从食物中获得,也称必需氨基酸,有8种)之分。又例如人体需要的脂肪酸,有饱和与非饱和种类,而非饱和脂肪酸需要从植物食物中获得。还有一些重要的生命物质都只能从食物中获得。人类从食物中获得生命物质,例如蛋白质、糖、脂肪、核酸等和它们的复合体物质,这些大分子的生命物质都需要被消化成小分子的氨基酸、单糖、脂肪酸、核苷酸等才能被吸收。如果消化功能不好(例如缺少某些酶),有些大分子物质不能被分解成小分子,这些未被分解的大分子物质不能被小肠静脉毛细血管吸收,一部分被排泄出去,另一部分被毛细淋巴管吸收,这些进入人体血液中的大分子物质,一般是不能直接利用的,需要在体内进一步转化为小分子后,再经细胞合成,构成需要的大分子物质。关于这一点,对于蛋白质、核酸和它们与糖、脂肪复合体等这种再合成要求非常严格,表现出蛋白质、核酸的物种特性。但是对于多糖和脂肪,似乎没有那么严格的再合成要求,有些是可以直接利用的。

2. 生物体内代谢过程产生生命物质

生物体内需要的生命物质,不能全部都依赖于从食物中获得。动物为了保持物种的稳定、延续和发展,有些生命物质不能从食物中直接采用,而只能利用,对于所有生命共同的生物小分子物质(氨基酸、葡萄糖、核苷酸、脂肪酸等)是没有物种特性的,可以被直接采用,而对于大分子物质,必须分解成小分子才能被利用。可是细胞结构需要大分子物质,因而生物体内的大分子和大分子复合体物质,一般都必须自己合成。如何在细胞合成这些物质,我们已经在本章3.5节中做了详细介绍,这里只引用一些重要脏腑系统的生命物质合成与利用关联概念。

3. 生物体内生命物质的“五行结构”关系

模拟生命物质的“五行结构”如图3.30所示。

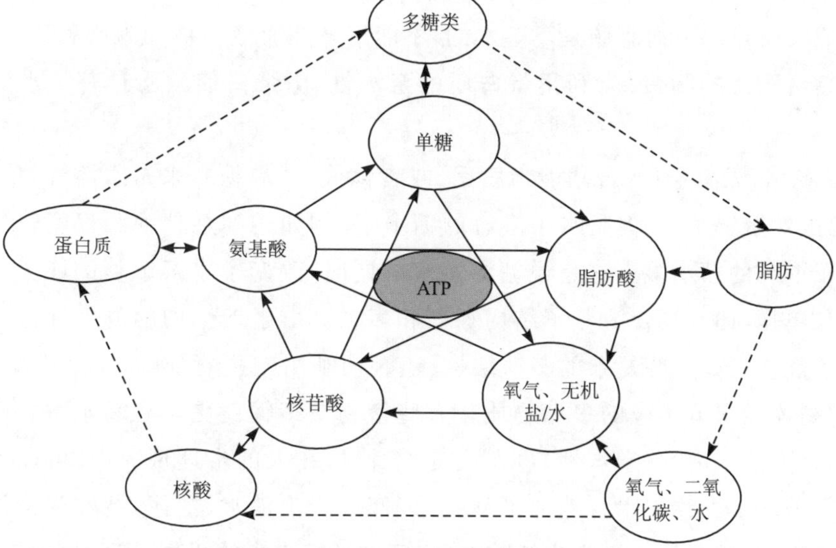

图3.30 生命物质的五行结构图

图3.30所述的生命物质的五行结构图也有下述类似的相生、相克的关系结构。

1) 生命物质的相生关系

生命物质在生物化学中,可以相互生成、合成、分解、转换,这些关系可以理解为五行中相生关系。根据作者的研究,这些关系可如下定义。

生命物质有如下相生关系:蛋白质生多糖、多糖生脂肪、脂肪生水/无机盐、水/无机盐生核酸、核酸生蛋白质。

其中的生命物质的相生关系可以做如下解释:在人体的细胞内,蛋白质由DNA、

RNA控制以及核糖体产生，所以可以说核酸产生蛋白质。蛋白质可以产生糖和脂肪，所以蛋白质产生糖是没有错的。糖多了虽然可以产生糖原，但是主要通过产生脂肪，存储能量，所以糖产生脂肪是正确的。脂肪必须通过运动和燃烧脂肪，产生氧气、二氧化碳、水和无机盐，而不能转换成糖与蛋白质。而核酸主要是通过水、氧气、二氧化碳和无机盐产生“从头合成”，反映了生物与自然的依赖关系。

2）生命物质的相克关系

生命物质在生物化学中，是可以相互生成、合成、分解、转换，并没有相克的关系描述。生命物质的相克关系到底是一种什么关系呢？我们知道，生命物质在生物体内的化学过程是建立在水环境中，这个生物体内的水环境的温度、酸碱性和物质成分对生物化学过程影响很大。生物体内生命过程和物质转换都是在这个水环境中进行的。所以，我们讨论的生命物质的相克关系就是讨论生命物质水溶性（亲水性）和脂溶性（亲脂性）的相互关系，从这个角度考虑这些生命物质转换的相克关系。

根据作者的研究，生命物质有如下相克关系：蛋白质克脂肪、脂肪克核酸、核酸克多糖、多糖克水/无机盐、水/无机盐克蛋白质。

(1) **蛋白质克脂肪**。蛋白质由于表面有亲水性集团而具有亲水性（水合作用），蛋白质与水构成胶质形态。而脂肪是不溶水的，不能溶解在血液中被细胞所利用。**如果蛋白质与脂肪结合产生的脂蛋白，利用蛋白质的亲水性，脂蛋白使脂肪具有了水溶性（亲水性）。**

(2) **糖克水、无机盐（水合功能物质团，或者体液）**。单糖本来是水溶性，从物理学角度看，单糖虽然溶解于水，但是水中溶解的糖多了，例如达到某种饱和程度，更多的糖也不再溶解于饱和的糖水中。这是说糖溶解水的同时，改变了水溶解糖的能力。另外，世界上不仅是单糖，还有复合大分子结构寡糖和多糖。由于糖结构的复杂性，产生了不同程度的亲水性。例如一些复杂的多糖结构，还必须利用一些酶，例如α淀粉酶、β纤维素酶、磷酸化酶才能水解相应的多糖物质。有些植物杂多糖就更不容易水解。也就是说，糖多了，糖自身的水溶性（亲水性）也在改变。所以，在人的生理现象中，可以看到糖（葡萄糖）多了，破坏了人体内水与糖的平衡关系，使人产生消水、消尿，被称为消渴病现象。**依照本书的观点，糖多了不仅产生脂肪存储，还破坏糖与水的平衡关系，这就是我们谈到的“糖克水、无机盐”**。人体的肺脏是产生和调节人体水道的主要器官之一，肺属金，金生水的原理恰恰是糖克水。读者应当明白，医学实践告诉我们，某些肺疾病，利用药物中的植物和微生物的多糖物质，在增强肺气同时，会产生显著的利水效果。

(3) **脂肪克核酸**。脂肪是不溶解水的分子物质，但溶解于一些有机溶剂中（例如乙醚、苯等）。脂肪与蛋白结合形成脂蛋白，也改变了水溶性，脂蛋白与核酸结合产生核蛋白。核酸由于碱基和磷酸集团组成特性，因为碱基（嘌呤和嘧啶）既可以被酸性解离，也可以被碱性解离，通常体液是碱性解离。但是核酸中磷酸集团是酸性的，还由于核苷酸中的戊糖存在，降低了碱基的碱性。所以核酸是具有酸碱两性的生命物质，但是主要表现出酸性。核酸是可以被酸、碱和核酸酶条件下水解的物质。核酸可以变性(酸碱性改变)、复性和杂交。核酸溶解度与大分子链长度有关,分子链长的,其溶液黏滞度高。脂肪多少与体液酸碱性相关,直接影响核酸酸碱溶性和代谢。例如脂肪多了,体液表现为酸性,而酸性对于碱基(嘌呤、嘧啶)代谢不利。除非脂肪自身产生水和无机盐,否则没有人体中适合的体液环境供核酸代谢。但是脂肪是脂溶性的,不溶解于水。如何才能把脂肪变成水?换句话说,通过肌肉运动,把脂肪(湿气)的能量消耗掉,来形成水。但是,**中医说脂肪是湿气,不是水,湿气遇到石头(金),可以凝结或聚集成水。意思在说,通过调理肺气,可以把脂肪变成水。**

(4) **水、无机盐(水合功能物质团或体液)克蛋白质**。由于蛋白质表面存在许多亲水性分子集团,吸收水聚集在其表面(大约 1 克蛋白质,可以吸收 0.3 克到 0.5 克的水),构成蛋白质在水化膜,另外水化膜的表面有电荷,把蛋白质变成为水溶性(亲水性)的蛋白质胶体,蛋白质胶体稳定蛋白质结构,并阻碍蛋白质结构进一步结合。蛋白质存在变性和复性(亲水性、结合力、黏度改变、活力改变等)特点,如果蛋白质水化膜破坏,破坏了蛋白质的亲水性,暴露出蛋白质共价键疏水性,使蛋白质进一步结合和沉淀。另外,生物学利用不同蛋白质氨基酸组成不同、氨基酸不同等电点和不同蛋白质在中性溶液中溶解度相差很大,使用盐析法提取蛋白质,就充分证明水、无机盐是克蛋白质的。

(5) **核酸克糖**。核苷酸(UDP、CDP、GDP、ADP 等衍生物质)参与糖原、糖蛋白等大分子生命物质或复合体的合成与肝生物转化过程,并改变这些与糖相关的生命物质水溶性。另外,核苷酸(ATP)作为生命物质(糖、蛋白质、脂肪、大分子复合体等)合成与分解提供能量。核苷酸(腺嘌呤核苷酸)是很多辅酶的重要组成成分。例如 NAD^+、NADP、$NADP^+$、NADPH、FAD 和辅酶 A 等。核苷酸参与细胞信号传导过程。例如 GDP、GTP 参与蛋白酶偶联受体的信号传导过程;cAMP、cGMP 作为第二信使,在细胞内传递信息。这些核苷酸功能已经远远超越核酸克糖概念。

拿病毒来说,病毒有核酸有蛋白质(外壳),类病毒有核酸没有蛋白质(外壳),朊病毒只有蛋白质(外壳)而没有核酸。可以归纳,病毒的主要组成物质是核酸和蛋白质。非常有意思的是病毒没有糖和脂肪物质。病毒在充满糖类物质的环境中,该如何呢?通过一些实验结果可以观察到,某些寡糖和多糖对病毒有抑制作用。糖(单糖、寡糖和多糖)对于生物细胞是能量化学储存形式,是细胞新陈代谢的中心环节物质。

3.7 理论生物学和生物主体行为数学

所谓理论生物学的研究,是把人们对生物世界的认识用数学的方法描述出来,利用现代网络世界的理论、方法和技术,在网络世界中实现对生物世界的虚拟再描述,并使这种虚拟再描述尽可能地逼近真实生物世界中的一切现象。理论生物学可以最大范围和最深刻地提高人们对生命现象和过程的认识,这种认识的扩大、提高和深入又反过来为人类和生物可持续发展提供服务。

在网络世界中再现生命，包括生命个体和生命世界的一切感兴趣的事物，实际上是在网络世界中为生物学建立理论生物学。

3.7.1　理论生物学是什么

生物学科学形态的发展阶段可以认定以下四个阶段：

(1) 实验室生物学科学形态。实验科学是一切科学的基础，是认识客观世界的基本手段，也是发现科学知识和真理的重要手段，是为了在实验中验证和反复验证科学学说正确性的基本方法，也是从理论认识反馈回实践的主要手段。生物实验科学形态是生物科学的基础。

(2) 分类生物学科学形态。分类学科的科学形态，是为了在实验科学形态基础上的外延性和更加有区别性地认识生物世界。

(3) 超分类生物学科学形态。超分类学科的概念实际上是在两个方向发展，一个是向更加综合方向发展，另一个是向更加基础方向发展。向更加基础方向发展的生物学研究，包括基因DNA研究和干细胞生物学的研究。向更加综合方向发展，主要表现在系统学视角的生物学研究，例如我们在本书中开展的现代生物行为学和生物系统学研究的方向。

(4) 理论生物学科学形态。理论生物学是把人们对生物世界的认识用数学的方法描述出来，利用现代网络世界的理论、方法和技术，在网络世界中实现对生物世界的虚拟再描述，并使这种虚拟再描述尽可能地逼近真实生物世界中的一切现象。理论生物学可以最大范围和最深刻地提高人们对生命现象和过程的认识，这种认识的扩大、提高和深入又反过来为人类和生物可持续发展提供服务。

理论生物学讨论生物抽象的主体、行为、客体的结构概念，研究生物主体、行为和客体的数学体系，包括行为函数、行为代数、行为几何、行为逻辑和行为动力模型，并将这样的数学体系扩展到个体和组织群体所有适用范围内。研究生物的数学模型理论体系的目的是在计算机系统中或在网络世界中，实现以下两大任务：

(1) 在网络世界中再现虚拟生物世界(为生物学)。

(2) 在网络世界模拟人类运行体系(为医学)。

要实现上述两大任务，必须充分发挥现代科学的三大支柱：理论、实验和计算的作用。对于现代科学必须有强大的理论和计算支撑，有了理论和计算两个支柱，实验室这个支柱才会有更明确的目标和方向，才会具有更清晰的实验科学路线。理论和计算配合生物实验科学，必然会极大扩展整个生物学的视野和工作范围。生物实验科学的困惑，才会得到化解。但由于生物学和生命科学的复杂性，必须要由一个适合描述生命主体的数学为其服务，而不是简单地把亿万细胞的化学方程式放在计算机中计算就可以了。生命科学理论体系与物理学不同，也只有在网络计算机时代才能建立。生物学必须有适合运行在网络世界中的理论科学和数学体系。生物学要进网络世界，数学要进网络世界，计算机和网络世界要为建立理论生物学和主体行为数学的需要而改变并做好准备。

现在,可以比较完整地讨论为什么以及如何为生物学或生命科学写数学了。这里,我们不需要说明和论证,只需要引入数学描述题目,我们已经开始做生物数学和软件系统说明的作业了。但是,这里主要是引入作业题目的开场白,在本书后几章中,会看到更加详细的作业过程。

3.7.2　生物单位量子化结构的数学描述方法

作者在阅读现代生物学书籍时,产生了生物的物质、能量、信息和行为的结构关系可以用单位量子化描述或定义的想法,这对数学和软件描述生命的物质、能量、信息和行为具有基础性的作用。这样理解生物世界的结构,对于用数学的方法表达生物世界是非常重要的基础条件。读者可以看到这些基本单元结构和组合结构的数学定义形式,并在这些数学形式中,定义用这些单元结构组成组合结构的类型、函数操作。我们只是提示读者,可以从另一种视角讨论生物的物质、能量、信息和行为结构,并提出在生物学中单位量子化的结构实现最小成本原则是必由之路,如同在空间学中相信最短的距离原则,在物理学中相信最小能量的原则一样,对我们认识世界有很大帮助。

我们讨论过,这些量子化单位结构包括以下几个方面:

(1) 生命主体的单位量子化结构。把细胞(包括细胞器)作为主体单位结构,层层组合生成细胞组织、生物器官、生物系统和生物个体的主体结构。

(2) 生命行为的量子化单位结构。把细胞的生命行为作为行为的单位结构,再组合生成细胞组织、生物器官、生物系统和生物个体的行为。单位化的行为结构,可以建立在生命单位化的物理过程和单位化的化学过程上。

(3) 生命物质的量子化单位结构。把葡萄糖、氨基酸、脂肪酸、核苷酸和水/无机盐等小分子作为生命物质的单位结构,再组合生成多糖、蛋白质、脂肪、核酸等大分子和复合体大分子结构。

(4) 生命能量的量子化单位结构。生命单位化的物理过程和化学过程的能量单位。

(5) 生命信息的量子化单位结构。神经递质、激素和细胞因子(生长因子)作为信息交换单位。

(6) 生命单位化的物理过程。建立生物结构,尤其是细胞主体内环境下的生命物质客体的单位化的物理过程。

(7) 生命单位化的化学过程。建立生物结构,尤其是细胞主体内环境下的生命物质客体的单位化的化学过程。例如光合作用、TCA 循环、ATP 循环、卡尔文循环等。

3.7.3　生物主体的行为数学

生物学不能满足于实验室、分类科学形态的发展阶段,需要建立自己的理论生物学。但是作者认为,由于生物世界的复杂性,不建立理论和计算两个生物学的支柱体系,就很难实现从理论到实践或实验自上而下的认识过程，对理论和实验两个方面都会造成阻碍。很显然，为生物学建立理论生物学学科是非常困难的。难点之一是，生物学理论方程不可能像物理学或量子力学有几个方程式或数学描述体系就能够揭示，这个方程或数学描述体系一定是比物理学对应的体系复杂。难点之二是，生物学的理论体系必然与计算体系结合起来，甚至与实验体系结合起来，存在于计算机和网络世界的体系中，已经不可能不依靠计算机和网络世界而独立存在。

建立理论生物学比建立理论物理学或量子力学要复杂，需要计算机，甚至整个网络世界的支持。换句话说，理论生物学离不开网络的表达方法，并且使理论生物学必然面临两个方面的问题：

(1) 在网络世界中研究生物世界的主体（细胞、细胞组织、器官、生物系统、生物个体等）、行为、客体和规则以及生物体的行为动力模型。

(2) 在网络世界中研究信息系统虚拟主体（线程、进程、代理、代理组织等）、行为、客体和规则以及虚拟主体的行为动力模型和整个网络环境范围内的计算模型。

读者应当明白它们之间的关系。在网络世界中要研究两种完全不同的主体范畴，一个是生物世界的主体范畴，是生物世界在网络世界的模型主体范畴；另一个是网络世界中虚拟主体范畴，是网络世界中计算机系统的虚拟主体范畴。如果不理解它们之间的关系，就会在后面的讨论中晕头转向。

在生物世界和网络世界中遇到的各种问题的核心概念是主体和行为，属于行为学理论方法。在网络世界中，我们要研究人类信息化行为和网络世界中各种虚拟主体和行为。可以称作"形式行为学"问题。所谓形式行为学就是要区别某些生物和人类的一些行为特点和模式，避免将生物和网络世界虚拟主体做出人为规定的行为。人们会继续问，如何研究行为？一个非常重要的方法是"行为的语言表达"。有了行为的语言表达后，就可以研究"语言表达中的行为"。显然，其中最重要的是解决行为的数学语言表达和数学语言表达中的行为两个大问题。

读者也许知道类发明的科学范畴和整个数学体系中，居然没有面向主体的数学。无论集合、函数、代数、几何、逻辑等各种数学体系中，都没有面向主体的，都是面向客体的。于是我们需要全面改进数学体系，使之面向主体和行为学的研究。在解决了"行为的数学语言表达和数学语言表达中的行为"后，下一步需要解决的是生物世界和网络世界主体与行为的形式化方法，行为的形式语言表达和形式说明。研究行为语言表达中的行为模式和各种行为模式的本体语义、预期语义、态势语义以及预期与态势之间的评估语义等。

所以，生物世界的数学理论范畴（生物世界在网络世界的模型数学范畴）包括以下一些内容：

(1) 行为的数学语言表达和数学语言表达中的行为。解决主体、行为如何用数学语言表达的问题和研究数学语言表达的行为的模式、逻辑规则、生存属性等。

(2) 主体行为数学理论基础。包括行为代数学、行为几何学、行为逻辑学等。

(3) 主体行为动力模型。包括能量、物质和行为控制的动力模型和网络运营模型。

(4) 行为数学语言表达的形式语义。依照行为模式，研究行为模式的本体、预期、态势、评估和类型指称语义。

3.7.4 网络世界主体行为数学

网络世界的主体行为数学与生物世界的主体行为数学有共同点，也有不同点。在生物世界中介绍的主体行为代数的方法、行为几何、行为逻辑、行为动力模型等数学方法是否可以在网络世界中使用，是否存在某些变化？从数学的角度看，网络世界的数学方法应当包括：

(1) 网络世界的主体、行为代数学方法。

(2) 网络世界的行为几何方法。

(3) 网络世界的主体行为逻辑学方法。

(4) 网络世界的主体行为动力模型数学方法。

(5) 网络世界的面向主体的群体计算模型方法。

(6) 信息化体系结构形式化方法。

其中主体行为代数、行为几何和行为逻辑的理论与方法在网络世界中不仅可以应用，而且还有许多新意。而主体行为数学和主体计算理论，内容丰富。在这里先简单介绍从生物目标性计算引出的网络群体计算公式。

我们在谈论生物行为的特性中，特别强调了行为的目标性。主体行为特性，讨论过目标性函数，其形式为

$$\boxed{F(x) = \int_{ORG} f(x)R(x)dx}$$

其中，f(x)表示细胞主体的行为目标函数；F(x)表示细胞主体组成的组织和器官的特化功能，可以看作组织的目标性函数；R(x)表示组织内细胞主体的关联性函数；ORG 表示组织的时空形态。

如果把这个公式使用在网络世界中，可以成为主体和主体组织的计算能力公式：

$$\boxed{C(x) = \int_{ORG} c(x)R(x)dx}$$

其中，c(x)表示虚拟主体的行为目标函数；C(x)表示虚拟主体组成的组织计算函数，是组织的计算的目标性函数；R(x)表示虚拟主体组织内主体的关联性函数，决定 ORG 形态和 ORG 中主体的关联性；ORG 表示组织的虚拟时空形态(虚拟几何)和组织的规模(主体集合大小)。

从上述公式中，网络虚拟主体组织的计算能力是一种目标性的函数，显然影响计算能力函数 C(x)数值大小的是 c(x)、R(x)和 ORG。

第4章 经络系统是生物感受表达的基础网络系统

木子 20世纪80年代，在中国科学家祝总骧领导的经络研究组的工作中，我们已经验证经络系统是没有独立形态的细胞组织结构，而是“多层次、多形态、多功能”的细胞组织结构。

先生 不是只有中医经络系统的独立形态结构没有找到，现代编著的解剖学、组织学、胚胎发育学的书中，也找不到人体器官神经节的结构描述(除心脏传导组织结构保留器官神经节某种形态外)。人体的中枢神经系统、周围神经系统、感觉神经系统、交感神经系统、副交感神经系统等都有比较清晰的结构描述，但是找不到器官内神经节的结构描述。器官神经节在生物学，尤其在解剖学与组织学中，有清晰的概念，相信器官是有神经节的。在电子显微镜时代，居然找不到器官内神经节的独立形态结构。不是生物学家不找，而是没有观察到。器官神经节有，还是没有？如果有，为什么观察不到。这恰恰说明了，就解剖学而言，不因看不到的就认为不存在，存在的也未必能够看到。事实上，器官神经节同样是“多层次、多形态、多功能”的细胞组织结构。器官神经节的细胞组织结构，已经融入到器官内其他细胞组织结构中。生物体内的基层器官管理者，与所管理的细胞组织已“打成一片”，“领导”与“被领导”从形态上观察，分不出来。这恰恰证明了，器官神经节实际上连接两个大系统，一个是经络系统(前神经系统)，一个是(后)神经系统。在器官内部有两个脉络，一个是器官控制发育和再生的经络系统(前神经系统)的脉络，其结构是“多层次、多形态和多功能”细胞索结构；另一个是后神经系统的神经纤维脉络(神经丛)，承担感觉、运动任务。正是这个原因，我们提出前神经系统的器官神经节正如本章形象地描述成被后神经系统在“改朝换代”中接管了。

木子 是否可以说你是从生物学知识结构中,得出经络系统是从前神经系统演化过来的?

先生 不完全是从已有知识结构得出这个结论的。本书提出的原始生物系统的“细胞组织的相互作用的 AIB 网络”和“前神经系统”等概念就不属于生物学已有知识结构,它们是走向成功的起点。基于该起点,考虑到胚胎发育时期,干细胞主导的主体体制和普遍存在的生物主体的感受表达行为的事实,以此作为思考的逻辑结构框架。在该框架上,从已有的生物知识结构,肯定在胚胎发育时期遵循进化重演律,依据存在前神经系统、其他前生物系统和强制发育模式论断,根据干细胞生物学关于神经干细胞存在增殖、分化、去分化、转决定、再分化的演化事实及关于 30% 的人体器官的组织细胞是由神经细胞演变而成和神经嵴发育较晚,首先参与器官组织的发育,然后才发育周围神经系统的生物学内容;再综合现代生物学观察不到器官神经节和你们 1988 年得出的经络系统通路结构和经络通路的“多层次、多形态、多细胞类型和多功能立体结构”结论。把所有这些论断、结论和实验报告综合在一起,即可得到“经络系统主要是从胚胎发育的前神经系统演化而来的,在后生物系统中发挥作用”的论断。

经络发育中,人体血管网络系统和经络系统融合发育产生了血管器官神经节。这一结论把经络和血管脉络的模糊概念清晰化了,也为中医经络系统的心经分布范围给出了全新的描述。人体的心经是人体内分布最广的经脉,而这一论述正是中医脉象学的原理之一。这也是为什么《黄帝内经》称经脉系统,其经脉系统概念显然比后来的经络系统概念要大。所以,我们把中医实践中经络系统称作狭义经络系统,而比狭义系统扩展的部分与经络系统一起定义为广义经络系统。总之,为了解决中医学方法再现生命,我们可以说关于“经络系统的定义、发生演化的进程、其功能定位”等理论问题已基本解决了。

4.1 中医理论现代科学化概论

中、西医结合百年来,一直在争论中医是不是科学的。在第 1 章,我们已用大量的篇幅论述了中医学是科学的,为此得出以下几点结论:

(1) 中医理论是直觉正确的。

(2) 中医理论是结构正确的,中医理论与其他科学范畴在概念范畴内一致。

(3) 中医理论是科学的。

(4) 中医理论不是现代科学表达的,或者说是非现代科学的。

中医是科学的,但是中医理论是非现代科学的。在此,不是用现代科学作为评价一种学说的准则,认为符合它就是现代科学的,反之就不是现代科学的。对于中医学的“语言知识结构”实行直觉正确、结构正确的基本论断。我们认定中医学是直觉正确的并肯定结构正确的语言知识结构，把其中认为目前不能被验证（也许未来可以验证）的部分知识结构保留下来，不作为本书研究的范围。

国家卫生部门提出中医要现代化，即中医学理论要现代科学化。中医现代科学化问题可以进一步划分出以下几个具体问题：

(1) 现代科学可以借鉴中医学哪些概念；现代科学，尤其是现代生物学，如何发展。

(2) 中医学可以借鉴哪些现代科学和现代生物学的概念，中医学说如何发展。

(3) 中医现代化的内容和范畴是什么。

为了解决上述问题，我们提出以下方法论框架。

方法1：树立正确的任务和目标。本书通过在网络世界再现生物世界和生命体、建造人体生物运行体系的方法，与生物学家和中医学家对话和研讨，为实现上述目标发现生物学知识结构的缺失。从缺失中发现问题，从缺失中探索前进的道路。

方法2：调整和改变对生物世界总体观的认识。从根本上改变和调整生物系统体系结构概念，有人认为生物世界和生物体只有物质系统和信息系统概念需要改变，需要建立更加全面的生物世界和生物体的运营系统和技术体系结构概念。我们提出生物世界运营体系结构应当包括主体、行为、客体等结构。其生物体的系统体系结构包括物质、功能、信息等结构。而生物体的技术结构包括生物物理、生物化学、细胞生物学、干细胞生物学、组织学、胚胎学、发育学和我们提出的生物行为学等知识结构。

方法3：建立和坚持生物行为学框架和方法论。从生物行为学框架和方法论的角度对生物学和中医学的知识结构实行再论述。提出生物主体的关联关系不仅表现在物质和信息上，提出要特别关注行为关联。行为关联引导我们提出生物体行为控制模型是“行为信息基(AIB)”，其中行为的信息是可存储的，有多分级概念；并论证它在细胞、组织、器官、系统和个体中都有表达形式，这种行为信息基的结构，既支持本能行为，又支持学能行为。认定生物体信息基在DNA遗传信息中。

方法4：坚持普遍真理，探索解决问题的途径。在发现矛盾不能解释时，首先坚持普遍的哲学和科学的认识观，坚持基本的物质能量守恒、生物进化论理论所反映的基本原理。其次坚持胚胎发育中进化重演定律和可存在、可发展的低成本原则等。保持对发育产生的“后系统”中没有找到的东西和结构，依然存在于“前系统”中的认识进行探索研究，尤其坚持对“前生物通信系统”的探索。

方法5：尊重实验结论，实行正确性论证。尊重一切科学的实验结果，对生物学语言表达的各种知识结构，实行直觉、结构和理论三层次的论证和验证，为科学实验结论提出更准确的条件，确认科学实验结论的学科地位。

方法6：更多借鉴数学方法和思路。研究超分类科学、分类系统、分类结构在一切分类学科、系统和结构之外的基础学科、系统和结构。在分类体系之外，找到所有分类的基础体系。我们提出中医的经络系统是生物体前系统发育或进化中积累产生的，是生物体超越分类功能系统和基础性的表达行为网络体系。提出理论生物学只能建立在计算机和网络世界中的重要论断。

4.1.1 多关注——科学与技术发展的动力

任何重要的事情,包括科学、技术、事业发展都会被多方面关注。例如网络世界的安全、金融风险、生命科学和健康与疾病等都会有非常强烈的多关注问题。在2004年,本书作者屈延文在《银行行为监管》一书中,谈到网络空间的安全和金融风险问题时,就明确提出多关注方法的重要性。提出在银行信息化系统中,银行监管不能只关注传统的安全保障问题,即从技术部门的视角关注的信息数据安全、系统在网络空间范围的软件和硬件安全,还必须把银行业务部门和用户关注的网络空间和网络世界范围内的违规、违法行为和内容的问题作为关注的要点,必须对银行网络世界中行为和内容实施监管。从而明确了银行信息化安全保障和银行业务信息化监管的各自范畴(参见图4.1)。这对于几乎完全实现业务信息化和网络化的金融领域是非常重要的。

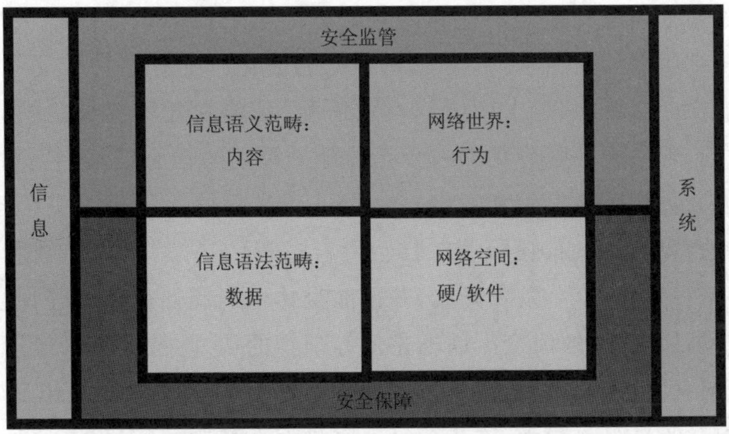

图4.1 信息化保障与监管的不同范畴

在上述研究的基础上,中国信息安全产业的标准化联盟认为,必须对中国未来信息化发展做出长期规划。提出了中国信息安全产业在未来的发展中,必须解决如下几个关注的转变,以应对未来的可能的变化和要求。网络世界的安全多关注问题包括以下内容:

(1) 从单一的技术部门需求关注的数据与系统安全到多关注需求的网络世界安全。

(2) 从关注面向脆弱性安全到更加关注结构性安全。

(3) 从关注面向威胁被动安全体系到更加面向能力的主动安全体系建设。

(4) 从关注局域网安全到更加关注大范围网络环境的安全。从关注数据与系统安全防护到更加关注运营安全和可信秩序的建立,尤其是关乎主体行为和信息内容产生的安全问题。

(5) 从关注产品与安全技术标准符合度到更加关注网络世界的可信性。

(6) 从关注面向具体安全问题的解决到更加关注信息化与安全的科学体系的建设。

综上,我们可以了解到,信息化时代银行监管的多关注问题可以引发网络世界局域网、全局网的信息安全、体系安全以及网络世界可信性等深层的关注问题。多关注必然带来“牵一发动全身”式的整体改观，从而根本性地解决局部问题。就像金融风险多关注问题，也必然涉及金融学、管理学、经济学、系统工程、信息化科学等领域诸多关注的问题，而不能仅仅从金融学角度单纯地研究金融风险的监管。

1. 生命科学的多关注发展问题

人类的健康长寿与疾病必须得到政府、卫生医疗部门、医生、科学研究、公众等多方面的关注。生物学划分为动物学、植物学、微生物学、生物化学、细胞生物学、生物发育学、生物系统学或信息学、生物行为学、进化生物学等，表明生物学家不同的关注。

现代生物学出现了相当可喜的多关注局面，生物学的研究分科变得多起来。多关注对于生命科学的各种模型理论是一个非常重要的验证。例如从生物组织学的角度，可以观察生物各发育阶段的身体结构的变化。对于生物胚胎学，可以观察到生物个体各种组织、器官和系统是如何从受精卵发生和发育的。细胞生物学和干细胞生物学，从细胞的角度，可以提出细胞是如何从全能、多能到专能的演化。细胞生物学还可以研究细胞在分化和去分化、横向或纵向、自上而下或自下而上、延伸和迁移等级别的物质基础，并与分子生物学一起，观察干细胞分化和去分化的分子级别的物质基础。生物科学家在了解胚胎学时，会十分关注胚胎发生和发育与生物进化过程的阶段是否完全符合，并最先发现那些不符合的模型。例如，胚胎学在胚胎发育过程的描述中，人体胚胎的神经系统的产生从中枢系统和脑的发生、发育开始，并推向身体组织和器官的神经系统，再到弥散神经系统发育阶段以及后续的演变。而不是低等动物的从“弥散神经系统”开始，逐步到中枢神经系统和脑系统发育，再到后续的演变。生物行为学家更会提出所有胚胎发育过程，应当是细胞群的自组织行为，这些行为到底是怎么控制的？显然，这种行为控制仅仅用 DNA 所谓的“密码”概念是不能解释的。如果生物学家认为，细胞生物学有细胞周期调控模型就够了，那是片面的。因为不能解释多细胞体系中细胞周期调控的协调。细胞自组织是如何调控与协调它们的周期、状态和行为的是一个更大范围的控制。这如同信息化网络中，每一个计算机可以控制了，完全不能说网络可以控制了。我们可以看出在生物学领域内多关注将带来的好处和优势。一个学说和模型，必须通过所有专业范畴的检验，才可能获得最后的成功。

但是，除上述专业领域内的多方面的关注外，由于现代科学多学科的关联和综合，引来了通常是生物学专业外的科学领域的关注，例如信息化科技工作者的关注。这些人的关注通常是为了自己所从事领域的发展，需要借鉴其他学科的知识和方法。但是，这些人的介入，不仅会对原来从事的业务领域产生作用，更加会对被介入的生物专业领域从其他学科视角产生新的认识。例如，产生计算生物学、信息生物学、系统生物学。再例如，生物学与信息化技术结合，可以产生在网络世界中再现生物世界的想法，还可以在网络中做一个虚拟的电子显微镜；生物学与数学结合，人们期待产生理论生物学，如同理论物理学一样的新型学科，期盼数学对生物学和生命科学的帮助。

正如我们在第1章中讨论生命体系结构概念时所述，信息化的科技工作者会提出要建立运营、系统和技术三个视图的体系结构描述。看到中医应该有运营的体系结构，但是缺少系统体系结构的描述，也没有蛋白质、氨基酸等方面的技术体系结构的描述。但是西医和生物学，有比较完整的系统体系结构和技术体系结构描述，却又缺少运营体系结构的描述，有许多生物学家还害怕对生物主体的行为结构进行描述。恰恰是缺少的运营体系结构的描述，使生物学失去了对生物体运营的整体认识的机会。例如，生物的组织学和胚胎学，对每一个系统、器官和组织有充分的结构描述，甚至可以描述到每一个系统、组织在胚胎发育的演化和发生。但是没有看到生物系统之间、器官之间的关联关系是如何组织和发生的。如果有总体观念，任何一个科学家都可以认识到，生物体整体组织结构并不等于各组成部分结构的和，因为还存在着组成部分间的关联关系，没有被描述。显然，在讨论整体观念的生物组织学和胚胎学中，不仅讨论每一个系统、器官和组织的结构和发生，还要讨论系统间、器官间和组织间的关系结构和发生。显然，我们不能认同生物主体单位的关系不需要组织，也不需要发生。

无论如何，这种对象关系结构描述和关系发生描述的缺失，并不能表明就不存在这种关系。物理学研究相互关联和作用力，数学最精彩的内容是描述关系的函数、函子、影射等。有一定实际和理论工作经验的信息化科学工作者，在学习了生物学后，当然就会提出，生物学缺失了整体的运营体系结构描述。同时还会提出，生物组织结构中相互作用、相互控制、相互操作、相互服务、相互对抗，不可能没有物质基础，它们也应当是组织的，也是需要发生的。总之，生物学家和生命科学家应当非常欢迎多学科的关注。

一个学科不能接纳多方面的关注，必然故步自封，生物学家有专业的优势，但是未必有其他的优势。比如，从数学家和信息化科学家角度看，他们(一部分生物学家)依然是借助于现代科学与技术工具的直觉主义者；在数学和其他抽象科学角度看，他们是拿着显微镜和电子显微镜的观察者；从数学角度看，他们没有比古人进步多少。与数学家从自然数想出实数来比较，生物学家太需要数学的思维和方法。

作者在这里大声呼吁：生命科学的发展必须走多关注的学科发展道路。

2. 中医科学的多关注发展问题

从天、地、人的总体观察角度，在中国古人对世界认识和生命认识的基础上，从生物感受表达基本行为特征出发，中医学认为人体生命和运行状态必然表达在体象、舌象、脉象、气味、体形、语言、运动诸方面，医生在诊断、治疗、保健时就是感受病人的表达，并在医生和病人之间不断感受表达的循环过程中，使病人的各种现象恢复到平衡的状态和无异常表达的程度。所以，我们说中医学是病人表达和医生感受，即病人与医生相互感受表达的学说，是建立在古典行为学基础上的。

从中医学上述描述中，可以说中医学就是在多关注中产生和发展的。它积累了几千年多少医生、病人、采药人、官员、大臣，甚至帝王的关注。在现代生活中，中医的保健活动，不仅是知识传授，还有更多人的行为参与，这便是一个非常好的明证。而生物学与西医学保健活动，多是以讲座形式和知识传授形式进行的。

讨论中医与现代科学的关系，我们必须研究以下四个方面的问题：

(1) 中医科学发展的多关注现象。

(2) 现代科学可以借鉴哪些中医学概念，现代科学如何发展。

(3) 中医学可以借鉴哪些现代科学概念，中医学新理论如何发展。

(4) 中医现代化的内容和范畴是什么。

归纳起来，中医科学发展，主要关注两个问题，即关注保持中医特色和中医学与现代科学体系如何融合的问题。

保持中医特色，首先是保持其行为学特色，就是保持不改造生物体的物质结构，而只改变和调整生物体的行为模式和行为控制信息的方法，去创立中医的现代学说。

中医学与现代科学体系的融合，就是在坚持自身特色基础上，首先解决被实践反复验证的经络系统的系统学本质，解决阴阳五行学说理论的"物质、热、气体、水、信息"的交换功能描述关系和生命行为的周期性描述的完整性和一致性，建立依照中医经络系统为基准的生物系统分类体系，对中医辨证归经、药物归经、主体行为归经的基准做出解释。建立中医学与现代生命科学融合的新理论体系，并在网络世界再现生命的过程中取得优势地位。

中医学的发展必然引起生物学、西医学、中医学、数学和信息化科学等各领域人士的关注，并使中医学更加微观和精确化、更加宏观和综合化、更加数学和形式化、更加应用与价值化。

我们可以非常明确地说，如果只知道经络系统客观诊断、治疗和保健的作用，而不知道经络系统到底是什么，它是如何产生的，如何演化的，和其他生物系统的关系是如何建立的；如果只知道中医学"五行结构"是一种思维方法，而不是人体和生态环境固有的平衡结构关系，就根本不可能实现中医方法的生命再现。为了解决中医学方法再现生命问题，作者用了最多的时间和最多的精力。

4.1.2　中医科学研究领军人才缺失阻碍了中医科学发展

作者以前几乎没有关注过生命科学和生物学的专门研究报告，然而由于本书写作的要求，作者不得不关注生物学、医学，尤其是中医学的科学研究论文和著作。在阅读中有许多感受。

作者认为有些学者、教授把自己许多或全部精力放在效法权威上。例如中医人把《黄帝内经》崇拜为神。作者也崇拜《黄帝内经》，但不奉为神，而认为是具有真正科学精神的科学巨作。西医和生物学学者与教授，他们崇拜领域内诺贝尔奖的获得者，热衷于述说这些人的成名学说和著作。在他们那里，看不到问题的提出和解决。实事求是的人都知道，现代生物科学还存在许多缺失，有大量的问题不能解决和解释。

在中医发展或者中医现代科学化研究的讨论中，经常可以看到一些权威医生、教授是主要发表意见者。客观地说，如果一位医生每天都要为病人看病，他是没有时间和精力来研究理论问题和科学问题的，更何况解决中医学理论问题。即便一位非常有基础的聪明的人，研究中医学理论都需要几年或更长时间连续、反复地思考和论证。绝不是开个会和表个态能够解决的，也不是做一些简单实验，可以验证和证明的。能够对理论问题做长期思考和研究的人是中医学发展最缺失的人才。中医界需要像《黄帝内经》的作者和李时珍那样的人才，需要现代科学研究的领军人才，他们的特点是敢于触碰从来没有研究过的问题，他们的成果是从无到有。这些人的著作，是为后代人写的，他们不为现实的利益去奋斗。他们的书也许能被后人读几百年或几千年，像《黄帝内经》一样流芳百世。

现代科学研究发展历程与过去已经有很大不同，有着显著的时代特点。中医现代科学化研究是跨多学科的研究领域，需要其他领域的科学家，例如需要现代生物行为学家、现代生物系统学家和关注生物学的数学家以及其他方面的物理学家和化学家的参与。需要具有高计算能力的网络计算环境的支持，需要一批愿意从事生物网络计算的软件和硬件的工程师们。

还必须为这些科学人才配置一个具有科学研究与发展领导能力的，有长远发展眼光的领导团队。在这个领导团队的领导下，有科学发展的长远规划。研究中医现代科学化问题，实际上是一个超越所有分类医学和生物学的“科学发展学”的独立学科。中医科学发展呼唤中医科学研究领军人才不断出现。

4.2 解惑“经络的物质存在验证”的成败

经络学说被医学实践所证明是存在的，至少在若干方面已经得到现代科学界的承认。验证经络物质存在的努力在中国从来没有停止过。显然，通过直接的仪器观察、物理、化学和电磁的验证方法，只能观察到经络经脉的感传现象和组织结构形态，对于经络系统产生来源、主要生物功能描述，尤其是对经络针刺治疗的原理等基础问题，没有取得期望的成果。

证明经络物质存在的努力没有结果，显然有多种可能：

(1) 生物科学的观察手段和认识水平不够全面、先进和高级，有待进一步的发展，可能有机会看到独立于现有生物系统之外的新生物组织结构。

(2) 人体经络系统的物质结构是建立在已经知道的生物结构上，没有所谓独立的人体经络体系存在。于是认为说人体经络体系是人类主观想出来的，没有实验室依据。

(3) 我们对人体的运行结构、系统结构和物质结构存在误区和结构缺失。不能依照我们预期理解去认识人体的经络系统。

上述第一种可能是消极的，也就是说当前我们只能等待。第二种可能，我们已经在第1章中论述和讨论过，人体的经络发现和提出是行为直觉正确和结构正确的。而第三种可能，作者认为是最大的问题结症点所在。

基本的原因归纳为两点：

(1) 作者看到证明经络物质存在的研究报告中，已经包含着一个基本的前提：经络是非神经系统、非内分泌系统激素传递信号的独立生物形态的网络。在这种假设和前提下，多数的探索工作是在寻找具有“独立细胞物质形态”的网络系统。这种假设和前提下的实验探索工作首先是在显微镜和电子显微镜下寻找这种独立形态的结构。其结果只能是通过生物物理学方法，验证了古人提出的经络结构上确实存在特殊的生物物理特性。

(2) 中医没有形成自己特色的科学研究体系和科研方法体系。中医能诊病，但缺少科学研究传统和习惯。中医需要自己的科学研究体系，需要自己的理论研究体系。

从现有的研究结论看，如果把上述假设前提修改为“经络是非神经系统、非内分泌系统激素传递信号的，以细胞因子作为信号物质的多生物形态的独立网络”，其研究方向和结果也许会好得多。

探索经络现象和本质，逐步对“循经感传”等经络现象的客观事实，对经络感传基本规律和特征，在经络穴位与脏腑功能的关联规律等方面取得共识。基本可以归纳出“循经感传”的规律：

(1) 经络感传具有普遍性，其感传包括酸、胀、麻、痛、冷、热等，并经常混合出现。可以通过仪器观察到经络感传的物理、化学、电磁和其他影响效果。经络感传是非意识性和自主性的，也就是说基本的特点是生理性的。

(2) 经络感传与古典经络路线是一致或基本一致的，普遍存在着循经感传。感传路径存在有条件的单向、双向和多向可能方向性。但对感传路径宽度有不同的结论，作者李明生参与的研究机构得出结论是1毫米，但有其他的实验机构说有几毫米到1个厘米之间的宽度。感传速度大致在1厘米/秒到10厘米/秒范围内。例如心经和心包经的传输速度通常是最快的。感传路径可以在表皮、皮下、肌肉和组织中不同深度表现。经络路径表现出电、磁和声特异性，例如低电阻抗特性。

(3) 经络感传有趋病性、左右对称性、表里连接性、同名和异名(少阳、太阳、阳明等)交互性和感传可阻滞性、可控制性(或可操作性)和可影响性，例如外部环境(温度、气压)，人体的状态(例如疾病等)等因素，还包括刺激方法因素影响等。

(4) 刺激经络，在感传中还可以观察到所谓的“经络环”(中医称大、小周天)现象。

(5) 经络刺激除产生感传外，有些刺激还可以产生麻感带、提高疼痛阈值效果和某些分泌物质数量效果。但是，大多数经络刺激是改变经络感传范围内细胞、组织和器官的活动能力、活性、状态和关系等。而作者认为从生物行为学角度看，主要是改变生物主体的行为能力、行为结构和行为结果。

虽然，科研和验证机构取得了许多共识，并且通过此项工作培养了一批通晓经络原理和操作的中医大夫。经络学已经在针刺麻醉、针刺调节神经、内分泌与免疫等方面的功能研究和经络针刺治疗的临床研究中取得了比较明确的成果。但是经络的原理机制仍然有不同认识。目前对人体经络物质基础的认识，大致有以下几派观点：

观点 1 经络系统以神经体液系统为基础,包括血管、淋巴系统等已知结构的人体功能调节系统。

观点 2 经络系统以结缔组织为基础,连带其中的血管、神经丛和淋巴等交织的功能调节系统。

观点 3 经络系统是独立于神经、血管和淋巴管等已知结构系统外,同时又与它们密切相关的功能调节系统。

观点 4 经络系统是包括未知结构与已知结构的综合功能调节系统。

下面,我们从基本科学方法和生物学提供的基本知识结构和基本原理,来论证上述观点是否正确。

(1) 观点 1 和观点 2。现代生物学和医学,没有在已知人体结构的任何部分描述了经络系统,尤其在神经系统和结缔组织中没有描述经络系统的任何相关内容。只有一种可能,现代生物学和医学没有发现神经系统应当有的经络系统的结构和功能。**可以认为这个观点在说,经络系统是一种具有功能的虚拟系统,没有独立的物质基础,是仅仅利用已知人体结构的物质基础表达的系统。其任务是找到这种组合功能的机制。**

(2) 观点 3 和观点 4。独立于已知结构系统外存在的系统,并且与已知结构系统有密切关联。本书认为这个观点应当是正确的,但是尚未解决问题。**该观点认为经络系统有自己独立的物质基础和表达,其任务是寻找和发现新的系统。**

归纳起来,**一个是寻找人体结构的“已知物质基础表达的未识别系统”,另一个是寻找“未知物质基础表达的独立实在系统”。**

我们现在可以说,“经络的物质存在验证”未取得突破性的进展,其原因是寻找“未知物质基础”的错误路线造成的。

需要注意的是,在 20 世纪 80 年代,由祝总骧领导的经络研究组的工作最接近我们探求的目标,尤其是他们提出的经络线是“多层次、多形态、多功能的立体结构”模型与本书提出的经络是人体胚胎发育的“前神经系统”是一致的。任何研究都要经得起时间的考验,而他们在 1988 年提出的结论模型正是一个经得起时间考验的模型。他们提出的经络结构模型虽然不完备,但是与作者给出的理论研究结果是相符合的。

由于 20 世纪 80 年代的生命科学和信息化科学的水平,不可能具有产生本书提出的认识水平和理论研究成果的基本条件,这是时代和科学发展的局限。

4.2.1 否定“经络是未知物质基础的独立实在系统”

现代生物学和医学存在着什么未知结构为经络系统提供解释的可能?从物质结构存在看,现代生物学提供的观察手段是光学显微镜和电子显微镜。普通光学显微镜可以达到 300nm 分辨率,对于高级的紫外光显微镜可以达到 100nm 分辨率。电子显微镜观察的能力已经达到分子或亚原子尺度的观察,其分辨率达到 0.1nm。参见下表。

种　类	大小尺度	说　明
氢原子	0.1nm	
氨基酸	1nm	
蛋白质	1～10nm	
DNA 螺旋细胞	2nm	
胞微丝直径	7nm	
细胞微管直径	25nm	
病毒	10～100nm	
原核细胞	1000～10000nm	1～10μm
真核细胞	3000～30000nm	3～30μm

把细胞和分子的观察技术与相应的化学技术，例如细胞化学、生物分子化学、细胞分选技术和有关操作技术结合起来，不仅可以观察到形态，还可以考察其功能和特性，进一步放大了观察效果。

第一，如果我们没有观察到生物大分子结构以外的物质(糖、氨基酸、蛋白质等)，可以假定排除基本生物物质结构新发现的可能。

第二，所有大分子结构可以观察到，无论是蛋白质，还是非蛋白质的物质结构，应当说存在不能认识的可观察物质结构，尚不知道是什么功能的结构。例如，生物学家说DNA 中某些结构部分，其作用就不清楚。

第三，在所有可观察的物质结构中，去构造完全可以观察的独立系统，在上述技术条件下，应当是可以实现的。在寻找经络系统的目标下观察，不是由于物质基础不存在，而是已知物质基础构成的系统观察可能存在两种可能：

(1) 没有观察到已知物质结构组成的所有存在的生物系统。

(2) 由于生物系统学知识的缺失，看到了某个生物系统，而不能认识是否是我们寻找的目标系统，即可以观察到，而不能认识。

无论哪种可能性，都是存在着已知物质基础的未知系统。从本书的论述结论看，**本书提出的经络系统主要是前神经系统和某些前生物系统概念和知识结构，对于已经存在的胚胎学和发育学来说，确实是未知或未认识的生物系统，或者说胚胎发育学说存在着大的缺失。**

所以，我们应当否定人体结构“未知物质基础的实在系统”的可能性，而应当肯定“已知物质基础的未识别系统”的可能性。所以，研究经络系统问题，不是主要去寻找未知的生命物质的知识结构，而是采用新的视角，用系统学和行为学理论、计算机和信息化科学的方法去研究。

4.2.2　肯定“经络是已知物质基础的未识别的系统”

依照现代生物学知识结构，人体生物系统中是存在“虚拟系统”的。例如人体免疫系统，就属于非独立物质结构的“虚拟系统”。免疫系统的皮肤防护、体温反应、炎症反应、血压调节、吞噬细胞、淋巴细胞、白细胞、免疫应答、体液免疫和细胞免疫等多层次的防御体系。免疫系统都是建立在已经划分的人体的十大系统之内物质结构上，是把在皮肤、血液、淋巴、呼吸、神经等系统中与免疫相关的结构组合在一起，构成一个逻辑或虚拟的系统。人体的内分泌系统，同样是一种已知结构上的虚拟系统，涉及各系统腺细胞组织的相互关联的系统。所以，我们可以为人体的“虚拟系统”给个定义：

人体的“虚拟系统”是存在于其他生物系统实体结构上的，没有独立的物质结构存在形态，但具有独立分类功能的生物系统。

不要认为人体内的“虚拟系统”是错误的。人体内部的关联网络有物质的，直接通过物质结构的网络联系起来。例如，血管、神经把细胞、组织、器官和系统关联起来。这种关联网络可以有多种结构形态。

其一，用公共网络建立分类功能的虚拟网络。这种关联网络虽然也具有物质连接，但不存在为此分类功能而设置的专门的网络，而是使用可以承担多种分类功能的公共网络。例如血管网络，既是血液循环的物质供给网络，是呼吸系统实现气体（氧气和二氧化碳）交换的网络，也是内分泌系统传递激素信号的通信网络，同时还是免疫系统的监管网络和执法网络。在这个网络上，人体细胞组织、器官都与其连接。如果我们把血管网络规定为循环系统的网络，那么内分泌系统和免疫系统使用这个网络就被看作一个逻辑或虚拟的网络结构。现在的问题是，血管网络系统在本分类功能系统之外，是否存在着超越已有分类功能系统的“虚拟系统”。因为，人类已经知道血管网络除承担物质和氧气与二氧化碳输送、激素信号传递（控制物质代谢）和免疫系统的免疫细胞巡游网络外，还存在着其他的未被定义和描述的生物功能，例如血管网络还存在一种广义感受表达网络功能。

其二，用专用网络建立分类功能的虚拟网络。人体的神经系统，尤其是植物神经系统，从信息网络角度看是一种专用的网络系统，它传递神经递质，它的分类功能是感觉和运动（包括分泌活动），通过传递信息的方法，调节与控制运动和感觉。现在的问题是，这个神经系统的功能主要是感觉和运动，在这个专用系统中，是否存在其他“未被关注”可以被分类化的虚拟系统呢？

其三，用非分类功能网络信息交换机制建立起来的虚拟网络。生物体内细胞间通信，依照现代生物学知识结构，就没有规定成一种独立的网络形态，而只是承认普遍存在着细胞间的通信概念和机制。细胞之间的信号通信是通过细胞配体的细胞与受体的细胞之间传递实现信号通信。这些通信并不被称作一种独立网络系统。在人体内的环境中，所有组织、器官和系统都有这种连接形式，即通过细胞间的物质和液体连接起来。但是，人们看到的是细胞之间物质架构连接，并没有表现出实现某种特殊目标的网络连接。在这个普遍存在的细胞、细胞组织、生物器官等主体之间基础通信机制中，是否存在着一种具有超越已有分类功能系统范畴的新“虚拟系统”，现代生物学是没有论述的。

对于生物体，仅用“物质交换、热（能量）交换、气体交换、水交换、信息交换、免疫作用、感觉和运动(能量交换)”还没有构成生命概念的全部范畴,有些生命概念还是非常重要的,例如细胞周期和资源调度,生物体再生、修复和重组,普遍存在的感受表达和生物体的恶欲、情志的发生等生命范畴,都还未找到属于自己的生物系统概念。

从上面的论述中,除了各种网络形态结构,需要研究和寻找是否存在新的“虚拟系统”。另外还存在一些重要生命概念范畴还没有找到属于自己的系统。所以,人体经络系统是人体结构的“已知物质基础表达的虚拟系统”。

4.2.3　在生物系统中的进一步选择性分析

我们在肯定“已知物质基础的未识别的系统”的基础上,在可能的生物系统中做进一步选择性分析。

对经络的“循经感传”的规律和特征,经络穴位与脏腑功能的关联规律等方面已有共识。我们就依照这个共识去讨论已有物质结构产生“虚拟经络系统”的可能性或者机会。“循经感传”表示有一个感传的网络系统,而且这个网络还要与人体的脏腑关联起来。动物神经系统在几十亿年进化中,无论从传输的模式、网络结构、传输物质和主体能力几个方面都在进化中。首先,考察生物体内通信网络系统。

(1) 细胞膜接触通信方式。通过细胞膜之间接触的配体和受体传递信号,是细胞之间相互识别的信息交换机制,**可以比喻为主体之间的握手通信机制**。在胚胎发育中,尤其在神经系统和血液循环系统发育之前,这种通信方式是主要的方式之一,可以认为是直接从单细胞中继承来的。

(2) 细胞分泌局部激素在邻近细胞之间的通信方式。信号分子包括气体信号分子NO和K、Na离子及细胞因子、生长因子等,也被称作局部激素传递信号,遵循信号介质扩散传播原理,**可以比喻为蜂窝模式或局部的无线通信方式**。在胚胎发育中,尤其在神经系统和血液循环系统发育之前,这种通信方式是主要方式之一,应当说在单细胞中已经具备基础。

(3) 细胞间物质连接的关联通信方式。细胞之间物质结构主要包括各种蛋白、胶质、胶原纤维、弹性纤维、黏着蛋白、细胞连接等。细胞连接又划分紧密连接、斑块连接和通信连接。其中紧密连接类似一种细胞之间的缝合连接,有封闭和维持极性功能。斑块连接是为了增强细胞之间连接强度,构成了细胞骨架的直接连接,使组织和器官的力学强度加大。**细胞之间物质结构可以比喻为行为作用的低速传递网络**。通信连接主要有细胞间隙和细胞间直接管道连接的通信方式。细胞之间有一种直接管道,称作连接子,是小分子范畴的信号分子的直接管道。被连接细胞内物质可以直接在管道内传输,**可以比喻为主体之间的固定通话管道**。总体来说,细胞间的基质的功能包括对细胞的形态、活性、功能提供支持,有些还具有信号传输作用(与生长因子结合,产生信号传导作用),有些在胚胎发育中提供必要分化的条件支持。细胞间物质连接的关联通信方式是在胚胎发育中逐步产生的,这种关联通信方式发生在组织内、组织之间、器官内、器官之间、系统内和系统之间不同范围内。这种方式显然是多细胞组织中才有的方式。在单细胞中没有这种通信方式。

(4) 神经网络的通信方式。通过专门的神经系统的传输网络,通过动作电位和神经递质,在网络中神经细胞之间实现的通信,**可以比喻为一种专线的高速通信方式**。这种通信方式至少在胚胎发育早期不是主要方式,而是成体的主要通信方式之一。

(5) 血液循环系统通信方式。被循环系统关联的近或远距离的细胞,通过配体(激素)和受体结合,实现细胞间通信。该通信方式面向特定靶细胞和靶组织,有浓度低、时效长和选择性好的特点,**可以比喻为公共线路或互联网或邮递的中速通信方式**。这种通信方式至少在胚胎发育早期不是主要方式,是在血腔产生后和血液循环系统形成中逐步产生的,是成体的主要通信方式之一。

信号在生物体中传播,是可以被细胞接力传输和放大的。这种放大机制从能量角度看是信号物质被磷酸化(ATP)和去磷酸化实现的,即使信号物质活化产生更大的作用。这种放大作用表现在信号传输从细胞外的第 1 信史到细胞内第 2 信史传输中,也表现在信号在细胞之间的信号传输中。

归纳起来,根据上述生物的通信机制与经络系统共识,在现代生物学和生命科学的体系中要求包括:

(1) 神经网络的通信方式。该通信方式显然可以满足全身网络模式的传输和人体脏腑关联的要求,但是神经网络和经络网络组成和结构相差太远,可以基本排除神经网络是经络网络的可能性。

(2) 循环系统通信方式。在血液和淋巴循环系统内,循环系统通信方式显然可以满足全身网络模式的传输和人体脏腑关联的要求。人体循环系统的管道网络与经络网络组成与结构不一致,可以基本排除循环网络是经络网络的可能性。

(3) 细胞间物质连接的关联通信方式。包括细胞接触通信、局部物质传递通信和连接方式的通信。这些方式如果实现在组织内、组织之间、器官内、器官之间、系统内和系统之间不同范围内通信,必须依赖“感传接力通信”条件。从理论和实际两个方面都是可以说得通的。这个通信方式在“感传接力通信”条件下,也可以满足全身网络模式的传输和人体脏腑关联的要求。在这个网络中可以传递信息,也可以传递行为要求,例如传递细胞收缩、改变相关细胞行为和行为状态等。

(4) 生物学缺少对生物主体之间行为感受、行为作用等关联的网络描述。在细胞组织之间没有描述相互作用行为的机制描述。

(5) 生物学总体的运行和系统框架,建立在生物体内细胞基础,包括组织和器官的行为框架,可能构成了行为关联的细胞组织网络。

验证经络系统或者中医的一些知识结构,不是那么容易,是一件艰巨和长期的研究工作。

我们可以看出,人体内全身物质连接的网络不仅有神经系统和通过血液循环系统血管网络、淋巴管网络,其实还应当包括运动肌肉组织、脏腑器官肌肉组织和系膜组织构成的物质网络和表皮连接的物质网络结构。在这些组织网络中,有以下通信方式:

（1）神经网络的通信方式。

（2）循环系统通过激素信号物质的通信方式（内分泌系统网络）。

（3）表皮组织的物质连接的关联通信方式。

（4）血管系统的物质连接的关联通信方式。

（5）淋巴管系统的物质连接的关联通信方式。

（6）肌肉组织的物质连接的关联通信方式。

（7）内膜、外膜、系膜组织的物质连接的关联通信方式。

我们把血管系统、淋巴管、肌肉组织和内膜、外膜、系膜组织的物质连接的关联通信方式称作“中胚层物质连接关联网络”。

在确立组织内细胞行为关联关系后，才会形成明确的对象集合和通信路径。这时的“中胚层物质连接关联网络”，才可以称为“中胚层物质连接信息与行为关联网络”或“中胚层物质连接通信网络”。在物质关联网络中，如果没有形成明确的对象集合和通信路径，细胞之间的通信应当是没有明确方向和路径概念。

但是，我们只能把这些胚胎发育成熟后的通信方式称作“后生物通信”方式。

作者认为，经络系统发育过程应当是在各生物系统发育之前（包括神经系统发育形成前）开始的，这种早期的经络系统首先是多细胞组织发育需要形成的，实现基本的多细胞之间的行为协同。没有通常我们在生物体谈到神经系统的控制和血液中信号激素的控制，因为这时神经系统没有或刚刚开始发育，所有的功能脏腑也处在没有发育前和刚刚开始发育。这个时候，上述谈到的所有网络通信方式都不可能发挥作用。这时的细胞和组织之间的通信方式我们称作“前生物通信”方式。

也就是说，验证经络物质存在工作不成功，首先是由于错误选择了“未知物质基础的独立实在系统”研究方向，其次是由于这种验证工作忽略了生物发育过程中的“前神经系统”、“前生物系统”和“前生物通信系统”的进化重演律在胚胎发育中的表现，一味在后生物系统、脏腑器官、组织中寻找。

4.2.4　寻找、发现、论述和验证经络系统存在的思路

我们否定了经络是“未知物质基础的独立实在系统”，肯定了经络是“已知物质基础的未识别的系统”。在“已知物质基础的未识别的系统”的基础上，在“已知的感受表达网络系统中是否存在经络系统”和“在未识别的感受表达网络系统中是否存在经络系统”两种可能性中，做进一步选择。

在上述选择中，需要通过一个方法来寻找、验证和论述经络系统的存在形式和它们的发生、发育、演化的过程。这个方法就是“生物感受表达网络系统”概念范畴（跳出神经系统、内分泌系统和传统中医经络系统的概念之争），利用这个概念在胚胎发育中寻找、论证经络系统的前体生物系统。

我们找到经络系统的胚胎发育的前体系统，那么在这个基础上，再论述这个前体生物系统的胚胎发育中作用定位和成体后的运行作用定位，论述对经络系统的前体系统发

育定位与其他胚胎时期的生物系统发育其一致性;并论述前体系统在胚胎发育和成体出生后的演化保留的生理定位。这种成体的生理定位与中医经络系统如果是一致的,就可以得出前体系统是中医经络系统的胚胎发育演化生成的后生物系统。

按照上述思路进行的工作将在本章后面的几节予以阐述。之后,我们将为科学家提供后续验证的突破口和方法,为后续的研究工作提供建议。

4.3 在生物系统中存在着感受表达网络

我们确立了在感受表达网络系统中去研究经络系统存在、结构和功能定位的路线后。依照生物行为学和系统学方法,首先把生物主体普遍存在的"感受表达行为"作为研究和论述的基点,研究生物主体感受表达行为和生物主体感受表达行为之间关系可能建立的网络系统是实现路线图要求的第一步。为此,还得从本书提出的生物体五类行为模式开始讨论和研究,以论述经络系统是什么性质的网络体系。

我们把生命主体的行为划分为"分类功能行为"和"生命行为",对分类功能系统,例如对人体的神经系统(包括感觉器官)、皮肤系统、支撑运动系统、循环系统(淋巴系统)、分泌系统、免疫系统、消化系统、呼吸系统、排泄系统、生殖系统,主要关注它们的分类功能行为和所需要的生物结构。现在的问题是,是否存在着超越以上功能分类系统的生命行为系统和生物结构? 我们把这种超越功能分类的系统称为"感受表达行为系统或网络"。

4.3.1 生物体有否"感受表达行为网络"

我们通过对一些共识的生物体行为网络的观察得出以下结论:

(1) **生物体内物质交换行为的网络**。对于多细胞动物,尤其是较复杂的高等动物物质交换网络是必不可少的。这类网络主要表现在血液循环系统网络(淋巴循环系统)与呼吸系统、排泄系统和消化系统网络共同组成。这些网络主要实现营养物质和生命物质的物流、调度功能并提供防护和免疫功能。这些系统是把物质交换作为专司分类功能。而我们在这里需要讨论的是存在着一种不以物质交换作为专司功能的,而是把物质交换行为作为一种生命感受和表达网络,这样的网络不具备特异性,超越分类功能概念。至少,我们已经知道血管网络(包括淋巴管网络)除承担血液循环任务外,其实还利用血液物质和血液细胞,承担生命的感受与表达,所以它是一个利用物质交换行为实现的生命感受表达系统。当然,生物主体依据物质交换行为的感受,表达物质交换的满足性和平衡。生物体内物质交换行为的网络并不是一开始就这样的,同样存在着物质交换行为的前、中和后的方式与对应的网络体系。

(2) **生物体内外信息交换行为的网络**。信息交换网络同样对于多细胞动物是必不可少的。主要表现在生物体的神经网络和内分泌系统网络。其中神经网络是非特异性的,而内分泌网络是特异性的,是针对目标组织和细胞接受信息分子结构(例如激素),传递信息，协调生物体内主体生长与代谢。其中神经网络是运动和感觉感受表达网络，其功能是运动和感觉以及传输和处理感觉信息。在神经系统和内分泌系统之外，在现代生物学中已经认识到存在细胞间通过细胞因子、生长因子通信和局部环境的局部激素的通信，但没有对应的系统。同样，我们需要讨论在神经系统、内分泌系统之外，是否存在着超越它们的生命感受表达系统或网络？本章就是讨论利用信息交换行为而自成系统，经络是一种生命感受表达系统。生物体内信息交换行为的网络同样存在着前、中和后的不同发展阶段与对应的网络体系。

(3) **生物体运动行为网络**。运动行为网络同样对于多细胞动物是必不可少的。主要表现在心肌、骨骼肌和平滑肌关联的体腔四肢运动系统、器官平滑肌运动系统和心肌运动系统以及和它们关联的意识神经系统或植物神经系统。生物体运动行为网络是生物体物质、能量交换网络的基础，包括生物体运动系统的运动和生物体脏腑器官的运动。从生物体内的运动行为主体讲，包括细胞运动、细胞组织和器官的运动。细胞运动基本形式是细胞形态变化，通过这种形态变换获得时空位置的改变，例如细胞迁徙。细胞组织与器官运动是建立在组织内多细胞协同的形态改变和运动，其中主要增加考虑组织内多细胞行为协同，从而产生组织器官蠕动、收缩和舒张等运动形式。其功能是获得、改变物质资源和寻找或获得适合生存环境。所以生物体内运动行为网络，主要是通过生物体的肌肉、骨骼、软骨、系膜等体现的。而我们在这里需要讨论的是存在着一种不是把运动作为专司功能，而是把运动行为作为一种生命感受和表达网络，这样的网络不具备特异性，超越分类功能概念。同样，我们发现血管网络除承担血液循环任务外，其实还利用血管脉动和血压，承担生命的感受与表达，所以它是一个利用运动行为实现的生命感受表达系统。所有与动脉连接的器官，都可以直接从血管脉动和血压感受生命。例如，肾脏是利用血液流动、血压和组织通透性作为工作原理的器官，如同飞机利用速度产生升力一样，肾脏与心脏有最直接的机制相互感受和表达。同样，生物体内运动行为的网络同样存在着前、中和后的不同发展阶段与对应的网络体系。

(4) **生物体遗传增殖行为的网络**。细胞再生、修复和重组的生命过程是需要从整体上组织、管理和控制的。从理论上讲为此建立一个网络体系是必不可少的，但是目前生物学还没有搞清楚这个网络是什么，现在已经清楚的是一些器官和系统的干细胞微环境。例如表皮有“膨隆区”，肠的干细胞有“隐窝”这样的“小生境”等。人体最集中的干细胞环境是卵巢和睾丸，有原生殖干细胞、雌性生殖干细胞或雄性生殖干细胞。例如，有人提出肝脏的再生功能很强，引起了生物学家的兴趣，提出应当从正常细胞周期的更新、损伤更新、手术后更新和肝脏重组多个角度去观察研究。有些组织再生和修复，没有使用干细胞，而是本地细胞的分裂增殖，这个领域的研究，其观点差距非常大，而且都有实验依据。生物学研究表明，生物体的再生、修复和重组的网络体系与神经系统、血液循环系统和免疫系统等相关的因素有关，但没有明确其基本的机制。总之，关于生物体遗传增殖行为的网络或者说生物体的细胞再生、修复和重组的生命过程的控制网络是什么还需要大量新的研究。同样，生物体内遗传增殖行为的网络同样存在着前、中和后的不同发展阶段与对应的网络体系

展阶段与对应的网络体系。

(5) **生物体感受表达行为网络**。生物体的表达可以是物质形式的表达(例如蛋白质表达)、信息形式的表达(分泌信号分子或激素),也可以是行为形式的(细胞变形或迁徙、运动等)或者行为模式的表达。细胞表达划分为功能感受表达和生命感受表达。其中细胞的感受表达,是超越功能或类型范畴的表达概念。例如同样是物质或信息交换,而不关注交换具体对象,而只关注交换的动作和行为本身,这种表达概念属于生命感受表达。细胞感受表达的范围包括交换(物质交换、信息交换)、增殖(细胞分裂)、融合(细胞融合)、运动(细胞运动、组织、器官的运动)、形态(细胞形态、组织形态、器官形态等)、变化(条件、状态)、更新(细胞生命周期、组织更新)、感受(条件、状态、差异)、识别(分类处理)、决定或评估(多条件、多差别、多关联)、对抗(行为关系)与协同(行为关系)和细胞生命周期等。细胞能够表达的,自然是细胞能感受和识别的,它们的范围是相同的。感受、识别和表达共同构成一个体系,感受与识别是主体的输入性行为,而表达是主体的输出性行为。同样,生物体内感受表达行为的网络同样存在着前、中和后的不同发展阶段与对应的网络体系。

感受表达同样包括神经系统和循环系统的组织、器官的表达,所以生物体内所有主体相互表达的网络,主要表现在细胞接触通信、局部物质传递通信和连接方式,实现在组织内、器官内、器官之间、系统内和系统之间不同范围,在"感传接力"条件下的功能和状态的感受表达。细胞感受表达和细胞的识别是相互紧密联系的行为。网络也传递行为要求,例如传递细胞收缩、改变相关细胞行为和行为状态等。如果不能识别,就不能产生其他细胞的感觉了。作者强调,行为能够被感知,对比"一种营养物质存在被感知"具有相同意义。也就是说,细胞能够识别某些物质存在,甚至物质存在和分布的浓度梯度,细胞同时还具有感知和识别行为的能力。高等动物个体相互表达,还可以通过特殊的表情、形态,而人类在相互表达中,可以使用语言。但是,无论是细胞、原始动物、低等动物和高等动物,它们都有最基本的表达,即行为表达,为此,产生专门的感受表达行为概念。这个网络显然是非特异性的并有普遍适应性,超越生物的所有功能类型范畴。

4.3.2　生物存在超越功能分类的感受表达行为

任何功能分类系统中,都包含着不被人注意的生命活动的感受表达系统,它们比功能分类系统更加基础。中医讨论的经络系统实际上是"生物体感受表达行为的网络",是否可以通过神经系统和循环系统来实现呢?

首先肯定神经系统是生物体感受表达行为网络。许多动物,甚至低等动物都有通过改变体态、颜色、释放物质等方法表达某种功能。运动神经和感觉神经都是特化的功能,运动神经通过意识可以运动骨骼肌肉,产生时空的运动。自主神经(植物神经)可以调节和控制器官的平滑肌运动产生相应的控制。总体说神经系统是特异性和面向对象的运动性质的网络控制。

循环系统可以作为生物体感受表达行为的网络吗？循环系统主要是面向内分泌信号物质通信网络，也是特异性和面向对象的。所以，循环系统同样不承担细胞和器官对外的感受表达。

细胞和器官对外表达行为和行为结果（状态），机制上是局部的，然而考虑到“感传接力”条件，可以通过某种路径表达到身体的远端和终端部位，以至在那里也可以有所表现。显然，这种网络不需要运动神经系统的快速反应，也不需要感觉神经系统的特殊信号，更不需要循环系统通过内分泌激素调整不同细胞组织和器官的行为功能和状态。甚至神经系统和循环系统这些生物体的基本网络也需要这种普遍性的感受表达，因为它们也是生物主体，同样需要感受表达。这种行为感受表达网络，显然比神经系统、循环系统以及其他系统都要基础，主要发挥生物主体的感受表达行为的本能就可以了。所以这种行为表达网络，是细胞接力机制传递的网络系统。它是神经系统、循环系统等之外的独立基础网络体系。

“干细胞网络”系统和感受表达行为网络系统是超越生物体生物系统的。这种超越概念表示它们在所有系统中，但不是这些系统专用功能系统，也表示其超越概念在所有系统之外，是所有系统共同的支持系统。而它们还是生物系统，所以它们是生物体的最基础系统。

作者想到数学家在研究类型论和组合逻辑中提出的问题。类型论认为世界中所有的对象都是有类型的，例如有整数类型、实数类型、逻辑类型、集合类型以及各种几何类型和代数类型等，甚至数学中的等式概念都是有类型的。在研究它们时发现，有两种操作居然属于所有的类型，也可以说不属于任何类型。这个操作是函数的“施用”和“抽象”。“施用”这个操作概念是将函数作用到“对象”上。数学家 H. B. Curry 在组合逻辑理论中，居然能够产生一个只有“施用”和“抽象”的数学的形式系统。这种施用概念应用到计算机的软件结构中，程序设计人员可以定义他能够想到的各种应用类型，写出他能够想到的各种函数，只是所有的函数都遵循“共同的函数调用操作”，即数学的“施用”概念。这种最基础的数学体系，对于所有具有类型的数学系统，成为它们的共同基础。然而，还有的数学家认为，对于数学来说，可以把函数的“复合”作为所有数学类型的“最后运算或操作”对各种数学结构做进一步综合与抽象的依据。在这样的思想指导下，产生了新的数学研究领域：范畴论。组合逻辑和范畴组合逻辑认为，存在着超越所有类型的操作（或者说最后的操作），即“施用”或“复合”。所谓“超越所有类型”，就是说它适用于一切类型，“施用”或“复合”操作在一切类型中被直接使用着。而在生物界存在如图 4.2 所示的情况。

生物系统（包括内分泌系统、免疫系统等虚拟系统），就如同数学家归纳出各种数学类型是数学世界的全部描述一样，是否是生物体的所有系统或最后的系统描述？但是，正如数学中的基础形式系统是组合逻辑或范畴论提出后，想到应当把类型论、范畴论和组合逻辑理论结合起来，才能真正描述全部数学世界。类似，生物学家的生物系统是生物的类型系统，同样存在有它们的公共操作和支持体系，这个体系就是“干细胞网络系

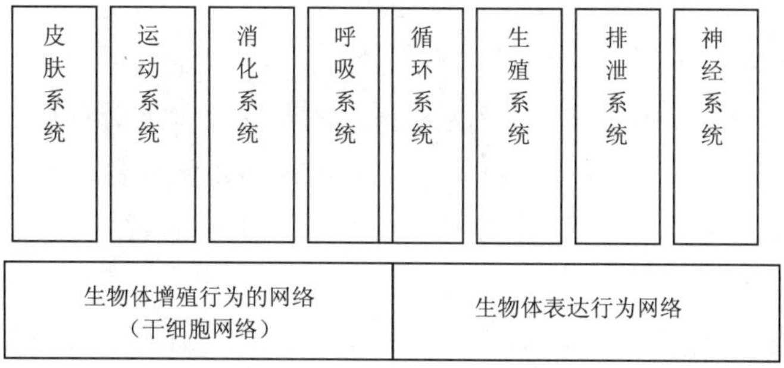

图 4.2 存在超越分类功能系统之外的系统

统”和“感受表达行为网络系统”，它们在生物的主要功能分类系统类型之外，是它们的基础系统。

(1) 中医的经络系统，也是一种超越上述功能分类的生命感受表达系统。虽然我们正在论述经络系统是什么和如何演化来的。

(2) 血管不仅可以输送血液、为内分泌系统提供通行通道，同时还是生命的感受表达系统。例如血管连接的所有器官、组织和细胞都能通过血管脉动、血压、血液物质和血液细胞相互感受和表达。

(3) 人体左右局部环境，存在着一种利用组织液和基质的局部激素分泌小系统。这个系统与器官、组织和再生、修复、重组有着密切的关系。所以把这些局部环境称作再生/重组系统。人体应当存在着体内一体化的，让这些干细胞再生、修复、重组的局部环境互操作的关联起来的并超越功能分类的感受表达系统，称为器官组织局部环境感受表达系统。

(4) 人体内同样应当存在着把细胞主体资源动员与调度的感受表达系统。

(5) 关联主要信息交换网络的弥散腺细胞信息感受表达系统。

4.3.3 感受表达——生物主体的基本标志行为

细胞只存在感受和识别能力，而没有表达能力会是什么情况？只有细胞感受与识别，没有细胞表达能够构成多细胞生物体吗？

感受和识别是细胞开始具备的基本生命的属性。**感受是作为一个主体感觉或感受到自身范围外的某种存在形态**。细胞可以感受温度、光、声音、震动、电磁、外力、某些化学物质等。当然，没有这样的能力，生物体失去了生存的基本或必要能力。例如细胞在体外培养中，其增殖生长会受到细胞接触抑制的作用，即细胞增殖碰到器皿的障碍时，会有一种感受。细胞停止继续增殖分裂是细胞做出的反应。**识别是作为一个主体区别自身范围外的某些存在形态**。识别对于生物体来说同样是生存的必要条件，识别同类或异类、食物、功能物质、有害物质、运动等。其实，作为多细胞生物体，由于多细胞特性和功能分化，生物体还具备了感受和识别更复杂信号和信息的能力，包括感受条件差别。例如不仅可以感受光，还可以具有视觉(感受外部光线环境的差别，甚至包括图像感受)。如果生物体仅仅有感受能力和识别能力,就能够解决多细胞动物体的自组织问题吗?

回答似乎是否定的。因为在现代社会中,许多人造的非生命概念的机械系统和信息系统,就可以说具备了这样的能力和条件。例如现代的系统理论或系统工程理论应当说解决了这些问题。细胞的自组织,作为每一个组织内细胞来说,当然需要感受对方和识别对方的能力和条件。

根据上述概念定义,感受与识别分别是主体对自身范围外的某种存在形态的感受和区别。感受和识别,对于一个主体来说是被动形态或者接受意义上的属性和功能。感受和识别并没有给主体主动性的功能,并没有要求主体在感受和识别后,有主动的行为。即便是讨论系统理论和系统工程,在系统的组成中,也必须存在着控制模块,根据感受和识别产生的信息去控制系统做什么。

如果生物组织内细胞只有上述感受和识别的被动属性,而没有主动行为的能力和属性,一定会存在着所有细胞都不会主动实施行为和操作的问题。这个组织就不能够自组织,实行自管理。对于生物体来说,多细胞组织内必然有承担管理和控制功能的组织者,也存在着被管理者。组织者和被管理者之间的组织关系必然是相互协调的,而不是不合作和对抗的。从基础条件讲,组织内组织者和其他组织内细胞要能够维系协调与合作,必须是具有双方的主动性。无论是组织者,还是其他组织内细胞,都必须具有主动性。这种主动性是什么呢?我们把它称为表达行为。细胞通过各自的表达行为,表达了自我存在、行为功能、生命状态、相互关系等等。正如我们在前面定义那样,可以表达物质、信息、行为、交换、增殖、融合、运动、形态、变化(差别)、更新、感受、识别、决定或评估、对抗、协同和细胞生命周期等。

为了更好理解生命体存在表达行为,需要将生物主体的聚集和对外的表达与自然世界中的物质聚集和万有引力作用进行比较。在宇宙和自然界中,所有的物质通过万有引力把物质聚集在一起,产生基本粒子、电子与原子核、原子、分子、气体、液体、固体、等离子体、行星、恒星、太阳系、白矮星、中子星、黑洞、星系、银河系、星系团和宇宙。

生物主体的聚集和对外的表达,应当遵循聚集的主体数量越多,对外产生的表达影响也越大。主体数量的高度密集,在大致平衡的外部环境中,必然会产生每个主体分担的物质资源数量越少。主体有向外迁徙的主动要求和由此产生的扩散形式的运动。对于周围环境中存在的其他主体会感受到这种迁徙的压力和强大的作用力,会感受到外来迁徙对物质环境的变化。如果大量的主体聚集,不改变物质供应条件,那么这个聚集地方必然会产生大量的物质流入,如同一个吸引物质的中心,也会产生对周围环境中其他主体的影响。主体聚集影响其他主体因素,还表现在主体聚集处的主体行为能力和活性。较强的活性和行为能力的主体聚集,必然产生比相对较弱行为能力主体的聚集所产生的外部影响要大。

总之,主体表达影响力与下面因素有关:

(1) 个体对外表达影响力虽很小,但有相当数量的主体聚集时,这个聚集体对外的表达会强大些。该聚集体的对外表达的影响力，应当与聚集体中主体数量成正比。

（2）主体聚集的结构不同，也会产生不同的表达影响力。

（3）主体对外的表达影响力，距离越远，其影响力就越小。

（4）主体表达的影响力与距离成反比例的关系。主体对外表达是通过主体行为产生的，其表达影响力与主体行为作用距离或半径相关。

（5）主体表达的影响力与主体行为能力有关。

我们可以通过对多细胞组织的发育过程，来描述细胞组织结构中的表达。多细胞组织发育必然会产生三种均匀分布的细胞组织的结构：

（1）均匀分布的弥散血管网络结构。

（2）均匀分布的弥散神经网络结构

（3）均匀分布的弥散排泄管网络结构。

产生如此结构是由于整个细胞组织结构中，组织内所有细胞在物质交换、信息交换、运动和增殖行为相互交互中的感受和表达满足过程的结果。也就是说，弥散血管网络、弥散神经网络和弥散排泄管网络是所有细胞在物质交换和信息交换中达到感受满足和表达适当的结果。如果细胞组织中有些部分发生的增殖速度增快，则细胞聚集密度将提高。例如产生一些独立组织实体，原始消化管道和器官在发育过程中，产生细胞聚集。这个时候，一方面是消化管道和器官的细胞聚集，打破了已经建立的细胞组织的物质交换和信息交换的平衡使感受和表达不满足或产生新的不平衡；另一方面均匀分布的弥散血管网络、弥散神经网络和弥散排泄管网络中，也发生了血管网络、排泄管网络和神经网络中的细胞聚集，来调整失衡的血管、排泄管和神经网络结构，出现了比较大的血管、比较粗的排泄管和神经细胞聚集的“神经干”、“神经节”或“神经段”等不均匀的细胞组织结构。这些被细胞组织表达的血管、排泄管和神经网络结构是前期发育中生物主体感受和表达的结果，同时是细胞组织后续发育的支持环境和基础。如此不平衡结构到平衡结构的反复程序贯穿生物体发育的全过程。这种感受与表达的结果和环境，为生物体的发育提供了自组织、自管理和自控制的基本机制。

（1）生物体的表达行为是生命体主动特性行为，是生物体组织自行运行的必要能力和条件。生物体的表达行为与物质交换行为、信息交换行为、增殖行为、运动行为一起构成了生命标志行为和不可缺少的行为。

（2）生物体的表达行为主要划分功能行为表达和生命行为表达。生物体的功能行为表达，可以发展成为生物分类功能系统中的高层表达方式。生物体生命行为感受表达，成为所有分类功能系统之外，超越一切功能分类系统的独立的表达存在形态，并具有独立的表达行为网络结构。

（3）感受表达行为与相应的感受、识别能力共同构成生物体内多细胞自组织、自管理和自控制机制和框架。生物体感受、识别和表达信息记录在每一个细胞的遗传基因中。另外，生物体感受、识别和表达信息记录在多细胞组织的结构中，不同的细胞结构，有不同的感受、识别和表达信息。

4.4 经络系统由“前神经系统网络”演变而来

人体的后神经系统是由前神经系统诱导、控制发育而来。前神经系统包括从弥散神经细胞网络、神经环、神经节、神经干和主神经干等组成。而人体的中枢神经系统的结构是从脊索主神经干,自腹部和背部,逐步过渡到背部有骨骼保护的形态。中枢神经结构进一步进化,出现了脑与脊髓为主的中枢神经系统和周围神经系统,还产生了运动神经控制系统和感觉神经系统。由于神经系统功能复杂化,产生了不同物质的神经递质、调质和多种形态的神经元结构,以适应多种神经系统功能的要求。神经细胞突触分化为“电突触”和“化学突触”。神经细胞的轴突的长度也在加长。围绕丘脑和垂体而产生的植物神经系统和内分泌的协调和组合也越来越紧密。总之,神经系统和神经细胞在结构、形态、通信信号物质等都在进化中。

神经系统在进化过程中,经历了从较低传输速度到较高传输速度的发展过程。例如对于比较原始的多细胞动物,神经系统传输速度从几厘米/秒、几米/秒、十几米/秒、几十米/秒到120米/秒等。我们可以看到,这种速度差别还是非常大的。反应时间是生物体对外部条件做出最快反应所需要的时间。例如人类短跑比赛的最快反应时间大约0.1秒。如此差别显著的神经系统的传输速度,可以是多种原因产生的。传输速度可以与网络结构有关,与神经纤维化和传输通道的截面积有关,与传输的物质种类(例如一种称作“髓鞘”的脂肪类物质)有关,也与传输主体的活性(传输能量和决定)有关,当然更可以与传输的模式(传输的范围大小和方式)有关。

我们关注神经系统传输的速度,也是由于经络系统的传输速度是低速的,根据验证经络系统各实验机构测量的存在数据,传输速度在1~10厘米/秒范围内。这些数据同时还向我们表达,在生物不同进化阶段,神经细胞和神经系统的信号传输能力是不同的,并经历了一个进化的过程。也标志着不同经络可能有不同的物质基础、传输方式和网络结构形态。

“经络系统主要由前神经系统网络演化而来”,是从直接观察和发育分析而得出的结论。可以认为经络系统的主要经脉是由前神经系统退化而来,其中部分经脉是由血管退化而来,经络系统的膀胱经由人体胚胎发育的原始排泄管和前肾网络演化而来,虽然其后续演化成为脊柱发育的前神经干。

4.4.1 神经系统特异性发育的启示

从干细胞生物学的角度观察胚胎神经系统的发育过程,看囊胚发育成中胚层、外胚层和内胚层。其中外胚层是由神经上皮细胞组成,增殖发育很快,形成神经基板。神经基板在增殖发育中,边缘发育快,形成神经板卷曲,边缘合拢构成原始的管腔,命名为神经管,参见图4.3。神经管的发育过程向头尾延伸,神经管头部形成未来的脑结构,而尾部形成未来的脊髓结构。神经管被表面外胚层包裹。在神经基板形成神经管的同时,在神经管外部形成神经嵴，作为周围神经系统的原基，例如作为脑神经节、脊神经节、交感与副交感神经、外周神经系统原基。神经嵴细胞实施远距离迁移，分化为非神经系统组织，参与胚体多个器官和系统发育过程。胚体表面外胚层，主要形成表皮、表皮衍生结构以及眼、耳、鼻等器官上皮和脑垂体、牙釉质、口腔与肛门黏膜上皮等。

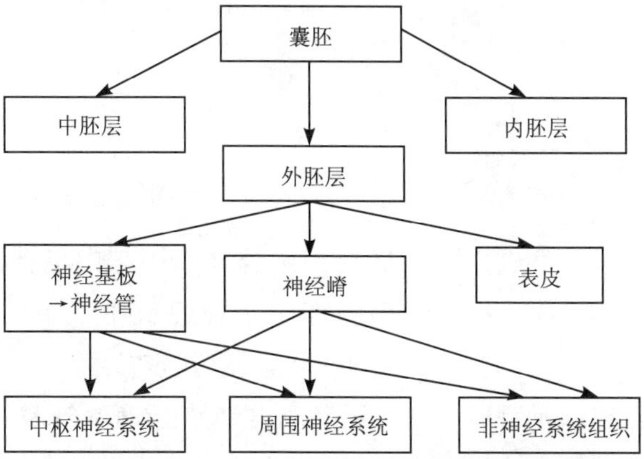

图 4.3 胚胎发育时期的神经分化(引自参考文献[16])

在原肠胚形成时期，主流的诱导因子有 FGF、Wnt、BMP(骨形态生成蛋白)诱导剂、BMP 抑制剂、IGF 和定位模式因子等，参见图 4.4，产生胚胎最早的多能干细胞(或祖细胞)，包括成上皮细胞、成神经细胞等干细胞。这些干细胞在上述因子作用下，生物学家做出了如下模型假设：

第一，在受精卵产生多细胞结构早期，神经系统发育是自由发生的(作者认为是一种自由发生的发育模式)，产生弥散神经网络，并产生神经干等原始结构，在实现自己的增殖和迁移作用下，产生原条和神经脊索。

第二，这种增殖和迁移为产生中胚层提供了条件，并在脊索处的水平空间产生中胚层。这个脊索是神经系统发育诱导的组织者，产生三胚层。

第三，进入神经系统发育默认模式(作者认为是一种强制发生的发育模式)，三胚层期间，产生表皮和神经前体细胞。

第四，进入神经系统发育的定位模式，神经前体细胞形成神经嵴、神经板、神经管和表皮干细胞。

第五，这些多能的干细胞，分别生成中枢神经系统和周围神经系统以及非神经组织的发育。

神经系统发育默认模式(在原肠胚期间，当神经发育组织者阻断 BMP 信号时，外胚层产生神经化)，即认为在原肠胚期间神经系统发育是“自主发生”的，因为还没有暴露在 BMP 之中。所谓神经系统发育的定位模式是指神经前体细胞分化发育成神经嵴、神经板、神经管和表皮干细胞的发育模式。这个发育期的信号分子，主要是通过自分泌和旁分泌，这个时期还没有内分泌和神经系统的正常通信能力。

其实，在 20 世纪初，英国生物学家 H. Spemann 提出了早期胚胎发育的中胚层诱导

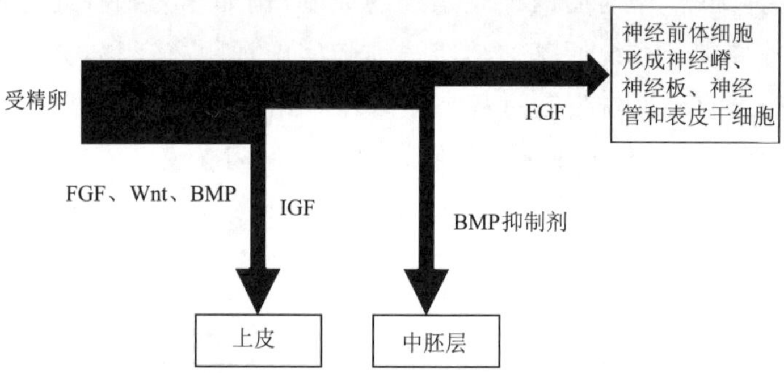

图 4.4　胚胎发育早期细胞因子诱导作用事宜(引自参考文献[20])

和“组织者”细胞组织概念。被认为,中胚层细胞诱导作用是中枢神经系统早期发育中最早的推动力。最早的中枢神经系统祖细胞产生于神经板中。德国生物学家 R. Harrison,在神经元的运动、迁移、轴突发芽、长出、导向、寻找定位靶目标的研究上有非常重要的研究成果,支持神经细胞远程迁移,充分表现出细胞运动和迁移行为对胚胎发育的重要,尤其对高等动物的胚胎发育更重要。例如,在生物实验中可以观察到分类细胞分散、聚合后,进一步实现同类细胞的再聚合,产生出多个相同类型细胞的聚合部分和组织。

从现代生物学描述的人体神经系统干细胞功能变化开始,神经系统的发育过程分为正常的发育过程和特异性的发育过程。

对于正常的发育过程,神经上皮细胞分化为成神经细胞(无极、单极、双极、多极)、成胶质细胞和间充质细胞。这些细胞可以再分化为终端细胞。大致经历从多能胚胎干细胞、组织特异性干细胞到产生神经干细胞(NSC)、多功能神经干细胞、神经元局限性前体细胞、神经胶质前体细胞、神经元细胞和神经胶质细胞,参见图 4.5。

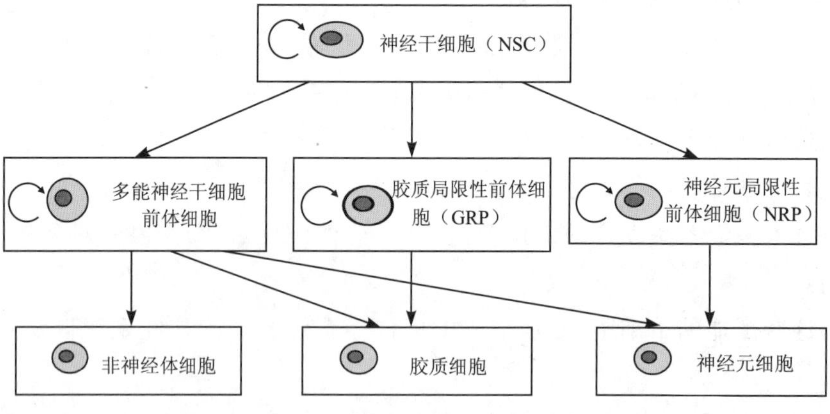

图 4.5　神经干细胞分化(引自参考文献[19])

需要注意的问题是细胞分化的阶段和步骤。例如从神经干细胞(NSC)到最后形成神经元细胞、神经胶质细胞和其他目标细胞,中间需要经过神经管干细胞、神经嵴干细胞、神经多能干细胞、神经局限性前体细胞和胶质局限性前体细胞分化阶段。最后形成神经元细胞、神经胶质细胞和其他目标细胞,也要经过首先形成功能类型的决定,然后形成细胞表型和特化功能表达。目标细胞的表型发育成功和特化的功能表达了，这个目标才开始实施其特化功能。细胞分化主要表现在分类和功能DNA的激活和表达上。细胞分化首先是细胞功能类型的分化，然后才是细胞表型产生和特化功能表达。这两者之间不是同时出现的。表型和特化功能表达在细胞功能类型分化之后。从以上论述中看出，细胞的分化还要经过多次的分化阶段和步骤。

干细胞生物学认为，所有胚胎细胞的发育命运一样，是由细胞针对内源性和外源性信号作出的应答决定。细胞分化需要诱导因子和细胞因子共同决定。神经干细胞或祖细胞的分化发育命运同样是遵循这种规律的。这些因子能够起作用，是由于细胞有这些因子的信号和受体，在细胞核的DNA结构中有相应的基因，并可以有相应的物质(蛋白)结构的表达。例如有FGF因子，细胞有对应的FGF的基因。又如所有的细胞有“协同基因”。这些对应的基因有对应的蛋白物质结构的表达。这些表达物质又可以作为信号和因子，对其他细胞的发育产生影响，构成了细胞发育的反作用。

胚胎神经系统发育，开始于神经板、神经管和神经嵴发育。我们知道神经管主要是为脑和脊髓等中枢神经系统开始发育的。神经嵴开始产生。神经嵴发育是人体后神经系统的周围神经系统，包括脑神经、脊神经、内脏神经(交感神经、副交感神经和感觉神经)等系统的发育基地，参见图4.6。但是，从整个胚胎发育进程看，神经嵴面向周围神经系统的发育进程却没有马上开始，而是立即开始参与了非神经系统的发育进程，包括许多形式的腺细胞、骨细胞、肌细胞、大动脉血管壁细胞、结缔组织细胞。因为发生了神经管和神经嵴在外胚层相对独立后，被外胚层表皮覆盖，开始启动头、面、皮肤、眼、口、耳、鼻、肛门等器官发育。

神经嵴发育要晚于神经管的后续发育，神经嵴发育是由“神经嵴干细胞”(NCSC)增殖分化实现的。神经嵴干细胞不仅有一般干细胞的能力，还有广泛的迁徙能力。这种迁徙能力帮助它参与了其他系统和器官的发育进程。从胚胎发育观察，神经嵴发育主要为交感神经干(1对纵向排列在脊柱内侧)。而在20世纪90年代中、后期，人们发现了两群神经细胞，即“腹向迁移神经细胞”(VENT)和“晚期外向迁移嵴”，它们出现比神经嵴晚许多，发现它们是副交感神经、脑神经(包括迷走神经、三叉神经等)和感觉神经发育基，还广泛参与外胚层、中胚层多方面的发育活动。

在神经系统发育中，还存在着特异性发育过程，神经细胞特异参与身体各组织和器官发育过程的细胞其数量非常大，同样是被实验室大量验证的。这种特异性发育，神经细胞转化为其他组织和器官细胞，居然可以占这些器官整体细胞的30%。这种特异性发育过程建立在神经细胞诞生地增殖和迁移产生的。也就是说，人躯体、四肢、非神经组织、器官的神经节系统是通过神经嵴细胞实施远距离迁移、分化而产生的。这30%的人体器官细胞是由神经细胞特异性发育过程而来，成为我们讨论的起点。神经生物学上述特异性发育过程的实验观察，使我们对神经系统发育的理解变得复杂了。如果说占人体器官细胞的30%是从神经细胞转化而来，转化为非神经组织的细胞，那么可以戏说，这些神经细胞没有完成自己的使命，而“变节”成为其他类型的细胞。所以有如此规模的特异

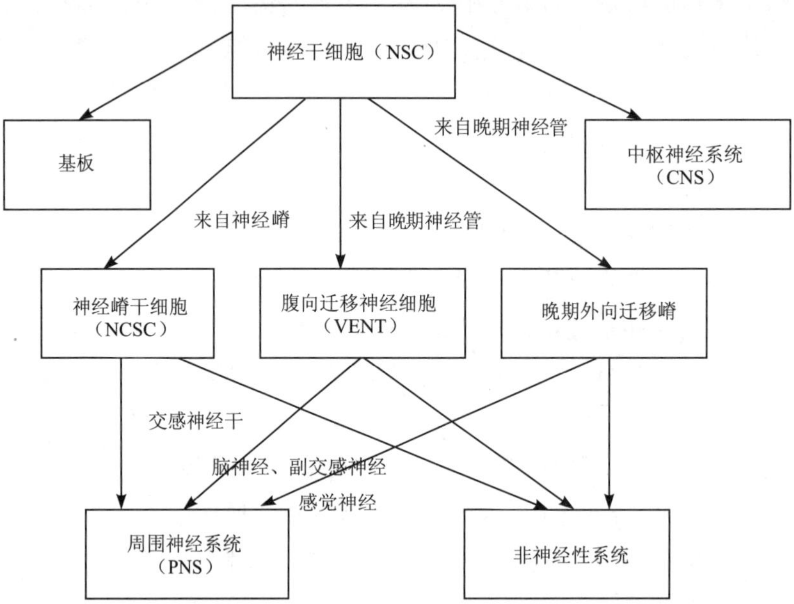

图 4.6　神经系统发育结构示意图(引自参考文献[19])

性变化，神经细胞迁移到靶组织的环境中，需要细胞生长因子，例如神经细胞生长因子(NGF)、成纤维细胞生长因子(FGF)、表皮细胞生长因子(EGF)、类胰岛素生长因子(IGF)、角质细胞生长因子(KGF)、肝细胞生长因子(HGF)、转换生长因子(TGF)等。在诸多的细胞生长因子中，如果没有神经细胞生长因子(NGF)，可能有其他的生长营养因子，接受其他生长因子，同样可以促进自己生长和防止凋亡。细胞构成组织和器官，需要细胞因子、生长因子和环境因子。这种发育需求的诱导，不能简单理解神经细胞生长因子(NGF)是专门为神经细胞准备的，而应当具有普遍的适应性。

图4.7描述了多能干细胞、专能干细胞和体细胞，虽然处在胚胎发育中，其主流的发育方向是不断分化的。但是随着越来越多研究证明，干细胞的分化方向不一定是单向的，在一些条件下是双向的，有分化，就有去分化，不同的细胞类型存在着相互转化的条件和路径。

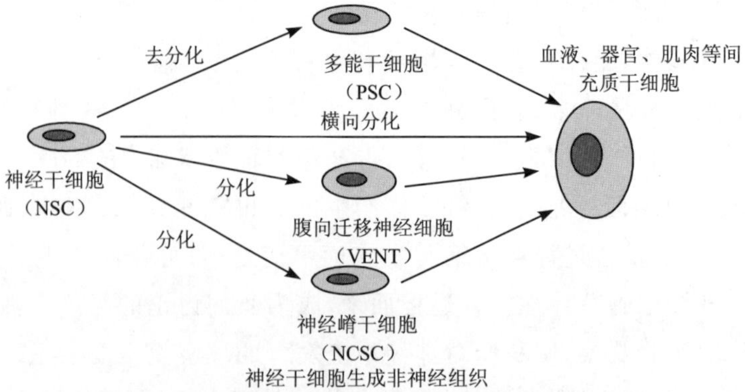

图 4.7　神经干细胞生成非神经组织(引自参考文献[19])

现代生物学对干细胞的研究证实，内胚层、外胚层和中胚层的细胞存在着相互转化的情况。外胚层细胞向内胚层转化通常见于神经嵴细胞的分化，可以转化为肌肉、骨、软骨、成纤维、平滑肌等细胞。中胚层细胞在器官，例如肾脏、肝脏等发育过程中，又可以产生外胚层细胞，例如器官的上皮细胞，参见图 4.7。

细胞构成组织和器官，需要细胞因子、生长因子和环境因子。这些因子是如何产生的？多细胞组织的细胞，是在发育和增殖过程产生的吗？是否可以理解为是多细胞组织在生成中，产生的发育、分化的需求因子或者说是诱导因子？这种发育需求的诱导，就不能简单理解神经细胞生长因子(NGF)是为神经细胞准备的，而应当具有普遍的适应性。这些因子或信号，是对组织体内外的信息表达，可能产生两种或多种方向，完全存在着本地组织细胞转化为神经细胞可能，或迁移过来的神经细胞停留在此处，作为靶组织的可能。

我们可以得出最重要的结论：**胚体外胚层神经化的过程主要是表现在胚体的背部外胚层，而在胚体的腹部外胚层和胚体内部的中胚层和内胚层并没有神经化**。从这个意义上看，上述讨论的中心是中枢神经系统发育过程。而对于周围神经系统发育描述，提出的主要模型是神经嵴细胞向两侧与腹部迁移而形成周围神经系统。恰恰在这个问题上引起了我们的关注，至少在胚体表皮腹部和内部(中胚层和内胚层)，是否需要遵循上述谈到的默认模式，神经系统发育应当处于自由发生的状态中。由于我们论述的是经络系统发生问题，所以我们主要关注周围神经系统发育问题。下面，我们将详细讨论周围神经系统发育问题。

4.4.2 神经系统是从前系统到后系统的发育过程

从胚胎学、发育学和干细胞生物学了解到，在胚胎发育进程中，细胞的增殖/分化(包括去分化和转决定)为我们提供了发育的更多依据。似乎给我们一个感觉和认识，胚胎的细胞在发育成最终的目标系统之前，增殖分化的细胞只是在分类聚集，在为产生最后的系统做准备。在作者看来，只要出现细胞分化，产生细胞分类聚集，分类功能工作就应当开始了。一些功能分类细胞群体，在它们为发育成最后的目标系统之前，会建立一些过渡性的系统，会产生目标系统的前系统。细胞分化有前体细胞，对于系统来说，同样应当存在前系统。这些“前系统”的过渡，带来了系统发育的全过程。

我们可以看到，一群原始的上皮细胞可以组成原始的血管网络系统，这个原始血管网络，逐步产生动脉和静脉的划分，心管开始在变化，心管发育成心脏，心脏最早参与到胚胎发育工作之中。血管体系随胚胎其他系统、器官发育的进程，参与到所有系统、器官的发育中。卵黄囊血管首先退化，通过脐动脉、脐静脉与母体的血液循环系统交换营养物质和氧气、二氧化碳及其他物质。我们不能说只有心脏发育形成后，循环系统的工作才是人体血液循环系统在工作，因为从原始的血管网络系统发育起，就已经开始了胚体的血液循环，只是随着胚胎发育成长，这个系统越来越强大并更加完备。

我们可以看到，一群原始的上皮细胞可以组成原始的排泄管网络系统。在胚胎学和发育学中，通常生物学家是认可这个原始的排泄管网络系统的，而且认同在后续阶段存在前肾、中肾和后肾的发育阶段。这恰恰证明了人体排泄系统，从系统学角度观察，存在着系统发育过程，而不是仅仅看到细胞的增殖和分化。同样的道理，这些不同发育阶段的系统，在胚胎发育时期已经开始工作。例如前肾作为一些人体器官发育的诱导者，中肾作为造血功能的一个子系统。

我们可以看到，一群原始的腺细胞可以组成原始的弥散腺细胞网络系统。这个弥散的腺细胞网络，已经作为一个系统开始工作。正由于它的工作，才能真正理解腺细胞聚集，开始产生在弥散腺细胞网络基础上的腺细胞组织和器官。弥散分布的腺细胞网络参与到人体组织、器官的发育过程中，由于这些参与到组织和器官发育的腺细胞网络与腺细胞组织和器官关联，为组织、器官和局部细胞因子及激素的旁分泌、自分泌提供了系统基础。这个系统工作渗透到一切组织和器官内，包括神经系统和脑系统的发育。在神经组织内，通过神经激素这个局部激素和信号分子，诱导脑组织和其他组织、器官的发育。这个系统一边工作，一边发育，逐步建立了以丘脑、垂体、甲状腺、胸腺、性腺、肾上腺和消化腺为中心的，并建立在多种输送机制(以血循环系统为主要输送通道)上的复杂的内分泌系统。其中心工作是发育和生命运行的控制，其中一些组织和器官，承担着造血等任务。

我们可以看到，一群原始的神经细胞可以组成原始的弥散神经细胞网络系统。这个弥散的神经细胞网络系统，已经作为一个系统开始工作，发挥这个系统能够承担的多细胞的行为协同工作。在发育关联目标驱动下，首先发育产生脊索。在脊索调控下，开始了组织、器官局部系统和部件的发育过程，逐步发育出器官神经节。在多组织和多器官范围内，形成联系多组织、多器官发育控制的神经干、神经环。在多系统范围内，对多神经干、多神经环之间为建立更高层的关联需要，产生神经干之间的主神经干等。这个前神经系统发育顺序，与后神经系统发育顺序非常相似。对于前神经系统是首先产生弥散神经网络和神经脊索，实现了前神经系统发育过程。对于后神经系统，同样是首先产生神经管的中枢神经系统发育和器官神经子系统发育，而后启动周围神经系统发育(从神经嵴发育、VENT发育和晚期外向迁移嵴发育相继开始)，并从前神经系统中继承信息、共同合作。只有如此描述后神经系统的发育，才能比较清晰理解那些长轴突神经元是如何找到目标组织与器官的，并把中枢神经系统与器官神经节关联起来。

上述原始的血管网络、排泄管网络、弥散腺细胞网络和弥散神经细胞网络都是在中胚层中发育并成为系统运行的。尤其是前神经系统属于中胚层网络系统。

我们可以看到，一群原始内胚层的上皮细胞群构成消化肠道系统，一边发育，也一边开始工作，虽然它们所从事的不是自身目标后系统的工作。

上述各种原始功能分类细胞群体组成的原始生物系统，能够生成的原因在于“生物体感受表达行为网络”，我们认定它是神经系统、循环系统、排泄系统、分泌系统等之外的独立基础网络体系。这种行为感受表达网络，显然比神经系统、循环系统以及其他系统都要基础，然而却存在于所有物质的系统中，被所有生物系统所直接使用。行为表达网络主要发挥生物主体的生命感受与表达行为的本能，是细胞接力机制传递的网络系统。

这里的首要问题是，神经系统的细胞和细胞组织如何实现自己的感受表达的？

胚胎神经的发育过程，是自上而下的过程，身体组织中神经系统几乎都被胚胎学描述成为从中枢神经（脑神经系和脊髓系统）开始，通过神经干细胞和前体细胞迁移到靶组织上，并进一步分化而产生的。在干细胞生物学中描述了神经干细胞转化成其他组织细胞的特异性发育过程，也不是自下而上的，即此发育过程没有完全遵守生物进化重演律。低等动物从“弥散神经系统”发育开始，逐步看到中枢神经系统和脑系统发育，看到弥散神经系统发育阶段以及后续的演变。在细胞生物学中，描述在上皮细胞组织中，一个上皮细胞如何演化成为一个神经细胞过程，例如线虫只有一毫米大小，总体的细胞数量才1000多个，已经分化出肌肉细胞，神经细胞、性腺细胞和消化道细胞，并有最原始的神经系统。

自下而上发育过程，在其他系统发育中也是存在的。例如血管系统就是首先生成毛细血管、逐步形成大的血管，然后才根据血管与心脏的连接关系，决定动脉和静脉两类不同的血管。在肝脏和肾脏中，也是在局部形成毛细血管，逐步产生脏腑的动脉血管和静脉血管。这种发育过程与生物的进化过程是一致的。

从另一个角度看，后神经系统在发挥功能之前，也就是处在前神经系统时，其神经细胞甚至还没有产生形态变化，神经细胞还处在前体细胞形态上。可是，在这个时期，胚胎发育早已经是多细胞的生物体。这个时候的多细胞结构，应当有自己的通信方式和通信路径。如果没有这样的“前生物通信”网络和系统，仅仅靠每一个细胞自身的通信方式，构成相互的关联关系是不够的。实际上，在三胚层形成或胚体形成前，弥散神经网络、神经干和神经脊索等，就是靠“前神经系统”在发挥多细胞的相互关联、协同、通信的交换作用。从生物的进化历史看，在最原始的多细胞动物中，已经有神经细胞和前神经系统。这里的前神经系统当然是针对后神经系统而言的。

在胚胎发育中，各种组织、器官都需要诱导因子，启动它们的发育过程。生物学家们看到了这些因子对发育的影响。作者作为从事计算机科学和信息化科学的工作者，认为仅有这些信号物质还不够，还必须有对应的通信的机制和系统。正如我们谈到，一定存在着前或中的生物通信方式和通信系统。当然，也一定存在适合胚胎发育时期信号分子的前内分泌系统。这个时期的前内分泌系统，与生物体出生后的所谓的“后内分泌系统”不同，传递的信号物质，许多不是“激素”，而是各种细胞因子、生长因子。这些细胞的自分泌和旁分泌的信号物质，例如细胞因子、生长因子，由于胚胎血液循环系统运行，使得因子信号作用的距离加大，作用提高。

总之，在研究生物体的发育过程中，如果仅仅通过研究细胞因子、生长因子和其他信号分子结构来研究发育过程，作者认为是不够的，这只是从一个化学视角。我们站在系统的视角，这些细胞因子、生长因子和其他信号分子如果不运行在一个体系内，同样是不能产生一体化的相互作用的推动和约束能力的。必须把细胞感受、识别物质、

信息和行为所有受体与胚胎发育的整体结构融入到一个体系内，同时还把细胞对条件、环境和其他细胞的感受、识别同细胞由此而产生的表达联系起来，构成统一的输入和输出的体系。最终把上述系统逻辑思路和方法，推广到组织、器官和系统各级别结构的发育过程中。

从胚胎发育的进化论过程重演看，在形成原胚肠期间，二胚层胚盘期间形成原条和神经脊索，就已经有了“前神经系统”。这个假定来自胚胎发育中普遍存在的发育阶段和演化的自身逻辑。例如肾的发育过程，分原肾管、前肾、中肾、后肾不同发育阶段，并表现出不同阶段的功能表达。如，胚胎的造血系统发育过程，分卵黄囊造血、主动脉、性腺-中肾(AGM)造血、肝脏和脾脏造血、骨髓和脾脏(包括胸腺、淋巴结等)造血不同发育阶段，表现出这些器官不同阶段的功能表达。同样表现出了“前造血系统”、“中造血系统”和“后造血系统”不同发育阶段。人们会问，神经系统发育是否也存在“前神经系统”和“后神经系统”不同发育阶段？作者认为应当有这样的发育阶段。下面首先为前、后神经系统做出定义。

前神经系统 早期胚胎发育控制形成的中胚层的信息与行为关联网络，包括弥散神经网络、前神经节、前神经干、前神经环的原始神经系统和神经脊索中枢系统。通常具有身体组织、器官和系统发育及本能行为协调、控制能力，其通信速度较慢。

后神经系统 从胚胎发育的外胚层的神经管和神经嵴开始发育，具有脊椎和头骨保护的中枢神经系统和周围神经系统，以至胎儿出生后，具有完善的身体组织、器官和系统发育、运行和本能行为协调、控制能力，并发育产生使用工具和语言的学能行为能力，其通信速度较快。

上述定义中某些概念，我们在后续讨论中还会详细论述。

在展开讨论人体经络系统与前神经系统的关系前，我们需要在此重温以下基本概念。从原始低等动物到高级动物进化历程中神经系统发展与演化的三个阶段的描述：

(1) 原始低等动物的神经系统是弥散神经网络和面向器官的神经干、神经环、神经节点组成的神经网络系统。

(2) 脊索动物的神经系统是面向多组织、多生物器官和生物多系统的多神经干的“神经干的神经干”比较综合的神经脊索系统。

(3) 脊椎动物的神经系统是面向多生物系统、生物个体组织的中枢神经系统(具有较发达脑系统)和比较完善的周围神经系统。

在研究经络问题时，形成了关注“前生物系统”的思路和研究分析方法。出于上述分析，我们首先选择“前神经系统”概念，讨论其与经络系统可能存在的关系。下面来寻找弥散神经网络系统或者“前神经系统”的发育出路。

周围神经系统发育问题引起了我们的关注，看到至少在胚体表皮腹部和内部(中胚层和内胚层)，并没有被中枢神经化的过程统治，可能遵循神经系统发育处于自主发生的状态中，所以可能存在着周围神经系统混合发育的模型。

4.4.3 人体胚胎发育过程中的“前神经系统”

在胚胎发育早期，通常解剖学中谈到的神经系统，才刚刚开始发育，应当说不能发挥正常的神经系统作用。同时，被神经系统协调、管理和控制的组织、器官也在发育中。一个问题就产生了，这个时期的发育过程是否也应当存在着一种神经系统，来协调、管理和控制细胞、细胞组织、器官在发育过程的物质交换、细胞增殖、器官发育、细胞与组织运动并判断发育中的细胞、组织、器官的感受信息。如果存在这样的神经系统，应当是一种前神经系统，在胚胎发育进程早期发挥功能，并在发育进程中逐步发育演化为后神经系统。而后神经系统在发育中，逐步发挥功能，绝不可能是一下到位。

例如图 4.8 中描述的几个原始动物的神经系统结构。

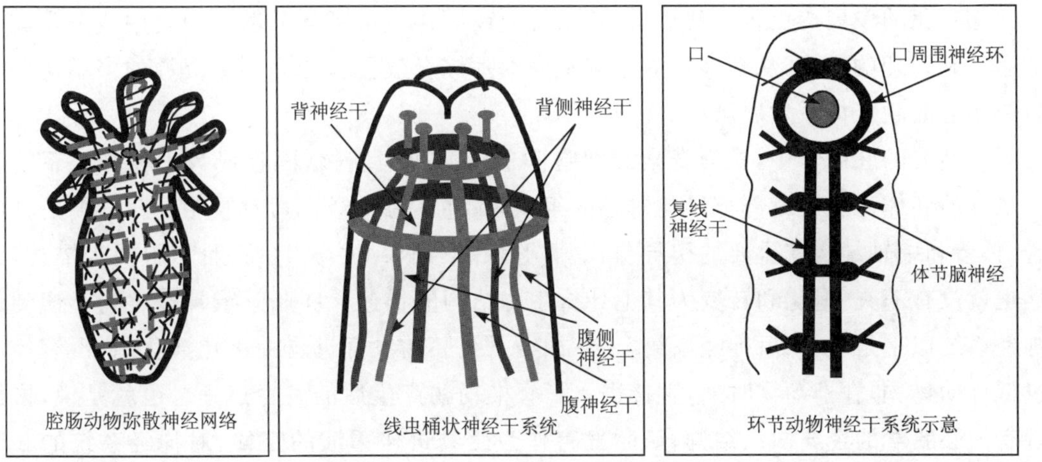

图 4.8 低等动物的神经系统示意图

在胚胎早期的多细胞组织发育过程中，已经开始有以弥散神经网络和神经干为主的前神经系统。在原始和低等动物中，配合动物主要消化管道、脏器和器官，虽然没有高等动物的中枢神经系统和周围神经系统，例如植物交感神经和副交感神经系统，但是这些组织和器官同样需要协调细胞、组织和器官的行为，包括物质交换、细胞增殖、器官发育、细胞与组织运动和感受信息。低等动物的神经节、神经干和神经环就承担着这样的任务。一个非常有意思的生物现象是，这些神经干、神经环和神经节具有多环节、前后、背腹和左右对称的特性。这些神经干等组织是通过已经存在的弥散神经网络来实现组织、管理和控制的。

为什么这些神经干会成对和左右对称出现？我们可以理解为左右对称的两个神经干是身体运动和感受差异的基本条件，是从这种左右感受的差异中维持平衡的基本体制。神经干是感受与表达内部组织和器官发育、运行的“子系统”，为了精确感受情况，如同人体有两个眼睛和耳朵一样，必须是对称两个神经干。在原始和低等动物中，这种神经干，在没有集中和中枢神经体制下，面对多器官问题，应当是“多神经干体系”，是彼此独立的，并在一个更高位置的神经环和神经结点上，实现多神经干的协调。

需要说明的是，前后、背腹和左右对称的身体结构也在进化中，是生物生存需求推动

的。我们知道低等动物并没有前后轴的身体结构，而表现出一种中心向外辐射的身体结构。有些低等动物有前后轴的身体结构，但并没有表现出背腹轴的身体结构，即从前后轴向外观察是圆柱体形，不存在背腹形态。有些低等动物也没有表现出左右对称的身体结构。这种对称轴的身体结构，对于我们讨论的经络系统的对称性形态是非常重要的。例如在低等动物中，有些动物的神经系统是左右对称的，有些动物的神经系统神经干或神经节处在前后轴的中心线的位置上，有些动物的神经系统的神经干或神经节是成对并左右对称的。有些动物的神经系统的主神经干处在食管下部，即腹部。有些动物的神经系统的主神经干处在食管上部，即背部。从理论上讲，处在腹部的神经干会安全些，而处在背部的神经干相对不安全，所以需要有骨质腔体结构来保护。而较集中和体积较大的神经结点逐步演化成脑，分布在口附近，同样需要骨质腔体结构来保护。

上述从分散系统的协调走向集中和中枢处理的系统体系，在信息化建设中同样出现过。信息化的发展历史告诉我们，信息系统建设同样经历了从分散走向集中或分类集中的运营和管理的模式，从众多孤立系统走向发挥综合效益和合理利用资源的多系统的平台或中心的联合体系发展历程。

在经典的胚胎学中，认为脊索的细胞群最后演化为髓核，而且成为中枢神经系统发育诱导的胚体外胚层背部神经化过程的组织者；并认为神经脊索对胚胎发育早期的神经管、体节和中轴结构有重要的引导作用。“弥散神经网络系统”在胚胎学中缺少描述，当然也就没有消失、退化和转变为其他什么生物结构的描述。胚胎学或神经生物学谈到的神经系统似乎是一个“后神经系统”。在神经系统胚胎发育过程的进化演化中，没有经历过低等动物、非脊椎动物时期，直接进入了脊椎动物产生后的发育过程。也就是说，**依据现有的胚胎学的经典知识结构，胚胎发育作为生物进化重演的定律，对神经系统的胚胎发育是不完整的，有某些缺失**。一面是胚胎学的描述，另一面是其他的生物学说，对低等动物和古动物长期的研究中，有弥散神经网络系统、神经干、神经环到神经脊索或者说“前神经系统”存在。针对这种矛盾，作者倾向于坚持胚胎发育作为生物进化重演的定律，而怀疑胚胎学描述的完整性。在这个时候，整体的科学逻辑比胚胎学说观察到的概念更重要，如同一个实验的观察结果与物质能量守恒定律不符合，可以肯定首先怀疑观察结果的正确和完整。

其实，生物学的研究发现，在低等动物中存在协同基因网络。细胞形态也经历“成神经细胞”到“神经元细胞”。早期的多细胞动物，首先实现的是多细胞间的行为“协同基因”的产生。而为什么会产生多细胞间的行为“协同基因”，应当理解为多细胞聚合到多细胞生物体进化过程中，从不协同，到要求实现行为协同的自下而上的进化历程。而这个协同基因网络恰恰是本书谈到的行为信息基 AIB 网络。

对于神经系统的自上而下和自下而上发育，可以认为，无论经过什么发育的路线图谱，无论是正常的路径，还是特异性的路径，最后定性的神经细胞(神经元)、神经胶质细胞以及成型的神经纤维、神经和神经系统都是一样的。它们应当具有相同的行为能力和相同的生命特性。之所以能够如此一致，是因为细胞是组织、器官、系统中规范结构的细胞，而组织、器官、系统是规范结构细胞的组织、器官和系统。

但是，仅仅坚信“胚胎发育作为生物进化重演的定律”是不够的，因为周围神经系统发育的“本地上皮细胞生成说”同样存在着许多困惑和问题需要解决。

(1) 本地发生的局部神经系统与中枢神经系统如果同时并行发育，这样并行发生的系统如何连接带来了发育的不确定性。但是，采用本地神经系统通过中枢神经细胞迁移生成，非常容易解释一体化的发育结构和过程，并确保需要的确定性。

(2) 各部分本地“神经系统”，由于无法实现与中枢神经系统的正确连接，会构成非中枢控制下的单独发育情况。

(3) 我们要特别关注一个基本事实，人体的脏腑系统与人体的植物神经系统有比较发达的关系，调节和控制着这些器官的行为能力、运行状态、物质交换和信息交换活力与强度。但是人体脏腑器官的感觉神经系统，无论从组织学，还是从胚胎发育过程看，都存在着与运动神经、植物神经不同的形态，依然保持着相当程度的弥散性质。

于是，我们可以得到两个初步的结论：

(1) 人体发育成功的最后周围神经系统，包括运动神经系统、感觉器官和感受器的感觉神经系统、植物神经系统不应当是本地上皮细胞产生的神经系统，而是中枢神经迁移到靶组织、器官和系统而生成的神经系统。脏腑的神经系统，虽然有运动神经系统，但实际是植物神经系统。对于脏腑的感觉神经系统，可以做更多描述。例如脏腑器官和某些内、外分泌组织、器官的内感受器的感觉神经系统，有可能是本地上皮细胞产生的，表现出了基本生物特点和非高等生物特性和弥散神经系统特性。**脏腑神经系统对我们最大的启示是，不是由具体的交感神经和副交感神经控制各脏腑，而是由这些植物神经的功能控制脏腑的运动，而脏腑的运动是自行的。脏腑肌肉运动和控制是两个完全不同的事情。脏腑肌肉运动是自行的，是本能行为，是保留在遗传基因中的。**

(2) 各部分本地“神经系统”，由于实现与中枢神经系统连接会遇到一些问题，而单独组成弥散神经网络系统，在后神经系统统治比较薄弱的地方，前神经网络系统或者被保留下来，也可能转化成其他后生物系统。

4.4.4 人体经络系统由“前神经系统网络”演化而来

前面定义了“前神经系统”主要是以“弥散神经网络系统”、腹部分布的神经干、口周围的神经环发育阶段和后续背部分布的神经脊索为标志的原始中枢神经系统的发育阶段。内分泌或腺细胞组成的组织、器官和系统对我们讨论“前神经系统”的发育出路(如何退化演变成后生物系统的)最有吸引力。这种吸引力来自两个方面：一方面是，前神经系统中的弥散神经网络退化成弥散神经内分泌系统网络。现代生物学发现弥散内分泌细胞与神经细胞有着某种密切关系。现代生物学近来研究发现，存在着大量弥散分布的内分泌细胞(amine precursor uptake decarboxylation，APUD)，发现这些细胞分泌胺或肽，并与神经系统有密切的关系。因为神经细胞也具备 APUD 功能，于是生物学家把神经系统与弥散内分泌细胞结合起来的调控系统称作“弥散神经内分泌系统”(diffuse neuron endocrine system,DNES)。另一方面是,前神经系统神经干、神经节、神经环等退化演变为中医经络系统。例如经络的肝经走向和路径,首先让我们思考腺细胞组织与器官和内分泌系统。我们知道经络的肝经走向和路径:肝经起于足部,经下肢内侧(汗腺、皮脂腺)、生殖器(性腺)两侧、腹部两侧(腹内消化腺肝、胆、胰脏等)、乳房侧(乳腺)、口腔两侧(唾液腺)、鼻腔两侧(嗅腺)、双眼(泪腺)等,是左右对称的路径。在这样的路径上最容易让人想到各种腺细胞组织和器官。为了与胆经区别,在肝经中我们主要关注腺细胞组织和器官的内分泌系统。例如消化腺组织和器官都有内、外分泌的组织和器官。也就是说神经细胞具有APUD功能和弥散分布的内分泌细胞具有APUD功能不应当理解为一种相同的特点,作者似乎认为,它们有前期共同发育祖先和发育过程。如果这种弥散内分泌细胞是由弥散神经网络、神经干等发育而来,那么除具有分泌胺或肽功能外,同时还应当保留了弥散神经网络和神经干的网络结构和相关特性,具备某种行为协同和行为关联的能力,或者说有腺细胞之间的行为关联网络。如果把肝脏的营养物质代谢与内、外分泌看作一类事务,其信息交换可以认为是主要功能。

为了说明前神经系统在人体胚胎发育中的作用,还是用一个如图4.9所示的流程图来描述前神经系统自身的发育及其对后神经系统和其他脏腑器官的前、中、后的发育作用和影响;并随后讨论前神经系统如何演化为经络系统。

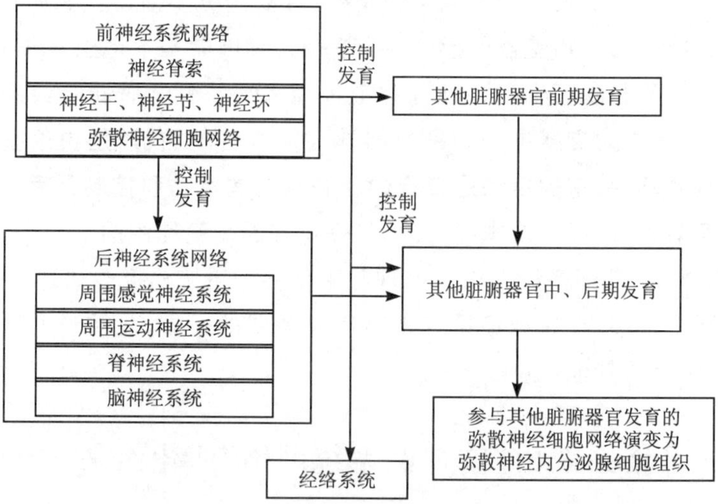

图4.9　前神经系统对后神经系统和其他系统的发育控制的流程图

第3章中,在谈到生物发育和运行的系统学概念时,已反复论述,多细胞动物的早期发育是自主模式,主要依据细胞遗传能力和细胞间相互作用,产生最早的原始生物系统。这些原始生物系统是原始血管网络系统(弥散的血管网络系统)、原始排泄管网络系统(弥散排泄管网络系统)和原始的神经系统(弥散神经网络系统)。之所以是原始的状态,是由于这些细胞是依照细胞相互作用原理均匀分布的。这三个原始的网络系统是并行同时产生的,它们之间没有顺序和条件关系。随着分类细胞的增殖、分化、迁徙、聚集,出现了聚集度高的细胞集团(组织和器官的雏形)。这要求,不仅比较均匀分布的血管、排泄管和神经细胞网络开始出现较粗大的血管、排泄管和神经干，随着组织和器官复杂的形态发育，产生出了神经环、神经节和主神经干（神经脊索）。这些前神经系统组织存在的目的有两个：

(1) 协调发育过程中的关联关系。为了调控发育形态和进程，前神经系统通过弥散神经网络的局部细胞组织参与到脏腑和器官的发育中。作为前神经系统对其他组织和器官发育的调控操作端，与被调控的组织和器官共同发育。

(2) 在前神经系统诱导、控制和管理下，发育人体的后神经系统。

当后神经系统发育到开始和逐步发挥作用时，前神经系统开始进入退化和演变进程。前神经系统的神经干、神经环、神经节逐步演化为中医学的经络系统，而参与到其他组织和器官的弥散神经网络部分结构中，演化形成目标组织和器官的组成细胞。这种演化是由于神经细胞的去分化和转决定，又再分化为其他性质的细胞。其中对于许多脏腑器官、组织的内分泌腺细胞，成为“弥散神经内分泌细胞组织”。

论述到这里会产生如下一个问题需要回答，前神经系统的细胞组织，转化成其他组织和器官的细胞组织，其中包括弥散神经内分泌腺细胞组织。为什么就建立了通过经络系统联系起来的人体脏腑、器官的信息和行为关联网络呢？

通过图 4.10 已经了解到前神经系统把人体前期的脏腑、器官联系起来了。即便前神经系统退化和演变成为经络系统，前神经系统联系起来的器官和组织的关联关系依然还保留，不同的脏腑、器官依然通过自己的组织成员的“弥散神经网络细胞”当前存在的角色细胞保持着联系。于是，构成了经络系统联系的所有脏腑、器官的网络体系。这个网络体系是前神经系统网络退化前的全部范围，并继续在后生物系统中发挥作用。本书称这种网络体系为“人体感受表达系统网络”。当然，中医经络系统只是“人体感受表达系统网络”的部分组成。

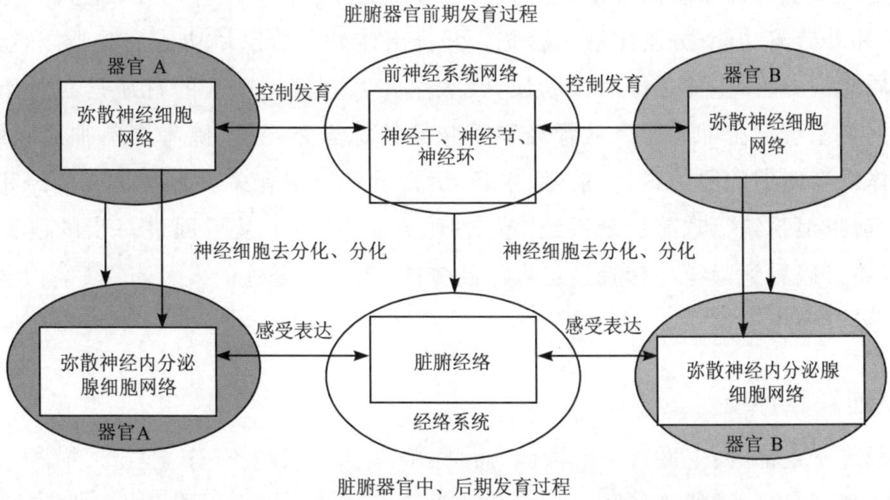

图 4.10 经络系统如何实现脏腑器官之间关联的原理图

依据经络学说，与肝经有密切表里关系是胆经。胆经起于眼部，向下循行头部、耳、颈部、咽、胸、肋、横膈、胆、肝、下肢外侧和足背外侧。主要谈与“胆”这个命名有直接关系的部分。我们可以将胆经从眼部到颈部、咽、胸、肋、横膈、胆、肝体内分支路径看作标志或命名路径。

我们在本书第1章中介绍的脏腑表里关系，依照血液循环系统为里，消化系统、排泄系统、呼吸系统等为表。**从物质交换看，在血液系统内实现物质交换为里，对体外或消化管道、排泄管道等交换物质称作表。肝脏处在血液循环系统路径上，有内、外分泌组织，有相应的内分泌功能（分泌激素到血液中）和外分泌功能（胆液进入胆，进入小肠）**。如果把胆经理解为与腺细胞组织有关的话，那么这里的腺细胞组织和器官主要理解为外分泌细胞组织和器官。例如皮肤的汗腺和皮脂腺分泌汗液和皮脂；肝脏分泌胆汁，并储藏在胆囊中；胰分泌胰液到小肠；乳腺分泌乳汁；口腔分泌唾液；鼻嗅腺分泌涕；泪腺分泌眼泪等。

根据中医经络学说，人体的经络有14条（包括任脉和督脉），除肝和胆经外，是否其他经络都与“前神经系统”有关呢？

1. 肾经和膀胱经

肾经起于足部，向上循行足、腿内侧、股沟、进入体内，背部脊柱到腹部、肾。在此有分支，一支从肾向上，经肝、横膈、心、肺、气管到舌等；另一支下行到膀胱后，出腹体外，再上行、经腹部到胸部。肾经进入体内，背部脊柱到腹部和肾是肾经的标志。

膀胱经起于眼部，向下循行头、耳、项，在项部有分支，两个项分支都经肩、背、腰部。其中一项分支在腰部再有分支，一腰分支进入体内，经脊柱两侧肌肉组织、肾、膀胱；另一腰分支继续延腰部脊椎两侧下行，路过臀部、腿到足。在委中穴处与另一项分支汇合。路经肩、背、腰部、脊柱两侧肌肉组织、肾、膀胱是膀胱经的标志路径。

肾处在血液循环系统路径上，有内、外分泌组织，有相应的内分泌功能（分泌激素到血液中）和外分泌功能（分泌尿液到膀胱），并排出体外。所以从功能上看，肾和膀胱是人体的物质交换器官，主要是排泄废物质，其表里关系直接。中医的肾还具有生殖系统和干细胞网络系统的全部功能。**从肾经和膀胱经的标志路径看，除考虑前神经系统外，应当与人体发育时期的原始肾管、前肾、中肾、后肾发育过程有关。也就是说肾经和膀胱经应当与“前排泄系统”和“前生殖系统”或“性腺系统”有关**。从后面进一步的研究和论述中，读者还可以看到肾经和膀胱经与人体的骨骼，尤其与脊柱的发育有关（生物学称之为前肾诱导）。

2. 脾经和胃经

脾经起于足部，向上循行下肢内侧、腹部、胸部、口和舌。有分支与胃、横膈、心连接。把向上的腹、胸、口、舌的路径和向下的分支路径胃、横膈、心作为脾经的标志路径。

胃经的经络路径，经额头、耳前、鼻侧、环绕口唇、颈部到胸锁骨缺盆穴，分叉走体表和体内内外两条路径。外路径走乳中穴、天枢、气街等穴，进入下肢。体内路径胃幽门、横膈、腹腔到气街穴与体外路径汇合，到下肢。把胃的幽门、横膈、腹腔的路径看作标志。

从功能上看，中医的脾脏理解为支持消化管道系统的血液支援系统。中医的脾脏理解为整个淋巴循环系统。在血液供应关系中，胃与脾是表里关系。显然它们的表里关系不如肾与膀胱或者肝与胆的关系直接。如果一定要寻找脾脏和胃的物质关系，在胚胎发育时期，在背侧的胃系膜处，发育中产生淋巴细胞组织的聚集，例如毛细血管、毛细淋巴管和微皮管构成网状结构的弥散淋巴组织的细胞作为脾脏发育的基板。**从作为消化管道系统主要功能考虑，也从胃经和脾经的标志路径看，需要考虑前神经系统，也与淋巴系统有关，也应当与人体的消化系统的发育过程和遗传建立的本能行为的关联(消化组织蠕动等)有关。**

3. 心经和小肠经

心经起于胸中的心与大血管组织，向下和腹部小肠联络，循行腋窝、上肢后内侧到手小指端。把心与大血管组织、腹部、小肠的路径看作标志，从胚胎发育看，心血管系统主要是从中胚层发育过来，所以主要的来源不应当是外胚层。其实，在胚胎发育早期，在发育后神经系统同前血管系统(弥散皮管网体系或原始血管网络系统)与心经发育就已经开始了。这种经络感传关联机制主要是通过前血管网络和前神经系统网络融合发育建立的通信机制和具有遗传特性的本能行为关联关系(血管收缩和舒张运动、瓣膜运动等)建立的。

小肠经起于手小指端，循行上肢后外侧、面部、眼部、胸部、心到腹部小肠。我们把胸部、心到腹部小肠的路径看作标志，同样把经络在身体外部路径搁置不谈。从胚胎发育看，小肠包括原始消化管的前肠的后部和中肠。小肠与心除血管的连接，一般很难把它们联系起来。在胚胎时期，消化系统基本是不发挥消化功能的，而中肠与胚胎发育早期的血液循环有密切的关系。在胚胎发育时期，母体通过卵黄囊和脐的动脉、静脉是推动胎儿血液循环的前动力系统，或者说是与心管和正在发育的心脏共同实现胎儿血液循环。这种行为关系为小肠经形成与心经建立表里关系起主要作用。**所以说，小肠虽然属于消化系统，但是在胚胎时期却主要是心血管循环系统参与者和合作者。所以心经和小肠经除考虑前神经系统外，主要从“前心血管系统”去考虑，其中重点关注行为关联。**

4. 肺经和大肠经

肺经起于中焦，循行肺、气管、咽喉和上肢前内侧到手拇指端，向下联横膈、络胃、大肠等。其关键路径标志是肺、气管、咽喉和横膈、络胃、大肠。从胚胎发育看，肺在整个胚胎发育期不发挥呼吸作用，胚体需要的氧气和排出二氧化碳气是通过与母体的血液循环系统实现交换的。

大肠经循行上肢外侧、肺部、横膈和大肠，其关键路径标志是肺部、横膈、大肠。从胚胎发育看，大肠与其他消化系统一样，同样不发挥消化功能。大肠与肺除血管的连接，同样很难把它们联系起来。在胚胎发育期它们没有建立关联关系。在胚胎发育时期虽然它们之间没有像小肠和心那样建立关联关系，但是胎儿出生后，第一次呼吸，通过膈肌、胸肌、腹肌、肋肌运动的呼吸行为和腹部肠蠕动的行为关联建立了行为表里关系，而且这种关联关系被记录在人遗传本能行为的信息基中。这种行为关联关系，可以从肺与大肠的标志路径都有肺部、横膈、大肠，看出肺与大肠在人体负压呼吸之间的关系。**所以肺经与大肠经主要从肺、膈肌、胸肌、腹肌、肋肌和大肠之间的遗传本能行为关系考虑，其中重点关注行为关联和考虑前神经系统。**

5. 心包经和三焦经

心包经起于胸中的心包络，循行横膈肌、胸(上焦)、腹(中焦)、盆(下焦)、上肢中内侧到中指。心包概念与胚胎发育中出现过的心包腔应当有关系，表现在成体心脏的外膜。

三焦经起于手无名指的关冲穴，循行手背、上肢外侧、肩，到胸(上焦)、腹(中焦)、盆(下焦)。三焦经与人体的体腔(头颅、胸腔、腹腔、盆腔)外膜结构有密切关系。

人体体腔内所有器官的外膜和系膜，是构建关系重要的纽带，例如肠和胃的外膜和系膜在胚胎发育时期是某些器官生成发育的基板，也是血管和神经进入器官的重要路径，从而构成许多器官的关联的物质通路。**所以，心包经和三焦经反映了人体重要器官的外膜和系膜与体腔外膜结构的密切关系，应当从多种前生物系统去考虑。**

6. 任脉和督脉

任脉起于包中，下出会阴，沿腹部和胸部中线上行，经咽喉、口唇、面至眼眶。另有分支与冲脉连接。**根据其经络路径特点，主要是在腹胸中线体表行走，应当考虑胚胎发育关于胚胎前后、背腹对称轴结构关系，控制这个发育结构的必然是前后、背腹对称结构的前腹主神经干。**

督脉起于包中，下出会阴，沿脊柱里上行到头、额、鼻、上唇至唇系带处；并有分支与小腹、心、喉和口唇连接。所以督脉络脑。**根据其经络路径特点，主要是在头、背、腰中线体表行走，应当考虑督脉与前神经系统的关系也应当考虑胚胎前后、背腹和左右对称轴结构关系。控制这个发育结构的必然是前后、背腹对称结构的前背主神经干。**

4.4.5 前神经系统为生物体发育而生，后神经系统为生物体成体运行而建

无论是人体的前神经系统，还是后神经系统，都遵循左右对称发育与生长原理。从生物进化和胚胎发育看，低等动物有前后、背腹、左右对称特性的神经系统，包括脊索、神经干、体节神经环、神经节或器官神经环(节)通常也是对称的。从解剖学看，后神经系统中，除中枢神经系统在左右对称轴上，周围神经系统也是左右对称的。例如交感神经有两个对称的神经干(交感神经干)。对应腹腔器官的交感神经部分，有神经节包括腹腔器

官神经节(一对)、主动脉肾神经节(一对)、肠系膜上神经节(单个)和肠系膜下神经节(单个)。即腹腔器官神经节对应胃、肝、胆、胰、脾、肾等器官,肠系膜上神经节对应小肠和大肠,而肠系膜下神经节对应盆腔中直肠、肛门、膀胱、子宫、生殖等器官。

通过上面经络问题的讨论,我们发现人体在胚胎发育前期的前神经系统与人体的后神经系统,虽然都是左右对称,但是其结构形态差别还是非常大的。换句话说,人体胚胎发育过程中的前神经系统与人体后神经系统从结构、功能上比较,它们到底有什么不同?

我们至少可以发现它们有如下的结构和功能方面的不同点。

1. 前、后神经系统主要宗旨差别

(1) 前神经系统主要承担胚胎前、中期发育控制和胚胎前、中期的生命运行控制。

(2) 后神经系统主要承担胎儿出生后的生命运行和功能运行(运动和感觉)控制,并继承参与胚胎后期的发育控制。

前、后神经系统的差别非常重要。胚胎时期的组织、器官和系统“发育关系”与胎儿出生后的组织、器官和系统的生命“运行关系”、“功能关系”,是构成前、后神经系统各种差别的根本理由,所以人体的前神经系统主要反映组织、器官和系统的发育要求,而人体的后神经系统主要反映组织、器官和系统的生命运行、功能发挥的要求。

2. 前、后神经系统的结构差别

(1) 前、后神经系统的神经细胞形态有差别。例如前神经系统的神经元轴突较短,而后神经系统的神经元轴突较长。前神经系统“神经细胞”称为神经前体细胞。

(2) 人体的前神经系统是由前主神经干、前神经干、前体节神经环、前神经节、前器官神经环(节)和弥散神经网络组成,其组织结构是细胞索。前主神经干、前体节神经环和前神经干是前神经系统的基本框架。前神经系统的主神经干是轴中心结构,沿前后方向,成背腹对称生长在背、腹两面。在背部的主神经干称作神经脊索。其他神经干是沿对称轴平行的或沿前后方向生长。这些神经干是成对和左右对称结构出现的。这些神经干之间由发挥关联作用的环形结构的神经干连接起来。从神经元细胞观察,前神经元细胞的轴突不是很长,没有形成如同后神经系统较长的神经纤维结构。**前神经系统没有明确地划分感觉神经系统(从神经系统角度看,具有输入性质)和运动神经系统(从神经系统角度看,具有输出性质)。感受的传递是双向的。而左右、背腹对称主要是识别差别的。似乎没有解决入/出的概念。**

(3) 人体的后神经系统,基本是从中枢神经系统向外、向周围辐射(包括四肢)生长的。由中枢神经(脑、脊)和周围神经系统组成。**后神经元细胞的轴突比较长,形成较长的神经纤维结构。后神经系统明确地划分感觉神经系统(从神经系统角度看,具有输入性质)和运动神经系统(从神经系统角度看,具有输出性质)。**

(4) 前神经系统的结构特点是一种分布、相互协调、关联结构,脊索控制的力度和强制性较弱。后神经系统结构特点是中枢集中控制结构,中枢控制力度和强制性强。

(5) 前神经系统没有独立的意识活动的神经组织与器官，而后神经系统具有独立的意识活动的神经组织与器官。

3. 前、后神经系统的功能差别

(1) 人体的前神经系统，基本上依照人体器官发育的要求产生相应的主神经干、体节神经环、神经干、神经节。主要控制生物体的生命活动和前生物功能分类系统运行和承担人体后生物系统(包括后神经系统)的组织、器官的前期发育过程强制性控制。随着后神经系统发育和功能逐步发挥，前神经系统退化演变为其他后生物系统的组成，并保留前神经系统组织的关联关系，实现人体低速信息交换和感受表达的运行功能。

(2) 人体的后神经系统由于以中枢神经为中心，通过周围神经系统实施控制的结构特点，除承担生物体的生命活动和前生物功能分类系统运行并共同参与人体后生物系统的组织、器官的后期发育过程强制性控制外，还承担人体出生后生命活动的控制和所有后生物系统功能的发挥、系统的运行。后神经系统主要承担人体高速信息交换和感受表达的运行、控制任务，控制体内细胞、组织、器官的运动行为和感觉人体细胞、组织、器官生命状态和环境信息。

(3) 前神经系统没有或很少具有独立的意识活动范畴。后神经系统具有独立的意识活动范畴。

4. 前、后神经系统的性能差别

(1) 人体前神经系统网络的传输速度低。

(2) 人体后神经系统网络的传输速度高，有“髓鞘”物质提速和“电突触”快速传递。

5. 前、后神经系统的胚胎发育属性差别

(1) 人体前神经系统是中胚层的感受表达关联的网络。

(2) 人体后神经系统是外胚层的信息交换关联的网络。

在上述前、后神经系统基本特点的比较后，我们可以就前、后神经系统的对称结构原理进行讨论和论述。在这里，我们采用本书提出的生物行为学/系统学的语言，即生物体“感受、识别、评估、表达和存储(记忆)”的五能行为控制语言和“条件、关联、差别、目标、能力”的五件生物行为对象语言，来讨论和论述神经系统的对称结构。

生物体内存在着各种类型的差别，可以主要划分客体性质的差别和主体性质的差别。

所谓客体性质的差别是指条件差别、关联差别、差别的差别、目标差别、能力差别。对于条件差别包括物质、信息、行为、环境(包括时空)、状态等不同的差别。这些差别都是客体性质和对象性质的。

所谓主体性质差别是指产生差别原因可能来自主体，例如有几种情况：

(1) 相同的主体，对于不同客体性质差别，做出不同的行为反应并得到不同行为结

果。这种情况,通常被认为是容易理解的。

(2) 不同的主体,对相同的条件、关联、差别、目标、能力等对象的感受、识别、评估、表达和存储等行为或行为结果不同。出现这种情况的原因是多方面的。例如不同主体具有不同的状态。不同主体在不同状态下,对相同的客体对象做出不同的感受和表达是自然的。不同的主体处在不同位置,对相同的客体对象做出不同的感受和表达同样是自然的。

所以,生物体内能够平衡或公正处理差别,主体应当处在相同和近似的状态并处在均等的空间位置上,实施同样感受与表达行为。由此可以得出以下一些结论:

(1) 单主体不能感受、表达和处理差别。

(2) 对称空间结构上的两个处在相同状态的主体能够感受、表达和处理差别。

(3) 对称空间结构上的多主体(可能状态不同)能够通过多数原则感受、表达和处理差别。

(4) 被控制主体对象数量多,存在空间位置差别,需要数量多的控制主体实施控制,可以做到精确控制。

所以,对称结构主要是对差异进行分析和处理的结构。这种差异分析和处理结构不仅表现在对体外,同时表现在对体内主体发育和运行过程的控制。

从另一方面讲,单体中心结构的主体,虽然不是分析和处理差别的主体结构,但是综合处理关联信息的主体结构。

从系统论角度看,生物体的差异分析和处理结构是对称发育的,而关联信息的综合处理结构是处在(中轴、中枢)单主体结构。

从上述观点看,植物也存在经络系统即分生组织构成的系统,因为植物同样需要强制发育模式。但是,植物没有动物所独有承担运动和感觉的“后神经系统”。

4.5 经络系统与其他“前生物系统”相关

4.5.1 经络系统与其他“前生物系统”概论

在本节,我们需要考察还是否存在着其他前生物系统发育成经络系统的可能性,并把这种划分前、中、后的系统方法推广到其他系统中。系统发育过程,基本上都有不同发育阶段和相应发育模式,可以设想以下各系统发育阶段:

(1) 胚胎心血管系统发育阶段。前血管系统、中血管系统和后血管系统。

(2) 胚胎造血系统发育阶段。前造血系统、中造血系统和后造血系统。

(3) 胚胎淋巴系统发育阶段。前淋巴系统、中淋巴系统和后淋巴系统。

(4) 胚胎排泄系统发育阶段。前排泄系统、中排泄系统和后排泄系统。

(5) 胚胎排泄系统发育阶段。前生殖系统、中生殖系统和后生殖系统。

(6) 胚胎消化系统发育阶段。前消化系统、中消化系统和后消化系统。

(7) 胚胎呼吸系统发育阶段。前呼吸系统、中呼吸系统和后呼吸系统。气管呼吸不是人进化历程中的呼吸方式。

(8) 胚胎内分泌系统发育阶段。前内分泌系统、中内分泌系统和后内分泌系统。

(9) 胚胎体腔发育阶段。前体腔、中体腔和后体腔。

我们研究前生物系统,主要针对经络系统存在路径和“循经感传”,研究这些路径是如何建立的。根据行为学基本原理,即行为模式必须是通过主体行为的反复经历所建立的,考虑到经络系统是感受表达行为网络和超越所有分类系统的基础系统,应当存在于所有的分类生物系统之中。所以我们必须从所有系统在胚胎发育的前系统开始。我们希望明确经络系统的网络结构是如何建立的。

在论证之前,首先归纳一下这些前系统的共同特点。我们发现,它们具有原始细胞组的成管腔和纤维结构。例如皮管、血管、心管、消化管、淋巴管、神经管和肾管等,并构成网络结构,把身体各部分关联起来。这些结构与纤维结构都有密切的关系,例如神经纤维、肌纤维和各种间充质的细胞纤维结构有密切联系。这种生物细胞组织结构,具有路径和某种极性。我们特别关注中胚层产生的皮管、血管、心管、淋巴管和肾管等管网体系。所有中胚层中产生的各种管网结构,几乎都是由内皮管形式演化而来。在中胚层的间充质内产生裂隙,在裂隙周围的细胞产生内皮管。内皮管以出芽方式,向周围延伸。众多内皮管通过相互分离、融合、连接等过程,构成弥散内皮管网。

这些关注与我们讨论的经络问题,在生物结构上是相关的。生物胚胎发育早期,需要产生这么多管腔或管网结构系统,从开始发育时期,应当是纤维和管网发育态势,可以说不比外胚层背部“神经化”的发育态势弱,也是一种主流的发育态势,并持续在胚胎发育的长过程中。我们把这些发育共同模式称作“管网化”和“纤维化”。从某种意义上讲,“管网化”和“纤维化”比“神经化”具有相同的普遍性和基础性。“神经化”标志着多细胞、组织、生物器官和生物系统的主体行为的协同、管理和控制以及信息交换结构和平衡关系。“管网化”标志着多细胞、组织、生物器官和生物系统的物质交换结构和平衡关系。“纤维化”标志着多细胞、组织、生物器官和生物系统的运动行为结构和平衡关系。这些结构存在本身就是生物主体的物质交换、信息交换和运动行为的协调和平衡产生的结果。通常最原始的物质交换、信息交换和运动行为的网络体系,应当是自由发生的发育形成的。

总之,前神经系统、前管网系统和前纤维系统都有可能成为中医经络系统的系统基础。

4.5.2　经络系统与前血管、造血、免疫系统的发育关系

在人类中胚层的细胞发育与演化阶段,对造血和成血管的发育过程基本取得了一致的认识。认为从胚胎开始,经历了卵黄囊造血、动脉-性腺-中肾 AGM 造血,尤其经历造血、胚肝与胚脾造血、骨髓、胸腺、脾脏造血几个阶段。但是人体出生后,尤其进入成体阶段,人体的造血、成血管、间充质、骨骼、肌肉、脂肪等方面的成体干细胞、祖细胞和分化体细胞的演化,一直是令人十分关注的领域。例如对造血干细胞(HSC),成血管细胞和成

人骨髓间充质干细胞(MSC)的发生存在着许多争论,有些意见还十分对立。例如,有人说有成血管干细胞,另有人说没有发现成血管干细胞。又例如,是否存在造血干细胞和负责成人结缔组织再生的干细胞的共同前体干细胞。这些问题直接关系对人体造血和人体组织再生等基本原理的认识。

1. 血管系统与经络系统的发生

上皮细胞可以组成原始的血管网络系统,这个原始血管网络,逐步产生动脉和静脉的划分,心管开始在变化,心管发育成心脏,这时心脏最早参与到胚胎发育工作中。

人类胚胎心血管系统发育阶段可以归纳为“前血管系统”、“中血管系统”和“后血管系统”。

“前血管系统”在胚胎发育第4周左右,形成弥散内皮管网,流动血液并逐步依照血液循环的需要构成原始心血管系统。原始心血管系统是左右对称的网络系统,每一个网络都由心管(1对心管,进一步演化融合为心脏)和动脉血管网络、静脉血管网络组成。动脉分1对背动脉、1对腹动脉(演化为主动脉囊)、6对弓动脉和数对卵黄囊动脉及1对脐动脉和尿囊动脉。静脉分1对总主静脉(1对前主静脉、1对后主静脉)、1对卵黄囊静脉和1对脐静脉。这个时期的动静脉都是成对出现,而且左右中轴对称分布。

其中6对弓动脉在发育中有以下变化:

(1) 第1对、第2对和第5对,在发育中退化。

(2) 第3对,其中在发育中分别演化为颈总动脉和颈动脉。

(3) 第4对,其左发育为主动脉、无名动脉和左锁骨下动脉;其右发育为右锁骨下动脉和背主动脉。

(4) 第6对,其右远端侧退化;其他发育为左肺动脉、右肺动脉等。

血液循环动力由动脉和静脉推动。血管的脉动在原始血管系统就产生了,早于心脏的发育时间。

前血管系统与前神经系统一样,是胚胎发育最早的多细胞组织和原始系统构成组织内的AIB网络,是从单细胞走向多细胞组织发育过程的结果。与前神经系统一样,使用细胞因子等信号物质,实行“自主发育”和“协同发育”模式。

“中血管系统”发育期,两个心血管融合成一个动脉干心管,心管发育成心脏,心脏发育产生一个心房和一个心室单循环血液供应体系。这个时期的血管系统继续分支和融合。另外,这个时期的血管系统参与细胞组织、器官等发育过程,产生所有生物组织、器官和系统血管系统。在整个心管发育成心脏的过程中,显然具有显著的“诱导发生”的发育模式并存在某种“强制发生”的发育模式的特点。

这个时期血管网络主要承担胚胎与母体的血液循环系统的物质和气体交换,与胎儿出生后的循环系统有许多不同,例如消化系统不承担消化功能、呼吸系统不工作,所以产生了胚胎时期适合的血管网络结构。例如脐动脉、脐静脉、右心房与左心房之间的卵圆孔、肺动脉与主动脉的直接便捷通道动脉导管和肝脏的静脉导管等血管是胎儿血液循环系统的重要组成，但在胎儿出生后，基本上都封闭和退化。但是，血管传输血液的功能退化了，而其退化后的韧带等细胞索，却保留了血管的AIB网络和前神经系统网络行为模式。这些前血管被封闭，封闭血液不能流通，但是并没有封闭作为细胞组织AIB网络的协同行为，对于研究经络系统在心血管系统中的形成具有重要意义。

“后血管系统”可以理解为产生了肺循环和体循环封闭的双循环心脏（二个心室和心房），产生出了已经稳定的结构和完善的动脉、静脉的血管体系，并开始实施胚胎的独立血液循环功能，最后形成完善的动脉体系（大、中、小、微四个级别的动脉）和静脉体系（大、中、小、微四个级别的静脉）。其中，大动脉有主动脉、肺动脉、无名动脉、颈总动脉、锁骨下总动脉、椎动脉、髂总动脉、腹腔主动脉、胸腔主动脉，大静脉有上腔主静脉、下腔主静脉、无名静脉、颈静脉等。产生出符合人体解剖学描述的心血管系统。

前、中、后血管系统发育流程，尤其与前神经系统的关系可以如图4.11所示。

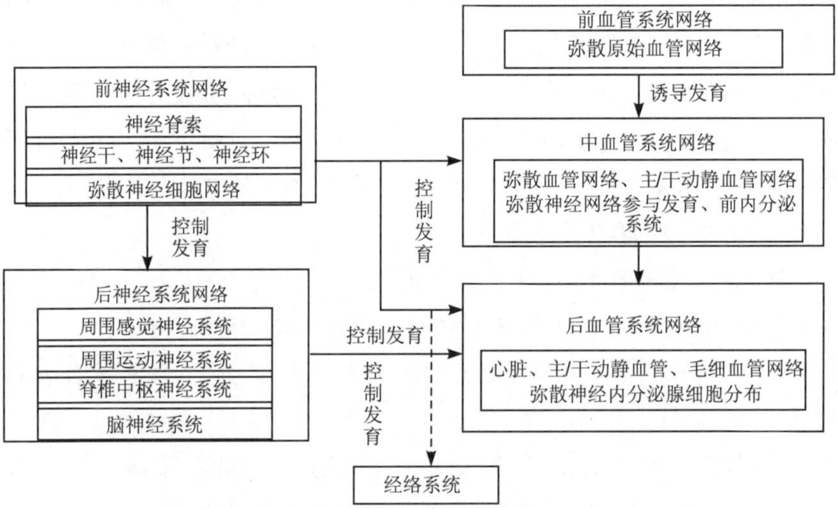

图4.11　前神经系统对血管系统发育控制示意图

从图4.11看出，原始血管网络系统（弥散的血管网络系统）和原始神经系统（弥散神经网络系统）是并行同时产生的，它们之间没有顺序和条件关系。但是中、后血管系统发育时，前神经系统开始参与和调控其发育进程。前神经系统通过弥散神经网络的局部细胞组织参与到血管系统的发育。随着，后神经系统不断发育并逐步发挥作用，后神经系统开始参与血管、心脏等组织和器官的发育过程。前神经系统开始进入退化和演变进程。前神经系统的神经干、神经环、神经节逐步演化为中医学的经络系统，而参与到血管和心脏发育的前弥散神经网络部分结构的发育，演化为血管、心脏等组织细胞（包括弥散神经内分泌细胞），建立心脏和血管系统的经络系统关联关系，并在后生物系统的运行中发挥作用。所以，经络在血管网络中有存在形式（血管器官神经节在血管网络上延续分布）。同时，血管网络具有鲜明感受表达的特性，与心血管系统的神经系统、内分泌系统共同组成了“人体心血管系统的感受表达系统网络”的组成部分。

在上述讨论的基础上，血管发育过程中，血管发育一般是“自主发育”、“系统发育”和

“诱导发育”,始终围绕血管发育与所有细胞、组织和器官在物质交换感受和表达平衡中自主进行。但是可以肯定的是“心管发育成心脏”的过程具有强制发育模式,这种强制发育过程,需要有前神经系统协调、管理和控制。所以,心脏和主要动脉、静脉应当在发育过程中存在“神经干、神经环、神经节等”作为组织者的协调、管理和控制,即存在着管理者模式。

从这个角度讲,如果在前系统中寻找中医的经络系统,我们应考虑中医经络系统中的心经发生。心脏、主要心血管网络发育可能与前神经系统有关。血管网络本身有 AIB 网络的细胞间通信和接力通信的路径。心经在胚胎发育中,会表现出不断发育和完善的阶段性过程。由于中、后血管系统存在着前神经系统的参与,在整个胚胎发育过程中,血管网络变化非常大,会产生新的血管,也会有老的血管去分化变成其他组织形态的细胞,例如卵黄囊动脉、静脉和脐动脉、静脉、静脉导管、动脉导管等都最后演化成韧带、系膜。许多其他退化的血管演变成相关组织的细胞。这些退化的“血管网络”,依然保留了血管通信和功能的某些特性,尤其是血管内神经节脉络的通信关系,成为血管网络细胞级别主体的周期、活力、增殖、分化的重要感受和表达机构。例如可以传导血管的脉动特性。所以,在测试经络结构中,有时感觉到某些经络线具有血管的脉动特性。

2. 淋巴或免疫系统与经络系统的发生

观察人体的淋巴系统的淋巴管网、淋巴结、胸腺、脾脏等组成的系统和结构,尤其是脾脏与其他淋巴系统在分布上的特点,淋巴系统在前系统和发育演化成后系统中,具有不同的发育过程。这里的问题是,其一,淋巴管网是由静脉血管中分支产生的一种另类静脉血管,还是由其他皮管网络,例如前排泄管道网络,演化发育而来?其二,脾脏在前系统中应当主要是造血和储血的调节器官。这种器官在低等动物中,尤其是没有内骨骼动物中也许是必需的。而进化到高等动物,脾脏后演化成淋巴系统中的一个器官,逐步减弱了造血功能。另外,根据生物进化过程,现代生物学定义的淋巴系统是脊椎动物中开始出现的系统,是属于多细胞动物较后期产生的系统。我们首先讨论如下的假设命题是否为真的可能性。

命题 1 假定淋巴管网是由静脉血管的分支产生的一种另类静脉血管网络。这个假设主要考虑所有的毛细淋巴管和淋巴管,出现在与静脉血管发生的地方,与静脉血管平行出现。从组织学角度看,与静脉血管有类似之处。从干细胞生物学角度看这个问题复杂了许多。现代干细胞生物学的研究,已经取得的共识是,血细胞和淋巴细胞来源于共同的前体细胞,即造血干细胞。但是,成血管细胞与造血干细胞的关系生物学家还有争论,观察到它们有共同的细胞标记,可有许多证据证明,成血管细胞与造血干细胞有共同的前体细胞,但是一直没有观察到这个前体细胞。于是有人提出,成血管细胞与造血干细胞来源于不同的前体,但是具有相同细胞标记。从造血的发育过程,早期的卵黄囊胚外造血是第一位点,动脉-性腺-中肾(AGM)胚胎内造血是第二位点,成人的胚肝、脾是第三造血位点,成人的骨髓、脾、淋巴结等是第四造血位点。也就是说,人体的造血位点,从胚胎到成人搬了“三次家”。现代生物学的研究已经证实的结论有：在卵黄囊中，确实存在着成血管细胞或它的前体细胞。在AGM位点上，也确实存在着成血管细胞，而在成人骨髓中确实存在着造血干细胞，没有观察到成血管细胞，观察到有成血管潜能的前体细胞。不同位点的成血管细胞可能具有不同的潜能。例如图4.12表示的AGM位点的发育潜能。

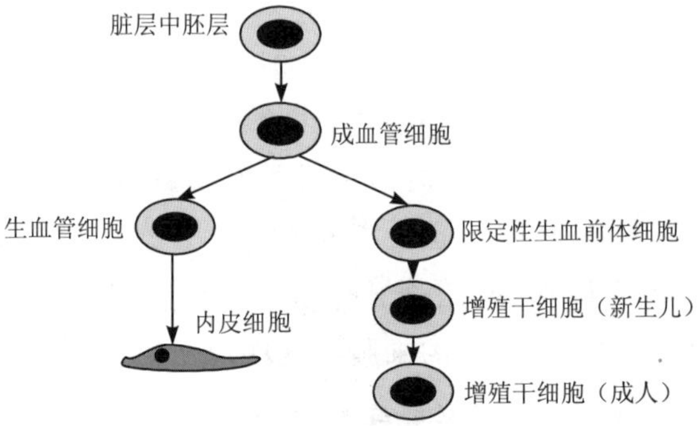

图4.12　动脉-性腺-中肾AGM位点发育潜能说明

命题2　假定淋巴管网是由其他皮管网络(例如前排泄管道网络)演化发育而来。如果淋巴管网络不是血管网络分支发育而来，最有可能的是原始排泄管道网络或前、中肾的管道网络退化后产生的。这个假设是特别关注了“动脉-性腺-中肾”AGM位点发育潜能。这里的动脉造血，认为是血液循环系统自己的事情。但是“性腺-中肾”的造血，表示肾脏与造血和成血管有过一段发育过程或一段进化的历程。胚胎的肝和脾的造血，是由于中肾要发育成人体的生殖系统，不能承担全身造血任务，造血的任务过渡性转移给胚胎的肝和脾。在差不多的同时，淋巴管网也在发育，而这种发育可能与中肾退化部分的发育有关，但是被现代研究证明，中肾退化部分发育成生殖系统。所以，中肾的后续发育应当与淋巴管网的发育无关。另一个可能是，这种淋巴管网发育应当是静脉血管的另类发育分支。但是，“性腺-中肾”的造血经历为人体后续生物系统的发育和运行留下了踪迹和关联关系。

命题3　假定脾脏首先是以造血、储血和滤血为功能的器官，存在于血液循环系统中，但与消化器官同步发育，待淋巴管道网络发育后，融入淋巴系统中。

根据上述讨论，我们依然可以把人类胚胎淋巴系统发育阶段归纳为“前淋巴系统”和“后淋巴系统”。

(1)“前淋巴系统”，皮管、原始淋巴管网等构成的系统。在胚胎发育时期，毛细血管、毛细淋巴管和微皮管构成网状结构的弥散淋巴组织构成淋巴管网体系。至少现在可以认为淋巴管网结构与血管管网结构应当是一致或近似的。前淋巴系统与前血管系统一样，主要是“自主发育”、“协同发育”和“诱导发育”，始终围绕管网发育与所有细胞、组织和器官在物质交换感受和表达平衡中自主进行。

(2)“中淋巴系统”，以脾脏发育的基板和胸腺发育原基开始发育过程中的淋巴系统。例如，脾脏发育是在背侧的胃系膜处，发育中产生淋巴细胞组织的聚集，例如毛细血管、毛细淋巴管和微皮管构成网状结构的弥散淋巴组织的细胞，作为脾脏发育的基板。胸腺是由神经管来源的间充质细胞组织和中胚层来源的表皮细胞组织相互作用形成胸腺原基，大约在胚35天开始发育。生物组织学研究认为，淋巴管与血管的静脉管相似，但是结构更简单。其淋巴细胞是由造血干细胞分化产生的。在整个淋巴系统的过程中，具有显著的“诱导发育”的发育模式和“强制发育”的发育模式特点。

(3)“后淋巴系统”，胎儿出生后的淋巴管网、淋巴结、胸腺、脾脏等组成的系统。淋巴循环系统分布在身体四肢内侧、腹部和脑部(中间位置)，并在颈部进入主静脉。淋巴系统所有的淋巴结和胸腺都处在淋巴管的网络结构中，最后融入静脉。脾脏处在血液循环路径上，与腹腔主动脉和肝门静脉连接。胚胎期间，承担了造血功能，造血干细胞是从胚肝中，通过循环系统迁徙脾脏。这里强调的是脾脏不处在淋巴管的网络结构中。中医的脾脏具有运化营气的功能，有造血、储存血液的功能和人体免疫系统(血液过滤、免疫应答、产生白细胞、抗体、吞噬细胞等)的功能。从胚胎发育过程看，在胚胎时期，脾脏发挥了成体的脾脏功能。

在整个淋巴系统中，脾脏所处的位置是独特的。必须十分注意脾脏在腹腔与胃、肝、胰、胆等消化器官组合在一起发育的基本事实，说明它们在前神经系统统一控制下发育。这些基本事实对人出生后脾脏与消化系统的运行关系的理解有非常重要的帮助。

前、中、后淋巴系统发育流程，尤其与前神经系统的关系基本与血管系统发育流程近似。

在上述讨论基础上，淋巴管网发育过程主要是“自主发育”、“协同发育”和“诱导发育”，始终围绕淋巴管网发育与所有细胞、组织和器官在物质交换感受和表达平衡中自主进行。也就是说，人体内淋巴管发育可能与前神经系统无关。但是可以肯定的是“脾脏和胸腺等器官(包括淋巴结)发育”的过程具有强制发育模式，所以有发育过程中的“神经干、神经环、神经节等”作为组织者的协调、管理和控制作用。如果在前系统中寻找中医的经络系统，我们应当考虑中医经络系统中的脾经的发生。脾脏发育与前神经系统有关。

在发育学外，涉及系统学的问题，必须使我们对淋巴系统分类做些新的解释，从造血干细胞或造血，以及从解剖学角度看，淋巴系统可以归入到人体的循环系统中。但是，从胚胎发育和生物进化角度看，淋巴系统完全可以是一个独立的系统，其发育过程与消化管道系统几乎同步，都产生于腹腔系膜中，受内胚层和中胚层的共同诱导。从这个意义上讲，淋巴系统与消化系统更接近，中医把脾胃视为表里，是有发育学理论支持的。

3. 造血系统与经络系统的发生

人类中胚层造血和成血管的发育过程，从胚胎开始经历了卵黄囊造血、动脉-性腺-中肾AGM造血、胚肝与胚脾造血、骨髓、胸腺、脾脏造血几个阶段。为了讨论方便，从系统学的角度，我们把人类胚胎造血系统发育阶段归纳为三个系统发育阶段“前造血系统”、“中造血系统”和“后造血系统”。

(1)“前造血系统”。在胚胎发育的第3周开始,这个时期的造血功能主要是由卵黄囊和主动脉-性腺-中肾(AGM)承担的。分别称作卵黄囊造血和主动脉-性腺-中肾(AGM)造血。这个时期,内分泌的腺细胞、腺细胞组织和器官开始逐步通过血管中血液或体液实施更大尺度的“中生物通信”。

(2)“中造血系统”。这个阶段,表现出肝脏和脾脏造血。显然肝脏和脾脏造血必然是在肝脏和脾脏发育过程中逐步产生的。通常先表现为肝脏具有造血功能,肝脏的造血功能是通过前造血系统产生的血液,在人体最大的腺细胞器官发育过程中,造血干细胞迁移到此,开始产生造血功能。在后续的发育中,造血干细胞又从肝脏迁移到脾脏,而后产生脾脏的造血功能。

(3)“后造血系统”。这个阶段,表现为骨髓(包括人体长骨、脊椎和肋骨等的骨髓)和脾脏(包括胸腺、淋巴结等)造血。这个造血阶段是胚胎发育成熟或成体后的造血系统。

造血干细胞从卵黄囊,到主动脉-性腺-中肾(AGM),到肝脏、脾脏、骨髓这样一条造血器官的迁移路线可能与中医的经络系统的肝经、肾经和脾经的发生有某种影响作用,虽然我们在4.5.1节,已经认为这些经络是前神经系统的相应神经干、神经环、神经节等发育的结果。

现代生物学,尤其是组织学和干细胞生物学,认为成体的造血系统主要划分为两个大系列,一个是骨髓造血系列,另一个是淋巴造血系列。然而,由于淋巴干细胞依然在骨髓中发生,淋巴造血也归结为骨髓造血。淋巴干细胞走出骨髓体外,进入血液中,再进入脾脏、胸腺、淋巴结中,实施干细胞特向性分化。人体的骨髓造血组织,也被称为骨髓基质,由多种类型的细胞混合组成,有造血干细胞、结缔组织干细胞、巨噬细胞、成骨细胞、骨髓基质细胞(成血管细胞、成纤维细胞、破骨细胞、间充质细胞、脂肪细胞等)。是多类不同发育阶段的细胞群体。骨髓是人体再生细胞产生的基地。我们关注的造血干细胞(HSC)和一些祖细胞,就在这个骨髓再生和造血的发育基地内。有研究表明,在通常情况中,造血干细胞中的75%是处于静息状态(G0状态),另外有20%的细胞处于S/G2/M状态,而只有大约5%的细胞处于工作状态(G1状态)。关于骨髓造血的机制讨论,目前主要是脊髓微观的诱导小环境(HIM)的描述,主要是从仿真的实验室环境中得到的。

人体成体的造血系统细胞和调节因素关系,可以大致说明如图4.13所示。

从图4.13可以看到,人体成体的造血系统造血干细胞分化走向和诱导分化的调节因素。

4. 人体免疫系统体系

人体免疫防护系统包括皮肤防护体系、非特意性防护体系和特意性免疫应答体系。有人把皮肤防护体系称作人体第一道防护系统,把非特意性防护体系称作人体第二道防护系统,把特意性免疫应答体系称作人体第三道防护系统。

首先,我们再来看看免疫系统的进化情况。

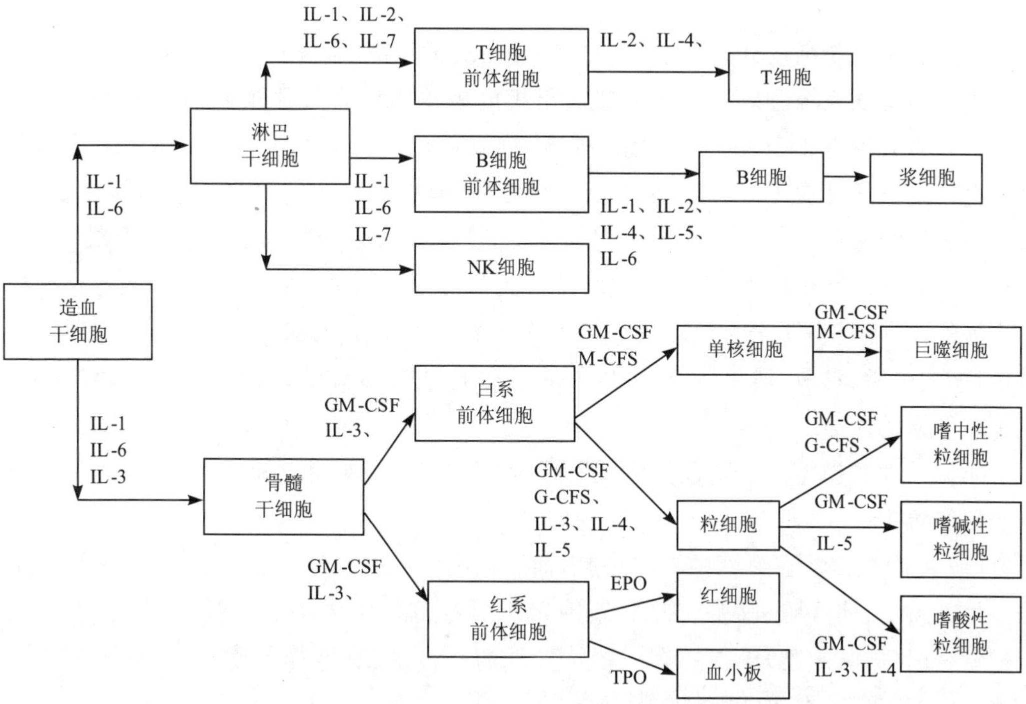

图 4.13 造血干细胞的命运图

对于单细胞生物，也有防护措施，例如细菌可以通过自身的抑制性内切酶，降解外源性的没有甲基化的DNA，而细菌自身具有特异性的甲基化特性。

对于多细胞生物，需要解决外来细胞和自我细胞的识别，通过使用“自我性标签”，来区别自我与外来细胞（无标签）。例如变形虫就具备这种能力。但是这种自我性“标签”并不具有针对性，对于任何外来细胞都是“无标签”的。显然存在着一种漏洞，即如果存在着一种微生物或病毒，它表面蛋白物质如果与多细胞生物体的“自我性标签”类似或不能区别，那么这种“无标签”外来细胞和病毒，就会被错误地当作自我细胞。显然，对外来实体做特异性标签（抗体）是生物进化的要求。低等动物一般没有淋巴细胞。有些低等动物已经具有脊椎动物抗体的前体物质，即免疫球蛋白，在血液中作为一种免疫物质。但是免疫机制没有记忆能力，针对性差。

所有的低等动物都有巨噬细胞，在血液循环系统中或在体液中或在组织细胞间巡行，发现外来细胞，并对其实施攻击。低等动物（环节动物）具有一种类似补体系统的前系统，同时已经具有类似淋巴细胞的前体细胞。一些低等动物具有改变皮肤颜色的能力，以形成自身的保护色，获得隐蔽自身并更多获得食物。低等动物的免疫能力较低，却有强大的再生能力和生殖能力，以获得种群的延续。从脊椎动物开始，已经具有了比较完善的免疫能力。

依据胚胎发育重演生物进化定律，免疫系统发育也将重演上述进化历程。

依照上面的讨论，我们同样可以把人类的免疫系统划分为“前免疫系统”和“后免疫系统”两个发育阶段。

1）人体前免疫系统

前系统主要包括皮肤防护系统和非特异性防护系统（血液和体液防护系统）。

人体的皮肤系统和对外开放的器官组织的表皮组织是人体重要的防护系统的组成部分。人体表皮有10到30层细胞的厚度，而真皮比表皮要厚15到40倍。细胞排列致密。在真皮下面是皮下组织，主要是具有弹性的脂肪组织，不同部位脂肪组织厚度不同。皮下脂肪组织是保持体温的重要组织。另外，皮肤系统还有大量的皮肤感受器，以非常精细的结构分布在皮肤上，可以使皮肤感受到"触、压、痛、冷、热"。

另外，在呼吸和消化的管道系统的表皮上有大量的绒毛和分泌特殊液体的腺细胞，包括唾液、鼻涕、黏液、消化液等，可以使人通过这些液体分泌、绒毛运动和器官运动，产生排除异物的能力。

非特异性防护体系主要包括体液防护、炎症反应、体温调节和细胞攻击，达到在体内普遍性的防护。

（1）细胞攻击。在血液中有白细胞，而这种白细胞有巨噬细胞、粒细胞和单核细胞之分。另外，在人体肝脏、肺脏、脾脏、结缔组织（浆细胞、肥大细胞）、神经组织（小胶质细胞）、骨组织（破骨细胞）等中还有一些特异性的吞噬细胞（巨噬细胞）。所有这些细胞构成了人体的"单核-吞噬细胞（防护）系统"。

• 巨噬细胞，是一种形态不规则的具有吞噬微生物能力的细胞，细胞内具有充足数量溶酶体，具有多种的酶，在吞噬微生物后释放这些消化酶降解这些微生物。巨噬细胞是人体内第一攻击性细胞，又是抗原的呈递细胞。

• 粒细胞，是一种在血液中小吞噬细胞，寿命短，更新快，数量大。粒细胞是以吞噬作用杀死微生物，并可以释放一种化学物质，杀死细胞附近的病原体。这种细胞分为嗜中性粒细胞、嗜酸性粒细胞和嗜碱性粒细胞。

• 单核细胞，是体积最大的白细胞，变形能力强，能吞噬微生物。它发生于骨髓，离体后居住在血管，然后穿透血管，进入组织内，成为巨噬细胞，所以是一种吞噬功能细胞的前体细胞，

（2）体液防护。所谓体液防护是指人体体液内"补体系统"（20多种特殊的蛋白质）和"干扰素"（一种具有防护能力的特殊蛋白质）。补体系统的蛋白质，有不同的防护功能，有些具有可以对入侵细胞的细胞膜"打孔"（如同穿孔素）的功能，使入侵细胞的细胞膜被打孔，水进入细胞内，使细胞膨胀破裂死亡。有些蛋白质可以刺激释放组织胺，扩大炎症反应。有些蛋白质可以吸引巨噬细胞，使其聚集在感染和受伤部位。还有些蛋白质覆盖在微生物表面，使巨噬细胞更有效地攻击微生物。干扰素（有α、β、γ不同类型）有很强的抗病毒作用。α和β干扰素是由被感染细胞合成分泌的，而γ干扰素是由特定的淋巴细胞和自然杀伤细胞（NK细胞）合成分泌的，γ干扰素具有抗肿瘤的功能。

（3）炎症反应。人体局部部位受到损伤，受伤的细胞释放包括组胺、5-羟色胺、前列腺素在内的信号化学物质。其中组胺、5-羟色胺和前列腺素在细胞损伤、受热和痛感受时，对神经系统产生刺激作用，传达痛感、热感和炎症的信息。感染组织会在这些信息影

响下，产生血管扩张，产生水肿，血管内大量单核白细胞聚集，开始吞噬入侵细菌，这些单核白细胞变成巨噬细胞杀伤入侵细菌。炎症反应是一种趋化反应。

(4) 体温调节。在入侵细胞与巨噬细胞遭遇时，巨噬细胞产生一种白细胞介素，简称白介素(IL：Inter Leukin)，白细胞介素 IL-1 和其他细菌毒素通过血液到达丘脑，在丘脑的控制下，使体温上升，产生“发烧”现象。

2) 人体后免疫系统(以特异性免疫应答系统为主的防护体系)

特异性免疫应答系统由淋巴系统和淋巴免疫细胞组成。动物进化中，先有淋巴细胞，后有淋巴系统。其中淋巴系统包括淋巴器官和淋巴组织。而淋巴器官又划分为中枢淋巴器官(脊髓和胸腺)和外周淋巴器官(脾、扁桃体、淋巴结等)。淋巴组织是构成淋巴器官的特异性组织，广泛分布在消化、呼吸、生殖、肌肉等组织和黏膜上。淋巴免疫细胞主要包括淋巴细胞(T 细胞、B 细胞、NK 细胞等)和抗原呈递细胞。免疫系统中有几个重要的概念：抗原、抗体、体液免疫、细胞免疫、主动免疫和被动免疫等。

• 抗原，是一种外源性的能刺激机体产生免疫应答的分子，通常是一种大分子和大分子复合物质，通常分布在病原体表面。通常淋巴细胞中存在一种特异性细胞，具有识别这种抗原的受体。该细胞的受体与抗原分子结合后，细胞会产生对应的应答反应。

• 抗体，是淋巴 B 细胞针对抗原产生的应答反应的蛋白质结构，是由几个肽链组成的“Y”形状的蛋白质。

• 体液免疫，若抗体物质分泌到血液和其他体液中，则提供免疫能力称作体液免疫。

• 细胞免疫，淋巴 T 细胞不产生抗体应答，而是直接面对具有抗原的细胞实施直接作用反应，这种免疫称作细胞免疫。

• 主动免疫，通过病原而获得免疫能力称作主动免疫。

• 被动免疫，个体是通过其他个体获得免疫能力称作被动免疫。例如母亲与婴儿之间免疫性获得。

人体免疫系统把非特异性的防护体系的细胞包含在内，使人体的免疫细胞扩大到 T 细胞、B 细胞、NK 细胞、抗原呈递细胞(DC 细胞)、巨噬细胞、粒细胞(嗜中性粒细胞、嗜酸性粒细胞、嗜碱性粒细胞)、单核细胞、浆细胞和肥大细胞等。

我们可以看到骨髓是人体产生免疫细胞的基地，在这个基地中，有造血干细胞和成血管细胞或它们的前体细胞。

据上述讨论，人体的免疫系统主要依赖淋巴系统、血液循环系统、神经系统、内分泌系统运行。当然也与这些系统相关的经络系统相联系，但没有独立的对应经络系统存在。

4.5.3 经络系统与前消化、呼吸系统的发育关系

在原肠胚时期，由内胚层形成原消化管，在这个原始消化管道和中胚层诱导、合作下，开始发育消化系统的组织、器官并与其他系统连接。

1. 消化系统与经络系统的发生

人类胚胎消化系统发育反映了生物消化系统进化各阶段，可以归纳为“前消化系统”、“中消化系统”和“后消化系统”。在胚胎发育过程中，消化管道系统的器官基本不发挥消化系统描述的功能。

“前消化系统”，包括原肠（原消化管），分前肠、中肠和后肠，弥散分布的消化腺细胞和组织；主要以“自主发育”、“协同发育”和“诱导发育”的发育模式控制组织发育。

“中消化系统”，胚胎时期逐步发育形成的消化系统，进入强制发育模式。主要进入器官系统发育，发育出口腔、食管、胃、肝、胆、胰、小肠、大肠、肛门等器官。发育完成器官神经节、器官血管系统、器官淋巴管等系统。消化系统器官基本不发挥消化功能，外分泌消化液的功能也不发挥。其中部分消化系统器官，承担了其他系统的或发育过程要求的任务。例如肝脏承担造血功能。

“后消化系统”，胎儿出生的消化系统与神经系统、血液循环系统和淋巴系统构成了完整连接。后消化系统承担消化管道系统、消化腺系统内外分泌全部功能。后消化系统与胚胎发育形成的消化系统物质结构一致。

关于消化系统的胃、肝、胆与胰在胚胎发育时的经络问题。由于消化管道的经络路径已经用胃经标志表达，属于前神经系统的神经干、神经环、神经节等发育和演化而成。消化管道中存在着前神经系统的器官神经节，这些神经节蔓延分布在器官中。那为什么会有独立的小肠经和大肠经？在此对小肠经和大肠经做些说明。

(1) 小肠主要包括十二指肠、空肠和回肠等部分。在胚胎发育期间，前肠后段发育成十二指肠，中肠发育成空肠和回肠。在胚胎发育时期，小肠不承担消化系统定位的任务，承担了血液循环的合作者工作。小肠与心的表里关系，是母体通过胎盘、脐带和卵黄囊与胚体心血管系统建立血液循环的物质与行为的协同关联；这种关联构成了小肠与心脏的行为表里关系。小肠经在胚胎发育中，会表现出不断发育和完善的阶段性过程。

(2) 大肠主要包括升结肠、横结肠、降结肠、乙状结肠、直肠和肛门。原肠中肠的后部发育成升结肠和横结肠前部。原肠的后肠发育成横结肠后部、降结肠、乙状结肠、直肠和肛门等。早期消化管后肠与泄殖腔连接，而泄殖腔没有出口，在胚胎发育过程中，可以观察到卵生脊椎动物泄殖腔的单孔进化阶段和逐步产生肛门与尿道孔分裂成双孔的过程。在胚胎发育时期，大肠是胚胎唯一产生气体输出的器官，基本不承担消化系统定位的功能。大肠与肺的表里关系，主要是由于肺的“负压呼吸”和大肠的憋气“正压排便”要求，使胸肌、肋间肌、膈肌和腹肌等肌肉组织本能运动行为产生的行为关联。这种行为关联存在于相关组织细胞的遗传行为控制机制中。

在上述讨论基础上看出，小肠经是卵黄囊动静脉的退化和胎儿出生关闭的脐动静脉而成的脏腑系膜与韧带。小肠经是胚胎发育中的后血管系统（包括血管的后神经系统）发育而成。由于其在胚胎发育中与血液循环系统的关联，构成了小肠经与心经的行为表里关系。胚胎发育时期的脐静脉、肝静脉导管等退化成韧带(有经络脉络)是心与小肠表里关系的生物组织基础。

对于大肠经的经络路径,由于与肺呼吸的运动关系,大肠经与肺经构成了行为关联的表里关系,这条行为关联路径,应当与胸腹纵膈和横膈有关。

2. 呼吸系统与经络系统发生

动物进化经历了腔肠动物所依靠的皮肤呼吸方式、昆虫类动物的气管呼吸方式、鱼类动物的鳃呼吸方式和哺乳动物(包括人类)肺呼吸方式。人类呼吸系统包括鼻、咽、喉、气管、支气管和肺等器官,主要实现空气环境与体内血液循环系统之间氧气和二氧化碳气的交换。人类没有表示明显经历过气管呼吸进化阶段,但经历了皮肤呼吸、消化管道呼吸和鳃呼吸方式进化阶段。

人类胚胎呼吸系统发育进化阶段,可以归纳为“前呼吸系统”、“中呼吸系统”和“后呼吸系统”。人类的呼吸系统是从原肠胚中开始发育的。人体的呼吸系统在胎儿出生后,才开始工作。

(1) 前呼吸系统,皮肤呼吸方式、消化管道(腔体)呼吸、鳃呼吸系统和对应的血管系统,退化发育成面和咽等组织器官。

(2) 中呼吸系统,胚胎肺呼吸发育系统,在胚胎发育时期不发挥呼吸功能的呼吸系统,体腔的肺呼吸运动不能发生。

(3) 后呼吸系统,出生后的呼吸系统,其器官的鼻、咽、喉、气管、支气管和肺泡并没有产生呼吸的行为。这些器官仅产生交换、分泌、收缩、舒张和绒毛等比较微观的行为方式。肺器官是由肺的浆膜包裹和分割肺为许多肺小叶。肺从组织分类为肺实质和肺间质。其肺实质由气管树和数量众多的肺泡组成。肺间质由肺结缔组织、血管、淋巴管、神经组成,结缔组织中有大量的巨噬细胞。其气管树分为肺的导气部和肺呼吸部。所谓肺的导气部分由肺门、叶支气管、细支气管和终末细支气管组成。所谓肺的呼吸部分由呼吸性细支气管、肺泡管、肺泡囊和肺泡组成。各级肺气管树主要是由黏膜(上皮细胞)、黏膜下层(疏松结缔组织、血管、淋巴管、神经等)和外膜(软骨环、结缔组织和平滑肌)组成。肺泡是肺呼吸氧气和二氧化碳气交换的主要结构。成人有3亿~4亿个肺泡,展开来有近80平方米的面积。肺泡有多处口与呼吸性细支气管的管腔连接,肺泡间构成肺泡隔(结缔组织、毛细血管、淋巴管、神经、巨噬细胞、纤维细胞、肥大细胞等),肺泡间有肺泡孔沟通等结构。肺泡气体交换结构由上皮细胞、肺泡基膜和肺泡表面液体层(一些活性液体物质)组成。在肺泡腔内氧气和肺泡隔毛细血管中的二氧化碳,通过肺泡表面液体层、上皮细胞、肺泡基膜和毛细血管腔构成的“气血屏障”实行气体交换。所以肺泡、肺泡隔以及它们构成的“气血屏障”结构,是关系肺呼吸能力的关键因素。

呼吸系统和消化系统有非常密切的进化和物质关联关系,尤其是口、咽、鼻、喉等部位关系复杂,其表达出的经络系统关系也十分复杂。

人的呼吸是利用胸和腹之间的膈肌和其他有关肌肉(胸肌、肋间肌和腹肌等)改变体腔(胸腔和腹腔)的空间大小,实现负压吸和正压呼的。这种呼吸方式也可以简称负压呼吸。这种呼吸行为建立的肺呼吸和肠蠕动的行为关联是本能的行为关联。胎儿在出生时的第一声哭啼,启动了肺呼吸的本能行为控制,同时也开始通过呼吸节律、气息力度对肠蠕动和心脏跳动、血管收缩舒张产生影响,在出生胎儿吃奶时,消化器官包括肠开始了消化功能发挥,当然包括肠的蠕动。肠蠕动行为是本能的,肠蠕动行为与肺通过膈肌和其他有关肌肉关联与协同行为也是本能的。

在上述讨论基础上,所有前、中、后呼吸管道不会发育成经络。肺脏发育应当有自己的前神经系统的"神经干、神经环、神经节等"作为组织者的协调、管理和控制发育过程。我们应当考虑肺脏的"神经干、神经环、神经节等"与中医经络系统肺经有关。肺经在胚胎发育中,会表现出不断发育和完善的阶段性过程。

4.5.4　经络系统与前排泄、生殖、再生系统的发育关系

原始的上皮细胞可以组成原始的排泄管网络系统。在胚胎学和发育学中,排泄系统经历了曲折的发育过程,包括前肾、中肾和后肾的发育阶段,而产生了不同的目标系统。

1. 排泄系统与经络系统的发生

人类胚胎排泄系统发育阶段可以归纳为前、中、后排泄系统。原始低等动物,例如扁体虫,有复杂的排泄管道系统,并有排泄孔。从生物进化看,动物在没有产生出血管系统(只有体腔)前,就有了比较完整的排泄管道网络。原始排泄管网络和前神经系统网络是多细胞动物最早发生的生物系统。这些排泄管道是原始肾管(皮管)网络,是直接面向细胞组织的肾管网络。进化到非脊椎低等动物,形成面向体腔的伸缩泡或者肾管网络。进化到脊椎动物出现面向血液循环的排泄系统,人类的胚胎发育比较好地经历了原始肾管和泄殖腔以及前肾、中肾和后肾阶段。

(1) 前排泄/生殖系统(前肾发育阶段)。在胚3周,存在原始排泄管道概念,前肾发育,从颈部下端开始往尾部分布,主要由前肾小管和肾管组成。最早生成的泄殖腔是与原始消化管连接的,是后肠的末端,在发育中泄殖腔与直肠分离,产生输尿管和膀胱,与泄殖腔不相通,没有泌尿功能。

(2) 中排泄系统(中肾发育阶段)。前肾上端退化,中下部分前肾管成为中肾管。主要发育功能由背动脉分支动脉的毛细血管和肾小管形成肾小囊共同形成肾小体,并开始连接泄殖腔。此时,中肾小管、中肾管连接泄殖腔和肾小体。

(3) 后排泄/生殖系统(后肾发育阶段)。到胚5周中肾开始退化,未退化的中肾管形成后肾,其主要发育功能形成肾脏、输尿管、膀胱并连接外生殖器。后肾包括输尿管、膀胱、尿道等器官。后肾是中肾管末端与泄殖腔接近的部位,首先发芽生成输尿管芽,在输尿管芽上端生成后肾组织,发育肾脏。

肾管和肾脏都是身体背部到后腰部中央两侧,左右对称出现的。注意其中的原始背动脉体系参与发育成肾的功能。血管和肾管是最原始生物单元。肾脏血管来自人体腹

主动脉，血流量很大，大约有1200毫升/分钟，全身血液5分钟通过一次肾脏。另外，肾脏是耗氧大户。肾功能包括血液过滤、分泌尿液、内分泌激素（肾素、前列腺素、促红细胞生长素）等。

中医的膀胱经与原始排泄管道网络、前肾的排泄管网与泄殖腔发育有关。由于原始排泄管道网络与前弥散神经网络和原始血管网络几乎是同时发育的，所以说人体内原始排泄管道发育可能与前神经系统无关。另外，从膀胱经的结构看，不是单纯的前神经系统发育结果。原始排泄管道网络、前肾等管道网络体系，在完全封闭的血液循环系统生成之前，与几乎所有组织、器官发育有关，并深入到每个组织、器官发育过程中。所以，膀胱经应当是从原始排泄管道网络、前肾的排泄管网与泄殖腔物质演化而来。膀胱经在胚胎发育中，会表现出不断发育和完善的阶段性过程。在后续的讨论中可以看出，膀胱经虽然是由原始排泄管网络和前肾网络结构演化而来，但在人体的骨骼，尤其是脊柱骨骼与体节的后续发育中发挥了诱导和控制作用。原始排泄管网络的上皮细胞，在去分化、转决定和再分化过程中，上皮细胞的前排泄管网络演化成前神经系统的前神经细胞索结构。中肾、后肾发育与前神经系统有关。

中医的肾经与前肾、中肾、后肾的发育都有关系，在中、后肾发育阶段，同时产生后排泄系统和后生殖系统。肾经在功能上虽然照顾了泌尿排泄和生殖两个系统，但是应当理解为以生殖系统为主，这一点是与膀胱经有区别的。在发育过程中，中医肾经与前神经系统的“神经干、神经环和神经节”有发育关系。中医肾经应当属于这些系统组织和器官的前神经系统演化的。

2. 生殖系统与经络系统的发生

人类胚胎生殖系统发育阶段可以归纳为：前、中、后生殖系统。

(1) 前生殖系统（前肾发育阶段）。主要面向生殖细胞的发生，首先来源于胚胎滋养层的原生殖细胞（PGCs），通过迁移到达性腺原基（生殖嵴），并在生殖嵴中原生殖细胞与性腺细胞相互作用，产生生殖细胞。而早期产生的生殖细胞通过减数分裂后，进入生殖细胞有丝分裂的静止期，直到青春期开始活跃。

(2) 中生殖系统（中肾发育阶段）。胚5周开始中肾退化，退化的部分参与生殖器官发育，主要面向性腺发育。中肾的性腺（性别未分化）结构，由中肾嵴的生殖嵴为性腺原基，作为发育演化为睾丸或卵巢的基础。而中肾体部分对于雄性演化为附睾，其乌尔夫氏管演化成输精管；对于雌性，其苗勒管演化为输卵管。其中存在着两个方面的发育过程。

(3) 后生殖系统（后肾发育阶段）。到胚5周开始中肾退化，发育成生殖器官，包括睾丸或卵巢以及外生殖器官的形成。

中医肾经与前肾、中肾、后肾的前神经系统的“神经干、神经环和神经节”有发育关系。肾经应当属于这些系统组织和器官的前神经系统演化的。

我们把人体的再生、干细胞等概念归入到中医肾和肾经的体系内。

4.5.5 经络系统与内分泌系统的发育关系

原始的腺细胞可以组成原始的弥散腺细胞网络系统。这个弥散的腺细胞网络,已经作为一个系统开始工作。正由于它的工作,才能真正理解腺细胞聚集,开始产生在弥散腺细胞网络基础上的腺细胞组织和器官。这个系统工作渗透到一切组织和器官内,包括神经系统,尤其是脑系统的发育。在神经组织内,通过神经激素这个局部激素和信号分子,诱导脑组织和其他组织与器官的发育。这个系统一边工作、一边发育,逐步建立了以丘脑、垂体、甲状腺、胸腺、性腺、肾上腺和消化腺为中心的,并建立在多种输送机制(以血循环系统为主要输送通道)上的复杂的内分泌系统。

内分泌系统是利用血液循环系统实施信号传递的系统。也可以根据发育阶段划分为“前内分泌系统”、“中内分泌系统”和“后内分泌系统”。

(1) 前内分泌系统。由前内分泌细胞或弥散内分泌腺细胞组织,利用前血管、淋巴管网络,构成原始的内分泌系统,传递细胞因子、分化信号等。

(2) 中内分泌系统。均匀分布的内分泌细胞聚集,参与人体器官的发育过程。内分泌细胞组织,分布在其他器官上,利用血管和淋巴管道,传递发育信息。同时,内分泌腺细胞聚集开始发育独立的内分泌器官,例如前丘脑、前垂体、前松果体、前胸腺和前性腺等内分泌器官。所以中内分泌系统是发育过程中的,具有过渡性的和器官性的内分泌系统。

(3) 后内分泌系统。人体所有内分泌器官(例如下丘脑、垂体、甲状腺、胸腺、松果体、肾上腺等)和所有器官的内分泌组织依照目标发育成功,构成人体的后内分泌系统,作用在人体全身。内分泌组织分布在其他器官上的腺细胞团,例如分布在肝、胰、卵巢、睾丸、肾、消化管道等器官上。

现代医学研究认为,内分泌系统还存在于其他器官内,例如有神经内分泌、胃肠内分泌、肾内分泌、胎盘内分泌等。这种局部环境的内分泌的研究,反映出了内分泌研究的新动向。这种新动向表明了一些生物学家新的志向。作者认为这些局部环境的分泌系统的研究,与组织、器官的再生有着直接的关系。

人体的内分泌系统被包含在中医肝的脏腑系统概念中,因为中医肝是人体整个腺体系统的总称,包括内、外分泌。所以内分泌系统的经络概念,已经包含在肝经中。

4.5.6 经络系统与前体腔、四肢系统的发育关系

人类胚胎体腔发育阶段可以归纳为:前体腔、中体腔和后体腔。

(1) 前体腔。在三胚层产生的C型胚体,其中侧中胚层一部分分化为原始体腔。在前体腔中由于体节,应当存在垂直于体轴的体节划分的横向的前神经环和一些前神经节。通过这些体节划分的横向的前神经环和一些前神经节,脊索与主要的神经干连接,构成一个纵横交错的网络结构。

(2) 中体腔。含脑腔、心包腔、胸膜腔、腹膜腔。体节神经环和一些神经节,与其他神

经干一样开始退化，并融入到体腔膜、系膜、韧带等后生物组织中。

(3) 后体腔。含头颅、胸腔、腹腔与盆腔。体腔的前神经系统的前神经干、前体节神经环和前神经节成为三焦经和心包经。

通过体腔的胸膜、腹膜、横膈肌、纵膈肌和人体的脏腑系膜、外膜和韧带，构成了复杂的物质关联关系。在各种膜结构中，有血管、淋巴管、神经等，发挥固定、防护、支持呼吸和肠蠕动的功能。在腹膜腔内，还分泌少量的浆液，具有润滑、免疫、吸收空气(气压对肠运动产生作用)等功能。

如果理解中医谈到上焦为头颅和胸腔，那么中焦为腹腔，而下焦理解为盆腔。应当考虑心包经为心包腔发育的表达前神经干。考虑三焦经为其他前、中体腔(胸腔、腹腔与盆腔)的发育表达的前神经干、体节神经环、神经节等。心包经和三焦经在胚胎发育中，会表现出不断发育和完善的阶段性过程。

根据我们研究，心包经和三焦经经络路线中，前神经系统的体腔结构要比传统经络系统描述的体腔结构复杂，因为前神经系统有体节神经环和一些神经节。

4.5.7 经络体表路径的发生

下面，针对中医的经络体表路径，来讨论这些经络的路径是如何形成的。在胚胎发育早期，神经系统的中枢神经系统在背部的左右对称轴上，而周围神经系统从中枢神经系统向左右对称发育和延伸。从原始血管系统发育时，血管系统就严格执行左右对称发育的规则。身体的骨骼和肌肉组织的发育也遵循左右对称的规则。从这个意义上讲，经络遵循左右对称的规则是完全可以理解的。但是，经络在体部路径，由于在发育中前系统不同影响，经络对称发育的形成可能受到不同生物前系统的影响。有些经络可能与血管系统发育关系较大，有些经络路径形成可能受前神经系统发育影响较大，在不同的路径段受不同的生物系统的影响。但是，无论受什么生物系统发育影响，都是感受表达网络的路径。

(1) 肝经和胆经体部路径。肝经起于足部下肢内侧、生殖器两侧、腹部两侧、乳房侧、口腔两侧、鼻腔两侧、双眼等，左右对称的路径。肝经路径包括多个器官，在发育中都有对应的神经干(段)或神经节被表达。胆经起于眼部，向下循行头、耳、项，在项部有分支，两个项分支都经肩、背、腰部。其中一项分支在腰部再有分支。其中一腰分支继续延腰部脊椎两侧下行，路过臀部、腿外侧到足。

肝经和胆经应当与生物内分泌系统和外分泌系统(内外划分是根据分泌物质去向血液系统，还是去向消化管道、排泄管道或身体表面来区别)有关，应当考虑调控肝脏发育的前神经路径(神经干)的影响，同时考虑肝经体表路径是由肝脏发育调控的前神经干，在下肢发育中发芽产生的可能。

肝经和胆经路径上的信息传递方式包括神经系统参与和细胞或细胞组织间的接力方式，同时存在着行为关联网络的路径关系。肝经和胆经发育在胚胎发育中，会表现出不断发育和完善的阶段性过程。可以假定存在前、中、后肝经和胆经发育阶段。

(2) 肾经和膀胱经体部路径。肾经起于足部,向上循行足、腿内侧、股沟进入体内,并由分支下行经过膀胱出腹体外,再上行经腹部到胸部。膀胱经起于眼部,向下循行头、耳、项,在项部有分支,两个项分支都经胸侧部、腰部。其中一项分支在腰部再有分支。其中一腰分支继续延腰部脊椎两侧下行,路过臀部、腿到足。

肾经和膀胱经的体内路径,应当与人体发育时期的原始肾管、前肾、中肾、后肾发育过程有关。也就是说肾经和膀胱经与“前排泄系统”和“前生殖系统”有关,同样是多组织和多器官的发育影响产生的表达路径。

在体表的肾经路径,从背部转向到腹部走到体表,应当考虑到肾脏的血液供给主要是腹主动脉(肾动脉直接连接腹动脉,肾静脉直接连接腹静脉)与前神经系统(神经干)的关系和神经干下肢发育中发芽产生的可能。

体表的膀胱经路径,从头部、面部、颈部、胸侧部、腰部、臀部、腿外侧到足的路径,应当考虑到原始排泄管道(前、中肾)或前神经系统(神经干)发育影响和神经干下肢发育中发芽产生的可能。

肾经和膀胱经路径上的信息传递方式包括神经系统参与和细胞或组织间的接力方式,同时存在着行为关联网络的路径关系。肾经和膀胱经发育在胚胎发育中,会表现出不断发育和完善的阶段性过程。可以假定存在前、中、后肾经和膀胱经发育阶段。

(3) 脾经和胃经体部路径。脾经起于足部,向上循行下肢内侧、腹部、胸部、口和舌。有分支与胃、横膈、心连接。胃经的经络路径,经额头、耳前、鼻侧、环绕口唇、颈部到胸锁骨缺盆穴,分叉走体表和体内外两条路径。外路径走乳中穴、天枢、气街等穴,进入下肢。

脾经和胃经的体内路径,在胚胎发育过程中虽然脾脏是在腹部的消化系统血管系统上,并在原始消化管的背侧系膜上,但它主要是依靠中胚层细胞组织发育形成的淋巴系统的重要器官。脾经的体部经络路径,应当考虑调控脾脏发育的前神经系统(神经干)。在体部的胃经路径,应当考虑调控胃器官发育的前神经系统(神经干),以及在下肢发育中发芽产生的下肢路径。

脾经和胃经路径上的信息传递方式包括神经系统参与和细胞或组织间的接力方式,同时存在着行为关联网络的路径关系。脾经和胃经发育在胚胎发育中,会表现出不断发育和完善的阶段性过程。可以假定存在前、中、后脾经和胃经发育阶段。

(4) 心经和小肠经体部路径。心经起于胸中的心与大血管组织,向下和腹部小肠联络,循行腋窝、上肢后内侧到手小指端。小肠经起于手小指端,循行上肢后外侧、面部、眼部、胸部、心到腹部小肠。

心经和小肠经的体内路径,在体内主要表现出重点考虑心血管和小肠在胚胎发育前期的行为合作关系。但在心经和小肠经的体部经络路径,应主要考虑调控心血管系统发育的前神经系统(体节神经环),同时考虑上肢发育中神经环延伸、发芽、生长的可能。

心经和小肠经路径上的信息传递方式包括神经系统参与和细胞或组织间的接力方式,同时存在着行为关联网络的路径关系。心经和小肠经发育在胚胎发育中,会表现出不断发育和完善的阶段性过程。可以假定存在前、中、后心经和小肠经发育阶段。

(5) 肺经和大肠经体部路径。肺经起于中焦，循行肺、气管、咽喉和上肢前内侧到手拇指端，向下联横膈、络胃、大肠等。大肠经循行上肢外侧、肺部、胸膜、横膈、系膜、韧带和大肠等。

肺经和大肠经的体内路径，主要表现在肺部呼吸与大肠建立的行为协同关系。肺经和大肠经的体部经络路径，应当主要考虑调控肺脏发育的前神经系统(体节神经环)，同时考虑上肢发育中神经环发芽延伸生长的可能。

肺经和大肠经路径上的信息传递方式包括神经系统参与和细胞或组织间的接力方式，同时存在着行为关联网络的路径关系。肺经和大肠经发育在胚胎发育中，会表现出不断发育和完善的阶段性过程。可以假定存在前、中、后肺经和大肠经发育阶段。

(6) 心包经和三焦经体部路径。心包经体部路径主要包括胸和上肢中内侧，到无名指。三焦经体部路径起于手无名指、手背、上肢外侧、肩到头。

心包经和三焦经的体内路径，主要表现在体腔系膜之间的物质、信息和行为关系。心包经和三焦经的体部经络应当主要考虑体腔和心包腔发育调控的前神经系统(体节神经环)，同时考虑上肢发育中神经环发芽延伸生长的可能。

心包经和三焦经路径上的信息传递方式包括神经系统参与和细胞或组织间的接力方式，同时存在着行为关联网络的路径关系。心包经和三焦经发育在胚胎发育中，会表现出不断发育和完善的阶段性过程。可以假定存在前、中、后心包经和三焦经发育阶段。

(7) 任脉和督脉体部路径。任脉起于包中，下出会阴，沿腹部和胸部中线上行，经咽喉、口唇、面至眼眶。督脉起于包中，下出会阴，沿脊柱里上行到头、额、鼻、上唇至唇系带处，联络脑。

任脉和督脉体部路径应当主要考虑前神经系统的“主神经干”的发育影响。

任脉和督脉路径上的信息传递方式包括神经系统参与和细胞或组织间的接力方式，同时存在着行为关联网络的路径关系。任脉和督脉发育在胚胎发育中，会表现出不断发育和完善的阶段性过程。可以假定存在前、中、后任脉和督脉发育阶段。

前面生物体经络路径的论述中，首先讨论了生物体内脏器官之间的关联路径的各种可能。我们留下了经络在身体表面的感传路径问题没有讨论。下面，集中讨论各经络的身体脏腑器官运行状态在体表的表达和路径的生成问题。由脏腑在胚胎发育中，不同时期的细胞、组织、器官和系统的主要活动，通过物质、信息和行为关联的思路，来分析经络与胚胎发育时期的脏腑行为的关系。这种分析对于脏腑部分的通信和关联，是可以解释的。但是，我们必须回答“人体脏腑活动和行为如何表达到人体的体表和四肢上并具有一定的表达路径”的问题。在生物体“感受表达网络”一节中，谈到感受表达可以有路径和方向性。一般地，沿着血管、纤维等路径可以解释其中的大道理。但是如何产生出具体的路径，需要更加精细的道理解释。

1. 体节发育形成与表达行为路径

在胚胎发育早期，轴旁中胚层在胚胎发育的第3周开始体节发育。从第1个体节产生开始，从头部向尾部延伸(复制)发生，也可以理解为一种发芽方式。一共产生40多个体节。每一个体节有一个腔，称作体节腔。体节围绕神经管周围生长，其外壁产生真皮和皮下结缔组织，并在体节范围内分别陆续产生生肌节、生骨节、生皮节等细胞组织。外胚层产生表皮和衍生物质，中胚层产生真皮。在胚胎发育过程中，形成动物的左右、前后(头尾)、背腹空间位置的轴对称结构。这种体节复制从头部向尾部延伸发育模式，就会出现相邻体对应位置的细胞在类型和功能上有相同特点。沿着多体节的对应空间位置的细胞，连接成一条路径，这条路径具有相同分化功能的特点。

在生物进化中，体节复制从头部向尾部延伸发育模式的多环节结构是从原始肠腔动物发展到多环节动物的必然阶段。环节连接，构成多肠腔连接、体节延长和体积增大，是生物走向大型化的必然之路。世界上软体的环节动物就是如此构造的。根据人体解剖学，从人体脊椎、胸肋骨、胸腹神经(植物神经)、血管(沿胸肋的血管)的分布都可以看出多环节的结构现象。体节发育过程中，产生体节神经环，如图4.14所示。

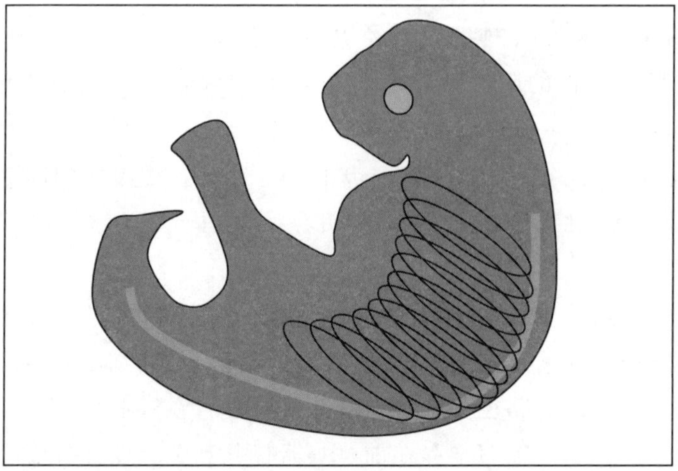

图4.14　体节神经环示意图

所以，如果谈到生物体的表达行为路径，必然存在两种可能：

(1) 横向通路。在一个体节内垂直于生物体左右对称轴的方向，这种横向的路径表现在同一体节横向的方向上，主要是体节神经环。

(2) 纵向通路。会讨论沿体节延伸方向，即沿着生物体左右对称轴的方向，产生的路径是分类细胞路径，不同路径应当属于不同的分类细胞，至少在前生物系统时期是如此的。正如图4.15所描述的。

在前面分析的基础上，我们已经描述了和胸、腹部、下肢有关的左右对称的经络系统与前神经系统的关系，再整理如下：

(1) 胃经是原始消化管道在胸、腹部左右对称的一对前神经干路径。

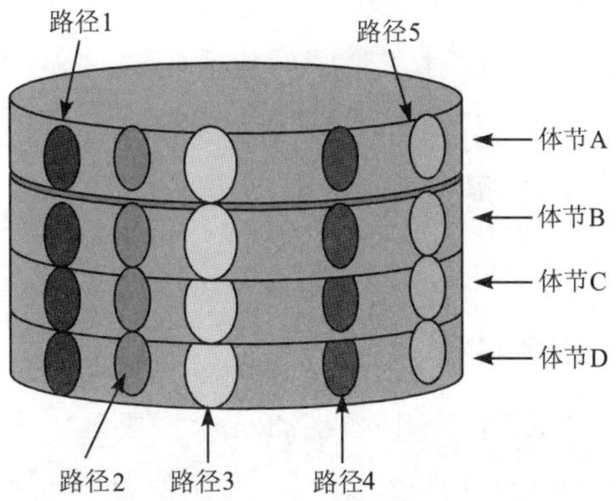

图 4.15 前神经系统纵向通路随体节发芽示意图

(2) 脾经是原始的淋巴系统在胸、腹部左右对称的一对前神经干路径。

(3) 肝经是原始消化腺系统内分泌部分在胸、腹部左右对称的一对前神经干路径。

(4) 胆经是原始消化腺系统外分泌部分在胸、腹部左右对称的一对前神经干路径。

(5) 肾经是原始排泄与生殖系统在胸、腹部左右对称的一对前神经干路径。

(6) 膀胱经是发源于原始排泄管道和前肾系统的在背部左右对称的一对网络结构，后又去分化、转决定和再分化演化成脊柱发育的前神经干结构，并是成体后的膀胱经背部体表路径。

但是，我们对于心经、小肠经、肺经、大肠经、心包经和三焦经等与上肢有关的经络还没有描述，显然需要对这些经络在身体上的空间位置做出描述和说明。

(1) 心经的躯体路径。前面已经讨论了心脏从心管发育过程中，进入强制发育过程后，需要面向心脏发育的前神经系统神经干来调整、管理和控制心脏的发生和发育。这个前神经系统的神经干，应当分布在胸部的心包腔和胸腔中轴位置两侧，而且与上肢的附肢板和后续的上肢芽有关。

(2) 小肠经的躯体路径。即卵黄囊动静脉（前血管系统）的退化和脐动静脉（后血管系统）胎儿出生关闭而成的脏腑系膜与韧带发育产生的体腔内原血管细胞路径。也就是说，小肠经是胚胎发育中的前、后血管系统（包括血管的前、后神经系统）去分化演变而成。其路径基本与前、后血管系统的卵黄囊、脐的动静脉和肝静脉导管的路径一致，而且与上肢的附肢板和后续的上肢芽有关。

(3) 肺经的躯体路径。肺脏从肺芽发育开始，逐步进入强制发育过程，需要面向肺脏发育的前神经系统神经干来调整、管理和控制肺脏的发生和发育。这个前神经系统的神经干，应当分布在胸部的两个肺腔和胸腔中轴位置两侧，而且与上肢的附肢板和后续的上肢芽有关。

(4) 大肠经的躯体路径。肺的“负压呼吸”和大肠的憋气“正压排便”，大肠经与肺经构成了行为关联的表里关系，这条行为关联路径应当与胸纵膈和横膈肌肉方向路径有关，而且与上肢的附肢板和后续的上肢芽有关。

(5) 心包经的躯体路径。体腔发育中，心包腔是包裹心脏的体腔，是中心位置的腔体。心包腔在胸腔内与左右两个肺腔关联。心包腔和肺腔又与心脏、肺脏和联系它们的神经与血管紧密联系。胸腔与横膈存在紧密的物质关联，而且与上肢的附肢板和后续的上肢芽有关。

(6) 三焦经的躯体路径。与胸腔、腹腔、盆腔发育的前神经干有关，而且与上肢的附肢板和后续的上肢芽有关。

2. 四肢发育形成与经络路径

人体的四肢在胚胎发育时期，在中胚层首先产生四个“左右对称”的附肢板，诱导产生顶外胚层嵴(apical ectodermal ridge，AER)。在前肾、中肾细胞组织和有关信号(例如 Wnt，FGF10 等)的诱导下，先后出现上肢芽和后肢芽，并以发芽的方式产生四肢的所有皮肤、肌肉、骨骼、血管和神经等组织。中胚层未分化间充质细胞聚集，产生软骨组织，并后续开始软骨内骨化的发育过程，产生胚体的骨骼。上肢芽产生上臂、前臂和手。下肢芽产生大腿、小腿和足。手足由桨板状，产生沟条，蹼膜和指趾形成，参见图 4.16。

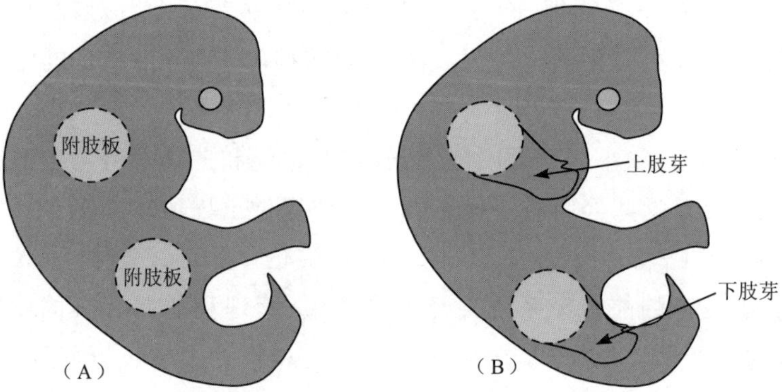

图 4.16　上、下肢发芽发育生长示意图

不同的发芽模式与位置决定了发育过程中细胞增殖与分化。发芽细胞是多能的，在四肢发育的前端区域，称作“顶外胚层嵴(AER)”，发芽细胞形成不同类型的细胞，例如上皮细胞、肌肉细胞、骨骼细胞、血管细胞、淋巴管细胞、神经细胞、分泌腺细胞等。同源基因细胞，通过分类细胞的迁徙、聚集，产生了一些区域。例如可以划分核心区、中间区和外围区等。其中核心区主要形成骨骼，中间区主要形成肌肉、血管、淋巴管，外围区生成真皮、神经等组织，参见图 4.17。

四肢发育有近-远轴、背-腹轴(D-V)、前-后轴(A-P)，镜像对称，三轴协调，参见图 4.18。

四肢的发育是在前肾、中肾细胞组织和有关信号的诱导下实现的。生物学家做过实验，如果隔断前肾、中肾与附肢板的关联，发现四肢不能发育。

在上肢发育中，经络是如何在上肢中形成的？从附肢板发育，并以发芽方式产生的四肢结构，其表达路径必然是沿着四肢生长的方向产生。这种在四肢纵向的多路径，同

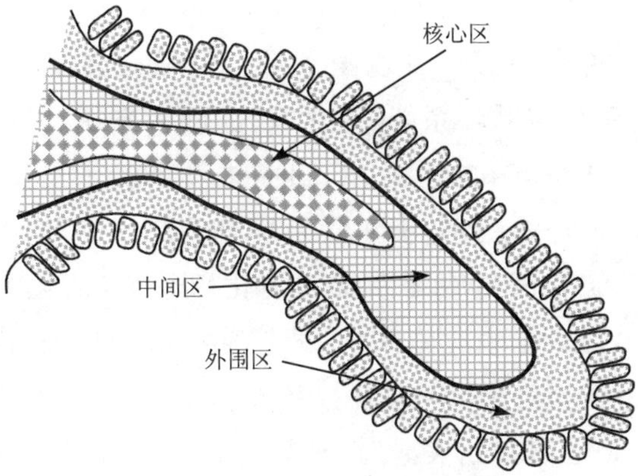

图 4.17 附肢细胞分布与结构示意图

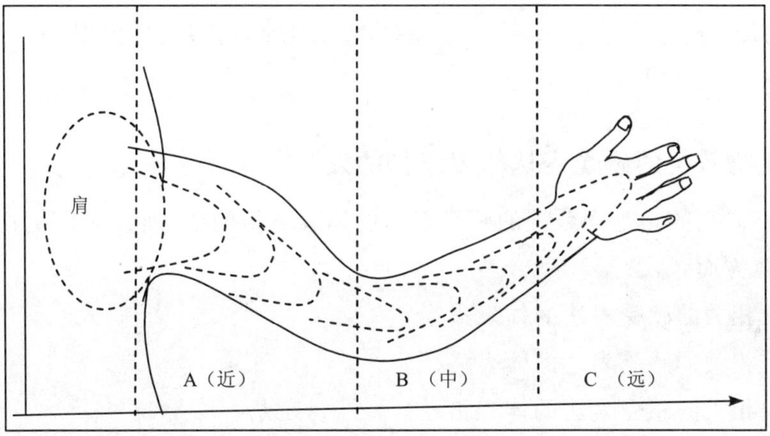

图 4.18 附肢发育三轴协调

样是由于在发芽发育中，同类细胞延伸的路径。不同路径可能是不同的分类细胞，所以四肢的表达路径与分类细胞有关，至少是在前生物系统发育中的分类细胞路径。在胚胎发育早期，上肢板形成，开始上肢发芽时期，如果认定已经形成了心、肺、心包腔对应的前神经系统的神经干或神经段、神经节，形成前心经、前肺经和前心包经，如果也认定已形成了前小肠经、前大肠经和前三焦经，上肢芽发育形成。

我们采取同样的论证方法，讨论下肢发育中，经络是如何在下肢中形成的。

人体通过发芽发育产生的器官，除四肢、手足外，还有其他器官也是发芽方式发育的，例如人的外耳(耳郭)。

人体发芽方式发育器官和组织，都具有共同的、显著的生命感受表达网络终端的特性，对人体脏腑、器官的运行信息有明显的“反射区”的效应。关于这点，在后面将详细讨论和论述。

3. 中医经络为什么会有表里路径的表达

前小节中，我们讨论过中医经络为什么是左右中轴对称路径表达。在这里将讨论中医的经络还存在着表里成对的表达问题。

体内生物系统应当说存在着一种表里关系。但是这种表里关系是相对的和比较性的。例如皮肤、运动系统与循环系统、消化系统、呼吸系统、排泄系统互为表里关系。循环系统、呼吸系统、消化系统和排泄系统之间,循环系统是里,而呼吸系统、消化系统和排泄系统是表。对于循环系统,其中血管系统有动脉和静脉,动脉可以认为是里,而静脉是表。对于消化系统有消化管道系统和消化腺系统,消化管道系统是表,而消化腺系统是比较而言的里。对于消化腺系统,其外分泌部分是表,内分泌部分是里等等。对于排泄系统有肾脏过滤血液脏器,也有搜集排泄尿液的膀胱和管道系统,显然可以认为肾脏是里,而泌尿管道器官是表。对于呼吸系统,有肺脏和呼吸管道部分,可以认为肺脏是里,而呼吸管道部分是表。对于神经系统,中枢神经系统是里,而周围神经系统是表。

通过上面的分析,感受表达路径,不仅是左右中轴对称的,同时是表里存在的,而且是身体体表和四肢延伸表达的。

4. 各生物系统的感受表达体表路径的发生

因为我们研究的是生物系统的感受表达的体表路径问题,所以可以把这种路径研究划分为以下几方面:

(1) 上肢相关的感受表达的体表路径。

(2) 下肢相关的感受表达的体表路径。

(3) 其他相关的感受表达的体表路径。

1) 上肢相关的感受表达的体表路径

上肢相关的感受表达的体表路径,主要是指人体头部、胸腔部位和上肢关联的表达路径。这些表达路径主要是以心、肺、心包腔和体腔的表达路径。

(1) 血管/造血系统的感受表达体表路径的发生。

理论上认为,以心脏为标识的血管/造血系统的对外表达,可以反映为身体各部位动脉都能感受、识别和表达人体血液循环系统的运行状态。由于心脏和主要血管系统在胸腔部位,对胸腔部位和与之直接连接的上肢和头部动脉血管和相关肌肉组织,有最清晰和显著的表达。依据左右中轴对称和表里存在的特点,在左右上肢存在着感受表达的表里两条路径。中医用小肠经和心经来标识心血管/造血系统的感受表达的体表路径。

心经与小肠经的上肢路径是一个由心系前神经环把心脏发育前神经干和小肠/血管前神经干组织起来的前神经系统。这个经络是如何发育生成的,我们有如图 4.19 所示的原理性描述。

图 4.19 心系前神经系统的神经环划分为心系前神经环阴、阳两部分。心系阴面前神经环在图中用实线表示,心系阳面前神经环在图中用虚线表示。心系阴、阳两面的前

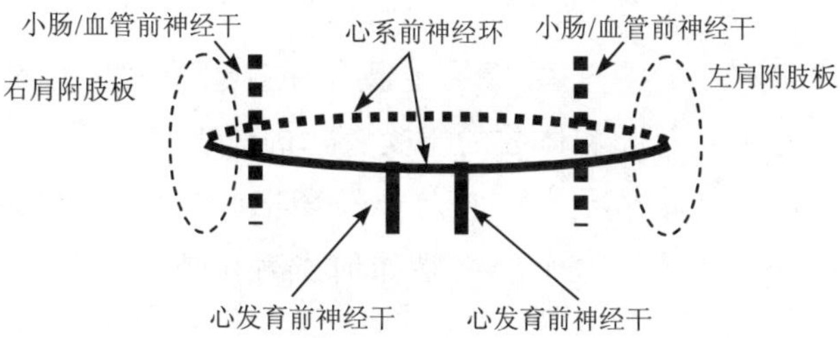

图 4.19 心系前神经系统与心系前神经环结构示意图

神经环在左、右两个附肢板和上肢芽相融合，各种类型的细胞都在以发芽模式生长，包括神经环中的细胞。

在上肢发芽生成中，阴、阳两面的前神经环部分也被发芽“拉长”，分布在上肢的腹、背两面，并最后交于手的小手指和无名指端部。保持环路结构不变。

(2) 呼吸系统的感受表达体表路径的发生。

用肺脏作为标识的呼吸系统，由于实行的是肺负压呼吸方式，通过胸、胸肋肌、胸膜、膈肌、腹肌和腹膜的肌肉协同运动行为实现。同样在胸腔部位、头部和上肢有最显著的表达。依据左右中轴对称和表里存在的特点，在左右上肢存在着感受表达的表里两条路径。中医用大肠经和肺经来标识呼吸系统的感受表达的体表路径。

肺经与大肠经的上肢路径是一个由肺系前神经环把肺脏发育前神经干和大肠/横膈/肺呼吸关联体系的前神经干组织起来的前神经系统。这个经络是如何发育生成的，我们有如图 4.20 所示的原理性描述。

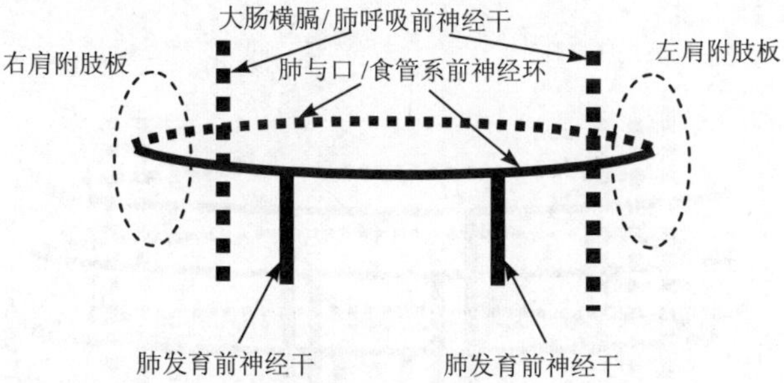

图 4.20 肺系与口/食管系前神经系统与肺系前神经环结构示意图

图 4.20 肺系前神经系统的神经环划分为肺系前神经环阴、阳两部分。肺系阴面前神经环在图中用实线表示，肺系阳面前神经环在图中用虚线表示。肺系阴、阳两面的前神经环在左、右两个附肢板和上肢芽相融合，各种类型的细胞都在以发芽模式生长，包括神经环中的细胞。

在上肢发芽生成中，阴、阳两面的前神经环部分也被发芽“拉长”，分布在上肢的腹、背两面，并最后交于手的大指和食指端部。保持环路结构不变。

(3) 体腔系统的感受表达体表路径的发生。

用心包腔和体腔(三焦)作为标识的生物体的体腔系统，由于心包腔和胸腔是心、肺脏器容纳和防护系统，系膜与脏器有直接细胞组织联系。它们与呼吸运动和心血管的输送血液的脉搏运动有行为关联关系。同样在胸腔部位、头部和上肢有最显著的表达。依据左右中轴对称和表里存在的特点，在左右上肢存在着感受表达的表里两条路径。中医用三焦经和心包经来标识心包腔和体腔的感受表达的体表路径。

心包经与三焦经的上肢路径是由体腔前神经环把心包腔发育前神经干和体腔的前神经干组织起来的前神经系统。这个经络是如何发育生成的，我们有如图4.21所示的原理性描述。

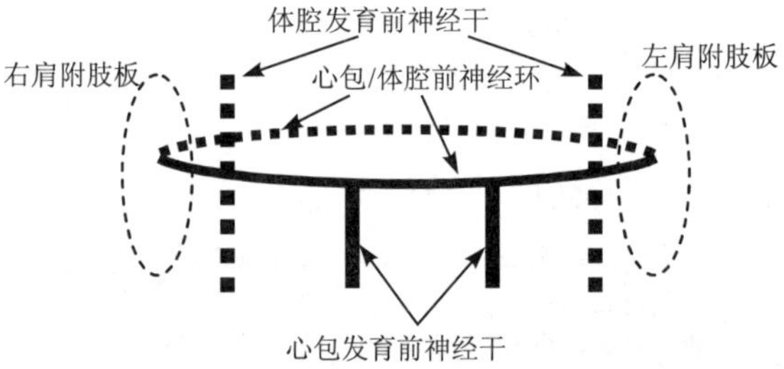

图4.21 体腔系前神经系统与体腔前神经环结构示意图

图4.21体腔系前神经系统的神经环划分为体腔系前神经环阴、阳两部分。体腔系阴面前神经环在图中用实线表示，体腔系阳面前神经环在图中用虚线表示。体腔系阴、阳两面的前神经环在左、右两个附肢板和上肢芽相融合，各种类型的细胞都在以发芽模式生长，包括神经环中的细胞。

在上肢发芽生成中，阴、阳两面的前神经环部分也被发芽“拉长”，分布在上肢的腹、背两面，并最后交于手的中指端部。保持环路结构不变，参见图4.22。

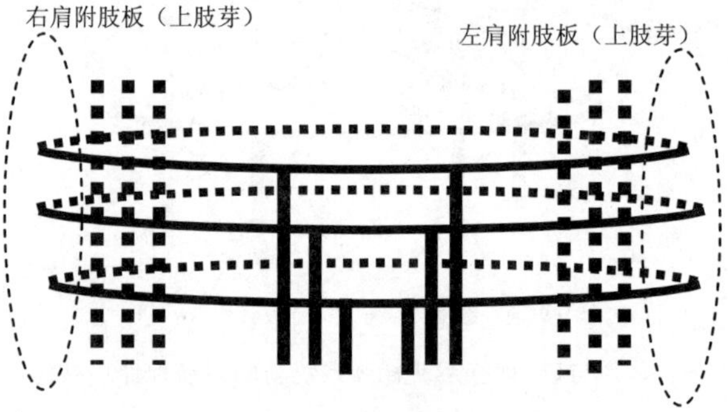

图4.22 上肢相关的前神经系统结构示意图

经络的手阴经脉、手阳经脉都有一个神经环，而这个神经环实际上是人体与心系、肺系、体腔、咽喉、口等相关的器官神经环和体节神经环。特别注意上肢的体节神经环发芽结构，与现代医学的相关概念是一致的。

2）下肢相关的感受表达的体表路径

下肢相关的感受表达的体表路径，主要是指人体头部、胸腔、腹腔、盆腔和下肢关联的表达路径。

(1) 消化管道系统/淋巴或免疫系统的感受表达体表路径的发生。用脾脏作为循环系统的淋巴或免疫系统的标识。用胃作为消化管道系统(口腔、食管、胃、小肠、大肠、肛门)的标识。脾脏发育于人体腹部胃背侧系膜上,与腹动脉和腹下腔静脉有直接的血液供给关系。淋巴系统有吸收和代谢脂肪类营养物质的主要通道和造血、储血、血过滤和免疫应答功能。可以认为,它们在人体的头部、胸腔、腹腔、盆腔和下肢上有显著的表达。依据左右中轴对称和表里存在的特点,在左右下肢存在着感受表达的表里两条路径。中医用胃经和脾经来标识血液循环系统和消化管道系统的感受表达的体表路径。

(2) 消化腺系统的感受表达体表路径的发生。用肝脏作为消化腺系统(肝、胰、消化管道)内分泌组织系统的标识。用胆作为消化腺系统(肝、胰、胆、消化管道)的外分泌组织、器官、系统的标识。可以认为,它们在人体的头部、胸腔、腹腔、盆腔和下肢上有显著的表达。依据左右中轴对称和表里存在的特点,在左右下肢存在着感受表达的表里两条路径。中医用胆经和肝经来标识消化腺系统的内分泌系统和外分泌系统的感受表达的体表路径。

(3) 排泄/生殖系统的感受表达体表路径的发生。用肾作为血液循环系统血液过滤、内分泌体系和生殖系统的标识。用膀胱作为排泄系统(输尿管道、膀胱、外排泄/生殖器官)外分泌尿液系统的标识。可以认为,它们在人体的头部、胸腔、腹腔、盆腔和下肢上有显著的表达。依据左右中轴对称和表里存在的特点,在左右下肢存在着感受表达的表里两条路径。中医用肾经和膀胱经来标识排泄/生殖系统的感受表达的体表路径。

3) 其他相关的感受表达的体表路径

其他相关的感受表达的体表路径,主要是指人体头部、胸腔、腹腔或盆腔关联的,而没有上、下肢相关的表达路径。对于纵向路径,依然保留左右中轴对称,但通常不表达明确的表里关系。对于横向路径不存在左右中轴对称的概念。主要与中枢神经系统和内分泌系统的感受表达的体表路径有关。

中医脏腑的表里关系的机制不同,造就了中医提出的经络感传机制不同,甚至同一经络在不同的路径段,也有不同的机制,并表现出不同的感传速度和作用力的强度。

4.5.8 经络系统是由前生物系统演化而成的后生物系统

在前面讨论的基础上,我们有如下基本认识。

认识1 前、中、后生物系统有明显的组织结构的层次、具有复杂性发展的进化特点。

(1) 所有的“前生物系统”,基本上是单一分类多细胞组织或单一细胞组织结构的原始系统。例如神经脊索和弥散神经细胞网络、弥散皮管模式的原始血管系统、弥散原始肾管网络和原始消化管道系统,基本都是单一分类多细胞组织体系。这些多细胞组织和原始系统,主要功能是协调细胞级别的行为协同和关联。其中一些前生物系统是人体生物进化过程系统的重演。

(2) 所谓“中生物系统”,在物质结构上,表现为多个细胞组织的聚合和关联,其目标是构造生物器官。在行为功能上,表现出多组织功能的承载,主要目标任务是协调组织级别行为协同和关联。

(3) 所谓“后生物系统”,在物质结构上,表现为多个生物器官关联,其目标是构造生物系统。在行为功能上,表现出多生物器官功能的承载、互动和协同,主要目标任务是协调生物器官级别行为协同和关联,并在此基础上,把这种关联方式放大到生物个体内的多系统的行为协同中。

认识2　经络系统是前、中、后生物系统的感受表达系统,并构成了生物系统组成部分。

认识3　经络系统也是胚胎发育过程中不断发育、演化和完善的。也可以划分前、中、后经络系统发育阶段。

综合上述经络在躯体(体腔)表达路径来源,有下表说明。

经络名称	经络躯体(体腔)表达路径来源
肺经	前神经系统神经干、神经环、神经节等。气管各层结构中存在经络分布
大肠经	前神经系统神经干、神经环、神经节等。肠道各层结构中存在经络分布 大肠经与肺经构成了行为关联的表里关系,这条行为关联路径,应当与胸纵膈和横膈肌肉方向路径有关
心经	前神经系统神经干、神经环、神经节等。血管器官的神经节延续分布在血管网络上,使血管具有感受表达的显著特性。卵圆孔、动脉导管退化韧带保留了血管脉络的经络路径。心经不仅络小肠,还络肝,因为肝静脉导管退化韧带也应当是心经组成部分
小肠经	前神经系统神经干、神经环、神经节等。肠道各层结构中存在经络分布 卵黄囊动静脉的退化和胎儿出生脐动静脉关闭而成的脏腑系膜与韧带发育产生的体腔内原血管细胞路径,也就是说,小肠经由胚胎发育中的前、后血管系统(包括血管的前、后神经系统)发育而成
心包经	心包腔发育的前神经系统神经干、神经环、神经节等
三焦经	胸腔、腹腔、盆腔发育的前神经干、体节神经环、神经节等。器官神经节蔓延分布在体腔各层结构上
肝经	前神经系统神经干、神经环、神经节等。肝经络心,因为肝静脉导管退化韧带也应当是肝经组成部分
胆经	前神经系统神经干、神经环、神经节等
肾经	前神经系统神经干、神经环、神经节等
膀胱经	原始排泄管网络、前肾排泄管网络、后演化成脊椎发育的前神经干
脾经	前神经系统神经干、神经环、神经节等
胃经	前神经系统神经干、神经环、神经节等。器官神经节蔓延分布在器官的各层结构上
督脉	前神经系统主神经干。督脉与任脉的前主神经干构成环路
任脉	前神经系统主神经干。督脉与任脉的前主神经干构成环路

把经络路径在体表的路径汇总起来,有如下简单表格。

经络名称	经络四肢表达路径来源
肺经(上肢路径)	肺与口/食管系前神经环(阴),在上肢发育中发芽生成
大肠经(上肢路径)	肺与口/食管系前神经环(阳),在上肢发育中发芽生成
心经(上肢路径)	心系前神经环(阴),在上肢发育中发芽生成
小肠经(上肢路径)	心系前神经环(阳),在上肢发育中发芽生成
心包经(上肢路径)	体腔前神经环(阴),在上肢发育中发芽生成
三焦经(上肢路径)	体腔前神经环(阳),在上肢发育中发芽生成
肝经(下肢路径)	肝经体腔表达路径细胞,在下肢发育中发芽生成
胆经(下肢路径)	胆经体腔表达路径细胞,在下肢发育中发芽生成
肾经(下肢路径)	肾经体腔表达路径细胞,在下肢发育中发芽生成
膀胱经(下肢路径)	膀胱经体腔表达路径细胞,在下肢发育中发芽生成
脾经(下肢路径)	脾经体腔表达路径细胞,在下肢发育中发芽生成
胃经(下肢路径)	胃经体腔表达路径细胞,在下肢发育中发芽生成

上表格中对神经环的阴面和阳面注释为,神经环的阴面表示在胸/腹方向的神经环部分。神经环的阳面表示在背方向的神经环部分。

综上,我们可以得出结论:**生物体经络系统是以前神经系统为主的多种前生物系统演化而成的生物系统。**

4.6 经络系统是“中胚层感受表达网络”

胚胎发育中,经常可以看到中胚层对发育过程的诱导作用,中胚层作为一个诱导者或主体,只是一个看似真的结论,中胚层不是一个组织、器官和系统,不是一个明确的主体概念。所以,我们必须在本节中,明确中胚层诱导的真正主体是什么。为了这个目标,还需要讨论以下问题:

(1) 人体前神经系统是中胚层感受表达网络。

(2) 生物系统发育先后顺序和条件关系。

(3) 细胞组织 AIB 网络是胚胎发育基本系统形态。

(4) 人体前、后神经系统发育过程。

(5) 人体周围神经系统与经络系统 12 经的对应关系。

(6) 经络系统 14 经(包括肾督脉、任脉)左右、背腹、阴阳对称结构发生。

(7) 经络系统表现出前神经系统网络和胚胎血管网络是融合发育的。

(8) 经络系统通路结构描述。

(9) 经络系统细胞组织是多层次、多形态的。

(10) 经络系统的物质、热、气体、水和信息多层次交换的多功能结构。

(11) 经络系统化学能通路结构描述。

4.6.1 人体的前神经系统是“中胚层感受表达网络”

人体的前神经系统是中胚层的信息与行为关联或感受表达网络。

发育最原始的生物系统是:原始的血管网络、原始排泄管网络、原始弥散腺细胞网络和原始弥散神经细胞网络。这些网络中的原始的血管网络、原始排泄管网络、原始弥散腺细胞网络是中胚层的网络。但是,在中胚层引入前神经细胞系统需要加以论述。我们将在本节中详细论述这个令人激动和兴奋的命题,这实际上在改写胚胎发育学,尤其是胚胎早期发育的框架。胚胎发育学中被经常谈到的“中胚层的诱导”作用,现在可以有一个初步的结论。这种诱导不仅来源于化学意义上的细胞因子和信号分子的作用及细胞间行为作用,还来源于原始的血管网络、原始排泄管网络、原始弥散腺细胞体系和原始弥散神经细胞网络作为原始系统的运行和相互作用,尤其是原始弥散神经细胞网络与后续发育的“前神经系统”的诱导和控制作用。

前神经细胞系统网络之所以在中胚层,当然因为它是一个发育控制系统,其目的是对所有中、后生物系统发育实施控制,当然也包括对后神经系统发育控制。从空间看,人体的后神经系统在外胚层,那么它的发育控制系统应当不在外胚层,而在中胚层。在形成三胚层过程中,形成中胚层是第一位的。形成了中胚层才开始发育外胚层的神经管。

在胚胎期间,除发育出外胚层的神经网络和在中胚层的循环网络功能分类网络之外,同时形成了一个信息与行为关联的基础网络体系(低速传输网络体系)。这个信息与行为关联的基础网络体系是基于细胞接触通信、细胞分泌局部信号分子在邻近细胞之间的通信和细胞间物质连接的关联通信方式,利用细胞的感受、识别、评估、表达能力,通过细胞之间信息与行为感受、信息与行为作用和行为经历记录,建立的发育控制的感受表达网络体系。这种信息与行为关联网络不管是通过退化或发育成功的内皮管、血管、淋巴管、肾管等管网结构,还是通过各种纤维组织(包括神经组织、各种结缔组织等)实现的,其大部分组成都是由中胚层细胞发育演化与发育来的。为区别外胚层为主形成的神经网络系统,同时也为区别中胚层物质交换传输网络(兼做内分泌信息的传输),我们把它称作“中胚层信息与行为关联网络”,也可以称作“中胚层感受表达网络”。作为信息与行为关联,不仅外胚层有通信和信息交换的神经网络,也可以形成中胚层信息与行为的关联网络。

这种以中胚层细胞和组织为主形成的感受表达网络实际上就是中医经络系统的前体系统网络。

生物体内存在细胞通信的机制,有细胞膜接触通信、细胞分泌局部介质在邻近细胞之间的通信和细胞间物质连接的关联通信等方式。生物学缺少对生物主体之间行为感受、行为作用等关联的网络描述,缺少总体的运行和系统框架,这将作为本节讨论的出发点。

我们这里定义的中胚层信息与行为关联网络包括几个层次的含义:

(1) 中胚层信息关联的网络。包括细胞膜接触通信、细胞分泌局部介质在邻近细胞之间的通信和细胞直接连接管道通信，在细胞信息接力传递条件下，形成信息低速通信网络。

(2) 中胚层行为关联的网络。细胞连接的纤维和网络细胞，在受外部刺激条件下，一个细胞的收缩，引发连接细胞的收缩，形成细胞收缩行为的传递或接力。传递行为的细胞构成低速关联网络。在这个网络中可以传递行为要求，例如传递细胞收缩、改变相关细胞行为和行为状态等要求。传递改变细胞的行为和行为状态要求，在传递路径中细胞和组织行为被改变，达到调整作用。

(3) 中胚层信息与行为关联的网络。把上述两种关联网络结合起来构成低速信息与行为关联网络。

我们知道，神经系统主要功能是通过神经递质和电信号，调度和协调靶细胞行为，不是细胞、组织和器官主动对外表达网络。激素产生的作用是特异性的，实现对靶细胞或组织改变行为和行为状态。为什么有了神经系统和激素传递信息的系统还需要我们定义的中胚层信息与行为关联网络。这里由于人体感受表达系统网络范畴大于神经系统和内分泌系统组成的网络。

4.6.2 人体生物系统发育先后顺序和经络系统发育的条件关系

我们从胚胎学和发育学已经有的研究结果看，讨论多细胞生物体的发育是多细胞、多组织、多器官和多系统的多主体发育过程。发育过程中细胞的数量会越来越多，这些细胞都是自行行为的主体，在同一时空中，各自在履行自己的细胞周期的过程。众多数量的主体同时行为，必须讨论它们的并行性。无论对于某个细胞，还是对于多细胞，它们也都有行为的顺序问题。在外界看来相同的环境和条件，这些细胞执行相同的行为，也可能产生不相同的行为结果。这种现象是主体行为的不确定性。所以讨论这个问题，主要从胚胎发育的顺序性、并行性、条件性和不确定性等问题入手。这是研究信息化并发系统的思路和方法，我们借鉴这样的方法来研究神经系统发育的问题，参见下表。

- 胚 1～5 天，受精卵，卵裂、桑葚胚、滋养层、胚泡腔和内细胞集团形成。细胞是全能干细胞。
- 胚 6 天，胚泡开始植入子宫。胚胎开始从母体子宫吸收营养物质。
- 胚 8 天，二胚层胚体结构(椭圆形圆盘)，细胞分化，上皮细胞、神经细胞、腺细胞、血液、生殖等干细胞和祖细胞已经产生。
- 胚 12～14 天，胚泡植入子宫完成，形成卵黄囊和羊膜腔。
- 胚 15 天，形成三胚层。弥散神经网络形成，前神经系统发育。
- 胚 16 天，中胚层开始分化，弥散排泄管网络形成，形成原始的前排泄系统。

胚 1,2 周	胚 3,4 周	胚 5,6 周	胚 7,8 周
受精到二胚层 • 受精、卵裂、桑葚胚、滋养层、胚泡腔和内细胞集团形成,开始植入 • 二胚层胚盘、卵黄囊、羊膜腔形成 • 细胞分化开始。上皮细胞、神经细胞、腺细胞、血液、生殖等干细胞和祖细胞已经产生 • 上胚层细胞增生和迁移,产生原条、原结和脊索(前神经系统弥散神经网络)等,具有头尾方向概念 • 在卵黄囊和体内开始产生造血干细胞、成血管干细胞,形成血岛 • 胚长度为 1～2 毫米	三胚层胚盘形成 • 三胚层形成 • 中胚层首先产生发育诱导的信息 • 神经胚、神经基板、神经管和神经嵴形成 • 出现头突、心突。脑泡和心管形成 • 产生内皮管网,形成原始血管系统 • 形成原始消化管(前肠、中肠、后肠) • 形成泄殖腔,先后形成前肾和中肾 • 鳃器开始发生 • 胚长度为 6 毫米左右	胚体形成 • 圆柱状"C"形的胚体形态。形成各种器官的原基 • 先后出现上肢芽和后肢芽 • 脑、脊髓神经开始发育 • 鳃器退化演化成面部器官 • 开始发育心脏 • 形成肝憩室和肝芽 • 形成背胰芽、腹胰芽 • 形成喉气管憩室,肺芽 • 中肾退化,后肾开始发育 • 先后形成手板和足板 • 胚长度为 14 毫米左右	胚体发育 • 脑神经系统发育 • 中枢神经系统发育 • 周围神经系统发育 • 心血管系统发育 • 排泄系统发育 • 消化系统发育 • 生殖系统发育 • 皮肤系统发育 • 人体腔体、面部和四肢发育 • 脊索开始退化为脊髓核 • 胚长度为 30 多毫米

• 胚 19 天,外胚层开始分化,卵黄囊造血。原始皮管、弥散血管网络形成,形成前血管系统,出现心原基。

• 胚 20 天,内胚层开始分化,形成脊索管,体节出现。

• 胚 21 天或者 22 天,脊索开始形成,开始形成各器官发育控制的前神经系统的神经干、神经节和神经环等组织。形成后神经系统的神经板,出现神经沟,还出现前肾。出现心管,心管开始搏动,胚胎血液开始循环。这个时期,还应当形成弥散内分泌腺细胞均匀分布,形成原始的前内分泌系统。利用已经循环的血液循环系统开始实现前内分泌系统功能。前神经系统的神经干、神经节和神经环等发生顺序是与胚胎器官发育顺序一致的。

• 胚 22 天,神经沟开始闭合,开始发生神经管,并在已经形成的前神经系统控制下,脑和脊髓神经等中枢神经系统开始发育。神经嵴开始产生,但是神经嵴面向周围神经系统,尤其是交感神经系统的发育进程却没有马上开始,而是神经嵴立即开始了非神经系统的发育进程,包括许多形式的腺细胞、骨细胞、肌细胞、大动脉血管壁细胞、结缔组织细胞。神经管和神经嵴在外胚层相对独立后,被外胚层表皮覆盖,开始启动头、面、皮肤、眼、口、耳、鼻、肛门等器官发育。在后续的时间内,"腹向迁移神经细胞"(VENT)和"晚期外向迁移嵴"继续为副交感神经、脑神经、内脏感觉神经发育提供支持。

• 胚 23 天,体节有 12 对,鳃器发生,出现第 1,2 对鳃弓,出现心隆突。

• 胚 25 天,体节有 18 对,视泡形成,听板出现。

• 胚 27 天,神经管完全闭合形成,出现第 3 对鳃弓,形成肝憩室和肝芽。形成背胰芽、腹胰芽。形成喉气管憩室,肺芽。出现中肾,主动脉-性腺-中肾(AGM)开始造血。前血管、前神经系统的组织、前排泄管系统的组织、前内分泌细胞和组织都参与到各器官的发育组织中。

• 胚 28 天,出现上肢芽。在前、中肾细胞组织和有关信号的诱导下,先后出现上肢芽和后肢芽。

• 胚 30 天,体节有 33 对,出现第 4 对鳃弓,出现嗅泡,出现晶体板,出现后肢芽。

• 胚 35 天,形成圆柱状“C”形的胚体形态。心管开始发育心脏。鳃器退化演化成面部器官。中肾退化,后肾开始发育。中肠袢快速生长。卵黄囊开始退化。后神经系统包括 12 对脑神经系统和 31 对脊神经系统架构已经形成,这些正在发育的周围神经组织(包括运动感觉神经),参与到其他后生物系统的组织、器官全面发育过程,并与器官神经节连接。但后神经系统还未发挥作用。发育过程依然主要受到前神经系统、前(中)内分泌系统控制。

• 胚 42 天,脑、脊髓神经开始发育。先后形成手板和足板。中肠袢由于腹腔空间小,被挤入脐腔内,开始出现脐疝,肝脏开始造血。

• 胚 49 天,脾脏开始造血,脊索开始退化为脊髓核(这些脊髓核是后周围神经系统,例如交感神经干神经节的核或脊神经节)。心脏形成四腔结构。指趾开始放线分离,眼睑形成,乳头出现,颌、鼻和唇形成。前神经系统的神经干、神经节、神经环退化演变为其他分类系统的组织(主要演变为存在于各系统上的经络系统,成为脏腑器官与其他组织和器官的感受表达网络渠道之一,例如人体某些反射区的感受与表达)。胚胎各器官在前神经系统就开始发育的“器官神经节”被保留下来,进入到后周围神经系统结构中。弥散神经网络退化演变为弥散神经内分泌细胞网络系统(主要成为脏腑器官与其他周围组织和器官的感受表达网络渠道之一)。后神经系统和后内分泌系统开始在发育中发挥作用。

• 胚 56 天,胚胎最后一天,五官俱全,四肢开始发育。

• 胚 10 个星期,肝出现肝小叶。大约胚 3 月肝开始可以分泌胆汁。后肾开始分泌尿液。

• 胚 3 月,胎儿期开始。中肠袢退回胚体腹腔,脐疝消失。骨化过程与骨骼发育明显,性别标志明显,肌肉出现协调性收缩和反射活动。说明后神经系统已经对骨骼肌肉发育和活动发挥作用。

• 胚 4～5 月,出现胎毛,身长增加加快,体重不足 500 克,出现明显的母感胎动。胚胎 4 月直到终生,骨髓开始造血。后神经系统功能不断完善。胚 5 月,肝的造血功能逐步减退,保留少量造血干细胞。脾脏(包括胸腺、淋巴结等)造血功能也开始减弱,保留部分造血能力。

• 胚 6～7 月,主要表现器官功能发育,除呼吸系统外,多数器官具有功能或部分功能,例如消化系统基本还没有发挥功能。肺支气管达到 17 级。

• 胎儿出生前 2 个月,发育皮下脂肪,体重增加较快。出生一般有 3000 多克。

依据多细胞组织结构的复杂程度或者生物学划分的细胞、组织(多细胞结构)、器官(多组织结构)和系统(多器官结构),定义一些我们关注问题的坐标点,考察它们发育的顺序和条件关系是必要的。我们首先从信息交换和物质交换入手讨论。

为了讨论方便,需要把一些对我们讨论经络系统有帮助的胚胎发育的重要事件时间顺序归纳在下表中。

胚胎发育事件	事件开始时间	说　明
受精卵	胚0天	开始计算胚发育时间
桑葚胚、胚泡	胚3、4天	
胚泡植入	胚6天,12天完成	
二胚层胚盘形成	胚2周,胚7、8天,	上胚层和下胚层,两层细胞组织
弥散神经网络形成		对应于腔肠动物,上皮细胞和神经细胞是重要标志
卵黄囊生成	胚14天	
细胞分化	胚15天	上皮细胞、造血干细胞、成血管细胞、神经干细胞、腺细胞、间充质细胞
三胚层形成	胚15天	外胚层、中胚层、内胚层生成,对应于后续从扁体动物开始进化
卵黄囊造血	胚15、16天	血岛
三胚层分化	胚15天、19天、20天	中胚层首先分化,然后外胚层分化,内胚层分化
原始弥散内皮管网络	胚18、20天	在弥散神经网络基础上,有神经干和口神经环,有原始弥散排泄管网络
原始排泄管网络		弥散排泄管网络,对应于扁体动物
原始血管网络		
桶状神经干开始形成		对应于原体腔动物,神经干、体节神经环、器官神经环、血管神经节脉络、弥散神经网络
脊索发生	胚21天	脊索管、脊索开始形成
前神经系统网络	胚3周	脊索、主神经干、神经干、体节神经环、器官神经环、血管神经节脉络、弥散神经网络
心管发育	胚3周,胚21天	出现心管,心管开始搏动,胚胎血液开始循环
神经管	胚22天到胚27天	神经管完全闭合形成
神经嵴	胚22天	
前肾	胚4周初	
原始血管网络	胚26天,胚4周末	心管、弓动脉、动脉囊、静脉窦、卵黄囊动静脉、脐动静脉、背动脉
原始腺细胞网络		
AGM造血	胚27天	动脉-性腺-中肾造血
体节发育		对应于环节动物,前神经系统沿体节延伸

续表

胚胎发育事件	事件开始时间	说明
肝发育	胚4周初，胚27天	内胚层形成肝憩室和肝芽
胰发育	胚4周末，胚27天	内胚层前肠基板，形成背胰芽、腹胰芽并融合
肺发育	胚27天	原肠前端形成喉气管憩室，肺芽。气管、支气管、肺泡发育，大约在胚7月完成
四肢发育	胚28天，30天	上肢基板，发芽，下肢基板，发芽
脑发育	胚4，5周	前脑泡、中脑泡、菱脑泡发生，开始端脑、中脑、小脑、脑桥等
圆柱状“C”形的胚体	胚35天	原始胚肠形成前、中、后肠
心血管发育	胚35天	心管开始发育心脏
淋巴管网络发育		弥散淋巴组织、淋巴小结
脾发育		中枢淋巴器官（胸腺）、外周淋巴器官（淋巴结、脾、扁桃体等）
生殖器官发育	胚4周末	中肾
后肾发育	胚5周初	后肾
卵黄囊（管）退化	胚6周	卵黄囊管退化、卵黄囊动脉、卵黄囊静脉退化闭锁成细胞索
中枢神经系统发育		脊髓发生
肝脏开始造血	胚6周	肝造血持续到胚6月
中肠袢出现脐疝	胚6周（胚42天）	
脾、淋巴开始造血	胚49天	脾脏开始造血
脊索退化	胚49天	脊索开始退化为脊髓核，前神经系统的中枢系统融入后神经系统中枢部位
周围神经系统发育	从神经嵴发育开始，经历了一段参与器官发育过程	后神经系统的神经节（交感、副交感）和周围神经系统的神经纤维发育
肝出现肝小叶	胚10周	
肝开始可以分泌胆汁	胚3月	
后肾开始分泌尿液	胚3月，胚11，12周	
中肠袢脐疝消失	胚3月。中肠袢退回胚体腹腔，脐疝消失	
骨髓开始造血	胚4月后直到终生	
骨骼肌肉运动出现		说明周围神经系统开始控制
胎儿出生		肺呼吸出现，静脉导管闭锁退化，动脉导管闭锁退化，脐动脉与脐静脉闭锁退化，卵圆孔闭合。经络系统全部形成

从胚胎学和发育学给出的胚胎发育顺序的描述，人体的神经系统开启于外胚层的发育过程。外胚层发育不仅发育出了人体的后神经系统，同时还发育了人体皮肤系统，并与中胚层结合发育了人体感觉器官（口、鼻、耳）等。可以证实神经板、神经管和神经嵴发育产生了两个方向。应当说神经管发育是中枢神经系统自身的发育。人体周围神经系统的前体系统是神经嵴，而神经嵴真正的发育是比较晚的，而且神经嵴在前期的发育过程中，主要是神经元的迁徙，参与到同期的组织和器官的发育，其中许多神经细胞去分化

成为其他分类细胞。有些神经细胞参与到器官神经节的组织和发育。待这阶段工作完成，才开始真正的周围神经系统发育。这说明：

(1) 人体后神经系统在胚胎前期没有参与胚胎发育，但参与了胚胎的后期发育和出生后的发育。

(2) 现有的胚胎学和发育学没有描述胚胎发育的前神经系统的存在、发育过程和退化过程。

(3) 在胚胎发育过程中胚层的诱导作用，不仅表现在局部环境的组织和器官发育的局部激素、细胞因子和生长因子，还表现在这个胚胎发育中应当存在着相互关联的整体发育的中胚层控制网络体制：前神经系统。

原始前神经系统属于中胚层神经性的控制网络系统，从弥散神经细胞网络开始发育，随着细胞聚集和其他系统组织和器官发育要求，均匀分布的弥散神经细胞网络开始出现不均匀现象，出现了神经节、神经干、神经环和主神经干和神经脊索的快速发育过程。这个时期，与其他的原始血管、排泄管等网络体系密切联系，相互独立、并行发育。在中胚层首先发育前神经系统，并在此基础上，再发育在外胚层的后神经系统是本书提出的非常重要的观点。

在信息交换行为系统中，除神经系统发育过程令人关注外，对于通过腺细胞分泌作为功能行为的内分泌系统的发育过程同样是令人关注的。内分泌系统开启于中胚层，胚胎发育经历了弥散腺细胞网络(细胞间信息交换，信号物质细胞因子和生长因子)形成、局部环境信息交换(组织和器官早期发育诱导，信号物质是细胞因子、生长因子和局部激素)、局部环境腺细胞聚集(内分泌组织、器官早期发育诱导)和全身环境的信息交换(原始血管循环体系形成后，全身发育诱导，信号物质是激素，胚胎发育时期的内分泌系统开始运行)。

最后，我们可以得到与经络系统有关的发育条件顺序：

(1) 二胚层胚盘形成，弥散神经网络形成，在上、下胚层中间有一对弥散神经网络。细胞分化上皮细胞、造血干细胞、成血管细胞、神经干细胞、腺细胞、间充质细胞。

(2) 三胚层胚盘形成，弥散神经网络上，有神经干和神经环。弥散排泄管网络形成。

(3) 桶状神经干开始形成。

(4) 神经脊索形成。

(5) 体节发育，前神经系统网络基本形成。

(6) 心管和原始血管网络、心脏器官神经节、血管脉络发育形成。前肾发育(胚四周初)，中肾发育(胚 4 周末)、后肾发育(胚 5 周初)。

(7) 器官、体腔、四肢发育，器官神经节发育。

(8) 胚胎心血管网络形成，前神经系统网络完全形成。

(9) 胎儿出生，前神经系统退化，经络系统完全形成。

4.6.3　人体生物系统细胞组织的感受表达 AIB 协同网络

人体的胚胎发育从系统学角度看，是从原始血管系统(血管组织)、原始前神经系统

(弥散神经细胞网络组织)、原始腺细胞系统(弥散腺细胞网络组织)、原始排泄管道系统(弥散的排泄管道网络组织)和原始肠管系统(管道组织)开始,在这些原始系统和细胞的物质与行为基因动力和细胞相互作用(协同基因)推动下,细胞聚集产生最初不平衡结构,进入了胚胎的细胞组织发育阶段,这个阶段主要是自主发育、协同发育和诱导发育。这些原始的细胞组织内部的协同机制是AIB网络。细胞组织的发育,是通过组织局部环境的AIB网络的协同模式实现的。然后在原始的血管、造血、神经、腺细胞组织、肠管等前生物系统(细胞组织)的参与下,在前神经系统强制发育模式的控制下,开始了胚胎器官的发育,胚胎逐步进入了强制发育(管理者模式)阶段。我们主要论述关于细胞组织AIB网络在整个发育过程中的作用。首先用图4.23来描述细胞组织AIB网络在整个发育过程不同阶段的表现。

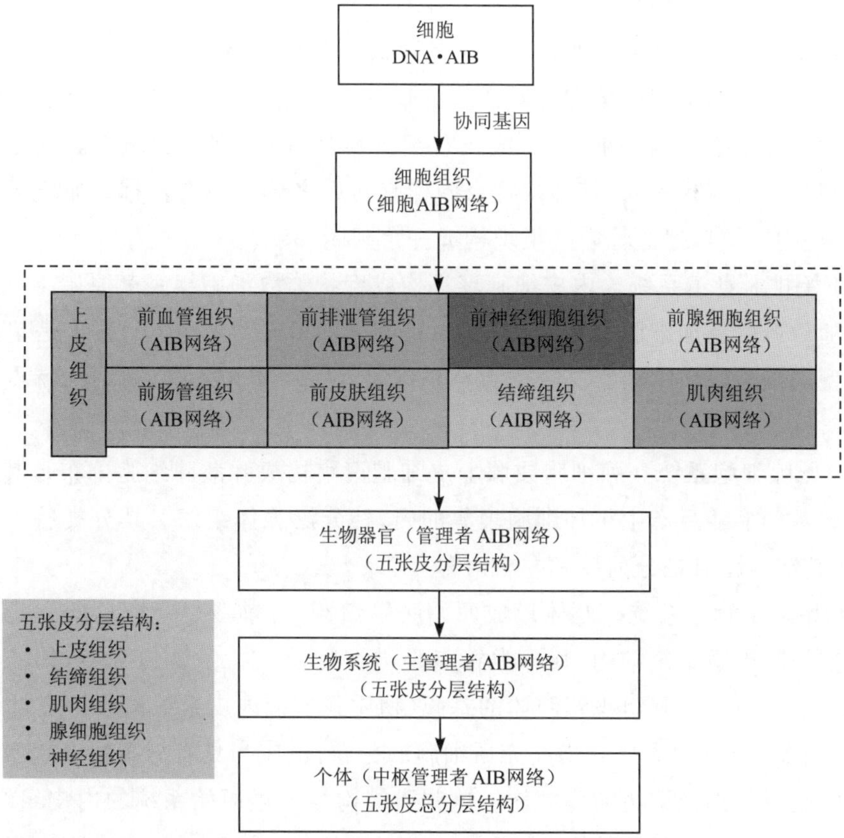

图4.23　人胚胎发育的细胞组织AIB网络作用

图4.23描述的发育流程阶段逻辑关系中有如下几个阶段划分。

1. 细胞DNA·AIB“自主发育模式”阶段

胚胎发育最早时期,受精卵分裂后的“桑葚胚”期间,主要是细胞之间的关系,属于自主发育模式,其动力主要是细胞自身的DNA和细胞的AIB。虽然期间已经存在着关联关系。细胞开始特异分化,出现限定性和多能性的干细胞。产生内皮细胞、神经细胞、腺细胞的前体细胞或干细胞。虽然已经有分化，但是与后续发育中产生的专能干细胞和体细胞不同。

2. 细胞组织的“AIB网络协同发育模式”阶段

在这个细胞组织流程阶段中，产生上皮组织、神经组织、腺细胞组织、肌肉组织、结缔组织。这个时期产生的细胞组织，其细胞类型依然属于多能性干细胞。

这个发育流程阶段，产生一批原始的生物系统（细胞组织），它们是以下前系统：

(1) 原始神经系统。弥散神经细胞网络组织是其原始系统形态，在此基础上随后产生更加细胞聚集的前神经干、神经节、神经环，以及主神经干等网络结构，都是这个原始系统中单一神经干细胞类型的细胞组织结构，可以称为细胞索结构。其分类特点与信号诱导、通信相关联，其结构特点是有前后和左右对称。

(2) 原始血管系统。内皮细胞聚集构成管状弥散细胞组织是其原始系统形态，在此基础上随后产生更加细胞聚集的动脉血管、静脉血管、心管、静脉窦、动脉囊和弓动脉，都是这个原始系统中单一内皮干细胞（成血管细胞）类型的细胞组织结构。其分类特点与造血发育和输送血液相关联，其结构特点同样有前后之分和左右对称。血管内皮细胞组织外的基膜（物质膜），把血管内皮组织构成一个封闭环境。

(3) 原始排泄管道系统。内皮细胞聚集构成管状弥散细胞组织其原始系统形态。在此基础上随后产生更加细胞聚集的前肾、中肾的排泄管道结构，这个系统是单一的内皮干细胞类型的细胞组织结构。其分类特点是排泄有害物质相关联，其结构特点同样分前后并左右对称。

(4) 原始腺细胞系统。腺细胞或腺上皮细胞聚集构成弥散腺细胞分布是其原始系统形态。在此基础上随后产生更加细胞聚集的内、外分泌腺体组织。其分类特点与分泌物质相关联，其结构特点是分前后和左右对称。

(5) 原始消化管道系统。胚体形成原始肠管组织，分前肠、中肠、后肠。是单一的内胚层的内皮细胞管道组织结构，其分类特点是进行物质、水、气体的交换，其结构特点分前后和居中轴。内皮细胞组织背腔体的基膜（物质膜），把内皮组织构成一个封闭环境。

(6) 其他细胞组织，主要是指间充质细胞的分布，也应当具有分布特点。在此基础上随后产生的是更加细胞聚集的膜结构。这些膜结构与上述原始系统的内皮组织结构，例如血管内皮结构和原始肠管结构，进行外层的膜包裹，一层又一层，并在膜内实行其他组织如肌肉组织、骨骼组织的发育等。

在这个发育期间，一个组织内的细胞关系是协同模式，通过组织内细胞AIB的行为模式的协同，实现范围内的AIB网络。我们看到上述原始系统中，其共同的特点是组织内，可以去掉分类特点，但是共同的AIB协同机制是不可退化和消去的。

3. 生物器官“管理者AIB网络发育模式”阶段

生物器官虽然是由多细胞组织，包括上皮组织（血管）、肌肉组织、结缔组织、神经组织等参与和控制下产生的多类型细胞组织的比较复杂的组织结构，但是把多类型、多数量、多层次的细胞组织组合在一起，存在着“跨组织的协同”问题。而每一个组织内细胞协同是被环境局限的，其中存在着协同基因的浓度和作用范围限制。所以跨组织的协同，必须要求一个组织结构，专司跨组织协调。于是产生了器官级别的管理者发育模式问题。但是这个管理者不是一个细胞，而同样是一个细胞组织。这个细胞组织最有效的形态是“神经细胞”组织，该组织是实行“协同模式”的。于是产生了用神经组织的“协同模式”(AIB 网络)来管理跨组织的“协同问题”。这个神经组织就是“器官神经节”。器官神经节作为管理者的发育模式，当然可以称作“管理者 AIB 网络发育模式”。器官的结构形态有共同的基础，通常有膜包裹，构成器官的局部环境。器官与外部的交换主要通过器官神经节、血管等实施。

这里的器官概念是指人体目标发育的器官，不仅包括胃、脾、肝、胆、肾、膀胱等集中细胞聚集的器官，还包括主动脉、主静脉和大血管等等这样的分布聚集概念的器官。

4. 生物系统“主管理者 AIB 网络发育模式”阶段

生物系统是由多器官构成的复杂主体结构，包括多种分类功能的器官组合在一起发育和运行，存在“跨器官的协同”问题。由于每一个器官都存在着一个管理者“器官神经节”，所以“跨器官的协同”实际是“跨器官神经节的协同”。于是，需要一个“器官神经节”的管理者。这个管理者我们称为“主管理者”。其实，这个主管理者依然是一个神经组织，我们把这个主管理者称为“神经干”。由神经组织把多个器官的神经节连接起来，专司“跨器官的协同”问题。同样的道理，由于神经细胞组织是实行“协同模式”的，于是产生了用神经组织的“协同模式”(AIB 网络)来管理跨器官的“协同问题”。这个神经组织就是我们定义的“前神经系统的神经干”。神经干作为主管理者的发育模式，当然可以称作“主管理者 AIB 网络发育模式”。

这里的系统是指人体目标发育的生物系统，例如腺体系统、消化管道系统、血液循环系统、淋巴系统、排泄与生殖系统、体腔系统、感受表达系统等。

5. 个体“中枢管理者 AIB 网络发育模式”阶段

生物个体是多生物系统的组合体，其行为控制是跨系统的中枢管理者作为主体实施的。而这个中枢管理者应当是“主神经干”，由它来协调多系统的多神经干。

上述描述，已经清楚给出了前神经系统是如何实施胚胎发育管理和强制发育控制的。

4.6.4 人体前、后神经系统发育过程描述

我们把前、后神经系统的发育和运行的过程再放到一起描述。人体的前神经系统是为胚胎早期发育实现神经控制的体系，也是胚胎生命运行的控制体系。整个神经系统的发育与生物的进化过程一样，也在胚胎发育中进化或演化。

1. 前神经系统发育和运行的过程描述

最早的神经系统是弥散神经网络系统，反映了最原始多细胞动物或胚胎最早期的神经系统情况。

随着动物进化或胚胎发育，由于细胞组织和器官发育的开始，产生了不均匀的物质和信息交换的要求，在弥散神经网络基础上，产生比较集中的神经节。器官内神经节由于分布在器官内，弥散神经细胞网络出现局部性聚集，产生包括眼、耳、咽、舌、上下颌、心、肺、食管、胃、肝、胰、胆、肠壁、肾、膀胱、子宫等器官内神经节。所有器官神经节发生和运行都伴随胚胎对应器官发育过程的始终。

动物进化或胚胎发育中产生了多组织、多器官和多系统的多神经节关联问题，多器官发育的多神经节发育，需要关联性控制，出现了神经环与神经干。这些神经环与神经干是原弥散神经网络中的某些通路，变大变粗，这些通路的产生也是通过神经细胞聚集和相互关联的突触构成的。于是在控制体系中，需要有连接多神经节的神经干和神经环的相对分布的神经系统。

随着动物进化或胚胎发育中产生的前后、左右和背腹的对称结构要求，这种多神经干和多神经环，也必须具有前后、左右和背腹的对称结构。从发育控制差别的要求看，这些关联器官神经节的神经干，必须是左右对称的神经干，或背腹对称结构的主神经干。所有神经干、神经环必须有一个集中评估和决定的高端神经系统，即脊索。

前神经系统发育过程描述如下：

(1) 弥散神经网络起初是均匀分布的神经细胞网络，最后演化发育为弥散神经内分泌腺细胞网络系统。

(2) 器官内神经节由于分布在器官内，当弥散神经细胞网络出现局部性聚集时，产生器官内神经节，为了区别后神经系统的神经节，我们都定义它们为“前神经节”。这些神经节主要包括：头腔前神经节、耳前神经节、眼前神经节、鼻前神经节、咽前神经节、舌前神经节、泪腺前神经节、口唇前神经节、上颌前神经节、面前神经节、下颌前神经节、腮腺前神经节、扁桃体前神经节、胸腔前神经节、胸腺前神经节、甲状腺前神经节、甲状腺旁前神经节、食管前神经节、心包前神经节、心前神经节、肺和气管前神经节、胃前神经节、脾前神经节、肝胰前神经节、胆前神经节、中肠前神经节、小肠前神经节、大肠前神经节、前肾前神经节、后肾前神经节、盆腔前神经节、中肾前神经节等。

(3) 前神经系统的神经环与神经干最终发育成经络系统对应经脉。随着发育进程继续，多组织和多器官的发育，产生多器官许多前神经节，这些神经节需要关联起来，产生了联络多前神经节的干线通信结构。最终生成以下前神经干：

• 心系神经环(阴)，在体腔内与心发育前神经干连接，在上肢最终演化发育成心经，心发育的前神经干，最终发育成心经的体腔内路径分支部分。

• 心系神经环(阳)，在体腔内与小肠/血管发育前神经干连接，在上肢最终演化发育成小肠经，小肠/血管发育前神经干最终发育成小肠经的体腔内路径分支部分。

• 心包/体腔神经环(阴),在体腔内与心包发育前神经干连接,在上肢最终演化发育成心包经,心包发育前神经干最终发育成心包经的体腔内路径分支部分。

• 心包/体腔神经环(阳),在体腔内与体腔发育前神经干连接,在上肢最终演化发育成三焦经,体腔发育前神经干最终发育成三焦经的体腔内路径分支部分。

• 肺/口食管神经环(阴),在体腔内与肺发育前神经干连接,在上肢最终演化发育成肺经,肺发育前神经干最终发育成肺经的体腔内路径分支部分。

• 肺/口食管神经环(阳)在体腔内与大肠横膈/肺呼吸前神经干连接,在上肢最终演化发育成大肠经,大肠横膈/肺呼吸发育前神经干最终发育成大肠经的体腔内路径分支部分。

• 脾经是原始的淋巴系统在胸、腹部发育的前神经干。

• 胃经是消化管道系统发育的前神经干(左右对称)。

• 肝经是原始消化腺系统内分泌系统发育的前神经干(左右对称)。

• 胆经是原始消化腺系统外分泌系统发育的前神经干(左右对称)。

• 肾经是原始排泄与生殖系统发育的前神经干(左右对称)。

• 膀胱经是原始排泄管道和前肾系统、脊柱发育的前神经干(左右对称)。

• 还有一些小的神经环,例如口唇神经环、眼神经环。

例如,肝经和肾经的前神经系统可以组成图 4.24 所示的多前神经节的前神经干。

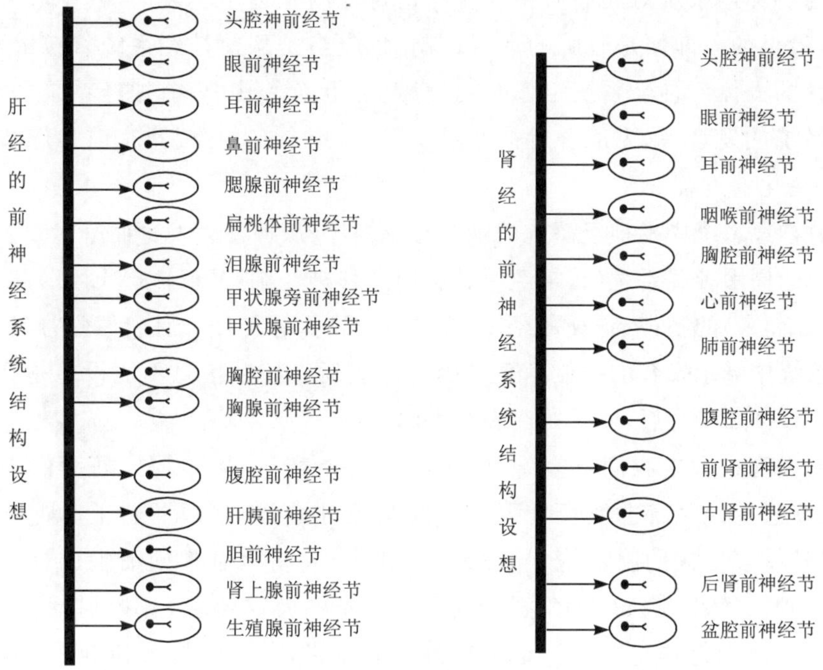

图 4.24 肝经、肾经与器官神经节

由于篇幅限制,我们对经络的前神经系统设想发育过程描述到这里。只要上述阐述的原理最后被验证了,经络的前神经系统发育过程图和它们的结构图就完成了。

(4) 背腹对称的主神经干最终发育成经络系统对应经脉:

• 督脉是前神经系统的背腹对称的主神经干。督脉与任脉的前主神经干构成环路。

- 任脉是前神经系统的背腹对称的主神经干。任脉与督脉的前主神经干构成环路。

(5) 前神经系统的脊索最终发育成脊神经的核。

(6) 前神经系统发育中,脑干、间脑等脑发育开始。

2. 后神经系统发育和运行的过程描述

人体的后神经系统中,有几个组成部分是从前神经系统继承的:

- 弥散神经内分泌腺细胞网络系统。
- 脊索融入脊神经的核。
- 器官内或旁前神经节。

无论从生物进化在胚胎发育中重演看,还是从发育存在强制发育控制模式的系统学角度看,认为只有细胞因子和内分泌激素信号对发育进行控制和调节。从发育时间的顺序看,人体后神经系统发育不是一个完整的,自上而下的,即从中枢神经系统发育到周围神经系统和器官神经节发育过程。单从发育时间顺序看,关于人体器官内神经节发育,我们没有找到相应后神经系统发育介绍,这些器官内的神经节系统,与人体的中枢神经系统发育几乎是同时,甚至比后神经系统周围神经系统还早。例如人眼、鼻、咽喉、食管、胃、肝、四肢等发育,应当认为与人体后神经系统没有建立发育的控制关系。人体的后神经系统对胚胎后期发育和运行控制是逐步实现的,其中心脏的跳动运行,应当是最早的。即便是心脏的运行控制,也应当是从前神经系统直接继承过来的。那些后发育的人体后神经系统工作时间,肯定会更晚。其中,前神经系统的前神经节,在后神经系统的发育中,为适合后神经系统需要,也会有一个"器官前神经节"向"器官后神经节"演化的过程。

人体后神经系统中枢神经系统的脑与脊髓神经(从神经管发育而来),以及从脑和脊髓延续发育的周围神经系统(从神经嵴、"腹向迁移神经细胞"群体(VENT)和"晚期外向迁移嵴"发育而来)的脑神经、脊神经、交感神经与副交感神经和脏腑感觉神经,必须具有从前神经系统中继承发育的控制信息。因为这些发育控制信息不能设想是在胚胎发育的56天后,或2、3个月后,才开始逐步产生的。

在胚胎发育进程中我们重复看到,神经嵴开始产生,但是神经嵴面向周围神经系统,尤其是交感神经系统的发育进程却没有马上开始,却立即开始了非神经系统的发育进程,包括许多形式的腺细胞、骨细胞、肌细胞、大动脉血管壁细胞、结缔组织细胞。当神经管和神经嵴在外胚层相对独立后,被外胚层表皮覆盖,开始启动头、面、皮肤、眼、口、耳、鼻、肛门等器官发育。至于后神经系统的副交感神经、脑神经、内脏感觉神经发育,就更晚开始,因为它们不是由神经嵴发育的,而是由"腹向迁移神经细胞"(VENT)和"晚期外向迁移嵴"实施发育的。这就进一步证明了,那些很长轴突神经纤维的周围神经系统部分,是较晚发育的。而且存在着一段前神经系统与后周围神经系统发育的神经嵴、VENT和晚期外向迁移嵴合作期。在前神经系统控制下,后神经系统已经产生的神经细胞存在着大量的去分化,转决定在分化的过程中参与相关非神经组织、器官的发育工作。

在这个发育阶段,后神经系统的脑、脊髓系统都在加快发育。而器官内和系统内神经节局部系统也在加快发育,相当一部分的周围神经系统发育处在缓慢或等待发育状态。也就是说,除直接与脑神经发育相关的器官外,中枢神经系统与器官局部神经系统之间,还是相互分离的,在它们之间发挥桥梁作用的周围神经系统还没有发育起来。包括内脏器官在内的胚胎的组织与器官发育控制是由前神经系统担任的。

从上面的讨论中,我们看出,人体神经系统的发育,划分为三个阶段:

- 前神经系统发育控制与后神经系统的中枢发育阶段。
- 前神经系统发育控制和后神经系统的周围神经系统发育。
- 前神经系统逐步退出发育控制和后神经系统的逐步参与发育控制阶段。

前、后神经系统接替,如同前神经系统退出领导地位,把人体发育的“江山”(组织、器官、系统)和“基层政权”(器官旁和内的神经节、弥散神经内分泌网络)及所有的发育信息移交给接管政权的“后神经系统”,并产生了更适合中央集中的运行管理体制。后神经系统的中枢取得“政权后”,“招安”了脊索,退隐了前神经干(理由是传输速率低),“接管”了全部器官前神经节,“安抚”了全部弥散神经网络。

在上述前、后神经系统发育、继承、演化中,人体的前、后神经系统的发育顺序和大致前后关系可以用图 4.25 来描述。

前神经系统器官内神经节、脊索融入到器官内和脊神经核是最合理的解释。而前神经系统中主神经干、神经干、神经环、非器官神经节,应当被后神经系统具有较长轴突的神经纤维、交感神经干神经节、脊前神经节等高效能的神经系统所代替是自然的。而这些前神经系统中主神经干、神经干、神经环、非器官神经节没有死亡和消失,而是去分化,转决定成为其他后生物系统的细胞组织的成员。现代生物学的研究成果,证实人体器官细胞有 30%是从神经细胞演变而来。

4.6.5 人体经络系统 14 经左右、背腹、阴阳对称结构发生

人类通过整个生物进化的过程,选择了前后、背腹和左右对称的身体结构。所谓前后是指身体结构有前后之分,标志着运动和过程的空间、时间的顺序。所谓背腹是指身体有顺从地球重力,动物有背向天、腹向地和四肢着地的稳定结构。所谓左右对称是指身体感受、识别和反应差异的平衡结构,也是一种备份的可靠性结构。显然人类是从前后、背腹和左右对称的身体结构低等动物进化而来。

身体的所有左右对称器官,例如脑、眼、鼻孔、耳、上肢、下肢、睾丸、肾、肺(大小不对称)等器官是左右对称的。对称的双器官可以产生差异识别和平衡。大脑分左和右是为了保持对不同感受和识别作出不同反应,通过两个大脑不同评估,作出综合判断。眼分左右可以产生空间视觉差异,具有立体视觉效果。耳分左右,产生声音听觉差异,具有听觉方向性。鼻孔分左右可以产生气味在空气中的分布梯度感觉,也有一定的方向性。上肢和下肢左右对称,可以保持身体运动的平衡性。为什么肾和睾丸分左右?为什么肺分

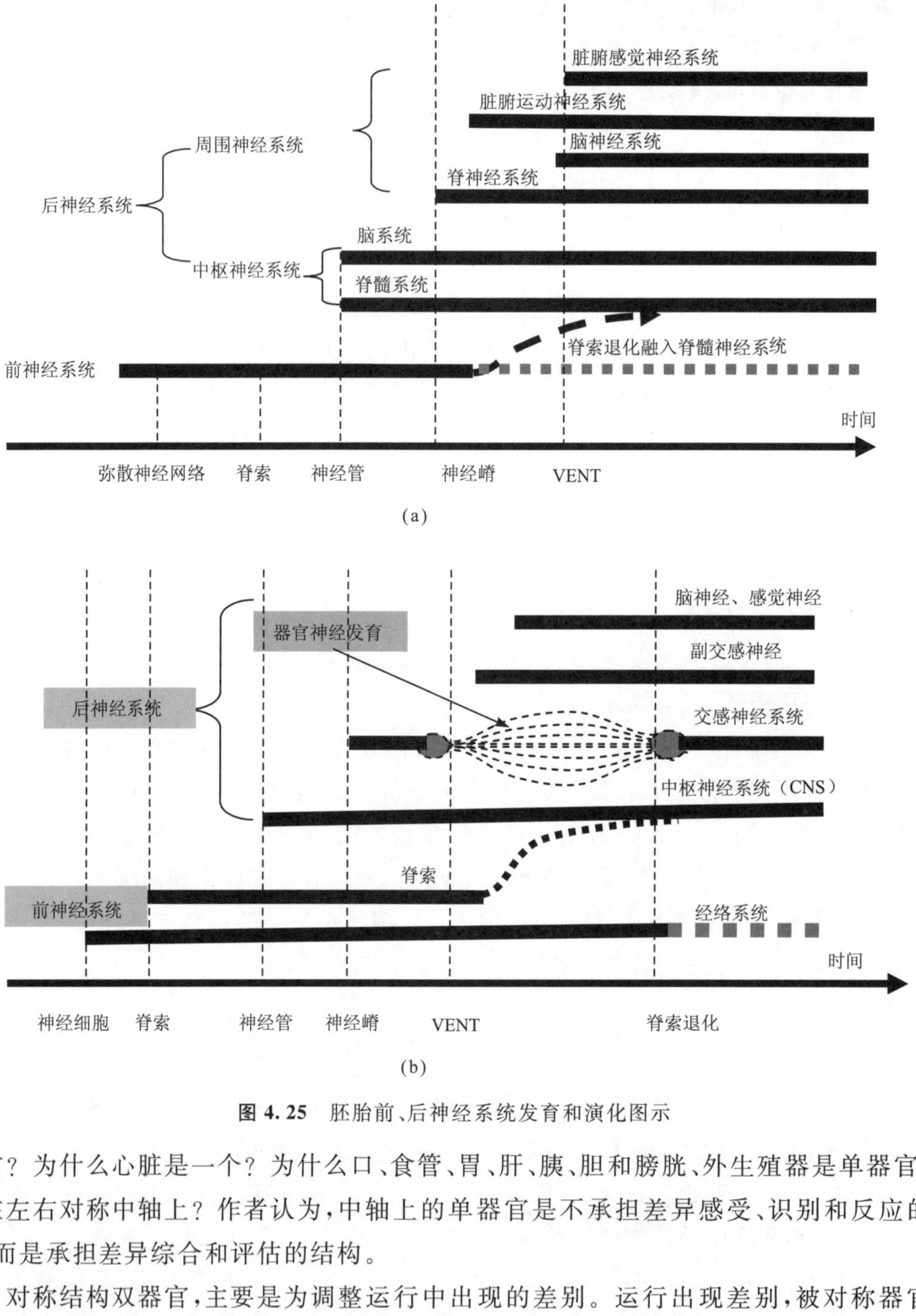

图 4. 25 胚胎前、后神经系统发育和演化图示

左右？为什么心脏是一个？为什么口、食管、胃、肝、胰、胆和膀胱、外生殖器是单器官的，处在左右对称中轴上？作者认为，中轴上的单器官是不承担差异感受、识别和反应的结构，而是承担差异综合和评估的结构。

对称结构双器官，主要是为调整运行中出现的差别。运行出现差别，被对称器官感受，才能对运行中出现的差别进行调整。另外，差别是运动源泉，无论是物质、热、气体、水、信息出现分布空间差别，必然会产生运动。产生物质、热、气体、水、信息运动，这种差别引起的运动是生物自行调整的最好方法。所以差别不仅是调整的依据，也是产生调整需要的运动动力。

人体重要的组织、器官和系统均处在中轴，而且是单数器官体系。如果不在中轴线位置上，就应当是双数器官的左右对称体系，例如眼、鼻孔、耳、上肢、下肢、睾丸、肾、肺（大小部对称）和神经系统等。消化系统在生物体中轴线位置系统，例如口、食管、胃、肠、膀胱和肛门都是单形态的器官，也许内部有对称结构，但是从个体看，不是对称的双器官系统，参见图 4.26。

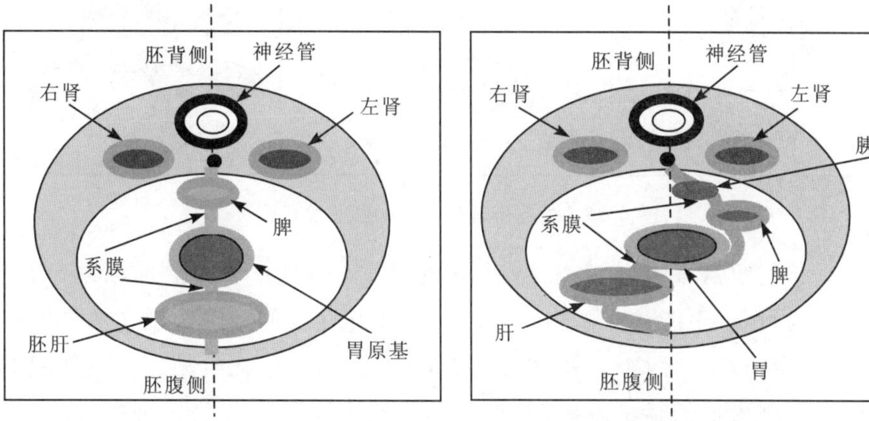

图 4.26 胃、肝、脾、胰从中轴发育到逐步偏移图示

人在胚胎发育起始阶段，心是由原始左右对称的心管融合产生的，初级心脏一开始处在左右对称轴上，随着发育过程，产生了某种偏离中轴情况，参见图 4.27。口、食管、胃、肝、脾、胰、肺（芽）都是在中轴上发育的，虽然开始是单器官原基，但是处在中轴位置，是对称的。其中口、食管、胃、肝、脾在发育过程中始终保持单器官特性，而口、食管保持中轴特性不变，但胃、肝、脾也在发育过程中空间位置偏离中轴。其中，胰在开始发育时，分背和腹两个胰芽，后在发育中融合；肺（芽）虽然一开始是一个，气管在中轴上，但是在发育过程中分化为左右两个肺和支气管结构，参见图 4.28。这些器官从总体上看，最初发生在人体胚体左右对称的中轴上，在进一步的发育过程中，受到自身发育空间要求和腔体空间限制，或其他因素影响，器官的中轴位置被逐步改变。

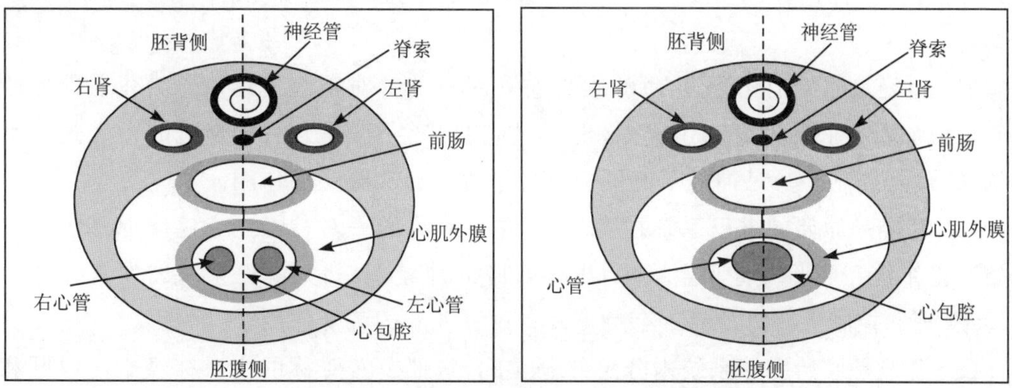

图 4.27 心脏从双心管到单心管发育图示

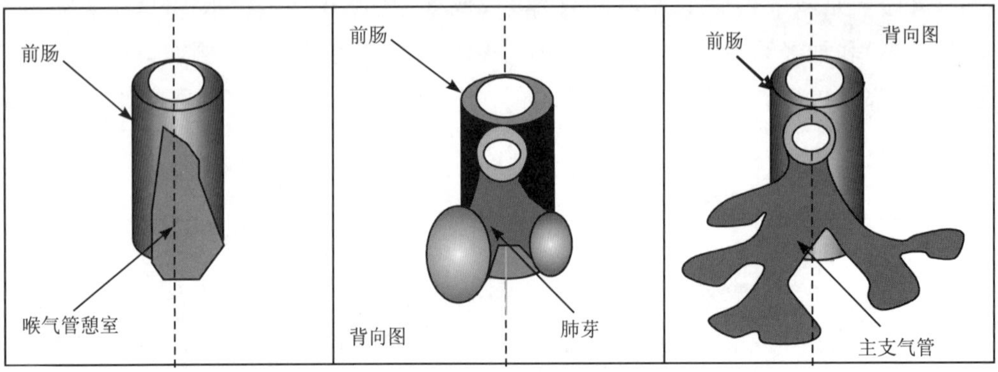

图 4.28 处在中轴位置上的肺芽发育图示

在对称生长的双器官中，作者曾经为“两个肾脏”和“两个睾丸”的原理苦苦思索，而不能理解。因为，作者不能认为是为了“备份”而如此发育的。中医说，“两个肾脏”中，左肾主精液，右肾主精气。“两个睾丸”中，左睾丸生精子，右睾丸生精气。当然我们应当按照中医的肾是一个虚拟的系统看，显然作者不能认为这种解释是正确的，或者说不具备直觉正确的要求。也没有看到中医经典中有这样的解释。因为这种“语言表达的命题”已经高于直觉观察的概念，必须进行再论证。总之，我们必须找到科学的解释。

理解中轴上的单器官为了不承担差异感受、识别和反应的结构，有些是承担差异综合和评估的结构。如果我们确定该原理是具有普遍性的，即有以下命题：

(1) 中轴上的单器官不承担差异感受、识别和反应的分析结构，而是承担差异综合和评估的结构。

(2) 左右对称的双器官是承担差异感受、识别和反应的分析结构，而不是承担差异综合和评估的结构。

“两个肾脏”是承担人体的“生信息、水交换、吸纳气体、吐出热和调节物质”差异分析和调整，通过双器官运行产生的差别，使肾器官承担的角色任务出现差别调整和运动态势，并提供运动态势的差别动力。

在前面分析的基础上，我们可以考虑经络系统与前神经系统的关系，可以有如下初步结论。

(1) 胃经是原始消化管道在胸、腹部左右对称的一对神经干。以胃为代表的原始消化管道或原肠在胚胎发育和生成中，出现对应的神经干，并为消化管道的发育过程承担协调、管理和控制。一对神经干有负责发育过程差异和感受的作用。

(2) 脾经是原始的淋巴系统在胸、腹部左右对称的一对神经干。以脾原基为代表的原始淋巴系统在胚胎发育和生成中，出现对应的神经干，并为淋巴系统的发育过程承担协调、管理和控制。一对神经干有负责发育过程差异的感受作用。

(3) 肝经是原始腺体系统内分泌部分在胸、腹部左右对称的一对神经干。以肝和胰为代表的原始腺体系统在胚胎发育和生成中，出现对应的神经干，并为腺体系统的发育过程承担协调、管理和控制。一对神经干有负责发育过程差异的感受作用。

(4) 胆经是原始腺体系统在胸、腹部左右对称的一对神经干。以胆和胰为代表的原始腺体系统在胚胎发育和生成中，出现对应的神经干，并为腺体系统的发育过程承担协调、管理和控制。一对神经干有负责发育过程差异的感受作用。

(5) 肾经是原始排泄与生殖系统在胸、腹部左右对称的一对神经干。以肾为代表的原始排泄与生殖系统在胚胎发育和生成中，出现对应的神经干，并为排泄与生殖系统的发育过程承担协调、管理和控制。一对神经干有负责发育过程差异的感受作用。

(6) 膀胱经是原始排泄管道和前肾系统的前肾管道，后续发育中又演变为脊椎发育的在背部左右对称的一对神经干。存在着两种可能情况。一种情况是与上述其他器官发育产生的神经干类似，作为膀胱经的发育的原基；另一种情况是由前肾管道发育成膀胱经的发育的原基。

经络系统的前体系统，即前神经系统的神经干对称结构是为了控制组织、器官发育出现的差别。发育出现差别，被对称结构的神经干感受到差别，才能对发育中出现的差别进行调整。

关于任脉和督脉的发育生成描述。对于存在多神经干的生物体，不仅需要解决组织和器官发育中差异的平衡问题，还需要解决多器官和多神经干的更高层的差异与平衡问题。这个时候产生具有多器官或多神经干的协调工作神经系统结构，即出现在左右中轴上并且符合背腹对称的“主神经干”。中枢主神经干发育为“神经脊索”。在腹主神经干和背主神经干(神经脊索)后续发育退化中，形成任脉和督脉。

现代生物学研究提出，生物在发育中产生背腹轴向(D-V)定位信息。在定位信息的诱导下产生发育的背腹结构。

这些面向器官发育的神经干，如图 4.29 和图 4.30 所示。

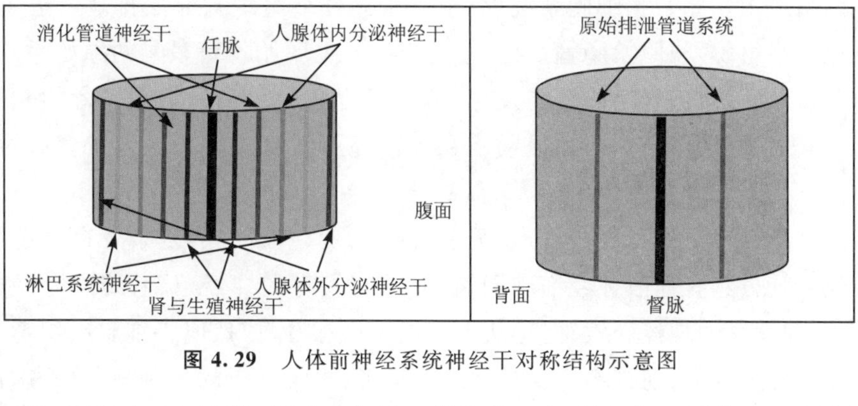

图 4.29　人体前神经系统神经干对称结构示意图

经络系统不仅有 12 经脉，还有“奇经八脉”、“12 经别”、“15 别络”和无数的“脉络”(孙络、浮络)等经脉分支、微细脉络组成部分。

(1) 奇经八脉，联络和调节 12 经脉的经络作用，包括任脉、督脉、冲脉、带脉、阴维脉、阳维脉、阴跷脉、阳跷脉。

(2) 12 经别，是 12 经脉中加强表里关系的别出经脉。

(3) 15 别络，由 12 经脉、任脉、督脉和脾之大络构成，是表里关系和气血联系。

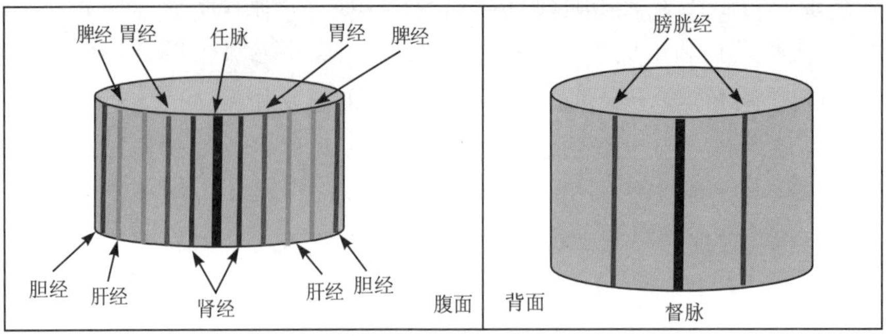

图 4.30 经络系统主要经干的对称结构

(4) 脉络(孙络、浮络),无数的微细脉络,分布全身,联系身体各部位关系,具有弥散分布特点。

奇经八脉中,任脉、督脉是由“主神经干”演化成,联络和调节 12 经脉的经络作用。除此外,其他六脉也均是联系前神经干的关联性的神经干或神经环演化生成的,有一定的协调能力。奇经八脉表现出经络系统的背腹、阴阳对称的控制作用,与左右对称一起,构成发育的形态、关联、差别等控制机制。

经络系统的无数微细脉络是由前弥散神经网络细胞演化生成的。其中相当大部分演化成后生物系统的组织细胞和弥散神经内分泌腺细胞,分布在全身的各组织、器官和系统中。这些微细脉络系统构成人体感受表达网络系统终端部位。

4.6.6 人体胚胎前神经网络和血管网络的融合发育

人体的胚胎发育从系统学角度看,原始血管系统(血管组织)、原始前神经系统(弥散神经细胞网络组织)、原始腺细胞系统(弥散腺细胞网络组织)、原始排泄管道系统(弥散的排泄管道网络组织)和原始肠管系统(管道组织),是胚胎发育最早的原始系统(细胞组织)基础,并从此开始自主发育、协同发育、诱导发育和进一步的强制发育的相互融合的复杂过程。其中,血管网络和前神经网络在人体胚胎发育过程中融合发育的过程,需要特别关注。

前神经网络的发育过程中,经历了分支、融合、发芽、新生的复杂发育形态的变化过程。前神经系统虽然有弥散神经细胞网络,有器官发育的神经节、系统发育的神经干和主神经干、个体发育的神经脊索;但是从细胞组织形态看,依然属于细胞组织意义上的初级系统。在发育过程中,前神经系统承担了管理者、主管理者的控制角色任务,而自身没有进入后生物系统体系中,自身没有产生后生物器官和后生物系统的结构形态。但是前神经系统的形态,随着对象组织、器官的发育进行,自身逐步演变为对象组织的结构形态,例如演化成腺细胞、骨细胞、肌细胞、大动脉血管壁细胞和结缔组织细胞的组织。于是在胚胎发育完成后,前神经系统随着控制对象的多层次、多组织、多细胞类型的形态结构形成,逐步退化成人体经络系统的“多层次、多形态、多功能”的结构形态。

血管的发育过程中,同样经历了分支、融合、发芽、新生等复杂发育形态的变化过程。前期的发育模式是自主、协同模式，后期的血管系统发育引入强制的管理者（前神经系统作为管理者）模式。血管系统出现了后生物器官和后生物系统的结构形态。也就是说，后血管系统的发育，被前神经系统广泛控制和介入。在这种控制和介入下，后神经系统的神经嵴的发育没有立即面向周围神经系统发育，立即开始了非神经系统的发育进程。

人体的后血管网络系统，包括人的动脉、静脉和淋巴管网络，是人体分布最广的生物器官。例如人的主动脉和大动脉，从组织结构上看，有内皮、皮下组织（薄层结缔组织，和少量平滑肌）、内弹性膜（弹性蛋白）组成的内膜，有平滑肌和各种纤维与蛋白聚糖组成的多层中膜，有结缔组织与营养血管构成的外膜。所以，血管是一个多层组织的生物器官形态。既然前神经网络参与器官的发育，同样也参与后血管网络的发育过程。如同在消化管道中存在着经络一样，在血管中同样存在着经络路径。上述论述说明，血管的发育中包含着前神经系统组织结构的退化形态，血管中有经络结构的存在形式。

但是，还存在着另一方面的问题，即血管网络也可能演化成经络系统组成部分，例如我们前面谈到的小肠经的体腔内路径是由前血管网络发育而来，即由卵黄囊动静脉和脐动静脉退化而成的。

从《黄帝内经》看，中医从来把经络网络结构和血脉网络结构交织在一起，经常把经络和血管网络统称"经脉"。其中的"经"就是经络，其中的"脉"是血管，而不是仅仅表示"经"为"络"。

例如血管器官神经节在血管中蔓延的结构描述如图 4.31 所示。

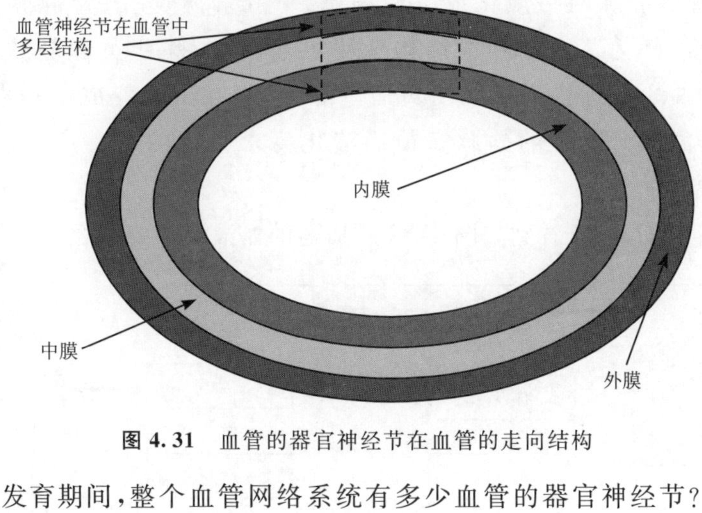

图 4.31 血管的器官神经节在血管的走向结构

人体胚胎发育期间，整个血管网络系统有多少血管的器官神经节？这些血管器官神经节与经络系统的心经有什么关系？

在胚胎发育中，从弥散内皮管网络到弥散血管网络演化成原始（前）血管网络系统，是短短的几天时间。弥散内皮管网络和弥散血管网络应当与前神经网络几乎同时发育，并且都存在于中胚层。原始血管网络系统主要由心管、动脉网络和静脉网络三部分共同组成。

(1) 心管部分。1对心管,后演化成一个心管,并最后发育成心脏。但是心脏在胚胎时期与胎儿出生后血液流通的路径不同。这种不同,主要是肺不承担交换气体的呼吸功能,所以肺循环(右心室、肺动脉、肺器官、肺静脉与左心房的循环)只承担少量的血液流通任务,大部分血液是通过右心房和左心房的便捷通道"卵圆孔",使右心房的血液直接进入左心房、左心室到主动脉。经过右心房、右心室与降主动脉之间的"动脉导管",直接进入下腔的循环。

(2) 动脉部分。1对腹动脉(主动脉囊)、6对弓动脉、1对背动脉、1对(数对)卵黄囊动脉、1对脐动脉和尿囊动脉。

(3) 静脉部分。静脉窦、1对总主静脉、1对前主静脉、1对后主静脉、1对卵黄囊静脉和1对脐静脉。胚胎发育时期,由于消化系统和肝脏不作为分类功能的承担者,有一个"静脉导管"旁路流向下腔静脉,并流回心脏右心房。

经过这个血管网络结构的变化,最后发育成人体的心血管网络系统,其中变化最大的是心管和6对弓动脉。从心管变成心脏,是非常大的变化。另外,6对弓动脉中的1、2、5对弓动脉退化,3,4、6对弓动脉部分发育成颈总动脉、颈动脉、主动脉、无名动脉、左锁骨下动脉、右锁骨下动脉、背主动脉(胸主动脉和腹主动脉)、左肺动脉、右肺动脉等,其变化也非常大。

心血管系统的动脉网络最后演化成升主动脉、动脉弓、降主动脉、主动脉、无名动脉、左锁骨下动脉、右锁骨下动脉、背主动脉、左肺动脉、右肺动脉等。从中看出,动脉发育演化非常大,卵黄囊动脉、脐动脉退化,一对背动脉合并成为一条主动脉。

心血管系统的静脉网络演化成上腔静脉、下腔静脉、左头臂静脉、右头臂静脉、左肺静脉、右肺静脉等。静脉网络结构变化也非常大,除卵黄囊静脉与脐静脉退化外,1对总主静脉、1对前主静脉和1对后主静脉,相互融合变成了一根主静脉,包括上腔静脉、下腔静脉。其中的静脉窦最后演化为永久性的右心房,与上腔静脉和下腔静脉直接连接。

在胚胎发育时期,可以看到如图4.32所描述的血液循环的路径。

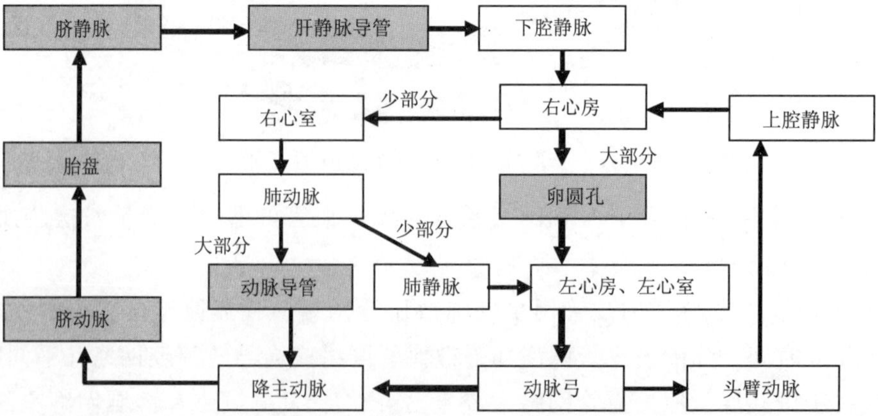

图4.32 胚胎时期血液循环的路线示意图

胎儿出生后，在胚胎时期发挥重要作用的血管网络部分闭锁和退化。

- 脐动脉封闭，退化成脐外侧韧带。
- 脐静脉封闭，退化成肝圆韧带。
- 卵圆孔关闭，退化成卵圆窝。
- 静脉导管封闭，退化成静脉韧带。
- 动脉导管封闭，退化成动脉韧带。

心包、心管、动脉囊、静脉窦、中肠袢、卵黄囊动脉、脐动脉、卵黄囊静脉、脐静脉应当有管理者控制发育模式，或者说在这些位置上应当存在着前神经系统的血管“器官神经节”的脉络，在永久后血管网络中存在着血管经络系统的分布。其中心包（心管的诱导者和管理者，中胚层心包腔诱导）、动脉囊（所有动脉的管理者）、静脉窦（所有静脉的管理者）和中肠袢（卵黄囊和脐带的动静脉管理者，中胚层脐蒂诱导）可能是几个关键节点的管理者神经节。

从上述胚胎血液循环的路径看，心脏内部的经络线的走向，应当是通过“心窦、右心房、卵圆孔、左心房、左心室、动脉弓、头臂动脉到上肢动脉”。这个经络路径对中医脉象学太重要了！并且对于理解许多脏腑关系具有重要意义。

从中医经络系统标准的结构图形中，我们看到如下一些与心、血管有关的论述。

(1) 心经属心，络小肠；小肠经属小肠，络心。

(2) 肺经属肺，络大肠；大肠经属大肠，络肺。

(3) 心包经属心包，入心，络三焦；三焦经属三焦，络心包。

(4) 脾经属脾，络胃，入心；胃经属胃，络脾。

(5) 肝经属肝，络胆，入肺；胆经属胆，络肝。

(6) 肾经属肾，络膀胱，入心、入肝；膀胱经属膀胱，络肾。

这个经络的属、络关系是从传统经络的路径走向去观察的。如果考虑血管内部的器官神经节的脉络走向，脏器之间、腑器之间和脏器与腑器之间的关系，还有血管系统建立的经络关系，这种经络属、络关系是在前神经系统和前血管网络系统参与脏腑发育中形成的。这时，应当变成如下描述。

(1) 心经属心，络小肠；小肠经属小肠，络心；通过肺动脉入肺和通过动脉与退化的动脉导管入脾、入肝、入肾。

(2) 肺经属肺，络大肠；大肠经属大肠，络肺；通过肺静脉入心。

(3) 心包经属心包，入心，络三焦；三焦经属三焦，络心包。

(4) 脾经属脾，入心、络胃；胃经属胃，络脾；通过静脉（门静脉）入肝，再入心。

(5) 肝经属肝，入肺，络胆；胆经属胆，络肝；通过下腔静脉和退化静脉导管入心。

(6) 肾经属肾，入肝，络膀胱；膀胱经属膀胱，络肾；通过下腔静脉入心。

可以看到，入心的脉络是静脉，而从心入肺、脾、肝、肾和体腔是动脉的经络脉络。对于心来说，静脉的脉络是感受脉络，动脉是表达脉络。这样，描述了更完整的脏腑的感受表达关系。

中医的经络主要经脉的结构,实际上都是血管外部器官的路径。如果考虑到血管器官神经节的脉络结构和血管的特殊地位,把经络结构扩大了很大。虽然其他器官的神经节也有器官内的分布脉络,都不如血管器官的外在可观察性强。血管神经节脉络的引入,使我们可以更清晰地解释传统中医关于经络与血管脉络的关系。

4.6.7 人体前神经系统与后神经系统的对应关系

首先,通过上面前、后神经系统发育的描述,我们自然会产生一些问题:

(1) 脑神经、副交感神经和内脏感觉神经为什么与"靶器官的神经节"连接?它们的神经纤维是如何找到靶器官的神经节?

(2) 交感神经、体运动神经、体感觉神经的神经纤维是如何找到靶器官的?

(3) 交感神经与靶器官连接方式和脑神经、副交感神经、内脏感觉神经与靶器官连接方式差别,向我们揭示了什么信息?

(4) 为什么交感神经先参与靶器官的发育进程?为什么不首先生成交感神经,再去参与靶器官发育和靶器官神经节生成?

(5) 脑神经为什么划分为"一般躯体感觉"、"特殊躯体感觉"、"一般内脏感觉"、"特殊内脏感觉"、"特殊躯体运动"、"特殊内脏运动"和"躯体运动"不同神经纤维形式?

经络系统与神经系统有关系吗?这已经是一个不能回避的问题,我们必须要讨论之。尤其是它们可能存在的对应关系。

现代生物学和医学,虽然对神经系统有特别详细的描述,讨论了神经系统由包括意识神经、运动神经、感觉神经等多方面所组成。人的周围神经系统有脊神经(主要包括躯体运动神经和躯体感觉神经)、脑神经和内脏神经(包括内脏运动神经和内脏感觉神经)。其中脑神经包含12对神经:嗅神经、视神经、动眼神经(有睫状神经节)、滑车神经、三叉神经(三叉神经节)、展神经、面神经(翼腭神经节和下颌下神经节)、前庭蜗神经(蜗神经节和前庭神经节)、舌咽神经(耳神经节)、迷走神经(上神经节和下神经节)、副神经和舌下神经。

我们看到12对脑神经基本覆盖了主要的器官和脏器。

这些脑神经是由7种神经纤维(一般与特殊躯体感觉神经纤维、一般与特殊内脏感觉神经纤维、躯体运动神经纤维、一般与特殊内脏运动神经纤维)组成的。周围神经系统的脑神经发育,显然涉及神经细胞或前体细胞的迁移。其中尤其属迷走神经迁移的距离最远。从迷走神经的相关神经节,例如从上神经节、下神经节、前迷走神经干、后迷走神经干、颈部分支、胸部分支、腹部分支和器官神经节所在的部位迁移到目标器官的距离较长。另外,从神经核或神经节中延伸的神经纤维也较长。

脑神经有自己器官的神经节,例如可以被肉眼看到的睫状神经节、翼腭神经节、蜗神经节、前庭神经节、耳神经节和许多只能用显微镜才能观察到的更小的神经节。从逻辑上判断,这些器官的神经节却不属于"脑神经"的组成部分。因为我们在后面的讨论中发现,这些器官被多个神经系统的神经所控制。例如,交感神经、副交感神经和内脏感觉神经都作用到这些器官上。感觉神经末梢直接作用靶目标的细胞上。而运动神经往往通过器官神经节和神经丛(运动神经末梢)作用在器官上。这些器官和器官神经节被多个器官控制,而且是通过神经细胞的突触与靶细胞之间缝隙(纳米级)联系的。可以认为器官内神经节的发育与脑神经发育是两个独立的进程。

下面我们讨论脊神经。周围神经系统有 31 对脊神经,其中有颈神经 8 对,胸神经 12 对,腰神经 5 对,骶神经 5 对和 1 对尾神经。其中 12 对胸神经最值得关注。脊神经的神经纤维只有四种类型:躯体感觉神经纤维(作用在皮肤、骨骼肌、关节等)、内脏感觉神经纤维(作用在内脏、血管和腺体,是内脏神经的组成部分)、躯体运动神经纤维(作用在骨骼肌等,是随意神经)和内脏运动神经纤维(作用在内脏平滑肌、心肌、腺体,非随意神经,是内脏神经的组成部分)。

首先,让我们关注交感神经系统。脊神经胸部神经(12 对)交感神经核在脊椎位置如图 4.33所示。

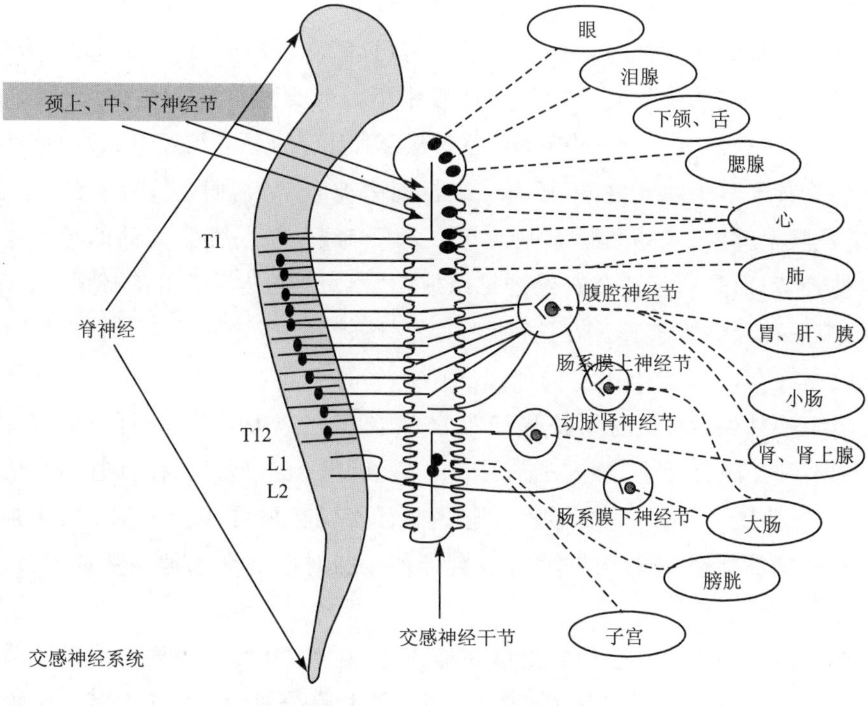

图 4.33 交感神经与内脏器官

• 胸神经 T1:对应交感神经干神经节。向上到颈上神经节、颈中神经节、颈下神经节的神经核位置所在。颈上神经节、颈中神经节、颈下神经节又是眼、泪腺、下颌、舌、腮腺等器官和组织中间神经节,通过神经丛联系这些器官。

• 胸神经 T2:上肢、躯干神经丛,对应交感神经干神经节。

• 胸神经 T3:上肢、躯干神经丛,对应交感神经干神经节。

• 胸神经 T4:上肢、躯干神经丛,对应交感神经干神经节。

• 胸神经 T5:躯干神经丛,对应交感神经干节、神经节腹腔神经节。

- 胸神经 T6:躯干神经丛,对应交感神经干节、腹腔神经节、肠系膜上神经节。
- 胸神经 T7:躯干神经丛,对应交感神经干节、腹腔神经节、肠系膜上神经节。
- 胸神经 T8:躯干神经丛,对应交感神经干节、腹腔神经节、肠系膜上神经节。
- 胸神经 T9:躯干神经丛,对应交感神经干节、腹腔神经节、肠系膜上神经节。
- 胸神经 T10:躯干神经丛,对应交感神经干节、动脉肾神经节。
- 胸神经 T11:躯干神经丛,对应交感神经干节、动脉肾神经节。
- 胸神经 T12:躯干神经丛,对应交感神经干节、动脉肾神经节。
- 腰神经 L1:躯干神经丛,对应交感神经干节、动脉肾神经节、肠系膜下神经节。
- 腰神经 L2:躯干神经丛,对应交感神经干节、下肢神经丛、肠系膜下神经节。
- 腰神经 L3:躯干神经丛,对应交感神经干节、下肢神经丛。

脊神经的神经纤维包括四种类型,它们是躯体运动神经纤维(有髓神经纤维)、内脏运动神经纤维(多属于无髓神经纤维)、躯体感觉神经纤维(有髓神经纤维)和内脏感觉神经纤维(有髓神经纤维)。比脑神经纤维的分类简单。

周围神经系统的交感神经,它的各神经核在脊髓胸、腰部位的 T3 到 L3 脊髓。也就是说,脊神经的胸、腰部位是交感神经的低级中枢。而交感神经干是这个低级中枢的最大神经节群(椎旁神经节)。交感神经干还有从 T1 上行的颈上神经节、颈中神经节、颈下神经节和颈胸神经节。除此之外,还有几个椎前旁神经节,它们是腹腔神经节、主动脉肾神经节、肠系膜上神经节、肠系膜下神经节。交感神经系统与器官之间的神经连接,不通过器官内神经节,而是直接通过神经纤维组成的"器官神经丛"作用在器官上。节前神经纤维较短,节后神经纤维较长。在这一点和副交感神经、感觉神经与器官连接方法不同。需要说明的是在 T12 位置上引出的神经交感干节的下部下行,产生几个尾部的神经节,并在神经节上换神经元,作用到膀胱和子宫等器官上。从图 4.33 可以看到,从 T1 到 T12 的胸神经和交感神经干,覆盖了从耳、眼、口、咽喉、心、肺、气管、食管、胃、肝、胰、胆、小肠、肾、大肠、膀胱、子宫等主要器官。有些器官不仅有来自 T1 到 T12 的胸神经,还有来自脊神经的尾部神经。这 12 对脊神经胸部神经和对应的交感神经基本覆盖了主要的器官和脏器。

交感神经节后神经元是去甲肾上腺素能通路,在兴奋时,其主要功能是心跳加快、冠状动脉扩张、支气管扩张、汗腺分泌、瞳孔开大、肾上腺分泌、躯体与器官的血管收缩、消化管道抑制蠕动、消化腺减少分泌、输尿管抑制蠕动。

交感神经系统同样不包括"器官内的神经节",因为交感神经主要是以节后神经纤维的神经丛与之联系的。从某种意义上讲,交感神经纤维作用到器官应当是最晚的,但是最早参与靶器官发育过程,却不是以神经细胞参与的。

副交感神经系统的结构,它的各神经核在脑干(与迷走神经某些核对应)和脊骶,在下丘脑中有副交感神经高级中枢。节前神经纤维较长(大于米),节后神经纤维较短,这些神经纤维与"器官旁神经节"和"器官神经节"连接。但是,某些器官和组织没有副交感神经,例如头、颈部血管、上肢与下肢的血管、皮肤、竖毛肌、汗腺以及肾上腺髓质等无副交感神经。副交感神经节后神经元是胆碱能通路，在兴奋时，其主要功能是心跳减慢、支气管收缩、瞳孔开大、躯体与器官的血管扩展、消化管道加强蠕动、消化腺增加分泌、输尿管加强蠕动等。参见图 4.34 的描述。

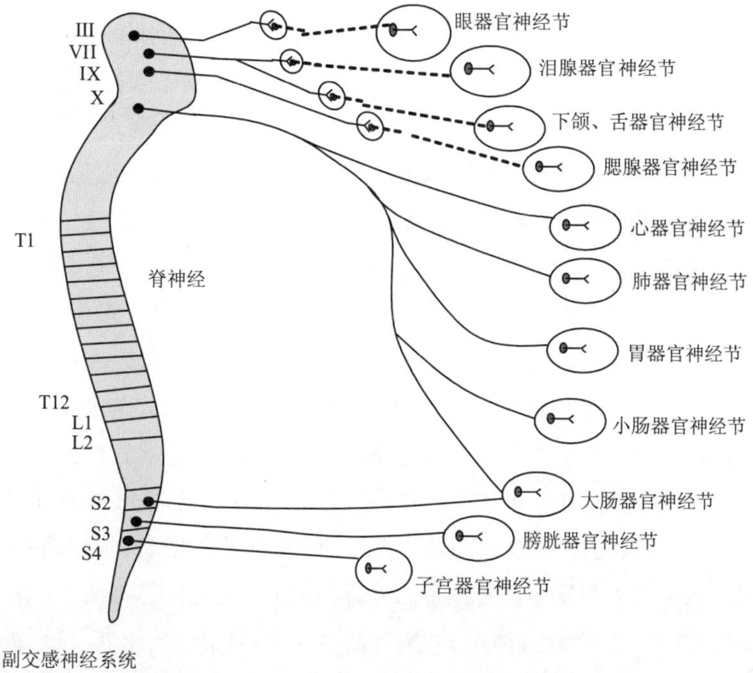

图 4.34　副交感神经与内脏器官内(旁)神经节

从图 4.34 中看到 12 对副交感神经基本覆盖了主要的器官和脏器。

副交感神经系统同样不包括“器官内的神经节”，因为副交感神经主要是以节后神经纤维与这些神经节联系的。从某种意义上讲，副交感神经纤维作用的器官应当比交感神经要早，但是不参与靶器官发育过程。

针对内脏，我们主要关注交感神经、副交感神经、迷走神经和内脏感觉神经，它们合在一起是如何感觉与调控内脏运动、分泌的。

人体周围神经系统的组织形态是与我们知道的经络系统结构形态完全不同的。这句话的意思是强调，人的脑神经、脊神经胸部神经与经络系统的主要经脉，虽然都是 12 对，作者认为没有“父子”或“演化的前后体”的关系。它们的组织结构完全不同，虽然脑神经与经络系统 12 经有某种对应关系，它们依然是独立的系统组织。它们都是 12 对，这是由于，无论前神经系统或后神经系统面对的都是相同的组织与器官，前神经系统主要针对发育，后神经系统主要针对成体运行。它们处理对象上的数量相同这是自然的。脊神经中的核是从前神经系统的脊索融入的，那么脊索是面向 12 对经脉的，脊神经胸部神经有 12 对，就容易理解了。

器官的神经节是如何发育的？任何组织和器官的发育都是细胞依照一种功能要求的聚集。细胞聚集就需要供血、排废，解决这个物质交换问题是发育组织第一位的问题。

所有参与器官发育的细胞都要遵循物质交换的规定。无论参与器官发育的细胞来自哪里,从生物解剖学、组织学和胚胎发育学考察,这个原则都被遵循。从本地的器官发育时间顺序和人体后神经系统的发育时间顺序,后神经系统在器官发育过程中不可能发挥控制作用,因为后神经系统,尤其是后神经系统的中枢,其发育与器官发育大致是同时的。有些器官的发育还刚刚开始,没有最后成型。如此多的组织、器官处在大致相同的时间阶段发育,必须具有强制控制能力的神经系统的指挥和领导。正如我们在上一章中,强调的三种发育模式,都必须发挥作用,而不是仅仅靠自主发育模式和诱导发育模式。在器官发育的细胞聚集中,无论是已经分化好的细胞聚集,或是多形态其他细胞(包括神经元前体细胞和胶质细胞前体细胞),聚集起来后再分化、去分化,依照位置信息(聚集细胞行为作用的几何关系),产生需要的功能分类的特化细胞,而其中神经细胞和腺细胞是必然需要的。神经细胞依照器官细胞基因信息、细胞组织的结构信息、多组织的结构信息和前中枢神经的脊索(在中胚层)提供的关联信息(多器官、多系统),构成神经细胞的聚集团。这些神经细胞团构成了器官神经节的神经元胞体聚集体。随着发育进程,器官神经节的神经元把突触伸向所有可能的组织上,为它们提供发育信息,调整器官的发育进程。

图 4.35 已经充分地画出了前神经系统的结构模型。纵向分布的前神经干(经络的12对经脉前体形态),纵向连接着相关的器官。虽然脊索也是纵向与前神经干平行行走,但是通过"体节"的横向"体节神经环",把12对纵向前神经干横向地交织起来,于是脊索在纵向的不同部位,形成了横向体节位置上的主要综合作用,承担了低级中枢的角色。考虑前神经系统的脊索融入到脊髓情况,脊索是如何保留与前神经系统的关系,并在后续演化发育中又如何与后神经系统建立新的关系,关系到后神经系统与经络系统相互关联的工作机制。另外,从 4.6.8 节的前神经系统结构图 4.36 中,可以看到后神经系统的神经细胞迁移的"地图"结构。还可以看出,传统中医经络系统描述的范围比人体发育的前神经系统范围要小。

神经元前体细胞是如何找到"靶目标"的?神经元前体细胞的迁移是按照胶质前体细胞的胶质路径最终找到"靶目标"的。而胶质前体细胞如何找到"靶目标"就不清楚了。人体胚胎发育的所有细胞的迁移,都是在"前神经系统网络"结构中的迁移。这就如同细胞内细胞器的迁移是在细胞的骨架结构中迁移一样的道理。所有器官都是在弥散神经网络结构内开始细胞聚集和发育的。在弥散神经网络的结构中产生神经节、神经环、神经干、主神经干和神经脊索。所有器官在胚胎内的位置都与这个网络有关系。人体的后神经系统发育,神经元前体细胞迁移,也必然在这个网络架构中。如果没有这个从原始系统中发展起来的完整构架,想解决细胞迁移路径以及如何找到"靶目标"的问题,是不可能的。只有在这个包括血管、排泄、神经和分泌的完整原始构架中,才会有完整的信息,包括时间信息和空间信息在内。在后神经系统发育过程中,胚胎发育的完整信息是从前神经系统中继承过来的。至少,胚胎发育学中已经明确脊索发育成脊神经的核。除脊索外,前神经系统的弥散神经网络和所有的器官内或旁神经节,也都被后神经系统继承。前神经系统通路结构是后神经系统的指路地图。

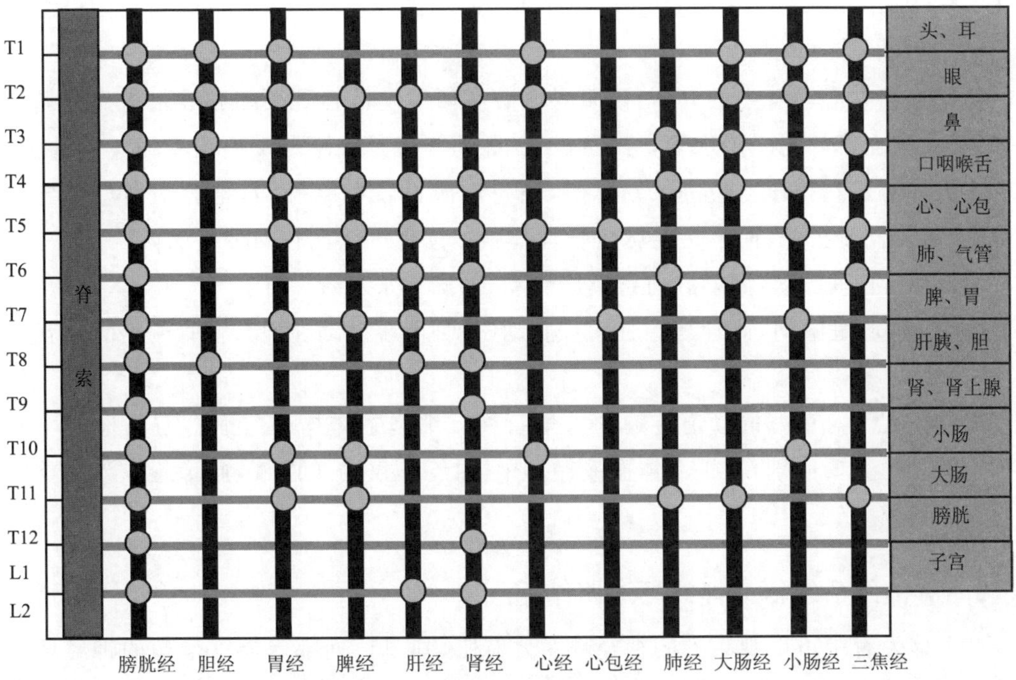

图 4.35 前神经系统的结构模型示意图

4.6.8 人体前神经系统通路结构描述

我们知道人体的前神经系统是桶状的神经干和神经环构成的主要框架，其中包括中枢神经主干（神经脊索）、多系统范围的主神经干（督脉、任脉）和多器官范围的神经干（12干经）、体节神经环、体腔和器官神经节（环）及弥散神经网络等组成的神经细胞索和神经细胞群组成的网络结构。从空间看有“体（多层）、面（层）、线（通路）、点（连接节点）”几何特性。在本小节，我们主要描述人体前神经系统的通路结构。关于多层次结构，在后续小节中论述。讨论通路结构时，主要关注前神经系统器官（心血管）神经节、体节神经环和神经干的通路结构。

1. 前神经系统器官神经节通路结构

器官神经节，尤其肝、肾、胰、肺等实体器官的神经节，中西方医学和生物学研究中都不能观察到它们的结构。这些问题只能留给后人进一步研究了。但是，对于心、血管和腔体器官的神经节，在中国传统医学经脉体系中有一定描述，虽然这些描述不能令现代科学人士满意，但已经指出经络和血管脉络有相通的地方，并有动脉切诊医学诊断方法。正如本章 4.6.6 节中论述的那样，我们指出经络和血管是融合发育的，心血管中分布了经络脉络。心血管不仅通过输送血液与其他器官实现物质和信息交换，而且通过血管中经络脉络分布，建立了与其他器官细胞行为的感受表达通路。心、血管中的经络通络结构为原理性解释一些重要的生物主体的感受表达问题、中医脏腑系统之间感受表达关系和中医脉象学奠定了基础。心血管器官神经节的通路结构描述请参见本章末彩色插页

图 4.36。从图 4.36 可以看到胚胎发育时期心血管循环通路恰恰与人体血管中经络脉络通路是一致的。

经络通路在心血管中的分布，说明了血液循环不仅是心脏收缩和舒张为血液循环提供动力，而且血管如同一个水管，传输血液。脉动不仅是心脏跳动对血管力学的冲击，还表明了人体心脏在挤压血液进入动脉时，通过动脉血管经络脉络，把脉动信息传导到血管中，使血管同步扩张，而不是动脉血管被扩张。读者可以比较两种情况：

情况 1　心脏脉动，而动脉血管不能脉动，如同自来水管一样。

情况 2　心脏脉动，血管与心脏同步脉动(这种同步脉动在原始血管网络时期就具备了)。

显然情况 2 有最好的管道传输的力学特性。细胞主体构造的血管与其他非生命物质构造的管道重要区别，在于人体血液循环中，血管不仅输送血液，血管还成为了重要的感受表达通路。

2. 前神经系统体节神经环通路结构

在人体发育中可以观察到的神经环主要有眼、耳、口、面部等器官范畴的神经环。研究体节神经环，应当与后神经系统的脊椎结构通路有关。人体后神经系统的脊神经有 31 对，脊神经有颈神经 8 对(C1～C8)，胸神经 12 对(T1～T12)，腰神经 5 对(L1～L5)，骶神经 5 对(S1～S5)和 1 对尾神经(C0)，解剖学把脊神经分为脊膜支、交通支(连接脊神经与交感干的分支)、前支、后支。脊神经前支分颈丛、臂丛、胸神经前支、腰丛和骶丛。下面就脊神经的后支和前支的体节特性(解剖学称节段性)开始我们的论述。

<table>
<tr><th>脊神经</th><th></th><th>对　象</th><th>节段性</th><th>说　明</th></tr>
<tr><td>后支</td><td>枕、颈、臂、背、腰、臀部位后支</td><td>对应部位皮肤和肌肉以及膈肌、心包等</td><td>有明显的体节的节段性</td><td></td></tr>
<tr><td rowspan="5">前支</td><td>颈丛(C2～C4)</td><td>头、面部和颈部的皮肤和肌肉</td><td rowspan="2">体节神经环结构组合网络后分布颈、臂和上肢</td><td rowspan="5">1 对颈上神经节、1 对颈中神经节、1 对颈下神经节和颈胸神经节(星状神经节)，1 对膈神经和 1 对交感干</td></tr>
<tr><td>臂丛(C5～T1)</td><td>臂、上肢皮肤和肌肉</td></tr>
<tr><td>胸前支(T1～T12，L1)</td><td>躯干皮肤和肌肉</td><td rowspan="3">有明显的体节的节段性</td></tr>
<tr><td>腰丛(L2～L5，S1，S2)</td><td>下肢皮肤和肌肉</td></tr>
<tr><td>骶丛(S2～S5，C0)</td><td>会阴皮肤和肌肉</td></tr>
</table>

上述表格描述的是人体后神经系统脊神经对于人体枕、面、颈、臂、胸、背、腰、臀等皮肤、肌肉的控制通路。从人体后神经系统周围神经系统的脊神经在体表皮肤和肌肉控制区域的分布参见本章末彩色插页图 4.37。从图 4.37 可看出，人体后神经系统的体节特性是非常显著的。

1) 上肢相关的体节神经环通路结构形成

从脊髓神经控制范围中看出，主要被控制对象包括实现气体交换的呼吸系统和肠道系统、成体的心血管血液循环系统与胚胎血液循环系统及体腔系统和上、下肢系统，还包括人体消化系统、人体腺体系统和淋巴系统以及人体泌尿、生殖等系统。我们知道后神经系统功能主要承担运动和感觉，后神经系统具有长的轴突神经纤维，要求快速传递信息特性。而前神经系统承担发育控制任务，具有神经细胞索通路结构，神经细胞没有长的轴突，传递信息比较慢。依据这个结论，后神经系统脊神经的体节特性，已经向我们表达了前神经系统同样具有体节特性，而且前体节的神经环结构应当更完整。

从颈部神经涉及器官，例如耳、眼、鼻、口、上下颌、咽、食管、气管等，以及上肢复杂的关系，许多组织、器官同时服务不同的系统。所以，一个器官的发育涉及多系统的发育要求，在发育中不可能完全保持对应体节神经环的单一控制，必然构成相互关联的网络结构，控制器官的发育。从理论研究和后神经系统为调控运动、感觉的范围看出，前神经系统颈部神经环之间有复杂的关联分支结构。本章末彩色插页图 4.38 中，我们看到与后神经系统对应位置的前神经系统的体节神经环划分成三个组：

(1) 肺系前神经系统颈部的神经环通路结构是由后神经系统脊神经(C2～C6)对应前体节神经环的组合环。人体经络系统的肺经和大肠经是这个前体节神经环的组合环，其穴位或许是人体前神经系统组合环与前体节神经环和神经干交叉节点。

(2) 心包、体腔前神经系统的神经环通路结构是由后神经系统脊神经(C7～C8)对应前体节神经环的组合环。人体经络系统的心包经和三焦经是这个前体节神经环的组合环，其穴位或许是人体前神经系统组合环与前体节神经环和神经干交叉节点。

(3) 心系前神经系统胸部的神经环的通路结构是由后神经系统脊神经(T1～T2)对应前体节神经环的组合环。人体经络系统的心经和小肠经是这个前体节神经环的组合环，其穴位或许是人体前神经系统组合环与前体节神经环和神经干交叉节点。

需要说明的是，前神经系统神经环和神经干上穴位节点，还应当包括局部组织器官的环和分支节点。

2) 下肢相关的体节神经环通路结构形成

与上肢关联的体节神经环形成上肢经络通路结构原理相同，在本章末彩色插页图 4.39 中，描述了体节腰骶前神经环结构。所不同的是只划分了正面、背面两个落实到脚面和脚底的前神经环结构。这两个结构与脏腑器官的发育神经干相交，形成组合的前神经干(经络)通路结构。

(1) 人体下肢关联的腰体节前神经环通路结构，是由后神经系统脊神经 T10～T10、L1～L5 对应的前神经系统腰部的体节神经环发芽、变形形成的。主要表现在下肢的正面，其中 L4、L5 伸展到足部背，与消化系统、淋巴系统和腺体系统的发育神经干连接，并组成组合神经干，形成对应经络。

(2) 人体下肢关联的骶体节前神经环通路结构，是由后神经系统脊神经 S1～S5、C0 对应的前神经系统骶部的体节神经环发芽、变形形成的。主要表现在下肢的背面，其中的 S1 伸展到足部心，与泌尿、生殖系统的发育神经干连接，并组成组合神经干，形成对应经络。

手足、四肢和体表的腧穴，是器官、脏器发育的前神经干与体节神经环、器官神经环和一些局部结构发育的前神经环的连接节点，是经络结构中分支和连接节点。

为什么在传统中医经络系统的通路结构描述中，只有一个“带脉”与前体节神经环有“直觉”的关系，看不到前体节神经环演变而成经络通路结构描述呢？其原因一，前体节神经环分布在人体体腔结构中，这些承担胚胎发育任务的前体节神经环，在人成体后由于没有直接与人体脏腑建立关系，其经络系统功能被忽略。其原因二，是这些体节神经环与后神经系统的肋间神经纤维分布几乎重合。或者说，从另一个角度思考，人体后神经系统沿胸肋间的浅、深不同环形神经纤维与体节前神经环的细胞索有发育关系。

从人体解剖学看，谈到人体周围神经系统和内脏器官神经系统时(参看本章末彩色插页图4.40)，都会介绍牵连性的疼痛感觉，大致描述了人体脏腑器官体表牵连性的感受表达区域，并提出了一些模型，具体机制还不十分清楚。作者认为，论述这个问题必须从多方面考虑。例如心脏病变引起左胸前和左腋下上肢内侧疼痛(海德带)，颈部的疼痛可能与肺部与支气管疾病有关系。但是肝胆疾病引起肩膀反射区的疼痛，用T4～T9和对应的交感神经(腹腔神经节)、C4、C5之间某种不清楚关系解释就存在问题了。但从经络考虑，心、肺、肝胆表达疼痛可以得到非常直接的解释。另外，内脏疾病不仅在体表表现出疼痛感觉，还可以观察到皮肤颜色、皮肤疾病和淤滞等现象。从这个角度看，人体的体象(面象、手象和舌象等)与内脏状态有着复杂关系，远比神经系统牵连性的疼痛感觉有更多感受表达的内容。其实，这种体表感受表达内脏状态，用经络系统解释会更清楚、更完整，当然感受疼痛是神经系统功能，而神经系统不是直接感受内脏器官问题的，而是通过经络系统感传，间接感受表达出内脏存在问题的。

3. 前神经系统神经干通路结构

前神经系统的脏器相关的神经干通路结构已经比较清晰，主要包括12干经和督脉、任脉。对本章末彩色插页图4.41和图4.42分别描述如下：

(1) 图4.41(a)是肺经、大肠经前神经系统神经干通路结构。

(2) 图4.41(b)是心包经、三焦经前神经系统神经干通路结构。

(3) 图4.41(c)是心经、小肠经前神经系统神经干通路结构。

(4) 图4.42(a)是人体脾经、胃经前神经系统神经干通路结构。

(5) 图4.42(b)是人体肝经、胆经前神经系统神经干通路结构。

(6) 图4.42(c)是人体肾经前神经系统神经干通路结构。

(7) 图4.42(d)是人体膀胱前神经系统神经干和主神经干(膀胱经、督脉、任脉)通路结构。

显然，我们描述前神经系统或经络系统形成原理结构图是原理性的、基本的，其中存在许多局部细节问题没有研究。作者看到的中医经络解剖学书籍，其内容显然存在很多问题，只有我们完全清楚了经络系统的“体(多层)、面(层)、线(通路)、点(穴位)”结构及其如何发育生成的，才算中医学有了一本自己的解剖学、组织学和发育学。在明确了本书论述的中医经络系统的一些基本问题之后，例如明确了经络系统是什么、是如何发育演化的、人体功能定位等问题，进一步研究才有可能进行。经络系统的解剖学、组织学和发育学工作是现代生物学和西医学没有做过的工作，其任务艰巨而复杂，需要投入大量人力和时间才能完成。

4.6.9 人体前神经系统通路的细胞组织结构描述

我们论述经络系统的细胞组织结构，以及经络系统通路的立体结构，是建立在显微镜观察基础上的。

前神经系统路径从细胞组织形态上考虑，应当是“多细胞宽度和多细胞厚度”的并可以感受表达细胞组成的感传路径（细胞索形态）。可以肯定的是，经络巡行模式应当是满足发育控制的前神经系统工作模式要求的。前神经系统通路的细胞组织结构是多层次、多形态、多类型的立体结构。

在众多的经络验证工作中，祝总骧经络研究组提供的文献表述的经络线是“多层次、多形态、多功能的立体结构”模型，但是没有做脏腑、器官等经络系统组织结构模型。所以，我们在描述人体整体的组织结构模型时，依然只能从理论角度，即在缺少实验信息的条件下，做猜想模型的可能研究。当然，这种可能模型的猜想研究是有意义的。

下面依照几个层次来分析和论述经络系统前体系统，即前神经系统细胞组织结构。

1. 弥散神经网络的细胞组织结构

弥散神经网络是由单向（单突触）、双向（双突触）和多向（多突触）的神经细胞连接组成的网络。神经细胞之所以能够组成网络结构，是由于神经细胞内部行为协同基因和相互作用产生的。单向神经细胞和双向神经细胞可以连接一条通路，多向神经细胞可以作为神经网络结点处的细胞连接多个方向的通路。每一条通路应当是单细胞连接而成。神经网络信息交换方向由突触方向而确立，即从胞体到突触方向。弥散神经网络构成生物体发育的基础结构，与弥散血管网络、弥散排泄管网络和弥散腺细胞共同构成位置器官发育的基础。那些把消化管道中弥散分布的神经腺细胞看作独立于人体后神经系统之外的神经组织结构是错误的。肠道的非意识运动是肠道肌肉组织AIB网络的本能行为，而AIB网络是肠道器官神经节的组成部分，接受神经系统和环境刺激，而被激励和调节。

2. 器官前神经节和前神经环的细胞组织结构

器官的前神经节和前神经环的细胞组织结构是在弥散神经网络基础上发育组成的，随着弥散神经网络部分结构参与器官发育，弥散神经网络的器官部分形成神经细胞增殖和聚集。器官的前神经节由多神经细胞组成的细胞团构成，神经细胞团通过树突与器官或组织的细胞缝隙连接。器官前神经环是由一条或多条的神经细胞通路首尾连接构成环路，实际上是一种环状形态的神经节。器官的前神经节主要功能是感受器官发育物质与信息，并传递发育信息到上级神经组织，向器官表达细胞增殖、分化等发育相关决定信息，包括细胞周期状态信息。

例如消化管道（食管、胃、小肠、大肠）的结构示意图，参见图 4.43。器官是由内膜、膜下组织、器官环行肌、器官纵行肌和外膜（腹腔系膜）组成。在发育器官时，器官的局部神经系统有几种可能的结构形态。

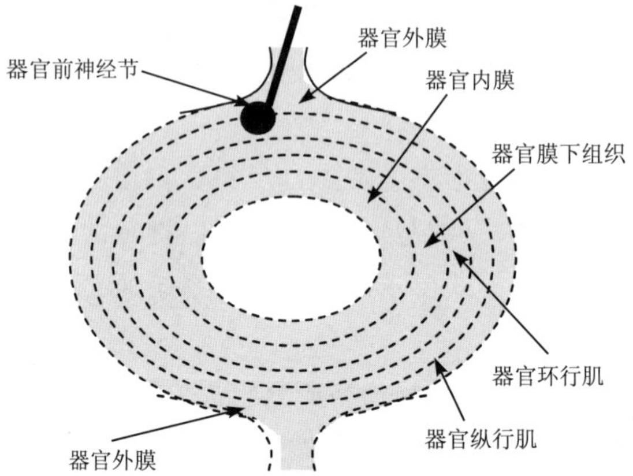

图 4.43 消化器官前器官神经节示意图（没有器官内神经干）

其一，器官神经节通过器官外膜与前神经细胞干线（支线）连接，而外膜前神经细胞干线（支线）经体腔系膜的前神经细胞干线（支线）与体腔的前神经细胞干线连接。器官内没有前神经干，而直接通过前神经节，通过分布在弥散神经细胞网络对器官细胞、组织发育实行控制。

其二，器官沿管道方向存在着一个多层次前神经细胞的干线（其结构类似体腔或四肢上前神经干的多层次结构），贯穿器官管道，参见图 4.44。这个多层次的器官内前神经细胞干线，与在器官内的神经节相连接，而神经节弥散神经网络分布在器官内。前神经系统的细胞类型和组织结构，应当是“多层次、单细胞类型（前神经细胞）、单细胞形态（前神经细胞形态）和单功能（前神经细胞分类功能）”的组织结构。

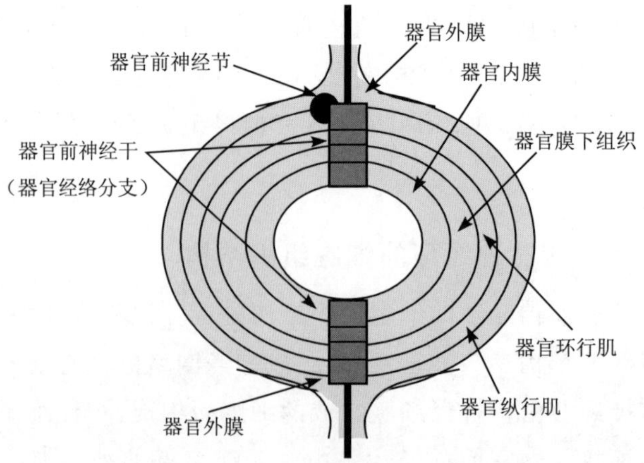

图 4.44 消化器官前器官内神经干、神经节示意图

如果依照上述第二种可能，在前神经系统器官内的前神经干，通过神经细胞去分化过程退化成经络系统干经线，并融入到器官组织结构中，在图 4.45 中用虚线表示。前神经系统的前神经细胞去分化演化为上皮细胞、结缔组织细胞、肌细胞、骨细胞等对应后生物系统组织的细胞。所以经络系统的组织结构是“多层次、多细胞类型、多细胞形态和多功能”特征。从图 4.45 中我们看出后神经系统神经纤维与器官神经节连接，将前神经系统的器官神经节“接管”过来，成为后神经系统组成部分。于是我们看到，器官神经节与经络系统感传线路依然连接，使器官既与经络系统连接，又与后神经系统连接。

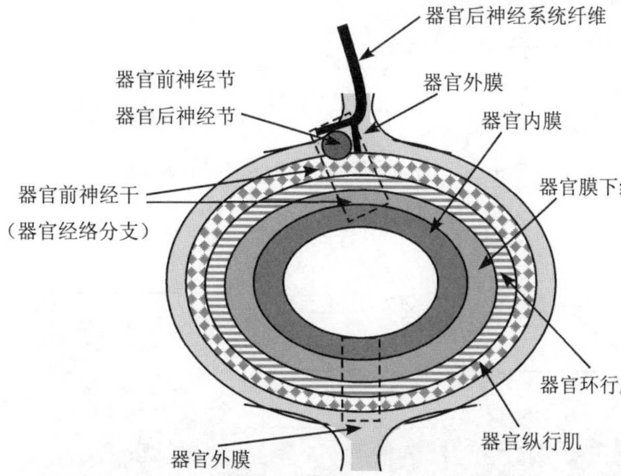

图 4.45 消化器官前神经系统与后神经系统关系示意图

3. 多器官(系统)的前神经干的细胞组织结构

多器官(系统)的前神经干是由多条神经细胞连接通路组成的，应当在体表和体腔内都有前神经干。前神经干同样是在弥散神经网络基础上发育组成的，它们与各器官的神经节实现突触缝隙连接，与体节神经环实现中介连接。前神经干主要功能是双向感传的，自下而上地传递器官发育信息，自上而下传递发育评估和决定的表达信息，同时协调神经干控制范围内器官发育信息。生物体系统的前神经干是对称结构的，这种神经干的对称结构是为了解决发育差别识别和评估的。这种对称结构从理论上说，不是为了区别输入和输出。

同样的道理，前神经系统的细胞类型和组织结构，应当是“多层次、单细胞类型(前神经细胞)、单细胞形态(前神经细胞形态)和单功能(前神经细胞分类功能)”的组织结构。

在后神经系统发育中，前神经系统通过去分化，前神经细胞演变为相应层次的上皮细胞、间充质细胞、肌肉细胞等细胞，构成了经络系统干线在后生物系统中存在的形式。经络系统的组织结构是“多层次、多细胞类型、多细胞形态和多功能”特征。作者认为，祝总骧经络研究组提供的文献体表经络线是“多层次、多形态、多功能的立体结构”验证模型、是正确的，前神经干的层次结构模型可以用图 4.46 和图 4.47 示意。

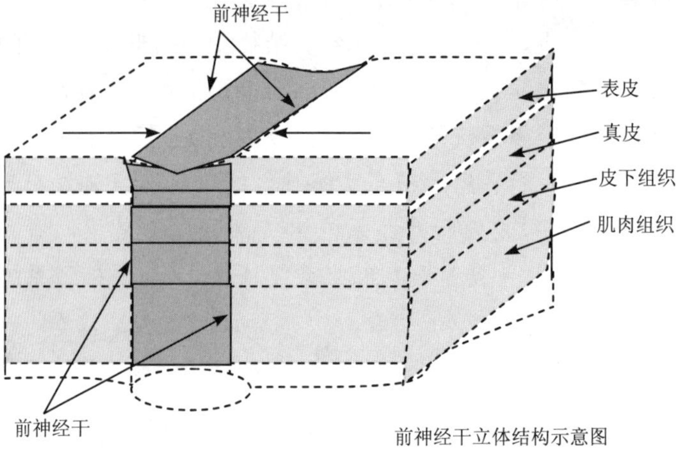

图 4.46　体表前神经干的层次结构模型

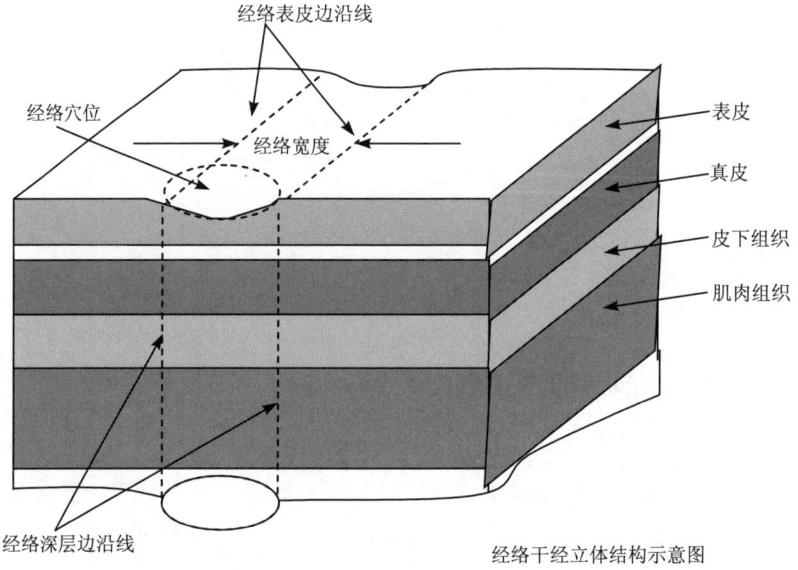

图 4.47　体表经络干线的多层次结构示意图

4. 体节前神经环的细胞组织结构

体节前神经环由多条神经细胞连接通路组成环形结构通路。人体的体节前神经环与生物体体节发育相关,于是人体有与体节数量对应的体节神经环结构。体节前神经环其重要功能是综合多神经干的发育信息,传递给前主神经干和神经脊索,并把前主神经干和神经脊索的发育决定信息传递给对应的神经干和对应位置器官,协调和调控系统、器官的发育信息。其神经环结构类似上述体表神经干层次结构。

5. 前主神经干和神经脊索的细胞组织结构

前主神经干和神经脊索与体节前神经环连接,与体节前神经环连接处构成体节对应部分的器官的低级中枢。神经脊索是前神经系统的发育最高中枢部分,最后融入到后脊神经系统成为神经核，开始与后神经系统，尤其是脑神经系统连接。

前神经系统退化后，融入到后生物系统中，但保留了前神经系统的感传功能。经络系统作为人体细胞、组织、器官和系统的基准行为模式，继续感受和表达人体生命行为和分类功能行为可塑造性出现的偏差。

现在我们可以说，如果经络系统的细胞有独立的细胞类型和独立组织形态，经络系统还能成为人体的增殖再生网络系统吗？正是由于经络的“多层次、多细胞类型、多细胞形态和多功能”特征，才向我们表明了经络是人体再生一体化的系统主体，也恰恰说明所有功能分类系统的再生，是在与它们“打成一片”的经络系统的组织和控制下完成的。

4.6.10 人体前神经系统通路的功能结构描述

前神经系统通路的功能是对“物质、热、气、水、信息”统一交换平台的运行调节。

任何一个希望了解和学习经络针刺的医生都会面临一个非常让人困惑的问题。为什么一个经络的穴位，可以治疗不同的病症现象。黄帝内经上给出了经络针刺穴位的不同手法，例如徐疾（快慢）、寒热、迎随（针尖方向）、开阖、捻转（顺逆时方向）、提插（上下）等，对治疗有着完全不同的作用（例如补、泄）。但是，即便这样依然不能解释不同的功能作用，例如调气、利水、散瘀、消痛、排毒、调热和安神等不同功能。也就是说，在同一个经络穴位（体表定位），除补、泄不同手法外，为什么会产生不同的对象（物质、热能、气体、水和信息）针刺效果，显然需要从基本的机制上论述清楚。即说清楚经络和经络穴位的立体的层次定位。例如中医谈到的经络穴位，有腧穴、原穴和本穴之分。五腧（井、荥、输、经、合）表达了人体经络的腧穴，意思是腧穴有“出（如泉水出）、溜（潺潺小溪）、注（一条小河）、行（一条大河）、入（河流汇合入海）”不同经气运行态势，参见下表。

		腧穴						
		井穴	荥穴	腧穴	经穴	合穴	原穴	本穴
阴经	肝经	大敦	行间	太冲	中封	曲血	太冲	大敦
	心经	少冲	少府	神门	灵道	少海	神门	少府
	脾经	隐白	大都	太白	商丘	阴陵泉	太白	太白
	肺经	少商	鱼际	太渊	经渠	尺泽	太渊	经渠
	肾经	涌泉	然谷	太溪	复溜	阴谷	太溪	阴谷
	心包经	中冲	劳宫	大陵	间使	曲泽	大陵	劳宫
阳经	胆经	窍阴	侠溪	足临位	阳辅	阳陵泉	丘墟	临位
	小肠经	少泽	前谷	后溪	阳故	小海	腕骨	阳故
	胃经	后兑	内庭	陷谷	解溪	足三里	冲阳	足三里
	大肠经	商阳	二间	三间	阳溪	曲池	合谷	商阳
	膀胱经	至阴	通谷	束骨	昆仑	委中	京骨	通谷
	三焦经	关冲	液门	中渚	支沟	天井	阳池	支沟

从表可以看出，人体腧穴，阳经考虑到原穴，每一个经脉有6个腧穴，共有36个穴位，阴经虽然也有原穴，但是其原穴与腧穴相同，所以共有30个穴位。读者可以找到任何一本经络书籍，都会列举每一个经脉腧穴的治疗功能，于是会认为上述问题是需要必须解决的。

我们说这个机制存在于人体物、热、气、水、信息的多层交换结构中。从经络的"多层次、多细胞类型、多细胞形态和多功能"特征中，对于经络针刺原理，有了清晰的认识。经络针刺必须非常准确和符合原理。经络针刺的本质不是穴位，而是经络的多层次的路径结构。不同的层次代表不同发育阶段，也具有不同的针刺效果。

人体经络系统的多层、多细胞类型的结构除表达了胚胎发育层次和发育阶段概念外，作者认为人体经络系统的多层结构反映了人体物质、热、气、水、信息的多层交换结构。也就是我们需要讨论天地的物质交换、热交换、气交换、水交换、信息交换等，在生物进化中是如何形成与演化的，它们在胚胎发育中是如何发生的。

首先讨论这些交换结构在生物进化中是如何形成与演化的。

我们知道，在一个单细胞中就已经存在物质交换、热交换、气交换、水交换、信息交换的行为模式，并构成细胞的生命行为的组成。但是多细胞组织，组织在一起，除保持生命行为外，更重要的是可以提供上述交换的服务行为。我们知道细胞组织被划分为上皮组织、结缔组织、肌肉组织、神经组织等，而它们的确具有不同的功能，而这些功能中就包括我们谈到的物质交换、热交换、气交换、水交换、信息交换。

上皮组织分布非常广泛，其功能包括防护、吸收、分泌和排泄等。上皮组织的基质面（基底面）都主要是由基膜组成，而基膜由基板、网板所组成。基板划分为透明层和致密层（电子致密）。网板结缔组织分泌纤维和胶原蛋白。基膜是实现上皮组织与结缔组织的物质交换渠道。如果我们对这些功能做理论方面的抽象，上皮组织是提供生物体的物质交换服务、气体交换服务、水交换服务的细胞组织。上皮组织服务不同，表现在上皮组织结构和细胞形态有所不同，例如上皮组织分单层上皮组织、多层上皮细胞组织和腺上皮细胞组织。单层上皮细胞形态划分为单层扁平上皮细胞、单层立方上皮细胞和单层柱状上皮细胞等。

结缔组织包括疏松结缔组织、致密结缔组织、脂肪组织、软骨、硬骨、血液等组织。结缔组织具有支持、连接、保护、防御、输送和储存组织液等功能。结缔组织的组织液，对连接组织间的水交换有重要作用。如果我们对这些功能做理论方面的抽象，可以说结缔组织是提供水交换服务、能量储存服务的细胞组织。

肌肉组织是由具有收缩能力的纤维细胞组成的组织，包括横纹肌、平滑肌、心肌。所有的肌肉组织都是以ATP供能，而产生ATP的物质是多种的，例如可以由葡萄糖、脂肪酸、氨基酸、酮体、乳酸等物质供能，把化学能转化成机械能，并形成热能。如果我们对这些功能做理论方面的抽象，肌肉组织是提供能量、热交换服务的细胞组织。

人体的器官，多数都包含上述各种细胞组织，上皮组织、结缔组织、神经组织。有些器官实现物质生成和交换，有些器官实现热能生成和交换，还有的器官实现气体生成和交换，另有些器官突现水生成和交换，也有些器官突现信息生成和交换。不同的器官强调的功能不同，但是它们都不只是实现单一功能，而是实现多种功能，在物质、热、气体、水和信息方面承担不同的角色。而这些承担的共同特点是都在上述细胞中完成不同角色功能。

(1) 人体物质交换统一平台结构。人体全部器官结构的所有上皮组织可以构成人体的物质交换统一平台的主要结构。当物质交换层结构经络被刺激时，实际上是在刺激上皮组织的交换物质层的统一平台。这个平台内所有细胞、组织和经络系统经脉、经脉穴位构成面、线和点的调节关联结构，实行调整物质交换平台物质的生、交换、纳、吐和调以及平台内再生、修复、重组和细胞周期、主体资源调度。

(2) 人体的热交换统一平台结构。人体的所有器官、血管、消化管道、体腔等器官结构的肌肉组织(心肌、骨骼肌、平滑肌)构成人体的热交换统一平台的主要结构。热交换层结构经络被刺激，实际上刺激了肌肉组织的交换热能层的统一平台。这个平台内所有细胞、组织和经络系统经脉、经脉穴位构成面、线和点的调节关联结构，实行调整热能交换平台热的生、交换、纳、吐和调及平台内再生、修复、重组和细胞周期、主体资源调度。

(3) 人体的气交换统一平台结构。人体的肺、皮肤、消化管道、肾小管等器官结构的上皮组织组成人体的气交换统一平台的主要结构。如果把人体上述器官的上皮组织的交换气体层，构成一张气体交换的上皮组织结构，在这个结构中，肺占有的面积是最大的。当气体交换层结构经络被刺激，实际上是刺激了上皮组织的气体层交换的统一平台。这个平台内所有细胞、组织和经络系统经脉、经脉穴位构成面、线和点的调节关联结构，实行气体交换平台上气体的生、交换、纳、吐和调及平台内再生、修复、重组和细胞周期、主体资源调度。

(4) 人体的水交换统一平台结构。人体的皮肤、心、心包、肺、脾、肾、消化管道、体腔系膜等器官结构的上皮组织、结缔组织构成人体的水交换统一平台的主要结构。其中，结缔组织构成的统一平台称作水交换层结构。如果把人体上述器官的上皮组织和结缔组织，构成一张水交换组织结构。水交换层结构经络被刺激，实际上是刺激了上皮组织和结缔组织的交换水层的统一平台，实行调整水交换平台水的生、交换、纳、吐和调及平台内再生、修复、重组和细胞周期、主体资源调度。

(5) 人体的信息交换统一平台结构。人体信息交换平台主要由人体神经系统、内分泌系统、经络系统、心血管网络和人体所有组织的 AIB 感受表达网络构成的。信息交换除了由神经系统和内分泌系统调节外，主要通过经络系统通路的信息交换层(细胞间通信)，对所有经络系统所连接的组织和器官进行信息的调节。这个平台内所有细胞、组织和经络系统经脉、经脉穴位构成面、线和点的调节关联结构，通过细胞因子实施信息交换。信息交换层结构经络被刺激，实际上刺激了神经组织(包括器官神经节)、腺细胞组织、器官经脉，实行调整信息交换平台信息的生、交换、纳、吐和调及平台内再生、修复、重组和细胞周期、主体资源调度。

把人体的物质、热、气体、水和信息的交换平台看作五张皮，是一种逻辑和抽象的描述。可描述在真实人体运行的结构关系中，到底如何实现物质、热、气体、水和信息的交换。图4.48中描述了一个人的器官经络通路细胞组织结构纵剖面，其中由单层上皮组织、结缔组织、肌肉组织、血管、淋巴管、神经构成，可以认为是消化管道简化的组织结构。

消化管道器官的腔面(黏膜)上皮组织类型是单层柱状上皮组织，其面向腔体的组织面称游离面，与游离面对立的表面是基底面，组织细胞侧面是上皮组织相互连接的面，也称连接面。上皮细胞组织的连接形式有紧密连接、斑块连接和缝隙连接(也称通信连接)不同形式。其中通信连接是属于上皮细胞膜蛋白管道对接的管道直接通信，允许离子和小分子物质通过。所以，细胞间通信包括细胞因子旁分泌的通信和缝隙连接管道直接通信。其通信的通路是上皮组织经络信息通路之一。上皮组织游离面和基底面都分布着细胞外基质，其基质成分主要是蛋白聚糖、糖蛋白和其他结构蛋白组织，并连接成一片，构成上皮组织游离面和基底面。消化管道的上皮组织基质分低电子密度透明层和高电子密度致密层。上皮细胞的物质、气体和水，是通过细胞被动输送、主动输送、细胞吞吐等方式穿越组织游离面和基底面交换的，其方向是有条件双向的，并与经络通路路径垂直。由于上皮组织无血管，其物质供给靠结缔组织，上皮组织基底面与结缔组织连接，虽然有多种功能，但承担上皮组织物质、气体、水交换是主要服务功能。可以说上皮组织是生物体的物质交换、气体交换、水交换的细胞组织。

图4.48中上皮组织的基底面(透明层/致密层)下面是疏松结缔组织，是消化管道器官的黏膜下层组织。疏松结缔组织由成纤维细胞、网状细胞、肥大细胞和脂肪细胞与胶原纤维、弹力纤维和基质组成。其基质是由蛋白聚糖(构成分子筛，屏蔽大分子通过，并含大量水功能团水分)、结构糖蛋白和组织液(水和小分子物质)组成。结缔组织含有丰富的血管，除具有支持、连接等功能外，输送和储存物质、水、气体是重要功能。结缔组织的经络通路，通过组织内局部信号分子(细胞因子)来实施细胞间通信。所以在图中描述的经络通路信息传递用虚线表示。结缔组织的物质、水和气体沿纵向流动外(即从结缔组织向上皮组织方向的运动)，受人体经络通路物质流动性推动，还有物质、水和气体沿通路的横向流动。在结缔组织中，主要表现出水的运动。所以，可以说结缔组织是水交换、能量储存的细胞组织。

图4.48中的肌肉组织是由平滑肌组成的，平滑肌分环行肌和纵行肌，承担肠蠕动功能。中医学观念认为，肌肉组织是热交换组织，所以在图中用一层结构表示肌肉组织。所有的肌肉组织的运动都消耗ATP，而ATP可以由多种物质产生，例如可以由葡萄糖、脂肪酸、氨基酸、酮体、乳酸等物质产生，肌肉组织在消耗ATP过程中产生热能。所以，肌肉组织是能量、热交换组织。平滑肌是动物内脏器官壁的肌肉，不受意识支配，受植物神经系统支配。平滑肌组织主要由肌细胞(纤维)血管、淋巴管、神经和少量结缔组织构成，被包裹在黏膜下结缔组织和外膜之间。平滑肌纤维成长菱形，有单细胞核、肌质、肌膜、肌质网、线粒体等细胞器；其细胞膜有内陷，类似骨骼肌的横小管，构成不发达的肌膜管网和肌质网。平滑肌细胞骨架也有特点，通过其密斑、密体和粗、细肌丝构成了菱形网

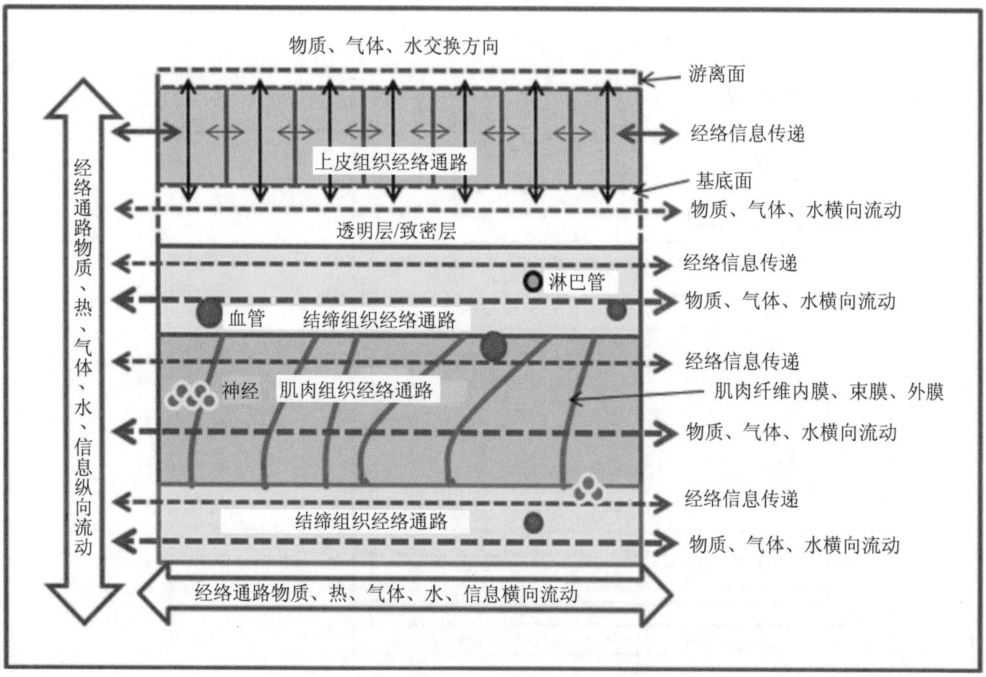

图 4.48 消化管道器官的“五张皮”交换的示意图

架，支持平滑肌收缩运动。肌肉组织的经络通路，通过组织内局部信号分子(细胞因子)来实施细胞间通信，还将肌肉运动信息通过刺激经络系统和植物神经系统，使经络系统和植物神经系统进一步调节肌肉运动。所以在图 4.48 中描述的经络通路信息传递用虚线表示。肌肉运动产生的热，通过肌肉组织内的结缔组织物质、气体和水流动传递到器官的结缔组织(黏膜下组织和外膜中)，实现了内外的热交换。同样，这种热交换存在着纵向和横向的流动。

图 4.48 中肌肉组织通路下的结缔组织是消化管道器官的外膜组织(浆膜)，是由称作间皮的上皮组织和疏松结缔组织构成的。而外膜是整个人体腹膜结构的一部分，通过外膜实现物质、热、气体、水和信息的交换。

再来看人体四肢的经络通路的物质、热、气体、水和信息的五张皮交换平台描述，如图 4.49 所示。

图 4.49 的上皮组织是皮肤表皮的复层扁平上皮组织，是由多层扁平上皮角质细胞组成的，可角质化。细胞分裂能力旺盛，同样有透明面和基底面，并与真皮的结缔组织连接。上皮组织具体功能有差别，其经络通路的物质、气体、水和信息的交换及流动有纵向和横向之分，描述如图 4.49 所示。

图 4.49 的结缔组织实际上描述的是皮肤的真皮(主要是网织层的致密结缔组织)和皮下组织(疏松组织和脂肪组织)。真皮和皮下组织都有丰富的血管、淋巴管、神经、毛囊、皮脂腺和汗腺。疏松结缔组织的物质、气体、水、信息的交换已经描述过，就不赘述了。

图 4.49 的肌肉组织是横纹肌，肌组织由肌细胞、细胞间结缔组织、血管、淋巴管、神

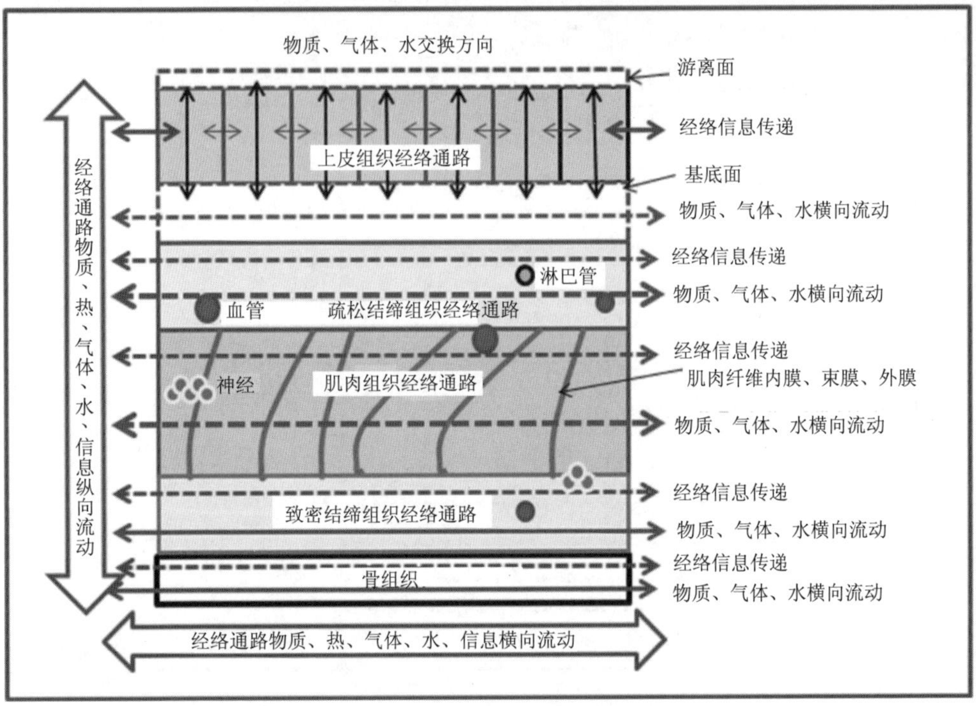

图 4.49 四肢器官的“五张皮”交换的示意图

经构成。肌细胞(肌纤维)由多个细胞核,还有肌模、肌质、肌模管网、肌质网、线粒体等细胞器组成。多个肌细胞由束膜包裹成束,多束由外膜包裹成横纹肌组织。肌内膜、肌束膜和外膜属于结缔组织,有连接、营养、调节等功能。多个肌组织同样通过组织间的结缔组织连接在一起构成更大范围的连接,直到与全身组织连接在一起。横纹肌肉组织主要是承担动物运动,并与骨骼相联系,受意识支配,收缩和松弛,但是也受外部刺激后被非意识的神经系统的递质支配。骨骼肌同样是人体热交换平台的重要组成部分,其经络通路的物质、气体、水和信息的交换和流动有纵向和横向之分。

图 4.49 的致密结缔组织,主要表示肌肉组织与骨骼的外膜、筋、键、韧带的连接,构成了人体物质、热、气体、水和信息交换通路结构的重要组成部分,其经络通路的物质、气体、水和信息的交换和流动有纵向和横向之分。

图 4.49 的骨组织是人体长骨的骨器官的核心组成部分。骨组织由骨细胞和骨基质组成,是固体状的致密结缔组织,构成腔体。骨腔体内有内膜(一层上皮样细胞和一些结缔组织构成),内膜腔内是骨髓。骨组织外部由骨外膜包裹,外膜分外部的致密结缔组织和内部较疏松的结缔组织,有血管、神经和成骨干细胞。骨外膜和内膜之间通过骨组织内纵横交错的管道连接,其中有血管和神经,内外相通。所以,骨器官通过骨内膜和骨外膜构成了物质、能量、气体、水和信息的交换通路。骨器官的经络通路的物质、气体、水和信息的交换和流动有纵向和横向之分。

上述五个层次的经络系统结构和交换平台结构(参见图 4.48 和图 4.49),作者形象地把它们称作人体交换的“五张皮”,构成人体立体的物质、热、气体、水和信息的交换总平台结构，实行人体调整物质、热、气体、水和信息交换总平台内生、交换、纳、吐和调功能及总平台内再生、修复和重组。

在这些物质、热、气体、水和信息交换结构中，既存在着人进化过程中低等动物的低级和低效率的前生物系统结构，也存在着发展到高级动物形态的高级和高效率后生物系统形态。而往往前生物系统结构表现出的是生命行为的本质，而后生物系统更多表现的是功能分类行为特性。

人体经络系统是人体物质、热、气体、水和信息交换总平台内生、交换、纳、吐和调功能及总平台内再生、修复和重组的体系，这个体系是多层次结构。显然，针刺经络穴位是一件非常讲究科学的方法，不能简单理解为什么穴位治疗什么疾病和症状的方法，因为在同一穴位的刺激，其刺激的位置、深度、层次、手法与调整的结果密切相关。例如图4.49中的四种针刺会有不同的结果。

中医大夫掌握和了解了经络“多层次、多细胞类型、多细胞形态和多功能”特征和结构，中医经络针刺治疗有望出现标准化方法。

“物质、热、气、水、信息”的多层交换的“五张皮”结构，在植物中有同样的结构模式。植物的细胞组织同样可划分成以下平台结构：

(1) 植物物质交换平台结构。保护和吸收组织。

(2) 植物气体交换平台结构。气孔和通气组织。

(3) 植物水交换平台结构。吸收组织、传递细胞和输导组织。

(4) 植物能量交换平台结构。同化组织。

(5) 植物信息交换平台结构。分泌结构。

植物的这些交换平台结构，表现在植物细胞结构中。植物细胞有细胞壁、细胞质和细胞核。植物的细胞质由细胞基质和多种细胞器组成。植物细胞基质处在不断运动中，称胞质运动。植物细胞器有内质网、高尔基体、线粒体、核糖体、质体和液泡等。其中质体有叶绿体、有色体、白色体，液泡主要功能为储存细胞水分、无机盐、营养物质和生物酶。从植物的细胞结构中，已经看到上述交换平台构成的基础条件。

对于植物发育，植物细胞组织有“分生组织”。分生组织划分为初生分生组织和次生分生组织。植物的初生分生组织的细胞，实际上是一些干细胞，无论是表皮、皮层、韧皮部、维管柱、形成层、木质部、髓都由初生分生组织结构和次生分生组织结构形成。例如植物的茎，有“初生韧皮部”、“初生木质部”和“次生韧皮部”、“次生木质部”。其中维管柱的“维管束”，直接关系到韧皮部、形成层、木质部的形成。如果从横截平面看，这个“维管束”横截面就是一个环。非常类似动物的“前神经环”。这些环对于植物从根到顶高度和从里向外的发育和生长过程起到控制作用。植物就是这么一节一节、一层一层的发育、生长，并且控制着植物发育的形态。

如果植物的这种“分生组织”与动物的“前神经系统”是对应的，如果植物发育在“分生组织”的自组织控制下，实现强制发育，那么动物同样有一个“前神经系统”，在其自组织控制下强制发育。只有这样，天地间的植物和动物才能有一个统一的发育原理和框架。我们谈到的生物的“物质、热、气、水、信息”的多层交换的“五张皮”结构才会有普遍的生命科学意义。

4.6.11 人体前神经系统化学能通路描述

本小节,利用生物化学的化学能通路,论述前神经系统或中医经络系统,通过其化学能通路研究,对了解经络系统的特性会有很大帮助。

由于生物组织、器官和系统细胞的增殖/分化具有多种的演化路径和动态的结构关系,所以判断细胞、组织、器官和系统的“化学通路”是一个复杂问题,必须从多个视角研究和讨论它们。

我们以神经系统和内分泌系统为例,讨论生物系统的化学通路。

人体的信号分子分为可溶性(包括水溶性和脂溶性)信号分子和细胞膜结合型信号分子。可溶性信号分子,通常是小分子,而膜结合型信号分子通常是大分子的复合体,例如糖蛋白、脂蛋白等。信号通信通过细胞配体和受体结合,产生细胞应答反应。信号受体可以在细胞膜,也可以在细胞内。从化学的方法看,寻找神经系统、内分泌系统的化学通道,是在实验室中依照细胞分化诱导方案,确认这些系统的某些细胞的独有标志信号和物质。有些物质可能是多种细胞的标志信号和物质,需要从多种方案实施交叉定位。

从成熟的生物学对生物通信的机制看,大体可分类为以下生物通信方式和机制:

(1) 神经递质通信方式与机制。神经系统通信方式,使用神经递质信号分子,接受神经递质的细胞受体属于离子通道偶联膜受体,不同的细胞受体使用不同的神经递质和不同的离子。递交信号结构是神经细胞末梢与对象细胞之间的突触,距离为纳米级别。细胞作出应答是去极化和超极化,例如表现在周围神经系统功能主要是感觉输入和运动控制输出。运动控制输出面对肌肉(心肌、横纹肌、平滑肌)细胞收缩、扩展和腺体细胞的分泌增强、减弱,调节功能分类系统运行状态。

(2) 激素通信方式与机制。激素是蛋白质、氨基酸、多肽、糖蛋白、类固醇、含碘氨基酸和脂肪衍生类等多种物质构成的信号分子。由内分泌系统的腺体使用,是内分泌腺体通信方式,使用神经递质、激素外源性信号刺激,例如味、嗅、光等信号分子,接受信号配体的细胞受体是G蛋白偶联膜受体。通常是多次跨膜(例如7次)受体。后续反应可以是使用离子通道,也可以第2信使。细胞应答主要为去极化、超极化、调节蛋白质功能和表达水平,例如内分泌系统激素主要调节人体内全身和特异性群体细胞的物质代谢水平和功能分类系统运行状态。

(3) 细胞因子通信方式与机制。细胞因子(cytokine)是细胞释放的可影响其他细胞行为的蛋白质小分子多肽。生长因子(growth factor,GF)是刺激细胞生长和增殖的细胞外多肽信号分子。它们是细胞间通信方式使用的信号分子。接受信号的细胞受体是酶偶联膜受体。通常是单次跨膜受体。细胞应答除调节蛋白质功能和表达水平外,主要调节细胞生存需要的增殖、分化、感受、表达、细胞周期等本书谈到的细胞生命行为。

1. 神经系统化学通路

从化学的视角来考察神经系统的化学通路。我们知道神经传递信息主要通过神经突触传递神经递质,而神经细胞的神经递质是不同的。为了区别神经系统发源地、靶目标和功能特性,需要有多种形式的神经递质。人体的神经递质大致有乙酰胆碱、儿茶酚胺类(肾上腺素、去甲肾上腺素、多巴胺)、5-羟色胺、组胺、肽类物质、氨基酸和腺苷(嘌呤)、ATP、一氧化氮等物质。对这些神经递质有如下说明:

(1) **胆碱能通路**(cholinergic pathway)。以乙酰胆碱递质的神经系统通路为例,主要包括运动神经、脑干网结构非特异性上行激素系统、丘脑至大脑皮质特异性感觉系统和正交感神经节前神经元及副交感神经节后神经元。运动神经元是在电冲动信号刺激下,释放乙酰胆碱,而肌肉细胞和纤维的受体接受这个信号后,会使肌肉细胞产生收缩行为。躯体和器官的运动神经、交感神经节前神经元和副交感神经节后神经元主要使用乙酰胆碱神经递质。

(2) **胺能通路**(aminergic pathway)。以胺类神经递质的神经系统能通路为例,这些神经递质包括儿茶酚胺类神经递质(肾上腺素、去甲肾上腺素、多巴胺)。肾上腺素神经递质主要应用在交感神经节前神经元;去甲肾上腺素神经递质属于抑制性神经递质,主要应用在交感神经节后神经元。另外,5 -羟色胺神经递质,主要分布在脑部,属于抑制性神经递质。组胺神经递质,主要分布在丘脑、脑干和脊髓。其中:

• 肾上腺素能通路。从延脑出发,上行到迷走神经背核、丘脑、下丘脑等;下行到脊髓中间外侧核。从某些方面看,肾上腺素属于神经激素,其作用是心跳加快、增加流量。

• 去甲肾上腺素能通路。从延脑、脑桥的多个细胞群出发,上行到前脑、中脑和小脑;下行到延脑孤束核和脊髓。另外还主要分布在交感神经的节后神经元,其主要作用是血管收缩,血压升高和流速加快。

• 多巴胺能通路。有三条主要通路。其一,从黑质纹状体系多巴胺能神经元出发到新纹状体;其二,从中脑边缘系统多巴胺能神经元出发到边缘皮质部分;其三,由丘脑弓状核多巴胺能神经元出发到正中隆起。

• 5-羟色胺能通路。主要集中分布在中缝核群,并由此出发,上行到蓝斑、黑质、背侧丘脑、下丘脑和大脑皮质;下行到小脑、低位脑干和脊髓。

• 组胺能通路。从丘脑后部腹侧,上行到丘脑内部核团;下行到脑干的各核以及脊髓后角。

(3) **肽能通路**。以蛋白质肽类作为神经递质的神经系统通路。由于肽类物质的多样性(品种数量巨大),肽类物质作为信号分子可以承担“靶目标”的特异性。所以肽类物质既可以作为神经递质,也可以作为内分泌系统激素信号物质。

(4) **氨基酸能通路**。氨基酸作为生物的信号分子,参与神经递质的神经系统通路,而只能产生特定含义的有限分类。这种分类可能是功能性,所以氨基酸作为神经递质被划分为“兴奋性神经递质”(冬氨酸、谷氨酸)和“抑制性神经递质”。由于氨基酸存在的普遍性,氨基酸作为递质不可能具有显著的“靶目标”的特异性。例如甘氨酸被认为是低位神经中枢和脊髓的参与抑制性神经递质，而 GABA（γ-氨基丁酸）作为高位神经中枢的参与抑制性神经递质。应当注意，GABA 和甘氨酸这些神经递质控制的是“离子通道”模型的受体。

（5）**其他通路**（ATP 通路）。以腺苷（嘌呤）、ATP、一氧化氮（NO）等信号物质作为实现信息传递的神经通路。同样由于普遍性，也不会具有明显“靶目标”的特异性，而是功能性神经递质。其中，一氧化氮（NO）作为神经递质，它在神经突触后产生，弥散作用到突触前的鸟苷酸环化酶信号物质。一氧化氮（NO）可以作为抗氧化剂用于扩展血管。

所有神经递质分布在不同神经系统中的不同神经元，可以从下表中了解。

<table>
<tr><th>神经系统名称</th><th>神经物质/受体</th><th>说　明</th></tr>
<tr><td>下丘脑</td><td>5-羟色胺、肾上腺素、多巴胺、GABA</td><td rowspan="2">氨基酸作为兴奋性和抑制性神经递质</td></tr>
<tr><td>脊髓</td><td>乙酰胆碱、肾上腺素、5-羟色胺、组胺、氨基酸</td></tr>
<tr><td>躯体感觉神经元</td><td colspan="2" rowspan="2">神经末梢感受</td></tr>
<tr><td>内脏感觉神经元</td></tr>
<tr><td>躯体运动神经元</td><td>乙酰胆碱、去甲肾上腺素、肽类</td><td rowspan="2"></td></tr>
<tr><td>内脏运动神经元</td><td>乙酰胆碱</td></tr>
<tr><td>交感神经节前神经元</td><td>肾上腺素、乙酰胆碱、多巴胺肽类、氨基酸</td><td rowspan="2">氨基酸作为兴奋性和抑制性神经递质</td></tr>
<tr><td>交感神经节后神经元</td><td>去甲肾上腺素、肽类、氨基酸</td></tr>
<tr><td>副交感神经节前神经元</td><td>乙酰胆碱、肽类、氨基酸</td><td rowspan="2">氨基酸作为兴奋性和抑制性神经递质</td></tr>
<tr><td>副交感神经节后神经元</td><td>乙酰胆碱、肽类、氨基酸</td></tr>
</table>

我们把使用不同神经递质的神经元，分类为不同的能通路神经元。

- 胆碱能神经元（cholinergic neuron），以乙酰胆碱作为神经递质的神经元。
- 胺能神经元（aminergic neuron），以胺类神经递质的神经元。这些神经递质包括肾上腺素、去甲肾上腺素、多巴胺、5-羟色胺、组胺。
- 肽能神经元（peptidergic neuron），以蛋白质肽类作为神经递质的神经元。
- 氨基酸能神经元（amino acidergic neuron），以氨基酸作为参与神经递质的神经元。

还有神经元可以使用腺苷（嘌呤）、ATP、一氧化氮等信号物质作为神经传递。

一个信号物质是否可以作为神经递质，主要看信号物质是否可以被神经细胞内合成。例如乙酰胆碱（在细胞质液中合成）、多巴胺（在细胞质液中合成，存储在突触小泡内）、去甲肾上腺素（在突触小泡内的多巴胺在特殊的酶作用下合成）等都是可以在神经细胞内合成的。但是，肾上腺素不是神经细胞合成的递质。另外，神经元可以用两个或两个以上的神经递质，协同发挥作用。神经递质通常被离子（例如钙离子）信号释放，在被利用后，可以被降解或被回收再利用。

有时为严格起见把神经传递过程中释放的信号物质称作神经递质,把神经末端释放的信号物质称作神经调质。一般情况下,不严格区别,统称为神经递质。神经递质在细胞中的受体主要包括两种:离子通道型受体(乙酰胆碱受体)和蛋白偶联型受体(G 蛋白受体),都属于细胞膜受体。在多种能通路中,有些能通路是低等动物所具有的,有些是在生物进化中后续产生的。所以能通道,也存在着进化阶段。也就是说,上述各种神经递质被生物利用,是有进化过程的。从生物进化观察,神经递质进化顺序应当是

肽能通路→胺能通路→氨基酸能通路→胆碱能通路→ATP 通路

从干细胞生物学角度看,讨论神经系统细胞的化学能,实际是讨论分化的神经细胞、神经干细胞的标志物质。

2. 内分泌系统化学通路

从化学的视角来考察内分泌系统的化学通路。内分泌系统是通过激素物质,利用循环网络(包括血液循环和淋巴网络)和组织液实现的信息交换。人体激素分泌主要由内分泌腺体组织和器官分泌(内分泌激素),也可以由弥散分布在心、肺、肠、脑中组织内腺细胞分泌(局部激素或组织激素、细胞因子),还可以由神经分泌细胞分泌(神经激素、释放因子)。其中的组织激素主要有前列腺素、组织胺等。所以内分泌系统信息交换与激素的组织结构,决定了内分泌系统的施主和受主关联通路结构。内分泌系统的激素,主要有蛋白质、氨基酸、多肽、糖蛋白、类固醇、含碘氨基酸和脂肪衍生类激素等。

(1) 氨基酸(氨基酸能通路、胺能通路)类激素。有肾上腺素(肾上腺髓质生成)、去甲肾上腺素(肾上腺髓质生成)。

(2) 多肽类激素(肽能通路)。有下丘脑释放因子(丘脑生成)、促肾上腺皮质激素(垂体生成)、甲状旁腺激素(甲状旁腺生成)、胰高血糖激素(胰岛 细胞)。

(3) 含碘氨基酸类激素(氨基酸能通路)。有甲状腺素(甲状腺生成)。

(4) 蛋白质类激素。有胰岛素(胰岛 细胞)。

(5) 糖蛋白类激素。有促甲状腺激素、促卵胞激素、促黄体生成素。这些激素是由垂体生成。

(6) 类固醇类激素。有肾上腺糖皮质激素(肾上腺皮质产生)、肾上腺盐皮质激素(肾上腺皮质产生)、睾丸酮(睾丸产生)、雌激素(卵巢产生)。

(7) 脂肪衍生类激素。有前列腺素和血栓素等。

在激素中,有些激素与神经递质的名称相同,但是相同名称的信号物质的细胞组织不同。例如去甲肾上腺素既可以作为神经递质,也可以作为内分泌激素。另外,其中的前列腺素虽然首先发现于前列腺,但是可以在心、肝、肺、储精囊以及所有细胞(血红细胞除外)分泌。所以前列腺素更像组织和器官局部激素。前列腺素可以通过调节 cAMP 合成,调控离子转运和调节睡眠与消化功能,广泛影响细胞和组织功能。通常还可以在细胞损伤、受热和痛感受时,产生前列腺素,对神经系统产生刺激作用,传达痛感、热感和炎症的信息。感染组织会在这些信息影响下,产生血管扩张,产生水肿,血管内大量单核白

细胞聚集，吞噬入侵细菌。

这些激素通过细胞膜受体和细胞内受体感受激素，不同的激素被不同的受体接受，并做出相应的反应。与神经系统具有相应的化学通路一样，内分泌系统的激素也有自己的化学通路。

(1) 细胞膜受体(亲水性激素信号受体)，包括G蛋白偶联型受体(G蛋白受体)。有各种激素的受体、趋化因子受体、外源刺激受体(光、味、嗅)。

(2) 细胞内受体(亲脂性激素信号受体)：

• 亲脂性激素信号受体，例如cAMP、cGMP第2信使。cAMP、cGMP在细胞内作用相反，有阴、阳之分。在细胞内cAMP浓度增高，cGMP的浓度降低，反之亦然。例如对于平滑肌，cAMP浓度增高，使平滑肌收缩；而cGMP的浓度增高，可以使平滑肌松弛。以cAMP为第2信使的激素有肾上腺素、胰高血糖激素、促肾上腺皮质激素等。以cGMP为第2信使的激素有心房肽素、胰岛素等。

• 一氧化氮(NO)信号分子受体。一氧化氮属于无机小分子，脂溶性物质，可以快速通过细胞膜或通过细胞间管道行走在细胞间。通常由血管内皮细胞和神经细胞生成。NO既可以作为第1信使，即作为神经递质，也可以作为第2信使，与GMP构成第2信使通道，使cGMP增多，降低平滑肌细胞的钙离子浓度，血管平滑肌舒张。所以，一氧化氮对神经系统、免疫系统和骨系统代谢具有重要作用。

• 钙离子作为第2信使。细胞的细胞质中只有很少的钙离子，细胞中钙离子主要储存在内质网(肌质网)和线粒体钙库内。另外，细胞外组织液中也有许多钙离子。导致细胞液内钙离子浓度提高，主要通过两种方法。第一，钙离子从细胞外通过钙离子通道流入；第二，钙离子从钙库(内质网和线粒体)中被释放出来。一旦钙离子流入或从钙库中释放，细胞液中的钙离子浓度激增，引发细胞生理反应，成为第2信使。一旦钙离子被使用过，细胞液中的钙离子被迅速通过钙离子泵，以消耗能量的方法恢复细胞液内低钙离子浓度的常态。能够使细胞液内钙离子释放和流入的有乙酰胆碱、儿茶酚胺类、血管紧张素和胰高血糖激素等。

需要关注的是，虽然cAMP和钙离子(Ca^{2+})都是第2信使，但是它们之间是相辅相成的，例如Ca^{2+}，既可以激活合成cAMP的腺苷酸环酶，也可以激活降解cAMP的磷酸酯酶。而依赖cAMP的蛋白激酶能够使钙离子Ca^{2+}通道磷酸化，改变对钙离子的释放能力。磷酸酶和蛋白激酶在激活和失活中有相反的作用。另外，细胞膜和细胞内受体在接受信息后，都必须采取措施解除和终止信息的作用，主要的方法是水解和磷酸化分解，或者使受体感受能力钝化、使受体数量减少，降低细胞对信息的感受能力。

3. 细胞间通信的化学通路(细胞因子通信)

从化学的视角来考察前神经系统(经络系统)的化学能通路的性质。从生物学角度观察，细胞间的通信主要是自分泌和旁分泌(除细胞直接接触通信外)，是通过细胞因子、生长因子实现的。本书讨论的前神经系统(经络系统)是通过细胞组织AIB网络或细胞之间的通信机制实现通信的，即主要通过细胞因子、旁分泌和自分泌信号分子来实现信息通信和细胞之间的行为关联。

人体在发育和运行中存在的细胞因子、生长因子和受体大致如下：

(1) 细胞膜受体(亲水性激素信号受体)，酶偶联型受体(单次跨膜受体)。细胞因子的受体种类较多，细胞因子受体不同主要是由于它们接受的配体不同。细胞因子配体通常是一些单肽、多肽结构。

(2) 组胺、前列腺素、NO 等信号分子和局部激素，同样作为细胞间通信的信号分子。

上述各种的内分泌激素信号和细胞间通信信号被生物利用，同样是有进化过程的。从生物进化观察，内分泌激素化学通路与细胞间通信的进化顺序应当是

胺能通路→肽能通路→氨基酸通路→蛋白质(比肽更大分子结构)通路→糖蛋白通路→类固醇通路→脂肪衍生物通路

既然经络系统是前神经系统，其通信方式和机制只能是细胞因子与酶偶联型受体结合的细胞间通信，其通信宗旨为调节蛋白质功能和表达水平，但主要作用是调节细胞生存需要的增殖、分化、感受、表达、细胞周期等本书谈到细胞生命行为。

所以我们可以得出结论，**细胞因子和生长因子等是前神经系统(经络系统)使用的信号分子**。

我们看到，一些生物产品企业开始把细胞因子和生长因子，尤其是生长因子作成药品，以增强人体细胞活力、增殖能力。他们不知道，人体使用这些因子是有主体的，不能随便“乱吃”。人体的前神经系统(经络系统)是使用细胞因子和生长因子的系统主体。

人的三个相互关联的主体，使人的生命活动和功能分类活动非常有秩序。

(1) 神经系统是使用神经递质的系统主体，脱离系统主体使用神经递质没有价值的，系统的主要功能是运动、功能分泌调控和感觉。

(2) 内分泌系统是使用激素的系统主体，脱离系统主体使用激素是没有价值的，系统主要功能是人体新陈代谢和总量物质水平控制。

(3) 前神经系统(经络系统)是使用细胞因子和生长因子的系统主体，脱离系统主体使用细胞因子同样是没有价值的，其主要功能是人体细胞增殖、分化和细胞周期调控。

这三个系统之间，相互合作，不能被替代。

4.6.12 结 论

我们给出结论，人体经络系统主要由前神经系统去分化、转决定、再分化产生的多细胞类型的多细胞组织 AIB 网络。

细胞学，尤其干细胞生物学，确定一个细胞是什么类型，需要两个方面的证据。一个证据是细胞分泌的标志物质；另一个证据是看到或识别细胞的表形。从细胞学看，仅仅从细胞标志物质(分子)来判断是不够的。因为，细胞发育的特异性分化、去分化使研究化学通路的问题复杂化。例如一个神经细胞可以去分化、转决定、再分化成为肌肉、骨细胞、腺细胞、间充质细胞、上皮细胞、肝细胞、胰细胞等。如果一个非神经组织的细胞是由

神经细胞演变而来，它可能保留了神经细胞标志信息，也具备了非神经组织的细胞的标志物质。于是在这个非神经组织中存在着多种可能性，即这个组织细胞可以从正常增殖/分化模式中而来，也可能是从神经细胞演变而来，还可能从其他细胞演变而来。于是，我们就可能发现，该组织细胞具有可能的多种标志物质。

经络系统化学通路（经络感传信号物质——经气）必须从生物化学和细胞生物学（干细胞生物学）等多视角研究和讨论化学通路。

前神经系统是从原始的血管网络、原始排泄管网络、原始弥散腺细胞网络和原始弥散神经细胞网络发育来的。经络系统的化学能通路，应当属于胺能通路、肽能通路、氨基酸通路。

经络前生物系统（包括前神经系统）路径，通过接力方式来实现。我们论述过以下几种可能：

(1) 经络是从前神经系统演变而来，那么其信号物质应当属于一种前神经系统的通信物质。从我们能够看到的所有关于低等动物的神经系统的神经递质，可以肯定是以胺能物质、肽能物质和氨基酸物质为主的信息物质。我们曾经多次谈到的弥散分布内分泌细胞与神经细胞都能分泌胺或肽的信号物质 APUD，而 APUD 通常是判断神经系统细胞的一种标志。我们认为前神经系统的细胞，应当分泌胺或肽的信号物质。

(2) 经络系统是由原始排泄管道网络发生的，那么其信号物质应当属于一种排泄管道网络系统细胞的化学通路。经络系统的膀胱经是由人体胚胎的原始排泄管网络和前肾细胞体系演化成的，主要表现为细胞组织的 AIB 网络形态。

(3) 经络系统分支路径是由血管网络发生的，那么其信号物质应当属于一种血管网络系统细胞的化学通路。心血管系统中的心器官神经节的脉络分布在人体大、中、小血管中，构成了独特的经络通道网络，主要表现为细胞组织的 AIB 网络形态。

经络系统是细胞组织的化学能通路，主要通过细胞因子（生长因子）和局部激素调节通路的"信息流通"。细胞组织内信息流通是如何实现的可以从下面的论述中得到认识。

细胞组织的 AIB 网络传递方式是细胞间通信，其通信的连接机制包括细胞间的物质连接的信道和网络（相当于计算机的局域网络）。细胞的局域网络的连接，可以是局部体液的（点到点）连接，也可以是相邻细胞的直接连接。现在的问题是在这个细胞间的连接结构中，信息交换是如何实现方向性的，这种通信为什么不是四面八方的"乱通信"，而是表现为细胞间通信的方向性和信道特性。这是由于以下原因：

(1) 细胞间物质、热、气体、水、信息流动性产生的方向性。如：

• 信号分子依照浓度梯度的降低方向扩散。外部刺激在高浓度地区的细胞，当然反应强烈，在低浓度地区的细胞，反应较弱。从而可以构成身体结构中不同的反应特性，例如不同的变形和力度，产生身体运动的原始力学结构。

• 细胞间体液流动方向性，为细胞间的物质连接的信道和网络规定了方向。细胞间的物质连接的信道和网络具有信息交换的方向性，显然不能建立在传递信号分子的体液是静止状态，在这种体液中信号分子只能依照浓度梯度的扩散运动，其传递能力很微弱。

如果体液自身在流动，信号分子在体液中运动，除依照浓度扩散外，增加了依照体液流动方向运动的情况。在体液或血液的循环系统的网络管道中流动，信号分子随体液或血液的流动方向被输送，依照一个固定的路径在流动。例如动脉血液从心脏向终端部位的流动方向性和静脉血液回流心脏的方向性。所以说，细胞间体液运动方向为细胞间的物质连接的信道和网络规定了方向。

• 组织、器官的细胞协调运动建立的方向性。细胞间的物质连接的信道和网络的信息交换的方向性，不仅来源于上述两种原因。还表现在多细胞动物的细胞已经不是孤立的单细胞，而是生物体的组织、器官中的一个细胞。不存在一个细胞不属于任何组织和器官而游离。而这些组织和器官中细胞组织起来，通过数量众多分类细胞的行为协调来实现功能行为。其中许多组织和器官都协调运动行为，构成了细胞之间物质连接的信道和网络具有了方向性。这种方向性是由组织、器官中细胞的协调运动行为建立的。例如血管细胞的收缩和舒张形成组织接力形式的协调运动的方向性；肌肉组织意识或非意识驱动的肌肉组织运动或缓慢的变形运动产生的组织内体液的运动方向和辅助有关组织内产生体液运动方向。又例如肠环行肌和纵行肌协调运动产生的管道蠕动的方向性。

(2) 细胞紧密连接(直接管道连接和紧密接触连接)产生的信号分子交换方向性。例如上皮组织、肌肉组织、某些结缔组织都具有细胞之间的直接连接，甚至是管道的连接。这种连接为细胞间直接通信建立了通道。

(3) 细胞组织层面之间的疏松结构产生的通道效应的方向性。从组织学可知，细胞组织之间具有疏松的结构，表明细胞组织的层次结构。这些疏松的结构具有通道效应。

经络中运行信号物质，中医称作经气，即经络之气。刺激经络，会感受到经络“得气”。这种得气就是经络感传现象。经络之气是一种“感传之气”。这种“经气”或“感传之气”如同内分泌系统的“激素”、神经系统的“神经递质”和细胞间通信的“细胞因子”，属于一种“信号物质”。经络的经气的信号物质到底是什么信号物质，通过人体经络化学通路检测是可以得出结论的。

4.7 经络系统是人体不可替代的基础感受表达网络系统

在本章的前面，我们已经描述了经络系统是什么，是怎么演化来的以及它在发育和运行中的通路结构、组织结构和功能结构。在本节，我们用“经络系统是人体不可替代的基础感受表达网络系统”做标题，为前神经系统和经络系统做总结性的论述。

4.7.1 人体经络系统发育的总结描述

现代生物学，尤其是胚胎学和干细胞胚胎学以及生物学，研究了生物个体和各种生物系统的发生、发育。显然，没有人讨论中医提出的经络系统存在现象。在这里，作者斗胆来讨论经络系统在胚胎发育阶段是如何发生的，并做全面的景象描述。读者可以看到，其中与传统研究胚胎发育过程学说的描述不同。

(1) 在胚前期(1周)，受精卵通过有丝分裂的卵裂，通过实体的“桑葚胚”，逐步演化为空腔的胚泡形态并植入子宫内膜。在这个阶段，受精卵的卵裂过程是非常快的，通常不需要等待细胞生长，就直接进入S期和M期。发育主要动力是细胞自身基因，胚胎实现从单细胞、经过多细胞聚集到多细胞简单组织(单一腔体结构)的最早期发育过程，开始产生细胞相互作用。

(2) 在胚胎期的二胚层胚盘结构发育阶段(2周)，胞分化开始。有上皮细胞、神经细胞、腺细胞、血液、生殖等干细胞和祖细胞产生。形成上胚层、下胚层、胚外体腔、羊膜腔、卵黄囊和二胚层胚盘。在多分类细胞行为的相互作用下，产生弥散神经网络组织结构，在此结构基础上，上胚层细胞增生和迁移，产生原条、原结和脊索(前神经系统)等，具有了头尾方向概念。构成了胚胎发育的最早的“前神经网络系统”。在卵黄囊和体内开始产生造血干细胞、成血管干细胞，形成血岛，生成最早的弥散皮管(血管)网络。同时，也产生原始排泄管网络。

(3) 在胚胎期的三胚层胚盘结构发育阶段(3～4周)，二胚层胚盘，在前神经系统诱导下，上胚层细胞继续增生和迁移，向下陷进入下胚层，形成新下胚层，并形成中胚层。原上胚层新改命名为外胚层。这样形成三胚层的圆盘形胚盘。随后，三胚层开始分化。在中胚层(弥散神经网络)诱导的信息作用下，由胚胎细胞自身基因动力和细胞间相互作用(包括自分泌、旁分泌和细胞之间接触的信息、行为作用)以及相互感受表达产生了以弥散神经网络和神经脊索构成的前神经网络系统、弥散原始血管网络组成的前血管系统和原始排泄管网络。这些前生物网络系统成为后续胚胎发育的自组织和管理的基础。在前神经网络系统、前血管网络系统和排泄管网络系统自组织和管理下，具备了胚胎范围内的信号分子结构的诱导能力和条件，开始推动产生三胚层的形成与分化。首先推动诱导发育后神经系统的神经管、神经嵴、头突、脑泡，诱导发育“中心血管系统”的心突、心管以及形成前肾和中肾。内胚层分化首先产生原始消化管，分为前、中、后肠和泄殖腔。原始体腔分化为心包腔、胸膜腔和腹膜腔。开始在前神经系统上发育产生上述组织、器官相应的神经干、神经环或神经节。

(4) 在胚胎期的胚体形成发育阶段(5～6周)，从三胚层的圆盘形胚盘、倒梨形胚盘逐步演变为圆柱状“C”形的胚体形态。胚体进入羊膜腔，胚体蒂和卵黄囊在胚体腹侧合并，被羊膜包裹，形成脐带。在头部腹侧产生口咽膜，在尾部腹侧产生泄殖腔。外胚层在胚体外表面，内胚层被卷入到胚体内，形成一个从头到尾的纵向管道，即原始消化管。在这个时期，后神经系统的中枢神经系统开始发育，表现在脑、脊髓神经开始发育。在原消化管上，形成肝憩室和肝芽，形成背胰芽、腹胰芽和喉气管憩室、肺芽。两个对称的心管融合成一个心管，并开始发育心脏。中肾退化，后肾开始发育。鳃器退化演化成面部器官。先后出现上肢芽和后肢芽，四肢开始发育。在胚体上，针对原始消化管道的肝芽、胰芽和肺芽发育，中肾退化，后肾发育；鳃器退化，面部器官发育；心管融合与心脏发育。前神经系统的弥散神经细胞网络参与到这些脏腑器官的发育进程中。在前神经系统上发育出相应的神经干、神经环、神经节。在上肢芽和后肢芽中，这些神经干、神经环或神经节向上肢或下肢发芽生长，形成四肢的经络路径。在这个发育时期，后神经系统的周围神经系统的12对脑神经和31对脊髓神经(8对颈神经、12对胸神经、5对腰神经、5对骶神经和1对尾神经)的基本架构已经形成。后神经系统在这个时期还主要作为发育对象，并参与到一切需要神经系统的组织、器官的发育中，还不能发挥神经系统控制和调节作用。

(5) 在胚胎期的胚体发育阶段(7～8周)，后神经系统的中枢神经系统，包括脑神经系统和脊髓神经系统的发育加快。周围神经系统也开始全面发育。所有的后生物系统，包括后心血管系统、后排泄系统、后消化系统、后生殖系统、后皮肤系统以及腔体、面部发育和四肢发育，形成手板和足板。

前神经系统的脊索开始退化为脊髓核。脊索系统融入到后神经系统的中枢神经系统中，前神经系统的各组织、器官发育对应的神经干、神经环和神经节继续发挥作用。随着后神经系统的周围神经系统发育，这些前神经干、神经环和神经节的细胞组织开始缓慢退化，并去分化和转决定成为其他后生物系统的细胞组织，成为人体的经络系统。最后，弥散神经网络去分化和转决定成为弥散神经内分泌系统，分布在器官、组织上的弥散神经网络也演化为目标器官、脏腑的组织细胞，成为经络系统的无数微细脉络结构，其中有弥散神经内分泌腺细胞分布结构。这些分布在目标脏腑、器官的组织细胞与前神经干、神经环和神经节退化形成的经络一起构成了以经络系统联系脏腑器官的网络体系。

胎膜胎盘形成阶段，首先胚胎需要建立自己独立的血液系统和循环系统，为胚胎提供供应营养物质和排泄废物的交换机制。主要由胎膜和胎盘形成作为标志。胎膜包括绒毛膜、羊膜囊、卵黄囊、尿囊、脐带体蒂等组成成分。胎盘功能主要包括物质交换和内分泌功能(包括产生促性腺激素、催乳激素和雌激素等)。其中，卵黄囊内胚外中胚层产生最早的造血干细胞，而内胚层产生原始的生殖干细胞，卵黄囊有动脉和静脉。脐带体蒂是羊膜和黏液性结缔组织，有脐动脉和脐静脉。胎盘的动脉和静脉与胚体的血管相通，合作实现物质输送任务。卵黄囊和尿囊在发育进程中逐步退化、萎缩成为胚体心脏和小肠的系膜、韧带。胎儿出生后，脐带的动脉和静脉也退化成心脏和小肠的系膜、韧带。胚胎时期心和小肠之间在血液循环合作与相互间建立的行为关联活动，构成了它们之间的表里关系。

(6) 胎儿期胚胎发育阶段(8周到出生)，生物体各系统相继发生，如消化系统、排泄系统、生殖系统、循环系统、神经系统、运动系统等。在胚胎的最后阶段，其发育动力模型包括细胞自身的基因、细胞间相互作用的自主发育模型，细胞命运决定与分化的图谱诱导发育模型，细胞、组织、器官等在前、后神经系统控制下的强制发育模型。胚胎发育过程，不仅是被发育、调控和操作的对象，同时还是发育过程的参与主体。即这些细胞、组织、器官和系统，在发育过程中也都在表达功能和表达生命要求。胎儿出生，第一次呼吸，开启了肺与大肠之间的行为关联关系的运行。到此人体经络系统基本发育完成。

胚胎学视角观察经络系统的发生，依据胚胎发育是生物进化的重演律，把生物体发育和生物进化一起考虑。在前面论述基础上，我们可以总结经络系统的发育演化。

我们已经论述了经络系统是主要由前神经系统退化演化，并寄住在后生物系统中的一种信息、行为关联的网络系统。由于前神经系统存在的使命是实现胚胎发育的整体的诱导和控制，为胚胎发育提供了“强制发育模式”。这种强制发育模式是胚胎发育中器官形态形成所必需的。无论从生物进化重演律讲，还是从系统学角度看，这种前神经系统存在是必需的。现在必须给出这种前神经系统的发育模型、形态结构和系统学工作原理。我们提出前神经系统首先发源于多细胞动物的细胞内物质和行为的基因中，细胞的行为模式受到行为信息基的信息和行为控制器控制，在所有细胞范围内构成生命行为关联网络(语义连接)，而在功能分类细胞范围内建立了功能分类行为的关联网络(语义连接)，以此解读内、外源性信号因子的真正含义。虽然在开始时期的弥散神经细胞存在体系内，还没有形成组织关联结构形态，如同弥散上皮细胞构成的皮管网络一样，但是在非常小的尺度范围内，通过局部信号分子通信方式是可以实现弥散分布神经细胞关联关系的。随着发育过程的进行，这种弥散的神经细胞(或前体细胞)开始分类聚集，这是由于胚体尺度增加，保持细胞间通信方式需要更多的细胞来维持通信要求的最小距离尺度。于是逐步产生出了弥散神经网络。这个神经网络还是均匀分布在胚体内、外小环境范围内。随着胚体形成，包括弥散血管、排泄管和腺细胞网络体系的建立，构成了多细胞组织结构的分类细胞的聚集。细胞聚集，使胚体发育空间细胞结构不平衡。细胞聚集对物质、信息交换的平衡性要求不断调整，血管通过分支、融合等多种形式，开始发育成胚体需要的血管网络系统。血管网络系统始终是在前系统基础上不断发育、演化。排泄管网络也以类似的方式发育。在血管发育演化进程中，最先产生退化的系统，即产生弥散排泄管道的前肾部分结构的退化，开始中肾阶段发育。在发育过程中，弥散神经细胞网络系统与胚体组织、器官发育进程同步，首先出现神经脊索发生，在遗传信息诱导和指挥下，开始形成面向组织、器官的神经细胞分类聚集，例如开始发生神经节、神经环，并在这些基础上，形成连接相关器官神经节和器官神经环的神经干，并在体节发育进程中发生体节神经环和主神经干，构成了胚胎发育早期的“前神经系统”。在这个前神经系统整体诱导、指挥和控制下，胚体实现相对确定的发育进程(虽然存在着不确定外部因素)。

与其他生物系统的前、后系统发育不同，人体的前神经系统和后神经系统处在不同的胚层。前神经系统在中胚层，而后神经系统在外胚层。这种“安排”恰恰说明了神经系统对多细胞动物发育的重要性及前、后神经系统完全不同的目标任务。人体后神经系统是在前神经系统诱导、控制下发育的，包括对神经管和神经嵴发育控制。从人体的后神经系统中枢部分和周围神经系统不同发育阶段以及周围神经系统发育晚，就充分说明后神经系统对胚胎发育的前、中期是没有发挥作用的。人体后神经系统发育，给人以“优先”发育脑和中枢部分，不关注神经中枢与人体其他器官发育过程“印象”。在胚胎发育后期，周围神经系统开始发育，这个时候，前神经系统依照某种顺序开始退化，逐步演化为经络系统。后神经系统基本上继承了高层干部“脊索”和基层组织“神经节”，而让“中层干部”退休，用速度快的“神经纤维”替代之。

正是由于经络系统强制发育模型的背景，决定了经络系统是先天的、终身不变的、不可塑造的，是人体行为模式基准体系和可以纠正、修改人体的被塑造行为模式。经络系统是维系组织与器官再生、修复、重组和细胞生命周期调节等基础性感受表达系统。这些经络系统出身背景和天然特性决定了经络系统在诊断、治疗和保健中的地位，也正是由于经络系统这个背景和特性，才决定了中医“辨证归经”和“药物归经”的科学地位。

本书修正了胚胎发育的大框架，把胚胎发育大体上划分为前、后生物系统的不同发育阶段。正是这个改变，使我们找到了经络系统的前体系统，使我们认识到经络系统是天生的、终生不变的、生物个体后生物系统行为的基准模式体系，为经络系统奠定了应有的地位：经络系统是多细胞动物体最基础的生命系统。

4.7.2　人体感受表达网络的整体描述

前面，对经络系统的发育和定位做了总结论述。在本节需要对人体感受表达网络的发育做一次整体性的描述，使我们对生物体，尤其是人体的感受表达网络系统的全貌有比较深刻的认识，以了解人体前、后生物系统的发育和演化过程。

人体感受表达网络发育层次结构如图 4.50 所示。

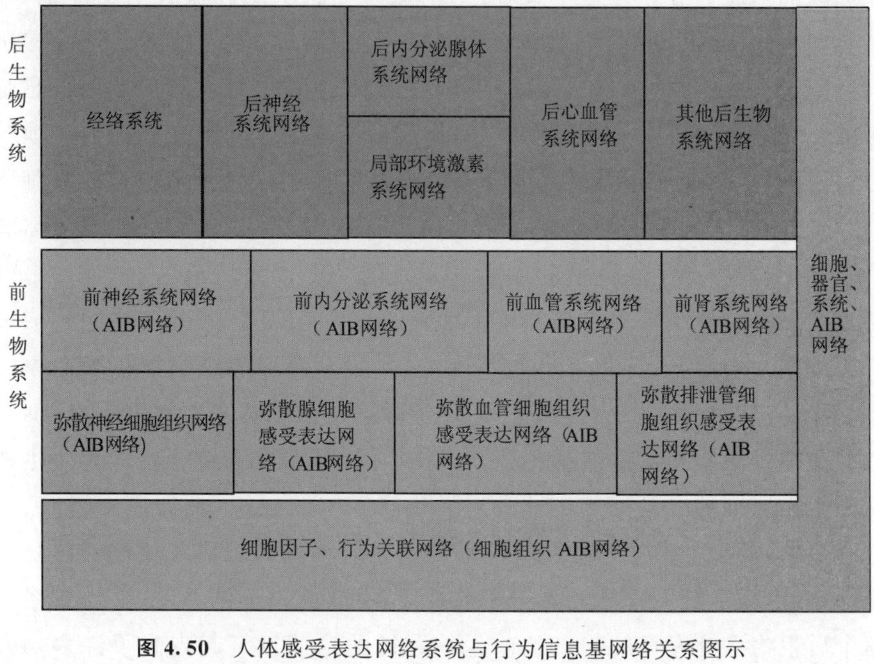

图 4.50　人体感受表达网络系统与行为信息基网络关系图示

人体发育起始，主要依靠细胞基因和细胞之间的相互作用，产生胚胎发育的初始结构。细胞的相互作用是依靠细胞因子、生长因子和细胞之间行为的协同基因。在胚胎小尺度环境内，细胞在发育初始，构成了其小范围内网络系统。在这个初始网络系统中，利用每一个细胞内行为信息基中遗传行为信息模式，依照预定的发育行为模式实现发育过程和细胞增殖、分化。在这样的基础上，首先实现最初的干细胞分化，产生神经细胞、上皮细胞、腺细胞等。在胚胎三胚层形成中，这些细胞依据自己的行为信息基中的行为模式内容，实现细胞的增殖、分化、迁徙、聚集，略有时间差别地先后产生出最原始的弥散神经细胞组织网络、弥散上皮细胞管组织感受表达网络和弥散腺细胞感受表达网络。其中，弥散上皮细胞管组织感受表达网络进一步根据功能分化，分化成弥散血管细胞组织感受表达网络和弥散排泄管细胞组织感受表达网络。这些最早的细胞组织网络，通过细胞自身的行为信息基中行为模式，相互协调沟通，作为人体最早出现的原始细胞构成的系统。所谓弥散概念，就是这些系统均匀分布在胚胎范围之内。这个过程持续一段时间后，胚胎开始进入前生物系统的发育过程，产生前神经系统网络、前排泄系统网络（前肾）、前血管系统网络（包括前造血系统）和前内分泌系统网络。这些前生物系统都是细胞组织简单结构的初级系统。

在这个过程中，前神经系统在弥散神经细胞组织网络基础上，发育产生神经脊索、前主神经干、前体节神经环、前神经干、前神经节和前器官神经环，并构成了完整的前神经系统。前神经系统由于其神经细胞的简单组织特性（AIB 网络组织形式），与被控制的发育对象同时发育。这个时候的前神经系统的神经细胞的行为信息基构成的实体网络，即是前神经系统细胞的连接构成的实体网络。而前神经系统的神经细胞的行为信息内容，相互组成关联的信息内容。在这个过程中，前血管细胞组织和血管上皮细胞在增殖、分化和迁徙、聚集的基础上，发育产生前血管系统，产生动脉、静脉和淋巴分离的血管网络系统，心管开始发育并开始运行原始心血管系统。前血管系统发育的控制信息是来源于血管细胞的行为信息基。在这个过程中，前排泄系统网络（前肾）是在弥散排泄管网络系统基础上，发育产生出现前肾系统。前肾系统发育的控制信息是来源于前肾细胞的行为信息基，相互之间构成发育协调和控制。在这个过程中，前内分泌系统是在弥散腺细胞组织网络基础上，发育产生在体液和前血管系统网络中血液传递信息的前内分泌系统。前内分泌系统发育的控制信息是来源于腺细胞的行为信息基中，相互之间构成发育协调和控制。腺细胞在增殖、迁徙和聚集的基础上，开始发育腺体组织。在以上原始发育过程中，可以明确看到对上述系统的发育，前神经系统还未能发挥控制作用。

在上述前神经系统开始工作运行和发挥作用后，这些前系统开始成为后生物系统的细胞组织和生物器官的发育控制主体。对后生物系统的组织（例如上皮组织、结缔组织和肌肉组织包括心肌、平滑肌、横纹肌）和后神经系统神经组织以及相应的器官发育实施控制。显然，后生物系统发育已经具备了前神经系统、前内分泌系统、前血管系统控制和支持。整个后生物系统发育的起点比前生物系统的早期发育起点高了许多。人体后生物系统包括经络系统、后神经系统、后内分泌系统、局部环境再生系统、后心血管系统和其他后生物系统（消化系统、呼吸系统、排泄系统、生殖系统）的感受表达网络系统。

1. 讨论后神经系统的发育

人体的后神经系统是在外胚层上发育的，在中胚层前神经系统诱导和控制下（不作为发育基础），从神经板两侧高起，形成神经褶、神经沟，并在神经沟开始体节闭合形成神经管。神经管的头部进一步分化为脑，而尾部逐步发生脊髓。在神经管闭合时，神经管外部形成神经嵴，作为周围神经系统的原基，例如作为脑神经、脊神经、交感与副交感神经、外周神经系统原基。神经嵴发育比较晚，神经嵴发育没有首先形成周围神经系统，而是实施远距离迁移，分化为肾上腺髓质细胞，参与胚体多个器官和系统发育过程。在胚胎发育中期开始，才发育出相应的周围神经系统的神经节，并把相应的前神经系统中的神经脊索继承过来，融入到脊神经中作为神经核，并把前神经系统的器官神经节接收过来，用神经纤维连接起来，构成周围神经系统。

后神经系统发育的目标功能，尤其周围神经系统发育的目标功能，是感觉输入和运动控制输出。其中运动控制输出是面向肌肉（心肌、横纹肌、平滑肌）细胞的收缩与扩展和面向腺体细胞的分泌增强与减弱，以调节生物体功能分类系统运行状态。这种调节具有系统、器官和组织的细胞群体结构的运行调整，与细胞增殖、分化和生命周期调节没有关系。另外，后神经系统的神经递质和细胞接受信号的受体是离子通道偶联受体，速度快，其目标是为成体运动和系统强烈、规模活动而发育的。基本上与发育时期的细胞级别与组织级别的（细胞微观）物质交换、信息交换、增殖、分化、去分化、迁徙、感受、表达等较慢速、稳态、周期和层次调节活动没有关系。

2. 讨论内分泌系统和局部环境激素系统发育

人体的内分泌系统（也可以称后内分泌系统）是在中胚层弥散腺细胞网络体系基础上，在前神经系统诱导和控制下，腺细胞聚集，开始产生的腺细胞组织和器官。这个系统工作渗透到一切组织和器官内，包括神经系统，尤其是脑系统的发育。在神经组织内，通过局部的神经激素和细胞因子作为信号分子，诱导脑组织和其他组织与器官的局部发育。这个系统与后神经系统不同，一边工作、一边发育，优先发育出丘脑和垂体等局部环境分泌系统。在造血和血管网络运行工作时期，开始通过全身激素，诱导、调节甲状腺、胸腺、性腺、肾上腺和消化腺等组织和器官的发育，并建立在多种输送机制（以血循环系统为主要输送通道）上的复杂后内分泌系统。在这个系统中包括人体所有内分泌器官（例如下丘脑、垂体、甲状腺、胸腺、松果体、肾上腺等）和所有器官的内分泌组织（内分泌组织分布在其他器官上的腺细胞团，例如分布在肝、胰、卵巢、睾丸、肾、消化管道等器官上的腺细胞团）。

内分泌系统网络采用激素通信方式与机制，使用神经递质、激素、趋化因子、外源性信号刺激，例如味、嗅、光等信号分子，接受信号配体的细胞受体是G蛋白偶联膜受体。配体与受体结合后，有些使用离子通道，也有些使用第2信使。主要功能为去极化和超极化以调节蛋白质功能和表达水平，例如内分泌系统激素主要调节人体内全身、特异性群体细胞的物质代谢水平和功能分类系统运行状态。这种调节有多层次性质（局部、特异群体、全身)，主要是面向器官和组织的细胞群体结构运行调整，与细胞增殖、分化和生命周期调节没有关系。另外，内分泌系统的激素和细胞接受信号的受体是 G 蛋白偶联膜受体，速度中等，范围大，其目标与成体运动和器官、组织的生长、发育、物质代谢的规模和群体选择、水平控制有关系。看不到器官、组织形态发育的原理和机制。同样，基本上与发育时期的细胞级别与组织级别(细胞微观)的物质交换、信息交换、增殖、分化、去分化、迁徙、感受、表达等较慢速、稳态、周期和层次调节活动没有关系。

3. 讨论后心血管系统感受表达网络的发育

后心血管系统是在中胚层的原始性的弥散血管网络基础上，在前神经系统的诱导、控制下发育的。胚胎发育的早期，在卵黄囊胚外中胚层的血岛之间形成内皮管，并形成造血干细胞。大致相同的时间，在胚体的体蒂和体内，以相似的方式开始产生内皮管。这些皮管相互延伸和融合，逐步形成原始内皮管网，在流入血液后，逐步形成毛细血管，成为原始的心血管系统和原始的血液细胞组织。后续的发育包括心管(动脉干)发生，动脉血管、静脉血管和淋巴管分化，并产生相应的主动脉、主静脉和心脏发育。在血管发育同时，先后出现卵黄囊造血、主动脉-性腺-中肾(AGM)造血、肝脏造血和骨髓、脾脏(包括胸腺、淋巴结等)造血发育阶段。

生物学普遍认为，心血管系统是输送血液的循环系统，是人体物质交换的中心系统。但是，心血管系统还是一个感受表达网络系统。其原理是把人体的血管看成动脉血管器官、静脉血管器官和淋巴管器官，经络系统在血管器官有神经节，血管中有经络系统的组成结构。所以，心血管不仅向神经系统表达感觉，而且从神经系统感受各种调节指令信息。我们不能把心血管看作一个客体对象(作者建议读者，甚至生物学家，在考虑生物问题时，要牢牢记住生物是主体组成的活性和生命主体的结构。切不要把研究和观察的对象看作一个纯粹的客体)，整个系统是一个高层次的主体，每一个血管是一个主体组织，每一个血管细胞是一个基本的主体，都有感受和表达的能力。我们说神经系统感受主体状态，不如说神经系统感受主体“表达”的状态信息。如果没有其他主体的表达，神经系统这个主体是不能感受其他主体的状态的。心血管不仅与神经系统有感受与表达的关系，与人体所有器官、组织和细胞之间同样存在着感受与表达关系。心血管网络的感受和表达传递的机制主要表现在如下几个方面：

(1) 生物物理学方法的感受表达。“血管脉动、血压”感受表达。把人体所有器官、组织和细胞关联起来。这些器官、组织和细胞通过心血管互相感受和表达，心脏通过心血管与人体的所有器官、组织、细胞相互感受和表达，感受和表达各自的运行状态。血管中有压力感受器，主要是感受血管网络结构的运行态势。

(2) 生物化学方法的感受表达。“血液物质和血液细胞”感受表达。包括内分泌系统分泌的激素信号分子的感受表达，以及对营养物质的感受表达，血管有物质感受器，主要感受物质和能量代谢。

(3) 血管网络对神经作用的感受表达。例如心跳动、血管收缩、舒张和瓣膜运动，主要感受主体运动和感觉相关的内容。

(4) 血管网络对经络系统作用的感受表达。心血管发育时的前神经网络结构和血管的器官神经节脉络,以及发育中形成的卵黄囊动脉与静脉、脐动脉与静脉、静脉导管、动脉导管、卵圆孔等封闭退化后韧带成为经络网络结构中一部分,构成了心血管的经络系统网络。血管对血管经络系统的感受表达主要表现在血管细胞的增殖、分化和活力等主体方面的目标。

如果心血管没有这种感受与表达的机制,中医不可能通过切脉或脉象来诊断人的疾病。如果没有这种感受与表达,医生不可能通过体象、面象、舌象、手象、足象观察到疾病症候。如果没有这种感受与表达,中医也不可能通过针灸、按摩治疗疾病。如果没有心血管的感受与表达,就不会理解"心主神"(神是一种对生命行为感受的称呼),也不会体会到,心脏生病使人"六神无主"和"不知所措"的真正含义。

心血管系统是人体最大和最基础的生命行为感受表达网络。这个生命感受表达网络与神经系统的感受功能分类行为的网络有本质的区别。心血管网络在最初弥散血管网络阶段,还没有实现输送血液运行之前,就已经先构成了相互感受与表达的网络了。第一,心血管网络是输送承载生命物质的循环系统;第二,心血管网络是体内所有细胞、组织和器官相互感受与表达的基础网络(包括神经、内分泌激素和经络系统三大感受表达网络支撑)。这个感受表达网络在发育过程中,先于血液输送网络发生和出现。

4. 讨论消化系统的感受表达网络发育

消化系统是在内胚层,原胚肠的前、中、后肠的腔体结构(原始消化管)开始发育,并成为消化管道系统与消化腺等的原基。在中胚层前神经系统的诱导和控制下,在前血管网络系统、前腺细胞体系参与下,开始了整个消化系统发育,包括咽、舌、食管、胃、十二指肠、小肠、升结肠、横结肠、降结肠、乙状结肠、直肠和肛门等发育。在发育管道同时,在前肠开始发育肝、胆、胰以及消化系统腺体等。形成肝憩室和肝芽,并发育成肝脏。发育形成背胰芽、腹胰芽。由于消化器官发育中空间位置的变化,使背胰和腹胰接触,并逐步融合成一个胰脏器官。完成肝、胰的外分泌部分和内分泌部分的发育。了解消化系统的发育过程,需要特别注意中胚层产生的体腔发育过程对消化系统发育的相互作用,在这个过程中,从原肠外部,在中胚层形成的血管网络、淋巴官网络、神经网络、腺细胞体系及体腔膜系统(胸膜、腹膜、韧带)基础上,发育消化系统各器官的内皮组织外部的组织结构。腹腔系膜和韧带像智能建筑中"综合布线体系"一样,把血管、淋巴管、神经纤维集束在一起,构成人体内整体"布线"。另外,这些系膜和韧带也是关联器官的物质连接结构。

消化系统不仅是人出生后消化食物、吸收营养物质的系统,同时还是一个感受表达网络系统。消化系统的许多器官,例如肝脏、胰脏,在发育时期由于没有消化任务,消化管道和消化腺系统的外分泌部分没有工作。但是,这些器官的内分泌部分在胚胎发育时期,已经开始工作。还阶段性参与造血工作。内分泌属于人体的感受表达网络组成部分。另外,消化管道系统的内皮组织,存在着组织内细胞间的相互通信。整个消化系统的所有细胞、组织和器官都与血管系统、前神经系统关联,随着自身血管网络和前神经系统网络发育进展,与其他系统的细胞、组织和器官也逐步建立了相互感受表达的网络体系。人出生后,通过呼吸运动和消化管道蠕动,在系统、器官、组织和细胞不同级别的行为信息基信息、行为关联网络开始运行,人开始了遗传带来的自主运动模式,呼吸运动和肠蠕动的行为模式也相互感受与表达。

5. 讨论呼吸系统的感受表达网络发育

人类的呼吸系统进化经历了腔肠动物所依靠的皮肤呼吸方式、鱼类动物的鳃呼吸方式和哺乳动物(包括人类)肺呼吸方式。呼吸系统发育是在胚层前肠上,产生呼吸系统的原基。在此基础上,在前神经系统诱导和控制下,在前血管网络系统、前腺细胞体系参与下,外胚层发生鼻腔,在前肠产生原始咽和喉气管沟,并在管外腹侧形成原始气管盲囊,即喉气管憩室,并成为肺芽,分裂出气管、分化出呼吸系统的喉、气管、多级支气管(气管树)、肺泡等。

呼吸系统不仅是人出生后实施气体交换的系统,同时还是一个感受表达网络系统。中医说,肺朝百脉,助心行血,一些现代中医师对此用现代医学知识解释为"肺循环",表示肺脏从静脉血中把二氧化碳气交换出和肺脏把新吸收的氧气交换给动脉血中,通过心脏输送给全身。但是,中医说的"肺朝百脉,助心行血",作者认为不仅是这些物质交换概念,还存在着其他的重要概念,即呼吸系统不仅是实现氧气和二氧化碳气的交换系统,而且也是人重要的感受表达网络系统的组成部分。肺是利用细胞膜表面水环境实现气体交换功能的器官。所以,肺对人体的水环境影响很大,并通过水实现对所有器官、组织和细胞的表达。肺脏主要通过心血管网络,与心脏和其他人体器官感受和表达,肺的呼吸运动是助心行血的辅助动力,肺的呼吸运动是肠蠕动协同动力,肺的呼吸运动是调通水液的动力,也是帮助肾水上行循环的动力。人出生后,建立了呼吸运动和心运动、肠蠕动、水液调度的行为模式的相互感受与表达。

6. 讨论排泄系统的感受表达网络发育

排泄系统发育是胚胎发育学描述比较清楚的部分,可看到该系统有清晰的前、中、后发育阶段。最原始的低等动物,都有完整的排泄系统。这些排泄管道是原始肾管(皮管)网络,是直接面向细胞组织肾管网络。进化到非脊椎低等动物,形成面向体腔的伸缩泡或者肾管网络。进化到脊椎动物出现面向血液循环的排泄系统,人类的胚胎发育比较好地经历了原始肾管和泄殖腔以及前肾、中肾和后肾发育阶段。前肾发育阶段,弥散原始排泄管道网络系统,从颈部下端开始往尾部分布。在前神经系统诱导和控制下,在前血管网络系统、前腺细胞体系参与下,主要发育前肾小管和肾管,泄殖腔从与直肠连接到与直肠分离,发生输尿管和膀胱,但与泄殖腔不相通。中肾发育阶段,前肾上端退化,中下部分前肾管成为中肾管,主要发育形成肾小体(背动脉分支动脉的毛细血管和肾小管形成肾小囊组成的结构)，并与泄殖腔连接。后肾发育阶段，中肾部分退化，未退化中肾管形成后肾，其主要发育形成肾脏、输尿管、膀胱并连接外生殖器。

排泄系统不仅是排泄废物的系统，同时还是一个感受表达网络系统。这个问题从两个方面讨论，一个方面从后排泄系统的感受表达讨论，另一个是从退化的前排泄系统的感受表达讨论。

(1) 后排泄系统的感受表达网络系统。后肾是利用血压、血管通透性及肾管再吸收水和小分子物质，排泄和平衡水、无机盐的重要器官。从这个系统工作原理看，它对血管通透性、血压、水与无机盐的平衡有敏感性。所以后排泄系统不仅通过神经系统、内分泌系统实现感受和表达，还通过心血管网络实现感受与表达。

(2) 退化的前排泄系统的感受表达网络系统。人体胚胎发育最早时期，也可从原始低等动物最早存在系统中看出，排泄系统、血管系统和神经系统就是必须具有的系统。但排泄系统是从面向体腔体液的排泄到面向血液封闭循环系统的排泄，也有从尿酸到尿素排泄的生物进化概念。退化系统在胚体发育中不会消亡，只会演化成其他的系统，被继续发挥作用。原始排泄管构成的网络，是由上皮细胞组成组织网络，其细胞组织通过相互的行为关联，构成对胚体内所有发育产生的排泄物质的收集、输送、排出能力。而这种原始行为能力是细胞组织自身完成的，所以我们断定原始排泄系统具有信息、行为关联能力，并通过自身网络构成信息、行为感受表达网络。在后续的发育过程中演化成前神经干，调控脊柱骨骼发育。作者认为，原始排泄管和前肾演化为脊柱发育的前神经干，并退化成经络系统的膀胱经，继续发挥信息、行为感受表达网络功能。

7. 讨论生殖系统的感受表达网络发育

生殖系统发育阶段，依然可以划分为前、中、后肾发育阶段。前肾发育阶段(前生殖系统)，主要是生殖细胞的发生，来源于胚胎滋养层的原生殖细胞(PGCs)，通过迁移到达性腺原基(生殖嵴)，并在生殖嵴中与性腺细胞相互作用，产生生殖细胞。在前神经系统诱导和控制下，在前血管网络系统、前腺细胞体系参与下，进入中肾发育阶段(中生殖系统)。中肾退化的部分发育成生殖器官，在中肾阶段主要发育性腺。中肾的性腺(性别未分化)结构，是由中肾嵴的生殖嵴作为性腺原基，是发育演化为睾丸或卵巢的基础。后肾发育阶段(后生殖系统)，发育成生殖器官，包括睾丸或卵巢以及外生殖器官的形成。

同样的道理，生殖系统不仅是成人实施性繁殖的系统，还是一个感受表达网络系统，与其他系统一样，构成了人体整体感受表达网络的组成部分。我们首先讨论，人房事过度伤害身体的道理。人类性活动与其他动物不同，没有固定的发情期，属于非常显著的意识驱动的行为。有人认为，性行为只损失一些精子，还可以很快补充过来。其实过度的性行为不仅是损失需要蛋白质保证的性细胞，还由于过度性行为破坏了经络系统的运行秩序和生命活动的基础功能发挥。性活动与吃东西不一样，吃东西在刺激神经系统同时，还刺激经络系统的活跃，这是由于食物的性味决定的。性活动也与体力劳动和脑力活动的消耗不一样，这些活动的消耗是物质、能量，是客体性质的消耗，不是人体主体资源的消耗。但是，性活动消耗的是细胞、干细胞和这些生命主体的增殖、分化、储藏、后援的能力。这种消耗的作用，可以从一些低等雄性动物在交配后死亡的事实，说明动物消耗性细胞对生命的伤害是非常显著的。这种伤害产生的原因表现在，性活动并不是刺激经络的经脉，而主要是刺激神经的感觉。

人出生从性开始，维系人生命最后时刻的，也是与性有关的肾。所以，中医把肾经相关的一个穴位称作“命门”，太有教益了。人从“命门”来，又从“命门”走。

8. 讨论局部环境再生系统的感受表达网络发育

人体的增殖、再生、修复、重组，虽然不包含实现肢体的再生，但是再生能力保留在相关的组织和某些器官的范围内。局部环境再生系统不仅是人实施细胞组织和器官再生、修复、重组的系统，同时还是一个感受表达网络系统。局部环境感受表达系统主要是由上皮组织(表皮、系膜、内、外膜等)、肌肉组织和韧带组织内的信息、行为关联网络实现的。这些组织的细胞可能是由前神经系统、血管系统、排泄管系统的细胞去分化或转决定产生的。采用的通信方式主要包括局部激素、器官神经节和各种管道组织的通信方式和能力。作者认为，这个局部环境的再生感受和表达网络，同时还是组织和器官的细胞生命周期调节等基础性感受表达系统。

现代生物学把人体的再生设置在局部环境范围内，并没有看到现代生物学给出人体再生的统一系统概念。在本书中，为了方便我们把人体的增殖/分化/再生/修复/重组网络系统简称为“人体增殖/再生网络系统”，它是维系组织和细胞增殖、分化、再生、修复、重组并调节细胞生命周期的基础性感受表达系统。人体存在着一个统一的系统——人体的经络系统。

4.8 人体经络系统科学验证的建议

现有验证经络系统的实验方法很多，而这些验证方法的基本特点是寻找“经络系统的物质存在形式”和验证“经络系统确实存在循经感传”等经络现象的物质基础。以此，在漫长的观察研究中经络系统存在的验证却没有取得突破性的结论。中医经络在中医学发展的长河中是不断被实践证明的，并成为支撑中医理论的精髓，成为中医学现代科学化的关键。得不到观察研究结论，使我们不禁要对验证思路和方法提出质疑。本书作者已在附录中对中医研究领域的一些现象尝试性地提出了自己的看法，而在前面几章也充分地从理论上论证了中医经络的存在和重要性。为了验证经络系统的存在和功能表达的现象，现在应该换一种思考问题的方法了，也许不能再把对经络系统存在的验证研究固守在传统生物学和传统医学方法范围内了。

从学科基础看，中医学属于古典行为学、是科学的，但不是现代科学的。作者在前面章节已对这个论断做了大量的论述。我们以现代科学的方式和方法完善传统中医学使其现代科学化时,其现代科学的标志有多方面,采用现代设备和仪器是最容易也是最简单的方法。研究理论生物学,建立中医学理论体系,提出生物学或中医学的现代行为学和系统学新方法、新理论,是另一种最不容易也最不简单的方式。但是我们认为,后一条路才将是开创新中医学说的重要出路。

所以,经络系统存在的验证需要选择新的突破点,找到建立中医学现代科学体系的新方法。

中医经络系统在人类的健康生活中不断被验证。作者认为,建立中医学现代科学体系,是存在基础的。建立科学体系,不一定就是建立在实验科学所谓"看得见,摸得着"的基础上。就如,量子力学谈到的粒子,在实验室或加速器中看到的是运动轨迹,没有人看到过基本粒子的内部结构与组成。直觉概念或数学概念地研究量子力学,可以用许多微分方程的数学公式组成研究对象,而不必看到任何实际物质的对象。对于中医学理论建立,从某种角度看比量子力学建立的条件要好,但从另一种角度看比量子力学建立的约束要强大得多。冲破这种约束是最重要和最难的。

4.8.1 经络系统在人体生物系统中的角色和功能定位

在生物世界中,信息通路是细胞行为驱动和相互作用产生的。行为驱动的通路产生,如同人走的路,原本是没有路的,路是人走出来的。也就是说,地上的路是生物主体的"走路行为"驱动产生的。同样的道理,在生物世界中,讨论信息通路,同样需要考虑生物体的自行活动和行为对产生通路的作用。

人体的信息交换网络主要包括以下几种结构形态:

(1) 神经系统网络。其网络的终端是神经末梢的细胞和细胞组织。

(2) 内分泌系统网络(血液循环系统)。其网络的终端是与毛细血管连接的所有细胞和细胞组织。可以通过这个网络在体表表达出全身性的状态信息。

(3) 中医狭义经络系统感受表达网络。前生物系统网络(主要是前神经系统网络)通过细胞之间、细胞组织之间、器官之间进行信息交换、传递相互感受表达。

(4) 中医广义经络系统感受表达网络。后生物系统普遍存在的细胞之间通信和感受表达现象。主要有

- 血管(淋巴管)细胞网络。
- 排泄管细胞网络。
- 细胞组织 AIB 网络。上皮组织(表皮、系膜、内、外膜等)、肌肉组织和韧带组织 AIB 网络。
- 弥散神经/内分泌/经络腺细胞网络。

上述几种信息交换模式是混合使用的。由上,我们讨论了物质的网络体系。单从物质连接,无论是直接还是间接,体内的主体单元都是可以有通路到达的。既然是有通路到达,是否所有的主体之间都可能有信息交换呢? 结论当然不是,因为完全没有必要所

有体内的主体都可以点到点地进行信息交换。也就是说，主体之间虽然有物质通路，也不一定要进行信息交换。这种道理，如同现代人有电话、手机、互联网、各种交通工具为关联提供了可能，但是有关联的可能，却不一定一个人需要与所有可能的人交换信息。要构成真实的主体之间的信息交换，具有物质和通道是基础，还需要其他的条件。

对于通过神经系统进行信息交换，神经系统把各种需要关联的组织、器官，通过植物神经系统或感觉神经系统把它们关联起来，它们中每一个细胞、组织、器官虽然都可以交换信息，但存在交换的对象问题。它们之中，有可以交换和不可以交换之分。对于通过循环系统进行信息交换，人体的一些组织和器官的信息交换关联是通过循环系统建立的。一些没有神经系统配置的器官，例如肝脏、肾脏等，器官本身没有神经系统，但是各自作为配体器官和受体器官，通过分泌信号分子(激素)或接收信号分子可以实现信息交换。它们也必须具备实现信息交换的相应的物质结构和目标对象。对于通过细胞间组织进行信息交换，在一个组织范围，实现局部的、小尺度的信息交换，它们之间同样存在着交换对象和交换方向的选择。

我们清楚经络系统有以下几个角色：

(1) 中医经络系统是人体胚胎发育的前神经系统。

(2) 中医经络系统是生命行为与活动的感受表达系统。

(3) 中医经络是使用细胞因子、生长因子的系统主体。

(4) 中医经络系统是人体发育和运行的基准行为模式体系。

(5) 中医经络系统是人体内组织、细胞再生的统一调控系统。

(6) 中医经络系统是人体内细胞生命周期的统一调控系统。

综上，作者提出了中医经络系统验证的新思路：

(1) 验证生物体的行为信息基(AIB)的物质存在。

(2) 验证生物体胚胎前神经系统结构和胚胎前神经系统发育演化的路径。

(3) 验证生物体经络系统结构。

(4) 经络系统验证的出路是在网络世界中建立人体生命运行系统。

上述四种验证途径中，只要有一种是正确的，那么经络系统的存在就被验证。

4.8.2　验证经络系统的突破：生物体(行为信息基)

我们设计验证经络系统的第一个突破点，是验证生物体，尤其是验证细胞的行为信息基的物质存在。

证明经络物质存在的努力没有结果，作者认为最大的可能是我们对人体的运行结构、系统结构和物质结构存在误区或知识结构缺失。例如没有考虑到可能有前生物系统和超越功能分类系统存在，在后生物系统中无法验证，可以探索到前生物系统中去寻找。这属于理论缺失的一种表现。生物学作为科学形态，还缺少作为科学形态的高级阶段。例如，完全没有理论生物学就是非常严重的知识结构缺失。不能依照我们预期理解去认识人体的经络系统。所以，我们提出选择新的突破点，从验证经络系统的物质存在改变为去验证生物体的行为信息基的物质存在。

在遗传学中，做出突出贡献的孟德尔和摩尔根，他们针对有性繁殖，指明了遗传的三大规律即分离定律、自由组合定律(植物杂交)和连锁交换(细胞遗传学)遗传规律。提出将遗传因子物质化和揭露遗传机制。遗传的基因概念和理论被正式提出。我们来看看基因研究的总体情况。基因有非常复杂的结构，其中有1%多是蛋白质编码结构，而绝大部分是非蛋白质编码结构。对于这些非蛋白质编码结构现在了解还很少，以前有人把这些部分称作"DNA 垃圾"。只知道其中存储着大量的信息。基因可以被切断、拼接、转移、插入、重组、丢弃和修复等。进而产生了基因工程与技术。甚至人类开始用这样的技术，建立起产业，创造新的基因植物、新的基因动物和人类需要的生物组织与器官。现代科学的观察认识到基因是流动的、动态的、变化的结构。它们内部有相互作用、相互控制，但是并不存在超越自身的控制者和最高控制概念。这种基因的流动、动态和变化带来了某种不确定性。

生物从单细胞开始，每一种生物的组织、器官、系统都有自己的行为控制机制：行为信息基。生物的遗传，不仅遗传它们的物质结构，还遗传行为能力。例如遗传生物体保持一种生物形态、体积、颜色等物质结构。当新的生物体诞生出来，就具备"本能行为"。这种继承的本能行为或者遗传得到的行为，使细胞就具备了能力。也就是说在细胞的遗传基因结构中，应当有"行为控制机制"或我们所说的"行为信息基"的物质结构形式，其中存储的信息是细胞的本能行为模式与行为相关的信息。我们可以大致把一个人体的行为信息基划分为几个层次：

(1) 细胞的行为控制机制(细胞的行为信息基)。

(2) 细胞组织的行为控制机制(组织的行为信息基)。

(3) 器官的行为控制机制(器官的行为信息基)。

(4) 系统的行为控制机制(系统的行为信息基)。

(5) 生物个体的行为控制机制(生物个体的行为信息基)。

验证行为控制机制的物质存在形式，其任务包括两个方面：行为控制机制(行为信息基)物质存在验证和相应物质存在结构中信息内容的验证。如何实施这样的验证呢?

验证细胞行为控制有三个方面的内容：

(1) 细胞行为信息基物质存在和结构形态。

(2) 细胞行为控制器物质存在和结构形态以及功能，尤其与细胞周期的关系。

(3) 个体内所有主体的行为信息基和行为控制器网络。

人体内所有主体的行为控制机制是被称作细胞的"行为信息基"、组织的"行为信息基"、器官的"行为信息基"、系统的"行为信息基"、个体的"行为信息基"等构成的行为控制机制体系控制的。无论是什么功能分类细胞，都被这种行为控制机制所调控。至少，我们在计算机和网络世界的模拟模型中可以验证这个结论。把这种体内生物主体的行为控制机制关联起来的网络体系就是中医的经络系统。经络系统确实具有"自行或刺激"调整生物主体的行为和物质交换结构关系的能力。

4.8.3　验证经络系统的突破:生物体前神经系统结构

我们提出验证经络系统的第二个突破点,主要由于本书提出了以下重要观点:

"大部分经络是从前神经系统演变而来。如果采用电子显微镜观察的方法,我们就可以对胚胎早、中、后发育时期进行观察,研究可能发生前神经系统的部分,描绘出前神经系统的结构图形和图形变化。"

第一,前神经系统的细胞变形没有后神经系统细胞表形变化那么大、那么显著的特异性。前神经系统路径通过细胞之间直接连接实现。第二,在胚胎中寻找人体的前神经系统结构。第三,采用其他动物,选取不同进化阶段的动物的神经系统结构,或者研究和观察高等动物胚胎发育前、中、后神经系统的结构图形。

生物体前神经系统的存在是肯定的,在进化理论中,可以看到低等动物的神经系统结构,以及高等动物尤其是脊椎动物的神经系统结构之间的巨大差别。在人体胚胎发育中,观察到神经脊索,并认为它对人体后神经系统发育有诱导作用。这些论述,虽然不是人体前神经系统全部描述,至少是最保守的描述。

验证经络系统存在,其关键是要研究生物体前神经系统结构和演化过程,并确认前神经系统的确演化成经络系统的结构形态。

如果在胚胎中观察到前神经系统的演化过程,并验证了作者提出的人体经络系统是从人体胚胎时期的前神经系统演化过来的,验证经络系统存在就解决了!

4.8.4　验证经络系统的突破:经络系统的生物化学能通路

我们提出验证经络系统的第三个突破点:验证经络系统的化学通路,可以有如下两种方案。

方案1　研究和验证经络系统本身的化学通路。对人体或其他实验动物中的细胞验证、寻找可能存在的前神经细胞的化学能通路。如果能够清晰地看到生物体的相关经络,问题当然就解决了。但是该方案的困难是细胞的特异性分化、去分化可能产生的复杂情况。这种经络路径细胞可能存在多种来源,可能使这种化学通路的路径比较复杂和混乱,要制定缜密的方案,采取逐步排除的方案,最后确定。

方案2　研究和验证经络系统的前生物系统(主要是前神经系统)的化学通路。我们认定经络是前生物系统(包括前神经系统)发育和演化而来。我们不用去验证成体动物的经络系统细胞的化学通路,而应该在胚胎发育的早期,就开始观察前神经系统和它们的结构,除清晰地描绘出它们的结构图和结构的变化之外,还必须寻找前神经系统的化学通路,把这种观察工作一直坚持到最后。研究前神经系统的化学通路,有几种可能:

(1) 经络是从前神经系统演变而来,那么去确定应当属于一种前神经系统细胞的化学通路。

(2) 某些经络系统的经脉是由原始排泄管道网络发生的，那么去确定应当属于一种排泄管道网络系统细胞的化学通路。

(3) 某些经络系统的经脉分支路径是由血管网络发生的，那么去确定应当属于一种血管网络系统细胞的化学通路。

该方案的困难是如何在胚胎上观察化学通路，如何用实验室方法与胚胎观察方法相结合。

我们已经讨论过从生物化学视角论述神经系统、内分泌系统和中医经络系统的物质、能量通路或平台问题。从化学的方法看，寻找神经系统、内分泌系统的化学通道，是确认这些系统的某些分化细胞的标志信号和标志物质。例如，现代生物学研究发现，存在着大量弥散分布的内分泌细胞(APUD 细胞)，发现这些细胞分泌胺或肽，并与神经系统有密切的关系。因为神经细胞也具备 APUD 功能。也就是说 APUD 是判断神经系统细胞的一种标志。从分子生物学或者分子神经生物学，我们确认能够找到包括前神经系统、内分泌系统和经络系统的专有标志信息和标志物质吗?

我们已经知道神经系统的生物化学通路有胺能通路(aminergic pathway)、肽能通路、氨基酸能通路、胆碱能通路和其他通路(ATP、一氧化氮等)。各种神经递质被生物利用，是有进化过程的。从生物进化观察，神经递质进化顺序应当是

胺能通路→肽能通路→氨基酸能通路→胆碱能通路→ATP 通路

我们同时知道内分泌系统与细胞间通信的生物化学通路有：通过激素(蛋白质、氨基酸、多肽、糖蛋白、类固醇、含碘氨基酸等)、化学酶、细胞因子等来标志的。同时其化学通路还可以通过细胞受体连接起来。包括亲水性激素信号受体，例如酶偶联型受体(单次跨膜受体，主要是接受细胞因子、生长因子)、蛋白偶联型受体(G 蛋白受体)、NO 信号分子受体、钙离子作为第 2 信使和亲脂性激素信号受体。

各种内分泌激素信号和细胞间通信信号被生物利用，同样是有进化过程的。从生物进化观察，内分泌激素化学通路与细胞间通信的进化顺序应当是

胺能通路→肽能通路→氨基酸通路→蛋白质(比肽更大分子结构)通路
→糖蛋白通路→类固醇通路→脂肪衍生物通路

作者认为胺能通路、肽能通路和氨基酸通路是最有可能的通路。

4.8.5 经络系统再现是在网络世界再现人体运行系统的基础

在网络世界中，我们研究与开发了多种多代理组织信息系统与平台。在这些信息系统中，没有遵循传统的软件工程和程序设计理念，而是首先认为，系统中每一个代理(网络世界中的主体)，有不同业务与行为模式的物质组织结构，但是它们有类似的物质组织框架和相同行为控制机制的原理(代理的行为信息基)。也就是说我们为每一种分类的业务应用模式，设计了一种规范代理的逻辑结构，它们有同样解释的物质存在的框架和行为控制框架。它们的功能表达是一种资源，以客体的形式存在，其中有的可以使用各种数据类型和函数资源类型。这种规范代理框架，选择相应应用模式的

不同资源，就可以获得该模式下的各种功能的不同表达。其中最重要的是如何控制这个规范代理的行为，我们没有采用不同的行为用不同的软件结构来表达，而是选择在行为信息基中，开发与注入行为序列记录信息。代理在运行中，根据行为信息基中行为序列的规定和顺序去执行行为标识指明的行为。而这个行为的操作和函数在计算机资源中。这就是我们在网络世界中做出的细胞级别的行为控制机制：代理行为信息基。代理的行为包括物质交换行为（获得代理功能的资源）、信息交换行为、移动行为（类似动物细胞的运动行为）、繁殖行为（代理的自我复制和他者复制，但是目前还没有两性繁殖）和特化功能的表达行为。由每一个代理行为信息基来控制代理生存期的全部行为。这个代理就如同充满活力的生物细胞一样在自行活动和表现。多种多代理组织信息系统与平台具备如下结构层次：一个代理是网络世界中最小主体单位，一个组织是多个代理关联起来比代理高一层的主体单位，一个多代理系统是多个代理组织建立起来的主体体系，一个平台是多个多代理系统组成的“系统的系统”，一个中心是多个平台组成的“平台的平台”，同时它是人类运营信息化组织与技术单位。可以依据这一结构层次逐步解决后续的建设：

（1）解决了某种业务应用模式规范代理的结构和行为信息基的控制，如何把这种体系概念扩充到多代理组织和一个多代理系统中（如同多细胞组织）。

（2）解决了多代理组织与系统的运营、系统和技术的结构以及系统的行为信息基的控制，如何把这种体系概念扩充到多个多代理系统的平台中（如同生物器官与系统）。

（3）解决了多代理系统的平台的运营、系统和技术的结构以及平台的行为信息基的控制，如何把这种体系概念扩充到多-多代理系统平台中（如同生物个体），即扩充和应用到被称作“中心”的信息化运营的组织技术单位中。

本书提到的TCAF计划，为上述在网络世界中再现生物世界和生物体，包括人体经络系统再现，提供了理论、模型、方法和技术基础。

从本章描述的人体感受表达网络和经络系统是人体的基础感受表达网络观点出发，无论采用生物学方法（如果生物学承认经络系统），还是采用本书提出的中医学新理论基础方法再现人体发育和运行系统，经络系统再现都是网络世界再现人体发育和运行系统的基础。

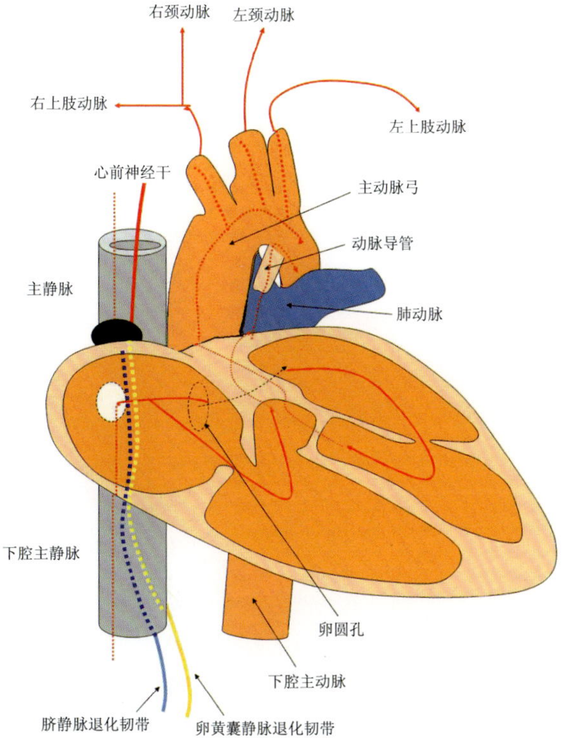

（a）心血管器官神经节脉络

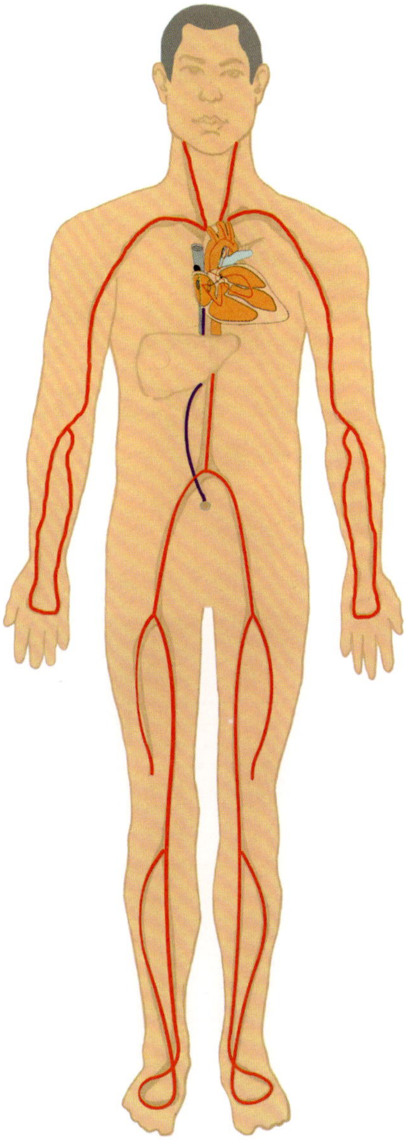

（b）人体心血管心系经络脉络

图 4.36

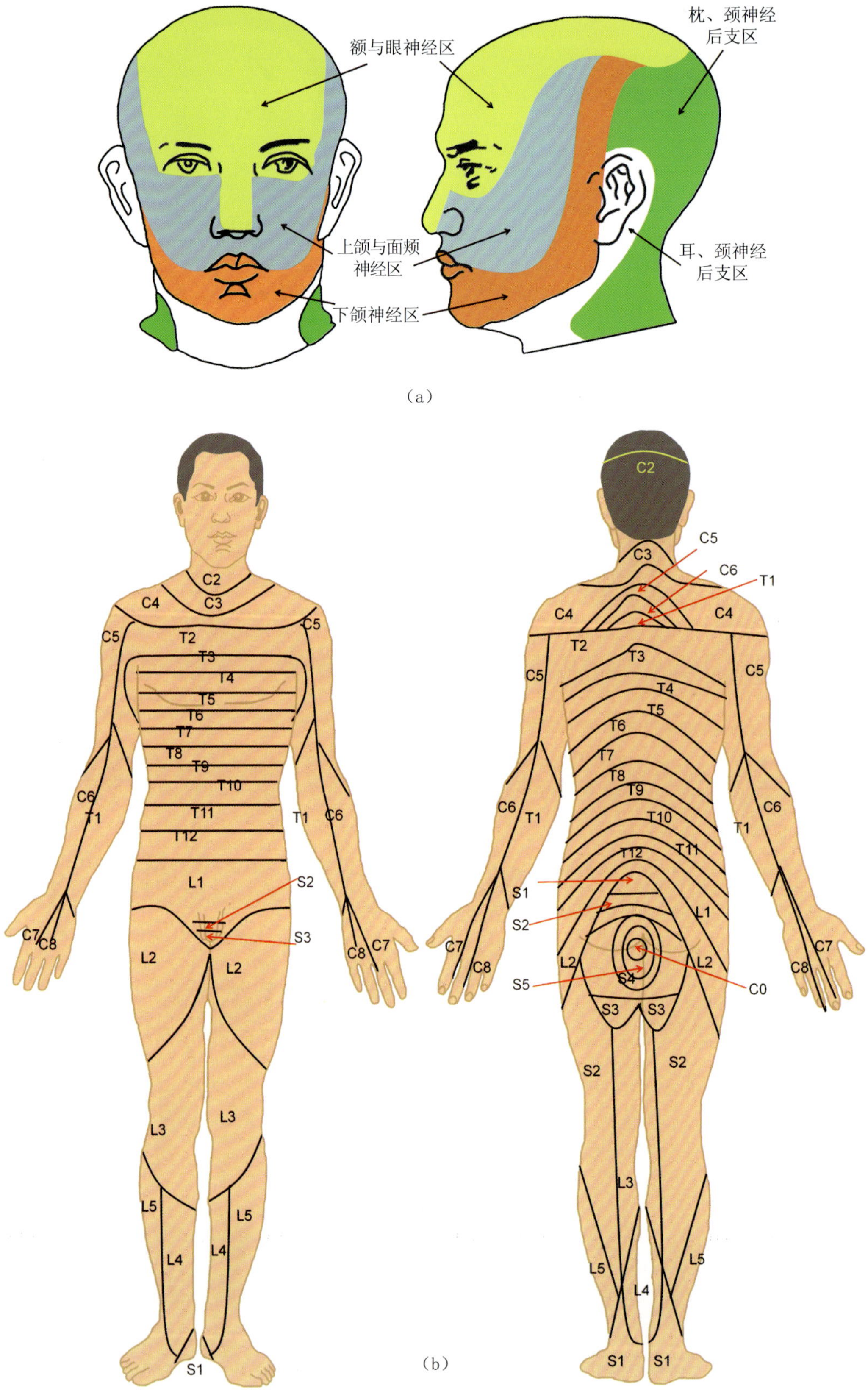

额与眼神经区
枕、颈神经
后支区
上颌与面颊
神经区
耳、颈神经
后支区
下颌神经区
(a)
C2
C3
C4
C5
C6
C7
C8
T1
T2
T3
T4
T5
T6
T7
T8
T9
T10
T11
T12
L1
L2
L3
L4
L5
S1
S2
S3
S4
S5
C0
(b)

图 4.37

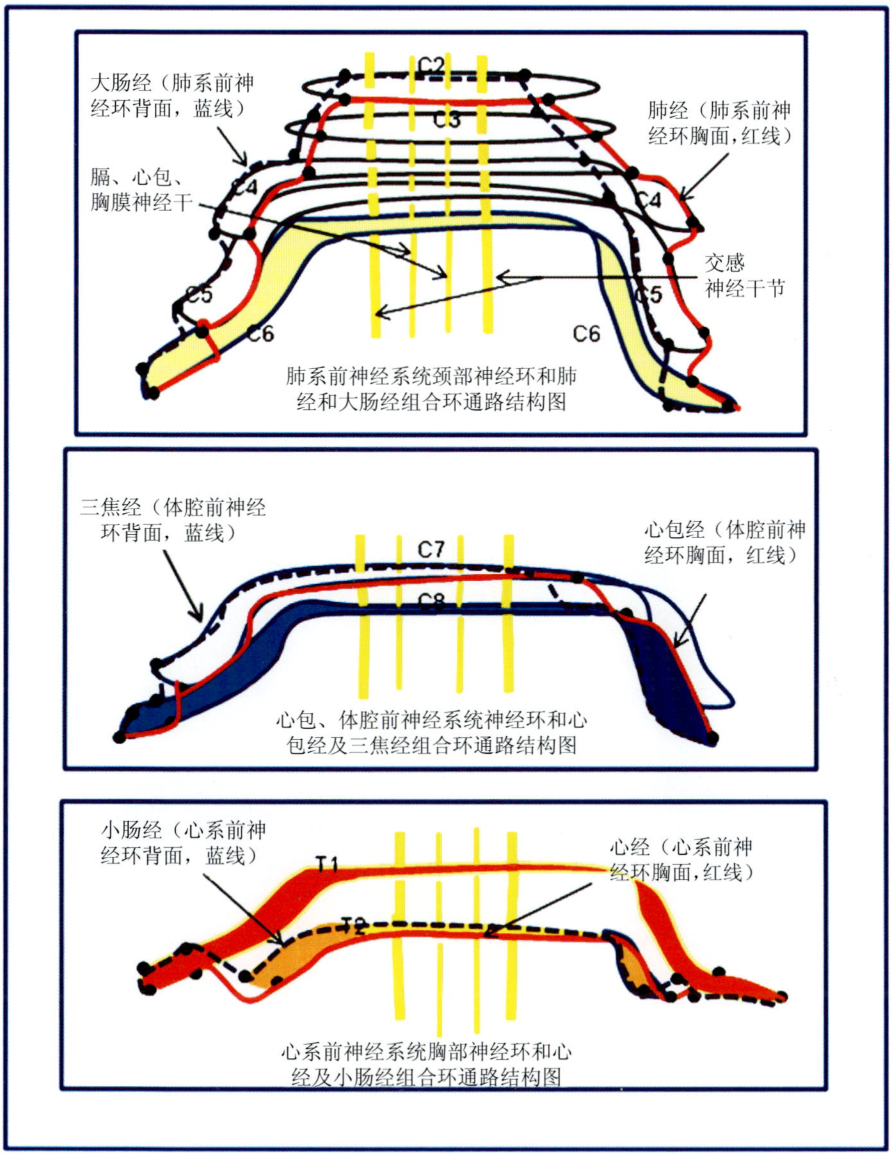

肺系前神经系统颈部神经环和肺经和大肠经组合环通路结构图

心包、体腔前神经系统神经环和心包经及三焦经组合环通路结构图

心系前神经系统胸部神经环和心经及小肠经组合环通路结构图

图 4.38

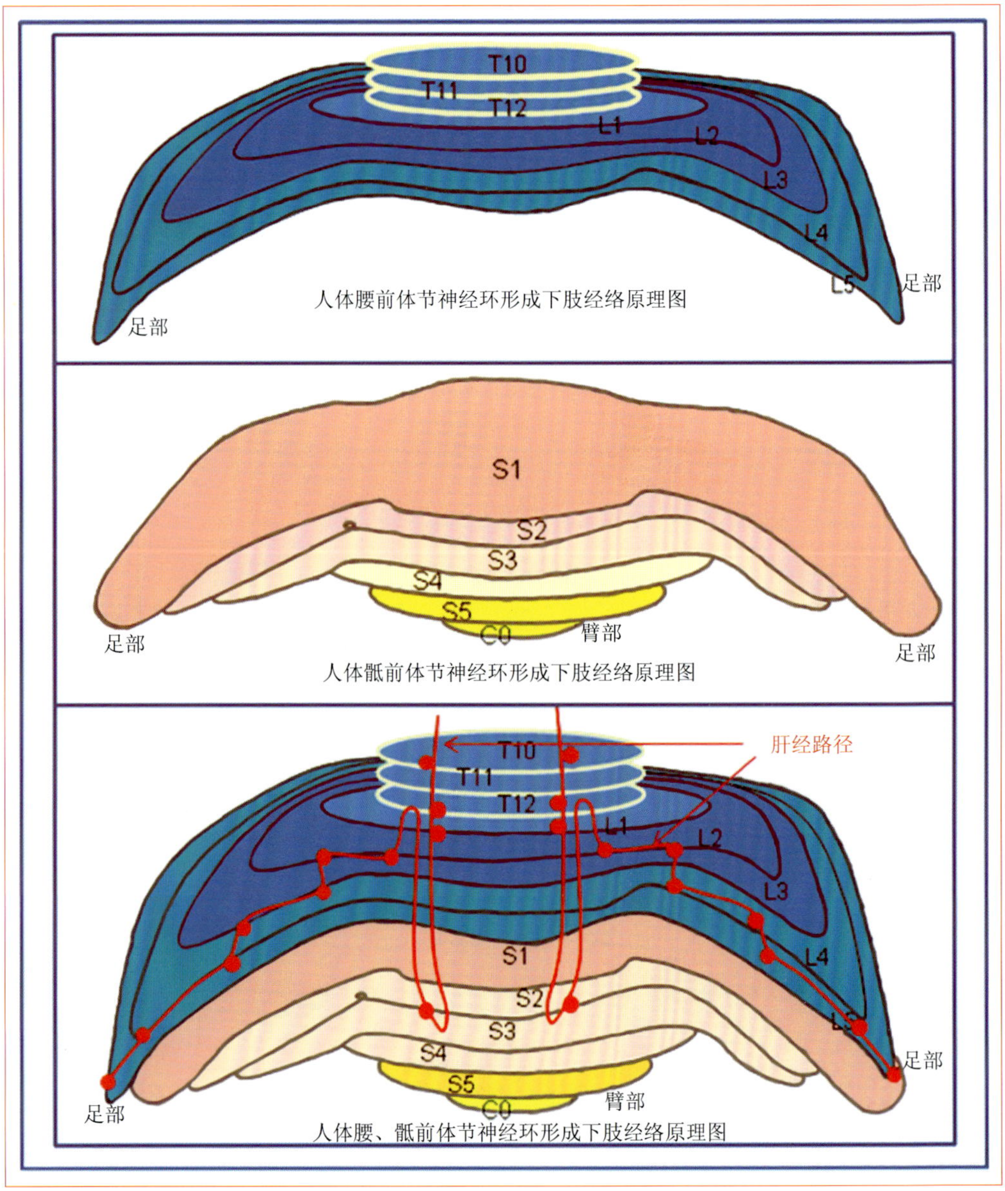
T10
T11
T12
L1
L2
L3
L4
L5
足部
足部
人体腰前体节神经环形成下肢经络原理图
S1
S2
S3
S4
S5
C0
臂部
足部
足部
人体骶前体节神经环形成下肢经络原理图
肝经路径
T10
T11
T12
L1
L2
L3
L4
S1
S2
S3
S4
S5
C0
臂部
足部
足部
人体腰、骶前体节神经环形成下肢经络原理图

图 4.39

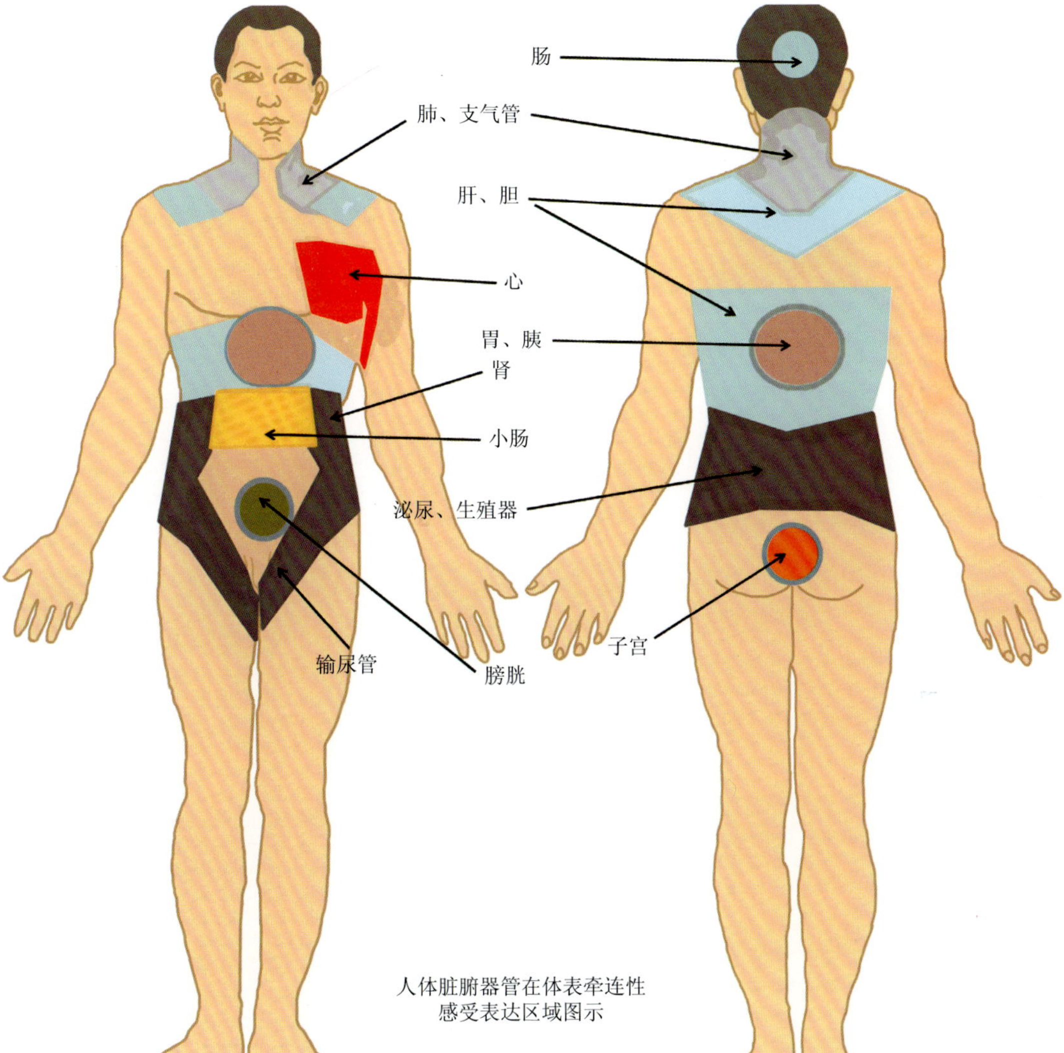

图 4.40

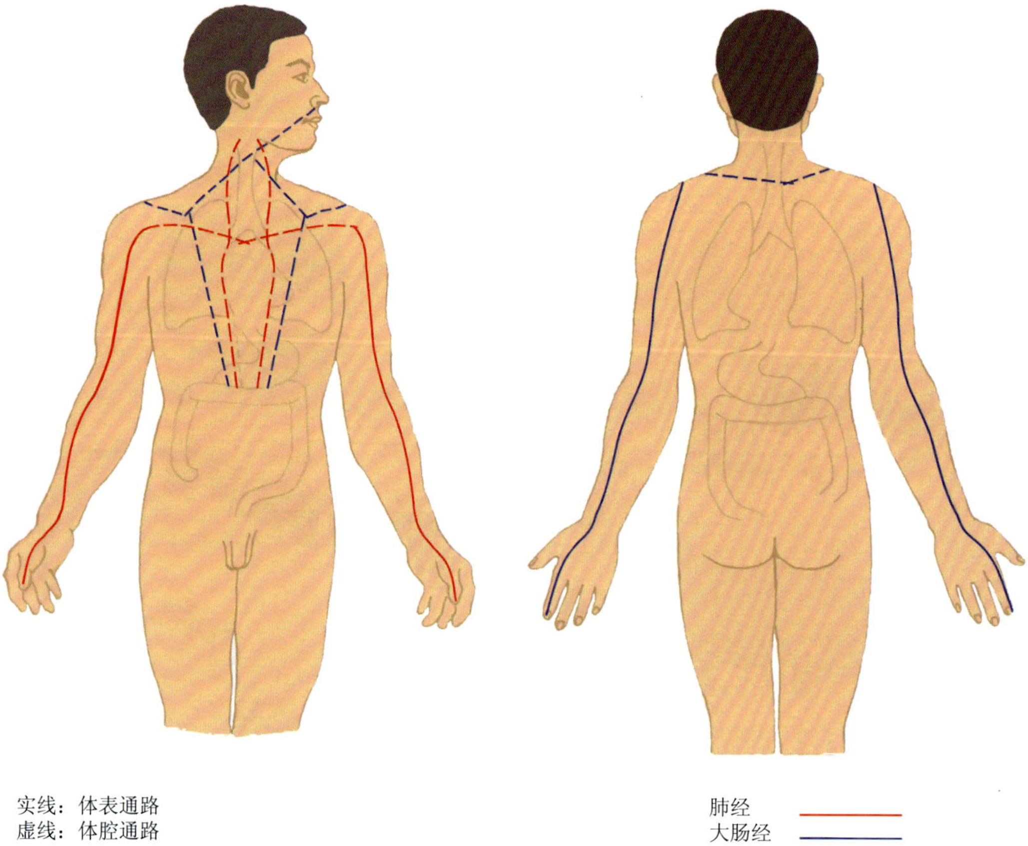

（a）肺系和大肠前神经干（肺经和大肠经）

图 4.41

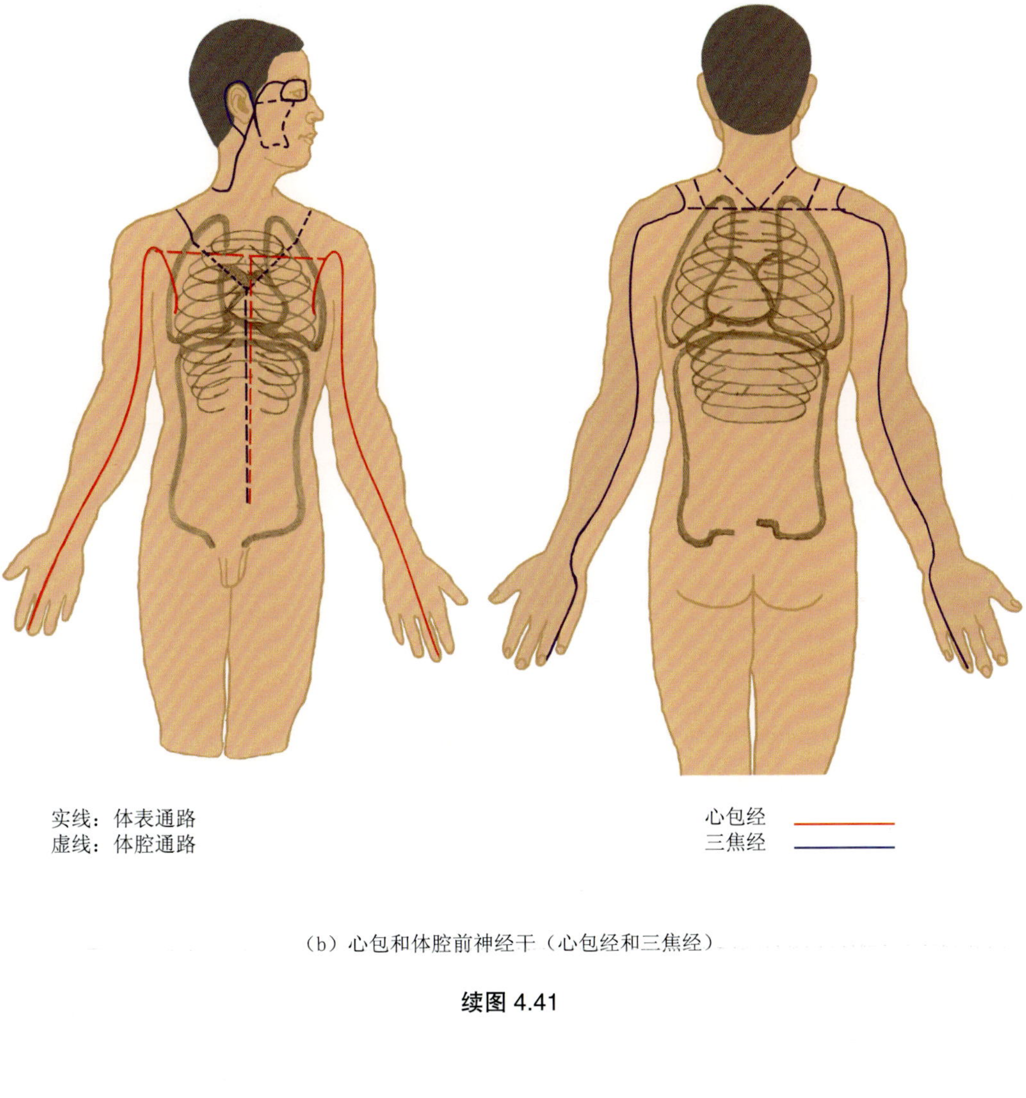

（b）心包和体腔前神经干（心包经和三焦经）

续图 4.41

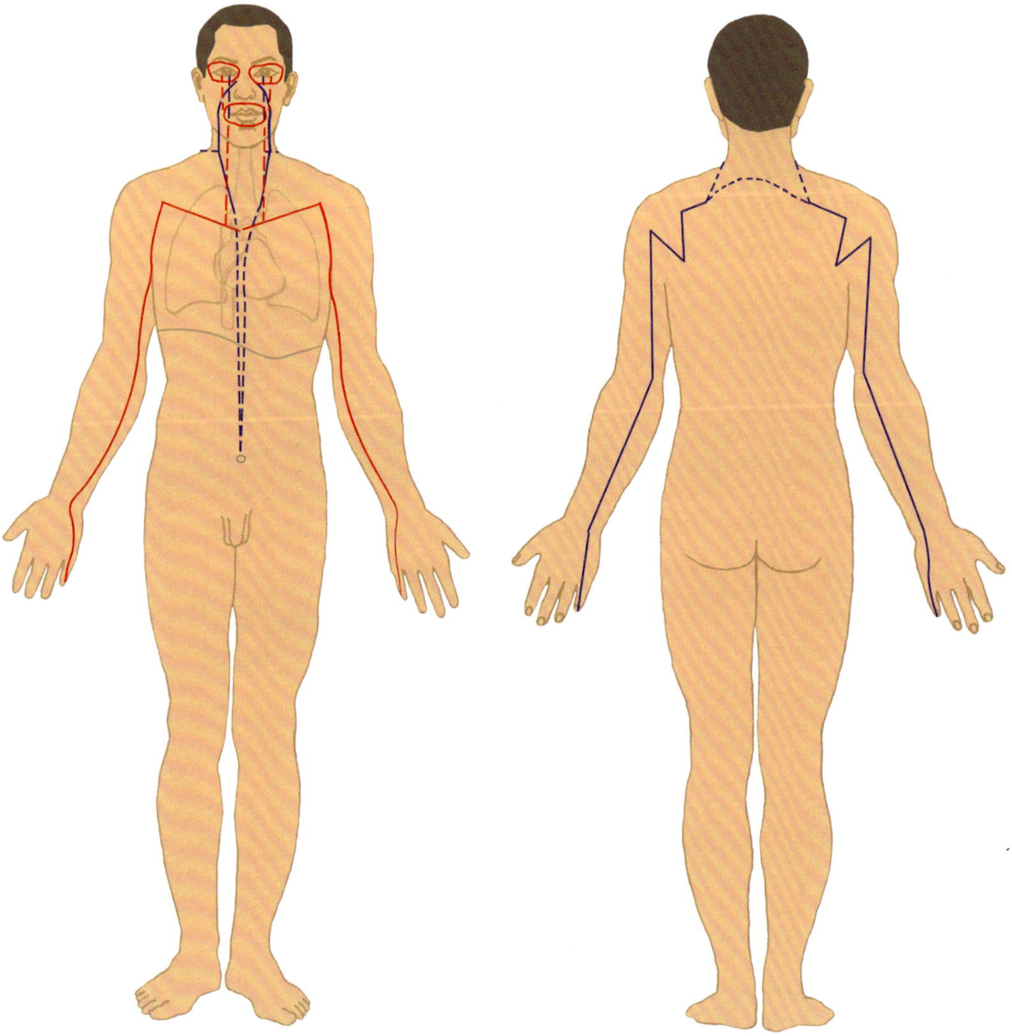

（c）心系和小肠前神经干（心经和小肠经）

续图 4.41

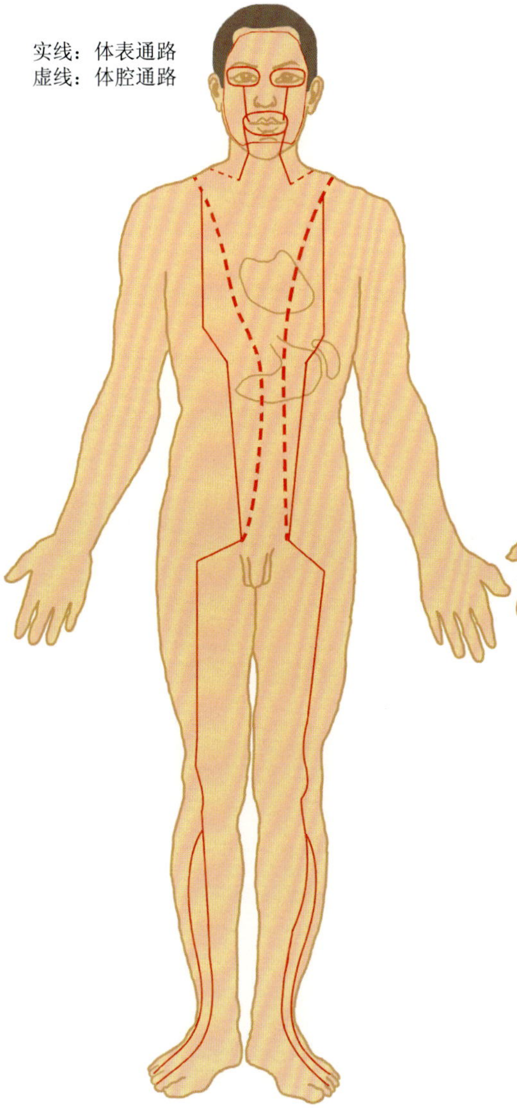

消化管道前神经干（胃经）

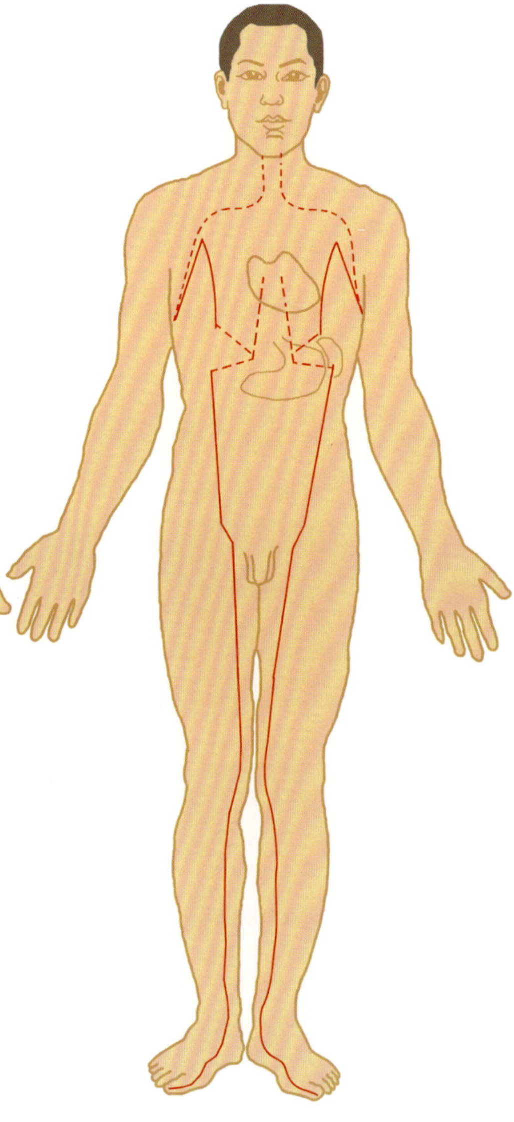
淋巴系统前神经干（脾经）

（a）

图 4.42

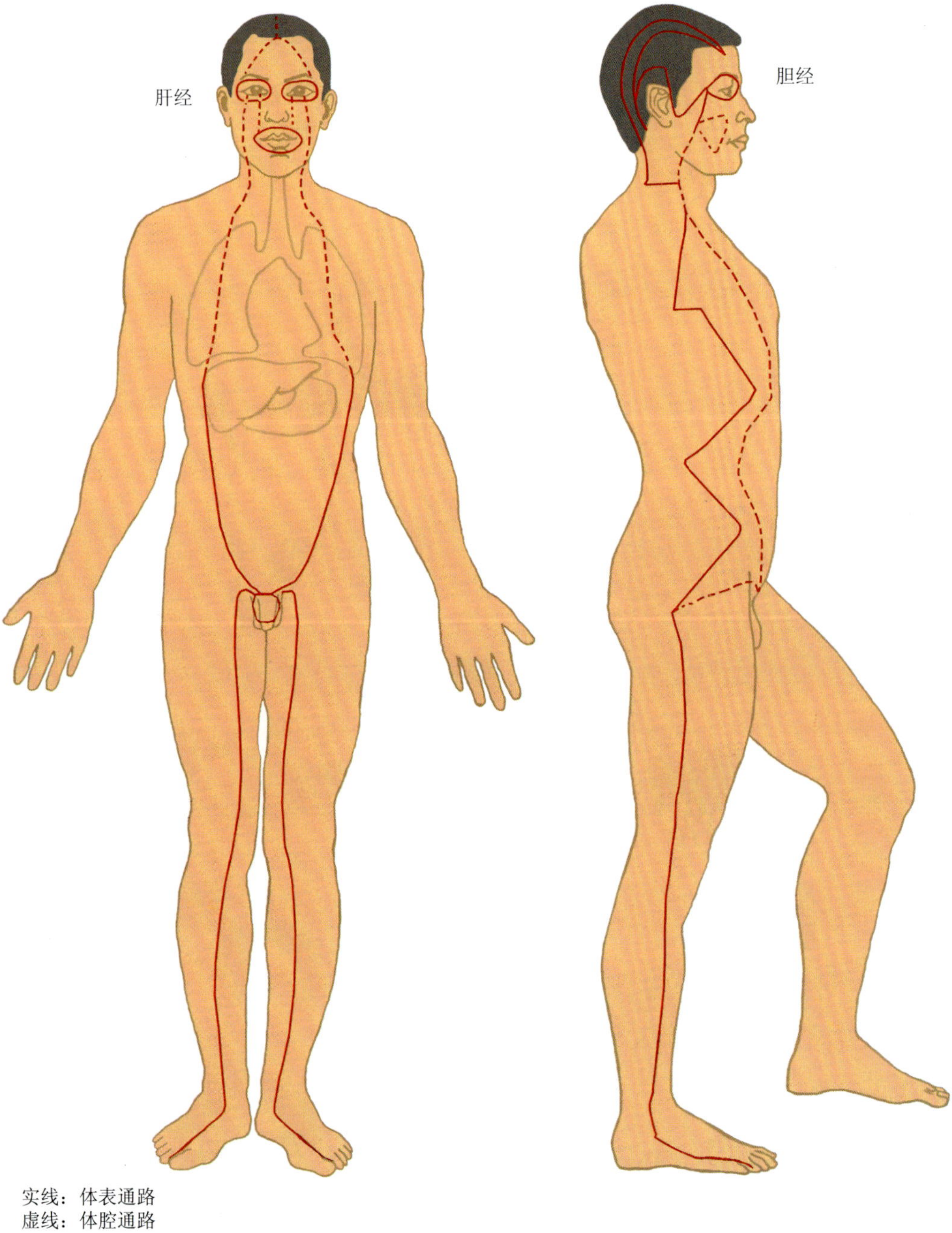

（b）人体腺体系统前神经干（肝经、胆经）

续图 4.42

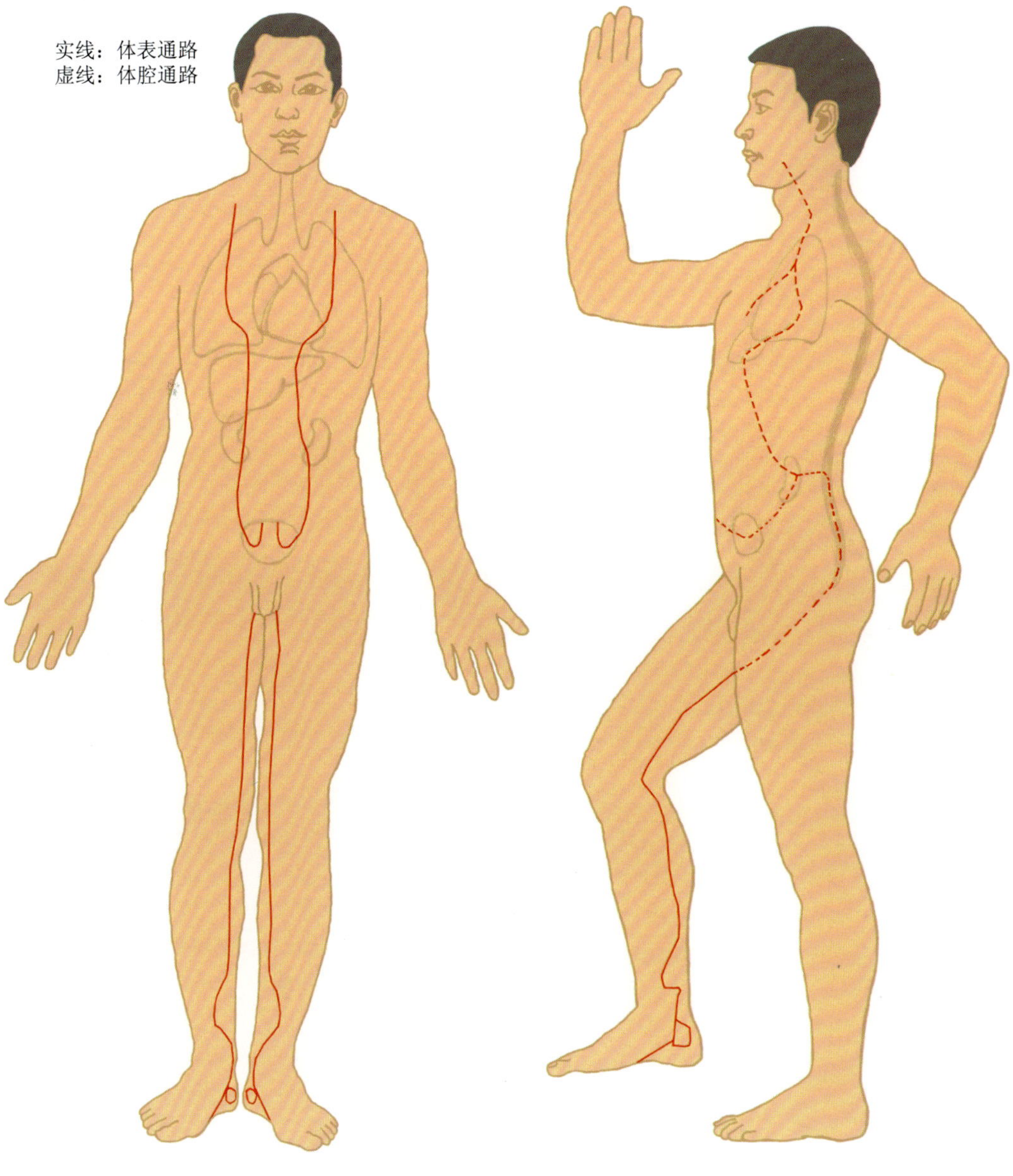

(c)排泄、生殖系统前神经干(肾经)

续图 4.42

实线：体表通路
虚线：体腔通路

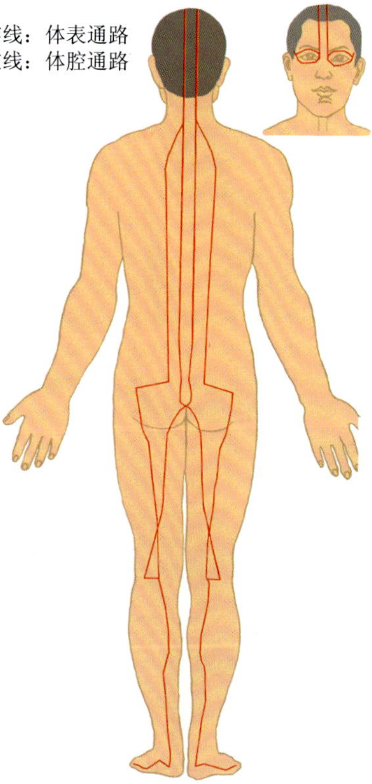

排泄、生殖系统前神经干（膀胱经）

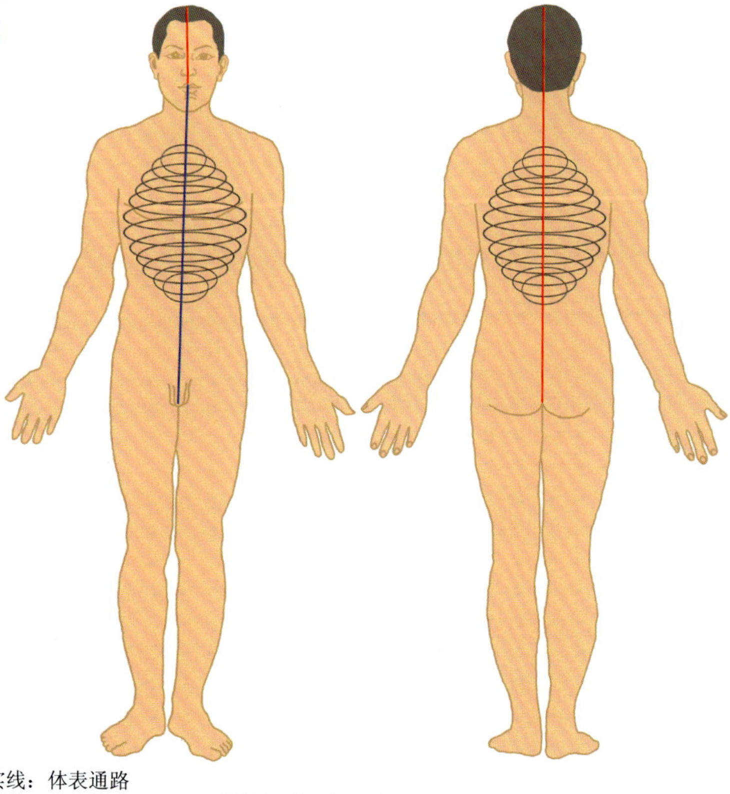

实线：体表通路
虚线：体腔通路

前神经系统主干神经（督脉、任脉）

（d）

续图 4.42

第5章 中医学的新理论基础

木子 我们对中医经络学说有全新的认识，自然会对中医学其他方面进行关联性的研究，这种关联性研究，必然会涉及对中医学的基础理论，例如对中医的气、血、津液、精气等物质概念和五行结构、阴阳学说、脏腑学说等，进行全面的再论述。

先生 是的。从生物系统学的角度观察，一切生物包括植物和动物的基础机制都是经“物质、能量、气体、水、信息”交换平台处理，我们形象地描述为生物的“五张皮”，即对“物质、能量、气体、水、信息”实行“生、交换、纳、吐、调”功能分类操作。既然中医学来源于自然，如果我们对上述的生命交换环境理解是正确的，那么一定可以用本书提出的现代生物系统学解释传统中医语言描述的理论基础和生命现象。一切生物的基础机制还包括主体概念范畴，属于超功能分类的，生物主体需要增殖、分化、去分化、再生、修复和重组。针对运动和感觉有神经系统，针对物质与能量代谢有内分泌系统，对待主体的增殖、分化、再生和细胞周期以及主体资源调度，我们认为有经络系统。经络系统在胚胎发育期间是前神经系统，主管发育，是强制发育模式的控制主体。成体后，经络系统是人体内生物主体行为的基准模式，是主体再生和细胞主体资源调度的管理系统级别主体。所以，经络系统的功能最后定位在“人体经络系统是胚胎发育的前神经系统，是人体发育强制发育模式体系，是人体运行的基准行为模式体系，是使用细胞因子与生长因子的系统主体，是人体内组织和细胞再生的统一调控系统，是人体内细胞生命周期的统一调控系统，是人体感受表达系统的重要组成部分”。如果一定要简单归纳，经络系统在胚胎时管发育控制，在功能运行中管基础平衡，对生物主体管再生。

木子 我们划分白天和夜间的“新五行平衡结构”和“五张皮”其形象描述非常精彩，

它抓住了生物源于自然和生命本质特性。“新五行平衡结构”中六气平衡、五维(上下、表里、背腹、左右和远近)和分类功能主体行为的平衡关系非常重要,符合中医的实践,还解释了许多过去不能解释的问题。

先生 中医学必须建立属于自己的系统分类体系,所以我们定义了中医的经络系统、脏腑系统、体质系统、感受表达系统和情志系统。这个划分是依据胚胎发育分类的,而不是依据成人解剖学分类的,具有更科学的分类依据,而且包含了超越现代生物学功能分类系统的范畴,把生物的生命行为也纳入到功能分类系统中。例如中医的脏腑系统是依据经络系统(前神经系统)关联的组织和器官划分的,所以称作中医肝、中医心、中医脾、中医肺和中医肾,与解剖学划分的生物系统是完全不同的系统分类。从理论上说,本书定义的中医学的总体体系框架要大于生物学的功能分类的框架。生物学功能结构是中医学结构框架的组成部分。

木子 在中医生物系统分类中还包括体质系统、感受表达系统和情志系统。中医体质系统和西医的支撑运动系统的不同称谓反映了中、西医的不同关注,具有对生命概念的不同认识。

先生 是的。感受表达,或者说感受、识别、评估、表达与存储,是细胞本身就具备的行为能力,它与细胞增殖/分化行为一样是生物主体的标志。细胞不仅具有感受表达化学信号分子(神经递质、激素、细胞因子)和生命物质能力,还可以感受表达物理信息,例如对光、电、温度、压力、作用力等信息进行感受和做出对应表达。作为多细胞生物还具备感受关联、差别的能力。细胞行为具有选择性(不是随机性)、主动性和目标性,多细胞还可以表现出不确定性表达。所有这些作为生物的单元主体,表现出的感受表达能力,不可能把感受表达的概念限制在生物学的神经系统与内分泌系统的范围内,所以感受表达是生物普遍存在的行为能力,既有广泛的可塑造性,又表现出复杂的存在形式。

木子 人体感受表达系统还为人的情志意识化的发生提供了基础。

先生 是的。动物的情志概念,产生于动物细胞行为的目标性、选择性和主动性,细胞就具备“恶和欲”感受表达,例如一个细菌可以规避有害物质,也可以向营养物质运动,企图获得营养物质。人体的细胞、组织和器官都有自身特点的“恶和欲”感受表达,主体的恶欲感受表达通过感受表达网络系统向中枢神经系统集中,产生了人体情志意识化的状态信息,并作为人个体的情志表达的基础。在神经系统信号刺激下,在内分泌系统表达运行态势中,被意识化的情志信息就被表达出来了。一般说,主体组织的情志函数等于组织内主体情志函数与组织关联函数的积,在组织范围内的和。

木子 中医看病是病人身体表达,医生通过自己的望、闻、问、切,依据自己的经验和知识来感受、识别和评估病人的健康状态。西医看病，在没有现代化之前，当然也是病人身体表达，但关注感受的东西与中医不同。西医更多的是根据医院的诊断仪器和实验室测试结果，来感受病人的健康状态。

先生 虽然化验结果和仪器测试结果，也可以认为是一种从病人身体的表达中得出的信息，例如各种血液物质的化验指标，不也是身体内细胞表达的信息吗？但是，这种指标标准是人造的，是基于人类健康指标的统计结果，是平均值。调节人体指标的平衡，不是在体内，而是在体外或者说是通过病人、医生之间体内与体外的吃药、体检的循环中获得平衡。中医认为，人体的健康标准不是写在书里的统计指标体系，而是在经络系统中，可以说一人一个基准，因为中医认为辨证归经，药物归经。其实，中医学应当是现代人必须学习的课程，没有一种医学可以像中医一样，普遍地被百姓掌握，人人学些中医，尤其是中医的诊断、治疗和保健的知识，更是百姓掌握自己命脉的医学。无论多大年龄学习中医学都是可以的，尤其对中国人。中医学是在几千年前开始形成和发展的，在世界上是唯一与现代工业和现代科学没有关系的，自成体系的生命医学。

木子 你说得对。辨证归经与药物归经是由于基准归经，是不可塑造的。所以西医给细胞的感受是强迫性的，不把它们当主体看，西医关注物质结构。中医对细胞来说，是改造者或教育者，关注细胞行为。另外，多糖（寡糖）生物工程是现代生物工程的重要方面，我采用传统中医药物学方法，制作出高纯度的多糖、寡糖，对现代人的健康是有非常大的帮助。

先生 是的。中医药物学在多糖、寡糖的生物工程方面取得了突破性的进展，应当得到特别高度的重视。在这里，我们主要是提醒现代人注意，蛋白质（氨基酸）、多糖（葡萄糖）、脂肪（脂肪酸）、水/无机盐和核酸（核苷酸）生命物质中，蛋白质和核酸是需要自己合成的，甚至"从头合成"，只有吸收氨基酸可以被人利用。氨基酸对生物是具有一致性的，而蛋白质因为自己合成具有个体性。异体蛋白，如果不能在消化系统分解成氨基酸，对于人类健康只能是一种危害。所以，突显多糖和寡糖的重要性。具有治疗意义的多糖、寡糖对于许多严重的疾病具有显著的治疗效果。另外，在生命物质之间，存在着相生、相克关系。生命物质的五行关系，对于人类健康、治疗、药物、病毒等领域有着重要的指导意义。

本章，将为中医学建立新理论和新医学概念。这些内容对中医学发展和网络世界再现都是十分重要的，对于中医大夫也有重要借鉴价值。

5.1 中医学新理论概论

提出中医学建立新理论、新医学，主要因为以下两个目标：

目标 1 全面和完整地认识人体生命活动现象，包括功能分类和超越功能分类的生命活动所有生命范畴，更加适合诊断、治疗和保健。

目标2　为在网络世界中再现生物世界、生物个体和系统提供模型准备。

目标2是本书要做的许多事情的基本点，不实现基本点就不可能把中、西医学知识，在计算机和网络世界构成一个可以运行的系统。

传统中医和现代西医都存在自己的问题。传统中医需要在中医理论的现代化、科学化，尤其与现代生命科学结合方面保持自身特色、走出自己的发展道路。中医理论的现代化和科学化是不以人们的意志为转移的，是必然的发展趋势。中医理论的现代科学化要保持自己特色，而不能走中医西医化的道路。对于西医，在把握生命总体和整体研究人体的生命活动方面，要借鉴与学习传统中医的理论和方法。

中医要建立生物系统学，包括人体经络系统、人体脏腑系统、人体体质系统、人体感受表达系统、人体情志系统和中医体外生命信息评估系统等。中医学要建立坚持中医特色的、更加科学的诊断、治疗、药物、保健、病毒医学理论学说。还要建立中医的细胞行为学、组织和器官行为学与系统学，使之与细胞生物学、组织学、胚胎学、发育学等相配合，弥补生物学的缺失，共同与西医建立完整的生命科学体系。

中医学的现代化不仅表现在实际科学内容方面，还表现在中医学的科学形态方面。其中最重要的关注点，是对中医学的概念、语言、术语、结构、方法等进行系统的、完整的、一致的定义和描述，即所谓的标准和规范问题。从国家卫生部门关于中医现代化的报告和文件中可以清楚地看到，国家管理部门对中医学的概念、语言、术语、结构、方法等标准化工作是十分重视的。

面对本书提出的宗旨和目标“在网络世界中再现生物世界”和“在网络世界中再现人体运行系统”，所有的人和科学体系都必须遵循“计算机可读和可理解原则”，遵循计算机系统能够并适合处理的方法。对此，中医学无一例外地必须明确定义其概念、语言、术语、结构、方法。当然，这是一个不断完善和发展的过程，不会一蹴而就。

我们对生物学和中医经络验证提出了许多观点、思想，也做了许多论述。中医理论用现代生物行为学与系统学语言表达和描述，需要建立学说或解决理论和实际问题，是一件非常不容易的事情。

5.1.1　中医学特色与现代生命科学相融合的原则

首先我们认为，在中医学现代化进程中必须坚持以下原则和认识：

(1) 坚持与现代生物学、生命科学和其他科学融合与共同发展的原则。

(2) 坚持中国文化传统要求，坚持生物行为学特色。

(3) 坚持中医的气、血物质学说。以气、血、津液、精气、宗气、营气、卫气、异气、废气等作为分类的基准。继续坚持气有阴阳之分。

(4) 坚持阴阳五行学说。在中医现代生物行为学理论的推动下，中医的五行学说和阴阳学说不但没有削弱，还会大大加强。

(5) 需要建立中医现代科学的表达和现代生物学与医学表达的中医基础理论。

在描述中医学时，尤其向国际学术界描述和说明中医学说时，不能使用意译的英文字母和单词表示非描述语言的中医学名词。例如，气物学说中不能把中文的“气”翻译成 matter 或 substance(物质)；而应当直接用汉语拼音的 Qi。五行学说的木、火、土、金、水，不能翻译成 Wood、Fire、Earth、Metal、Water，而直接用汉语拼音 Mu、Huo、Tu、Jin、Shui，并配合汉字进行识别。经络用 JingLuo 标识，并配合汉字进行识别。中医的五脏六腑，也不能用西方解剖学对应器官的英文单词直接表达，例如 Heart、Liver、Stomach 等，应当用汉语拼音的 Xin、Gan、Wei 并配合汉字进行表达。如果一定要用 Heart、Liver、Stomach 这些单词，那么必须在前面加上形容词，例如 Virtual Heart、Virtual Liver、Virtual Stomach，或者用 V-Heart、V-Liver、V-Stomach 来表示。或者用 CM 代表 Chinese Medicine，用 CM Heart、CM-Liver、CM-Spleen、CM-Lungr、CM-Kidney 分别表示中医心、中医肝、中医脾、中医肺和中医肾。

首先定义中医肝、中医心、中医脾、中医肺和中医肾等概念。

中医肝 是胚胎发育期间，肝、胰脏等腺体发育的前神经干(环)，即肝经与胆经关联的组织、器官和系统。

中医心 是胚胎发育期间，心血管发育的前神经干(环)，即心经与小肠经关联的组织、器官和系统。

中医脾 是胚胎发育期间，脾、胃、淋巴系统等发育的前神经干(环)，即脾经与胃经关联的组织、器官和系统。

中医肺 是胚胎发育期间，肺、气管等发育的前神经干(环)，即肺经与大肠经关联的组织、器官和系统。

中医肾 是胚胎发育期间，肾、膀胱等发育的前神经干(环)，即肾经与膀胱经关联的组织、器官和系统。

中医体腔 是胚胎发育期间，头、心包、腹、胸、盆腔等发育的前神经干(环)，即心包经、三焦经、督脉、任脉和其他关联的组织、器官和系统。

上述中医肝、中医心、中医脾、中医肺和中医肾等概念是讨论中医学问题的基础。

在此明确说明，中医的脏腑针对解剖学的器官不能一一对应。应当说明，中医的脏器具有虚拟、逻辑和生物子系统运行和功能划分的概念。通常，中医脏器概念比对应解剖学的脏器概念范畴要大许多。

5.1.2 中医生物行为学理论

中医的理论是古典行为学理论。在这种理论方法的指导下，中医学已经建立了完整体系：

(1) 中医的气物质是生物主体等主体行为驱动的物质流。

(2) 中医的阴阳学说是人体气物质运动学说。

(3) 中医的五行学说是生物体“五种行为”的关系学说，是汉字表达的第一个形式系统。

(4) 中医的脏腑学说是生物体组织、器官与系统的行为学说。

(5) 中医有自己的体质系统学说、感受表达系统学说、情志和环境学说。

(6) 中医的经络学说和生命感受表达网络学说。

(7) 中医的整体观是生命"体系结构"理论。

(8) 中医的诊断学说是生物体感受表达学说。

(9) 中医的治疗与药物学说是生命体行为的治疗与药物调整学说。

(10) 中医的保健学说是生命体的行为态势和行为与环境的平衡学说。

(11) 中医的运气学是意识行为驱动的生命体态势学说和生命过程的周期性学说。

……

中医学是基于古典行为学理论的,目前与现代生物学和现代生命科学还没有建立起比较紧密的关系。中医学已经存在了几千年,在我们的研究中发现,中医学在许多方面表现出了特有的优势,相信中医学还能存在和发展几千年。

研究中我们认为:

(1) **中医基础理论是直觉正确的、结构正确的和科学的**。因为中医是建立在古典行为学理论基础上的,行为最基本的特性是真实性,而真实性是一切科学的基础。同时,中医是建立在应用实践和检验的基础上的,具备科学性最基本的条件。

(2) 中医的古典行为学理论必须发展为现代生物行为理论,而且不能失去中医基础理论的行为学特色。**当前的中医基础理论是非现代科学的,但是中医基础理论是可现代科学化的,同样可以发展成为保留传统特色的伟大的医学学说。**

我们在强调中医学的整体或总体结构的学说时,不能忘记中医学非常缺少的"科学分析"体系。例如,最重要的环境、物质概念的科学分析。中医利用"气"这个概念,从分析学的视角,需要用现代科学的物质概念进行精确定义。我们不能停留在当时的"气、血、津液、精气、元气"和"营气、卫气、谷气、宗气、精气(元气)"的概念上,因为古代医生不可能知道现代生物学的"葡萄糖、氨基酸、脂肪酸、核苷酸、无机盐、多糖、脂肪、蛋白质、核酸、脂蛋白"等生命物质概念,因此也无法对血、津液、精气、元气概念给出更精确的分析。然而,现代科学关于物质结构的分析理论,已经可以为中医学的这些概念给出满意的新解释。**所以,我们在新医学的描述中,虽然还可以使用这些传统的物质概念,但已经非常清晰地给出了"物质、热(能)、气体、水、信息"的客体概念范畴。同时也可以更清晰地定义出中医学的"个体、系统、器官、组织和细胞"等主体概念范畴。**

然而,在为中医建立现代分析科学体系时,同样不能照搬现代生物的分析体系,其原因是现代生物学的分析学是建立在解剖学和组织学基础的生物功能分类学科上的,这种分类表现出"综合"的复杂性,西医分科的实践已经证明了分析体系和分类科学的缺陷。其实,从本书对中医学分类系统的定义已经表明,生物系统的分类和分析体系建立方案不是唯一的,是存在其他选择方案的。所以,建立中医的分析体系必须与中医的综合体系相一致,这一点十分重要。

基于上述讨论,给出以下结论:

(1) 中医现代科学化要发扬其行为学特色和优势，与西医各自表达、相互表达，并相向而近。中医走向世界有两个方面的工作：对西医实行中医语言表达和中医的现代科学语言表达。

(2) 中医与现代生物学都需要建立面向生物主体运行的数学理论方法与体系。

(3) 中医与现代生物学都需要建立生物世界的现代行为学理论。

(4) 中医与现代生物学启示我们在网络世界中再现虚拟生物世界。

(5) 中医与现代生物学启示我们在网络世界中建立人体生命的运行体系。

(6) 中医与现代生物学启示我们建立虚拟电子显微镜信息系统；观察人体宏观与微观的运行与关联机制。

(7) 中医与现代生物学启示我们建立人体经络诊断仪。

(8) 建立中医学的科学分析体系，并从中医与现代生物学启示中建立中医特色的生物化学、中医细胞行为学、中医病毒学等基础理论。

……

我们不需要把中医的行为学特色改掉，而只需要把“古典行为学”改换成“现代(生物)行为学”，就可以保持中医学基本理论的框架不变而得到发展。

基于现代生命科学的全局范畴，对生物世界各层次的主体利用现代科学方法(包括实验室方法)、面向主体的数学方法、再现生物或人类生物活动和物质体系的信息化方法武装起来的现代(生物)行为学或现代行为生物学至少可以作为中医医药化学、细胞中医学的基础和中医新诊断学的理论基础。

在介绍了科学、现代科学、生物世界的主体与行为、古典行为学、现代生物行为学等概念之后，需要讨论中医医学的理论基础本质和未来的演变和发展。

我们依据如下的主体(五主，表示生物体内有五个层次的主体概念)、行为(五行，表示生物主体有信息交换、物质交换、运动、感受表达和繁殖五种行为)、客体(五件，表示生物体行为的操作或施用对象，这里的客体概念已经是抽象提炼的概念)和控制(五能，也可以叫“五控”，表示生物主体对内、外条件做出反应或表达的控制流程)的框架也即新医学的“五行形式结构”系统展开讨论。我们把“五行形式结构”称为“五行树”，也把这个框架称作新医学的“五行树”的基本行为模式框架，参见图 5.1。

图 5.1 中主体的细胞、组织、器官、系统和个体是五个层次的主体概念。无论什么主体，都具有五种行为，它们是信息交换行为、物质交换行为、运动行为、感受表达行为和繁殖行为。这些行为的作用对象可以抽象地规定为条件、关联、差别、目标和能力。这五种行为如何使用，是通过行为控制模式来实现的，即通过感受、识别、评估、表达和存储(记忆)控制流程来实现主体行为的反应、选择和表达。

为了更好地描述中医学的系统组成和行为、功能等，我们采用了两种数学描述方法：

(1) 对生物系统主体、行为、规则的定义和描述，采用类型表达式。其内容在本书第 9 章中介绍。

(2) 对生物体多系统、多主体、多行为、多功能的规则概念的定义和描述，我们采用一

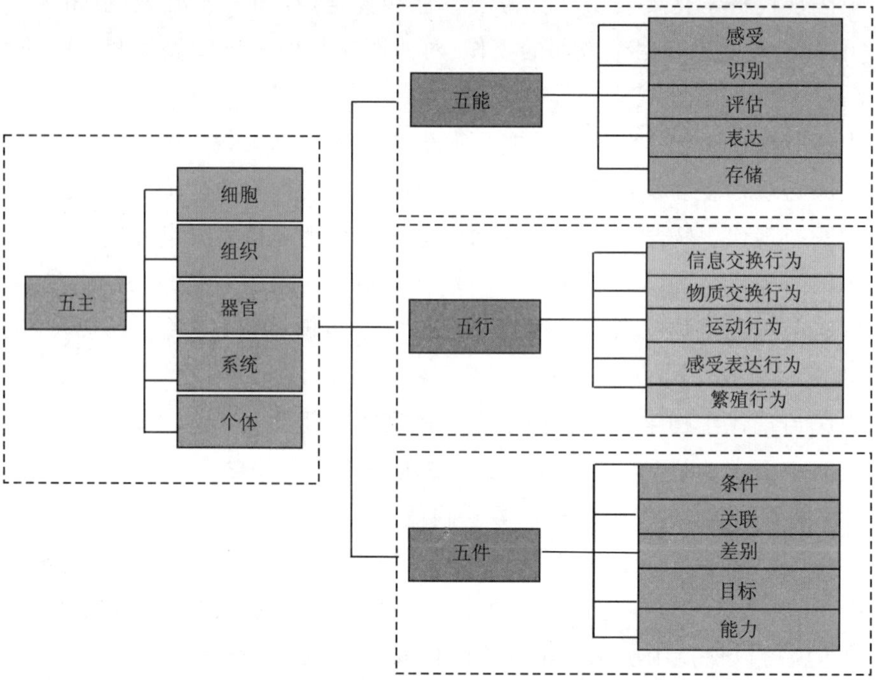

图 5.1 中医学新理论的"五行树"基本行为模式框架

种形式语言的文法定义方法,例如计算机语言中采用巴科斯范式(BNF)。下面我们讨论的"五行树"定义与描述就是这种文法树结构。"五行树"定义和概念在本章介绍。

在讨论生物体的多系统、多主体、多行为、多功能的生物规则时,我们说可以延续和发展五行树的结构描述方法,同时必须具备对计算机识别、处理生物系统运行功能和研制生物体外的评估系统。因为,我们研究的不是人,尤其不是一位医生,如何使用这些阴阳五行规则,而是计算机的软件系统如何能够运用阴阳五行规则,来论述和评估一个生物体的运行态势。我们发现采用"五行树"是非常理想的选择。我们可以采用例如下面的形式语言文法定义方法。在新医学的"五行树"结构中,首先在传统的五行结构中扩充如下的内容。

(1) 五种行为:信息交换行为、物质交换行为、运动行为、感受表达行为、繁殖行为。

(2) 五能(控制):感受、识别、评估、表达、存储(记忆)。

(3) 五件(客体):条件、关联、差别、目标、能力。

显然,这种讨论问题的框架是行为学的典型模式。之所以如此严格定义和描述五行关系,因为这是中医学新理论体系用计算机系统实现的基本指南和依据。

5.1.3 中医学生物系统理论

研究和创立中医系统理论必须要解决以下基本问题:

(1) 中医系统的分类依据和方法。

(2) 中医分类系统的概念定义。

(3) 中医系统的关系。

需要说明的是,生物系统是生物主体构成的系统。主体系统运行原理与生物主体行为紧密关联,所以中医系统理论和生物行为学理论密切关联和相互衔接。

首先来谈中医系统分类。中医有自己特色的分类方法,一方面这种分类方法继承了古代中医的分类思想、原则、习惯和文化沉淀,另一方面要充分考虑到与现代生物学和医学的一致性或相融性。分类可以面向不同,例如西医面向生物物质组成结构,而中医面向生物体运行和诊断、治病、保健的应用实践。

由于原有的中医学中没有完整、明晰的系统概念,然而系统概念又是非常重要的,所以中医学应当定义自己的系统概念,建立自己特色的生物运行系统。这种生物运行系统分类是依据医疗应用实践,并符合现代生物科学和中医自身现代化发展需要的。西医的生物系统是面向生物学物质结构的,并不一定适合诊断、治病、保健和调整身体运行状态的应用实践。例如,现代生物学和西医学把人体的生物通信系统归结为神经系统(神经递质信息的感觉和运动控制通信)、内分泌系统(循环系统承载激素信息通信)和细胞间通信(细胞因子信号通信),他们不承认(或没有看到)经络系统的通信。应当认为,这是人体生命活动信息交换的缺失。而传统的中医学只有经络的通信系统,显然也是不够的,是更加重要的缺失。当然,我们不能让这种生命科学知识体系的分裂永远下去,而应当在定义和描述新中医学时,把它们融合在一个理论框架内。我们可以把这种统一后的人体生物通信体系称作生物感受表达(网络)系统。

为什么不能简单把现代生物学的功能分类系统继承过来?

我们已经谈到中医学要建立自己的功能分类系统,而不能照搬现代生物学的分类系统,例如皮肤系统、运动支撑系统、消化系统、呼吸系统、循环系统、排泄系统、生殖系统、神经系统、内分泌系统和免疫系统等。因为这种分类系统不适合中医的整体诊断、治病和保健的应用实践,须建立适合中医综合体系相一致的分析体系和分类系统体系。

医学新的生物系统分类的依据是什么?

现代生物学和西医学的功能分类系统是建立在解剖学和组织学基础上的,有直觉的观察效果,特别适合外科角度的诊断、治病的应用实践。依据本书的观点,医学新的系统分类原则是建立在胚胎发育控制概念的分类中。把相同的胚胎发育控制的组织、器官归纳到一个生物系统中。其理由很简单,通过人的眼睛观察到的生物系统分类,是人类的观察结果的分类(人类加工的概念范畴),而不是生物体自己所表达的分类。从本书前几章论述中看出,经络系统是胚胎发育的前神经系统,实行胚胎发育的强制发育模式,是细胞因子使用的系统级别的主体。中医定义的脏腑系统和脏腑之间表里关系的描述,都是依据胚胎发育的控制决定的。例如肝经是由胚胎发育的腺体组织、器官的前神经干和对应的器官神经节所决定的。又如中医心血管系统与小肠的分类、中医肺与大肠的分类、中医脾与中医胃的分类、中医肾与膀胱的分类都是与胚胎发育的控制概念范畴一致的,或者说与人体经络系统阴阳经脉的关系是一致的。这些一致性非常完美地表现在人体经络系统的结构和关系中。

中医可以清晰地分类出自己的系统概念范畴，提出身体运行五大系统，它们包括经络系统、脏腑系统、体质系统、感受表达系统、情志系统。这个中医系统学说，以脏腑系统为中心、以经络和感受表达系统为网络和终端系统、以体制系统为周围系统、以情志系统为个体主体意识干预系统，构成中医特色的系统结构。它是一个完整的系统分类体系。

1. 中医经络系统

中医的经络系统是人体在胚胎发育期间的前生物系统（主要是前神经系统）在后生物系统上存在的关联网络系统，主要是生命感受和表达的运行网络体系，具有通过经络感受、表达、调节脏腑运行的能力。经络中运行的气称为经络之气。由于其发育学的地位，在新中医学中我们必须把经络系统独立出来，强调其发育生物系统的独特性质，而不只把它看作人体感受表达系统的组成部分。新中医学的其他人体系统主要是人体运行的生物系统。

2. 中医脏腑系统

中医的脏腑系统是依照气、血分类的虚拟生物器官的分类系统，包括中医肝、中医心、中医脾、中医肺、中医肾五个脏腑子系统。每个脏腑子系统由一些腑器官组成，腑器官与对应的脏器官相互之间构成表里关系。但脏腑的功能分类是面向器官或系统所处理的对象分类的。例如，中医心主要经营血和气运输；中医肺主要经营宗气；中医肝主要经营营气，兼顾经营部分卫气；中医脾主要经营卫气，防卫异气，也兼顾经营部分营气，另外还调度血液；中医肾主要经营水和精气。中医脏腑子系统与生物学的分类生物系统对应关系为：中医肝对应人体所有的腺体系统和信息交换体系，包括内、外分泌的系统、器官、组织和细胞的分类功能行为部分和生命行为部分。中医心对应人体循环系统和物质交换体系的分类功能行为部分和生命行为部分。中医脾对应人体消化系统、淋巴系统、免疫系统和热交换体系的分类功能行为部分和生命行为部分。中医肺对应人体呼吸系统和气体交换体系分类功能行为部分和生命行为部分。中医肾对应人体排泄系统、生殖系统、再生系统和水交换体系分类功能行为部分和生命行为部分。**总之，中医脏腑系统分类是依据生物发育做出的，而生物学系统分类是根据解剖学观察和功能分类做出的。**

3. 中医体质系统

中医的体质系统是中医脏腑系统的周围系统。它对应生物学定义的皮肤系统（包括皮下脂肪组织）、支撑运动系统和相应的运动中枢神经系统以及周围运动神经系统、血管系统、淋巴系统和免疫系统等。人体体质系统包括人体的体腔系统（头腔、胸腔、腹腔、盆腔）、四肢系统、脂肪储存调度体系、体液调节体系、免疫系统和人体微生物体系等子系统。从组织结构看包括骨骼、软骨、骨骼肌肉、神经、血管、淋巴、系膜、韧带、脂肪组织、体液、微生物等。

4. 中医感受表达系统

中医的感受表达系统对应现代医学的植物神经系统、内分泌系统、中医狭义经络系统和中医广义经络系统(血管感受表达网络、人体局部环境再生感受表达网络(包括细胞资源调节感受表达)和弥散腺细胞网络等),其感受表达通信方式是细胞间通信。中医广义经络系统是中医脏腑系统的网络,是生物主体的网络体系,主要有血管网络、淋巴管网络、肌肉组织、上皮组织、系膜、韧带等构成的细胞、细胞组织和器官等主体连接的感受表达网络。其中血管是人体内非信息交换分类功能系统的最重要、影响最大的感受表达网络。中医感受表达网络是中医学理论基础的核心内容。

5. 中医情志系统

中医的情志系统是中医脏腑系统和感受表达系统的意识化系统或者称"意识感受表达系统",是人个体的意识对脏腑系统的感受、干预、介入和影响系统。通常生物学意识神经的干预主要表现在对个体环境的感受和对运动神经的干预。但是应当明确,意识神经通过情志调控,同样可以调控脏腑系统的运行。

这个中医的系统结构体系与古代中医谈到的经络、五脏、六腑、五体、五官、情志范畴是一致的,参见图 5.2。

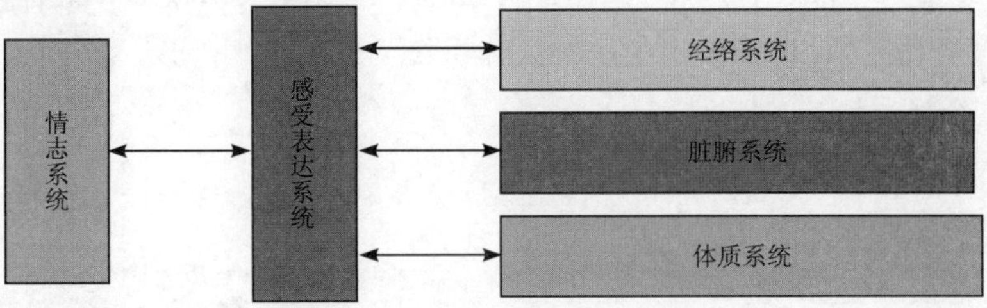

图 5.2 新中医学五大系统的关系

我们曾经论述过,传统的中医脏腑概念体系内,已经把承担运动和感觉的神经系统以及内分泌系统"非明确"地包含在其中了。所以我们说,中医人体结构描述依然是相对完整的。但是,作为一个计算机系统可以处理的体系,把运动和感觉神经以及内分泌系统单独定义和描述成一个系统是必要的。从本书的论述中可以看出,神经系统和内分泌系统是本书论述的人体感受与表达系统中的组成部分。在进行系统设计时,由于现代生物学的神经系统、内分泌系统集中于中医感受表达系统中,所以在新中医学中统一论述是一种正确的选择。但是我们会在经络系统、脏腑系统和体质系统的讨论中,专门讨论有关的感受、表达和存储记忆问题。另外,从理论上考虑,经络系统应当是"中医感受表达系统"的组成部分,但是由于传统经络系统的特殊性,我们在做系统分类时,人为地把传统经络系统作为人体系统的一个独立系统,并定义为"中医狭义经络系统"。同时把中医实践中广泛存在的所谓"反射区"现象定义为"广义经络系统"的组成部分。

于是在中医学的“感受表达系统”中，完整地把现代生物学和医学的神经系统和内分泌系统概念有机地融入进来。在本书新医学的论述中，人的大脑系统设置在新医学的情志系统中，把意识神经系统作为独立的体系来讨论，并与人体的感受表达系统直接连接，而不仅只与运动和感觉神经系统连接，使意识神经系统具有了更广泛的控制范围，并与生物体的生命活动建立了直接关系。

在人体之外，还可以设置一个“**身体运行评估系统**”。这个体外评估系统包括以下内容：

（1）中医学新的气物学说。

（2）中医学新的五行学说：五行树。

（3）中医学新的诊断学。

（4）中医学新的治疗学。

（5）中医学新的药物学。

在第1章中，已谈到人体的神经系统在中医人体结构各系统中有完整的人体结构体系。中医的五脏、六腑、五官、五体、五液、五志等组合在一起，构成了中医人体的结构体系，而且是完整的。没有单独对人体的整个神经系统做完整的和独立的讨论，并用五行的关系描述它们之间的相互影响，是中医学的一个结构特点。虽然中、西医的脏腑和生物组织、器官、系统学说不同，但是最不同的是神经系统(nervous system)。中医的人体结构体系由“经络”、“五脏”、“六腑”、“五官”、“五体”、“五液”、“五志”等组合与分类，从现代系统学角度去研究，可以归纳出中医学人体系统学说：

（1）人体经络系统。

（2）人体脏腑系统。

（3）人体体质系统。

（4）人体感受表达系统。

（5）人体情志系统。

用这五个“人体系统”，同样可以构造和组合成一个完整的人体生物结构。如果人体的生物系统划分成八大系统：皮肤系统、运动系统、消化系统、呼吸系统、循环系统、排泄系统、生殖系统和神经系统，那么上述的中医五大系统，实际上把皮肤系统与运动系统组合成体质系统，把消化系统、呼吸系统、循环系统、排泄系统和生殖系统等组合成脏腑系统，并注重了人体感受表达和情志，构成独立的感受表达系统和情志系统。

阅读本书时，请不要忘记本书的宗旨与任务，即在“网络世界再现生物世界”和“在网络世界再现人体运行系统”。这些生命运行、诊断、治疗、药物的知识结构，要成为计算机可读、可理解、可运用体系。正如我们在附录中谈到的，建立计算机可读数学和建立面向主体数学一样，必须把人脑中运行的知识结构转变为计算机执行的知识和规则结构。请读者注意，这不是人工智能，而是为计算机建立一套生命运行的评估系统，这个系统是在计算机中运行的，不是仅仅记忆在人脑与书本中由人去运用。这个人体生命运行体外评估系统，可以首先是人类的“代理”或“辅助”系统，然后逐步去发展它。

5.1.4 建立中医学新体系是一项伟大而长期的系统工程

建立中医新医学体系是非常必要的。这不仅是中医学自身的发展需要，还是整个生命科学和生物学发展的需要。研究中我们认为：

(1) 现代生物学知识结构体系本身存在大的缺失，而这种缺失又很难在原有的技术体系结构内补充。如果认定现代生物学不仅需要物理学、化学作为基础，还需要现代系统学作为基础，那么通过新医学体系建立，为现代生物学缺失的行为学和系统学开辟新领域是一种正确的选择，并且是可行的。

(2) 现代生物学实验室技术方法体系，不适合采用数学和理论的方法来描述，自然也就不适合在计算机中描述与运行。现实存在的生物学家和数学家合作的困难局面，已经证明了现代生物学技术体系与数学合作的连接存在缺失。**未来生物学有两个方面的验证体系，一个是实验室验证，另一个是在网络世界再现生命的体系中验证。网络世界再现生命体系中验证主要是对生命科学的理论和知识结构进行正确性(与存在现象的符合性)、完整性和一致性的验证。在验证中发现缺失、矛盾、悖论，通过解决这些问题取得发展进步。**

(3) 本书提出的中医学新体系是建立在生物行为学和系统学基础上的，适合数学和理论方法的描述，也就适合在计算机中描述和运行。如果本书论述在计算机中实现生物世界再现和实现人体生命运行系统，就验证了科学的正确性。

(4) 如果生物学必然走向理论体系建立的发展道路，建立在网络世界中，那么中医学新体系的建立是必然的。

建立医学新体系是一项伟大而长期的系统工程。虽然作者为此作了理论论述，规划和设计了中医学新的体系结构框架，也开辟了一个登上彼岸的滩头阵地，但距离实现还有很长的路要走。这需要几代从事该领域研究的有志之士顽强拼搏，需要中、西医界共同努力，需要生物学和整个生命科学领域的科学家大力支持，也期盼数学家、系统和软件工程师参与，更需要政府主管部门政策引导和管理。

无论未来多么艰难、道路如何曲折，毕竟我们已经开始了这项伟大的系统工程！

5.2 人体生命体系结构概论

在上面已经讨论了中医现代化的原则，依照建立信息系统的要求需要研究如何实现中医现代化和制定可行的实施方案。在第1章讨论中医的整体观和描述生命体系结构时，谈到中医有比较完美的生命运行体系结构描述方法，应当发扬光大。但是，缺少必要的分类系统体系结构描述和分类与超分类的技术体系结构描述。在系统与技术两个视图的描述中，现代生物学有非常明显的优势，例如在细胞生物学、生物组织学、胚胎学、发育学、生物化学、干细胞生物学、基因学等，但是缺少现代生物行为学、现代生物系统学和理论生物学和面向主体、行为的新数学理论和方法的技术体系。

现在的问题是，如何保持中医在运行体系结构描述的特色和优势基础上，为中医学补充一个完整的、有自己特色的系统体系结构和技术体系结构描述，而不是简单照搬现代生物学的生物系统和分类与超越分类的技术体系结构描述。

中医的生命体系结构描述方法，比信息化运营体系结构理论和描述方法，增加了一些特别的关注点和内容，并表现出明显的优势：

（1）中医的生命运营体系结构描述是建立在中医的"经络体系"之上的。

（2）中医的生命体运营体系结构有充分的生命主体运行的"评估体系"。

（3）中医的生命主体运行评估体系有行为逻辑学和辨证哲学方法体系做指导。中医的生命运营体系结构评估与行为的逻辑和辨证方法哲学体系融合在一起。

（4）中医的生命体运营体系结构更具有动态特性和可调整特性。

事实证明，中医的医学思想与基础是建立在行为学理论和方法上的。

中医原有的整体概念中，缺少生物体的系统层次的体系结构描述。中医有脏腑，但是没有完整的脏腑系统意义上的体系结构描述，所以应当为中医学建立自己特色的系统意义的体系结构定义和描述。

为中医学建立系统体系结构和技术体系结构至少有如下三种可选择的方案。

方案1 在人体生命运行体系结构的方法中，保留中医已有的理论、方法，而在系统和技术体系结构描述方面，直接采用现代生物学的生物系统学说和技术学说。

方案2 在方案1基础上，不仅保留中医运行学说，同时还创立适合中医学的中医分类系统学说，但是在中医基础理论方面，融合于生物学理论基础。

方案3 在方案2的基础上，不仅保留中医运行学说和中医分类系统学说，在基础生物与医学的理论基础方面，采取与现代生物学研究方向互补的方法，建立适合中医学的现代生物行为学、现代生物系统学、中医细胞行为学、中医系统组织学、中医系统发育学、中医行为遗传学、基因学等基础。以此，不仅为中医学奠定了理论基础，同时把中医学与生物学的研究合作扩展到整个现代生物学和生命科学领域。

5.2.1 人体生命体系结构框架方案1：中、西医简单结合方案

人体生命体系结构框架方案1是中医运行学说＋生物学分类系统学说＋生物学理论基础。这个方案的具体内容如下表所示。

这个方案是将中医的运行体系结构描述发扬光大，不改变中医的药物、治疗方法，用其自有的辨证论治的整体观。可以考虑结合西医的生理学和病理学，作为参考依据。中医的系统体系结构描述建立在现代解剖学功能分类系统的组织学、胚胎学等基础上。当然中医的技术体系结构，同样完全依赖现代生物学的基础科学，例如细胞学、发育学、生物化学、干细胞学、基因学和分子学等。此方案存在的问题如图5.3所示。

方案1描述的状况有些类似当前的所谓"中、西医结合"和所谓"中医现代化"的方案。这个方案受到许多中医界的批评是有道理的。这个方案的基本问题是，中医学对人体健康、疾病、治疗和药物等理论、方法与西医学的分科、分类方法相比具有明显的优势，

体系结构范畴	主要概念	体系结构分类系统结构	说明
人体发育体系结构	主体、行为、客体和资源(环境)及它们发育的规则	自主发育、诱导发育和强制发育	本书第3章介绍的内容
		人体行为信息基网络	
		前生物系统(前神经系统、前血管系统、前排泄管系统和前内分泌系统)	
		后生物系统(经络系统、后神经系统、后内分泌系统和其他后生物系统等)	
人体的运营体系结构	主体、行为、客体和资源(环境)及它们的运行规则	中医体外评估系统(总体系统)主体、行为、客体、环境和规则	所有中医系统概念依据本章介绍的内容
		中医经络系统主体、行为、客体、环境和规则	
		中医脏腑系统主体、行为、客体、环境和规则	
		中医体制系统主体、行为、客体、环境和规则	
		中医感觉系统主体、行为、客体、环境和规则	
		中医神智/状态/环境系统主体、行为、客体、环境和规则	
人体的系统体系结构	组织、器官和系统的组成,网络和系统组织规则	皮肤系统的组织、器官、网络与规则	在生物学有分类功能系统基础上,补充超越功能分类的系统的知识结构
		运动与支持系统的组织、器官、网络与规则	
		呼吸系统的组织、器官、网络与规则	
		消化系统的组织、器官、网络与规则	
		循环系统的组织、器官、网络与规则	
		排泄系统的组织、器官、网络与规则	
		生殖系统的组织、器官、网络与规则	
		神经系统的组织、器官、网络与规则	
		细胞组织更新、再生网络系统	
		细胞组织基础表达行为网络系统	
人体的技术体系结构	生物物质、能量、信息、行为技术标准和规则	系统分类组织学、胚胎学、发育学、生物行为学、生物进化等	补充超越功能分类系统的基础描述和生物行为学描述内容的技术标准
		细胞生物学、干细胞生物学、遗传学等	
		生物物理、生物化学、分子生物学等	

但是又必须受西医学的人体功能分类系统、解剖学、组织学等系统观点的限制,使中医学本来具备的超越功能分类的医学思想得不到应用。实际上是把一个好的东西向比较劣势的方向去靠拢。这种结合上的困难是体制和结构的,并不是单纯的态度和认识问题,而主要是中医学需要建立自己的系统体系结构,建立自己的中医系统学。基于上述分析,作者提出了解决问题的第2个方案。

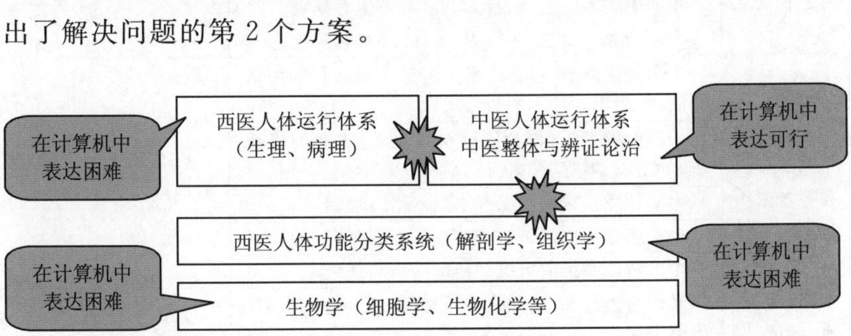

图 5.3 人体生命体系结构框架方案1

5.2.2 人体生命体系结构框架方案2:独立中医分类系统方案

人体生命体系结构框架方案2,主要是用具有优势的中医运行学说与本书提出建立的“中医分类系统学说”来代替西医的人体解剖学和组织学,依据中医学的整体要求,提出适合中医运行体系结构要求的系统体系结构和中医系统学说,参见图5.4。

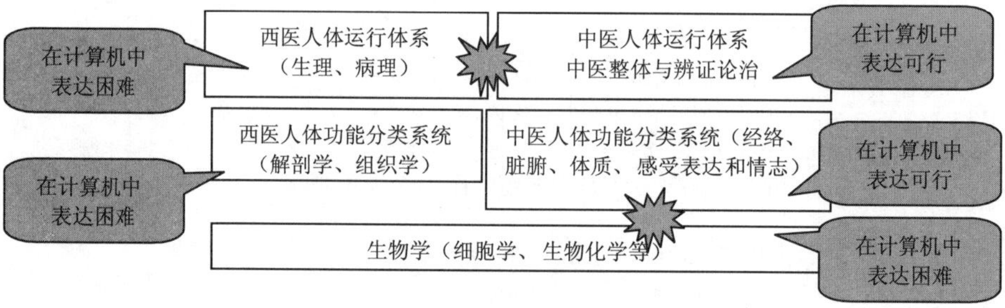

图5.4 人体生命体系结构框架方案2

这个方案的技术体系结构不考虑变化,依然采用现代生物学的理论基础,例如细胞学、发育学、生物化学、分子学、干细胞生物学和基因学等。方案2可以认为是在方案1基础上,不仅保留中医运行学说,同时还创立适合中医学的中医分类系统学说,但是在中医基础理论方面,依赖生物学理论基础。方案2的具体内容如下表所示。

体系结构范畴	主要概念	体系结构分类系统结构	说明
人体发育体系结构	主体、行为、客体和资源(环境)及它们发育的规则	自主发育、诱导发育和强制发育	本书第3章介绍的内容
		人体行为信息基网络	
		前生物系统(前神经系统、前血管系统、前排泄管系统和前内分泌系统)	
		后生物系统(经络系统、后神经系统、后内分泌系统和其他后生物系统等)	
人体的运营体系结构	主体、行为、客体和资源(环境)及它们的运行规则	中医经络系统主体、行为、客体、环境和规则	所有中医系统概念依据本章介绍的内容
		中医脏腑系统主体、行为、客体、环境和规则	
		中医体质系统主体、行为、客体、环境和规则	
		中医感觉系统主体、行为、客体、环境和规则	
		中医情志系统主体、行为、客体、环境和规则	
人体的系统体系结构	组织、器官和系统的组成,网络和系统组织规则	中医经络系统(包含细胞组织基础表达行为网络系统)的组织、器官、网络与规则	所有中医系统概念依据本章介绍的内容
		中医脏腑系统(包含细胞组织更新、再生网络系统)的组织、器官、网络与规则	
		中医体质系统的组织、器官、网络与规则	
		中医感觉系统的组织、器官、网络与规则	
		中医情志系统的组织、器官、网络与规则	
人体的技术体系结构	生物物质、能量、信息、行为技术标准和规则	系统分类组织学、胚胎学、发育学、生物行为学、生物进化等	补充超越功能分类系统描述基础和生物行为学、生物系统学描述内容的技术标准
		细胞生物学、干细胞生物学、遗传学等	
		生物物理、生物化学、分子生物学等	

方案2解决了方案1的中医运行体系结构与采用西医系统体系结构的矛盾。提出建立中医系统学。但是这个方案的矛盾下移到“中医系统体系结构和现代生物学基础学科”之间，存在不覆盖（不完备）、不和谐（不一致）和逻辑体系（形式逻辑和内涵逻辑、语言逻辑和行为逻辑）的矛盾。其实，中医界许多有识之士提出的问题，实际上在说“需要建立一种中医适合的系统学”。但是，中医界缺少为中医学建立系统学说的科学家。

然而，方案2依然存在某些问题，正如我们上面谈到的矛盾所在。为了解决存在的问题，可以考虑中医学在研究范围方面，向基础科学推进，在现代生物学和生命科学范围内做出自己特有的贡献。

5.2.3 人体生命体系结构框架方案3：中医学新理论基础方案

人体生命体系结构框架方案3是保持、发扬光大中医运行学说优势，建立中医学自己的分类系统学说，并依照本书阐述要求，建立中医新理论基础，参见图5.5。方案3是在方案2的基础上，不仅保留中医运行学说和中医分类系统学说，在基础生物与医学的理论基础方面，采取与现代生物学研究方向互补的方法，建立适合中医学的现代生物行为学、现代生物系统学、中医细胞行为学、中医系统组织学、中医系统发育学、中医行为遗传学、基因学等基础。不仅为中医学奠定了理论基础，同时与其他现代生物学研究方向合作扩展了整个现代生物学和生命科学的领域。下表，我们给出这个方案的具体内容。

我们认为，方案3是一个真正实施中医现代化和保持中医学特色与优势的解决方案，也是一个中、西医和谐与相向而近的解决方案，同时也是中医突破重围、开辟基础生物科学研究的最好方案。

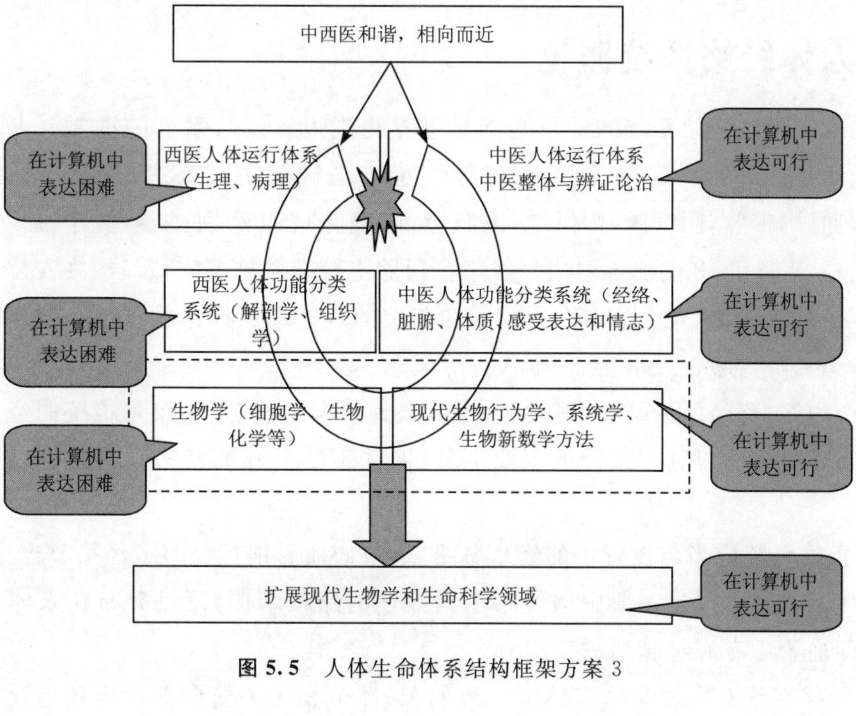

图5.5 人体生命体系结构框架方案3

<table>
<tr><th>体系结构范畴</th><th>主要概念</th><th>体系结构分类系统结构</th><th>说 明</th></tr>
<tr><td rowspan="3">人体发育体系结构</td><td rowspan="3">主体、行为、客体和资源(环境)及它们发育的规则</td><td>人体行为信息基网络</td><td rowspan="3">本书第3章介绍的内容</td></tr>
<tr><td>前生物系统(前神经系统、前血管系统、前排泄管系统和前内分泌系统)</td></tr>
<tr><td>后生物系统(经络系统、后神经系统、后内分泌系统和其他后生物系统等)</td></tr>
<tr><td rowspan="6">人体的运营体系结构</td><td rowspan="6">主体、行为、客体和资源(环境)及它们的运行规则</td><td>中医体外评估系统主体、行为、客体、环境和规则</td><td rowspan="6">所有中医系统概念依据本章介绍的内容</td></tr>
<tr><td>中医经络系统主体、行为、客体、环境和规则</td></tr>
<tr><td>中医脏腑系统主体、行为、客体、环境和规则</td></tr>
<tr><td>中医体质系统主体、行为、客体、环境和规则</td></tr>
<tr><td>中医感觉系统主体、行为、客体、环境和规则</td></tr>
<tr><td>中医神智/状态/环境系统主体、行为、客体、环境和规则</td></tr>
<tr><td rowspan="5">人体的系统体系结构</td><td rowspan="5">组织、器官和系统的组成,网络和系统组织规则</td><td>中医经络系统(包含细胞组织基础表达行为网络系统)的组织、器官、网络与规则</td><td rowspan="5">所有中医系统概念依据本章介绍的内容</td></tr>
<tr><td>中医脏腑系统(包含细胞组织更新、再生网络系统)的组织、器官、网络与规则</td></tr>
<tr><td>中医体质系统的组织、器官、网络与规则</td></tr>
<tr><td>中医感受表达系统的组织、器官、网络与规则</td></tr>
<tr><td>中医情志系统的组织、器官、网络与规则</td></tr>
<tr><td rowspan="2">人体的技术体系结构</td><td rowspan="2">生物物质、能量、信息、行为技术标准和规则</td><td>中医细胞行为学、中医系统组织学、中医系统发育学、中医行为遗传学、基因学</td><td rowspan="2">本书讨论的中医新理论基础</td></tr>
<tr><td>现代生物行为学、现代生物系统学、理论生物学。生物面向主体、行为数学</td></tr>
</table>

5.3 人体经络系统概论

明确确定中医经络系统的地位是网络世界再现人体运行系统的重要要求。传统的中医称经络是运气的通道,主要由12经脉(它们与脏腑关联,有表里之分)、奇经八脉(督脉,任脉,冲脉,带脉,阴维脉,阳维脉,阴跷脉,阳跷脉)、12经别、复杂络脉(别络、浮络和孙络脉)、12经筋和12皮部等组成。经络在通路上分布着许多穴位。经络穴位大致划分为母穴、子穴、本穴、原穴。分布在手足和四肢上的一些穴位称作腧穴,腧穴有井(木)、荥(火)、输(土)、经(金)、合(水)五种腧穴位等概念。

《黄帝内经》称经络系统为"经脉"。作者认为,"人体经脉"不仅是传统的经络结构的描述,应当还是人体"经脉"系统的主要部分,但并不是全部的结构。我们可以看到以下补充:

(1) 经络系统应当与血管中的经络脉络,通过心血管前神经节或经络节连接在一起。所以,人体的心经不仅是一般中医经络书籍描述的路径结构,而且分布在人体主要血管结构中,即血管中有心经脉络的广泛分布。

(2) 经络系统存在着与体节结构一致的、与体节相关的横向前神经环退化结构。经脉环体腔的横向结构，不仅是带脉，还有更多的其他横向脉结构。

作者与中医学者交流过，为什么《黄帝内经》把人体的经络系统叫“经脉”？出现“经络”术语是后来的事情，似乎与经络独立的治疗方法有关系。所以本书称经络系统概念为“狭义经络系统”，以便区别《黄帝内经》谈到的“经脉”。

5.3.1 人体经络系统定义、概念和框架

中医经络系统是人体胚胎发育时期，干细胞 AIB 在自主发育模式和协同发育模式作用下，产生细胞组织的 AIB 网络，并在基础上形成原始状态的前神经系统。采用同样发育模式还生成原始前血管系统、原始前排泄管系统和原始前腺体系统。形成了以前神经系统为主的强制发育控制的系统，即后来演化成经络系统。它是胚胎发育期间出现的最早的管理、控制系统管理者主体。

从本书的观点看，经络系统是由“前生物系统”演变而来，并存在于“后生物系统”中的一种系统存在形式。这种定义把后生物系统普遍存在的感受表达现象划分在经络系统范畴之外，例如把面、耳、舌、手、足的人体生命运行状态的所谓“反射区”概念，划入到经络系统之外的“另类范畴”。从本书的研究看到，这些人体“反射区”的表达信息(体象、耳象、舌象等)，恰恰是中医诊断疾病的重要基础之一。这些“反射区”中许多部分不完全是从“前生物系统”演变而来，存在着“后生物系统”运行中产生的信息表达的“反射区”概念范畴。经过反复研究认为，中医的经络系统应当包括上述谈到的全部概念范畴。所以，在下面的论述中，依据人体的信息交换和感受表达的方式来区分，把经络系统划分为狭义经络系统和广义经络系统两个概念层次。它们的定义如下。

中医狭义经络系统 中医的经络系统是一个综合性的多功能的感受表达系统，它们是从胚胎发育中的“前生物系统”(主要是前神经系统)演化形成目标“后生物系统”中的网络存在形式。其存在结构如同传统中医经络学定义的 12 经脉、奇经八脉、12 经别、络脉、12 经筋和 12 皮部等组成，在经络上分布着许多穴位。

中医广义经络系统 人体“后生物系统”中的神经系统、内分泌系统等功能分类专司信息交换网络系统外的包括狭义经络系统在内的其他生物系统和细胞组织网络构成的后生物系统的感受表达网络。

从狭义和广义的经络系统定义可以看出，是融合以 12 经脉、奇经八脉为中心的传统狭义概念的经络系统和一般人体生命信息感受与表达网络系统概念在一个范畴内进行定义的。**本书定义的中医经络系统，如不明确狭义和广义，可以理解为中医经络系统是狭义范围的经络系统。**

从系统分类角度看，广义经络系统主要包括血管感受表达网络系统、人体局部环境再生感受表达网络系统、人体细胞周期调度感受表达网络系统和弥散腺细胞网络系统等。

在人体的感受表达网络体系中，中医狭义经络系统、中医广义经络系统、神经系统和内分泌系统承担着共同而有区别的任务和角色。

经络系统功能角色定位结论如下：

(1) 人体经络系统是人体胚胎发育的前神经系统。

(2) 人体经络系统是人体发育强制发育模式体系。

(3) 人体经络系统是人体运行的基准行为模式体系。

(4) 人体经络系统是使用细胞因子、生长因子的系统主体。

(5) 人体经络系统是人体内组织、细胞再生的统一调控系统。

(6) 人体经络系统是人体内细胞生命周期的统一调控系统。

(7) 人体经络系统是生命行为与活动的感受表达系统。

简单归纳，经络系统的前体系统，即前神经系统主管发育，执行诱导和强制发育模式；成体后，经络系统是人体功能运行态势的平衡调节主体(基准模式调节)，同时还主管细胞、组织和器官增殖、再生、修复和重组。

中医在讨论经络系统时，主要的经脉都与脏腑有关联，并用脏、腑的名称命名。例如肝经、心经、脾经、肺经、肾经、胆经、小肠经、胃经、大肠经、膀胱经等。是否可以把这些经脉也定义到五行的结构中，描述如下：

- 五行：木、火、土、金、水。
- 五脏：肝、心、脾、肺、肾。
- 五腑：胆、小肠、胃、大肠、膀胱。
- 脏经：肝经、心经、脾经、肺经、肾经。
- 腑经：胆经、小肠经、胃经、大肠经、膀胱经。

上述经脉，建立了脏腑之间的关系，同时还建立了脏腑与体腔、四肢的关系。

在12经脉中，还有心包经和三焦经与脏腑的关系没有其他经脉那么直接，至少在名称上没有表明。但是它们与人体的体腔结构有密切关系，中医将体腔作为人体脏腑的辅助系统。另外，奇经八脉(督脉，任脉，冲脉，带脉，阴维脉，阳维脉，阴跷脉，阳跷脉)、12经别、复杂络脉(别络、浮络和孙络脉)、12经筋和12皮部等，都可以列入五行结构关于体质的定义和描述中。

把奇经八脉、12经别和其他络脉等列入医学新的体质系统相关的五行结构中，我们命名这些经脉和络脉为体经。

- 体经：督脉、心包经、三焦经、任脉、其他。
- 五腧：井穴、荥穴、腧穴、经穴、合穴。

经络系统的经脉定义成主体，经络主体依照自身的行为定义运行起来，完成自己的使命。

5.3.2　人体狭义经络系统网络

中医狭义经络系统是传统中医定义的信息和行为关联网络，它们主要是从胚胎发育中的前神经系统演化形成，并存在于“后生物系统”中的一种形式。

这种前生物系统在后生物系统的存在表现，主要体现在后生物系统与器官的表皮、肌肉、血管、内膜、外膜、系膜和韧带等组织。经络系统同时也是“后生物系统”被经络联系的细胞、组织、器官的感受和表达网络(包括行为表达网络)。经络系统的穴位是“前神经系统”或其他“前生物系统”的节点在“后生物系统”中存在的形式。经络系统具有信息交换、感受与表达和传递行为的功能。

经络系统每一个经脉的路径划分为体腔(包括头腔、胸腔、腹腔和盆腔)路径部分和四肢路径部分,对每一个经脉的经脉发生来源做如下归纳。

1. 手太阴肺经发生来源

(1) 肺经的体腔路径部分。由肺脏、肺系发育的前神经系统神经干、器官神经环、器官神经节等发育而成,构成肺、气管、咽喉、胸肩连接路线。

(2) 肺经的上肢路径部分。肺与口/食管系发育的前神经环(体节神经环,阴,胸面),在上肢发育中发芽生成,构成上肢前内侧到手拇指端连接路线。

2. 手阳明大肠经发生来源

(1) 大肠经的体腔路径部分。由消化管道口、食管等器官发育的前神经系统神经干、器官神经环、器官神经节等发育而成,构成肩背、肺部、隔膜到大肠的关联路线。

(2) 大肠经的上肢路径部分。肺与口/食管系前神经环(体节神经环,阳,背面),在上肢发育中发芽生成,构成手食指端上肢外侧连接路线。

(3) 大肠经与肺经的表里关系。肺与口/食管系发育的前神经环空间位置的背腹关系、循行的顺序关系、消化管道发育神经干和肺脏发育神经干之间空间位置的背腹关系以及“肺呼吸”、“大肠蠕动”和胸肌、肋间肌、膈肌、腹肌等肌肉组织运动的行为关联关系,构成了完整的大肠经与肺经的表里关系。

为什么呼吸系统与消化系统有表里关系?从生物的进化中可以观察到呼吸系统与消化系统的关系,尤其鱼类动物用口和鳃呼吸的方式与两栖动物或陆地动物的呼吸系统和消化系统的进化有密切关系。从胚胎发育中肺芽从前肠口端发育事实,可以认定肺经与大肠经相互融合的解释。人体呼吸系统的咽喉、气管、支气管和肺脏,是以肺芽在原肠胚时期在前肠中靠近口端(食管)发育的。食管和气管分离,消化系统和呼吸系统具有了各自独立的管道。两个系统各自独立的管道食管和气管与舌、咽喉等器官一起构成了一个复杂的腔体(口/鼻/喉腔体)。口/鼻/喉腔体和器官的血管等一并被简称为“口/食管系”。肺系与口/食管系结合起来,称作“肺与口/食管系”,它们的发育是独立的(具有模块性),也是相互关联的。从腹部看,气管在前,食管在后。所以两个系统发育的前神经子系统,虽然有两个独立发育的神经发育组织,但是在口/鼻/喉腔体内的器官发育中,又构成了融合在一起的神经环,即肺与口/食管系发育的前神经环。大肠经是为口/鼻/喉腔体发育而生,不是为产生的呼吸系统和消化系统的呼吸、消化功能而生。

3. 手少阴心经发生来源

(1) 心经的体腔路径部分。由心脏发育的前神经系统神经干、器官神经环、器官神经节等发育而成,构成胸中的心、大血管、向下和腹部小肠的关联线路。血管器官神经节脉络蔓延分布在血管网络的主要动脉网络和主要静脉网络结构中。

(2) 心经的上肢路径部分。心系前神经环(体节神经环,阴,胸面),在上肢发育中发芽生成,构成腋窝、上肢后内侧到手小指端连接线路。

4. 手太阳小肠经发生来源

(1) 小肠经的体腔路径部分。由心系发育的前神经系统神经干、器官神经环、器官神经节等发育而成,构成面部、眼部、胸部、心到腹部小肠关联线路。

(2) 小肠经的上肢路径部分。心系前神经环(体节神经环,阳,背面),在上肢发育中发芽生成,构成手小指端、上肢后外侧的连接线路。

(3) 小肠经与心经的表里关系。心系发育的前神经环空间位置的背腹关系、循行的顺序关系、心脏发育神经干和小肠(腹腔系膜血管)血管发育神经干之间空间位置的背腹关系以及小肠与心血管在胚胎时期建立的关联关系,构成了小肠经与心经的表里完整关系。

为什么人体心血管系统与前消化管道系统有表里关系?胚胎发育时期,胚胎通过卵黄囊和胎盘从母体血液中获得营养物质、排泄废毒物质以及氧气与二氧化碳气交换。卵黄囊通过卵黄囊动静脉与胚胎动静脉连接,胎盘通过脐动静脉与胚胎动静脉连接(静脉与肝脏门静脉连接,动脉与腹腔总动脉连接)。卵黄囊在胚 6 周时退化,卵黄囊动静脉也退化成系膜韧带。胎儿出生,脐动静脉关闭而形成脏腑系膜与韧带。与胚胎血液循环的血管网络还有右心房与左心房之间的卵圆孔、肝静脉导管和动脉导管等胚胎血液循环结构。而这些发育过程都是与胚胎的中肠袢和脐带有着密切的关系。卵黄囊和胎盘发育,也有相关的前神经系统为之服务。所以,作者提出小肠经与心经体腔内关联关系是通过这些退化的血管系统演化而成,构成了小肠经体腔内部分路径,并与小肠经其他由前神经系统演化生成的经脉路径联系起来,构成小肠经完整静脉线路结构。消化管道系统在胚胎时期不发挥消化系统功能,而发挥胚胎循环系统与胎盘循环系统合作运行血液的功能,小肠经由前神经系统演化而来。

血管器官神经节在血管内的脉络,心经通过血管器官神经节扩展到全身,而且为身体内所有器官与心脏之间建立了直接关系,即不通过神经系统和内分泌系统而直接通过血管器官经络脉络建立的关系。从这个意义上讲,本书描述的心经路线与结构,要比传统的经络学结构扩大很多,使心经成为人体最大的经络的分布结构。

5. 手厥阴心包经发生来源

(1) 心包经的体腔路径部分。由心包腔发育的前神经系统神经干、器官神经环、器官神经节等发育而成,构成胸中的心包络、横膈肌、胸(上焦)、腹(中焦)、盆(下焦)的连接路线。

(2) 心包经的上肢路径部分。体腔前神经环(体节神经环,阴,胸面),在上肢发育中发芽生成,构成上肢中内侧,到无名指的连接路线。

6. 手少阳三焦经发生来源

(1) 三焦经的体腔路径部分。由头腔、胸腔、腹腔、盆腔发育的前神经干、器官神经环、器官神经节等发育而成,构成肩到胸(上焦)、腹(中焦)和盆(下焦)的连接路线。

(2) 三焦经的上肢路径部分。体腔前神经环(体节神经环,阳,背面),在上肢发育中发芽生成,构成手中指、手背、上肢外侧的连接路线。

(3) 三焦经与心包经的表里关系。体腔发育的前神经环其空间位置的背腹关系、循行的顺序关系、体腔发育神经干和心包腔发育神经干之间空间位置的背腹关系以及腔体运动对呼吸、消化、血液循环和人体水液运行的脏腑器官有行为关系,这些关系构成了三焦经与心包经的完整表里关系。

人类胚胎体腔发育阶段也是从原始体腔逐步发育为脑腔、心包腔、胸膜腔、腹膜腔和相关的头颅、胸腔、腹腔与盆腔。整个体腔的体系由胸膜、腹膜、横膈肌、纵膈肌和人体的脏腑系膜、外膜、韧带,构成了复杂的物质结构。在各种膜结构中,有血管、淋巴管、神经等,在系膜中也包括三焦经和心包经的连接网络。体腔体系发育有相应的前神经系统的神经干、神经环和神经节作为前期体腔发育的控制。刺激三焦经可以调节体腔内系膜的运动,这种系膜运动对于呼吸运动和肠蠕动是相互配合的。西医认为这些膜结构发挥固定、防护、支持呼吸和肠蠕动的功能。在腹膜腔内,还分泌少量的浆液,具有润滑、免疫、吸收、空气(气压对肠运动产生作用)等功能。其实,体腔还有通过自身运动,构成肺呼吸的动力,也是助心行血的辅助动力、调通水液的动力和帮助肾水上行循环的动力,更是消化管道充分发挥功能的消化管道的蠕动动力。

我们看到的有关中医经络系统的书籍中,认为对三焦经和心包经的描述过于简单了,因为从作者研究中看出,三焦经和心包经是比较复杂的。因为三焦经和心包经与体内的头颅、胸腔、腹腔与盆腔中所有膜腔、系膜、韧带发育控制的前神经干、前神经环和前神经节有关。

7. 足太阴脾经发生来源

(1) 脾经的体腔路径部分。由脾脏和淋巴系统发育的前神经系统神经干、器官神经环、器官神经节等发育而成,构成腹部、胸部、口和舌连接并分支与胃、横膈、心连接路线。

(2) 脾经的下肢路径部分。脾经体腔表达路径细胞,在下肢发育中发芽生成,构成足大脚趾、下肢内侧连接路线。

8. 足阳明胃经发生来源

(1) 胃经的体腔路径部分。由胃器官发育的前神经系统神经干、器官神经环、器官神经节等发育而成，构成头部的鼻两侧、循行头部、面部、口唇、颈部、胸部、胃幽门和腹部的连接路线。

（2）胃经的下肢路径部分。胃经体腔表达路径细胞，在下肢发育中发芽生成，构成下肢外部、足背部和到足脚二、三趾的连接路线。

（3）胃经与脾经的表里关系。消化管道系统和脾脏发育的前神经干的空间关系和循行的顺序关系以及脾脏与胃、肝、胰、胆等作同属于腹腔动脉供血和脾脏为消化系统优先供血系统器官的行为关联关系，共同构成了胃经与脾经的完整表里关系。

人体的消化系统与淋巴系统和血液循环系统的关系，是脾脏与消化器官发育形成的关系，不是由于消化系统消化食物而产生的关系，而是因为消化管道系统在胚胎发育时期，基本不发挥消化功能。在发育中，脾脏与胃、肝、胰、胆等器官都有共同的动脉血管（腹动脉）、静脉血管（上腹静脉、门静脉）、淋巴系统（腹部淋巴结和淋巴网络），并和神经系统的发育关联在一起。它们构成了既分离又融合的发育前神经系统神经干、神经环、神经节。所以，胃、脾发育的前神经系统构成了后续的胃经与脾经的表里关系。脾脏在人体出生后的淋巴系统、免疫系统内的功能和特殊供血功能，与发育时期的脏腑功能有了较大变化，因而中医认为脾与胃有表里关系，由此脾对消化系统的诊断、治疗、保健作用就很容易理解了。

9. 足厥阴肝经发生来源

（1）肝经的体腔路径部分由肝脏和内分泌系统发育的前神经系统神经干、器官神经环、器官神经节等发育而成。在体腔路径有阴器、腹部、肝、胆、乳房、胸、咽喉、口、鼻、目到头部连接路线，有分支入肺。

（2）肝经的下肢路径部分。肝经在下肢发育中发芽生成。在下肢路径是足内侧、小腿内侧、大腿内侧、腹沟等连接路线。

10. 足少阳胆经发生来源

（1）胆经的体腔路径部分由胆器官及以消化腺外分泌组织和器官发育的前神经系统神经干、神经环、神经节等发育而成，构成眼外、头部、耳、颈部、咽、胸、肋、肝、胆和腰部的连接路线。

（2）胆经的下肢路径部分。胆经在下肢发育中发芽生成，构成大腿外侧、关节、小腿外侧、足背外侧到足四足趾的连接路线。

（3）胆经与肝经表里关系。胆和肝、胰等消化腺系统发育的前神经干的空间关系和循行的顺序关系，以及肝（胰）与胆等内、外分泌组织与器官在外分泌和内分泌上表现出的外、内的表里关系，共同构成了胆经与肝经的完整表里关系。

肝经的走向和路径表明肝经的前体结构是把人体腺细胞组织、器官组织起来的前神经干。为了与胆经区别，在肝经中我们主要关注腺细胞组织和器官的内分泌系统。例如消化腺组织和器官都有内、外分泌的组织和器官。也就是说神经细胞具有 APUD 功能和弥散分布的内分泌细胞具有APUD功能不应当理解为一种相同的特点，它们有前期共同发育祖先和发育过程。对于中医认为肝属性为木，主疏泄，有风的特性，具有显著的流动性，变得容易理解了。

人体消化腺系统、内外分泌系统在胚胎发育过程中，其任务也在逐步变化（与消化管道系统在胚胎时期基本不发挥消化功能不同）。它们虽然不发挥器官的外分泌功能作用（肝、胆、胰不发挥外分泌作用），但是内分泌功能作用要逐步被发挥。如果，这些脏腑的前神经系统职能主要是它们的发育和前期功能发挥，那么胆经与肝经与相应的前神经系统的发育功能与功能变化有关系。同样，胆经与肝经主要由负责消化腺系统发育的前神经系统演化而来，不是为消化腺系统的消化功能而生。

11. 足少阴肾经发生来源

(1) 肾经的体腔路径部分由肾脏发育的前神经系统神经干、器官神经环、器官神经节等发育而成，构成背部脊柱、腹部、肾以及分支肾、肝、横膈、心、肺、气管等和另一分支经膀胱后，出腹体外，再上行、经腹部到胸部的连接路线。

(2) 肾经的下肢路径部分。肾经体腔表达路径细胞，在下肢发育中发芽生成，构成足小趾、足、腿内侧和股沟的连接路线。

12. 足太阳膀胱经发生来源

(1) 膀胱经的体腔路径部分由前、中肾排泄管网络，构成眼部、头、耳、项，在项部有分支，两个项分支都经肩、背、腰部。其中一项分支在腰部再有分支，其中一腰分支进入体内，经脊柱两侧肌肉组织、肾、膀胱的连接路线。

(2) 膀胱经的下肢路径部分。膀胱经体腔表达路径细胞，在下肢发育中发芽生成。构成以腰分支继续延腰部脊椎两侧下行，路过臀部和腿到足的连接路线。

(3) 膀胱经与肾经表里关系。肾脏和膀胱为标识的水代谢、排泄、生殖、再生等系统发育的前神经干的空间关系和循行的顺序关系以及肾脏与膀胱在外、内分泌上表现出外、内的表里关系，共同构成了膀胱经与肾经的完整表里关系。

膀胱经与肾经是由负责前排泄、生殖系统、脊柱骨骼发育的前排泄管道和前神经系统的前神经干演化而来，不是为排泄、生殖系统的排泄、生殖功能而生。

膀胱经由前肾的排泄管网与泄殖腔有关前系统演化发育而来。由于原始排泄管道网络与前弥散神经网络和原始血管网络是同时发育的，属于细胞组织AIB网络协同模式控制。所以说，与人体内原始排泄管道发育有关，与前神经系统无关。不考虑前神经系统作用。

中医肾经是由中、后肾发育阶段的前神经干演化的。中、后肾同时产生后生殖系统和后排泄系统，应当是具有强制发育模式。在发育过程中，中医肾经与前神经系统的“神经干、神经环和神经节”有发育关系。

13. 督脉发生来源

督脉是前神经系统主神经干发育演化而成。所谓主神经干不是直接面对脏腑器官发育的,而是协调多神经神经干和体节神经环之间控制的“神经干的神经干”。所以它出现在对称轴的位置上,而且是背腹对称的(督脉与任脉对称)。由于人体体腔结构的环节性质,所以还存在着与纵轴相交的横向的“神经干的神经干”,但不是主神经干,而是一些神经干的沟通通路。

14. 任脉发生来源

任脉由前神经系统主神经干发育演化而成。任脉与督脉背腹对称,任脉沿腹部中轴分布。

督脉与任脉的前主神经干构成环路,是一个大的神经环结构。由于督脉与任脉背腹中轴对称,所以它们之间也有阳与阴的表里关系。

传统的经络经脉的描述,应当是人体经络系统的主要部分,但是并不是全部的结构。我们认为经络系统存在着与体节结构一致的,从脊髓中前神经脊索延伸出来的前神经环退化的经脉结构。例如与肝风有关的胁肋疼痛和感传,应当是有物质基础的,而这个基础应当是体节相关的横向前神经环退化成结构。经脉的环体腔的横向结构,不仅是带脉,还有更多的其他横向脉结构!

从上面的发生来源归纳中,至少可以发现如下的经脉路径部分是由非前神经系统(非神经干、神经环)或血管网络来源的,虽然我们认为中、后时期发育的血管网络结构是有血管“器官神经节”脉络分布的。

(1) 肺经与大肠经表里关系中存在着物质关联,也存在着行为关联关系部分。

(2) 心经、小肠经(体腔部分)和心经与小肠经表里关系中存在有血管退化成的系膜、韧带经络连接存在形式和行为关联关系部分。例如中肠袢、卵黄囊动脉、脐动脉、卵黄囊静脉、脐静脉、动脉导管等。

(3) 肝经与心经有肝静脉导管的退化韧带的经络路径。

(4) 三焦经与心包经的表里关系中存在着物质连接,也存在着行为关联关系部分。

(5) 膀胱经(体腔)由前肾排泄管网络经前肾网络演化的前神经干退化形成。

(6) 其他经脉的行为关联关系部分。

对人体前、后神经系统主要职责有以下结论:

(1) 前神经系统主要职责是胚胎前期发育控制,承担胚胎前期的生命运行控制。

(2) 后神经系统主要职责是胎儿出生后生命运行和功能运行(运动和感觉)的控制,并承担胚胎后期的发育控制。

所以,人体的前神经系统主要反映的是组织、器官、系统的发育要求和成体再生要求,而人体的后神经系统主要反映的是组织、器官、系统的生命运行和功能发挥的要求。这也是构成前、后神经系统各种差别的根本理由。这种差别的认识,对理解经络系统与神经系统不同结构、路径和功能是非常有帮助的。

（1）人体的经络系统反映了人体胚胎发育时期的组织、器官和系统的“发育关系”。

（2）人体的后神经系统反映了胎儿出生后的组织、器官和系统的生命“运行关系”和“功能关系”。

5.3.3 人体狭义经络系统的功能论述

我们在 5.3.1 节已经详细列出了经络系统功能角色的定位。

中医经络系统有主体行为基准、生命物质配置、循行路线、脏腑络属和沟通上下、表里、背腹、左右、远近感受表达平衡功能和维系细胞组织生命周期和再生的感受表达平衡功能。

1. 经络系统的行为基准功能(辨证归经)

中医的辨证归经，其基本的原理是经络系统的前体系统是前神经系统，而前神经系统是人体胚胎发育的强制发育模式控制主体系统，是使用细胞因子(包括生长因子)系统的主体，这个前神经系统为组织、器官和其他后生物系统发育提供遗传行为模式。这种遗传的行为模式是人出生后的所有组织、器官和系统可塑造行为的模式基础，也是调整可塑造行为的标准。这个基准标准被经络系统继承。人体所有的器官同时被神经系统、内分泌和经络系统不同角度地调节。如果经络系统提供的基准行为模式与人体神经系统调整的后天行为模式产生偏差，则这种后天塑造行为模式与先天基准行为模式的差成为人体诊断、治疗、保健的基础平台和依据。所以，辨证归经是由于基准归经。

2. 生命物质配置功能(药物归经)

神经系统主要调节和控制血管的扩张和收缩，主要从输送血液和物质数量实施调节和控制。神经系统对物质分配和配置没有作用。内分泌系统对物质交换的调节控制主要是针对人体所有细胞、组织和器官的新陈代谢活动进行调节和控制，对生命物质分配和配置没有作用。而经络系统对物质交换进行调节控制和实现，对生命物质分配和配置有决定作用。经络系统的生命物质分配和配置功能，使药物归经。

3. 经络系统循行路线功能(子午流注)

经络系统循行路线是非常独特和重要的。经络系统的循行路线与现代生物解剖学观察到的结构概念完全不同。中医经络循行表示，有线路不仅表示存在关系和连接，还要实行不间断的循行。就是说不仅有路线存在，还要对道路进行周期性的检查、扫描、关注。中医的经络的循行路线概念，首先建立在细胞 24 小时周期中。另外，人体长期生活方式建立了遗传的基准行为模式，这种遗传的基准行为模式存储在人体经络系统中。人的生物系统因其主体存在的并发性，其行为与活动应当是并行的。为什么中医经络循行图(子午流注)是一个 12 干经的顺序循行呢？本书提出，人体存在意识关注中心和生命活动关注中心，人体生物系统是并行活动的，但是作为意识和生命关注却是顺序的。这种顺序的关注是由经络系统自身行为模式决定的。

4. 经络系统的脏腑络属功能

中医经络“络属”概念是非常独特和重要的。例如肺经属肺，而络大肠。大肠经属大肠，而络肺。心经属心，而络小肠。小肠经属小肠，而络心。这就是经络的“络、属”概念。

- 所谓“属”概念，表示某经络是承担某脏、腑器官运行管理者角色。“络属”概念中“属”概念表示某经络是由承担某脏、腑器官发育和运行的前神经系统的神经干或神经节演变而来。

- 所谓“络”概念，表示某经络通过脉络与某脏、腑器官联系和关联。从本书观点认为“络属”概念中“络”概念表示某经络是通过前神经系统的弥散神经网络与某脏、腑器官直接联系和关联。

中医的脏腑系统络属关系，完全是人体脏腑胚胎发育中前生物系统建立的关联关系，并在后生物系统中发挥作用。

依照针刺经络的功能，人体主要经脉的功能可以大致归纳如下。

1) 肺经与大肠经的功能描述

传统中医对肺经与大肠经的功能描述大致如下表所示。

	对象主体	物质(血)	热　能	气	水	信　息
肺经	疏经、利肺、利咽	止痛、活血、止血	调热、清热、泄热	调气、理气、止咳	利水	调信息
大肠经	疏经、利肠、利咽、利目	止痛、活血、止血、散结	调热、清热、泄热	祛风、理气、行气、消胀	调肠纳吐水	调信息

针刺肺经与大肠经主要面对肺经与大肠经本身的疏通，并调整中医肺与大肠的物质、热、气、水、信息等方面的“生水、交换气体、纳热、吐物质、调信息”的功能运行。另外，对于肺、大肠的细胞资源调度、再生、修复和重组有重要调整作用。

2) 心经与小肠经的功能描述

传统中医对心经与小肠经的功能描述大致如下表所示。

	对象主体	物质(血)	热　能	气	水	信　息
心经	疏经、宁心	活血、散结、消瘀、止痛、益阴	调热、清热、泄热	消滞、调气	调心吐水	安神
小肠经	疏经、利肠、明目	止痛	清热、泄热、调热	益气、祛风、理气、止咳	调肠纳吐水	安神

针刺心经与小肠经主要面对心经与小肠经本身的疏通，并调整中医心与小肠的物质、热、气、水、信息等方面的“生热、交换物质、纳信息(神)、吐水、调气”的功能运行。另

外，对于心、小肠的细胞资源调度、再生、修复和重组有重要调整作用。

3) 心包经与三焦经的功能描述

传统中医对心包经与三焦经的功能描述大致如下表所示。

	对象主体	物质(血)	热 能	气	水	信 息
心包经	疏经、宁心、利心包	理血、散结、止痛	调热、清热、泄热、调热	利气、行气、消滞、祛风	调心吐水	安神
三焦经	疏经、体腔	理血、散结、止痛	调热、清热、泄热、调热	利气、行气、消滞、祛风	利水、消肿	安神

传统中医认为，血纳于包络(心包)，气纳于三焦。

针刺心包经与三焦经主要面对心包经与三焦经本身的疏通，调整中医心包与体腔的物质、热、气、水、信息等方面的“物质交换、热交换、气交换、水交换和信息交换”的功能运行。另外，对于心包与体腔的细胞资源调度、再生、修复和重组有重要调整作用。

4) 肝经与胆经的功能描述

传统中医对肝经与胆经的功能描述大致如下表所示。

	对象主体	物质(血)	热 能	气	水	信 息
肝经	疏经、利肝、明目	调血、理血、散结、止痛	调热、清热、泄热、调热	调气、行气、消滞、祛风、降逆	调水、利水、消肿、利湿	安神、镇惊
胆经	疏经、利胆、明目	理血、散结、止痛	清热、泄热、调热	利气、行气、消滞、祛风、降逆	利水、消肿、利湿	安神、镇惊

针刺肝经与胆经主要面对肝经与胆经本身的疏通，调整中医肝与胆的物质、热、气、水、信息等方面的“生物质、交换信息、纳水、吐气、调热”的功能运行。另外，对于肝与胆的细胞资源调度、再生、修复和重组有重要调整作用。依照中医学看，针刺肝经对人体内分泌系统和人体所有腺体器官有激活作用。

5) 脾经与胃经的功能描述

传统中医对脾经与胃经的功能描述大致如下表所示。

	对象主体	物质(血)	热 能	气	水	信 息
脾经	疏经、健脾、和中、和胃、调理肝肾胃肠、宽胸、利膈	理血、止痛	调热、清热、泄热	调气、降逆、止咳、散结、消胀、祛风	利水、调水、调通水道、利湿	安神
胃经	疏经、和胃、明目、利咽	止痛、活血、止血、化滞、通乳	清热、泄热、调热	调气、降逆、止咳、散结、消胀、祛风	利水、调通水道、利湿	安神

针刺脾经与胃经主要面对脾经与胃经本身的疏通，调整中医脾与中医胃的物质、热、

气、水、信息等方面的“生气、交换热、纳物质、吐信息、调水”的功能运行。另外，对于脾与胃的细胞资源调度、再生、修复和重组有重要调整作用。依照中医学看，针刺脾经对人体淋巴和免疫系统有激活作用。

6）肾经与膀胱经的功能描述

传统中医对肾经与膀胱经的功能描述大致如下表所示。

	对象主体	物质(血)	热　能	气	水	信　息
肾经	疏经、利肾	止痛、固精、益阴	清热、泄热、调热	益气	利水	安神
膀胱经	疏经、利膀胱、明目、利头肺心肝胆脾胃肾骨等	止痛、活血、止血、化滞、固精	清热、泄热、调热	理气、益气、祛风、止咳、散结	利水、利湿、消肿	安神

针刺肾经与膀胱经主要面对肾经与膀胱经本身的疏通，调整中医肾与膀胱的物质、热、气、水、信息等方面的“生信息、交换水、纳气、吐热、调物质”的功能运行。另外，对于肾与膀胱的细胞资源调度、再生、修复和重组有重要调整作用。

7）肺经与大肠经的功能描述

传统中医对督脉与任脉的功能描述大致如下表所示。

<table>
<tr><th></th><th>对象主体</th><th>物质(血)</th><th>热　能</th><th>气</th><th>水</th><th>信　息</th></tr>
<tr><td>督脉</td><td>疏经、所有阴经</td><td colspan="5" rowspan="2">固本、藏精、调经、调阴阳</td></tr>
<tr><td>任脉</td><td>疏经、所有阳经</td></tr>
</table>

针刺督脉与任脉主要面对督脉与任脉本身的疏通，调整中医五脏的物质、热、气、水、信息等方面的“物质交换、热交换、气交换、水交换和信息交换”的功能运行。另外，对于五脏的细胞资源调度、再生、修复和重组有重要调整和协同作用。

5. 经络系统的沟通上下、表里、背腹、左右、远近的感受表达功能

经络系统不仅是沟通上下和表里，而且沟通五维，即沟通上下、表里、背腹、左右和远近。人体上述的五维平衡，主要是经络系统作用。因为血液循环系统、神经系统不存在对目标组织、目标器官的定位选择性(专线连接)。虽然内分泌系统中有部分存在目标特异性选择，例如垂体，它专门针对甲状腺、肾上腺皮质、卵巢发送促甲状腺素、促肾上腺皮质素、促卵胞激素和促黄体生成素等。但是内分泌系统中另有部分不存在目标特异性选择，是向全身发送激素，例如胰岛素、胰高血糖素、生长素等。然而，经络系统调节和控制存在着显著的目标选择和定位特性。

生物学和西医学认为脏腑器官，是通过神经、内分泌、脏腑器官的直接组织和器官管道连接的。它们之间有生物分类功能的关联关系。并不认为有上下、表里、背腹、左右和远近关系。中医认为的脏、腑之间有上下、表里、背腹、左右和远近关系。中医的语言是严格的，我们知道组织、器官有上下、表里、背腹、左右和远近关系，与经络结构有密切关

系。另外,“沟通上下、表里、背腹、左右和远近”概念中,“沟通”是一种操作和活动。

(1) 经络沟通上下。对于其他生物而言,有前、后的平衡关系,由于人直立行走,所以人的前、后平衡关系改成上、下平衡关系。中医脏腑的气血上、下运行关系,主要是通过经络来实现的。

(2) 经络沟通表里。从哲学和数学概念出发,表里是内外,或者是从中心向外层划分。中医把心血管看成是人体空间和功能的中心,是最里的心。从这个里心向外看,看到分层的表结构。中医的脏腑之间有表里关系,中医认为主要是通过经络来实现的。

(3) 经络沟通背腹。低等动物,例如软体动物就已经有背腹对称关系。背腹对称关系是一种空间和功能的平衡对称结构。中医的脏腑气血背、腹运行关系,主要是通过经络来实现的。

(4) 经络沟通左右。低等动物就已经有左右对称关系。左右是一种空间和功能的平衡对称结构。中医的脏腑气血左、右运行关系,主要是通过经络来实现的。

(5) 经络沟通远近。动物四肢有远近之分。远近关系也是一种空间和功能的平衡对称结构。中医的脏腑气血远、近运行关系,主要是通过经络来实现的。

6. 经络系统维系人体细胞组织生命周期和再生组织的感受表达平衡功能

经络系统划归在人体感受表达网络系统的大范畴内。其详细内容在本章的人体感受表达网络系统中详细描述。

7. 经络之气的运行

经络中运行的气,称经气,为经络之气。刺激经络,会感受到经络“得气”。这种得气就是经络感传现象。经络之气是一种“感传之气”。这种经气或“感传之气”如同内分泌系统的“激素”、神经系统的“神经递质”和细胞间通信的“细胞因子”,属于一种“信号物质”。经络的经气是信号物质。如果经络是从前神经系统演变而来,那么其信号物质应当属于一种前神经系统的通信物质。

人体的经络系统功能原理可以归纳为以下论述:

经络系统是强制发育控制的前神经系统,与人体所有组织和器官的发育有直接的关系。经络系统的“多层次、多形态和多功能”结构分别与人体的物质交换平台、气体交换平台、水交换平台、热交换平台和信息交换平台直接对应。应当说,所有经络刺激除为了疏通经络自身外,都是为了“调物、调热、调气、调水、调信息”并主再生。

经络刺激如果体现不同的主体对象,是由于经脉的路径定位和经脉路径不同器官,由于不同器官在“物质、热、气体、水和信息”不同层次结构中有不同功能,表现出不同经脉刺激的不同功能。例如对于不同器官,对于“物质、热、气体、水和信息”多层结构,有如下功能描述。

(1) 对于物质:肝生物质(物质代谢),心交换物质,脾纳物质,肺吐物质,肾调物质(调物道、受体目标性,盈亏、聚散、血庾)。

(2) 对于热能:心生热(能量代谢),脾交换热,肺纳热,肾吐热,肝调热(调冷热平衡性和腺体分泌能力)。

(3) 对于气体:脾生气(气体代谢),肺交换气,肾纳气,肝吐气,心调气(调气机一致性、疏滞、顺逆)。

(4) 对于水:肺生水(水代谢),肾交换水,肝纳水,心吐水,脾调水(调水道能够性、燥湿和免疫活力)。

(5) 对于信息:肾生信息(信息代谢),肝交换信息,心纳信息,脾吐信息,肺调信息(调信道能够性、方式完整性、态势缓急)。

例如肝经路过人体的内分泌系统,依照中医肝"肝生物质,肝交换信息,肝纳水,肝吐气,肝调热"的功能。在刺激肝经时,如果是物质层,就是刺激物质交换平台,但是中医肝在物质层结构中是生物质,所以肝经物质层刺激就是刺激生物质(物质代谢);如果是热层,就是刺激热交换平台,但是中医肝在热质层结构中是调热,所以肝经热层刺激就是刺激调热功能;如果是气体层,就是刺激气体交换平台,但是中医肝在气体层结构中是吐气,所以肝经气体层刺激就是刺激吐气功能;如果是水层,就是刺激水交换平台,但是中医肝在水层结构中是纳水,所以肝经水层刺激就是刺激纳水功能;如果是信息层,就是刺激信息交换平台,但是中医肝在信息层结构中是交换信息,所以肝经信息层刺激就是刺激交换信息功能。

大致归纳经络系统12经的主要功能如下:

(1) 肺经/大肠经,面向关联主体(肺、大肠等),肺吐物质(血),肺纳热能,肺交换气体,肺生水,肺调信息,主肺经/大肠经关联主体再生。

(2) 心经/小肠经,面向关联主体(心、小肠等),心交换物质(血),心生热能,心调气体,心吐水,心纳信息,主心经/小肠经关联主体再生。

(3) 心包经/三焦经,面向关联主体(心包、体腔等),交换物质(血),热能交换,气体交换,水交换,信息交换,主心包经/三焦经关联主体再生。

(4) 肝经/胆经,面向关联主体(肝、胆等),肝生物质(血),肝调热能,肝吐气体,肝纳水,肝交换信息,主肝经/胆经关联主体再生。

(5) 脾经/胃经,面向关联主体(脾、胃等),脾纳物质(血),脾生热能,脾生气体,脾调水,脾吐信息,主脾经/胃经关联主体再生。

(6) 肾经/膀胱经,面向关联主体(肾、膀胱等),肾调物质(血),肾吐热能,肾纳气体,肾交换水,肾生信息,主肾经/膀胱经关联主体再生。

(7) 督脉/任脉,面向关联主体(等),物质(血),热能,气体,水,信息,主督脉/任脉关联主体再生。

在刺激经络系统某经脉时,刺激产生了物质、热能、气体、水和信息运行的态势变化。这个变化会在人体的"五行结构"中,去平衡和调整刺激引起的变化。这个变化引起的调整,要在五行结构中调整到新的平衡。例如刺激肝经的气体交换平台层,会产生"肝吐气"变化,而这种"肝吐气"变化会在中医肝的范围内,有"肝生物质,肝交换信息，肝纳水，肝吐气，肝调热”调整循环和肝、心、脾、肺、肾在气体层结构范围的变化调整。而肝、心、脾、肺、肾在气体层结构范围的变化调整又会引起在物质、热能、气体、水和信息多层次结构变化调整。这种二维多循环的体制保证经络刺激产生的变化最后取得平衡态势。

5.3.4 人体经络系统的并行/顺序运行描述

经络系统是众多细胞主体组成的主体系统，存在着所有主体系统共同存在的并行性问题，只有讨论主体活动的并行性等相关的关联性问题，才能真正了解经络系统的运行规律和特点。

中医的经络12干经运行，依照传统中医学的描述：

(1) 足阴经(足太阴脾经、足厥阴肝经、足少阴肾经)是从脚趾端沿下肢和躯体向上走到胸部。

(2) 手阴经(手太阴肺经、手厥阴心包经、手少阴心经)是从胸部沿上肢走向手指端。

(3) 足阳经(足阳明胃经、足少阳胆经、足太阳膀胱经)是从头面部沿躯体和下肢向下走到脚趾。

(4) 手阳经(手阳明大肠经、手少阳三焦经、手太阳小肠经)是从手指端沿上肢走向头面部。

上述经络运行的描述可以用图5.6来表示。

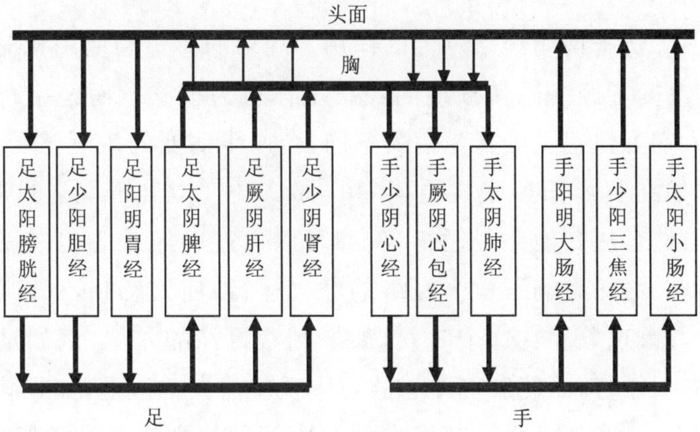

图5.6 经络系统并行运行图示

在图5.6中，我们看到在“头面”和“胸”标识的横线之间，有“细方向线”连接的关系。这表示，存在着非“主流”或“支路”的信息和行为的关联关系。也就是说，足阳经(足阳明胃经、足少阳胆经、足太阳膀胱经)从头面部出发循行，可以在足部并行接力传导给足阴经(足太阴脾经、足厥阴肝经、足少阴肾经)，并到胸或心部。而足阴经在胸或心部并行接力传递给手阴经(手太阴肺经、手厥阴心包经、手少阴心经)，然后手阴经在手部又并行接力传递给手阳经(手阳明大肠经、手少阳三焦经、手太阳小肠经)，并传递给头面部。这样一条循行路线是“主流”路线。

显然,我们不能把上述“主流”或“主路”路线“足阳经→足阴经→手阴经→手阳经→足阳经”的循行路线理解为以下三种路线的组合：

(1) 足阳明胃经→足太阴脾经→手少阴心经→手太阳小肠经→足阳明胃经的循行路线。

(2) 足少阳胆经→足厥阴肝经→手太阴肺经→手阳明大肠经→足少阳胆经的循行路线。

(3) 足太阳膀胱经→足少阴肾经→手厥阴心包经→手少阳三焦经→足太阳膀胱经的循行路线。

任何一个学过排列组合的读者,都会知道足阳经→足阴经→手阴经→手阳经→足阳经的循行路线比上述三种路线简单组合数多得多。在图5.6中还有非主流或者称支路的循行路线：

(1) 足阴经→足阳经→足阴经的循行路线。

(2) 手阳经→手阴经→手阳经的循行路线。

经络系统的支路连接,在主路感传阻塞时,可以通过支路感传。

从生物系统学角度看,这些循行路线是描述的循行可能路线。但是在生活中,这些可能的循行路线中,还是被简化为一些比较确定的循行路线。这种经络系统循行路线的确立是通过生物主体的行为关联和固定在行为信息基中的行为模式(行为序列组合模式)确立的,而不是任意随机和任意选择的。下面,我们讨论经络系统循行路线是如何确立的。

作者首先举一个例子说明经络感传的作用。经络的感传路径阻塞时,虽然可以从支路感传,但是必然改变了经络感传预期的经络主体行为模式。而经络行为模式改变,必然会产生与原来人们习惯感受的行为模式不同,会产生病变的生理感受变化。例如人体的胆经被阻塞(例如在胆经阳陵泉穴位阻塞),那么肝气上升不能通过胆经循环下行到脚。上升的肝气必然会从其他路径循行,例如可以通过心经或心包经循行到手,或者从支路循行胃经到脚。必然影响了整个经络的经气运行,使人感到不舒服或出现病态,例如肝气冲心,产生心悸现象。在这个时候,如果刺激胃经的穴位,例如足三里穴位,可以引导肝气从胃经向下循行,而使肝气冲心的心悸现象消失。但是,如果脾胃不适,肝旺盛之气,依然会冲击心脏,产生心悸。其根本的解决问题的方法是消除胆经阳陵泉穴位的阻塞,使肝胆经络循行通畅。

这个经络系统的运行描述模式,是正确的吗?我们必须从生物系统学和经络系统主要是由前神经系统而来的论断,论述经络系统到底是如何运行的。

1. 人体发育前神经系统运行描述

我们知道人体的经络系统主要是由发育的前神经系统而来,由12个脏器相关的神经干或局部神经环(与腔体器官发育有关)、神经节组成。这12个神经干,通过横向的神经环(与体节发育有关)与主神经干(脊索、督脉,任脉)关联。从系统运行看,12个神经干、体节神经环和主神经干的运行应当是分层次的。这种层次性表现在神经细胞接力式的感传，神经干循行，体节神经环的循行和主神经干的循行。多器官和组织的发育神经干，连接器官和各组织的神经节。由于神经节活动是通过组织、器官、系统发育的条件、关联、差别(平衡)和目标变化推动的，所以神经干的循行在体节神经环和器官神经节间双向运行。体节神经环是在系统神经干与主神经干之间双向循行。整个的发育调控是由主神经干决定的。可以肯定的是，经络循行模式应当是满足发育控制的前神经系统工作模式要求的。

2. 中医经络系统12经脉是并行模式运行的

从系统学的角度研究，经络12经可能有多种运行模式：

(1) 所有主体的顺序接力运行。一个主体运行到终点启动另一个主体运行，如同田径接力跑，或多米诺骨牌一样，一个推动一个地运行。

(2) 多主体的并行运行。既然彼此是独立的主体，应当是并行运行的。也就是说，12经脉是同时并行运行的。即便是处在同一个神经环上肺经与大肠经、心经与小肠经、心包经和三焦经也是一样。它们如同两个独立主体，在一个环路上独立依照相同的速率在循环运行。这种运行模式如同自行车追逐赛一样，循环运行。人体经络系统12经脉运行如同12个主体依据自身的规律和路径，同时在并行运行。

3. 中医经络系统每一条经脉运行是顺序的

讨论经络经脉的运行时，我们把一条经脉当作一个主体，认为这些主体运行是并行的。如果从细节中观察，12经脉都有分布在躯体上的神经干和神经环，如果观察到每一个神经细胞，那么可以观察到一条经脉运行是顺序的。

5.3.5 生物系统并行运行和顺序关注的经络“子午流注”循行

经络“子午流注”循行路线图与现代生物学的“生命周期循环图”是基本一致的。

1. 生命活动的周期性

生命运行的周期性是具有普遍规律的。

生命世界中表现出大量的周期性现象，例如环境变化的周期性、生命活动的周期性、资源引起的周期性和事物发展规律周期性等。生物世界中普遍表现出的活动或行为的周期性可以从如下几个方面得到解释。

1) 环境变化的周期性

生物世界中活动或行为的周期性，从根本上说还是由于宇宙中尤其是太阳系中各种天体活动的周期性引起的。例如地球围绕太阳旋转的周期性(365天)，月球围绕地球做周期性旋转(29.5天)，地球自转运动的周期性(白天与黑夜之间的24小时周期)以及由于地球自转轴与围绕太阳旋转平面的夹角造成一年四季(春、夏、秋、冬以及12个月)的周期性变化。这种自然运动的周期性,还可以包括太阳黑子活动的周期性(11 年),或者其他行星围绕太阳运动的周期性与地球运动的周期性产生的关联性的周期性。自然运动的周期性还可以往大的范围说,例如,银河系环绕中心运动的周期性(约 2 亿年)等等。这些自然环境的周期性变化,自然全面影响着地球上一切生物活动的规律,使之表现出活动、行为与状态的周期性。例如人类活动的周期性主节律是 24 小时和四季周期性变化,生物系统、器官和组织也是依据 24 小时和四季周期性变化的规律在活动。

2)资源引起的周期性

在资源有限承载能力的环境内,由于过度地消耗资源,最终会成为限制生物体活动与行为的决定因素。在限制生物体活动与行为的数量之后,那些支持生物体活动的资源承载能力还会得到恢复。而资源承载能力恢复,又为增加生物体活动与行为的数量提供了条件。于是,表现出生物体活动与行为的周期性。这种周期性表现在主体活动行为与承载环境的关系上。

3)发展规律的周期性

事物的发展是通过内部矛盾斗争产生的,在矛盾统一体中,有矛盾的主要方面和次要方面。在一个时期一个方面是主要的,在另一个时期另一个方面是主要的。这种矛盾体中主要与非主要方面的变化常常表现出周期性。另外,在多矛盾事物中,有主要矛盾和次要矛盾之分,主要矛盾与次要矛盾也会发生周期性变化。

这种发展规律的周期性还表现在任何变化都是在空间和时间中进行的。主体的行为是有时间过程的,资源的恢复是需要时间的,无论生物的系统与环境,在变化中的相互影响可以正或负的两种形式反馈。尤其是普遍存在着负反馈,而这种负反馈很自然地会产生震荡和周期性。所以,周期性产生的原因还表现在生物体活动与行为结果的延迟负反馈效应上。

4)生命活动的周期性

从直观认识看,生物活动的周期规律遵循 24 小时循环,是晚上休息和白天活动的周期。如果需要更多休息,通过减少脉搏次数,还可以得到更多的休息时间。人的大脑睡眠休息需要 8 小时,是一天时间的 1/3。这是一种休息和活动的周期安排。晚上睡觉,最重要的休息是大脑,各器官需要再生、修复和重组。

周期性产生的原因还表现在生物体生命活动与行为本质要求上。生物体运动的周期性在生物组成的各层次都是一致的。生物细胞的物质交换、信息交换、生长繁殖、运动和功能表达等行为,从一次行为看没有周期性,是一个操作或活动,但是从细胞的生命周期看,是反复多次地在重复执行不断的物质交换、繁殖和运动,表现出了周期性。

现代细胞生物学认为人类细胞的生命周期是 24 小时,由 G1 期+S 期+G2 期+M 期组成,参见图 5.7。

图 5.7 中,G1 期是细胞发挥功能最好的时期,对于人来说,是 12 个小时,如果昼夜

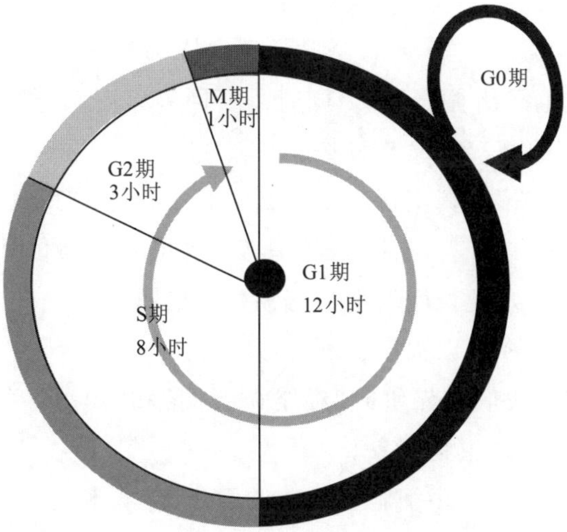

图 5.7 细胞周期示意图

平分 24 小时，对于 G1 期时间是在白天而不是夜间。人的细胞生命周期起点时间从睡眠中醒来开始计时，睁开眼睛作为标志。例如，在早上胃经活动时期，胃开始分泌胃酸。其他生命周期时间，S 期、G2 期和 M 期需要在夜间进行。表示这个时期的 DNA 复制和细胞分裂需要尽可能地减少人的活动，保持一种平稳和休息的状态，让身体内细胞去增殖。反过来说，如果夜间不充分的休息和睡眠，必然会影响体内细胞分裂和增殖，DNA 复制和细胞分裂时，细胞必须“聚精会神”和“专心致志”，或者说“白天细胞功能态势强，夜间细胞功能态势弱”。在休息、睡眠状态中是增殖、再生最佳时机。

白天和夜间人体内安排的细胞处在 G1 工作期的数量比例是显著不同，也是人体白天和夜间不同工作能力和态势的原因。

细胞生命周期的各时期时间安排，也并不是固定不变化的。显然是与环境、四季、情志、意识等因素有关系，细胞生命周期的各时期是可以调整和改变的。对于人的健康而言，应当由细胞自行地调整，而不应当是刺激调整的。

人在一天工作后，到晚上会感到需要睡眠，感到困倦。这种需要睡眠的感觉，从上述论述中看出，是人体的细胞周期需要，细胞进入 S/G2/M 时相的要求，这种细胞增殖/分化要求人需要处在睡眠状态(细胞增殖要求)。睡眠要求不是人体物质的损耗(没有力量)或乳酸(产生疲劳)沉积造成，属于人体生命主体的调度行为。也就是说，睡眠要求是经络系统活动周期性的一个重要证明。

“白天”细胞处在 G1 期，“夜间”细胞处在 S/G2/M 期。

经络的“子午流注”循行图有如下两个必须回答的问题：一个问题是经络“子午流注”循行图的结构，另一个问题是经络活动与循行的周期性。

2. 经络“子午流注”循行图的结构

为什么经络活动是依照足少阳胆经→足厥阴肝经→手太阴肺经→手阳明大肠经→

足阳明胃经→足太阴脾经→手少阴心经→手太阳小肠经→足太阳膀胱经→足少阴肾经→手厥阴心包经→手少阳三焦经→足少阳胆经这样的顺序循环循行呢？我们把上述的经络顺序结构称作"规范经络循行图"。同时需要回答以下问题：

(1)"经络循行图"的真实含义是什么？

(2)"规范经络循行图"的真实含义是什么？是否存在着其他循行图的结构关系？

(3)"经络循行图"是具有普遍性的，还是特异性的？是遗传性的，还是后天的？

(4)"经络循行图"是人类长期的生活习惯建立的吗？

(5)"经络循行图"是否可以被塑造和可改变？

要回答这些问题，让我们首先研究"经络循行图"和"规范经络循行图"的真实含义，经络循行图到底反映了什么生物现象。

第一，需要确认的是，一个多细胞生物体的组织、器官和生物系统必须具有各种角色分工的主体、相互协同的主体行为安排和有序的运行机制、规则，才会成为一个真正的有机关联的系统。

一般而言，网络世界的信息系统，是由许多主体，例如作业、进程、线程、代理或代理组织组成的。一个系统的运行，并不是所有的主体都处在同时运行的状态。有些主体处在激活状态(主体在运行)，有些主体处在被挂起(暂时没有任务，处在休息的状态)或睡眠(等待被其他主体唤醒)、等待(等待某些条件出现)状态。整个系统被有序地安排运行顺序。现代网络世界中，具有各种角色的主体，可以组成一个很大的组织，分布在网络世界所有的计算机中。它们不仅有各自的运行条件和任务，而且根据系统设计的逻辑体系和内外的环境与状态决定系统的运行顺序。从网络世界信息系统的主体运行，我们可以知道，所有这些主体运行结构是被预先设计好的方案规定着。系统的主体运行顺序还决定于主体运行的条件和主体之间的关系。有些高级的信息系统其主体结构是动态的，并且可以被塑造和改变。网络世界中系统运行的结构，尤其是多系统、多主体的结构，与生物世界或生物体内多系统和多细胞、多组织、多器官的运行机制几乎是完全相同的。**作者描述的网络世界中主体的生存周期与生物世界中细胞的生命周期是相同的。针对生物世界，我们需要明确，生物系统的所有细胞既是独立依据条件而存活并各自运行的，还是依据自组织相互作用原理有条件、有管理地调控细胞生命周期而存活的问题。也就是说，我们仅知道一个单细胞的生命周期规律是不够的，还需要知道多细胞组织、器官和系统是如何安排、调控结构范围内所有细胞的生命周期的，如何安排和调控某些细胞在工作而另一些细胞休息或增殖的。**

第二，需要了解的是，一个多细胞、多组织、多器官和多生物系统的生物体，通常应当是多主体多行为的"并行"运行体制。如此规模可并行活动的生物主体是如何调控它们的运行顺序的。

从一个网络世界信息系统运行结构可看出，信息系统运行顺序是"遗传"的(被预先设计的)，是被塑造和可改变的；而且是与系统功能应用密切相关的。既然是系统，那么系统就不可能是杂乱无章的，或仅依据物理、化学的热力学原理，必然有系统固有的主体结构关系和系统运行的规则。这些结构关系和运行规则是面向生命活动需求的，属于更高层的生命活动的结构和规则，而不是随机发生的。如同我们不能说知道所有信息系统都是由程序和机器语言代码执行组成的，就能理解计算机操作系统是如何运行的一样。因为计算机操作系统除用程序设计语言开发的概念外，操作系统还有程序设计语言概念范畴不能描述的自己独有的结构、规则和原理。操作系统使用众多不同层次的主体和客体的行为与功能语言，描述操作系统主体是如何顺序、并行、选择和条件运行的。复杂的信息系统尚且如此，设想生物系统同样会有类似问题。

人有皮肤系统、运动系统、呼吸系统、消化系统、循环系统、排泄系统、生殖系统和神经系统。这些系统中的许多系统是可以“并行”运行的。例如人在工作中，意识神经系统在工作，呼吸系统、循环系统、排泄系统、消化系统和生殖系统都可以同时“并行”工作，而不是一个一个系统的单一顺序工作。即便是一个系统，如消化系统，也可以有多个器官在工作。例如口在吃，胃在消化，胆在分泌胆汁，胰脏在分泌胰液，小肠在蠕动、消化和吸收。虽然它们构成了“流水线”的工作方式，但是依然是多组织、多器官的“并行”工作模式。所以生物体的系统运行从整体看是并行的。

“规范经络循行图”向我们展示的是一个顺序的过程和关联关系。无论是网络世界还是生物世界，多系统和多主体的多行为主要表现出“并行”的关联关系，为什么中医的规范经络循行图却向我们展示出顺序关联关系呢？

第三，需要知道的是，虽然生物体是多主体(细胞、组织、器官和生物系统)、多行为的“并行”关联关系体制，但是生物体的运行“关注中心”是单一的和顺序发生的。

人体一日的生活过程中，人个体关注中心是顺序的。人们常说“一心不能二用”就是这个道理。例如早晨睡觉醒来，排出二便，然后洗脸、刷牙和吃早饭。早饭后需要上班工作。如此生活流程，表明了人的生活“关注中心”是单一和顺序流程发生、变化的(并不是说系统的运行是循序的)。高等动物，例如哺乳动物和人，都存在意识神经决定的“关注中心”流程。即便是低等动物，同样存在着“脑神经”或“主神经干”决定的“关注中心”流程。对于高等动物，应当存在着非意识决定的“生命运行关注中心”和“意识决定关注中心”。由于经络系统主要由非意识前神经系统在胚胎发育中退化和演变而成，所以“规范经络循行图”应当表明的是生物体神经系统“生命运行关注中心”的流程。

“生命运行关注中心”和“意识决定关注中心”两者之间的关系，可以借鉴计算机的控制系统和中断系统的概念。在计算机中执行一个作业，如同人日常的生活和工作流程，在正常情况下是要执行下去的。但是，如果产生了异常情况，在计算机中正常执行的作业要停止下来，去处理中断要求。人也一样，日常的生活与工作流程是可以被异常的条件和情况中断，停下正常流程，去处理异常情况。“生命运行关注中心”相当于计算机的电源供给系统、热冷却系统、安全系统、诊断系统等，这些系统是计算机的生命系统，在正常情况下，有自己的固定流程，不再依赖于计算机发挥什么功能，正常情况几乎可以忘却其存在。一旦发现问题，立即进入“中断系统”关注的内容，进行异常处理。“意识决定关注中心”相当于计算机的正常业务作业的处理。这两个“中心”通常是不相互影响的，各做各的事情。这也是生物学的意识神经系统和非意识(植物)神经系统的关系,有自己的决策机制。但是如果出现比较重要的事件和强烈的刺激,例如人体受伤,出现了生命运行的紧急状态或危机。这个时候"生命运行关注中心"会强烈要求"意识决定的关注中心"做出停止目前意识神经关注的内容,要求"意识"决策处理当前的伤痛或危机。下面给出两个关注中心的定义。

生命运行关注中心 是经络系统的主管理者主体(脑、脊神经核)。它对经络系统实行循行扫描,其流程如同经络系统的"子午流注",通常是非意识的,并不可塑造。

意识决定关注中心 是生物的中枢神经系统主体。它通过意识产生主体运行模式的决定,具有可塑造性。

从本书提出的生物系统学主要概念出发,即从生物体的"感受、识别、评估、表达和存储(记忆)"行为控制流程概念、生物系统的行为控制流程操作对象"条件、关联、差别、目标、能力"和人体经络系统运行信息存储/记忆是属于"非意识驱动"的生命信息和存储/记忆出发,多细胞动物在多条件、多关联、多差别中产生的目标,应当理解为是被决定产生的"生命运行关注中心"。

根据上述的讨论和分析,我们可以得出概念定义或结论:"规范经络循行图"是生物体神经系统"生命运行关注中心"的流程。由此,清楚了"规范经络循行图"的真正含义和概念本质。

中医说经络日夜运行"五十营(周)",并有如下的经络循行周期性规律与特点。了解这些经络循行规律和特点是非常重要的。

(1) 人体内的气运行划分营气和卫气两种运行的循环。营气运行在脉中,而卫气运行在脉外。

(2) 气运行昼夜不同。昼行于阳,夜行于阴,一日一夜在人体内运行,营卫在寅时交会在手太阳肺经。日行有"平旦出于目",向下散行,到足心进入阴脉,再"复合于目"。夜行按照肾、心、肺、肝、脾的阴经顺序循环运行。

(3) 强调"阴经与阳经不对等"的运行模式,强调白天阳经运行占时间多,阴经占时间少;夜间阴经运行占时间多,阳经占时间少。

上述经络运行的特点,模仿细胞生命周期的图形描绘阳经和阴经的运行时间分配图形并与细胞周期时间分配图做比较。

阳经是手阳明大肠经、手太阳小肠经、手少阳三焦经、足阳明胃经、足少阳胆经、足太阳膀胱经。阴经是手太阴肺经、手少阴心经、手厥阴心包经、足厥阴肝经、足太阴脾经、足少阴肾经。中医用"营气运行在脉中,而卫气运行在脉外";"昼行于阳,夜行于阴"描述的经络"子午流注"循行路线图有问题吗?

结合经络运行特点"阴经与阳经不对等"的运行模式,我们便可以理解,白天阴经不运行,夜间阳经不运行,表明经络"子午流注"循行路线图中各阶段占用时间份额不同,其顺序和连接关系并没有改变。白天阳经运行占时间多,阴经占时间少;夜间阴经运行占时间多,阳经占时间少。"子午流注"循行路线图上表明的时间是有变化的。午时心经时间占用1小时,而小肠经占用的时间是3小时。

经络循行图的阴阳经循行时间方案1(参见图5.8),是强调白天阳经运行占时间多,阴经占时间少;夜间阴经运行占时间多,阳经占时间少。同规范经络循行图比较,是在白天和夜间阴、阳经的循行时间不均等了。即规范经络循行图的阴阳经循行时间都是两个小时,而图5.6的经络循行线路图,白天阳经循行时间3小时,阴经循行时间1小时;夜间阴经循行时间3小时,阳经循行时间1小时。

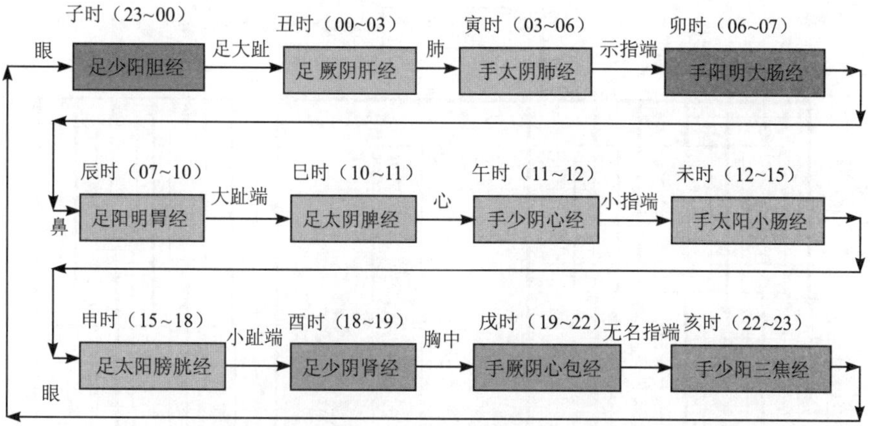

图5.8 经络“子午流注”循行图阴阳经循行时间方案1

经络循行图阴阳经循行时间方案2(参见图5.9),认为在昼夜交替的时间范围内,手阳明大肠经和足少阴肾经的循行时间就属于昼夜交替时间。手太阴肺经与手阳明大肠经时间划分与规范循行图的相同,足太阳膀胱经与足少阴肾经也相同。

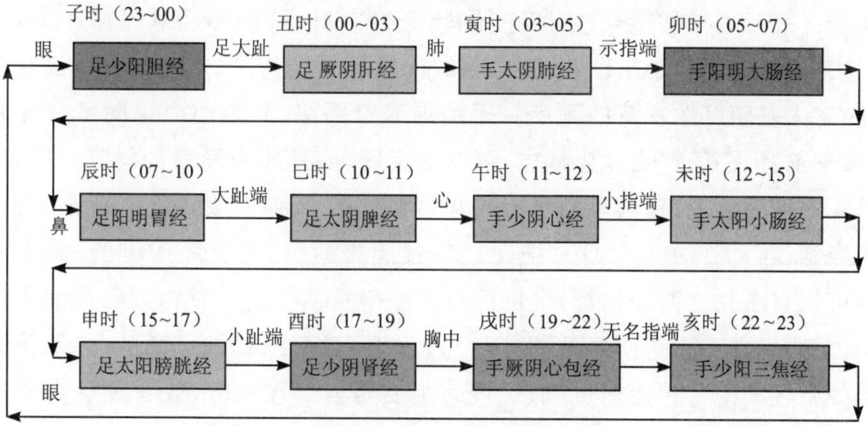

图5.9 经络“子午流注”循行图阴阳经循行时间方案2

这种经络循行的解释,在系统应用的逻辑层面符合中医学理论、方法的新观点,是与应用性相符合的。但是从系统实际运行,即从系统结构虚拟层面和实际运行的物理层面观察和思考,依然存在问题,需要讨论其他结构方面的其他可能性。

例如,假设经络循行图不一定是中医经常谈到的“规范经络循行图”。我们依据图5.10的描述,可以画出相符的白天经络循行图。依照图5.10所述经络循行的规律和特点的描述,还可以考虑有多种经络循行图的结构。

图5.10经络循行图的循环,至少阳经循行和阴经循行是可并行的。这个图比"规范经络循行图"增加了更多的可能性,同样包含了"规范经络循行图"的结构。在这个图中同样可以规定白天05～07时间为大肠阳经循行,07～09时间为足胃阳经循行,09～11时间为足脾阴经循行,11～13时间为手心阴经循行,13～15时间为手小肠阳经循行,15～17时间为足膀胱阳经循行,17～19时间为足肾阴经循行等。

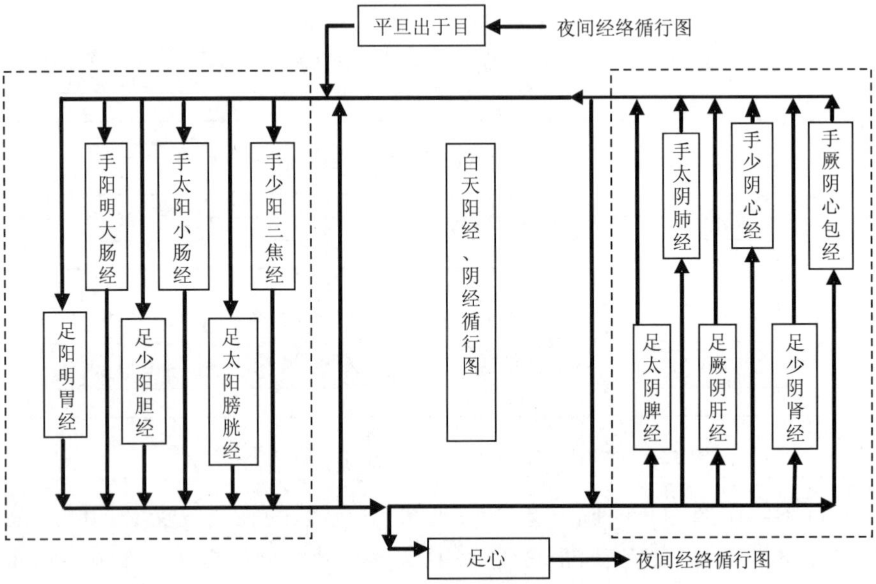

图5.10 白天经络循行图

依据经络循行规律和特点,夜间按照肾、心、肺、肝、脾的阴经顺序循环运行,结合经络阴经的实际组成,可描绘出图5.11所示的夜间经络循行图。**作者认为,经络夜间循行顺序,反映了人脏腑胚胎发育的顺序。原始排泄管网络、原始心血管网络是最先生成的组织,如果把前肾、心管产生作为标志,可以认定肾、心是最先发育的器官。肝、肺基本上在胚胎第4星期开始发育,几乎同时形成肺芽和肝芽,而脾脏肯定是比肝发育晚的器官。**

夜间经络循行图(图5.11)中,把阴经串接起来运行,是顺序运行的,而不是并行运行。阴经可以自己独立循环运行,也可以与阳经串接循行。比较白天和夜间经络循行的规律,主要是阴经在白天与阳经共同并行运行,而阴经改成顺序运行。如果我们把白天主要理解为营气和卫气相伴运行,那么夜间主要是卫气在运行,或者理解为营气伴随卫气运行。

我们可以看到经络系统循行,在白天主要是发挥脏腑分类功能,而夜间主要是主持细胞、组织、器官的调整、再生、修复和重组(所有脏腑都要调整、再生、修复和重组)。在睡眠状态中的大脑、意识神经、脑神经、脊神经(交感、副交感)都处在抑制状态中,人的思想、意识、肌肉运动、感觉等都处在非常低水平的状态下,构成了经络系统实际上是人体"睡眠状态"的系统级别的控制主体。

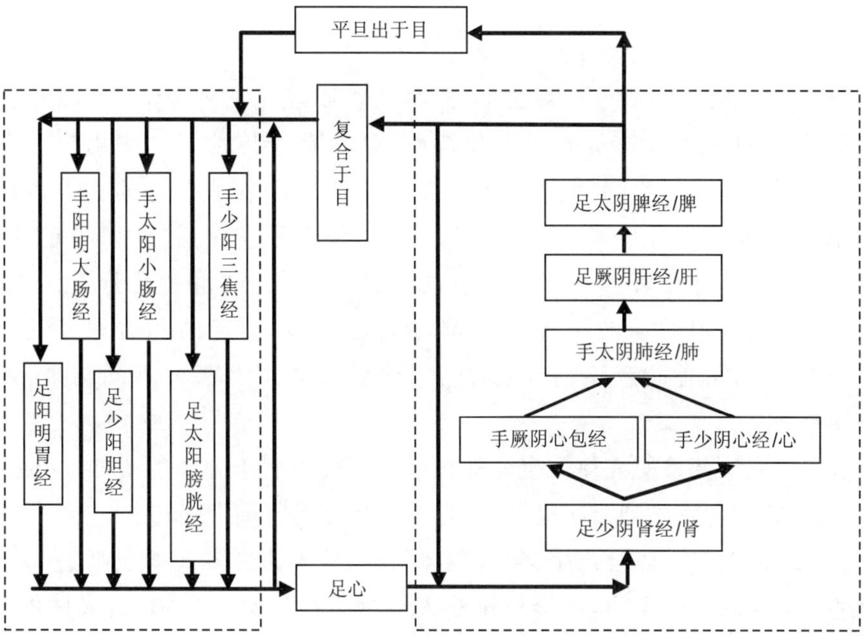

图 5.11 夜间经络循行图

经络系统在白天实行并行的工作模式，主要是由于细胞在白天是工作时间。而工作模式是生物体的分类功能实施，具有“容错性”和“不怕出问题”的特点。为了提高工作效率，实行“并行”工作是必需的。

在夜间采用经络阴经“串行”运行，除保留低水平的分类任务实现外，主要是由于细胞在夜间是增殖/分化的时间。而细胞组织的增殖/分化以及安排组织、器官内细胞的运行状态，对于生物体来说，与工作运行不同，是“串行”的。如果同时对所有组织、器官在夜间“并行”实施增殖/分化、再生/重组，会产生比“串行”实施增殖/分化、再生/重组更多的不确定性和变异性。所以，可能是不安全的。夜间的低水平任务实现，也表现在“串行”运行模式上。从系统学角度看，生物体的内部运行模式具有串行、并行系统运行模式适当使用的特点。串行、并行系统运行模式适当使用，适合生物体不同时间阶段的生命周期的工作和休息的要求。如果一定要在生命周期休息和串行模式运行时间阶段做繁重的工作，当然会严重影响人体健康状态。

讨论了“经络循行图”和“规范经络循行图”的真实含义之后，现在可以讨论“经络循行图”的周期性了。

3. 经络“子午流注”循行反映经络活动与循行的周期性

经络循行的周期性来源于细胞活动的周期性，这种周期性表现在秒、分、刻、时、昼夜不同时间度量。经络循行与白天、黑夜有关系，一年四季的经络循行也应当表现出某种周期性。

经络“子午流注”循行反映了循行路线是生物主体的行为序列模式，反映了生物主体的行为关联的关系。

1)“经络循行图”是遗传性的和普遍性的

人体的活动依据“意识决定关注中心”和“生命运行关注中心”的顺序执行来源于人体胚胎发育和出生后具备的能力和特性,是具有遗传性的。刚出生婴儿所具备的意识活动是本能的,其生命运行关注中心的顺序运行也是本能的。人体的发育逐步成熟到出生后再逐步有学能的活动引入,至少我们可以看到“意识决定关注中心”执行会发生变化,具有显著的可塑造和可改变性。而人体“生命运行关注中心”顺序执行,虽然会受到意识活动的干扰和影响,应当是比较稳定的和普遍性的。这种稳定性和普遍性表现在通过意识活动影响生命活动,会产生两种不同结果:良性结果和恶性结果。

良性结果是意识调整使人体在生命运行中不出现不利于健康的改变,并使人体的所有细胞、组织和器官都感受到可接受、符合自主的生命运行周期规律。

恶性结果是活动对人体会产生“疾病”和“危害”结果。许多人类职业工作、不规律生活方式和过分紧张的工作压力,都会对影响人体的生命活动产生影响,人体做出的反应是对生命运行状态进行调整。但是,这种意识原因的调整,却带来了“疾病”和“危害”结果。这说明,这种意识调整是反生命运行规律的。

2)“经络循行图”是人类长期生活习惯建立的

人体的“生命运行关注中心”的顺序执行是遗传性、普遍性和稳定性的。在意识活动影响时,依然存在着可以接受的影响和调整。如果良性或可接受的影响长期存在,必然会在生命运行规律允许的范围内,形成一种后天的习惯性活动规律。

3)“经络循行图”是进化意义的可被塑造和可改变的

如果良性或可接受的影响继续下去,甚至是一代一代的影响,或者说从进化的时间最小尺度观察这种影响,那么最后会产生遗传部分的“生命运行关注中心”顺序执行的规律性改变。

5.3.6 人体经络系统承载的生物主体行为的基准模式

首先,我们给出以下非常重要的命题:

“人体的神经系统行为,包括植物神经系统行为,是可以塑造的,可以随人的生活方式与过程被修改,这种可塑造性,产生了实际运行情况与神经系统目标运行模式要求的差别。这种差别可能带给人的是好的调整,也可能是坏的调整。但是,调整这个实际运行情况与目标差别,需要一个基准的行为模式,而这个基准行为模式由经络系统的循行路线建立。依照经络系统反映的行为模式是人调整自身运行状态的标准。”

生物学描述神经系统活动是感觉/反应模式的,感觉神经活动是输入型的,而运动神经活动是输出型的。它们与脊髓神经和被控制部位构成了一个回路。神经系统是在24小时值班,只要有外部刺激,被感觉神经感受,传到后面的神经节或神经干,再决定做出相应的反应,例如通过运动神经指挥肌肉运动和感觉器官关注。神经系统需要休息,但不知道神经系统在日常工作中是否存在关注中心的循行,如同经络的“子午流注”一样。

我们在5.3.5节中,谈到人体一日的生活过程中,人个体关注中心是顺序的。例如每日早晨醒来后一系列活动,直到入夜的生活流程表明了人的生活“关注中心”是单一和顺序流程发生、变化的(并不是说系统的运行是循序的)。人存在意识神经决定的“关注中心”流程。人应当存在着非意识决定的“生命运行关注中心”和“意识决定关注中心”。其中“生命运行关注中心”流程,既适合于经络系统,又适合于人体的植物神经系统运行。也就是说,人在生活过程中,不仅仅经络系统产生“生命运行关注中心”流程,同时对植物神经系统运行也产生“生命运行关注中心”流程,它们应当是一致的。

应当说,人体生命活动运行和功能分类系统运行,主要是由人体的植物神经系统支配和控制的。最后,我们得出以下生命运行循行模式结论:

(1)“意识决定关注”是顺序的,并带动了“生命运行关注”和“分类功能系统运行顺序运行关注”。

(2)“生命运行关注”和“分类功能系统运行顺序运行关注”顺序运行规律,产生了植物神经系统的顺序循行。

(3)植物神经系统的顺序循行规律活动被人体所有相关的细胞、组织、器官和系统存储和记忆。

(4)生命运行的状态反过来影响人“意识决定关注”,可能修正和改变意识决定的关注内容和顺序。

(5)返回上述(1),继续循环。

人体有两个“生命运行的关注”循行控制体系,它们之间有什么区别?答案如下。

(1)从人体的生命运行和系统功能运行看,人体的植物神经系统的顺序循行是主要因素。

(2)经络系统的顺序循行是先天的,只有“进化意义上”的可塑性,没有(或最少)生物个体日常活动的可塑性。所以人体经络系统的生命和系统功能运行循行模式是基准模式。但是植物神经系统的顺序循行虽然有基本先天因素,更多的是后天特性和较多的生物个体日常活动的可塑性。

(3)由于植物神经系统的顺序循行的后天特性和可塑性,必然会产生在控制生物分类功能系统运行中,可能出现非平衡和不协调问题,产生相当普遍存在的神经官能症和功能分类系统的运行紊乱。

(4)出现这种情况时,必须利用神经系统的可塑性,实行再存储和再记忆,在医生指导下,采取节食、断食、改变生活方式和环境、调整意识活动态势等措施,重建人体正常的神经系统关注循行模式。这时,人体经络系统的循行模式是基准模式,可以通过经络系统,对植物神经系统紊乱和非平衡问题进行治疗。

从学科完整性考虑，现代医学必须全面研究人体内所有系统、器官、组织、细胞的运行秩序问题和关注中心的循行问题。

5.3.7　“药物归经”的原理深谈

从现代生物学和医学的基本知识看，人吃了食物和药物，经过口腔、食道到胃，经过胃液和胆脏分泌的胆汁、胰脏分泌的胰液等消化液的作用，将食物和药物消化为可以吸收的营养物。营养物被小肠和大肠吸收后进入肠的血液循环系统和淋巴循环系统，与全身各系统关联起来。为什么中医说“药物归经”？中医学的“药物归经”有多层含义：

(1)“药物药性”如何刺激相关经络系统而归经的。

(2)“药物归经”如何调整生命物质输送机制。

(3)“药物归经”与经络循行的“子午流注”应当有密切关系。

1. “药物药性”如何刺激相关经络系统而归经的

人对食物的味觉感受应当划分为两个层次：

第1层次的感受，是通过食物(药物)热、温、凉、寒、平等物性与酸、苦、甘、辛、咸等气味对感受器的刺激，是对食物水合物的感受。这种刺激的本质首先是通过食物(药物)水合物或水环境形态的刺激。这种刺激来源于水环境的温度(热、温、凉、寒)、水溶性(脂溶性)、酸度、碱度、糖浓度、盐浓度、挥发度(敏感性)等。

第2层次的感受，通过感受器细胞受体感受到的物质分子结构，感受氨基酸、脂肪酸、单糖、核苷酸等和它们的复合体物质，是对生命物质分子的感受。

食物(药物)有性与味，其性是热、温、凉、寒、平，其味是酸、苦、甘、辛、咸。食物(药物)性与味通过消化管道，除对人体的感觉器进行刺激产生各种感觉并使神经系统产生兴奋外，同时对路经消化管道的组织、器官的经络系统的经脉进行刺激按摩。12经脉中，都与口、咽、齿、舌等有关系。

(1) 手太阴肺经循行路线与口、咽、气管、喉、鼻等相连接。

(2) 手少阴心经循行路线与口、咽、舌等相连接。

(3) 手厥阴心包经循行路线与胸、胁、胃等相连接。

(4) 手阳明大肠经循行路线与口、齿、鼻、喉、肺等相连接。

(5) 手少阳三焦经循行路线与口、齿、喉等相连接。

(6) 手太阳小肠经循行路线与口、齿、喉等相连接。

(7) 足太阴脾经循行路线与胃、肠、口、舌等相连接。

(8) 足少阴肾经循行路线与胃、腹、胸、咽、齿等相连接。

(9) 足厥阴肝经循行路线与口、胆、肝等相连接。

(10) 足阳明胃经循行路线与口、齿、鼻、咽喉、食管、胃、肠等相连接。

(11) 足少阳膀胱经循行路线与鼻、肛门等相连接。

(12) 足太阳胆经循行路线与咽、鼻等相连接。

食物水环境刺激，实际上也是对经过口、舌、咽部位的经络穴位按摩和刺激。食物(药物)刺激和口腔运动激活了相关经络系统。

在神经系统、内分泌系统和经络系统控制、调节和监管下，食物(药物)通过食管、胃、肝、胆、胰、小肠和大肠开始了后续的消化、传递、吸收活动。依照经络系统的描述，显然上述水环境的刺激，会对不同的经络系统经脉产生活性刺激。

(1) 温度(热、温、凉、寒)的刺激。温度刺激是对食物(药物)接受或拒绝的直接刺激。

(2) 水溶性(脂溶性)的刺激。食物的水溶性或脂溶性会对口腔的所有组织和器官感受“舒服”程度的感觉。

(3) 酸浓度的刺激。是水溶液的酸碱度的刺激，感受器有“酸”的感觉。“酸”在中医药物中标称的气味是“酸”。吃“酸”的东西会使人体产生非常强烈的口腔和舌(舌两边)刺激，例如非常强烈的分泌和感觉，甚至会产生全身收紧感觉。根据这个特点，可以认为食物(药物)中的有机酸物质，对肝经口腔部位和相应反射区进行了刺激。

(4) 碱浓度的刺激。是水溶液的酸碱度的刺激，感受器有“苦、涩”的感觉。“苦、涩”在中医药物中标称的气味是“苦”。吃“苦”的东西会使人体产生拒绝感受(不愿意吃下去)，舌根变硬。但是，这并不表示舌根感受苦味。根据这个特点，可以认为食物(药物)中的生物碱物质，对心经口腔部位和相应反射区进行了刺激。

(5) 糖浓度的刺激。是水溶液的糖浓度的刺激，感受器有“甜”感觉。“甜”在中医药物中标称的气味是“甘”。吃“甜”的东西会使人体产生喜欢和接受的感受，舌面中部感受舒缓，过甜会产生腻的感受。根据这个特点，可以认为食物(药物)中的糖物质对脾经口腔部位和相应反射区进行了刺激。

(6) 盐浓度的刺激。是水溶液的盐(钠、钾)浓度的刺激，感受器有“咸”感觉。“咸”在中医药物中标称的是“咸”。吃“咸”的东西会使人体产生喜欢和接受的感受，舌面中部感受软坚，过咸会产生喝水欲望。根据这个特点，可以认为食物(药物)中的盐物质对肾经的口腔部位和相应反射区进行了刺激。

(7) 挥发度(敏感性)的刺激。是水溶液的挥发物质浓度的刺激，感受器有“香、辣”等感觉。“香、辣”在中医药物中称为“辛”。吃“辛辣”的东西会使人体产生热觉和痛觉，挥发物质对鼻、气管和肺有刺激，有发散欲望。过辛辣会产生流涕、流泪、出汗。根据这个特点，可以认为食物(药物)中的挥发度(敏感性)物质对肺经的口腔、鼻、眼部位和相应反射区进行了刺激。

中医的“酸入肝，苦入心，甘入脾，辛入肺，咸入肾”，我们认为首先是“酸入肝经，苦入心经，甘入脾经，辛入肺经，咸入肾经”。因为，在进食食物(药物)中，已经通过“酸、苦、甘、辛、咸”气味把相关的经络经脉激活了，但还没有进入“酸入肝，苦入心，甘入脾，辛入肺，咸入肾”的消化过程。中医的“酸入肝经，苦入心经，甘入脾经，辛入肺经，咸入肾经”是否可以理解为“酸味激活肝经，苦味激活心经，甘味激活脾经，辛味激活肺经，咸味激活肾经”。如果是这样，表明有两种可能性：

(1)“肝经对酸味敏感并有特异性,心经对苦味敏感并有特异性,脾经对甘味敏感并有特异性,肺经对辛味敏感并有特异性,肾经对咸味敏感并有特异性”。根据本书对经络腺体前神经系统的论述,不同的经脉对物质化学性质有特异性是不能解释的。所以,我们抛弃这种可能性。

(2)“对酸味敏感并有特异性感受器主要与肝经连接,对苦味敏感并有特异性感受器主要与心经连接,对甘味敏感并有特异性感受器主要与脾经连接,对辛味敏感并有特异性感受器主要与肺经连接,对咸味敏感并有特异性感受器主要与肾经连接”。这种可能性与现代生物学解释是基本一致的。

考虑到,在食物(药物)消化过程中,不仅激活了酸入肝经、苦入心经、甘入脾经、辛入肺经、咸入肾经,还激活了脏器对应的腑器官的经络,即对应激活了胆经、小肠经、胃经、大肠经、膀胱经。

为什么会“酸入肝、苦入心、甘入脾、辛入肺、咸入肾”?这个问题的讨论,实际上与药物被吸收后,通过血液循环系统,对细胞、组织、器官和系统配置中的目标选择如何产生相关。

2. “药物归经”如何调整生命物质输送机制(药物被吸收后,对细胞、组织、器官和系统配置中的目标选择)

营养物质在人体中是如何运行的?营养物质被小肠吸收后,进入血液循环系统,理解为营养物质在血管的管道中循环,对于所有的细胞、组织和器官都是平等的,一个营养物质是否被细胞所吸收,主要取决于细胞从血液中获得或接受物质的能力。从这个意义上讲,“药物归经”大概是一个比较不容易理解的概念。这里一定会有以下问题:

(1) 被消化产生的糖、脂肪(脂肪酸)、蛋白质(氨基酸)、核酸(核苷酸)、水、无机盐等生命物质都如何输送?有目标选择性吗?又是如何控制物质目标选择的?

(2) 依据现代生物学理论,营养物质(包括药物)如果有输送目标,应当是被内分泌系统激素等信号分子调控的,依据不同组织和器官的细胞有特异性的受体,因而产生不同物质的接受。

(3) 药物如何输送?如何选择目标、如何控制物质目标的?

我们知道,生物的物质有糖、脂肪(脂肪酸)、蛋白质(氨基酸)、核酸(核苷酸)、水、无机盐代谢,同时伴随着能量代谢。这些代谢不是相互独立的,而是相互关联、相互调节和相互制约的,具有非常清晰的整体性。生物体的组织、器官在代谢中有自己的特点要求。生物体的代谢调节分为细胞(酶调节)、内分泌系统(激素调节)和神经系统(神经与体液调节)三个水平的调节。生物体的不同组织和器官具有不同特点的代谢途径、代谢物质和代谢产物。不同组织和器官的主要代谢途径、代谢物质和代谢产物是有差别的。对器官和组织代谢描述如下:

(1) 肝脏的代谢途径主要是糖异生、脂肪氧化、糖有氧氧化。主要代谢物质有葡萄糖、脂肪酸、乳酸、甘油、氨基酸。主要代谢产物有葡萄糖、VLDL、HDL、酮体。

(2) 脑的代谢途径主要是糖有氧氧化、糖酵解、氨基酸代谢。主要代谢物质有葡萄糖、氨基酸、酮体、脂肪酸。主要代谢产物有乳酸、H_2O、CO_2。

(3) 心的代谢途径主要是有氧氧化。主要代谢物质有葡萄糖、乳酸、VLDL。主要代谢产物有 H_2O、CO_2。

(4) 肾的代谢途径主要是糖异生、糖酵解、酮体生成。主要代谢物质有脂肪酸、葡萄糖、乳酸、甘油。主要代谢产物有葡萄糖。

(5) 脂肪组织的代谢途径主要是脂肪酸分解。主要代谢物质有 VLDL、CM。主要代谢产物有游离脂肪酸、甘油。

(6) 肌肉组织的代谢途径主要是糖酵解、有氧氧化。主要代谢物质有脂肪酸、葡萄糖、酮体。主要代谢产物有乳酸、H_2O、CO_2。

显然,上述生物化学的一些概念和认知,对于我们讨论为什么会"酸入肝、苦入心、甘入脾、辛入肺、咸入肾",药物物质被吸收后对细胞、组织、器官和系统配置中的目标选择如何实现,存在着不能认识的地方。

从实验室化学看,化学反应需要反应物质分布均匀和适当温度、压力条件。物质代谢同样需要温度、反应设备运动、旋转。从化学工业的系统看,有测试仪器、管道、阀门、泵、导流、压力等多方面控制,才能完成需要的化学反应。从系统学角度看,生物物质与能量代谢调节或控制应当有研究物质代谢目标、数量和过程的控制。如果说生物系统仅仅有化学酶、激素、信号分子就能实现需要代谢的过程,显然是不够的。从系统学角度看,代谢调节和控制的机理还有其他因素。既然人体内一定存在着控制生命物质配置和分配机制,我们就从人体感受表达网络系统的神经系统网络、内分泌系统网络和经络系统网络逐一论述一下与之关联的可能。

神经系统网络,采用神经递质通信方式与机制,使用神经递质信号分子,接受神经递质的细胞受体属于离子通道偶联膜受体。主要功能是去极化和超极化,例如表现在周围神经系统功能主要是感觉输入和运动控制输出。运动控制输出面对肌肉(心肌、横纹肌、平滑肌)细胞收缩、扩展和腺体细胞的分泌增强和减弱,调节功能分类系统运行状态。显然,正是由于神经系统的这个功能决定了神经系统与讨论"酸入肝、苦入心、甘入脾、辛入肺、咸入肾"没有关系。

经络系统对生命物质输送有什么调节能力并如何调节的。依照本书的观点,中医的经络系统是一个综合性的多功能感受表达网络系统,它们是从胚胎发育中的"前生物系统"(主要是前神经系统)演化形成目标"后生物系统"中的一种存在形式。经络系统既然是前神经系统,它是控制胚胎发育控制系统,其运行的行为模式是终身不变的,是人后生物系统运行的行为模式的基准(标准)系统,通过刺激经络系统可以调整人体与经络关联的系统、器官、组织和细胞的行为模式,使之恢复到基准的状态。人体经络系统是人体内所有生物主体行为与活动的"标准系统"、"监管系统"和"纠正系统"。经络系统与人的神经网络系统和内分泌系统以及血管网络系统、局部环境再生感受表达网络系统(包括生物主体资源调度系统)和人体弥散神经/内分泌/经络腺细胞网络共同构成了人体的物质、信息、行为感受表达网络体系。经络系统是除神经系统和内分泌系统之外，主要联系人体脏腑和体质、感觉、神经等组织、器官和系统更基础的网络体系。经络系统与神经系统和内分泌系统承担着共同而有区别的任务和角色。

经络系统网络，采用细胞因子通信方式与机制，使用细胞因子、生长因子等信号分子，接受细胞因子的细胞受体是酶偶联膜受体。显然，与我们讨论“酸入肝、苦入心、甘入脾、辛入肺、咸入肾”应当有直接关系。

由上，我们可以得到以下逻辑关系：

(1) 酸性食物(药物)→刺激肝经活性→肝经关联的器官、组织的细胞生命行为活跃→活跃细胞有更多的物质交换→活性肝经关联的器官、组织的活跃细胞获得较多的酸性食物(药物)消化吸收的生命物质→酸入肝。

(2) 碱性食物(药物)味苦→刺激心经活性→心经关联的器官、组织的细胞生命行为活跃→活跃细胞有更多的物质交换→活性心经关联的器官、组织的活跃细胞获得较多的碱性食物(药物)消化吸收的生命物质→苦入心。

(3) 甜性食物(药物)味甘→刺激脾经活性→脾经关联的器官、组织的细胞生命行为活跃→活跃细胞有更多的物质交换→活性脾经关联的器官、组织的活跃细胞获得较多的甘性食物(药物)消化吸收的生命物质→甘入脾。

(4) 芳香性食物(药物)味辛→刺激肺经活性→肺经关联的器官、组织的细胞生命行为活跃→活跃细胞有更多的物质交换→活性肺经关联的器官、组织的活跃细胞获得较多辛性食物(药物)消化吸收的生命物质→辛入肺。

(5) 盐性食物(药物)味咸→刺激肾经活性→肾经关联的器官、组织的细胞生命行为活跃→活跃细胞有更多的物质交换→活性肾经关联的器官、组织的活跃细胞获得较多咸性食物(药物)消化吸收的生命物质→咸入肾。

神经系统、内分泌系统和经络系统对物质交换的调节，可以用图5.12描述说明。

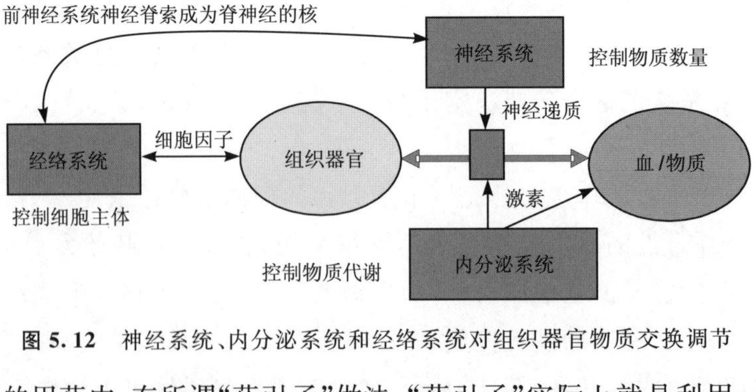

图5.12　神经系统、内分泌系统和经络系统对组织器官物质交换调节

一些中医的用药中，有所谓“药引子”做法，“药引子”实际上就是利用一些药物“打开经络”或“入经”的引领者，把需要的药物和营养物质更多让某些器官的细胞多吸收的方法，是非常美妙的。

体内生物主体的行为控制机制关联起来的网络体系，是中医的经络系统。经络系统确实具有“自行或刺激”调整生物主体的行为和物质交换结构关系的能力。

3. 药物归经与经络“子午流注”的关系

中、西医对药物治疗的基本原则有巨大的分歧。西医依据药物在血液中最大浓度和最小浓度之间设置“窗口”用药的效力模型。

中医遵循“药物归经”，根据经络循行和脏腑活动遵循周期规律，选择药物所达到经络和脏腑的时机，“选择药物针对的目标脏腑器官和目标经络”来进行治疗。

生物科学研究成果支持中医选择“药物针对的目标脏腑器官和目标经络”。因为细胞生命周期学说的研究成果，支持了中医的“药物归经”科学作法。吃药和进食食物，药性、食性是第一位的，物质成分是第二位的。需要引起注意的是，选择不同经络循行时间吸氧，对人体都会产生不同的作用，例如在脾经、肾经、心包经和三焦经不同时间段吸氧，产生作用不同。

5.3.8 基于“基准归经”的辨证归经原理

我们可以对中医诊断、治疗的辨证归经、药物归经的科学原理与西医治疗、诊断的原理(参见图 5.13)进行比较。

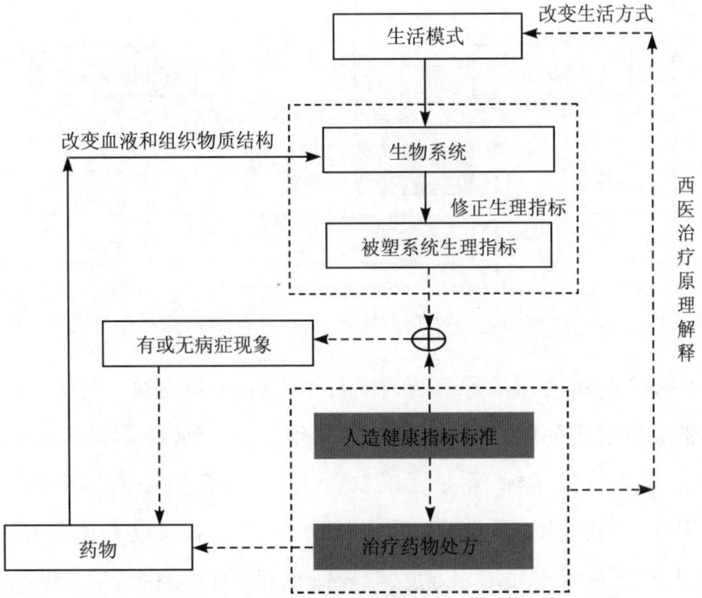

图 5.13 西医治疗原理解释(图中虚线表示体外循环关系)

在图 5.13 西医诊断和治疗的原理图中，我们看到诊断和治疗需要一个基本的标准，这个标准就是图中表示的“人造健康指标标准”。这个指标标准是在人体之外的，通过医学界长期的研究和通过统计的方法得到的。包括所有可能的现代医疗的仪器和设备检查的信息和人体生理指标的化验结果信息。例如血液、尿液、组织液、细胞、生命物质、无机盐、水的含量指标信息内容。这些生理指标体系，是整个人类或分类人群的平均指标体系。在这个指标体系下，还有一个庞大的面对这些指标体系的治疗方案和处方体系。

在图 5.13 中还有一个面对人类个体所有生物系统的实际检测实验体系,检测人的实际生理指标。医生检测到人的实际生物系统的生理指标后,与人造的健康指标标准去比较或者去“求差”。得到一个人实际生理指标和健康指标标准的差后,医生根据这个差和对应的治疗处方,给病人用药。现代西医学的药物通常是改变血液和组织的物质结构的,通过这些药物质,作用到目标的系统、器官、组织和细胞上,这些细胞、组织、器官和系统在这些药物质影响下,改变其物质结构和行为模式。然后,通过再次的检验生理指标,看是否药物对身体健康状态产生了改变。如果没有改变,说明药物没有起作用。如果改变向好的方向发展,可以考虑继续实施药物治疗。

从图 5.13 看出西医的治疗是建立在物质指标上的,主要特点是“循证治疗”。

下面,我们来看中医是如何诊断和治疗疾病的。请看图 5.14 中医辨证归经原理图。

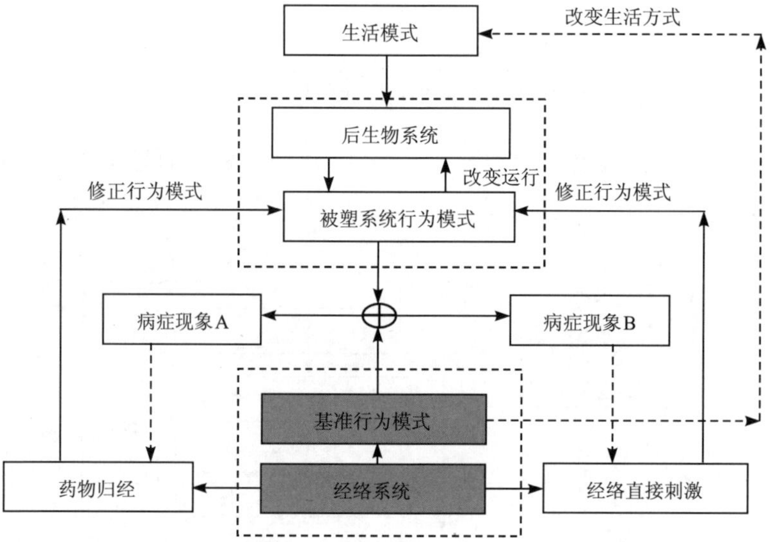

图 5.14　中医辨证归经原理解释(图中虚线表示体外循环关系)

在图 5.14 中医诊断和治疗的原理图中,人体中同样存在着一个标准,称为“基准行为模式”。这个基准行为模式存储在经络系统体系中。这个基准不是人造的,也不是通过统计学的方法得出的平均值的指标,而是标准的行为模式,存储在人体细胞、组织、器官、系统的“行为信息基”中,而细胞、组织、器官、系统的行为信息基构成人体最基本的信息与行为关联的网络。由于经络系统是负责胚胎发育控制的前神经系统,其中的行为模式信息是先天遗传和胚胎发育中产生的,是终身不变的。这些行为模式是人体细胞、组织、器官、系统的基准的、固有的行为模式。人体中所有的细胞、组织、器官和系统被神经系统控制的行为模式是可塑造和被生活模式塑造,被塑行为模式。这种行为模式,对于每一个人都是不同和变化的。这个后生物系统的被塑行为模式与经络系统中基准行为模式的差别就是人体产生病态现象的依据。病态现象告诉人们得病了,需要治疗。于是,中医对病人的病态现象实施一人一方的治疗,去改变和修正生物系统“被塑行为模式”,并进一步对生物系统运行进行修正。从图 5.14 看到,中医治疗的药物和刺激经络系统的治疗,不是改变生物系统的物质结构，而是改变行为模式（用基准行为模式去修改）。

在中医原理图和西医原理图最大的区别是“人造健康指标标准”和“经络系统存储的基准模式”，及西医原理图“实际检测指标”与“人造健康指标标准”之间求差和中医原理图“可塑行为模式”与“基准行为模式”求差。从中可以感受到它们之间的巨大差别。我们把中医这个原理简单称作“基准归经”。

中医保健的原理，在辨证归经、药物归经、脏腑络属、沟通上下、表里、背腹、左右、远近运行和调节平衡等原理指导下实施。

1. 基准归经

人体的本能行为，甚至学能行为也都有固有的模式特点。例如我们看到人讲话会用手势和肢体动作配合表达，每一个人讲话的手势都有自己的特点。人在听到某些话语时的反应动作，以及人在生气、高兴、思考、吃饭、走路等都有自身特点的行为模式。这种行为模式的特点还表现在内脏、器官运动、分泌、物质交换等方面。例如中医说的胃气下行，实际上表示胃肠蠕动的行为模式序列，这个行为模式是天生的。中医讲气逆，实际上是指与下行模式相反的行为模式，通过胃肠反向蠕动行为模式，使人产生气逆、打嗝现象。显然这种气逆行为模式也是天生的。虽然每一个人的行为模式有特点和差别，但从大体上看，人的行为模式是基本一致的。比如生气、高兴、哭泣等行为模式，虽然有差别，但是都可以被其他人识别。说明这种差别不会被其他人误解为另外的行为。我们认识到，行为模式组合会产生不同的感受与表达。例如中医谈到的情志，有人会说是一种感情的概念，似乎是独立的概念。其实不然，情志是人对某种感受反应表达的行为模式。行为模式可以非常复杂，可以有许多主体参与，可以有不同发生形态，例如顺序和并行发生等。人体内每一个主体（细胞、组织、器官、系统）都有自己行为模式的存储记录，而且是针对不同感受，有多种不同的反应表达行为模式的方案。显然，这些行为模式中有先天的，有后天的，而后天的是可以塑造的。

经络系统是人体胚胎发育最早产生的前神经系统，是不可塑造的，是出生后运行的行为基准模式系统。通过对经络系统刺激，可以让生物主体自行纠正由于生活方式可塑性产生的运行行为模式偏差。这种依照人体“先天行为模式”要求生物主体自行纠正行为模式能力，是治疗疾病的基本原理。这种原理就是“扶正祛邪”。

2. 辨证归经

中医治病讲整体和综合观察，辨证论治。中医学的整体观是有承载系统基础的，即辨证归经。中医讲辨证论治，在实际应用中主要包括脏腑辨证、病因（正邪辨证）辨证和八纲（表里、寒热、虚实、阴阳）辨证。其治疗讲脏腑络属、沟通上下、表里、背腹、左右、远近运行、调节平衡关联功能，构成了中医经络诊断、治疗和保健的基本机理。这里谈到的传统中医辨证归经的道理，还不是最基本的机理，其最基本机理就是我们说的人体行为基准模式归经。

从中、西医诊断和治疗的原理图和描述中，我们可以看出中、西医之间在诊断和治疗的理论原理上有多么大的差别。但是，我们不能不说，中医诊断和治疗的原理比西医诊断与治疗的原理，从科学范畴讲，更科学，有更多、更大的启示！

经络系统主要来自人体胚胎发育的“前神经系统”。根据对前神经系统的特点和能力，是否可以找到经络诊断、治疗和保健的原理和基本机制呢？

从前神经系统的功能中，我们可以得出如下能力的归纳。

(1) **经络系统的信息交换能力**。中医经络系统是一种信息交换网络系统，具备信息交换的能力，可以通过细胞间通信，把信号传递物质沿经络系统路径传递下去。

(2) **经络系统的后生物系统感受和表达能力**。中医经络系统是传递细胞、组织和器官感受与表达的网络系统。它与“后生物系统”肌肉、血管、韧带、系膜等有密切联系，并同时具备这些后生物系统的传递感觉能力和传递表达能力。可以通过中医经络和反射区观察人体脏腑器官的运行状态和健康状态。其最大的特点是精确地与脏腑器官相关联。

(3) **经络系统与神经系统和内分泌系统之间的关联能力**。中医经络系统与人体神经系统和内分泌系统密切关联。这三个人体重要系统通过共同的中枢神经管理者、共同器官神经节和弥散神经内分泌腺细胞网络系统密切关联。表现在通过人体的全身和局部的体象，观察人体脏腑器官的运行状态和健康状态。

(4) **经络系统的行为传递和行为关联能力**。中医经络系统是通过细胞、组织和器官，尤其脏腑器官，对行为传递和接力的通道。可以理解经络为传递行为和操作提供手段。经络系统具有行为传递和行为关联能力。例如细胞形态的变化、收缩、运动形式，通过细胞的相互作用和关联关系，把这种形态的变化、收缩、运动形式沿经络系统的路径传递下去。使经络具有在其路径和穴位上刺激可传感、表达和操作到目标脏腑上，而没有必要在病灶部位上直接刺激。这个能力表现在人体经络穴位和反射区的按摩，对脏腑器官的治疗和保健作用。

但是，我们很容易发现，如果仅仅依据上述能力，得出经络系统诊断、治疗和保健的原理和基本机制，看来是不充分的，因为这些能力对于医生的诊断也许是有帮助的，但是对于治疗和保健，上述的能力并不能说明生物主体可以改变自身疾病状态和不平衡的行为。

如果经络系统仅仅是一个前神经系统，根据人们对神经系统的理解，经络系统是一个信息交换或者通信系统，怎么会有操作的功能，对疾病有处理的能力。因为，治疗疾病需要具有“处理”和“操作”的功能和能力，如果经络系统具有把这种“处理”和“操作”作用在对象和病灶上的功能，那么经络系统自然具有治疗的功能和能力。例如药物、手术、辐射、温度，作用在对象病灶上。但是，中国古代的医学圣人却告诉我们治疗疾病是“扶正祛邪”。意思在说，通过扶持细胞、组织、器官和系统这些主体的正气，就可以去掉内外的邪气，疾病也就被治疗了。那么，经络系统是如何“扶正祛邪”的呢？这个正气到底是什么？正气是如何被经络系统扶持和壮大的？我们会在后面给予讨论。

最后,我们给出本小节的结论:**经络系统不仅为人体内生物主体运行提供基准模式,还为实现依照基准模式的调整、再生、修复和重组状态做出安排。在睡眠状态中,人的思想、意识、肌肉运动、感觉等都处在非常低水平的状态下,大脑、意识神经、脑神经、脊神经(交感、副交感)都处在抑制状态中。在睡眠状态下,经络系统实际上是人体唯一系统级别的主导控制主体。**

5.3.9 经络系统是人体感受表达系统的重要组成部分

神经系统、内分泌系统和经络系统之间,上通过植物神经系统中枢,中间通过器官神经节,下通过"弥散神经/内分泌/经络腺细胞网络系统"三个层次,把它们关联起来,并构成了人体一体的感受表达系统的核心部分。

从基本的生命运行的体制上看,或者人体后生物系统中,神经系统是实体系统,而内分泌系统至少在网络体系上采用血液循环系统,从某种角度认为它应当是虚拟系统。但是,内分泌系统终端组织和器官是实体性质的。经络系统没有独立的细胞组织形式,是前神经系统或前排泄管或前血管系统演化而寄存在后生物系统上的虚拟系统。没有独立的细胞、组织和器官,但是在经络路径上(前神经干的路径)的细胞和组织却保留了前系统的功能、行为和关联关系。所以,在后生物系统中,经络系统是虚拟的。由于,经络系统细胞、组织寄存在后生物系统中,所以参与后生物系统的行为模式和后生物系统的行为控制的感受、识别、评估、表达和存储记忆流程。

所以,经络系统虽然本身是人体感受表达系统的重要组成部分,但是同时也是神经系统和内分泌系统相互补充的合作系统,它们处在不同的人体活动的控制层面上。植物神经系统主要在人体的运动和感觉控制上,主要表现主体的功能分类行为的调控。内分泌系统主要在人体内物质代谢和物质平衡上诱导控制,而经络系统主要在细胞生命行为(包括物质交换、信息交换、细胞运动、增殖、分化、表达等)和细胞生命周期等主体行为范畴实施调控。因为经络寄存的后生物系统上,所以人体所有后生物系统(包括神经系统、内分泌系统在内)生命行为的调控是由经络系统实现的。还因为经络寄存的后生物系统上,经络系统的细胞和组织参与后生物系统的功能分类活动,而这种功能分类活动是神经系统和内分泌系统控制的。同时也应当看到经络系统存在的独特意义和不可替代的作用。

经络系统通过心血管的神经节(经络节)和分布在人体血管结构中的脉络,不仅由体腔四肢的经络干与器官关联,同时由血的经络脉络把所有器官与心脏关联起来,使心脏可以与所有其他器官相互感受与表达。

经络系统感受、识别、评估、表达和存储(记忆)也存在虚拟的特性。尤其经络系统运行信息被存储在多个相关后生物系统的细胞和组织中,而没有独立存储与记忆的组织和器官。例如肝经路径上的细胞和组织,它们的感受、表达被分布式地记忆在这些细胞和组织中,同时还记忆在这些细胞、组织所在器官的神经系统上。也就是说肝经的一些信息被神经系统的多组织和部位存储与记忆。经络系统涉及神经系统,是非意识神经系统，主要是植物神经的运动和感觉神经系统运动。

对人体经络系统运行信息的存储记忆，主要关注“非意识驱动”的生命信息的存储/记忆。人体经络的存储与记忆的信息，主要是发育时期的控制发育信息，尤其是发育时期的行为信息。经络系统细胞、组织演化成后生物系统的组成部分后，被塑造成了后生物系统的细胞、组织和器官，后生物系统要求的信息当然也被存储与记忆。于是经络系统的细胞存储着两种信息，一种是发育期作为前神经系统的信息，另一种是后生物系统运行的信息。经络系统更加关注信息、行为的关联和差别，而对目标和能力应当不是主要关注对象。

我们认为生物处理对象内容是：条件、关联、差别、目标、能力。生物作为一个系统处理的主要流程和操作是：感受、识别、评估、表达和存储（记忆）。显然，讨论经络系统的感受表达内容定义，需要做些论述，找出主要的内容。在一般情况中，条件概念主要是指“信息、物质、行为、状态、主体、环境”，其中作为人体组成部分，把“主体”、“环境”作为条件，是可以忽略的。因为环境可以作为感官器官或体制系统的皮肤去感受与表达，所以经络系统的条件主要包括“信息、物质、行为、状态”等内容。对于中医概念，这个条件主要是“感传、气血、运动、状态”。关联虽然是多细胞动物的首要问题，这种关联主要解决多主体（细胞）行为协同。所以，信息、物质、行为和主体的关联已经包含在我们定义和描述的各种系统中。在众多的差别因素（条件差别、关联差别、差别的差别、目标与态势差别、能力差别、感受差别、识别差别、评估差别、表达差别和存储（记忆）差别）中，最基本和重要的是条件差别、感受差别。这种差别概念，被我们定义到状态概念中，例如对于中医主要包括“太过、不及、平气”。关于目标概念，对于中医来说，主要考虑“情志、恶、欲”等内容。

这里用到中医的“气物质”概念，其一是“精、气、血、津液”等概念；其二是“正气、清气、浊气、邪气、异（瘟）气”等概念。再进一步描述何为正气时，可以看到“经气、营气、卫气、谷气、宗气、精气（元气）”等气概念。针对经络系统，可以具体定义和选择如下：

(1) 经络感传主要是“经气”，是经络信号分子或信息物质和“行为作用和连接力”。

(2) 经络的气血主要是“气，血”，其中气是“正气，邪气”。这里正气应当主要包括经气、营气和卫气。

(3) 经络的运动主要是经络内细胞组织的变形、扯拽等机械运动行为。

(4) 经络系统的状态主要是指系统各层次主体运动状态和被运动客体、物质运行态势和差别情况的综合信息。

(5) 经络的情志是“无欲”或“无情”。

(6) 经络的恶欲是经络恶阻塞、欲畅通或恶“断”、欲“规律”。

(7) 经络感受中有自身信息和经络联系的脏腑的非自身信息，它们包括经气、营气、卫气、邪气、经络细胞运动、脏腑状态和脏腑情志恶欲。

(8) 经络表达中主要是自身信息，它们与感受内容一致。

5.4 中医学新理论的脏腑系统概论

5.4.1 中医脏腑系统定义、概念和框架

根据本章前面关于中医脏腑系统的定义,中医的脏腑系统相当于把生物学的系统范畴中的循环系统、呼吸系统、消化管道系统、消化腺系统、排泄系统、生殖系统、免疫系统和内分泌系统与植物神经系统等依照经络系统的关联关系重新分类定义,并称作中医脏腑系统。

中医脏腑学说是非解剖学概念上的功能表达的虚拟生物器官和系统的学说。脏腑概念在中医的“五行结构”中有简单的描述。例如如下的对应关系。

- 五行:木、火、土、金、水。
- 五脏:肝、心、脾、肺、肾。
- 五腑:胆、小肠、胃、大肠、膀胱。
- 五应:生、长、化、收、藏。
- 五气:风、暑、湿、燥、寒。

这个描述虽然简单,但是寓意丰富。描述肝属木、心属火、脾属土、肺属金和肾属水。所谓五应是指五脏的主要功能,例如肝主生发,有主疏泄和藏血的功能;心主长,有主血、汽化、藏神之功能;脾主运化(营气、卫气、水液)、升清、藏气、统血和调水的功能;肺主收,有主气、宣发、肃降和藏津以及通调水道,朝百脉,助心行血的功能;肾主藏,有藏精气(元阴、元阳)、疏布、排泄水液浊气和纳气功能。

中医学新脏腑系统包括以下(子)系统:

- 中医肝脏腑系统。
- 中医心脏腑系统。
- 中医脾脏腑系统
- 中医肺脏腑系统。
- 中医肾脏腑系统。
- 中医脏腑系统的体腔辅助系统。

中医的脏腑系统是依照气、血分类的虚拟生物器官的分类系统,其中包括肝、心、脾、肺、肾五个脏器和胃、胆、小肠、大肠、膀胱等生物器官。中医脏腑分类概念,还可以面向器官或系统所处理的对象来分类。例如,中医心脏主要经营血和气运输;中医肺脏主要经营宗气;中医肝脏主要经营营气,兼顾经营部分卫气;中医脾脏主要经营卫气,防卫异气,同时也兼顾经营部分营气,另外,还调度血液;中医的肾脏主要经营中医的水和精气;中医的胃、胆、小肠和大肠构成了经营处理食物、营气和废气的器官;中医的膀胱是经营尿液的器官。所有脏腑器官经营的气统称脏腑器官的脏腑之气。

不同的分类方法,表示对生命过程的不同认识。例如水、无机盐、气、营养物质和能

量物质都是物质，为什么要这么划分。从物理学角度看，只需要分类物质与能量；从化学角度看，只需把物质划分为小、大分子或有机和无机物质。但是从生命活动的机制审视，物理学或化学的物质概念进一步划分是物质（营养物质）、热（能）、气、水和信息表达的不同生命运行的平衡和循环机制。

现代生物学把营养物质、水和气体都归为“大物质”概念，同时把上述谈到的“交换、纳、吐”概念统称为“大交换”，所以生物学概念中主要是“生（代谢）、大交换和调节”三个概念范畴。通过研究，可以认为把大物质概念细分为“物质、能量、气体、水、信息”并把大交换概念细分为“交换、纳、吐”，构成了“生、交换、纳、吐和调节”五个概念范畴，更适合医学应用，又可与中医五行概念范畴衔接。中医的五脏为什么会在“物质、能量、气体、水、信息”处理方面承担各自角色，是由于人体所有器官和系统都由上皮组织（被覆上皮、膜上皮、肌上皮等）、疏松结缔组织、肌肉组织和血管、淋巴管、神经等组织构成，并依照器官、系统功能要求，把这些细胞组织构成最适合的主体结构。五脏功能表现在分类细胞上，表现在不同细胞组织上，表现在组织的不同结构上和所有主体的不同目标的行为能力上。

为了更好地体现人体运行的结构模式，我们在本书中提出了专门描述脏腑分类运行功能的概念，参见图5.15。

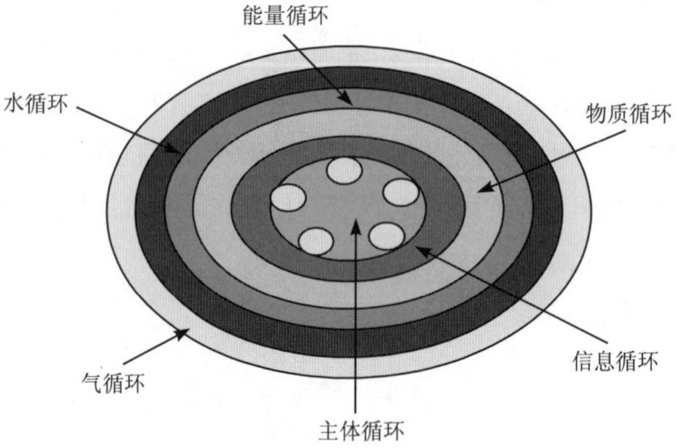

图5.15　五脏的运行循环的层次概念

在图5.15中每一个运行循环层次，无论是信息、物质、热（能）、气、水和主体（行为），都可以定义“生、交换、纳、吐、调”操作概念。例如对于物质可以有“生物质、交换物质、纳物质、吐物质、调物质”；对信息，可以有“生信息、交换信息、纳信息、吐信息、调信息”；其他可以以此类推。

“生、交换、纳、吐、调”的逻辑关系是，生物体内生，才能有资格与其他交换，交换首先是为了满足自身的吸收（纳），然后是排泄（吐）多余的，最后需要评估平衡关系，调节内生的产生。“生、交换、纳、吐、调”具体解释如下：

- **生**是指主体产生出新的信息、物质、热（能量）、气体和水/无机盐等，可以理解为现代生物学的营养物质、能量、水/无机盐、气体和信息代谢。可以有生信息、生物质、生热、生气和生水等概念。例如，肾生信息表示产生人体代谢、运行、再生的信息（肾上腺皮质激素，肾上腺髓质激素、肾素、促红细胞生长素等）；肝生物质表示产生细胞物质、营养物质、能量物质和信息物质等；心生热表示心脏在跳动中消耗能量（ATP形式），产生大量的热，滋润血液温度；脾生气体表示消化食物产生的营养物质和气体，气体可以随营养物质一起被小肠吸收，进入血液中；肺生水表示物质代谢和肺吐出二氧化碳气会产生水，而且是真水，即小分子水。

• **交换**是将信息、物质、热（能量）、气体、水/无机盐进行主体与环境和主体之间的交换，在交换中的信息、物质、热（能量）、气体、水/无机盐可以变化或不变化。例如，物质交换表示物质形态变化和交换，热交换表示能量形式（热能、机械能、化学能、光能等）的变化和交换，气交换表示清气（氧气）与浊气（二氧化碳气等）交换，水交换表示清水与浊水的交换，信息交换表示信息物质形式（化学信号、物理信号、电信号）变化和交换。交换概念可以是主体与环境的交换，也可以是不同主体之间的交换。这里的环境概念对于人体的细胞、组织、器官、系统和个体不同层次的主体概念环境是有不同含义的。例如个体环境是天、地、其他个体、水、阳光、温度、湿度、植物、动物等。对于组织、器官和系统的环境，通常是指个体内其他组织、器官和其他系统之间关联和相互作用。

• **纳**是指主体将信息、物质、热（能量）、气体、水/无机盐等吸收、接收、接受和某种储藏概念。例如，脾纳物表示胃肠吸收营养物质，在体的肉具有接受营养物质的特性；肺纳热表示吸收血液中热能；肾纳气表示接受肺交换来的清气（氧气）；肝纳水表示接受从肾交换出的清水，为蛋白质产生水环境。

• **吐**是指主体将信息、物质、热（能量）、气体、水/无机盐等物质形态，失去再利用价值的和能够吐出的物质结构排出体外。例如，肝吐气表示把血液中氨气生成尿素。肺吐物质表示物质代谢降解产生的二氧化碳吐出，而水可以继续利用。心吐水，是由于心肌用能形式主要是ATP，而产生ATP主要是由供能物质（葡萄糖、氨基酸、脂肪酸、酮体、乳酸等）在氧化和氧化磷酸化过程中产生的。在产生ATP中，还产生二氧化碳和水。可见心肌在消耗能量中，会产生大量的水。这些水如果停留在心肌，会对心动力产生负面影响，所以应当通过人体体液循环平衡体系，快速把多余的水吐出心外。

• **调**是指主体调整信息、物质、热（能量）、气体、水/无机盐在人体内比例、成分或存在形式等。例如，肺调信息表示调整人体运行信息种类和态势；肾调物质表示调整血液成分、水/无机盐、物质代谢（肾上腺皮质分泌激素调节物质代谢）和态势（肾上腺髓质分泌激素调节血管的收缩和扩张，调整了物质输送和流动）；肝调热（能量）表示调整使用能量的物质来源，在葡萄糖、脂肪、氨基酸和乳酸等物质中，选择产生作为能量来源的物质；心调气体表示如何调节气，通过含气血液对心血管产生的压力，区分肺交换的气和脾生的气，通过信息对不同气体形成不同去向；脾调水表示调配人体的体液，调整细胞液、组织液、血液之间和肠道水分的关系。

人体所有的器官和系统，都是由相互关联构成的物质、热能、气体、水和信息交换的统一平台，通过这些统一的交换平台，建立一体化的交换服务。

下面，我们用"信息、物质、热（能量）、气体、水/无机盐"和"生、交换、纳、吐、调"构成一个表格，人体五脏功能被具体化，有如下表格描述的平衡循环。

	肝	心	脾	肺	肾
物质	生物质	物质交换	纳物质	吐物质	调物质
热(能量)	调热	生热	热交换/运动	纳热	吐热
气	吐气	调气	生气	气交换	纳气
水/无机盐	纳水	吐水	调水	生水	水交换
信息	信息交换	纳信息(神)	吐信息	调信息	生信息
主体标志	信息交换	物质交换	热交换/运动	气体交换	水交换
行为标志	信息交换	物质交换	运动	感受表达	增殖/再生

上述表格中,有阴影的单元格内容是传统中医有明确(但不完整)描述的内容,其他单元格内容表示传统中医描述不清楚或不明确或缺失的内容。作者试图利用构建系统的能力和理论方法,把传统中医学的知识结构和现代生物学的知识结构构成一个平衡和对称的系统。作者认为,生物体在上述功能作用下是平衡与对称的;所有的脏器在上述系统构建中都会承担相应的角色,这些角色应当组成平衡对称的结构。这样的脏器功能描述比"物质交换、信息交换、运动、感受表达和增殖/繁殖"更具针对性和确定性。可以看到上述的表格是一个完全对称的五行运行结构,比传统五行结构运行关系平衡和对称。

依照现代生物学,尤其是现代生物化学的观点,有了物质、能量、水/无机盐、气体和信息代谢概念似乎就足够阐述问题了,不必进一步提出"生、交换、纳、吐、调"的概念。但是从系统学角度看,仅有产生物质能量的概念范畴,没有的物质能量的运动、流向、调节和交换等概念,显然不能充分、完整、足够阐述问题。

上述表格中有肝、心、脾、肺和肾五个循环,例如:

- 肝生物质→肝交换信息→肝纳水→肝吐气→肝调热→肝生物质。
- 心生热→心交换物质→心纳信息→心吐水→心调气→心生热。
- 脾生气→脾交换热→脾纳物质→脾吐信息→脾调水→脾生气。
- 肺生水→肺交换气体→肺纳热→肺吐物质→肺调信息→肺生水。
- 肾生信息→肾交换水→肾纳气→肾吐热→肾调物质→肾生信息。

上述表格中有物质、热、气、水和信息五个循环,例如:

- 肝生物质→心交换物质→脾纳物质→肺吐物质→肾调物质→肝生物质。
- 心生热→脾交换热→肺纳热→肾吐热→肝调热→心生热。
- 脾生气→肺交换气→肾纳气→肝吐气→心调气→脾生气。
- 肺生水→肾交换水→肝纳水→心吐水→脾调水→肺生水。
- 肾生信息→肝交换信息→心纳信息→脾吐信息→肺调信息→肾生信息。

以上两重循环,把物质、热、气、水、信息和肝、心、脾、肺、肾交织在一起,构成了既跨越物质、热、气、水和信息的五个循环,成为一个开放的循环体系,又跨越肝、心、脾、肺和肾系统的循环,使肝、心、脾、肺和肾在物质、热、气、水和信息的循环中都承担各自的角色。

另外，存在着一个五脏之间的大循环：

(肾调物质→肝生物质)→(肝调热→心生热)→(心调气→脾生气)→(脾调水→肺生水)→(肺调信息→肾生信息)→(肾调物质→肝生物质)

在这个两维的循环结构中，任何一点都是变化的起点，同时也是变化的终点。

从系统学角度看，如此定义五脏的分类功能，可以有更确定的含义，大大减少了不确定性。如此描述脏器五行结构，更适合西医学习和了解中医脏气运行实质，为西医和现代生物学学者对生物生命活动本质有更新认识。从如下表格的传统五行结构比较本书提出的完全平衡的五行结构(上表)，我们可以清晰地看到显著差别。

五　脏	传统中医五行结构描述	本书提供的五行结构
肝	主疏泄，藏血	肝交换信息，肝生物质，肝调热，肝吐气，肝纳水
心	主血，藏神，输送血液，助肾阳	心交换物质，心生热，心调气，心吐水，心纳信息
脾	主运化，统血，储血，升清，藏气，调水	脾交换热，脾生气，脾调水，脾纳物质，脾吐信息
肺	主气，藏津，降肃，宣发，肃降，通调水道	肺交换气体，肺生水，肺调信息，肺吐物质，肺纳热
肾	主水，藏精气，疏布，排泄，纳气，助心阴	肾交换水，肾生信息，肾调物质，肾吐热，肾纳气

经典生物学的物质、能量、气体、水及信息的运行和循环体系，是以心血管为基础的血液循环系统，其中心脏提供动力，动脉、静脉及淋巴管提供血液和淋巴液输送的管道通路，血液通过血管层层的大小、粗细分支，最后进入毛细血管，而淋巴液进入毛细淋巴管，与细胞组织液进行交换。在毛细血管和细胞组织液之间，有局部的“微循环”，调节毛细血管和组织液在局部环境的流动性。从全局看，除血液循环系统链接全身的管道通路和神经系统属于全局信息交换通路结构外，没有“其他全局性的物质交换范畴的连接管道和通路”。其实，这种描述是不完全的，不是人体内部物质、能量、气体、水和信息交换的全部结构。人体全身的细胞组织结构之间，存在着另外的连接通路结构，即人体的经络系统的通路结构。经络通路分物质、热、气体、水和信息五个层次的处理通路，连接人体全身所有的细胞组织、器官和系统。在经络系统通路结构中存在有物质交换通路，连接人体内的所有实现物质交换任务的上皮组织；存在热交换通路，连接人体内的所有肌肉组织实现热交换；存在气体交换通路，连接人体所有承担气体交换任务的上皮组织，实现气体交换；存在着水交换通路，连接人体所有承担水交换任务的上皮组织和结缔组织，实现水交换。对于信息交换，在神经系统之外，存在着经络系统的信息交换的全局性通路结构。物质、热、气体、水和信息在经络不同层次通路中流动。虽然这种流动性比血管内的血液流动性缓慢、效率低，但是它是人体全身连接的通路结构。这个通路结构依照生物物理学、生物化学、生物行为学和生物系统学的动力机制原理，产生物质、热(能)、气体、水和信息的流动性。所以，人体有物质、热(能)、气体、水和信息的“五张功能皮”，在这五张皮层次结构上，有针对物质、热(能)、气体、水和信息处理的脏腑器官和系统，有同样五个层次细胞组织通路结构，实施人体

五张皮的脏腑系统的“生、交换、纳、吐、调”功能的调节和控制。这些结构构成了人体统一的物质、热(能)、气体、水和信息交换的平台。

新五行的结构关系中，在生、交换、纳、吐、调中包含了丰富的生物化学知识结构，例如“肝生物质、心生热、脾生气、肺生水、肾生信息”、“肝交换信息、心交换物质、脾交换热、肺交换气体、肾交换水”、“肝纳水、心纳信息、脾纳物质、肺纳热、肾纳气”、“肝吐气、心吐水、脾吐信息、肺吐物质、肾吐热”和“肝调热、心调气、脾调水、肺调信息、肾调物质”中每一项概念都与动物生理学和生物化学知识结构相吻合。其中表现出的“物质生热、热生气、气生水、水生信息”包含了丰富的生物物理学知识结构。新五行结构不仅深含生物物理学知识结构，还包含普通化学和普通物理学以及天体、地球物理学的知识结构。物质生热、热生气、气生水、水生生命、有生命才能感受信息，生命表达反过来改变地球环境，如此不断循环。把这些知识结构融合在一起，构成人的生命运行的框架，并把生物化学和生物物理学作为其基础和组成部分。这样的新五行运行结构，即便从现代系统学看，也是独一无二的美妙结构，它的完美性远远超越了人类设计的任何计算机系统和信息系统。

5.4.2 中医脏腑系统功能与生命运行的五行结构总体框架

传统中医的五脏五行结构是不完全对称的完整运行结构，通过5.4.1节概念定义与描述，本书给出了一个完全对称和完整分类功能运行的结构。但是，我们需要说明，这个结构主要描述脏器分类功能的运行结构，不包括超越功能分类的生命运行结构，也就是说，本书提供的脏器新五行结构是五脏的功能分类运行结构。我们多次说，生物系统与所有非生物系统最大的区别是，生物系统是由生命单元主体构成的。生物系统的生命现象中，脏器除功能分类活动外，脏器的细胞同时还具有为了自身生命延续的生命行为或活动。主要的特点是生命的感受与表达和细胞的增殖、分化、细胞周期(G0、G1、S、G2、M)活动。显然，只有把脏器的功能分类活动和细胞的生命周期活动结合在一起，构成一个共同脏器的五行结构，才是我们需要的分类功能与生命活动描述在一个结构中的五行结构，参见图5.16。

在图5.16脏器功能与生命运行总体五行结构框架中，描述和表达了以下重要信息与概念。

白天(G1时期，假定有5%脏器细胞处在G1期)是脏腑分类功能运行时间，是神经系统主导运行的时间。这个时候运行的概念是功能信息、物质、热能、气和水，表现在细胞的物质交换、信息交换、运动、感受与表达行为，以功能信息为代表。而功能信息主要由神经系统的神经递质和内分泌系统激素为代表。当然，白天也不完全是处在功能运行时期，也有部分或较弱的生命运行，所以《黄帝内经》说，白天阳经循行占3/4时间，而阴经循行占1/4时间。12小时的白天活动后，在下午5～7点，人体开始进入夜间，从人体肾经开始进入脏器细胞增殖和细胞周期的后续时期，启动了从白天到夜间(睡眠时间)进程。肾细胞开始从G1期进入S期(DNA复制时期)，依照需要的时间，逐步进入后续时

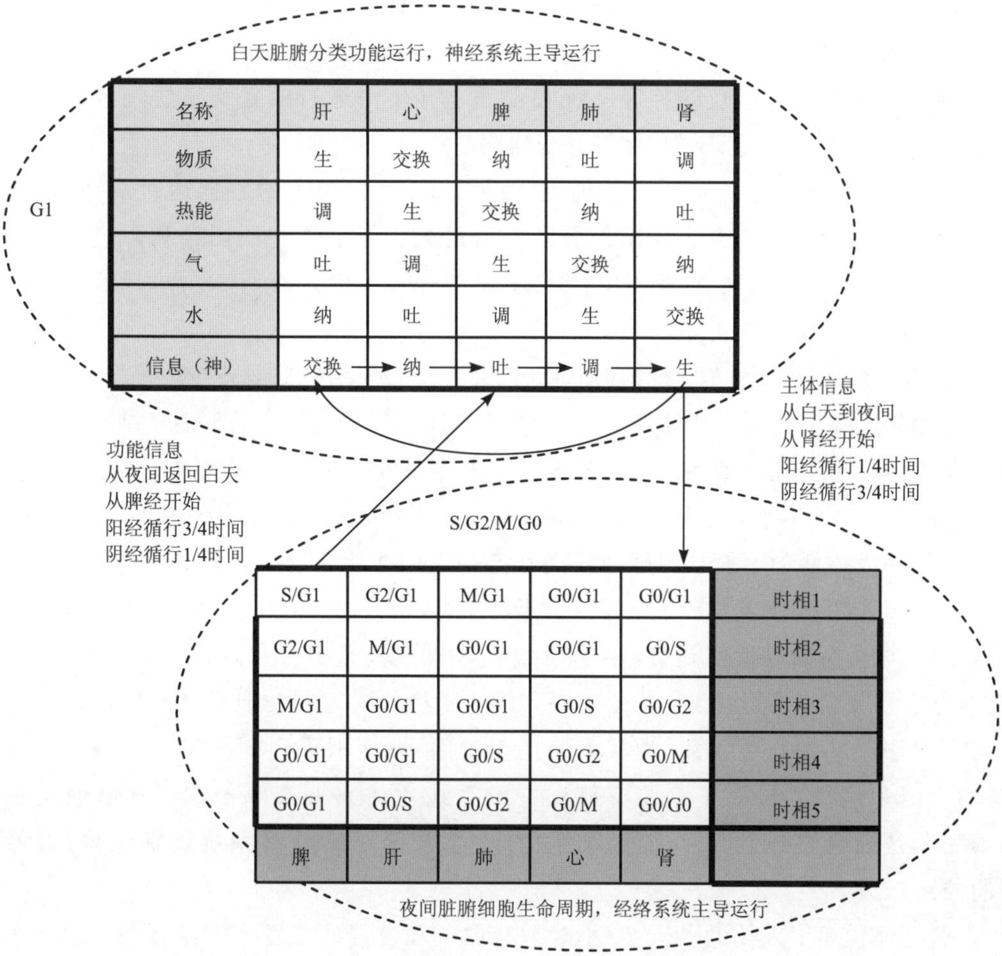

图 5.16　描述脏器功能与生命运行五行结构框架

期，即 G2、M 和 G0 时期。而心比肾晚一个时期，依次进入 S、G2、M 和 G0 时期。其他脏器，依照肾、心、肺、肝和脾顺序，陆续进入 S、G2、M 和 G0 时期。依照《黄帝内经》说，如此在夜间运行 25 周。

夜间(S+G2+M 时期，假定有 5%脏器细胞处在 S 期，5%脏器细胞处在 G2 期，5%脏器细胞处在 M 期)是脏腑细胞生命周期时间，是经络系统主导运行的时间。这个时候运行的概念是生命活动，主要表现在细胞增殖、分化与相关的准备活动。例如 DNA 复制、细胞分裂的能量和框架准备、最后实施的细胞分裂。这个时候的细胞行为表现在细胞的物质交换、信息交换、细胞形态改变、感受与表达和增殖行为，以细胞周期的主体信息为代表。脏器进入主体运行循环周期。而主体信息主要由经络系统的细胞因子(包括生长因子)代表。细胞完成增殖后，我们假定细胞进入 G0 期(细胞静息期)。当然，夜间也不完全是处在生命运行时期，也有部分或较弱的功能运行，所以《黄帝内经》说，夜间阳经循行占 1/4 时间，而阴经循行占 3/4 时间。12 小时的夜间生命活动后，在晨 5～7 点，人体开始进入白天，从人体阳经开始进入脏器功能活动时期，启动了从夜间(睡眠时间)到白天(功能活动时间)进程。脾经首先进入脏器信息运行平衡层次(紧靠最里层的主体运行循环周期的功能运行循环周期)，脏器有新的5%的细胞开始进入G1时期，开始了功能运行平衡循环。依照《黄帝内经》说，如此在白天运行25周，包括营气和卫气的循环。

人体白天主导功能运行的神经系统和夜间主导生命运行的经络系统构成了人体运行的"两分天下"，神经系统属阳，经络系统属阴。

我们从现代生物科学，尤其是干细胞学的知识结构，描述的脏器运行总体框架，与《黄帝内经》的结论相互吻合。我们无需评头论足关于子午流注的阴经和阳经占据时间的比例，因为验证此比例关系，那是现代科学家的任务。你是否对《黄帝内经》又产生了进一步崇敬的感觉呢？

功能与生命运行总体五行结构(图5.16)给了我们一些信息或猜想：

(1) 如果人体活动后产生困乏，进入睡眠状态，或者说人的活动不能从神经主导功能活动进入经络系统主导生命活动，表现出神经和情绪抑郁症状。从理论上看，只采用抑制神经系统兴奋的药物和措施，而不采用刺激经络系统运行措施，是不够的。

(2) 如果人体活动不能从睡眠或夜间状态中返回功能活动或白天状态，例如植物人，可以理解为人体活动不能从夜间状态中返回功能活动或白天状态的现象，或者说不能从经络系统主导生命活动返回到神经系统主导的功能活动现象。从理论上看，只有通过刺激与神经系统关联的经络系统，才会加快人体包括植物人返回功能和白天状态。

(3) 对于某些发育性疾病，现代人使用生长因子，而不采用刺激相关经络措施也是不够的。因为这些生长因子需要有使用它的系统主体来调节和控制。细胞使用生长素，不完全是细胞的自主行为，使用细胞因子、生长因子必须有系统级别主体(经络系统)的控制。

我们已经描述了人体的一天24小时划分白天和夜间的脏腑五行结构图。显然人体的脏腑五行结构与环境存在着相互作用和影响。人体的脏腑五行结构与环境与一天的12时辰和一年的24节气有着密切关系，用图5.17来描述。

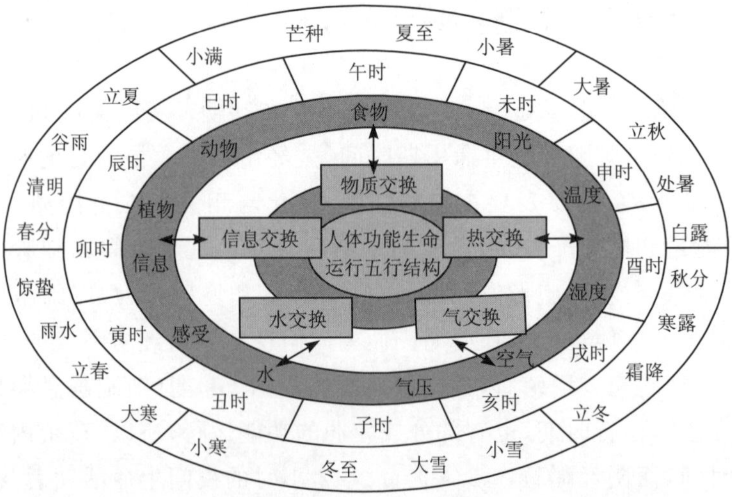

图5.17　人体生命环境与五行结构的作用与交换

在人体脏器功能与生命运行五行结构框架中，包括物质、热、气、水、信息的交换，这五个交换功能把人体的功能和生命行为的运行与人体的生存环境之间建立了通道。通过环境中的食物、阳光、土地、温度、湿度、空气、气压、水/无机盐、感受、信息、植物等要素与人生命结合起来，生命活动与环境中这些要素相互作用，影响着人的生命和功能状态，同时人的活动也影响着环境。而人生命环境中的各要素受每天的时辰和每年的节气调节，这种时辰与节气的调节，在整个进化过程中已经形成了遗传的基因和本能的行为模式，对人的生活发挥着基准作用，并通过人体内的细胞、组织、器官表达，要求人调节后天行为模式，纠正生活行为模式的偏差，以适应生命要求。

显然，这个脏腑运行的总体框架，还应当再定义人体主要经脉的功能。参见下表。

人体脏器功能与生命运行五行结构框架图(图 5.16)和人体生命环境与五行结构的作用与交换图(图 5.17)，共同构成了本书提出的人体脏腑系统功能与生命运行的五行结构总体框架。

	调　经	调脏腑体官功能(白天)	调脏腑体官再生与细胞周期(夜间)
肝经、胆经	本经	调肝、胆和关联体官的生物、交换信息、纳水、吐气、调热功能	调肝、胆和关联体官的细胞、组织、器官的再生、修复、重组
心经、小肠经	本经	调心、小肠和关联体官的生热、交换物、纳信息、吐水、调气功能	调心、小肠和关联体官的细胞、组织、器官的再生、修复、重组
脾经、胃经	本经	调脾、胃和关联体官的生气、交换热、纳物、吐信息、调水功能	调脾、胃和关联体官的细胞、组织、器官的再生、修复、重组
肺经、大肠经	本经	调肺、大肠和关联体官的生水、交换气、纳热、吐物、调信息功能	调肺、大肠和关联体官的细胞、组织、器官的再生、修复、重组
肾经、膀胱经	本经	调肾、膀胱和关联体官的生信息、交换水、纳气、吐热、调物功能	调肾、膀胱和和关联体官的细胞、组织、器官的再生、修复、重组
心包经、三焦经	本经	调体腔、六气和脏腑体官肌肉运动	调体腔、四肢和关联体官的细胞、组织、器官的再生、修复、重组
督脉	本经	调阳经、阴阳、六气、五维平衡	调再生、细胞周期调度平衡
任脉	本经	调阴经、阴阳、六气、五维平衡	

5.4.3 中医脏腑系统运行功能描述

1. 中医肝脏腑系统

中医肝主疏泄和藏血，在体为筋，在志为怒，在窍为目，在液为泪。所谓主疏泄和藏血是指“藏”和“化”的气化功能，表示肝脏行为功能是疏泄和运化血液中的营气、卫气和藏血。所谓“在体，在志，在窍，在液”是肝脏的行为在体上表达为筋，在情志上表达为怒象，在五官中表达为目象，在津液中表达为泪象。

常见的与肝相关的疾病，肝阴虚(肝血不足)、肝阳上亢、肝阳虚、肝气不和、肝脾不和、肝风内动、肝胆湿热等疾病。

中医肝胰与胆脏腑系统表达的不仅是解剖学概念的整个人体的消化腺系统、调控物质交换与代谢的外分泌系统、信息交换的内分泌系统，包括相关血管、淋巴、中枢、周围神经系统和腹腔的系膜、韧带等组织；另外，还包括相关的感觉（目、泪）、皮肤（筋）、意识神经系统（怒）的部分结构。从生物功能看，不仅有内分泌系统、消化腺系统和其他腺体器官与组织的功能，还包括人体物质代谢中枢和承担人体物质平衡感受表达、毒素感受表达和其他感受表达功能，是人体感受表达系统中的组成部分。中医肝主要经营中医的营气，兼顾经营部分中医的卫气。

所以，对中医的肝概念可以归纳如下：

中医肝＝内分泌系统＋物质代谢中心＋消化腺系统＋其他腺体系统＋人体液蛋白水溶性（蛋白/糖/脂肪）平衡的感受表达系统＋毒素感受表达系统＋人体感受表达系统组成部分

中医肝也可以称作“人体腺体系统”。

借鉴中医五行结构的描述方法，中医肝有“生物质、信息交换、纳水、吐气和调热”的分类功能，可以归纳中医肝的功能如下表。

	中医肝
生物质	中医肝是人体物质代谢服务中枢，提供蛋白、脂肪、脂蛋白、糖脂等大分子生命物质合成服务。另外，中医肝还为心脏提供ATP产生需要的小分子能量物质（例如葡萄糖、氨基酸、脂肪酸、乳酸等生成和转换）服务，以及生成排毒物质服务
信息交换	中医肝是人体的腺体系统，接受肾生信息，发出其他组织细胞物质代谢的信息，实现交换信息服务
纳水	中医肝物质代谢服务需要水，尤其是生成蛋白质需要水，产生蛋白质水化膜，保持蛋白质的化学和物理特性。另外，外分泌需要水分也是肝纳水原因。维持体液水溶性平衡需要非常多的水分
吐气	中医肝吐气主要是吐“脾生之气”（消化管道吸收之气和细胞代谢产生之气），肝门静脉富含营养物质和气体的血，其中的有毒气体由肝代谢和排毒。还有未被肝处理的脾生之气，形成肝肠气体循环，最后通过大肠、肛门排出，称为肝吐气
调热	肝为心生之热进行调节。心脏在运动、休息、吃饭、睡眠、用脑等不同状态中使用产生ATP的能量物质不同，肝调热（能量）表示调整使用能量的物质来源，在葡萄糖、脂肪酸、氨基酸和乳酸等物质中，选择产生作为能量来源的物质
说明	中医肝生物质、交换信息、纳水、吐气、调热等行为和结果可以在肝门静脉和下腔主静脉血液比较中观察到，中医肝的上述分类服务行为功能可以通过中医肝的经络（肝经、胆经、三焦经等）各层交换通路自身经气流动状态和关联的组织、器官感受表达之

中医肝系统，之所以具有物质、热、气体、水和信息的处理能力，是由于中医肝系统的器官有能够处理物质、热、气体、水和信息的腺细胞组织、上皮组织、结缔组织、肌肉组织和神经组织（包括前神经组织）。

下面，我们就中医肝的一些功能分类做说明。

1）中医肝是人体整个内分泌系统（信息交换中枢）

中医“肝”标识是整个人体的腺体系统，包括内分泌系统、消化腺系统等。但是，如果仅从消化管道的器官静脉血汇合到肝门静脉中，是不容易认识到“肝主疏泄”功能的。中医肝当然把胰脏考虑在内，中医肝不仅是人体生命物质蛋白质、脂肪的主要合成器官，也是肝外组织在胰岛素作用下的葡萄糖降解动员与人体糖原分解主要器官，还是脂肪动员器官，是人体物质代谢的中枢。这时，我们可以看到营养物质被“疏泄”的功能的发挥和态势。但是,作者认为这还不是“肝主疏泄”全部的机制。肝脏的物质代谢,被肝外组织不同受体的细胞接受,还不能解释中医肝的“木与风”的现象,因为必须考虑到人体经络的肝经、胆经和其他感受表达网络的影响与作用。中医肝“疏泄”的功能与肝经的感受表达关联是分不开的。如果,我们考虑到内分泌系统在人体自下而上的分布来看,最下面是性腺,往上是肾与肾上腺,再往上是胰和肝内分泌部分,再往上依次是胸腺、甲状腺、扁桃体、垂体、下丘脑等,这些内分泌组织和器官,从血液流向看,性腺、肾、肾上腺、胰和肝都是向上,进入下主静脉。而下丘脑、垂体、扁桃体、甲状腺、胸腺等向下,到上主静脉。从经络系统循行走向看,肝经是自下而上走向的。例如,中医解释人体愤怒的情绪,是由于肾上腺素和去甲肾上腺素的作用,使愤怒的情志向上发泄,并影响肝脏;不是肾上腺自身,使肝门静脉收缩,产生郁结现象。

中医肝包括相关的植物神经,即交感神经和副交感神经,并受其调节。交感神经兴奋(运动态)使肝动脉血管和门静脉血管收缩,肝分泌抑制。肝功能、肝生物质能力降低,信息交换能力增强。副交感神经兴奋(非运动态)使肝动脉血管和门静脉血管扩张,肝分泌增强,胆管蠕动增强。肝功能、肝生物质能力增强,信息交换能力降低。

中医肝是以肝、胰、胆和其他消化腺组织和弥散腺细胞为主的腺体系统,是实现人体所有细胞降解葡萄糖和合成糖原与脂肪调度的组织器官。它通过经络系统的肝、胆经和其他感受表达网络相互关联,并与人体内分泌组织、器官关联在一起,在中医经络系统的一体化控制体制的作用下,肝主“疏泄”是完全正确的。

需要解释的是,中医肝是人体的腺体系统,包括生物学的内分泌系统,依照传统的中医生命观,生物学的神经、内分泌和经络以及其他感受表达的网络结构,都属于生物体的统一信息交换平台结构的组成部分。依据现代科学认识,中医肝概念已经包含神经系统,并认为神经系统和内分泌系统之间调节和控制关系中,内分泌系统是主导主体,而神经系统是中医肝系统的外延部分。也就是说,神经系统分泌神经递质与内分泌器官分泌激素是不同形态的信息交换结构,但其本质都是信息交换。把经络系统、内分泌系统和神经系统一考虑,经络系统的细胞间通信是基础性生命信息交换结构,内分泌系统是信息交换的中心,而神经系统是信息交换中心的外延或终端部分,它们之间构成了复杂模式的调节和关联关系。在神经系统主管的运动(分泌)和感觉范围内,神经系统为生命主体的信息交换增加了目标性和主动性,尤其是意识神经对生命基础活动的反作用,大大提高了生命主体的行为目标性和效能。从“五张皮”理论概念出发,有显著的目标性和效能,并不能使神经系统成为人体生命活动的信息交换中心,内分泌系统或者说中医肝作为人体生命交换中心是理所当然。

另外,由于人体信息处理功能被分配到人体所有的组织、器官和系统中,可以发现中医脏腑系统在物质、热(能)、气体、水和信息的“五张功能皮”中,依照生物学的“代谢、大交换和调节”观察,有角色的交叉和某种程度功能覆盖,但是从本书提出的分类功能(生、交换、纳、吐、调)上观察,中医系统划分没有交叉和功能覆盖。例如中医肝包含内分泌系统,依照生物学概念,应当包括肾和肾上腺信息处理活动,其信息处理功能是“交换信息”。

在论述中医肾的信息功能时，其处理功能是“生信息”（也包括肾和肾上腺信息处理活动），与中医肝的信息处理功能不覆盖。另外，中医心有“纳信息”（包括心血管的信息处理活动），中医脾有“吐信息”（包括消化管道和人体肌肉组织的信息处理活动），中医肺有“调信息”（包括呼吸系统的信息处理活动）。虽然都是信息处理，但处理功能是不同的。读者也许会发现，这种相互作用和依照物质、热、气体、水和信息的系统功能分类和划分，对生物系统有更多的真实性和科学性。

2）中医肝是人体物质代谢中心和物质感受表达系统（肝生物质）

对于人体物质处理，人体脏器有不同的分工，肝生物质是其物质方面的工作。肝生物质是指肝作为营养物质代谢的中枢，代谢包括蛋白质、脂肪、糖原和人体需要的蛋白聚糖、糖蛋白、脂蛋白和核蛋白等大分子复合体物质。

3）中医肝是人体物质代谢中心和物质感受表达系统（中医肝脏藏血）

中医肝脏主疏泄和藏血，在体为筋，在志为怒，在窍为目，在液为泪。所谓主疏泄和藏血是指“藏”和“化”的气化功能，表示肝脏行为功能是疏泄和运化血液中的营气、卫气并藏血。这个“藏”和“化”的气化功能主要是现代生物学的物质代谢，包括蛋白质（氨基酸）、脂肪（甘油、脂肪酸）和糖等生命物质代谢。另外，中医肝是人体的物质感受表达系统，包括感受物质、热、气体、水和信息以及它们的平衡。

从解剖学看，肝脏虽然有一些储血的能力，但是与脾脏比较起来，有很大差距。但是，由于整个消化系统和脾脏血液（腹腔内非对称单器官）都汇总到肝门静脉，通过肝脏进入下腔主静脉中。中医谈到肝脏“藏血”是指包括“脾脏和消化管道血液的储存的总和”。从心脏的位置上观察，血液储藏是从肝脏提供的。中医说脾脏“统血”，而不讲“藏血”，与上述的分析也有关系。肝脏有储存血液的功能，虽然储存血液数量比脾脏少很多。人身体运行中，通常在更加剧烈和高强度的运动或者特别强烈的刺激下，才会调度肝脏中储存的血液。

中医的脏腑学说中没有胰脏，这主要是由于中医讨论脏器功能时，考虑的是营气、卫气、宗气、谷气、精气等概念，不是现代生物学的糖、蛋白质、脂肪等物质概念，不区别营养物质的细致概念。胰脏应包含在“中医的肝脏”中。现代生物学，尤其是现代干细胞生物学的证实，胰脏和肝脏是“兄弟或姐妹”脏器关系。在胚胎发育时期，都是由内胚层的原消化管的前肠部分共同的祖干细胞发育而成。在功能上也有类似的结构，例如都有外分泌和内分泌部分组织器官。肝外分泌是分泌胆汁，通过胆管到十二指肠；胰外分泌是分泌消化酶，通过胰液导管到十二指肠。肝内分泌细胞分泌各种蛋白物质到血液中，胰内分泌细胞（α细胞、β细胞、δ细胞，PP细胞）分泌各种激素物质（胰岛素、胰高血糖素、胰生长抑制素、胰多肽）到血液中。其中胰高血糖素还是直接面向肝脏分泌的激素物质。胰脏通过自己的输出静脉血管与从肠中来的富含营养物质血液汇合一起，通过肝脏门静脉进入肝脏。它们都是血液循环系统与消化系统接口的器官。

4）中医肝纳水、吐气、调热的说明

处理人体内的水，脏器有不同的分工，肝纳水是其分类功能服务。肝纳水表示肝脏生成蛋白质需要水化膜，构成稳定结构的蛋白水溶性体液。根据生物化学提供的概念，大约1克蛋白质，可以吸收0.3克到0.5克的水。另外，人体腺体的外分泌同样需要很多水分，所以中医肝纳水是正确的。

处理人体内的气体，脏器有不同的分工，肝吐气是其分类功能服务。肝吐气表示被肠吸收的某些气体（氨气），在肝中被转化成排泄物质（尿素）。另外，肝肠气体循环，最后通过大肠、肛门排出，也属于肝吐气形式。如果肝不能顺利吐气，便产生肝气郁结，肝气郁结产生肝火，久肝火产生肝风。

处理人体的能量或热，脏器有不同的分工，肝调热是其分类功能服务。调热是指调冷热平衡性和腺体分泌能力。其中的肝调热表示，肝为心生之热进行调节。心脏在人体的休息、工作、运动、吃饭等不同行为模式中有不同的供热物质的要求，例如心肌在休息和空腹时由脂类供能，饭后由葡萄糖供能，运动时由乳酸供能等。肝脏在不同状态中，提供不同的供能物质，不同的供能物质产生不同的热。

2. 中医心脏腑系统

中医认为心主血和藏（主）神，在体为脉，在志为喜，在窍为舌，在液为汗。所谓主血和藏神是指“藏”和“化”的气化功能，表示心脏行为功能是输送血液和藏神。所谓“在体，在志，在窍，在液”是心脏的行为在体上表达为脉象，在情志上表达为喜象，在五官中表达为舌象，在津液中表达为汗象。中医认为，心肾相交，心助肾阳，肾助心阴，保持心肾关系平衡。

常见的与心相关的疾病，中医认为有心阳虚（心气虚，表现出心力不足虚弱症状）、心阴虚（心血不足，表现出血亏、贫血、缺氧等病症）、心阳亢奋或心火盛（心功能亢奋，心跳过速）、心痛（心血淤阻，主要呈现出心绞痛、心肌梗死、冠心病等）、心肾不交（心阴虚和肾阴虚同时出现）、心包受邪（心包受感染，神志昏迷、抽风）、心脾两虚（心阳虚与脾阳虚同时出现，出现消化不良，失眠、月经不调）等。

中医心脏（血管，血液）系统表达的是整个人体解剖学概念的血液循环系统（心脏、血管、血液）、内分泌系统、调控循环系统、内分泌系统运行的中枢和周围神经系统以及相关心包、胸腔内系膜和韧带等组织，还包括相关的感觉（舌）、皮肤（汗）、意识神经系统部分。当然，中医心脏主要经营血和气运输。心脏、血管是人体血液循环、物质交换和信息交换动力实体器官和网络体系。这种交换概念主要表现在动静脉毛细血管血液与人体组织的组织液之间的物质交换。中医心同时还是人体生命行为的感受表达系统（心主神）。

所以，中医心概念可以如下归纳：

中医心＝人体血液输送系统（物质交换系统）＋人体血管感受表达中心＋人体液糖水溶性（糖/脂肪/水・无机盐）平衡感受表达系统＋生命主体活力（能量）感受表达系统＋人体感受表达系统组成部分

借鉴中医五行结构的描述方法，中医心有“生热、物质交换、纳(藏)信息、吐水和调气”的分类功能，可以归纳中医心的功能如下表。

	中医心
生热	心是全身热的源泉，心肌使用ATP作为能量物质，消耗ATP产生热能，所以心生热
物质交换	中医心是人体物质交换中枢。其中心血管系统为全身输送血液(营养物质、水、无机盐、氧气、二氧化碳和血细胞等)，在动静脉毛细血管与组织液之间实行物质交换。人体交换物质范畴内，还有小肠管道交换物质和肾脏交换物质
纳信息(神)	心与血管网络是人体接受信息最集中的器官和组织，自身有心血管前器官神经节脉络分布，同时又是对血压、脉动、血液物质和血液细胞的主要生命感受表达网络，与所有组织、器官连接。另外，血管还感受表达神经系统和内分泌系统的信息。心血管接受神经(心脏收缩、舒张，血管紧张调节)、内分泌激素、经络信息(细胞主体、行为、状态和周期信息)和其他感受表达信息，并改变状态称之为“心纳信息(神)”，否则为心不纳信息
吐水	中医心吐水，包括心血管吐水和肠吐水。心把能量代谢和ATP循环产生的多余水吐出心血管外，称为心吐水。心吐水才能交换物质。心不吐水(心脏充血)，影响心血管运动，伤及心血管
调气	心为中医脾生气而提供调气服务。由于心血管识别、区分肺交换进入体内的氧气和脾所生之气(例如二氧化碳、氨气和其他气体)，所以心对气体在体内的流动性和态势做出调节
说明	中医心生热、交换物质、纳信息、吐水、调气等行为和结果可以在心主动脉和心主静脉的血液比较中和心血管脉动、血压上观察到，可以在神经系统的信息表达中观察到。中医心的上述分类服务行为功能还可以通过中医心的经络(心经、小肠经、心包经等)各层交换通路自身经气流动状态和关联的组织、器官感受表达之

中医心血管系统，之所以具有物质、热、气体、水和信息的处理能力，是由于心血管系统的器官有能够处理物质、热、气体、水和信息的上皮组织、结缔组织、肌肉组织和神经组织(包括前神经组织)、弥散分布的腺细胞。

下面，我们就心脏的一些功能分类给予说明。

1) 中医心是人体血液的输送系统(物质交换中枢，心主血)

心脏是人体血液循环和淋巴循环系统的动力中心，心脏在整个人生命周期中保持有节律的搏动，推动血液在血管系统和淋巴液在淋巴管网络中循环。心脏通过主动脉、腹动脉、肾动脉、颈动脉、上肢动脉和门静脉、腹静脉、颈静脉、下肢静脉与主要的脏腑器官(肺、肝、脾、胃、小肠、大肠、肾、膀胱等)、头部和四肢通过循环系统连接在一起。这种交换概念主要表现在动静脉毛细血管血液与人体组织的组织液之间物质交换。血液中的小分子物质和脂溶性物质利用血管通透性穿过内皮细胞；大分子物质、大分子水功能团等通过血管内皮孔、细胞间歇或细胞吞吐穿越血管内皮，实行物质交换。心脏是人体内主要的“耗氧大户”，心肌细胞有最多的线粒体，维持心脏运动所需的能量。线粒体是细胞的“动力工厂”。

心受交感神经调节，在兴奋时，心率过快，冠状动脉扩展，血压升高，血液流量增大和血液温度提高。心同样受副交感神经调节，在休息时，心跳减慢、冠状动脉收缩、肺脏血管平滑肌扩张、血压降低、血流量减少、血温度降低。

2) 中医心是人体生命活动感受表达的基础系统(心纳信息，心主神)

人体所有的运行状态都与心有关，心也是接受运行信息最主要的器官之一，包括神经信息、内分泌系统信息和经络系统提供的信息。但是心还从血管网络中感受和表达信息。这个命题可以从以下几个方面说明：

(1) **心血管可以感受表达神经系统神经递质信息**。从解剖学看，人体心脏的传导结构由心肌特异分化细胞组成，形成传导网络结构，包括窦房结、房室结、房室束及纤维。窦房结位于主静脉和右心房交接处，直接感受流入心脏的血液和血管信息，产生心房节律。房室结位于右心房心膜下面，其作用是把窦房结的传导信息，经过延迟传导心室，产生心室节律。房室束是传导信息的束结构，分左、右束支，作用到左、右心室的心肌上。调节心脏节律的交感神经和副交感神经作用在窦房结和心脏血管上，调整心跳节律和血管收缩与舒张。作者认为，心脏的传导结构是人体内最显著的器官神经节，当然也是前神经系统的心器官的神经节。

(2) **心血管可以感受表达内分泌系统的激素信息**。例如肾上腺素、去甲肾上腺素、肾素、血管紧张素、血管扩张素(缓激肽)和前列腺素等激素，调节心率、血管扩张或紧缩，血压的增加或降低。内分泌信息直接影响到心血管的物质代谢和血液的运行态势。

(3) **心血管可以感受表达血压的信息**。血管中有血液物质感受器，在颈动脉窦，主动脉弓血管壁外膜有丰富的神经末梢，能够感受血管压力，如果血压增加，神经末梢兴奋增加，并通过神经系统传输到心血管神经中枢。而心血管神经中枢做负反馈改变，控制血管扩张、心脏收缩减弱和血压降低。其实，血管的压力直接作用在血管连接的所有细胞、组织、器官上，作者认为，这种直接作用超过了通过神经系统的调节。

(4) **心血管可以感受表达血液物质的信息**。血管中有血液物质感受器，颈动脉窦，主动脉弓附近有丰富的化学物质受体，例如对氧气和二氧化碳气的感受，对它们的浓度作出反应。在缺氧时，通过这些感受器，由植物神经和心血管神经中枢调整心脏的收缩力、心跳速率、血管扩张紧缩、血压的增加降低。

从系统学角度看，上述的心血管系统是对“血管脉动、压力、血液物质、血液细胞”向所有细胞、组织和器官传递最直接的信息。这个问题，有些像人类社会的物流网络，在这个网络中，感受的信息是比任何电信网络、计算机网络、电视网络都更加直接的方式，向网络联系的主体表达了最直接的信息。

(5) **心血管可以感受表达经络系统的细胞因子信息**。除传统的心经外，心经通过心脏和主要血管的器官神经节，把心经关联扩大到全身所有的组织和器官，并实现相互感受表达。这种感受表达关系到心血管的细胞组织基本生命行为功能发挥和心血管的再生、细胞周期、增殖、分化和细胞活力。

所以，我们可以归纳出心血管系统感受表达神经系统信息(运动和感受器信息，包括压力和物质感受器)、内分泌信息(物资和能量代谢)和经络系统信息(细胞主体信息)，而且非常全面和深刻。

中医说心藏(主)神的本质是，心脏的脉动、血管运动、血液流动、神经感受与调节、激素信号通信、经络系统血管脉络(前神经节脉络)感受表达，共同构成了“血管感受表达网络”组成结构。血管是人体细胞、组织、器官最重要的、最大的、最基本的生命物质、信息和行为感受表达网络。

如果认识到上述本质问题，再来讨论心藏(主)神，就变得简单了，请看下面的几个简单命题：

(1) 心脏通过血管感受表达网络，在任何神经、控制和调节系统之前，向所有与之联系的细胞、组织和器官传递了心脏运行状态信息，包括心脏脉动、压力、血液物质和血液细胞的信息。

(2) 与血管感受表达网络联系的所有细胞、组织和器官，通过该网络向心脏和相互之间表达自身的运行状态信息，包括功能和生命信息，例如细胞周期信息、再生信息等。

(3) 心脏与血管感受表达网络联系的所有细胞、组织和器官对彼此的表达都能够感受，并能作出力所能及的协同反应。

如果心脏在运行中出现问题，例如严重心悸和心跳无力，这种运行状态，不需要通过神经系统或内分泌系统告诉其他细胞、组织和器官，因为神经系统和内分泌系统的细胞、组织和器官与其他系统的细胞、组织和器官几乎同时感受到这些信息。这种信息的传递，是全面的，甚至包括神经系统都会感到"六神无主"和"不知所措"。只有等待体内慢慢调整，或改变某种方式，等待恢复。对于人类，出现这种情况，一定会感到惊慌、恐惧和死神的召唤。所以，心是五脏之主(君王)，是六神之主是理所当然的。

3) 心生热、调气、吐水的说明

血液循环是人体全身热和温度维系的源泉，心肌使用 ATP 作为能量物质，消耗 ATP 产生热能，所以说心生热。人体能量或热处理，人体脏器有不同的分工，包括心生热、脾交换热(能量)、肺纳热、肾调热、肝吐热。心脏输送血液是通过心肌运动产生，而心肌运动消耗能量并产生热。

心调气是指对"脾生之气、肺交换之气、肾纳之气和肝吐之气"进行调节，调理人体气机的一致性、疏滞和顺逆。由于心血管能够识别、区分肺交换进入体内的氧气和脾所生之气(例如二氧化碳、氨气和其他气体)，所以心能够对气体在体内的流动性和态势做出调节。通过改变血管传输特性，改变血液中气的走向和成分。

人体水环境是通过人体所有细胞、组织、器官共同具备分工处理的环境，例如人体脏器有不同的分工，包括肺生水、肾交换水、肝纳水、心吐水和脾调水。所谓心吐水，是由于心肌用能形式主要是 ATP。在产生 ATP 中，还产生二氧化碳和水。心肌消耗能量，会产生大量的水。这些水如果停留在心肌，当然对心动动力产生负面影响，所以应当快速把多余的水吐出心外。中医心的功能主要表现在气、血(物质)，而不表现在水，如果心中的水多了(例如心包中有多余的水)，则表现为一种病态。中医讲心助肾阳，包含这个意思，另外有心火过，排尿赤热意思。

4) 心"在体为脉，在志为喜，在窍为舌和在液为汗"的说明

心血管网络系统是人体最大的生命活动感受表达的网络系统，通过血管脉动、血压、血液物质和血液细胞与血管联系的一切细胞、组织、器官相互作用并彼此相互感受与表

达。所以，中医心提出在体感受与表达为脉，在情志、恶欲方面的感受与表达为喜，在五官的感受与表达主要表现在舌，在体表感受与表达为汗。这些结论是直觉观察结果，是考虑中医心的感受与表达的直接依据，不是推论性质的结论。

3. 中医脾脏腑系统

中医脾主运化（营气、卫气、水液）、升清、藏气和统血，在体为肉，在志为思，在窍为口，在液为涎。所谓主运化、升清和藏气是指“藏”和“化”的气化功能，表示脾脏行为功能是运化和升清气、血中的营气、卫气及藏气、统血。所谓“在体，在志，在窍，在液”是脾脏的行为在体上表达为肉，在情志上表达为思，在五官中表达为口，在津液中表达为涎。

常见的与脾相关的疾病，脾胃虚（脾虚和胃虚同时发生，胃肠道蠕动和分泌弱，慢性胃肠道慢性感染、肝脏疾病）、脾阳虚（脾虚胃寒，胃肠功能紊乱）、脾虚湿热（慢性胃肠炎症、慢性肝脏疾病）、脾不统血（各种出血病）、胃热（胃肠实热、口腔溃疡、牙周炎、糖尿病）、胃阴不足（口干、缺少津液、慢性胃炎、糖尿病）等。

对中医的脾脏器官概念可以如下归纳：中医脾脏系统表达的是整个人体解剖学概念的消化系统、免疫系统和淋巴循环系统以及相关的血管系统、中枢与周围神经系统和相关腹腔的系膜、韧带等组织。另外，还包括相关的感觉（口、涎）、皮肤（肉）、意识神经系统（思）的部分内容。主要经营中医的卫气，防卫异气，同时兼顾经营部分中医的营气，特别强调脾脏为消化系统供血和储血的功能。另外，还调度血液。当然，中医脾脏主要承担淋巴免疫防护系统、血液循环系统与消化系统的实体接口器官。

所以，中医脾概念可以如下归纳：

中医脾＝人体消化管道系统＋免疫系统和淋巴循环系统＋人体运动肌肉组织＋人体液水/脂溶性（脂肪/水·无机盐/核酸）平衡感受表达系统＋食物感受表达系统＋人体感受表达系统组成部分

借鉴中医五行结构的描述方法，中医脾有“生气、热交换、纳物质、吐信息和调水”的分类功能，可以归纳中医脾的功能如下表。

	中医脾
生气	脾胃消化食物产生营养物质和气体，细胞组织代谢产生的二氧化碳和水
热交换/运动	消化管道平滑肌和骨骼肌运动消耗 ATP，ATP 循环与消化食物产生热活动统称中医脾交换热。中医脾胃是人体的热与能量转换的中枢（中医卫气）
纳物质	胃肠吸收营养物质，脾在体之肌肉和脂肪组织接受、储存多余物质
吐信息	信息使用后，要被消除和终止作用，不能持续作用。中医脾吐信息表示胃肠管道和肌肉组织是人体信息处理的终端部位，使用过的信息被消除、终止作用和被吐出
调水	为中医肺生水提供的脾调节水服务。中医脾是调节人体水环境的重要器官，表现在调节血管、组织内和肠道内水分
说明	中医脾的生气、交换热、纳物质、吐信息、调水等行为和结果可以在肝门静脉、静脉和动脉血液的比较中、消化管道和肌肉运动情况中观察到。中医脾上述分类服务行为功能还可以通过中医脾经络（脾经、胃经、三焦经等）各层交换通路自身经气流动状态和关联的组织、器官感受表达之

中医脾系统，之所以具有物质、热、气体、水和信息的处理能力，是由于中医脾系统的器官有能够处理物质、热、气体、水和信息的上皮组织、结缔组织、肌肉组织和神经组织（包括前神经组织）及腺细胞组织。

下面，我们就中医脾的一些的功能分类做说明。

1）中医脾是人体脂溶性营养物质吸收系统（脾脏经营营气）

从现代人胚胎发育看，脾脏与消化管道和消化腺系统有发育密切关系。脾脏是肝脏的直接供血器官（脾脏输出的血直接进入门静脉），也是其他消化系统器官的间接的供血器官。消化系统承担把食物消化成可以接受的营养物质的重要任务，被消化的营养物质在小肠、大肠中被吸收，排泄未消化浊物。除在小肠中合成一些需要的营养物质外，主要的水溶性营养物质和少量脂肪物质和脂溶性营养物质通过肠血管被送入肝脏继续合成人所需要的大分子营养物质和分解有害物质。另外一些脂肪性物质，包括脂肪微粒，被送入小肠的淋巴管，进入淋巴系统并通过颈部静脉，进入血液循环系统。由于脂肪不能溶于水，不能被细胞吸收。被循环系统送入肝脏，脂肪与蛋白质生成脂蛋白（VLDL、LDL、HDL）被再次送回循环系统，可以被细胞所接受，通过细胞“胞吞”，形成吞噬体，在细胞内与溶酶体结合，被多种酶降解为氨基酸、脂肪酸和葡萄糖，被细胞吸收作为进一步合成需要大分子物质并进一步降解，作为能量物质（ATP）使用和储存。

中医脾（胃、肠）包括相关的植物神经，例如交感神经和副交感神经，并受其调节。交感神经兴奋（运动态）使消化系统血管收缩、消化管道蠕动减慢和消化腺体分泌抑制，脾胃功能减弱、肌肉消耗物质、氧气和能量增多。副交感神经兴奋（非运动态）使消化系统血管扩张、消化管道蠕动加快、消化腺体分泌增强，脾胃消化与吸收功能增强，肌肉物质、氧气与能量消耗减少，脂肪存储增加。

2）中医脾是人体淋巴系统和免疫系统（脾脏经营卫气）

西医把脾脏视为淋巴系统中重要器官，而淋巴系统是人体最重要的免疫防护系统。从现代生物学看，脾脏归类在淋巴系统，但是在物质结构的连接关系上，是处在血液循环系统连接通路上。在整个淋巴系统中，脾脏与其他淋巴组织、器官不同，脾脏处在血液循环的网络上，而不是处在淋巴管的网络上。说明脾脏与淋巴系统的其他部分还有区别，有特殊的功能。

3）中医脾是人体水溶性和脂溶性感受表达系统（脾脏调水、统血）

中医的脾脏是表达人体的淋巴系统的功能，淋巴系统是生成人体体液淋巴液的主要系统。在淋巴管中输送和运行着淋巴液。人体中水液有三个脏器承担不同的角色。中医肺交换氧气和二氧化碳气生水（细胞氧化生水与二氧化碳）。中医脾脏是调节水液的脏器，通过脾脏藏血和体液功能，调节人体运行血液和体液，调整消化系统体液，既可以通过胃肠吸收水液，又可以从体液中向肠道返回水液，改变调整消化系统中温、热与寒、凉，改变肠蠕动的快或慢，表现在人便秘或便稀。中医肾是藏水的脏器。所以，对于体液，对于人体水环境，人体脏器有不同的分工，包括肺生水、肾交换水、肝纳水，心吐水、脾调水。这里的调水是指调水道、燥湿和免疫活力。

从现代人体的生物系统看，脾脏有造血、储存血液的功能（血库，可以储存1000毫升血），是人体免疫系统（血液过滤、免疫应答、处理衰老红细胞、产生白细胞、抗体、吞噬细胞等）。胚胎期间，脾脏承担了造血功能，从胚胎发育过程看，胚胎时期是由卵黄囊造血；在胎儿时期是由肝脏和脾脏（包括胸腺、淋巴结等）共同造血，脾脏的造血干细胞是从胚肝中来，通过循环系统迁徙脾脏；在成体时期是由骨髓和脾脏造血。在成体时期，脾脏的造血功能与骨髓造血是相互冗余的。可见脾脏的“统血”功能。中医说脾脏“统血”，而不讲“藏血”。中医谈到肝脏“藏血”是指包括“脾脏和消化管道血液储存的总和”。这是因为整个消化系统和脾脏血液（腹腔内非对称单器官）都汇总到肝门静脉，通过肝脏进入下腔主静脉中。所以，脾脏（包括胸腺、淋巴结等）供血是直接供给肝脏，然后经过循环，再入腹腔动脉，由于增加血量，使得消化系统的器官得到多的血液供给。从储藏血液功能讲，脾脏的功能是独一无二的，这种储藏血液功能在吃饱食物需要消化、或剧烈运动和高强度的脑力活动等比常态需要更多血液补充的状态下，脾脏有应急的支援作用。饮食多了，消化食物需要更多的供血，帮助消化。无论从脾脏功能，还是从脾脏与主要消化器官的发育关系，脾脏都可以理解为人体消化系统特别的“供血系统”。

4）中医脾生气、纳物质、吐信息的说明

人体内血液、体液、细胞液离不开气体，其中大部分气体溶解在体液中。脾胃通过消化食物产生营养物质和气体细胞组织代谢产生的二氧化碳和水，其中的氨气被肝脏处理成尿素，供排泄用，而其他大部分气体继续在血液中循环，一部分被肺交换出，另一部分再进入胃肠血管，在血压的推动下，再入肠道，希望从肠道中吐出。如果肠道蠕动功能不好，在肠道气压下，又会被肠道吸收，再次进入血管到肝的门静脉中。如此循环称为气体的异常“肝肠循环”。血液和体液中气体含量高，血管会受到较大的压力。

人体物质处理环节中，中医脾所纳食物中的营养物质由胃肠吸收，血管中营养物质由“脾在体之肌肉”吸收接受或储存多余物质。人体信息处理环节中，中医脾是神经系统和内分泌系统作用的终端部位，消化管道和肌肉组织，由于运动消耗能量和实现了热交换，要把使用过的信息消除和吐出，以便终止信息作用，避免持续信号刺激对生物主体产生的副作用。消除和终止信号持续刺激，主要的方法是水解和磷酸化分解，或者使受体感受能力钝化，或使受体数量减少，降低细胞对信息的感受能力。吐掉信息的细胞需要恢复常态，包括细胞恢复静息电位、钙离子浓度恢复常态和细胞阴阳离子恢复平衡以及蛋白激酶和磷酸酶恢复平衡等。细胞恢复常态还包括细胞受体去钝化、受体数量恢复和ATP恢复储备等。如果脾胃不能吐出信息，肌肉组织的紧张状态不能改变（细胞组织产生郁结，代谢紊乱和细胞周期、增殖、分化失控），不吐信息会伤脾，肌肉紧张不能舒缓。

5）中医的胃肠是人体“水和食物”的消化管道系统

中医的胃肠系统是中医的脾/胃肠脏腑系统的分系统。中医的胃肠系统包括胃、小肠、大肠腑器官。胃肠腑器官，对于现代解剖学来说是虚拟的腑器官。

(1) **中医的胃器官主要负责收纳和消化水谷**。胃收缩蠕动和分泌胃消化液，显然主要的功能是容纳、消化、传递输送和少许的吸收。中、西医的胃器官近似。但是中医的胃还应当包括胃的血管、系膜、韧带以及相关的中枢与周围神经系统。依照现代解剖学，胃动脉与脾动脉归口与腹总动脉连接。胃静脉与肝门静脉连接。

中医认为胃与脾脏互为表里。胃与脾脏互为表里关系，通常中医不解释这种表里关系产生的原理和机制，主要从疾病产生和治疗效果关系解释。作者认为是通过胃消化食物，需要脾脏补充血液而建立信息与行为表里关系。

中医的胃腑器官概念范畴，同样比解剖学的胃器官概念范畴大。

(2) **中医的小肠腑器官**。小肠器官主要负责受盛、消化食物并吸收营养(包括水分和气体)，分泌清浊，清者被吸收，浊者被输送到大肠被排泄。小肠可以蠕动，帮助消化。中、西医的小肠器官近似。但是中医的小肠还应当包括小肠的血管、系膜、韧带以及相关的中枢与周围神经系统。

小肠和大肠的动脉直接与腹动脉连接，小肠绒毛有非常丰富的毛细血管和毛细淋巴管的网络，毛细血管在肛门进入静脉，进入肝脏。毛细淋巴管经淋巴管、淋巴干、胸导管最后进入颈静脉，进入血液循环系统。水、无机盐、葡萄糖、氨基酸、水溶性维生素多数进入毛细血管入肝。而甘油、脂肪酸和脂溶性维生素多数进入毛细淋巴管，并在淋巴管中聚集、消化、被处理。

中医认为小肠与心脏互为表里。中医解释这种表里关系是由于两者之间的经络联系。

(3) **中医的大肠腑器官**。大肠器官主要负责吸收水分和排泄废物、废气的功能。排泄废物包括未消化食物杂质，还包括血液中的不溶解水的矿物质和废气返回到大肠。大肠蠕动，帮助排泄。中、西医的大肠器官近似。但是，中医的大肠还应当包括大肠的血管、系膜、韧带以及相关的中枢与周围神经系统。中医认为大肠与肺脏互为表里。

4. 中医肺脏腑系统

中医肺主气、宣发、肃降、藏津以及通调水道，朝百脉和助心行血之功能。肺在体为皮毛，在志为悲，在窍为鼻，在液为涕。所谓主宣发和肃降藏津是指“藏”和“化”的气化功能，表示肺脏行为功能是接触和交换天地与人体之气，并宣发和肃降它们和藏津液。所谓“朝百脉，助心行血”是指肺脏会聚百脉脉象(说明在手腕部的肺经诊脉原由)和帮助心脏运行血的行为。所谓“在体，在志，在窍，在液”是肺脏的行为在体上表达在皮毛，在情志上表达在悲象，在五官中表达在鼻象，在津液中表达在涕象。

常见的与肺相关的疾病，如肺阳虚(肺气虚，呼吸功能弱，呼吸短促)、肺阴虚(肺结核，失眠、盗汗、慢性呼吸道炎症)、肺热(热咳、肺炎、气管炎、支气管炎、呼吸道感染等)、肺寒(受寒咳嗽)、大肠湿热(痢疾等)、便秘。

对中医肺概念可以如下归纳：中医肺系统表达的是整个人体解剖学概念的呼吸系

统、免疫系统和淋巴循环系统以及相关的血管系统、中枢与周围神经系统和相关胸腔的系膜、韧带等组织。另外，还包括相关的感觉（鼻、涕）、皮肤（皮毛）、意识神经系统（思）的部分内容。从生物功能看，中医肺不仅承担呼吸系统、免疫系统、淋巴系统的部分功能，还承担人体体液平衡感受表达功能，是人体重要的感受表达系统的组成部分。中医肺主要经营中医的宗气，防卫异气，是血液循环系统与呼吸系统的实体接口器官。

所以，中医肺概念可以归纳如下：

中医肺＝人体呼吸系统＋体液水/酸碱性（水·无机盐/核酸/蛋白质）平衡感受表达系统＋气体感受表达系统＋人体感受表达系统组成部分

借鉴中医五行结构的描述方法，中医肺有“生水、气体交换、纳热、吐物质和调信息”的分类功能，可以归纳中医肺的功能如下表。

	中医肺
生水	肺生水表示物质代谢和肺吐出二氧化碳气会产生水。肺是人体感受水环境最敏感的器官，形成生水要求。这里的水是小分子的水（真水），不是大分子的水功能团
气体交换	肺是人体气体交换中枢，通过血液交换氧气和二氧化碳以及其他气体。消化管道有显著的交换气体的功能
纳热	肺交换氧气和二氧化碳是吸收能量的反应，肺静脉血液温度降低。所以肺是纳热的器官，而纳热太过可以伤津液。另外，中医肺纳热还应当包括大肠纳热，大肠纳热太过，会便秘
吐物质	肺为人体排泄物质的主体之一，对血液做气体交换，对血液中营养物质吐回血管。也指排出人体细胞氧化所生的二氧化碳，生物体需要的生命基本物质降解都产生二氧化碳、水或含氮化合物。二氧化碳是主要吐出物质。中医肺的功能的实现需要真气和真水，不需要血液和其他物质，产生的蛋白质等物质，以痰形式吐出。中医肺吐物还应当包括大肠吐物，主要是吐出固体性物质
调信息	中医肺为肾生信息提供信息调节服务。通过呼吸可以调节全身运行态势。不调信息会影响肾生信息能力
说明	中医肺生水、交换气体、纳热、吐物质、调信息等行为和结果可以在肺动脉、肺静脉的血液比较中、呼吸情况中和排便情况中观察到。中医肺上述分类服务行为功能还可以通过中医肺经络（肺经、大肠经、三焦经等）各层交换通路自身经气流动状态和关联的组织、器官感受表达之

中医肺系统，之所以具有物质、热、气体、水和信息的处理能力，是由于中医肺系统的器官有能够处理物质、热、气体、水和信息的上皮组织、结缔组织、肌肉组织和神经组织（包括前神经组织）和弥散分布的腺细胞。

由于每一个细胞对氧气和二氧化碳、水/无机盐都能够感受和表达，这种细胞级别感受与表达，可以产生组织和器官范围的普遍性感受与表达。如果这种生命主体的感受与表达需要在一个更高级别上考虑，必然是由于在组织范围内，多细胞之间表达信息内容出现显著的差别，需要上级评估和决策。神经系统低级和高级中枢做出的表达，实际上是一种高级的仲裁，包括免疫系统做出的反应。不要以为有了高级仲裁，就会事事都由中枢来处理，实际上，更多异常、平衡处理发生在人体内基层组织内，包括组织与器官内神经节参与和局部淋巴系统、免疫系统参与，不完全依靠神经和内分泌系统低级或高级中枢调节。只有在基层组织内调节不了，才会上报神经和内分泌系统低级或高级中枢进行处理。

下面，我们就肺脏的一些功能分类做说明。

1）中医肺是人体呼吸系统（气体交换中枢，肺主气、宣发和肃降）

肺器官由浆膜包裹，并分割为许多肺小叶。肺从组织分类为肺实质和肺间质。其肺实质是由气管树和数量众多的肺泡组成，成人肺泡的展开面积有80平方米。肺间质由肺结缔组织、血管、淋巴管、神经组成。肺泡是肺呼吸氧气和二氧化碳气交换的主要结构。肺泡有多处口与呼吸性细支气管的管腔连接，肺泡间构成肺泡隔，肺泡间有肺泡孔沟通等结构。肺泡细胞分Ⅰ型和Ⅱ型，其中Ⅰ型肺泡细胞主要承担气体交换功能，Ⅱ型肺泡细胞主要承担增殖分裂，更新Ⅰ型肺泡细胞，并分泌表面活性物质。在肺泡腔内氧气和肺泡隔毛细血管中的二氧化碳，通过“气血屏障”结构（肺泡表面液体层、上皮细胞、肺泡基膜和肺泡隔毛细血管腔）实行气体交换。所以肺泡、肺泡隔以及它们构成的“气血屏障”是关系肺呼吸能力的关键因素。这个“气血屏障”实际上是“气血交换”结构。如果仅把呼吸系统看作人体是通过鼻、咽、喉、气管、支气管和肺等器官组成的系统是不完全的。因为仅有这些器官，是不能完成人体呼吸活动的。呼吸系统还应当包括支持呼吸活动的胸、腹之间的膈肌和其他有关肌肉（胸肌、肋间肌和腹肌等）、体腔（胸腔和腹腔）。所以，肺是发挥细胞膜与表面水和物质、水环境实现气体交换功能的器官。在这一点上看，中医的呼吸系统，不仅包括鼻、咽、喉、气管、支气管和肺等器官，还包括支持肺呼吸的胸、腹之间的膈肌和其他有关肌肉（胸肌、肋间肌和腹肌等）、体腔（胸腔和腹腔）以及支配胸、腹之间的膈肌和其他有关肌肉（胸肌、肋间肌和腹肌等）运动中枢与周围神经系统。这样定义人体的呼吸系统，比解剖学中定义的呼吸系统要更加正确和完整。另外，中医的呼吸系统还包括人体皮肤系统的气体交换功能和肠道上皮细胞组织的气体交换功能。肺交换吸入的氧气，中医称集“真气”。

肺受交感神经调节，在兴奋时（运动态），肺脏血管收缩（增加周围血管口径，增加了血管阻力）、血压升高（增加血管向组织通透能力）、支气管平滑肌扩张（增加气体交换能力和流量）、腺体分泌抑制（减少体液消耗）。肺功能、气体交换能力提高，肺生水要求提高。肺同样受副交感神经调节，在兴奋时（非运动态），肺脏血管扩张（降低血管阻力）、血压降低（降低血管向组织通透能力）、支气管平滑肌收缩（降低气体交换能力和流量）、腺体分泌增强（增加体液消耗）。肺功能、气体交换能力降低，肺生水要求降低。肺功能调节与心功能调节是同向与同步的，而与消化系统是反向的。

需要说明的是，肺脏的“宣发和肃降”及“助心行血”主要表现在人的呼吸，是利用胸、腹之间的膈肌和其他有关肌肉的运动，实现“负压呼吸”的行为与“正压排便”的行为上。这种呼吸节律、气息力度、对肠蠕动和心脏跳动、血管收缩舒张的影响是显然的。

2）中医肺是人体水环境感受表达的重要器官（肺生水，肺藏津以及通调水道）

需要说明的是氧气和二氧化碳的交换，在肺部和组织细胞需要良好的水液环境，需要细胞代谢产生的CO_2和水（红细胞在肺组织细胞气体代谢公式为$H^+ + HCO_3^- \longrightarrow$

CO_2+H_2O)。而 CO_2 需要在水条件下形成 H_2CO_3，在氧气交换后形成含氧血红蛋白，从 H_2CO_3 转换成 CO_2 释放，并生成水。所以，肺在做气体交换中，肺生成水。例外，肺呼吸本身带走许多水分，有些动物利用呼吸排泄体内的热和汗。肺部需要保持湿润和水分，这是"气血屏障"的肺泡表面液体层气体交换的条件机制。可见湿润的肺器官和充足的中性体液，对于呼吸的重要。中医说肺是华盖(锅盖)，锅煮水在锅盖生成蒸馏水(小分子纯净水 H_2O，不是大分子水团，而大分子水团不能为细胞直接利用)，这对肺生水的原理是非常形象的描述。在正常情况下，细胞内水多，而组织液较少，血管内水液是细胞外水液的主要存储部位。如果人体主要存储的水液，不在细胞内，也不在血管内，而在组织内(组织液)，读者可以设想会出现什么情况。除我们可以想到的浮肿外，由于血管内的水液少，肾脏对血管中实施的水和无机盐平衡操作就产生了所谓"平衡的虚假性"。于是，细胞呼吸或细胞氧化的过程中就会存在问题，细胞必须采取"缺氧条件下呼吸"和氧化。缺氧条件可能是两个方面的原因：其一，肺呼吸功能弱；其二，水/无机盐代谢异常。人体脏器处理水环境有不同的分工，包括肺生水、肾交换水、肝纳水、心吐水、脾调水。氧气和二氧化碳在血液中含量是肺调节体液的因素。中医谈到肺藏津以及通调水道，不是在肺脏局部范围，而是在人体全身。这说明了，肺的呼吸运动不仅实现"负压呼吸"与"正压排便"的行为，而且实现了藏津和调通水道的作用。直观的认识，可以理解肺是"用水大户"。

人体肺是利用气压和血压协调作为工作原理的主要脏器。

3) 中医肺是人体生命行为感受表达重要系统(肺朝百脉，助心行血)

中医说"肺朝百脉，助心行血"。所谓肺朝百脉，助心行血，一些现代中医师用现代医学知识解释为"肺循环"，表示肺脏从静脉血中把二氧化碳气交换出去和肺脏把新吸收的氧气交换给动脉血中，通过心脏输送给全身。但是，中医说的"肺朝百脉，助心行血"，作者认为不仅是这些物质交换概念，还存在着其他的概念，即呼吸系统不仅是实现氧气和二氧化碳气交换的系统，而且是人重要的感受表达网络系统的组成部分。肺脏的感受与表达主要表现在以下几个方面：

(1) 通过心血管网络，与心脏和其他人体器官感受和表达。

(2) 通过肺呼吸运动和心运动的信息、行为关联。肺的呼吸运动是助心行血的辅助动力。

(3) 肺呼吸运动和肠蠕动的信息、行为关联。肺的呼吸运动是肠蠕动协同动力。

(4) 肺呼吸运动与调通水液动力。肺的呼吸运动是调通水液的动力，也是帮助肾水上行循环的动力。

4) 中医肺的吐物质、纳热、调信息的说明

肺吐物质表示肺为人体排泄物质的主体之一，对静脉回流的血液(包括肝脏输送富含营养物质的血液)做气体交换。肺吐物质也指排出人体细胞氧化所产生的二氧化碳。生物体需要的基本生命物质降解都产生二氧化碳、水或含氮化合物。二氧化碳是主要吐

出物质。中医肺吐物质还包括痰形式吐出的其他物质，例如蛋白质等。

对于肺纳热，是指肺在氧气和二氧化碳交换过程中，总体上讲是消耗能量的，需要有适合的温度，肺纳热后，肺静脉血液温度降低。由于肺的生水特性，所以可以纳热，而纳热太过伤津液。中医肺纳热还应当包括大肠纳热，大肠纳热太过，会便秘。肺与大肠之间有相互的热感受表达。

对于肺调节的信息，是指肾所生之信息要由肺来调节，或者说肾生信息需要肺提出需求。调信息，调信道能够性、方式完整性、态势缓急。人类的各种运动、修炼、气功和健身方法，都采用呼吸气息调节是有充分依据的。

5）中医肺是人体体表水环境感受表达系统（肺在体为皮毛）

这里主要讨论肺在体为皮毛。人体的上皮组织在组织形态上是有极性的，分身体表面和腔体面的游离面，背向表面和腔体面的基质面、侧向的连接面。上皮组织的细胞的游离面、基质面（也称基底面）和连接面有不同的功能。气管、支气管属于假复层纤毛柱状上皮组织，肺泡属于单层扁平上皮组织，而人体的皮肤表皮是复层上皮组织。在上皮组织中，无论什么上皮组织的基质面（基底面）都主要是由基膜组成，而基膜是实现上皮组织与结缔组织的物质交换渠道。

人体的皮肤系统十分完善，通常由上皮和真皮两部分组成（通常不把皮下组织作为皮肤系统的组成）。皮肤系统由外胚层产生皮肤系统的表皮，中胚层产生真皮。上皮组织是多层细胞的结构，从里向外分基底层、棘层、颗粒层、透明层和角质层。真皮主要是结缔组织，分为乳头层和网织层。另外，皮肤系统还有一些附属器，例如毛、汗腺、皮脂腺和感受器等。表皮基底层与真皮之间是基膜。人体的上皮组织构成一张皮，完整地覆盖人体的全身表面。

人类的呼吸系统经历过细胞膜呼吸、皮肤呼吸、鳃呼吸系统和肺呼吸主要进化阶段。人类的肺泡表面液体层、上皮细胞、肺泡基膜和毛细血管腔构成的“气血屏障”实行气体交换，这个原理与机制是上皮组织与结缔组织之间的基膜具有物质交换能力和渠道。其实这个原理在皮肤系统或其他上皮组织所在的系统中同样存在。对于人类来说，皮肤依然具有某种交换气体的能力，只是这种能力对于人体需要的气体交换的数量要求来说，太小了。需要注意的是，人体有一张与皮肤面积大小相同的可以交换气体的基膜，而且这个基膜与呼吸管道中上皮组织的基膜连接在一起。例如人体的肠道的上皮组织，同样实现着肠道与血管中的气体交换。小肠中的气体可以被小肠吸收进入血液，游历在血液中。人体组织和器官代谢中，产生氧气、二氧化碳、氮气、氨气和其他气体。血管的张力是由于血液中溶解有空气（主要是氮气、氨气和其他，当然还有部分的氧气和二氧化碳气），这些气体可以从肺部吐出，也可以从血液中吐回到小肠。体内气体通常比一个大气压要略高或者平衡。如果血液中溶解的空气含量低，其脉象就会非常软，这个特点构成了中医诊断肝脏脉象的依据之一。人体体腔内也保留一些空气，例如腹腔中除有少量体液外，还有少量的气体，同样是为了调整体腔的压力。保持人体健康，保持顺畅排泄废气是非常重要的。人类的皮肤系统具有某种呼吸的能力太小了。

另外，从生命物质的五行关系看脂肪多了的现象。现代医学认为，通过肌肉运动，把脂肪（湿气）以能量方式消耗掉来形成水。但是中医认为，脂肪是湿气，湿不是水，湿气遇到石头（金，对应中医肺）可以凝结或聚集成水。意思在说，通过调理肺气，可以把脂肪变成水。例如针对肺脏，使用一种多聚糖的物质，为肺脏补气，通过肺脏被强化的调节水道的能力（肺属金，金生水），把脂肪生成水消耗掉。这种概念，就是糖克水，糖多了不仅可以产生脂肪，如果用糖（植物和微生物的多糖物）增强肺气，同时会产生显著的利水效果。

5. 中医肾脏腑系统

中医肾主藏精气（元阴、元阳）生殖和主水，有疏布、排泄水液浊气和纳气功能，即帮助肺脏呼吸和主气运行的功能。肾在体为骨，在志为恐，在窍为耳，在液为唾。所谓藏纳精气（元阴、元阳）和疏布、排泄水液浊气是指肾脏的“藏”和“化”的气化功能，表示肾脏行为功能是疏布、排泄水液浊气和藏纳精气（元阴、元阳）。所谓“在体，在志，在窍，在液”是肾脏的行为在体上表达在骨，在情志上表达在恐，在五官中表达在耳，在津液中表达在唾。

与肾相关的疾病主要包括肾阴虚（肾炎、糖尿病、不孕症等）、肾阳虚（性功能障碍、腰酸痛、阳痿早泄）和膀胱湿热（泌尿系统感染，结石）等疾病。下面，我们就中医肾脏与排泄（疏布与排泄水液、浊气）、生殖（藏纳精气，包括干细胞以及再生/更新/修复/重组）和纳气做些说明。

从组织学看，中医肾包括独立的排泄系统和生殖系统以及内分泌系统与中枢和周围神经系统，还应当包含排泄活动相关的植物和意识神经系统以及相关的盆腔、肌肉、系膜和韧带系统等。除外应当包括“在体为骨，在志为恐，在窍为耳，在液为唾”相关概念的组织、器官和全身水及无机盐运行的平衡体系。中医的肾脏系统中应当包括生物的干细胞网络系统，包括生物体的繁殖和生物体的更新、换代、重组、再生、修复的网络体系及人体细胞周期调节和细胞主体资源的调度系统。肾脏是泌尿排泄系统与血液循环系统的实体接口器官。

中医的肾脏概念可以归纳如下：

中医肾＝排泄系统＋生殖系统（干细胞系统）＋人体液水/酸碱溶性（核酸/蛋白/糖）平衡感受表达系统＋局部环境再生感受表达（调节和控制）系统＋细胞周期调节系统＋人体感受表达系统组成部分

借鉴中医五行结构的描述方法，中医肾有“生信息、水交换、纳气、吐热和调物质”的分类功能，可以归纳中医肾的功能如下表。

中医肾系统，之所以具有物质、热、气体、水和信息的处理能力，是由于中医肾系统的器官有能够处理物质、热、气体、水和信息的上皮组织、结缔组织、肌肉组织和神经组织（包括前神经组织）和腺细胞组织。

	中医肾
生信息	肾生信息包括物质代谢(肾上腺糖皮质激素)、生理运行态势(肾上腺盐皮质激素,肾上腺髓质激素)、造血(促红细胞生长素)、体内主体提供细胞周期和组织再生、修复、重组以及细胞主体资源调度生成信息服务。肾生之信息是人体信息交换平台重要组成部分
水交换	在人体的水交换统一平台中,肾是水(真水)交换和平衡中枢,并在交换中实现水与盐平衡(阳离子 K^+、Na^+、Ca^{2+}、H^+ 等和阴离子 HCO_3^-、Cl^- 等平衡)。在肾过滤血液过程中,把血液中的尿素和其他物质,连同水形成尿液排出体外。血液中真水和真气是交换的主要对象和动力源泉,大分子功能水团不是水交换的对象。人体水病主要是大分子功能水团的物质水代谢和真气、真水失衡
纳气	肾纳气实际上需要肺提供的真水、真气,因为真水、真气是保证肾功能的基本条件。氧气是有氧氧化和氧化磷酸化基本条件,即充分地有氧代谢,产生有力的主动输送
吐热	肾脏过滤血液产生尿液吐热,随排尿,把心生之热一同排出。男性肾热聚集在前列腺
调物质	为肝生物质,肾提供调物服务,调节"脾纳物质"和"肝生物质"的关系。肾过滤血液,调节血液中物质组成和水/无机盐平衡。肾上腺皮质分泌激素调节物质代谢。肾不调物质会影响肝生物质的能力
说明	中医肾的生信息、交换水、纳气、吐热、调物质等行为和结果可以在肾动脉、肾静脉的血液比较中和尿液成分和水分数量观察到。中医肾上述分类服务行为功能还可以通过中医肾经络(肾经、膀胱经、三焦经等)各层交换通路自身经气流动状态和关联的组织、器官感受表达之

下面,我们就中医肾的一些功能分类做说明。

1) 中医肾脏/膀胱是人体排泄系统(水、无机盐交换中枢,主水、疏布与排泄水液、浊气)

中医说肾是"疏布与排泄水液与浊气"的脏器,认为中医肾脏与排泄系统有直接关系。肾脏排尿的肾小体,是动脉微小血管的球团,血液通过血压,除大分子的蛋白质外,水、无机盐和各种小分子的营养物质,穿透微血管壁到肾小管(原尿)。在肾小管和集合管中,实行再吸收。99%是水和无机盐,几乎所有营养物质被再吸收到血液中,每天产生1～2升的尿液排出体外。从生理原理讲,人体的肾脏是以血压和血管的通透性作为工作原理的,人体调节血压的生理器官应当是肾脏。调整肾小体过滤血液功能是肾脏分泌的前列腺素,调整水与无机盐(主要是钠离子)平衡的主要是肾上腺盐皮质激素。显然,肾脏的这种机制喜欢温度略高一些,穿透性会好。从这个角度看,肾脏喜欢温暖和湿润。如果肾脏的排泄机制不正常,不能实现排泄水液与浊气的正常功能,各器官接受的从肾脏出来的血液就失去了水与无机盐平衡和代谢的稳定环境,一些毒素也就不能排泄出去。各器官如果工作在"不干净的血液和体液环境"中,显然会影响它们的正常功能的发挥,或带来疾病,尤其对心、肺和肝的影响极大。对于人体水环境,人体脏器有不同的分工,包括肺生水、肾交换水、肝纳水、心吐水、脾调水。由于肾承担水交换,所以成为水环境处理的中枢。

肺与肾在利用血压、气压和血管通透性方面必须是相互协调和一致的。

肾脏、输尿管和膀胱受交感神经和副交感神经调节。肾交感神经兴奋(运动态),使肾血管收缩,血压升高(肾小体血管通透性提高),抑制输尿管蠕动,使膀胱壁肌松弛,尿道口收缩(减少排尿感觉)。肾功能、泌尿能力提高,生尿少(运动造成出汗、呼吸损水和散热),肾上腺素分泌。副交感神经兴奋(非运动态),使肾血管扩张,加强输尿管蠕动,使膀胱壁肌收缩,尿道口松弛。肾功能、泌尿能力降低,生尿多,不调节肾上腺分泌。

另外，肾脏分泌前列腺素（作用于肾内和周围细胞，扩张血管、抑制系膜细胞收缩，促进肾素分泌和红细胞生成素分泌）、肾素（维系血压稳定）和红细胞生成素（促进红细胞生成）。

但是，肾是利用血压和血管通透性、肾管再吸收水和小分子物质排泄并平衡水、无机盐作为工作原理的重要器官。从肾工作原理看，它对血管通透性、血压、水/无机盐的平衡有敏感性。所以后排泄系统不仅通过神经系统、内分泌系统实现感受和表达，还主要通过心血管网络实现感受与表达。

2）中医肾是人体生殖系统（主生殖、藏纳精气）

现代解剖学和医学认为，女性生殖系统包括卵巢、输卵管、子宫、阴道和外生殖器，男性生殖系统包括睾丸、附睾丸、输精管、射精管、精囊腺、前列腺、尿道球腺和阴茎等器官。从人体的胚胎发育过程看，生殖系统是从肾管、前肾、中肾等发育过来，在发育过程中，生殖系统主要由退化中肾部分发育而来，经历生殖细胞发生和性腺发育过程。生殖干细胞主要在卵巢或睾丸中。中医肾脏还与生殖系统有直接的关系，例如藏纳精气、生物个体性繁殖。中医认为，性行为太过或不及是伤害身体的。

肾藏储存精子或卵子是纳精气诸多概念中的部分概念，肾脏藏纳精气还有其他概念，例如造血（造血干细胞）和组织再生（干细胞）。

3）中医肾生物质代谢、再生和细胞周期调节控制之信息（肾生信息）

人体的信息包括神经递质、内分泌激素（包括局部激素）和细胞因子（含生长因子）。中医肾产生人体物质代谢、造血和再生的启动性的信息。信息是由信号物质承载的，中医肾为物质代谢和组织再生、修复两个方面提供信息，包括启动人体白天运行与夜间活动周期信息。

（1）**中医肾生物质代谢之信息**。肾上腺是分布在左右肾内上方的重要内分泌腺体器官，分皮质和髓质组织。肾上腺皮质分泌盐皮质激素（调节水/无机盐代谢，吸钠吐钾）、糖皮质激素和性激素（维持代谢和器官功能）。肾上腺髓质分泌肾上腺素和去甲肾上腺素，有调节心脏跳动速率、血管收缩以及血压的功能。

（2）**中医肾脏生造血之信息**。人体出生后，尤其进入成体阶段，人体的造血、成血管、间充质、骨骼、肌肉、脂肪等方面的成体干细胞、祖细胞和分化体细胞的演化，一直是令人十分关注的领域。例如对造血干细胞（HSC），成血管细胞和成人骨髓间充质干细胞（MSC）的发生存在着许多争论，有些意见还十分对立。有人说有成血管干细胞，另有人说没有发现成血管干细胞。又例如，是否存在造血干细胞和负责成人结缔组织再生的干细胞的共同前体干细胞。这些问题直接关系对人体造血和人体组织再生的基本原理的认识。

从中医理论和实践两个方面，作者认为人体的造血概念与肾有密切的关系，直接证据是肾可以分泌红细胞生成素和现代生物学描述的人体胚胎发育的造血历程。人体的整个发育过程中，经历过主动脉-性腺-中肾（AGM）造血阶段，还经历过肝脏和脾脏造血阶段，在胎儿出生后，人体是依靠骨髓和脾脏（包括胸腺、淋巴结等）造血，即分为骨髓系造血和淋巴系造血。中医肾脏与骨髓造血之间有关系。另外，肾经和膀胱经前体系统是人体骨骼发育的重要诱导主体，肾产生的主体再生信息，通过肾经和膀胱经对骨骼有直接的作用，控制、调节骨髓中血液细胞主体的再生。

中医认为，肾在体为骨，髓是由肾主管是有充分理由的。从某种意义上说，性细胞增殖和血细胞增殖是人体再生的基础。

(3) **中医肾生“再生之信息”**。人体几乎所有的细胞都是有寿命的，其生命周期虽然不同，都需要新陈代谢，老细胞死去，新细胞诞生，通过不断的再生/更新/修补/重组来维系生物在整个生命周期中的活力。可以把再生能力理解为保持元气。但是，现代生物学，并没有给出人体再生的统一的系统概念。保持精气，除上述谈到生殖概念外，还应当包括现代医学的再生概念。现代干细胞生物学谈到的人体组织和器官的再生，应当属于中医的肾脏范畴。需要注意的是人体再生与人体细胞资源主体调度和调节有密切关系。从本书讨论中这个与局部环境再生和细胞周期调整的平台是经络系统，但是肾与人体再生有着重要关系，而且与经络系统相互关联。

人成体的骨髓是造血组织，也被称为骨髓基质，由多种类型的细胞混合组成，有造血干细胞、结缔组织干细胞、巨噬细胞、成骨细胞、骨髓基质细胞。是多类不同发育阶段的细胞群体。成人由于细胞寿命期限一般较短，例如红细胞只有十几天，多数细胞只有几天时间。造血系统对于人体就十分重要。而造血系统实际上也是一种再生系统。

中医说肾在体为骨，意味着肾与骨的作用关系，包括在骨发育、改建、再生和修复有作用。这种作用可以从现代生物学中一些研究成果中得到佐证。我们可以看到以下描述内容：人体胚胎发育时期，中胚层的间充质细胞依照两种方式发育。其一，膜内成骨，在目标部位上聚集，形成目标骨骼形态的雏形。骨雏形中部分间充质细胞分化成骨祖细胞，再分化为骨细胞，开始分泌骨基质，成为骨化中心，以骨化中心为基础，通过成骨过程，发育成骨骼。这种成骨方式，生成人体的人体头骨部分骨骼和锁骨等。其二，软骨内成骨，先形成目标骨骼的软骨雏形。在软骨雏形的基础上，再经过软骨周骨化和软骨内骨化（包括骨髓腔的形成，形成后造血干细胞进入，开始造血）。这种成骨方式，生成人体长骨、躯干骨和其他部分头骨。

从中看到，中医肾脏有关的激素有性激素、肾上腺糖皮质激素和前列腺、红细胞生成素等，直接对骨骼发育和再生有重要作用。讨论肾脏与骨骼的关系，还可以从四肢的发育中得到支持。四肢的发育是在前肾（演化成膀胱经）、中肾（演化成生殖系统）细胞组织和有关信号的诱导下实现的，如果阻断前肾、中肾与附肢板的关联，发现四肢不能发育。而四肢发育，骨骼发育是其中的核心，而骨髓是骨骼重要组成部分，通过血液循环、神经、内分泌与外部联系。

4) 中医肾纳气、吐热、调物质说明

人体气的处理，五脏器有不同的分工，肾有纳气分工。中医肾纳气，首先从人体解剖学看，肾动脉中血液是直接从肺脏出来的富含氧气的新鲜血液，肾脏是内脏中用氧的大户。肾脏纳气是指帮助肺脏呼吸和主气运行的功能，这表现在血流量大、用氧量大时加快血液中氧气的循环。所以，如果为了提供肾功能吸氧，应当在肾经循行时间进行，效果最好。其次，排泄的尿液中溶解有气体。依照中医学观点，肾纳气，揭示肾纳气提高了压力，产生更好的渗透压力。根据热力学原理，血液在肾小体的血管中处于"高压高热"的条件，血液渗透过血管后，进入肾小管中，成为"低压低温"状态，在这个过程中，释放了大量的热，这就是"肾吐热"的原理。这种原理在现代热力学的机械系统(空调机械)和管道系统中是普遍现象。中医说，肾纳气实际上积累了渗透能量，肾不纳气就使肾功能受到限制。而肾纳气实际上需要肺提供的真气、真水作为肾功能发挥的条件，即充分地有氧代谢，产生有力的主动输送。当然调理全身的气体平衡机制也是必要的。

人体能量或热处理，五脏有不同的分工：心生热、脾交换热(能量)、肺纳热、肾吐热、肝调热。从本书的观点看，肾吐热是表明肾表寒的一个重要的依据。遵照热力学原理，肾脏被形象地比喻为"空调压缩机"，被压缩的对象不是空气，而是血液。肾动脉血液是热血液，肾静脉血液是冷血液。肾的血液循环非常大，每分钟有1200毫升，4到5分钟循环过滤一遍全身的血液，这样就把人体的温度降低下来，并逐步达到热平衡状态。传统中医说，心肾相交，指"心阴助肾阳，肾阳助心阴"，保持心肾关系平衡。这里的"心阴助肾阳"是指肾动脉血液是有充沛氧气、营养物质和温度高的血液，对发挥肾功能有帮助。"肾阳助心阴"是指肾静脉回流心脏的血液是被排泄了毒素和温度低的干净的血液，对降低心、肺温度有帮助，肺动脉血液温度低，使肺有纳热空间。人体体温降低，可以通过皮肤散热、出汗、呼吸和排泄(尤其排尿)带走热量。当然也可以通过饮食吸收热能食物和降低新陈代谢活力、降低体内温度。

人体物质处理，五脏有不同的分工，肾有调物质服务，调节"脾纳物质"和"肝生物质"的关系，使肝生成物质有依据。肾调物质(血)是指调物质输送通道、受体目标性，盈亏、聚散、血庾。肾过滤血液，调节血液中物质组成，尤其是水/无机盐平衡。另外，肾上腺皮质分泌激素调节物质代谢和肾上腺髓质分泌激素调节血管的收缩和扩张，调整了物质输送和流动。心血管是人体物质交换的中枢，而调节物质生成、交换的器官是肾。

6. 中医脏腑系统的体腔辅助系统

中医的三焦是指上焦、中焦和下焦，指人体的头腔、胸腔、腹腔和盆腔，以及它们的肌肉、骨骼、膈肌、系膜、韧带等。三焦还应当包括胸腔、腹腔和盆腔的相关神经、血管、淋巴等。中医的三焦与西医的胸腔、腹腔和盆腔近似。五脏六腑通过三焦构成一个相互连接的关系。通过解剖学可看到，胸腔、腹腔和盆腔以及内部的五脏六腑、神经、血管都与系膜、韧带有关系。例如肠系膜上、下动静脉血管和胃、脾、肝、胰、胆都通过系膜和韧带关联在一起，构成血管的有序供给和输送。通过三腔的运动，例如肺的呼吸运动和消化管道的蠕动，不仅是肺呼吸的动力，也是助心行血的辅助动力、调通水液的动力和帮助肾水上行循环的动力。呼吸运动和消化管道运动，通过体腔实行一致、和谐的运动。

人体体腔辅助系统的五行结构如下。

- 五腔：头腔、心包、腹腔、胸腔、盆腔。
- 五维：前后(上下)、表里、背腹、左右、远近。

5.4.4 中医脏腑系统的相生、相克与平衡三角形关系

中医脏腑关系是脏器与脏器之间、脏器与腑器之间、腑器与腑器之间的关系。这些关系与共同运作血液、水液、气体、营气、卫气、精气、宗气密切相关。中国古代医生描述人体解剖学与生理学是超越生物解剖学与生物生理学解释的，可以采用多角度解释，包括本书谈到的五行平衡、生物化学、生物物理学和经络学多种解释。

1. 中医脏器之间的相生关系

中医的五行相生比喻为“母子”关系。但是这种母子关系不表示母生下子的发育关系，主要表示“母壮子健”以及“母病子受”和“子病累母”的相互影响关系。例如中医认为肝为心之母，如果心作为子，当心火旺盛时，那么作为心母的肝也亢奋。出现肝、心同时亢奋和火旺局面。又例如肾是肝之母，“水丰木茂，水无木枯”或者“木无水失”。我们可以认定五行中脏器的相生关系，实际上主要表现出脏腑生命行为和分类功能行为的感受和表达关系。

中医脏腑之间的相生关系反映在五行平衡循环体系和经络系统行为的基准模式调整中。基准模式功能是调整肝、心、脾、肺、肾的“物质、热、气体、水和信息”的“生、交换、纳、吐、调”能力。在肝、心、脾、肺、肾针对“物质、热、气体、水和信息”的“生、交换、纳、吐、调”的感受表达关系中，观察到相生关系。感受表达所表现出的太过或不及，都将被进行平衡调整。这种基准模式(主要在夜间睡眠)，通过经络的循行，对中医肝、中医心、中医脾、中医肺、中医肾的所有细胞、组织和器官实行再生、修复、重组的调节、调度和管理。与肝、心、脾、肺、肾相关的经络、心包经和三焦经有关系。通过刺激相关经脉穴位，可以调整肝、心、脾、肺、肾的“物质、热、气体、水、信息和运动”的平衡，调整病人情志、心态。恢复人体脏腑器官的基准行为模式，从经络刺激调整的医学实践说明了脏腑相生的关系。我们说，脏腑的相生是感受与表达的关系。

1) 肝心关系(行血与疏泄，肝(木)心(火)相生关系)

肝心相生关系主要指“心主行血，肝藏血”和“心主神志，肝主疏泄”的关系。“肝脏藏血”有调节血量和血液中溶解的气体数量的功能。

心血管网络系统除是血液循环系统和内分泌系统的信息交换网络通道之外，还是人体内感受与表达生命信息和生命行为的网络系统。所有在感受表达网络系统上的生物主体都可以感受到心脏生命行为信息，在连接这个系统上的所有主体相互感受和表达生命信息，而不是感受与表达分类功能信息，是心脏“藏神”的基本标志。只要心脏感受表达满足和正常，人体生命过程就基本平衡和稳定，就不会“心神不定”。

"肝气主升并具有主动性",消化系统的胃、脾、胰、小肠、大肠的静脉都连接到肝脏的门静脉,而后进入下腔主静脉,上行进入心脏。从进入心脏的接口观察,静脉血是从肝脏而来。肝气主升的特点是有基础的。"肝气郁结"(肝脏血管(尤其是肝门静脉)收缩和腺体分泌抑制(内、外分泌都受到抑制))或"肝气冲心"(心跳加快、冠状动脉扩展和血压升高)都是肝功能不及或太过表达造成的。至于"肝脏藏血",也可以如此理解。因为脾脏、肝脏和肾脏都有不同的藏血功能,实际上脾脏藏血功能最强,只是脾脏输出的血液经肝脏而进入心脏。"肝气升"、"肝肠循环"(中医说肝与脾胃不和)和"肝气冲心",都应当理解为是一种基于又比解剖学更内涵丰富的描述结构。因为中医肝是人体整个腺体系统,并受植物神经系统调节。

传统中医五行说,肝(木)与心(火)有相生关系。"东方生风,风生木,木生酸,酸生肝,肝生筋,筋生心"。在这里首先谈到"风生木,木生酸,酸生肝",意思是天地自然中是如何生肝的,与酸入肝有关系。讲到"肝生筋,筋生心",意思是在体内"肝通过筋生心"。另外,我们知道"热生火,火生苦,苦生心",意思是天地自然中是如何生心的,与苦入心有关系。当然,肝与心的母子关系不是发育学的发生关系,也就是说这个"肝生心"应当是一种非发育的概念。这里的"肝生心"有如下解释:

(1) **肝(木)心(火)相生的五行平衡功能解释**。归纳为,对于物质,"肝生物质"产生"心交换物质"的表达;对于热,"肝调热"产生"心生热"的表达;对于气,"肝吐气"产生"心调气"的表达;对于水,"肝纳水"产生"心吐水"的表达;对于信息,"肝交换信息"产生"心纳信息"的表达。这些都是感受与表达的反应关系。其中,代表性感受表达关系是"肝生物质"产生"心交换物质"的表达。

(2) **肝(木)心(火)相生的生命物质转化关系的解释**。中医肝、心在五行关系中,生命物质相生关系是蛋白质生糖。依照现代生物化学研究成果,蛋白质可以产生糖和脂肪,是食肉动物主要物质转换的路径,所以蛋白质产生糖是正确的。蛋白质生成主要在肝脏进行,而葡萄糖作为心肌使用 ATP 能量的来源和红血细胞的能量物质。

2) 心脾关系(行血与运化,心(火)脾(土)相生关系)

讨论"心主行血,脾主运化、统血"的关系。脾脏统血与摄血。脾脏有造血、储存血液、过滤血液和免疫应答等功能。循环系统在腹腔,有腹腔动脉干,肾动脉和肠系膜上、下动脉等主要动脉分支。其中腹腔动脉干主要向胃、脾、肝、胰等脏器输送血液。而消化系统的胃、脾、胰、小肠、大肠的静脉都连接到肝脏的门静脉,而后进入下腔的主静脉,进入心脏。其中,脾脏、肝脏和肾脏都有不同的藏血功能。其中以脾脏藏血功能最强(1000毫升)。从一定意义上讲,脾脏是人体应急和特殊血液供应系统。脾脏造血(红细胞、白细胞、抗体、吞噬细胞等)功能是为血液提供新鲜血液和处理衰老细胞。当全身需要更多血液供给时,心脏跳动加快,需要脾脏配合提供更多血量。

传统中医五行说,心(火)与脾(土)有相生关系。"南方生热,热生火,火生苦,苦生心,心生血,血生脾"。在这里首先谈到"热生火,火生苦,苦生心",表达了天地自然中是如何生心的。讲到“心生血，血生脾”，是在体内“心通过血生脾”。另外，我们知道“湿生土，土生甘，甘生脾”，说的是天地自然中是如何生脾的。模仿“肝气生心火”的讨论方法，“心生脾”可以有如下解释：

(1) **心(火)脾(土)相生的五行平衡功能解释**。归纳为，对于热，“心生热”产生“脾交换热(运动)”的表达；对于物质，“心交换物质”产生“脾纳物质”的表达；对于信息，“心纳信息”产生“脾吐信息”的表达；对于水，“心吐水”产生“脾调水”的表达；对于气，“心调气”产生“脾生气”的表达；这些都是感受与表达的反应关系。其中，代表性感受表达关系是“心生热”产生“脾交换热”的表达。

(2) **心(火)脾(土)相生的生命物质转化关系的解释**。生命物质相生关系中，对应心、脾五行关系中，糖生脂肪。糖多了虽然可以产生糖原，但是主要通过产生脂肪存储能量，所以糖产生脂肪是正确的。因此，中医说的“心火生脾湿”的相生关系，无论从正面和反面讲，都是正确的。而且心火是通过血生脾湿。“心火生脾湿”应当属于脏腑生命行为和分类功能行为的感受和表达关系。

3) 脾肺关系(水液调通(湿与燥)，脾(土)肺(金)相生关系)

水环境是人体内生化反应的基础，水解和水合反应是生命物质代谢的基本形式。调节人体的体液结构是人体生命活动的重要手段。所谓水平衡，就是在细胞与组织之间、组织与血管之间和血管排泄与吸收之间维持水、无机盐平衡。从生物学和医学中，心肌和血管平滑肌的收缩、舒展是血液流动主要动力，也是血管液体渗透到组织液内主要动力(血压)。但是，我们在这里谈到的是体腔和四肢肌肉运动，同样是体液流动的动力，其中体腔的肺呼吸运动，不仅是为了呼吸，同时也是为了调通人体水道的重要机制，并直接影响着消化管道的蠕动。对水的吸收、排泄有直接关系。另外，淋巴管中输送和运行淋巴液，脾是储存血液和淋巴液的主要器官，当然也可以输送水液。所以，脾肺在人体水液调通中有相互协同关系。

传统中医五行说，脾(土)与肺(金)有相生关系。“中央生湿，湿生土，土生甘，甘生脾，脾生肉，肉生肺”。在这里首先谈到“湿生土，土生甘，甘生脾”，意思是天地自然中是如何生脾的。讲到“脾生肉，肉生肺”，意思是在体内“脾通过肉生肺”。另外，“燥生金，金生辛，辛生肺”，意思是天地自然中是如何生肺的。用生物学解释，脾胃功能强，营养物质多了，肉与脂肪就多了。如果人体把吸收的营养物质消耗了，这种平衡就维持了。但是，如同现代人，知识分子不动脑子，体力劳动者不用体力，多余的营养物质用来产生更多的肉。肉与脂肪细胞数量多了，都需要细胞呼吸，就需要更多的氧气。另外，细胞数量多了，细胞产生二氧化碳数量会增加。但是人体需要的氧气和排出二氧化碳能力，可并没有随之增加。于是只有增强肺呼吸次数，提高心脏输送血液能力，肺呼吸负担会显著增强。全身性的二氧化碳数量过多，会产生人体呼吸和循环系统调整。人体的肉(脂肪)太多就是“脾湿”，而肉多了产生的肺功能过度的负担就是肺燥。与前面的相生关系讨论所采用的方法一样，我们把“脾生肺”理解为以下概念：

(1) **脾(土)肺(金)相生的功能五行平衡功能解释**。归纳为,对于气,“脾生气”产生“肺交换气”的表达;对于热,“脾交换热”产生“肺纳热”的表达;对于物质,“脾纳物质”产生“肺吐物质”的表达;对于信息,“脾吐信息”产生“肺调信息”的表达;对于水,“脾调水”产生“肺生水”的表达。这些都是感受与表达的反应关系。其中,代表性感受表达关系是“脾生气”产生“肺交换气”的表达。

(2) **脾(土)肺(金)相生的生命物质转化关系的解释**。生命物质相生关系中,对应脾、肺五行关系中,脂肪生水、无机盐。人体的脂肪多了必须通过运动和燃烧脂肪,即产生氧气、二氧化碳、水和无机盐。从水角度看,肺生水(需求),脾调水供给肺津液的损耗,脾水作为肺水之母。

4) 肺肾关系(主气与纳气,肺(金)肾(水)相生关系)

讨论“肺藏津以及通调水道,肾主水”和“肺主气,肾主纳气”的关系。依据现代生物学与医学的知识,其中的“肺藏津”、“肺通调水道”和“肾主纳气”需要讨论。所谓“肺藏津”是指肺是重要的人体津液和水液的储藏、使用的器官。所谓“肺通调水道”、“肺助肾行水”、“心与肾相交”是指肺呼吸运动对人体体液循环的重要作用。“肾主纳气”是指肾血流量大、血浆中溶解气体数量也大,加快了血液中的氧气循环功能。从系统学角度看,肾脏的确是一个纳气脏器。气体交换需要水、无机盐交换,水、无机盐交换和平衡需要气体交换。

传统中医五行说,肺(金)与肾(水)有相生关系。“西方生燥,燥生金,金生辛,辛生肺,肺生皮毛,皮毛生肾”。“燥生金,金生辛,辛生肺”,表达了天地自然中是如何生肺的。“肺生皮毛,皮毛生肾”是体内“肺通过皮毛生肾”。“寒生水,水生咸,咸生肾”,意思是天地自然中是如何生肾的。脏腑相生的方法,“肺生肾”理解为以下概念:

(1) **肺(金)肾(水)相生五行平衡功能解释**。归纳为,对于水,“肺生水”产生“肾交换水”的表达;对于气,“肺交换气”产生“肾纳气”的表达;对于热,“肺纳热”产生“肾吐热”的表达;对于物质,“肺吐物质”产生“肾调物质”的表达;对于信息,“肺调信息”产生“肾生信息”的表达。这些都是感受与表达的反应关系。其中,代表性感受表达关系是“肺生水”产生“肾交换水”的表达。人体气体交换和水交换都和血压、气压、血管与上皮细胞通透性相关,并在此相互协调和保持一致。中医肺与肾是相生关系的。

(2) **肺(金)肾(水)相生的生命物质转化关系的解释**。生命物质相生关系中,对应肺、肾五行关系有水、无机盐和核酸。核酸是通过水、氧气、无机盐等产生“从头合成”,反映了生物与自然的依赖关系和动物对核酸合成质量的高度的种群特性要求。

5) 肾肝关系(藏与疏泄,肾(水)与肝(木)相生关系)

“肝主疏泄,肝藏血”和“肾主封藏,肾藏精”的关系。谈到“肝主疏泄”,如果中医肝脏代表整个内分泌系统,那么肝主疏泄就比较容易理解。首先,胰脏和肝脏分泌胰岛素和胰高血糖素,对全身的营养物质配置起到了关键作用(糖、脂肪代谢)。从内分泌系统角度看,下丘脑负责向全身的所有内分泌细胞、腺体组织、腺体器官发送“下丘脑释放因子”，促进激素分泌。垂体专门对甲状腺、肾上腺皮质、卵巢等分泌生长素、促甲状腺素促肾上腺素、催乳激素、促性腺激素等激素，调整人体的代谢调节能力。肾上腺皮质分泌的肾上腺糖皮质激素，作用于全身器官，尤其是对肝脏和胰脏，维系营养物质代谢和功能平衡，例如对肝脏糖原合成的重要作用和对胰岛素抑制作用，甚至是许多内分泌激素发挥作用的条件。再如肾上腺糖皮质激素是“交感-肾上腺系统”发挥作用的必要条件。另外，肾上腺皮质还分泌的肾上腺盐皮质激素作用于肾脏的肾小管，调节水、无机盐的平衡。肾上腺髓质分泌肾上腺素和去甲肾上腺素。肾脏分泌前列腺素（使肾脏内部的血管扩展松弛，增加肾血管通透性，并使肾增加肾素和红细胞生成素的分泌）、肾素（可以使肝产生血管紧张素）、促红细胞生成素等，都对血液输送能力和营养物质配置有重要作用。

传统中医五行说，肾与肝有相生关系。“北方生寒，寒生水，水生咸，咸生肾，肾生骨髓，髓生肝”。这里首先谈到“寒生水，水生咸，咸生肾”，意思是天地自然中是如何生肾的。我们在前面已经知道“风生木，木生酸，酸生肝”，意思是天地自然中是如何生肝的。这里又谈“肾生骨髓，髓生肝”，意思是“肾通过骨髓生肝”。依照前面脏腑相生的讨论方法，我们把“肾生肝”理解为以下概念：

(1) **肾(水)肝(木)相生五行平衡功能解释**。归纳为，对于信息，“肾生信息”产生“肝交换信息”的表达；对于水，“肾交换水”产生“肝纳水”的表达；对于气，“肾纳气”产生“肝吐气”的表达；对于热，“肾吐热”产生“肝调热”的表达；对于物质，“肾调物质”产生“肝生物质”的表达。这些都是感受与表达的反应关系。其中，代表性感受表达关系是“肾生信息”产生“肝交换信息”的表达。

(2) **肾(水)肝(木)相生的生命物质转化关系的解释**。生命物质相生关系中，对应肾、肝五行关系中，核酸生蛋白。在细胞内，蛋白质是在DNA、RNA控制下由核糖体产生的，核酸产生蛋白质。

2. 中医脏器之间的相克关系

中医五行中相克关系，是指一种脏腑之气相互胜复的关系。所谓“相胜”是指存在所克之脏腑气和所胜(欺负)被克之脏腑气，也可能存在所克之脏气不胜被克之脏腑之气，并可能反欺负不胜之气。为什么脏腑之气会有胜复的关系，是由于脏腑的气化功能可能太过或不及。根据中医的脏腑之气的胜复关系，应当认定脏器相克关系是一种脏腑分类功能运行态势(包括相互作用的态势)关系。

中医脏腑之间的相克关系与相生关系一样，表现在中医脏腑的五行平衡循环体系和经络系统行为的基准模式调整中，脏腑的相克是感受与表达的关系。

1) 肝脾关系(疏泄与运化，肝(木)脾(土)相克关系)

主要讨论“肝主疏泄，脾主运化”和“肝主藏血，脾主统血”的关系。“肝气随脾气上升”“胃气随胆气下降”。

中医肝代表人体整个腺体系统,包括消化腺系统的内、外分泌部分等。中医肝是人体的生命物质主要合成器官和人体物质代谢的中枢,“肝主疏泄”表达出营养物质被发送、配置、分配的功能和态势。中医脾是人体淋巴系统、免疫系统和向消化系统供给血液的系统。

肝与脾有相克关系。肝功能太过,肝对脾胃有相克关系。在这里,我们需要讨论肝是如何太过对脾相克的。中医的脏腑之气的胜复关系,脏器相克关系是一种脏腑分类功能运行态势关系。《素问:气交变大论》中说:“岁木太过,风气流行,脾土受邪”。又说,民病飧泄食减,体重烦怨,肠鸣腹支满,甚则忽忽善怒,眩冒巅疾。肝木脾土相克关系可以描述为

(1) **肝(木)脾(土)相克的五行平衡功能解释**。主要是物质平衡关系,从系统功能说,肝生物质,心交换物质,脾纳物质是基本原因。其中肝生物质太过,会使脾纳物过多。

(2) **肝(木)脾(土)相克的生命物质水溶性关系的解释**。生命物质相克关系中,对应肝、脾五行关系中,蛋白质克脂肪。蛋白质由于表面有亲水性集团而具有亲水性(水合作用),蛋白质与水构成胶质形态。而脂肪是不溶水的,不能溶解在血液中被细胞所利用。蛋白质与脂肪结合产生的脂蛋白,利用蛋白质的亲水性,脂蛋白使脂肪具有了水溶性(亲水性)。因为脂蛋白主要在肝中生成,所以肝功能太过,克脾胃消化和吸收脂肪。

2) 脾肾关系(肾主水与脾输送水液,脾(土)肾(水)相克关系)

中医的脾是指淋巴系统,是向消化系统供给血液的系统,是脂溶性营养物质吸收系统和免疫系统。这种脾胃的运化就是现代生物学的食物消化和营养物质的代谢全过程。中医肾是人体的泌尿、生殖和再生功能以及相关感受表达等系统的综合体系。在脾与肾相克关系中,中医学论述主要是脾湿和肾水的相克关系。

脾胃对肾有相克关系,主要指脾胃功能太过(湿淫太过)对肾主水和藏精相克作用。中医的脏腑之气的胜复关系,应当认定脏器相克关系是一种脏腑分类功能运行态势(包括相互作用的态势)关系。《素问:气交变大论》中说:“岁土太过,雨湿流行,肾水受邪”。又说,民病腹痛,清厥意不乐,体重烦怨,肌肉萎,足痿不收,行善瘛,脚下痛,饮发中满食减,四肢不举。

关于脾土肾水相克关系可以描述为

(1) **脾(土)肾(水)相克的五行平衡功能解释**。主要是气体平衡关系,从系统功能说,脾生气(不是真气),肺做气体交换(吸收真气)和肾纳气是基本原因。如果脾生气太过,肾纳真气不够或伤害肾纳真气之功能。

(2) **脾(土)肾(水)相克关系的生命物质水溶性关系解释**。生命物质相克关系中,对应脾、肾五行相克关系,脂肪克核酸。核酸具有酸碱两性的生命物质,但是主要表现出酸性。核酸是可以被酸、碱和核酸酶条件下水解的物质。核酸可以变性(酸碱性改变)、复性和杂交。核酸溶解度与大分子链长度有关,分子链长的,其溶液黏滞度高。脂肪多少与体液酸碱性相关,直接影响核酸酸碱溶性和代谢。例如脂肪多了,体液表现为酸性,而

酸性对于碱基(嘌呤、嘧啶)代谢不利。除非脂肪自身产生水和无机盐,否则没有人体中适合的体液环境供核酸代谢。如果脾功能太过,过多的脂肪产生的酸性破坏了核酸碱基代谢,所以有相克关系。

中医脾胃与中医肾维持人体血管内水、无机盐的输入/输出平衡。如果脾胃功能太过,实际是人体血管内的水、无机盐输入与输出不平衡了。

3) 肾心关系(心肾相交,肾(水)心(火)相克关系)

中医肾是人体的泌尿、生殖、再生功能和相关感受表达等系统的综合体系,中医心是人体血液输送系统和血管感受表达网络系统。肾心之间有“心肾相交,水火既济”,“心藏神,肾藏精”和“心阴助肾阳,肾阳助心阴”的关系。

肾与心有相克关系,如果肾功能太过,会对心脏和心功能产生显著作用。在这种情况下,传统中医认为肾对心有相克关系。中医的脏腑之气的胜复关系,应当认定脏器相克关系是一种脏腑分类功能运行态势(包括相互作用的态势)关系。《素问:气交变大论》中说:“岁水太过,寒气流行,邪害心火”。又说,民病身热烦心躁悸,阴厥上下中寒,谵妄心痛,寒气早至,腹大胫肿,喘咳,寝汗出憎风等。中医的肾功能太过,会对心脏的运行态势产生什么影响呢?中医的肾功能包括泌尿(肾主水)、生殖和再生(肾藏精)。肾水心火相克关系可以解释如下:

(1) **肾(水)心(火)相克的五行平衡功能解释**。主要是信息平衡的关系。从系统功能说,肾生信息,肝做信息交换,心纳信息(神)是基本原因。如果肾功能太过(肾上腺功能太过),人体物质代谢太过和心血管处于高血压状态,肯定对心血管是非常有伤害的。

(2) **肾(水)心(火)相克的生命物质水溶性关系解释**。生命物质相克关系中,对应肾、心五行相克关系,核酸克糖。核苷酸(UDP、CDP、GDP等衍生物质)参与糖原、糖蛋白等大分子生命物质或复合体的合成与肝生物转化过程,并改变这些与糖相关的生命物质水溶性。如果肾功能太过,核酸过多,对糖水溶性是破坏。

4) 心肺关系(肺助心行血,心(火)肺(金)相克关系)

中医心是人体血液输送系统和血管感受表达网络系统,中医肺是人体气体交换系统和对物质、热、气体、水、信息的感受表达系统。它们之间有“心主血,肺主气”和“肺助心行血”的关系。

心与肺有相克关系,表现在“肺助心行血”,“心气不足,肺呼吸功能不及”和“肺气不足,会产生行血不畅”,这种描述关系实际上是肺心疾病恶性循环。如果心、肺功能正常和平衡,心肺功能也正常和平衡。如果心功能亢奋(太过),会对肺脏和肺功能产生什么影响呢?在这种情况下,传统中医认为心对肺有相克关系。显然,我们需要讨论心是如何太过对肺相克的。《素问:气交变大论》中说:“岁火太过,炎暑流行,肺金受邪”。又说,民病疟,少气咳喘,血溢血泄注下,嗌燥耳聋,中热肩背热,胸中痛,肋支满肋痛,背肩胛间痛,两臂内痛,身热骨痛。中医认为,心火太过,必然伤阳灼津、伤阴气逆、伤神难守。关于心火肺金相克关系可以描述如下:

(1) **心(火)肺(金)相克的五行平衡功能解释**。主要是热(能)环境平衡关系。心生热,脾热交换,肺纳热是基本原因。如果心生热太过,肺津液热耗生燥。

(2) **心(火)肺(金)相克的生命物质水溶性关系解释**。生命物质相克关系中,对应心、肺五行关系,糖克水与无机盐。单糖虽然溶解于水,但是糖溶解水的同时,改变了水溶解糖的能力。糖多了不仅产生脂肪存储,还破坏糖与水的平衡关系,这就是我们谈到的"糖克水与无机盐"。

5) 肺肝关系(肃降与疏泄,肺(金)肝(木)相克关系)

中医肺是人体气体交换系统和对物质、热、气体、水、信息的感受表达系统,中医肝代表人体整个腺体系统,是人体的生命物质主要合成器官和人体物质代谢的中枢。它们之间有"气血升降"机制的关系。例如"肝气疏泄,肝气升","肺主降肃,肺气降","肝气血升","肺气血降"与"心气血降"和"肾气血升"等。

肺与肝有相克关系。如果肺功能太过,会对肝脏和肝功能产生什么影响呢?在这种情况下,传统中医认为肺对肝有相克关系。在这里,我们需要讨论肺是如何太过对肝相克的。我们知道,中医的脏腑之气的胜复关系,应当认定脏器相克关系是一种脏腑分类功能运行态势(包括相互作用的态势)关系。《素问:气交变大论》中说:"岁金太过,燥气流行,肝木受邪"。又说,民病两肋下少腹痛,目赤痛眦疡,耳无所闻,体重烦怨,胸痛引背,两肋满且痛引少腹,喘咳逆气,肩背痛等。

中医的肺功能太过,会对肝的运行态势产生什么影响呢?中医认为肺功能亢奋,是燥淫太过,天旱地裂、草木枯竭,如果在春天,草木晚生。对于人体,会产生津液枯竭、体液干涩等现象。关于肺金与肝木相克关系可以描述如下:

(1) **肺(金)与肝(木)相克的五行平衡功能解释**。主要是水环境的平衡关系。从系统功能说,肺生水,肾做水交换,肝纳水是基本原因。但是,肺功能太过,即气体交换和纳热太过,造成津液损耗和肺燥太过,肺不生水,损害肝物质生成的水环境。

(2) **肺(金)与肝(木)相克的生命物质水溶性关系解释**。生命物质相克关系中,对应肺、肝五行关系,水、无机盐克蛋白质。蛋白质的水溶性是由于其表面存在亲水性分子集团构成的水化膜。生命物质中蛋白质需要非常合适的水环境,蛋白质"脱水",是蛋白质结构完整性、稳定性和半衰期受到损害。如果肺功能太过,燥淫太过,使蛋白质合适的水环境受到损伤,直接威胁到蛋白质结构完整性、稳定性和半衰期。

3. 中医脏腑运行的平衡三角形关系

我们在中医脏腑的相生关系和相克关系的论述中,采用了四种描述方法:

(1) 脏器关系的五行平衡功能解释。如同生物主体的角色和任务解释,而不同脏器有功能分类明确目标,分类解释是一种通过角色、任务和要求的解释。

(2) 脏器关系的生命物质转化关系或水溶性关系解释。从人体物质代谢与代谢的水环境特性作出解释。

(3) 脏器关系的神经内分泌调控解释。从调节和控制物质代谢、运动状态做出解释。是一种条件和结果关联的解释。这个解释没有主体的行为模式规定。

(4) 脏器关系的经络行为基准解释。需要在上述解释基础上,增加主体的行为模式解释,为条件、时间做出规定。

上面的神经内分泌调控解释是现代生物学和医学经常采用的解释方法,本书就不重复了。经络行为基准解释,是整个脏腑平衡关系的循环机制,只需要总体描述,也不需要多重复。

下面,我们讨论相生关系和相克关系的平衡三角形。

1) 人体运动态五脏运行关系

五脏关系中,可以分成两组:肝/脾是一组,而心/肺/肾是另一组(肺、肾由于必须在血压、气压、血管通透性相互协调和保持一致,它们几乎没有相克作用,都是相生关系,但是心与肺、肾与心都有相克关系)。依照现代生物学知识,当人体处在运动状态时,是交感神经兴奋。在此种状态中,心/肺/肾组功能(心物质交换与心生热,肺气体交换与肺生水,肾水交换与肾生信息)增强,肝/脾组功能(肝信息交换,肝生物质,脾胃消化吸收)减弱,但骨骼肌运动消耗能量多,身体生热。在运动状态中交感神经调节时,可以简单归纳出结论:肝生郁结(肝生物质少,疏泄不畅)、心生热(葡萄糖、乳酸供能)、脾生气(脾胃消化能力弱,脾胃满滞)、肺生燥(津液损失,要求多喝水)和肾生信息(生尿少)。

在状态太过时,上述结论可以成为:肝生火(风)(肝气严重郁结,疏懈受阻)、心生火、脾生气(产生气体肝肠循环)、肺生燥(热、火)和肾生信息(生尿少,赤热)。

2) 人体休息态五脏运行关系

依照现代生物学知识,当人体处在休息状态时,是副交感神经兴奋。在此种状态中,心/肺/肾组功能(心物质交换与心生热,肺气体交换与肺生水,肾水交换与肾生信息)减弱,肝/脾组功能(肝信息交换,肝生物质,脾胃消化吸收和骨骼肌运动)增强。在休息状态中副交感神经调节时,可以简单归纳出结论:肝生物质(疏泄畅通)、心生热(温,脂类供能)、脾生湿(脾胃消化能力强,多余物质能量转化成脂肪)、肺生津液(津液损失少)和肾生尿(尿多,肾生信息少)。

在状态太过时,上述结论可以成为:肝生物质(肝功能亢奋)、心生热(温,脂类供能)、脾生湿(脾胃功能亢奋,生湿、生热,脂肪堆积)、肺生水(细胞氧化负担加重)和肾生尿(尿多,寒,肾生信息少)。

人体生物系统产生的肝气郁结(肝火和肝风),心热(火)、脾气(湿、热)、肺燥(热、火)等现象是被存储与记忆的,人体的生物运行结构,是交感神经和副交感神经调节状态的"和",或者说两种状态综合作用的综合结果融合了才是人的真实与完整的生物运行结果。

在综合状态中,融合交感神经和副交感神经调节两个时期的情况,可以简单归纳出人体正常运行的结论，肝：信息交换功能、生物质、生郁结；心：物质交换功能、生热、葡萄糖、乳酸、脂类供能；脾：脾胃运化功能、生气、生湿、生脂肪；肺：气体交换功能、生燥、生津液；肾：水交换功能、生尿、生信息。

在状态太过或不及时，上述结论可以成为肝：信息交换亢奋和虚弱，生物质、生肝火、肝风；心：物质交换功能亢奋或虚弱，生火；脾：脾胃运化功能亢奋和虚弱，生气、生湿、生脂肪；肺：气体交换功能亢奋或虚弱，生燥、生津液；肾：水交换功能亢奋或虚弱，生尿、生信息。

但是，人体的状态显然不仅是运动、休息两个状态。对于人体的供能方式，尤其是心脏的供能，现代生物化学把人的运行状态区分运动、休息、吃饭（饭后）、脑力劳动、睡眠等多种状态。即便是运动，从骨骼肌的供能可以看出，人在静止时主要由脂类氧化供能，运动开始由无氧葡萄糖降解供能，运动继续由葡萄糖氧化供能，再持续运动又进入脂类氧化供能等多种形式。这种人体自身产生的供能状态转换，说明有进一步的状态分化。又例如吃饭，分饭前、吃饭过程和饭后等不同的状态阶段。当然，本书不可能对上述分化状态做全面的介绍，而只对吃饭和睡眠人体状态做些讨论。

3）人体饮食态五脏运行关系

人体饮食态与运动态和休息态不同，此时五脏不明显划分为两个组，而是基本处于共同功能增强方式中，属于副交感神经另一类的运行模式（交感神经部分兴奋）。对于肝、脾功能显著增强，对于心、肺和肾，其功能也都适度增强，以配合消化管道和消化系统增大工作量的要求。

4）人体睡眠态五脏运行关系

对于睡眠态，人体处在特殊和恢复基准模式的运行状态。五脏都处在调整、再生、修复、重组状态，是经络系统调节的状态。调整是调整神经系统塑造的行为模式。再生，是由细胞周期进入夜间休息状态，细胞开始 DNA 复制，准备细胞增殖。基准模式是指经络系统储存的行为模式发挥作用。对于肝、脾、心、肺和肾都进入松弛、适度、维系的状态。血压低、血管松弛、物质与信息交换维系，肌肉运动基本停止，细胞与组织再生、修复和重组活跃。人体进入组织结构调整的状态，而这个状态是由经络系统控制的主体行为基准模式。经络系统是主持人体发育的前神经系统。

五行结构是一种中医生命运行“平衡结构”的学说，这种平衡结构与我们知道的所有描述关系平衡的学说都不同。例如数学描述关系，都是讨论一个集合中，如{X1，X2，X3，X4，X5}集合，所谓关系是其中两两对象的关系，如（X1，X2），（X1，X3），（X1，X4），（X1，X5），（X2，X3）等。从物理学看，可以看成两种力的平衡关系，例如动力和阻力，吸引和排斥，扩散和聚合等。从化学看可以看到分解与合成、连接与裂解、氧化与还原等。从系统学看，有正反馈和负反馈。总之，都是对立范畴相互作用的平衡关系。但是，在阴阳五行结构中，强调了多个层次的平衡学说，它们是

（1）阴阳两点平衡关系。阴阳范畴的对立统一的平衡关系，包括相生和相克平衡

关系。

(2) 相生和相克的“平衡三角”关系。

(3) 人体整体五行结构的平衡关系。五个平衡三角性的“五角平衡”关系(参见图5.18)。

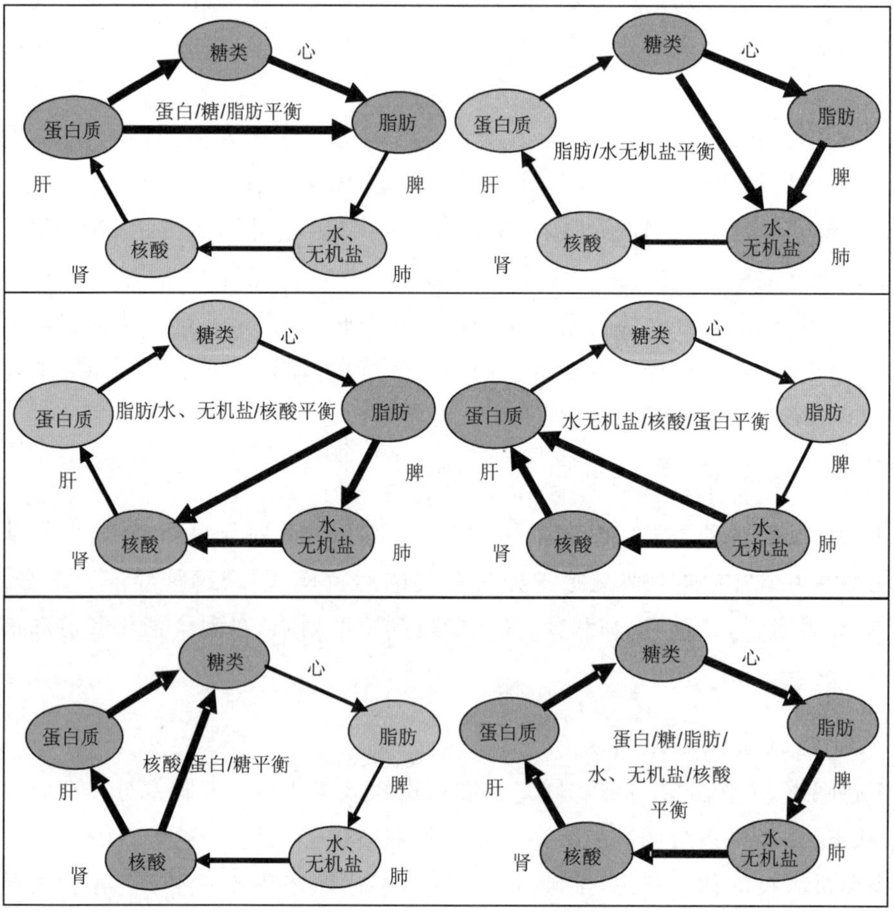

图 5.18 五行结构中三角平衡关系

如图5.18所示,五行结构有五个“三角平衡关系”,这五个三角平衡关系是“木/火/土平衡”、“火/土/金平衡”、“土/金/水平衡”、“金/水/木平衡”、“水/木/火平衡”。在每一个平衡的三角关系中,都有正、反对立的力量,相互对抗使之能够平衡。通常的信息系统中,为了取得平衡,通常设计一对“对立的力量”,通过相互制约,使之平衡。可是,中国古人为了设计人体生命活动的平衡,居然用五个这样的“平衡三角”来取得整体的平衡,使任何一股力量既是维系平衡的力量,又可能是破坏平衡的力量。应当说,这是世界上独一无二的“平衡体系”。更让人感到惊讶的是,在每一个平衡关系中,都是三方力量的作用,而不是“两方”的作用。每一方都是“第一方”、“第二方”和“第三方”。

对于“木/火/土(风/热/湿,物质平衡)三角平衡”中,有“木生火,火生土”两个相生关系,加一个“木克土”的相克关系,有正、反两个方面的力量,使之能够平衡。从系统功能说，肝生物质，心做物质交换，脾纳物质。但肝生物质太多（太过），多余物质以脂肪储存，使脾胃功能受到损害。

对于“火/土/金（热/湿/燥，热平衡）三角平衡”中，有“火生土，土生金”两个相生关系，加一个“火克金”的相克关系，有正、反两个方面的力量，使之能够平衡。从系统功能说，心生热，脾做热交换，肺纳热。但是热太过，肺纳热不下，津液热耗生燥。

对于“土/金/水（湿/燥/寒，气平衡）水三角平衡”中，有“土生金，金生水”两个相生关系，加一个“土克水”的相克关系，有正、反两个方面的力量，使之能够平衡。从系统功能说，脾生气，肺做气体交换和肾纳气是基本原因。如果脾生非真气太过，肾纳真气不够或伤害肾纳真气之功能。另外，从能量（热）角度看，心生热，脾交换热，而肺纳热是基本原因，心生热太过，肺容纳不下或容纳太过。

对于“金/水/木（燥/寒/风，水平衡）三角平衡”中，有“金生水，水生木”两个相生关系，加一个“金克木”的相克关系，有正、反两个方面的力量，使之能够平衡。从系统功能说，肺生水，肾做水交换，肝纳水是基本原因。但是，肺功能太过，津液损耗和肺燥太过，损害肝物质生成的水环境。

对于“水/木/火（寒/风/热，信息平衡）三角平衡”中，有水生木，木生火两个相生关系，加一个“水克火”的相克关系，构成正、反两个方面的力量，使之能够平衡。从系统功能说，肾生信息（包括肾上腺皮质激素、髓质激素、促红细胞生长素），肝做信息交换，心纳信息（神）是基本原因。但是，肾（肾上腺）功能太过，人体物质代谢太过和心血管处于高血压状态，肯定对心血管是非常有伤害的。

上述五行结构平衡关系描述，使我们对《黄帝内经》提出的结论有了新的认识。

5.4.5 中医脏腑运行的“六气”平衡行为模式和虚拟系统

人体内物质、能量、气体、水、信息和运动平衡都反映在五脏六腑器官上，并构成结构平衡的循环模式和虚拟系统。尽管作者试图摆脱“定势”，但是仍然没有跳出《黄帝内经》的五行结构。

所谓平衡问题，对于医生诊断、治疗疾病非常重要。物质不平衡出现脏腑阴性的气血性疾病，热不平衡出现脏腑寒、热或虚、实性疾病，脏腑运动不平衡出现阳性的功能性疾病，如果细胞、组织等主体结构（例如细胞、组织调整、再生、修复、重组）不平衡，出现脏腑器质性疾病。

本书提出中医脏腑新五行平衡结构框架（见图 5.19），可以发现以下结论：

(1) 肝（木），是物质代谢中枢，并做信息交换与平衡。肝生物质用蛋白质代表。另外肝有纳水、吐气和调热之功能。在人体体液水溶性方面，肝可以用蛋白水溶性作为标识。在信息方面，肝对应信息交换行为和中心，因为中医肝包括整个内分泌系统。在生命感受与表达范畴中，肝与植物神经系统、血管网络系统、经络系统的肝经、胆经、三焦经标识。

(2) 心（火），是物质交换中枢，并做物质交换与平衡。心生热（能量），用糖代表。对应物质交换行为和中心。另外，心有纳信息、吐水和调气之功能。在人体体液水溶性方面，可以用糖水溶性作为标识。在生命感受与表达范畴中，与植物神经系统、内分泌系统（中医肝）、血管网络系统、经络系统的心经、心包经、小肠经标识。

（3）脾（土），是运动消化中枢，并做热（能量）交换与平衡。脾生气体，用脂肪代表。对应肌肉运动行为，或能量交换中心。另外，脾有纳物质、吐信息和调水之功能。在人体体液水溶性方面，脾可以用脂溶性作为标识。在生命感受与表达范畴中，与植物神经系统、内分泌系统（中医肝）、血管网络系统、经络系统的脾经、胃经、三焦经标识。

（4）肺（金），是气体交换中枢，并做运动平衡。肺生水，用水/无机盐代表。对应感受表达行为和中心。肺有纳热、吐物质和调信息之功能。在人体体液水溶性方面，肺可以用酸碱性作为标识。在生命感受与表达范畴中，与植物神经系统、内分泌系统（中医肝）、血管网络系统、经络系统的肺经、三焦经、大肠经标识。

（5）肾（水），是水/无机盐交换中枢，并做水交换与平衡。肾生信息，用核酸代表。对应增殖/繁殖行为和中心。肾有纳气、吐热和调物质之功能。人体体液水溶性方面，肾可以用酸碱溶解性作为标识。在生命感受与表达范畴中，与植物神经系统、内分泌系统（中医肝）、血管网络系统、经络系统的脾经、胃经、三焦经标识。

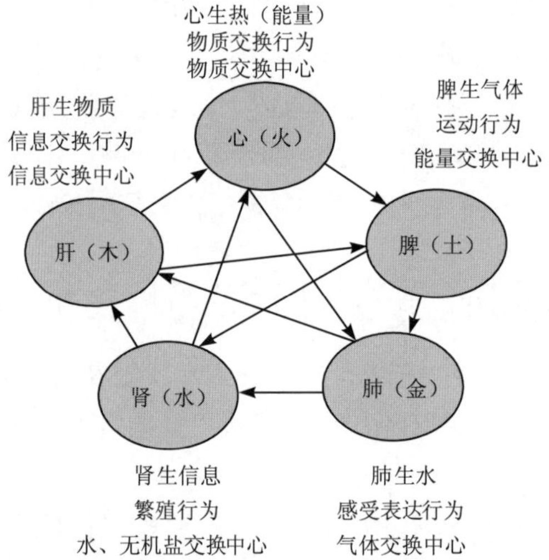

图 5.19　人体脏腑运行循环模式示意结构

上面的论述都遵循规则：

- 肝生物质 →心交换物质→脾纳物质→肺吐物质→肾调物质→肝生物质。
- 心生热→脾交换热→肺纳热→肾吐热→肝调热→心生热。
- 脾生气→肺交换气→肾纳气→肝吐气→心调气→脾生气。
- 肺生水→肾交换水→肝纳水→心吐水→脾调水→肺生水。
- 肾生信息→肝交换信息→心纳信息→脾吐信息→肺调信息→肾生信息。

这些循环模式，对生物学、生理过程和疾病原理有重要意义。这些循环模式存在着系统支持。人体脏腑器官都不是只有一个系统功能，而是有多个系统功能，于是存在着一个器官参与多个系统的循环模式。所以，这些脏腑运行的循环模式对应着不同的虚拟系统。

《黄帝内经》的运气学，讲的就是五运六气，这个结构范畴，令人惊叹。《黄帝内经》的六气是“风、热、火、湿、燥、寒”，而我们这里谈到的六气是“物质、能量、气体、水、信息和运动”。五运推动六气的平衡和循环。

上述物质、热(包括运动)、气、水和信息的循环与肝、心、脾、肺和肾的循环交织循环的概念，要关注同一脏器在物质、热、气、水和信息的循环，同时也要关注肝、心、脾、肺和肾不同的脏器系统在同一结构的循环。

1. 中医脏腑系统物质平衡行为模式和虚拟系统

现代生物化学是生物体内生命物质代谢科学，研究蛋白质(氨基酸)、糖(葡萄糖)、脂类(脂肪酸)、核酸(核苷酸)和能量代谢以及物质代谢的协调和控制。人体肝脏是物质代谢的中枢。我们可以用“肝生(生命)物质”来表示，其中合成人体需要蛋白质作为代表。营养物质的运行平衡与中医的血概念相一致。例如中医谈到的血的虚实、血瘀等疾病，与物质循环平衡有直接关系。

生物学中，谈到了许多生物循环的模式，例如三羧酸循环、ATP循环、植物的光合与光氧化的循环，卡尔文循环等。在物质代谢中，我们可以看到许多循环，例如乳酸-葡萄糖肌肝循环、蛋白质更新(氨基酸↔蛋白质)循环、LDL(低密度脂蛋白)-HDL(高密度脂蛋白)肝循环、葡萄糖-糖原循环、尿素循环(肌肝葡萄糖-丙氨酸循环)、嘌呤核苷酸循环(在骨骼肌，脑中)、脂肪储存与动员的循环(在脂肪组织中)等。

生物体需要的生命物质以两种方式被提供：

(1) 自身提供方式。细胞需要的物质通过自身代谢(分解、合成)方式获得，例如细胞自身需要核酸(DNA、RNA)、蛋白质、蛋白聚糖、糖蛋白、脂蛋白、核蛋白等，主要在细胞核与细胞内质网、核糖体、高尔基体等细胞器产生。

(2) 公共服务方式。通过人体主要物质生成脏腑器官生成，提供给全身细胞使用。

当然，这里谈到的物质生成主要是第二种方式，并有脏腑物质平衡循环模式：

肝生物质 →心交换物质→脾纳物质→肺吐物质→肾调物质→肝生物质

(1) 肝生物质。肝生物质主要包括生成结构物质、能量物质和排毒物质等方面。其一，合成、转换大分子和大分子复合体生命物质。这些生命物质主要是蛋白质、多糖、脂肪、核酸、蛋白聚糖、糖蛋白、脂蛋白、核蛋白等，供全身细胞使用。其二，为心脏提供产生ATP的能量物质，例如生成葡萄糖、氨基酸、脂肪酸以及把乳酸转化成葡萄糖等物质生成模式。肝所生的结构物质和能量物质是中医的“营气”。其三，肝脏把一些废物(浊气)转化成可排泄物质，例如把氨转化成尿素，把嘌呤转化成尿酸等。肝生物质可以在肝门静脉和下腔主静脉血液的比较中观察到，肝生物质还可以通过中医肝的经络(肝经、胆经、三焦经等)各层交换通路结构自身经气(上皮细胞侧面缝隙通信连接的细胞因子、离子)流动状态和关联的组织、器官感受表达之。

(2) 心交换物质。人体全部器官结构的所有上皮组织构成人体的物质交换统一平台。人体交换物质范畴内，心血管系统交换物质、小肠管道交换物质和肾脏交换物质是其中重点。中医心交换物质(真气，即营气和氧气结合后之物质)包括心血管系统交换物质和小肠交换物质两个方面。首先，是把肝脏生成的生命物质(包括基本生命单元物质和大分子和大分子复合体生命物质)通过心血管血液循环系统输送全身，供全身细胞使用。其次，是把全身产生的"废物质"同样通过心血管系统交换给专司处理脏器。交换方式是在动静脉毛细血管与组织液之间实行物质交换。血液中的小分子物质和脂溶性物质利用血管通透性穿过内皮细胞;大分子物质、大分子水功能团等通过血管内皮孔、细胞间隙或细胞吞吐穿越血管内皮，实行物质交换。对于小肠管道交换物质，可以融入到中医脾纳物质行为中表达。肾脏交换物质是通过肾交换水过程实现小分子物质交换。中医心交换物质可以在心主动脉和心主静脉的血液比较中和小肠管道实现物质交换行为中观察到，心交换物质还可以通过中医心的经络(心经、小肠经、心包经等)各层交换通路自身经气(上皮细胞侧面缝隙通信连接的细胞因子、离子)流动状态和关联的组织、器官感受表达之。

(3) 脾纳物质。其范畴主要包括脾胃肠消化食物(谷气)、吸收单元生命物质和全身细胞组织吸收中医心交换提供的生命物质(营气)两个方面。这些物质包括氨基酸、葡萄糖、脂肪酸、核苷酸、水、无机盐。这些单元生命物质，由肠的毛细血管吸收，直接作为原始材料使用。基本生命单元物质对于地球生物是一致的。另外，还有一些大分子生命物质，例如脂肪微粒CM、某些多糖等由肠道的毛细淋巴管吸收。因为脂肪与糖少有生物排异性，可以拿来应用，而蛋白质和核酸对于生物有显著的排异性，要生物体自身合成才能使用。全身细胞通过物质感受的受体，膜通透、通道和胞吞等多种方式，接受这些物质，被溶酶体分解成基本生命物质，生命物质可以在细胞质内氧化，也可以在细胞线粒体内实现氧化磷酸化，产生细胞需要的ATP能量形式，供细胞自身使用。脾纳物质可以在肝门静脉、静脉和动脉血液的比较中和全身细胞吸收物质行为中观察到，还可以通过中医脾经络(脾经、胃经、三焦经等)各层交换通路自身经气(上皮细胞侧面缝隙通信连接的细胞因子、离子)流动状态和关联的组织、器官感受表达之。

(4) 肺吐物质。人体的肺、大肠、肾是排泄废物主要器官。肺除排除二氧化碳外，还吐出分泌物质。人体排泄水溶解的废物(例如尿素、浊气)，通常通过肾脏生成尿液排出。而人体产生的固体性和非水溶性的废物(包括尿酸、死细胞与相关物质，浊气)，通过大肠血管(细胞吞吐)吐入肠道，通过肠道随大便排泄。中医肺吐物质主要包括肺吐物质和大肠管道吐物质。中医肺吐物质可以在肺动脉、肺静脉的血液比较中与分泌物质(痰)、大肠管道固体性与非水溶性物质交换和排泄中观察到，肺吐物质还可以通过中医肺经络(肺经、大肠经、三焦经等)各层交换通路自身经气(上皮细胞侧面缝隙通信连接的细胞因子、离子)流动状态和关联的组织、器官感受表达之。

(5) 肾调物质。肾为肝生物质而调物。肾过滤血液，调节血液中物质组成和水/无机盐平衡。肾上腺皮质分泌激素调节物质代谢。如果肾不调物质，会影响肝生物质的能力。肾调物质可以在肾动脉、肾静脉的血液中比较观察到，肾调物质还可以通过中医肾经络（肾经、膀胱经、三焦经等）各层交换通路自身经气（上皮细胞侧面缝隙通信连接的细胞因子、离子）流动状态和关联的组织、器官感受表达之。

人体物质交换平台主要由人体所有上皮组织构成的（通过上皮细胞游离面和基底面之间的物质交换，包括细胞被动输送物质、主动输送物质、细胞吞吐物质和顺上皮细胞侧面缝隙穿越的小分子物质），这个物质交换平台除血液循环系统实现外，主要通过经络系统通路的物质交换层中细胞侧面的通信连接，对经络系统所连接的组织和器官进行物质的调节。物质调节沿经络通路水交换层和物质交换层实施流动。体液（体液内物质）的流动有温度分布不均匀和体液中气体含量不均的推动特点（压强扩散），由于细胞主体主动输送能力，经络通路的活跃（通过针刺和按摩）可以调节和改变体液（体液内物质）流动状态，并在体内循环流动。如果体内体液所携带物质不能循环流动，会产生体液和物质淤积。

需要说明的是物质随经络经气流动中，体液中微生物同样随经气流动而流动，如果不能流动，不仅会产生体液和物质淤积，同时还会产生微生物（细菌）聚集，即产生所谓的聚集部位的“炎症”。如果通过经络活跃方法（不使用抗生素），使体液、物质和微生物淤积消失，局部炎症就会消失。所以，中医谈到的“淤积性症状”，西医认为是“炎症”是对同一事物不同视角的观察结果，如同中医认为“肌肉是热交换”，生物学认为“肌肉是运动”一样，都是正确的，但解决的方法完全不同。

在人体物质交换平台的平衡模式中，消化管道通过内皮组织吸收营养物质。被吸收的营养物质主要是小分子物质，通过门静脉送入肝脏做进一步的物质生成和转换。脂类物质和一些大分子物质（多糖），通过淋巴系统进入血液系统，被脂肪组织吸收存储和细胞利用。这类物质称为“脾纳之物质”（谷气）。从消化管道吸纳营养物质主要是小分子物质，进入肝脏，一部分为肝脏生成和转换物质使用，另一部分为全身细胞物质代谢使用。肝生物质是人体生命物质生成的中枢服务活动，肝主要生成两类物质，一类是大分子生命物质，尤其是细胞结构需要的糖蛋白、蛋白聚糖、脂蛋白、胆固醇等，供全身细胞使用，称“肝生之结构物质”。另一类是生成小分子能量物质，主要供给心脏 ATP 生成的能量物质，称“肝生之能量物质”。另外，肝也生成其他物质，例如把氨气转换成尿素等，供肾排出体外，称“肝生之排毒物质”。这些物质统称为“肝生之物质”（营气）。脾纳和肝生成的各种物质通过血液循环系统，在动静脉毛细血管与组织液之间实行物质交换。血液中的小分子物质和脂溶性物质利用血管通透性穿过内皮细胞；大分子物质、大分子水功能团等通过血管内皮孔、细胞间隙或细胞吞吐穿越血管内皮，实行物质交换。肺吐物质是人体物质处理环节中的终端部位，实现机制是腺细胞吞吐、分泌，分泌蛋白质、糖蛋白水溶性物质（大分子水功能团）。中医肺吐物主要包括肺和大肠吐物质。在人体物质处理环节中，肾调物质是为新一轮的物质处理循环提供调节服务，调节“脾纳之物质”和“肝生之物质”的关系。人体的物质交换平台在物质“生、交换、纳、吐、调”的服务行为中，产生人体物质欲望与情志。物欲发生于肝，表达于心，收纳于脾，疏泄于肺，调节于肾，其情志表达为“喜”。所以，中医新理论基础提出“肝生物质→心交换物质→脾纳物质→肺吐物质→肾调物质”的物质平衡模式，在概念范畴，与现代生物学研究是一致的，也与传统中医的医疗实践是一致的。

研究人体脏腑的物质平衡从总体上看，包括三个方面的控制。这三个控制系统是神经系统、内分泌系统和经络系统。其控制模式如图5.20所示。

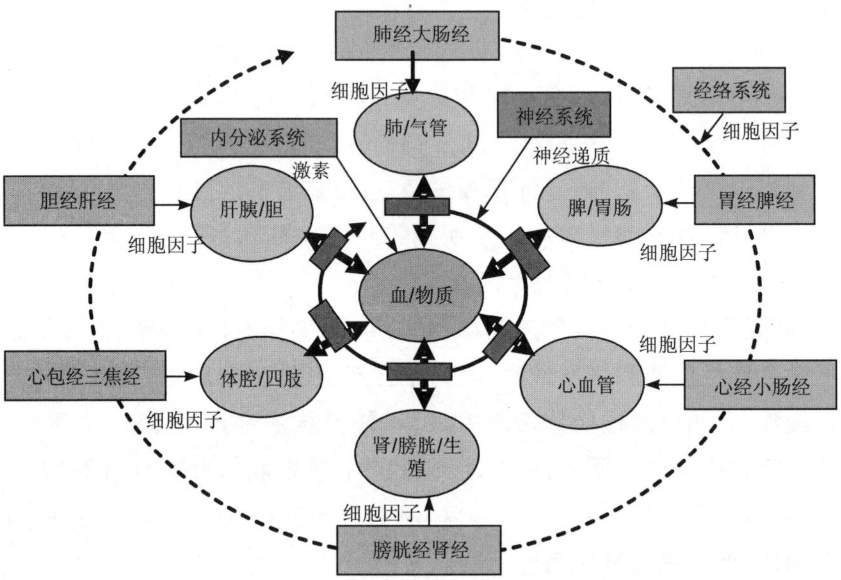

图5.20　人体物质平衡行为模式示意图

物质平衡与输送离不开血液循环，调节和控制血液物质输送和配置离不开神经系统、内分泌系统和经络系统。

血液循环系统负责氧气、二氧化碳以及营养物质输送。人体物质输送，在正常情况下，对于细胞、组织和器官是平衡，包括上下、表里、背腹、左右和远近平衡，每一个生物主体都能得到生命物质并发挥特异性功能，实现特异性目标。

（1）**神经系统对物质交换调节控制**。通过神经网络和神经递质，实现对运动、分泌调节和控制，并感觉生物主体的状态。从运动角度看，神经系统主要调节和控制血管扩张和收缩，主要从输送血液和物质数量实施调节和控制。

（2）**内分泌系统对物质交换调节控制**。通过血液循环系统和组织体液，通过激素和局部激素对人体所有细胞、组织和器官的新陈代谢活动进行调节和控制。这种调节是物质和客体的。

（3）**经络系统对物质交换调节控制**。通过细胞因子（包括生长因子）对经络系统结构联系的细胞、组织和器官的细胞增殖、分化、信息与物质交换活力以及细胞周期（细胞周期阶段）进行调节和控制。主要调节和控制细胞是否需要、能够和如何活动，调节和控制细胞组织再生、修复、重组等生命活动现象及调度细胞主体资源。这就决定了经络系统虽然不承担主体的输送和新陈代谢，但是负责调节、控制和管理细胞主体本身活动。所以，经络系统对物质分配和配置有决定作用。

如果脏腑物质供给和消耗不平衡，有些器官物质会太过，而有些器官物质不及，产生物质基础不平衡，出现中医谈到的脏腑阴阳不平衡。

2. 中医脏腑系统热平衡行为模式和虚拟系统

中医的热的概念，不仅是能量的概念，还有某种活动过度消耗物质存储能量，产生过多热，全身或局部有温度升高的态势。也就是说中医的热与产生能量和消耗能量的两个态势都有关。与热、能量有关的疾病有：寒热、虚实。从现代生物化学的角度看，热是由于细胞降解生命物质，或称细胞呼吸氧化，产生水、二氧化碳和热能所致。生物储存能量，主要包括储存生命物质，例如多糖(糖原)、蛋白质、脂肪，或者在细胞线粒体和细胞组织中储存 ATP。

人体热平衡离不开以下几个方面的因素(参见图 5.21)：

(1) 血液循环系统的因素。氧气、二氧化碳以及营养物质输送。

(2) 神经系统的因素。神经系统主要调节和控制血管扩张和收缩，主要从输送血液和物质数量实施调节和控制。

(3) 内分泌系统的因素。内分泌系统对物质交换调节控制主要是对人体所有的细胞、组织和器官的新陈代谢活动进行调节和控制，例如胰岛素和胰高血糖素调节细胞的糖代谢和糖存储，通常没有针对性。

(4) 经络系统的因素。经络系统对物质交换调节控制。对物质分配和配置有决定作用。

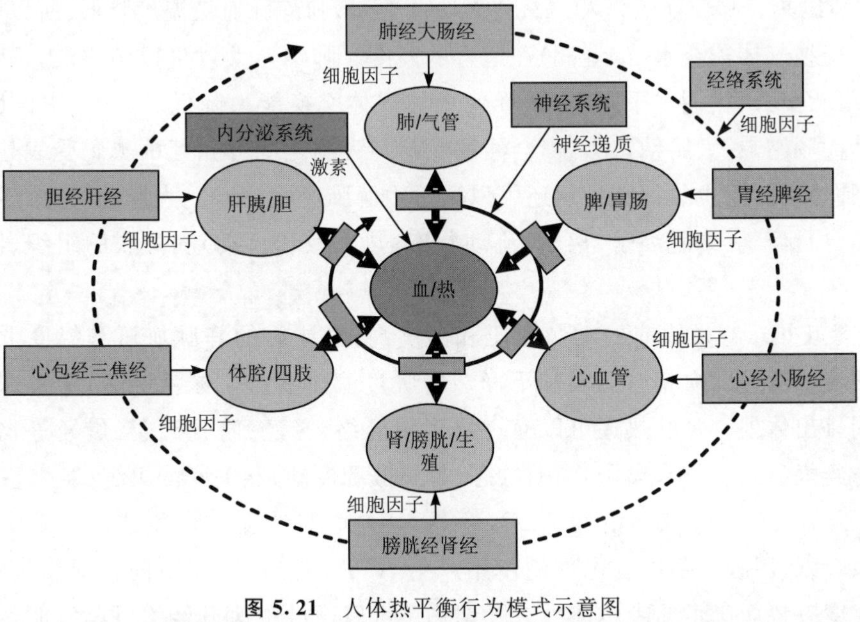

图 5.21 人体热平衡行为模式示意图

图 5.21 中神经系统、内分泌系统和经络系统是人体热、能运行的主要调节系统，各自从不同角度调节热、能的运行态势。神经系统主要通过神经递质，调整血液流量、流速、压力，调整供能物质和能量供给数量。内分泌系统主要通过激素调节物质代谢供能

物质选择。经络系统主要调节参与使用物质与能量的细胞主体活力、周期与数量。

热平衡行为模式可以描述为

(1) 生热模式。环境温度(高,例如阳光)→物质代谢生热→细胞呼吸生热→心肌细胞运动生热→骨骼肌细胞运动产生热→胃肠消化食物生热等。

(2) 耗热(能)模式。环境温度(低,例如阴冷)→物质代谢耗能→细胞运动(细胞增殖)耗能→胃肠消化食物耗热→肺呼吸纳热→皮肤散热→吐热(肠排泄、肾排尿)。

人体热平衡调节模式为

心生热→脾交换热→肺纳热→肾吐热→心生热

(1) 心生热。依据中医肝调热生成不同物质产生 ATP,心肌运动消耗 ATP 并产生大量热能、二氧化碳和水,所以心提供生热服务,使心动脉血温度升高,称为“心生之热”。小肠感受表达心生之热。心生热还可以通过中医心的经络(心经、小肠经、心包经等)各层交换通路自身经气(细胞因子、离子)流动状态(热扩散和流动)和关联的组织、器官感受表达。

(2) 脾交换热。人体的所有器官、血管、消化管道、体腔等器官结构的肌肉组织(心肌、横纹肌、平滑肌)构成人体的热交换统一平台。其中心血管产生的热能,通过脾胃和骨骼肌肉运动实行交换过程(肌肉组织的 ATP 循环)与消化食物产生热,使回流心脏静脉血温度升高,统称中医“**脾交换之热**”。中医脾胃是人体的热与能量转换的中枢(中医卫气)。脾交换热还可以通过中医脾经络(脾经、胃经、三焦经等)各层交换通路自身经气(细胞因子、离子)流动状态(热扩散和流动)和关联的组织、器官感受表达。

(3) 肺纳热。肺交换氧气和二氧化碳吸收热量,肺静脉血液温度降低,所以肺是纳热的器官。交换气体需要水分(湿润)和适合的温度。肺纳热太过可以伤津液,不纳热和温度低不仅使全身的代谢水平降低,同样使人体气体交换能力降低。另外,中医肺纳热还应当包括大肠纳热,大肠纳热太过,会便秘。肺与大肠之间有相互的热感受表达,大肠热则肺热,肺热则大肠也热。肺纳热还可以通过中医肺经络(肺经、大肠经、三焦经等)各层交换通路自身经气(细胞因子、离子)流动状态(热扩散和流动)和关联的组织、器官感受表达。

(4) 肾吐热。肾过滤前的动脉血压和温度高,过滤后的静脉血压和温度低,吐出了热。使回流心脏静脉血相对低温和干净。肾脏过滤血液产生尿液吐热,随排尿,把心生之热一同排出体外。肾吐热还可以通过中医肾经络(肾经、膀胱经、三焦经等)各层交换通路自身经气(细胞因子、离子)流动状态(热扩散和流动)和关联的组织、器官感受表达。

(5) 肝调热。心脏跳动消耗 ATP,而 ATP 是心肌线粒体产生的。心脏在运动、休息、吃饭、睡眠、用脑等不同状态中的使用产生 ATP 的能量物质不同。调热是肝脏自身的感受温度态势而产生的表达能力。肝调热还可以通过中医肝经络(肝经、胆经、三焦经等)各层交换通路自身经气(细胞因子、离子)流动状态(热扩散和流动)和关联的组织、器官感受表达。

人体热交换平台主要由所有器官、血管、消化管道、体腔等器官结构的肌肉组织(心肌、骨骼肌、平滑肌)构成。肌组织由肌细胞、细胞间结缔组织、血管、淋巴管、神经构成。肌细胞(肌纤维)有多个细胞核,还有肌膜、肌质、肌膜管网、肌质网、线粒体等细胞器,多个肌细胞由束膜包裹,多个束由外膜包裹,肌内膜、肌束膜和外膜属于结缔组织,有连接、营养、调节等功能。多个肌组织同样通过组织间的结缔组织连接在一起构成更大范围的连接,直到与全身组织连接在一起。热交换除通过血液循环进行外,主要通过经络系统通路的热交换层,对所有经络系统所连接的组织和器官进行热的调节。热的调节有表里、上下、远近的特点,随经络通路气体交换层和体液(水)交换层实施流动。气体和体液的流动有温度分布不均匀推动特点(热扩散、压强扩散),由于细胞主体主动输送能力,经络通路的活跃可以调节和改变气体和体液流动状态,并在体内循环流动。如果体内气体和体液不能循环流动,会产生气滞或淤积,其中气体有向上聚集的特性,体液有向下聚集的特性。心生热通过心经、心包经和小肠经感受表达,所以心生热太过,可以在手心、小肠、膀胱、前列腺等感受表达之。肺纳热太过,可以通过肺经、大肠经等感受表达,例如感受表达咳嗽、便秘等。

人体热交换平台中心血管跳动是人体产生热的源泉,虽然所生之热随血液循环输送到身体所有组织、器官。心生热量的动脉血,相当部分输送给脾胃代表的消化管道和全身的肌肉组织,实施能量转换,所以脾胃是热与能量交换的中枢。另外消化和肌肉运动本身还进一步产生热。“心生之热”和“脾交换之热”汇合在一起供给肺交换气体需要的能量,称为肺纳热。脾和消化管道输送的血液都通过肝门静脉,根据身体状态调节生热能量物质的生成,称之为肝调热。心血管动脉的热和富含氧气(真气)血液,输送给肾,做水交换,并在水交换中吐掉部分热,使肾回流心脏的血温度降低,称这个服务为肾吐热。人体的热交换平台在热的“生、交换、纳、吐、调”的服务行为中,产生人体饮食的欲望与情志。食欲发生于心,表达于脾,收纳于肺,疏泄于肾,调节于肝,其情志表达为“思”。所以,中医新理论基础提出“心生热→ 脾交换热→肺纳热→肾吐热→肝调热”的热平衡模式,在概念范畴与现代生物学研究是一致的,也与传统中医的医疗实践是一致的。

人体内热和体内气与水,由于热寒不同,会使体内局部环境中气与水有不同的压力。而不同压力,恰恰是气与水运动的动力。

3. 中医脏腑系统气体平衡行为模式和虚拟系统

中医脏腑系统气体平衡是脏腑运动平衡的重要表现模式(见图 5.22)。由于气体在人体中运行的独特性,所以作为独立的对象来研究。人体内有统一的气体交换平台结构,人体的肺、皮肤、消化管道等上皮组织,构成一张气体交换上皮组织结构。在这个结构中,肺占有的面积是最大的。

人体气体交换与血压、气压和血管与上皮细胞通透性相关,并相互协调和保持一致。胃肠蠕动与消化管道内气压和组织液、血压有密切关系,这种压力差对肠道与组织液、血液气体流动有直接影响。人体脏腑系统气体循环模式可以描述为

脾生气→肺交换气→肾纳气→肝吐气→心调气→脾生气

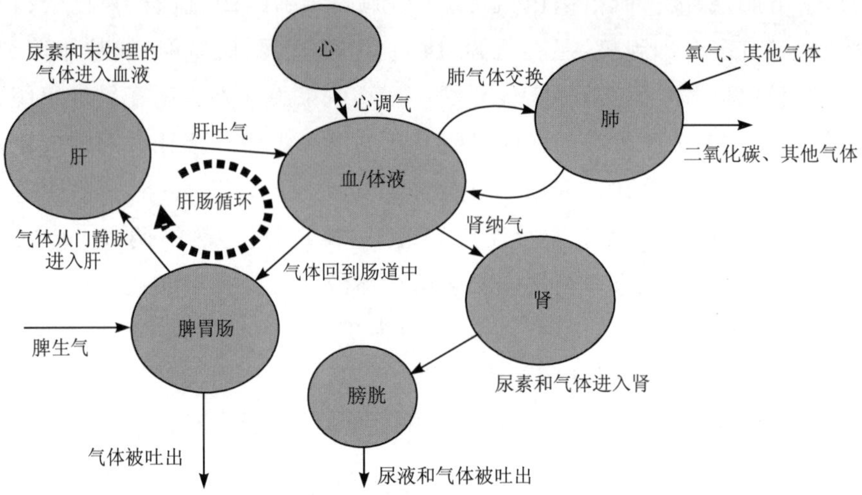

图 5.22 人体气体循环模式

(1) 脾生气。中医的脾生气,包括两个方面,消化管道吸收气体和细胞组织(例如肌肉细胞组织)呼吸氧化和磷酸化产生的二氧化碳气体。脾生气可以在肝门静脉、静脉和动脉血液的比较中和消化管道排气中观察到,脾生气还可以通过中医脾经络(脾经、胃经、三焦经等)各层交换通路自身经气(上皮细胞间细胞因子、离子通信传递和上皮组织基面层通道的气体流动)流动状态和关联的组织、器官感受表达。

(2) 肺交换气体。中医肺交换气体,包括肺交换气体、消化管道系统交换气体两个方面。富含气体血液被送入肺动脉,在肺部把血液中气体交换出去。肺虽然主要是交换氧气和二氧化碳,也交换一些其他气体,但还有许多气体被继续送回肺静脉,再次进入心脏,并通过主动脉送向全身。所以肺交换气体主要是把"脾生之气"交换到体外,把氧气(真气)交换到体内。消化管道交换气体,在肝吐气中描述。肺交换气体可以在肺动脉、肺静脉的血液比较中和呼吸情况与消化管道中观察到。肺交换气体还可以通过中医肺经络(肺经、大肠经、三焦经等)各层交换通路自身经气(上皮细胞间的细胞因子、离子通信传递和沿上皮组织基面层通道的气体流动)流动状态和关联的组织、器官感受表达。

(3) 肾纳气。肺交换进体内的氧气,通过动脉输送全身细胞组织细胞呼吸氧化和磷酸化使用,其中肾是重要的需氧器官之一。肾器官过滤血液需要适度血压,纳气是局部增加压强的措施,这里的纳气是指纳氧气,产生肾充分的有氧代谢,实施有力的主动输送。肾纳气可以在肾动脉、肾静脉的血液中比较观察到。肾纳气还可以通过中医肾经络(肾经、膀胱经、三焦经等)各层交换通路自身经气(上皮细胞间的细胞因子、离子通信传递和沿上皮组织基面层通道的气体流动)流动状态和关联的组织、器官感受表达。

(4) 气体"肝肠循环"(肝吐气)。肝吐气是一个人体处理体内气体的循环模式。可以如下描述:我们知道消化脂肪,主要是通过胆汁,胆汁在肠中形成胆盐,胆盐又可以被小肠吸收进入肝脏,胆盐在肝脏又被形成胆汁,再次进入小肠。这个过程称作"肝肠循环"。肠道内气体在气压推动下,气体可以被肠吸收进入血液,使肠道气压下降。富含气体的血液通过门静脉进入肝脏，被处理。如果不能被处理继续留在血液中，随血液循环进入心脏，然后进入肺脏，没有被肺吐出，最后进入肠动脉，如果血压比肠道气压高，气体被释放回到肠道内。如果出现肠道蠕动停滞，肠道中气体又被吸收回血液中，如此循环，也称气体的“肝肠循环”。人体消化管道中的废气，被限制在肛门和胃幽门之间不能吐出，而在肠道和血液循环系统之间反复循环，是一件多痛苦的感受。中医谈到的许多消化道疾病，有很大成分是与气体的“肝肠循环”相关的。肝吐气可以在肝门静脉与下腔主静脉血液比较中和肠道排气情况中观察到。肝吐气可以通过中医肝的经络(肝经、胆经、三焦经等)各层交换通路自身经气(上皮细胞间的细胞因子、离子通信传递和沿上皮组织基面层通道的气体流动)流动状态和关联的组织、器官感受表达。

(5) 心调气。对于血管内含气血液，由于心血管有对压力和物质的感受识别能力，中医心识别肺交换进入体内的氧气和“脾生之气”。中医心通过调节气体的温度、去向来调节气体流动性、成分比例和分布状态。心调气可以在心主动脉和心主静脉的血液中比较观察到，心调气还可以通过中医心的经络(心经、小肠经、心包经等)各层交换通路自身经气(上皮细胞间的细胞因子、离子通信传递和沿上皮组织基面层通道的气体流动)流动状态和关联的组织、器官感受表达。

人体气体交换平台主要由有关上皮组织构成的，气体交换除肺和肠道交换外，主要通过经络系统通路的气体交换层对所有经络系统所连接的组织和器官进行气体的调节。上皮组织存在气体两个方向的交换。其一，穿越上皮组织游离面和基底面之间气体交换。其二，气体交换平台的经络通路结构信号分子传递和沿基膜通道横向气体流动。上皮细胞基膜层结构，包括透明液体层(低电子密度)、致密层(高电子密度)，是上皮组织和与其连接结缔组织之间蛋白物质水化结构，实施物质、水、气体交换功能。上皮组织的细胞基膜连接在一起，并通过经络通路实现跨上皮组织的基膜横向连接，构成人体气体交换层的上皮组织基膜的统一的连接结构。通过经络通路的细胞间通信连接，实现上皮组织经络调节跨越上皮组织游离面和基面的气体交换及沿基面通道气体的横向流动。气体的调节有表里、上下和远近的特性，气体沿经络通路气体交换层实施流动。气体的流动有温度分布不均匀推动特点(热扩散)，由于细胞主体主动输送能力，经络通路的活跃(通过针刺和按摩)可以调节和改变气体流动状态，并在体内循环流动。如果体内气体不能循环流动，会产生气滞。

在人体气体交换平台的平衡模式中，消化管道吸收的营养物质、水和气体，都可以被肠道上皮组织吸收，进入到血液中。人体的所有组织、器官的细胞都需要氧化和氧化磷酸化，并产生的二氧化碳气体。这些气体称作“脾生之气”。脾生之气都要进入肺脏去进行交换，交换出“脾生之气”，交换入“肺交换之氧气”(中医称作真气)。肾纳气是指纳真气，肾有所纳氧气，就可以充分地有氧代谢，实施有力的主动输送，实现过滤血液和产生尿液的局部增压，提高肾水交换能力。另外，脾生之气，通过门静脉进入肝脏，对血液中有毒气体(例如氨气)，要进行物质转换，使氨气消失，并形成尿素，供肾脏以尿液排出。肝吐气还表示未被肝处理的血液中脾生之气，形成肝肠气体循环，最后通过大肠肛门排出，称为肝吐气。所以肝吐气是人体处理气体环节中的终端部位。在气体交换平台中，由于心血管对压力和物质有感受识别(感受器)能力，中医心能够识别"肺交换之氧气"、"脾生之气"和"肝吐之气"的成分、比例和浓度，并以此进行调节，维系气体交换平台的平衡。人体的气体交换平台在气体的"生、交换、纳、吐、调"的服务行为中，产生人体美的欲望与情志。美欲发生于脾，表达于肺，收纳于肾，疏泄于肝，调节于心，其情志表达为"忧"。所以，中医新理论基础提出"脾生气→肺交换气→肾纳气→肝吐气→心调气"的气体平衡模式，在概念范畴与现代生物学研究是一致的，也与传统中医的医疗实践是一致的。

谈到气，总会说气有推动血与体液运动的能力，给人一种气是动力的感觉。这个气是物理学中气体的气，与中国哲学中物质的气概念是不同的。古人可以从"风车"、"帆船"的制造，证明他们知道气有动力。同样，近代西方人从制造"蒸汽机"中证明他们对气体具有动力的掌握水平。气体会有压力，而这个压力就是动力。例如气体对血管有压力，气体对肠道有压力，气体在血液和体液中，会产生力。人体的正常运行，第一件事就是做到人体内气压与地球大气压保持平衡，生物也学会了通过体内气压的变化来产生血、体液的通透性，以适应环境。显然，调节血液中的气体含量，其直接的因素是血液热或温度。血液热，可以使血管内气压升高，压力高可以使一些气体穿透血管壁，减少血液中气体含量。

4. 中医脏腑系统水平衡行为模式和虚拟系统

人体内有统一的水交换平台结构(见图5.23)。肺、肾、脾、胃肠、血管、淋巴管等上皮组织和结缔组织，构成水交换组织结构。肺、肾、脾占有的面积是最大的。中医脏器的水平衡有肺、脾、肾三个主要脏器。脾属土调水、肺属金生水、肾属水藏水，人体的体液循环模式为

肺生水→肾交换水→肝纳水→心吐水→脾调水→肺生水

所谓肺生水，实际是提出水的要求。肺是人体用水大户，肺在气体交换中损失水分(通过呼气吐出水气)，所以肺对人体体液多少是最敏感的感受。另外肝对体内水环境也有特殊要求，是蛋白质特性基本条件。全身的物质代谢都需要在适当水环境中进行。我们详细论述过多种水环境平衡关系：

(1) 水与糖的平衡关系。水与糖的平衡关系标志单糖在水溶液中浓度、单糖与多糖的转换能力和关系。

(2) 水/脂溶性平衡关系。水/脂溶性平衡关系标志血液中各种脂蛋白比例关系和脂肪储存数量的比例关系。脂肪通过自身与蛋白、磷酸、糖等功能集团结合，例如脂蛋白，来改变其不溶解水的特性。

(3) 体液酸碱性平衡关系。人体液的酸碱性主要标志是H＋和 HCO_3^- 的比例平衡。例如胃是酸性环境，肠是碱性环境。

(4) 水与盐的平衡关系。水与无机盐的平衡关系，主要标志水和钠离子浓度关系。

(5) 水与蛋白质的平衡关系。水与蛋白质的平衡关系标志蛋白质的水合态势和蛋白

质的亲水性的变性、复性。

人体水交换都与血压、气压和血管与上皮细胞通透性相关，并相互协调和保持一致。胃肠蠕动与消化管道内气压和组织液、血压有密切关系，这种压力差对肠道与组织液、血液中物质扩散有直接影响。

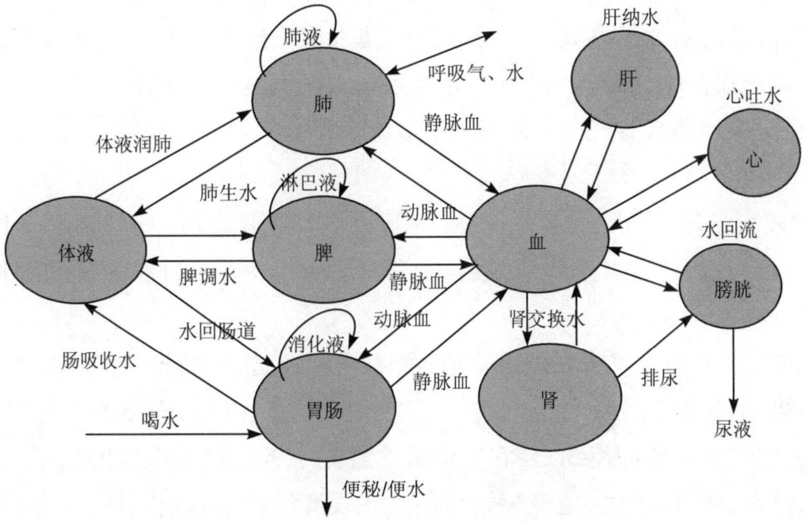

图 5.23 人体体液循环运行结构示意图

人体排水主要分为肾(膀胱)排水、肠排水、肺排水和皮肤排水四种方式。

(1) 肺生水。中医肺依照中医脾调水要求，提供生成小分子水(真水)服务。物质代谢和肺吐出二氧化碳气会产生水。肺是人体感受水环境最敏感的器官，形成生水要求。肺呼吸是代表体内所有细胞在环境中交换氧气和二氧化碳，肺呼吸产生小分子水。中医认为肺生水，还应当包括大肠生水(吸纳水分)，并通过经络水交换通路与肺器官水层结构沟通。肺对体液酸碱性感受表达。肺生水可以在肺动脉、肺静脉的血液比较中观察到。肺生水还可以通过中医肺经络(肺经、大肠经、三焦经等)各层交换通路自身经气(水、离子、细胞因子)流动状态和关联的组织、器官感受表达。

(2) 肾交换水。肾人体的水交换统一平台的交换和平衡中枢，并在交换中实现水与盐平衡(阳离子 K^+、Na^+、Ca^{2+}、H^+ 等，和阴离子 HCO_3^-、Cl^- 等平衡)和酸碱溶性感受表达。在肾过滤血液过程，把血液中的尿素和其他物质，连同水形成尿液(浊气)排出体外。血液中真水和真气是交换的主要对象和动力源泉，大分子水功能团不是水交换的对象。人体水病主要是大分子水功能团的物质水代谢和真气、真水失衡。肾交换水可以在肾动脉、肾静脉的血液比较中通过尿液成分和水分数量观察到。肾交换水还可以通过中医肾经络(肾经、膀胱经、三焦经等)各层交换通路自身经气(水、离子、细胞因子)流动状态和关联的组织、器官感受表达。

(3) 肝纳水。中医肝是人的腺体系统。肝是人体最大腺体器官，其物质代谢服务需要水，因为消化系统吸收的营养物质，尤其是合成蛋白质需要吸收非常多的水分，才能保持蛋白质溶水性和化学、物理特性。另外，中医肝还包括外分泌腺体组织与器官，外分泌同样需要很多水分。肝对体液蛋白水溶性感受表达。肝纳水可以在肝门静脉和下腔主静脉血液中比较观察到。肝纳水可以通过中医肝的经络(肝经、胆经、三焦经等)各层交换通路自身经气(水、离子、细胞因子)流动状态和关联的组织、器官感受表达。

(4) 心吐水。中医心吐水包括心血管吐水和肠吐水。是由于心肌用能形式主要是ATP,而由供能物质产生ATP时,产生二氧化碳和水,需要吐出。肠吐水是指排便(便秘、便稀)方式,排泄水分的方式。心对体液的糖水溶性感受表达。心吐水可以在心主动脉和心主静脉的血液中比较观察到,心吐水还可以通过中医心的经络(心经、小肠经、心包经等)各层交换通路自身经气(水、离子、细胞因子)流动状态和关联的组织、器官感受表达。

(5) 水"脾肠循环"。指"肠道水→体液(肠道血管吸收水分)→脾调水→体液→肠道水(回流肠道)"或指"肠道水→体液(肠道血管吸收水分)→脾调水→肠道血管血液→肠道水"的循环模式。

(6) 脾调水。脾调水表现在调节血管、组织内和肠道内水分。中医脾胃主要是表示消化管道系统、消化腺系统和对应的神经、内分泌、血管、淋巴、经络和在体表达、在志表达、在窍表达和在液表达的组织、器官等组成。首先中医脾代表人体淋巴系统,运行淋巴液,有造血、藏血、调血、滤血、免疫应答功能。在发育结构中,与胃、肠、肝、胰等消化器官有共同的发育关系,是消化系统特别的供血系统。通过藏血、调血就是在调节人体的体液。中医认为,肺要求的津液是由脾调水供给的(脾水是肺水之母)。脾胃可以通过喝水、肠吸收水、从组织液中调度水回流肠道、排便(便秘、便稀)等方式调整体液和血管内水分。脾对体液脂溶性感受表达之。脾调水可以在肝门静脉、静脉和动脉血液的比较和肠道物质水分含量观察到。脾调水还可以通过中医脾经络(脾经、胃经、三焦经等)各层交换通路自身经气(水、离子、细胞因子)流动状态和关联的组织、器官感受表达。

人体水交换平台主要由有关上皮组织和结缔组织构成的,水交换除肾和肠道交换外,主要通过经络系统通路的水交换层,对所有经络系统所连接的组织和器官进行水的调节。人体结缔组织主要由细胞、纤维(蛋白)和基质所组成,而基质主要包括蛋白聚糖、结构性糖蛋白和组织液。其中组织液是组织细胞生存的水环境,其中有小分子物质和水。人体的水交换平台就是结缔组织的统一结构,在这个结构中有两个方面需要注意。其一,水交换是结缔组织的水"穿越上皮组织基面和游离面"的水交换。其二,结缔组织的经络沿通路(结缔组织膜、韧带等)存在着通信通路信号分子(细胞因子、离子)的传递和经络通路水流动现象。水(体液)的调节有表里、上下和远近的特性,水(体液)随经络通路水交换层进行流动。水(体液)的流动有温度分布不均匀和体液中气体含量不均的推动特点(压强扩散),由于细胞主体主动输送能力,经络通路的活跃(通过针刺和按摩)可以调节和改变水(体液)流动状态,并在体内循环流动。如果体内水(体液)不能循环流动,会产生淤积。

在人体水交换平台的平衡模式中,消化管道吸收的营养物质、水和气体,都可以被肠道上皮组织吸收,进入到血液中。肠道内的水是小分子水和大分子水功能团的混合物,被吸收进入血管中,变化成小分子水、无机盐、小分子生命物质和大分子生命物质的混合物。这个阶段的水可以称作"**脾胃吸收水或简称脾水**"。脾水首先由门静脉进入肝脏,肝承担物质生成任务和外分泌需要大量的水分,称作肝纳水。肝纳水后,肝输出的血液中,大分子水功能团比例增加了,小分子水比例减少了,此水可以称作"蛋白水溶性之水"或"肝纳后之水"。血液进入肺脏,利用脾水生成小分子之水,也成为真水或"肺生之水",中医称作"华盖(锅盖)之水",或蒸馏水(小分子纯净水 H_2O)。肺生水是二氧化碳交换出体外必然结果。交换气体的血液中小分子水的比重增加了。进入心脏和动脉,心肌为产生ATP同样产生许多小分子水。水太多了是心血管的负担,所以,心血管要吐水,这个水称为"**心吐之水**"。心血管有了真水和真气,肾以每分钟1200毫升速度,对血液进行过滤,并生成尿液,排泄部分小分子水,重新在肾小管中吸收小分子物质和吸钠吐钾,形成"**肾交换之水**"(排除浊气之水或清气之水)。中医脾调水,是在识别"脾水(富含营养物质、气体和水)、肝纳后之水(增加大分子水功能团)、肺生之水(真水)、心吐之水(升温真水),肾交换之水(水盐平衡、干净、降温)",并以此为基础调节水的存在态势、无机盐的平衡和体液水溶性平衡。人体的水交换平台在水的"生、交换、纳、吐、调"的服务行为中,产生人体生存的欲望与情志。生欲发生于肺,表达于肾,收纳于肝,疏泄于心,调节于脾,其情志表达为"恐"。所以,中医新理论基础提出"肺生水→ 肾交换水→肝纳水→心吐水→脾调水"的水平衡模式,在概念范畴与现代生物学研究是一致的,也与传统中医的医疗实践是一致的。

5. 中医脏腑系统信息平衡行为模式和虚拟系统

中医脏腑的信息在感受表达系统内,人体的感受表达系统包括植物神经系统、内分泌系统、经络系统和血管感受表达网络系统、局部环境再生感受表达系统、细胞周期调节系统和弥散腺细胞网络系统等。

人体信息传输网络主要由神经网络、内分泌系统网络、经络系统网络、血管感受表达网络等构成人体统一的信息交换平台。神经系统主要通过神经递质感受和表达运动和感觉。内分泌系统通过激素感受与表达物质代谢。经络系统通过细胞因子感受表达细胞主体的增殖、分化、活力与细胞周期。血管网络系统通过血管脉动、血压、血液物质和血液细胞实现血管连接的细胞、组织、器官的相互感受与表达。神经系统和内分泌系统主要工作在细胞周期的G1时相(白天12小时),而细胞周期的S、G2、M时相(夜间12小时),是细胞、组织、器官增殖、分化、调整、再生、修复和重组的时相。而人的睡眠状态是在神经系统、内分泌系统相对抑制中,经络系统作为调节主要主体。

人体信息循环运行结构示意图如图5.24所示。

人体统一的信息平衡的模式描述为

肾生信息→肝交换信息→心纳信息→脾吐信息→肺调信息→肾生信息

(1) 肾生信息(神)。为物质代谢(肾上腺糖皮质激素)、生理运行态势(肾上腺盐皮质激素、肾上腺髓质激素)、造血(促红细胞生长素)和体内主体(细胞周期和组织再生、修复

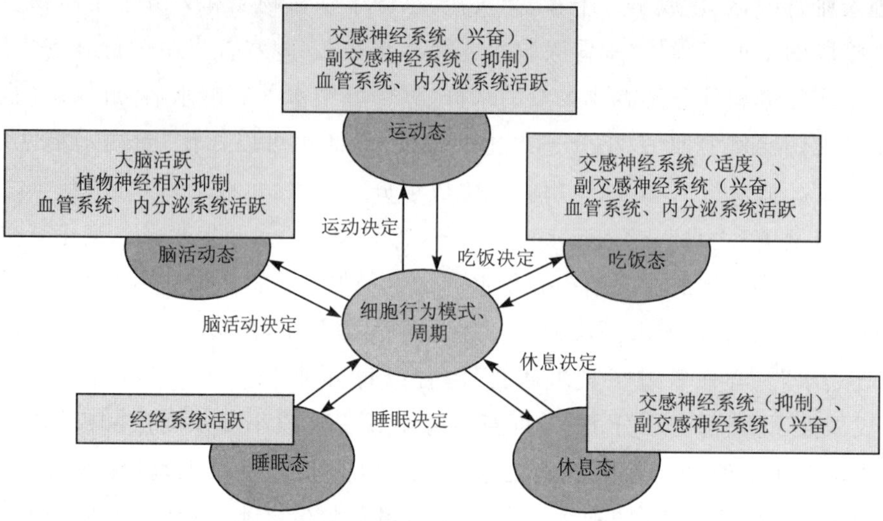

图5.24　人体信息循环运行结构示意图

和重组）以及细胞主体资源调度提供信息服务，称为“肾生之信息”。肾生之信息是人体信息交换平台信息重要组成部分。肾生信息可以在肾动脉、肾静脉的血液中比较观察到，肾生信息还可以通过中医肾经络（肾经、膀胱经、三焦经等）各层交换通路自身经气流（离子、细胞因子）动状态和关联的组织、器官感受表达。

（2）肝交换信息。中医肝是人体的腺体系统，接受肾生信息，发出其他组织细胞物质代谢的信息，实现交换信息服务，称为“肝交换之信息”。肝生物质的能力决定着交换信息的能力。中医肝还可以通过经络系统和心血管器官神经节血管脉络和植物神经系统连接，交换信息。肝交换信息可以在肝门静脉和下腔主动脉血液中比较观察到。肝交换信息可以通过中医肝的经络（肝经、胆经、三焦经等）各层交换通路自身经气（离子、细胞因子）流动状态和关联的组织、器官感受表达。

（3）心纳信息。心与血管网络是人体接受信息最集中的器官和组织，自身有心血管前器官神经节脉络分布，与神经系统和经络系统连接，同时又通过血管网络与所有组织器官连接。心与血管网络是人体最大的生命和功能感受表达网络。所以心血管可以感受神经信息（生理运行态势信息）、内分泌信息（血液运行态势信息）、经络信息（细胞主体、行为、状态和周期信息）和自身的血压、脉动、血液物质和血液细胞感受表达的信息。心血管纳信息是指心血管所处状态和条件下能够通过接受信息调整状态称之为“心纳之信息（神）”，否则为心不纳信息（例如高血压）。如果心不纳信息降低物质交换能力。心纳信息可以在心主动脉和心主静脉的血液中比较观察到。可以在神经系统的信息表达中观察到，心纳信息还可以通过中医心的经络（心经、小肠经、心包经等）各层交换通路自身经气（离子、细胞因子）流动状态和关联的组织、器官感受表达。

（4）脾吐信息。中医脾胃为恢复运行在常态非控制状态下，吐出神经系统、内分泌系统和经络系统的作用信息称为“中医脾吐信息”。“脾吐信息”概念是现代生物学谈到体内生物信号分子的解除和终止作用，因为细胞膜和细胞内受体在接受信息后，都必须采取措施解除和终止信息作用,其主要的方法是水解和磷酸化分解,或者使受体感受能力钝化,或使受体数量减少,降低细胞对信息的感受能力。中医脾是神经系统和内分泌系统信息处理环节中的终端部位,脾吐信息是指吐掉肾生之信息、肝交换之信息、心纳之信息,被使用过的信息要被消除和被吐出。吐掉信息的细胞需要恢复常态,包括细胞恢复静息电位、钙离子浓度恢复常态和细胞阴阳离子恢复平衡以及蛋白激酶和磷酸酶恢复平衡等。细胞恢复常态还包括细胞受体去钝化和受体数量恢复和 ATP 恢复储备等。如果脾胃不能吐出信息,肌肉组织的紧张状态不能改变(细胞组织产生郁结,代谢紊乱和细胞周期、增殖、分化失控),不吐信息会伤脾。脾吐信息可以在肝门静脉、全身静脉和动脉血液的比较观察到。脾吐信息还可以通过中医脾经络(脾经、胃经、三焦经等)各层交换通路自身经气(离子、细胞因子)流动状态和关联的组织、器官感受表达。

(5) 肺调信息。指肾生之信息被肺调节。通过呼吸调节气息及全身运行态势。不调信息会影响肾生信息能力。肺调信息可以在肺动脉、肺静脉的血液中比较观察到。肺调信息还可以通过中医肺经络(肺经、大肠经、三焦经等)各层交换通路自身经气(离子、细胞因子)流动状态和关联的组织、器官感受表达。

人体信息交换平台主要由人体神经系统、内分泌系统、经络系统、心血管网络和人体所有组织的 AIB 感受表达网络构成的,信息交换除神经系统和内分泌系统调节外,主要通过经络系统通路的信息交换层(细胞间通信,包括细胞间管道直接通信,采用离子、细胞因子等),对所有经络系统所连接的组织和器官进行信息的调节。经络信息调节通过经络通路细胞索中细胞间通信实现的,信息交换还可以通过水交换层的体液流动实现。体液(体液信号分子)的流动有温度分布不均匀和体液中气体含量不均的推动特点(压强扩散),由于细胞主体主动输送能力,经络通路的活跃(通过针刺和按摩)可以调节和改变经络细胞索的通信和体液(体液信号分子)流动状态,并在体内循环流动。如果体内体液所携带物质不能循环流动,会产生体液和信息淤积。

人体的信息交换统一平台结构是由中枢神经系统、周围神经系统、内分泌系统、经络系统(包括血管内器官神经节脉络)和人体所有器官组织的 AIB 网络(细胞间通信和局部激素环境)构成的。在人体信息交换平台的平衡模式中,中医脏腑系统发挥着不同角色功能。肾生信息(神)是人体信息处理环节中的主要源头,肾生的信息包括三个方面:"肾生之物质代谢信息"(也是客体信息,肾上腺糖皮质激素)、"肾生之生理运行态势信息"(也是行为信息,前列腺素、肾素、肾上腺盐皮质激素,肾上腺髓质激素等)、"肾生之主体信息"。其中主体信息又可以细分造血信息(促红细胞生长素)、细胞主体周期与细胞主体资源调度信息和细胞、组织、器官的增殖、再生、修复和重组信息。需要进一步说明的是,肾经和膀胱经是人体骨骼发育的重要的诱导主体,肾生信息行为,通过肾经和膀胱经对骨骼有直接的作用,控制、调节骨髓中血液细胞主体的再生。这些信息有不同去向和目标对象。其中"物质代谢信息"是针对中医肝的,因为中医肝是人体的腺体系统,接受肾生的物质代谢信息和部分生理运行态势信息,发送其他组织细胞物质代谢的信息。这部分信息处理称作"肝交换之信息"(血管紧张素、胰岛素等)。由于植物神经系统和内分泌系统相互作用和调节(不是单向作用关系),肾生的"生理运行态势信息",首先是针对神经系统的,肾生的运行态势信息使植物神经系统发挥功能,内分泌激素通过神经系统放大后,作用在心血管系统比内分泌激素直接作用心血管上效能要显著得多。肾生的"主体信息"主要通过经络系统,包括血管内心器官神经节脉络和细胞组织 AIB 网络在发挥功能,承担造血、细胞主体资源调度和细胞、组织、器官的增殖、再生、修复和重组任务。这部分处理可以归纳为"心纳之信息"。中医脾胃恢复人体信息处理运行在常态的服务,吐出神经系统、内分泌系统和经络系统的作用信息称作中医脾吐信息。脾吐信息是现代生物学谈到体内生物信号分子的解除和终止作用。中医脾是神经系统和内分泌系统信息处理环节中的终端部位,脾吐信息是指吐掉肾生之信息、肝交换之信息、心纳之信息,被使用信息要被消除和被吐出。如果脾胃不能吐出信息,肌肉组织的紧张状态不能改变(细胞组织产生郁结,代谢紊乱和细胞周期、增殖、分化失控)。最后,肺通过呼吸调节生理运行态势而达到调节肾生信息作用,在物质代谢、生理运行态势和主体生存三个方面做出生信息的调整。人体的信息交换平台在信息的"生、交换、纳、吐、调"的服务行为中,产生人体性的欲望与情志。性欲发生于肾,表达于肝,收纳于心,疏泄于脾,调节于肺,其情志表达为"怒"。所以,中医新理论基础提出"肾生信息→ 肝交换信息→心纳信息→脾吐信息→肺调信息"的信息平衡模式,在概念范畴与现代生物学研究是一致的,也与传统中医的医疗实践是一致的。

为了读者理解容易,必须做一段说明和论述。从内分泌系统角度看,有一个从下丘脑、垂体到腺体器官和分布在其他器官的腺体组织的自上而下的调节控制关系,但是,不能用这种单向的上下关系代替和解释细胞、组织、器官和系统的自组织产生的信息处理。从系统学角度看,真正的人体的信息源是那些运行物质、能量、气体、水和信息的分类功能器官、组织和细胞。人体运行信息是逐步自下而上汇集到自主神经系统和内分泌系统中枢管理者下丘脑的,信息处理中枢管理者依据这些汇集信息做出全身的平衡调节。平衡调节者和管理者发布的信息不是信息处理最初的源头,而仅仅是"民主集中"后的决定信息。所以,某些生物学和生命科学书籍在介绍人体信息处理流程时,仅仅采用下丘脑、垂体到腺体器官和腺体组织的自上而下的调节控制是不完整的。例如肾上腺分泌激素,接受交感和副交感神经系统调节,仅仅描述了问题一半。还有另一半是肾上腺根据肾脏执行分类功能情况,做出的分泌激素决定和行为。所以,神经系统和内分泌系统以及其他系统关系,在信息处理的关系上是双向或多向的,不是单向的。根据生物学关于神经递质的定义,神经递质必须是神经细胞合成的,否则就不是神经递质。但是,几乎所有的生物学教科书都把肾上腺素看作神经递质(不是神经细胞合成的),同时肾上腺素被定义成激素,并被神经细胞拿来作为神经递质使用。我们又知道肾上腺分泌的激素包括肾上腺皮质分泌的肾上腺糖皮质激素、肾上腺盐皮质激素和肾上腺髓质分泌的肾上腺素和去甲肾上腺素。其中,肾上腺糖皮质激素,作用于全身器官,尤其是对肝脏和胰脏,维系营养物质代谢和功能平衡,例如对肝脏糖原合成有重要作用和对胰岛素抑制作用,甚至是许多内分泌激素发挥作用的条件。例如肾上腺糖皮质激素是"交感-肾上腺系统"(sympathetic-adrenal-system)发挥作用的必要条件。这在说，交感神经系统(神经节前)是使用肾上腺的，而这个使用肾上腺的交感神经系统部分，还需要肾上腺糖皮质激素作为发挥作用的条件，又一次证明神经系统和内分泌系统之间的复杂的关系。**总之，要研究清楚神经、内分泌、经络系统的复杂关系，没有系统学的支持，是不可能全面、完整和一致的。**

6. 中医脏腑系统运动平衡行为模式和虚拟系统

中医脏腑系统运动平衡中，主要谈到的运动包括心肌运动、呼吸运动(体腔骨骼肌运动)、胃肠蠕动、四肢骨骼肌运动(意识驱动的运动)等。所有肌肉运动都是消耗 ATP 作为能量物质。而 ATP 在生物中主要是通过细胞氧化磷酸化储存的。

这些运动包括心肌运动、呼吸运动、胃肠蠕动、骨骼肌运动、泌尿运动、生殖运动、肝胰/胆外分泌和其他外分泌等，可以用图 5.25 描述。

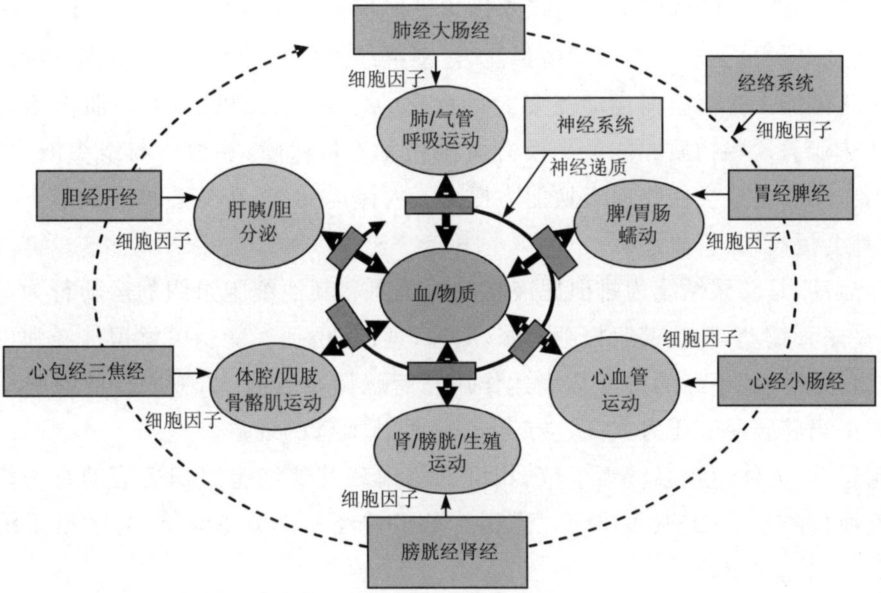

图 5.25　人体运动平衡行为模式示意

神经系统和经络系统是人体运动平衡的主要调节系统，各自从不同角度调节运动态势。神经系统主要通过神经递质，调整血液流量、流速、压力以调整运动需要物质和能量的供给数量。经络系统主要调节参与使用物质与能量的细胞主体活力、周期与数量。

心肌运动，是自主行为模式，但是受相关植物神经和内分泌调节，受经络系统相关干经的感受与表达作用。心肌供能，我们知道心肌是通过 ATP 直接供能的。心肌的 ATP 主要来源于葡萄糖、脂肪酸、乳酸、酮体、VLDL 和氨基酸等。心肌在休息和空腹由脂类供能，饭后由葡萄糖供能，运动时由乳酸供能。心血管运动通过血压，与血液、组织液交换、呼吸运动、肠蠕动、泌尿运动、生殖运动有密切关系。

呼吸运动，体腔的空间收缩和扩张，产生肺部的负压吸气和正压呼气，自主行为模式。人体呼吸运动必须协调气压和血压之间关系。体腔肌肉运动受相关植物神经和内分泌调节,受经络系统相关干经的感受与表达作用。

胃肠蠕动,是胃、小肠、大肠等消化管道为输送的运动,自主行为模式。胃肠蠕动与消化管道内气压和组织液、血压有密切关系,这种压力差对肠道与组织液、血液气体流动有直接影响。消化管道与血管受相关植物神经和内分泌调节,受经络系统相关干经的感受与表达作用。

四肢骨骼肌运动,由于四肢连接在体腔的胸腔和盆腔上,构成了有机的运动关联关系。受相关意识神经和内分泌调节,受经络系统相关干经的感受与表达作用。骨骼肌是通过 ATP 直接供能的。骨骼肌分慢速骨骼肌(红纤维骨骼肌)和快速骨骼肌(白纤维骨骼肌)。对于慢速骨骼肌细胞,由于有丰富的线粒体和肌红蛋白,实现糖有氧氧化、脂类和酮体氧化,所以产生 ATP 能力强。对于快速骨骼肌细胞,由于肌细胞线粒体和肌红蛋白较少,实行的对糖的无氧降解,所以提供 ATP 能力弱。另外,肌肉运动产生大量的乳酸,通过"乳酸-糖循环"继续为肌肉运动快速供能提供脏腑支持。人在静止时,主要由脂类供能,运动开始由无氧葡萄糖降解供能,运动继续由葡萄糖氧化供能,再持续运动又进入脂类氧化供能。骨骼肌肉运动需要大量物质、水、氧气、无机盐,并在肌肉运动产生二氧化碳和热能。这些物质和能量交换有血压和血流量保障,在血管与组织液之间(通透性),提高血压和流量会使物质交换能力提高。人体运动态,在交感神经调节下,心率、血流、血压都会提高(血管收缩)。

泌尿运动,是泌尿系统为排泄尿液相应的肌肉和其他细胞组织的运动行为。血管收缩扩张,输尿管蠕动,膀胱壁肌松弛扩张,尿道口收缩松弛。受相关意识神经和内分泌调节,受经络系统相关干经的感受与表达作用。膀胱储存尿液,如憋尿会使膀胱尿液压力提高。如果当膀胱尿液压力太高,会产生尿液回流血管的现象。

生殖运动,人体生殖系统为生殖,相应的肌肉和其他细胞组织的运动行为。相关生殖器官充血,并产生一定充血压力。受相关意识神经和内分泌调节,受经络系统相关干经的感受与表达作用。

肝胰/胆外分泌,人体消化腺系统的器官的外分泌部分和弥散外分泌细胞,为分泌消化液(胞吐),相应的腺体细胞和组织的运动行为。受相关植物神经和内分泌调节,交感神经兴奋使肝动脉血管和门静脉血管收缩,肝分泌抑制,肝功能被抑制。副交感神经兴奋使肝动脉血管和门静脉血管扩张,肝分泌增强,胆管蠕动增强。受经络系统相关干经的感受与表达作用。

其他外分泌,其他器官的体液分泌部分细胞和组织,为分泌体液,相应的腺体细胞和组织的运动行为。受相关植物神经和内分泌调节,受经络系统相关干经的感受与表达作用。

心肌运动、呼吸运动、胃肠蠕动、骨骼肌运动、泌尿运动、生殖运动、肝胰/胆外分泌和其他外分泌等运动平衡是非常重要的。如何平衡这些运动,是否存在着一体化的运动平衡模式?平衡这些运动的系统主体是什么?

人体有两种运动模式,依据运动供能和耗能分类:

(1) 供能运动模式:心肌运动→呼吸运动→肾(肾上腺)分泌→肝分泌→胃肠运动。

(2) 耗能运动模式:骨骼肌(意识)运动→泌尿运动→生殖运动→其他分泌。

中医的运动平衡模式:

(1) 以物质代谢、信息交换为中心的运动平衡。对应肾(肾上腺)分泌、肝分泌、心肌运动的三角平衡模式。

(2) 以物质交换的运动平衡。对应肝分泌、心肌运动、骨骼肌(意识)运动的三角平衡模式。

(3) 以运化消化为中心的运动平衡。对应心肌运动、胃肠运动、肺呼吸运动的三角平衡模式。

(4) 以气体交换为中心的运动平衡。对应胃肠运动、肺呼吸运动、肾(泌尿、生殖)运动的三角平衡模式。

(5) 以水交换为中心的运动平衡。对应肺呼吸运动、肾(泌尿、生殖)运动、肝分泌的三角平衡模式。

如果上述脏腑运动不平衡,有些组织、器官分泌或运动会太过,而有些组织、器官分泌或运动不及,产生组织、器官功能不平衡,是中医谈到的脏腑阴阳不平衡、功能太过或不及现象。

运动平衡的虚拟系统,同样可以依照上述运动平衡模式,组成对应的运动平衡虚拟系统。

5.4.6 中医人体的五维平衡关系

人生理的对称关系上下、表里、背腹、左右和远近,称作五维。

五维平衡关系,是上下平衡、表里平衡、背腹平衡、左右平衡和远近平衡。现代生物行为学,要维持物质交换平衡、信息交换平衡、运动平衡、感受表达平衡和增殖/繁殖平衡。本节将论述中医脏腑的五维(上下、表里、背腹、左右和远近)平衡作用。

由于人保留了多结节动物的基本体态形式,所以在五维关系中,上下和表里是基本的空间属性。在表里属性中再划分为背腹、左右和远近关系。

讨论五维平衡关系,仅采用神经系统、内分泌系统都很难解释,必须用人体的经络系统和人体脏腑器官超越功能分类的感受与表达来解释。这些平衡问题说明了现代生物学和医学在认识生命体方面存在缺失。从某种意义上讲,经络系统是调整五维(上下、表里、背腹、左右和远近)平衡的网络平台。

物质、热、气体、水、信息的循环描述:

(1) 对于物质运行平衡循环,肝生物质和脾纳物质有上、下和表、里特性;而心交换物质、肺排泄物质和肾调物质有表、里特性。

(2) 对于热运行平衡循环,心生热、脾交换热、肾吐热和肝调热有表、里的特性;但肺纳热有上、下和表、里特性。我们看到热循环主要是表、里特性,同时具备上、下特性。

（3）对于气体运行平衡循环，肺交换气、脾生气、肾纳气、肝吐气和心调节气都有上、下的特性。

（4）对于水运行平衡循环，肺生水、心吐水和脾调水具有表、里特性；肝纳水有上、下和表、里特性；肾交换水是肝、肾之间的物质交换，因此具有上、下特性。

（5）对于信息运行平衡循环，肾生信息、肝交换信息、脾吐信息有上、下和表、里特性；心纳信息、肺调信息有表、里特性。

1. 中医脏腑器之间的上下平衡关系

生物的前后（上、下）问题，是有头有尾，有运动的前进和后退。对于其他多数生物而言，有前、后的平衡关系，由于人直立行走，所以人的前、后平衡关系改成上、下平衡关系。**从器官的运行而言，其本质是气上行，水下行，热寒上下对流**。这种概念是一种物理学的概念。中医脏腑器之间的上、下平衡关系是研究人体上、下对称在物质代谢、物质交换、信息交换、运动、感受表达和局部环境再生与细胞周期调度和控制所产生的差别，以及人体自身对上、下对称差别的评估、表达。具体表现在六气（物质、热能、运动、气体、水/无机盐、信息）循环平衡在上下维度的表象。在六气平衡中物质、热、气、水有明显上、下关系，可以看到上下热凉，上下虚实，气顺气逆，上下水肿，上下燥湿等差别表现的生理或病理的表象。

中医脏腑器之间的上、下平衡关系与中医脏器之间和脏腑之间有密切的关系。从论述中，物质、热、气体、水、信息的循环中与上、下平衡有关的结论可归纳如下。

（1）对于物质运行平衡循环：肝生物质和脾纳物质有上、下特性。

（2）对于热运行平衡循环：肺纳热有上、下特性。

（3）对于气体运行平衡循环：肺交换气、脾生气、肾纳气、肝吐气和心调节气都有上、下特性。

（4）对于水运行平衡循环：肝纳水和肾交换水有上、下特性。

（5）对于信息运行平衡循环：肾生信息、肝交换信息、脾吐信息有上、下特性。

中医脏腑器之间的上、下平衡关系与人体经络系统脏腑连接的经脉：足三阳经（胃经、胆经、膀胱经）和足三阴经（脾经、肝经、肾经）有主要关系。从经络的循行方向，其阴经是上行，而阳经是下行，构成一个上下循环模式。

2. 中医脏腑器之间的表里平衡关系

人体运行表里的本质是面对大气压，自身对外部压力产生的感受与表达。

中医脏腑器之间的表里平衡关系是研究生物表里对称在物质代谢、物质交换、信息交换、运动、感受表达和局部环境再生与细胞周期调度和控制所产生的差别，以及生物体自身对左右对称差别的评估、表达。六气（物质、热能、运动、气体、水/无机盐、信息）循环平衡在表里维度的表象。在六气平衡表、里关系中，从物质、热、气、水可看到表里热凉，表里虚实，表里燥湿等差别表现的生理或病理的表象。

中医认为热在体内的流动是从里向表的。

生物体内以心为中心表示最里，从心所处中心位置，向外层，通过物质、信息、行为关联层次位置，确立其他组织、器官的内外关联关系，称作表里关系。中医的脏器中，心脏是血液循环系统的动力中心，其他脏器肝、脾、肺、肾分别是血液循环系统与消化系统、淋巴免疫防护系统、呼吸系统和泌尿排泄系统的连接、物质和信息交换的接口器官。中医所谓表里，血液循环系统是里，消化系统、淋巴免疫防护系统、呼吸系统和泌尿排泄系统相比较是表。

传统中医的脏腑表里关系主要包括小肠与心、大肠与肺、胃与脾、胆与肝、膀胱与肾之间的关系。

(1) 小肠与心互为表里关系，小肠与心有经络系统连接的关系，通过小肠经与心经之间有络属关系。它们有行为关联的关系，小肠与心的行为关系是从胚胎发育中通过行为交互，双方的行为经历建立的。经过深入研究和分析，互为表里关系。这种行为关系是通过脐带建立起来血液循环工作的行为协同关联。

(2) 大肠与肺互为表里关系，大肠与肺除血管和体腔内系膜、韧带与体腔联系外，它们似乎没有其他直接物质和信息关联关系。大肠与肺有经络系统连接的关系，通过大肠经与肺经之间有络属关系。是通过行为建立的关系，表现在体腔运动、呼吸运动和肠的蠕动建立的行为关系。

(3) 胃与脾脏互为表里关系，胃与脾有经络系统连接的关系，通过胃经与脾经之间有络属关系。其次，它们有行为交往的关系。

(4) 胆与肝互为表里关系，是通过肝脏、胰脏与胆构成的物质和信息连接(植物神经)的表里关系和行为关联的关系。从现代解剖学观察，胆与肝有直接的物质连接，胆管直接与肝脏联系。

(5) 膀胱与肾互为表里关系，是通过肾与膀胱之间物质和信息连接建立的表里关系，包括相近植物神经关联和膀胱肠经与肾经之间有相互关联的阴阳关系，当然也包含行为关联的关系。从现代解剖学观察，膀胱与肾有直接的物质连接，膀胱有输尿管直接与肾脏联系。

物质、热、气体、水、信息的循环中，可以有以下与表、里有关的结论：

(1) 对于物质运行平衡循环：肝生物质、脾纳物质、心交换物质、肺排泄物质和肾调物质都有表、里特性。

(2) 对于热运行平衡循环：心生热、脾交换热、肺纳热、肾吐热、肝调热都有表、里的特性。

(3) 对于气体运行平衡循：都是上、下特性，没有表里特性。

(4) 对于水运行平衡循环：肺生水、心吐水、肝纳水、脾调水都具有表、里特性。

(5) 对于信息运行平衡循环：肾生信息、肝交换信息、脾吐信息、心纳信息和肺调信息都有表、里特性。

中医脏腑器之间的表里平衡关系与人体经络系统密切关联。其主要与经络系统的脏腑连接经脉：手三阳经(大肠经、三焦经、小肠经)、手三阴经(肺经、心包经、心经)、足三阳经(胃经、胆经、膀胱经)和足三阴经(脾经、肝经、肾经)有关。这些表里关系的阳经和阴经构成独立循环模式,并且还具有相互连接的循环关系(子午流注)。

3. 中医脏腑器之间的背腹平衡关系

人体运行的背腹关系的本质,是人体面对天、地和地球引力,为了支撑、运动与克服引力而产生的差别感受与表达。人体背腹关系是人体表里关系的进一步划分。

中医脏腑器之间的背腹平衡关系主要是研究生物背腹对称对物质代谢、物质交换、信息交换、运动、感受表达和局部环境再生与细胞周期调度、控制所产生的差别,以及生物体自身对背腹对称差别评估、表达。这种研究主要是针对有确定背腹对称结构的生物体。具体表现在六气(物质、热能、运动、气体、水/无机盐、信息)循环平衡在背腹维度的表象。在六气平衡中,物质、热、气、水和运动有明显背、腹关系,可以看到背腹等差别表现的生理或病理的表象。

中医脏腑器之间的背腹平衡关系与人体经络系统密切关联,即人体阳经、督脉和人体的阴经、任脉构成了背腹平衡关系。

4. 中医脏腑器之间的左右平衡关系

人体运行的左右对称的本质是面对信息(感觉)、物质、热(能量)、气、水和运动的差别所采取的平衡感受与表达。人体的左右关系是人体表里关系的进一步划分。

中医脏腑器之间的左右平衡关系是研究生物左右对称在物质代谢、物质交换、信息交换、运动、感受表达和局部环境再生与细胞周期调度、控制所产生的差别,以及生物体自身对左右对称差别的评估、表达。具体表现在六气(物质、热能、运动、气体、水/无机盐、信息)循环平衡在左右维度的表象,例如可以看到左右热凉、左右气虚实、左右血虚实、左右水肿、左右燥湿、左右感受表达等差别表现的生理或病理的表象。这种研究主要是针对有确定左右对称结构的生物体。

中医脏腑器之间的左右平衡关系与人体经络系统密切关联。人的阳经与阴经左右对称结构,构成了人体脏腑与体腔对称感受与表达结构。另外,左右对称与肺、肾、睾丸(卵巢)、甲状腺、眼、耳等感觉器官双结构和左右对称有关。

5. 中医脏腑器之间的远近平衡关系

人体运行的远近对称其本质是对四肢的运动、感觉的差别所采取的平衡感受与表达。人体远近关系是人体表里关系在四肢上的进一步划分。

中医脏腑器之间的远近平衡关系是研究生物远近在物质代谢、物质交换、信息交换、运动、感受表达和局部环境再生与细胞周期调度、控制所产生的差别,以及生物体自身对远近差别的评估、表达。研究主要是针对有确定肢体对称结构的生物体。具体表现在六气(物质、热能、运动、气体、水/无机盐、信息)循环平衡在远近维度的表象,例如可以看到远近热凉,远近虚实,远近水肿,远近燥湿等差别表现的生理或病理的表象。

中医脏腑器之间的远近平衡关系与人体经络系统的近肢、远肢、手、足经脉有关。

5.4.7 中医脏腑的超越功能分类的关系(生命行为关系)

超越功能分类是指超越传统生物学提出的生物系统(皮肤系统、运动系统、消化系统、呼吸系统、循环系统、排泄系统、生殖系统、神经系统、内分泌系统、免疫系统等)等的关系,是讨论存在于所有传统系统之外的系统范畴。这里主要讨论五脏系统的超越功能分类的关系,包括脏腑的经络系统关系,血管感受表达系统关系,局部环境的再生、修复和重组感受表达系统关系,细胞周期、主体资源调度与干细胞有关的系统关系和弥散经/内分泌/经络散神腺细胞网络系统关系。显然这些系统包含在所有功能分类系统之中,而不构成它们的特异性功能的结构。这些超越功能分类的系统实际上主要是细胞、组织、器官和系统的生命行为(不是特异功能行为)的感受表达系统。这些超越功能分类系统可以解释中医提出的五脏“在体表达、在志表达、在窍表达、在液表达”和各种人体“反射区”的感受与表达问题。

我们之所以特别讨论本节提出的问题,是由于在讨论中医脏腑系统时主要讨论了它们的生命功能问题。

1. 中医脏腑器主体感受表达关系

1) 中医脏腑系统的经络系统

由于人体的经络系统是胚胎发育的前神经系统,其宗旨是在胚胎发育中实施强制发育模式。胚胎发育,脏腑的发育是非常重要的部分。人体经络系统有专门为脏腑命名的经脉,说明这些经脉与命名的脏腑发育有密切关系。人体的脏腑通过经络系统可以在调整器官被塑造行为方面和发挥基准行为模式作用方面建立相互协调的关系,在人体睡眠状态中发挥协调和控制作用。

2) 中医脏腑系统的血管感受表达系统

心血管与其他生物系统的关系,一定会认为是由内分泌系统、神经系统建立的。然而,所有器官感受心血管最直接的方法,恰恰不是通过上述渠道,而是通过血管的渠道,血管的脉动是心血管向所有细胞、组织、器官和系统表达的最直接的通道。所有的细胞、组织和器官都从血管的脉动中感觉到心脏的运行状态。同时,所有的细胞、组织和器官也可以通过血管的脉动,将自己的运行状态,表达给其他器官。也许现代西医还不能识别细微不同的血管脉动的含义,但是作为细胞、组织和器官,它们每分钟都在感受心血管的脉动,能够感受血管脉动的细微差别。中医会说,心力强,肾脏功能强,膀胱排尿也有力。现代生物学界如果始终就认为器官之间的关联是通过神经、内分泌系统,那么人体中大量比这些功能分类机械原理更丰富的内容,在这些脏腑器官的“互联、互通和互操作”中,发生了在所有单独功能分类系统中看不到的事情,被大量忽视了。这种非常严重的忽视,恰恰是现代医学对许多疑难疾病不能解释的基本原因。

中医脏腑系统的血管感受表达是通过心脏器官神经节，并通过经络脉络与所有器官神经节相关联，构成脏腑在血管网络的相互关联的网络。

2. 中医脏腑器的主体的再生与细胞周期关系

1）中医脏腑系统的局部环境的再生（干细胞）感受表达系统

人体脏腑由于细胞周期和寿命限制，细胞、组织、器官需要依照周期实施增殖、再生、修复和重组。我们在前面已经多次谈到人体的经络系统与脏腑的再生、修复和重组有密切的关系。人体肾脏与人体的再生、修复和重组同样有着密切关系，把肾与人体干细胞体系联系起来。显然，这是一件非常重要的事情。虽然在人体组织的再生现象中，有些现象确认干细胞对再生的作用，但是还存在着没有干细胞参与的再生现象。从干细胞生物学中，我们知道在人体中没有找到统一或一体化的、系统意义上的"人体干细胞系统"。如果说人体内存在干细胞系统，那么主要应该在生殖系统的卵巢或睾丸局部环境中。人体再生现象运行最显著最主要表现在血液再生和上皮组织（例如肝、皮肤、小肠上皮）再生上。从中医对人体精气、肾脏主骨和骨髓的论述中，作者认为中医肾"非明确表示"的"再生"概念中，应当是"血液再生"概念（补血）。这也被肾藏精（精子、卵子）、分泌促红细胞生长素和肾在体为骨的认识所确定。在中医看来，骨髓由肾主管是有充分理由的。从某种意义上说，性细胞增殖、血细胞增殖和粒细胞增殖、分化对人体再生是基础性的。人体的再生，可以划分为再生自主模式、再生诱导模式和再生强制模式。经络系统是调节控制人体再生的平台系统。其中，肾主持再生过程，从肾生信息开始，夜间睡眠是经络控制时期，为了依据基准进行调整。经络夜间的阴经循行顺序可以基本确定与脏腑调整、再生、修复和重组有关（其顺序古人认为是肾、心、肺、肝、脾）。作者认为，经络夜间循行顺序，反映了人脏腑胚胎发育的顺序（参见图5.26）。人体器官的发育顺序与胚胎脏腑发育顺序是肾、心、肺、肝、脾，是不会有错的。经络夜间的再生循行顺序，居然是脏器运行中五行结构的相克关系，令人深思。

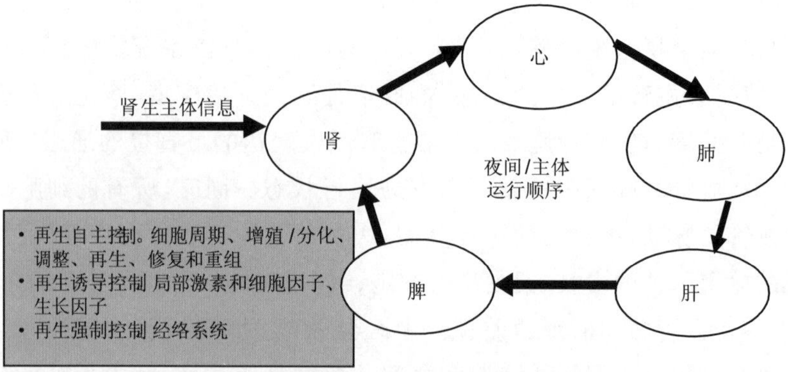

图5.26 人体器官再生运行结构图

2）中医脏腑系统的细胞周期、主体资源调度系统

一个组织、器官的细胞，如果有5%处在G1时相（12小时），意味着，如果不出现异常

现象，在 12 小时后，这 5%处在 G1 期的细胞，进入了 S 期(8 小时)，进入 G2 期(3 小时)，再进入 M 期(1 小时)，细胞增殖分裂，进入新的细胞周期。通过这个分析，同时处在 S+G2+M 时期的细胞数量应当是细胞总数的 15%。组织和器官的大多数细胞处在 G0 期(细胞静息)，约占细胞总数的 70%到 80%。随着可能存在的异常情况，在 G1、S、G2 和 M 时相中都有关卡，可以不断调整细胞周期的进行，包括停顿、进行等。也可以从处在 G0 时相的细胞返回细胞周期。几乎可以适应任何工作、休息、时间差的调整。所以，我们应当习惯一种说法，所谓夜间和睡眠，主要是指细胞处在细胞周期的 S+G2+M 时相。人体通过一种主体系统调整人体内细胞主体资源，就是调整脏腑器官内细胞周期、细胞数量。

3) 中医脏腑系统的神经/内分泌/经络弥散腺细胞网络系统

在发育过程中，人体前神经系统的弥散神经网络，其相当大的成分演化成弥散神经内分泌腺细胞的网络系统。所以，弥散神经内分泌腺细胞的网络系统与经络系统有密切的关系是自然的。而弥散神经内分泌腺细胞的网络系统，即所谓人体神经系统和内分泌系统关联网络早已经被生物学作为定论。所以，我们可以把这个弥散腺细胞网络称作“神经/内分泌/经络弥散腺细胞网络系统”。

上述讨论的脏器与系统关系，如同人类社会一样，人在从事自己的职业工作外，人与人的非工作交流，要比工作本身更生动和更宽广。可以这么说，现代医学对于人体系统如何工作，与机械系统和信息系统最本质的差别是什么，没有研究清楚。研究生命，而经常忘记了生命主体感受与表达的普遍性。从纯粹功能分类系统概念出发，感觉和表达有神经系统和内分泌系统，而不赋予其他系统感受与表达的功能和概念，这看起来好像是科学的，实际上这种认识反而是不科学的。因为这种认识，恰恰忽视了一个最基本的事实：人体的系统都是由生命的细胞主体构成的，它们都有感受和表达的功能。

5.4.8 中医脏腑系统运行的感受表达

脏腑相生、相克的三角平衡关系、五维平衡关系和六气平衡关系，一共加起来有 12 个平衡循环模式关系。经络干经脉、脊神经和脑神经都是 12 对，这些数字面对共同的 12 个生物脏腑(五脏、六腑，如果把心包扩充到五脏中，与三焦对应，共 12 个人体主要脏腑器官)。

中医脏腑系统的各子系统的感受、识别、评估、表达和存储记忆问题，对于现代解剖学，实际是讨论和研究内脏的神经系统和内分泌系统。但是对于本书而言，根据本书关于中医学的新系统分类，它是中医脏腑系统与中医感受表达系统的关系问题。而中医感受表达系统，根据本书的划分，包括脏腑神经系统(运动和感觉两部分)、内分泌系统、中医经络系统以及弥散神经/内分泌/经络腺细胞网络系统。

我们需要为各脏腑定义主要行为。

脏腑感受的范畴包括感受条件(信息、物质、行为、状态、情志欲望等)、关联、差别、目标和能力几个方面。对于中医,感受具体对象有自己的解释,例如信息可以理解为“感传”,即感受可以传递,我们可以将这种感受的传递定义为一种感受的对象,可以理解为“传递之气”。物质可以理解为气血,其中气可以是正气与邪气。感受行为可以主要理解为运动意义上行为概念的感受。状态主要描述态势的差别概念,所谓差别应当是信息、物质、行为的差别。传统中医划分为“太过、不及、平气”三种差别的描述。情志欲望必须是能够感受的东西。于是,我们可以把中医的感受对象范畴简化成:信息(感传)、物质(正气、邪气)、行为(运动)、状态(差别、(太过、不及、平衡))、情志欲望、关联等。由于考虑到关联(生、克、母子、胜、复、乘、悔)概念,被中医学纳入到“五行结构”中,所以在实际定义描述“感受内容”时,最后感受仅包含:信息(感传)、物质(正气、邪气)、行为(运动)、状态(差别)、情志恶欲等几个方面。如果简明定义,感受:感传、气血、运动、状态、情志恶欲。

这些概念可以分别描述与定义:

(1) **感传**(感传之气)。感传或感传之气,是生物个体、生物系统、器官、细胞组织和细胞等各层次主体,相互感受与表达的承载信息的物质结构和作用力。

感传是什么,这个问题如同讨论“信息”是什么一样,要区别“信息”与“物质”概念的差别。对此也要区别“感传”和“气血”的差别。中医谈到的经络的“经气”就属于一种“感传之气”。

(2) **气血**。指生物个体内所有生物系统、器官、细胞组织和细胞等各层次主体运行的生命物质。

气血包括中医的正气(精气、营气、宗气、卫气、谷气、清气、浊气、津液等)、邪气(风、热、湿、燥、寒等)和血液(血液物质)等全部概念。

(3) **运动**。生物个体的生物系统、器官、细胞组织和细胞等各层次主体机械形态运动和主体运动推动的气血物质运动形式。运动信息主要是指运动名称、类型和形式。

例如细胞、组织、器官、系统的形态变化、吞噬、迁徙、收缩、扩展、延伸、蠕动、跳动、脉动和由此产生的多主体复合形式的机械形式运动;血物流动、聚集、发散、升降、入出(包括分泌)的物质形式运动。

(4) **状态**。指生物个体内所有生物系统、器官、细胞组织和细胞等各层次主体运动状态和被运动客体、物质运行态势以及差别情况的综合信息。

例如被运动物质是指气血运动(聚、散、升、降、入、出)的状态或机械运动(心脏跳动、肠蠕动等)的状态,运动态势可以用“太过”、“不及”和“平衡”三个级别来标识。又例如气血运动状态包括阻滞、淤塞、上逆(上太过、下不及)、下陷(上不及、下太过)等等。

(5) **情志恶欲**。情志指“怒、喜、思、忧(悲)、恐”,而恶欲分别指系统、器官、组织和细胞不同层次主体对环境和自身行为,包括分类功能行为与生命行为,能够、不能够、完整性、一致性和平衡性的对外的一种表达。不能够的情志发生了就要造成伤害。

恶欲概念是生物主体对所感受的信息、物质、行为和状态的目标性和预期性表达。

生物主体通常喜欢的信息和物质是需要的,不喜欢任何一种太过和不及的情况发生，喜欢平衡态势。不喜欢的事情发生了，可能就造成伤害。中医的“恶急、恶缓、恶湿、恶（气上）逆、恶燥”等表达“讨厌什么”的概念，脏欲表达的“欲散、欲耎、欲缓、欲润、欲坚”是“喜欢什么”的概念。通常人体脏器的厌恶概念中有肝恶急、心恶缓、脾恶湿、肺恶（气上）逆、肾恶燥等几个方面。人体脏器的脏欲概念中有肝欲散、心欲耎、脾欲缓、肺欲润、肾欲坚等几个方面。

上述情志概念和恶欲概念虽然不同，但是有一定交叉和覆盖。能够的事情，最好是喜欢的事情，不能够的事情也最好是厌恶的事情。所以在一些情况中，我们把主体行为的目标性与能够、不能够以及完整性、一致性和平衡性结合起来讨论。

5.5　中医学新理论体质系统概论

5.5.1　中医现代体质系统定义、概念和框架

如何从现代人的角度描述人体的体质概念呢？

人的体质是描述人体形态结构与特征、人体生命运行态势与特征和人体意识模式与特征的生物学概念范畴。上述结构、态势、模式和特征有以下定义：

（1）人体形态结构与特征：是人体细胞、组织、器官、系统的生理结构与特征。中医学描述人体的经络、脏腑、精气血津液、五体、五官、五色、五液等。中医特别关注脏腑的生理结构，关注免疫、性别、体形、健壮、胖瘦等。

（2）人体生命运行态势与特征：指年龄、发育、生长、饮食、睡眠、休息、运动、动静和寒热等。中医关注脏腑、经络和其他器官的行为能力强弱和功能表达是否正常。

（3）人体意识模式与特征：指语言、思维、记忆、情志、情感、教育、家庭、社会等方面的模式和特征。

影响人的体质因素包括遗传（基因因素，例如家族中具有类似的形态、性格等）、性别、发育（包括胚胎和出生后发育）、饮食、劳动（包括脑力和体力）、健康、教育、社会等多方面。其中，遗传和性别是先天基础性的，而发育、饮食、劳动和健康因素是后天基础性的，也是可塑性的，教育、精神、社会等因素是应用性的，并是可塑性的。

西医学描述人体体质主要用生理学和生理功能语言，而系统学和网络世界通常采用“系统运行态势”相关的词汇来描述系统运行。由于我们关注的是生物主体的行为和主体构造的系统，采用“生命主体运行态势”语言来描述生命主体和生物系统运行或许更符合描述人体的体质要求。所以，本书我们用“生命运行态势与特征”来描述人体体质和体质系统。

中医依照运气学（依据五运、六气）或五行的概念，把人的体质划分为木型人、火型人、土型人、金型人、水型人：

（1）木型人：外向型性格（木性条达），灵敏好动，善于言辞，能外交，不稳定和爱猜忌。苍色，小头，长面，大背肩，直身，小手足，手脚灵活。能春夏，不能秋冬。

（2）火型人：外向型性格（火性上炎），思维敏捷，热情好动，奋发上进，能创新，见

事明，容易骄傲。面赤，小头，锐面，背肩宽，直身，小手足，行走摇摆。能春夏，不能秋冬。

(3) 土型人：内向型性格（土性实在），踏实肯干，衡定顺和，举止稳重，与世无争，反应较慢，安心宁静，好利人交友，不喜权势。黄色，大头，圆面，背肩丰厚，肌肉丰满，腹大，小手足，步履稳重，走路轻盈。能秋冬，不能春夏。

(4) 金型人：内向型性格（金性收敛），有远见，好计划，能组织，有智慧，愿为官，待人豁达，自持自重。白色，小头，方脸，小背肩，腹小，小手足，行动轻快。能秋冬，不能春夏。

(5) 水型人：内向型性格（水性下沉），思维深沉，好静善谋，分析能力强，善于发现问题，不敬畏，喜欺负人。黑色，大头，面不平而清瘦，上身长，下身短，手足喜动，行走摇摆。能秋冬，不能春夏。

这类划分缺乏人类生命运行的态势和意识等范畴对体质的动态信息，缺少可塑造、可改变的特性。作者认为是不完全科学的。人的体质有很强的可塑造性。

《素问：五常政大论篇》说："胎孕不育，治之不全，何气使然？岐伯曰：六气五类，有相胜制也，同者盛之，异者衰之，此天地之道，生化之常也"。指出人体的体制与胚胎孕育时期的天地运气情况密切相关。依照运气的太过、不及和平气划分，可以把五运之年，划分为太过、不及和平气之年。五运之年描述如下。

1. 木运之年

(1) 木运太过之年，风气太盛，梳泄太过。此年份出身的人，体质偏于肝气胜，风性动，耗阳太过，形体偏瘦。

(2) 木运不及之年，生化不政，应于人体。此年份出身的人，体质较差，生气不振。

(3) 木运平气之年，风化协调，生气平和。此年份出身的人，体质表现为肝气充足，生气不振奋，体形健壮，行动敏捷。

2. 火运之年

(1) 火运太过之年，火气盛，其气高，应于人体心肺，易伤心阴与肺气。此年份出身的人，体质火热太过，阳气过盛。

(2) 火运不及之年，火气弱，热气不足，常化不宣。此年份出身的人，体质火热不足，阳气欠盛。

(3) 火运平气之年，火热均足，阳气充盈平衡。此年份出身的人，体质面色红润，体形偏长。

3. 土运之年

(1) 土运太过之年，湿化偏重，燥政不行，应于人体脾肾，易伤脾肾阳气。此年份出身的人，体质湿盛，形体偏胖。

(2) 土运不及之年，气化不行，燥气偏重。此年份出身的人，体质燥盛。

(3) 土运平气之年,气化丰满,燥湿和调,此年份出身的人,体形丰满,皮肤和润。

4. 金运之年

(1) 金运太过之年,燥气盛行,肃杀凋零。此年份出身的人,皮毛干燥,肺易燥,体形干瘦。

(2) 金运不及之年,木失金而亢、火刑金而代令,收气延迟,长气不退。此年份出身的人,出现燥火体质。

(3) 金运平气之年,燥气调和,收政宣和。此年份出身的人,肺气调和,形体刚健、有力。

5. 水运之年

(1) 水运太过之年,水气太盛,寒气布政,阳气闭藏,天寒地冻。此年份出身的人,湿寒之气用于人身,心气与阳气容易受损,体质偏寒,体形短,颜色黑暗。

(2) 水运不及之年,水气匮乏,藏气不充、不固。此年份出身的人,肾气不充,肾水不足,精藏不固,体质偏寒。

(3) 水运平气之年,藏化正常,水气充足,阴阳平衡。此年份出身的人,体形健壮,面色光亮。

五运和“太过、不及、平气”,构成了十五种体质的划分。可以看出《黄帝内经》的运气学方法的体质分类,具有很好的可操作性。但是,此分类的依据仅仅考虑了胎儿出生的发育环境的影响,仅就发育环境影响一点看,《黄帝内经》的运气学方法的体质分类应该给予高度的评价。

人体的体质概念在《黄帝内经》中的描述有自身的完整和一致性。古人依照阴阳五行对人进行了分类的体质描述。划分成阴阳“平气”、“太过”、“不及”不同的级别。排列组合有:阴阳平和(阴平阳平)、阴平阳不及、阴平阳太过、阴不及阳平、阴不及阳不及、阴不及阳太过、阴太过阳平、阴太过阳不及、阴太过阳太过。依照该组合,可以划分出不同的九种人的体质。然而,其中的“阴平阳平”、“阴不及阳不及”和“阴太过阳太过”实际是一种平衡概念。虽然,细分起来,是不同的。例如代表不同活力和物质能量的损耗。如果单独从阴阳平衡来说,把它们称作一种体质,即阴阳平和体质,中医传统的人体质分类方法,应当有七种体质:

(1) 阴阳平和体质:阴平阳平(阴阳平和)。

(2) 偏阳体质包括:阳太过阴平(阳亢)、阳平阴不及(阴虚)、阳太过阴不及(痰火)。

(3) 偏阴体质包括:阴平阳不及(阳虚)、阴太过阳平(痰湿)、阴太过阳不及(阴盛)。

我们可以清晰地看到,上述体质划分不仅考虑到人体质的遗传结构因素,同时考虑到了生命运行态势和意识模式的动态、可塑造的因素,是可以与人体体质的实际情况和

生活的变化相联系。可以在不同时代，对不同的形态结构、运行态势和意识模式作出时代范围的新解释。所以，这种体质分类方法是科学的，有数学的抽象特点。古人阴阳分类法更加具有科学气息，抽象性更好。这种分类方法，就像万有引力和物质能量守恒一样，对于生命来说，具有长久的正确性的预期。

另外，借助流行病学和统计学，针对现代人的体质提出七种分类：形壮亢奋质、身萎疲乏质、身热虚亢质、形寒迟呆质、形胖湿腻质、消瘦燥红质、晦黯瘀滞质等。

形壮亢奋质→身热虚亢质→消瘦燥红质

身萎疲乏质↔形寒迟呆质↔形胖湿腻质

身萎疲乏质↔形胖湿腻质↔形寒迟呆质

这种分类方法最大的缺陷是没有“说理性”，因为它来源于统计，没有一个完整的理论指导，从这点看还不如采用《黄帝内经》的运气学方法分类。

体质如何分类，显然既要有普遍性的验证正确性，还需要具有很好的说理性。从理论上，对体质分类，大致有两种方法：

(1) 阴阳三分法。这种方法对阴和阳分别划分三个级别，即太过、适中和不及。这样可以产生九种不同组合。例如下表所描述的情况。

		阴		
		太过	适中	不及
阳	太过	(太过，太过)	(太过，适中)	(太过，不及)
	适中	(适中，太过)	(适中，适中)	(适中，不及)
	不及	(不及，太过)	(不及，适中)	(不及，不及)

如果，把这种划分法分别应用在心、肝、脾、肺、肾等脏器，可以产生 45 种划分。如果重点针对肝、脾和肾，也可以实行 27 种划分。如果不仅考虑五脏的影响，还考虑其他因素对体质的影响，例如增加发育环境、饮食、健康等因素，这种分类方法也才 72 种。作为在计算机系统中处理的分类，这显然是非常容易的。

(2)《易经》阴阳划分方法。这是中国古代《易经》二进制分类的方法(参见图 5.27)。只要如此继续划分下去，可以适合较大分类级别的划分。

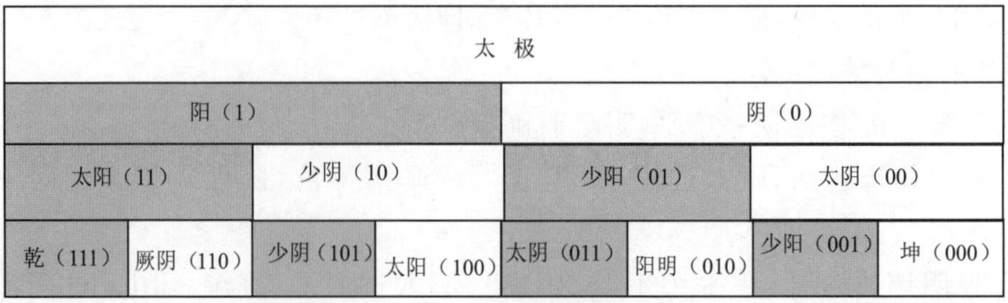

图 5.27　《易经》阴阳划分方法

所以，中医体质学说是可以被世界接受的学说。中医体质学说是依据阴、阳、虚、实、寒、热、湿、痰等情况和特征，把人划分为不同的体质的学说。由此，为不同体质做出不同的诊断、治疗提供了辨证依据。

中医的体质系统，从五行关系看，主要包括

- 五脏：肝、心、脾、肺、肾。
- 五体：筋、脉、肉、皮毛、骨。
- 五官：目、舌、口、鼻、耳。
- 五液：泪、汗、涎、涕、唾。

上述五行关系中，以脏腑为中心，定义"五体"概念是一种体质概念，也可以理解为人体组成的组织范畴。"五体"是脏腑与外部的骨骼、肌肉、血脉、皮肤等组织之间的关系，如果把体液包含进去，构成了描述体制的最基本的框架。但是，五液中，泪、涎、涕和唾是五官的分泌液体，古人大概不知道内耳中的液体。其中的"汗"属于皮肤分泌的液体，与上述皮毛对应。古人认为，汗与心、脉有关系。

所以，体液应当分为五官液、五脏液、五腑液和五体液，才能比较圆满解释各种体液问题。但是，五体液应当可以进一步分类，例如可以分为五腔液、下肢液和上肢液。如果构建一个新五行的体液概念，必须更明确和显式地定义描述。

- **五官液**：泪、唾、涎、涕、耳液。
- **五腔**：头腔、心包、腹腔、胸腔（和上肢）、盆腔（和下肢）。
- **五维**：前后（上下）、表里、背腹、左右、远近。
- **五脏液**：肝胰液、血液、淋巴液、肺液、精液。
- **五腑液**：胆液、小肠液、胃液、大肠液、膀胱液。
- **五腔液**：头腔液、心包液、腹腔液、胸腔液、盆腔液。
- **上肢液**：肩液、近肢液、关节液、远肢液、肢端（手）液。
- **下肢液**：骨盆（髋）液、近肢液、关节液、远肢液、肢端（足）液。

上述五官液是五行中定义的"目、舌、口、鼻、耳"的器官腺细胞外分泌的液体。但是，其中的耳液实际就是内耳中"淋巴液"，它是由内耳淋巴囊从周遍组织中吸取的淋巴液。所谓五脏液是五脏和对应内部液体，其中有肝胰液、血液、淋巴液、肺液（痰湿液）、精液。所谓五腑液是五腑对应内部液体，其中有胆液、小肠液、胃液、大肠液、膀胱液（尿液）。所谓五体液是指五腔液、下肢液和上肢液。但是体腔液是一种组织液，是细胞、细胞组织新陈代谢交换的水分和无机盐为主的液体。如此定义全部体液概念，基本符合现代生物学对人体中液体分布的认识。所以在中医学的新体质系统描述中，应当补充和完善体液概念定义。另外，对五体筋、脉、肉、皮毛、骨做进一步的描述，在整个体质概念范畴中，首先引入了"五腔：头腔、心包、腹腔、胸腔（和上肢）、盆腔（和下肢）"。在五体基础上，引入了"五维：前后（上下）、表里、背腹、左右、远近"的说明。

5.5.2 人体体质系统

中医的体质系统是中医的脏腑系统的周围系统。它包括生物学定义的皮肤系统支撑运动系统和相应的运动中枢神经系统、周围运动神经系统、血管系统、淋巴系统等。

为了清晰分类中医体质系统，再划分出以下子系统：

- 人体体腔四肢系统。
- 人体体液体系。
- 人体脂肪储存体系。
- 人体免疫体系。
- 人体微生物体系。

这里定义的体系，是被认为不构成独立的生物系统的虚拟结构概念。

1. 人体体腔四肢系统

人体的体腔系统包括头颅、胸腔、腹腔与盆腔。在体腔中有皮肤、肌肉、韧带、系膜、骨骼、神经、血管、淋巴和体液等组织。体腔的主要骨骼是头骨、脊柱、肋骨、胸骨和骨盆骼组成的骨架。体腔中包括复杂的膜组织结构，例如胸膜、腹膜、横膈肌、纵膈肌、器官系膜和韧带等。在这些系膜、韧带(细胞索组织，有些是从胚胎时期的血管退化而成)中，有丰富的血管、淋巴管、神经等组织，具有固定、防护、支持呼吸和肠蠕动的功能。在各种膜结构中，还能分泌少量的浆液，具有润滑、免疫、吸收、空气(气压对肠运动产生作用)等功能。脏器膜组织结构构成了一个关联体内各种器官的重要器官。解剖学就是知道这些系膜、韧带中存在着经络系统，因为看不到经络系统独立的形态结构，当然也就不会描述系膜、韧带中普遍存在的经络感传与调节功能和在物质、热、气体、水、信息交换的“五张皮”的重要的调节功能。

人体体腔系统，是由脊神经系统控制和支配。以体节为单位，都有躯体感觉和运动神经与体轴垂直围绕在体腔。在体腔中，通过交感神经和副交感神经、内脏感觉神经，经过体腔系膜控制着内脏器官。人体体腔的血管系统也是主动脉分支而出，同样以体节为单位，围绕着体腔上。体腔上的肌肉在神经系统控制下，使体腔伴随有节律的收缩和舒张运动，产生带动肺部的呼吸运动。所以说，体腔是一个独立的生物系统，有独立的输入、输出、处理和控制体系。

(1) 体腔防护、固定脑、内脏器官、血管、淋巴管、神经、四肢位置与连接结构。

(2) 体腔心脏肌肉运动，是生命的特征。运动是自身行为模式，但是受相关植物神经和内分泌调节，受经络系统相关干经感受与表达作用。

(3) 体腔的呼吸运动，是生命的特征，体腔的空间收缩和扩张，产生肺部的负压吸气和正压呼气。受相关植物神经和内分泌调节，受经络系统相关干经感受与表达作用。

(4) 体腔支持肠蠕动，胃、小肠、大肠为输送被消化食物的运动。受相关植物神经和内分泌调节，受经络系统相关干经感受与表达作用。

(5) 体腔支持四肢运动，由于四肢连接在体腔的胸腔和盆腔上，构成了有机的运动关联关系。受相关意识神经和内分泌调节，受经络系统相关干经感受与表达作用。

(6) 体腔系统是储存和动员脂肪的部位。受相关内分泌调节，受经络系统相关干经感受与表达作用。

(7) 体腔系统除有自己神经控制系统外,接受人体统一的内分泌系统激素信息的调节。另外,体腔系统从原始体腔发育到后体腔系统,有前神经系统各经脉在体腔上通过,构成了体腔的感传经络系统。其中三焦经和心包经是专为体腔发育生成的前神经系统演变的经脉。这个经脉体系十分复杂,同样有环绕体腔和以体界分段的神经环。这个神经环与其他神经干连接,并与脊索连接。构成了完整的前神经系统的骨干结构。这个骨干结构与各器官的神经节和弥散分布的前神经网络与弥散分布的腺细胞网络连接。构成了分类专司的感受与表达体系,并与主要超越功能分类的感受与表达体系,共同组成了完整的体腔感受与表达体系。人体的体腔中脂肪细胞与组织是储存脂肪重要部位,主要分布在皮下和体腔内系膜组织中。

- 五腔:头腔、心包、腹腔、胸腔(和上肢)、盆腔(和下肢)。
- 五维:前后(上下)、表里、背腹、左右、远近。

人体四肢系统分上肢和下肢系统。

人体的上肢系统,包括上肢皮肤、骨骼、肌肉、血管、淋巴管、神经、韧带和关节组织等组成部分。人的上肢与其他哺乳动物不同,不承担支撑人的体重和行走功能。上肢系统左右对称。上肢皮肤属于人体整体皮肤系统的一部分。上肢骨骼是由上肢带骨(锁骨、肩胛骨)和自由上肢骨(肱骨、桡骨、尺骨和手骨)组成,通过肱骨关节可以运动。上肢肌肉负责上肢运动,上肢肌肉运动受对应的意识神经和对应中枢支配,所以上肢承担人体劳动、生活大量工作。上肢系统同样是一个独立的生物系统,有独立的输入、输出、处理和控制体系。

人体的下肢系统称作下肢。人的下肢主要承担支撑人的体重和行走的功能。下肢系统位置在盆骨,两支左右对称。下肢系统包括下肢皮肤、骨骼、肌肉、血管、淋巴管、神经、韧带和关节组织等组成部分。下肢皮肤属于人体整体皮肤系统的一部分。下肢骨骼是由下肢带骨(髋骨、坐骨、耻骨)和自由上肢骨(股骨、髌骨、胫骨、腓骨和足骨)组成,通过股骨关节可以运动。下肢肌肉负责下肢运动,下肢肌肉运动受对应的意识神经和对应中枢支配,承担人体负重和行走。下肢系统同样是一个独立的生物系统,有独立的输入、输出、处理和控制体系。

从中医学观点看,体腔四肢系统是支持人体运动的系统,承担把存储在 ATP 的化学能转化成机械能和热能的重要组织与器官(能量交换),在这种能量转化中也是产生二氧化碳和水的重要器官,是营养物质使用的重要的组织与器官(吸收与消耗能量物质),是神经系统和内分泌系统作用终端部位(信息转换并消失)。依照本书的观点,体腔四肢系统是中医脾系统外表体系(系统),实行"生气体、热交换、纳物质、吐信息、调水"的基础平衡功能。

2. 人体体液体系

人体的体液有 70%的比例在细胞内,而人体有万亿规模的细胞。在细胞外的体液主要在血液、淋巴液、组织液中，体腔中也有少量的体液。如果细致划分，人体可以划分体液包括五官液（泪、唾、涎、涕、耳液）、五脏液（肝胰液、血液、淋巴液、肺液（痰湿液）、精液）、五腑液（胆液、小肠液、胃液、大肠掖、膀胱液（尿液））、五腔液（头腔液、心包液、腹腔液、胸腔液、盆腔液）和四肢液等。

1）水与无机盐的平衡

人体生命活动维系水和无机盐在体内平衡是非常重要的。体内水的2/3在细胞内，1/3在细胞外。细胞外的体液除血液外，还有组织液和淋巴液。当泌尿系统和淋巴系统运行不正常时，水与无机盐代谢会出现问题。在这里有以下问题是必须关注的：

（1）细胞与组织间的体液交换平衡。

（2）组织与血管间的体液交换平衡。

（3）血管体液输入和输出平衡。

我们描述过水、无机盐代谢中，Na离子、K离子对产生细胞静息电位平衡机制和动作电位的机制。这个机制是维系细胞内外水、无机盐平衡的基本机制。

依照本书的观点，人体水环境，不仅存在着水与无机盐的平衡关系，还存在着其他多种水环境平衡关系。

2）体液水溶性有关特性

与水有关的特性有以下几种：

（1）**蛋白水溶性**。蛋白质表面存在许多亲水性分子集团，吸收水聚集在其表面，构成蛋白质在水化膜（水合作用），水化膜的表面有电荷，把蛋白质变成为水溶性（亲水性）的蛋白质胶体。蛋白质胶体稳定蛋白质结构，并阻碍蛋白质结构进一步的结合。如果蛋白质水化膜破坏，破坏了蛋白质的亲水性，暴露出蛋白质共价键疏水性，使蛋白质进一步结合和沉淀。不同蛋白质在中性溶液中溶解度相差很大。

（2）**糖水溶性**。糖溶解于水，是糖的晶体结构被水分解，糖分子溶解于水中。单糖是水溶性，但是水中溶解的糖多了，例如达到某种饱和程度，更多的糖也不再溶解于饱和的糖水中。糖溶解水的同时，改变了水溶解糖的能力。另外，世界上不仅是单糖，还有复合大分子结构寡糖和多糖。由于糖结构的复杂性，亲水性发生了很大改变。一些复杂的多糖结构，还必须利用一些酶才能水解。有些植物杂多糖就更不容易水解。也就是说，糖多了，糖自身的水溶性（亲水性）也在改变。

（3）**脂溶性**。脂肪不溶解水，脂肪在血液中是混合在体液中。在实验室中，采取有机溶液提取脂类（分中性、极性两类）并分离之，然后再采用酸、碱、酶方法实施特殊的水解。脂肪通过自身与蛋白、磷酸、糖等功能集团结合，例如脂蛋白，来改变其不溶解水的特性。

（4）**酸碱性**。盐溶解于水，在水中产生对应的正、负离子，这与糖溶解于水是完全不同的溶解形态。水溶液的质子浓度$[H^+]$（mol/L）负对数称为这个水溶液的pH值。$pH=-lg[H^+]$，溶液的pH值表示它的酸碱性。所谓酸是释放质子，所谓碱性是获得或结合质子。人体液的酸碱性主要是以H^+和HCO_3^-的比例平衡来标志的。而H^+和

HCO_3^- 比例关系，体液的酸碱性，恰恰对 CO_2 和 O_2 在肺组织和体组织中交换有密切关系。

(5) **(核酸)酸碱溶性**。酸碱溶性是指在酸性溶液溶解物质的特性，或在碱性溶液溶解物质的特性，统称酸碱溶性。有些物质在水中不溶解，但是可以在酸性溶液中被溶解，或在碱溶性溶液中被溶解。核酸由于碱基和磷酸集团组成特性，因为碱基(嘌呤和嘧啶)既可以被酸性解离，也可以被碱性解离，通常在体液中是碱性解离。但是核酸中磷酸集团是酸性的，还由于核苷酸中的戊糖存在，降低了碱基的碱性。所以核酸具有酸碱两性的生命物质，但是主要表现出酸性。核酸是可以被酸、碱和核酸酶条件下水解的物质。核酸可以变性(酸碱溶性改变)、复性和杂交。核酸溶解度与大分子链长度有关，分子链长的，其溶液黏滞度高。由于碱基(嘌呤和嘧啶)通常在体液中是碱性解离，如果体液是酸性的，对于碱基代谢不利，嘌呤代谢不好，产生多的尿酸。

我们看到，本书把生物化学中描述人体液的特性和不同状态，归纳为蛋白水溶性、糖水溶性、脂溶性、酸碱性和酸碱溶性。蛋白水溶性是依据蛋白表面的亲水集团构成水化膜实现水溶性，而蛋白没有这层水化膜是疏水性的，蛋白水合产生胶状液体。糖水溶性与蛋白水溶性不同，是指单糖(尤其是葡萄糖)溶解于水的物理特性，这种溶解性与糖在水溶液中浓度有关，当达到饱和浓度时，水溶液不再继续溶解糖。脂溶性是指脂肪不溶解于水，只溶解在一些有机溶液中。人体内脂溶性物质，例如一些脂溶性激素信号分子，可以直接穿透细胞膜进入细胞内，与第 2 信使受体结合产生细胞核对外的反应和表达；又例如脂肪物质代谢，产生的酮体就是心脏、肌肉和大脑的能量供应物质，对于人体是必需的。但是，人体中脂肪主要来源于糖的转化或从食物中直接获得。脂肪作为营养物质通常必须通过脂蛋白和糖脂复合形式，使这种复合体形式溶解于水，才能被细胞利用。体液的酸碱性对于不同的器官要求不同，例如肺呼吸需要中性的体液环境，胃消化液是酸环境，小肠是碱环境。脂肪和核酸都是酸碱溶性的，意思是强调在酸性或碱性溶液中水解(有时借助某些酶的帮助)，不同酸碱环境产生的反应结果会有显著不同。人体液的蛋白水溶性、糖水溶性、脂溶性、酸碱性和酸碱溶性构成了一个比较完整的体系。这种关系居然可以融入到“新五行结构”中。

3) 体液平衡关系

(1) **水与糖的平衡关系**。依据糖水溶性观点，糖多了会破坏糖与水的平衡关系，这就是我们谈到的“糖克水”。水与糖的平衡关系主要以单糖在水溶液中浓度、单糖与多糖的转换能力和关系来标志的。

(2) **水/脂溶性平衡关系**。人体在消化系统的吸收上，也划分水溶性和脂溶性营养物质不同吸收通道。水溶性营养物质，从小肠毛细血管吸收，直接进入血液。而脂溶性营养物质通常从小肠的毛细淋巴管吸收，进入淋巴管道，没有通过肝门静脉，直接进入上主静脉，并进入心脏。脂肪可以通过多糖来克水，即多糖物质可以增强肺气和功能，肺属金，金生水的原理，使糖克水。脂肪通过自身与蛋白、磷酸、糖等功能集团结合，例如脂蛋白,来改变其不溶解水的特性。水/脂溶性平衡关系主要以血液中各种脂蛋白比例关系和脂肪储存数量的比例关系来标志的。

(3) **体液酸碱性平衡关系等**。水溶液的质子浓度$[H^+]$(mol/L)负对数称为这个水溶液的pH值。$pH=-lg[H^+]$,溶液的pH值表示它的酸碱性。所谓酸性是释放质子,所谓碱性是获得或结合质子。人体液的酸碱性主要是以H^+和HCO_3^-的比例平衡来标志的。而H^+和HCO_3^-比例关系,体液的酸碱性,恰恰对CO_2和O_2在肺组织和体组织中交换有密切关系。

(4) **水与盐的平衡关系**。其平衡范围包括细胞与组织间的体液交换平衡、组织与血管间的体液交换平衡及血管体液输入和输出平衡。细胞与组织间的体液交换平衡是指细胞内外的K^+离子和Na^+离子的分布和对应关系。在细胞内K^+离子多,Na^+离子少,而在细胞外Na^+离子多,K^+离子少。在细胞内外两种离子的数量基本平衡,这种平衡直接与细胞静息电位有关。组织与血管间的体液交换平衡是通过动脉毛细血管、静脉毛细血管、淋巴毛细管的通透性,在血压下实现体液交换的。所以,水与无机盐的平衡关系,主要是以水和钠离子浓度关系来标志的。

(5) **水与蛋白质的平衡关系**。水与蛋白质的平衡关系是以蛋白质的水合态势和蛋白质在亲水性的变性、复性来标志。

现代生物化学方法描述体液中的上述平衡关系,是延续传统的数学方法,平衡关系是一种两者之间的相互作用。例如数学中通常用二元组(X,Y)来表示关系,在数学研究关系中,经常研究某种的偏序关系,这种偏序关系构成了变化动力,不同的偏序关系可以构成变化的复杂表现。在化学中采用一个或多个化学方程式,来表示多种物质化学反应的平衡关系。在系统学理论中,通常采用正、负两种反馈的相互作用,来取得系统运行状态的平衡和转移。采用多种形式和正、负两种反馈可以构建复杂系统的复杂关系。

4) 中医学角度体液平衡关系

中医的平衡关系研究与现代自然科学的平衡关系研究方法不同,我们称为"中医五行描述的平衡结构"。把这种平衡结构用来研究体液平衡和物质平衡,会使我们有新的发现。在这种新平衡结构中,把蛋白水溶性、糖水溶性、脂溶性、酸碱性、酸碱溶性的体液的平衡关系重新描述:

(1) 蛋白水溶性、糖水溶性和脂溶性三角平衡关系。

(2) 糖水溶性、脂溶性和酸碱性三角平衡关系。

(3) 脂溶性、酸碱性和酸碱溶性三角平衡关系。

(4) 酸碱性、酸碱溶性和蛋白水溶性三角平衡关系。

(5) 酸碱溶性、蛋白水溶性和糖水溶性三角平衡关系。

五行结构有五个"三角平衡关系",这五个三角平衡关系是"木/火/土平衡"、"火/土/金平衡"、"土/金/水平衡"、"金/水/木平衡"、"水/木/火平衡"。我们把这些三角平衡关系扩展到“蛋白质、糖、脂肪、水/无机盐、核酸”物质平衡中。

(1) **蛋白水溶性、糖水溶性和脂溶性三角平衡关系**。从单一物质与水的关系看,水与蛋白质的平衡关系标志蛋白质的水合态势和蛋白质的亲水性的变性、复性。水与糖的平衡关系标志单糖在水溶液中浓度、单糖与多糖的转换能力和关系。水/脂溶性平衡关系标志血液中各种脂蛋白比例关系和脂肪储存数量的比例关系。把“木/火/土平衡”三角平衡影射到生命物质五行结构中,就成为“蛋白/糖/脂肪平衡”三角平衡。在这个三角平衡关系中,有蛋白相生糖的关系,糖相生脂肪的关系和蛋白相克脂肪的关系。其中,蛋白相克脂肪是指蛋白可以改变脂肪的不溶解水的特性。是描述“蛋白水融性,糖水溶性和脂溶性”关系的转换。三者联合起来,表示从蛋白水溶性和糖水溶性如何过渡和改变脂肪不溶解于水的特性。

(2) **糖水溶性、脂溶性和酸碱性三角平衡关系**。从单一物质与水的关系看,水与糖的平衡关系标志单糖在水溶液中浓度、单糖与多糖的转换能力和关系。水/脂溶性平衡关系标志血液中各种脂蛋白比例关系和脂肪储存数量的比例关系。体液的酸碱性标志是 H^+ 和 HCO_3^- 的比例平衡关系。把“火/土/金平衡”三角平衡影射到生命物质五行结构中,就成为“糖/脂肪/水·无机盐平衡”三角平衡。在这个三角平衡关系中,有糖相生脂肪的关系,脂肪相生水/无机盐的关系和糖相克水/无机盐的关系。描述“糖水溶性、脂溶性和体液酸碱性”关系的转换。三者联合起来,表示从体液糖水溶性过渡到酸碱性和如何改变水/无机盐的酸碱性。

(3) **脂溶性、酸碱性和酸碱溶性三角平衡关系**。从单一物质与水的关系看,水/脂溶性平衡关系标志血液中各种脂蛋白比例关系和脂肪储存数量的比例关系。水与无机盐的平衡关系,主要标志水和钠离子浓度关系,体液的酸碱性主要标志 H^+ 和 HCO_3^- 的比例平衡关系。水与核酸的平衡关系主要标志核酸的酸碱溶解性和核酸的变性、复性和杂交。把“土/金/水平衡”三角平衡影射到生命物质五行结构中,就成为“脂肪/水·无机盐/核酸平衡”三角平衡。在这个三角平衡关系中,有脂肪相生水/无机盐的关系,水/无机盐相生核酸的关系和脂肪相克核酸的关系。描述“脂溶性(脂肪不溶水性)、水/无机盐酸碱性和核酸的酸碱溶性”关系的转换。三者联合起来,可以从脂溶性过渡到酸碱溶性并表示如何改变酸碱溶性。

(4) **酸碱性、酸碱溶性和蛋白水溶性三角平衡关系**。从单一物质与水的关系看,水与无机盐的平衡关系,主要标志水和钠离子浓度关系,体液的酸碱性主要标志 H^+ 和 HCO_3^- 的比例平衡关系。水与核酸的平衡关系主要标志核酸的酸碱溶解性和核酸的变性、复性和杂交。水与蛋白质的平衡关系标志蛋白质的水合态势和蛋白质的亲水性的变性、复性。把“金/水/木平衡”三角平衡影射到生命物质五行结构中,就成为“水·无机盐/核酸/蛋白平衡”三角平衡。在这个三角平衡关系中,有水/无机盐相生核酸的关系,核酸相生蛋白质的关系和水/无机盐相克蛋白质的关系。描述“水/无机盐的酸碱性、核酸的酸碱溶性和蛋白水溶性”关系的转换。三者联合起来,可以从酸碱性过渡到蛋白水溶性。

(5) **酸碱溶性、蛋白水溶性和糖水溶性三角平衡关系**。从单一物质与水的关系看,水与核酸的平衡关系主要标志核酸的酸碱溶解性和核酸的变性、复性和杂交。水与蛋白质的平衡关系标志蛋白质的水合态势和蛋白质的亲水性的变性、复性。水与糖的平衡关系标志单糖在水溶液中浓度、单糖与多糖的转换能力和关系。把"水/木/火平衡"三角平衡影射到生命物质五行结构中,就成为"核酸/蛋白/糖平衡"三角平衡。在这个三角平衡关系中,有核酸相生蛋白质的关系,蛋白质相生糖的关系和核酸相克糖的关系。是描述"核酸酸碱溶性、蛋白水溶性和糖水溶性"关系的转换。三者联合起来,可以从酸碱溶性过渡到糖水溶性。

最后,我们可以归纳出如下体液的特性和平衡,并把它们列入五行结构平衡体系中。

体液五性:蛋白水溶性、糖水溶性、脂溶性、酸碱性、(核酸)酸碱溶性。

- 体液五衡:水/糖平衡、水/脂平衡、酸/碱平衡、水/盐平衡、水/蛋白平衡。
- 体液系统存在着感受表达服务,其服务的功能主要是三个方面:

(1) 感受表达水与无机盐平衡性。

(2) 感受表达体液成分,感受表达蛋白水溶性、糖水溶性、脂溶性、酸碱性和酸碱溶性的平衡特性。

(3) 感受表达体液的物理特性,例如体液温度、体液流动和水交换等特性。

3. 人体脂肪储存体系

人体各实体系统中的脂肪存储和动员功能的部分,包括脂肪组织和各种调节器官、腺体、神经、经络等组织部分,共同构成人体的中医储存/动员系统。

人食入过量的糖不能完全消耗时,糖将转化成脂肪,存储在脂肪组织内。在人体饥饿和糖代谢异常时,可以通过动员脂肪,把脂肪作为能量的供给物质。脂肪是在饥饿、禁食和交感神经兴奋等状态下,人体通过增加分泌降解脂肪激素(肾上腺素、去甲肾上腺素和胰高血糖素),脂肪细胞受体感受到激素信息,通过自身的"激素敏感脂肪酶"活化和激素作用下的"脂周蛋白"磷酸化的结合,将脂肪颗粒CM降解,产生甘油和脂肪酸。甘油和脂肪酸进入血液,通过运送蛋白,输送到全身的肌肉组织,作为能量使用。我们知道胰高血糖素还可以使肝脏内少量的糖原降解成葡萄糖,供人体细胞使用。作为内分泌激素的肾上腺素和去甲肾上腺素都作用在心肌、平滑肌和肝脏上,增强心跳,收缩血管、血压和血糖升高。

脂肪代谢过程与胰脏分泌的胰岛素和胰高血糖素分泌密切相关。因为,脂肪的合成和分解与糖的合成和分解都是在胰岛素和胰高血糖素的参与下发生的,所不同的是,代谢过程的合成与分解的方向是相反的。在胰岛素作用下,细胞被要求分解糖,同时被要求合成脂肪。而在胰高血糖素作用下,细胞被要求合成糖(糖原),同时被要求分解脂肪。在人体缺乏胰岛素时(糖尿病),不仅影响糖的降解,同时还影响脂肪的合成。在这种情况下,脂肪的代谢将主要在肝脏内进行。肝外组织的糖分解和脂肪合成都被抑制。

人体内脂肪不能或很难转换成蛋白质和糖类物质，所以被认为是主要通过运动才能消耗的物质。即通过肌肉运动，把脂肪（湿气）的能量消耗掉来形成水。其实，中医学告诉我们脂肪转换成水和二氧化碳，还可以通过其他途径。中医说脂肪是湿气（不是水），湿气遇到石头（金），可以凝结或聚集成水。通过调理肺气，可以把脂肪变成水。

4. 人体免疫系统体系

人体免疫防护系统包括皮肤防护体系、非特意性防护体系和特意性免疫应答体系。有人把皮肤防护体系称作人体第一道防护系统，皮肤系统的上皮细胞组织和能够感受冷、热、触、压、痛的感受器，可以有效地保护人体免受伤害。把非特意性防护体系称作人体第二道防护系统，包括人体血液中白细胞、体液、体温和炎症反应等实施普遍性防护措施。把特意性免疫应答体系称作人体第三道防护系统，包括淋巴系统 T、B 和 NK 细胞，建立有针对性免疫体系。

免疫系统存在着中枢控制吗？

我们仔细观察人体免疫系统发现，从系统学的运行角度看，从被感染或受伤细胞与组织开始，通过感染细胞释放的释放趋化因子（例如组胺、前列腺素、5-羟色胺和其他化学物质），使感染和伤害部位产生局部反应，趋化因子在周围局部部位产生的浓度梯度，是成为白细胞包罗各种粒细胞、巨噬细胞聚积的关键作用。巨噬细胞作为抗原的呈递细胞，释放淋巴因子，进一步激活一种 T 细胞，这种 T 细胞通过释放淋巴因子激活 B 细胞并可以杀死感染细胞入侵微生物。T 细胞去杀死感染病毒细胞，而 B 细胞大量增殖，生产大量的抗体“标签”。把这些抗体标签打在病毒上和被感染细胞的表面抗原物质上，为巨噬细胞和其他战斗细胞提供识别自我和对手依据。在这个过程中，吞噬细胞在大量吞噬入侵者和感染细胞时会产生大量热和 NO、组胺、前列腺素、5-羟色胺，形成了进一步的血管扩展、通透性提高和出现局部水肿的现象。通过感染区域内大量的信号分子向神经系统通报，将发炎区域的热、痛、肿胀等刺激传回神经中枢，采取相应的反应，例如温度调节、体液调节、皮肤发汗、骨髓和淋巴组织器官增殖白细胞数量，产生更大规模的免疫细胞向感染区域的聚集。从这个免疫系统的过程描述看，免疫反应起源于局部，反应到中枢和全身，又作用到感染局部。

从系统学物质组成看，免疫系统的血液系统和淋巴系统中的免疫细胞，都可以归结为髓系发生（红细胞、各种白细胞和血小板的发生）和淋巴系发生（T 细胞、B 细胞的发生），但是归根到底，成人的骨髓是免疫细胞发生的基地。

5. 人体微生物体系

人体内有数量巨大的微生物（例如人体的大肠中有数百种以万亿计的细菌）。人体微生物主要分布在消化管道系统、皮肤系统和血液中。这些细菌有些对人体有益（例如乳酸杆菌），有些是有害的（例如梭状芽孢杆菌、大肠杆菌等）。对于消化管道系统，微生物细菌应当看作系统外关联微生物主体群，是一种局部生态关系，不是系统内组织关系，它们之间有物质交换和信息交换关系。需要研究的问题是，人体中是否存在着专司管理人体内微生物的组织和器官。

5.5.3　人体体质系统与中医脏腑系统关系

1. 中医心脏与体质系统的关系

心脏对体质系统来说是提供血液动力的器官，它与血管网络共同构成了物质交换的渠道，同时还是血管脉动、压力、血液物质、血液细胞的信息与行为关联网络，为心脏与体质系统建立了直觉关系。体质系统的血管中流动的血液还是信息交换的网络，是内分泌系统的信息交换重要通道。心脏与体质系统通过胸腔的周围神经系统、中枢神经系统有感觉和运动的关联。在人体的体质系统上分布着心、心包、主血管的经络系统经脉和与之关联的分支经脉、弥散神经/内分泌/经络网络，将心脏与体质系统紧密联系起来。

2. 中医肝脏与体质系统的关系

肝脏消化腺系统是消化管道系统的外分泌系统，也是人体内分泌系统的重要器官。肝脏是消化系统吸收营养物质、水分、无机盐的主渠道(肝静脉)，也是人体新陈代谢的中枢(糖合成与降解、蛋白质合成与降解、脂肪合成与降解、毒素分解)。肝脏与体质系统通过腹腔的周围神经系统、中枢神经系统有感觉和运动(分泌调节)的关联。在人体的体质系统上分布着脾、胃、小肠、大肠、口、咽喉、食管等的经络系统经脉和与之关联的分支经脉、弥散神经/内分泌/经络网络，将脾脏与体质系统紧密联系起来。肝脏与体质系统还通过血管网络的脉动、压力、血液物质、血液细胞建立直觉关系。

3. 中医肺脏与体质系统的关系

肺脏与体质系统是其体腔系统为肺呼吸提供动力与实现的机制。肺脏与体质系统的关系是氧气和二氧化碳气交换，胸腔中内膜、系膜、韧带、纵膈和横膈与肺脏的物质、空间的关系。肺脏与体质系统通过胸腔的周围神经系统、中枢神经系统有感觉和运动的关联。在人体的体质系统上分布着肺、体腔(三焦)、鼻、咽喉、气管的经络系统经脉和与之关联的分支经脉、弥散神经/内分泌/经络网络，将肺脏与体质系统紧密联系起来。肺脏与体质系统还通过血管网络的脉动、压力、血液物质、血液细胞建立直觉关系。

4. 中医脾脏与体质系统的关系

脾脏的淋巴系统具有多种功能。淋巴管道系统是小肠吸收脂溶性营养物质的吸收通道，是人体的免疫系统和淋巴液的运行系统。脾脏是人体后备血液制造、储存和供给系统，脾、胸腺、淋巴结是免疫细胞的造血和成血管系统。脾脏还代表消化系统，而消化管道蠕动与体质系统的呼吸运动有紧密关系。脾脏与体质系统通过腹腔的周围神经系统、中枢神经系统有感觉和运动的关联。在人体的体质系统上分布着脾、胃、小肠、大肠、口、咽喉、食管等的经络系统经脉和与之关联的分支经脉、弥散神经/内分泌/经络网络，将脾脏与体质系统紧密联系起来。脾脏与体质系统还通过血管网络的脉动、压力、血液物质、血液细胞建立直觉关系。

5. 中医肾脏与体质系统的关系

肾脏系统有泌尿系统、生殖系统。肾脏与骨髓有表达关系，应当具有造血调节功能。至少可以从体腔、四肢发育过程中前、中肾诱导作用和动脉、性腺-中肾（AGM）造血阶段，提示我们，肾与骨骼、骨髓和造血机制有关联。中医认为，肾在体为骨，髓是由肾主管是有充分理由的。从某种意义上说，性细胞增殖和血细胞增殖是人体再生的基础。肾脏与体质系统通过腹腔、盆腔的周围神经系统、中枢神经系统有感觉和运动的关联。在人体的体质系统上分布着肾上腺、肾、膀胱、生殖、性腺器官等的经络系统经脉和与之关联的分支经脉、弥散神经/内分泌/经络网络，将肾脏与体质系统紧密联系起来。肾脏与体质系统还通过血管网络的脉动、压力、血液物质、血液细胞建立直觉关系。

5.5.3 人体体质系统运行的感受表达

人体体质系统概括起来主要包括体腔系统、四肢系统（上肢、下肢）、人体脂肪存储动员体系、人体免疫体系和人体微生物体系等组成部分。依照功能分类的概念，体质系统除提供防护、固定、运动、储存、免疫、体液平衡和辅助等功能外，体质系统同样具备自身的感受和表达网络系统。

中医的“气物质”概念，其一是“精、气、血、津液”等概念。其二是“正气、清气、浊气、邪气、异（瘟）气”等概念。在进一步描述何为正气时，可以看到“经气、营气、卫气、谷气、宗气、精气（元气）”的气概念。针对体质系统，可以具体定义和选择如下：

(1) 体质感传之气，包括经络“经气”、神经递质、激素和细胞因子、“行为作用力”。

(2) 体质的气血液主要是“气，血，体液”，其中气是“正气，邪气”。这里正气应当主要包括营气和卫气。

(3) 体质系统的运动主要是皮肤运动、四肢运动、体腔运动和微生物的细胞运动。

(4) 体质系统的状态主要是指系统各层次主体运动状态和被运动客体、物质运行态势及差别情况的综合信息。

(5) 体质系统的情志。系统各层次主体对环境和自身行为能够或不能够的对外的一种表达。其具体概念是目标实现的不能够和能够。

(6) 体质系统的恶欲。系统主体对所感受的信息、物质、行为、状态的目标性和预期性的表达。表示喜欢什么和不喜欢什么。其具体概念是指明喜欢和不喜欢的目标是什么。

5.6 中医学新理论感受表达系统概论

人有神经系统、内分泌系统和经络系统，不就是人的信息交换网络体系吗？为什么还要搞一个概念更大的“人体的感受表达网络系统”呢？

研究感受表达系统的运行必须采取本书提出的生物体“感受、识别、评估、表达和存储（记忆）”行为控制和行为处理控制对象的“条件、关联、差别、目标和能力”的方法，进行：

（1）从理论和逻辑方面研究生物感受表达的对象要求。

（2）从胚胎发育中研究人体存在的感受表达内容范畴。

首先，对生物从理论和逻辑方面研究感受表达的对象要求进行论述。

研究生物的感受表达系统，应当从生物感受表达的对象范畴考察，找到能够感受和表达这些对象范畴的主体是什么。通过这个研究和论述，会在考察的完整性方面有一个好的基础。生物的生存环境被抽象归纳成：物质、热（能）、气体、水、信息和主体等方面。考虑到感受、识别和表达的对象“条件、关联、差别、目标和能力”，至少可以把其中的“条件、关联、差别、目标”和“情志恶欲”，作为生物感受的基础对象范畴。

生物体的感受、识别、表达的对象范畴和概念包括如下内容。

1. 客体范畴的感受表达对象

（1）感受表达物质与物质代谢，是低等或高等植物与动物都有的感受表达功能，主要包括生物主体需要主体结构物质、能量物质，或称营养物质的物质代谢。生物的物质代谢主要在器官内、组织内、细胞内、血液、消化管道内物质分解和合成代谢活动。细胞内代谢是生物物质代谢的基础。

（2）感受表达热，是低等或高等植物与动物都有的感受表达功能，主要包括细胞生物，细胞、组织、器官、系统和个体不同范围环境的热感受、吸收与释放能量产生的热效果。

（3）感受表达气体，是低等或高等植物与动物都有的感受表达功能，主要包括对气体成分、气压、气温、气体流动和气体交换等感受与表达。

（4）感受表达水，是低等或高等植物与动物都有的感受表达功能，主要表现在生物细胞生存的水环境、水合作用和水化合物质，以及体液成分、体液温度、体液流动和水交换等感受表达。其中重要的是感受表达水与无机盐平衡性和蛋白水溶性、糖水溶性、脂溶性、酸碱性和酸碱溶性的平衡特性。

（5）感受表达信息，是低等或高等植物与动物都有的感受表达功能，主要包括化学（细胞因子、生长因子、激素、神经递质、气体分子）、物理（光、电、磁）等信号物质。

2. 主体范畴的感受表达对象（参见下表）

（1）感受表达主体，是低等或高等植物与动物都有的感受表达功能，主要表现在细胞增殖、融合、分化、去分化，以及在此基础上产生更高级的主体关系。这种感受表达是人体组织、器官再生、修复和重组的基础。

（2）感受表达运动，动物独有的感受表达功能，包括感受表达外部运动和感受表达自主运动两种感受表达运动的形式与对象范畴。

（3）感受表达关联，是指多细胞生物，细胞、组织、器官、系统和个体等主体之间的相互作用、行为协同的感受表达，例如感受细胞的协同基因，是生物实现协同管理的基础，是低等或高等植物与动物都有的感受表达功能。

(4) 感受表达差异与变化，主要是多主体组织结构，在感受与表达相同和类似的条件时，会产生不同对象、不同空间位置、不同时间序列的感受与表达差异，使对环境和对象的感受表达具有了空间结构性、时间过程性的基础。由于主体的感受表达的记忆性，使主体产生了时间序列感受表达的差别，从而产生了服务。是低等或高等植物与动物都有的感受表达功能。

(5) 感受表达状态，是细胞、细胞组织、器官、系统、个体和个体组织等不同层次的主体状态，例如细胞的G1、S、G2、M周期状态。这种状态感受表达与细胞分裂周期基因、周期蛋白和一些细胞因子、生长因子有关系，同时状态信息通常与存储有密切的关系。细胞组织的状态，必然与组织内细胞表达的周期状态信号因子物质浓度有关，也就是与细胞处于相同周期状态的数量有关。器官由于有管理者，例如前神经系统或经络系统，必然通过这些管理者感受到这些细胞因子、生长因子，经过这些感受表达网络的感传，向更高的管理者报告状态信息，直到产生统一的或者一体化的表达，例如睡眠或调度新的主体资源进入运行状态。

(6) 感受表达目标，细胞、细胞组织、器官、系统、个体和个体组织等不同层次的主体行为的目标性，被其他主体感受与表达。

(7) 感受表达情志恶欲，在物质、热、气体和水、信息等不同层次上，细胞、细胞组织、器官、系统、个体和个体组织等主体的生命行为和功能行为的不能够性、能够性、完整性、一致性和平衡性所表现出的目标性感受与表达，并被意识化。

对象范畴	感受表达对象	感受表达的主体	说　明
客体范畴对象	感受表达物质	细胞、细胞组织、器官与内分泌系统	其物质概念是生命物质
	感受表达信息	内分泌系统、细胞、组织	
	感受表达热	细胞、组织	能量转化特性
	感受表达气体	细胞、组织	气体理化特性
	感受表达水	细胞、组织	水理化特性、水与无机盐平衡性和蛋白水溶性、糖水溶性、脂溶性、酸碱性和酸碱溶性的平衡特性
主体范畴对象	感受表达主体	经络系统	
	感受表达运动	神经元、神经节、神经纤维和神经系统	
	感受表达关联	细胞、细胞组织、经络系统	
	感受表达差异	神经系统、经络系统	多主体行为态势差别、运动相关的差别
	感受表达变化	运动相关的感受表达主体是神经系统	主体行为态势时间相关差别(变化)
	感受表达状态		
	感受表达目标	感受分类功能	
	感受表达情志恶欲		

在上述感受表达的对象范畴中，从已知的感受表达系统，我们至少可以看出，神经系统、内分泌系统不能全部覆盖上述所有生物具有的感受表达概念范畴。

其次，对生物胚胎发育中存在的感受表达内容范畴进行论述。

论述胚胎发育的过程，可以寻找到感受表达系统的组成和演变。从胚胎发育模式演化过程，我们将会看到胚胎发育中感受表达和主体行为控制模式的变化，参见图 5.28。

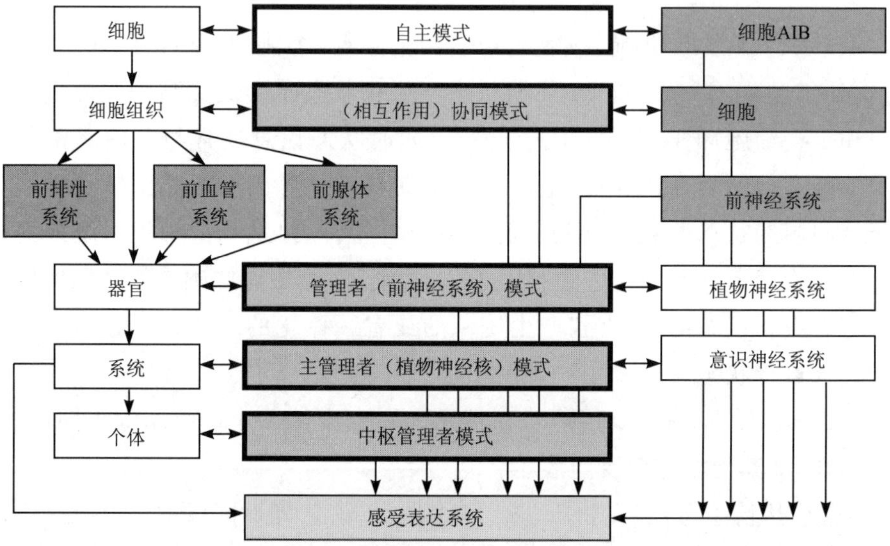

图 5.28 感受表达系统通路图

从受精卵开始的胚胎变迁，首先是最早出现的细胞自身的感受表达，细胞主体的行为控制是细胞主体“自主型的模式”。随着受精卵细胞的分裂，形成实体的“桑葚胚”，逐步演化为空腔的胚泡形态。这个阶段胚胎发育的原动力来自细胞周期和细胞生物能量，细胞自身遗传基因是控制的基础。随后胚胎进入二胚层胚盘结构发育阶段和三胚层胚盘结构发育阶段，在此阶段胚胎发育的原动力除继续来自细胞周期和细胞自身遗传基因外，产生了多细胞之间相互作用的新发育推动力，这个细胞相互作用与细胞自身周期和基因因素，共同决定着胚胎的发育过程。所以这个阶段是胚胎发育的“（相互作用）协同模式”。这个阶段产生出胚胎的最原始的、由细胞组织构成的原始前生物系统，它们是原始弥散血管系统（上皮细胞组织）、原始弥散排泄管（上皮细胞组织）系统、原始弥散腺体系统（腺细胞组织）和原始弥散神经网络系统（神经细胞组织）。在协同模式的细胞相互作用机制中，考虑细胞分化所产生作用，使这些原始系统具备了分化细胞的特化能力。这些原始前生物系统中的前神经系统作为一个行为控制的主体，开始作为管理者主导胚胎发育过程的控制，提供强制发育模式服务和管理者控制的发育模式。进入胚胎发育下一个阶段，即三胚层开始分化、胚体形成的阶段，各器官开始发育神经板、神经管开始产生，体腔和四肢基础形成，各种内脏器官发育的基础形成，各器官的组织结构开始发芽和发生。在这个阶段中，原始弥散血管系统、原始弥散排泄管系统、原始弥散腺体系统和前神经系统是中胚层的原始系统，它们构成了人胚胎的原始循环系统、排泄系统和腺体系统基础，参与到所有器官的发育过程中，为器官发育的器官体、血管、神经、淋巴和排泄管道提供结构基础。胚胎发育的下一个阶段，逐步形成胚胎发育前生物系统框架，开始进入各生物系统的发育阶段，称作“主管理者模式”。最后直到胎儿个体形成，我们称进入“中枢管理者模式”发育阶段。

胚胎发育阶段，细胞、细胞组织、器官、系统和个体发育不是相互孤立的。我们谈到的细胞和自主模式阶段是说，这个阶段细胞自身基因是主要作用。组织和相互作用协同模式阶段，表示开始发育细胞组织，虽然产生了协同模式的相互作用，但自主发育模式依然延续存在于组织发育中。器官和管理者模式阶段，表示器官开始发育，引入管理者模式的发育过程，但是自主发育模式、协同模式依然延续存在于新的阶段中，器官发育中依然包含着细胞和组织级别的发育过程。系统和主管理者模式阶段，表示进入系统发育阶段，进入了主管理者发育模式。在这个阶段，细胞、组织、器官依然在发育，自主模式、协同模式、管理者模式依然延续存在于这个系统发育阶段。个体和中枢管理者模式阶段，表示进入胎儿个体发育阶段，进入中枢管理者模式，开始发育意识神经部分并为胎儿出生后的大脑发育阶段提供基础。显然在这个阶段中，细胞、组织、器官、系统依然在发育，自主模式、协同模式、管理者模式和主管理者模式依然延续存在于个体发育阶段。

所以，我们在胚胎发育各阶段发生的控制模式和产生的感受表达服务行为，一直保持到人个体诞生后的一切生命过程中。而不能认为，个体出生后只保留最后产生的模式与服务行为。

通过上面的论述，我们已经明白了如何定义和描述人体感受表达系统的依据和框架。

至此，对本书我们用人体感受表达网络系统把神经系统、腺体系统（主要是内分泌系统）、经络系统和其他生物感受表达网络系统统一在一个体系框架中，应该有了新的认识。

5.6.1 人体感受表达系统定义、概念和框架

首先，我们定义中医的感受表达网络系统。

人体的感受表达系统是人体的细胞、组织、器官、系统和个体对环境、物质、热（能）、气体、水、信息、主体、行为、运动、状态、关联、差别、变化、恶欲、情志等对象，实施感受、识别、评估、表达和存储的综合系统，简称为中医感受表达系统。

中医有非常清晰的感受表达的概念范畴，例如在五行的对应体系中有此描述：人的感觉器官首先是“五官：目、舌、口、鼻、耳”。“五官”反映了五种感觉“视、味、触、嗅、听”。针对视觉有“五色：青、赤、黄、白、黑”。针对听觉有“角、征、宫、商、羽”。针对味觉有“五味：酸、苦、甘、辛、咸”。

在上面感受和表达的关系结构中，我们发现有视觉、味觉和听觉的进一步描述，而没

有关于嗅觉和触觉的进一步描述。如果我们把五官扩大，成为“**五觉**”，即“视、味、触、嗅、听”，显然需要补充关于嗅觉和触觉的五行结构的定义。

在人们的生活中嗅觉应当包括香、臭是没有问题的。香是一种人喜欢的气味，是对气体物质的感受与识别，作出愿意接受的反应，例如芳香和挥发的气味。臭是一种人不喜欢的气味，是对气体物质的感受与识别，作出抑制、排斥的反应，例如作出呕吐的反应。空气中某些物质，人嗅到会产生“过敏”反应，这种过敏反应应当理解为在血液中对某些细胞组织产生的反应。另外，人体嗅觉对于某些气体物质会感觉到“无嗅”，或没有特殊针对性反应。如果把这五种嗅觉反应与五脏、五味等对应，可以考虑香对应肝，敏对应心，臭对应脾，嗽对应肺，无嗅对应肾。我们可以列出顺序，**五嗅**：香、敏、臭、嗽、平。

触觉物体或物质的感受，会感受物体物质的物属性。例如对温度的感觉；对火焰的“热烤”，对热水的“烫”，温水的“暖”，冷水的“冷”的感觉和对冰冻的物体“寒”的感觉等。其次，人体皮肤在触摸物体时，能够感受到物体软硬，能够感受和识别固体、液体和气体等物理属性，除对物体和物质触摸的物理属性感觉外，还会有物质化学属性的感觉。人的皮肤和肌肉组织还会有“痒”的感觉，需要做出“挠”的动作。再次，人体触觉还包括人体组织器官的损坏和受伤。这种感觉是疼痛，而疼痛是神经系统对内、外部的某种刺激和改变，神经系统感受和识别的一种感觉(例如前列腺素对神经系统产生的痛感觉)。引起这种感觉可以是物理原因，也可以是化学原因，还可以是内部组织结构原因。人体的四肢会有“麻”的感觉，显然这种感觉可以是与“疼痛”、“冷热”和“痒”有区别的感觉。除上述感觉外，人还会有“肿胀”和“跳”的感觉。这种肿胀感觉，与疼痛既有区别，又有关系。所谓“跳”或“窜”的感觉，是感觉到肌肉组织一部分，异常运动引起的跳动感觉。人体的感觉经常是多种感觉混在一起，例如冷热与疼痛同时出现。

现代医学认为皮肤有“触、压、痛、冷、热”的感觉。其实，“痛”是一种损伤感，尤其是细胞、组织、器官结构损伤，被感觉神经系统感觉到。“温”是对物体的温度感，冷热之分的感觉，是物理感觉。“触”是接触的感觉，主体与物体接触的感觉，表示与物体直接物质接触。从广义说，“触”感是一种物质感，使之具有化学物质的识别意义。“压”是力学意义上感觉，例如压力、行为作用力等。如果把触觉限制在皮肤与肌肉组织，仅讨论“触”感，那么可以定义“五触”概念，**五触**：痛痒、酸麻、肿胀、跳窜、冷热。

但是，现代生命科学和生物学，对感受器有比较详细的描述。感受器包括外部感受器和内部感受器。感受器与神经，尤其是中枢神经和脑，构成了一体化的外部环境和内部状态感受的完整体系，在神经系统中构成了独立的组织机构。外部感受器包括触觉感受器、味觉感受器、嗅觉感受器、听觉感受器、视觉感受器等。内部感受器包括本体感受器、脏器感受器、物质感受器、压力感受器、状态感受器等。

现代生物学对内部感受器有详细描述。我们需要描述中医系统学的感受表达系统，五感：信息感、物质感、压力感、状态感(自主感，)、平衡感(运动)与生物学中讨论的脏器感受器(信息感)、物质感受器(物质感)、压力感受器(压力感)、本体感受器(自身状态感受感)、平衡感受器对应。其中本体感是一种主体的自我感受。脏器是感觉神经或内分泌的特异感受,所以可以称作信息感受。物质感受对于行为来说是一种客体感受,例如对于皮肤来说是一种接触感。压力感是一种行为,尤其是主体的形态变化和运动行为的感受。由此,**五感受**:息感、物感、力(机械能)感、本感、衡感。

但是,这样的感受描述与我们谈到的生物环境概念有描述和视角方面的差别。因为地球为生命提供的环境,通过归纳抽象应当是“信息、物质、能量(热)、气体和水”。而我们谈到的环境是可感受的,所以生物感受的内容也应当归纳成与“信息、物质、能量(热)、气体和水”对应的描述。即,**五感受**:息感、物感、热感、气感、水感。

比较上述两个形式的“五感受”是一致的。因为其中的“力感”和“热感”都是针对运动或肌肉这个概念范畴内,不同视角看到的同一事物。肌肉运动中,不仅产生机械能,同时还释放出热能。对于“本感”和“气感”,同样是一致的。对于“衡感”和“水感”,对于生物运动平衡,例如对于人的内耳中的位置感觉平衡器,“水感”就是“衡感”。其实,从环境物理逻辑中可以看出,信息变化推动物质变化,物质变化推定能量(热)变化,热变化推动气体的运动,气体的运动推动水的运动,而水的运动推动信息流动和变化。

对于“五感:息感、物感、热感、本感、衡感”,我们还可以分别把息感、力感、物感(触感)、本感、衡感分别定义为“五息”、“五质”、“五力”、“五本”和“五衡”。在上述感受五行结构的定义中,对一些内容做如下解释。

所谓五息,是生命可以感受与识别的信息。这些信息有些是物质信息,具有生物化学性质,例如神经递质、激素、细胞因子、离子、气体等。信息可以是物理性质的,例如光、声、射线和温度所表达的信息。信息也可以是生物运动提供的信息,例如许多动物对运动目标感受的信息。信息还可以是电信号性质的,例如细胞活动电位、离子聚集分布不同表现出的电信息。结构信息是多细胞相互关联的特殊信息,例如包括体液在内细胞间物质传递的信息。由此,**五息**:化学信息(激素)、电信息(离子)、行为信息(神经递质)、物理信息(气体)、结构信息(细胞因子与局部激素)。

五质定义为,**五质**:蛋白质(氨基酸)、多糖(单糖)、脂肪(脂肪酸)、水合分子团(水/无机盐)、核酸(核苷酸)。

五力定义为,**五力感**:聚(收)散、脉动、蠕动、呼吸、压力(坚耎)。

五本是指五种本体感觉,本感与前面讨论的“五触”是一致的,不同点只是主体的定位不同。

五衡是指“信息平衡、物质(体液)平衡、行为平衡、控制平衡、结构平衡”,是一种评估概念,主要是对差别的评估,是多细胞动物的最重要的平衡概念。

“五衡”结构中,结构平衡是通过“五维”定义,信息平衡通过“五息”定义,行为平衡通过“五行”定义,物质平衡通过“五质”定义,都已经引入到五行结构中,遵循五行的平衡规则和要求,参与五行平衡机制。五衡结构包含体液五衡:水/糖平衡、水/脂平衡、酸/碱平衡、水/盐平衡、水/蛋平衡和体液五性:蛋白水溶性、糖水溶性、脂溶性、酸碱性、(核酸)酸碱溶性。

"五感受"对于中医术语描述，应当结合中医的特点，把气血统一在一起，再加上情志恶欲的内容，中医的"五感受"是感传气(经气)、气血、运动(热)、状态(平衡)、情志恶欲。其中的感传气就是信息，而气血是物质、水、气体三种生命因子，运动(热)是我们关注客体内容的热和能量，而运动是我们关注的主体行为的重要组成。感受表达状态和情志恶欲是对主体感受表达的重要内容。所以上述感受的内容与人体感受的对象范畴是一致的。

对于表达概念，我们可以定义以下内容：

- 对于生物学，五表达为信息、物质、行为(运动)、状态、目标。
- 对于中医学，五表达为感传气、气血、运动(行为)、状态、情志恶欲。

其表达的内容范畴与感受内容范畴是一致的。

但是，本书明确提出要用中医的感受表达概念范畴，为中医建立人体感受表达系统；而感受表达系统是人体脏腑系统、体质系统的感受与表达的专用系统。下面，我们展示如何建立中医人体感受表达系统。

感受表达系统或其中的子系统定义成主体，那么这个主体的描述可以简化为三元组：

(1) 感受表达主体＝感受表达行为信息基×感受表达经气×感受表达气血×感受表达行为×感受表达系统运行规则。

(2) 感受表达行为信息基是控制感受表达系统行为的控制机制。

(3) 感受表达运行规则是经络运行中对行为规定的规则。

对于感受表达系统有以下主体：

(1) 植物神经系统主体。

(2) 腺体(内分泌)系统主体。

(3) 中医狭义经络系统主体。

(4) 中医广义经络系统主体，主要是

- 人体的 AIB 网络。
- 血管系统主体。
- 局部环境增殖/再生感受表达系统主体。
- 弥散神经/内分泌/经络腺细胞网络主体。

其中的感受表达行为是一些信息交换、物质交换、感受和表达行为的集合。

5.6.2 人体的感受表达网络系统的多系统组成

人体物质、信息和行为关联网络，称中医感受表达网络系统，由下述系统组成。

1. 植物神经系统网络

神经系统(包括人体感受器官的神经系统、植物神经系统)的网络体系是人体感受表达网络系统的组成部分，其网络的终端是与神经末梢连接的细胞和细胞组织。其主要特点是感觉对象的伤害、疼痛和其他异常信息，调节对象的运动和内、外分泌活动。植物神经系统的作用是专司功能生物系统的面向运动的相互作用的感受表达，是动物独有的感受表达系统，具有不可替代性。由于动物胚胎发育期间，前神经系统的神经脊索融入到脊神经中，成为各器官的神经系统部分的神经核，所以植物神经系统的核同样是经络系统的核与中枢。在考虑到作为经络系统的中枢后，植物神经系统的功能必须有新的增加或理解。

2. 腺体(内、外分泌)系统网络

利用循环系统网络和体液网络传递信息物质的网络系统，其网络的终端是与毛细血管连接的所有细胞和细胞组织，可以通过这个网络在体表表达出全身性的状态信息。内、外分泌系统主要是调节消化系统的组织、器官与全身细胞、组织的物质和能量代谢过程及其他功能。其中的内分泌系统的作用是专司功能生物系统的面向生物发育、生长和物质代谢活动的强相互作用的感受表达，是植物与动物感受表达系统，具有不可替代性。

中医把人体的腺体组成一个系统，从胚胎发育角度看是非常科学的，中医肝与中医肝/胆经络的划分是完全一致的。

3. 人体狭义经络系统

中医的传统经络系统是一个综合性的多功能的感受表达网络系统，它们是从胚胎发育中的“前生物系统”(主要是前神经系统)演化形成的目标“后生物系统”中的网络存在形式。如果把现代生物学发现的弥散(神经)内分泌系统网络，归在中医经络系统范围内，弥散神经内分泌系统最有可能是由胚胎发育早期的前神经系统的“弥散神经网络”演化而来。中医狭义经络系统，主要是通过自己遗传的循行基准模式，调整所有关联系统在实际运行中产生的可塑性的改变，提醒和纠正系统运行出现的偏差。同时还具备感受与表达经络路径和穴位刺激。经络系统的作用是专司功能生物系统的面向细胞、组织和器官主体的弱相互作用的感受表达，具有不可替代性。

4. 人体广义经络系统

它属于人体的“后生物系统”中的神经系统、内分泌系统等功能分类专司信息交换网络系统外的其他生物系统和细胞组织网络构成的后生物系统的感受表达网络。主要包括的子系统网络有

(1) 人体主体行为信息基 AIB 网络。人体所有细胞、组织、器官、系统组成主体的行为信息基组成的 AIB 网络，是人体 DNA 中行为相互作用的最原始网络形式。人体主体行为信息基信息、行为关联网络是超越系统分类的弱相互作用的感受表达网络。

(2) 血管(淋巴管)感受表达网络。可以是前血管，也可以是后血管，其网络的终端是毛细血管的细胞和细胞组织。血管感受表达网络系统主要使命是：通过血管脉动、血液、血液物质和血液细胞产生全身细胞、组织和器官的基础生命的感受和表达。血管感受表

达网络是超越系统分类的弱相互作用的感受表达网络。

(3) 排泄管感受表达网络。胚胎发育的原始排泄管道和前、中肾,其网络的终端是承担收集毒废物质的毛细排泄管道的细胞和细胞组织组成的关联网络。这个网络是超越系统分类的弱相互作用的感受表达网络。

(4) 人体增殖/再生局部环境感受表达网络系统。主要包括上皮组织(表皮、系膜、内、外膜等)、肌肉组织和韧带组织信息、行为关联网络。这些组织的细胞可能是由前神经系统、血管系统、排泄管系统的细胞去分化或转决定产生的,保留了前神经或管道的通信方式和能力。我们可以把这些系统称作其他感受表达系统。其他感受表达网络系统主要的通信方式是通过局部激素和细胞因子实现组织内和细胞间通信。它维系组织和细胞的增殖、分化、再生、修复和重组,简称"人体增殖/再生网络系统"或"人体增殖/再生局部环境感受表达网络系统"。该网络同样是超越系统分类的弱相互作用的感受表达网络。

(5) 细胞生命周期的调节感受表达网络系统。人体细胞周期的调节统一平台和系统,干细胞系统,是超越系统分类的弱相互作用的感受表达网络。

(6) 弥散腺细胞信息、行为感受表达网络系统。弥散内分泌腺细胞组成的网络系统,通常分布在生物体组织的终端位置上。它是神经、内分泌和经络系统,可以理解为相互沟通的乡间小路和城市胡同街道,是一种微关系。它是人体所有组织、器官,尤其是终端部位(手、足、头面、耳、舌、眼等)感受脏腑器官运行状态的基本的感受表达网络,是超越系统分类的弱相互作用的感受表达网络。

虽然我们人为划分了强与弱的感受表达网络,但并不表明弱的感受表达网络是可以忽略的。这种强弱如同物理学的万有引力、电磁力、强作用力和弱作用力中的"万有引力和弱作用力"与"电磁力与强作用力"比较,相对是弱的,但是它们都是宇宙中基本作用力,不能有任何的忽略和偏废。因为它们代表了宇宙中不同的不可忽略的现象。

弥散神经/内分泌/经络腺细胞网络系统为"弥散腺细胞信息(网络)系统"。

人体不能仅有神经和内分泌系统来实现感受与表达。我们可以感受到人体感受表达网络系统中所有系统都是必需的,是不可替代的。

(1) 植物神经系统主要特点是感觉对象的伤害、疼痛和其他异常信息,调节对象的运动和内、外分泌活动(分类功能的运行调节)。我们知道,并不是所有生物都有神经系统,例如植物就没有神经系统,而有植物激素的内外分泌系统,神经系统是动物所独有的。动物与植物的区别,从行为学角度看,动物有运动行为和不同于植物的感受表达行为是最基本的区别。从这个意义上讲,不能认为有了神经系统,就可以用它代替所有其他感受与表达系统。即便是对于人体内一些器官,也没有神经控制情况。所以,神经调节不是面向一切的感受表达,感觉和运动是其基本职能。上述可以帮助我们理解植物神经系统的作用。

(2) 内、外分泌系统主要是调节消化系统的组织、器官与全身细胞、组织的物质和能量代谢过程(物质与能量代谢调节)。

(3) 中医狭义经络系统，主要是通过自己遗传的循行基准模式，调整所有关联系统运行中出现的偏差(运行基准标准对实际运行产生偏差的调节，面向主体行为)。

(4) 血管感受表达网络系统主要使命是：通过血管脉动、血液、血液物质和血液细胞产生全身细胞、组织和器官的基础生命的感受和表达(超越功能分类的生命感受和表达)。

(5) 人体增殖/再生感受表达网络系统主要的通信方式是局部激素和细胞因子实现的组织内和细胞间通信。它是维系组织和细胞增殖、分化、再生、修复和重组感受表达网络系统，实际上就是人体的经络系统。经络系统是人体再生活动的系统主体。

(6) 人体细胞生命周期的调节调度感受表达系统，与人体增殖/再生/修复/重组系统密切关联，实际上主要是人体干细胞系统。经络系统是人体细胞生命周期的调节调度的系统主体。

(7) 弥散腺细胞信息(网络)系统是神经、内分泌和经络系统相互沟通的乡间小路和城市胡同街道，是一种微关系。它是人体所有组织、器官，尤其是终端部位(手、足、头面、耳、舌、眼等)感受脏腑器官运行状态的基本的感受表达网络(简单称作人体终端的感受与表达)。

(8) 人体主体行为信息基信息、行为关联网络是人体 DNA 中行为相互作用的最原始网络形式。

以上对人体感受表达的方法和思想，是本书的鲜明特点，如此描述才是一个人的感受表达系统的完整描述。

5.6.3 人体广义经络系统

人体广义经络系统是生物体物质、信息、行为的关联网络，主要由 AIB 网络前生物系统退化形成的中医经络系统和后生物系统的细胞组织网络构成，包括血管(淋巴管)细胞网络、排泄管细胞网络、人体增殖/再生局部环境感受表达系统、细胞生命周期的调节调度等基础性感受表达系统和弥散腺细胞信息、行为网络等。

人体生命表达除神经系统和内分泌系统外，还有我们反复强调的细胞组织的网络形态。可以归结有

(1) 人体主体行为信息基信息、行为关联网络 AIB 网络，人体 DNA 中行为相互作用的最原始网络形式。

(2) 血管细胞网络系统，人体在胚胎、出生和成体的血管网络，包括前、后血管网络，其网络的终端是毛细血管的细胞和细胞组织。该网络的细胞、组织和器官是通过血管的脉动、压力、血液物质(包括信息物质和非信息物质)和血液细胞相互感受的。

(3) 淋巴管细胞网络，人体在胚胎、出生和成体的淋巴管网络，包括前、后淋巴管网络，其网络的终端是毛细淋巴管的细胞和细胞组织。

(4) 排泄管细胞网络，人体在胚胎、出生和成体后发育的原始排泄管道和前、中、后肾管道网络，其网络的终端是承担收集毒废物质的毛细排泄管道的细胞和细胞组织。

(5) 人体增殖/再生局部环境感受表达网络系统，由上皮组织(表皮、系膜、内、外膜等)、肌肉组织和韧带组织信息、行为关联网络组成。这些组织的细胞可能是由前神经系统、血管系统、排泄管系统的细胞去分化或转决定产生的，保留了神经或管道的通信方式和能力。细胞周期对内外都感受表达细胞周期状态。

(6) 细胞生命周期的调节调度等基础性感受表达系统。

(7) 弥散腺细胞系统网络。

中医广义经络系统是人体"后生物系统"中的神经系统、内分泌系统等非功能分类专司信息交换网络系统外的其他生物系统和细胞组织网络构成的后生物系统的感受表达网络。

中医感受表达网络是其中一些后生物系统的生物网络，如血管、淋巴管、排泄管道等组织，细胞接触、细胞间信息通信和行为关联的网络。通常人们谈到的人体的反射区的概念，就是通过人体"后生物系统"的细胞组织表达网络在表达终端部位的表现。

生物体的生命表达是多种方式和途径的。现代生物学和医学同样讨论脏腑器官与外部体肤组织反射作用，如内脏疾病可以引起体表的一些疼痛区。西医把这种内脏疾病引起体表疼痛、肌肉僵硬、血管运动、汗腺分泌称为"牵涉性疼痛"，体表的对应区域称作"海德带"。例如心脏病变引起左胸前和左腋下上肢内侧疼痛；肝胆疾病引起右肩膀反射区的疼痛；颈部的疼痛可能与肺部与支气管疾病有关系等等。现代医学解释这种现象说，是体表位和疾病器官受同一节段脊神经支配，产生的疾病感觉冲动在同一节段脊神经向体表神经扩散引起。但是，人体体表不仅由所谓"牵涉性疼痛"或"海德带"表达。几千年的医学实践证明，人体经络系统和人体一些终端反射区域，同样可以表达出人体内脏器官的疾病和运行状态。这种体内脏器运行状态在体表的表达是通过生命表达行为网络实现的。

我们称身体的手、足、耳等是表达网络的终端。这是由于表达具有外向性、传递性、方向性、路径性和对象性，人体的所有组织、器官和系统都依据这样的特性表达，最后都会会聚在例如面、手、足、耳、眼、皮肤等与外界环境连接的身体部分。

5.6.4　人体的血管感受表达网络系统

我们从生物学中知道血管系统是输送血液的系统，所以叫血液循环系统。但是，作者在这里讨论和论述的命题是：人体的血管网络是人体最大、最基本的生命感受表达网络系统。为了说明和论述这个命题，我们从物理学、生物物理学、生物化学、细胞生物学以及本书提出的生物系统学、中医经络学多个方面，论述血管网络系统不仅是血液的输送系统，同时还是感受与表达的网络系统。

1. 从物理学角度讨论血管体系所能提供的信息

从物理学中，感受脉动、压力是几乎所有人都能够理解的。但是，心脏跳动、血管的血液流动，还能为人们提供什么信息呢？

首先从一个管乐器，如长号、圆号、各种木管乐器，在吹奏中所能提供的信息来讨论。我们可以听到气体在管子中振动声波，即乐人吹奏产生的音乐声音。这些音乐声音向我们表达了太多的信息，例如音调、音节、节奏、旋律、音色、音强、和声等。演奏者按动不同的键，会产生不同的音调，从物理学中知道，这种不同的音调反映了管中声波（一种驻波形式）不同的频率。乐曲的旋律，就是按动乐器键的流程，有长有短。从按动乐器键顺序和组合中，给我们表达了可以说无限的信息。人们在这些音乐的声音中，感受到自己关注的所有可能的信息。对于小号、圆号等管乐器，居然只需要三个按键（包括吹奏的用气力度），通过不同的组合，就可以吹奏出三个八度范围内的不同音节。

人体血管的血液流动，不是管乐器中的气体，而是血液流体。在这个主动脉的血管中，也有许多“孔”，这些孔分别是左、右颈动脉和左、右锁骨下动脉（上肢动脉）、腹腔脏腑动脉、肾动脉、腹腔肠动脉及左、右下肢动脉等。这些分支动脉与各种组织、器官连接，就好像是乐器上的“孔键”。调节这些“孔键”的是分支动脉血管上的组织和器官以及植物神经系统。这些“孔键”的按动，反映了血管连接组织与器官的状态（是否阻塞）和神经系统对血管收缩和扩张的控制。既然，管乐器的孔键按动能给我们提供那么多信息，那么主动脉血管中各分支动脉的阻塞与畅通，以及不同分支动脉血液流动产生的组合状态，同样会给我们传递各种能够区别的信息，如同血液在血管汇总流动产生的音乐声。同时，我们从图 5.29 中看出，人体主动脉的较大的分支动脉孔并不太多，如同管乐中只有几个按键。

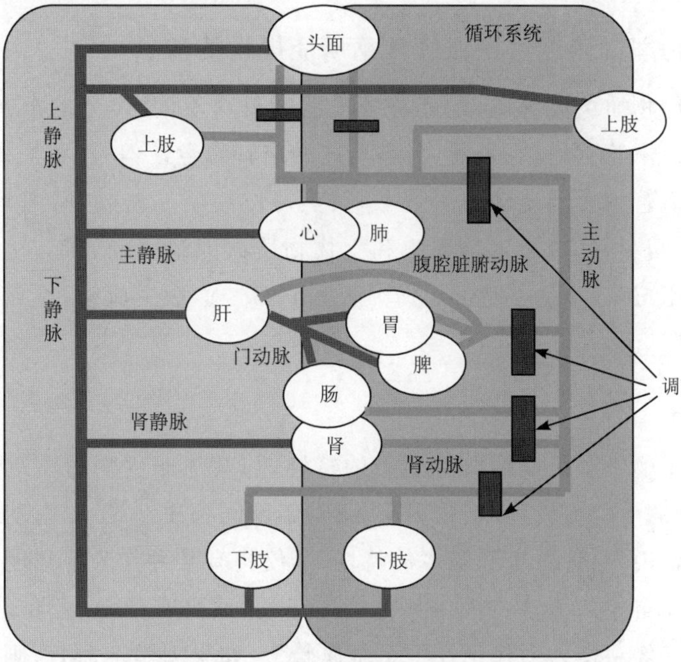

图 5.29 人体血管循环系统模拟结构

于是，我们可以有一个结论，**人体血管网络中，由于血管联系组织和器官状态以及神经系统调节，血管中血液流动乐声，其信息是非常丰富的。**问题是如何在这些血液流动

的乐声中获得需要的信息。要识别这些信息,需要对乐声的理解和"知音"。

血管细胞和血管关联组织的细胞,从出生就开始感受血液在血管中流动的音乐,是一个天生的知音。它们早已习惯,在肝气"郁结",使通向腹腔重要支流动脉的血液流动不畅,而使主动脉血管内血液流量很高,会产生"弦脉"和血管紧张。虽然,可以让部分血液储存在脾脏中。它们早已习惯,在人体受到"寒邪"时,血管收缩,血管会产生脉动深、沉和缓的现象;在人体受到"热邪"时,血管会扩张,血管脉动会产生洪、浮和数的现象;部分血管出现淤血时,整个血管中血液流动音乐出现"音调"、"音色"的偏差;也习惯了多种器官产生的和谐和不和谐的声音。

从物理学方法角度,研究血管的感受表达可以讨论"血管脉动、血压"和"四季冷热"与"血管脉动、血压"的关系。血管把人体所有器官、组织和细胞关联起来。这些器官、组织和细胞通过心血管互相感受和表达,心脏通过心血管与人体的所有器官、组织、细胞相互感受和表达,感受和表达各自的运行状态,血管中有压力感受器。主要是感受血管网络结构的运行态势。《黄帝内经》谈到的"春脉弦,夏脉洪,秋脉涩,冬脉沉"可以得到解释。这种脉象解释是可以适用所有可以切脉位置的感受表达,没有现代切脉的寸、关、尺之分。

血管感受表达不必通过神经系统或内分泌系统,血管的脉动和血压可以直接对血管连接的细胞、组织、器官产生作用。血压感受器的细胞能够感受压力,说明所有细胞都有这种初步能力,而血压感受器细胞只是把这种能力放大特化。

2. 从生物物理学角度讨论血管体系所能提供的信息

我们知道不同物质组成管道,尤其是管乐器的材料不同,产生的声音音色与风格是不同的,例如黑管、木管、金属管乐器,会有不同的声音音色。但是,我们用物理学的管道和管乐器来比喻血管中血液流动产生现象,虽然可以说明一些问题,但是血管不是金属管道、橡胶管道或塑料管道,是生物细胞和生物物质共同组成的管道。生物细胞和生物物质组成血管的管道与非生物物质的管道对血液在血管中流动,会产生什么不同现象呢?

1)血管受力

生物物质和生物细胞组成的血管受力的特性,与其他非生物物质组成金属、塑料和橡胶管道不同,活的生物血管柔软、张力小,由于细胞间物质纤维、具有明显的伸缩性,力的传递性差。也就说,血管由于细胞主体特性,不仅具有某种作为客体的力学属性,最重要的是还具有主体自主的力学特性。其他管道坚硬,或具有弹性,主要是作为客体物质的力学属性。就好像一个外力作用在一个金属管上,如果力学性质好,则可以对抗外力,否则管道自身损坏、折断。而人在外力作用时,能抗则抗,不能抗则可以不抗,通过自主的特性化解外力或躲避外力,避免受伤。这种对抗外部环境作用的自主特性,同样在所有生物主体上有所表现。

2）血管运动

血管细胞由于是主体，自身具有能量，细胞与细胞组织具有自主变形性，血管可以自如收缩和扩张。其他管道物质不具备自主的变形和收缩、扩张特性，没有生物主体的运动属性，而只有客体的材料属性。血管的收缩和扩张首先决定于身体的运动、休息和饮食等活动。运动和休息对于不同身体部位，对血管的收缩或扩张有不同要求。另外，对人体一些部位的按摩和物理性的刺激，也会使血管收缩或扩张。

3）血管受冷热

所有物体都热胀冷缩，但是对生物血管来说，同样增加了生物主体自主对待冷热的反应。其他物体受冷热，除非温度变化太大，固体被液化或汽化或脆化。在生物感受的温度范围内，通常不会改变它作为管道的基本客体的属性，依照热学的原理变化，不会由于冷热产生管道材料的“气滞”和“血瘀”。但是，作为生物血管，由于细胞和细胞组织的主体特性，因冷热产生“气滞”和“血瘀”。重要的是，血管的扩张会通透性加强，造成人体出汗，而出汗又会增加血液的黏稠度，影响人体的健康。血管收缩，会产生血压升高，同样会影响人体的健康。如果再考虑到环境的湿度，冷热会产生严重体内温度调节困难，会引起更严重的影响。但是，必须说明，客体性质的管道物质，产生的变化，具有被操作性。然而，血管的细胞管道，所有的外部刺激都是通过自主感受和表达产生的，不具备直接的被操作性，而是自主的反应性。

另外，由于血管细胞和组织生命特性，总在不断增殖或再生，于是产生了血管生命周期性和寿命问题。非生物管道却没有这些问题，而只有自然的腐蚀和外力长期作用下自然损坏。

3. 从生物化学角度讨论血管体系所能提供的信息

在管乐器管道中流动的是空气，而在血管中流动的是液体，而且是具有复杂物质成分的液体。不同的液体组成，对血管管道中血液流动会产生什么影响呢？这实际在讨论血管网络系统的血液物质对血液流动的影响和对血管系统的影响，并讨论生物主体如何从血管网络系统的血液物质相互感受表达。

首先，我们讨论血管网络系统的血液物质对血液流动的影响和对血管系统的影响。我们知道血液中的物质，包括血浆中的水、无机盐、微生素、生物小分子，还应当包括属于小分子范围的信号分子，如钠、钾、钙等离子、NO、激素、细胞因子、生长因子、白细胞阶素，还应当包括分子数较小的脂肪、肽、寡糖、抗体和信号物质等。在血液中，还有生物大分子，如多糖、脂类、蛋白质（多肽）和核酸（DNA、RNA），以及它们组成的生物大分子的复合物，如糖蛋白、脂蛋白、蛋白聚糖、核蛋白等。其中，我们已经熟悉的概念是血液的黏稠度对血液在血管内流动影响很大、血管内血液物质对血管壁特性有较大的影响。例如脂蛋白（VLDL、LDL、HDL）已经被证实对动脉血管壁粥样硬化有密切的关系。同样我们熟悉的是，血液可以产生非冷热原因的“气滞”和“血瘀”，血液的流动性可以发生变化。

其次，生物化学方法的感受表达是“血液物质和血液细胞”的感受表达，包括神经系统神经递质信息和内分泌系统分泌的激素信息的感受表达，以及对营养物质的感受表达，血管中有物质感受器，主要感受物质和能量代谢。

（1）心血管感受表达神经系统神经递质信息。人体心脏的传导结构包括窦房结、房室结、房室束及纤维。它们可以感受流入心脏的血液和血管信息，产生心房节律、传导信息，产生心室节律。心脏的传导结构是人体内最显著的器官神经节，是前神经系统的心器官的神经节。

（2）心血管感受表达内分泌系统的激素信息。内分泌信息直接影响到心血管的物质代谢和血液的运行态势。例如肾上腺分泌肾上腺素、去甲肾上腺素，肾脏分泌肾素，肝脏分泌血管紧张素以及各组织、器官分泌前列腺素等激素，对调节心率、血管扩张或紧缩，血压的增加或降低有着直接作用。

（3）心血管感受表达血液物质的信息。血管中有血液物质感受器，颈动脉窦，主动脉弓附近有丰富的化学物质受体，例如对氧气和二氧化碳气的感受，对它们的浓度作出反应。在缺氧时，通过这些感受器及植物神经和心血管神经中枢调整心脏的收缩力、心跳速率、血管扩张或紧缩、血压的增加或降低。

4. 从细胞生物学和组织学角度讨论血管体系所能提供的信息

人体的血管网络是由细胞组成的，管道的内层是内膜，是由内皮细胞紧密组织起来的，在内膜的外层还有中膜，其中由血管的平滑肌包裹，在血管的最外面是有结缔组织细胞和基质组成的外膜。血管内皮细胞，可以从血液中吸收营养物质和接受血液中信号分子传递的信息。内皮细胞还可以对外分泌物质。血管内膜上还有许多瓣膜，防止血液出现倒流。由于平滑肌，在外部刺激的影响下，血管可以收缩或扩张。整个血管外部，尤其是一些动脉血管上面，附着神经纤维、神经丛和神经末梢。这些血管中生物主体（细胞和细胞组织），不仅能够感受到心脏脉动，还能感受流动血液对血管产生的压力和信息。它们在血液从它们的管道上通过时，还在不断与流动血液中物质交换，同时还要感受血液中生物主体，例如红细胞、白细胞、淋巴细胞、细菌和被感染的细胞等。

血管细胞和血液细胞主体与客体性质的物体不同，具有自主行为，它们具有物质交换、信息交换、运动、感受与表达和增殖/分化/再生的行为，而且这些主体行为是自主和自行的，有自主适应环境的能力。血液细胞与血管细胞由于其自主物质交换能力，具有改变血管中物质浓度和分布的能力。例如可能产生某些物质聚集引起的“气滞”。其中红细胞具有载氧能力，吞噬细胞具有吞噬物质和消化物质的能力，也能改变血液中不同物质的数量、浓度和分布。血管细胞和血液细胞由于其信息交换能力，改变着这些细胞活力和对应的表达，也在改变着血液中的物质组成结构。由于细胞的运动特性，细胞可以迁徙和聚集，称为细胞的趋化行为，而这种行为往往是逆物质扩散的方向发生的。血管细胞和血管细胞组织，例如血管瓣膜形态和运动状态，直接关系到血液流动的态势。

这种瓣膜的运动，既可能防止血液的倒流，也可能对血液正向的流动产生某种阻力。血管细胞通过自己的感受，会影响到自身的活力，血管细胞没有活力，会很大程度地影响血液流动的态势和血管对血液保持的压力。血管细胞和血液细胞，由于其主体性质，可能会被病毒和其他入侵微生物感染，而产生炎症反应和“血瘀”现象。血液中的巨噬细胞和其他吞噬细胞，在血液流动中还在不断从事防御工作，例如吞噬被感染细胞和某些有害物质，它是人体内第一攻击性细胞。巨噬细胞能够产生“防御素”的物质和一氧化氮(NO)，它可以杀死多种微生物。吞噬细胞在吞噬大量细菌和相关物质中，需要大量的氧气，在氧化过程又产生大量的热。细胞和组织的增殖与再生行为，对于长期保持血管的活力是非常重要的。

(1) 生物主体如何通过血液细胞相互感受表达？血管联系的生物主体，血液是共同饮用的“一江之水”。通过血液物质，尤其是信号物质，生物主体相互感受与表达。但是通过血液细胞，包括红细胞、各种白细胞和淋巴细胞，生物主体相互感受与表达。红细胞是承载人体的主要细胞，人体需要的氧气，不是像其他营养物质(无机盐、糖、蛋白质等)溶解在血液中，依靠血液中溶解的氧来输送，而是靠数量众多的红细胞主体来运送。可见氧气对于人体生命过程的重要性和紧迫性。红细胞输送氧气是保证人体在更大范围内的供氧。但是，通过红细胞输送氧气比溶解在水中输送氧气，要花更多的成本。虽然无机盐、糖、蛋白质对于人体已经非常重要，但也没有达到需要专门的输送主体来输送的程度。显然，生物主体的细胞在与血液中红细胞交换氧气和二氧化碳时，会感受到肺器官交换氧气与二氧化碳的活力和能力，也就感受到了肺器官的健康情况。关于这一点，肾脏的细胞，由于过滤血液的工作量大和需要氧气的特点，以及对于心脏和肝脏，由于其耗氧量大和工作特点，它们对血液中的红细胞工作态势会感受十分敏感，表达也会非常强烈。例如肾脏会做出要求升高血压和促进红细胞生成的要求。肝脏、心脏也会根据自身的需要做出相应的表达。这种要求反应，不一定完全通过分泌激素来实现，例如通过肾脏血管在缺氧或二氧化碳增多条件下，自身扩张血管，增加肾脏肾小体的通透性，产生血压的降低作用。对于局部肌肉组织，同样会产生类似的问题，而不需要产生全身的激素反应。对于活力不够的红细胞，在淋巴结和脾脏中用巨噬细胞将其杀死，保持红细胞活力，而不允许红细胞不作为。对于白细胞和淋巴细胞(T 细胞、B 细胞、NK 细胞)，沟通和激活不同器官内特异化的吞噬细胞作用就更明显了。

(2) 生物主体如何通过血管脉动(血管细胞组织的运动)相互感受表达？与血管联系的生物主体，例如细胞组织和器官，通过血管细胞相互感受表达。因为所有的器官都需要从血液中交换物质，所以血管本身就是器官的组成部分。例如肝细胞组织与肝脏中的动脉与静脉血管相互紧密地联系在一起，它们都是肝器官的组成部分。又例如，肾脏中肾小体，本身就是动脉微小血管的球团组成的，通过一定的血压和血管的通透性，实现水、小分子物质过滤的。血管联系的生物主体相互从血管细胞感受和表达是有充分的物质基础的。

血管的脉动要传递到全身的细胞，有的感受强烈，有的感受弱一些。血管的脉动是由于心脏肌肉的压缩和舒张产生的冲击波动。所有与动脉联系的细胞，都会清楚地感受到心脏的活动状态和健康情况。由于那些血流量通过大的器官，例如肝脏、肾脏的细胞，对心脏的脉动是非常敏感的，而且对不同心脏脉动，会做出不同的反应。但是，血管的脉动又不单是由于心脏肌肉的压缩和舒张产生的波动，还有其他因素的影响。这些因素包括：

- 局部血管部位受到外来感染或环境影响血管脉动传递。
- 局部血管部位受到外来刺激，例如外力作用，影响血管脉动传递。
- 相关血管的神经系统受到影响，影响血管脉动传递。
- 局部血管部位由于“气滞”和“血瘀”，影响血管脉动传递。
- 某些血管部位受到来源不同器官的影响，产生被影响血管的活力改变，影响血管脉动传递。在这些与不同器官联系的血管部位，由于不同器官生理和健康情况不同，因此产生了对应不同血管部位的血管活力的不同。

(3) 生物主体如何通过血管压力相互感受表达？在主动脉上，例如在颈动脉窦上，有专门感受血压的感受器。但是感受血压不仅仅靠这些感受器，几乎所有的血管细胞都有感受血压的功能。压力传感器仅仅是所有血管细胞在感受血压的代表和“管理者”。从生理原理讲，人体的肾脏是以血压和血管的通透性作为工作原理的，人体调节血压的生理器官是肾脏。而人类的高血压多数属于病理性的，例如动脉血管硬化，产生新陈代谢紊乱、植物神经系统工作紊乱和内分泌系统紊乱。其中大部分紊乱是由于情志和精神过于聚集而产生的。

我们在分析问题时，不能拘泥于某一种模式(神经系统和内分泌模式)。例如“血管收缩”和“血管扩张”，人体内不仅由于人体的运动、休息和饮食活动，生理过程中氧、二氧化碳、一氧化氮，对人体一些部位的按摩和物理性的刺激，引起血管的收缩或扩张(生理需求产生的血管收缩和扩张)；还由于冷热可以引起血管的收缩或扩张(这是一种被动形式，或环境影响的血管收缩或扩张)；也可以由于交感神经或副交感神经通过血管细胞附着的神经末梢的刺激，引起血管的收缩或扩张(这是一种人体内的非意识范畴的生理过程调节的收缩或扩张)；由于内分泌系统分泌的激素的刺激，引起的血管的收缩或扩张(这是一种可能与人的情志、欲望、精神有关的血管的收缩或扩张)；由于身体局部的“气滞”和“血瘀”，改变血管系统流通的属性与态势结构，而使血管感受不同流量、压力，引起血管的收缩或扩张(这是整个血管系统结构性的调整而产生的血管收缩或扩张)。上述几种原因引起的血管收缩或扩张，恰恰反映了生物进化在生理机制上的进步。

5. 从血管经络系统器官神经节脉络感受表达提供的信息

经络系统表现出前神经网络和胚胎血管网络的融合发育特性，心血管发育时的前神经网络结构和血管的器官神经节脉络，以及发育中形成的卵黄囊动脉与静脉、脐动脉与静脉、静脉导管、动脉导管、卵圆孔等封闭退化后的韧带成为经络网络结构中的一部分，构成了心血管中的经络系统脉络组成部分。血管对经络系统的感受表达主要表现在血管细胞的增殖、分化和活力等主体方面的目标。

根据中医经络系统标准的结构图形，如果依照本书的“经络系统表现出前神经网络和胚胎血管网络的融合发育”的结论，我们可以对传统中医经络主要经脉的关系描述，增加如下“黑体字”部分的描述。

（1）心经属心，络小肠；小肠经属小肠，络心；**通过肺动脉入肺和通过动脉与退化的动脉导管（韧带）入脾、入肝、入肾**。其中心通过肺动脉入肺，表示心器官神经节的经络系统脉络，这个血管经络路径向肺器官表达了心脏的信息，肺也感受了心脏通过这个路径的表达。其中心通过动脉与退化的动脉导管入脾、入肝和入肾，是指心器官的神经节的经络脉络，沿升主动脉、动脉弓、降主动脉、腹腔主动脉的路径和沿胚胎发育时期的动脉导管退化的韧带的路径，血管器官的经络脉络进入到脾、胃、肝、小肠、大肠、肾、膀胱和生殖器官中的动脉血管结构中。这些血管经络路径向脾、胃、肝、小肠、大肠、肾、膀胱和生殖器官表达了心脏信息。

（2）肺经属肺，络大肠；大肠经属大肠，络肺；**通过肺静脉入心**。其中肺过肺静脉入心是表示从肺回流的静脉血管的经络脉络汇入到心器官神经节，并向心脏表达了肺信息和心脏感受了肺信息。

（3）心包经属心包，入心，络三焦；三焦经属三焦，络心包。

（4）脾经属脾，入心，络胃；胃经属胃，络脾；**通过静脉（门静脉）入肝，再入心**。其中脾胃通过静脉（门静脉）入肝，再入心，表示脾、胃、小肠、大肠等消化器官的信息通过肝门静脉的经络脉络进入肝脏，再通过下腔静脉进入心脏右心房，并与心脏的器官神经节连接。

（5）肝经属肝，入肺，络胆；胆经属胆，络肝；**通过下腔静脉和退化静脉导管（韧带）入心**。其中肝通过下腔静脉和胚胎时期的肝静脉导管退化韧带路径进入心脏的右心房，并与心脏的器官神经节连接。

（6）肾经属肾，入肝，络膀胱；膀胱经属膀胱，络肾；**通过下腔静脉入心**。肾静脉、下腔静脉进入心脏，并与心脏器官神经节连接。

这些论述的增加，完全是根据经络系统是胚胎发育的前神经系统退化保留的细胞组织的 AIB 网络的能力提出的。

上述“入心”是静脉的经络脉络，而“心入肺、脾、肝、肾和体腔”是动脉的经络脉络。对于心来说，静脉的脉络是感受脉络，动脉是表达脉络。这样，描述了更完整的脏腑感受表达关系。

从发育控制角度看，可以认为心包、心管、动脉囊、静脉窦、中肠袢、卵黄囊动脉、脐动脉、卵黄囊静脉、脐静脉应当有管理者控制发育模式，或者说在这些位置上应当存在着前神经系统血管的“器官神经节”的脉络，在永久后血管网络中存在着血管的“器官神经节脉络”分布。其中心包（心管的诱导者和管理者，中胚层心包腔诱导）、动脉囊（所有动脉的管理者）、静脉窦（所有静脉的管理者）和中肠袢（卵黄囊和脐带的动静脉管理者，中胚层脐蒂诱导）是几个关键节点的管理者神经节。从上面的论述中，可以认识到器官神经节实际上连接两个大系统，一个是经络系统（前神经系统），一个是神经系统。在器官内部有两个脉络，一个是器官控制发育和再生的经络系统（前神经系统）脉络，其结构是“多层次、多形态和多功能”细胞索结构；另一个是后神经系统的神经纤维脉络，承担感觉、运动任务。我们提出前神经系统的器官神经节，在神经系统的“改朝换代”中，被后神经系统接管了。

5.6.5　神经、内分泌与经络三系统的关联网络

人体神经系统和内分泌系统都有控制的功能，例如植物神经系统对腺体组织和器官有抑制或促进分泌的作用。肯定交感神经和副交感神经对内分泌的激素作用，是否可以肯定内分泌激素，尤其是那些对全身都有作用的生长素、甲状腺素、胰岛素、性激素等，对神经系统有作用？如果有作用，就会存在植物神经系统和某些内分泌器官之间的相互控制问题，甚至可能产生复杂模式控制的问题。

在人体整个感受表达体系内，需要关注以下问题：

(1) 人体的神经系统、内分泌系统和经络系统是如何关联的？

(2) 神经系统与内分泌系统之间如何控制？是神经系统控制内分泌系统，还是内分泌系统控制神经系统？还是相互作用和控制？

1.　人体的自主神经系统、内分泌系统和经络系统的关联机制

本书阐述的中医经络系统，其主要的前体系统实际是前神经系统，所以中医（广义）经络系统与人体的后神经系统是有关系的。这种关系表现在前神经系统的脊索融入到脊神经中，成为神经核，同样受丘脑管理。这种关系表现在自主神经系统、经络系统有共同的器官神经节。这种关系还表现在弥散神经内分泌腺细胞的网络系统。由于弥散神经内分泌腺细胞的网络系统成为人体内分泌系统中一个组成部分，所以通过这些关系建立了经络系统和内分泌系统的关联机制。

我们强调，人体的神经系统、内分泌系统和经络系统承担着不同角色和任务。

人体内分泌系统与神经系统有着密切的关系。从内分泌的发育过程看，最早的干细胞分化就包括腺细胞和神经细胞。内分泌系统发育经历了弥散内分泌腺细胞分布结构、内分泌腺细胞聚集产生内分泌组织和器官、人体的多内分泌组织和器官再通过血液循环系统、淋巴管网络构成内分泌系统。在这个发育过程中存在者特异性过程，例如神经细胞去分化、转决定和再分化成为腺细胞发育过程。人体的内分泌系统的器官、组织的发育与胚胎时期的神经嵴细胞参与内脏组织和器官发育有直接关系，这些发育经历都为内分泌系统发育和神经系统与内分泌系统的关系发育（发育不仅发育实体，同时也发育实体关系）奠定了基础。另外，人体内分泌系统就是“中医肝”系统的内分泌部分，与经络系统肝经、胆经等有发育关系。经络系统和内分泌系统的关系是非常明确的。人体的神经系统、内分泌系统和经络系统是相互独立存在和相互关联的体系。

第一，从人体内分泌组织、器官的施主和受主（激素受体的主体）之间的关系，可以看到人体内分泌的最高端的控制主体是下丘脑，它负责向全身所有内分泌细胞、组织、

器官发送“下丘脑释放因子”，促进激素分泌。这个结构的第二层是垂体，它专门针对甲状腺、肾上腺皮质、卵巢发送促甲状腺素、促肾上腺皮质素、促卵胞激素和促黄体生成素等，并向全身发送生长素。下丘脑垂体和松果体实际是脑神经系统的组成部分。下丘脑同时还是人体脏腑神经系统的交感神经和副交感神经的高级神经中枢，说明了神经与脑内分泌与神经系统活动密切相关。内分泌系统通过自己最终接受激素信号的主体和感受器，将身体运行状态信息反馈回神经系统，从而构成神经系统与内分泌系统的闭环控制。

第二，神经系统除上述自上而下的控制和自下而上的反馈外，还存在着系统内、器官内和组织内的内分泌与神经系统的关系问题。经典生物学教科书认为，胸腺分泌的激素，主要作用在淋巴系统内，而胸腺本身是淋巴系统内一个器官。前列腺素由肾脏分泌(注意前列腺分泌的是精液，是一种外分泌活动)，主要用于肾脏内信息通信和调控。肾上腺皮质分泌的肾上腺皮质激素，同样是用于肾脏的肾小管。肾上腺髓质分泌的肾上腺素和去甲肾上腺素，作用在心肌、平滑肌，可以调控心率和肌肉收缩。肾分泌肾素，经过肝内分泌产生血管紧张素，调控血管收缩和舒张，控制血压。而这些内分泌组织与器官，都是被植物神经控制，调整它们的分泌行为和能力。从中医学和现代系统学角度看，实际人体中内分泌系统和神经系统的关系要比这复杂得多。

第三，自主神经系统、经络系统有共同的器官神经节，弥散神经内分泌腺细胞的网络把人体的后神经系统和内分泌系统联系起来。

上面，我们在神经系统和内分泌系统的关系结构中，再增加经络系统，构成神经系统、内分泌系统和经络系统之间新关系。这三者关系构成人体许多依照人体功能分类系统不能解释的感受与表达现象。

所以，我们可以把“弥散神经内分泌(腺细胞)系统”改名为“弥散神经/内分泌/经络(腺细胞)系统”，称作“弥散腺细胞信息关联网络”。

神经系统的感受与表达特点是，感觉与表达具有从终端部位(内脏神经节)向中枢神经或中枢神经向终端部位信息传递的方向性，在神经系统上的两个终端部位之间，不会直接传输信息，同样是通过共同上级神经节或神经干、神经中枢实施的。对于人体的内脏神经，尤其是内脏感觉神经，纤维细、路径多，存在内脏感觉弥散传导的现象。存在着传输部位定位不准确的问题。

中医经络的路径是非常确定的，例如肝经的体腔路径经过阴器、腹部、肝、胆、乳房、胸、咽喉、口、鼻、目到头部连接路线。在这个路径传递中，肝经的感受和表达，其定位是确定和明确的。

通过归纳，自主神经系统、内分泌系统和经络系统的功能可以简单归纳如下：

(1) 自主神经系统的功能主要是针对人体和体内主体的运动、感觉实施管理、调节和控制。其特点是使用神经递质，通过专用网络通路(神经纤维)实现管理主体到被管理主体的信息交换。

(2) 内分泌系统的功能主要是针对人体生长和体内的物质、能量代谢实施管理、调节和控制。其特点是使用激素，通过体内公共网络通路(血管血液和组织体液)实现管理主体到被管理主体的信息交换。

(3) 经络系统的功能主要是针对体内细胞、组织、器官、系统的主体和行为(包括增殖、分化、细胞周期、主体资源调度、再生、修复和重组等)实施管理、调节和控制。其特点是使用细胞因子，通过经络系统的细胞索通路组织结构实现不同层次管理和被管理主体之间的信息交换。

上面，我们说在神经系统和内分泌系统的关系结构中，再增加经络系统，构成神经系统、内分泌系统和经络系统之间新关系。这三者关系构成人体许多依照人体功能分类系统不能解释的感受与表达现象。现代生物学的许多解释，从系统学的角度看，缺少完整性和一致性，主要原因是生物学不承认经络系统。

2. 人体的神经系统、内分泌系统和经络系统的相互作用

从任何一本关于神经系统和内分泌系统的书中，都可看到各种内分泌激素和交感神经/副交感神经对内脏器官的控制范围。如生长素、甲状腺素、胰岛素、性激素等是全身性的调节范围。甲状腺素对全身所有组织、器官都有调控新陈代谢能力的作用。这种规定性，应当包括对神经系统的交感神经和副交感神经的新陈代谢活力的调控。

图 5.30 描述了交感神经和副交感神经与甲状腺(内分泌器官)的关系。虽然，交感神经和副交感神经对甲状腺分泌的甲状腺素有促进和抑制的调节功能。甲状腺分泌甲状腺素的促进或抑制主要决定于交感神经或副交感神经自身活动的兴奋或抑制。但是，甲状腺分泌的甲状腺素对交感神经/副交感神经的新陈代谢产生影响或调整，交感神经和副交感神经新陈代谢状态对其神经系统功能的发挥具有直接和基础的作用。如果交感神经和副交感神经新陈代谢，势必影响交感神经和副交感神经功能发挥。例如交感神经兴奋，副交感神经活动被抑制，那么甲状腺分泌甲状腺素增强，交感神经和副交感神经的新陈代谢活力增强，假定进一步对甲状腺分泌的甲状腺素有促进，如此进入一个“活力增强→分泌增加→活力增强→分泌增加”的循环中。当然，这种循环是有限的，表现在人体内物质和能量有限范围内，这种有限性为这种循环提供了限制和阻止的作用，如同阻止震荡而趋于稳定。如果交感神经活动被抑制，副交感神经兴奋，那么甲状腺分泌甲状腺素被抑制，交感神经和副交感神经的新陈代谢活力减弱，假定进一步对甲状腺分泌的甲状腺素有抑制作用，如此进入一个“活力减弱→分泌减少→活力减弱→分泌减少”的循环中，当然由于同样的原因，最后也会稳定下来。

由图 5.30 可知，意识神经系统活动对交感神经和副交感神经有直接影响，从而间接影响甲状腺活动。另外，人体的经络系统的刺激对甲状腺有作用，又间接地对交感神经和副交感神经有作用，其中经络感传信息的作用力，需要通过分布在甲状腺内外的弥散腺细胞网络分泌的局部激素和信号分子来达到。这种影响对上述交感神经/副交感神经和甲状腺相互作用的循环提供了外来的调节能力。另外，肾上腺与自主神经的相互关系，同样是复杂的，其中“交感-肾上腺系统”的研究所表达的各种论述，就是一种证明。

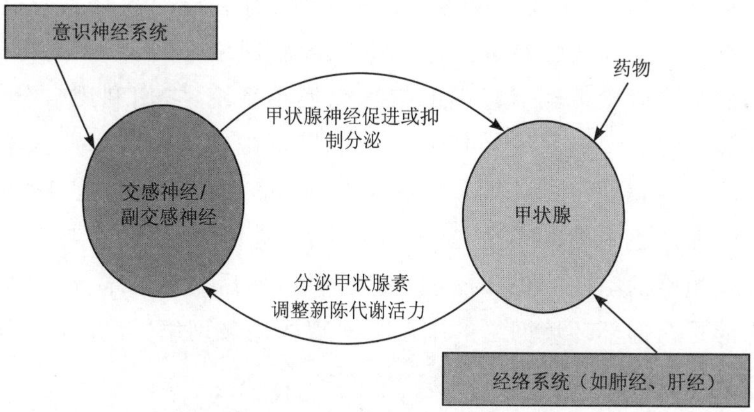

图 5.30 神经系统与内分泌系统的控制循环

3. 从胚胎发育看人体神经与经络系统的关系

(1) 神经系统与经络系统有共同的器官神经节。器官神经节既属于后神经系统组成部分,也属于经络系统的组成部分。

(2) 脊索融入到脊神经的核。神经脊索是经络系统的前体系统中枢主神经干,在胚胎发育中融入到脊神经,成为神经核。

(3) 广泛分布的弥散神经内分泌腺细胞网络系统,把经络系统、内分泌系统和经络系统基础性连接在一起。

前神经系统中主神经干、神经干、神经环、非器官神经节,应当被后神经系统具有较长轴突的神经纤维、交感神经干神经节、脊前神经节和感觉与运动分布分明的高效能的神经系统所代替是自然的。而这些前神经系统中主神经干、神经干、神经环、非器官神经节没有死亡和消失,而是去分化,转决定成为其他后生物系统的细胞组织的成员。

人脑神经有 12 对,与经络系统 12 经有某种对应关系,尤其在感觉器官、头部、面部和内脏方面有关系。关于这种对应关系的论述,在本书第 4 章中已经详细论述过,这里就不重复了。

5.6.6 经络系统是人体增殖/再生的感受表达网络系统

细胞都是有寿命的,其生命周期虽然不同,老细胞死去,新细胞诞生,通过不断的再生/修复/重组来维系生物在整个生命周期中的活力。可以把再生能力理解为保持元气,虽然人体的组织器官的再生都发生在各器官的部位,似乎人体各组织与器官是独立地实现细胞、组织和器官的再生。也发现许多组织与器官有自己干细胞的“小环境”。甚至有些组织与器官的再生,是由体细胞去分化、再增殖/分化实现的。至少现代生物与医学的研究已经证明这种再生现象与组织、器官本身、内分泌系统、造血系统和神经系统有关系。总之,现代生物学并没有给出人体再生的统一的系统概念。

在论述增殖/再生的感受表达网络系统概念时，存在着对人体信息交换网络的进化发展历程。首先产生弥散分布神经和弥散腺细胞网络，然后产生局部环境(细胞组织、器官级别)的组织激素神经节范围的信息交换小系统，它们利用自分泌、旁分泌的信息交换模式和建立的初级系统实现组织与器官范围内通信、协调、关联。在局部环境的基础上及局部通信、感受和表达的系统上，实现生物个体的全身性质的通信、协调、关联的系统，即产生个体的内分泌、神经系统。这种进化方式，与人类的计算机网络的发展历程是相同的，首先是点对点的弥散网络，然后是在局部环境中的局域网络。最后发展起来的是在局部环境网络的基础上实现的局域网络“互操作性”的区域、全局网络和全球网络。

(1) 再生同样存在着自主、诱导和强制不同再生模式。再生自主模式，就是说细胞的遗传基因有着重要的作用，这个基因中包括细胞的行为信息基(AIB)。但是人体组织再生与胚胎发育从无到有不同，已经存在着神经系统和内分泌系统。人体再生的诱导模式，说明内分泌和局部激素分泌对再生有作用。所谓再生强制模式，说明经络系统依照胚胎强制发育的模式，控制细胞、组织和器官的再生活动。

(2) 人体所有组织、器官和系统的再生、修复和重组，应当存在统一的协调、控制平台。这个平台主要实现组织、器官的再生的局部环境的“互操作性”关联。

(3) 组织、器官的细胞被配置不同细胞周期阶段(G0＋G1＋S＋G2＋M)(时相)，其配置比例是如何实现的？如果把人体存在细胞周期配置或细胞主体资源配置/调度看作独立的系统，它是如何组成的？如果人体不存在细胞周期配置系统，这项任务是放在人体增殖/再生中实现的吗？

人体的增殖/分化/再生/修复/重组网络系统简称为“人体增殖/再生网络系统”或“人体增殖/再生感受表达网络系统”，是人体的局部生命环境关联在一起的网络系统。主要包括上皮组织、肌肉组织、系膜和韧带等组织信息、行为关联网络。这些组织的细胞可能是由前神经系统、血管系统、排泄管系统的细胞去分化或转决定产生的，保留了神经或管道的通信方式和能力。主要的通信方式是局部激素和细胞因子实现的组织内和细胞间通信。它是维系组织和细胞增殖、分化、再生、修复、重组和细胞生命周期的调节等基础性感受表达系统。

经络系统是人体“睡眠状态”的系统级别的控制主体。在夜间(夜间的真正含义是细胞处在细胞周期的S＋G2＋M时相)，经络系统主持细胞、组织、器官的调整、再生、修复和重组(所有脏腑都要调整、再生、修复和重组)。

图5.31描述了人体增殖/再生活动涉及神经、经络和内分泌等系统。其中人体的经络系统是人体增殖/再生的局部环境连接起来，并实现人体范围内的感受表达的全局性网络结构。人体经络系统是人体再生系统的系统级别的主体。

图5.31中生物主体表示增殖/再生的主体，有细胞增殖、细胞组织再生、生物器官再生、生物系统再生和生物个体再生等几个级别。

作者写到这里非常感慨，中国科学家在1988年提出经络是由“多层次、多细胞类型、多细胞形态和多功能”细胞组成。现在可以设想，如果经络系统的细胞有独立的细胞类型和独立组织形态，经络系统还能成为人体的增殖/再生网络系统吗？正是由于经络的“多层次、多细胞类型、多细胞形态和多功能”特征，才向我们表明了经络是人体再生一体化的系统主体，也恰恰说明所有功能分类系统的再生，是在与它们“打成一片”的经络系统的组织和控制下完成的。

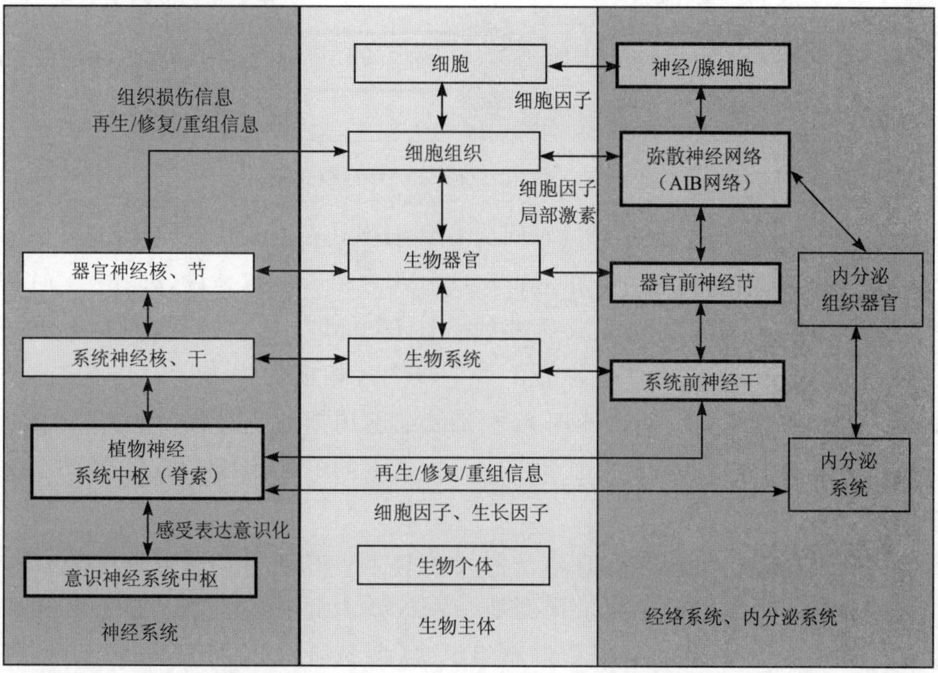

图 5.31 人体增殖/再生网络系统结构示意图

5.6.7 经络系统——人体“细胞资源”主体调度的感受表达网络系统

(1) 人体的组织、器官的细胞被配置不同细胞周期阶段（G0＋G1＋S＋G2＋M）（相位），其配置比例是如何实现的？

(2) 人体是否存在细胞周期配置系统或细胞主体资源配置/调度的独立系统，如果存在，它是如何组成的？

(3) 如果人体不存在细胞周期配置或细胞主体资源配置/调度系统，这项任务是在人体增殖/再生系统中实现的吗？

上述问题产生于以下分析：人体在正常或比较平静的状态中，消耗的物质、氧气、能量有某种比例关系，维系人体系统分类功能活动和生命活动正常运行。但是，如果出现特殊和紧迫情况，需要的物质、氧气和能量会发生较大变化，在这种情况中，生物化学说，有糖、脂肪、能量的调度和动员机制，从储备的资源和能量中，加大一些系统运行能力获得变化的物质、能量。

人体所有器官的细胞都需要再生，我们假定如果有 5％处在 G1 时相（12 小时）。

依照细胞周期,处在S+G2+M时相,可以有多种的可能性。例如,假定处在G1时相的细胞,在当天的夜间,就顺利地完成了后续的S+G2+M周期全过程,参见图5.32。

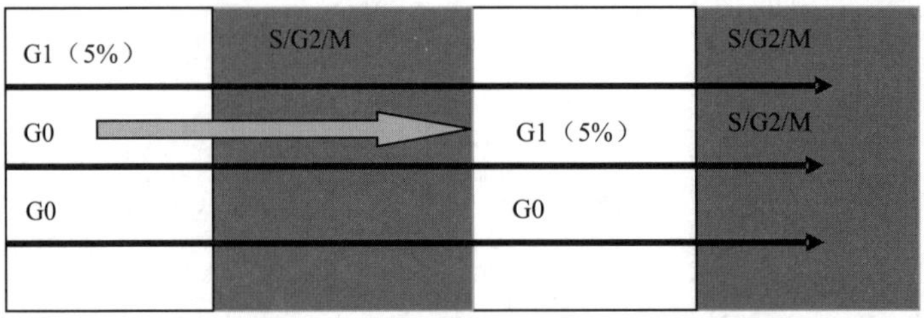

图5.32 细胞周期的不同序列模式

在这种情况中,我们可能在同一时间内看到细胞处在G0和G1,或者G0和S+G2+M,不可能同时看到细胞同时处在G1、S、G2、M时相。也就是说,处在G1时相的细胞,在当天的夜间,不能顺利地完成后续的S+G2+M周期全过程,而是完成一个时相,就停止细胞周期,处在S时相前的关卡上、G2时相前的关卡上、M时相前的关卡上。通过几个细胞周期(几个24小时),才完成细胞周期的全过程(图5.32)。如果真如此进行,那么我们可以在任何一个时间上,看到不同的细胞处在G0、G1、S、G2和M不同的时相上。

但是,在上述讨论中,同样存在着一种动员体制。在正常和平静态势下,组织、器官的细胞处在什么周期阶段的数量比例是一种态势。而在强烈情况变化中,不仅需要动员储备的物质和能量,也许还需要调整组织、器官的细胞不同周期阶段的数量比例,使之适合变化的要求。如何调整和调度人体系统的"主体资源"呢?可以设想几种方案:

(1) 调度一些处在G0期的细胞进入G1期,增加工作细胞数量和能力。这种方法,在细胞生物学和干细胞生物学中,至少给出了条件描述和证明。

(2) 使停滞或在细胞周期外的细胞迅速进入细胞周期,增加工作细胞数量和能力。这在细胞生物学和干细胞生物学中,至少给出了条件描述和证明。

(3) 加快和改变细胞分裂方式,例如从有丝分裂,改变成简单分类,迅速增加细胞数量。这种方法,在细胞生物学中有描述。

在人类社会中,出现繁重的任务时,通过人力资源调度和配置,是一种基本的方法。对于生物个体,动员物质和能量,通过动员和调度"主体(细胞)资源",应当同样是一种基本的方法。但是,细胞生物学和干细胞生物学给出的条件和实验室结论,对于我们讨论是否存在一个细胞周期配置和调度系统是没有直接关系的。

我们从理论上说,应当存在着人体细胞周期配置和调度系统。

通过分析,我们可以肯定人体的主体(细胞)资源的动员和调度,或者人体的组织、器官内细胞周期的配置和控制系统(控制器),应当具有以下特点:

(1) 由于细胞周期在不同组织、器官内细胞中实施不同设置,存在于胚胎发育的绝大多数时期，只有在受精卵最早期的增殖/分化，是依照固定的周期在进行。

(2) 最早的细胞周期设置和控制，是由于胚胎早期的物质交换和信息交换不平衡，即是由这些有差别的局部小环境造成的。这些不平衡的局部环境，使细胞的周期出现关卡调节和周期性不规律性，出现了在同一时间点上，不同的细胞周期时相。

(3) 正是这种局部环境的差别，才产生物质和信息交换平衡的动力和趋化要求，使细胞和组织相互作用，促进产生物质、信息交换的平衡机制，即弥散血管网络、弥散排泄管网络、弥散神经网络和弥散腺细胞网络产生，并随着某些组织和器官细胞的聚集，使弥散网络也产生适应性的聚集。出现了局部环境条件下的细胞周期不同的固定性影响，出现了一种制度性质和配置性质的调控。

(4) 在胚胎发育时期，除局部环境差别概念外，对组织、器官内细胞的周期能够或有资格调控的"控制器"或系统，只可能是局部神经系统以及前神经系统和局部分泌系统。

也就是说，人体的经络系统和局部环境的增殖/再生系统，是人体的"细胞主体资源"动员和调度的系统。然而，由于前神经系统的中枢部分脊索已经融入到后神经系统，神经系统、内分泌系统和经络系统三者之间的关系，神经和内分泌系统对人体的"细胞主体资源"动员和调度是有作用和影响的。但是，经络系统对调整人体"细胞主体资源"动员和调度同样有基准的纠正作用。

但是，要实现细胞资源的调度，必须解决人体内各层次的主体是如何感受主体状态的，这是十分关键的。我们必须细致地描述微观实现机制。

目前现代生物学给出的知识结构中，认为细胞应当存在着一个细胞周期的"控制系统"，甚至可以认为这个"控制系统"是中央控制模型的。但是不知道这个控制系统在细胞核中是如何存在的。作者认为，一定有这样的一个细胞控制系统，否则细胞生物学发现的细胞周期蛋白、细胞周期依赖性蛋白激酶(CDK)、细胞分离周期基因(cell divition cycle，CDC)、S期激活因子、促成熟因子(MPF)以及诸多的细胞周期关卡因素(例如细胞充分大、DNA损伤)和一些生长因子，都没有感受表达它们的控制系统，而只能由细胞自我欣赏了。

把下表中的内容描绘在细胞周期的图形中，可以用图5.33来表示。可以看到，不同的细胞周期阶段，细胞周期蛋白和因子、蛋白激酶和周期关卡在细胞周期中的具体位置。

细胞周期时相	细胞周期蛋白或因子	蛋白激酶	周期关卡因子
G0 时相	生长因子		
G1 时相	细胞分离周期基因 CDC，周期蛋白 D，周期蛋白 E	CDK2，4，6	G1 关卡
S 时相	S 期激活因子	CDK2	
G2 时相	MPF 促成熟因子	CDK2	G2 关卡
M 时相	周期蛋白 A，B	CDK1	M 关卡

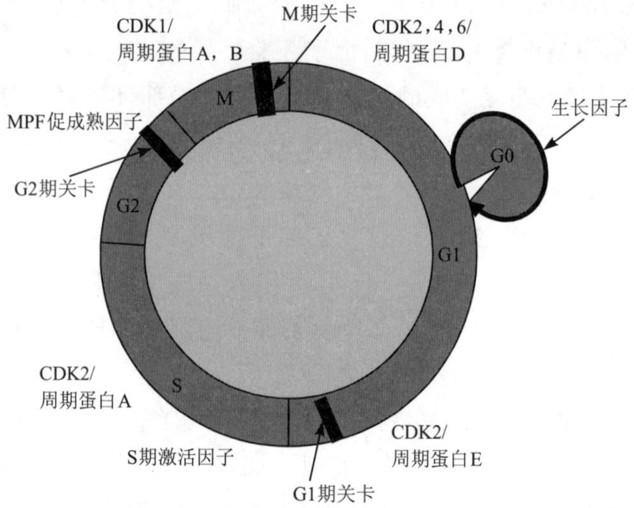

图 5.33　人细胞周期的周期蛋白、因子和关卡分布的示意结构

人体的细胞资源调度感受表达网络系统与人体的经络系统和内分泌系统有关，其中人体的经络系统是细胞资源调度的系统级别的主体，其结构和信息传递的路径示意如图5.34所示。

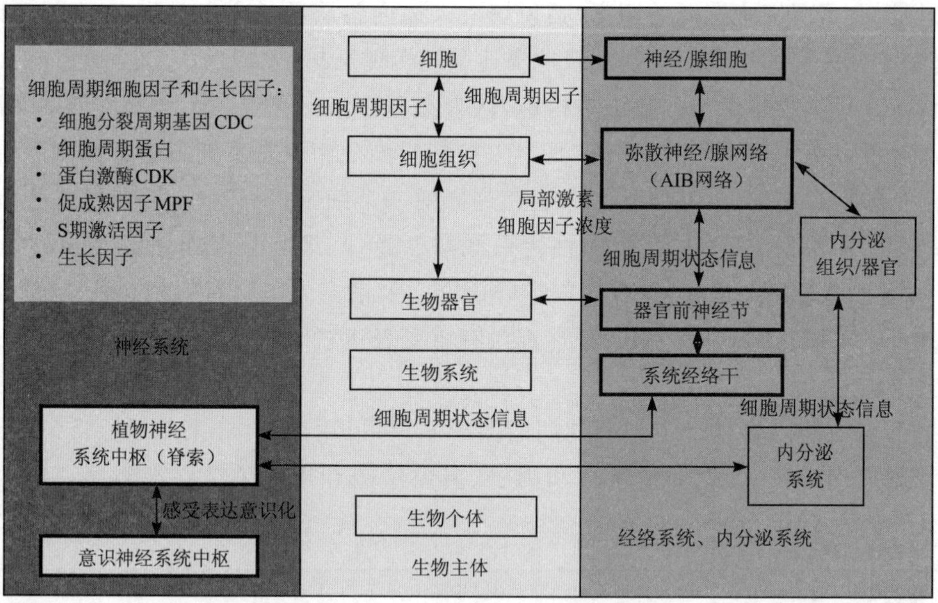

图 5.34　人体"细胞资源"主体调度的感受表达网络系统结构示意

5.6.8　人体体象如何感受表达脏腑器官运行

以中医经络系统为中心的多方式组合的人体感受表达系统网络的基本原理和机制，对人体面、手、足、耳、躯干等感受表达终端的"反射区"现象（统称为体象学说）进行论述。

中医的体象（面象、手象和舌象等）学说是统计意义上的概念。这些体象概念包括：

(1) 面象学说(包括耳象)。通过对人面部与耳、眼、鼻、口唇等部位与器官的形态、颜色、润泽和囊肿、颗粒等望诊,对人体脏腑运行和健康状态进行判断与评估。

(2) 舌象学说。通过对人舌体形态、舌质颜色和舌苔形态的望诊,对人体脏腑运行和健康状态进行判断与评估。例如观察舌体的软硬、歪斜、颤动、卷缩、庞大、裂纹、瘦薄、吐弄等;观察舌质的淡、红、绛、紫等颜色;观察舌苔颜色、厚薄、润泽等以及这些特点所表现在舌的位置(舌尖、舌根、舌中、舌两侧和舌下等部位)。

(3) 手足象学说等。通过对手、足的形态、颜色、手掌纹、反射区、指(趾)甲等望诊、触诊对人体脏腑运行和健康状态进行判断与评估。

(4) 其他体表的体象。通过身体其他部位(体腔、四肢)的形态、颜色和反应物质,对人体脏腑运行和健康状态进行判断与评估。

1. 中医的人体面象学说概述

在黄帝时代人们就知道面部与人体脏腑的关系。例如额头中央反映心脏的状态;左脸部反映肺脏的状态,右脸部反映肝脏的状态,面中央(鼻部)反映脾脏的状态;下颌部反映肾脏的状态(参见图 5.35)。古代中医解释这个现象时,心气属火,炎热在上。肾气属水,疏布在下。脾(胃)属土,居中运化食物与水液。肝气属木,主生发被配置在右。肺气主肃降,配置在左。整个面部气息,从肾(下)经肝(右)到心(上),再由心(上)经肺(左)到肾(下)循环。而这个循环是由脾胃(中)运化转动,同时这个循环与四季运行和五行运行关系一致。

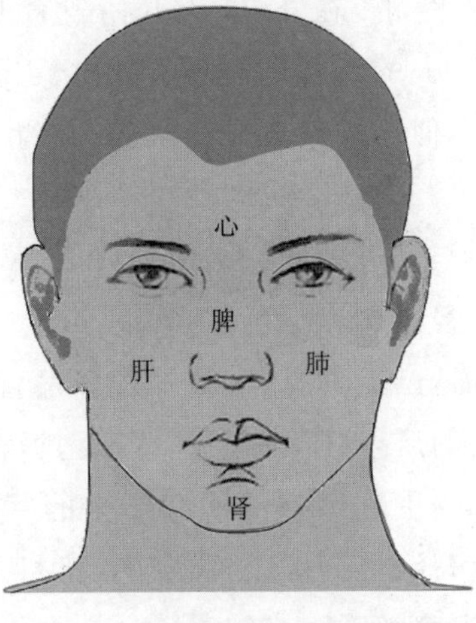

图 5.35 人体脏腑器官面象位置图形

尽管传统的面象解释不是现代科学的解释,但是它还是解释了这种规律性的现象,并且容易记忆,比喻自然而形象,具有思维魅力和哲理。

当然,我们是不能满足于这种解释的,必须要用生物科学的知识结构解释面象。如何解释,我们还需要本书谈到的生物的感受与表达系统网络理论和方法。根据前面讨论的概念,认为感受表达网络终端反映脏腑的状态。问题是为什么在面部的不同部位表达不同脏腑的状态。这个问题,如同脉象中为什么“左寸关尺与心肝肾对应和右寸关尺与肺脾命门对应”一样,都属于解释“为什么如此定位”的问题。

从神经系统考虑,观察头与面部神经系统,主要是耳根部的三叉神经派生神经,由额与眼神经、上颌与面颊神经和下颌神经、颈神经后支、颈神经前支等部分组成。

从经络系统考虑,经络与面象有关。例如胃经与口、唇、鼻、耳和眼等有关。心经有分支,夹食道上行到目系。小肠经有分支,沿颈两侧上行,经过面颊到目和耳。膀胱经起于眼部睛明穴,经头部百会穴。三焦经有分支上行,汇合大椎穴,沿耳后行,出耳经面颊到眼眶。胆经和肝经也都有路径面部。

人体眼睛表达是一种体象,同样存在着多种脏腑的表达现象,例如眼睑是脾脏的表达终端、眼结膜是心脏的表达终端、眼巩膜(白眼球)是肺脏的表达终端、眼泪腺是肝脏的表达终端、眼虹膜(黑眼球)是肾脏(角膜)的表达终端。从经络路径的走向看,经络路径与眼有关的有胃经、小肠经、三焦经、胆经和肝经。

2. 中医的耳象学说的概述

人耳的体象图形如同一个倒向婴儿的侧面体形。用婴儿侧面体形的脏腑位置,来对应人耳的脏腑、器官的反射区或点。中医的耳象学说中最需要回答的问题是,耳象学说中不同耳部位是如何对应不同脏腑、器官的。耳廓背面,也有上心、下肾、中间依次从外向内有肝、脾和肺的反射区。

人体的耳象表达是一种体象。从胚胎发育学看,人的听觉感受器主要是从外胚层和中胚层的分化细胞组织发育产生的,在胚25天开始发育听板,进入耳器官的发育进程,包括内耳、中耳、外耳的发育。人的听觉感受器是一个复杂的能够辨别声波许多特性的高级复杂器官。人的外耳是类似于发芽方式产生的。无论从神经和血管的走向,都很难解释耳象现象。

但是,用中医经络系统中与耳有关的经络解释,依据从头部耳廓发芽发育,从侧面观察,最有可能的与经络系统的督脉、膀胱经、胆经、三焦经、小肠经、胃经等阳经在头部走向有关。这些阳经在耳发育前,已经具有,在外耳发芽发育中和四肢发芽发育时,经脉也发芽发育,就会形成耳郭前面的反射区结构。这些反射区的部位实际上在耳部前面再发育,保留了这些阳经的穴位和周围弥散神经网络产生的“弥散神经内分泌腺细胞网络结构”。耳廓背面心、肝、脾、肺和肾的反射区与面部的反射区机制与原理基本一致,可以采用经络系统与弥散神经内分泌腺细胞网络解释。

3. 中医的舌象学说概述

舌的前、后、中、左、右等部位分别与心、肾、脾胃、肝胆相对应。中医的舌象学说中最需要回答的问题是,舌象学说中不同部位是如何对应不同脏腑、器官的。中医的舌象学说,同样可以用经络系统与弥散神经内分泌腺细胞网络解释。其中主要考虑各阴经会聚,与心、脾、肾、肝等经脉在消化管道、心系(血管、淋巴管、神经等)别出脉络。例如脾经上行，穿横膈，沿食道到舌根，并散于舌下。肾经上行，穿过肝、横膈，进入肺，沿咽喉到舌根部。

舌是口腔内可以运动的味觉器官，搅拌食物、感觉食物气味和支持语言活动。对于舌的味觉作用，现代生物学解释说，感觉酸是由于感觉到有机酸(醋酸、苹果酸、柠檬酸、乳酸等)，有机酸解析出来的 H^+ 是感受酸的原因；感受苦是由于感觉到生物碱(例如奎宁、阿托品、麻黄素、黄连素等)；感受甜是由于感觉到葡萄糖、蔗糖、氨基酸和简单结构蛋白质；感受咸是由于感觉到钠、钾等离子；感受鲜是由于感觉到特殊氨基酸；感受辛是由于感觉到水溶液中挥发物质或气体分子。从生物化学看，味觉的感受都是通过感受器 G 蛋白偶联受体感受，并实现换能，是神经细胞能够识别和理解感受内容。也有些现代生物化学家认为，食物气味与蛋白质的氨基酸组成有关，因为氨基酸的氨基酸依据侧链(R)可以有不同的极性，例如可以把氨基酸划分为五种类型：侧链非极性氨基酸、侧链中性氨基酸、侧链酸性氨基酸、侧链碱性氨基酸和侧链含芳香族氨基酸。这样的分类与人们谈到的食物的“酸、苦、甘、辛、咸”有关系。

但是作者认为，这里存在一些认识的差别。食物(药物)无论是固体或液体性质的，还是混合性质的，主要包括水、无机盐、维生素、淀粉、纤维、各种蛋白复合物质，例如核蛋白、脂蛋白、糖蛋白等生命物质。这些物质对口、齿、舌、咽和感受器产生的刺激通过意识神经支配，进一步产生口、齿、舌、咽运动和唾液分泌，对食物(药物)实行物理和机械性质的破碎和口腔消化液的搅拌。这里需要特别提到的人对食物的味觉的感受应当划分两个层次：

第 1 层次的感受，是通过食物(药物)热、温、凉、寒、平等物性与酸、苦、甘、辛、咸等气味对感受器的刺激，产生对食物水合物的感受。这种刺激的本质首先是通过食物(药物)水合物或水环境形态的刺激。因为这种水环境刺激显然比细微物质化学性质刺激更外在、最先表现。这种刺激来源于水环境的温度(热、温、凉、寒)、水溶性(脂溶性)、酸度、碱度、糖浓度、盐浓度、挥发度(敏感性)等。

第 2 层次的感受，通过感受器细胞受体感受到物质分子结构，例如感受氨基酸、脂肪酸、单糖、核苷酸等和它们的复合体物质，是对生命物质分子的感受。

显然，中医谈到的感受，不是第 2 层次的物质分子感受。

有些生物学家认为舌的味蕾的味觉细胞在舌部位的分布为“舌尖味蕾的味觉细胞感受咸”、“舌根味蕾的味觉细胞感受苦”、“舌边味蕾的味觉细胞感受酸”、“舌中面味蕾的味觉细胞感受甜”，与传统中医学“舌尖表达心象”、“舌两边表达肝象”、“舌中表达脾象”和“舌根表达肾象”是不同的认识。中医这里谈到的“舌”不是舌苔，也不是舌味蕾，而是舌质。这里必须说明的是舌尖是感受五味的，而舌其他部位感受气味，都是从舌尖传递的。也就是说，味觉感受气味应当存在着某种通道。

中医学的“舌尖表达心象”、“舌两边表达肝象”、“舌中表达脾象”和“舌根表达肾象”已经不是现象的解释，而是几千年医学实践的重要依据，如果这个错了，可以说中医观舌看病就根本错了。

4. 中医的手、足象学说概述

中医的足象学说认为，一个人体的脏腑、器官的反射区位置，可被标志在人体双脚并拢的脚底图形上除人体四肢外的所有被关注的器官的位置所对应。这里论述的内容是关于手、足反射区的问题。这个问题对足部按摩理疗具有基础意义，显然目前流行的“手、足反射区”实践是可以肯定的，但是“手、足反射区”原理，即所谓“全息胚”原理，解释是错误的，需要重新说明和论述。因为，本书已经说过，不是什么“全息胚”，而是人体细胞、组织和器官之间相互感受与表达。

提出“全息胚”概念，认为细胞有 DNA，人体的任何细胞 DNA 都是相同的(应当是遗传部分是相同的，可塑部分是不同的)。从功能分类学上说，胚胎干细胞除了有生命现象和行为外，没有功能分类细胞的任何功能。从功能分类细胞的专司功能而言，恰恰胚胎干细胞是无能的。成体细胞所具备的专司功能，不仅从 DNA 中来，还从多细胞之间的相互作用中来，更与细胞接受的外部资源客体功能(例如元素、水、脂肪等)有关。细胞最多可以说有“潜在全能”，而没有全息。正如，渔民具有捕鱼能力，而并不一定有鱼一样。

中医手、足象学说的现代生物科学的解释，可以用经络系统与弥散神经内分泌腺细胞网络解释。例如图 5.36，描述了反射区在胚胎发育过程中的演化，也描述了通过肝经将手足的肝反射区与脏腑肝器官关联起来。

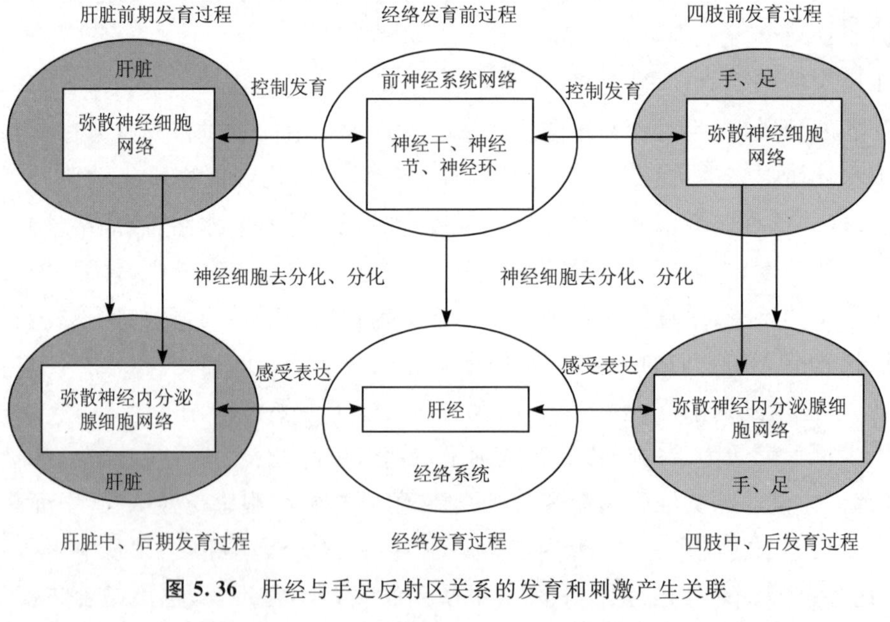

图 5.36　肝经与手足反射区关系的发育和刺激产生关联

中医经络在手、足的走向有一个共同的特点，手掌和足掌上有很少的穴位。例如足掌只有涌泉穴，手掌除心包经的劳宫穴、心经的少俯、少冲穴以及个别奇穴外，如四缝穴，基本没有穴位。这个现象可能在说明经络和穴位主要在手、足的背面、两个侧面。而手足背面和两个侧面的经络穴位连接的弥散神经内分泌腺细胞网络向手掌、足掌连接、扩散，于是对应在手掌、足掌的区域就构成了相应经络表达脏腑器官的运行信息。

5. 中医的其他体象学说概述

人体的其他部位，如人体上肢、下肢、背部、腰部和腹部的皮肤、肌肉都有相应的脏腑、器官的表达。例如人体上肢、下肢、背部、人体腰部和腹部的感受与表达都可以采用本书定义和描述的人体感受表达系统来解释。

5.7 中医学新理论的情志系统概论

5.7.1 人体情志系统定义、概念和框架

人体情志系统是描述人体意识行为模式与特征对生命现象影响的系统。中医的情志系统是中医脏腑系统的状态与环境系统，人体的意识行为对脏腑系统的干预、介入和影响系统。中医情志系统是与五志和五欲相关的神经系统、内分泌系统、经络系统和其他感受表达网络系统。

中医的情志系统是中医脏腑系统的(状态)环境系统，或者人个体的意识对脏腑系统的干预、介入和影响系统。通常生物学关于意识神经的干预主要表现在对个体环境的感受和对运动神经干预。但是，应当明确，意识神经通过情志调控，同样可以调控脏腑系统的运行。

(1) 人情志与人体所有主体，包括细胞、组织、器官、系统和个体，其行为的目标性、主动性和选择性有密切的关系。这种行为特性使细胞、组织、器官和系统有恶与欲的特性。中医也认为脏腑有恶欲之特性。

(2) 人的细胞、组织、器官、系统等恶欲通过人体的感受表达系统的网络结构，聚集和汇合到人的意识神经系统，使这些聚集的主体恶欲意识化，便产生了人个体的恶与欲选择，并产生了人体的欲望范畴。

(3) 人在产生自身的“欲望意识”(目标意识)的同时，也产生了自身的“忧虑意识”(对抗意识)。这些欲望意识和忧虑意识是人产生的情志现象，而人的情志是人对于这些意识所表达的行为模式。

人的情志系统主要包括两大系统：

(1) 人体的感受表达系统。人体的感受表达系统是对人体所有细胞、组织、器官和系统运行进行感受和做出表达的反应系统。人体感受表达系统向中枢神经系统反应表达欲望要求。人体的感受表达系统有自己的网络体系，这个网络体系是情志、恶欲的主体结构范围内的主体行为信息基和行为控制器的关联网络。

(2) 人体的意识神经系统。人体的意识神经系统，主要有人体大脑处理感觉器官(视觉、听觉、味觉、嗅觉和触觉等)与组织输入给中枢神经系统的感觉信息的部分，不包括人的语言和思维以及知识运作的大脑神经部分。人体的意识神经系统对人体感受表达系统提出欲望要求，最终做出情志反应，并通过这种情志反应，影响人体感受表达系统的运行，进一步影响所有人体生物系统的运行。

以公式表达情志系统的主体，则

情志系统主体＝情志系统行为信息基×情志系统经气×情志系统气血×情志系统行为×情志系统运行规则

其中的情志系统行为信息基是控制情志系统行为的控制机制。情志系统运行规则是情志系统运行中对行为规定的规则。

在人们的生活中，怒、笑、思、哭、恐等人体的运行状态都已经习惯了，似乎没有什么可研究的。如果在计算机中建立一个“人体生命运行系统”，让人的怒、笑、思、哭、恐不只是做出怒脸、笑脸、呆脸、哭脸等图形，而是让计算机中模拟的人体相关系统、器官、组织和细胞在这些运行状态中有各自的情志表现，系统和个体自己发生怒、笑、思、哭、恐现象，这不是一件简单的事情。

其实，人类各种活动，在神经系统，尤其是意识神经系统支配下，都存在着组织、运行的结构和发生模式问题。无论是吃饭、喝水、走路、说话、交流、手势、姿态都有一个相对和习惯的结构和发生模式。如果编写人的生命运行系统，尤其针对个体人的系统，必须依据日常活动的组织、运行结构和发生模式，把人的活动和习惯表达出来。在计算机系统中，必须在这些组织、运行结构和发生模式中，表现和考察人体的活动能力和健康状态。

1. 人的情志组织、运行结构和发生模式

我们在定义什么是人体情志、恶欲时，谈到人体的情志、恶欲是一种特性化和意识化的相关生物主体的运行结构和模式表达。从系统学角度看，人的怒、笑、思、哭、恐有自己的主体组织结构、运行结构和发生模式。

例如怒，怒有它的组织结构，涉及人体的眼睛、面部肌肉、口唇、咽喉、声带、气管、肺、肺呼吸体腔肌肉、心脏、膈肌、肝脏、植物神经、意识神经、内分泌系统和经络系统等相关的系统、器官和组织。怒还有运行结构，意识神经推动，带动意识控制肌肉，带动植物神经和内分泌活动等流程。怒有自己的发生模式，眼睛睁大、怒目眼神、大声说话、头面充血、呼吸急促、情绪激动等。这种怒的发生模式，可以让所有看到和听到的人感受和识别怒者的情绪表达。显然，没有这种怒模式，其他人就不会感受到怒者的情志。

例如笑，笑有它的组织结构，涉及人体的眼肌肉、面部肌肉、口唇、咽喉、声带、气管、肺、肺呼吸体腔肌肉、心脏、膈肌、植物神经、意识神经、内分泌系统和经络系统等相关的系统、器官和组织。笑还有运行结构，意识神经推动，带动意识控制肌肉，带动植物神经和内分泌活动等流程。笑有自己的发生模式，例如口唇构成向上弯曲笑的图形，发出笑的声音和呼吸节律放缓等模式和形态。这种笑的发生模式，可以让所有看到和听到的人感受和识别笑者的心情表达。显然，没有这种笑模式，其他人就不会感受到笑者的情志。

例如思，思有它的组织结构，涉及人体的肺、心脏、脾脏、消化系统、植物神经、意识神

经和经络系统相关的系统、器官和组织。思还有运行结构,意识神经推动,抑制植物神经活动等流程。思有自己的发生模式,例如意识神经活跃,植物神经活动被抑制,注意力关注,五官呆滞,呼吸、心律平稳。这种模式发生,在呼叫思考人时,通常会不反应,常多次呼叫才能中断思考者的思绪。

例如哭,哭有它的组织结构,涉及人体的眼肌肉、鼻、面部肌肉、口唇、咽喉、声带、气管、肺、肺呼吸体腔肌肉、心脏、膈肌、植物神经、意识神经、内分泌系统和经络系统等相关的系统、器官和组织。哭还有自己的运行结构,意识神经推动,带动意识控制肌肉,带动植物神经和内分泌活动等流程。哭有自己的发生模式,例如口唇构成向下弯曲哭的图形,会流眼泪和鼻涕,发出哭的声音和呼吸节律放缓等模式和形态。这种模式发生,其他人就会容易感受到哭者的情志特殊模式。

例如恐,恐有它的组织结构,涉及人体的面部肌肉、植物神经、排泄系统、内分泌等相关的系统、器官和组织。恐还有运行结构,外部刺激推动,植物神经(尤其是腰骶植物神经)反应,最显著是对肾脏、泌尿系统的作用。恐有自己的发生模式,惊吓刺激发生产生人体肌肉的哆嗦,浑身发软,后背有凉气快速向下运行,二便失禁现象。这种模式发生,其他人就会容易感受到被惊吓者的特殊模式。

2. 人的欲望和恶欲的组织、运行结构和发生模式

人体不仅情志有组织、运行的结构和发生的模式,而且人的欲望的产生也有自己的组织、运行的结构和发生的模式。例如性欲、物欲、食欲、美欲和生欲产生的组织、运行结构和模式。人体的恶欲也有自己的组织、运行结构和发生模式。人讨厌什么和喜欢什么,也会有组织的组织结构和运行结构支持,人的恶欲同样有自己的发生模式,即表现的形态和方式。下面分别给出相关模式和结构的定义。

主体行为模式 主体应对环境和其他主体作用反应的行为序列。

从定义可看出,主体做出反应不仅是蛋白质、分泌信号物质、单一的行为,还存在着一种比较复杂的反应,即行为序列(多行为构成组合关系)。主体应对多种刺激,有多种反应的行为模式,构成主体应对环境做出反应选择性。生物体通常有一个比较大的、开放的行为模式集合。生物体的细胞、组织、器官、系统都有自己的多种行为模式。主体行为模式有些是遗传的,有些是后天可塑造的。例如哭的行为模式,对于婴儿来说是先天的。人的后天行为模式就太多了,例如吃饭、走路、游泳、骑自行车等,都是一整套的行为模式,涉及身体内大量的主体结构,构成相互协调的运行结构和复杂的行为模式。

主体情志行为模式 主体行为模式集合中,专门表达愤怒、喜悦、忧伤、恐怖、思考等行为模式。通常生物主体有一个情志行为模式集合。

主体欲望行为模式 主体行为模式集合中,专门表达性欲、物欲、食欲、美欲、生欲等等行为模式。通常生物主体有一个欲望行为模式集合。

主体恶欲行为模式 主体行为模式集合中,专门表达讨厌、对抗、回避、不能接

受或喜欢、亲和、积极、愿意接受的行为模式。通常生物主体有一个恶欲行为模式集合。

主体组织结构 生物体内的多主体，包括系统、器官、组织和细胞各层次主体，为实现一个某种功能的行为模式，通过意识神经系统把一些主体组合起来，构成实现该行为模式的主体结构关系。

情志主体组织结构 实现表达情志、欲望和恶欲的行为模式的主体结构。

主体运行结构 在实现某种功能的主体组织结构中，研究主体、行为、客体和规则的运行关系。其中重点是研究其组织结构中的主体之间的行为关系的结构。

情志主体运行结构 在情志主体组织结构中，研究主体、行为、客体和规则的运行关系。其中重点是研究其组织结构中的主体之间的行为关系的结构。

在本章后续章节中，我们会详细讨论这些内容。在讨论人体情志、欲望和恶欲的组织、运行结构和发生行为模式时，对于我们理解人体的情志、恶欲概念到底是什么，会有很大帮助。

我们首先自下而上讨论人的情志物质基础、主体的组织基础分解结构和情志系统运行结构的意识化(从生物信号综合成意识信息内容)，然后再自上而下讨论人的情志对人体其他系统运行的影响。最后，讨论人体情志是人体健康的第一杀伤力。

5.7.2 人体情志与欲望有密切关系

我国古代医学研究人的情志有自己独特的方法体系。例如把怒、喜、思、忧、恐作为情志的研究对象。

怒是意识驱动的情志活动，反应速度中等。在脑与中枢神经、内分泌系统(尤其是肾上腺的激素)的反应和相关系统作用下，肝脏的门静脉收缩，腹腔静脉血液的通道收缩，头部会充血，血液会向上流动。肝脏缺血，并产生呼吸急促、双目睁大、大声说话和肢体哆嗦等动作。怒使肝不吐气，所以，怒伤肝。

喜是意识驱动的情志活动，反应速度中等。在脑与中枢神经、内分泌系统的反应和相关系统作用下，情绪放松、血管舒张，但心跳加快，产生“笑”行为和相关兴奋行为。过喜使心不吐水，所以，过喜会伤心。

思是意识驱动的情志活动，反应速度低。在脑与中枢神经、内分泌系统的反应和相关系统作用下，脑神经活动聚焦，思绪集中，其他意识神经活动减弱，五官呆滞、脾胃供血不足，消化系统功能减弱。过思使脾不吐信息，所以，思伤脾。

忧是意识驱动的情志活动，反应速度中低。在脑与中枢神经、内分泌系统的反应和相关系统作用下，呼吸节律变慢或不规律，氧气和二氧化碳气的交换失去平衡。可产生“哭”行为与肢体、五官相关行为。悲使肺不吐物，所以，悲伤肺。

恐是非意识驱动，被突发外部刺激引起的情志活动，反应速度快。在植物神经系统的反应作用下，肾脏收缩血管，停止功能，二便失禁和相关行为。恐使肾不吐热，所以，恐伤肾。

情志是人的感情的自然表达,问题是不能刺激太过或太长久。若刺激太过、太长久,就会导致人的疾病,甚至是大病和死亡。中医还认为"五志化火",其火是内火,意思依照内火邪来针对治疗。但人体中的火是会在一定条件下转化成湿、燥、风、寒等内邪的。

但是,这仅仅对人类的情志问题解释了一半,我们还会问以下问题:

(1) 人为什么会有情志? 是什么产生的情志?

(2) 人的情志是否最终由于生物主体行为的目标性产生的?

(3) 人体行为的目标性是否是人产生欲望的基本原因?

(4) 人有五种情志,是否可以归纳出人有五种欲望?

自古对"七情"(the seven emotions)、"六欲"(the six desire)有多种解释,有的是从人的感受舒服与追求的程度来讨论的。例如有人把"六欲"定义为眼、耳、鼻、舌、身(体)、意(识)对外部刺激产生的依赖和追求。还有人对异性的欲望看作:色(皮肤色彩)、美(美丽生动的面部)、体(体形优美)、润(皮肤细腻)、摸(抚摸异性身体的欲望)、想(思念异性的欲望)等。对于现代人,不仅有生存欲(life desire)、性欲(sexual desire)、物欲(matter desire)、食欲(appetite)、美欲(beauty desire)、思欲(thinking desire),还存在着权欲、尊严欲、占有欲、利欲、名欲、活动欲、休闲欲、表演欲和说话欲等大大小小不同的欲望概念。有的是从生理需要来讨论的,中医关注人的"七情"、"六欲"和"五志"概念,被认为直接与人体生命运行状态有关系。但是中医情志系统,从某种角度看,主要描述的是现代生物学的"意识神经系统",而不是植物神经系统。现代生物学研究已经表明,人的情志在很大程度上是遗传的,但是依然是可塑的。人体的情志与人体生理结构和属性有着密切的关系。根据本书目标,定义如下的"七情"、"六欲"概念。

- 七情:怒、喜、思、忧、悲、惊、恐。
- 六欲:美欲、物欲、食欲、生欲、性欲、思欲。

把这些概念,纳入到五行的框架中,把食欲和思欲合并,依照五脏(不是依据五官的要求)要求,可以有

- 五欲:性欲、物欲、食欲(思欲)、美欲、生欲。

如果把传统的五行结构中与内脏和情志有关的内容合在一起,有

- 五行:木、火、土、金、水。
- 五脏:肝、心、脾、肺、肾。
- 五志:怒、喜、思、忧、恐。
- 五欲:性欲、物欲、食欲(思欲)、美欲、生欲。

为什么把性欲与肝联系起来? 为什么把物欲与心联系起来? 为什么把食欲与脾胃联系起来? 为什么把美欲与肺联系起来? 为什么把生欲与肾联系起来?

1) 性欲与肾、肝、心有联系

从低等动物到高等动物,都有性激素、雌激素和睾丸酮雄性激素,这些激素,例如昆虫还有外激素,主要是解决昆虫个体之间的信息关联,包括异性个体的性关系。其他动

物都有通过性发情的外分泌信息物质，引起异性个体的性反应。几乎所有的动物把性都作为繁衍后代的生理反应。如果我们把这种性发情和性反应称作性欲望，这个欲望应当不属于人类讨论的意识概念，而属于生理反应现象。性欲概念有关联的脏腑器官，主要应当是肝脏和肾脏。我们知道，肝脏是整个内分泌系统的中枢器官，也是新陈代谢的中枢。从人体经络系统看，肝脏是代表着整个腺体系统（包括睾丸和卵巢内分泌部分），而且通过生殖腺分泌。从中医的实践看，产生性欲望的主要器官似乎是中医肾脏。而中医肾脏主要是承担泌尿系统、生殖系统（藏精）和再生调节系统（例如造血）功能。如果讨论肾脏的生殖与再生这些概念，这些概念说到底属于生殖干细胞和成体干细胞或细胞增殖、分裂。从概念范畴讨论，应当不是“性”概念，而是“生”概念。中医肾主要是藏精的器官。人类的性概念是已经被意识化的生理概念，即性被看作性器官反应、身体形态、五官表达、皮肤色泽和心律气息等被意识化的冲动概念，或者说是某种信息范畴概念。恰恰这些意识反应与内分泌系统活动有非常密切的关系。似乎人类的所有性欲相关活动被固定在一个模式和结构中，有固定的相关器官的一种模式和流程。中医肝（包括睾丸和卵巢内分泌部分）是产生“性冲动”（性的风）的物质支持器官。性欲的代表脏腑是中医肝，性欲的关联器官是中医肾。从这个角度看，性欲与肾生信息、肝交换表达信息、心纳信息、脾吐信息和肺调信息有关。

2）物欲与肝、心、脾有联系

什么是物欲，似乎比性欲、食欲要难理解。物欲可以简单理解为营养物质、食物和其他对象占有的欲望。物欲有感觉吗？物欲是一种对物质获得的欲望，扩大说是对物质的占有。俗话说，见了东西“心痒痒”，所以我们就把这种“心痒痒”称物欲的感觉。其实，物欲主要是通过血管脉动表达的血液物质充盈程度和对资源使用体现的。对物质，尤其是营养物质占有，是生命物质代谢的一种要求。在细胞级别上就具有了，例如细胞的“细胞吞噬”形式，就是细胞把胞外物质，尤其是对较大的物质消化的基本机制之一。动物具有储存糖、脂肪器官，表明也是一种物质占有的机制。虽然，我们可以说物欲是生物进化中产生的能力与机制，但对于某些动物家族和集团的动物群体，已把这种对物质的占有范围，扩大到家族的统治和对异性的占有。所以，我们说物欲对于动物是普遍存在的。对于人体内众多器官中，心代表物欲的脏腑器官，心血管系统是人体的物流系统，心脏是人体物流中心。与我们讨论性欲和愤怒一样，同样也看到物欲和心喜有一种固定的结构和模式。心是物欲的代表脏腑器官，肝、脾是物欲的关联器官。从这个角度看，物欲与肝生物、心交换表达物、脾纳物、肺吐物和肾调物有关。

3）食欲与心、脾胃、肺有联系

食欲感觉表现在消化系统神经刺激信息上，使人感受到想要吃食物。中医的实践也证明，通过调理脾胃的功能，可以改善食欲。食欲是人体能量代谢产生对能量物质的摄入要求，表明了对能量物质需求。食欲与血液中的血糖含量、胰岛素和胰高血糖素以及其他生长激素有关。所以，脾胃是食欲的代表脏腑器官，心、肺是关联器官。从这个角度看，食欲与心生热、脾交换表达热、肺纳热、肾吐热和肝调热有关。

4) 美欲与脾、肺、肾有联系

动物对美的感觉在低等动物中已经有表达了，但是在脊椎动物后，就有了更明显的表现。例如鱼、鸟、哺乳动物都有对美的欣赏和感受。似乎美的直接因素是视觉，通过形态、颜色感受。但是，美的感受不仅表现在视觉上，甚至表现在声音和谐、优美上。在许多情况中，美的感受与性有关系。例如，一只鸟是美的，往往是雄性的，这种美往往是给雌鸟看的。但是，对于雄鸟，雌鸟是美丽的。视觉和听觉是美的感受器官，但不是美的表达器官。对物体和异性个体感受美，会多看几眼。对声音感受美，会百听不厌。对于不好看物体和不好听声音，会回避、讨厌和烦躁。所以，对于生物或人类，美欲是客观存在的，产生于生物或人体的五官，表达于生物或人类外部形态、皮毛、声音、语音和气息的表达。但是，对美的最后表达，对于人类是利用声音语言表达，如对异性的追求。对于鸟，利用漂亮的羽毛颜色向异性个体表达爱义。也可用皮肤的颜色向对象表达对抗的意思。人的肺是呼吸系统，怎么会成为美欲的表达器官呢？这是由于中医说，肺在体为毛(对于鸟是羽毛)，并可通过声音表达情志。人的美欲也存在某种固定结构和模式。肺是美欲的代表脏腑器官，脾、肾是关联器官。从这个角度看，美欲与脾生气、肺交换表达气、肾纳气、肝吐气和心调气有关。

5) 生欲与肺、肾、肝有联系

生物有生存和维持生命活动持续的愿望。生欲与肺生水、肾交换并表达水、肝纳水、心吐水、脾调水有关。

6) 思欲与神经有联系

思是大脑的活动。如果说有思欲，也只能是人类的欲望。中医说，思伤脾，脾与思欲有关系。但是脾不是思欲的发生脏腑。思欲与什么脏腑器官的关系更密切？应当说，思欲是一个综合性的欲望。这个欲望产生于目标的期盼，发源于生物对行为和信息的记忆、存储。而记忆对于细胞是细胞核的能力，包括遗传物质、行为信息和后续可塑性行为，都来源于我们谈到的五能中的存储能力。思的活动来源于存储信息的“重演”和“回放”、对过去的回顾。对于高等动物，神经系统作为组织和器官的“管理者”，存储了组织、器官和系统的信息，具有在高层次上的对存储信息的“重演”能力。对于人类，这种存储信息的重演，可以独立在意识神经中实施。思欲是建立在性欲、物欲、食欲、美欲、生欲基础上的综合欲望，是这些欲望的存储、记忆的重演。对于人类来说，这种思可以是过去行为的回顾，也可以是对知识概念的运作与推理，也可以是对未来发生事物的期盼与设想。人的思欲也存在某种固定结构和模式。身体运动和大脑活动都是消耗营养物质和氧气的主要器官。思与所有器官都有联系，但是思可以伤脾，人为地把思欲与食欲联系起来，也是可以的。

我们可以建立一个基本认识，人类的欲望发源于人的生理要求。

对于动物来说，上述讨论欲望概念，已经不是如此简单概念范畴，而是比较综合的概念。至少与神经系统、内分泌系统和大脑的意识神经系统的活动密切关联，而且把多种欲望关联起来，构成了比较复杂的欲望关系。例如可以看到鸟把性欲与物欲、食欲和美欲结合起来，鸟可以为繁衍后代，构成复杂的求爱(用食物、声音、舞蹈、展示美丽)、交配、筑巢、猎食、孵化、哺食等行为。既然许多动物把多种欲望关联起来，对于人类把这种欲望关系搞得就更复杂了。

几乎所有的人都会感觉到“性欲、物欲、食欲、美欲、生欲”能够转化成一种“思想活动”或“精神活动”。除性欲和食欲有明显的生理反应外，几乎都可以说主要表现在“思想活动”。对于性欲还可以表现在对异性个体的关注或思想的控制和行为释放，对于食欲还可以表现在意识控制的寻找食物的活动中，对于美欲会表现在欣赏与赞美，对生欲会表现在对健康和疾病的关注等思想活动，就是意识神经的活动，当然它不属于高级的思想活动，例如它不属于人的知识结构在大脑中的运作。

我们还可以建立另一个基本认识，人类的欲望终止于(一个生理循环)人的情志。

如果依照本书定义和描述的五行是“五种行为”的概念范畴，则与“五欲”有对应关系。

- 五种行为：信息交换、物质交换、热交换、气体交换、水交换(繁殖)。
- 五欲：性欲、物欲、食欲(思欲)、美欲、生欲。

其中，信息交换行为对应或产生性欲，物质交换行为对应或产生物欲，运动行为对应或产生食欲，感受表达行为对应或产生美欲，繁殖行为对应或产生生存和生命欲望。这些欲望中生存欲望是基础的，是通过繁殖行为表达的欲望，繁殖表达生存欲望，通过信息交换方式，向其他主体表达性的欲望。在性欲表达中，通过物质交换表达物质要求和需要，然后产生物欲。在物欲中，尤其是在运动中会刺激食欲的产生，但是脑力劳动和活动同样是人体物质与能量消耗的主要器官。归纳起来有下述观点。

1) 性　欲

动物的性欲发源于动物的生欲和信息交换行为。依照本书阐述的理论，性欲在每一个器官上都有所体现。例如可以描述：肾生信息(性欲)→肝交换信息(表达性欲)→心纳信息(性欲)→脾吐信息(性欲)→肺调信息(性欲)。这个描述在说，肾生性欲，肝交换并表达性欲，心纳性欲，脾吐性欲，肺调性欲。或者说性欲发源于肾，表达于肝，收纳于心，疏泄于脾，调节于肺。

2) 物　欲

动物的物欲发源于动物的性欲要求和物质交换行为，包括氧气、营养物质、废物排泄等多方面代谢与交换。依照本书阐述的理论，物欲在每一个器官上都有所体现。例如可以描述：肝生物(物欲)→心交换物(表达物欲)→脾纳物(物欲)→肺吐物(物欲)→肾调物(物欲)。这个描述在说，肝生物欲，心交换并表达物欲，脾纳物欲，肺吐物欲，肾调物欲。

或者说物欲发源于肝，表达于心，收纳于脾，疏泄于肺，调节于肾。

3）食 欲

动物的食欲（思欲）发源于动物的物欲和肌肉运动热能交换。依照本书阐述的理论，食欲在每一个器官上都有所体现。例如可以描述：心生热（食欲）→脾交换热（表达食欲）→肺纳热（食欲）→肾吐热（食欲）→肝调热（食欲）。这个描述在说，心生食欲，脾交换并表达食欲，肺纳食欲，肾吐食欲，肝调食欲。或者说食欲发源于心，表达于脾，收纳于肺，疏泄于肾，调节于肝。

4）美 欲

动物的美欲发源于动物的食欲和气体交换。依照本书阐述的理论，美欲在每一个器官上都有所体现。例如可以描述：脾生气（美欲）→肺交换气（表达美欲）→肾纳气（美欲）→肝吐气（美欲）→心调气（美欲）。这个描述在说，脾生美欲，肺交换并表达美欲，肾纳美欲，肝吐美欲，心调美欲。或者说美欲发源于脾，表达于肺，收纳于肾，疏泄于肝，调节于心。

5）生 欲

动物的生欲发源于动物的繁殖行为。依照本书阐述的理论，生欲在每一个器官上都有所体现。例如可以描述：肺生水（生欲）→肾交换水（表达生欲）→肝纳水（生欲）→心吐水（生欲）→脾调水（生欲）。这个描述在说，肺生生欲，肾交换并表达生欲，肝纳生欲，心吐生欲，脾调生欲。或者说生欲发源于肺，表达于肾，收纳于肝，疏泄于心，调节于脾。

如果把思欲纳入五行框架，也只能把思欲和食欲放在一起。

对于生物而言，生欲是基本的，生命的进化中，延续种群，产生性欲是基本的手段。我们可以从昆虫、鱼类、两栖类、爬行类、鸟类、哺乳类的动物进化中看出，其两性关系与行为都是通过性欲来驱动的，以此保障生命周期中的繁殖需要。对于两性动物，性欲的传递是通过信息交换实现的。例如昆虫通过外激素发出信息，来产生对异性的吸引；鸟类通过叫声、动作和形态，向异性发出性交的要求等等（几乎除人类以外的动物性交都是为了繁殖）。性结合的两性动物，通常会为新出生的小动物做必要准备，在许多动物中，表现出构建窝和家。一旦子代动物出世，就完成了生命过程的一个循环。许多动物只有一次这样的生命周期循环，而另一些动物，有多次的这种循环过程。从人的情志状态，划分成几种类型，是直觉的观察的结果。但是这些情志，不仅是与生物生命运行状态有关，还应当与生物的运行目标有关。这种生命运行目标，显然与生物可能具有各种行为的目标性有非常直接的关系。不可回避生物行为的目标性，尽管细胞与低等动物行为的目标性非常基本和微弱，但是生物行为是有目标性的。其实从低等生物到高等生物，比中医谈到的“五志”更直觉的概念是推动生物生活过程的“欲望目标”以及“欲望驱动”的行为。

思→忧→怒→喜→恐，这个顺序表明了五志的轻重顺序。其中的思是情志的起点，表现出情志属于神经活动基本属性。显然，思要比忧轻，忧要比怒轻，怒要比喜轻，最严重的是恐。之所以有“五志”，首先由于有“五欲”。可以用“五欲”来解释为什么有“五志”。

(1) 为什么会思？对于动物“思”是由于性欲、物欲、食欲、美欲、生欲的综合反应，对于人“思”是行为目标。

(2) 为什么会忧？动物和人感受到实现目标和自身能力的差距或困难。

(3) 为什么会怒？动物和人对已经占有的物质、食物和异性配偶等被其他者占有的生理反应。

(4) 为什么会喜？动物和人对物质、食物或配偶获得和对行为目标实现与满足。

(5) 为什么会恐？对于动物和人都是“恐”生命不保或生命受到威胁，产生恐惧感。

在图 5.37 中，中医讲的怒伤肝，喜伤心，思伤脾，忧伤肺和恐伤肾以及怒胜思，喜胜悲，思胜恐，悲胜怒，恐胜喜的相生和相胜的关系被非常清晰地描述出来了。

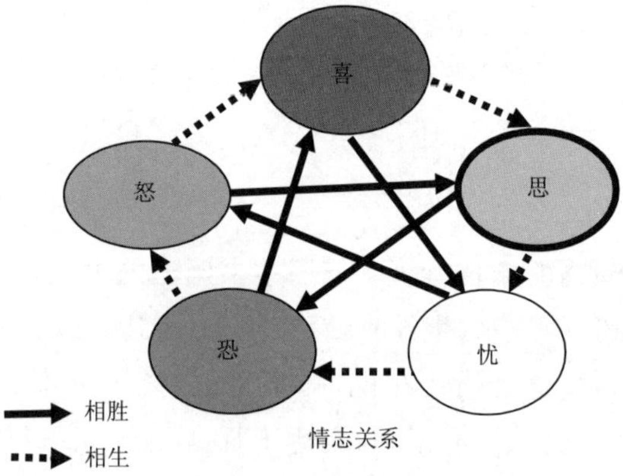

图 5.37　情志五行相生、相胜关系

人类的情志是与人类生活过程的物质、信息、运动、感受表达和繁殖行为的目标性满足密切相关的。

应当说怒、喜、思、忧、恐和性欲(思欲)、物欲、美欲、食欲、生欲都是意识神经相关的概念。但是这些意识概念与纯粹的思维活动，尤其是与思想性的思维活动是有区别的。因为这些意识活动与生命活动有密切关系。而生命活动是与植物神经或非意识神经活动有关系的。所以可以把中医谈到的五志和五欲相关的神经系统称作“情志”神经系统。

5.7.3　人体系统、器官、组织和细胞主体的恶与欲

讨论人体与脏腑的情志、恶与欲以及它们的关系，首先源于《黄帝内经》中的《素问：脏器法时论篇》。

在《黄帝内经》中的《素问：脏器法时论篇》对五脏的“苦与欲”，即五脏的“恶与欲”，有特别精彩的描述，例如：

(1)《素问：至真要大论》中说，“木位之主，其泻以酸，其补以辛”。《素问：脏器法时论篇》中又说，“肝苦急，以甘缓之”。这里肝苦急是说肝不喜欢或厌恶肝气太过，意思指，如

果肝气盛和肝气上亢的人，想让肝气收敛，可以用酸性的食物和药物使肝气收敛和肝气减弱，还可以用甘味的食物和药物缓之。风淫于内，“治以辛凉，佐以苦，以甘缓之，以辛散之”。在《素问:脏器法时论篇》中又说，“肝欲散，以辛散之，用辛补之，酸泻之”。意思在说，对于肝气不及的人或肝气郁结的人，如果想让肝气升散和增强，那么可以用辛味的食物和药物增强和补之，用酸泄之。

(2)《素问:至真要大论》中说，“火位之主，其泻以甘，其补以咸”。《素问:脏器法时论篇》中又说，心苦缓，以酸收之。这里意思是心不喜欢缓，可以酸收敛之。意思是指，心火盛的人，如果想让心火收敛和缓解，可以用甘泻之，以咸补之。以酸性的食物和药物使降低和缓解。热(火)淫于内，“治以咸寒，佐以甘苦，以酸收之，以苦发之”。《素问:脏器法时论篇》中又说，心欲耎(软)，以咸耎(软)之，以咸补之，以甘泻之。这里耎是软、弱的意思。意思在说，对于心气不及者，需要通便、利水、软坚，因此以咸软之。

(3)《素问:至真要大论》中说，“土位之主，其泻以苦，其补以甘”。《素问:脏器法时论篇》中又说，脾苦湿，以苦燥之。意思在说，对于湿化太过的人，要以苦味的食物和药物燥之。湿淫于内，“治以苦热，佐以酸淡，以苦燥之，以淡泻之”,《素问:脏器法时论篇》中又说，脾欲缓，以甘淡缓之。意思在说，脾太湿，欲缓和之，需要用甘淡之药物和食物。

(4)《素问:至真要大论》中说，“金位之主，其泄以辛，其补以酸”。《素问:脏器法时论篇》中又说，肺苦气上逆，以苦泄(下顺)之。意思在说，燥气太盛、天气转凉，肺阴损耗、肺气上逆的人，可以用辛、酸、苦药物与食物治疗，首先要下顺之。燥淫于内，“治以苦温，佐以甘辛，以苦下之”,《素问:脏器法时论篇》中又说，肺欲润，以辛润之。意思在说，肺燥与肺阴损耗，希望润之，用辛味的药物。

(5)《素问:至真要大论》中说，“水位之主，其泄以咸，其补以苦”。《素问:脏器法时论篇》中又说，肾苦燥，以辛润之。寒淫于内，“治以甘热，佐以苦辛，以咸泻之，以辛润之，以苦坚之”,《素问:脏器法时论篇》中又说，肾欲坚，以苦坚之。意思在说，坚肾，用苦味药物。这里的坚是坚固的意思，表示藏精很坚固。

上面的论述，其中的原理可以用下表解释。

五味	酸	苦	甘	辛	咸
五入	酸入肝	苦入心	甘入脾	辛入肺	咸入肾
五走	酸走筋	苦走血	甘走肉	辛走气	咸走骨
五用	酸用收	苦用坚(燥)	甘用缓	辛用散(润)	咸用耎
五喜	肝喜酸	心喜苦	脾喜甘	肺喜辛	肾喜咸
脏恶	肝恶急	心恶缓	脾恶湿	肺恶气逆	肾恶燥
脏欲	肝欲散	心欲耎	脾欲缓*	肺欲润*	肾欲坚

注:表中*号内容是作者加上的。

上述概念讨论了中医药物的气味(酸、苦、甘、辛、咸)和药性(寒、热、温、凉、平)，谈到脏器对药物的反应和作用。从中已经反映出脏腑的恶与欲。

下面，为古代医圣提出的情志、恶欲，用本书观点、理论和方法进行讨论。解释和说明古代医圣讨论的脏腑情志、恶欲概念，还需要从中医学基本气化理论说起。中医认为人得病主要是内、外邪所致。邪气包括风、火、热、湿、燥、寒六气。从基本逻辑关系上，六气中有以下几种关系：

(1) **并存关系**。火与热，应当是并存的，火与热有密切关系(相近概念)，可以视为一个概念，但有强、弱之分。所以，在五行中经常把火与热作为一个对象，并用“火热”表示。

(2) **对立关系**。寒与热，湿与燥。也就是说，寒与热，湿与燥，对于同一的对象不是并存的，二者取其一，之间没有组合关系，即热者不是寒者，即燥者不是湿者，反之亦然。

(3) **组合关系**。从概念和实际两个方面看，可以同时发生的现象，六气可以构成组合概念。例如风与火、风与热、风与寒、风与湿、风与燥、火热与湿、火热与燥、寒与湿、寒与燥。

中医学把气化现象划分为如下的范畴：风化、火化(热化)、湿化、燥化、寒化。风化的结果是“生”，火热化的结果是“长”，湿化的结果是“运化”，燥化的结果是收，寒化的结果是藏固。气化有如下的操作或形态：急、缓，收、散，坚、耎，补、泻，上、下(逆、顺)，入、出。

把气化划分三个状态：太过、平气与不及。我们把五行的习惯相生顺序，改变成相克顺序，五行的图形如图5.38所示。

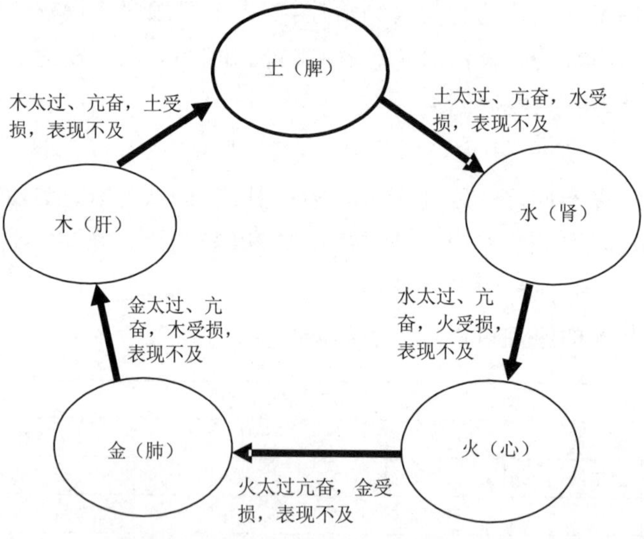

图5.38　情志五行相胜关系图(另一种画法)

风化、火化(热化)、湿化、燥化、寒化的太过或不及，会产生五行中的一行“欺负”被克一行，或被克一行不被克它之行所克，从而人体气化失去平衡。风化、火化(热化)、湿化、燥化、寒化的太过或不及分别采用“缓、散、耎、泻、下、出”或“急、收、坚、补、上、入”对应。从理论上讲，对于外邪的“风、火(热)、湿、燥、寒”产生的疾病，对应的办法分别是：对风用缓或散对之，对火热用寒凉应对，对湿用燥(去湿)对应，对干燥用湿润对应，对寒凉用温热对应。这些概念表现在中医药物的“寒、热、温、凉、平”药性之上。但是，这不是中医治疗的全部方案。通过不同气味的药物与食物可以治疗，即用酸、苦、甘、辛、咸和淡不同药物治疗。我们看到五味药物，可以有几种作用和结果：酸用收(敛)、苦用坚(固)、甘用缓(缓急)、辛用(发)散、咸用耎(软坚)。另外，苦还可用来燥湿，辛还可用来润燥。

其实，从广义上讨论，人体的脏腑器官不仅有上述恶与欲的概念，还比这些要多。例如从人体的感受来说，有些人恶寒喜暖，有些人恶热喜凉，有些人恶燥喜润，有些人恶湿喜干，有些人还恶风等。也就是说，人对风、火(热)、湿、燥、寒的反应是不一样的，表现出对外邪的承受程度不同。

对于传统中医学的这些描述和论述，作者十分关注，它不仅表明了古代医圣的科学态度，更重要的是启示我们，如何把这种思想与方法进行到底。人的五志“怒、喜、思、忧、恐”是属于个体性质的，是人体欲望和行为的目标性的表达。但是从细胞的行为开始，就有目标性，组织、器官、系统都有自己的目标性和恶与欲，所以人的情志概念应当是分级别的概念，即分为生物个体、系统、脏器、组织和细胞等不同级别的情志概念。

古代医圣说人体的脏腑器官有情志和恶欲的依据是什么？作者如此赞叹古代医圣的依据是什么？作者根据什么说人体内的细胞、组织、器官、系统各层次的主体都有情志、恶欲？是否能够用现代生物学或本书阐述的理论和方法解释人体情志、恶欲产生的生物基础？

判定生物主体的情志、恶欲的依据是生物主体对待环境和主体相互作用反应。例如生物体对待某些条件产生“对抗、拒绝、回避、消极”厌恶的反应，对待另一些条件是“友好、接受、主动、积极”喜欢的反应，于是会产生不同的反应行为模式。如，肺在某些条件刺激下，会咳嗽(气上逆)、痰多，在另一些条件刺激下，呼吸顺畅，不产生咳嗽。胃对某些食物会产生呕吐，胀满，疼痛等，在另一些条件刺激下，胃不产生上述反应。在这些众多的条件中，通过对主体反应的分析和综合，在那些引起主体“厌恶”反应的条件中，找到真正的原因，作为厌恶的条件。在那些引起主体“喜欢”反应的条件中，找到真正的原因，作为主体喜欢的条件。当然，厌恶和喜欢的条件可能不是唯一的，也可能是变化的。先看如下一个组合关系的表格。

在讨论生物主体的恶与欲时，如果读者可以认可，我们采用以下概念标准：

(1) 所谓厌恶是指生命行为的不能够或生命行为虽能够，但完整性(结构和行为有缺失)、一致性(行为协同或对抗、目标一致或矛盾)、平衡性(太过或不及)存在破坏或维持表达。

(2) 所谓喜欢(欲望)指功能行为的不能够或功能行为虽能够，但完整性、一致性、平衡性存在破坏或维持表达。

(3) 厌恶分为极恶、太恶、多恶、少恶、无恶不同级别。其中极恶、太恶、多恶、少恶、无恶依次表达厌恶的程度，所以它们是一种偏序关系。

(4) 喜欢分为极欲、太欲、多欲、少欲、无欲不同级别。其中极欲、太欲、多欲、少欲、无欲依次表达厌恶的程度。所以，它们也是一种偏序关系。

(5) 分极依据是行为不能够，行为能够和完整性破坏，行为能够和完整性维持、一致性破坏，行为能够、完整性和一致性维持、平衡性破坏，行为能够和完整性、一致性、平衡性维持等五个级别。

	极恶（生命行为不能够）	太恶（生命行为能够，完整性破坏）	多恶（生命行为能够，完整性维持，但一致性破坏）	少恶（生命行为能够，完整性、一致性维持，但平衡性破坏）	无恶（生命行为能够，完整性、一致性和平衡性维持）
无欲（功能行为不能够）	极恶/无欲（生命和功能行为都不能够）	太恶/无欲（生命行为能够；功能行为不能够）	多恶/无欲（生命行为能够，生命行为完整性维持，但一致性破坏；功能行为不能够）	少恶/无欲（生命行为能够，完整性、一致性维持，但平衡性破坏；功能行为不能）	无恶/无欲（生命行为能够，完整性、一致性和平衡性维持；但功能行为不能）
少欲（功能行为能够、完整性破坏）		太恶/少欲（生命行为能够，功能行为能够，但完整性破坏）	多恶/少欲（生命行为能够，完整性维持，但一致性破坏；功能行为能够，但完整性破坏）	少恶/少欲（生命行为能够，完整性、一致性维持，但平衡性破坏；功能行为能够，但完整性破坏）	无恶/少欲（生命行为能够，完整性、一致性和平衡性维持；功能行为能够，但完整性破坏）
多欲（功能行为能够、完整性维持，但一致性破坏）			多恶/多欲（生命行为能够，完整性，一致性破坏；功能行为能够，完整性维持，一致性破坏）	少恶/多欲（生命行为能够，完整性、一致性维持，但平衡性破坏；功能行为能够，完整性维持，但一致性破坏）	无恶/多欲（生命行为能够，完整性、一致性和平衡性维持；功能行为能够，完整性维持，但一致性破坏）
太欲（功能行为能够、完整性、一致性维持，但平衡性破坏）				少恶/太欲（生命行为能够，完整性、一致性维持，但平衡性破坏；功能行为能够，完整性，一致性维持，但平衡性破坏）	无恶/太欲（生命行为能够，完整性、一致性和平衡性维持；功能行为能够、完整性、一致性维持，但平衡性破坏）
极欲（功能行为能够，完整性、一致性和平衡性维持）					无恶/极欲（生命行为能够，完整性、一致性和平衡性维持；功能行为能够，完整性、一致性和平衡性维持）

在上面的规则中，把生命行为的不能够、能够与完整性、一致性和平衡性作为厌恶的依据是复合逻辑的，意思是生命活动产生厌恶。把分类功能行为的不能够、能够与完整性、一致性和平衡性作为喜欢的依据同样是复合逻辑的，意思是功能产生欲望。

(1) 极恶/无欲：生命和功能行为都不能。

(2) 太恶/少欲：生命和功能行为能够，但完整性破坏。

(3) 多恶/多欲:生命和功能行为能够,完整性维持,但一致性破坏。

(4) 少恶/太欲:生命和功能行为能够,完整性、一致性维持,但平衡性破坏。

(5) 无恶/极欲:生命和功能行为能够,完整性、一致性和平衡性维持。

上述说的能够性、完整性、一致性和平衡性有以下定义:

(1) 所谓能够性是指主体遗传(本能)和学能行为能够或不能够实施特性。

(2) 所谓完整性是指主体物质结构完整,没有破坏和感染,否则是主体完整性被破坏。

(3) 所谓一致性是指主体多行为中,或者主体是复合主体,其多成员主体的行为的目标性是否有冲突和矛盾。如果没有冲突和矛盾,行为相互协同,称一致性维持,否则一致性破坏。

(4) 所谓平衡性是指主体多行为中,或多成员主体的行为中,存在着行为表达得是否太过或不及或者行为表达的物质、信息是否太过或不及。如果没有太过或不及,称作平衡性保持,否则平衡性破坏。这种平衡是物质、信息和行为的全面平衡。

上述人体的恶欲分级中有偏序关系:

$$极恶/无欲 \sqsubseteq 太恶/少欲 \sqsubseteq 多恶/多欲 \sqsubseteq 少恶/太欲 \sqsubseteq 无恶/极欲$$

命名这个偏序关系为"生物主体恶欲偏序关系"。在这个偏序关系中,$\sqsubseteq$关系符号的左边状态比右边的状态要低,而右边状态比左边的状态要高。

对于恶而言,极恶$\sqsubseteq$太恶$\sqsubseteq$多恶$\sqsubseteq$少恶$\sqsubseteq$无恶。表示厌恶从极、太、多、少到无。在这个偏序关系中,$\sqsubseteq$关系符号的左边状态(态势)比右边的状态(态势)要低,而右边状态(态势)比左边的状态(态势)要高。

对于欲而言,无欲$\sqsubseteq$少欲$\sqsubseteq$多欲$\sqsubseteq$太欲$\sqsubseteq$极欲。表示欲望从无、少、多、太到极。在这个偏序关系中,$\sqsubseteq$关系符号的左边状态比右边的状态要低,而右边状态比左边的状态要高。

上述恶欲是一种状态或者是生命行为和功能行为模式的态势。生物体有不断从偏序关系中低级行为模式态势向高级行为模式态势方向运行的复合行为模式,同时还具有从偏序关系中高级行为模式态势向低级行为模式态势方向运行的复合行为模式。这种恶欲态势的复合行为模式是依据目标(一种预期)、态势和环境产生的差别,进行评估决定的。多数人的恶欲都在"太恶/少欲"、"多恶/多欲"和"少恶/太欲"三个态势中运行和转移。作者认为,上述恶欲态势的复合行为模式是中医谈到的情志。

于是,我们可以具体定义中医情志怒、喜、思、忧、恐。

(1) **中医情志"怒"**。在外部意识刺激条件下,由于意识神经作用,在"生物主体恶欲偏序关系"中,人体恶欲态势从高级态势退回到人体低级态势的行为模式。

(2) **中医情志"喜"**。在外部意识刺激条件下,由于意识神经作用,在"生物主体恶欲偏序关系"中,人体恶欲态势从低级态势单向升级到人体高级态势的行为模式。

(3) **中医情志"思"**。在外部意识刺激条件下,由于意识神经作用,在"生物主体恶欲偏序关系"中,人体恶欲态势长期处在固定或停滞的态势中。

(4) **中医情志"忧"**。在外部意识刺激条件下,由于意识神经作用,人体恶欲态势在"生物主体恶欲偏序关系"中徘徊、浮动。

(5) **中医情志"恐"**。在外部条件非意识突然刺激下,在"生物主体恶欲偏序关系"中,人体恶欲态势在植物神经系统控制下快速从高级态势退回到人体低级态势的行为模式。

有了上面的情志、恶欲基本概念定义,依然存在着一个重要的问题。上述定义中的"生物主体"是什么?这个生物主体,可以是系统级主体。它是不同的生物系统主体,还是同一个生物主体?从上述恶和欲定义看,主要从生命行为和分类功能行为决定恶和欲分级。人体最大的生命感受表达网络是人体的血管网络,而分类功能行为是生物学定义的生物系统。于是,我们可以确立人体情志相关的生物主体。另外,已经被现代生物学证实的人的情志是与神经系统和内分泌系统密切相关的。所以,我们可以得出结论:与人体情志相关的生物主体有神经系统、内分泌系统、血管网络系统和人体物质交换、运动和繁殖相关的功能分类的生物系统主体。人的情志"怒"是中医肝(内分泌系统)、血管网络系统、神经系统(包括植物神经系统)等生物主体;人的情志"喜"是中医心作为输送血液的系统、神经系统、内分泌系统和血管网络作为感受表达网络系统生物主体;人的情志"思"是中医脾(主要是消化管道系统、消化腺外分泌部分和淋巴系统)、神经系统、内分泌系统和血管网络系统等生物主体;人的情志"忧"是中医肺、神经系统、内分泌系统和血管网络系统等生物主体;人的情志"恐"是中医肾、植物神经系统、内分泌系统和血管网络系统等生物主体。

为了把人体的情志、恶欲问题搞清楚,必须对上述谈到的中医脏腑系统、中医感受表达网络系统,尤其是内分泌系统、神经系统、经络系统、血管感受网络系统等,和中医情志系统做深入的研究、讨论。可以采用正面论述和排除方法,逐一论述,最后得到正确的结论。下面,我们依据现代生物学知识结构,从生物个体开始讨论生物的情志、恶欲,直到得到正确的结论。

古代医圣们认为人体脏腑器官有情志与恶欲,是一种见识和胆量,在那时人们可以说还没有意识形态和宗教的干扰,或者说意识形态和宗教刚刚萌芽和发育。依照本书生物行为学和生物系统学的观点,生物主体是具有行为目标性的。这种主体行为目标性,为生物生活和生命过程提供了基本的运行目标。这种目标性产生生物主体具有情志、恶欲就是自然的事情。

1. 关于脏腑系统的情志、恶欲

依据五行结构,分别讨论肝、心、脾、肺和肾等系统的情志、恶欲。情志与脏腑系统运行关系简称为 EZFR(emotions-zangfu relation)。下面,分别对人的 EZFR 做如下描述。

1) 中医肝系统的情志、恶欲

传统中医肝主疏泄,中医肝有生物质(营养物质)、交换信息、纳水、吐气、调热主要分类功能。所谓主疏泄主要是指信息交换，而不是西医说的生命物质的代谢，这恰恰反映了行为学特点，关注的是行为特点，而不是行为产生的物质代谢。因为从物质代谢是不能看到疏泄功能。中医的“肝”代表整个腺体系统，包括消化腺系统内分泌部分（包括胰脏、弥散消化腺细胞、组织）。

由中医肝分类功能和目标，依据不能够和能够、完整性、一致性和平衡性，讨论肝脏的情志、恶欲。肝脏系统（器官）的情志、恶欲描述如下。

(1) 肝脏极恶/无欲：生命和功能行为都不能够（生物质、交换信息、纳水、吐气、调热不能，内分泌激素不能够）。

(2) 肝脏太恶/少欲：生命和功能行为能够（生物质、交换信息、纳水、吐气、调热困难，内分泌激素困难），但完整性破坏（有伤害、感染）。

(3) 肝脏多恶/多欲：生命和功能行为能够（生物质、交换信息、纳水、吐气、调热能够，内分泌激素能够），完整性维持（无伤害、感染），但一致性破坏（有分泌紊乱、血管收缩、郁结和气滞）。

(4) 肝脏少恶/太欲：生命和功能行为能够（生物质、交换信息、纳水、吐气、调热能够，即分泌激素能够），完整性（无伤害、感染）、一致性维持（血管扩张、无分泌紊乱、无郁结与气滞），但平衡性破坏（内分泌功能行为亢奋或不及，分泌物质、信息太过或不及）。

(5) 肝脏无恶/极欲：生命和功能行为能够（生物质、交换信息（神）、纳水、吐气、调热能够，内分泌能够），完整性（无伤害、感染或郁结）、一致性（血管扩张、无分泌紊乱、无郁结与气滞）和平衡性维持（内分泌功能行为平衡，分泌物质、信息平衡）。

涉及激素分泌能够或不能够、是否存在伤害或感染、血管收缩或扩张调控与调节、激素分泌是否一致和激素分泌是否平衡等因素。

2) 中医心系统的情志、恶欲

中医说心主血和藏神，心生热、交换物质、纳信息（神）、吐水、调气等分类功能。中医心作为心血管系统，系统功能是运行和输送人体内血液、发挥人体物质交换和部分信息交换的主渠道作用。心血管网络系统又是连接人体的所有器官、组织、细胞，并通过血管脉动、血压、血液物质和血液细胞的行为感受表达生命信息的大型系统网络。中医心藏的神是生命活动与现象，是对生命信息感受与表达。所谓藏神和主神就是生命的感受表达。

心脏系统的情志、恶欲描述如下。

(1) 心脏极恶/无欲：生命和功能行为都不能够（生热、交换物质、纳信息（神）、吐水、调气不能够）。

(2) 心脏太恶/少欲：生命和功能行为能够（生热、交换物质、纳信息（神）、吐水、调气困难），但完整性破坏（有伤害、感染、郁结）。

(3) 心脏多恶/多欲：生命和功能行为能够（生热、交换物质、纳信息（神）、吐水、调气能够），完整性维持（无伤害、感染），但一致性破坏（心跳、血管脉动与血压、气血不一致，例如气血亏)。

(4) 心脏少恶/太欲:生命和功能行为能够(生热、交换物质、纳信息(神)、吐水、调气能够),完整性(无伤害、感染)、一致性(心跳、血管脉动与血压、气血一致,例如气血盈)维持,但平衡性破坏(心功能亢奋或不及,心跳过速或过缓,血压过高或太低,心肌细胞收缩和舒张太过或不及,血液物质比例、血液信息太过或不及)。

(5) 心脏无恶/极欲:生命和功能行为能够(生热、交换物质、纳信息(神)、吐水、调气能够),完整性(无伤害、感染)、一致性(心跳、血管脉动与血压、气血一致,例如气血盈)和平衡性维持(心功能行为态势平衡,心跳、血压平稳,心肌细胞收缩和舒张平衡,血液物质比例和血液信息平衡)。这里物质、信息的平衡是生物化学视角的生命物质的代谢和细胞生物学讨论的信息交换的平衡特性。

涉及生热、交换物质、纳信息(神)、吐水、调气能够或不能够,是否存在伤害、感染,心跳、血管脉动、血压、气血是否一致和平衡。

3) 中医脾系统的情志、恶欲

依本书的观点,脾脏是淋巴系统,是脂肪物质的吸收管道,是免疫系统器官,是消化系统的专司储血(藏气)、供血器官,首先供血的对象是肝脏,通过增加全身供血总量的方法,为胃和其他消化系统器官调节供血。

脾脏系统的情志、恶欲描述如下。

(1) 脾脏极恶/无欲:生命和功能行为都不能够(生气、交换热、纳物质、吐信息、调水不能够,消化液分泌和消化管道蠕动不能够)。

(2) 脾脏太恶/少欲:生命和功能行为能够(生气、交换热、纳物质、吐信息、调水苦难,消化液分泌和消化管道蠕动困难),但完整性破坏(有伤害、感染、郁结)。

(3) 脾脏多恶/多欲:生命和功能行为能够(生气、交换热、纳物质、吐信息、调水能够,消化液分泌和消化管道蠕动能够),完整性维持(无伤害、感染或郁结),但一致性破坏(消化液分泌和消化管道蠕动行为不一致,例如气血亏、上逆、呕吐、腹泻、湿、郁、寒、热等)。

(4) 脾脏少恶/太欲:生命和功能行为能够(生气、交换热、纳物质、吐信息、调水能够,消化液分泌和消化管道蠕动能够),完整性维持(无伤害、感染或郁结)、一致性维持(消化液分泌和消化管道蠕动行为一致,例如气血盈、蠕动稳和),但平衡性破坏(脾胃功能亢奋或不及,消化液分泌或消化管道蠕动太过或不及,食物物质、消化信息太过或不及,例如营养物质不平衡)。

(5) 脾脏无恶/极欲:生命和功能行为能够(生气、交换热、纳物质、吐信息、调水能够,消化液分泌和消化管道蠕动能够),完整性维持(无伤害、感染或郁结)、一致性维持(消化液分泌和消化管道蠕动行为一致,例如气血盈、蠕动稳和)和平衡性维持(脾胃功能行为态势平衡、消化液分泌或消化管道蠕动平衡,食物物质、消化信息平衡)。

涉及脾生气、交换热、纳物质、吐信息、调水能够,消化液分泌和消化管道蠕动能够或不能够,是否存在伤害、感染,消化液分泌和消化管道蠕动行为,例如气血亏、上逆、呕吐、腹泻、湿、郁、寒、热等是否一致和消化液分泌或消化管道蠕动太过、不及或平衡。

4) 中医肺系统的情志、恶欲

中医肺主气、宣发、肃降、藏津以及通调水道,另有朝百脉和助心行血之功能,本书具体提出肺具有肺生水、交换气体、纳热、吐物质、调信息等分类功能。这些描述语言同样是行为学的语言,而不是生物化学的代谢语言。肺主气与现代生物学是一致的。但是肺的宣发与肃降主要是通过肺呼吸运动实现的。肺藏津和通调水道,是由于肺本身就是一个水环境,呼吸带走水分、热量。

肺脏系统的情志、恶欲描述如下。

(1) 肺脏极恶/无欲:生命和功能行为都不能够(肺生水、交换气体、纳热、吐物质、调信息不能够)。

(2) 肺脏太恶/少欲:生命和功能行为能够(肺生水、交换气体、纳热、吐物质、调信息困难),但完整性破坏(有伤害、感染或郁结)。

(3) 肺脏多恶/多欲:生命和功能行为能够(肺生水、交换气体、纳热、吐物质、调信息能够),完整性维持(无伤害、感染),但一致性破坏(肺燥、气上逆,咳嗽、痰湿)。

(4) 肺脏少恶/太欲:生命和功能行为能够(肺生水、交换气体、纳热、吐物质、调信息能够),完整性维持(无伤害、感染,润燥)、一致性维持(宣发、肃降、藏津、肺润),但平衡性破坏(肺功能亢奋或不及,物质、信息太过或不及)。

(5) 肺脏无恶/极欲:生命和功能行为能够(肺生水、交换气体、纳热、吐物质、调信息能够),完整性维持(无伤害、感染,润燥)、一致性维持(宣发、肃降、藏津、肺润)和平衡性维持(肺行为、物质、信息平衡)。

涉及肺生水、交换气体、纳热、吐物质、调信息能够或不能够,是否存在伤害、感染,是否有肺燥、气上逆、咳嗽、痰湿等一致性问题和肺功能是否平衡。

5) 中医肾脏系统的情志、恶欲

传统中医肾脏有泌尿(肾脏主水,疏布、排泄水液浊气和纳气功能)、生殖(藏精、生殖和在骨造血与再生)的功能,本书认为中医肾具有泌尿、生殖、再生运行和控制三个大方面的功能。对于泌尿而言,肾具有生信息、交换水、纳气、吐热、调物质等分类功能。中医肾(泌尿部分)系统主水主要是指血液中的水,通过调节水与无机盐的平衡关系疏布人体中水环境和水/无机盐代谢。中医肾(生殖与再生部分)系统主藏精(元阴、元阳)与生殖。中医肾藏精的精气表示生殖干细胞、造血干细胞和其他干细胞。

中医肾(泌尿部分)系统的情志、恶欲描述如下。

(1) 肾脏(泌尿)极恶/无欲:生命和功能行为都不能够(泌尿不能够)。

(2) 肾脏(泌尿)太恶/少欲:生命和功能行为能够(泌尿困难),但完整性破坏(有伤害、感染、郁结)。

(3) 肾脏(泌尿)多恶/多欲:生命和功能行为能够(泌尿能够),完整性维持(无伤害、感染、郁结),但一致性破坏(阻塞、燥、寒)。

(4) 肾脏(泌尿)少恶/太欲:生命和功能行为能够(泌尿能够),完整性维持(无伤害、感染、郁结),一致性维持(通透、润、暖),但平衡性破坏(泌尿功能太过或不及,物质、信息太过或不及)。

(5) 肾脏(泌尿)无恶/极欲:生命和功能行为能够(泌尿能够),完整性维持(无伤害、感染、郁结)、一致性维持(通透、润、暖)和平衡性维持(泌尿功能平衡,物质、信息平衡)。

中医肾(生殖与再生部分)系统(器官)、组织和细胞的情志、恶欲描述如下。

(1) 肾脏(生殖)极恶/无欲:生命和功能行为都不能够(性行为不能够,生殖细胞增殖不能够)。

(2) 肾脏(生殖)太恶/少欲:生命和功能行为能够(性行为困难,生殖细胞增殖不能够),但完整性破坏(有伤害、感染、郁结)。

(3) 肾脏(生殖)多恶/多欲:生命和功能行为能够(性行为能够,生殖行为能够),完整性维持(无伤害、感染、郁结),但一致性破坏(藏精不固、泄、精气不足)。

(4) 肾脏(生殖)少恶/太欲:生命和功能行为能够(性行为能够,生殖行为能够),完整性维持(无伤害、感染、郁结)、一致性维持(藏精坚固、精气充盈),但平衡性破坏(性功能行为亢奋或不及,物质、信息太过或不及)。

(5) 肾脏(生殖)无恶/极欲:生命和功能行为能够(性行为能够,生殖行为能够),完整性维持(无伤害、感染、郁结)、一致性维持(藏精坚固、充盈)和平衡性维持(性与生殖行为和谐平衡)。

涉及泌尿、生殖和再生的能够或不能够,是否存在伤害、感染,是否存在通透性不好、藏精不固、泄,精气不足等一致性问题和肾功能是否平衡。

中医情志“怒”是在中医肝(人体内分泌系统,包括消化腺系统内分泌部分)、植物神经系统、血管感受表达网络系统主体恶欲偏序关系中,人体恶欲态势从高级态势退回到人体低级态势的行为模式。

中医情志“喜”是在内分泌系统、植物神经系统、血管感受表达网络系统和中医心(输送血液系统)主体的恶欲偏序关系中,人体恶欲态势从低级态势单向升级到人体高级态势的行为模式。

中医情志“思”是在内分泌系统、植物神经系统、血管感受表达网络系统和中医脾主体恶欲偏序关系中,人体恶欲态势长期处在固定或停滞的行为模式态势中。

中医情志“忧”是人体恶欲态势在内分泌系统、植物神经系统、血管感受表达网络系统和中医肺主体恶欲偏序关系中徘徊、浮动的行为模式。

中医情志“恐”是在内分泌系统、植物神经系统、血管感受表达网络系统和中医肝主体恶欲偏序关系中,人体恶欲态势在植物神经系统控制下快速从高级态势退回到人体低级态势的行为模式。

2. 关于经络系统的情志、恶欲

在情志与经络系统运行关系(emotions-meridian relation,EMR)中,人体经络系统是人体脏腑系统、体质系统和所有后生物系统的发育系统与胚胎运行的强制发育控制系统；也是人体出生后生命运行的基准系统，可以对人体所有生物系统在运行中可塑性修改实行基准调节。讨论了各生物功能分类系统与经络系统的关系，再讨论人体的意识神经系统（人体情志系统）运行与经络系统运行的关系。

1）经络系统主体的情志——“无欲”或“无情”

经络系统的目标和任务就是每天的“子午流注”、“循行”，在循行中对所有细胞、组织、器官和系统运行出现的偏差施加影响和修正。经络系统作为人体的“监管”和规则“执行”系统，由于其先天性和不可塑性，经络系统的情志是“无欲”或“无情”。

2）经络系统主体的恶欲，恶“断”（不关联、不感受、不表达、不记忆），欲“规律”（能关联、能感受、能表达、能记忆）

生物进化中，对人体的灾难和受伤是没有预期的，如果发生伤害，可能产生经络经脉路径被切断。同样，经络系统对于外科手术，违背经络系统循行目标，经络某些经脉循行循环受影响。经络系统当然期望人的意识神经能够把自己的生活依照经络循行的规律调整过来。

从系统学角度看，EMR 的条件主要是信息、行为和状态，EMR 的关联也主要是信息、行为的关联，EMR 的差别主要是经络循行路径的器官和组织的行为、运行状态与经络要求的差别，EMR 的目标是修正偏差的要求，EMR 的能力是一种基准模式的约束和监管，EMR 的感受、识别与评估主要处理对象是实际运行的条件、关联和差别及经络存储记忆的基准模式（也是目标模式）的条件、关联和差别，EMR 的表达内容是对修正运行偏差的要求（通过某种不舒适、疾病），EMR 的存储内容是感受和表达行为信息内容。

依据人体情志、恶欲的定义结论，经络系统与人体运行的情志、恶欲基本没有关系。

3. 关于体质系统的情志、恶欲

在情志与体质系统运行关系（emotions-constitution relation，ECR）中，人体体质系统是人体脏腑的辅助系统、是神经和经络系统综合配置和承载系统。人体的体质系统包括人体体腔系统、四肢系统（包括上肢系统和下肢系统）、体液体系、脂肪储存体系、免疫体系和微生物体系。我们分别讨论这些系统主体的情志、恶欲问题。

1）体腔、四肢系统的情志、恶欲

依据中医关于五体的定义，人体的体腔和四肢主要是筋、脉、肉、皮毛和骨，而这些组织又分别从属于肝、心、脾、肺和肾等脏器，脏器的情志是怒、喜、思、忧、恐。所以人体的体腔和四肢系统的情志可以有两种说法，一是没有情志，二是五种情志都有表现。在这里我们认为体质系统情志有五志。但是体腔系统和四肢系统最大特点是骨骼和骨骼肌肉，其本质是肌肉运动，骨骼起到支撑的作用。对于运动功能和运动行为，作为系统和器官(例如一根长骨可以看作一个器官)其目标是运动功能的实现、其行为的恶与欲,应当都是围绕运动的能够和不能够上。对于骨骼肌肉系统,如果有情志,应当是围绕运动功能实现的感觉产生的满意程度。对于人体体腔系统和四肢系统几百块肌肉组织以及数以亿计的肌肉细胞来说,这种运动满意程度和运动的能够或不能够,表现在肌肉运动需要的能量(主要是葡萄糖)、氧气、水、运动产生的热量与身体的温度,而保证这些供给的是心血管系统。肌肉组织、细胞的功能行为实现的条件和生命行为的能够和不能够成为关键。运动划分为有氧和无氧运动。显然,肌肉喜欢有氧运动。

依据人体情志、恶欲的定义结论,体腔与四肢系统主体与人体运行的情志、恶欲基本没有独立关系。

2) 脂肪储存动员体系的情志、恶欲

中医学中没有脂肪组织独立的概念,所以我们把脂肪概念划入到"皮肤"的概念范畴中。依照中医的脏器与体质的对应关系,皮毛属于中医肺对应的组织。如果把脂肪纳入到中医体质结构的"肉"概念中,与中医脾脏有五行的对应关系,似乎存在着"甘入脾"、"甘走肉"的关系。中医的"肉"是否是骨骼肌肉的概念,由于脂肪没有肌肉的收缩和舒张概念,肌肉与脂肪似乎没有生理上的直接关系,而只有解剖学中某种关系。所以认为,中医的肉应当包括现代解剖学中的脂肪与肌肉两个方面。

动员脂肪是在饥饿、禁食和交感神经兴奋等状态下,人体通过增加分泌所谓的降解脂肪激素(肾上腺素、去甲肾上腺素和胰高血糖素),脂肪细胞受体感受到激素信息,将脂肪颗粒 CM 降解。脂肪代谢过程与胰脏分泌的胰岛素和胰高血糖素分泌密切相关。在胰岛素作用下,细胞被要求分解糖,同时被要求合成脂肪。而在胰高血糖素作用下,细胞被要求合成糖(糖原),同时被要求分解脂肪。讨论脂肪的储存、动员体系,其中应当存在脂肪的储存、动员的主体,从现代生物学看,这个主体应当包括糖代谢、蛋白质代谢、脂肪代谢和能量代谢全过程的系统、器官、组织以及相关神经系统、内分泌系统中相关组成部分。

所以,人体的脂肪储存体系主体的情志、恶欲是与人体脏腑的情志、恶欲密切联系的,没有独立的关系。

3) 免疫体系的情志、恶欲

免疫系统是血液系统和淋巴系统提供的免疫功能,从中医学看,中医的卫气与人体免疫有一致的关系,脾脏是人体卫气与人体免疫的代表脏腑器官。

免疫系统可以采取皮肤防护、细胞攻击、体液防护、炎症反应、体温调节等防护和免疫措施。但是,免疫系统主要是对外来的细菌、病毒和物质(抗原)的感受、识别和做出免疫应答(反应表达),其免疫表达的核心内容是标签抗体和杀死入侵者和被感染者。由于中医学中没有免疫系统对应的概念,所以对免疫系统的情志、恶欲讨论只能依据现代生物学描述进行。我们以为可以规定:

(1) 皮肤系统主体恶组织破损、感染,欲组织完整和清洁。

(2) 吞噬细胞恶感受/识别不能够、分泌(白介素)不能够、吞噬太过;欲吞噬能够、分泌能够,感受/识别能够。

(3) 自然杀伤细胞(NK 细胞)恶感受/识别不能够、分泌(穿孔素)不能够;欲感受/识别能够、分泌能够。

(4) T 细胞恶被艾滋病毒感染和感受/识别(白介素)不能够、分泌(白介素)不能够;欲感受/识别能够、分泌能够。

(5) B 细胞恶感受/识别不能够,一些 B 细胞欲打抗体、欲记忆抗体。

上述规定至少对于在计算机系统中,建立免疫系统的各主体的情志和恶欲运行体系是必要的。

从系统学角度看,对整个体质系统的情志、恶欲,可以做出归纳:ECR 的条件主要是主体、物质、信息、行为和状态,ECR 的关联主要是物质、信息、行为的关联,ECR 的差别主要是指多主体处理的不同条件、关联的差别和多主体感受差别、目标与态势差别,ECR 的目标是消除感染和建立免疫,ECR 的能力是对入侵物质和细菌、病毒实施感受、识别和应答,ECR 的感受、识别和评估主要处理对象是免疫系统的条件、关联和差别,ECR 表达抗体和杀死抗原、感染细胞物质或吞噬行为,ECR 的存储是 B 细胞的记忆。

所以,人体的免疫体系主体的情志、恶欲是与人体脏腑的情志、恶欲密切联系的,没有独立的关系。

总之,人体的体质系统与人体的情志、恶欲没有独立关系。

4. 关于感受表达系统的情志、恶欲

在情志与感受表达系统运行关系(emotions-recept/expression relation,ERER)中,人体感受表达系统是人体情志系统的周围(前端)系统。主要包括植物神经系统、内分泌系统、中医狭义经络系统、中医广义经络系统(血管系统主体、增殖/再生局部环境感受表达系统、弥散腺细胞信息网络)。我们在这里,有意把神经系统,尤其是中枢神经系统再划分成语言知识思维神经、意识神经、情志神经和植物神经等不同概念,是由于要回避语言知识思维神经(大脑),而对意识神经、情志神经和植物神经做专门的研究。

在后续小节中,只对意识神经、情志神经和植物神经做专门的论述,尤其论述如何聚集细胞、组织、器官和系统情志、恶欲和如何意识化。

我们可以得出结论,在人体的感受表达系统中,除神经系统、内分泌系统和血管感受表达系统的情志、恶欲与人体的情志、恶欲有某种特殊的关系,其他系统基本没有独立的关系。

5. 关于情志系统的情志、恶欲

情志系统是由情志神经系统和感受表达系统组成的,情志系统自身的情志、恶欲是由情志神经系统和感受表达系统的情志、恶欲综合而成。

对于情志神经系统的情志和恶欲,必须全面考虑"感传、关联、感受、识别、评估、表达

和记忆”控制流程行为的不能够或能够，以及它们的完整性、一致性和平衡性。大致可以用下面表格中的内容来描述。

情志神经系统	生命和功能行为	完整性	一致性	平衡性
极恶/无欲	生命和功能行为都不能够。感传不能够			
太恶/少欲	生命和功能行为能够。感传能够	完整性破坏。有伤害、感染、郁结，无关联		
多恶/多欲	生命和功能行为能够。感传能够	完整性维持。无伤害、感染、郁结，有关联	一致性破坏。感传、关联、感受、识别、评估、表达和记忆不一致	
少恶/太欲	生命和功能行为能够。感传能够	完整性维持。无伤害、感染、郁结，有关联	一致性维持。感传、关联、感受、识别、评估、表达和记忆一致	平衡性破坏。感传、关联、感受、识别、评估、表达和记忆不平衡
无恶/极欲	生命和功能行为能够。感传能够	完整性维持。无伤害、感染、郁结，有关联	一致性维持。感传、关联、感受、识别、评估、表达和记忆一致	平衡性维持。感传、关联、感受、识别、评估、表达和记忆平衡

围绕情志神经系统“感传、关联、感受、识别、评估、表达和记忆”，其感传是神经系统基本的通信能力，而关联（神经系统通信网络的连接关系）是考察完整性的重要条件，影响关联的因素主要包括伤害、感染、郁结。对于情志神经系统除做到通信和信息交换的功能外，对于感传信息要有“感受、识别、评估、表达和记忆”的能力。把感传信息上升为处理和反应能力，这种反应能力主要表现在最后表达的恶欲行为模式和情志的复合行为模式上，形成对条件、关联、差别、目标、能力的极恶/无欲、太恶/少欲、多恶/多欲、少恶/太欲、无恶/极欲所标识的行为模式和在这些行为模式态势基础上的复合行为模式。

最后，我们可以归纳结论：

(1) 人体恶欲是指个体各层次主体分类功能和生命行为的目标性及对目标性实现（发生）的能够、不能够、完整性、一致性和平衡性结合起来的对外的一种特性化、意识化的运行结构和行为模式表达。

(2) 人体情志指个体各层次主体恶和欲行为模式态势目标性及目标性实现（发生）的能够或不能够的对外的一种特性化、意识化的运行结构和行为模式表达。

(3) 人体情志系统是人意识感受表达系统，它是建立在人体感受表达系统之上的，是把人体感受表达的信息内容意识化的系统。

上述特性化是指人体生物主体表达不同情志、恶欲的组成结构、运行结构和表达形态与信息内容不同。所谓意识化，虽然人体的情志、恶欲与体内细胞、组织、器官和系统的主体生理活动态势有密切关系，但是人体的情志、恶欲活动和运行是由意识神经（包括相关感受器）启动的。

5.7.4 人体情志、恶欲行为的生物行为学基础

对于情志、恶欲概念，我们显然不能满足“怒”只是肾上腺的激素和肝门静脉的收

缩，引起肝气郁结，以及怒伤肝这些概念；不能满足只把怒看作动物和人对已经占有的物质、食物和异性配偶等被其他者占有的生理反应，并把性欲与中医肝联系起来。人类的所有性欲相关活动被固定在一个模式和结构中，有固定的相关器官的一种模式和流程。人个体的怒的感受和表达，同样也存在着一个固定的框架和模式。某人愤怒的反应表达状态、方式、形态和流程几乎总是相同的感受和表达。大部分人的愤怒状态、方式、形态和流程有大致相同结构（否则其他人就看不懂了），没有明显的区别。性欲感受与表达的结构和模式，愤怒的感受和表达的结构和模式反映了什么？这种性欲和愤怒发生时产生的结构和模式是如何建立和调控的？这些性欲和愤怒生理信号和信息是如何被意识化的？

我们不能满足“喜”只是脑与中枢神经、内分泌系统的反应和情绪放松、血管舒张；不能满足只把喜看作动物和人对物质、食物或配偶获得和对行为目标实现与满足，以及与物欲有关和喜伤心的结论。有同样的问题，物欲和心喜发生时产生的结构和模式是如何建立和调控的？这些物欲和心喜生理信号和信息是如何被意识化的？

我们不能满足“思”只是脑神经活动聚焦，思绪集中，五官呆滞，脾胃供血不足，消化系统功能减弱；不能满足只把思与食欲和脾胃联系起来，食欲是与胰岛素和胰高血糖素有关和思伤脾的结论。有同样的问题，思欲和食欲发生时产生的结构和模式是如何建立和调控的？这些思欲和食欲生理信号和信息是如何被意识化的？

我们不能满足“忧”只是脑与中枢神经、内分泌系统的反应和影响呼吸运动、气体交换失去平衡和“哭”行为；不能满足只把忧看作动物和人感受到实现目标和自身能力的差距或困难，把忧虑、美欲与肺联系起来和忧伤肺的结论。有同样的问题，美欲和忧虑发生时产生的结构和模式是如何建立和调控的？这些美欲和忧虑生理信号和信息是如何被意识化的？

我们不能满足“恐”只是被突发外部刺激引起的情志活动，在植物神经系统的反应作用下，肾脏收缩血管，停止功能，二便失禁和相关行为和恐伤肾的结论。有同样的问题，生欲和恐怖发生时产生的结构和模式是如何建立和调控的？这些生欲和恐怖生理信号和信息是如何被意识化的？

需要论述情志、恶欲感受表达或行为模式的物质基础。

我们已经在前面讨论了，人体感受与表达的内容是相同的，包括信息（感传之气）、物质（气血）、行为（运动）、状态（态势、差别）、情志、恶欲等几个方面。也就说，人体感受与表达的内容中的感传之气、气血、运动、状态都有物质基础。但是，其中的情志、恶欲有物质基础吗？

情志、恶欲是指生物主体对外的一种特性化和意识化的行为模式的表达。人体不同的情志和恶欲有不同主体的组成结构和运行结构，也有不同行为模式。

（1）生物个体级别的情志、恶欲组成主体结构、运行结构和行为模式存储在个体的意识神经系统中的所有神经元的行为信息基中。个体的行为信息基的行为信息是针对系统级或器官级的各神经核、神经节中的所有神经元的行为的。

(2) 系统级别的情志、恶欲组成主体结构、运行结构和行为模式存储在周围神经系统的各神经核、神经节中的所有神经元的行为信息基中。系统级的行为信息基的行为信息是针对器官级或组织级的神经元或细胞行为的。

(3) 器官级别的情志、恶欲组成主体结构、运行结构和行为模式存储在器官内神经节中的所有神经元的行为信息基中。器官级的行为信息基的行为信息是针对组织级或细胞级的细胞行为的。

(4) 组织级别的情志、恶欲组成主体结构、运行结构和行为模式存储在组织内所有细胞的行为信息基中，通过细胞的协同基因，建立细胞间行为关联关系(组织液)。组织级的行为信息基的行为信息是针对组织内细胞行为的。

(5) 细胞级别的情志、恶欲组成主体结构、运行结构和行为模式存储在细胞核发DNA的行为信息基中，即DNA非蛋白质表达的重复序列中。

假定某主体的情志、恶欲行为模式有集合：

$$\begin{array}{l} B_{11}\,B_{12}\,B_{13}\cdots B_{1k}\cdots B_{1n} \\ B_{21}\,B_{22}\,B_{23}\cdots B_{2k}\cdots B_{2n} \\ \cdots\cdots \\ B_{m1}\,B_{m2}\,B_{m3}\cdots B_{mk}\cdots B_{mn} \end{array}$$

从我们了解的生物主体的行为控制原理，这些情志、恶欲行为模式被存储在每一个主体的行为信息基中，表示主体行为的控制信息存储在主体行为控制器中。于是，我们看到了一个存在着于自上而下的行为控制器和行为信息基网络体系。通过情志、恶欲组成主体结构、主体运行结构和主体行为控制器与行为信息基中行为模式，把生物个体的情志、恶欲完整地表现出来。

5.7.5　人体情志、恶欲行为的生物系统学基础与体系结构描述

人体的情志系统在感受和表达自己的对象时，利用的系统网络结构是人体感受表达腺体的网络结构，它包括以下全部网络结构：

(1) 人体广义经络系统(包括人体AIB网络、血管网络等)。

(2) 人体狭义经络系统。

(3) 人体腺体系统(包括人体内、外分泌系统)。

(4) 人体植物神经系统(周围神经系统)

在这个感受表达系统中，感受表达的内容包括感传气(经气)、气血、运动(热)、状态(平衡)、情志恶欲。这个定义，反映了中医感受表达系统所感受表达的对象范畴。

但是在人体的情志系统中，多考虑了一个主体，即人体意识神经系统。

现代生命科学对情志研究表明，情志与意识或认知(sentiment，consciousness，awareness)有密切的关系。情志和视觉、听觉、嗅觉、情绪、短期记忆、随意运动、身体姿态调节和情绪调节有相应的神经主体，例如小脑、大脑边缘系统等。意识活动的神经与

植物神经系统有密切的关系,例如与脑神经和脊神经有关系。意识是建立在人体感觉之上的神经表达活动概念,意识可以不关注外部信号刺激,例如视觉信号刺激和听觉信号刺激,存在着视而不见,听而不闻的现象。人类的意识或认知与记忆有密切的关系。从事认知神经科学研究的学者,认为研究认知应当从生物行为学、神经科学和计算机科学三个方面进行努力。

意识神经系统 情志与意识相关的神经主体结构称为意识神经系统,在意识神经系统中对感受表达系统提供的对象范畴,实现意识化的处理,得到意识化的信息内容。

这个系统的定义,可以区别人体认知神经中与语言、推理和逻辑相关的神经部分和植物神经系统。

在本书中,我们把这种在人体恶欲行为模式态势基础上,形成情志复合行为模式过程,称作恶欲行为模式的意识化。人体不同的情志和恶欲有不同主体的组成结构、运行结构和表达形态与信息内容。人体情志和恶欲基础是体内细胞、组织、器官和系统的主体某种运行结构和模式的生理活动,这些生理活动以主体运行结构、行为模式的信息内容被意识神经固定化、存储记忆,在意识神经活动与自身情志、恶欲推动下,产生人体的情志效应。

中医脏腑情志、恶欲的意识化网络结构可以用图 5.39 来描述。图中描述了人的情志、恶欲的意识化网络结构是由神经系统、经络系统和内分泌系统构成的共同网络结构。在这个图中间表示细胞、组织(五张皮结构)、生物器官、生物系统和生物个体几个主体层次。表示依照这样的顺序进行主体情志、恶欲的意识化过程。在图 5.39 的右边,描述了前神经系统(经络系统)和内分泌系统的细胞、组织、器官和系统的感受表达的路径结构。图 5.39 的左边,描述了神经系统的感受表达路径。

对于经络系统,在细胞级层次上是前神经细胞(或神经干细胞的前体细胞),细胞能够感受自身的状态和恶欲,表达自身和被作用的其他细胞的状态和恶欲的信号分子。在组织层次上是弥散前神经细胞网络,在这个网络结构中,构成了所有神经细胞的 AIB 网络。在神经细胞组织内,每一个细胞都将自己感受的状态和恶欲信息,表达在组织内封闭环境内。所以,在前神经细胞组织内存在着状态和恶欲信号物质浓度。这种信号分子的浓度就是组织集中表达的组织层次上感受和表达的状态和恶欲。组织的状态和恶欲信号分子浓度,对每一个组织内细胞行为产生影响,并在组织内 AIB 网络中相互作用和传递。在器官层次的前神经系统产生了器官神经节,把所有前神经细胞组织感受到的对象组织状态和恶欲信息集中起来,通过神经节的细胞组织主体,做进一步的感受表达,产生了器官层次上的状态和恶欲信息。在系统层次上,是将多器官的感受表达的状态和恶欲信息进一步集中到前神经系统的神经干上,神经干作为系统层次的状态和恶欲信息集中处理后,产生了系统层次上的状态和恶欲信息。在生物个体层次上,是将多生物系统的感受表达的状态和恶欲信息进一步集中到前神经系统的中枢部位(神经脊索),也是后神经系统的植物神经系统,产生了中枢植物神经(神经脊索)的生物个体层次的状态和恶欲信息。但是,个体层次上的状态和恶欲信息,需要再向上进行意识化处理,汇报到意识

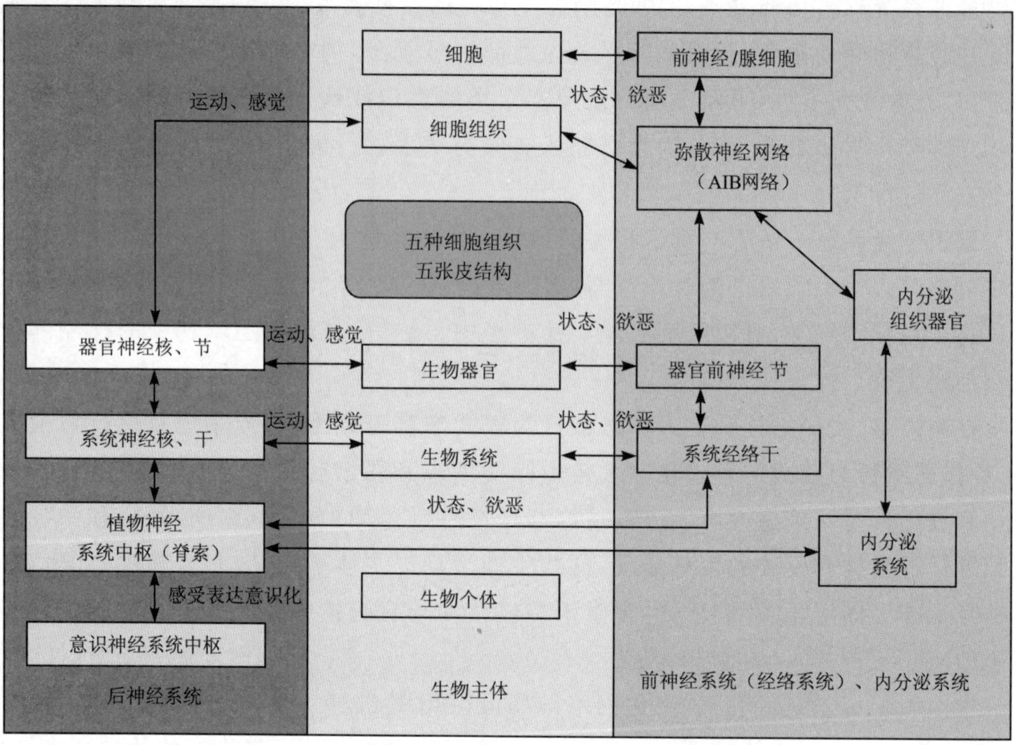

图 5.39　人的情志、恶欲的意识化网络结构示意图

神经系统，产生意识化的生物情志。这个路径是通过经络系统实现的情志、恶欲的感受表达路径。

对于内分泌系统，在现代生物学中，已经有许多激素分泌与人的情志有密切关系。这种内分泌系统的激素影响同样存在着感受表达的路径，最后也到植物神经系统的中枢部分与经络系统情志信息会合，并共同被意识化。

对于神经系统，主要感受产生人情志的内、外的刺激信息。通常刺激信息作为外因条件。如果外部刺激与存储记忆的意识化的情志对应，就会产生人的情志暴发。

意识神经系统最后综合人体从神经系统、经络系统和内分泌系统传递来的感受表达状态和恶欲信息。

5.7.6　人体情志、恶欲行为模式的意识化描述

人的情志表达直觉看起来取决于三个条件，即感觉器官产生神经刺激、内分泌系统协调状态和生物系统器官恶欲基础。用一个公式描述，可以有以下形式：

人情志表达＝神经刺激强度＋内分泌激素状态＋生物器官恶欲基础

其中的神经刺激强度表示人情志的外因条件，内分泌激素状态和器官恶欲状态作为人情志的内因条件。它们之间是与逻辑关系。这个关系表明了，不同的内因条件和在相同或类似的外因条件下，表现出人的情志感受与表达不同。

讨论中医的情志、恶欲意识化问题划分三个方面：

(1) 人体情志意识化网络传递结构。

(2) 人体情志意识化形成,即自下而上把各层生物主体的情志、恶欲的行为模式综合起来,在脑意识神经系统中形成个体情志、恶欲的意识化可控的行为模式。

(3) 是人体意识化情志表达,即从个体情志、恶欲的意识化的行为模式出发,自上而下地向人体所有主体(系统、器官、组织、细胞)和其他人个体表达情志、恶欲。

人体情志意识化 是指人体内细胞、组织、器官、系统等生物主体情志、恶欲自下而上存储与记忆在人体意识相关的神经系统过程和模式。

关于生物个体情志、恶欲,生物个体由多生物系统组成,生物的情志系统与其他系统关系,尤其是个体情志和欲望与各功能分类系统的恶欲关系,是这个层次主要关注的内容。生物个体的情志、恶欲主体组织结构、运行结构和行为模式存储在人的意识神经系统和植物神经系统的行为信息基上,面向多系统和多器官的行为控制模式构成体内和个体间的行为控制。

依照本书对中医系统的划分,我们应当讨论经络系统、脏腑系统、体质系统、感受表达系统和情志系统。这里主要讨论中医情志系统与经络系统、脏腑系统、体质系统、感受表达系统的情志与恶欲的关系。

(1) 经络系统的运行目标和恶欲。经络系统在胚胎发育时期是发育的前神经或感受表达系统,也是胚胎运行的调节和控制系统,胎儿出生后,是个体运行和行为的基准模式的影响、纠正、修改可塑性偏差的系统。

(2) 脏腑系统的运行目标和恶欲。人体生命和分类功能的运行系统,人体的五志:怒、喜、思、忧、恐分布在脏腑系统中的肝胰(内分泌系统,包括消化腺系统内分泌部分)、心血管(循环系统)、脾胃(消化管道系统、消化腺系统外分泌部分、淋巴系统)、肺气管(呼吸系统和体腔辅助系统)和肾(泌尿、生殖、再生等系统)等系统上。

(3) 体质系统的运行目标和恶欲。人体脏腑系统运行的辅助、支撑系统,包括体腔、四肢、体液、脂肪、免疫、微生物等子系统。

(4) 感受表达系统的运行目标和恶欲。实现个体包括感觉输入、运动调节、代谢调节、基准修正、生命关联、再生/修复/重组、弥散腺细胞信息和行为关联的多子系统组成的超越功能分类的综合系统。

(5) 情志系统自身的运行目标和恶欲。

这些系统的运行目标和恶欲,综合起来对个体产生综合的情志和恶欲。在下面讨论各层次主体的情志、恶欲,不再把目标性与能够或不能够分开,而是讨论期望的目标行为的能够和不能够、完整性、一致性和平衡性。

生物系统层次运行目标、恶欲。生物系统是多生物器官组成,系统运行目标、恶欲与组成器官运行目标与恶欲的关系是本层次关注的内容。作为系统,生命行为或行为模式不能够(危及生命)和分类功能行为能够(发挥专司功能)是主要的关注点。所以,我们定义系统层次的情志、恶欲时,依据上述定义的极恶/无欲、太恶/少欲、多恶/多欲、少恶/太欲、无恶/极欲作为系统情志、恶欲的讨论标准。

系统之下,可以分解三个层次:器官、组织和细胞的运营或行为目标和恶与欲。

生物器官层次运行目标、恶欲。生物器官是由血管、神经、淋巴和其他多细胞组织组成的,器官运行目标、恶欲与器官内组织的行为目标、恶欲的关系是本层次关注的内容。器官向上奠定系统的运营目标和恶与欲,向下与细胞组织的功能分类行为目标和恶与欲联系。同样,依据上述定义的极恶/无欲、太恶/少欲、多恶/多欲、少恶/太欲、无恶/极欲作为器官情志、恶欲的讨论标准。

细胞组织层次行为目标、恶欲。细胞组织是由多类型的细胞组成相互密切关联的细胞群体结构,细胞组织运行目标、恶欲与组织内细胞功能分类行为目标、恶欲的关系是本层次关注的内容。包括上皮组织、结缔组织、骨组织、血液组织、神经组织等。首先讨论这些细胞组织功能分类行为目标,然后讨论组织功能行为的恶与欲;并向上奠定器官的运营目标和恶与欲,向下与细胞的功能分类行为目标和恶与欲联系。另外,对于细胞组织,需要讨论超越功能分类行为的生命行为的目标性的实现和恶与欲。细胞组织情志、恶欲应当分别为极恶/无欲、太恶/少欲、多恶/多欲、少恶/太欲、无恶/极欲,是指器官的评定标准。

细胞层次行为目标、恶欲。讨论生物体内主要分类细胞,包括干细胞、祖细胞和各种体细胞的功能分类行为和生命行为的目标、恶欲。由于生命行为对于任何主体都是必需的,所以我们不使用行为功能概念,而只使用生命行为目标性概念,对于细胞需要讨论生命行为的目标性的实现以及生命行为的恶与欲。细胞的生命行为包括信息交换、物质交换、运动、感受表达和增殖/分化。这些行为的目标已经表现在这些行为的名称中。对于功能,干细胞使命是增殖/分化。体细胞的使命是发挥功能行为,因为每一个细胞的功能分类行为都是细胞自己与其他细胞的角色行为,构成细胞组织整体功能行为功能。

显然,细胞的恶与欲应当分别依据生命行为和分类功能行为的不能够或能够。细胞在静息、增殖、分化、去分化、继续周期、关卡暂停周期、凋亡(程序性死亡)和受伤的众多选择中,细胞应当恶生命行为不能够和S/G2/M期的关卡、细胞凋亡和受伤。细胞欲生命行为能够和静息。在实际的医学实践中,让人感觉到,生命行为的目标、恶欲要高于功能行为的目标、恶欲。有些细胞活着,却不发挥功能。例如胰岛细胞活着而不分泌胰岛素。这有些如同人在社会中,不承担分配的角色任务,但是他却活着,滥竽充数。这是由于组织内细胞真正在一个时刻中承担工作的是少数,大多数是处于备份或静息状态。所以,细胞的情志、恶欲依然可以使用极恶/无欲、太恶/少欲、多恶/多欲、少恶/太欲、无恶/极欲的分级方法,作为讨论的依据。

细胞级别的情志、恶欲。对于细胞级别的情志、恶欲的讨论要从细胞的分化功能和生命行为两个方面进行。讨论细胞,例如可以讨论干细胞、肌肉细胞、分泌腺细胞、神经细胞、上皮细胞、吞噬细胞、成血管细胞、成骨细胞、破骨细胞等行为的目标性和恶与欲。所谓恶与欲是指分化功能的实现"不能够"与"能够",也是生命行为的实现"不能够"与"能够"。

其实,我们可以把这种生物欲望或行为目标性的实现问题,推广到细胞级别上,也会让人感到很有意思。细胞的生命周期是(G1+S+G2+M),如果我们把细胞的G0期纳入到这个周期内,整个细胞周期就变成(G0+G1+S+G2+M)。

G0期是细胞的静息期,表示静信息,停物质交换,运动和大部分感受表达只有极少的感受,无表达。对于人类来说,思是主要情志状态。

G1是细胞的物质准备期,对于多细胞动物是生长和发育时期(RNA、蛋白质等合成时期),主要是通过信息、物质交换、食物获得和感受表达,取得生命过程需要的条件。在这个过程中生物主要问题是获得食物。对于高等动物主要的问题也是获得食物,对于人类来说,忧是主要标志状态(获得食物)。

细胞生命周期的S期是细胞生长成熟,开始进入DNA复制的阶段。对于动物来说,属于性发育成熟,有显著的性欲要求。有性欲表达和寻觅对象交配。这个时期,动物由于产生性欲要求的阻碍和破坏而产生愤怒和对抗的情绪。

细胞进入G2期,细胞DNA复制完成,进入细胞分裂的准备期(例如ATP能量、大分子复合体和细胞骨架分裂准备等)。对于动物,性交配受精完成,进入生产子代的准备。例如准备做窝或家和比较丰富的食物等。在这个时期,由于交配成功,动物应当有满足和目标要实现的兴奋情绪,所以是喜。

细胞进入M期,细胞开始分裂,直到分裂完成。对于动物,子代幼体出世,开始了生命过程的新循环。在这个分裂和繁殖时期,最大的可能情志状态是恐怖。

对于上述描述,关于细胞周期关卡(G1关卡)判定条件的描述,细胞自身可以检测、判定细胞的体积是否充分大,物质和能量准备是否充足和环境条件是否允许。如果满足G1关卡的测试要求,就进入S期。如果不满足,则细胞周期可以延长G1期或进入G0期,等待内部条件和外部环境的许可。对于G2关卡,细胞的控制器或控制系统需要检查细胞中DNA的复制是否完成和完整,需要检查细胞进入分裂的环境是否合适,如果合适就进入细胞周期的M期,否则停滞在S期或G2期,等待DNA复制完成和外部条件的许可。对于M关卡,细胞的控制器或控制系统需要检查细胞中染色体和纺锤体是否连接和装配正确,并排列在细胞的赤道板上,如果检测通过,进入细胞的有丝分裂,否则就停滞在M期中,不能进行有丝分裂。

显然一些描述是假定细胞有一个"控制器"或"控制系统",生物学目前尚不清楚这个控制器或控制系统是什么,但是细胞生物学确实是这么描述的。本书认为这个细胞的"控制器"或"控制系统"就是细胞AIB的控制结构。如果我们考虑到在网络世界中再现生命设计开发的系统和软件,上述G1关卡、G2关卡、M关卡判定条件是非常有"水平"的。

另外,生物欲望或行为目标性还可以关注到细胞的全部寿限发育时期,细胞寿限可以划分为生、长、成熟、衰老、死亡几个时期。每一个时期细胞的欲望或行为目标性是不同的。同样在判定细胞的衰老和死亡,尤其是程序性死亡(凋亡)时,会表现出生物的目标性的特殊表达。细胞的分化、衰老、死亡都对外有清晰表达。细胞周期进程和细胞死亡进程，都受到正、反两个方面的调控（内部状态和外部环境信息），以维持生物体内的细胞总数量的平衡。

把人的个体的五志“怒、喜、思、忧、恐”，硬性放在细胞这个级别上是有些“勉强”。但是，如果我们从细胞的分化功能和生命行为两个方面，讨论目标性实现的不能或能的时候，上述讨论是有根据的。

脏腑系统、经络系统和体质系统的方法，对干细胞发挥增殖/分化及细胞周期的目标性和恶与欲、对肌肉细胞发挥肌肉收缩运动行为功能和恶与欲、对分泌细胞发挥分泌物质的功能和恶与欲、对神经细胞发挥感受表达及信息交换的功能和恶与欲、对一些上皮细胞发挥吸收与分泌功能和恶与欲、对吞噬细胞发挥吞噬功能等和恶与欲这里就不多说了。

情志、恶欲信息的意识化原理可以论述如下。在多生物主体行为的目标性（情志、恶欲）求和计算公式中，我们看到从细胞、组织、器官、系统和个体的计算公式。

我们假定用运算符号$\int_{TISSUE}$表示在细胞组织 TISSUE 范围内求积分。运算符号$\sum_{ORG}$，$\sum_{SYS}$和$\sum_{IND}$分别表示在器官（ORG）、系统（SYSTEM）和个体（IND）范围内求和。而$f_{CELL}(x)$，$F_{TISSUE}(k)$，$F_{ORG}(j)$，$F_{SYS}(i)$和 $F_{IND}()$分别表示细胞、组织、器官、系统和个体的目标性函数（数值函数），其中的 $R_{TISSUE}(x)$，$R_{ORG}(k)$，$R_{SYS}(j)$和 $R_{IND}(i)$分别表示细胞组织、器官与系统和个体关联性函数（数值函数）。如果对于个体、系统、器官、组织和细胞，可以有目标性计算函数联立公式：

$$(1)\ F_{TISSUE}(x) = \int_{TISSUE} f_{CELL}(x) R_{TISSUE}(x)\,dx$$

$$(2)\ F_{ORG}(j) = \sum\nolimits_{ORG} F_{TISSUE}(k) R_{ORG}(k)$$

$$(3)\ F_{SYS}(i) = \sum\nolimits_{SYS} F_{ORG}(j) R_{SYS}(j)$$

$$(4)\ F_{IND}() = \sum\nolimits_{IND} F_{SYS}(i) R_{IND}(i)$$

方程式(1)表示，细胞组织的关注目标性函数 $F_{TISSUE}(x)$等于组织内细胞的目标性函数 $f_{CELL}(x)$与组织关联性函数 $R_{TISSUE}(x)$的点积，在组织范围内求积分运算。

方程式(2)表示，生物器官的关注目标性函数 $F_{ORG}(j)$等于器官内组织的目标性函数 $F_{TISSUE}(k)$与器官关联性函数 $R_{ORG}(k)$的点积，在器官范围内求和运算。

方程式(3)表示，生物系统的关注目标性函数 $F_{SYS}(i)$等于对系统内器官的目标性函数 $F_{ORG}(j)$与系统关联性函数 $R_{SYS}(j)$的点积，在系统范围内求和运算。

方程式(4)表示，生物个体的关注目标性函数 $F_{IND}()$等于对体内系统的目标性函数 $F_{SYS}(i)$与个体关联性函数 $R_{IND}(i)$的点积，在个体范围内求和运算。

依照上面讨论的原则和标准，我们可以分别对生物体的系统、器官、组织和细胞讨论它们的情志和恶欲。

我们可以画出意识化的性欲、物欲、食欲（思欲）、美欲、生欲和人体“五张皮”的信息、物质、热、气体和水交换平台的对应结构(参见图 5.40)。

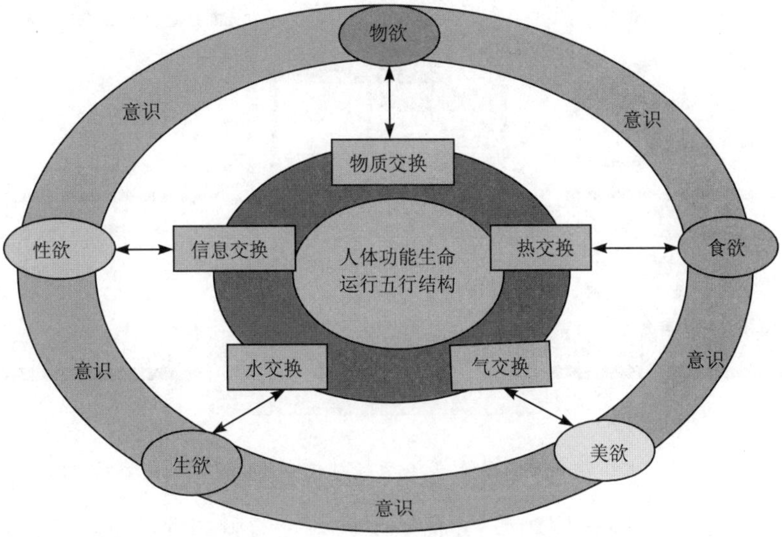

图 5.40 五欲和人体五行结构与意识化关系图示

这些观点是我们讨论人体情志系统问题的主要基点。生物的五欲与生物的五种行为有密切关系。

5.7.7 人体生物系统控制体系的脆弱性

图 5.41 中,我们描述了人体物质和能量供给系统、运化系统和控制系统之间的控制关系,当然这是一个简单的示意图。这个系统中有一个控制部件(比喻神经系统、内分泌系统和其他感受表达网络系统的控制),它通过调节流量(比喻血管的收缩或扩张)、控制调节化学酶和控制运化管道系统运动(比喻消化管道的蠕动)和供给能力(比喻心脏跳动、血压等)来实现。为了实现控制,这个控制器本身的物质和能量供给也是从物质供给系统(被控制的对象)中获得的,从自身获得物质供给状态,可以亲身感受到供给能力和输送环节的情况。另外,控制系统还有分布在控制对象系统中的感受器(比喻分布在器官上的感觉神经和感受器),以了解控制对象的运行情况。所以这个控制系统可以从自身感受和配置在对象系统上的感受器提供的信息,决定控制系统做出的反应。这个物质供给体系中的控制模型不完全是第三方的。

人体生物系统之所以能够稳定是由于有完好的负反馈控制体系,在太过或不及状态中,总能向着相反的方向运行。系统行为太过,系统通过自身资源有限和负反馈,使系统行为返回到太过状态相反方向运行,减弱太过的态势。如果系统行为不及,系统能够向着不及相反的方向运行,使系统运行态势得到强化。但是,这种本来十分稳定的系统,却存在着一个显著的脆弱性:情志过度和持续刺激,产生的病态是破坏了人体稳定平衡机制(五行平衡)的疾病(例如高血压)。这种疾病已经很难靠自身恢复,需要外部更强力的压制性刺激(包括药物)和持续性基准恢复。

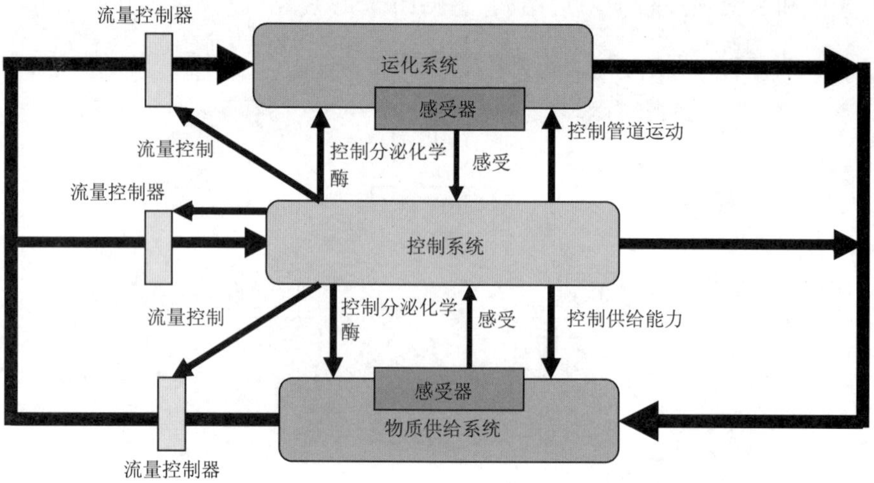

图 5.41 人体物质供给系统、运化系统和控制系统之间的关系示意图

下面，我们来描述情志过度刺激，如何表现出系统的脆弱性。情志刺激是意识化（意识神经、植物神经、内分泌）的控制概念。

从生物的感受、识别、评估、表达和存储（记忆）的系统学控制原理看，与机械系统、电子系统和信息系统最大差别是这些流程是主体的行为，具有一定的自主性。这种自主性，对于意识和思维能力强的人类，有时是超生物特性的。有时，可以产生显著的危害人的生理过程和生命的意识行为。也就是说，人的自主性行为可能是与生物生命和功能行为的要求相矛盾和冲突的。这种自主行为与生物生命和功能行为的要求相矛盾会引起生物体内的活动进入恶性循环，稳定系统的负反馈控制失去作用，而进入一个正反馈的过程中。

人体生物系统控制的脆弱性表现在

(1) 人体情志、意识对健康有巨大的杀伤力。

(2) 人类意识行为模式存储记忆成为产生疾病的重要原因。

5.8 中医学新理论体外生命运行评估体系概论

中医的术语、语言、概念是在实践中积累的，缺少专门的分类、定义对语言、术语和概念进行一致的和完整的规定。在现代科学体系中，对有不同理解的语言、符号、定义、术语和描述方法都会做出类似标准的规定。中医界虽然也提出制定标准意见，但是在医生之间却很难统一。制定中医学的语言、符号、定义、术语和描述方法的标准，不是医生们能够胜任的工作，它需要专门的系统学、分类学、标准学等科学人士与生物学、中医学人士合作才能完成。目前，中医界流行和普遍的作法是企图从权威和经典的中医著作寻找统一认识的办法。

但是，我们为古人设想，在几千年前，如何能够产生现代科学的标准和规范概念呢。这种作法本身就不可能解决问题。真正科学和认真的做法，是从需要解决的问题出发，面对未来的发展，首先提出得到普遍共识的语言、符号、定义、术语和描述方法的标准方案，在实践中去改进。**作者认为，在本书中杞中医忧天，提出为本书目标宗旨与任务（“在网络世界中再现生物世界”和“在网络世界中再现人体生命过程的运行系统”）做需要的标准化工作。因为如果不这么做，本书两个任务就根本不可能完成。我们必须考虑计算机和软件可以识别和理解的语言、符号、术语和概念体系。在这里用现代科学方法对中医的气物学说、阴阳五行学说等做计算机可读、可理解的再定义、再说明和再描述。**

中医体外生命运行评估体系实际上是中医的生理学和病理学，也是中医的诊断、治疗和药物等学科。体外生命运行评估体系包括中医生命体系结构学说、中医气物学说、中医阴阳五行学说、中医诊断学、中医治疗学和中医药物学等。在这里我们主要对中医诊断学、中医治疗学和中医药物学进行论述。

5.8.1 中医脉象学的血管经络感受表达原理

中医学的诊断学说是医患主体之间感受表达学说。中医传统的诊断是望、闻、问、切。对于诊断疾病同样具有生物学的感受与表达行为原理支持，存在着感受和表达网络、路径和固定位置的对应现象。中医传统的诊断望、闻、问、切，当然是从生物体的各种行为和活动对外表达的信息来进行的。生物体的组织、器官和系统都有各自的多细胞组织和组织器官，多器官系统都有自己的主要标称的主体行为。这些主体行为都是承载信息的。这些信息可以是行为的状态（行为强弱）、行为功能的表达情况和多主体行为关系态势（多行为的关系）。

在这里是讨论脉象学，所以主要讨论中医的脉诊。中医脉象学说其本质是人体的血管和经络两大系统的融合感受表达的学说。其中我们最关注的是“寸、关、尺”是如何与“心、肝、肾”或“肺、脾、命门”对应的。

中医认为，脉象与人的情志、运动、饮食、睡眠、休息、年龄、疾病、运气等因素也有密切关系。

(1) 脉象与人的情志有密切关系。人的脉象与人的怒、喜、思、忧、悲、惊和恐情志有密切关系是人类生活的常识。

(2) 脉象与人的运动有密切关系。人在身体运动后，尤其在较强的身体运动后，会加快脉搏跳动是人类共同的常识。

(3) 脉象与人的饮食有密切关系。人在饮食后和空腹状态有不同的脉搏现象，是中、西医共同的认识。

(4) 脉象与人的睡眠、休息有密切关系。人体在睡眠、休息与工作状态具有不同脉搏现象，是中、西医共同的认识。

(5) 脉象与人的年龄有密切关系。儿童、青壮年和老年人的脉搏强弱是显著不同的，这也是中医和西医医疗实践的共同认识。

(6) 脉象与人的疾病有密切关系。无论中医和西医，发烧症状的疾病脉搏次数高，跳动洪大是共同的认识。身体虚弱和病重,脉搏微弱和深沉也是中医和西医共同的认识。

(7) 脉象与人的年龄运气有密切关系。要掌握运气规律对脉象的影响和异常运气对脉象的影响。在中医运气学中提出“南北证”脉象的观点。中医界有一种说法,如果中医师会运气学(气功),那么在做切脉诊断时可以获得更加准确的信息。

上面关注脉象学原理与血管和流体的物理特性有关系,似乎与我们关注的“寸、关、尺”与“心、肝、肾”或“肺、脾、命门”对应没有关系。显然,还应当存在其他因素。讨论脉象学要继续本章的血管感受表达网络系统的论述,继续深化。

中医脉诊在腕部的寸关尺位置上,通过医生切脉,感受该位置所表达的内脏运行和疾病状态的信息给出诊断。其理由是桡动脉是肺经运行的部位,而肺是百脉朝会的地方,所以通过腕部桡动脉体察到身体信息是百脉的信息。显然,这个解释是不能令人满意的。

中医切脉时,可以看到两种不同的桡动脉寸关尺定位切脉方法。一种是教科书中描述的方法,是如下定位的:

	寸	关	尺
左	心(心包)	肝(胆)	肾(膀胱、小肠)
右	肺(胸中)	脾(胃)	肾(命门,大肠)

另一种切脉定位方法是作者在实践中看到的方法,例如:

	寸	关	尺
左	心阳、肺阴	肝阴、脾阳	肾阴(膀胱、小肠)
右	心阴、肺阳	肝阳、脾阴	肾阳(命门,大肠)

从直观看,上述第一种切脉定位方法是不对称的,作者认为存在不完整性问题。在这里就不论述了。第二种切脉定位方法与本书研究结论是一致的,我们重点论述它的原理。

一个高明的中医大夫在为病人切脉时不是固定自己的食指、中指和无名指在病人的寸关尺上,而是变化自己的食指、中指和无名指切脉桡动脉的寸关尺位置上,意思是用医生不同的经脉感受病人寸关尺上的脉动,沟通医生与病人的脉气,体会病人的疾病状态。作者在接受中医大夫切脉时,有时会感受这种脉气的交流。

所谓有病医脉气沟通感是指医生经脉的经气与病人的脉气沟通,产生痛、热、冷、气等感觉。这种沟通感主要是医生的感受,有时也在病人和医生双方发生。

中医在解释“寸关尺,心肺、肝脾、肾命门”时说到,寸关尺对应人体的三焦。寸对应上焦、关对应中焦、尺对应下焦。这个解释在说,寸和上焦都表示上,上焦中有心、肺、气管、食管。关和中焦都表示中,中焦中有肝、胰、胃和脾。尺和下焦表示下,下焦有肾(命门、小肠、大肠、膀胱等)。虽然这种解释对于现代生物科学而言是不能令人完全满意的,但是其结论是正确的,这种关系的比较和描述是正确的。然而,我们依然不满足这种解释，因为我们需要知道为什么。

			寸	关	尺
病人表达（无病医脉气沟通）	左	食指、中指、无名指采用不同力度固定在寸、关、尺位置上	心阳 肺阴 心包 上焦	肝（胆）阴 脾（胃）阳 中焦	肾阴 膀胱 小肠 下焦
	右	食指、中指、无名指采用不同力度固定在寸、关、尺位置上	心阴 肺阳 胸中 上焦	肝（胆）阳 脾（胃）阴 中焦	肾阳 命门 大肠 下焦
医生感受（有病医脉气沟通）	左	食指（大肠经）	有感	有感	有感
		中指（心包经）	有感	有感	有感
		无名指（三焦经）	有感	有感	有感
	右	食指（大肠经）	有感	有感	有感
		中指（心包经）	有感	有感	有感
		无名指（三焦经）	有感	有感	有感

下面，将深入论述中医脉象说的本质，分三个方面进行论述：

(1) 心血管网络动力特性讨论脉象学原理。

(2) 经络系统与血管网络相互融合感受表达的系统学说是脉象学的基础。

(3) 人体脏腑器官运行六气平衡学说是脉象学的阴阳、虚实、寒热、表里的基础。

1. 心血管网络动力特性的脉象交叉定位原理

血管网络的动力特性，可以其动力因素，包括脉搏的速率、脉搏强度、脉搏的形态讨论心血管动力特性，正如心电图中看到的情况。还可以从血管材质和物质特性因素，例如血管物质的软硬度、血管物质的弹性度和血管的收缩与舒张，讨论血管动力特性的一些现象。当然，也可以从血管中血液的充盈度、流动性和溶解气体数量因素讨论血管动力特性，从环境因素研究血管的动力特性。但是从管道流体力学原理和多点交叉定位的方法，是本小节讨论脉象学的关注点。

人体可以明显摸到脉搏的位置有几处，例如左、右颈动脉，左、右上肢肱动脉和左、右下肢股动脉，都是容易取脉动的地方。早期的中医切脉，并不是目前流行的在腕部寸、关、尺的桡切脉，而是在颈动脉、肱动脉、股动脉和其他身体动脉显现部位切脉。到了晋朝时期，由著名的中医师王叔和提倡，改为在腕部动脉诊脉。作者认为中国古代的医生是在身体上选择多点的动脉位置实施切脉诊断的，通过多点切脉信息的交叉聚焦或交叉定位，确定了病灶的位置。这实际上是非常科学的方法。

如果假定：

脏腑动脉脉象＝主动脉脉象⊕腹动脉脉象⊕肾动脉脉象⊕肠系膜动脉脉象

则可以有方程式：

左上肢动脉切脉点脉象＝右上肢动脉脉象⊕左下肢动脉脉象⊕右下肢动脉

脉象⊕左颈动脉脉象⊕右颈动脉脉象⊕脏腑动脉脉象

右上肢动脉切脉点脉象＝左上肢动脉脉象⊕左下肢动脉脉象⊕右下肢动脉脉象⊕左颈动脉脉象⊕右颈动脉脉象⊕脏腑动脉脉象

上面方程式中的“⊕”运算或操作，表示对脉象“求差”，或者“求差异”，或者“求不同”。可以进一步简化上面的方程式：

左上肢动脉切脉点脉象＝右上肢动脉脉象⊕下肢动脉脉象⊕颈动脉脉象⊕脏腑动脉脉象

右上肢动脉切脉点脉象＝左上肢动脉脉象⊕下肢动脉脉象⊕颈动脉脉象⊕脏腑动脉脉象

左颈动脉切脉点脉象＝上肢动脉脉象⊕下肢动脉脉象⊕右颈动脉脉象⊕脏腑动脉脉象

右颈动脉切脉点脉象＝上肢动脉脉象⊕下肢动脉脉象⊕左颈动脉脉象⊕脏腑动脉脉象

左下肢动脉切脉点脉象＝上肢动脉脉象⊕右下肢动脉脉象⊕颈动脉脉象⊕脏腑动脉脉象

右下肢动脉切脉点脉象＝上肢动脉脉象⊕左下肢动脉脉象⊕颈动脉脉象⊕脏腑动脉脉象

如果依照上述切脉的位置摸到脉象，都可以作为已知信息，而对于我们希望知道的脏腑的未知信息，作为方程式的变量，用数学代数解多元方程组。为了了解心（主动脉）、肺（上呼吸道）、肝（胆）、脾（胃）、肾（小、大肠）、心包（体腔）六个脏器的问题，就如有六元方程式，如果求得唯一解，必然是六个方程式联立。联立方程组形式如下：

$$
\begin{aligned}
Y_1 &= F_1(X_1, X_2, X_3, X_4, X_5, X_6)\\
Y_2 &= F_2(X_1, X_2, X_3, X_4, X_5, X_6)\\
Y_3 &= F_3(X_1, X_2, X_3, X_4, X_5, X_6)\\
Y_4 &= F_4(X_1, X_2, X_3, X_4, X_5, X_6)\\
Y_5 &= F_5(X_1, X_2, X_3, X_4, X_5, X_6)\\
Y_6 &= F_6(X_1, X_2, X_3, X_4, X_5, X_6)
\end{aligned}
$$

其中，Y_1，Y_2，Y_3，Y_4，Y_5，Y_6 表示脏腑动脉脉象，X_1，X_2，X_3，X_4，X_5 和 X_6 表示六个位置切脉脉象。

通过切脉的方法，判断人体脏腑运行和健康状态是完全可行的。

显然，在身体的多点，尤其是一些有敏感色彩的位置上切脉，对于妇女是非常不合适的。后来，改革为在桡动脉上切脉，仅选择两个切脉通路，六个切脉点。起初，作者也认为这似乎增加了不确定性。尽管这些诊断方法有某种不确定性，但是可以通过其他诊断方法，例如看舌象，来弥补和解决。通过深入的研究，这种"左、右桡动脉寸、关、尺位置上的切脉"，还是能够相当确定地诊断疾病的。问题是这种切脉的方法要比上面谈到的"多路、多位置的交叉定位方式的切脉诊断"复杂得多。换句话说，"多路、多位置的交叉定位方式的诊断"是比较容易学会的，而"左、右桡动脉寸、关、尺位置上的切脉"方法是比较复杂的，是一种更高级的切脉方法。这就说明了为什么整个中医界会普遍采纳了这种桡动脉上切脉方法，而容忍了这种方法的复杂性和掌握不好带来的不确定性问题存在。

如果我们假定切脉时不考虑身体运动产生的脉搏起伏，认为身体和心情安静，这样，我们可以认为肢体（上肢、下肢）动脉脉象是影响较小的因素，或者认为是常象。还可以假定，头部在切脉时，也属于平稳的生理脉象，不存在较大脑力活动，也可以认为是常象，可以考虑把颈动脉的脉象变化影响做简化。所以，可以得到如下简化或者近似相等的方程式。

人体的血管管道体系，好比是一个"小号"或"圆号"的管道系统，这个由血管细胞做的"管乐管道"，主要由三个"按键"调节管乐发出的音色、音调和音强。这三个"按键"是在主动脉上最大的三个分支动脉：腹动脉脉象、肾动脉脉象和肠系动脉脉象。通过这三个"按键"在人体血管"管乐器"上，奏出各种人体运行的旋律来。

左桡动脉寸部脉象≈心（肺）脏脉象⊕腹动脉脉象⊕肾动脉脉象⊕肠系动脉脉象
左桡动脉关部脉象≈心（肺）脏脉象⊕腹动脉脉象⊕肾动脉脉象⊕肠系动脉脉象
左桡动脉尺部脉象≈心（肺）脏脉象⊕腹动脉脉象⊕肾动脉脉象⊕肠系动脉脉象
右桡动脉寸部脉象≈心（肺）脏脉象⊕腹动脉脉象⊕肾动脉脉象⊕肠系动脉脉象
右桡动脉关部脉象≈心（肺）脏脉象⊕腹动脉脉象⊕肾动脉脉象⊕肠系动脉脉象
右桡动脉尺部脉象≈心（肺）脏脉象⊕腹动脉脉象⊕肾动脉脉象⊕肠系动脉脉象

上述方程式就是对解剖学人体内脏动脉在简化条件下表达的脉象的数学公式。

做了简化后，中医在左和右两个上肢的桡动脉上切脉，为了进一步定位到中医的脏腑上，分别在两个桡动脉上划分三个切脉点：寸、关和尺的切脉点。于是，把两个切脉点变成六个切脉点。从数学上说，似乎可以解决六个变元量（脏腑）脉象方程式的问题。这六个脏器，中医说是心、肝、肾、肺、脾、命门（肾阳）。

如果令 y 表示桡动脉寸、关、尺部的脉象，x_1 表示心脏脉象，x_2 表示肝（胆）动脉脉象，x_3 表示肾动脉脉象，x_4 表示肺动脉脉象，x_5 表示脾动脉脉象，x_6 表示肾阳（命门）动脉脉象。

左桡动脉寸部脉象 $y_1 \approx G_1(x_1, x_2, x_3, x_4, x_5, x_6)$
左桡动脉关部脉象 $y_2 \approx G_2(x_1, x_2, x_3, x_4, x_5, x_6)$
左桡动脉尺部脉象 $y_3 \approx G_3(x_1, x_2, x_3, x_4, x_5, x_6)$
右桡动脉寸部脉象 $y_4 \approx G_4(x_1, x_2, x_3, x_4, x_5, x_6)$
右桡动脉关部脉象 $y_5 \approx G_5(x_1, x_2, x_3, x_4, x_5, x_6)$
右桡动脉尺部脉象 $y_6 \approx G_6(x_1, x_2, x_3, x_4, x_5, x_6)$

现代中医的两手桡动脉寸关尺切脉是简化模型，是有条件正确的。一位好的中医在两手使用桡动脉寸关尺切脉方法外，应当结合两脚的动脉经络位置的切脉。

在“左、右桡动脉的寸、关、尺”位置上是如何感受不同脏腑运行与健康信息的，仍然需要深入研究。为了寻找“寸关尺，心肺、肝脾、肾命门”的定位答案，首先想到的是从人体解剖学观察上肢的血管情况。首先，看上肢的动脉血管情况。左锁骨下动脉与左桡动脉连接。右锁骨下动脉与右桡动脉连接。可以看到是左右对称的。但是左锁骨下动脉直接与从心脏引出的主动脉连接，而左颈总动脉也直接与主动脉连接。而右锁骨下动脉却与头臂干动脉连接，并与右颈总动脉分支连接头臂干动脉。虽然总体上看是对称的，可以看出细节不完全对称。其次，看上肢的静脉血管情况。相应的静脉，左锁骨下静脉和左颈总静脉与左头臂干静脉连接。而右锁骨下静脉和右颈总静脉比较直接地与上腔静脉连接，也不完全在细节上对称。

2. 中医脉象的心器官神经节的血管经络脉络的感受表达原理

对于“经络系统表现出前神经网络和胚胎血管网络的融合发育”的结论，需要更全面的论述，例如以下“黑体字”描述的部分，就需要增加某些内容。

(1) 心经属心，络小肠；小肠经属小肠，络心；通过肺动脉入肺和通过动脉与退化的动脉导管入脾、入肝、入肾。通过右心房、卵圆孔、左心房、左心室、动脉弓、头臂动脉入头颈、入上肢。

(2) 肺经属肺，络大肠；大肠经属大肠，络肺；通过肺静脉入心。

(3) 心包经属心包，入心，络三焦；三焦经属三焦，络心包。

(4) 脾经属脾，入心，络胃；胃经属胃，络脾；通过静脉(门静脉)入肝，再入心。

(5) 肝经属肝，入肺，络胆；胆经属胆，络肝；通过下腔静脉和退化静脉导管入心。

(6) 肾经属肾，入肝，络膀胱；膀胱经属膀胱，络肾；通过下腔静脉入心。

从增加“通过右心房、卵圆孔、左心房、左心室、动脉弓、头臂动脉入头颈、入上肢”的内容看，胚胎血液循环的路径中，如下的血管内经络路径对于我们讨论中医脉象学是非常重要的。

心窦→右心房→卵圆孔→左心房→
左心室→动脉弓→头臂动脉→桡动脉

在这个血管内的经络脉络路径上，我们可以看到脾、胃、小肠、大肠经过肝门静脉进入下腔静脉路径和肾、膀胱、生殖器官直接通过下腔静脉路径的血管脉络入心路径，这个路径是胚胎血液循环的路径。另外还有肺静脉入心(左心房、左心室)经过动脉弓、头臂动脉入头颈、入上肢的路径。这两个路径，把心、肺、肝、脾、胃、小肠、大肠、肾、膀胱、生殖器官都表达到头臂动脉，最后到桡动脉上。

所以，我们可以在桡动脉上感受心、肺、肝、脾、胃、小肠、大肠、肾、膀胱、生殖器官信息的基础机制已经具备了。

但是，还需要回答两个问题：

(1) 为什么桡动脉的寸、关、尺和心肺、肝脾、肾/命门对应和医生的食指、中指、无名指的感受关系。

(2) 左寸关尺对应(心阳,肺阴)、(肝阴,脾阳)和(肾阴),右寸关尺对应(心阴,肺阳)、(肝阳,脾阴)和(肾阳命门)。

在这里,首先回答第1个问题。在桡动脉上能够感受心、肺、肝、脾、胃、小肠、大肠、肾、膀胱、生殖等器官的信息,因为在桡动脉血管中存在着能够感受这些器官信息的经络系统的血管内的路径。依照经络系统感传的基本原理,经络路径是在血管器官的物质、热、气、水和信息交换的"五张皮"结构中的感传路径。人体所有的器官也同样存在着物质、热、气、水和信息交换的"五张皮",它们在"五张皮"上"生、交换、纳、吐、调"物质、热、气、水和信息,虽然承担的功能不同,但是人体所有器官的上述功能是平衡的。而经络系统是调节人体"五张皮"、"生、交换、纳、吐、调"的系统。其中调节信息,还与神经系统和内分泌系统关联,调节调度人体的细胞主体资源和再生、修复和重组活动。经络路径就是人体所有器官的"五张皮""生、交换、纳、吐、调"的通道。没有这个路径,就不能实现跨组织、跨器官和跨系统的"五张皮"调节功能。关于这些我们已经在本章的经络系统、脏腑系统和感受表达系统中有详细的论述。

经络的感传路径,是依照路径的顺序来感受表达路径上的器官状态的。可以说,在桡动脉可切脉的位置上,应当顺序感受表达路径上的器官状态。依照心动脉为观察点感受表达的顺序,首先心脏和肺脏(因为是胸腔血管,最直接、最近);其次感受表达肝和脾、胃,因为它们的血管位置在腹腔上部;第三是感受表达小肠、大肠、肾、膀胱、生殖等器官,因为它们是腹腔下部和盆腔中器官,血管位置离心脏最远。这个描述居然与传统中医的上焦、中焦和下焦是一致的。于是可以得出"桡动脉上寸关尺的血管位置与三焦(上焦、中焦和下焦)的血管位置对应"。于是我们可以对应出:

(1) 桡动脉寸位置对应上焦主静脉血管位置,即对应心、肺。在这个位置上感受到心、肺的状态信息。

(2) 桡动脉关位置对应中焦主静脉血管位置,即对应肝、脾、胃。在这个位置上感受到肝、脾、胃的状态信息。

(3) 桡动脉尺位置对应下焦主静脉血管位置,即对应肾、膀胱、生殖器官、小肠、大肠。在这个位置上感受到肾、膀胱、生殖器官、小肠、大肠的状态信息。

显然,如此切脉定位,并不是绝对的。因为,对于高明的中医大夫(会运行经络经气的医生),在脉诊中具有另外能力,即医生手指的经络经气与病人肺经通路和血管中的器官神经节的脉络之气沟通,可以诊断疾病。我们知道,医生的食指大肠经、肺经的路径,如果与病人心、肺异常脉气沟通,可以感受心肺的疾病(有某种感受);医生的中指是心包经的路径,如果与病人的动脉血管的肝、脾脉异常脉气沟通,可以感受肝、脾疾病。医生的无名指是三焦经的路径,如果与病人的动脉血管的肾、肠道等异常脉气沟通,可以感受下腹腔和盆腔的疾病。高明的中医大夫,在任何切脉位置上脉诊,只要能够通过自己的经络部位与病人的脏器部位经络对应,无论是表皮经络路径和血管内经络脉络的脉气能够沟通，同样可以诊断病人疾病。

上面的论述已经区分出了桡动脉的寸、关、尺的不同对象表达。

脉象学的基本原理可归纳为两句话：

(1) 在脉象平衡正常时，不能区别在“寸”位置上的正常脉象是表示为心，或肺，也不能区别在“关”位置上正常脉象是表示为肝，或脾、或胃，不能区别在“尺”位置上正常脉象是表示为肾，或膀胱、或生殖器官，或小肠、或大肠。

(2) 在脉象出现异常时，由于不同器官在表达的异常概念的差别，通过不同的异常脉象差别，感受不同器官疾病的表达。

作者十分感叹，我们从不满足传统中医关于“寸关尺与三焦”的对应关系的解释出发，最后在研究的结论上，我们完全回到承认了寸关尺与三焦的对应关系。当然，我们还是前进了，明白了其中的道理是最大的收获。但是，问题还没有完，还有问题需要研究，请看下面进一步的论述。

3. 中医脉象的阴阳、虚实、寒热、表里的脏腑系统平衡原理

在这里主要讨论左、右桡动脉不同的感受表达和阴阳分布两个问题。

1) 左、右桡动脉不同的感受表达问题

在本章脏腑系统论述中，我们详细介绍了人体的物质、热能、运动、气体、水和信息的六气运行中的五维(上下、表里、背腹、左右和远近)平衡关系，可以分解讨论上下平衡、表里平衡、背腹平衡、左右平衡和远近平衡。五维平衡包括物质交换平衡、信息交换平衡、运动平衡、感受表达平衡和增殖/繁殖平衡。中医脏腑在五维(上下、表里、背腹、左右和远近)平衡中有各自的重要作用。

(1) 中医肝，肝有生物质、交换信息、纳水、吐气和调热的特性。在人体的“物质、热能量、气体、水、信息和主体”六气平衡上必然有所表达。肝功能和生命活动(再生、修复、重组)正常，那么表达出来的六气态势是符合基准模式或较少偏差的，所以中医肝感受的是平衡或需要较少调整，六气运行状态平稳。如果肝功能和生命活动(再生、修复、重组)异常，例如纳水或吐气太过或不及，影响了肝生物质和交换信息，减少了肝调热能力。这种由肝引起的六气运行不平衡，因为所有的器官都共同面对六气运行的状态，必然把这种不平衡负担转嫁给其他器官，帮助肝减轻负担，扶持肝功能和生命能力的恢复。

(2) 中医心，有生热、交换物质、纳信息、吐水、调气的特性。在人体的“物质、热能量、气体、水、信息和主体”六气平衡上必然有所表达。所谓心功能和生命活动正常，表达出来的六气态势是符合基准模式或较少偏差的，有较少调整。如果心功能和生命活动异常，如纳信息或吐水太过或不及，影响了心生热和交换物质，减少了心调气能力。这种由心引起的六气运行不平衡，因所有的器官都共同面对六气运行的状态，必然把这种不平衡负担转嫁给其他器官，帮助心减轻负担，扶持心功能和生命能力的恢复。

(3) 中医脾,脾有生气、交换热、纳物质、吐信息、调水的特性。在人体的"物质、热能量、气体、水、信息和主体"六气平衡上必然有所表达。所谓脾功能和生命活动正常,表达出来的六气态势是符合基准模式或较少偏差的,有较少调整。如果脾功能和生命活动异常,例如纳物质或吐信息太过或不及,影响了脾生气、交换热,减少了脾调水能力。这种由脾引起的六气运行不平衡,由于所有的器官都共同面对六气运行的状态,必然把这种不平衡负担转嫁给其他器官,帮助脾减轻负担,扶持脾功能和生命能力的恢复。

(4) 中医肺,肺有生水、交换气体、纳热、吐物质、调信息的特性。在人体的"物质、热能量、气体、水、信息和主体"六气平衡上必然有所表达。所谓肺功能和生命活动正常,表达出来的六气态势是符合基准模式或较少偏差的,有较少调整。如果肺功能和生命活动异常,例如纳热或吐物质太过或不及,影响了肺生水和交换气体,减少了肺调信息能力。这种由肺引起的六气运行不平衡,由于所有的器官都共同面对六气运行的状态,必然把这种不平衡负担转嫁给其他器官,帮助肺减轻负担,扶持肺功能和生命能力的恢复。

(5) 中医肾,肾有生信息、交换水、纳气、吐热、调物质的特性。在人体的"物质、热能量、气体、水、信息和主体"六气平衡上必然有所表达。所谓肾功能和生命活动正常,表达出来的六气态势是符合基准模式或较少偏差的,有较少调整。如果肾功能和生命活动异常,例如纳气或吐热太过或不及,影响了肾生信息和交换水,减少了肾调物质能力。这种由肾引起的六气运行不平衡,由于所有的器官都共同面对六气运行的状态,必然把这种不平衡负担转嫁给其他器官,帮助肾减轻负担,扶持肾功能和生命能力的恢复。

我们已经知道,物质运行平衡循环是表、里和上、下特性。热运行平衡循环主要是表、里特性,同时具备上、下特性。气体运行平衡循环主要是上、下的特性。水运行平衡循环主要表现上、下特性和表、里特性。信息运行平衡循环主要是表、里特性,同时具备上、下特性。五维的背腹、左右、远近对称特性,主要是经络系统疏通和循行上,例如在经络循行上表现有左、右不同的现象。

左、右桡动脉不同的感受表达,当然也应当是由于经络系统的原因产生的。我们说过,经络的12经脉是左右对称的,左右对称是为了解决发育和运行出现差别的感受、识别和评估。如果左右无差别,表示感受不到左、右桡动脉不同的表达,也就不分左寸、关、尺分别对应(心阳,肺阴)、(肝阴,脾阳)、(肾阴)和右寸、关、尺分别对应(心阴,肺阳)、(肝阳,脾阴)、(肾阳命门)。平衡中无感受,或称无信息。

根据脉象学的基本原理,在脉象出现异常时,由于不同器官表达的异常脉象的差别,通过不同的异常脉象差别的感受,终于在左、右桡动脉上感受出不同器官症状的表达。这种不同的脉象是表达不同器官通过经络系统感传"物质、热、气、水和信息"的不同的运行态势。如果我们把"五张皮"分别命名为物质交换皮、热交换皮、气体交换皮、水交换皮和信息交换皮,那么我们可以从异常脉象中感受到上述"五张皮"的症状,并可以有以下表现：

(1) 例如表现物质，其异常脉象感受表达在肝生物质→心交换物质→脾纳物质→肺吐物质→肾调物质的循环中，可以判定是物质交换平台的"物质交换皮"的症状。

(2) 例如表现热，其异常脉象感受表达在心生热→脾交换热→肺纳热→肾吐热→肝调热的循环中，可以判定是热交换平台的"热交换皮"的症状。

(3) 例如表现物气，其异常脉象感受表达在脾生气→肺交换气→肾纳气→肝吐气→心调气的循环中，可以判定是气体交换平台的"气体交换皮"的症状。

(4) 例如表现水，其异常脉象感受表达在肺生水→肾交换水→肝纳水→心吐水→脾调水的循环中，可以判定是水交换平台的"水交换皮"的症状。

(5) 例如表现信息，其异常脉象感受表达在肾生信息→肝交换信息→心纳信息→脾吐信息→肺调信息的循环中，可以判定是信息交换平台的"信息交换皮"的症状。

(6) 例如表现主体，其异常脉象感受表达在肾、心、肺、肝、脾的再生、修复和重组以及这些系统内左右器官、组织的细胞周期和主体资源调度的经络循行的循环中。

中医大夫，正是通过在左右桡动脉脉象上感受物质、热、气体、水、信息和主体的异常表达，可以在左寸、关、尺分别感受到心、肺的不同表达，肝、脾的不同表达和肾、膀胱、小肠、大肠的不同表达和右寸关尺分别感受到心、肺的不同表达，肝、脾的不同表达和肾、膀胱、小肠、大肠的不同表达。

中医大夫，左右桡动脉脉象上感受不同的表达，另一种可能是经络系统的运行左右对称破坏，例如某脏腑的静脉中，左或右两条经脉感传出现问题，如阻塞、气滞、血庾、疼痛、冷热不均和物质、气体、水空满差别等异常表现，都表达了不同器官的病症。

中医大夫，在上述选择思考中，通过辨证方法，最后确定疾病所在。

2) 阴阳感受表达分布问题

所谓"阳"，传统中医认为，表、气、实、热为阳病的表症。从本书观点看，"阳"主要是指"能量物质、信息和流动性气体"等传统中医的"气"概念。在传统中医学的"气"概念中，从脉象学角度看，可以归纳出一些二级概念，主要包括白天、功能、能量、气体和脉动的收缩压等概念。其中的白天概念，实际上是细胞周期的G1时相概念。功能概念是指主体的分类功能，例如包括对物质、热能、运动、气体、水和信息的生、交换、纳、吐、调。所谓能量概念是指物质和能量代谢，关注物质化学能、热能、机械能的储存和转换，所谓能量物质是指人体消耗能量的物质。气体概念是指人活在大气层中，气体的代谢和运动对人体有非常重要的作用，对人体的器官运行、体液流动、血压脉动都有重要影响。血管脉动和收缩压概念是指反映心脏跳动速率和收缩力的血压，其速率与植物神经和内分泌激素有关，收缩压与心肌收缩力、血液中气体与水含量、能量物质产生、血液温度、物质含量、水溶性和血液细胞数量(尤其是红细胞数量)等有关。所以，这种收缩压反映人体包括心、肝、肺、脾、肾、脏等器官分类功能的能力。

所谓“阴”,传统中医认为,里、水、虚、寒为阴病的表症。从本书观点看,“阴”主要是指“结构物质、水和主体”等传统中医的“血”概念。在传统中医学的“血”概念中,从脉象学角度看,可以归纳出一些二级概念,主要包括主体、夜间、再生、水和脉动的舒张压等概念。其中的主体概念是指细胞、细胞组织、生物器官、生物系统和生物个体等,例如本书定义的经络系统、中医脏腑系统、体质系统和感受表达系统等主体概念。所谓结构物质是指构成细胞、组织和器官的主体结构需要的物质,例如细胞膜、细胞器和细胞核需要的组织结构物质。夜间概念是细胞周期的 S＋G2＋M 时相概念。再生概念是指细胞增殖与组织、器官的再生、修复和重组。水概念指人体肺生水、肾交换水、肝纳水、心吐水和脾调水的概念范畴。舒张压概念指反映心脏舒张期(非收缩)的血压,这种舒张压与心肌舒张程度、心肌排水和心包水含量等有关。所以,这种舒张压反映人体包括心、肝、肺、脾、肾、脏等器官基础生命能力。这种基础生命能力主要表现在再生、修复、重组和维系器官运行平衡态势。

通过上面的讨论,中医脉象学,是建立在本书反复强调的中医经络系统和中医的脏腑系统的功能/生命运行的五行结构总体框架之上,在中医脏腑系统的六气运行平衡模式和系统机制、中医脏腑器之间的五维运行的平衡关系上的。中医脉象诊断是非常典型的医生和病人的感受表达的学说,不同水平的中医大夫的脉象诊断能力是有相当差距的。

在上述讨论的基础上,再回过头来重新认识中医的脉象学说,我们可以非常理直气壮地说,中医的脉象和体象学说,是直觉正确的、结构正确的、理论正确的和完全科学的。为之赞叹!

5.8.2 中医体象学说原理

人体感受表达网络有终端部位,而人体的面、手、足、耳、躯干等就是人体感受表达网络的终端部位。下面,我们将比较详细地介绍、讨论和论述,这些感受表达的终端部位的“反射区”现象是如何形成的,并详细论述这些体象的“反射区”是如何与人体脏腑和其他器官建立起关联关系的。

有人说,人身体的“全息胚体”理论和“海德带”现象是由于“相同神经节段”的“牵涉性”反应。这个解释是有错误的或者是解释不完全的。我们说,应当存在着其他的原理和机制解释体表部位反射区现象。这种机制原理正是本书阐述的“生命表达行为网络”实现的,即体内脏器运行状态在体表的表达是通过生命表达行为网络实现的。

人体脏腑器官都是通过上述网络形式传递感受表达的信息和传递行为信息的,为什么会表达在不同的部位?这是什么原理?有多种可能性,其中可能性最大的方式有以下几种,在此给出解释。

1. 内分泌系统通信方式

内分泌细胞、内分泌组织(肝、胰、肾等内分泌组织)、内分泌器官(胸腺)等,通过循环系统的网络，实现人体内脏腑、器官和部位的信息、行为的接力传递。以内分泌系统通信方式解释“反射区”感受与表达，表面观察具备条件，稍微深入思考，发现并不具备条件。因为以全身细胞作为目标细胞的激素，只有下丘脑释放因子、甲状腺素、生长激素、胰岛素、睾丸酮、雌激素等属于全身性的受体信号激素。更深入地分析和研究，由于人体中有“弥散内分泌腺细胞”和“弥散神经内分泌腺细胞”大量存在，可能具有接受非“全身目标细胞”激素和信号分子感受和表达能力，为内分泌通信方式解释“反射区”感受与表达现象，提供了某种可能性。这种原理和机制对于全身非部位特点的感受与表达，例如某些疾病出现全身性反应是有说服力的。最后，在考虑这些机制为什么具有人体部位特点时，发现仅用内分泌系统，不能完整反映脏腑器官的运行状态和“反射区”感受与表达。假定肝脏运行的信息，可以通过内分泌系统通路通信，并且是向全身其他部位传递。不能确定只传向手足的肝脏反射区。假定，我们在手足的肝脏反射区刺激，通过内分泌系统，不会把刺激信息传输到肝脏。

弥散分布的内分泌腺细胞（包括弥散神经内分泌腺细胞）具有全身感受和表达的能力，只是缺少脏腑、器官运行信息在人体部位上反射区的定位信息。为了解决反射区的定位问题，下面考虑弥散分布的内分泌腺细胞（包括弥散神经内分泌腺细胞）和具有定位能力的神经系统、中医经络系统的组合方式。

2. 神经系统、内分泌系统和弥散内分泌细胞网络联合通信方式

用神经系统解释人体“反射区”现象，至少可以解释“海德带”的心脏反射区现象，虽然其中细致的机制与原理不清楚，但已经是被普遍接受的解释。这种解释具有某种定位信息，指明了脏腑器官在特定位置或反射区有感受和表达。但是，对于中医提出的面、手、足、耳、四肢等反射区的现象不能解释，需要补充新机制的考虑。内分泌系统的一些内分泌组织和器官，是面向某些脏腑器官的，虽然具有施主和受主的特异性和定位信息，但对非脏腑器官，例如手、足和四肢，缺少反射区定位信息。假定肝脏运行的信息，可以通过神经和内分泌系统通路通信，并且是向全身其他部位传递。同样，不能确定只传向手足的肝脏反射区。假定，我们在手足的肝脏反射区刺激，虽然神经系统感知刺激部位，但是神经系统和内分泌系统如何把这种刺激信息传输到肝脏，依然缺少目标脏腑器官的定位信息。所以，如果弥散分布腺细胞（包括弥散神经内分泌腺细胞）通过人体神经系统（后神经系统）和内分泌系统的关联关系，共同构成人体感受表达网络终端反射区对人体脏腑器官产生的反应，依然存在不能解释的较大范围。

3. 经络系统和弥散内分泌细胞网络联合通信方式

弥散分布内分泌腺细胞（包括弥散神经内分泌腺细胞系统）通过与前神经系统的神经干、神经环和神经节退化演变的中医经络系统结合在一起，通过经络系统一方面联系了脏腑器官，另一方面联系了面、手、足、耳和四肢终端部位。同时考虑到在脏腑器官和面、手、足、耳和四肢终端部位都具有弥散神经内分泌腺细胞，而且这些弥散神经内分泌

腺细胞联系不同的具体经络，构成了在终端部位的定位信息，非常清晰地构成了人体感受表达网络终端反射区对人体脏腑器官的感受与表达网络。具备了解释人体面、手、足、耳和四肢终端部位的反射区现象的要求和条件。可见其中经络系统依然是人体各反射区的重要的感受与表达网络的主要干线通道。假定肝脏运行的信息，可以通过经络系统肝经的通路通信，有确定路径和方向的把信息传递到肝经经过的部位，如果足的肝脏反射区的细胞与肝经连接，那么肝脏的运行信息可以传递到足反射区。假定，我们在足的肝脏反射区刺激，通过反射区细胞把刺激传递到附近的肝经上，必然会沿肝经把刺激信息传输到肝脏。

4. 血管经络脉络通信方式

由于血管中心器官神经节脉络，连接所有器官和组织，所以通过血管可以传递到人体终端部位，表达出器官的状态信息，呈现出体象。举例说明，假定肝脏运行的信息，可以通过血管细胞的通信，向全身其他部位传递，通过血管的心器官神经节脉络，可以在手足的肝脏反射区中表达。

5. 上述方式的组合方式

包括神经系统、内分泌系统、经络系统和血管系统与弥散腺细胞网络，不同组合而成的网络通信方式。由于前神经系统的许多细胞退化演化成其他组织细胞，演化而成经络系统，使其他通信方式，例如血管、排泄管、肌肉等组织内的细胞，都具备反射区通信的能力，并成为人体感受表达网络的组成部分。举例说明，假定肝脏运行的信息，由于经络系统主要经络有交汇和连接，可以通过经络系统心经、肺经等其他经络干线，把信息传递到手的肝脏的反射区。假定，我们在手的肝脏反射区（与经络联系肝脏的穴位有关区域）刺激，通过反射区局部细胞通信把刺激传递到附近的经络上，必然会沿这些经络把刺激信息传输到肝脏。在引入了经络系统后，前面谈到的所有通信方式才能组合起来。人体的感受表达系统网络，既有全身性的感受表达，也有比较明显的“反射区”感受表达；既有通过神经系统和内分泌系统的感受表达，也有通过经络系统和弥散（神经）内分泌腺细胞以及血管、淋巴管、肌肉等组织细胞共同组成了人体感受表达网络系统。

为什么唯独经络系统有联系脏腑器官、人体终端部位和双向定位感受表达的能力，只要认真分析经络系统是如何发育和产生的，就不难理解。

结论：**人体体象是通过人体经络系统干经、分支脉络和弥散腺细胞网络连接，并通过血管器官神经节脉络把器官的运行状态信息表达到人体终端部位（例如手足等），形成反射区。通过按摩终端部位的反射区，通过反射区部位弥散腺细胞网络与神经、内分泌、经络系统连接，相应部位的神经、内分泌、经络和血管的刺激通过对应经络系统路径传递到经脉连接的器官上，对器官在物质、热、气、水和信息的生、交换、纳、吐、调进行功能调整或影响器官的再生、修复和重组，从而达到保健和治疗作用。**

5.8.3　中医学治疗原理概论

中医的治疗有多个层次，精神、情志、按摩、外敷、针灸、吃药、外科手术等。中医治疗是辨证论治。通过几千年的积累，中医治疗产生了大量的治疗方案，例如“调整阴阳”、“热者寒之”、“寒者热之”、“实者泄之”、“虚者补之”、“活血化瘀”、“扶正祛邪”、“虚补实泄”、“清热解毒”、“温宫活经”、“去湿化痰”，等等。中医的治疗方法非常具有哲理，其治疗方法归结为汗法、吐法、下法、和法、温法、清法、消法、补法等八法。另外，中医在历史上也有外科、麻醉、正骨等特色治疗。

根据本书的论述，中医治疗主要基于几个重要原理：

(1) 基准修正原理。

(2) 调节平衡原理。

(3) 调整行为原理。

(4) 扶正祛邪原理。

(5) 环境清洁原理。

1. 基准修正原理

基准修正原理从经络系统和中医肝看，都有非常显著的代表性。经络系统的治疗原理使人感到神奇，由经络的感传与信息交换通过经络系统进行诊断，对于人们来说，需要明确其原理和机制，因为似乎这个未明确的难题依然处在他们能够理解的范围内。然而，通过经络刺激可以治疗疾病，确实令人感到不能理解。也就是说，如果经络系统仅仅是一个前神经系统，根据人们对神经系统的理解，经络系统是一个信息交换或者通信系统，怎么会有操作的功能，对疾病有处理的能力。因为人们认为治疗疾病需要具有“处理”和“操作”的功能和能力，如果经络系统具有把这种“处理”和“操作”作用在对象和病灶上的功能，那么经络系统当然具有治疗的功能和能力。显然，人们的这种概念是从传统的科学范畴的基本概念中得到的。例如从数学中得到，而且是被根深蒂固地记忆在自己的大脑中，一个函数 $F:A\to A$，表示 F 是作用在 A 中一个对象，可以得到 A 中另一个对象。所谓函数作用在对象上，意即可以改变这个对象。从物理学，对一个对象只有通过处理和操作，例如通过外力、加热，才可以改变对象的状态。从信息系统中，信息处理只能得到信息和加工信息，而不可能改变计算机的硬件和计算机系统结构。因为改变计算机系统和硬件，需要有改变它们的操作和处理的能力，而信息系统本身不具备这种能力。即便是对于软件，也只有通过软件的程序代码的结构，才可能改变软件。如果一个信息系统没有改变软件代码和数据结构，那么它同样不具备改变系统和软件的功能和能力。所以，具有现代数学和科学知识的人，一定会感到，刺激经络如何会对一个对象产生处理或操作是最令人费解的。因为他们看不到一种外部作用的东西或直接因素，例如药物、手术、辐射、温度，作用在对象病灶上。所以许多人感到经络治疗如同魔术一样。

产生这种奇妙感觉的基本原因是,人是由细胞、组织、器官和系统等各种生物主体构成的。而主体与客体的基本区别是主体有自主的行为,而不需要被操作,而客体的功能是通过被操作或者被引用,才能表现。客体是被操作的,而主体是操作的施主。主体的基本特征是自行行为、自组织、自管理、自控制和自平衡。而且自己根据感受、识别进行评估和表达。细胞主体在活动中,并不是随意的感受和表达,是有自己的行为基准的,这个基准模式被存储在细胞的 AIB 中。体内的细胞行为受经络系统和神经系统(内分泌系统)多方面的作用和影响。

我们详细描述了经络系统是人体胚胎发育最早产生的前神经系统,在胚胎发育时期它是人体强制发育的控制主体,是细胞因子的系统级别的使用主体,在出生后它是人的行为基准模式承载主体,它记录了人类先天的生命行为和功能行为的行为模式,所以它是人体行为的基准。这个基准行为模式是天生的与不可塑造的。人体神经系统记录的后天的行为模式,是可塑造的,是需要被经络系统记录的行为基准模式不断地纠正偏差。这种依照人体"先天行为基准模式"要求生物主体自行纠正行为模式能力,是治疗疾病的基本原理。恢复基准行为模式就是治疗。辨证归经、药物归经是由于基准归经。

2. 平衡调节原理

平衡调节原理突出表现在经络系统和中医脏腑功能表达中,中医心是代表者。维系人体脏腑系统运行的平衡包括多层含义,主要包括五气平衡、五维平衡和功能分类的主体行为平衡。

(1) 人体"物质、热、气体、水和信息"的平衡。经络系统在白天(细胞周期 G1 时相)主要协调"物质、热、气体、水和信息"的平衡感受表达网络系统。当物质太多、热太多、气体太多、水太多和信息太多,物质不及、热不及、气体不及、水不及和信息不及时需要调整。尤其是人体体液的平衡,包括蛋白水溶性、糖水溶性、脂溶性、酸碱性和酸碱溶性的平衡对六气运行的平衡有着重要意义。

(2) 人体五维(上下、表里、背腹、左右和远近)的平衡。"物质、热、气体、水和信息"的五维(上下、表里、背腹、左右和远近)平衡。这种平衡是要求物质、热、气体、水和信息交换的平衡性,纠正不应当存在的差别性。

(3) 人体功能分类主体行为的平衡。中医五脏(肝、心、脾、肺、肾)主体对"物质、热、气体、水和信息"的"生、交换、纳、吐、调"的行为平衡有决定性作用。这种功能分类行为的平衡是维持主体发挥功能的基本条件。

所以,可以说从人体生理运行态势的失衡调整到运行的平衡状态就是治疗。

3. 行为调控原理

行为调控原理表示在人体神经内分泌和经络系统调控中,中医脏腑中其代表者为中医肾。经络系统在夜间睡眠(细胞周期 S/G2/M 时相)期间承担体内细胞和组织的再生、修复和重组重要任务。它是人体统一再生、修复和重组的感受表达网络系统，还是人体统一细胞周期和主体资源的调度感受表达系统，维持人体主体生命行为的平衡。中医五脏（肝、心、脾、肺、肾）主体行为的平衡不仅是主体功能分类行为的平衡，尤其是保持主体增殖、分化、再生、修复、重组和主体感受表达行为的活力和能力。这种生命行为的平衡是维持主体可持续生存的基本条件。

改变、调整细胞行为是中医治疗的基本原理之一。细胞生命行为主要有物质交换、信息交换、运动、感受表达和增殖分化等行为。其中细胞感受表达行为和增殖行为的改变是最受关注的。例如癌细胞就是细胞感受表达行为和增殖行为的变异，细胞程序性死亡（CPD，细胞凋亡）消失，细胞恶性增殖。通过中医治疗恢复细胞程序性死亡，改变细胞增殖行为，对治疗癌症是一种可行的出路。调整细胞行为，使坏细胞凋亡，使好细胞代代相传。现代生物学的干细胞方法，基本上是属于改变组织、器官内细胞主体组成和调整细胞行为的治疗方法。与中医学的行为控制原理是一致的。

4. 扶正祛邪原理

扶正祛邪原理表现在人体免疫系统和中医脾的功能表达中。中国古代的医学圣人，告诉我们诊断疾病是“病人体内生物主体在表达，而医生在感受”；治疗疾病是“扶正祛邪”，或者说通过医生作用，使体内的生物主体自行努力，而改变自身状态。“扶正祛邪”就如同两军对抗，在体内的正、邪对抗中，依据对抗态势，实施针对性的措施，扶植正气态势增长，抑制邪气态势增长，最后取得正气在对抗中的胜利。通过扶持细胞、组织、器官和系统等主体的正气，就可以去掉内外的邪气，疾病被治疗。所以，扶正祛邪原理就是提高免疫力原理。提高人体免疫力方法非常多，例如加强细胞增殖再生，修复细胞、组织和器官损伤，改善器官综合生命指标，提高组织器官代谢能力，增多淋巴细胞数量和活力等。

5. 环境清洁原理

环境清洁原理突出表现在中医肺、肾的功能表达中，中医肺是代表。生物的个体、系统、器官、组织和细胞都有自己需要的环境要求。这种环境情况和主体的状态、行为能力密切相关。而且主体的行为可以不断改变环境和自身的状态，与主体的生命行为和功能服务行为直接有关。体内环境与自然的环境必须实行不断的交换，才能保证生物主体的生命维系和功能发挥的要求。

保持适合要求的体内温度环境。体内温度环境与人体周围环境是密切相关的，维持适当的人体周围环境的温度是保持人体物质、热、气体、水和信息的生、交换、纳、吐、调必要的条件，也是人体保持健康的重要条件。保持体内热交换顺畅，保持热交换平台的运行正常。

体内的气体环境必须保持平衡，不断有新鲜的氧气补充，细胞代谢产生的二氧化碳必须及时地处理和排出体外。另外，保持体内气体交换和流动性畅通，保持气体交换平台的运行畅通。

体内水环境必须保持持续的清洁。要持续维持体内真水(小分子水)环境的充盈,保持蛋白水溶性、糖水溶性、脂溶性、水与无机盐、酸碱性和酸碱溶性的平衡。保持体内水交换顺畅,保持水交换平台的运行正常。

体内信息环境保持畅通。保持经络感传畅通,包括内分泌系统和神经系统在内所有生物系统运行有序正常的条件。情志平和是维持体内信息环境的关键因素。保持体内信息交换顺畅,保持信息交换平台的运行正常。

体内物质环境保持适度、平和。保持结构性物质和能量物质需求的平衡,尊重人体"从头合成"核苷酸和核酸,依据必要氨基酸、非必要氨基酸要求和"自我合成"蛋白质要求,脂肪可以拿来使用并储存在脂肪组织,单糖和二糖等小分子糖可以直接吸收,而寡糖和多糖必须有适当水解酶才能吸收,或从淋巴管道进入体内。在肠道中不能消化的异体蛋白是有毒的。在肠道中排除毒素是排毒最有效的方法。避免非生命物质功能使用。保持体内营养物质交换顺畅,保持营养物质交换平台的运行正常。

体内主体组成环境保持感受表达正常状态,对于入侵主体有感受、识别和表达的能力,细胞组织内细胞周期有序调度,组织和器官的再生、修复和重组有序进行,主体保持活力,主体行为符合基准模式要求,可塑行为纠正有序而和谐。对于衰老细胞实行有序的程序性死亡。另外,维持体内有益微生物的生存,抑制有害微生物的生存。

5.9 创立中医学新医药化学:改变主体行为的化学

5.9.1 中医学新医药化学方法概论

中医药化学是坚持中医药特色工艺流程的医药化学方法。中医学新医药化学方法不同于现代工业意义上的任何医药化学方法,她坚持来源于生物,回归于生物,继承传统中医药物制作的方法,强调它的生命性。

中医界的理论学者应有志向把中医医药化学作为研究的对象,研究中医药化学是什么化学,明确是否除了试管中的化学和工业制造药品的化学还有其他化学。

中医的医药化学必须坚持一个基本点,那就是生物主体与行为参与过程的化学。研究主体的存在和主体的行为、主体的自组织如何影响化学的,研究化学对细胞行为和行为控制的改变,尤其研究不改变细胞物质结构,如何改变和恢复细胞的行为和行为能力。这种化学也可以叫生物体行为化学。

(1) 中医医药化学方法的目标是研究通过化学,药物改变细胞行为控制的状态、能力和恢复行为的能力,而不是研究人体缺少的某种化学物质。

(2) 研究细胞级别、组织级别、器官级别和系统级别的行为控制机制(行为信息基)的物质表达和行为信息内容的表达。

(3) 研究如何修改细胞行为信息基的行为控制信息,而不用改变细胞的物质结构,从而改变细胞行为的某些功能和特性。

在上述定义中,首先中医医药化学方法明确区别了与一般医药化学的目标对象,即研究和生产促进、调整人体细胞、组织、器官和系统的行为能力、活性的物质。一般的生物化学可以划分为蛋白质化学、核酸化学、糖与脂的化学和酶的化学等等。而中医的化学方法，虽然同样是蛋白质、核酸、糖与脂的化学和酶的化学，但为这些化学物质规定一个限定词，即主要用于促进和调整细胞、组织、器官、系统的行为能力和活性物质。例如可以分类给出，哪些药物可以改变和调整肌肉细胞行为模式、能力和性质；哪些药物可以改变和调整神经细胞行为模式、能力和性质等等。使中医药物的热、温、凉、寒、气味（酸、苦、甘、辛、咸）和中医药物功能（活血化瘀、扶正祛邪、虚补实泄、调整阴阳、去湿化痰等）针对对象更加精确。例如有针对神经细胞、腺细胞、肌肉细胞、骨细胞等分类的行为改变与调整的药物。

其次，我们强调药物改变和调整细胞、组织、器官和系统的行为，必须要了解药物是如何做到的，了解和明白其中的机制与原理；并且做到改变和塑造生物主体的行为能力、活性、类型、模式和程序，而不要改变主体的物质结构。所以，要了解细胞、组织、器官和系统的行为控制机制和存储形式。

再次，我们必须研究生物主体参与化学过程的新领域，或许称这个化学为面向生物主体的化学。

例如，我们可以研究和生产出面向不同人体细胞、不同组织、不同器官和不同系统的生物主体行为的各种药物。

5.9.2　中医药多糖、寡糖工程

在生命组织中，已经建立起了生命物质范畴，包括糖、蛋白质、脂肪、水/无机盐和核酸。

这里，我们主要提醒在蛋白质（氨基酸）、多糖（葡萄糖）、脂肪（脂肪酸）、水/无机盐和核酸（核苷酸）生命物质中，蛋白质和核酸是需要自己合成的，甚至“从头合成”，只有吸收的氨基酸可以被人利用。氨基酸对生物具有一致性，而蛋白质是自己合成的，具有个体性。异体蛋白，如果不能在消化系统分解成氨基酸，对于人类健康只能是一种危害。所以，突现多糖和寡糖的重要性。具有治疗意义的多糖和寡糖对于许多严重的疾病具有显著的治疗效果。另外，在生命物质之间，存在着相生、相克关系。生命物质的五行关系，对于人类健康、治疗、药物、病毒等领域有重要的指导意义。

对于人类，核酸在人体中更是自己合成的，从 DNA 的复制和 RNA 的转录，都说明食物中的核酸不能直接利用，即便是食物核酸分解的核苷酸，也不能直接利用，而应当“从头合成”。可见生物对生成的核酸和核苷酸高标准要求。对形成核苷酸的材料来源也有要求，全部合成过程是“自主知识产权”与“自主可控”的。

对于人类，体内蛋白质是人体细胞自身产生的，即依据 mRNA 要求，由核糖体合成。食物中蛋白质（非自产生的异体蛋白质）如果在肠胃中不能被分解为氨基酸，依然在肠道中保留未被分解成氨基酸的蛋白质，要么被排泄出去，要么被肠道中微生物处理，并产生大量的有毒气体，或者被人体通过小肠表皮细胞吞噬分解成氨基酸，或者被淋巴管道吸收到血液系统中。但是这些异体蛋白质或多或少与人体自产生的蛋白质是不同的,有些甚至是有毒或有害的。这些蛋白质必须到肝脏中被处理,会增加肝脏的负担。所以,吃富含蛋白质的食物,必须具有很好消化蛋白质的消化系统。一种理想的情况是食物蛋白质在消化系统被全部分解成人体可以再利用的氨基酸。氨基酸是所有动物都可以直接拿来利用的,并用它合成自己的蛋白质。人类有一些氨基酸是需要从食物中补充的,自己不能合成。所以,没有足够消化蛋白质能力的人,是不能随便补蛋白质的。现代人摄入蛋白质过多了,不能消化是造成许多疾病的重要原因之一。干净的水/无机盐和多糖、寡糖是"多异体蛋白不消化"现象的主要解决办法。依照中医五行理论,是在增强肺功能和肾功能。

对于人类,脂肪是体内细胞结构的必要物质,也是能量储存物质。脂肪是由甘油和脂肪酸合成。哺乳动物必需的不饱和脂肪酸(例如亚油酸、亚麻酸)只能从植物中吸取。食物中的脂肪可以分解成甘油和脂肪酸被再利用,也可以直接构成脂肪微粒(CM)直接被脂肪细胞利用并储存起来。也就是说,脂肪对人来说是可以直接利用的,作为能量物质使用。脂肪与糖组合形成糖脂,作为细胞结构物质。

对于人类,糖是一切生物最基本的生命物质,分单糖(葡萄糖、戊糖等)、二糖、寡糖、多糖。多糖是由单糖组合而成的大分子结构,通常由几十到数万分子单糖组成。多糖、寡糖又分不同结构类型,纯多糖是由单一成分单糖组成的,纯多糖有直连结构和支连结构。多糖通常不溶解于水。分解多糖需要特殊的酶。对于人,单糖、寡糖和多糖可以被直接利用形成糖蛋白、蛋白聚糖和糖脂等细胞结构物质。

综上所述,人体的生命物质,核酸的单元分子核苷酸是从头合成,通常不能直接利用。蛋白质也是人体细胞或分解氨基酸自主合成的,不能直接利用,但氨基酸可以直接利用。人体需要的脂肪和脂肪酸是可以直接利用的。但是,脂肪和糖是可以从食物中拿来利用的。如果人体细胞结构需要的多糖和寡糖都通过细胞由单糖合成,包括能量需要的葡萄糖,那么人体的总糖量需求就很大。如果从食物中直接吸收细胞结构需要的多糖和寡糖,人体合成的多糖和寡糖需求就大大减少。

人体细胞结构需要的多糖和寡糖是这里研究的对象。对于多糖可以大致分类如下:

(1) 动物纯多糖。主要是葡萄糖合成的糖原。

(2) 植物纯多糖。淀粉是植物细胞内储存的多糖物质,纤维素是植物细胞壁主要成分多糖物质。

(3) 动物杂多糖。有肝素、几丁质(壳)、黏液素和透明质酸等。

(4) 植物杂多糖。植物杂多糖中有半纤维素和树胶等。

(5) 微生物杂多糖。微生物杂多糖中有细菌胞壁、免疫活性多糖。

(6) 植物、微生物混合杂多糖。

寡糖和多糖还可以与蛋白质产生人体细胞需要的结构物质,例如糖蛋白与蛋白质聚糖,这些糖与蛋白质的复合大分子是细胞重要的结构物质。寡糖和多糖还可以与脂肪合成糖脂,也是人体细胞需要的结构物质。

糖蛋白是蛋白质与聚糖(寡糖)复合的大分子结构(聚糖比例低),具有保护肽链、蛋白质半衰期、高级别蛋白质结构(多肽折叠结构)形成、细胞蛋白识别和蛋白质活性的作用。

蛋白聚糖是蛋白质与聚糖复合大分子结构(聚糖比例大于50%,有些甚至达到95%),大多数真核细胞能够合成蛋白聚糖,主要由蛋白质和聚糖组合而成,但聚糖结构与糖蛋白中聚糖结构不同。蛋白聚糖主要作为细胞间基质,参与细胞的黏附、迁移、增殖、分化。

糖脂(磷脂)是多糖(寡糖)与脂肪物质复合的大分子物质,主要有甘油磷脂(卵磷脂和脑磷脂)和神经鞘脂。其中的甘油磷脂以甘油为中心,有疏水性的脂肪酸长链结构,有亲水性的磷酸团结构。所以甘油磷脂具有亲水性和疏水性的兼性特点。磷脂是生物膜的主要物质,例如细胞膜、线粒体膜和细胞核膜等。

在中国,采用传统中医药物学方法和中医药物制作特色工艺(不能使用药物工业化学方法,使用纯自然和生物方法),已制作出多种高纯度的多糖、寡糖。中医药物学在多糖、寡糖的生物工程中取得了突破性的进展,比西方同时开展的多糖、寡糖工程要领先很多。应当得到各方面特别高度的重视。中国已经研制出了几十种重要的多糖和寡糖,例如下表所示。

多糖、寡糖名称	作用说明
黄芪聚合多糖(低分子寡糖)	面对心血管循环系统
灵芝聚合多糖(低分子寡糖)	面对消化腺(例如肝)系统
丹参聚合多糖(低分子寡糖)	面对心血管循环系统
冬虫夏草聚合多糖(低分子寡糖)	面对呼吸系统
猴头菇聚合多糖(低分子寡糖)	面对消化系统
金针菇聚合多糖(低分子寡糖)	面对消化、呼吸系统
香菇聚合多糖(低分子寡糖)	面对消化系统
七叶神活性多糖(低分子寡糖)	面对呼吸系统
刺五加活性多糖(低分子寡糖)	面对血液系统
枸杞子活性多糖(低分子寡糖)	面对血液系统
甘草活性多糖(低分子寡糖)	面对呼吸系统
玉米活性多糖(低分子寡糖)	面对消化系统
大蒜活性多糖(低分子寡糖)	面对消化系统
洋葱活性多糖(低分子寡糖)	面对消化系统
绿茶活性多糖(低分子寡糖)	面对消化系统
南瓜活性多糖(低分子寡糖)	面对消化系统
竹笋活性多糖(低分子寡糖)	面对消化系统

其中的聚合多糖是多种植物多糖聚合成的多糖,选择针对目标的不同药物多糖,可以达到治疗效果。低分子寡糖微量存在于植物、动物和真菌内。目前有100多种寡糖被

研制生产,最常见的有大豆寡糖、果寡糖、壳寡糖等。寡糖不被胃、小肠吸收,直接到达大肠并通过大肠的淋巴系统,增强免疫能力,消灭病毒,并可令细菌凋亡、修复组织器官细胞。低分子聚合寡糖是多种植物寡糖聚合成的寡糖。选择针对目标的不同药物寡糖,可以达到治疗、细胞修复、功能活化效果,有显著的抗病毒和抗癌功能。例如灵芝的聚合多糖和寡糖中,显著降低了葡萄糖含量,把多糖的比例提高到 10%以上,其中鼠李糖可以超过 1%。其实,从病毒主要由蛋白质和核酸组成本身就说明,糖和糖脂(生物膜的主要组成物质)是病毒的克星,这对于细胞性病毒疾病有重要意义。

一个典型的聚合多糖和寡糖的工艺流程大概描述如图 5.42 所示。

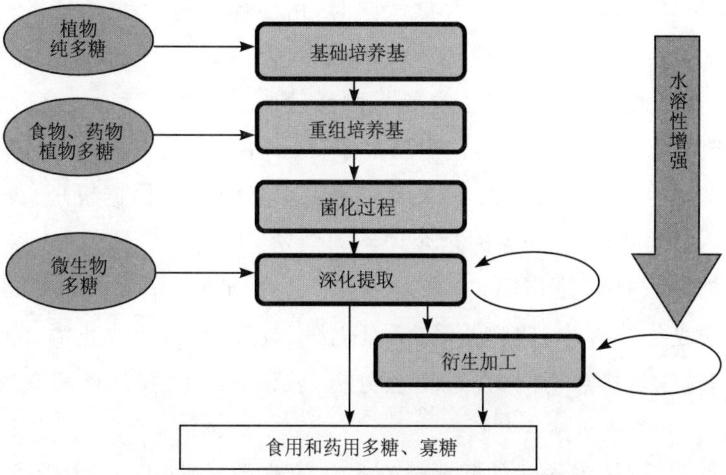

图 5.42 典型的聚合多糖和寡糖的工艺流程

中药中有补气、补血、利水、活血、化瘀等不同疗效的药物。但是,中药中与气、血有关的药物多含多糖和寡糖。例如中药的补气药黄芪,就是一种补心气的药物,通过现代生物学方法,发现它具有扩张心脏冠状动脉、肾脏肾小管的微小动脉和增强心肌能力的效用,所以黄芪有补心气、扩张心脏冠状动脉和利尿的能力。更有意思的是,本书作者李明生,把黄芪熬成"黄芪多糖",对补心气很有作用。

多糖(聚合多糖)产品的功能有抗病毒(病毒性炎症)、抗细菌性肿瘤、抗病菌、抗衰老、增强免疫力、降血糖、降血脂、降胆固醇、抗血栓、降血压、抗自由基、抗过氧化、疏通宿便、保肝利胃等。

寡糖(聚合寡糖)产品的功能,对于植物,寡糖有防护和固氮作用。对于微生物,寡糖是重要的信息物质,例如双歧杆菌的生长因子,促进其生长繁殖。寡糖还可与某些有害的微生物结合后,改变和降低其有害作用,甚至使细菌和感染病毒的细胞凋亡。双歧杆菌是肠道中的有益微生物,它可以降低肠道的 PH 值,抑制有害微生物生长,产生 B 族维生素,分解致癌物质,促进肠道蠕动,增进蛋白质吸收以及提高人体钙离子吸收。对于人类,寡糖不被胃、小肠消化吸收,直接作用在大肠,可以修复大肠黏膜,增加肠道蠕动。另外,寡糖被肠淋巴吸收,直接进入淋巴后,加强淋巴的免疫力和淋巴细胞的活性,在体内寡糖与病毒细胞结合后,可以使病毒细胞凋亡。所以,寡糖(聚合寡糖)产品的显著功能包括:加强细胞增殖再生,修复细胞、组织和器官损伤,修复肠道黏膜,改善器官综合生命指标,提高组织器官代谢能力,增多淋巴细胞数量和活力,清除消化管道毒素,抗疲劳、衰老,抗病毒(病毒性炎症),抗细菌性肿瘤,抗病菌等,是利用生命物质抗疾病的重要新类型产品,无副作用和其他危害。

5.9.3　针对糖尿病的中医药多糖、寡糖工程

糖尿病是世界性的疾病。西医和现代生物学告诉我们,糖尿病是新陈代谢的疾病,人体的糖由于缺少胰岛素或过多分泌胰高血糖素,糖新陈代谢紊乱,在血液中糖的浓度高,被肾脏排泄出体外,尿中有糖的含量。同时,由于糖新陈代谢紊乱,还引起蛋白质和脂肪新陈代谢的紊乱。主要症状有:多吃、多喝水和多尿。蛋白质和脂肪新陈代谢会产生酮体,引起昏迷。西医的治疗方法主要是刺激胰脏分泌胰岛素,提高分泌胰岛素的活力,如果胰脏分泌胰岛素活力降低,注射胰岛素。在治疗过程中,还配合减少含糖的饮食要求。糖尿病的治疗重要问题是控制并发症的发生。糖尿病根据机理,分为I型糖尿病和II型糖尿病。产生糖尿病的原因至今说不太清楚。

中医认为糖尿病是燥热伤阴,古来有之,有三消:消食、消水、消尿,被称为消渴病。目前中医的办法是滋阴降火、健脾益肾、活血化淤、益气养肝、生津止渴、降脂降糖等。作者认为,糖尿病既然是燥热伤阴,在逻辑上分析,就不仅是健脾益肾和益气养肝,还应当滋阴润肺。

从本书观点看,解决糖尿病的问题还有另外的路径,例如图5.43描述的关系。

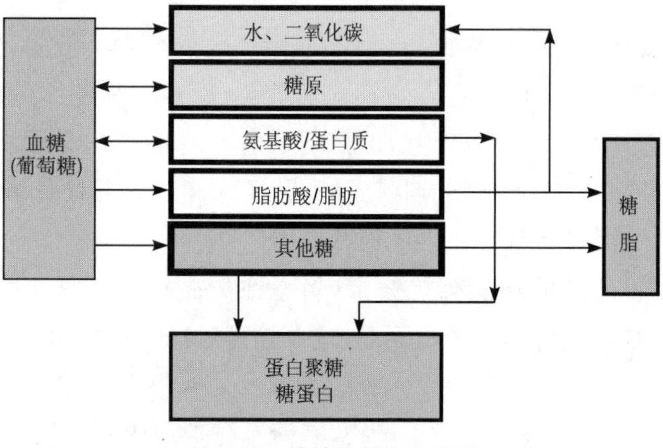

图5.43　糖转换的多种路径

糖不仅作为能量被使用,糖中的多糖和寡糖(聚糖)与蛋白质结合成为糖蛋白或蛋白聚糖等大分子复合体结构。这些多糖和寡糖(聚糖)、糖蛋白或蛋白聚糖对人体所有细胞膜的结构都是必需的物质,并具有识别能力。糖对于物质平衡中是最基础的。糖可以帮助蛋白质,而蛋白质可以帮助脂肪和核酸。

在人体内多余的葡萄糖,可以以葡萄糖的聚集形成糖原存储起来。多余的糖还可以转化为脂肪,以脂肪形式存储在脂肪细胞组织中。在人体中糖可以转化成脂肪,而脂肪

不能转化成糖,人体的脂肪物质只能作为能量形式消耗,通常不能转化为蛋白质和糖。人体最重要的消耗葡萄糖作为能量的器官是脑、肌肉、心脏等。

需要注意的第一点是,糖不仅作为能量被使用,糖中的多糖、寡糖(聚糖)以及与蛋白质结合生成的糖蛋白或蛋白聚糖对人体所有细胞膜的结构都是必需的物质。也就是说,多糖和寡糖(聚糖)和糖蛋白或蛋白聚糖作为细胞物质,增强了细胞活力和能力。

图 5.43 还向我们说明,治疗糖尿病不仅是把注意力放在葡萄糖与糖原的转换关系上,还可以从葡萄糖产生其他糖上做文章。

需要注意的第二点是,要特别明白一个生理现象,即糖多了会引发人体多排尿和缺水。例如糖尿病人有三消:消食、消水、消尿。依照本书的观点,糖是克水。而肺脏是产生和调节人体水道的主要器官(肺属金,金生水),产生水,才能被肾脏的泌尿系统排泄出去。

需要注意的第三点是,如果糖在消化系统中已经全部被分解成单糖或葡萄糖,那么人体需要的多糖和寡糖(聚糖)都只能是人自身合成的。这显然与中医药物学的观点与事实相违背。应当说植物药物只有各种多糖和寡糖(聚糖)形式,但是植物药物中多糖和寡糖成分比例不高,如果采取一种中医药物的制作方法,通过多次的提炼(而不是分离即提取方法),可以得到接近 80%的成分浓度。这样纯度的多糖和寡糖(聚糖),会产生显著的医疗效果。这种多糖实际上是一种植物杂多糖。这些通过吃药方式的多糖和寡糖,在消化系统的消化过程中被分解成基本的单糖形式了吗?如果通过小肠吸收的糖物质都是这种单糖形态,而且是要付出能量的吸收过程。那么植物特性的多糖和寡糖就被分解了,除非被分解成特异性的单糖(不是葡萄糖),植物药物具有特异性的多糖和寡糖,就不存在了。从这个分析中看出,人体需要的多糖和寡糖没有都转化成葡萄糖,而被直接为人体吸收,通过血液循环腺体进入到病灶处。上述讨论和论述,向我们表明,人体的糖代谢框架,可能是一种渠道(也许是主渠道),还应当存在另外的渠道(可能是另类渠道),生物化学中被认为非常成熟的糖代谢理论框架依然存在着缺失,需要有新的研究。

人体生命物质中,糖物质似乎是没有物种和生物体标识特性的,不具有排异特性。各种糖类物质既可以从食物中直接吸取和利用,也可以把基本的单糖通过自身合成后被利用。选择对证的多糖,具有抗衰老、增强免疫力、降血糖、降血脂、降胆固醇、抗血栓、降血压、抗自由基、抗过氧化等。

5.9.4 针对高血压、心血管疾病的中医药多糖、寡糖工程

高血压同样是世界性的疾病。人体的血压与人体的遗传、生活习惯、工作压力、身体姿势、运动、精神、睡眠、休息、饮食、年龄、疾病(心脏疾病、血管疾病、肾脏疾病、肝脏疾病、神经官能症)、药物、血液内气体含量,甚至潮汐现象等因素都有关。但是为什么会引起高血压是非常复杂的生命现象。从基本的原理看,血压高与心脏和血管以及与心脏、血管相关的因素有关。例如,心脏收缩和舒张能力发生变化。顾名思义可以认为,与血管出现病变也有关系,例如血管出现狭窄,血管壁弹性发生变化。当然,也可以认为,血

液出现问题，例如血液过于黏稠等。所谓，与心脏和血管相关的因素，可以理解为与负责控制和调节血管紧缩、扩张的植物神经系统（交感与副交感神经系统）的心血管神经部分和中枢部分有关系。除此之外，与肾脏、肝脏、前列腺等脏腑和器官有关系。生物体的特殊活动状态和病变可以产生信号分子。所谓病变，血管狭窄，局部神经系统炎症或者部分细胞间的物质连接阻塞等引起通信阻断。细胞通信中，要特别注意生物体还有信号通过连接网络传递和放大的功能，是这种信号传递到较远的细胞上。

血压高的机制西医有细致描述。血管中有血压感受器和物质感受器。对于血压感受器，在颈动脉窦，主动脉弓血管壁外膜有丰富的神经末梢，能够感受血管压力，如果血压增加，神经末梢兴奋增加，并通过神经系统传输到心血管神经中枢。而心血管神经中枢做负反馈改变，控制血管扩张、心脏收缩减弱和血压降低。对于物质感受器，颈动脉窦，主动脉弓附近有丰富的化学物质受体，例如对氧气和二氧化碳气的感受，对它们的浓度作出反应。在缺氧时，通过这些感受器，由植物神经和心血管神经中枢调整心脏的收缩力、心跳速率、血管扩张或紧缩、血压的增加或降低。使血压增高因素有心肌肾上腺素能β受体、肾上腺素和去甲肾上腺素、肾素、抗利尿素等。使血压减低的因素有心肌乙酰胆碱M受体、心房肽、血管扩张素（缓激肽）、腺素等。

古代中医有“头风”、“头痛”、“肝风”和“肝阳”等疾病，与现代高血压有关系。中医认为，高血压是由于“人体阴阳平衡失调，肾阴不足，肝阳上亢，久病不愈，阴损及阳，致阴阳两虚而发病。”在中医看来，高血压是本虚标实的疾病。中医治疗高血压，同样提倡辨证论治，治疗求本，标本兼治。中医治疗高血压比较缓慢，逐步调整，副作用小，病愈不易复发。

采用多糖（聚合多糖）和寡糖（聚合寡糖）治疗心血管疾病，有以下功能：

（1）通过心血管药物的多糖和寡糖，可以直接进入循环系统，有降血糖，降血脂，降胆固醇，抗血栓，降血压，抗自由基，抗过氧化的功能。

（2）多糖和寡糖在淋巴系统中，可以增强免疫力，增多淋巴细胞数量和增强淋巴细胞活力。

（3）对于心肌的血管细胞，加强细胞增殖再生，修复细胞、组织和器官损伤，修复肠道黏膜，改善器官综合生命指标，提高组织器官代谢能力等。

5.9.5　针对癌症的中医药多糖、寡糖工程

癌症或者恶性肿瘤是由于细胞增殖中产生的细胞变异形成体内主体增殖行为失去控制的疾病。产生细胞增殖和遗传变异的原因是多种的，包括变异蛋白质、病毒感染细胞、环境毒素（化学致癌）、癌基因（细胞原癌基因、病毒癌基因）和肿瘤抑制基因、DNA复制变异、放射线等。其中，引起细胞原癌基因变异的因素有多种类型的蛋白质，例如生长因子、生长因子受体、信号传导蛋白、转录蛋白、抗凋亡蛋白、细胞周期蛋白和DNA修复蛋白等。已经鉴定的病毒癌基因大约有100多种，大多数是RNA肿瘤病毒基因组的基因。从内部原因讲，肿瘤抑制基因（已经鉴定有20多种）部分丢失是主要原因。

癌细胞有无限增殖和其组织生长的特性。除此，还有一些特性：

(1) 细胞接触抑制消失。

(2) 细胞启动自分泌生长因子(自我分泌促进生长)。

(3) 细胞程序性死亡机制改变和消失。

(4) 细胞间通信产生缺陷或消失。

(5) 细胞骨架发生变异。

(6) 细胞染色体出现异常。

(7) 细胞表面蛋白和黏着减少降低。

治疗癌症，传统的治疗方法包括手术、化疗、放射疗法和中医药物辅助等。近些年在干细胞生物学指导下，提出细胞免疫治疗方法等。特别需要注意，自分泌(胚胎早期的细胞生长模式)和细胞程序死亡(体细胞的死亡模式)，启动和关闭细胞的这些行为模式，与细胞因子有关。我们一再强调，经络系统是主管细胞主体与行为的。从理论上讲，细胞主体疾病与经络系统这个细胞因子的系统主体有关，因为细胞因子必须在经络系统调控下，细胞因子才有其使用价值。所以，癌症属于系统性疾病，不是单纯的细胞基因问题。

综上讨论，癌细胞在行为方面发生了显著变化，尤其在细胞增殖行为和感受表达行为方面，与正常细胞比较发生明显变异，细胞不凋亡，并不断恶性增殖。从生命物质的关系中和实验室中观察到，多糖(聚合多糖)和寡糖(聚合寡糖)，有抗病毒、抗细菌性肿瘤、抗病菌作用，对增多淋巴细胞数量和活力有显著作用。

人体吸收物质主要划分结构组织物质和能量物质，现代人不缺少蛋白质和脂肪，也不缺少可以吸收的单糖和小分子糖，而缺少寡糖和多糖，尤其是杂多糖，它们是细胞膜必备结构物质。如果没有这些糖，由于蛋白质和氨基酸不能储存，只能作为能量被消耗掉。如果蛋白质不能消耗，也不能作为结构物质，就是人体的内毒。而有了寡糖和多糖，就为生成需要的生物膜和膜上结构提供了必需的物质基础，否则细胞感受、识别和表达能力都会减弱。

5.9.6 针对抗菌和抗病毒的多糖、寡糖工程

从生命物质的关系中和实验室中观察到，多糖和寡糖对抗菌和抗病毒有作用。在多糖(聚合多糖)和寡糖(聚合寡糖)作用下，病毒感染的细胞和病菌可以凋亡。另外，通过多糖和寡糖增多淋巴细胞数量和增强淋巴细胞活力，达到抑制病毒、病菌的治疗效果。根据重点实验室的报告，在植物多糖、寡糖作用下，对某些病毒具有抗病毒作用，其抗病毒指数可以达到14.8。对于人的某类肺癌，在植物多糖、寡糖作用下，观察到促进癌细胞凋亡确定现象。这些研究测试报告，表明了植物多糖、寡糖病毒和抗癌的治疗前景。

5.10 创立中医学细胞行为学

通过前面几章的讨论，中医界的理论学者应有志向把细胞这个现代生物主体概念作

为中医学理论基础改造的起点。作者非常赞赏从现代生物行为学的方法，再树中医基础理论。研究行为同样是唯物的，因为研究的对象是客观存在。主体与行为是一切生物体存在的表象。研究生物体的行为绝不是唯心主义的。

什么是细胞中医学，同样可以给出一个概念和定义。

作者认为，细胞中医学依然坚持以古典行为学从生物体行为观察事物为依据，但是把生物体的主体单元的级别降低到细胞。研究一个细胞的行为类型、模式、控制和结构，研究细胞行为的遗传和进化。细胞中医学实际是以细胞行为学为基础的新型的医学科学领域。

在此基础上，提高到细胞的组织和器官的级别，依然还是坚持行为学的方法，最后落实到生物个体的行为上。如此重新再造中医理论，没有辱没祖宗学说，坚持了中医学的精髓：生物行为学，而且发扬光大了祖国的传统医学。

中医细胞学与现代细胞生物学有什么区别？

细胞生物学研究的内容和范畴，包括细胞概述、细胞质膜、细胞核、细胞内骨架、细胞间连接、细胞物质交换、细胞与环境相互作用、细胞通信或细胞信息交换、细胞核糖体、细胞线粒体、细胞能量、细胞酶、细胞运动、细胞周期与细胞分裂、胚胎发育与细胞分化、细胞遗传、干细胞、细胞衰老与死亡和细胞生物学的研究方法等。我们可以看到细胞学主要研究细胞的物质结构和功能。

中医研究的细胞学，实际上是细胞行为学，在现代细胞生物学的基础上，主要研究细胞在物质交换、信息交换、增殖/分化、细胞运动和细胞感受、识别和表达等行为模式。把细胞作为一个具有行为的主体，阐述和描述细胞行为分类与行为控制、行为遗传、本能行为和可塑造行为等。研究了细胞行为和分类细胞的行为之后，还需要研究多细胞组织，细胞是如何实现信息交换、行为协同和控制机制，并实现自组织、自管理和自控制的。在此基础上，进一步研究多组织器官、系统作为主体的各种行为问题。

因为作者长期从事计算机科学和信息化建设的工作，我们为信息化提出了建立信息化科学的伟大目标，在过去信息化是没有科学的，只有解决方案。信息化进入全球化，越来越复杂，信息化已经不简单是软硬件的概念，在网络世界中有越来越多的主体（信息领域中叫做进程、代理、代理组织，还有病毒、木马等）。而这个信息化科学基本的核心概念就是行为与内容。我们受到中医学（虽然中医自己没有把其理论学说称作生物体的行为学）和现代生物学的启示，在网络世界中为再现一个虚拟生物世界、为提出网络世界的行为学理论做了大量的非常艰巨的工作。

我们再次按照备受关注的几种复杂疾病，提出中医细胞生物行为学可能的研究方向：

(1) 关于糖尿病的细胞行为学研究。

(2) 关于高血压的细胞行为学研究。

(3) 关于心血管疾病的细胞行为学研究。

(4) 关于癌症的细胞行为学研究。

5.11 创立中医学新病毒学

中医的“异气”是明代名医吴又可提出的。他认为瘟疫是一种传染性疾病，并非常明确地提出是“非风非寒非暑非湿”的一种“异气”造成的疾病。在吴又可看来这个异气不是传统经典中谈的外气和内气物质，而是一种新的物质（气）。在没有显微镜支持下，并不知道传染疾病的“病菌”、“病毒”等微生物的情况下，能够提出传染病是由“异气”所至，说明科学态度的重要性。

病毒是一种只有电子显微镜下可以看到的极微小生物体。它不是一种独立的生物主体概念，是伴随和寄生在生物细胞的具有条件活性的生物体。从生物学角度看，其组成依然是核酸和蛋白质。没有自己的酶系统。病毒有多种形态，根据其结构特点，可以划分为有核酸有蛋白质（外壳）类病毒，有核酸没有蛋白质（外壳）类病毒，朊病毒（只有蛋白质外壳）而没有核酸。有时，根据病毒的宿主性质，划分为植物病毒、动物病毒和噬菌体。总之，这些病毒都要感染宿主细胞，利用被感染的宿主细胞的酶系统生长、繁殖实现病毒的增殖。被感染的宿主细胞出现行为异常，或表现很快死亡，当病毒继续感染其他细胞宿主时，或产生干扰素，抗病毒增殖、抗癌细胞繁殖和增强细胞的免疫能力。从病毒的结构中就可以看出，糖、脂等相关生命物质可能是病毒的克星物质。

生物体对生物病毒没有天然的免疫力，这是生物系统体系结构的“漏洞”。因为所有的生物主体及其行为，或者只感受其他主体和客体资源的物质。对于细胞来说没有实验室机构，做每一件事或每一次行为前先做蛋白质和核酸的实验室检查。很遗憾，生物体不检查这些病毒，而只感知细胞主体的行为。

现代生物学和西医学的方法是针对新出现的病毒去研制“疫苗”。有了这种疫苗，让这种没有或很少毒性的病毒疫苗活体，去感染细胞，使细胞分泌一种干扰素，以产生对抗针对病毒的免疫能力。也就是说，每一次新流行病毒感染的疾病，在前几个月或一年或几年内，除了等待疫苗的产生，没有根本的治疗措施。

对于中医来说，面对这种问题、情况该怎么办？作者认为，需要创立中医的病毒学说和方法。坚持中医特色，就是坚持行为学特色，必须研究一种改变和恢复细胞行为控制方式的方法，来研究中医的病毒学。依照现代生物工程，创新新品种是改变细胞的物质结构，产生新的物质结构和细胞种类。是好是坏，还不清楚。因为无法得到长期进化的验证，或者说，我们等不到这种验证结果。而单纯改变细胞行为和行为控制方式，如果可以再改变和恢复行为与行为控制方式（改变细胞行为信息基中行为信息内容），同样可以得到增强免疫能力。这样，我们得到的是最保险的治疗方法，因为细胞的物质结构没有改变。如同一个被改造教育好的“犯人”，他的身体的结构没有改变，只是他的行为恢复成“好人”的模式。对待病毒感染，例如我们可以改变细胞繁殖行为、周期和程序性死亡的行为规定。生物学家告诉我们，许多细胞在“身强力壮”时就被强制进入正常死亡程序。

病毒感染细胞，改变了细胞的物质结构，但是它继续细胞的行为生存期的行为控制。我们需要研究病毒感染细胞是否改变了细胞的行为。因为在前面多次讨论了关于生物体的细胞、细胞组织和器官的行为异常信息的检测与发现，我们先可以假设，如果细胞感染了病毒或坏的生物物质结构，其细胞的行为没有丝毫改变和非预期性变化。这个感染的细胞既然没有任何行为改变，对其他细胞和细胞组织、器官来说，就没有任何影响。同时还讨论，如果生物主体的行为发生异常或产生非预期行为能否被观察到或感受到？如果这种细胞、细胞组织、器官的行为发生了异常的变化，自然要对外表达。行为异常信息也被表达了。这种行为异常信息的表达可以对生物体相关的细胞和细胞组织所感受。如果对它们完全不能感受，也就是没有行为结果的影响。那么其他细胞和细胞组织、器官维系正常的运营状态和态势。也就是说存在两种可能，细胞感染病毒，改变细胞的正常行为；细胞感染病毒没有改变细胞行为。

综上，对于中医来说，做好细胞行为教育是中医病毒学重要研究内容。

作者在网络世界中，研究出一种基于网络世界的行为学理论与方法抗击计算机病毒和木马的体系。对于生物世界，抗击病毒是否可以借鉴网络世界的做法呢？

第6章 网络世界再现生命体系结构概论

木子 在网络世界中再现生物世界和生物体,或者说再现生命,是把网络世界中的虚拟主体世界和生物世界主体相互对应,这是网络世界是否能够再现生物世界的基础。

先生 是的,这种对应关系的研究是从理论上解决网络世界能否实现生命再现的基本问题。只有这个问题解决了,才能最后实现网络世界再现生命的目标。另外,在网络和计算机系统开发生物体,其最大的特点是用网络与计算机系统中的虚拟主体(进程、线程、代理、代理组织等)来构建细胞、细胞组织、生物器官、生物系统和生物个体,其主体的数量规模非常巨大,以亿、十亿、百亿、千亿、万亿、十万亿数量规模的主体来再现生物体。历史上已有的系统开发方法和程序设计方法,都没有开发过如此规模巨大的主体结构体系。由于生物学和中医学描述了不同生命概念范畴,在网络世界中再现生命时,我们要采用两种方法,即生物学方法再现生命和本书提出的中医学方法再现生命。

先生 生物体再现要分几个大的阶段,首先是实现生物体的发育、运行的功能、行为、信息、活动或者生理和病理的再现,并分植物和动物两类生物体再现。涉及行为代数、行为逻辑学和生物系统学理论方法,虽然复杂,但是我们在不太远的未来是可能实现的。其中中医学方法再现可能最先完成,而生物学方法再现可能需要进一步划分阶段来逐步完成。其次是生物形态范畴的再现,涉及主体行为几何(拓扑),对象规模巨大,需要许多数学家长久地参与。

木子 上一章谈到未来生物学有两个方面的验证体系,一个是实验室验证,另一个是在网络世界再现生命的体系中验证。我们可以理解为,网络世界再现生命体系验证主要是对生命科学的理论和知识结构进行正确性、完整性和一致性的验证。在验证中发现缺失、矛盾、悖论,通过解决这些问题取得发展进步。

6.1　生物世界与网络世界

6.1.1　网络世界再现虚拟生物世界

网络范畴经历过信息技术、网络空间(cyberspace)和网络世界(cyberworld)三个关注的发展阶段。信息技术表示人类利用电子、计算机、通信网络和计算机网络等构成的硬件、软件、芯片、部件、产品、系统等抽象和实体的范畴。网络空间是把信息技术范畴扩大到更大范围,甚至全球范围的时空环境,构成人类可以实施信息传输、交换、共享、处理和操作的抽象和实体的空间。网络空间概念属于客体性质或自然性质,它是传统信息技术概念的扩展和深入。

"世界"概念主要是生物和人类的主体范畴内概念。于是,可以给网络世界一个定义。**网络世界**(cyberworld)是在网络空间中活动的主体世界,即在网络空间内,特别关注由软件运行为标志的"虚拟主体"范畴。也就是说在地球上有两个世界概念,一个是生物世界(包括人类世界),另一个是网络世界。

显然讨论网络世界的问题和讨论传统网络空间的问题完全不同,其运行、系统和技术概念也发生了根本变化。

本书提出,"在网络世界中再现生物世界"和"在网络世界中再现人体生命运行系统"的任务和目标。为了实现本书的目标,本章讨论如何实现"在网络世界中再现生物世界"和"在网络世界中再现人体生命运行系统"的软件系统设计工作,讨论设计这些软件系统必需的生物世界和网络世界的主体、行为、客体、规则结构的概念和理论抽象的描述,讨论实现软件系统的体系结构。本章中心内容是讨论如何设计一个生物世界的生态环境和生物体的生命运行系统的软件系统。

在网络世界中再现生物世界,是在网络世界中再现生命。2010年,美国科学家克雷格·文特尔,在被掏空的单细胞细菌内,植入了人工合成的DNA,产生了世界第一个人工合成的细胞,为人造生命迈出了第一步。从单细胞到多细胞动物,在自然界中进化了30亿年,对于人造生命(用文特尔话说计算机是它的父母),我们虽然不能预言需要多少时间,但可以设想同样是一个艰难的过程。在网络世界中再现生物世界,这是一个非常复杂巨大的体系。如果在网络世界中再现生物世界,必然要划分不同的层次和级别。如果人造多细胞动物,首先应当在网络世界中再现多细胞生物体。而在网络世界中再现虚拟生物体本身就是一个非常复杂的科学范畴。本章就讨论这个问题。

整个生物世界划分为原核生物界(原核细胞构成的生物世界部分)和真核生物界(真核细胞构成的生物世界部分)。其中真核生物界划分为植物界、真菌界、动物界。就算我们仅仅在网络世界中分别建立植物界和动物界,同样是巨大的体系。单就动物界而论,现存159万种动物,共有33个门类。读者熟悉的有原生动物门、腔肠动物门、扁形动物门、环节动物门、节肢动物门、脊索动物门(包括脊椎动物)。仅就脊椎动物,同样是数量和种类规模很大的动物世界范畴。如果把人类世界作为一个建造的对象，也有几十亿规模，相比之下，算是一个较小的规模(参见图 6.1)了，其对应的知识结构如图 6.2 所示。

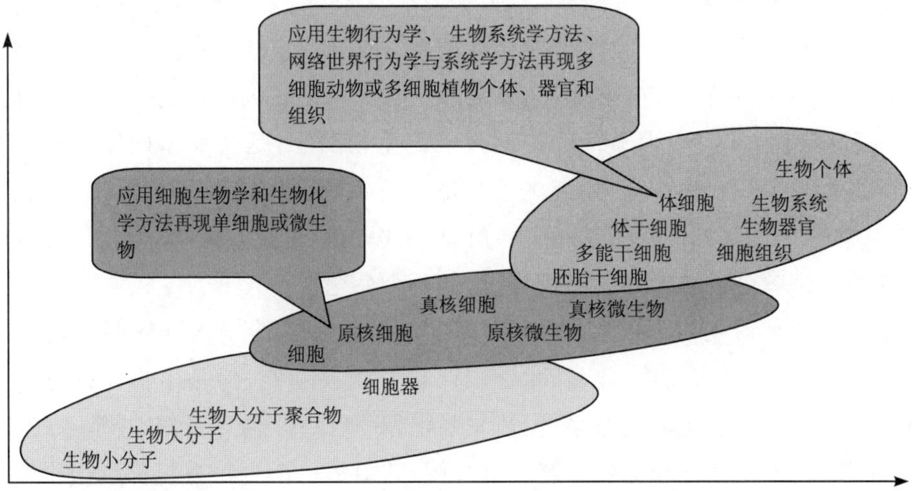

图 6.1 生物世界的分类结构

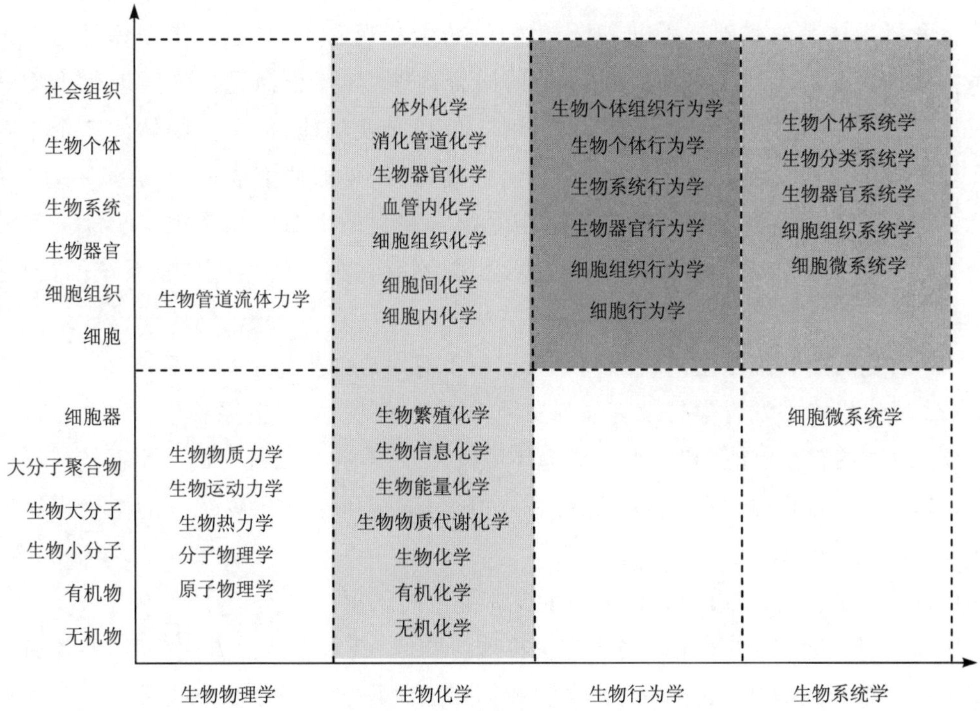

图 6.2 生物学知识结构的关系

在本书中我们多次强调中、西方不同的生命观，而这种不同的生命观对于在网络世界中再现生命是非常重要的出发点。我们有必要在这里再重复中、西方不同生命观的主要观点。

对于中国古人提出的生命观，要特别关注人与天地相应和天、地、人合一的重要观点。把生物与环境的物质、热、水、气体和信息(神)交换循环体系作为生物再现的基础，并遵循生命之气的“五行结构”规则。在这个生命的基础体系之上，产生生物发育、运行和生命维系中的形态、功能。要强调生物的经络系统就是生物最基本的系统，它是生物行为的基准模式，调节生物与环境交换。生物体的五脏和六腑等器官，只是生物实现生物与环境交换的角色分类器官和系统，认为包括神经系统在内的所有生物系统都是在这个交换体系中衍生和实现生命活动不同效能的生物器官，是生命基础体系外延组成部分。在网络世界再现生命中，要始终注意生物的恶欲、情志和意识以及人的思想和活动产生，都与这个生命基础体系密切相关。所以，中医的生命观归纳为“生物体是以经络系统为基础的多脏腑分类功能系统组成体”这样一个命题。

对于西方的生命观，要特别关注生命的物质结构和功能结构。依照现代生物学观点，虽然生物与环境具有物质、能量、水、气体、信息交换功能，但是生物体划分为多个生物系统，包括皮肤系统、运动支撑系统、消化系统、呼吸系统、循环系统、排泄系统、生殖系统、神经系统、内分泌系统和免疫系统的组合体，其中每一个生物系统都承担生物个体的分类功能任务。在众多的生物系统中，认为内分泌系统和神经系统是生命(尤其动物)的主导系统，它控制和调节生物的发育和运行的形态与功能的发生。细胞学和生物化学是现代生命科学体系的基础。所以，现代生物学的生命观简单归纳为“生物体是由以内分泌系统和神经系统为中心的多生物系统的组合体”这样一个命题。依照现代生物学观点，虽然生物与环境具有物质、能量、水、气体、信息交换功能，但是生物体的多个生物系统实现了与环境的交换，已经非常完全了。但是，近些年的研究表明，存在着一些“超越功能分类系统的生命概念和问题”，使这个看起来完美的生命体系表现出了缺失和漏洞(还相当突出)。例如以下超越分类功能概念，是不存在独立的相应生物系统的，而是存在于每一个上述分类系统中的。

(1) 细胞周期和细胞主体资源调度与控制没有对应的生物体独立系统。

(2) 现代生物的发育学是没有强制发育模式和强制发育控制系统的。

(3) 生物的再生、修复和重组是局部环境概念，不存在生物统一的再生系统。

(4) 生物主体普遍存在的广义感受表达概念，同样不存在生物统一的感受表达网络系统。

(5) 对生物恶欲、情志和意识的产生没有统一的认识。

所以，在网络世界中采用生物学方法再现生物体，必须坚持西方生命观，并保持生物学知识结构学科观点的一致和完整，尽管我们知道生物学方法存在一些问题。

在网络世界中再现生物世界和生命主体，大致可以划分出以下课题。

1) 细胞级再现

(1) 原始细胞主体的生成。

(2) 原始细胞行为信息基产生。

(3) 从原细胞到真核细胞进化和细胞器的产生。

(4) 多细胞生物多细胞相互作用如何产生行为协同遗传。

(5) 细胞结构增殖、分化、去分化和转决定的发生。

(6) 细胞分化的形态发生。

(7) 细胞增殖、分化的行为信息基的变化。

2) 多细胞前生物个体再现

(1) 多细胞构成细胞组织。

(2) 原始多细胞动物和多细胞自组织模型。

(3) 原始多细胞动物的原始生物系统生成。

(4) 多细胞生物与环境(物质、能量、空气、水、信息)平衡结构发生。

(5) 多细胞生物的细胞行为信息基网络发生。

3) 多细胞前、中、后生物个体再现

(1) 生物进化中的多细胞组织构成多组织器官。

(2) 生物进化重要阶段的生物系统的演化和后生物系统的发生。

(3) 生物个体发育模式验证(自主发育、诱导发育和强制发育模式的发生)。

(4) 生物个体的前生物系统存在形态形成。

4) 高级生物个体再现

(1) 高级生物个体发育模式验证(自主发育、诱导发育和强制发育模式的发生)。

(2) 高级生物个体形态形成和前神经系统强制发育。

(3) 高级生物个体前神经系统诱导和强制作用。

(4) 高级生物个体发育的前、中、后生物系统发生。

(5) 高级生物个体的经络系统和后神经系统角色控制。

5) 人类个体再现(依照现代生物学和医学)

(1) 依照现代生物学和医学的知识结构,再现人体运行系统。

(2) 依照现代生物学和医学的知识结构,再现人体内生物系统(皮肤系统、运动支撑系统、消化系统、呼吸系统、血液循环系统、淋巴系统、排泄系统、生殖系统、神经系统、内分泌系统、免疫系统等)运行。

(3) 依照现代生物学和医学的知识结构,再现人体生物器官的运行和局部再生。

(4) 依照现代生物学和医学的知识结构,再现人体细胞组织运行和局部再生。

6) 人类个体再现(依据本书提出的新中医学)

(1) 依照中医学的生命知识结构,再现人体运行系统。例如依照本书观点再现经络系统、脏腑系统、体质系统、感受表达系统和情志系统的主体运行五行平衡、分类功能、再生以及规则。

(2) 依照本书观点,再现人体经络系统所有主体的发生、运行和再生以及规则。

(3) 依照本书观点，再现人体脏腑系统所有主体的发生、运行和再生以及规则。
(4) 依照本书观点，再现人体体质系统所有主体的发生、运行和再生以及规则。
(5) 依照本书观点，再现人体感受表达系统所有主体的发生、运行和再生以及规则。
(6) 依照本书观点，再现人体情志系统所有主体的发生、运行和再生以及规则。

7) 多细胞生物多个体组织再现

(1) 昆虫家庭。
(2) 鱼类。
(3) 鸟类家庭组织。
(4) 哺乳动物家庭组织。
(5) 单一生物群体再现。

8) 多生物群体结构再现

(1) 多生物群体食物链结构
(2) 多生物群体生态结构。
(3) 生物生态结构对地球环境影响。

9) 生物学和生命科学的理论模型验证

上述网络世界中生命再现题目，保持了现代生物学和中医学两种方法，尤其是本书提出的新中医学知识结构，做了两次人个体的再现。这是由于中医学和现代生物与医学的生命知识概念不同产生的，通过不同知识结构的人体再现，可以判断两种不同的生命知识结构在不同层次中的正确性和科学性。

当然，上述课题仅仅是非常初步的目录，除上述课题外，还可以列出许多重要的研究内容，相信随后续研究的深入，在网络世界中再现生命的研究范畴会越来越丰富。

在网络世界中再现生物世界，我们的网络世界的处理具备能力吗？对网络世界和计算机系统，甚至对整个网络世界计算模型有什么要求吗？

显然，当代的计算机系统、网络环境和网络范围内的计算模型理论，大概都不能适应我们提出的“在网络世界中建立虚拟的生物世界”全部任务。但是，如果考虑全球网络概念，当前的网络计算体系能够满足，例如人类、部分脊椎动物或针对有选择的对象动物种类，实行再现虚拟世界是可行的。

当然，网络世界的计算机系统的计算能力需要有一个非常巨大的提高。

首先，必须更新和改革目前现有的网络计算理论和实际计算系统结构。例如，必须依照本书提出的建立“网络无限群体计算模型”和“高阶无穷计算机模型”理论体系。从本书的讨论和论述中看出，“高阶无穷计算机模型”是一个从“离散集合数学”到“实数”数学范围中的计算理论，不同于图灵机模型或建立在“离散集合”上的计算理论，所以它有能力在网络世界中实现生物再现。

其次，除进一步提高电子计算机的能力外，最有效的出路是建立有“代理网格操作系统体系"支持的实际网络计算体系。即如果真正要在网络世界中实现虚拟的生物世界和人体运行系统,研发高性能的"光学计算机"或"细胞模型芯片"计算机会成为可能。

6.1.2 网络世界再现生命运行系统

在网络世界中实现人体生命运行系统,其复杂度和规模看起来似乎小很多。但是就拿一个成人来说,体内细胞主体的数量依照千亿规模来计算,这个千亿或万亿规模的细胞要划分 256 种,不同类型细胞构成组织,不同的细胞组织构成生物器官,多个生物器官构成生物系统,多个生物系统组成生物个体。如果依照现代计算机操作系统中线程、进程、代理、代理组织的主体概念,意味仅人体的主体(进程)结构就有千亿、万亿,甚至十万亿规模。通常现代计算机中可以同时运行几十、几百或几千个进程,只有少数的大型计算机可以同时运行万、十万或百万主体。另外,模拟人体的生命过程,还需要糖、脂肪、蛋白质、核酸、水、无机盐、气体等客体资源,作为主体行为的操作对象,需要建造大量的客体类型和对象。从建造人体生命过程的技术和规模要求上看,现代网络和计算机环境是有能力承担的。

读者可以想象,如果从银河系观察地球,看到的地球是非常小的。如果我们把整个地球的网络世界视作一个人,那么整个互联网可以看成人体,国家和区域网络看成人体的器官和组织。这些组织和器官是由千万和上亿的终端计算机组成的。从这个比喻,我们从直觉和想象能力可以认为,在网络世界上再现生命个体系统的运行系统是可能的,至少从理论上讲是可能的。

但是,从实际做到在网络世界中再现生命,还是存在许多问题的,需要生物学家、数学家、计算机科学家、网络科学家、信息化科学家和工程师们做出许多艰苦的努力才能实现,其原因说明如下。

第一,如果依照已经有的生物学知识结构和西医学知识结构建立生命主体,这个生命主体是运行不起来的。我们已多次阐述,现代生物学缺少本书谈到的"现代生物行为学"、"现代生物系统学"和"面向主体、行为的数学方法"以及所谓的"理论生物学和理论生物学在网络世界应用"的新知识结构。只有为生物学补充了这些知识结构,我们提出的任务才有可能完成。一个资深生物学家,只要认真研究我们提出的"网络世界中实现人体生命运行系统",才会逐步感觉和体会到,生物学现有的知识结构存在多少"缺失"。

依据同样的原则和精神,再现人体生命运行体系,采用中医学的生命描述体系和方法,其对网络世界的技术和能力要求要低很多。但是,传统的中医学必须进行本书阐述的中医学的改革和发展。读者会发现几千年前的中医学者提出的方法和理论,在经过改革和发展后,居然会适合几千年后产生的网络世界。读者如果能够亲自研究和实践一下如何完成我们提出的"网络世界中实现人体生命运行系统"任务,会对作者的论述表示认同或至少感到很有道理。

第二,我们需要一个面向主体、行为的新的数学理论和方法。无论研究生物世界,还是研究网络世界,都需要研究以下结构问题:

(1) 主体结构的数学描述。

(2) 行为结构的数学描述。

(3) 客体结构的数学描述。

(4) 规则结构的数学描述

(5) 生物世界和网络世界的体系结构数学描述。

本章将介绍在生物世界和网络世界的主体、行为、客体和规则的结构。在后续章节中将介绍生物学方法再现生命、中医学方法再现生命、生物世界行为学数学理论和网络世界行为学理论。实现网络世界生命再现需要让数学进入计算机和网络中,使数学成为计算机可读和面向主体的数学体系。我们逐步开始介绍这些新数学体系,使读者理解其中的原理。

第三,我们需要一个新的软件工程和主体工程的理论与方法体系。传统的软件工程理论和方法已经不能满足现代信息化建设的要求,更不能满足网络世界再现生命的要求。

第四,最终解决问题,需要从基本的计算理论体制和计算机体系结构改变,使之具有实施无限群体(主体)不确定计算的高阶无穷计算机的全新计算理论体制和计算机系统。作者采用比较数学的描述方法,来介绍如何在网络世界再现虚拟生物世界和人体生命运行系统。

在网络世界再现人体运行异常的框架、理论、方法和分类将在作者的后续著作中介绍。

6.1.3　网络世界再现生命的独特系统结构

生物体,主要是多细胞生物体,是由细胞组成的。生物体的生物系统是由细胞组成的系统,这种以主体构成的生物系统与人类制造的机械、电子和信息系统有着本质的区别。

人类制造的机械、电子和信息系统是由元器件、芯片、电路、设备、传感器、存储器、通信部件、网络部件、电源部件等硬件设施构成具有输入、处理、输出、控制和存储等功能的系统与程序代码、数据结构、操作、地址、文件等软件设施构成具有输入、处理、输出、控制和存储等操作功能的系统组成自动机器系统。

生物体的生物系统,由于中、西方生命观的不同,对不同的生物系统有不同的理解和关注。当然,在网络世界再现生命中,会产生不同的系统结构模型。

现代生物学和西医学,把生物系统依照解剖学直觉划分为皮肤系统、运动支撑系统、呼吸系统、消化系统、循环系统、排泄系统、生殖系统、神经系统、内分泌系统、免疫系统等。这些系统的有机组合体是生物体。正如我们多次强调的那样,生物体是生物分类功能的组合体,生物功能是本质的概念。从这点看,如此生物系统,除注意到实现这些功能的元件(芯片和细胞)、实体概念(客体和主体)和函数概念(行为和操作功能)不同外,从功能概念上讲应当是一致的。

从西医学看中医学的生命观，会做出如下解释：

(1) 对于“五张皮”的物质、热、气体、水和信息概念，西医学可以做出自己的解释。对于物质，现代生物学有细胞的物质代谢。从系统看，有消化系统、循环系统、排泄系统。对于热，现代生物学认为是能量代谢，是肌肉运动，包括心肌运动，化学能转化成机械能和热能。从系统看，有循环系统和运动系统。对于气体，现代生物学有细胞氧化(呼吸)、光合等学说。从系统看，气体代谢和交换由呼吸系统完全承担。对于水，现代生物学所有的化学概念都建立在水环境上，对生物体有完整的水化学和物理学的知识结构。从系统看，水代谢和交换有排泄系统。对于信息，现代生物学认为是自己的强项，生物体有神经递质、激素、细胞因子、离子和气体分子作为信号分子。从系统看，有神经系统和内分泌系统。细胞因子没有使用系统级别主体，细胞因子使用在局部环境中(例如细胞组织)。从主体概念看，现代生物学有细胞生物学、干细胞生物学、胚胎学、组织学，应当说也是十分完美的。现代生物学已有知识结构，完全可以包含中医学的“五张皮”概念：物质、热、气体、水和信息的全部概念。虽然现代生物学也承认存在着呼吸系统之外的“气体交换”和排泄(尿)系统之外的“水交换”等现象，但认为这些生物现象是不重要的，甚至是可以忽略的。

(2) 对于经络系统，现代生物学从解剖学没有观察到经络系统独立存在的系统形态结构。但是对人类长期经络针刺和其他治疗效果，不能作出解释。一些真正的生物学家和西医学家，开始认真研究经络系统的生物现象。其中首要的是对胚胎发育的强制发育模式和对胚胎发育的前神经系统有认识，其次是明确经络系统生物学地位。

(3) 对于脏腑系统，西医学认为现代生物化学的物质、能量代谢和生物物理学知识支撑的生理学和病理学全部包括了。虽然承认内脏器官存在的一些“次要功能”，例如循环系统主要是输送血液，但忽略了血管网络感受表达作用。

(4) 对于体质系统，西医学认为，已经包括在皮肤系统和运动支撑系统之中。

(5) 对于感受/表达网络系统，人体内部的多系统之间的关联，现代生物学和医学认为主要是神经系统和内分泌系统实现多系统之间的关联的。而多系统之间的直接关联，认为只存在着细胞间的通信，没有系统级别的主体之间直接关联，或者说这种直接关联是可以忽略的。

(6) 对于情志系统，认为是神经和内分泌有关神经活动属于心理学范畴，没有直接的生物学支撑。

现代生物学的生命体概念，尤其是生命体是生物系统的组合体概念，遇到了“超分类功能超分类生物现象”的非生物系统的解释，包括再生学、细胞周期控制和主体资源调度、广泛存在的感受表达、情志与意识的产生等生物现象的非系统解释。从医学看，普遍存在的多系统疾病、超越系统分类疾病、感受表达疾病和情志疾病等得不到生物系统理论的解释。**其实，从作者的生物行为学角度看，现代生物学和医学认为，生物主体的功能分类行为存在着系统范畴，而生物主体的生命行为并不存在系统范畴。**

下面，我们再来看中医学是如何解释生物系统的概念的。首先，需要明确中医系统概念范畴。生物主体的功能分类行为存在着系统范畴，生物主体的生命行为同样存在着系统范畴。中医学的系统概念是从生命的自然属性和生命行为入手研究，认为生命来源于与自然环境的交换和作用。生命行为是生命的本质，而功能分类行为是生物主体的生命行为的延伸和扩展。研究生物系统应当以与自然交换和生命行为的平衡作为起点。而自然带给生物主体的生命环境包括“物质、热、气体、水和信息”五个方面，所以一切分类功能应当是对这五个方面的处理。

中医学看生物系统，其体系结构应当是完全平衡的，而不是一个非平衡生物系统体系结构。每一个系统主要是一个单对象处理系统，例如气体交换系统（呼吸系统）、水交换系统（泌尿系统）、能量交换系统（运动系统）、物质交换系统（循环系统、消化系统）和信息交换系统（神经系统、内分泌系统）的单一生物系统。中医的脏腑系统，是“物质、热、气体、水和信息”的平衡结构系统。每一个脏腑系统在“物质、热、气体、水和信息”的平衡结构中，承担针对不同对象有“生、交换、纳、吐、调”角色功能，构成五行的平衡结构。无论是生物主体的强作用，还是弱作用，都不能偏废，它们都代表着生命的不同现象。即便是考虑功能分类，也与现代生物学不同，反而有更抽象的结构意识。例如我们在前一章中介绍的脏腑系统的功能划分为

(1) 肝生物质、肝交换信息、肝纳水、肝吐气、肝调热。

(2) 心生热、心交换物质、心纳信息、心吐水、心调气。

(3) 脾生气、脾交换热、脾纳物质、脾吐信息、脾调水。

(4) 肺生水、肺交换气体、肺纳热、肺吐物质、肺调信息。

(5) 肾生信息、肾交换水、肾纳气、肾吐热、肾调物质。

或者

(1) 肝生物质、心交换物质、脾纳物质、肺吐物质、肾调物质。

(2) 心生热、脾交换热、肺纳热、肾吐热、肝调热。

(3) 脾生气、肺交换气、肾纳气、肝吐气、心调气。

(4) 肺生水、肾交换水、肝纳水、心吐水、脾调水。

(5) 肾生信息、肝交换信息、心纳信息、脾吐信息、肺调信息。

上述生物功能的划分中“生物质、生热、生气、生水、生信息”就包含了整个生物化学，高度概括了整个生物功能结构的完整和对称。

依据中医学的系统观念，依照本书的论述（没有改变中医学的基本生命观），强调从生命行为出发的生命行为系统和强调生命活动与生物功能的平衡结构的基本特点外，把生物体划分为经络系统、脏腑系统、体质系统、感受表达系统和情志系统。

作者认为，中医学看生物系统，其关注点与现代生物学和西医学不同。例如（不同关注点需要引起注意）：

(1) 中医学看内分泌系统，关注“生物质、生热、生气、生水、生信息”代谢和信息交换功能，还关注“调物质、调热、调气、调水和调信息”等功能。与现代生物学的内分泌系统基本一致。

(2) 中医学看植物神经系统，关注的不仅是运动控制和感觉的信息交换功能，同样关注感觉器官、皮、肉、骨等主体对脏腑的感受与表达以及所有细胞、组织、器官和系统的“欲恶”与情志的意识化。

(3) 中医学看循环系统，关注的不仅是血液循环和物质交换，同样关注生热、纳信息、吐水、调气等功能。其中的“纳信息”看重血管网络系统是重要的感受表达网络系统。

(4) 中医学看消化系统，是中医脾胃系统的一部分，关注的不仅是消化食物、吸收水分和营养物质功能，同样关注生气、交换热、吐信息、调水等功能。

(5) 中医学看呼吸系统，关注的不仅是气体交换，同样关注生水(小分子的 H_2O)、纳热、吐物质、调信息等功能。

(6) 中医学看排泄系统，是中医肾的一部分，关注的不仅是水交换功能，同样关注生信息、纳气、吐热、调物质等功能。

(7) 中医学看生殖系统，是中医肾的一部分，关注的不仅是精子和卵子增殖与繁殖功能，同样关注现代干细胞生物学。

(8) 中医学看免疫系统，是中医脾胃的一部分，关注的不仅是功能，主要关注扶正祛邪。

(9) 中医学看运动系统，关注的是热交换，而不关注机械运动。

通过以上论述，可看到现代生物学的生物系统概念，是从功能分类或功能分类行为出发，走向生命行为的系统范畴，可以看到西方工业革命在生物学方面的烙印。从中医学看到的生物系统概念，是从生命活动和生命行为出发，建立生物系统的概念范畴，可以看到中国古代直觉的生态和行为学烙印。

6.1.4 网络世界再现生命的独特系统开发方法

在本书附录中我们谈到，在整个真核细胞生物世界中，如此复杂和繁多的生物，居然都是从一种标准的细胞结构——真核细胞进化和发展而来的。这极大地启发了我们去检讨当代的软件和系统开发理论与方法。使我们认识到，信息化或网络世界的建设要借鉴真核细胞生物世界的进化和发展道路。我们看到当代的软件和系统开发理论实际上类似“体细胞”构建系统的方法，建立系统把主体运行结构与主体的功能结构结合在一起，并根据功能分类的方法，实行系统和软件的开发。在网络世界中，我们能够寻找到“胚胎干细胞”和“真核细胞”的系统结构模式吗？答案是肯定的。正如在本书附录中提出的，在网络世界中，信息化体系建设的认识发展过程，有三个阶段：

(1) **体细胞分类模式**。在单系统范围内，对多种结构和功能的实体进行分类，产生面向类型的系统与软件的设计与开发方法。

(2) **超越系统分类的干细胞模式**。在体细胞分类基础上，提出超越系统分类的干细胞模式。

(3) **超越种群分类的真核细胞模式**。在超越系统分类基础上，提出超越种群分类的真核细胞模式。

在软件开发中，把整个开发过程归纳成类型的开发、主体开发、行为的开发和资源（客体）的开发。

1）类型的开发

依据 Martin_Löf 类型理论的哲学观点，其基本思想是

(1) 世界是按类型构造的(包括思维和表示都是类型的)。

(2) 类型是层次的。

(3) 低层次类型是高层次类型的成员。

类型开发的具体方法可描述为

(1) 自上而下类型的开发，表现在类型的分解；自下而上类型的开发，表现在类型的组合与构造。

(2) 在描述系统的组成结构中，采用类型表达式方法。

(3) 描述系统的功能结构中，采用类型定义和描述语言方法。

(4) 类型分抽象类型和实例类型两种形式。抽象类型具有类型参数；实例类型可以通过对抽象类型的实例发生得到。

2）主体的开发

依据类型开发的思想，主体类型的基本结构是 $T_S=\langle S_S, A_S, R\rangle$，其中 T_S 是主体的类型，S_S 是主体的集合，A_S 是主体行为的集合，R 是主体和行为规则的集合。主体类型中的行为，可以在主体运行中，实施行为注入方法，改变主体行为集合的行为。主体资源可以通过主体运行，通过资源客体交换的行为获得，从而获得资源客体中的功能，不需要重新建立主体结构。由于主体种类繁多，所以有必要建立生物主体类型库。这个生物主体类型库可以按生物种群分类。这个主体类型库一旦完整建立，仍然需要不断修改，但总体结构还是比较稳定的。

3）行为的开发

依据类型开发的思想，行为类型的基本结构是 $T_A=\langle S_A, OP, R\rangle$，其中 T_S 是主体的类型，S_A 是行为的集合，OP 是行为操作（运算）的集合，R 是行为和行为操作规则的集合。主体行为的操作集合可以是固定的，也可以是动态修改的。

4）资源（客体）的开发

依据类型开发的思想，资源是客体性质的，客体类型的基本结构是 $T_O=\langle S_O, F, R\rangle$，其中 T_O 是客体的类型，S_O 是客体的集合，F 是客体功能（函数）的集合，R 是客体和功能规则的集合。资源客体功能通常是固定的，但也可以动态为之补充和修改。由于资源尤其是生命物质的种类繁多，所以有必要建立生命客体类型库。类型库可以依照生物主体的食物链进行分类。这个客体类型库一旦完整建立，还是比较稳定的。

主体类型和客体类型,在定义和概念上有着重要的区别。这种区别主要表现在主体的行为和客体的功能(函数)基本概念的差别上。

6.1.5 网络世界再现生命的独特理论方法

人类发明的科学范畴和整个数学体系中,居然没有面向主体的数学。无论是集合、函数、代数、几何、逻辑等各种数学体系,都不是面向主体的,都是面向客体的。于是我们需要全面改进数学体系,使之面向主体和行为学的研究。在研究面向主体和行为的数学中,需要分别对生物世界和网络世界做不同的研究。

在生物世界中主要解决“行为的数学语言表达”和“数学语言表达中的行为”两个大问题。然后,在此基础上研究建立主体、行为数学上的行为控制和动力模型。

生物世界中数学理论范畴包括以下一些内容:

(1) 行为的数学语言表达和数学语言表达中的行为。解决主体、行为如何用数学语言表达的问题和研究数学语言表达的行为的模式、逻辑规则、生存属性等。

(2) 主体行为数学理论基础。包括行为代数学、行为几何学、行为逻辑学等。

(3) 行为数学语言表达的形式语义。依照行为模式,研究行为模式的本体、预期、态势、评估和类型指称语义。

(4) 主体行为动力模型。包括能量、物质和行为控制的动力模型和网络运营模型。

在网络世界研究中面向主体、行为数学体系,同样需要解决“行为的数学语言表达和数学语言表达中的行为”两大问题。在此基础上需要研究形式化问题,即研究“形式行为学”问题,解决的是信息化的形式化方法,行为的形式语言表达和形式说明。形式行为学与传统计算机的形式语言(包括形式语义学)不同。传统计算机科学其本质是语言学的理论方法,在计算机科学中称作形式语言的理论方法。可是,在信息化和网络世界中遇到的各种问题的核心概念是主体和行为,属于行为学理论方法。研究计算机语言的形式语义主要是研究语言的操作语义、指称语义、代数语义和逻辑语义。但是在形式行为学中语言表示主要研究各种行为模式的本体语义、预期语义、态势语义和预期与态势之间的评估语义等。在作者《信息化总体学——网络世界行为学理论基础与形式化方法》新著作中有特别详细的介绍。

网络世界的体系结构的数学方法应当包括:

(1) 信息化体系结构理论框架,包括主体、行为、客体、系统、数据、规则等结构理论。

(2) 网络世界的主体、行为代数学方法。

(3) 网络世界的主体行为逻辑学方法。

(4) 网络世界的面向主体的群体计算模型方法。

(5) 信息化体系结构形式化方法。网络世界行为的数学语言表达和数学语言表达中的行为,其中有行为语言表达、行为表达式、行为模式、行为模式本体语义、预期性语义、态势语义、评估语义和类型指称语义等。

(6) 信息化体系结构与规则描述语言。

6.2　生物世界与网络世界的体系结构理论

6.2.1　生物世界的体系结构理论

如果说信息化的体系结构描述开辟了三个视图(运行、系统和技术),那么生命体系结构的描述要开辟四个视图,即从发育、运行、系统和技术四个视图描述生命的复杂体系结构。

(1) 生命的发育体系结构描述。主要描述系统发育、形成和演化过程,是从主体、行为、客体和发育规则的结构进行描述。这种方法可以描述生命个体、群体组织和社会形态以及整个生态是如何发育、生长、变化的。

(2) 生命的运营体系结构描述。主要考察系统中主体、行为、客体和运行规则的结构。这种方法称为系统运营结构描述方法。

(3) 生命的系统体系结构描述。主要描述系统组成、功能、数据(信息)和组织规则的结构。这种方法称为系统的组织结构描述方法。

(4) 生命的技术体系结构描述。描述系统技术单元、技术方法、技术参数和技术规则的结构。这种方法称为系统的技术结构描述方法。

1. 基于现代生物学的生物体体系结构

基于现代生物学的生物体体系结构,可以大致描述如下表。

体系结构范畴	主要概念内容	体系结构分类系统结构
生物体的发育体系结构	主体、行为、客体和资源(环境)及它们发育的规则	受精
		胚胎干细胞、二胚层、三胚层发育
		组织和器官发育
		神经、皮肤、消化、呼吸、循环、排泄、生殖、内分泌等生物系统发育
生物体的运营体系结构	主体、行为、客体和资源(环境)及它们的规则	皮肤系统主体、行为、客体、环境和规则
		运动与支持系统主体、行为、客体、环境和规则
		呼吸系统主体、行为、客体、环境和规则
		消化系统主体、行为、客体、环境和规则
		循环系统主体、行为、客体、环境和规则
		排泄系统主体、行为、客体、环境和规则
		生殖系统主体、行为、客体、环境和规则
		神经系统主体、行为、客体、环境和规则
		生物个体内跨系统之间信息、行为关联关系

续表

体系结构范畴	主要概念内容	体系结构分类系统结构
生物体的系统体系结构	组织、器官和系统的组成,网络和系统组织规则	皮肤系统的组织、器官、网络与规则
		运动与支持系统的组织、器官、网络与规则
		呼吸系统的组织、器官、网络与规则
		消化系统的组织、器官、网络与规则
		循环系统的组织、器官、网络与规则
		排泄系统的组织、器官、网络与规则
		生殖系统的组织、器官、网络与规则
		神经系统的组织、器官、网络与规则
		内分泌系统的组织、器官、网络与规则
		免疫系统的组织、器官、网络与规则
		生物个体内跨系统之间物质与信息关联关系,包括系统内不断更新和相互表达关系描述
生物体的技术体系结构	生物物质、能量、信息、行为技术标准和规则	系统分类组织学、胚胎学、发育学、生物行为学、生物系统学、生物进化等
		细胞生物学、干细胞生物学、遗传学等
		生物物理、生物化学、分子生物学等

上表体系结构描述中,我们可以关注两个生理阶段的运行体系结构,即生物体发育体系结构(主要是胚胎发育)和生物体运营体系结构(生物体出生后的运行结构)。这两个体系结构描述,都是以描述主体构成的结构为中心,其主体的概念包括细胞、组织、器官、系统、个体。

对于生物体发育体系结构,作者在本书前几章中,对生物胚胎学和发育学知识结构做出了重要的补充和完善,其理由很清楚。因为依照胚胎学和发育学,只有自主发育模式和诱导发育模式,而没有强制发育模式,没有前神经系统和其他前生物系统的完整概念范畴。更没有关于细胞、组织、器官、系统和个体级别的主体行为信息基概念和体内的信息基网络的系统结构。如果生物学学者能够接受本书提出的结论和概念,那么生物体发育体系结构是容易开发出一个发育系统的,否则就很难在网络世界中使现有胚胎学和发育学知识结构运行起来,并产生出一个目标的生物体。

对于生物体运营体系结构,整个生物体的运行是生物主体的行为自行活动的结果。生物体的各级主体都有自己的行为控制机制,即主体的行为信息基(BIB 或 AIB)。生物体的每一个细胞有自己的行为控制机制 AIB,每一个组织有自己的行为控制机制 AIB,每一个器官有自己的行为控制机制 AIB,每一个系统有自己的行为控制机制 AIB。生物个体有最高的外在的行为控制机制 BIB。在各级主体的行为信息基中,有自身的行为模式,行为模式包括遗传的行为模式和可塑造的后天行为模式。各级主体,其细胞、组织、器官、系统和个体的行为控制机制构成了生物体完整的主体行为控制网络,实现相互协调的行为模式运行。整个生物体的运行是没有外部控制主体的,只有外部环境对运行的影响。

对于生物体的系统体系结构,多细胞构成组织,多组织构成器官,多生物器官构成系统和多生物系统构成生物个体的发育过程。生物体的发育过程是自组织、自管理、自控制实现的。生物体的发育过程描述了细胞增殖、分化的功能分类的现象。多细胞组成组织，每一个细胞行为划分生命行为和功能分类行为。所谓功能分类行为表示多细胞组织内细胞为实现共同目标而实施的行为。一个生物器官是实现共同目标的多组织行为的主体结构，生物系统是实现共同目标的多器官行为的主体结构。对于功能分类系统的描述，我们可以依据皮肤、运动支撑、循环、呼吸、消化、排泄、生殖、神经、内分泌、免疫等系统来设计网络中对应的软件系统。正如我们反复强调的那样，这些功能分类系统之外，应当存在超越功能分类之外的系统，例如生物体内再生、修复、重组和细胞资源与周期调度和控制，是必然存在一个完整系统概念的。但是，现代生物学中，并没有向我们展示出一个人体的完整再生系统或干细胞系统，而仅是细胞、组织、器官局部环境的再生和细胞调度，没有系统级别的主体。所以，我们依照现代生物学和医学的知识结构，只能把再生和干细胞的这些知识结构范畴，放在功能分类系统之内，成为细胞、组织、器官和系统的内部过程，如同细胞、组织、器官和系统的物质代谢一样处理。

对于生物体的技术体系结构，其内容包括现代生物学知识结构，例如细胞生物学、生物化学、生物物理等。

2. 基于新中医学的生物体体系结构

描述生物体的体系结构，我们还存在另一种理论体系，即第5章中谈到的新中医学所描述的人体的体系结构。参见下表。

体系结构范畴	主要概念内容	体系结构分类系统结构	说　明
人体发育体系结构	主体、行为、客体和资源（环境）及它们发育的规则	人体行为信息基网络发生	本书第4章介绍的内容
		前生物系统（前神经系统、前血管系统、前排泄管系统和前内分泌系统）发生	
		后生物系统（经络系统、后神经系统、后内分泌系统和其他后生物系统等）发生	
人体的运营体系结构	主体、行为、客体和资源（环境）及它们的运行规则	中医体外评估系统主体、行为、客体、环境和规则	所有中医系统概念依据本章介绍的内容
		中医经络系统主体、行为、客体、环境和规则	
		中医脏腑系统主体、行为、客体、环境和规则	
		中医体质系统主体、行为、客体、环境和规则	
		中医感觉系统主体、行为、客体、环境和规则	
		中医神智/状态/环境系统主体、行为、客体、环境和规则	
人体的系统体系结构	组织、器官和系统的组成，网络和系统组织规则	中医经络系统（包含细胞组织基础表达行为网络系统）的组织、器官、网络与规则	所有中医系统概念依据本章介绍的内容
		中医脏腑系统（包含细胞组织更新、再生网络系统）的组织、器官、网络与规则	
		中医体质系统的组织、器官、网络与规则	
		中医感受/表达系统的组织、器官、网络与规则	
		中医情志系统的组织、器官、网络与规则	
人体的技术体系结构	生物物质、能量、信息、行为技术标准和规则	中医细胞行为学、中医系统组织学、中医系统发育学、中医行为遗传学、基因学	本书讨论的中医新理论基础
		现代生物行为学、现代生物系统学、理论生物学、生物面向主体、行为数学	

6.2.2 网络世界的体系结构理论

1. 传统的体系结构方法不支持在网络世界中再现生命

在此给出信息化的体系结构定义,信息化体系结构是对信息化众多信息系统的用户、主体、运营、客体、系统资源、技术要求、规则与环境等方面的抽象分层次的结构。体系结构是在运营、系统与技术三个方面,描述网络世界中的主体、行为、客体、信息、系统网络资源和规则的内部结构、相互关系结构以及它们与环境关系的结构体系。这个结构体系也是指导信息化的规划、设计、开发、测试、评估、运营、管理、维护和演化的原则体系。

体系结构研究是分层次的(系统的系统层次关系)。

(1) 系统体系结构:计算机、网络、软件、应用等系统体系结构,通常是面向业务应用模式的。

(2) 平台体系结构:面向多系统的、跨系统的体系结构。

(3) 中心体系结构:面向多平台的、跨平台的体系结构。

(4) 总体(联合)体系结构:面向多中心的、跨中心的体系结构。

(5) 生态体系结构:全球网络世界角度研究体系结构。

为什么研究信息化体系结构?几十年信息化的发展与实践,产生了很大变化,对体系结构研究提出了新要求:

(1) 信息化的任务和关注点发生了很大变化。

(2) 信息系统的运营、管理和服务模式发生了很大变化。

(3) 信息化的系统结构和系统工程方法发生了很大变化。

(4) 信息化技术也发生了很大变化,在不断发展并产生独立的信息化技术体系。

(5) 信息化需要独立理论和科学体系。

所有这些变化和发展,都在呼唤大力开展信息化体系结构研究。信息化体系结构研究背景:

(1) IEEE 组织于 1990 年在 IEEE STD 610.12 中重新定义了体系结构。

(2) IEEE 组织在 IEEE STD 1471(2000),一个体系结构实践的推荐标准。

(3) ISO/IEC 开放分布式处理——引用模式,提出了开放的体系结构框架(TOGAF)。

(4) 软件工程领域也在研究软件体系结构,OMG 机构还有统一建模语言(UML)和模式驱动的体系结构(the model driven architecture,MDA)。

(5) 美国国防部的 C4ISR、DODAF 和 GIG 体系结构。

(6) 北约组织(The North Atlantic Treaty Organization,NATO)体系结构研究。

(7) 联邦企业体系结构(federal enterprise architecture,FEA)。

(8) 中国在信息化体系结构方面是有丰富实践和经验的,当然也有教训。

以往信息化体系结构研究中存在的问题：

(1) IEEE 1471 和 TOGAF 的系统概念过于任意。

(2) 关注者应当区分在系统之内和在系统之外，系统之内的关注者本身也是有体系结构的。

(3) 信息化运营、管理和服务模式在不断变化，业务与技术组织体系结构在变化。

(4) 信息系统的体系结构也发生了很大变化。

(5) 新技术对体系结构的影响研究考虑不够。

(6) 缺少关注点理论和体系结构理论的研究。

为了解决传统信息化领域的发展和本书提出在网络世界再现生物世界和再现生命体目标任务，作者与合作团队提出了可信网络世界体系结构框架(trusted cyberworld architecture framework，TCAF)计划，把传统的信息化体系结构方法作为发展的基础，首先归纳以下层次结构。

(1) 框架(framework)：生态体系结构，TCAF 全部体系结构集合。

(2) 总体关注体系结构(多中心)：联合运营体系结构(JOA)、联合系统体系结构(JSA)、联合技术体系结构(JTA)。

(3) 中心关注体系结构(多平台)：中心运营体系结构、中心系统体系结构、中心技术体系结构。

(4) 平台关注体系结构(多系统)：平台运营体系结构、平台系统体系结构、平台技术体系结构。

(5) 系统级别的体系结构，有具体系统的体系结构，例如计算机、软件、应用和网络等具体系统的体系结构。

系统、平台和中心体系结构描述方法，可以依据运行、系统和技术的基础和框架分为

(1) 信息化运营体系结构：主体、行为、客体、规则。

(2) 网络世界的系统体系结构：

- 系统逻辑体系结构：主体、行为、客体、规则。
- 系统虚拟体系结构：结点、功能、数据、规则。
- 系统物理体系结构：模块、方法、参数、规则。

(3) 信息化技术体系结构：计算环境、通信协议、软件工程、系统工程、系统管理、安全管理等技术标准。

系统体系结构的定义与描述方法，划分成逻辑、虚拟和物理三个层次。这样划分层次反映了不同关注者对系统结构的关注。例如：

(1) 运营者、规划者重要关注的系统方面的逻辑结构。

(2) 设计者和开发者主要关注的逻辑、虚拟体系结构。

(3) 系统管理者、服务者、维修者等更加关注的配置服务的物理体系结构。

上述信息化的体系结构方法可以说是当前信息化建设中最成熟的体系结构方法，总体上看没有明显的问题。但是这样的体系结构方法，用在本书目标在网络世界中再现虚

拟生物世界和在网络世界中再现生物体的运行系统，依然非常困难。对传统的归纳方法，也许从理论上会更清晰，但是对于解决我们提出的问题，却没有本质的帮助。因为，从6.1节对网络世界中再现虚拟生物世界和在网络世界中再现生物体的运行系统的特殊要求概述中，我们可以很容易得出结论：传统的体系结构方法不能支持在网络世界中再现生物体的运行。

为了适应网络世界再现生命，对传统方法进一步抽象，提出具有更广泛适应能力的网络世界的关联模式体系结构方法。所以TCAF体系结构方法还必须具有超越基础的新范畴，包括以下内容：

(1) 关联模式(关联函数)体系结构方法，包括结点、结构和多结构三个层次体系结构描述。

(2) TCAF规范代理技术标准以及代理体系结构方法。

(3) TCAF数字标签技术标准以及数字标签体系结构方法。

(4) TCAF配置服务体系结构方法。

(5) TCAF体系结构分级方法。

上述体系结构方法构成了TCAF体系结构的新内容范畴。在TCAF中，把传统方法和创新方法构成了相互融合的体系，使信息化科学体系的建立，与现实衔接，又面向未来。为此，TCAF计划不是简单归纳过去成功的方法，而是面向信息化新的发展要求，提出新的内容。在这些新发展要求下，TCAF实施多项相互关联的发展计划。

(1) TCAF理论研究计划。

(2) TCAF规范代理技术和代理软件工程计划。

(3) TCAF代理技术工厂计划。

(4) TCAF代理网格操作系统计划。

(5) TCAF无限群体计算芯片计划。

(6) TCAF高阶无穷计算机计划。

上述主要内容，我们会在本书最后两章中概要介绍。从这些实施计划中，我们看到TCAF体系结构方法是建立在新的理论、技术体制上的方法，而不仅仅是体系结构的描述方法。

显然，TCAF计划有一个广泛适应的信息化体系结构方法，所以其体系结构方法必须与传统的信息化问题解决方案相适应。TCAF体系结构方法，不仅适合传统解决方案要求，还希望在传统的基础上，把网络世界(不仅是网络空间)的体系结构描述方法扩展到本书提出的目标建设上。

2. 网络世界再现生物体的运行系统的总体学方法

经过作者对信息化体系结构理论问题多年的艰苦研究，终于在《信息化总体学——信息化行为学理论基础与形式化方法》一书中，比较完整地提出了信息化体系结构数学描述基础和方法。在十几年的信息化科学研究中，从梦想到信息化科学体系范畴和框架逐步显现和清晰，从基本数学体系改进尝试和逐步建立面向主体、行为的数学体系与方法，从各种思想和方案形式的知识结构逐步发展为网络世界的生物模型的建立，作者开始具备了网络世界中描述细胞、细胞组织、器官、系统、个体和个体组织群体的技术和方法。这些理论和方法在网络世界的实验中，取得了成功。在学习生物学建立信息化科学体系的过程中，对生物学和生命科学认识越来越清楚。

在《信息化总体学——网络世界行为学理论基础与形式化方法》著作中，已经建立了信息化总体学主要研究范畴。主要划分两部分：理论基础部分和形式化方法部分。

1）信息化总体学理论基础部分

（1）信息化体系结构理论基础。

（2）信息化特性理论基础。

（3）网络世界行为学理论基础。

（4）网络世界（无限）群体计算理论基础。

（5）网络世界体系结构技术基础。包括规范代理技术、代理运行管理环境、数字标签技术和体系结构分级方法等。

2）信息化总体学形式化方法部分

（1）信息化体系结构形式化方法基础，包括网络世界行为的数学语言表达、行为表达式语言语法，行为表达式语言语义，行为逻辑规则语义（行为逻辑），行为代数等。

（2）行为模式理论基础，行为模式包括应用行为模式、服务行为模式、管理行为模式、控制行为模式、监管行为模式、认证行为模式和对抗行为模式等。

（3）网络世界行为模式本体语义描述方法。

（4）网络世界行为模式预期语义描述方法。

（5）网络世界行为模式态势语义描述方法。

（6）网络世界行为模式评估语义描述方法。

（7）网络世界行为模式类型指称语义描述方法。

由于本书的最后两章中，对信息化总体学或信息化行为学理论基础与形式化方法有比较概要的介绍，读者可以在这些介绍中了解信息化总体学方法是如何支持在网络世界中再现生物体的运行的。

6.2.3　网络世界再现生命体运行系统的可视化描述

在网络世界再现生命体运行的可视化描述可以大致划分几个方面：

（1）西医方法再现生命体运行系统可视化描述。

（2）中医方法再现生命体运行系统可视化描述。

（3）真人再现生命体运行系统可视化描述。

1. 生物学方法再现生命体运行系统的可视化描述

生物学方法再现生命体运行系统，就是依照生物学和西医学的知识结构再现生命的系统。这个生命再现系统，从生物学和西医学看，认为是完整的系统组合体。从中医学角度看，依然只是人的部分生命活动再现。

现代生物学的生命观简单归纳为"生物体是多功能分类生物系统的组合体"。这些生物系统包括：

(1) 皮肤系统，其功能简单归纳为隔离、防护、分泌、感觉外部刺激和交换调节体温等。

(2) 运动系统，其功能简单归纳为支撑、保护内脏器官，实现身体和四肢运动。

(3) 循环系统，其功能简单归纳为推动和输送血液在血管中循环，收集组织间的液体，形成淋巴回流血管。

(4) 呼吸系统，其功能简单归纳为气体(氧气和二氧化碳)交换。

(5) 消化系统，其功能简单归纳为输入、消化食物和输送、储存、排泄未消化物质。

(6) 排泄系统，其功能简单归纳为排泄尿素、尿酸等与水形成的尿液，保持水、无机盐平衡。

(7) 生殖系统，其功能简单归纳为性活动行为和繁殖行为的系统。

(8) 神经系统，其功能简单归纳为承担对体内、外的信号和运动实施感觉、反应、综合和调节控制的功能。

(9) 内分泌系统，其功能简单归纳为人体通过激素进行调节物质代谢和器官活动的重要系统。

(10) 免疫系统，其功能简单归纳为非特异性防护系统和特异性防护。

生物学方法再现生命体运行系统的可视化描述，主要是采用可视化方法，显示这些分类功能系统的运行态势和运行的结果。

1) 可视化描述系统运行态势

(1) 皮肤系统。通过计算机系统，可以立体、旋转、多视角和有部位选择的展现人体皮肤系统的表皮、真皮和皮下组织多层次结构的运行态势、状态和分类功能的发挥。还可以选择背、腹、胸、颈、头、面、上肢、下肢、手、足等不同部位的皮肤系统对系统态势进行观察。在设定条件下，可以观察假设条件下的皮肤系统的组织运行态势。

(2) 运动系统。通过计算机系统，可以立体、旋转、多视角和有部位选择地展现人体运动系统的骨骼肌、骨骼、软骨、筋、血管、淋巴管、神经等组织和器官的运动态势、状态和分类功能的发挥。对于意识驱动的运动，可以采取意识扫描方法和组合方法(例如吃饭、喝水、说话、走路、跑步、姿态变化等)观察运动系统的态势。在设定条件下，可以观察假设条件下的运动系统的组织和器官的运动态势。

(3) 循环系统。通过计算机系统，可以立体、旋转、多视角和有部位选择地展现人体循环系统的心脏、动脉血管、静脉血管、淋巴管和器官的运行态势、状态和分类功能的发挥。可以采取规定行为模式扫描方法(例如运动、吃饭、休息、睡眠、思维等)观察消化系统的态势和状态。在设定条件下,可以观察假设条件下的循环系统的组织和器官的运行态势。

(4) 呼吸系统。通过计算机系统,可以立体、旋转、多视角和有部位选择地展现人体呼吸系统的气管、支气管、肺的运行态势、状态和分类功能的发挥,并观察人体呼吸运动对呼吸系统的作用。可以采取规定行为模式扫描方法(例如运动、吃饭、休息、睡眠、思维等)观察呼吸系统的态势和状态。在设定条件下,可以观察假设条件下的呼吸系统的组织和器官的运行态势。

(5) 消化系统。通过计算机系统,可以立体、旋转、多视角和有部位选择地展现人体消化系统,包括消化管道与消化腺系统的运行态势、状态和分类功能的发挥。可以采取规定行为模式扫描方法(例如吃饭、喝水、说话等)观察消化系统的态势和状态。在设定条件下,可以观察假设条件下的消化系统的组织和器官的运行态势。

(6) 排泄系统。通过计算机系统,可以立体、旋转、多视角和有部位选择地展现人体排泄系统的组织、器官的运行态势和状态。可以采取规定行为模式扫描方法(例如运动、站立、睡眠、坐姿等)观察排泄系统的态势、状态和分类功能的发挥。在设定条件下,可以观察假设条件下的排泄系统的组织和器官的运行态势。

(7) 生殖系统。通过计算机系统,可以立体、旋转、多视角和有部位选择地展现人体生殖系统的组织、器官的运行态势、状态和分类功能的发挥。可以采取规定行为模式扫描方法(例如性活动等)观察生殖系统的态势和状态。在设定条件下,可以观察假设条件下的生殖系统的组织和器官的运行态势。

(8) 神经系统。通过计算机系统,可以立体、旋转、多视角和有部位选择地展现人体神经系统的组织、器官的运行态势、状态和分类功能的发挥。可以采取规定行为模式扫描方法(例如吃饭、说话、运动、睡眠、休息等)观察神经系统的态势和状态。在设定条件下,可以观察假设条件下的神经系统的组织和器官的运行态势。

(9) 内分泌系统。通过计算机系统,可以立体、旋转、多视角和有部位选择地展现人体内分泌系统的组织、器官的运行态势、状态和分类功能的发挥。可以采取规定行为模式扫描方法(例如吃饭、喝水、说话等)观察内分泌系统的态势和状态。在设定条件下,可以观察假设条件下的内分泌系统的组织和器官的运行态势。

(10) 免疫系统。通过计算机系统,可以立体、旋转、多视角和有部位选择地展现人体免疫系统的组织、器官的组织、器官的运行态势、状态和分类功能的发挥。可以采取规定行为模式扫描方法(例如吃饭、喝水、说话等)观察免疫系统的态势和状态。在设定条件下,可以观察假设条件下的免疫系统的组织和器官的运行态势。

2) 可视化描述系统运行结果(效果)

(1) 皮肤系统。通过计算机系统,可以立体、旋转、多视角和有部位选择地展现人体皮肤系统的运行效果。例如可以显示皮肤的营养物质（蛋白质、糖、脂肪、核酸、水/无机盐）、氧气、二氧化碳、体液、温度、微生物等的分布、聚集、流动性情况，尤其是显示皮肤的湿润、干燥、细胞再生、细胞周期等信息。

(2) 运动系统。通过计算机系统，可以立体、旋转、多视角和有部位选择地展现人体运动系统的运行效果。例如可以显示运动系统通过自身功能服务，显示体内中热、水、氧气和二氧化碳气体的分布、聚集、流动性情况以及系统细胞再生、细胞周期等情况。

(3) 循环系统。通过计算机系统，可以立体、旋转、多视角和有部位选择地展现人体循环系统的运行效果。例如可以显示循环系统通过自身功能服务，显示体内的营养物质、热、水、氧气和二氧化碳气体的分布、聚集、流动性情况以及系统细胞再生、细胞周期等情况。

(4) 呼吸系统。通过计算机系统，可以立体、旋转、多视角和有部位选择地展现人体呼吸系统的运行效果。例如可以显示呼吸系统通过自身功能服务，显示呼吸中热、水、氧气和二氧化碳气体的分布、聚集、流动性情况以及系统细胞再生、细胞周期等情况。

(5) 消化系统。通过计算机系统，可以立体、旋转、多视角和有部位选择地展现人体消化系统的运行效果。例如可以显示消化系统通过自身功能服务，显示体内的营养物质吸收和热、水、氧气和二氧化碳气体的分布、聚集、流动性情况以及系统细胞再生、细胞周期等情况。

(6) 排泄系统。通过计算机系统，可以立体、旋转、多视角和有部位选择地展现人体排泄系统的运行效果。例如可以显示排泄系统通过自身功能服务，显示体内尿酸、尿素、热、水、无机盐的分布、聚集、流动性情况以及系统细胞再生、细胞周期等情况。

(7) 生殖系统。通过计算机系统，可以立体、旋转、多视角和有部位选择地展现人体排泄系统的运行效果。例如可以显示生殖系统通过自身功能服务，显示体内热、气体、水和生殖细胞的分布、聚集、流动性情况以及系统细胞再生、细胞周期等情况。

(8) 神经系统。通过计算机系统，可以立体、旋转、多视角和有部位选择地展现人体神经系统的运行效果。例如可以显示神经系统通过自身功能服务，显示体内的运动和感觉信息的分布、聚集、流动性情况以及系统细胞再生、细胞周期等情况。

(9) 内分泌系统。通过计算机系统，可以立体、旋转、多视角和有部位选择地展现人体内分泌系统的运行效果。例如可以显示运动系统通过自身功能服务，显示体内激素分布、聚集、流动性情况、激素对身体内物质代谢和系统细胞再生、细胞周期等情况。

(10) 免疫系统。通过计算机系统，可以立体、旋转、多视角和有部位选择地展现人体免疫系统的运行效果。例如可以显示运动系统通过自身功能服务，显示体内体液防护、细胞攻击和免疫应答的情况以及系统细胞再生、细胞周期等情况。

2. 中医学方法再现生命体运行系统的可视化描述

中医学方法再现生命体运行系统，就是依照中医学的生命和医学的知识结构再现生命的系统，从西医学角度看，依然只是部分人的生命活动再现。

中医的生命观简单归纳为“生物体是由以经络系统为基础的多脏腑分类功能系统组成体”。中医学方法再现生命体运行的可视化描述也分两个方面的描述。

1）可视化描述系统运行态势

（1）经络系统。通过计算机系统，可以立体、旋转、多视角和有部位选择地展现人体经络系统的运行态势和状态。显示经络系统12经脉的循行服务、感传服务和行为基准服务情况，显示经络系统对物质、热、气体、水和信息的“五张皮”交换平台的调节功能，调节脏腑系统分类功能（对物质、热、气体、水和信息的生、交换、纳、吐、调）的平衡，调节物质、热、气体、水、信息和运动的“六气平衡”和“五维平衡”，调节体内再生、修复和重组感受表达服务平衡，调节细胞主体资源的调度。可以采取规定食物、药物、针刺、按摩等条件，在设定条件下，可以观察假设条件下的经络系统的运行态势。

（2）脏腑系统。通过计算机系统，可以立体、旋转、多视角和有部位选择地展现人体脏腑系统（包括中医肝、中医心、中医脾、中医肺、中医肾）的物质、热、气体、水和信息的生、交换、纳、吐、调的服务态势、状态和经络系统合作，实现物质、热、气体、水、信息和运动的“六气平衡”和“五维平衡”，调节体内再生、修复和重组感受表达服务平衡。可以采取规定食物、药物、针刺、按摩等条件，在设定条件下，可以观察假设条件下的脏腑系统的运行态势。

（3）体质系统。通过计算机系统，可以立体、旋转、多视角和有部位选择地展现人体体质系统的体腔、四肢、体液、脂肪、微生物等子系统的物质、热、气体、水和信息的生、交换、纳、吐、调的服务态势和状态，并作为脏腑系统和经络系统的辅助系统，实现人体的物质、热、气体、水、信息和运动的“六气平衡”和“五维平衡”，调节体内再生、修复和重组感受表达服务平衡。可以采取规定食物、药物、针刺、按摩等条件，在设定条件下，可以观察假设条件下的体制系统的运行态势。

（4）感受表达系统。通过计算机系统，可以立体、旋转、多视角和有部位选择地展现人体感受表达系统的植物神经系统、内分泌系统、经络系统、血管网络和其他感受表达网络系统的物质、热、气体、水和信息的生、交换、纳、吐、调的服务态势和状态。协调人体的物质、热、气体、水、信息和运动的“六气平衡”和“五维平衡”及体内再生、修复和重组感受表达服务平衡。可以采取规定食物、药物、针刺、按摩等条件，在设定条件下，可以观察假设条件下的感受表达系统的运行态势。

（5）情志系统。通过计算机系统，可以立体、旋转、多视角和有部位选择地展现人体情志系统，在人体感受表达系统服务功能支持下，通过神经刺激、激素诱导、经络系统传导聚集体内的恶欲、情志与中枢神经系统，实现意识化，产生人体的情志意识，影响人体生物系统的功能发挥和生命活动。

2）可视化描述系统运行结果（效果）

（1）经络系统。通过计算机系统，可以立体、旋转、多视角和有部位选择地展现人体经络系统运行所产生的物质、热、气体、水和信息的分布、聚集、流动性和五维平衡情况，显示经络系统运行对体象、舌象、脉象、气味、语言(声音)、形态、活动行为等表达现象。

(2) 脏腑系统。通过计算机系统,可以立体、旋转、多视角和有部位选择地展现人体脏腑系统运行所产生的物质、热、气体、水和信息的分布、聚集、流动性和五维平衡情况,显示脏腑系统运行对体象、舌象、脉象、气味、语言、形态、活动行为等表达现象。

(3) 体质系统。通过计算机系统,可以立体、旋转、多视角和有部位选择地展现人体体质系统运行所产生的物质、热、气体、水和信息的分布、聚集、流动性和五维平衡情况,显示体质系统运行对体象、舌象、脉象、气味、语言(声音)、形态、活动行为等表达现象。

(4) 感受表达系统。通过计算机系统,可以立体、旋转、多视角和有部位选择地展现人体感受表达系统运行所产生的物质、热、气体、水和信息的分布、聚集、流动性和五维平衡情况,显示感受表达系统运行对体象、舌象、脉象、气味、语言(声音)、形态、活动行为等表达现象。

(5) 情志系统。通过计算机系统,可以立体、旋转、多视角和有部位选择地展现人体情志系统运行所产生的物质、热、气体、水和信息的分布、聚集、流动性和五维平衡情况,显示情志系统运行对体象、舌象、脉象、气味、语言(声音)、形态、活动行为等表达现象。

3. 再现真人运行系统的可视化描述

这里谈到的真人再现生命体运行系统,是指建立在人类所有的生物与医学知识结构上的生命系统,实际上主要是在中医学、西医学和其他民族医学的知识结构上,建立起完整再现系统。把 6.2.3.1 和 6.2.3.2 两节的两种(或多种)方法再现生命体运行系统的可视化描述综合起来,构成真人再现生命体运行系统的可视化描述。

6.3 生物与网络世界的主体结构理论

在生物世界中主体有:原核细胞、真核细胞、细菌、植物细胞、动物细胞等。对于动物有胚胎(全能)干细胞、多能干细胞、体干细胞和体细胞、细胞组织、生物器官、生物系统、生物个体和生物个体组织。在生物世界中还有形态不完整的主体概念,例如各种病毒和活性实体结构。

生物世界中的主体(多细胞生物)概念可以如下定义:

在生物世界中,主体是具有蛋白质、氨基酸等物质结构,具有物质交换与信息交换的自行生命感受表达行为和自行功能分类感受表达行为的,并具有自我生长、繁殖和自组织能力的活性实体。

显然这个定义是面向真核细胞和多细胞生物,包括细胞组织、器官、生物系统、个体和个体组织等。

网络世界中的主体概念可以如下定义:

在网络世界中,主体是由具有存储空间概念的虚拟物质结构,具有存储空间意义的虚拟物质交换与信息交换的自行活性感受表达行为和自行功能分类表达行为的,并可以

具有自我生长、复制和自组织能力的活性实体。

上述定义中,作者认为最重要的概念是生命感受表达行为和功能感受表达行为的“自行性”。自行行为、自生长、自复制、自组织和自管理是生命主体的关键概念。生命系统是一个具有上述特性的开放系统。

在网络世界中的主体可以理解为,传统操作系统的线程(子主体或分叉主体)、进程(独立主体)、作业(可交互独立主体)和作业组(多独立主体关联形态)等概念。在网络世界中提出了超分类抽象规范代理、分类抽象规范代理、分类实例规范代理、规范代理对象、一级规范代理组织和多级规范代理组织等。在网络世界中同样存在着形态不完整的主体概念,例如计算机病毒、蠕虫、木马和活性实体结构等。

在网络世界中建立生物体运行系统,通常是具有规模数量的和主体相互关联的运行系统。这个系统远比通常意义上“并发程序设计”的规模要大得多,关联性也复杂得多。在设计实际生物运行系统中,要根据可能使用的计算机和网络资源,把生物体主体单元级别定义清楚。在网络世界中规定单元主体,还意味着生物运行系统是最小并行性独立单位(不包括子主体和分叉主体)。例如可以把生物体运行的主体单元级别定义在系统级别上,也可以定义在器官级别上,当然还可以定义在细胞主体级别上。这种不同的生物体运行系统单元主体级别定义,表示生物体运行的主体数量规模和关联性巨大差别。之所以有这样的选择,是由于所建立生物运行系统的目标和网络世界资源环境决定的。

6.3.1 生物主体结构理论

1. 生物主体结构概念和定义

生命主体的物质结构被定义为细胞、组织、器官、系统、个体。用数学的方法来定义这些生命体的物质结构是本书的特点之一。

一个生物体的组织、器官和系统,虽然是由众多的不同类型的细胞组成,在更高一层的主体单位中,同样可以用不断实行物质交换、信息交换和行为表达的多细胞组成。从高层看,这种物质交换、信息交换和行为表达不是每一个细胞完成的,而是由实行专门物质交换和信息交换的多细胞体实现的。再往上层结构看,一个高级的生物个体,虽然是由大量的细胞组成组织、器官和系统,这个高级的生物个体依然有自己的物质交换、信息交换和行为表达的组成部分。甚至,发展到一个人类社会的企业,同样可以看到专门从事物质交换和信息交换的部门、员工和企业的自行运转。

从数学角度考虑,描述主体系统应当是个主体(物质)框架、主体行为和规则组成的三元组。这里的主体结构表示的是主体的框架,主要包括主体自行运行支撑物质结构、资源和环境相关的组成部分。对于生物主体是它的物质结构,例如细胞、组织、器官、系统等构成的结构。对于高级的生物主体,同样有自己的物质交换、信息交换结构和相应的行为结构。对于网络虚拟世界,主体结构是它的具有存储空间的程序组成结构,也可以理解为虚拟的物质结构。主体组织还包括所使用的资源和环境相关的主体应用功能部分以及主体对外的输入输出等(例如进程或代理的港口、通道)。主体的行为是主体活动和行为。对于可以构成多代理系统的主体,其行为包括组织协同行为和业务行为。特别注意,这些活动和行为是主动性质的,是主体自身的活动。也就是说主体具有两种性质的行为:生命表达行为和功能表达行为。所谓规则是指主体的结构和行为的两个方面的规则。

首先,我们讨论一般意义上的主体结构概念。依据上面的讨论,从数学和概念描述的角度,一个主体的结构是一个三元组:

$$\text{Subject}=\langle M_S,\ A_S,\ R_S\rangle$$

其中,M_S,表示主体物质框架,A_S 表示主体行为集合,R_S 表示主体规则集合。

对于 M_S 有

$$M_S=\langle \text{AIBs},\ \text{RES},\ \text{ENV}\rangle$$

其中,

- AIBs(action information base of subject):主体行为信息基(行为或行为模式的集合),也可以称作主体行为控制基。决定主体行为和活动的机制。在 SubjectActions 中的行为如何运行是由 AIBs 来控制的。也可以理解为主体自行活动的基,主体能够自主行为的基本机制。例如,对于细胞可以理解为细胞生命周期(G1+S+G2+M);对于软件系统,它相当于主程序(main);对于计算机操作系统,它是承担运行和调度的控制块(SCB)。
- RES(resource):主体实现内外活动、行为和操作的资源客体的集合。对于细胞,RES 是各种糖、氨基酸、蛋白质、无机盐、维生素等物质资源。它是主体表现承担任务、角色行为的支撑。它是主体行为表现功能的资源基础。也就是说,行为使用的操作、函数、客体、数据等是由 RES 提供的。对于网络世界来说,RES 是程序库、数据库和信息库。需要说明的是资源概念在主体世界中,也可能是活性化的,例如细胞携带的物质,构成了活性客体、活性资源。
- ENV(environment):主体为了实现组织内多主体之间协同、对外实现交换信息和物质的物质存在形式。对于细胞它可以是受体的集合和膜通道的集合。对于网络世界,ENV 是通信、交换和对外实施操作的港口、通道的活性实体的集合。需要说明的是环境概念在主体世界中,环境同样是活性化的,例如港口、通道、操作器等本身就是活性的实体。

考虑到主体之间的物质交换行为、信息交换行为、运动行为、繁殖行为和感受表达行为构成主体对环境和主体组织内外的关联基础,也是所有其他行为的基础,对于 A_S 有

$$A_S=\{\text{MEA},\text{IEA},\text{MOV},\text{REP},\text{REC/EXP},\text{FDA}\}$$

其中,

- MEA(matter exchange actions):物质交换行为集合,生命表达的行为。
- IEA(information exchange actions):信息交换行为集合,生命表达的行为。

- MOV(movement actions):运动行为集合,生命表达的行为,对于不同级别的主体,运动行为不同。
- REP(reproduce actions):繁殖行为集合,生命表达的行为,对于不同级别的主体,繁殖概念可以是增殖、分化、再生等。
- REC/EXP(recept express actions):感受/表达行为,生命表达的行为。
- FDA(function deliver actions):特化功能表达行为集合。个体(组织)之间直接的行为关系建立的关联。

有时我们需要将生物体的行为划分为生命行为(life actions,LA)和分类功能行为(FDA)。有如下的关系:

$$A_S = LA \cup FDA$$

其中,LA={MEA,IEA,MOV,REP,REC/EXP}。

生物主体的行为是改变其生存环境和自身状态的自行活动。在这个定义中,要特别注意"改变环境和状态"和"自行活动"的概念。

我们可以从数学方法来定义行为。行为与一种"可成为行为的函数"有直接关系,而"可成为行为的函数"的一般定义形式是

$$F: Object \rightarrow (Env \times States) \rightarrow (Env \times States)$$

如果这个"可成为行为的函数"被主体S所使用,其形式为

$$S: F: Object \rightarrow (Env \times States) \rightarrow (Env \times States)$$

其中,Env表示行为环境,States表示行为状态。如果令ES=Env×States,可以得到一个简写的形式:

$$S: F: Object \rightarrow ES \rightarrow ES$$

主体行为定义为,主体S使用行为函数F:A→ES→ES施用于实体a:A后的施用形式S:F(a)是主体S的行为。主体行为通常用希腊小写字母表示,例如$\alpha = S:F(a)$。

对于主体的规则R_S,需要注意是主体的外在规则,具体的内容我们将在本章6.6节集中描述。

2. 生物主体的基本属性

在生物世界中主体有:原核细胞、真核细胞、细菌、植物细胞、动物细胞等。对于动物有胚胎(全能)干细胞、多能干细胞、体干细胞和体细胞、细胞组织、生物器官、生物系统、生物个体和生物个体组织。在生物世界中还有形态不完整的主体概念,例如各种病毒和活性实体结构。

在生物世界中,主体是具有蛋白质、氨基酸等物质结构,具有物质交换与信息交换的自行生命表达行为和自行功能分类表达行为,并具有自我生长、繁殖和自组织能力的活性实体。

关于生物主体物质结构,所有生物体的物质结构都是生物主体和主体所产生的衍生物质构成的结构。细胞有相同的逻辑结构和特异的物理结构。从细胞形态和结构看,与

一般细胞比较，有些细胞有发达的和数量众多的线粒体（例如骨骼肌肉细胞、心肌细胞）；有些细胞有发达的和数量多的内质网（例如肝细胞）；有些细胞有发达的和数量多的溶酶体；有些细胞有发达和特殊的细胞内与细胞外的骨架结构，产生特殊形态和物理特性；有些细胞具有发达的膜结构，具有数量众多的受体和通道结构。从数学角度看，生物体的物质结构，是由其组成的细胞和细胞衍生物质组织而成的结构，其可能的物质结构与可能形态同样是封闭的。

生物主体可以显著划分为生命行为和功能分类行为两个类别。

1）生物主体必须具有生命行为

细胞维系生命需要物质、能量、温度、水、氧气、无机盐和营养物质。而营养物质包括葡萄糖、氨基酸、脂肪酸、核苷酸、水/无机盐、糖类、脂肪、蛋白质、核酸和更大的生命物质分子，例如糖蛋白、脂蛋白等。细胞在吸收营养物质同时，还排出代谢过程的废气和废物质，例如二氧化碳、氨等。细胞的营养物质吸收和废物排出是通过细胞与环境的物质交换行为实现的。细胞为了适应环境和更好地获得物质与能量，所有的细胞都必须通过自己的信息交换行为从环境和其他细胞获得信息（信号分子），细胞必须有感受环境物质和信息的能力。细胞不仅有感受能力，同时还有表达能力，对环境和其他细胞做出反应，例如产生某些蛋白质、细胞形态变化和运动等，所以细胞有感受与表达行为。细胞为了适应环境和长期的生存能力，细胞有增殖的能力，并表现出繁殖行为。从生物主体的生命行为中，可以看到生物主体行为的感受、反应（表达）、适应、主动和目标等基本的特性。所有的细胞不仅遗传物质结构，同时遗传细胞行为模式。在DNA中不仅存储物质遗传信息，同时还通过一种叫细胞行为信息基（AIB）的方式存储行为信息。

2）生物主体具有功能分类行为

对于多细胞生物，所有的细胞除为了自身的生命而做物质、信息交换、运动、感受/表达和增殖外，其在构成多细胞组织中，都分别承担组织内角色的任务，并实施角色功能活动。例如腺体的腺细胞具有分泌物质液体，肌肉组织的肌细胞有收缩与舒张，这些行为并不是仅为自身生命而实施的，而是为组织、器官、系统和个体提供服务的角色行为。多细胞生物是多细胞自行组织的，在自组织中实现相互识别、相互协调、相互管理。所以，多细胞生物中还普遍存在着组织行为，包括相互感受与表达物质、信息、行为、状态、恶欲等。生物主体功能分类行为是建立在生物主体必须是活着并建立在生命行为能够的基础上。

从系统学角度看，根据生物主体的生命行为和功能分类行为的特点，所有生物体的分类功能行为最终都是来源于其组成细胞的分类特异行为。

生物主体的功能分类行为是其生命行为的放大行为。例如，腺体的腺细胞具有分泌物质液体行为，实际上是细胞的“胞吐行为”的扩张和放大。肌肉组织的肌细胞收缩与舒张是细胞体形变化的扩张和放大。生物主体的功能分类行为需要特异行为功能的特异物质，例如一些特异性细胞需要某种特殊物质元素。生物主体的功能行为没有任何“人设计的成分”，都与生命行为相关联。一个细胞生产超越自身需要的物质、信息和功能，这些提供多余物质、信息和功能的行为，可以称作生物主体的功能分类服务行为。从数学上讲，生物体不同层次主体的行为模式都是依据共同组合、控制方法实现的行为关联。生物体的可能行为模式不可能超越其组成细胞的行为组合范围，是一个封闭的行为模式结构。

生物主体的功能分类行为的物质是来源于先天，完善于后天的，是通过自身的物质交换行为获得的。

细胞分类特异形态和物质结构，来源于先天和完善于后天，是在生物体的发育和生命活动的物质交换中获得的。

关于生物主体的功能分类行为的能量，所有生物体的功能分类行为的能量都来源于细胞能量获得或释放。细胞能量来源是多种形式，例如细胞可以接受环境的能量(例如光能、热能)，可以通过细胞呼吸或氧化获得能量，细胞还可以直接从化学键中获得能量(如 ATP)。细胞可以从多种物质获得能量，例如细胞可以从葡萄糖、脂肪酸、酮体、氨基酸和乳酸中获得能量，可以通过有氧氧化和无氧氧化获得能量，也可以从磷酸化储存能量，去磷酸化获得能量。细胞转换能量可以在细胞质中的氧化过程获得能量，也可以在细胞的线粒体中的磷酸化过程获得能量。细胞中骨架结构(微丝、微管等)等特殊蛋白质把化学能转化成机械能和热能。

关于生物主体的功能分类行为的信息，所有生物体的功能分类行为的信息都取决于组成细胞的分类信息交换的模式、结构和方式。细胞的分类行为信息，来源于细胞特异性的信号分子、传递方式和传输网络结构。

关于生物主体的生存状态特性，所有生物体的生存状态特性都取决于组成细胞的生存状态特性。人体细胞的生活周期是 24 小时，划分成 G0(静息状态，也称休息状态)、G1(细胞工作状态，也称 DNA 复制前准备状态)、S(细胞核的 DNA 复制状态)、G2(细胞分裂前的准备状态)、M(细胞分裂状态)。

关于生物主体的感受表达行为特性，生物体的感受表达是“感受、识别、评估、表达、存储”行为控制简称的行为模式，是细胞、细胞组织、器官、系统和个体都具备的行为控制模式。生物体的感受表达系统包括强感受表达网络系统和弱感受表达网络系统。对于强感受表达网络系统，神经系统是人体分类功能的运行调节信息交换网络，包括感觉信息输入、肌肉运动和内、外分泌调节信息输出。内分泌系统是人体物质与能量代谢调节信息交换网络。对于弱感受表达网络系统，有细胞组织 AIB 网络、经络系统网络、细胞与器官的增殖/再生或干细胞活动调节关联网络和细胞资源调度网络。血管感受表达网络是人体超越功能分类的生命感受和表达的关联网络和人体弥散腺细胞信息网络系统等网络。

关于生物体行为自行特性和控制特性，生物主体行为是自行的，这是生命的标志。生物体的“行为信息基(AIB)”是其行为控制的基础，是生物主体行为控制器的依据，是遗传、先天的。细胞有行为信息基，细胞组织有 AIB 网络，生物器官有管理者(器官神经节)

的 AIB 网络，生物系统有主管理者（神经干）的 AIB 网络，生物个体有中枢管理者（中枢神经系统）的 AIB 网络。生物主体管理最高形态是最高神经组织的 AIB 网络。可以看到生物主体内部的"民主集中"和"集体决策"机制。行为的控制程序是"感受、识别、评估、表达、存储"。

关于生物主体的自组织、自管理特性，在上述行为控制机制中，生物的生命行为和功能分类行为被平衡和适应性执行着。

讨论一般意义上的主体结构是从生物学的角度，通过抽象方法分析，物质主体的结构当然必须具有物质存在的基础，这个物质存在是支持主体行为的物质基础。由于主体行为是自行的活动，当然必须有一个支持和控制主体行为的控制机制，保证在生存期期间的自行活动。这个控制自行活动的物质存在被命名为"行为信息基"。

在定义主体的行为时，我们认为主体的物质关联、信息关联和行为关联三个基本的要素，依据生物世界在物质一致性、信息的一致性和行为的一致性以及物质结构、信息结构和行为结构的可变异性，反映生物进化的数量众多的生物种群和千差万别的个体事实。为什么有如此众多不同表现的生物个体和种群，不是由于细胞的体现活性的物质交换、信息交换、生长繁殖等自主行为机制的不同，而是主体所具有的资源客体不同。所谓主体表现出不同的功能表达，是由于主体使用了物质世界中不同的客体资源，同样的物质交换、信息交换和移动与繁殖的主体机制，但是具有不同的客体资源，主体表现出不同对外的行为表达，这就是细胞等功能的"特化"。而这种客体是与主体的外部环境相关的。外部环境的资源客体特点，必然被生物主体的物质交换行为交换到生物体的内部，成为一种资源成分，成为生物主体的内部成分。

3. 生物主体的类型定义和描述

如果读者熟悉或了解程序设计语言，那么就应当知道定义类型对于软件开发的意义。例如在程序设计语言中有 INTEGER（整数）、STACK（栈）、QUEQUE（队列）、STRING（字符串）等类型。在每一个类型中除定义了值集，同时还定义了类型的运算操作（函数）。如果在程序设计中定义了对象

x：INTEGER；

y：STACK；

就说明了这些对象只能使用类型定义中所使用的运算操作或函数。

对于主体定义类型，与程序设计语言中定义客体对象类型不同。主体类型中，不是定义的客体性质的操作或函数，而是行为，表示类型中函数属于一种我们称作"大函数"的可成为行为的函数，例如用 F(x)：ES→ES 表示，其中 ES 表示行为的环境与状态。其意义是行为改变环境与状态。如果明确了行为函数的主体，这个主体在类型定义中用 S 表示，行为用希腊字母 α 表示，其形式为

α=S：F(x)

根据前面主体结构定义，主体类型定义中，为不同的主体类型定义类型参数，例如我

们可以把主体结构的 $M_S = \langle AIBs, RES, ENV \rangle$，作为主体类型的形式参数，表示主体的物质结构框架是可以改变的，采用实际的主体结构替代它，便可以得到不同的主体类型结构。我们把这个从具有参数的抽象类型 $T_{abs}(x)$ 变成参数被代真的实例类型 T_{int} 操作用以下公式来表示：

$$T_{int} = INST\ T_{abs}(a)$$

其中，a 是替换抽象类型参数 x 的实际结构。

对于生物主体来说，主体的行为 A_S 通常是比较固定的。例如包括新主体诞生、物质代谢、物质交换、信息交换、运动、感受/表达和繁殖等行为。

一个生物主体的模板形式的类型大致可以定义如下：

```
Type Subject(AIB,RES,ENV)is
Sorts Subject S,AIB,RES,ENV end
Actions
        主体的行为定义
End
```

上述主体类型的定义仅仅是框架性的，在具体定义主体类型时会有一些变化。但是有了上述主体类型的定义，在程序设计中可以声明一个主体类型的对象，例如用形式：

s：Subject

这个主体对象具有了上述类型定义中物质框架结构，并具有类型规定的行为。而这个主体在生存期中，根据 AIB 的行为模式，可以自行活动实施行为集合中的行为，而不需要被其他主体“调用”或“控制”，直到主体死亡，生存期即结束。**读者注意主体类型中的是行为，而客体类型中定义的是操作和函数。行为和操作(函数)是有本质概念区别的。行为是主体自行的，而操作是被施用的(在程序设计语言中被调用)。**

所以，我们在设计生物体的运行系统时，最关键的是完整地定义所有的主体类型。这一小节中，我们先只定义细胞级别的类型，在论述人体运行系统建立时，我们再来定义细胞组织、生物器官、生物系统和生物个体级别的主体类型。

下面，我们采用主体、行为类型的数学描述方法来定义原核细胞、真核细胞、人体干细胞、人体体细胞类型等结构。

1) 原核细胞(prokaryotic cell)类型

参照生物主体的模板类型，原核细胞是比较原始形态的细胞，依然是地球上的生物细胞，并构成原核生物世界。原核细胞只有诞生、物质代谢、物质交换、信息交换、增殖、感受/表达、死亡等行为概念，其类型说明如下：

原核细胞类型命名为 ProkaryoticCell，是具有类型参数 AIB，RES，ENV 的抽象类型。其中 AIB 是原核细胞的行为信息基，控制和决定细胞行为的控制机制。类型中所定义的行为都是改变原核细胞生存环境和自身状态的。

网络世界中建立虚拟生物世界时，必须讨论原核细胞的类型，并讨论原核细胞世界中的生态问题。但是讨论多细胞生物，其细胞类型是真核细胞。

```
Type ProkaryoticCell(AIBs , RES , ENV)is
Sorts ProkaryoticCell,S,AIBs,RES,ENV end
Actions
    S:ProkaryoticCell_New():ES→ES                          ………… 新原核细胞产生
    S:ProkaryoticCell_metabolize():ES→ES                   ………… 原核细胞物质代谢
    S:ProkaryoticCell_ExchangeMatter(o):ES→ES              ………… 原核细胞物质交换
    S:ProkaryoticCell_ExchangeInformationIn(o):ES→ES       ………… 原核细胞信息交换
    S:ProkaryoticCell_Multiplication():ES→ES               ………… 原核细胞增殖
    S:ProkaryoticCell_ReceptExpresse(x):ES→ES              ………… 原核细胞感受/表达
    S:ProkaryoticCell_Fusion(x):ES→ES                      ………… 原核细胞融合
    S:ProkaryoticCell_Death():ES→ES                        ………… 原核细胞死亡
End
```

2) 真核细胞(eukaryotic cell)类型

真核生物界划分为植物界、真菌界、动物界。其中动物界，现存159万种动物，共有33个门类，读者熟悉的有原生动物门、腔肠动物门、扁形动物门、环节动物门、节肢动物门、脊索动物门(包括脊椎动物)。所有的真核生物界都是由真核细胞构成的。一个真核细胞类型说明如下：

```
Type EukaryoticCell(AIB,RES,ENV)is
Sorts EukaryoticCell S,AIB,RES,ENV end
Actions
    S:EukaryoticCell_New:ES→ES                                  ………… 新真核细胞
    S:EukaryoticCell_Metabolize():ES→ES                         ………… 真核细胞物质能量代谢
    S:EukaryoticCell_PassiveExchangeMatter(o):ES→ES             ………… 真核细胞被动物质交换
    S:EukaryoticCell_ActiveExchangeMatter(o):ES→ES              ………… 真核细胞主动物质交换
    S:EukaryoticCell_Endocytosis(o):ES→ES                       ………… 真核细胞吞噬(胞吞)
    S:EukaryoticCell_Exocytosis(o):ES→ES                        ………… 真核细胞胞吐
    S:EukaryoticCell_ExchangeInformationIn(o):ES→ES             ………… 真核信息交换
    S:EukaryoticCell_Move():ES→ES                               ………… 真核细胞运动
    S:EukaryoticCell_ReceptExpresse(x):ES→ES                    ………… 真核细胞感受/表达
    S:EukaryoticCell_MultiplicationDifferentiation()ES→ES       ………… 真核细胞增殖(分裂)
    S:EukaryoticCell_Fusion(x):ES→ES                            ………… 真核细胞融合
    S:EukaryoticCell_CellCycleTransform():ES→ES                 ………… 真核细胞周期时相转移
    S:EukaryoticCell_ProgramDeath():ES→ES                       ………… 真核细胞程序死亡
    S:EukaryoticCell_Abaot():ES→ES                              ………… 真核细胞异常死亡
End
```

真核细胞类型命名为EukaryoticCell，是具有类型参数AIB，RES，ENV的抽象类型。其中的AIB是真核细胞的行为信息基，控制和决定细胞行为的控制机制。

真核细胞类型的定义中的细胞周期转移，可以进一步细化，用S：EukaryoticCell_G0Phase()、S：EukaryoticCell_G1Phase()、S：EukaryoticCell_S Phase()、S：EukaryoticCell_G2Phase()和S：EukaryoticCell_MPhase()等行为，分别表示细胞开始处在G0(静息态)、G1(工作态或DNA复制准备态)、S(DNA复制态)、G2(分裂准备态)和M(分类态)时相。即真核细胞类型细化定义为如下的形式：

```
Type EukaryoticCell(AIB,RES,ENV)is
Sorts EukaryoticCell S,AIB,RES,ENV end
Actions
    S:EukaryoticCell_New:ES→ES                                  ………… 新真核细胞
    S:EukaryoticCell_Metabolize():ES→ES                         ………… 真核细胞物质能量代谢
    S:EukaryoticCell_PassiveExchangeMatter(o):ES→ES             ………… 真核细胞被动物质交换
    S:EukaryoticCell_ActiveExchangeMatter(o):ES→ES              ………… 真核细胞主动物质交换
    S:EukaryoticCell_Endocytosis(o):ES→ES                       ………… 真核细胞细胞吞噬(胞吞)
    S:EukaryoticCell_Exocytosis(o) :ES→ES                       ………… 真核细胞胞吐
    S:EukaryoticCell_ExchangeInformationIn(o):ES→ES             ………… 真核信息交换
    S:EukaryoticCell_Move():ES→ES                               ………… 真核细胞运动
    S:EukaryoticCell_ReceptExpresse(x):ES→ES                    ………… 真核细胞感受/表达
    S:EukaryoticCell_Multiplication():ES→ES                     ………… 真核细胞增殖(分裂)
    S:EukaryoticCell_Fusion(x):ES→ES                            ………… 真核细胞融合
    S:EukaryoticCell_G0Phase():ES→ES                            ………… 真核细胞G0时相
    S:EukaryoticCell_G1Phase():ES→ES                            ………… 真核细胞G1时相
    S:EukaryoticCell_SPhase():ES→ES                             ………… 真核细胞S时相
    S:EukaryoticCell_G2Phase():ES→ES                            ………… 真核细胞G2时相
    S:EukaryoticCell_MPhase():ES→ES                             ………… 真核细胞M时相
    S:EukaryoticCell_ProgramDeath():ES→ES                       ………… 真核细胞程序死亡
    S:EukaryoticCell_Abaot():ES→ES                              ………… 真核细胞异常死亡
End
```

对于多细胞生物，由于细胞实行功能分化，产生不同的功能类型的细胞。对于多细胞生物的细胞，在定义类型时需要对生物的行为进行分类，以便计算机中实现与讨论的方便，生物主体的细胞行为划分为生命行为(LA)和分类功能行为(FDA)，并有$A_S = LA \cup FDA$。这个时候的主体类型定义可以采用如下的定义方式。

如果把生物体的行为划分为生命行为(LA)和分类功能行为(FDA)，并有$A_S = LA \cup FDA$，对描述人体分化细胞类型是方便的。主体模板类型做如下调整。

```
Type Subject(AIB,RES,ENV)is
Sorts Subject S,AIB,RES,ENV end
LifeActions
    主体的生命行为定义部分
FunctionDeliverActions
    主体的特化功能行为定义部分
End
```

4. 为生物主体建立类型库

在网络世界中建立虚拟生物世界或在网络世界中建立生物体运行系统,都需要建立规模庞大的主体类型库。以人体的运行系统考虑,可以归纳主体如下:

(1) 个体主体。

(2) 系统主体。有皮肤系统、运动支撑系统、呼吸系统、消化系统、循环系统、排泄系统、生殖系统、神经系统和内分泌系统与免疫系统等主体。

(3) 器官主体。所有的生物系统都由一些器官组成,一个人体有成百的器官主体。

(4) 细胞组织主体。虽然细胞组织从类型看,主要是上皮组织、结缔组织、血液组织、肌肉组织和神经组织,但是由于器官包括多种组织,而且不同器官的细胞组织,有自己的组织特点,所以其细胞组织主体的数量是很多的。例如全身有几百块肌肉组织,上皮细胞组织细分类型更多,有不同形态和层次结构,数量也非常多。

(5) 细胞主体。有 256 种不同类型的细胞。对于每一个细胞组织主体,有数百万、千万或上亿数量的细胞。所以细胞主体的数量会非常大,以至于我们可以用积分方法来计算规模数量的细胞特性。

设计生物体运行系统,显然我们不能做到为每一个细胞主体建立一个资源的库,但是能够为所有的细胞类型建立一个类型库。用这些主体类型,来生成数量巨大的生物主体对象,而这些主体对象是动态生存的,有新生、不同周期时相和死亡。

为如此多的主体结构定义类型,显然需要建立一个主体结构类型库。这个主体类型库对于生物体运行系统建立是非常重要的。在设计生物体运行中,需要不断地调整主体类型库中每一个主体类型的内容,保证主体类型库的完整性和一致性。

6.3.2 网络世界主体结构理论

所谓主体(subjects),在网络世界中,是具有存储空间概念的虚拟物质结构,具有存储空间意义的虚拟物质交换与信息交换的自行活性表达行为和自行功能分类表达行为的,并可以具有自我生长、复制和自组织能力的活性实体。

由于在网络世界中观察主体的视角不同,所以定义和描述主体的结构也不相同。在这里我们给出三种定义网络世界主体结构的方法:

(1) 传统操作系统的主体结构。

(2) 网络世界一般主体内部结构。

(3) 规范代理的主体结构。

由于本书研究的是在网络世界中再现虚拟生物世界和生物体的运行系统，所以必须论述网络世界的主体能够模拟生物主体结构和行为特性能力。因而，在论述网络世界的主体结构和特性时，始终与生物主体的结构和特性进行对照。

1. 传统计算机系统主体概念、定义

网络世界的主体概念最早诞生于计算机操作系统。现在从操作系统视角来看一个主体是什么，操作系统中的典型存在形式是“进程”，进程定义为“程序的执行”。由于计算机运行和操作系统有分时系统特点，使操作系统范畴的主体概念有以下特点：

(1) 具有明显的应用功能特点。由于操作系统进程是功能软件的执行，在功能软件执行的概念中为程序执行分配存储空间，安排执行状态，配置程序运行环境(例如寄存器、调用栈、输入输出队列、异常处理等)等，所以，进程是操作系统为功能软件的程序执行的一个“结构框架”。这个框架和功能软件一起构成了操作系统的主体概念。由于软件功能是任意的，所以操作系统的进程可以非常简单(算法程序、打印程序执行)，也可以非常复杂(例如通信进程、人机交互进程等)。

(2) 主体的并行运行特点。操作系统并行运行是指“多进程”的体系，实行某种多主体相互关联的系统。我们可以看到这种体系仅仅是通信意义上的相互关系，例如进程的同步、异步、信号、通信管道和握手机制等内容。这种进程概念是一种框架形式的。进程概念实现的连接机制是建立在地址、端口、标识、名称的语法意义上的，而不是语义意义上的连接。进程的执行与连接的语义内容，就需要更高层次的开发。

(3) 主体运行状态特点。在操作系统中，进程还具有状态概念，例如创立、激活、运行、等待、睡眠、挂起、再激活、中断、异常、异常终止和正常终止等状态。这些状态完全是由于计算资源(CPU)和存储资源不够，使用分时使用的分派计算模式。从宏观上看，这些进程是在并行计算或运营的。显然这样的主体状态概念，并不是一个主体“固有要求”的。

操作系统的进程概念，并没有明显定义主体行为概念，依然保留对进程的“操作”概念。显然，我们不能停留在操作系统的“程序执行”这样过分简单的主体概念上，必须给主体完整的概念，并引入主体行为概念和一些比较高级的主体行为模式概念。

所以，我们谈网络世界的主体概念，首先碰到的是计算机操作系统的主体概念。例如作业、任务、进程、子进程、线程、代理、多代理和代理组织等。

在现代信息化建设中，系统结构关系也越来越复杂，有经验的系统设计师，不仅设计系统之间连接、接口、定义、引用的关系，还开始关注设计系统主体结构，当然主要是众多进程之间的结构。系统结构各种组织模式的代理、多代理系统相继问世，网络世界中的主体结构和主体的行为模式也变得更加复杂。

换一个视角，从网络世界的视角或高端应用的视角来看主体概念的进化。首先这个主体概念不需要考虑操作系统为进程规定的与计算机资源和存储资源相关的状态概念，一个主体当然是活性的，可以不必关心如何创建进程，如何让一个程序执行起来。关心的是主体的生存期，即主体的诞生、繁衍、行为表达、移动和功能表达到主体的终止。如果说主体有状态，应当是一种新的关注状态。从任务角度看，网络世界的主体概念，必须为主体的任务角色做出规定，必然要求为主体做出行为规定。这时主体就不仅仅是语法意义上的连接，还必须有语义意义上的连接。这种语义连接表现在主体的行为规定和行为关系结构上。显然用这样的网络与应用的视角观察的主体，与在操作系统中看到的主体概念是不矛盾的，而是对操作系统主体概念的发展或进化。

在现代网络世界中，主体已经不是系统内部的概念，主体已经属于网络世界中最重要的概念，是一个全局范围的概念。所以我们在本书第 1 章中，谈到 TCAF 的主体概念时说道：从上世纪 70 年代到本世纪初，主体概念一直是属于计算机的。也就是说，主体的命名、标识、身份和行为是在一个计算机系统范围之内的，在网络世界中没有取得独立标识、身份和行为概念，即主体并不属于网络世界。但是在新时代的网络世界中，尤其是在互联网诞生之后，主体概念已经被推进到整个网络世界，而不再仅仅属于一个计算机。也就是说，在网络世界中，主体有完全独立的标识、独立存在身份和独立行为概念。借用现代社会的概念，主体是网络世界的法人、自然人等。主体不仅是信息承载体之一，同时还是现代计算承载体，还是行为的施主，是网络世界、网络社会的运营概念的活跃实体或实体组织。

也就是说，我们定义的主体概念，不仅满足操作系统的要求，也满足网络与应用的高端需要，它不仅有语法的框架，同时还有主体的行为的语义规定。这样定义主体概念，与我们在生物世界中定义的主体概念是一致的，主体与行为是相互依赖的两个概念，并相互定义。于是，后几小节将介绍的网络世界主体概念的定义是正确的。

2. 网络世界的主体结构概念、定义

在此将给出的主体结构定义方法与在第 5 章中定义生物世界的主体结构方法是一致的。依据已知的讨论，从数学概念描述的角度，一个主体的结构是三元组：

$$S=\langle M_S, A_S, R_S\rangle$$

其中，M_S 表示主体物质框架，A_S 表示主体行为集合，R_S 表示主体规则集合。

对于 M_S 有

$$M_S=\langle \text{AIBS}, \text{RES}, \text{ENV}\rangle$$

其中，

- AIBS(action information base of subject)：主体行为信息基，也可以称作主体行为控制基。决定主体行为和活动的机制。在 A_S 中的行为如何运行是由 AIBS 来控制的。

- RES(resource)：主体实现内外活动、行为和操作的资源客体的集合。与物质世界不同的是这个资源是虚拟的物质资源。对于网络世界来说，它是主体行为表现功能的资

源基础。也就是说,行为使用的操作、函数、客体、数据等是由 RES 提供的。RES 是程序库、数据库和信息库。它是主体表现承担任务、角色行为的支撑。

• ENV(environment):主体为了实现组织内多主体之间协同、对外实现交换信息和物质交换的通道。对于网络世界来说,ENV 是通信、交换和对外实施操作的港口、通道和工具的活性实体的集合。

考虑到网络世界中主体之间的关联,重要的是信息和行为的关联,但是依然有物质交换,只是与现实世界的主体概念不同,这个物质是虚拟的物质,只是表现出有存储空间,同样是所有其他行为的基础。网络虚拟世界的行为可以是多种多样的。但是从网络世界中主体行为的分类来看,可以划分为以下几种:

(1) 物质交换行为。

(2) 信息交换行为。

(3) 交互行为,主体间交互行为。

(4) 功能表达行为。

所以,定义网络世界的主体结构时,对于 A_S 有

$$A_S = \{MEA, IEA, SSIA, FDA\}$$

其中,

• MEA(matter exchange actions):物质交换行为集合,表现在主体与环境或主体之间实行程序代码与存储空间的相互占有、连接、引用。

• IEA(information exchange actions):信息交换行为集合。数据、文字、图形、图像、语音等形式的信息实行交换。这些信息通常通过承载信息内容的客体,例如文件、存储器、磁盘、外部设备等实现交换。

• SSIA(subject_subject interact actions):主体间交互行为的集合。主体行为之间的协议关系,构成主体之间行为的应对关系。主要表现在网络和计算机系统中主体之间通信,包括语法和语义要求的连接、交换的行为交互。

• FDA(function deliver actions):功能表达行为集合,个体(组织)之间直接的行为关系建立的关联。例如建立与生长(复制、克隆)、激活(主体运行)、移动、计算、服务、管理、监管、认证、对抗和对外操作等活动与行为。

对于 R_S 我们将在本章 6.6 节集中描述。

3. 网络世界规范代理的主体概念、定义

生物世界中,生物种类千千万万,但是各种生物体的细胞种类是不多的。例如低等的生物有几种或几十种细胞,高等生物中有 200 种细胞,人类有 256 种细胞。同样,在定义代理时就不能是任意的,而应当是规范的。代理种类是与角色、任务、行为模式相关的。首先,代理组成结构是规范的,例如对外的联系端口数量、类型,代理的行为控制机制以及基本的安全与识别能力都属于代理的组成结构,应当是规范的。但是这种代理结构是面向模式或平台的,不能表现为一种结构。其次,规范的任务与服务功能不同,但这

种不同任务与服务也要遵循规范的结构。由两部分组成，引擎部分可以随代理移动，构成代理的基本框架。这个框架就如同操作系统的进程。代理应用服务部分，是代理表达的业务服务资源，它们可以被预装在计算机和操作系统中，代理需要使用时，引用这些服务资源。

从数学概念描述的角度，一个规范代理的结构是二元组：

$Agent=\langle M_A, A_A, R_A\rangle$	………… 规范代理
$Agent=\langle Engine, Business\rangle$	………… 规范代理
$Engine=\langle M_e, A_e, R_e\rangle$	………… 代理引擎
$Me=\langle RES_e, ENV_e, AIB_e\rangle$	………… 代理引擎框架
$RES_e=AssociationFunctions$	………… 代理引擎资源
$ENV_e=\langle AssPort, ExPor, Association\rangle$	………… 引擎协同环境
AIB_e	………… 代理引擎行为信息基
A_e	………… 代理引擎行为集合
$Business=\langle M_b, A_b, R_b\rangle$	………… 代理业务
$M_b=\langle RES_b, ENV_b, AIB_b\rangle$	………… 代理业务框架
$RES_b=BusinessFunctions$	………… 代理业务资源
$ENV_b=\langle AppPort, ApplicationFunctions\rangle$	………… 代理业务环境
AIB_b	………… 代理业务行为信息基
A_b	………… 代理业务行为集合
$M_A=M_e+M_b$	………… 代理框架
$A_A=A_e+A_b$	………… 代理行为集合
$R_A=R_A+R_b$	………… 代理规则集合

规范代理(参见图 6.3)的引擎部分主要由与规范代理组织的管理者(或者中层管理者)接口的港口(AssPort)、用户接口的港口(HaiPort)、其他主体接口的港口(ExPort)、与业务对象接口的港口(AppPort)以及与这些港口执行协同的连接服务、安全服务(识别、认证等)和代理的行为信息基所组成。规范代理的引擎部分是可以移动的。

规范代理的业务应用服务部分由若干业务服务部件和模块所组成，作为代理业务服务资源。规范的业务服务部分可以作为资源预装在每一台计算机上和平台服务器上。当然也可以与引擎一起在网络中移动，也可以被其他代理承载提供服务。

TCAF 的规范代理是多代理虚拟组织中的各种角色的逻辑结构，在组织中的代理需要与组织其他代理实行行为协同。一个规范代理从原理结构上划分为组织协同行为部分、业务功能行为部分和行为信息基。但是考虑到实际情况，我们把规范代理划分两个部分：引擎部分和应用服务部分。我们看到规范代理有四个港口的对外联系：

(1) 代理协同港口(AssPort)。代理协同港口是为代理组织内部提供行为协同的港口。既然是一个网络中虚拟组织，在这个组织中有上下级关系，上级对下级使用的通信文件称作“报文”(message)，这些报文的信息内容通常是指令形式、命令形式或者是决定

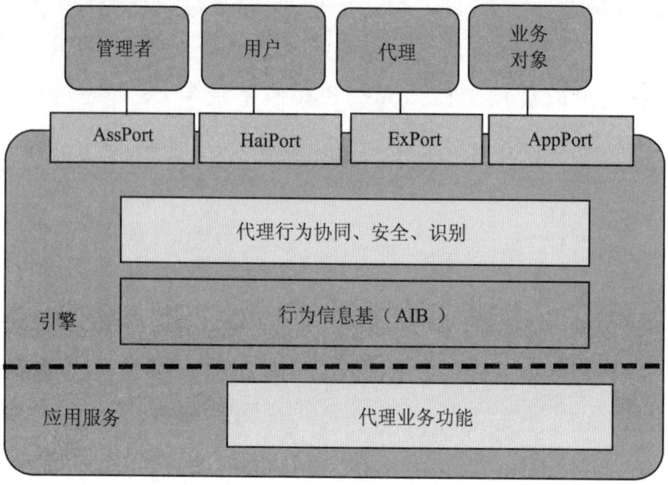

图 6.3　TCAF 规范代理逻辑结构

形式的。下级对上级的文件称作"通报"(notification)，这些通报的信息内容通常是报告、请示、建议等形式。请注意，

• 代理组织的管理者如同服务供应商的管理者，通常不是代理所服务的对象：用户。

• 在 TCAF 中，许多情况下，代理的"报文"和"通报"是在管理、监管、认证专用网络上传输的。

• 报文与通报的网络传输协议是可以多种选择的。因为这些网络传输协议不应当对报文和通报的信息内容(指令或者报告)有较大的影响。

(2) 代理信息交换港口(ExPort)。代理信息交换港口可以有多种用途：

其一，代理组织内具有兄弟关系的代理(其他主体)实施信息交换。

其二，代理组织外部的代理实施信息交换。

由于代理组织内的代理信息交换和跨代理组织的信息交换都应当在组织使用的专用网络上进行，为了区分不同的代理组织需要使用分类的数字标签体系。

(3) 用户-代理交互港口(HaiPort)。用户-代理交互港口是代理的服务主体(用户)与服务代理之间的交互港口。用户通过这个港口与服务代理进行信息交换，代理根据用户的指令要求实现其服务。所以这个港口是一个双向交互的接口。用户-代理交互接口是建立在用户运营的网络上的，这一点与代理的协同港口是不同的，通常代理的协同港口是建立在 TCAF 规定的管理、监管、认证专用网络上的。

(4) 代理应用港口(AppPort)。代理应用港口是服务代理对象的服务和应用的港口。通常这个应用港口可以通过操作系统或者直接通过主体之间通信机制实现应用功能。

TCAF 规范代理类型中定义的操作是被系统、进程和其他主体引用的，这些操作、服务或函数，基本不需要定义在代理组织的行为集合内。因为这些操作，适合所有的代理。如同所有的人都需要呼吸与喝水，而不需要把呼吸与喝水定义在一个企业行为集合中。

我们来讨论规范代理与规范代理所在多代理组织的任务和应用行为的关系。如果

建立的多代理组织的业务任务不同，任务需要采用其要求的虚拟组织的自有组织模式，如同现实社会中，不同业务的企业，可以有不同的组织模式和组织结构。不同的网络世界的虚拟组织形式，必然会有不同的组织协同行为模式，也有不同组织的业务应用行为。在TCAF中可定义许多网络多代理虚拟组织，每一种组织形式，都有自己的规范代理结构。不同的应用模式有不同的规范代理结构。

4. 网络世界的主体基本属性

在一般的机械、电子、物理、化学设施构成的系统中，不存在生物主体的生命行为的行为自行性、感受、表达、繁殖和自组织的能力，但是可以具有分类功能的物质交换（输入、输出）、能量交换（例如供电）、感受信息、服务表达和存储信息能力。所以，一般的非生物系统存在的只有功能分类操作的特点。

在网络世界中的主体有传统操作系统线程、进程、作业和作业组等概念。在网络世界中提出了超分类抽象规范代理、分类抽象规范代理、分类实例规范代理、规范代理对象、一级规范代理组织和多级规范代理组织等。在网络世界中同样存在着形态不完整的主体概念，例如计算机病毒、蠕虫、木马和活性实体结构等。

但是在网络世界中，我们谈到的主体概念，虽然是虚拟的主体，但无论是从软件的执行或者是网络世界中更广义的主体概念，网络主体同样存在生存的周期，例如主体的建立、激活、中断、睡眠、挂起、异常终止和正常终止等。但是，网络主体没有为了维系生命的物质交换行为。网络主体生存需要的能量是通过专门的能量供给和交换，属于网络主体之外的范畴，属于网络与计算机的硬件设施提供。所以，网络主体除不需要完全复制生物主体生命行为范畴内物质交换和能量交换外，其他生物主体的特性，都可以在网络世界主体中得到复制，而且可以完全复制并模拟生物主体的行为特点。

(1) 网络主体具有行为的自行特性。这是通过自身的“行为信息基”控制的，是遗传、先天的。自行行为、自生长、自复制、自组织和自管理是生命主体的关键概念。生命系统是一个具有上述特性的开放系统。

(2) 网络主体的生存状态特性。网络主体存在生存状态，例如创立、激活、运行、等待、睡眠、挂起、再激活、中断、异常、异常终止和正常终止等状态

(3) 网络主体的功能分类行为的物质特性。网络主体行为的物质是软件执行代码，是具有存储空间概念的虚拟物质结构，具有存储空间意义的虚拟物质交换与信息交换的自行活性表达行为和自行功能表达行为的，并可以具有自我生长、复制和自组织能力的活性实体。物质是后天的，是通过自身的物质交换行为获得的。网络主体的功能行为通常是建立在程序代码基础上，网络主体分类功能行为不是建立在维系生命的行为上。

(4) 网络主体的移动行为特性。网络主体可以在网络上移动，一个主体可以从网络上的一个结点移动到网络上的另一个结点，发挥同样主体的功能。网络主体可以在整个网络范围内所有的结点中移动。

(5) 网络主体的生长行为特性。网络主体具有生长特性。网络主体可以通过自身复

制与克隆，使同类的主体可以被不断复制，使网络主体的数量不断增强，甚至主体数量可以依照指数规律增加。

(6) 网络主体的自组织特性。网络中多主体可以依照一定的关联关系组织起来，构成多主体的组织。在多主体组织中，它们可以实行自组织的运行、管理、繁殖(主体素质的复制)。而且这种网络主体组织还可以构成多层次的组织关系，类似生物主体的细胞组织、生物器官、生物系统和生物个体不同层次结构。如果网络主体组织同时具有移动、生长特性，可使网络主体具有生物主体的种群概念，并具有群体性质的行为能力。例如TCAF提出的网络群体计算，就是基于网络主体自组织、移动、生长特性而产生的更强的网络不确定计算能力。

于是，我们可以得出网络世界的主体，除能量供应外(不考虑电能问题)，由于网络主体功能分类行为自行性、移动行为、生长行为、自组织等特性，使网络世界主体再现生物主体，例如再现细胞、组织、器官、系统和生物个体，具备了基础条件。

5. 网络世界主体的类型定义和描述

我们依然把传统操作系统进程、一般应用代理和网络世界代理(用TCAF规范代理代表不同发展阶段主体概念)通过形式说明语言描述方法介绍给读者，读者可以从中体会到它们的区别和发展。

首先，介绍传统操作系统的进程类型说明。在操作系统中，为进程定义了状态，例如创立、激活、运行、等待、睡眠、挂起、再激活、中断、异常、异常终止和正常终止等状态。这些状态完全是由于计算资源(CPU)和存储资源不够时，使用分时使用的分派计算模式，从宏观上看，这些进程是在并行计算或运营的。

下面，我们以操作系统视角定义进程的结构。这种结构概念，可以从一个进程的类型定义中得到描述。定义如下：

```
type Process(Software, Port) is
    sorts, Process, Software, Port, State end sorts
    constructors
            process_create: Software×Port→Process OR UNDEFINED
            process_activate: Process→Process
            interruption: Process→Process
            process_reactivation: Process→Process
            exception: Process→Process
            continue: Process→Process
            abortion: Process→UNIVERSE
            process_terminate: Process→UNIVERSE
    extensions
            process_get: Process→States
    equations for all p: Process, s: Software, q: Port let
            process_get(process_create(s,q)) = "CREATED"
```

```
process_get(process_activate(p))="ACTIVATION"
process_get(interruption(p))="INTERRUPTION"
process_get(process_reactivate(p))="ACTIVATION"
process_get(exception(p))="EXCEPTION"
process_get(continue(p))="ACTIVATION"
process_get(process_terminate(p))="TERMINATION"
process_get(abort(p))="ABORTION"
end type
```

上述定义中，状态 State={CREATED，ACTIVATION，INTERRUPTION，TERMINATION，EXCEPTION，ABORTION}。

我们应当理解，不同的操作系统的进程类型定义是不同的，有一些变化。

上述进程类型的定义中，需要为进程定义港口，也用类型定义的方法描述港口的结构。

```
type Port(Protocol) is
    sorts, Port, Port_State, Protocol end sorts
    constructors
        port_create: Port_State×Protocol→Port OR UNDEFINED
        port_open: Port→Port
        port_create_connection: Port→Port
        port_terminate_connection: Port→Port
        port_star_transmit: Port→Port
        port_finish_ transmit: Port→Port
        port_close: Port→Port
        port_delete: Port→UNIVERSE
    extensions
        port_get: Port→Port_State
end type
```

从港口的定义中，看出港口是实现进程之间通信的机制。

其次，介绍网络空间一般应用主体(代理)类型说明。在网络世界定义一般主体结构，既要看到主体的物质存在，还要看到主体的行为。所以定义一般意义的主体结构时必须以行为为核心。我们同样可以采用类型的方法来定义描述主体结构。一个主体的类型定义可以描述如下：

```
Type Subjects() is
    sorts Subjects, Objects Actions, States end sorts
    constructors
        S: NewSubject(): Subjects
        S: Terminate(): UNIVERSE
        S: EnvExchange: Objects→Subjects
        S: SubExchange: Subjects→Objects→Subjects
        S: Move(): Subjects
```

S:Service:Actions→Subjects

S:Authenticate:Entities→Subjects

extensions

S:Feelstates:Subjects→States

equations

for all S:Subjects,o:Objects,α:Actions,x:Entities **let**

S:Feelstates(S:NewSubject())="REPRODUCED"

S:Feelstates(S:Terminate())="TERMINATEED"

S:Feelstates(S:EnvExchange(o))="FUNCTIONED"

S:Feelstates(S:SubExchange(s_1)(o))="FUNCTIONED"

S:Feelstates(S:Move())="MOVED"

S:Feelstates(S:Service(α))="FUNCTIONED"

S:Feelstates(S:Authenticate(x)="FUNCTIONED"

end type

我们可以依照进程类型的方式,为代理定义类型:

type Agent(Role,Association,Business,AIB) **is**

sorts Agent,Agent_State,Role,Association,Business,AIB **end sorts**

constructors

agent_create:Role×Association×Business×AIB→Agent OR UNDEFINED /创立代理/

agent_activate:Agent→Agent /激活代理/

agent_move:Agent→Agent /移动代理/

interruption:Agent→Agent /中断代理执行/

agent_reactivate:Agent→Agent /从中断状态中重新激活代理/

exception:Agent→Agent /代理运行异常/

continue:Agent→Agent /代理运行继续/

abort:Agent→UNIVERSAL /代理运行异常终止/

agent_terminate:Agent→UNIVERSAL /终止代理的运行/

extensions

get_state:Agent Agent_State

equations for all s:Agent,r:Role,a:Association,b:Business,aib:AIB **let**

get_state(agent_create(r,a,b,aib))=("CREATED","CREATED")

get_state(agent_ activate(s))=("ACTIVATION","ACTIVATION")

get_state(agent_move(s))=("MOVED","MOVED")

get_state(interruption(s))=("INTERRUPTION","INTERRUPTION")

get_state(agent_reactivate(s))=("ACTIVATION",—)

get_state(exception(s))=("EXCEPTION","EXCEPTION")

get_state(continue(s))=("ACTIVATION",—)

get_state(agent_terminate(s))=("TERMINATION","TERMINATION")

get_state(abort(s))=("ABORTION","ABORTION")

end type

这样定义的主体，实际上是把主体当作客体或第三者视角看上去的主体。

最后，介绍网络世界代理（TCAF 规范代理）类型说明。

我们定义网络世界代理的概念，还必须走出操作系统视角，进入一个一般概念的主体世界中。于是，我们可以定义如下可发展的网络世界的代理（agent）类型。

```
Type Agent (S:Subjects ) is
    sorts ES,Subjects,Object,Actions end sorts
constructors
        S:New():ES→ES   /产生新的代理主体行为/
        S:Terminate():ES→ES   /代理主体终止的行为/
extensions
    S:M－Exchange:Objects→ES→ES   /代理的物质交换行为/
    S:Exchange:Subjects→Objects→ES→ES   /代理信息交换行为/
    S:Move():ES→ES   /代理的移动行为/
    S:Interact:Subjects→Actions→ES→ES   /代理的交互行为/
    S:Authenticate:X→ES→ES   /代理的识别行为/
    S:Feelstates:ES→Values   /代理感觉行为/

        +----------------------+
        | 代理组织行为定义     |
        +----------------------+
        | 代理业务行为定义     |
        +----------------------+

equations for all "object declaration"
……
end type
```

上述网络世界视角的代理类型，是用行为方法定义的。任何代理的繁衍行为或者生产行为和终止行为都是决定主体、主体组织和环境的最基本的行为，是维系主体集合的构造行为，为代理类型定义了物质交换行为、信息交换行为、移动行为、交互行为、识别行为等。这些行为作为代理的基本行为，对任何代理都是共同的。在代理类型中还说明了，为代理定义代理组织行为和代理业务行为。这些行为是代理在代理组织中角色行为，是代理的功能表达的行为。

前面已多次使用了“TCAF 规范代理”，TCAF 规范代理是本书提出的网络世界模拟真核细胞核、干细胞结构和特性设计的可在网络世界中活动的单元主体。在这里，我们正式引入网络世界主体单元概念，并简单归纳一下 TCAF 规范代理逻辑结构概念。关于 TCAF 规范代理的详细讨论将在第 10 章介绍。

TCAF 主要讨论的网络世界主体有：超分类抽象规范代理、分类抽象规范代理、分类实例规范代理、规范代理对象、一级规范代理组织和多级规范代理组织等。

我们已经表明过，建立代理系统不能仅仅停留在“任意程序的执行”这样简单的概念上，需要为代理定义一些新的主体概念和为代理提供新的运营和管理环境。所谓新的主体概念，要为代理主体规定行为模式，为代理组织建立语义连接，而不仅仅是语法级别上的连接。所谓建立新的运营和管理环境，最终需要为代理的运营和管理建立新的“代理网格操作系统”。但是，一个新型的操作系统诞生需要较长的时间，目前需要研究在传统操作系统上建立代理组织和代理系统。例如，建立代理运营和管理的虚拟机。也就是说，在建立代理体系时，我们还不能完全摆脱传统的操作系统的进程概念，要为进程概念丰富角色、行为与语义方面的规定。但是这样的代理概念，还必须考虑到未来可能的发展，能够便捷地过渡到新运营和管理环境中。

出于这个考虑，我们必须为代理建立规范结构。这个规范代理结构，对于建立多代理系统而言是第一位重要的问题。

TCAF 的代理是多代理组织的规范形式的代理，不是自由个体存在形式的代理。一个组织体系中的规范代理有自己的组织联系方式与机制，有用户使用代理组织中代理的用户接口方式与机制，也有与组织外其他代理组织联系的信息交换接口方式与机制和实现规范代理功能的操作或应用的接口方式与机制。通常这些规范代理逻辑结构应当服从于代理组织总体任务要求，任务要求不同，其行为模式就不同，表现在组织的协同行为和业务应用行为都可能不同。而组织协同行为和业务应用行为不同，又产生了接口与机制的报文、通报、人机、代理-代理和代理-系统的接口的数据结构模式不同，网络传输协议要求不同、网络传输的安全要求也不同。所以，代理程序设计就是标准设计，没有规范代理实质上就没有代理技术的基础。

既然要建立多代理组织，就必须将代理规范化。生物世界中的每一个生物都是一种规范化的生物体，没有这种规范就没有物种。这种概念对于网络世界同样适用，我们不能讨论任意进程或任意代理组织概念。

规范代理模板类型用类型表达式定义如下：

Agent＝Engine ………… 引擎
　　×Business ………… 代理应用
Engine＝Agent_Label ………… 代理标签
　　×Association ………… 代理之间协同
　　×AIB ………… 代理行为信息基
Association＝Association_State ………… 协同状态
　　　×AssPort ………… 代理协同港口
　　　×Message ………… 代理报文传输
　　　×Notification ………… 代理通报
　　　×HA_Interaction ………… 代理人-代理交互
　　　×Exchange ………… 代理之间信息交换
Exchange＝ExPort ………… 代理信息交换港口
　　　×Agent_Exchange ………… 代理信息交换

Business＝Business_State …………业务状态

×AppPort …………代理应用港口

×Function_Applications

AIB …………行为信息基

从上述规范代理的样品定义中可以看出，一个规范代理结构上划分了三个组成部分，即代理引擎、代理业务（应用）和代理信息基。在规范的逻辑结构中，把代理组织的协同行为和组织的业务行为要求的接口和业务功能应用划分成两个部分，通常是为了把代理的引擎部分作为代理的非业务功能部分，是建立代理组织必需的虚拟企业架构。这种划分虽然适用于所有规范代理，但是对于可移动代理就更加重要。其中代理的行为信息基是规范代理的多行为踪迹的记录，是代理行为的各种预案，实际上是代理行为的控制部件。

上述定义中，将代理港口定义为代理的子进程或线程，而代理的协同概念和业务功能概念在本书中也被定义为子进程或线程，其逻辑结构的进一步论述在第 10 章中介绍。

6.4 生物与网络世界的行为结构理论

6.4.1 生物行为结构理论

1. 生物行为概念和定义

首先给出**生物主体行为**的定义。生物主体行为是生物主体，包括单细胞生物主体和多细胞生物主体以及生物体内的细胞、细胞组织、生物器官、生物系统和生物个体，在生物世界中的自行活动。更一般的定义为，生物主体的行为是改变其生存环境和自身状态的自行活动。在这个定义中，要特别注意“改变环境和状态”和“自行活动”的概念。

用 F(x)：ES→ES 表示行为函数，其中 ES 表示行为的环境与状态。其意义是行为改变环境与状态。如果明确了行为函数的主体，这个主体在类型定义中用 S 表示。如果行为用希腊字母 α 表示，其数学形式为

$$\alpha = S: F(x): ES \to ES$$

如果学习过形式语义课程，那么从中会感受到，行为函数与语义解释函数很类似。

再给出生物主体的生命行为的定义。生物主体的生命行为是指生物主体自身为了维系生命和延续生命的行为，包括物质交换、信息交换、运动、感受表达和繁殖等行为。也就是说主体的物质交换、信息交换、运动、感受表达等行为都是为自身物质和能量满足与信息和环境关联的行为。

主体的分类功能行为的定义。主体的分类功能行为是指多细胞生物、多主体组织

中，主体为了承担超越自身需要，而承担其他主体需要的物质交换、信息交换、运动、感受表达和繁殖等服务性质的行为。显然主体的分类功能行为是主体组织结构中的主体角色行为。这种多主体组织适合生物细胞组织、生物器官、生物系统和生物个体。

2. 行为柄

研究行为结构与研究主体或客体结构最大不同点，是如何确立行为结构的基本元素。很容易想到，行为结构中最基本的单元是行为的“结点”。在行为结点之间建立行为的关系。例如，我们可以假定行为结点 $N_B=\{\alpha_1,\alpha_2,\cdots,\alpha_n\}$，$L_B=\{(\alpha_1,\alpha_2),\cdots,(\alpha_1,\alpha_n),\cdots,(\alpha_{n-1},\alpha_n)\}$。

图 6.4 中的 $\alpha_1,\alpha_2,\alpha_3,\alpha_4,\alpha_5$ 和 α_6 是行为的结点，其中假定 α_1 和 α_6 是主体 S_1 的行为，α_2 和 α_3 是主体 S_2 的行为，α_4 和 α_5 是主体 S_3 的行为。这样一种结构图的定义，结点是行为，而结点的连接是行为关系，而且与主体结构的定义在应用方面存在着不一致。例如，我们在前面谈到的，行为应当是主体结构关系的一种语义描述。显然，这种行为结构图形是不符合要求的。

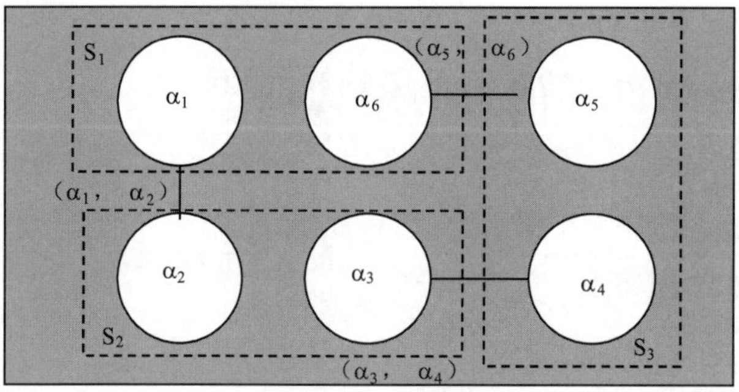

图 6.4　行为结点构成的行为结构图

但是，如果直接把主体作为行为结构的结点，把结点之间的关系定义成行为，从概念上存在着矛盾。因为，在行为概念中已经有主体概念了，出现了概念重复或不一致。这种定义方法，只能适合结点定义为主体，而把结点连线定义为函数、操作或关系的结构图。为了避免出现行为结构概念之间的矛盾，必须采用新的概念描述方法来定义行为结构。

为了解决定义中出现的概念矛盾和重复，定义了一种行为结构概念中最小的单元“行为柄”。一个行为柄是施主主体和受主主体之间的以及客体构成的基本行为关系图形。例如图 6.4 的例子中，可以有三个“行为柄”(参见图 6.5)。

如果把这三个“行为柄”合并同类项，可以得到如图 6.6 所示图形。

于是，我们可以给“行为柄”做严格的定义。

行为柄(activity handle)，即以主体(划分为施主和受主)和客体作为结点，以主体面向客体的活动或操作、或者施主主体面向受主主体通过客体或不通过客体的活动或操作为连线，连接结点构成的基本图形叫做行为柄。

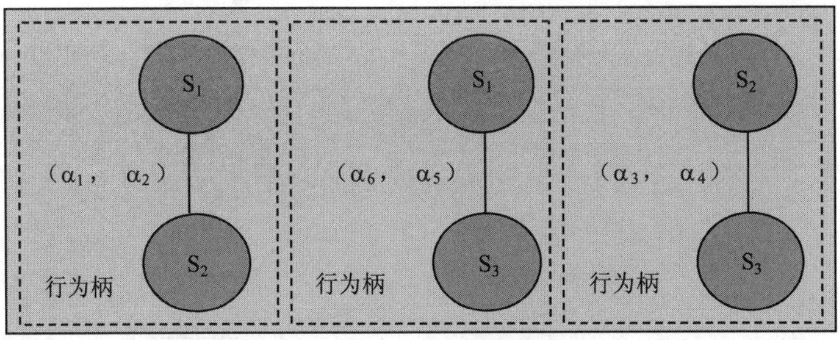

图 6.5 行为柄图形

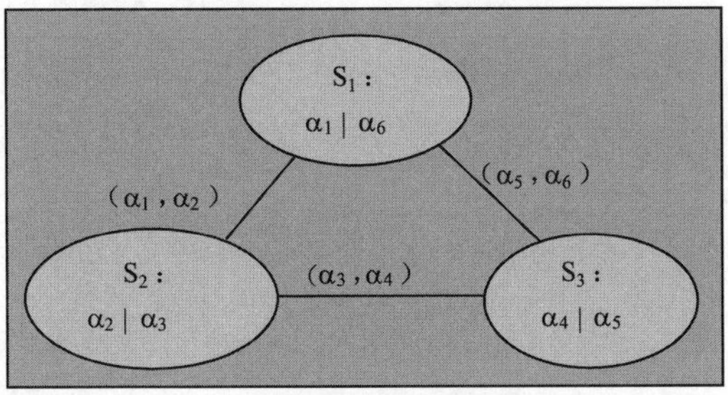

图 6.6 行为结构图

行为柄也可以简单定义为主体面向客体或主体之间活动行为关系基本图示结构(见图 6.7)。

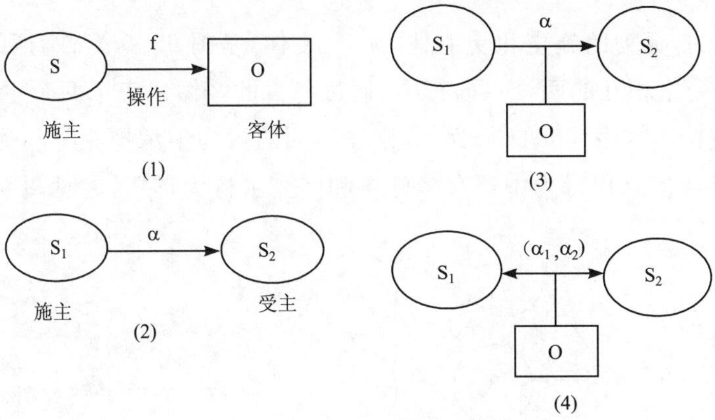

图 6.7 行为柄的基本形式

生物主体基本形式如图 6.8 所示。图中主体用 S 表示，客体用 O 表示，行为用 α 表示。图 6.8(f)的基本行为形式有

(1) 主体对客体操作行为，这是行为的最基本的行为模式之一，是 $\alpha = S{:}f(o)$ 的图形表示。

(2) 施主对受主的单向行为(无客体)，表示同一个行为的施主和受主，但是没有行为的客体。

(3) 施主对受主的单向行为(通过客体)，表示同一个行为的施主和受主，这种行为要通过一个客体实行。

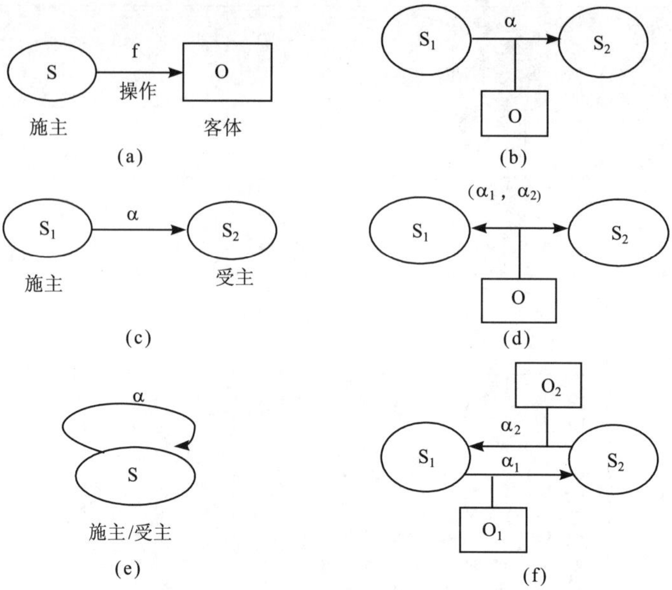

图 6.8　主体行为的基本形式:行为柄

(4) 施主与受主的双向行为(通过共同的客体),表示两个主体,通过各二元行为(α_1，α_2)和共同的客体发生行为,每一个主体在行为中承担施主和受主的双重角色。在其(α_1，α_2)中,对于行为 α_1,主体 S_1 是施主,S_2 是受主。对于行为 α_2,主体 S_2 是施主,S_1 是受主。所以,简单称作双向行为。

(5) 自身行为,行为的施主和受主是同一个主体,是图 6.8(c)行为柄的特例。

(6) 施主与受主相互的两个单向行为(通过各自的客体),表示两个主体,通过各自独立的行为和独立的客体发生单向行为,分别在不同的行为中承担施主和受主的角色。

但是在人类的信息化行为中还有多施主和多受主行为形式,参见图 6.9。

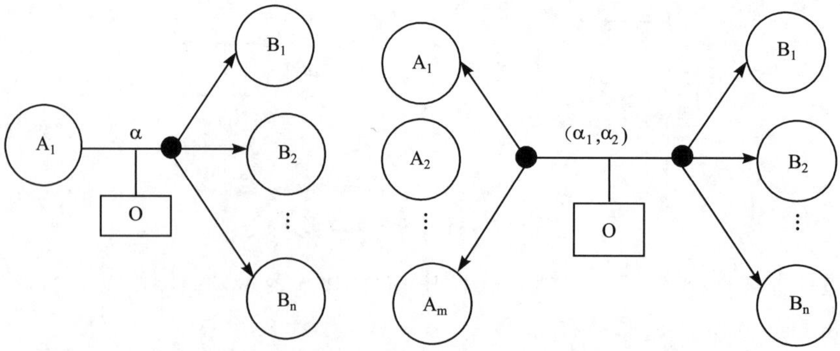

图 6.9　主体行为的变化形式:多施主和多受主形式

图 6.9 中(α_1,α_2),(α_3,α_4)和(α_5,α_6)实际是一些行为关系。这些关系意味着针对行为的操作和运算。行为有哪些操作与运算呢?请参见后续小节内容。

3. 生物行为结构与行为操作

主体有行为，主体之间的关系往往是通过行为表达的。而主体的行为是有关系的，现在可以比较主体结构和行为结构的图形，如图 6.10 所示主体结构图和行为结构图。从图中虽然看到，图形的结点都是主体，但是图形的基本元素是不同的。主体结构图是通过结点、结点连线所组成。而行为结构图是行为柄，通过合并同类项组合而成。

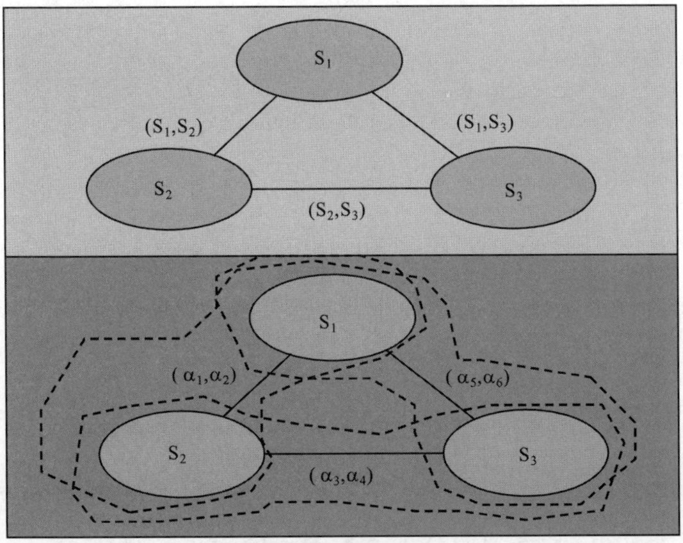

图 6.10 行为结构是行为柄合并同类项组合

主体的行为结构与主体函数性质的关系结构是不同的。例如主体 S_1，S_2 的行为结构关系是分别表示 S_1 的行为 α_1 和表示主体 S_2 的行为 α_2 构成的行为关系(α_1,α_2)。行为关系(α_1,α_2)可以用原子行为、复合行为和行为的运算来定义。

在实际定义与描述主体行为结构时，可以采用如下主体行为结构定义。

主体行为结构是一个三元组，$S_A=(S,L_A,R_A)$，其中 S 是具有命名和标识的主体集合；L_A 表示具有命名和标识的连线，其连线用 $l=(\alpha_i,\alpha_j)$来标识，其中 α_i 表示主体 S_i 的行为，α_j 表示主体 S_j 的行为，S_i，S_j 是 S 中的主体；R_A 是规则的集合。

在定义行为柄或主体行为结构时都定义了行为关系或行为操作。什么是行为操作呢？

行为关系操作(运算)也称行为操作，是针对行为实施的运算。

行为操作包括连接、顺序、选择、并行、条件(单向条件和双向条件)、抽象(或函子)和施用等。用这些操作或运算来定义(α,β)具体含义：

$(\alpha,\beta)=\text{def } \alpha\beta$ ………… 行为连接

$(\alpha,\beta)=\text{def } \alpha;\beta$ ………… 行为顺序

$(\alpha,\beta)=\text{def } \alpha|\beta$ ………… 行为选择

$(\alpha,\beta)=\text{def } \alpha\parallel\beta$ ………… 行为并行

$(\alpha,\beta)=\text{def } \alpha\Rightarrow\beta$ ………… 行为的单向条件

$(\alpha,\beta)=\text{def }\alpha\Leftrightarrow\beta$ ………… 行为的双向条件

$(\alpha,\beta)=\text{def }\lambda(\alpha)\cdot S:F(\alpha)$ ………… 行为抽象

$(\alpha,\beta)=\text{def }\beta(\alpha)$ ………… 行为施用

【实例】 一个主体组织的主体行为结构。我们假定一个主体组织是一个两层的结构(两层的组织结构关系可以描述行为关系了,也就能够描述多层的组织结构了)的行为关系。其行为关系的结构图形如图6.11所示。

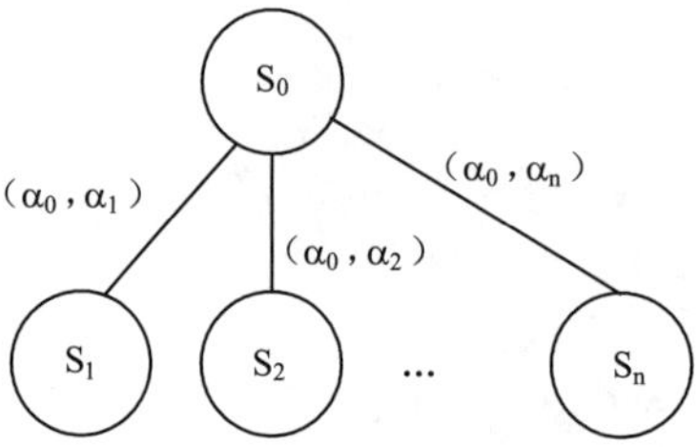

图6.11 一个主体组织内部的行为结构

在这个主体组织的行为关系结构中,管理者主体为 S_0,而 S_0 管理的成员有 S_1,S_2,…,S_n。它们的行为分别为 $\alpha_1,\alpha_2,...,\alpha_n$。

$$(\alpha_0,\alpha_1)=(\alpha_0=\lambda(\alpha_1)\cdot(S_0:\text{Manage}(\alpha_1)\mid\alpha_0=S_0:\text{Exchange}(S_1)(O)))$$
$$\parallel_{cd}(\alpha_1=S_1:F(O)\mid\alpha_1=S_1:\text{Exchange}(S_0)(O))$$
$$(\alpha_0,\alpha_2)=(\alpha_0=\lambda(\alpha_2)\cdot(S_0:\text{Manage}(\alpha_2)\mid\alpha_0=S_0:\text{Exchange}(S_2)(O)))$$
$$\parallel_{cd}(\alpha_2=S_2:F(O)\mid\alpha_2=S_2:\text{Exchange}(S_0)(O))$$

…

$$(\alpha_0,\alpha_n)=(\alpha_0=\lambda(\alpha_n)\cdot(S_0:\text{Manage}(\alpha_n)\mid\alpha_0=S_0:\text{Exchange}(S_n)(O)))$$
$$\parallel_{cd}(\alpha_n=S_n:F(O)\mid\alpha_n=S_n:\text{Exchange}(S_0)(O))$$

如果,在这个主体组织行为结构中还可以增加所有成员之间的信息交换行为,有行为公式:

$$(\alpha_i,\alpha_j)=(\alpha_i=S_i:\text{Exchange}(S_j)(O))\parallel_{cd}(\alpha_j=S_j:\text{Exchange}(S_i)(O))$$

其中,$i,j\in[1,n]$,并 $i\neq j$。

在上面实例中,我们可以看到对于一个主体的行为做过多次的定义与描述。例如对主体组织的管理者 S_0 的行为 α_0 有多个定义。归纳起来有

$$\alpha_0=\lambda(\alpha_k)\cdot(S_0:\text{Manage}(\alpha_k))\mid\alpha_0=S_0:\text{Exchange}(S_k)(O),k=1,2,\cdots,n$$

对于每个主体组织成员 S_k,其中 $k=1,2,\cdots,n$ 的行为 α_k 有归纳:

$$\alpha_i=S_i:F(O)\mid S_i:\text{Exchange}(S_0)(O)\mid S_i:\text{Exchange}(S_j)(O))$$

其中,i,j [1,n],并 $i\neq j$。

如果对上述主体组织内的信息交换行为做一些精细的区分,就可以得到通常我们熟悉的组织内的行为。例如把管理者的信息交换行为 $\alpha_2=S_k:\text{Exchange}(S_k)(O)(k=1,2,\cdots,n)$,可以改成指令行为、接受建议行为或者召开会议的行为等。

$$\alpha_0=S_0:\text{instruction}(S_k)(O),(k=1,2,\cdots,n)$$

$\alpha_0 = S_0$: inform(S_k)(O), ($k=1,2,\cdots,n$)

$\alpha_0 = S_0$: accept-report(S_k)(O), ($k=1,2,\cdots,n$)

$\alpha_0 = S_0$: accept-propose(S_k)(O), ($k=1,2,\cdots,n$)

$\alpha_0 = S_0$: reject-proposal(S_k)(O), ($k=1,2,\cdots,n$)

同样,把组织内其他主体的信息交换行为,改成为建议、汇报等行为。

$\alpha_k = S_k$: inform(S_0)(O), ($k=1,2,\cdots,n$)

$\alpha_k = S_k$: report(S_0)(O), ($k=1,2,\cdots,n$)

$\alpha_k = S_k$: propose(S_0)(O), ($k=1,2,\cdots,n$)

通过这些例子,读者可以逐步感受如何来定义与描述主体之间的行为关系。

4. 生物行为的类型定义和描述

行为类型是一个三元组 $T_B = \langle B, OP, Q_{OP} \rangle$,其中 B 是行为的集合;OP 是行为的可能的运算操作。这些行为的运算操作可以是行为的连接、顺序、选择、并行、单向条件、双向条件、抽象、施用等。面向关注的行为集合,研究行为操作的代数。一个行为类型可以如下定义和说明:

```
Type Behaviour (Subjects ) is
sorts Behaviour,Subjects,Object Actions,ES end sorts
constructors
        S:F( ):Actions
        S:F(x):Actions
extensions
        (-) • (-):Actions×Actions→Actions      …………  行为连接
        (-);(-):Actions×Actions→Actions        …………  行为顺序
        (-)|(-):Actions×Actions→Actions        …………  行为选择
        (-)‖(-):Actions×Actions→Actions        …………  行为并行
        (-)⇒(-):Actions×Actions→Actions        …………  单向条件
        (-)⇔(-):Actions×Actions→Actions        …………  双向条件
        λ(α) • β : Actions×Actions→Actions     …………  行为抽象
        App(α,β):Actions×Actions→Actions       …………  行为施用
equations
for all "object declaration" let
……
end type
```

5. 生物主体的生命行为

首先给出**生物主体的生命行为**的定义。生物主体的生命行为是指生物主体自身为了维系生命和延续生命的行为,包括物质交换、信息交换、运动、感受表达和繁殖等行为。

也就是说主体的物质交换、信息交换、运动、感受表达等行为都是为自身物质和能量满足与信息和环境关联的行为。

为了方便系统和程序设计的实现，我们把细胞的生命行为做一些新的划分。

1) 细胞代谢(细胞内化学)行为

细胞代谢行为是指所有细胞结构的物质和能量物质的代谢，包括 DNA 复制、RNA 合成、蛋白质合成、脂肪合成、糖原合成、寡糖合成、糖蛋白合成、脂蛋白合成、脂糖合成、磷脂合成和生成 ATP。当然，也包括这些大分子生命物质分解、氧化、磷酸化、去磷酸化。虽然，可以把细胞代谢划分到物质交换中，但是把细胞内代谢从物质与能量交换中独立出来，在概念上会更清晰，也更适合系统的开发。

2) 细胞交换行为

细胞交换行为是单细胞与环境交流必需的要求，也是多细胞生物必须解决的其所有的细胞产生角色功能的结果，并将平衡地输送到生物体内每一处的要求。在本书中把细胞和多细胞生物体的交换行为划分为五个类别：

(1) 细胞物质交换行为。主要是指各种生命物质，包括小分子生命物质交换(被动或主动)、大分子生命物质交换(主动)、大分子复合体交换(主动)，包括细胞胞吐、分泌、吞噬、分类、聚集、扩散和输送等功能。

(2) 细胞水(含无机盐)交换行为。指细胞内、外的水交换(被动)、离子交换(被动或主动)。

(3) 细胞气体交换行为。气体分子在细胞内、外的液体中交换。

(4) 细胞热(能)交换行为。细胞物质氧化和 ATP 消耗产生热能。

(5) 细胞信息交换行为。细胞受体接受细胞因子、激素、神经递质、电信号等信息，并做出相应处理。

3) 细胞运动行为(热交换)

细胞运动包括鞭毛运动、细胞变形、迁徙、移动等。细胞运动消化 ATP。消化 ATP 产生机械运动和热能。细胞形态和运动依据细胞骨架，细胞骨架由微管、微丝(细胞肌肉)和中间纤维结构等组成。另外，细胞组织的运动与细胞间骨架(细胞间质、膜肌动蛋白)也有密切关系。

4) 细胞周期和细胞增殖/分化行为

(1) 把细胞周期划分为 G1、S、G2、M、G0 五个时相。

(2) 细胞(细胞核、细胞骨架、细胞膜)分裂。

(3) 细胞的融合和去分化行为。

5) 细胞感受与表达行为(细胞行为控制)

(1) 细胞对物质客体感受、识别，其发生在细胞膜和内膜、核膜等膜系统上。

(2) 信息感受、识别是通过细胞膜受体或细胞质内第二受体实现的，信息的最终接受者是细胞器和细胞核。

(3) 主体感受、识别。感受主体行为，尤其细胞运动行为和细胞物质交换、细胞信息交换行为、细胞增殖行为。做出表达同样是运动行为和细胞物质交换、细胞信息交换行为、细胞增殖行为。

(4) 细胞行为控制流程：感受、识别、评估、表达、存储。

细胞感受/表达行为在定义描述中可以进一步细化，例如可以定义以下行为：

S：StemCell_ Recept(x)：ES→ES ………… 细胞感受

S：StemCell_Identify(x)：ES→ES ………… 细胞识别

S：StemCell_ ExpresseFunction(x)：ES→ES ………… 细胞表达功能

S：StemCell_ ExpresseMatter(x)：ES→ES ………… 细胞表达物质

S：StemCell_ ExpresseAction(a)：ES→ES ………… 细胞表达行为

S：StemCell_ ExpresseInformation(x)：ES→ES ………… 细胞表达信息

细胞的增殖/分化(S：StemCell_MultiplicationDifferentiation)在定义描述中可以进一步细化，包括以下行为定义：

S：StemCell_MitoticDivition(s)：ES→ES ………… 细胞有丝分裂

S：StemCell_MeioticDivition(s)：ES→ES ………… 细胞减数分裂

S：StemCell_Determination(x)：ES→ES ………… 细胞决定

S：StemCell_Differentiation(x)：ES→ES ………… 细胞分化

S：StemCell_Transdetermination(x)：ES→ES ………… 细胞转决定

S：StemCell_Dedifferentiation(x)：ES→ES ………… 细胞去分化

S：StemCell_Morphogenesis(x)：ES→ES ………… 细胞形态发生

细胞死亡(StemCell_Death)在定义描述中可以进一步细化，包括以下行为定义：

S：StemCell_Necrosis()：ES→ES ………… 细胞坏死

S：StemCell_PCD()：ES→ES ………… 细胞程序性死亡

如何细化行为定义，决定于再现生物系统的目标。由于本书主要提供的是在网络世界再现生命的框架，所以本书不能非常细致地定义生物行为。

讨论完细胞的生命行为，再来研究细胞组织主体的生命行为。细胞组织生命行为同样可以划分为

(1) 细胞组织的物质交换行为。

(2) 细胞组织的水交换行为。

(3) 细胞组织的气体交换行为。

(4) 细胞组织的热交换行为。

(5) 细胞组织的信息交换行为。

(6) 细胞组织的再生、修复和重组行为。

(7) 细胞组织的运动(变形、收缩)行为。

(8) 细胞组织的感受表达(包括对物质、状态、环境等方面的感受和表达)行为。

上述生命行为划分方法,同样可以应用到生物器官、生物系统和生物个体不同的级别。也就是说作为生物主体的生命行为,无论是细胞、细胞组织、生物器官、生物系统和生物个体应当是完全一致的。

6. 生物主体的分类功能行为(多主体组织内个体角色行为)

首先给出主体的分类功能行为的定义。**主体的分类功能行为**是指多细胞生物、多主体组织中的主体,为了承担超越自身需要的而承担其他主体需要的物质交换、信息交换、运动、感受表达和繁殖等服务性质的行为。显然主体的分类功能行为是主体组织结构中的主体角色行为。这种多主体组织适合生物细胞组织、生物器官、生物系统和生物个体。

细胞行为都是生命行为。既然是生命行为,在产生多细胞生物中,为了维持所有细胞的生命需要,细胞就不能仅为自己生存而行为。例如有些细胞可以产生比较多的物质(细胞有非常多的内质网、溶酶体),另一些细胞要多承担水的交换(细胞间充质发达,可以容纳较多的水分),有些细胞要多承担气体交换(上皮细胞),有些细胞要多承担运动、流通体液和血液的功能(细胞形态适合运动,有非常多的线粒体提供能量),并多提供细胞需要的热能,有些细胞在感受表达中多承担义务,要为其他细胞提供信息。而每一个角色功能细胞所构成的功能服务,实际都是细胞生命行为能力的扩展和放大。因为自己生命行为也是所有细胞的生命需要。多细胞组织构成复合功能,没有产生超越细胞生命行为需求范围之外的功能服务。

我们知道人体有多种类型的组织结构,例如上皮细胞组织、疏松结缔组织、致密结缔组织、血液组织、肌肉组织和神经组织。其中上皮组织主要承担物质、水和气体交换(或隔离),不同形态上皮组织表示有些强调物质交换,有些强调水交换,有些强调气体交换。疏松结缔组织强调水交换,而肌肉组织强调运动和热交换。血液组织全面承担物质、水、气体、热和信息交换任务。神经组织承担信息交换。

我们已经学会了定义一个生命主体,也学会了把一个客体资源融入到主体结构内。在这一节中,要讨论和学会如何把一个适合主体的行为结构注入主体结构中。对于一个一般主体,其代数结构形式为

$$\text{Subject}=\langle M_S, A_S, R_S\rangle$$

其中的 M_S 表示主体 Subject 物质框架,A_S 表示主体 Subject 行为集合,R_S 表示主体 Subject 规则集合。从数学角度谈,生命的主体行为不外乎有行为集合 A_S 所表示的那样,即有集合:

$$A_S=\{\text{MEA}, \text{IEA}, \text{MOV}, \text{REP}, \text{REC/EXP}, \text{FDA}\}$$

其中,

- MEA(matter exchange actions):物质交换行为集合,生命表达的行为。
- IEA(information exchange actions):信息交换行为集合,生命表达的行为。

• MOV(movement actions):运动行为集合,生命表达的行为。对于不同级别的主体,运动行为不同。

• REP(reproduce actions):繁殖行为集合,生命表达的行为。对于不同级别的主体,繁殖概念可以是增殖、分化、再生等。

• REC/EXP(recept/express actions):感受/表达行为,生命表达的行为。

• FDA(function deliver actions):特化功能表达行为集合。个体(组织)之间直接的行为关系建立的关联。

但是,需要开发针对性的软件系统,结合中医学已经形成习惯的主体描述语言的方法,为了适合中医学读者使用,必须对中医的主体做具体的针对性的行为定义和描述。为了适合这种新要求(不是数学需要的工作),我们把主体类型的行为部分也参数化,于是有如下一个更加抽象的主体类型框架。

```
Type Subject(AIB,RES,ENV,AS)is
Sorts Subject S,AIB,RES,ENV,AS end
Actions
AS …………主体行为集合
End
```

在这个主体框架中,需要实行“行为注入”。实现的方法是在实例类型发生时,把行为集合注入主体框架中,即:

MySub=**Instance TypeGeneration** Subject(A,R,E,MyAS)

现在的问题是需要事先定义一个 MyAS。例如对于中医的脏器,可以把它们的行为集合:

肝行={肝生物质,肝交换信息,肝纳水,肝吐气,肝调热,肝感受,肝表达}

定义成如下形式:

```
CM-LiveAction={S:CM-Liver_GenerateMatterService(),
               S:CM-Liver_InhaleWaterService(o),
               S:CM-Liver_ExhaleGasService(o),
               S:CM-Liver_ExchangeInfService(o),
               S:CM-Liver_ReceptExpresseService(x)}
```

心行={心生热,心交换物质,心纳信息,心吐水,心调气,心感受,心表达}

定义成如下形式:

```
CM-HeartAction={S:CM-Heart_GenerateHeatService(),
                S:CM-Heart_ExchangeMatterService(o),
                S:CM-Heart_InhaleInfService(o),
                S:CM-Heart_ExhaleWaterService(o),
                S:CM-Heart_RegulateGasService(o),
                S:CM-Heart_ReceptExpresseService(x)}
```

脾行={脾生气,脾交换热,脾纳物质,脾吐信息,脾调水,脾感受,脾表达}
定义成如下形式:

CM-SpleenAction={S:CM-Spleen_GenerateGasService(),
S:CM-Spleen_ExchangeHeatService(o),
S:CM-Spleen_InhaleMatterService(o),
S:CM-Spleen_ExhaleInfService(o),
S:CM-Spleen_RegulateWaterService(o),
S:CM-Spleen_ReceptExpresseService()}

肺行={肺生水,肺交换气体,肺纳热,肺吐物质,肺调信息,肺感受,肺表达}
定义成如下形式:

CM-LungAction={S:CM-Lung_GenerateWaterService(),
S:CM-Lung_ExchangeGasService(o),
S:CM-Lung_InhaleHeatService(o),
S:CM-Lung_ExhaleMatterService(o),
S:CM-Lung_RegulateInfService(o),
S:CM-Lung_ReceptExpresseService(x)}

肾行={肾生信息,肾交换水,肾纳气,肾吐热,肾调物质,脾感受,脾表达}
定义成如下形式:

CM-Kidney Action={S:CM-Kidney_GenerateInfService(),
S:CM-Kidney_ExchangeWaterService(o),
S:CM-Kidney_InhaleGasService(o),
S:CM-Kidney_ExhaleHeatService(o),
S:CM-Kidney_RegulateMatterService(o),
S:CM-Kidney_ReceptExpresseService(x)}

有了这些定义的行为集合后,可以利用抽象系统主体生成实例系统主体。

CM-Liver=**InstanceTypeGeneration** Subject(…,CM-LiveAction)
CM-Heart=**InstanceTypeGeneration** Subject(…,CM-HeartAction)
CM-Spleen=**InstanceTypeGeneration** Subject(…,CM-SpleenAction)
CM-Lung=**InstanceTypeGeneration** Subject(…,CM-LungAction)
CM-Kidney=**InstanceTypeGeneration** Subject(…,CM-Kidney Action)

6.4.2　网络世界行为结构理论

与研究网络主体同样的目标和方法,必须论述网络世界的主体行为能够模拟生物主体的行为结构,并区别它们的不同。在论述网络世界的主体行为结构和特性时,始终与生物主体的行为结构和特性进行比较。

1. 网络世界行为概念和定义

行为概念属于网络世界概念，单独成节讨论。为了更加方便地描述行为概念，归纳起来，以下行为概念应当注意。

(1) 行为(behaviors)：网络世界中的行为被定义为主体在网络世界中的活动。

(2) 行为表达式：行为与行为操作构成的表达式形式[32]。

(3) 网络世界中主体行为有一些基本概念或者行为表达式概念：

• 主体对客体的操作，被定义为原子行为。

• 主体对客体或其他主体的捆绑或伴侣行为。

• 主体对行为的操作，被定义为复合行为等。

• 行为可以有连接、顺序、平行、单向条件、双向条件、选择、优先等二元或单元行为操作。

• 多项行为通过连接操作构成时间顺序关系的"行为串"称作行为踪迹。

• 主体行为的对象是明确的，称作确定行为；主体行为的对象不明确或不确定，称作不确定行为。

• 表明希望执行的行为，但尚未执行的行为，称作申请行为。通常没有得到系统行为控制认证或许可的行为是申请行为。

(4) 对于一个主体，分析其行为的特性，采用如下概念是非常重要的。

• 行为树：行为踪迹的树型结构。

• 行为信息基：是与行为树结构相同的，记录行为踪迹及行为属性的信息矩阵。

(5) 对于多主体，分析其行为的特性，采用如下概念是非常重要的。

• 行为柄：行为结构中的最小元素。

• 行为表达式。

2. 网络世界行为结构

网络视角关注的主体行为，实际上就是我们定义的一般主体内部结构中规定的行为。例如繁衍新主体、终止主体、物质交换、信息交换、行为交互、移动和功能表达等行为。这些行为的概念是参照生物世界的主体行为定义的。它表达了一个在网络世界环境中，一个主体应当具备的基本行为。在这里我们就不再关注操作系统为主体分配资源等细节概念和如何实现问题。参照生物世界主体的一般内部结构定义方法，网络世界的内部结构可以如下定义。

一个网络世界的主体定义已经在 6.3 节中定义过，再做简单说明：

• $S=\langle M_S, A_S, R_S\rangle$

其中，M_S 表示主体物质框架，A_S 表示主体行为集合，R_S 表示主体规则集合。

• $M_S=\langle AIBS, RES, ENV\rangle$

其中，AIBS(action information base of subject)为主体行为信息基，也可以称作主体行为控制基；RES(resource)为主体实现内外活动、行为和操作的资源客体的集合；ENV(environment)为主体实现内外活动的环境。

- A_S = {MEA，IEA，SSIA，FDA}

其中，MEA(matter exchange actions)为物质交换行为集合(子集合)；IEA(information exchange actions)为信息交换行为集合(子集合)；SSIA(subject subject interact actions)为主体间交互行为的集合(子集合)；FDA(function deliver actions)为功能表达行为集合(子集合)。主体内部结构中规定的行为可以包括物质交换、信息交换、行为交互和代理功能表达行为等。

这里定义的网络世界视角的主体内部结构的行为与上一小节中定义的操作系统视角的行为之间有什么区别和关系？参见图 6.12。

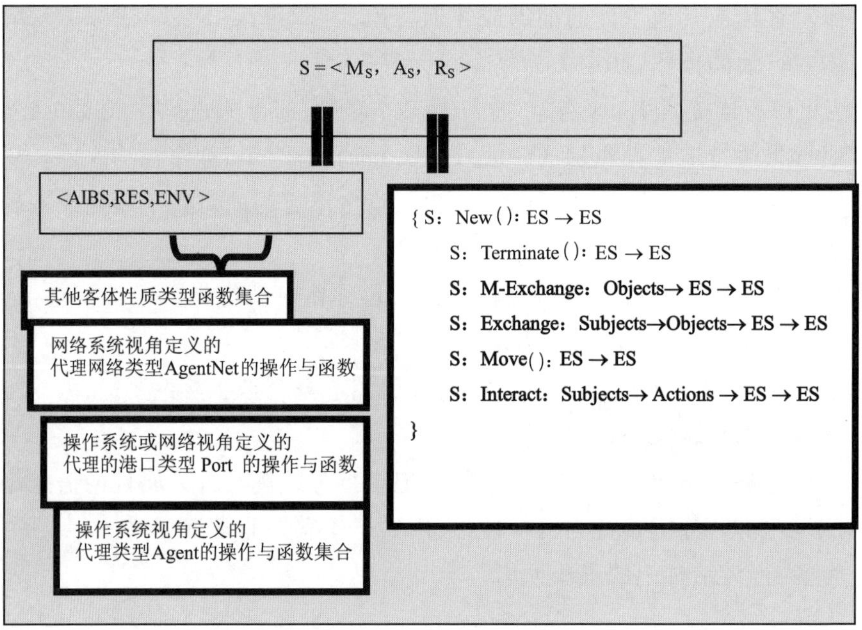

图 6.12　主体内部结构行为与操作系统视角关注行为的不同

从图 6.12 中看到，操作系统视角关注的主体结构属于主体框架 M_S 中资源 RES 和环境 ENV 定义的操作与函数；并不属于主体结构行为集合 A_S 的内容。

显然网络世界视角定义主体内部结构的行为，是比在上一节中定义的操作系统与网络系统视角的代理类型、港口类型和代理网络类型高层次的类型。这里 A_S 定义的行为，已经不管主体是如何建立与实现的，也不管港口是如何实现通信的，更不管代理网络是如何组织和建立的。在操作系统和网络系统上定义的类型操作与函数所有的关注点都是实现意义上的概念。从中看不到作为一个主体必需的行为，看不到主体可以建立组织群体的基本行为。所以，6.4.2.3 节定义的主体内部结构的类型是真正具有生物主体意义上的类型，从中看到了主体可以组织起来的基本行为。

3. 网络世界行为类型定义和描述

我们知道行为类型定义为一个三元组 T_B = ⟨B，OP，QOP⟩，其中 B 是行为的集合，OP 是行为运算操作集合，QOP 是行为规则的集合。显然，定义一个行为类型关键是定义行为操作集合。行为的操作包括连接、顺序、选择、并行、条件(单向条件和双向条件)、抽象(或函子)和施用等。用这些操作或运算来定义(α,β)具体含义：

(α,β)=def αβ ………… 行为连接

(α,β)=def α;β ………… 行为顺序

(α,β)=def α|β ………… 行为选择

(α,β)=def α‖β ………… 行为并行

(α,β)=def α⇒β ………… 行为的单向条件

(α,β)=def α⇔β ………… 行为的双向条件

(α,β)=def β=λ(α)·S:F(α) ………… 行为抽象

(α,β)=def β(α) ………… 行为施用

网络世界的行为类型定义与生物主体行为的类型定义基本相同,所不同的是网络世界的主体行为可以划分主体自主行为、组织行为和业务行为。所谓自主行为,就是网络世界主体的个人的行为,与主体参与其中的组织的组织行为和业务行为不同。显然,网络世界的主体被认为是有组织的,参加组织就具有组织行为和组织内的角色行为或业务行为。这里就不多说了。

6.4.3 网络世界多主体组织行为结构理论

在6.4.2节中,我们讨论了作为网络世界的个体的主体必须具备的行为。个体的主体行为是在描述其作为主体的存在、终止、物质交换、信息交换、运动(移动)识别和功能表达的基本行为。这种定义与描述,如同生物世界中描述一个主体的个体性质必须能够维系生命健康,能够吃、喝、呼吸、排泄,作为人类能够通过声音、姿态、语言、文字等实现主体之间的信息交换;主体能够繁衍后代,主体有生、老、病、死等生存期规律;主体能够运动和移动,改变物质、信息交换和繁衍后代的环境;主体之间能够识别同类、同族、异类和异族,辨别主体之间的关系等行为。这些主体行为是对个体的基本要求。但是,主体构成组织,要求个体具备一些新的行为,这些构成组织的扩展的行为是从个体基本行为中发展而来。这种主体构成组织要求参加组织的个体需要新的行为,应当比较容易理解。如同一个人进入一家企业,担当某种角色,显然他不能仅靠能够生存、能够运动和会说话等作为人的基本能力,就可以进入这家企业的。他必须学会企业内部之间表明组织关系的行为模式,也需要学会从事角色的业务行为模式。而在人类社会,学习这些行为,通常是通过专门的培训实现的。

为什么要组织起来,从生物进化的历史告诉我们,生物组织起来会构成个体所不能达到的能力,大大提高了生物个体和群体在整个生态环境中的竞争能力,并大大提高了自身的生存能力和安全性。

显然,在不同的主体组织中,会要求不同的组织行为与业务行为。在TCAF中定义许多网络多代理虚拟组织,例如

(1) 可信计算机的访问控制虚拟组织。

(2) 可信计算机的系统完整性测试的虚拟组织。

(3) 可信计算机的可信认证的 ECC/CPK 虚拟组织。

(4) 可信计算机的行为可信与完整性监管的虚拟组织。

(5) 可信交换平台的信息交换虚拟多代理组织。

(6) 可信(综合)应用平台的综合多代理组织。

(7) 可信数据访问管理平台的数据访问管理组织。

(8) 可信公众服务平台的公众服务虚拟组织。

(9) 可信交易平台的网络支付多代理虚拟组织。

(10) 可信专业网络服务平台的外包服务多代理虚拟组织。

(11) 可信网关平台的标签分类多代理虚拟组织。

(12) 可信监控/监管平台的 IDS 虚拟多代理组织

(13) 可信监控/监管平台的网络隔离监控的多代理组织。

(14) 可信管理平台的管理虚拟多代理组织。

(15) 可信监管平台的监管虚拟多代理组织。

(16) 可信认证平台的活性认证多代理虚拟组织。

1. 网络世界多主体组织的组织行为概述

一个主体组织内部为了实行自组织和自管理,需要有管理者(组织管理者)、中层管理者(部门管理者的)和执行者(组织中各部门的主体个体)。他们之间的关系不仅是一种规定,还主要是通过相互行为表达确定。例如领导者做出指令行为和听取汇报表明了领导地位,而被领导者通过接受指令和汇报行为表明了被领导地位。

1) 代理组织的组织行为

在一个主体组织内部通过内部的物质交换(例如通过货币形式的工资)、信息交换(通过指令、汇报、通报、建议和会议等)解决相互之间的组织协同。主体组织内部由于角色与任务的不同,个体在内部组织中,表达的功能行为也不相同。所以,组织内的主体个体通过各自的物质交换、信息交换和功能表达行为,确立了在组织内的位置和角色。

每一个代理组织,都有自己的组织行为和业务行为。其组织行为通常包括:

(1) 注册行为。代理组织内任何主体都需要的第一行为是实施注册。其意义是主体用自己的身份数字标签向代理组织注册的,注册行为必须在注册行为协议(Login_protocol)要求下实施。注册可以被接受或拒绝。如果被拒绝,将不能成为组织内一个代理主体,并记录在案。

(2) 连接行为。主体组织内外的主体建立的连接关系的行为。其意义是表示主体注册后的例行连接行为和同组织建立可靠的连接关系,通常主体在规定时间间隔内,做例行连接,表示主体当前的工作状态。如果在规定时间内代理组织得不到某个主体的例行连接提供的信息,表示该主体的存在、状态可能存在问题。例行连接行为后,代理组织要对个体和组织群体做个体完整性与群体完整性检查。其连接行为必须在连接行为协议

(Connect_protocol)中实施。

(3) 识别与鉴别行为。主体组织成员主体之间的识别行为。要求认证行为必须在认证行为协议(Authenticate_protocol)中实施。上述连接行为和识别与鉴别行为假定对于组织内所有主体是同样对待的。

(4) 指令行为。上级对下级指令的行为，是一种信息交换行为。其指令行为必须在指令行为协议(Instruct_protocol)中实施。

(5) 汇报行为(包括接受汇报行为)，是一种信息交换行为。其接受汇报行为必须在汇报行为协议(Report_protocol)中实施。

(6) 通报行为。下级对上级的汇报的行为，是一种信息交换行为。其通报行为必须在通报行为协议(Inform_protocol)中实施。

(7) 建议行为。组织内相互提出建议的行为(包括建议、接受建议和拒绝建议行为)，信息交换行为。其建议行为必须在建议行为协议(Propose_protocol)中实施。

(8) 会议行为。其会议行为必须在会议行为协议(Meeting_protocol)中实施。

2) 代理组织的业务行为

组织起来的意义在于，通过组织内部达到主体之间的物质交换、信息交换和功能表达行为换取组织对外的更大价值的物质交换、信息交换和功能表达服务业务行为。例如，在 TCAF 中定义的组织业务行为主要有

(1) 指令执行行为。下级执行上级指令的行为。

(2) 主体之间的管理行为。主体组织的管理者对组织内部的管理行为。

(3) 主体之间的相互服务支持行为。组织内部所有成员之间相互支持与帮助。

其中，指令执行行为，包括主体组织各种业务方向。例如可以是专门从事某类物质的交换的行为(如物流主体组织的业务行为，某类物质的生产加工主体组织等)。对于网络世界，主体组织行为主要包括：主体访问控制行为、信息交换行为、信息综合行为、数据共享管理行为、公共服务行为、专业服务行为、商业服务行为、资源管理行为、行为管理行为、主体行为控制行为、主体行为监管行为、主体及行为认证行为和主体行为的对抗行为等指令执行业务行为。

在 TCAF 中可以定义一些业务行为，主要包括执行指令的行为。除此之外，还有一些结合行为模式的功能性的行为(业务行为)。例如，以下一些业务行为：

- $\alpha=\lambda(s).(S:MngtSubject(s))$ ………… 管理主体的行为
- $\alpha=\lambda(o).(S:MngtObject(o))$ ………… 管理客体的行为
- $\alpha=\lambda(\beta).(S:MngtAction(\beta))$ ………… 管理行为的行为
- $\alpha=\lambda(c).(S:MngtContent(c))$ ………… 管理内容的行为
- $\alpha=\lambda(f).(S:MngtFunction(f))$ ………… 管理功能的行为
- $\alpha=\lambda(d).(S:MngData(d))$ ………… 管理数据的行为
- $\alpha=\lambda(x).(S:MngtSystem(x))$ ………… 管理系统的行为

- $\alpha=\lambda(net).(S:MngtNet(net))$ ………… 管理网络的行为
- $\alpha_2=\lambda(\alpha).(S_2:SUPERVISE(\alpha))$ ………… 监管某行为的行为
- $\alpha_2=\lambda(\alpha).(S_2:CONTROL(\alpha))$ ………… 控制某行为的行为
- $\alpha_2=\lambda(\alpha).(S_2:AUTEHNTICATE(\alpha))$ ………… 认证某行为的行为
- $\alpha_2=\lambda(\alpha).(S_2:CONFRONTATION(\alpha))$ ………… 对抗某行为的行为

为了明确说明，我们在网络世界中规范代理结构类型定义的基础上，为代理定义三个角色：管理者(manager)、中层管理者(proxy)、操作员(operator)。把他们的组织行为和业务行为丰富到规范代理类型定义中。

2. 网络世界多主体组织的管理者行为定义和描述

网络多主体组织的管理者主体类型中，定义了管理者主体的行为，这些行为包括管理者个体行为、组织协同行为和管理者业务行为几个部分。其管理者主体类型定义如下。

```
Type Manager (S:Subjects ) is
sorts ES,Manager,Subjects,Object,Actions end sorts
代理个体行为
        Manager:New():ES→ES
        Manager:Terminate():ES→ES
        Manager:Exchange:Subjects→Objects→ESvES
        Manager:Move():ES→ES
        Manager:Interact:Subjects→Actions→ES→ES
        Manager:Authenticate:X→ES→ES
        Manager:Feelstates:ES→Values
代理组织行为
        Manager:Login(AgentOrgOffice )(S-Label):ES→ES
        Manager:Connect(S)(S-Label)(χ):ES→ES
        Manager:AskAuthenticate(S)(o):ES→ES
        Manager:authenticate (S)(S-Label):ES→ES
        Manager:Inform(S)(o ):ES→ES
        Manager:Instruct (S)(α):ES→ES
        Manager:AcceptReport(S):ES→ES
        Manager:Meeting(SubjectSet)(o):ES→ES
代理业务行为
        Manager:Do(α):ES→ES
        Manager:DoManage(AgentVirtualOrg)(β):ES→ES
        Manager:DoService(AgentVirtualOrg)(γ):ES→ES
equations for all "object declaration" let
        ……
end type
```

管理者的行为用 $\alpha_{MX\text{-}Y}$ 表示，其中希腊字母 α 表示行为，下标 M 表示管理者；下标 X 可以是 A，C，B 等字母，其中 A 表示个体行为，C 表示组织行为，B 表示业务行为；下标 Y 表示行为序列号，例如 1，2，4，22，33，2011 等。

对于管理者，有指令、通报、接受汇报、接受建议和会议行为。

在规范代理的个体行为的定义基础上，扩展了组织行为和组织的业务行为。其中为个体规范代理的行为增加了组织协同行为如下。

1）管理者注册行为

注册行为的形式定义为

$\alpha_{MC\text{-}1}$ = Manager：Login(AgentOrgOffice)(Manager-Label)

其中，Manager 是管理者主体标识，Manager-Label 是主体管理者自己的身份数字标签，AgentOrgOffice 是代理组织办公室主体标识。

2）管理者连接行为

连接行为的形式定义为

$\alpha_{MC\text{-}2}$ = Manager：Connect(S)(Manager-Label)(χ)

其中，Manager 是管理者主体标识，Manager-Label 是管理者自己的身份数字标签，S 是被连接的另一个代理主体的标识，并同时发送相关信息 χ。

3）管理者要求认证行为

要求认证行为的形式定义为

$\alpha_{MC\text{-}3}$ = Manager： AskAuthenticate(S)(O)

其中，Manager 是管理者主体标识，S 是认证的另一个代理主体的标识，O 是承载认证结果信息的客体。

4）管理者认证行为

认证行为的形式定义为

$\alpha_{MC\text{-}4}$ = Manager：authenticate(S)(S-Label)

其中，Manager 是管理者主体标识，S 是被鉴别的其他主体的标识，S-Label 是该主体 S 身份数字标签。

5）管理者通报行为

通报行为的形式定义为

$\alpha_{MC\text{-}5}$ = Manager：Inform(S)(O)

其中，Manager 是管理者主体标识，S 是被通报主体的标识，O 是承载通报信息的客体标识。

6）管理者指令行为

指令行为的形式定义为

$\alpha_{MC\text{-}6}$ = Manager：Instruct(S)(α)

其中，Manager 是管理者主体标识，S 是被指令的主体的标识，α 是指令的行为标识和名称。

7) 管理者接受汇报行为

接受汇报行为的形式定义为

$$\alpha_{MC-8}=\text{Manager}:\text{AcceptReport}(S)$$

其中，Manager 是管理者主体标识，S 是汇报者主体的标识。

8) 管理者会议行为

会议行为的形式定义为

$$\alpha_{MC-10}=\text{Manager}:\text{Meeting}(\text{SubjectSet})(O)$$

其中，Manager 是管理者主体标识，SubjectSet 是参加会议主体集合的标识，O 是会议中承载会议信息的客体标识。

在个体规范代理的行为基础上增加了以下组织业务行为。其业务行为的语法根式如下。

1) 管理者做 α 行为

$$\alpha_{MB-1}=\text{Manager}:\text{Do}(\alpha)$$

其意义是主体 Manager 做行为 α。其中业务行为 α 可以（或更多）有

(1) 信息交换行为，其行为的形式定义为

$$\alpha_1=S_1:\text{Exchange}(S_2)(O)$$

其意义是主体 S_1 与主体 S_2 交换信息，其中 S_1，S_2 是交换信息的两个主体的标识，O 是承载信息的客体标识。

(2) 行为交互行为，其行为的形式定义为

$$\alpha_2=S_1:\text{Interact}(S_2)(\beta)$$

其意义是主体 S_1 依照行为 β（行为协议）与主体 S_2 做行为交互，其中 S_1，S_2 是交换信息的两个主体的标识，β 是交互行为的标识和名称。

(3) 综合信息的行为。其行为的形式定义为

$$\alpha_3=S_1:\text{Synth}(S_2)(\beta)$$

其意义是主体 S_1 依照行为 β（行为协议）向主体 S_2 综合信息，其中 S_1，S_2 是信息综合的两个主体的标识，β 是综合信息行为的标识和名称。

(4) 分析信息的行为。其行为的形式定义为

$$\alpha_4=S_1:\text{Analysis}(\beta_1,\beta_2,\cdots,\beta_n)$$

其意义是主体 S_1 针对行为 β_1，β_2，…，β_n 序列进行行为分析，其中 S_1 是行为分析的主体的标识。

(5) 递交服务行为。其行为的形式定义为

$$\alpha_5=S_1:\text{DeliverServices}(S_2)(\beta)$$

其意义是主体 S_1 用行为 β（服务内容）对主体 S_2 递交服务，其中 S_1，S_2 是服务递交的两个主体的标识，β 是服务行为标识和名称。

(6) 网络交易行为。其行为的形式定义为

$\alpha_6 = S_1 : Payment(S_2)(\$ d)$

其意义是主体 S_1 向主体 S_2 支付费用 \$d，其中 S_1，S_2 是网络交易支付的两个主体的标识，\$d 是支付费用的货币类型与数额。

(7) 控制行为。其行为的形式定义为

$\alpha_7 = S_1 : Control(S_2)(\beta)$

其意义是主体 S_1 控制主体 S_2 的 β 行为，其中 S_1，S_2 是行为控制的两个主体的标识，β 是被控制行为标识和名称。

(8) 管理行为。其行为的形式定义为

$\alpha_8 = S : MngtSystem(sys)$等

其意义是主体 S 管理系统的行为，其中 S 系统管理主体的标识，sys 是被管理系统的标识和名称。

(9) 监管行为。其行为的形式定义为

$\alpha_9 = S_1 : Supervise(S_2)(\beta)$

其意义是主体 S_1 监管主体 S_2 的 β 行为，其中 S_1，S_2 是行为监管的两个主体的标识，β 是被监管行为的标识和名称。

(10) 认证行为。其行为的形式定义为

$\alpha_{10} = S_1 : authenticate(S_2)$等

其意义是主体 S_1 认证主体 S_2 的身份，其中 S_1，S_2 是认证行为的两个主体的标识。

(11) 评估行为。其行为的形式定义为

$\alpha_{11} = S_1 : Evaluate(S_2)(\beta)$

其意义是主体 S_1 评估主体 S_2 的 β 行为，其中 S_1，S_2 是行为评估的两个主体的标识，β 是被评估行为的标识和名称。

(12) 执法行为。其行为的形式定义为

$\alpha_{12} = S_1 : Execute(S_2)(\beta)$

其意义是主体 S_1 对主体 S_2 的 β 行为实施执法程序，其中 S_1，S_2 是行为执法的两个主体的标识，β 是主体 S_2 被执法的行为标识和名称。

(13) 对抗行为。其行为的形式定义为

$\alpha_{13} = S_1 : Count(S_2)(\beta)$

其意义是主体 S_1 对主体 S_2 以行为(行为序列)β 实施对抗，其中 S_1，S_2 是行为对抗的两个主体的标识，β 是主体 S_1 实施行为对抗的行为标识和名称。

2) 管理者做 β 管理行为(面对代理组织)

$\alpha_{MB\text{-}2} = Manager : DoManage(AgentVirtualOrg)(\beta)$

其意义是主体 Manager 对代理虚拟组织 AgentVirtualOrg 中所有的主体，依据行为 β 做管理。其中业务行为 β 可以(或更多)有

(1) 代理组织主体管理，其行为的形式定义为

β_1 = S:SubjectManage(SubjectSet)

其意义是主体S对主体集合SubjectSet的主体实施管理。其中S是主体管理的主体标识,SubjectSet是被管理主体集合的标识。

(2) 代理组织主体注册管理,其行为的形式定义为

β_2 = S:LoginManage(AgentVirtualOrg)(LoginInformationBase)

其意义是主体S对AgentVirtualOrg中主体的所有主体,依据注册信息库中的信息进行注册管理。其中S是注册管理主体的标识,AgentVirtualOrg是代理组织的标识,LoginInformationBase是注册信息库的标识。

(3) 代理组织主体标签管理,其行为的形式定义为

β_3 = S:LabelManage(AgentVirtualOrg)(LabelBase)

其意义是主体S对AgentVirtualOrg中主体的所有主体,依据标签信息库中的信息进行标签管理。其中S是标签管理的主体的标识,AgentVirtualOrg是代理组织的标识,LabelBase是标签信息库的标识。

(4) 代理组织主体行为管理,其行为的形式定义为

β_4 = S:BehaviourManage(AgentVirtualOrg)(ActionBase)

其意义是主体S对AgentVirtualOrg中主体的所有主体,依据行为信息库中的信息进行行为管理。其中S是行为管理的主体的标识,AgentVirtualOrg是代理组织的标识,ActionBase是行为信息库的标识。

(5) 代理组织主体状态环境属性管理,其行为的形式定义为

β_5 = S:StateEnvAttManage(AgentVirtualOrg)(Env)(State)

其意义是主体S对AgentVirtualOrg中主体的所有主体,在环境Env条件下,产生状态管理信息。其中S是状态管理主体的标识,AgentVirtualOrg是代理组织的标识,Env是环境信息客体标识,State是状态信息承载客体标识。

(6) 代理组织个体和群体完整性管理,其行为的形式定义为

β_6 = S:IntegralityManage(AgentVirtualOrg)(IntegralityBase)

其意义是主体S对AgentVirtualOrg中主体的所有主体,依据个体完整性信息库中的信息实施完整性管理。其中S是完整性管理主体的标识,AgentVirtualOrg是代理组织的标识,IntegralityBase是个体完整性信息库标识。

(7) 代理组织的安全管理,其行为的形式定义为

β_6 = S:SecurityManage(AgentVirtualOrg)

其意义是主体S对AgentVirtualOrg中主体的所有主体,实施安全管理。其中S是安全管理主体的标识。

3) 管理者做γ服务行为(面对代理组织)

$\alpha_{MB\text{-}3}$ = Manager:DoService(AgentVirtualOrg)(γ)

其意义是主体Manager对代理虚拟组织AgentVirtualOrg的所有主体,依据行为γ做服

务。其中业务行为 γ 可以(或更多)有

(1) 代理软件安装服务,其行为的形式定义为

$$\gamma_1 = S: AgentSetup(sys)(AgentCodes)$$

其意义是主体 S 对系统 sys 实施代理代码 AgentCodes 的代理安装服务。其中 S 是代理安装的主体的标识,sys 是系统标识,AgentCodes 是代理代码的标识。

(2) 代理软件撤销服务,其行为的形式定义为

$$\gamma_2 = S: AgentDelete(sys)(AgentCodes)$$

其意义是主体 S 对系统 sys 实施代理代码 AgentCodes 的代理撤销服务。其中 S 是代理撤销的主体的标识,sys 是系统标识,AgentCodes 是代理代码的标识。

(3) 代理软件打补丁服务,其行为的形式定义为

$$\gamma_3 = S: AgentPach(sys)(AgentCodes)$$

其意义是主体 S 对系统 sys 实施代理代码 AgentCodes 的代理补丁服务。其中 S 是代理补丁行为的主体的标识,sys 是系统标识,AgentCodes 是代理代码的标识。

(4) 代理软件版本升级服务。其行为的形式定义为

$$\gamma_4 = S: AgentUpgrade(sys)(AgentCodes)(v)$$

其意义是主体 S 对系统 sys 实施代理代码 AgentCodes 的代理修改服务。其中 S 是代理修改行为的主体的标识,sys 是系统标识,AgentCodes 是代理代码的标识,v 表示修改的版本号。

(5) 代理软件配置服务,其行为的形式定义为

$$\gamma_5 = S: AgentCofigure(sys)(AgentCodes)$$

其意义是主体 S 对系统 sys 实施代理代码 AgentCodes 的代理配置服务。其中 S 是代理修改行为的主体的标识,sys 是系统标识,AgentCodes 是代理代码的标识。

(6) 代理主体远程激活服务,其行为的形式定义为

$$\gamma_6 = S: RemoteActivate(O)$$

其意义是主体 S 对客体 O(可执行文件)实施远程激活服务。其中 S 是代理修改行为的主体的标识,O 是远程可执行文件标识。

(7) 代理资源安装服务,其行为的形式定义为

$$\gamma_7 = S: ResSetup(sys)(AgentRes)$$

其意义是主体 S 对系统 sys 实施代理资源 AgentRes 的安装服务。其中 S 是资源安装的主体的标识,sys 是系统标识,AgentRes 是代理资源的标识。

(8) 代理资源撤销服务,其行为的形式定义为

$$\gamma_8 = S: ResDelete(sys)(AgentRes)$$

其意义是主体 S 对系统 sys 实施代理资源 AgentRes 的撤销服务。其中 S 是资源撤销的主体的标识,sys 是系统标识,AgentRes 是代理资源的标识。

(9) 代理资源打补丁服务,其行为的形式定义为

$$\gamma_9 = S: ResPach(sys)(AgentRes)$$

其意义是主体 S 对系统 sys 实施代理资源 AgentRes 的补丁服务。其中 S 是资源补丁的

主体的标识，sys 是系统标识，AgentRes 是代理资源的标识。

(10) 代理资源版本升级服务，其行为的形式定义为

γ_{10} = S:ResUpgrade(sys)(AgentRes)(v)

其意义是主体 S 对系统 sys 实施代理资源 AgentRes 的升级服务。其中 S 是资源升级的主体的标识，sys 是系统标识，AgentRes 是代理资源的标识，v 表示升级的版本号。

(11) 代理资源配置服务，其行为的形式定义为

γ_{11} = S:ResCofigure(sys)(AgentRes)

其意义是主体 S 对系统 sys 实施代理资源 AgentRes 的撤销服务。其中 S 是资源配置的主体的标识，sys 是系统标识，AgentRes 是代理资源的标识。

(12) 代理系统管理服务，其行为的形式定义为

γ_{12} = S:AgentSystemManage(sys)

其意义是主体 S 对系统 sys 实施代理系统管理。其中 S 是代理系统管理的主体的标识，sys 是系统标识。

3. 网络世界多主体组织的中层管理者行为定义和描述

对于代理组织中层管理者，同样可以定义它的组织行为和业务行为如下。

```
Type Proxy (S:Subjects ) is
sorts ES,Proxy,Subjects,Object,Actions end sorts
代理个体行为
        与管理者代理定义相同。
代理组织行为
        Proxy:Login(AgentOrgOffice)(SubjectLabel):ES→ES
        Proxy:Connect(S)(S—Label)(χ):ES→ES
        Proxy:AskAuthenticate(S) (O):ES→ES
        Proxy:authenticate(S)(S—Label):ES→ES
        Proxy:Instruct(S)(α):ES→ES
        Proxy:Inform(S)(O):ES→ES
        Proxy:Report(Manager)(O):ES→ES
        Proxy:Accept—Report(Operator1):ES→ES
        Proxy:Propose(manager)(O):ES→ES
        Proxy: Meeting(SubjectSet)(O):ES→ES
代理业务行为
        Proxy:Do(α):ES→ES
        Proxy:DoManage(AgentVirtualOrgDep)(β):ES→ES
        Proxy:DoService(AgentVirtualOrgDep)(γ):ES→ES
equations for all "object declaration" let
            ……
end type
```

中层管理者的行为用 $\alpha_{PX\text{-}Y}$ 表示，其中希腊字母 α 表示行为，下标 P 表示中层管理者；下标 X 可以是 A,C,B 等字母，其中 A 表示个体行为，C 表示组织行为，B 表示业务行为；下标 Y 表示行为序列号，例如 1,2,4,22,33,2011 等。

对于中层管理者，有执行(管理者)指令、(对下级)发出指令、通报、向上级汇报、向上级建议、接受下级汇报、接受下级建议和会议行为。

在规范代理的个体行为的定义基础上，扩展了组织行为和组织的业务行为。其中为个体规范代理的行为增加了如下的组织协同行为。

(1) 中层管理者注册行为，其行为的形式定义为

$\alpha_{PC\text{-}1}$ = Proxy: Login(AgentOrgOffice)(Proxy-Label)

其中，Proxy 是中层管理者主体标识，Proxy-Label 是主体自己的身份数字标签，AgentOrgOffice 是代理组织办公室主体标识。

(2) 中层管理者连接行为，其行为的形式定义为

$\alpha_{PC\text{-}2}$ = Proxy: Connect(S)(Proxy-Label)(χ)

其中，Proxy 是中层管理者主体标识，Proxy-Label 是主体自己的身份数字标签，S 是被连接的另一个代理主体的标识，并同时发送相关信息 χ。

(3) 中层管理者要求认证行为，其行为的形式定义为

$\alpha_{PC\text{-}3}$ = Proxy: AskAuthenticate(S)(O)

其中，Proxy 是中层管理者主体标识，S 是认证的另一个代理主体的标识，O 是承载认证结果信息的客体。

(4) 中层管理者认证行为，其行为的形式定义为

$\alpha_{PC\text{-}4}$ = Proxy: authenticate(S)(S-Label)

其中的 Proxy 是中层管理者主体标识，S 是被认证的另一个代理主体的标识，S-Label 是主体的身份数字标签。

(5) 中层管理者通报行为，其行为的形式定义为

$\alpha_{PC\text{-}5}$ = Proxy: Inform(S)(O)

其中，Proxy 是中层管理者主体标识，S 是被通报主体的标识，O 是承载通报信息的客体标识。

(6) 中层管理者指令行为，其行为的形式定义为

$\alpha_{PC\text{-}6}$ = Proxy: Instruct(S)(α)

其中，Proxy 是中层管理者主体标识，S 是被指令的主体的标识，α 是指令的行为标识和名称。

(7) 中层管理者汇报行为，其行为的形式定义为

$\alpha_{PC\text{-}7}$ = Proxy: Report(Manager)(O)

其中，Proxy 是中层管理者主体标识，Manager 是汇报者(Proxy)的领导主体的标识，O 是承载汇报信息的客体标识。

(8) 中层管理者接受汇报行为，其行为的形式定义为

$\alpha_{PC\text{-}8}$ = Proxy: AcceptReport(Operator)

其中，Proxy 是中层管理者主体标识，Operator 是汇报操作员的主体标识，向它标识接受

汇报内容。

(9) 中层管理者建议行为，其行为的形式定义为

α_{PC-9} = Proxy：Propose(Manager)(O)

其中，Proxy 是中层管理者主体标识，Manager 是管理者主体标识，O 是承载建议信息的客体，可以是字符串信息。

(10) 中层管理者会议行为，其行为的形式定义为

α_{PC-10} = Proxy：Meeting(SubjectSet)(O)

其中，Proxy 是中层管理者主体标识，SubjectSet 是参加会议主体集合的标识，O 是会议中承载会议信息的客体标识。

在个体规范代理的行为基础上增加了组织的业务行为。其业务行为的语法格式为

(1) 中层管理者做 α 行为，α_{PB-1} = Proxy：Do(α)。

(2) 中层管理者做 β 管理行为，α_{PB-2} = Proxy：DoManage(AgentVirtualOrgDep)(β)。

(3) 中层管理者做 γ 服务行为，α_{PB-3} = Proxy：DoService(AgentVirtualOrgDep)(γ)。

其中，业务行为 α、β、γ 可以在管理者规定的业务行为中选择。

4. 网络世界多主体组织的操作员代理行为定义和描述

操作代理的行为 α_{OX-Y} 形式表示，其中希腊字母 α 表示行为，下标 O 表示操作代理；下标 X 可以是 A，C，B 等字母，其中 A 表示个体行为，C 表示组织行为，B 表示业务行为；下标 Y 表示行为序列号，例如 1，2，4，22，33，2011 等。

对于执行者代理，有执行指令、向上级汇报、向上级建议或会议等行为。

对于代理组织操作员代理，同样可以定义它的组织行为和业务行为如下。

```
Type Operator (S:Subjects ) is
sorts ES,Operator,Subjects,Object,Actions end sorts
代理个体行为
        与管理者代理定义相同。
代理组织行为
        Operator:Login(AgentOrgOffice)(S-Label):ES→ES
        Operator:Connect(S)(S-Label)(χ):ES→ES
        Operator:AskAuthenticate S)(o ):ES→ES
        Operator:authenticate(S)(S—Label):ES→ES
        Operator:Inform(S)(O):ES→ES
        Operator:Report(Proxy)(O):ES→ES
        Operator:Propose(manager)(O):ES→ES
代理业务行为
        Operator:Do(α):ES→ES
equations for all "object declaration" let
            ……
end type
```

在规范代理的个体行为的定义基础上，扩展了组织行为和组织的业务行为。其中为个体规范代理的行为增加了如下的组织协同行为。

(1) 操作代理注册行为，其行为的形式定义为

$\alpha_{OC\text{-}1}$ = Operator：Login(AgentOrgOffice)(Operator-Label)

其中，Operator 是操作代理主体标识，Operator-Label 是主体自己的身份数字标签，AgentOrgOffice 是代理组织办公室主体标识。

(2) 操作代理连接行为，其行为的形式定义为

$\alpha_{OC\text{-}2}$ = Operator：Connect(S)(Operator-Label)(χ)

其中，Operator 是操作代理主体标识，Operator-Label 是主体自己的身份数字标签，S 是被认证的另一个代理主体的标识，并同时发送相关信息 χ。

(3) 操作代理要求认证行为，其行为的形式定义为

$\alpha_{OC\text{-}3}$ = Operator：AskAuthenticate(S)(O)

其中，Operator 是操作代理主体标识，S 是认证的另一个代理主体的标识，O 是承载认证结果信息的客体。

(4) 操作代理认证行为，其行为的形式定义为

$\alpha_{OC\text{-}4}$ = Operator：authenticate(S)(S-Label)

其中，Operator 是操作代理主体标识，S 是被认证的另一个代理主体的标识，S-Label 是主体的身份数字标签。

(5) 操作代理通报行为，其行为的形式定义为

$\alpha_{OC\text{-}5}$ = Operator：Inform(S)(O)

其中，Operator 是操作代理主体标识，S 是通报主体的标识，O 是承载通报信息的客体标识。

(6) 操作代理汇报行为，其行为的形式定义为

$\alpha_{OC\text{-}7}$ = Operator：Report(Proxy)(O)

其中，Operator 是操作代理主体标识，Proxy 是听取汇报的领导主体的标识，O 是承载汇报信息的客体标识。

(7) 操作代理建议行为，其行为的形式定义为

$\alpha_{OC\text{-}9}$ = Operator：Propose(Manager)(O)

其中，Operator 是操作代理主体标识，Manager 是管理者主体标识，O 是承载建议信息的客体，可以是字符串信息。

在个体规范代理的行为基础上增加了组织的业务行为。其业务行为的语法根式为

(1) 操作代理执行行为，其行为的形式定义为 Y=Operator：Do(α)，其中业务行为 α 可以在管理者规定的业务行为中选择。

(2) 操作代理做 γ 服务行为，$\alpha_{OB\text{-}3}$ = Operator：DoService(Agent)(γ)，其中业务行为 γ 可以在管理者规定的业务行为中选择。

5. 网络世界多主体组织的代理行为关系定义和描述

网络世界多主体组织的代理行为关系可以用简单的图 6.13 来表示。

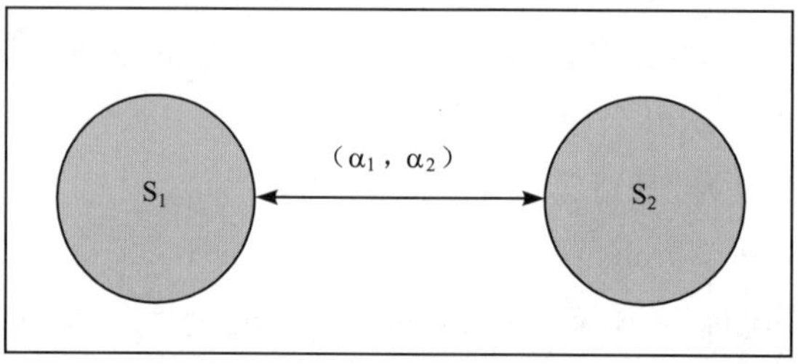

图 6.13 代理行为关系

在图 6.13 中有两个主体，S_1 和 S_2，它们之间的行为关系用行为二元组(α_1，α_2)表示。显然，对于任意的主体行为关系中的 α_1 和 α_2 是可以任意定义和描述的。但是，如果依照生物学，尤其是细胞学反映的行为种类，是非常规范的，例如就可以归纳成物质交换、信息交换、运动、感受/表达和增殖分化行为。对于所有的细胞组织和器官的行为定义，也相对是比较规范的。基于上述生物学的启示，对于网络世界的主体和主体组织的行为，同样可以依照前面定义和描述的方法，比较规范地定义和描述它们。我们可以把网络世界中的代理组织，依照管理者、中层管理者和操作代理的方法(当然可以定义更多层次的组织结构关系)，来定义描述任何网络世界主体组织的各种行为模式的主体行为结构关系。

假定我们需要定义和描述的网络世界主体组织行为结构，其行为范畴定义如下面五个表格所描述的内容。

代理组织管理者行为标识

行为分类	Manager 行为标识	说　明
组织协同行为	$\alpha_{MC\text{-}1}$	管理者注册行为
	$\alpha_{MC\text{-}2}$	管理者连接行为
	$\alpha_{MC\text{-}3}$	管理者要求认证行为
	$\alpha_{MC\text{-}4}$	管理者认证行为
	$\alpha_{MC\text{-}5}$	管理者通报行为
	$\alpha_{MC\text{-}6}$	管理者指令行为
	$\alpha_{MC\text{-}7}$	无定义
	$\alpha_{MC\text{-}8}$	管理者接受汇报行为
	$\alpha_{MC\text{-}9}$	无定义
	$\alpha_{MC\text{-}10}$	管理者会议行为
组织业务行为	$\alpha_{MB\text{-}1}$	管理者做 α 行为
	$\alpha_{MB\text{-}2}$	管理者做 β 管理行为(面对代理组织)
	$\alpha_{MB\text{-}3}$	管理者做 γ 服务行为(面对代理组织)

代理组织中层管理者行为标识

行为分类	Proxy 行为标识	说 明
组织协同行为	αPC-1	中层管理者注册行为
	αPC-2	中层管理者连接行为
	αPC-3	中层管理者要求认证行为
	αPC-4	中层管理者认证行为
	αPC-5	中层管理者通报行为
	αPC-6	中层管理者指令行为
	αPC-7	中层管理者汇报行为
	αPC-8	中层管理者接受汇报行为
	αPC-9	中层管理者建议行为
	αPC-10	中层管理者会议行为
组织业务行为	αPB-1	中层管理者做 α 行为
	αPB-2	中层管理者做 β 管理行为（面对分管代理组织部门）
	αPB-3	中层管理者做 γ 服务行为（面对分管代理组织部门）

代理组织操作代理行为标识

行为分类	Operator 行为标识	说 明
组织协同行为	αOC-1	操作代理注册行为
	αOC-2	操作代理连接行为
	αOC-3	操作代理要求认证行为
	αOC-4	操作代理认证行为
	αOC-5	操作代理通报行为
	αOC-6	操作代理指令行为
	αOC-7	无定义
	αOC-8	操作代理汇报行为
	αOC-9	操作代理建议行为
	αOC-10	无定义
组织业务行为	αOB-1	操作代理执行行为（做 α 行为）
	αOB-2	无定义
	αOB-3	操作代理做 γ 服务行为

代理组织用户主体行为标识

行为分类	用户或系统行为标识	说 明
用户主体协同行为	αUC-1	用户主体注册行为
	αUC-2	用户主体连接行为
	αUC-3	用户主体要求认证行为
	αUC-4	用户主体认证行为
	αUC-5	用户主体同胞信息行为

续表

行为分类	用户或系统行为标识	说　明
用户主体业务行为	$\alpha_{UB\text{-}1}$	用户主体与代理组织管理员信息交换
	$\alpha_{UB\text{-}2}$	用户主体与代理组织管理员行为交互
	$\alpha_{UB\text{-}3}$	用户主体接受或拒绝代理服务
	$\alpha_{UB\text{-}4}$	用户主体接受代理提供信息
	$\alpha_{UB\text{-}5}$	用户主体要求代理向管理者提出建议

代理组织系统主体行为标识

行为分类	用户或系统行为标识	说　明
系统主体协同行为	$\alpha_{SC\text{-}1}$	系统主体注册行为
	$\alpha_{SC\text{-}2}$	系统主体连接行为
	$\alpha_{SC\text{-}3}$	系统主体要求认证行为
	$\alpha_{SC\text{-}4}$	系统主体认证行为
	$\alpha_{SC\text{-}5}$	系统主体通报信息行为
系统主体业务行为	$\alpha_{SB\text{-}1}$	系统主体接受或拒绝代理服务
	$\alpha_{SB\text{-}2}$	系统主体与代理信息交换
	$\alpha_{SB\text{-}3}$	系统主体要求代理提供服务
	$\alpha_{SB\text{-}4}$	
	$\alpha_{SB\text{-}5}$	

有了上述表格内容，我们就可以有以下定义方法：

(1) $(\alpha_1,\alpha_2)=(\alpha_{MC},\alpha_{PC})$，表示主体行为关系图6.13中的$S_1$主体是管理者，其行为$\alpha_1$是管理者的组织协同行为，$S_2$主体是中层管理者，其行为$\alpha_2$是组织协同行为。

(2) $(\alpha_1,\alpha_2)=(\alpha_{PC},\alpha_{OC})$，表示主体行为关系图6.13中的$S_1$主体是中层管理者，其行为$\alpha_1$是组织协同行为，$S_2$主体是操作代理，其行为$\alpha_2$是组织协同行为。

(3) $(\alpha_1,\alpha_2)=(\alpha_{UC},\alpha_{MC})$，表示主体行为关系图6.13中的$S_1$主体是用户主体，其行为$\alpha_1$是组织协同行为，$S_2$主体是管理者，其行为$\alpha_2$是组织协同行为。

(4) $(\alpha_1,\alpha_2)=(\alpha_{OC},\alpha_{SC})$，表示主体行为关系图6.13中的$S_1$主体是操作代理，其行为$\alpha_1$是业务服务行为，$S_2$主体是系统主体，其行为$\alpha_2$是系统行为。

下面我们用两个小例子来说明如何用代理组织中各种规范主体的行为定义各种系统的主体的行为关系结构。

【例1】 利用代理组织提供用户对多系统主体的服务和管理。

本例中，有一个多代理组织，这个代理组织由管理者、中层管理者和多操作代理组成。这个多代理组织有一个代理组织主体（可视化主体），有一个代理组织法人，通过可视化主体对代理组织实施操作和控制。这个多代理组织通过多个操作代理对多个业务进程主体实施服务、管理等任务，参见图6.14。

图6.14主体行为结构关系中的所有被定义的行为关系，可以被规范代理的规范行

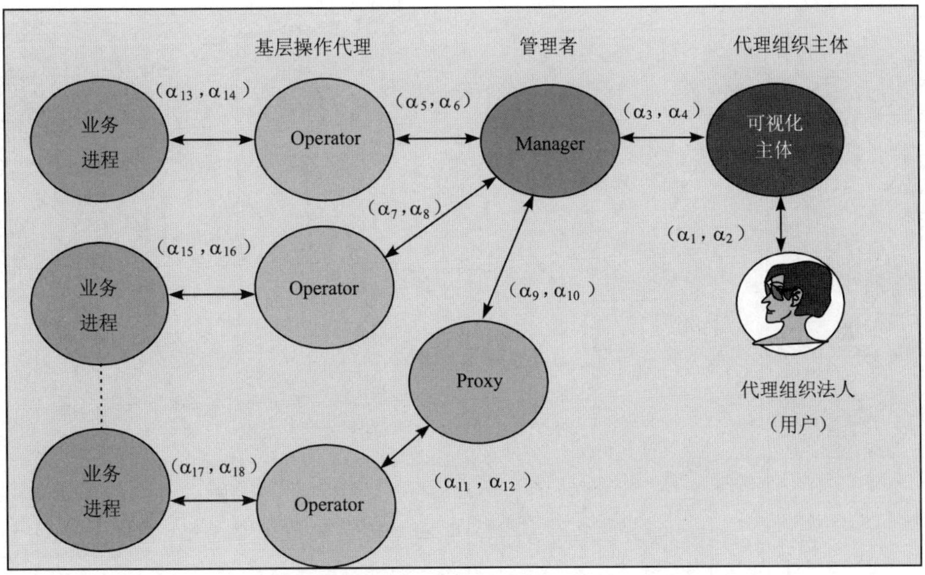

图 6.14 代理组织提供用户对多系统主体的服务和管理

为标识来定义和描述。这些行为关系具体定义为

$$(\alpha_1,\alpha_2)=(\alpha_{UC},\alpha_{SC})$$

其中,行为关系(α_1,α_2)是被定义的行为关系。等式的右边$(\alpha_{UC},\alpha_{SC})$表示已知预定义标准行为关系,其中的$\alpha_{UC}$是用户协调行为,$\alpha_{SC}$是可视化主体对应的协同行为。上述等式就是说,行为关系(α_1,α_2)定义为代理组织法人和代理组织主体的行为关系。

$(\alpha_3,\alpha_4)=(\alpha_{MC},\alpha_{SC})$ ………… 代理组织管理者和可视化主体协同行为关系

$(\alpha_5,\alpha_6)=(\alpha_{OC},\alpha_{MC})$ ………… 代理组织操作代理和管理者协同行为关系

$(\alpha_7,\alpha_8)=(\alpha_{OC},\alpha_{MC})$ ………… 代理组织操作代理和管理者协同行为关系

$(\alpha_9,\alpha_{10})=(\alpha_{PC},\alpha_{MC})$ ………… 代理组织中层管理者和管理者协同行为关系

$(\alpha_{11},\alpha_{12})=(\alpha_{OC},\alpha_{PC})$ ………… 代理组织操作代理和中层管理者协同行为关系

$(\alpha_{13},\alpha_{14})=(\chi,\alpha_{OB})$ ………… 业务进程行为χ和操作代理业务行为α_{OB}关系

$(\alpha_{15},\alpha_{16})=(\chi,\alpha_{OB})$ ………… 业务进程行为χ和操作代理协同行为α_{OB}关系

$(\alpha_{17},\alpha_{18})=(\chi,\alpha_{OB})$ ………… 业务进程行为χ和操作代理协同行为α_{OB}关系

【例 2】 利用代理组织提供用户主体之间的交互行为。

本例中,有一个多代理组织,有如图 6.15 所示的主体行为关系图。

网络世界多主体组织的代理行为关系有

$(\alpha_1,\alpha_2)=(\alpha_{MC},\alpha_{SC})$ ………… 代理组织管理者和可视化主体协同行为关系

$(\alpha_3,\alpha_4)=(\alpha_{OC},\alpha_{MC})$ ………… 代理组织操作代理和管理者协同行为关系

$(\alpha_5,\alpha_6)=(\alpha_{OC},\alpha_{MC})$ ………… 代理组织操作代理和管理者协同行为关系

$(\alpha_7,\alpha_8)=(\alpha_{OC},\alpha_{MC})$ ………… 代理组织操作代理和管理者协同行为关系

$(\alpha_9,\alpha_{10})=(\alpha_{SC},\alpha_{OC})$ ………… 可视化主体行为α_{SC}和操作代理协同行为α_{OC}关系

$(\alpha_{11},\alpha_{12})=(\alpha_{SC},\alpha_{OC})$ ………… 可视化主体行为α_{SC}和操作代理协同行为α_{OC}关系

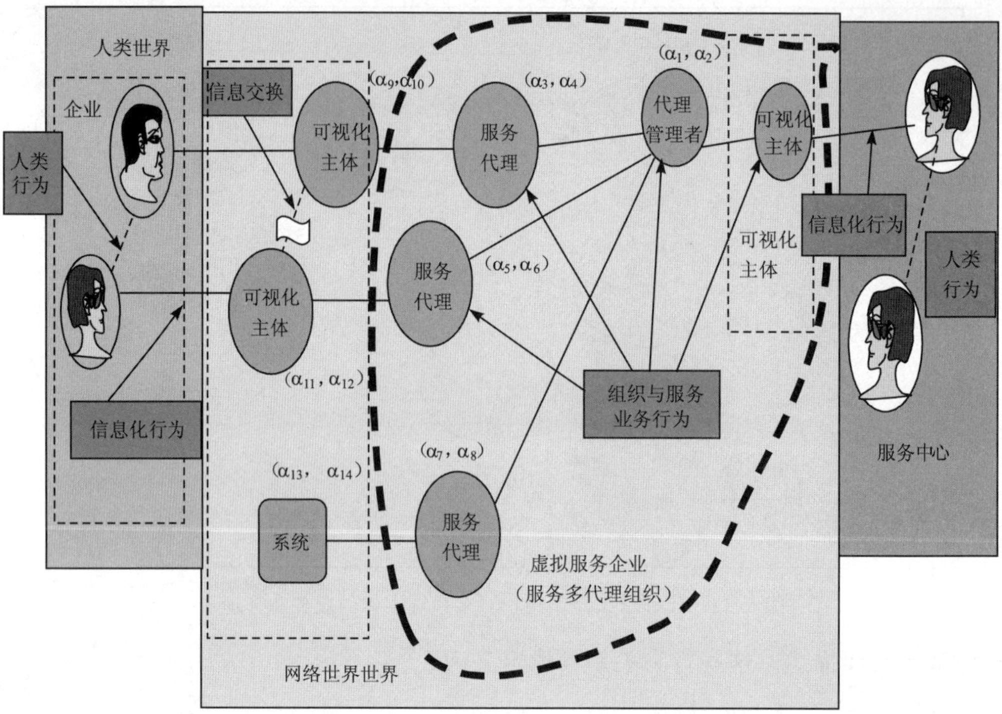

图 6.15 网络世界多主体组织的代理行为关系示意图

$(\alpha_{13},\alpha_{14})=(\chi,\alpha_{OB})$ ………… 业务进程行为 χ 和操作代理协同行为 α_{OB} 关系

6.5 生物与网络世界的客体结构理论

6.5.1 生物客体结构理论

1. 生物客体概念和定义

这里定义的客体概念依然是面向主体与行为的，也就是说客体必须是主体关注的客体，是被主体行为操作的对象，而不是一般意义的物质结构。客体作为资源也是面向主体与行为的，是主体使用的资源，是主体行为作用的对象。

一般意义的客体概念是被主体行为作用的对象实体，是行为的受主。客体也有功能，这种功能是被主体利用、操作、使用、处理的。

从数学角度考虑，描述客体应当是由个客体结构、客体操作（函数、运算、过程）结构和规则组成的三元组。这里的客体结构表示的是客体的组成。对于自然界客体是它的物质结构。对于网络虚拟世界，客体结构是它的具有存储空间的数据组成结构，也可以理解为虚拟的物质结构。客体操作（函数）结构是客体被操作的结构。表面看起来，客体有被操作的函数，这些操作（函数）是被主体使用或引用的，而不是客体自身的活动和动作。表现出客体的非活性和被动的特性。所谓规则是指客体的结构和操作（函数）的两个方面的规则。

读者也许看到，一个操作或动作属于主体的，我们用行为来描述，是主动的特性。而一个操作或动作属于客体的，我们用函数、运算、过程来描述，是被动的特性。而这些函数、运算、过程是被主体使用或引用的。

客体是一种物质存在形式，客体是非活性的实体，是可以被主体使用与行为作用的对象实体。客体对于主体而言，其价值表现在几个方面：

(1) 客体的物质存在对主体是有价值的，主体通过物质交换从客体获得物质与能量，从而维系主体的生命。

(2) 客体承载的信息对于主体有价值。客体是承载信息与数据的载体，所以主体可以通过信息交换从客体得到信息。

(3) 客体具有的功能对于主体有价值。客体通过自己的功能，被主体使用(函数)获得主体行为功能。

客体也有自己的结构，这个结构有两个层次，第一个层次是客体作为载体的结构，第二个层次是客体所载的信息或者数据的结构。客体作为载体(或说客体自身)的结构是一个三元组，由客体框架、客体操作(函数)集合和客体规则集合所组成。其中客体框架包括三个部分，客体集合、客体的操作、函数数据和客体规则。

生物客体是生物生命活动和功能表达所需要的主体结构物质和能量物质，例如水、无机盐、氧气、二氧化碳、空气、维生素、葡萄糖、氨基酸、脂肪酸、核苷酸、寡糖、多糖、脂肪、核酸和大分子复合结构等物质。

生物分子物质的单位结构，意指单糖、脂肪酸、氨基酸、核苷酸等。

生物分子的组合结构(复合结构)，意指寡糖和多糖、蛋白质、核酸、脂肪、磷脂和萜类等。如果各类分子结构相互融合，可以作为参数方式定义到复合结构的类型中。

通过上述数学角度的分类概念，适合在描述生物的物质结构时使用。例如可以把单糖、脂肪酸、氨基酸、核苷酸等定义成基本的生物物质类型，可以把寡糖和多糖、蛋白质、核酸、脂肪、磷脂和萜类等定义成复合结构的类型。把各种化学键的操作定义成一些类型中的函数操作，采用递归和迭代函数的程序设计方法都可以容易表达。

2. 生物客体结构

从数学概念描述的角度，一个客体是一个生物物质类型的一个对象或实体。用数学的语言或程序设计语言表示是

Object：ObjectType

在实际描述中，Object 可以是任何的分子结构名称，而 ObjectType 可以是任何生物物质类型的名称，例如脂肪类型、蛋白质类型等。所以定义和描述生物客体结构，就是定义生命物质的类型。其生命物质类型可以定义成三元组：

ObjectType=〈ObjectSet，OFS，ObjectRules〉

其中，ObjectSet 表示生物客体的集合；OFS(object function set)表示客体函数(功能)集合。在生物世界中，客体的操作函数集合主要是客体面向主体的操作。主体通过这些操

作函数处理客体对象。在网络世界中，客体操作函数是主体使用的操作客体的操作函数。

对于 ObjectRule，需要说明的是客体规则是外在规则。我们将在本章 6.6 节集中描述。

生物的客体结构通常不是独立存在，是生物主体结构的附加结构。

3. 生物客体类型定义和描述

本节定义和描述的生物客体类型，当然是一些典型的生物客体的例子，因为我们不可能在本书中展现所有可能的客体类型定义。在这里我们分别举例定义和描述主要的生命物质、能量物质、水和气体，并在这里定义糖类、脂类、蛋白质、核酸等生命物质类型。

定义生物客体的类型从数学类型论讲，可以定义类型的"构造函数、引入函数、消去函数和等式函数"。从实际应用看，我们需要首先定义所规定对象集合的生成函数（相当于构造函数和引入函数的综合概念）和消去函数，表示这一类物质的生成和消去普遍的规律和特性。

生物客体生成函数实际上是定义物质客体是通过什么函数产生的。例如葡萄糖可以通过植物的光合作用，吸收 CO_2 在 ATP 作用下实施固定生成。其次，葡萄糖还可以由植物和动物多糖（糖原），在一些特定酶的作用下水解而成。另外，葡萄糖还可以通过非本类物质异生而成，例如通过甘油、乳酸、氨基酸异生而成。产生葡萄糖的复杂的化学反应，在计算机中不是通过解化学方程式实现的，而是通过定义出一些生成函数来实现的。这样的物质生成函数称作物质类型的生成函数。

对于生物客体消去函数实际上是定义物质客体是通过什么函数消去的。例如葡萄糖可以通过酵解氧化生成丙酮酸，葡萄糖可以在无氧条件生成乳酸，或者葡萄糖通过糖苷键形成多糖（二糖、聚糖），也使独立的葡萄糖物质结构消去。同样，这些消去葡萄糖的复杂的化学反应，在计算机中也不是通过解化学方程式实现的，而是通过定义出一些消去函数来实现的。这样的物质消去函数，可以称作物质类型的消去函数。

需要说明的是，客体类型中所定义的函数，都是主体类型中的行为所引用的。例如，在细胞主体类型中，定义了物质代谢行为，细胞的物质代谢行为可以引用本节定义的客体类型中的所有函数；葡萄糖类型中，定义了乳酸异生葡萄糖的函数；在肝细胞主体类型中，定义了肝细胞乳酸异生葡萄糖的行为 S：LiverCell_GlucoseGenesisFromLacticAcid()：ES→ES，在设计软件时，就会在主体 S 中的 LiverCell_GlucoseGenesisFromLacticAcid 行为函数引用葡萄糖对象 A（A 对象是葡萄糖类型）中的 Glucose_GenesisFromLacticAcid 函数。

在定义物质客体的类型时，都可以采用上面的数学方法来定义。当然。我们不需要把某种物质类型的所有函数定义出来，因为本书只需要把方法、方案和主要的知识结构讨论清楚。

在定义生命物质的类型中，要注意氨基酸与葡萄糖是双向转换的，氨基酸与脂肪酸之间的转换和葡萄糖脂肪酸之间的转换都是单向的，脂肪主要转换成水与二氧化碳，而核苷酸是从头合成的。

1）糖类生物物质结构类型定义和说明

糖类包括单糖、寡糖、多糖。寡糖是通过糖苷键形成二糖、三糖和低聚糖，通常不超过 20 个单糖。多糖(polysaccharide)是高聚合(超过 20 个单糖到数万单糖)单糖、二糖形成的大分子结构。

根据上述生物学对糖物质的结构描述，我们可以定义单糖、多糖、乳酸和丙酮酸类型。定义糖类型实际上就是依据生物化学中关于糖代谢和生化物理特性知识结构，进行类型和函数的定义与描述。

(1) 单糖(monosaccharide)类型定义和说明。单糖依据不同的碳数量和结构，分成不同单糖物质，例如葡萄糖、戊糖等。单糖类型是由 C，H，O 三种元素组成的，一般的化学公式$(CH_2O)_n$。通常 n 是 3～7，3 个 C 是丙糖，5 个 C 是戊糖，6 个 C 的是葡萄糖、果糖。下面，我们以葡萄糖为例定义其类型。葡萄糖可以由植物通过光合作用产生 ATP，产生的 ATP 在水光解中，在二氧化碳参与下，被固定成葡萄糖。有化学方程：

$$6CO_2 + 12H_2O \longrightarrow C_6H_{12}O_6 + 6H_2O + 6O_2$$

动物的葡萄糖主要通过食物获得多糖物质，水解后生成体内需要的葡萄糖。葡萄糖还可以由乳酸、甘油、氨基酸等物质异生(genesis)。葡萄糖还可以从其他单糖转化而成。葡萄糖的生成，可分别用函数来定义：

```
Type Glucose()is
Sorts Glucose,O2,CO2,H2O,ATP,ADP end
Genenration Functions
    Glucose_New:CO2×H2O×Light→Glucose                    ………… 植物生成葡萄糖
    Glucose_HepatinDecompound:Hepatin→Glucose             ………… 糖原分解成葡萄糖
    Glucose_AmyloseDecompound:Amylose→Glucose             ………… 多糖分解成葡萄糖
    Glucose_GenesisFromLacticAcid:LacticAcid→Glucose      ………… 乳酸异生葡萄糖
    Glucose_GenesisFromGlycerin:Glycerin→Glucose          ………… 甘油异生葡萄糖
    Glucose_GenesisFromAminoAcid:AminoAcid→Glucose        ………… 氨基酸异生葡萄糖
    Glucose_Conversion:Monosaccharide →Glucose            ………… 其他单糖转化成葡萄糖
    Glucose_Hydration:Glucose× H2O→Glucose                ………… 葡萄糖水溶性
Elimination Functions
    Glucose_AerobicOxidize:Glucose→PyruvicAcid            ………… 葡萄糖有氧氧化生成丙酮
                                                                 酸,TCA 循环
    Glucose_AnaerobicOxidize:Glucose→PyruvicAcid          ………… 葡萄糖无氧氧化生成丙酮酸
    Glucose_GenerateAminoAcid:Glucose→PyruvicAcid         ………… 葡萄糖生成氨基酸
    Glucose_GenerateGlucose:Glucose→PyruvicAcid           ………… 葡萄糖生成脂肪酸
End
```

葡萄糖氧化分有氧氧化和无氧氧化两种方式。对于无氧氧化，在细胞质液中进行，并不再进入TCA循环和磷酸化。在葡萄糖类型中用Glucose_AnaerobicOxidize函数定义,其意义用以下反应公式表示:

葡萄糖→2丙酮酸→2乳酸+2ATP+$2H_2O$

对于葡萄糖有氧氧化,在类型定义中用Glucose_AerobicOxidize函数定义,其意义是,在细胞质液中进行葡萄糖+2ADP+2Pi+$2NAD^+$→2丙酮酸+2ATP+2NADH+$2H^+$+$2H_2O$反应,在细胞器线粒体中,进行TCA循环和氧化磷酸化,其结果为以下反应式:

2丙酮酸→2 TCA循环→30ATP+6 CO_2

另外,葡萄糖是溶解于水,其水合作用显著。在类型定义中用Glucose_Hydration(g)函数定义。

(2) 多糖(polysaccharide)类型定义和说明。多糖分纯多糖(homoglycan)和杂多糖(heteroglycan)。纯多糖由单一成分单糖组成。多糖对于动物是糖原,对于植物是淀粉、纤维等多种结构形态。杂多糖分动物杂多糖、植物杂多糖和微生物杂多糖。由于多糖是由单糖有规律的连接结构生成的大分子结构,所以在定义多糖的生成函数时,可以采用某种形式的递归和迭代方法。例如采用递归方法定义,从数学角度,从一空集合中开始定义(即把空集作为多糖集合原始对象),对集合中对象不断用单糖去连接,可以得到各种长度的多糖结构。定义多糖类型的生成函数,可以用以下形式:

Polysaccharide_Empty():→Polysaccharide

Polysaccharide_Add:Monosaccharide Polysaccharide →Polysaccharide-

```
Type Polysaccharide(x: Monosaccharide,y:,z:,n:Nat)is
Sorts Polysaccharide,Monosaccharide end
Genenration Functions
    Polysaccharide_Empty():Polysaccharide                                        ……空多糖
    Polysaccharide_Add:Monosaccharide×Polysaccharide→Polysaccharide              ……合成多糖
    Polysaccharide_CompoundDisaccharide:Glucose→Disaccharide                     ……葡萄糖合成二糖
    Polysaccharide_CompoundStarch:Glucose→Starch                                 ……葡萄糖合成淀粉
    Polysaccharide_CompoundHepatin:Glucose→Hepatin                               ……葡萄糖合成糖原
    Polysaccharide_CompoundOligosaccharide:Glucose→Oligosaccharide               ……葡萄糖合成寡糖
    Polysaccharide_Hydration:Polysaccharide×H2O→Polysaccharide                   ……多糖水溶性
Elimination Functions
    Polysaccharide_DecompoundOligo:Polysaccharide→Oligosaccharide                ……多糖分解成寡糖
    Polysaccharide_Decompound:Polysaccharide→Glucose                             ……多糖分解成葡萄糖
End
```

在多糖类型中同时考虑了多糖、寡糖、单糖的物质结构合成和分解。

(3) 乳酸(lactic acid)类型定义和说明。乳酸是葡萄糖在缺氧和无氧条件下代谢的产物。乳酸是肌肉、脑、红细胞代谢的产物,而所产生的乳酸主要回到肝、心、肾作为代谢对象物质,做进一步的代谢。其中肝是乳酸代谢主要器官,并生成葡萄糖继续供给组织细胞代谢,直到最后产生水和二氧化碳为止。

```
Type LacticAcid()is
Sorts LacticAcid,Glucose,CO2,H2O,ATP,ADP end
Genenration Functions
    LacticAcid_LacticAcidFermentaition:Glucose×H2O→LacticAcid ······ 葡萄糖发酵生成乳酸
    LacticAcid_Hydration:LacticAcid×H2O→LacticAcid             ······ 乳酸水溶性
Elimination Functions
    LacticAcid_GenerateGlucose()                               ······ 乳酸生成葡萄糖，
                                                                      ATP 和水
End
```

（4）丙酮酸（pyruvate）类型定义和说明（三羧酸循环 TCA）。丙酮酸（$CH_3COCOOH$）是葡萄糖、氨基酸、脂肪酸和核苷酸等单元生命物质氧化中都需要生成的中间物质，并通过它再实施进一步的氧化或氧化磷酸化（phosphorylation）。

```
Type PyruvicAcid()is
Sorts PyruvicAcid,C,H,O,CO2,H2O,ATP,ADP end
Genenration Functions
    PyruvicAcid_New:C×H×O→:→PyruvicAcid                          ······新丙酮酸产生
    PyruvicAcid_AerobicOxidize:Glucose→PyruvicAcid                ······葡萄糖有氧氧化生成丙酮酸
    PyruvicAcid_AnaerobicOxidize:Glucose→PyruvicAcid              ······葡萄糖无氧氧化生成丙酮酸
    PyruvicAcid_TCA-CycleGenerate:TCA→PyruvicAcid                 ······TCA 循环生成丙酮酸
    PyruvicAcid_Hydration:PyruvicAcid×H2O→PyruvicAcid             ······丙酮酸水溶性
Elimination Functions
    PyruvicAcid_LacticAcidFermentaition:PyruvicAcid→LacticAcid ······ 丙酮酸无氧生成乳酸
    PyruvicAcid_EthanolFermentaition:PyruvicAcid→Ethanol       ······ 丙酮酸无氧生成乙醇
    PyruvicAcid_GenerateGlucose:PyruvicAcid→Ethanol            ······ 丙酮酸生成葡萄糖
    PyruvicAcid_GenerateAminoAcid:PyruvicAcid→AminoAcid        ······ 丙酮酸生成氨基酸
    PyruvicAcid_GenerateFattyAcid:PyruvicAcid→FattyAcid        ······ 丙酮酸生成脂肪酸
    PyruvicAcid_TCA-CyclePhosphorylation:PyruvicAcid→ATP×H2O
                                                               ······ TCA 循环，氧化磷酸化
    PyruvicAcid_TCA-CycleGenerateAminoAcid:PyruvicAcid→AminoAcid
                                                               ······ TCA 循环生成氨基酸
    PyruvicAcid_TCA-CycleGenerateFattyAcid:PyruvicAcid→FattyAcid
                                                               ······ TCA 循环生成脂肪酸
End
```

2）脂类生物物质结构类型定义和说明

生物学的脂类（lipoid）从成分结构看，主要含 C、H、O 元素，有些脂类还包括 N 元素。其物质结构与糖、蛋白质和核酸不同，其组成结构规律性差并复杂。脂类是不溶解于水或是疏水性的。脂类包括脂肪(fat)和类脂(lipoid)。脂肪主要是指动物源性的甘油三酯和植物源性油。脂肪是由甘油和三个脂肪酸组成的,其功能是储存能量和防止热量损失。所谓类脂主要指磷脂(是生物膜的首要成分,由磷酸、甘油、脂肪酸和含氮化合物组成的,具有亲水和疏水两性)、鞘脂(是生物膜的重要成分,在神经组织、脑组织中含量高,具有亲水和疏水两性,)、胆固醇(是脊椎动物生物膜的重要成分,主要在肝中合成)和相关的化合物。另外,脂类可以由糖或蛋白质合成糖脂和脂蛋白等复合物质。

在这里我们主要以脂肪酸、甘油和甘油三酯为例,进行类型定义,来说明脂类客体的类型如何定义和描述。定义脂类型是依据生物化学中关于脂肪代谢和生化物理特性知识结构,进行类型和函数的定义与描述。

(1) 脂肪酸(fatty acid)类型定义和说明。脂肪酸通常由 14～20 个碳原子组成的小分子生命物质,分饱和脂肪酸和非饱和脂肪酸。脂肪酸主要在脂肪组织、肝脏和乳腺中合成。脂肪酸可以由甘油三酯分解而产生。脂肪酸可以由葡萄糖生成。脂肪酸合成主要在细胞质液中,在酶作用下合成。脂肪酸的分解氧化主要在肝、肌肉、心肌等组织的细胞线粒体中进行。脂肪酸在肝内 β 氧化中,生成乙酰 CoA,进而产生酮体(ketonebodies),肝不利用酮体,而酮体被脑、肌肉、心肌等细胞利用。

```
Type FattyAcid(x:,y:,z:,n:Nat)is
Sorts FattyAcid,Glucose,CO2,H2O,ATP,ADP end
Genenration Functions
    FattyAcid_new:C×H×O→FattyAcid                                    …… 新脂肪酸分子
    FattyAcid_GenerateFromGlucose:Glucose→FattyAcid                  …… 从葡萄糖生成脂肪酸
    FattyAcid_GenerateFromPyruvicAcid:PyruvicAcid→FattyAcid          …… 从丙酮酸生成脂肪酸
    FattyAcid_DecompoundTriacylglyceols:Triacylglyceols→Glycerin×FattyAcid
                                                                     …… 甘油三酯分解生成
                                                                        脂肪酸
    FattyAcid_TCA-CycleGenerate:PyruvicAcid→FattyAcid                …… TCA 循环生成脂肪酸
    FattyAcid_Hydration:FattyAcid×H2O→FattyAcid                      …… 脂肪酸水溶性
Elimination Functions
    FattyAcid_TCA-CyclePhosphorylation:FattyAcid→ATP×H2O             …… TCA 循环,氧化磷酸化
    FattyAcid_GenerateKetonebodies:Glycerin→Ketonebodies             …… 脂肪酸分解产生酮体
    FattyAcid_GlycerinCompound:FattyAcid Glycerin→Triacylglyceols    …… 甘油三酯合成
End
```

(2) 甘油(glycerin)类型定义和说明。甘油可以由甘油三酯分解而产生。甘油可以由葡萄糖生成。

甘油分解在肝细胞中代谢,可以最后形成葡萄糖进入葡萄糖代谢路径或直接 TCA 循环,彻底氧化磷酸化生成 ATP 供能。

```
Type Glycerin(x:,y:,z: FattyAcid,n:Nat)is
Sorts Glycerin,Glucose,end
Genenration Functions
    Glycerin_New:C×H×O→FattyAcid,                                   …… 新甘油分子
    Glycerin_GenerateFromGlucose:Glucose→FattyAcid                   …… 从葡萄糖
                                                                        生成甘油
    Glycerin_DecompoundTriacylglyceols:Triacylglyceols→Glycerin FattyAcid
                                                                     …… 甘油三酯分解
    Glycerin_Hydration:Glycerin×H2O→Glycerin                        …… 甘油水溶性
Elimination Functions
    Glycerin_GenerateGlucose:Glycerin→Glucose                        …… 甘油生成葡萄糖
    Glycerin_FattyAcidCompound:Glycerin×FattyAcid→Triacylglyceols   …… 甘油三酯合成
End
```

(3) 脂肪(甘油三酯)类型定义和说明。甘油三酯(triacylglyceols)是由甘油和脂肪酸合成,是动物体内最重要的脂类物质的存在形式。主要在肝、脂肪组织和小肠中进行。人体的脂肪由专门的细胞储存,该细胞被称为“脂肪细胞”,并且构成脂肪细胞组织,是人体能量贮存和热量保持的组织。但是,存在脂肪变性(fatty degeneration)。

```
Type Triacylglyceols(x:,y:,z: FattyAcid ,n:Nat)is
Sorts Triacylglyceols,FattyAcid,Glycerin end
Genenration Functions
    Triacylglyceols_New():Triacylglyceols                                 ……… 新甘油三酯
    Triacylglyceols_Glycerin×FattyAcid→Triacylglyceols                   ……… 甘油三酯合成
    Triacylglyceols_Hydration:Triacylglyceols×H2O→ Triacylglyceols       ……… 甘油水溶性
Elimination Functions
    Triacylglyceols_Decompound:Triacylglyceols→Glycerin×FattyAcid        ……… 甘油三酯分解
End
```

3) 蛋白质类生物物质结构类型定义和说明

蛋白质对于生物来说具有种群和个体特性。例如可以从生物细胞的色素 C 差异性,并可以从细胞的色素观察到生物进化以及同源性。所以,人类食用的蛋白物质是不能直接被利用的,必须通过消化分解成氨基酸后,再在人体内组合成自身特点的蛋白质。蛋白质由于表面存在许多亲水集团,在表面形成一层水化膜。蛋白质在某些物理、化学因素影响下,会变性,例如亲水性、结合力、黏度改变、活力改变等,而在一定的条件下是可复性的。

(1) 氨基酸(amino acid)类型定义和说明。氨基酸是一种 C、H、O、N 四元素的化学结构。有甘氨酸、丙氨酸、缬氨酸、亮氨酸、异氨酸、甲硫氨酸、苯丙氨酸、色氨酸、脯氨酸、

丝氨酸、苏氨酸、半胱氨酸、酪氨酸、天冬氨酸、赖氨酸、精氨酸、组氨酸、谷氨酸等 20 余种氨基酸,它们可以生成蛋白质。植物和大多数的微生物可以生成 20 种氨基酸。哺乳动物和人只能合成部分氨基酸,能自身合成的氨基酸称为“非必需氨基酸”,而必须通过食物吸收的氨基酸是“必需氨基酸”。在生物体内有一些另类的氨基酸,它们不是组成蛋白质的单元结构,总共有 200 种这样的氨基酸。氨基酸对外的化学键有氨基、羧基、侧链。氨基酸可以有不同的划分方法:

第一,氨基酸依据结构可以特性划分为脂肪族氨基酸、芳香族氨基酸、杂环族氨基酸。

第二,氨基酸依据氨基和羧基不同,可以特性划分为中性氨基酸、酸性氨基酸、碱性氨基酸。所以氨基酸是双极性离解的,也可以在碱性溶液中或在酸性溶液中离解,有溶液的 pH 值双向适应能力,并各自平衡等电点。

第三,氨基酸依据侧链(R)的极性,可以划分为侧链非极性氨基酸、侧链中性氨基酸、侧链酸性氨基酸、侧链碱性氨基酸、侧链含芳香族氨基酸。

第四,氨基酸依据侧链(R)与水的相互作用,可以划分为疏水性氨基酸和亲水星氨基酸。

几乎所有的氨基酸的生物合成都不是从 NH_3、CO_2 从头合成的,而是通过生物的 TCA 循环产生的。不同的氨基酸有不同的合成途径。氨基酸的分解代谢有四种:

- 氨基酸通过脱氨基作用实现,氨基酸$+H_2O+O_2\rightarrow\alpha$-酮酸$+NH_3+H_2O$。
- 氨基酸通过转氨基作用实现,氨基酸 1$+\alpha$-酮酸 2$\leftrightarrow\alpha$-酮酸 1$+$氨基酸 2。
- 氨基酸通过多脱氨基作用(氨基作用和转氨基作用联合作用),提高体内脱氨基作用。
- 氨基酸通过脱羧基作用,氨基酸$\rightarrow$胺$+CO_2$。

有些氨基酸可以生成糖,称为“生糖氨基酸”。有些氨基酸可以生成酮体,称为“生酮氨基酸”。氨基酸分解代谢产生氨气,体内氨气主要在肝脏,通过体内尿素循环,生成尿素排出体外。

```
Type AminoAcid(x:,y:,z:,n:Nat)is
Sorts AminoAcid,C,H,O,N,CO2,H2O,ATP,ADP end
Functions
Genenration Functions
    AminoAcid-New():AminoAcid                                  …… 空氨基酸
    AminoAcid_GenerateFromGlucose:Glucose→AminoAcid            …… 从葡萄糖生成氨基酸
    AminoAcid_DecompoundProtein:Protein→AminoAcid              …… 蛋白质分解生成氨基酸
    AminoAcid_TCA-CycleGenerate:TCA→AminoAcid                  …… TCA 循环生成氨基酸
    AminoAcid_Conversion:AminoAcid→AminoAcid                   …… 氨基酸转换生成
    AminoAcid_Hydration:AminoAcid×H2O→AminoAcid                …… 氨基酸水溶性
Elimination Functions
    AminoAcid_TCA-CyclePhosphorylation:FattyAcid→ATP×H2O……     TCA 循环,氧化磷酸化
    AminoAcid_GenerateGlucose:AminoAcid→AminoAcid              …… 氨基酸生成葡萄糖
    AminoAcid_GenerateFattyAcid:AminoAcid→FattyAcid            …… 氨基酸生成脂肪酸
End
```

(2) 蛋白质(protein)类型定义和说明。蛋白质(氨基酸的组合结构)是最具有标志性的生命物质,包括酶物质、激素物质、细胞物质、储存物质、能量物质等。其结构特点为:氨基酸是组成蛋白质主要成分,是单肽链结构(1 级)、单肽链的螺旋结构(2 级 α 结构)、单肽链的折叠结构(2 级 β 结构)、多肽链结构(3 级)和多个多肽链的聚合体结构(4 级)。蛋白质在生物体中由生命物质和信息物质组成。

蛋白质在生物体细胞核中,依照 RNA 翻译生成蛋白质。

```
Type Protein(x: AminoAcid,n:Nat)is
Sorts Protein,AminoAcid,Nat end
Genenration Functions
    Protein_Empty():Protein                                  …… 空蛋白质
    Protein_Add:AminoAcid×Protein→Protein                    …… 合成蛋白质
    Protein_RNACompoundProtein:AminoAcid→Protein             …… RNA 合成蛋白质
    Protein_CompoundPeptide:Protein→Protein                  …… 肽链
    Protein_CompoundPolypeptide:Protein→Protein              …… 多肽链
    Protein_HelixPeptide:Protein→Protein                     …… α 螺旋
    Protein_Subunit:Protein→Protein                          …… 亚基
    Protein_Multi-Subunit:Protein→Protein                    …… 多亚基
    Protein_Hydration:Protein×H2O→Protein                    …… 蛋白质水溶性
Elimination Functions
    Protein_Decompound:Protein→AminoAcid
End
```

4) 核酸类生物物质结构类型定义和说明

核酸(核苷酸组合结构),包括核糖核酸(RNA)和脱氧核糖核酸(DNA)等。脱氧核糖核酸由四种脱氧核苷酸:脱氧腺苷酸(A)、脱氧腺鸟苷酸(G)、脱氧胞苷酸(C)、氧脱腺胸腺苷酸(T)组成首尾颠倒依据 A－T 和 G－C 配对的双链螺旋结构核苷酸序列。在这个结构中嘌呤总数等于嘧啶总数,一般认为,DNA 的腺嘌呤核甘碱基数量等于胸腺嘧啶核苷碱基数量,即[A]=[T],而鸟嘌呤核苷碱基数量等于胞嘧啶核苷碱基数量,即[G]=[C],并有等式[A]+[G]=[T]+[C]。

(1) 核苷酸(nucleotide acid)类型定义和说明。核苷酸是由核苷＋磷酸(phosphoric acid)(团)组成。其中核苷(nucleoside)＝碱基(base)＋戊糖(pentose)。不同的核苷产生不同类型的核苷酸,它们与磷酸组合,成为脱氧腺苷酸、脱氧鸟苷酸、脱氧胞苷酸、脱氧胸腺苷酸,是组成 DNA 的单元。它们的类型函数说明如下:

• Nucleotide_DonovoSynthesis:AminoAcid×CO_2→Nucleotide,其功能是核苷酸从头合成。

• Nucleotide_SalvagePathwaySynthesis:Nucleoside×Base→Nucleotide,其功能是核苷酸补救合成。

• Nucleotide_Conversion:(Conversion):Nucleotide→Nucleotide,其功能是四种类型(A、G、C、U)的核苷酸的转换。

• Nucleotide_Hydration:Nucleotide×H_2O→Nucleotide,其功能是核苷酸水溶性。

• Nucleotide_Catabolism:Nucleotide×H_2O→PhosphoAcid×Nucleoside,其功能是核苷酸分解代谢。

• Nucleotide_CompoundNucleicAcid: Nucleotide→NucleicAcid,其功能是合成核酸。

```
Type Nucleotide(x:,y:,z:,n:Nat)is
Sorts Nucleotide,end
Genenration Functions
    Nucleotide_New():Nucleotide                                      ……空核苷酸
    Nucleotide_DonovoSynthesis:AminoAcid×CO2→Nucleotide              ……核苷酸从头合成
    Nucleotide_SalvagePathwaySynthesis:Nucleoside×Base→Nucleotide    ……核苷酸补救合成
    Nucleotide_Conversion:Nucleotide→Nucleotide                      ……核苷酸转换
    Nucleotide_AcidicHydrolysis:NucleicAcide→Nucleotide              ……核酸酸性水解生
                                                                        成核苷酸
    Nucleotide_BasicHydrolysis:NucleicAcide→Nucleotide               ……核酸碱性水解生
                                                                        成核苷酸
    Nucleotide_EnzymeHydrolysis:NucleicAcide→Nucleotide              ……核酸酶水解生成
                                                                        核苷酸
    Nucleotide_Hydration:Nucleotide×H2O→Nucleotide                   ……核苷酸水溶性
Elimination Functions
    Nucleotide_Catabolism:Nucleotide×H2O→PhosphoAcid×Nucleoside      ……核苷酸分解代谢
    Nucleotide_CompoundNucleicAcid:Nucleotide→NucleicAcid            ……合成核酸
End
```

核苷酸不仅是核酸单元物质,同时还是生物化学过程能量载体单元,还可以作为酶的辅助因子,也可以成为细胞间通信的信号物质。例如,我们可以专门定义生物的能量物质结构类型,如ATP、ADP、AMP等类型。

(2) 核酸(nucleic acid)类型定义和说明。由于核酸的核苷酸单元由碱基和磷酸集团组成,因为碱基(嘌呤和嘧啶)既可以被酸性解离,也可以被碱性解离,通常在体液中是碱性解离。但是核酸中磷酸集团是酸性的,还由于核苷酸中的戊糖存在,降低了碱基的碱性。所以核酸具有酸碱两性的生命物质,但是主要表现出酸性。核酸是可以被酸、碱和核酸酶条件下水解的物质。核酸可以变性(酸碱性改变)、复性和杂交。核酸溶解度与大分子链长度有关,分子链长的,其溶液黏滞度高。

NucleicAcid_Empty():→NucleicAcid,空核酸。

NucleicAcid_Compound:NucleotideAcid×NucleicAcid→NucleicAcid,合成核酸。

NucleicAcide_AcidicHydrolysis: NucleicAcide→Nucleotide，核酸酸性水解生成核苷酸。

NucleicAcide_BasicHydrolysis: NucleicAcide→Nucleotide，核酸碱性水解生成核苷酸。

NucleicAcide_EnzymeHydrolysis: NucleicAcide→Nucleotide，核酸酶水解生成核苷酸。

(3) DNA(nucleic acid)类型定义和说明。

```
Type DNA(x: 核苷酸,n:Nat)is
Sorts end
Genenration Functions
    NucleicAcid_Empty():NucleicAcid                          …… 空核酸
    NucleicAcid_Compound:NucleotideAcid×DNA→DNA             …… 合成 DNA
    DNA_Replication NucleotideAcid×DNA→DNA                  …… DNA 复制
    DNA_Hydration:DNA×H2O→DNA                               …… DNA 水溶性
Elimination Functions
    DNA_Decompound:DNA→Nucleotide                           …… DNA 分解
    DNA_Transcription:NucleotideAcid×DNA→RNA                …… RNA 转录
End
```

(4) RNA(nucleic acid)类型定义和说明。

```
Type RNA(x: 核苷酸,n:Nat)is
Sorts end
Genenration Functions
    NucleicAcid_Empty():NucleicAcid                          …… 空核酸
    NucleicAcid_Add:NucleotideAcid×RNA→RNA                  …… 合成 RNA
    RNA_Transcription:NucleotideAcid×DNA→RNA                …… RNA 转录
    RNA_Hydration:RNA×H2O→RNA                               …… RNA 水溶性
Elimination Functions
    RNA_Decompound:RNA→Nucleotide
    RNA_ReverseTranscription:NucleotideAcid×RNA→DNA         …… RNA 反转录
    RNA_TranslationGenetateProtein:RNA→Protein              …… RNA 翻译生成蛋白质
End
```

5) 复合大分子类生物物质结构类型定义和说明

在大分子结构上，还可以构成更复杂的生物大分子复合结构体，例如糖蛋白、蛋白聚糖、脂蛋白、核蛋白等。这些大分子复合结构，在生物过程中都有重要作用。关于这些复杂大分子生命物质类型定义这里忽略。

6）其他生物物质结构类型定义和说明

主要是制水、气体、氧气、二氧化碳、无机盐等生物物质结构类型定义和说明。这里以水为例进行定义和说明。

在水类型中主要定义水溶液性质，水溶液性质对生物体的生化过程是非常重要的。

（1）蛋白水溶性。蛋白质水化膜，产生亲水性的蛋白质胶体，如果蛋白质水化膜破坏，破坏了蛋白质的亲水性，暴露出蛋白质共价键疏水性，可使蛋白质进一步结合和沉淀。

（2）糖水溶性。单糖（例如葡萄糖）水溶性，糖溶解于水达到饱和后，不再溶解糖。对于复合大分子结构寡糖和多糖，由于糖结构的复杂性，亲水性发生了很大改变，一些复杂的多糖结构，还必须利用一些酶才能水解。

（3）脂肪疏水性。脂肪不溶解水，脂肪在血液中混合在体液中。脂肪通过与蛋白、磷酸、糖等功能集团结合，例如形成脂蛋白，改变其不溶解水性。

（4）酸碱性。水溶液的质子浓度$[H^+]$（mol/L）负对数称为这个水溶液的 pH 值。人体液的酸碱性主要是以 H^+ 和 HCO_3^- 的比例平衡来标志的。而 H^+ 和 HCO_3^- 比例关系，体液的酸碱性，恰恰对 CO_2 和 O_2 在肺组织和体组织中交换有密切关系。

（5）酸碱溶性。核酸由于碱基和磷酸集团组成特性，碱基（嘌呤和嘧啶）既可以被酸性解离，也可以被碱性解离，通常在体液中是碱性解离。核酸是可以被酸、碱和核酸酶条件下水解的物质。核酸可以变性（酸碱溶性改变）、复性和杂交。由于碱基（嘌呤和嘧啶）通常在体液中是碱性解离，一旦体液是酸性，对于碱基代谢不利，而嘌呤代谢不好，产生多的尿酸。

人体液的蛋白水溶性、糖水溶性、脂溶性、酸碱性和酸碱溶性构成了一个比较完整的体系。

```
Type Water()is
Sorts Water,H2O,end
Genenration Functions
    Water_GlucoseHydration:Glucose×H2O→Glucose                              ……  葡萄糖水溶性
    Water_FattyAcid Hydration:FattyAcid×H2O→FattyAcid                       ……  脂肪酸水溶性
    Water_AminoAcidHydration:AminoAcid×H2O→AminoAcid                        ……  氨基酸水溶性
    Water_NucleotideHydration:Nucleotide×H2O→AminoAcid                      ……  核苷酸水溶性
    Water_PolysaccharideHydration:Polysaccharide×H2O→Polysacc haride……  多糖水溶性
    Water_ProteinHydration:Protein×H2O→Protein                              ……  蛋白质水溶性
    Water_DNAHydration:DNA×H2O→DNA×H2O                                      ……  DNA 水溶性
    Water_RNAHydration:RNA×H2O→RNA×H2O                                      ……  RNA 水溶性
Elimination Functions
End
```

4. 为生物客体建立客体资源类型库

如同在网络世界中建立生物体运行系统，需要建立规模庞大的主体类型库一样，同样需要建立生物客体的资源类型库。

设计生物体运行系统，我们不能做到为规模更大客体资源对象建立一个对象库，也只能为所有的生物客体定义一个类型库。用这些类型库来生成规模数量巨大的生物分子客体对象，这些客体对象作为细胞主体物质与能量代谢的对象、物质交换的对象、信息交换的对象和细胞结构的组成对象。

在建立客体资源对象中，我们不能把客体资源看作实际物理的“分子结构”，应当看成化学方程式中的物质概念，这样会大大化简复杂性和减少客体数量规模。其规模可以做到与使用客体资源的主体规模相对应，其关系是一对多的，产生很有限的对应关系。

6.5.2 网络世界客体结构理论

与研究网络世界的主体、行为相同的理由，在论述和网络世界的客体结构和特性时，始终与生物客体的行为结构和特性进行比较。

1. 网络世界客体概念和定义

网络世界中客体是主体行为的受体，客体是人类信息化行为的操作对象，主要可以是文件、文档、邮件、资源、软件、硬件工具和数据结构等，客体概念是网络世界中非常重要的概念范畴之一。现代的客体结构，表现在非常多的方面。一个文件可以有目录结构，段落结构和存储的结构等。一个电子邮件可以有正文和附件的组成结构。软/硬件可以有部件结构，一个软件可以有程序与数据的结构。程序可以有主程序和子程序的结构，可以有语句、表达式和说明等组成的结构。数据可以是不同类型的对象的集合体，也有结构。

客体(objects)是指网络世界中非活性的，承载信息的实体，例如存储器、寄存器、磁盘、文件、数据对象等。所谓非活性是指客体不能在计算机中自行执行或虽然是可执行的，但在没有被创立和激活之前或者执行被终止后的实体存在形式也可以被认为是客体。

在网络世界中的客体概念，同样相比传统的计算机或操作系统中客体概念发生了许多变化。客体概念也是诞生于操作系统之时，与主体概念一样，已经把客体推向网络世界。客体属于网络世界的客体，而不仅仅属于计算机。客体走向网络世界，同样存在着主体走向网络世界类似的问题。

信息(information)是网络世界中实体可承载或可包含的代码存在形式。信息可以划分为信息的语法存在形式和信息的语义存在形式。

数据(data)是信息语法的表现形式。由于信息数据与客体是同时存在的,所以在TCAF中把客体与数据定义为一个范畴。

内容(contents)是信息语义的表现形式。

在描述信息化的服务性时,涉及的客体概念包括:客体标识、服务属性、所有者、操作者、使用者和属性等。

描述信息化互操作性,涉及的客体概念包括:客体标识、互操作属性、所有者、操作者、使用者、共享者、交换者、引用者、客体环境等。

描述信息化安全性,涉及的客体概念包括:客体的标识、安全属性、标签、密钥、证书、可信域、管理者、监管者、认证者、所有者、操作者、使用者、属性、关联性、状态和允许操作等方面的规则。

由于客体是主体行为的操作对象,所以规定网络世界主体行为的客体结构如下:

(1) 客体的内部结构。

(2) 多客体之间的关系结构。

(3) 客体的操作结构。

(4) 客体的存储结构。

从中看出,比人类信息化行为体系结构理论研究中多一项客体的存储结构。因为,网络客体的存储结构,通常与客体组织结构是不完全一致的。

2. 网络世界客体结构

本节,定义和描述以下几种形式的客体结构内容:

(1) 客体的内部结构。

(2) 客体的关系结构。

(3) 客体的内部结构范畴。

(4) 客体的关系结构范畴。

1) 客体的内部结构

在讨论网络世界的行为理论时,也定义了客体结构。网络世界的客体所承载的是信息。所以,定义网络世界客体与生物客体有一些不同。网络世界的客体通常有一种外在的形式结构,例如文件、存储器、磁盘等外在形态。在这个外在形态内,还存在一个数据或信息结构概念,是一种两层的结构模型。所以对于网络世界客体,首先是定义外在的形态结构,例如 Object=〈ObjectSchema,OFS,ObjectRules〉。其次再定义内含的信息和数据结构,例如 ObjectSchema=〈MES,IST,API〉,用 IST(information sructure type)表示信息结构类型。信息结构类型(IST)是一个三元组,是由信息结构集合(ISS)、信息结构函数集合(IFS)和信息结构规则集合(IRS)组成。信息结构包括人类阅读的信息内容,主要是通过人类自然语言与文字、图形、图像等方式表达的。信息结构还包括网络世界主体可读(计算机可读)、处理、存储的信息内容,主要是通过计算机系统(软件系统)可读的语言、文字、图形、图像等方式表达的。这里主要讨论计算机可读的信息结构:数据结构类型(DST)。

网络世界意义上的客体结构概念,从数学和概念描述的角度,一个客体的结构是一个三元组:Object=〈ObjectSchema,ObjectFunctions,ObjectRules〉,可以简化书写为 O=〈M_O,F_O,R_O〉,其中 ObjectSchema 简化书写为 M_O,ObjectFunctions 简化书写为 F_O,ObjectRules 简化书写为 R_O。对于 Object Schema 有 ObjectSchema=〈ME,DST,API〉,其中,

• MES(matter existence set):对于客体的物质存在形式,对于网络世界中,客体的物质存在形式是通过占有的存储空间表达的。

• DST(data sructure type):数据结构类型,数据结构类型是一个三元组,即 DST=〈DSS,DFS ,DRS〉。这个数据结构类型,实际上是一个数据结构的代数。其中,

— DSS(data sructure set):数据结构集合。

— DFS(data function set):数据结构函数集合。这个数据函数集合包括构造数据结构集合构造函数 Constructors(或称引入函数 introduction function)和延拓函数 Extension Function(或称消去函数 elimination function)。

— DRS(data rules set):数据结构规则集合,表示 DFS 中函数的相互定义与引用的规则,或者是引入与消去的规则集合。注意这个规则是客体内部数据结构规则,与客体规则集合 ObjectRule 中的规则比较是内部层次的规则,不是客体外在的规则。

• API(application interface set):客体的应用接口集合。注意这个应用接口是指客体操作函数的定义与引用的结构集合。这个接口集合是主体引用的依据和客体与外部建立联系的接口。

对于 ObjectFunctions 有 OFS(object function set)。客体函数集合,是面向客体载体的操作(函数)的集合。在生物世界中,客体的操作函数集合主要是客体面向主体的操作。主体通过这些操作函数处理客体对象。在网络世界中,客体操作函数是主体使用的操作客体的操作函数。例如,文件是一个客体,这个文件有建立、打开、修改、复制、关闭、删除等操作函数。

对于 ObjectRule 需要说明的是,客体规则是外在规则。我们将在本章 6.6 节集中描述。

客体与数学中谈到的数值(数据)概念是不同的,在客体结构中,客体作为载体与客体所承载的数据是不同的概念。

所谓信息结构是面向人类主体和人类信息化行为的。信息结构包括人类阅读的信息内容,主要是通过人类自然语言与文字、图形、图像等方式表达的。信息结构还包括网络世界主体可读(计算机可读)、处理、存储的信息内容,主要是通过计算机系统(软件系统)可读的语言、文字、图形、图像等方式表达的。在这里主要讨论人类自然语言与文字、图形、图像等方式表达的信息结构与范畴。

IST(information sructure type):数据结构类型是一个三元组,即 IST=〈ISS,IFS,

IRS〉。这个数据结构类型,实际上是一个数据结构的代数。其中,

- ISS(information sructure set):信息结构集合。
- IFS(information function set):信息结构函数集合。这个信息结构函数集合包括构造数据结构集合构造函数 Constructors(或称引入函数)和延拓函数 Extension Function(或称消去函数)。
- IRS(information rules set):信息结构规则的集合,表示 IFS 中函数的相互定义与引用的规则,或者是引入与消去的规则集合。注意这个规则是客体内部数据结构规则,与客体规则集合 ObjectRule 中的规则比较是内部层次的规则,不是客体外在的规则。

读者应当区别客体函数与客体承载数据函数的集合,这两个函数集合是面向不同的对象。一个是面向客体操作函数,另一个是面向客体承载数据的功能函数。例如文件中的建立、打开、编辑、复制、关闭、删除等操作函数与文件中字符串数据结构的函数是空函数、字符连接函数、字符串头函数、字符串尾函数、字符串粘贴函数、字符串切割函数、字符串复制函数、字符串删除函数等。从中看到,一个是对客体外在形式的操作,另一个是客体内部包含数据结构的操作。

上面的客体结构描述,为了方便,可以简化书写,即定义为

客体内部结构 $O=\langle M_O, F_O, R_O\rangle$,其中 M_O 表示客体物质框架,F_O 表示客体函数集合,R_O 表示客体规则集合。

2) 客体的关系结构

客体关系结构 $O_R=(O,L,R)$,其中 O 是客体集合,L 表示客体关系 $l=(o_i,o_j)$ 的集合,R 是规则的集合,参见图 6.16。

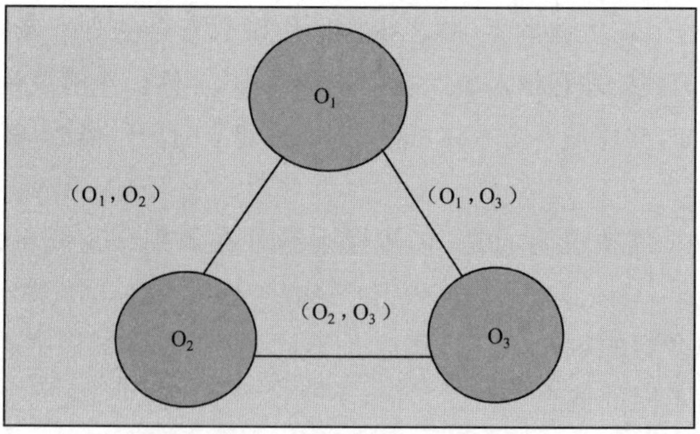

图 6.16 客体的关系结构图形

在上述客体结构定义中,让人关注的是 L_O,其中的关系是什么具体的含义。根据范畴论的描述方法,令客体 O_1 和 O_2 的关系为(O_1,O_2),在客体结构中的关系,通常(O_1,O_2)对于图 6.16 有

$(O_1,O_2)=\text{def}\ O_1\cdot O_2$…………连接关系

$(O_1, O_2) = \text{def } O_1 + O_2$…………和关系

$(O_1, O_2) = \text{def } O_1 \times O_2$…………积关系

$(O_1, O_2) = \text{def } O_1 \rightarrow O_2$…………影射关系

上述二元操作函数类型如下：

·：Objects×Objects→Objects…………连接

+：Objects×Objects→Objects…………和

×：Objects×Objects→Objects…………积

→：Objects×Objects→Objects…………影射

在客体结构的定义中，尤其是描述树型结构的关系时，需要定义两种重要的关系：父子关系和兄弟关系。

$(O_1, O_2) = \text{def } O_1 :: O_2$ ………… 父子

$(O_1, O_2) = \text{def } O_1 O_2$ ………… 兄弟

3）客体的内部结构范畴

客体内部结构范畴：**O**=(ObjO, MorO, dom, cod, o)，

- 其象元形式为客体内部结构 $O = \langle M_O, F_O, R_O \rangle$。
- 其射元形式为 $f = \langle f_M, f_F, f_R \rangle$。

客体内部结构范畴是符合范畴论的复合运算各种条件的一种范畴。

4）客体的关系结构范畴

客体关系结构范畴：**Ob**=(ObjOb,MorOb,dom,cod,o)，

- 其象元形式为客体关系结构 $O_R = (O, L, R)$。
- 其射元形式为 $f = \langle f_O, f_L, f_R \rangle$。

客体关系结构范畴是符合范畴论的复合运算各种条件的一种范畴。

3. 网络世界客体类型定义和描述

客体类型定义：针对集合 S，研究集合中元素的所有运算(函数)集合 F，研究这些函数之间关系(例如引入与消去关系)的封闭特性的形式体系 $A = \langle S, F, R_F \rangle$。这种代数形式我们通常称作集合 S 的类型。

显然，我们在软件开发中，不能仅仅讨论只有一个运算操作的代数系统，而应当讨论数值集合各种可能的运算都包含其中的代数系统。例如，考虑自然数的各种运算，而不能仅仅考虑加法或者乘法。如此定义的代数，称作类别代数。代数的理论方法得到了软件的特别关注。把集合、集合元素的操作和规则捆绑在一个结构框架中。在软件和程序设计语言中，为此发展出了类型概念，甚至也研究抽象的类型结构(ADT)。代数的抽象方法学，得到了软件的欢迎。从下面的几个类型定义中，可看出代数方法在软件领域中的应用。

传统的程序设计方法，我们用到类型的说明语言，其文法格式如下：

```
type type_name ( type_parameters) is
sorts "sorts_structure_definition" end sorts
constructors
     function_name:function_type_expresion
     function_name:function_type_expression
extensions
     function_name:function_type_expresion
     function_name:function_type_expresion
     ……
     function_name:function_type_expresion
equations for all "object declaration" let
     equation
     equation
     ……
     eqution
end type
```

采用上述类型文法说明语言，可以定义如下类型。

【例 1】 自然数类型：

```
type Natural is
sorts Natural,Bool end sorts
constructors
     0:→ Natural                              ………… 零函数
     succ:Natural → Natural                   ………… 后继函数
extensions
     pred: Natural → Natural or Undefined     ………… 前序函数
     +: Natural×Natural → Natural             ………… 加函数
     ×:Natural×Natural → Natural              ………… 乘函数
     iseq: Natural×Natural → Bool             ………… 自然数相等判定函数
equations
……
end type
```

所有类型中的操作都是被使用、被操作、被引用的。显然都是具有我们谈到的客体性质。而且在定义和说明中，没有要求操作（函数）的使用者，或对操作的主体没有提出要求。换句话说，在数学描述中，这些操作使用的结果与使用者是无关的。

【例 2】 栈类型：

```
type Stack(item,depth: natural) is
sorts stack,item,Natural
constructors
    Stack_Emptystack:→Stack                    ………… 空栈操作
    Stack_push:Stack×Item→Stack                ………… 栈压入项操作
extensions
    Stack_top:Stack→Item or error              ………… 取出栈头项操作
    Stack_pop:Stack→Stack                      ………… 栈尾项(去栈头)保留操作
    Stack_iseq:Stack×Stack→Bool                ………… 栈相等判定操作
    Stack_isin:Stack×Item→Bool                 ………… 栈项存在判定操作
    Stack_length:Stack→Natural                 ………… 栈长度计算操作
equations
……
end type
```

【例 3】 存储类型：

```
type Store ( Natural ) is
sorts Store,Natural,Value end sorts
constructors
    store_malloc:Store×Natural→Store                 ………… 存储分配操作
    store_demalloc:Store→UNIVERSAL                   ………… 存储去分配操作
extensions
    store_assigne:Store×Natural×Value→Store          ………… 存储赋值操作
    store_content:Store×Natural→Value                ………… 存储内容获得操作
    store_copy:Store×Store→Onetype                   ………… 存储拷贝操作
    store_byte:Store→Natura                          ………… 存储字节数计算操作
    store_iseq:Store×Store→Bool                      ………… 存储相等判定操作
equations for all "object declaration" let
    ……
end type
```

【例 4】 文件类型：

```
Type File (String) is
sorts File,String,Natural,Bool end sorts
constructors
    File_create:→File or error…………      文件建立操作
    File_delete:File→UNIVERSAL…………      文件删除操作
extensions
    File_open:File→File…………      文件打开操作
    File_close:File→File…………      文件关闭操作
    File_read:File→String…………      文件读操作
    File_write:File×String→File…………      文件写操作
    File_copy:File×File→File…………      文件拷贝操作
    File_iseq:File×File→Bool…………      文件相等判定操作
equations for all "object declaration" let
    equation
    equation
    ……
    eqution
end type
```

6.6 生物与网络世界的规则结构理论

6.6.1 规则书写方法

首先给出规则的定义。**规则**是数学结构中的双向的替换等式或者单向的替换生成式或者是条件双向等式或条件单向替换生成式。

等式规则(双向的替换) 用等号连接两个表达式的规则，即形式为 $Rule_1$：$e_1=e_2$ 规则为等式规则，可以两个方向替换，即可用 e_2 替换 e_1，也可以用 e_1 替换 e_2。

条件等式规则 形式为 $Rule_1$：if e_1 then $e_2=e_3$ 的规则为条件等式规则。

生成式规则(单向的替换) 用单向箭头符号连接两个表达式的规则，即形式为 $Rule_2$：$e_1 \rightarrow e_2$ 则为生成式规则，可以做箭头方向的替换，即用 e_2 替换 e_1。

条件生成式规则 形式为 $Rule_1$：if e_1 then $e_2 \rightarrow e_3$ 的规则为条件生成式规则。

1. 如何写规则

在 TCAF 中定义规则描述语言，其基本概念如下。

(1) 规则的形式：

- 等式规则 Rule：$exp_1=exp_2$。

- 生成式规则 Rule：$exp_1 \rightarrow exp_2$。

规则还可以是条件的，即

- 条件等式规则 rule：$exp_1 = exp_2$ if exp_3。
- 条件生成式规则 rule：$exp_1 \rightarrow exp_2$ if exp_3。

规则还可以是个复合规则，即

rule：$\{r_1, r_2, \cdots, r_n\}$

上述表达式，在 TCAF 规则描述语言中，称作规则表达式，它们可以是主体属性表达式或客体属性表达式、行为属性表达式、结点属性表达式、功能属性表达式和数据属性表达式。

(2) 规则属性，在实际工作中，可以根据其关注点要求，设计一些属性，主要划分为以下属性与规则：

- 主体、行为、客体基本属性规则。
- 主体、行为、客体的功能分类规则。
- 主体、行为、客体的超越功能分类规则。
- 主体、行为、客体的关联规则。

(3) 规则算法，规则可以构成算法关系，描述规则的使用顺序、方式等，例如有

- $Algorithm_1 = SCAN \{r_1, r_2, \cdots, r_n\}$，表示规则集合中的规则被扫描方式使用。
- $Algorithm_2 = SEQUENCE\{r_1, r_2, \cdots, r_n\}$，表示规则集合中的规则被顺序方式使用。
- $Algorithm_3 = ITERATION\{r_1, r_2, \cdots, r_n\}$ UNTIL exp，表示规则集合中的规则被循环方式使用，直到表达式 exp 被满足。

在一个规则集合中，可以定义多个规则算法。

上述规则的形式系统是依照项代数和项重写系统和形式语言的文法系统定义的，具有这些形式系统能力。所以这样的规则系统应当等价于图灵机模型。

2. 需要哪些规则

在描述生物主体、行为和客体的规则时，要明确规则的对象，所谓规则对象是指为哪个实体写规则，这种对象概念可以是细胞、细胞组织、器官、生物系统、个体和个体组织等不同层次的主体，也可以是这些主体的行为，以及这些主体行为处理的物质(客体)对象。最后需要描述上述对象之间关联性的规则。作者推荐依照如下步骤来实施规则描述。

(1) 明确写规则的对象：在主体、行为、客体、环境以及它们的关联性中进行决定和选择。

(2) 明确行为模式：如果面向生物主体的行为模式可以划分为功能分类的模式、超越功能分类模式以及生物的运动、吃饭、睡眠、休息、脑活动等状态相关模式。如果描述人类行为可以划分为组织行为模式、业务行为模式、信息交换模式、管理行为模式、服务行为模式、监管行为模式、认证行为模式、对抗行为模式等。

(3) 明确上述主体的各行为模式的语义范畴描述：在描写本题语义、目标性逻辑语义、态势语义、评估语义和系统类型指称语义范畴中选择。

(4) 明确写规则的语言：首先说明如何写规则，必须明确规则是给人看的，还是给计算机读的。

归纳起来，我们看到对于系统而言要写如下一些规则。

(1) 主体规则 R_S：主体行为以及主体之间的规则。

(2) 行为规则 R_B：主体行为以及行为之间的规则。

(3) 客体规则 R_O：主体行为的客体以及客体之间的规则。

(4) 关联规则 R_R：包括上述主体、行为、客体之间的关联性的规则。

规则可以构成算法关系，描述规则的使用顺序。

6.6.2 生物规则结构理论

描述生物主体、人类生产与社会、人类信息化行为的规则，我们需要明确如下问题：

(1) 什么是规则，即规则的定义。

(2) 规则结构是什么，即规则结构的定义。

下面我们分别讨论这些概念。

1. 规则的定义

从数学角度谈，规则是代数及其范畴的数学规则。从前面的讨论中看出，主体、行为、客体等结构概念，实际上都属于一种代数结构的定义。但是，现有代数中没有面向主体的行为代数，以往传统代数，例如数值代数、项代数、类别代数、图形代数、文法代数都是客体概念意义上的代数。把主体与行为构建成一个代数结构，还是在 TCAF 标准制定中提出的代数体系。没有主体行为代数，就没有描述人类信息化行为和网络世界中行为的数学基础。规则是面向应用模式的、面向范畴的、面向类型的和面向代数的。规则可以是代数的规则、类型的规则、范畴的规则和模式的规则，而不是像泛泛的数理逻辑的命题和谓词演算形式的规则。规则是一些代数、范畴或数学结构中的双向的替换等式或者单向的替换生成式。整个 TCAF 的规则概念首先是一个集合，其次规则的集合是有结构的，即规则本身也是一个结构。

再从应用的角度来谈规则是什么。诸多规则是描述信息化行为的规则，必须把信息化行为进行分类，在 TCAF 中把这种分类称作“行为模式”。所谓行为模式，如果描述生物主体行为模式，可以依照功能分类的模式(例如物质交换、热能量交换/运动、信息交换、水交换公式、气体交换等行为模式)和超越功能分类模式(感受/表达、细胞周期、细胞主体调度、再生/修复/重组等行为模式)及生物的运动、吃饭、睡眠、休息、脑活动等状态相关模式。如果描述人类行为，可以描述组织行为模式、业务行为模式、信息交换模式、管理行为模式、服务行为模式、监管行为模式、认证行为模式、对抗行为模式等。所以面向行为模式描述或者定义规则，就是选择上述行为模式，并决定在这种模式上描述规则。

最后从关注角度谈规则是什么。除行为模式概念外，还有行为语义范畴。在 TCAF 中，规定了语义描述范畴，即本体语义范畴、目标性逻辑语义范畴、态势语义范畴。对于研究人类活动语义，可以划分服务性语义范畴、互操作性语义范畴和安全性语义范畴。规定语义范畴，是标明写什么标题的规则，保证描述语义的目标性和评价性。如果不做这个规定，就不可能明确要写什么语义范畴的规则。所以表明规则的语义范畴，就是表明了描述规则的关注。

2. 规则结构的定义

根据上述讨论，我们可以给出规则结构定义。

规则结构 R_A 是一个三元组，$R_A=(SET_R, L_R, R_R)$，其中 SET_R 是具有命名和标识的规则的集合，$SET_R=\{R_S, R_B, R_O\}$，R_S 是主体规则结合，R_B 是行为规则集合，R_O 是客体规则集合。L_R 表示具有命名和标识的规则的关系集合，令 $l \in L_R, n_i \in N_R, n_j \in N_R$，关系 $l=(n_i, n_j)$；R_R 是关联规则集合，其规则是面向 SET_R 和 L_R 中规则条目的规则，可以静态或动态的规则。其图形可以如图 6.17 所示。

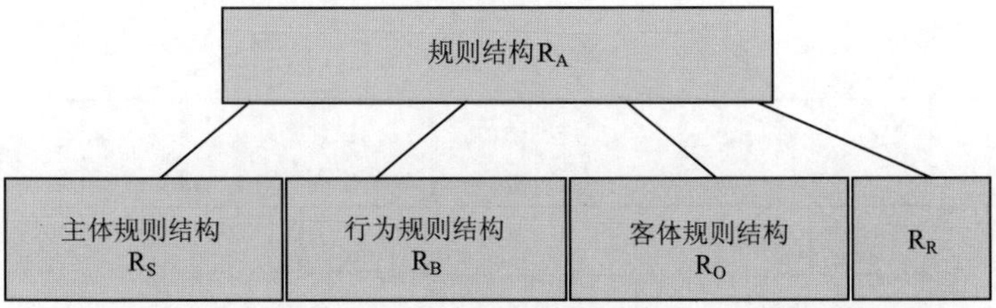

图 6.17 规则结构示意图

在构建生物体的运行时，需要依据生物主体结构、行为结构、客体规则建立的生物规则库体系，并保证这个生物规则库的完整性和一致性。

6.6.3 网络世界规则结构理论

与研究网络世界的主体、行为、客体相同的理由，在论述网络世界的规则结构和特性时，始终与生物规则结构和特性进行比较。

网络世界规则概念与范畴和生物世界规则概念与范畴有相同的方面，也有不同的方面。生物世界的规则结构研究主要集中在主体、行为、客体（包括信息）以及它们的关联规则结构中。但是在网络世界中，除研究讨论系统的逻辑层面的主体、行为、客体以及关联规则结构外，还要研究讨论系统虚拟层面的规则结构，包括系统的结点、功能、数据与关联规则结构。有时，还需要研究系统物理层面的规则结构，包括配置结点、配置方法、配置参数和关联规则结构。

在网络世界中研究讨论规则结构，采用的方法与在第 3 章采用的方法相同。描述网络世界规则语言的语法形式相同，而规则的语义描述是各不相同的。

无论规则结构是什么，规则本身是最主要的概念。在 TCAF 中规则的定义如下：

规则是网络世界行为模式语义范畴内，在个体和群体组织两个方面，对主体、行为、客体、系统、环境以及它们的关联性提出条件和结果的要求。规则是数学结构中的双向的替换等式或者单向的替换生成式或者条件双向等式或条件单向替换生成式。规则可以构成算法关系，描述规则的使用顺序。

网络世界的规则概念与在第3章中介绍的规则基本概念是一致的，可以直接拿过来使用。

可以定义规则结构$\mathscr{R}_A$是一个三元组，$\mathscr{R}_A=(SET_R,\mathscr{L}_R,\mathscr{R}_R)$，其中$SET_R$是具有命名和标识的规则的集合，$SET_R=\{\mathscr{R}_{SYS\text{-}L}\cup\mathscr{R}_{SYS\text{-}V}\cup\mathscr{R}_{SYS\text{-}P}$，$\mathscr{R}_{SYS\text{-}L}$是系统的逻辑体系结构的规则集合，$\mathscr{R}_{SYS\text{-}V}$是系统的虚拟体系结构的规则集合，$\mathscr{R}_{SYS\text{-}P}$是系统物理体系结构的规则集合。$\mathscr{L}_R$表示具有命名和标识的规则的关系集合，令$l\in\mathscr{L}_R$，$r_i\in SET_R$，$r_j\in SET_R$，关系$l=(r_i,r_j)$；$\mathscr{R}_R$是系统的关联规则集合，其规则是面向$SET_R$和$\mathscr{L}_R$中规则条目的规则，可以是静态或动态的规则，参见图6.18。

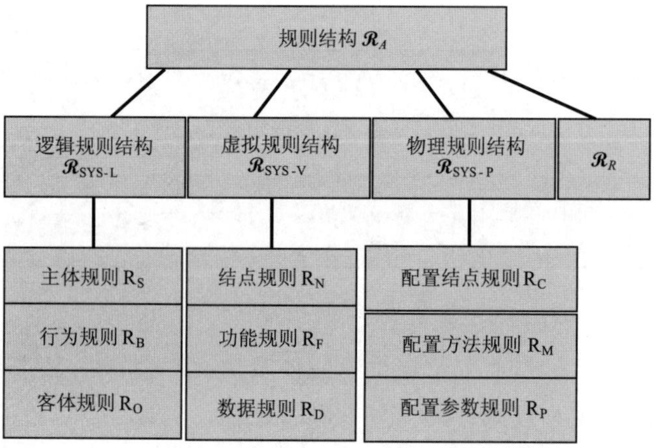

图6.18　系统体系结构的规则结构示意图

归纳起来，我们看到对于系统而言要写以下各项规则。

(1) 主体规则R_S：系统运营结构或系统逻辑结构的主体以及主体之间的规则。

(2) 行为规则R_B：系统运营结构或系统逻辑结构的行为以及行为之间的规则。

(3) 客体规则R_O：系统运营结构或系统逻辑结构的客体以及客体之间的规则。

(4) 系统结点规则R_N：系统虚拟结构的系统结点以及结点之间的规则。

(5) 系统功能规则R_F：系统虚拟结构的系统功能以及功能之间的规则。

(6) 系统数据规则R_D：系统虚拟结构的系统数据以及数据之间的规则。

(7) 系统配置结点规则R_C：系统物理结构的系统配置结点以及配置结点之间的规则。

(8) 系统配置方法规则R_M：系统物理结构的系统配置方法(过程)以及配置方法(过程)之间的规则。

(9) 系统配置参数规则R_P：系统物理结构的系统配置参数(数据)以及配置参数(数

据)之间的规则。

(10) 关联规则 R_R:包括上述主体、行为、客体、结点、功能、数据、配置结点、配置方法和配置参数之间的关联性的规则和系统与环境条件的规则。

在构建生物体的运行时,需要根据网络世界的主体结构、行为结构、客体规则建立生物规则库体系,并保证这个网络世界规则库的完整性和一致性。

第7章 生物学方法再现人体运行系统

木子 采用生物学和中医学两种方法再现生命，具有更好的比较性，对真正理解生命的本质是有意义的。我认为在生命再现中，不仅要再现功能，也要再现生命的特性，例如生物主体的再生、主体资源调度和普遍存在的感受表达，都应当在生命再现中得到体现。我不认为再生活动是完全局部环境中可控制的，而是人体有全局的再生调节控制机制，经络系统可能在其中任主角。我同意你说的观点，人想睡觉，就是体内细胞发出增殖、再生的全身反应。

先生 是的，我们在网络世界再现生命的体系的理论研究和系统设计过程中，两种方法再现生命，在体系结构、系统分类、系统功能描述、生命活动描述以及体系的评估都存在很大的不同，或者说对生命的关注点存在重要的差别。确实可以看到，生物学方法再现的生物体是一种封闭的机器生物，有显著的功能分类的系统性，缺少生命特性和自然特性。生物学方法最显著的特点是系统没有自组织、自管理和自评估。我们不能从现有的生物学知识结构设计出这样的自评估系统，因为生物学方法评估体系是人类的第三者评估。而中医学方法再现生命，是一个开放的依赖自然的，具有强烈生命特性的，可以实现自组织、自管理和自评估的系统，在生物系统功能的描述上，强调物质、热(能)、气体、水和信息的“生、交换、纳、吐、调”平衡性。例如西医看运动系统和肌肉组织是运动，而运动是要关注神经系统的。中医看肌肉组织是热交换，是完全不同的关注点，而热交换需要关注的是经络系统，关注是如何调节热的。

7.1 人体生命过程运行模型概论

为“网络世界中实现人体生命运行系统”的任务和目标，作者强调采用两种人体生命运行系统的方法再现生命，它们是

(1) 用现代生物学方法建立人体生命运行系统。

(2) 用本书所述新中医学方法建立人体生命运行系统。

本章，我们介绍用现代生物学方法建立人体生命运行系统的方法，在第 8 章将介绍用本书给出的新中医学方法建立人体生命运行系统。

从第 6 章的讨论中看出，在描述中我们就采用了两种类型定义和描述方法，其一，用类型表达式定义和描述系统的结构；其二，用类型说明语言定义和描述一个类型的结构。采用这种方法，对于一个高水平的系统设计人员，就可以指导其开发软件系统了。

本章，我们将给读者展现依照现代生物学和医学的人体的知识结构，来构造一个人体生命过程的运行系统。依照生物学和人体组织学的知识结构，可以定义人体生命和功能运行的主体概念，例如我们可以应用类型表达式来定义主体结构，归纳为表达式：

Subject(五主)＝Cell＋Tissue＋Organ＋System＋Individual

定义和描述人体的生命运行模型，依据上述主体概念，从个体开始，自上而下定义系统、器官、组织和细胞的类型。这里的类型概念是主体和行为的类型，而不是客体和操作的类型。如果我们把人体所有主体的基本和单元性质的类型定义完成，就可以用这些基本类型，通过类型表达式来定义较高层的复合类型。

开发这种系统时，没有通常开发应用软件的所谓主程序(main program)，一个主体如何运行是根据主体类型中定义的行为基(BIB 或 AIB)中各种行为模式实施的。

从人的个体开始，然后依次按照系统、器官、细胞组织和细胞定义、描述和说明生物学方法在网络世界中再现人体运行系统。其中需要注意的是，坚持生物学方法的生命观和知识结构的一致和完整，以保完全实现生物学方法再现人体运行系统的要求。

7.2 人体个体级别的运行模型

7.2.1 人体个体运行系统的环境和状态

个体主体类型定义中的行为数学形式依然是读者熟悉的主体行为一般形式，即行为公式是

$$A = S: F: Object \times ES \rightarrow ES$$

其中，ES＝Env×States，而 Env 表示行为环境，States 表示行为状态。从中看出，不同主

体行为定义的关键是定义好ES表示的环境与状态。

人个体的运行环境和状态是在网络世界中再现人体生命活动的非常重要的概念，在生物主体的类型定义中，都必须明确规定主体行为的环境和主体的状态概念。依照现代生物学知识结构在网络世界中再现人体运行系统，可划分以下不同级别的环境和状态概念。

如何定义个体意义上的环境和状态是一个非常重要的问题。其中的原则是不能根据人类关注内容来定义生物体各级别的环境和状态概念，必须坚持生物体的感受和表达的信息内容，作为生物体的环境和状态。

(1) **个体级别的环境和状态**。个体作为主体对其生命行为和功能行为感受的外在环境和表达内在状态概念范畴。个体的环境是生物体感受的外部自然环境，而个体的状态也应当是个体表达的身体状态。

(2) **系统级别的环境和状态**。生物系统作为主体对其生命行为和功能行为感受的外在环境和表达内在状态概念范畴。

(3) **器官级别的环境**。生物器官作为主体对其生命行为和功能行为感受的外在环境和表达内在状态概念范畴。

(4) **细胞组织级别的环境和状态**。细胞组织作为主体对其生命行为和功能行为感受的外在环境和表达内在状态概念范畴。

(5) **细胞级别的环境**。细胞作为主体对其生命行为和功能行为感受的外在环境和表达内在状态概念范畴。

本书中我们曾经多次谈到生物感受和表达的一致性。因为生物表达的内容与感受的内容是一致的，或者说是对应的，否则表达的内容将不会被感受。

对于个体级别的环境和状态，可以具体给出如下描述。

个体级别的主体行为环境(Env)。个体作为主体对其生命行为和功能行为感受的外在环境概念范畴。个体环境主要是指地球的生命主体环境，包括食物、太阳、阳光、月亮、星星、土地、温度、湿度、空气、气压、水、无机盐、感受、信息、植物和动物等。例如生物感受的白天(有阳光，温暖或炎热)、夜间(无太阳、有月亮、温度低)，就是对环境的感受。如果抽象归纳这些生命活动的条件，可以归纳“物质、能量(热)、运动、气体、水与信息”环境。这些环境的变化对生物个体有着决定性的影响。为了设计出一个适合软件设计的抽象结构，我们把本书论述的现代生物系统学和新中医学中的控制和对象描述借鉴过来，用到现代生物学方法的网络世界人体再现的设计中，即借鉴如下内容。

- 五能(控制)：感受、识别、评估、表达、存储。
- 五件：条件、关联、差别、目标、能力。

我们说过，感受(包括识别、评估)的对象是五件内容，是针对生物的低级到高级的整个进化历程的，作者认为，现代生物学家会认同把“感受、识别、评估、表达、存储”作为生物基本活动的控制流程的。这些生物能力应当作用在“条件、关联、差别”三个对象上，是没有问题的。但是，我们很少看到生物学关于行为目标性的描述(因为他们没有本书研究的生物行为学内容范畴)，所以，暂且不把五件对象中的“目标、能力”作为生命再现设计的对象。在采用现代生物学方法中再现生命的设计中，不对“目标、能力”两个对象给出感受、识别、评估和表达的描述。读者需要注意以下规定：

(1)“条件”可以理解为针对“信息、物质、行为(运动)、状态”(而不对“恶欲情志”被感受、识别和评估)。

(2)“关联”的感受、识别和评估，是指条件中的信息关联、物质关联、行为关联。

(3)“差别”是多主体产生的感受和识别的差别，主要是指条件和关联的差别。对差别的感受、识别和评估是为了达到需要的特性，例如能够性、完整性、一致性和平衡性。

基于上述分析，我们可以把个体感受定义如下。

个体感受　对个体本身和个体结构内的所有系统主体的息感、物感、力(热)感、本感(状态感)、特性感。

个体结构　多系统的有机组合体，即皮肤系统、运动系统、循环系统、消化系统、呼吸系统、排泄系统、生殖系统、神经系统、内分泌系统和免疫系统的组合体。

在这里，现代生物学的系统概念是不用“行为”这个术语的，而是用系统“功能”这个术语，所以对于现代生物行为学的“行为平衡”，改成“功能平衡”。

关于感受的内容，与我们对环境感受是一致的，即与“息感、物感、热(力)感、气感、水感”是一致的。

对于个体信息感受，可以有以下两种描述：

(1) **个体(五官)信息感**。视觉、味觉、触觉、嗅觉、听觉。

(2) **个体信息感**。对化学信息(神经递质、激素)、电信息(离子)、物理信息(气体、液体)等信号物质的感受。

注意，个体级主体没有细胞因子和局部激素概念，现代生物学不认为“细胞因子”和“局部激素”有系统级主体。

对于个体物质感、力感、本感和平衡感，可以分别描述为

(1) **个体物质感**。对蛋白质、糖类、脂肪、氧气/二氧化碳和水/无机盐生命物质的感受。

(2) **个体力(热)感**。对运动产生的机械能和热能的感受，或者对运动和温度的感受。

(3) **个体本感(气感)**。个体主体自我感受和个体结构内系统主体(下一级主体)的状态感的感受汇总。其内容范畴可以包括上述物感、信息感、热(力)感、气感、水感的存储内容范畴。

在讨论个体状态概念时，可以指主体的“诞生、生长、成熟、衰老、死亡”，也可以是主体的“生、长、化、收、藏”，当然也可以是人类“起床、早饭、活动(脑力、体力)、午饭、休息、活动、晚饭、休息、睡眠”的生活概念，或者细胞周期的“G0(静息)、G1(物质准备)、S(DNA

复制)、G2(分裂准备)、M(分裂)”的概念。但是,这些都是作为人这个观察者关注的内容。实际上,生物的本感概念,就是生物应当存储和记忆的主体运行的物质、信息、行为等方面情况和态势内容。

(1) **个体特性感**(水感)。生命行为和功能行为能够性、完整性、一致性和平衡性。

(2) **个体感受表达控制**。内分泌系统、神经系统。

(3) **个体级别的主体感受行为状态**(state)。个体能够感受的内部系统运行的状态,例如工作(运动、思考)、再生表达(睡眠)、温度表达(出汗、寒冷)、缺水表达(口渴)、缺少能量和食物表达(休息、饥饿)、缺氧气/多二氧化碳/多乳酸表达(呼吸急促、心率快、疲劳)、健康表达(心率异常、气喘、水肿、感染、疼痛、咳嗽、感觉障碍)、情志表达(烦躁、愤怒、欢喜、恐怖、忧虑)等现象的感受产生的生物个体生命活动和功能表达的态势情况。个体级别的状态主要是通过感觉神经和运动神经表达的信息。

(4) **个体级别的主体表达行为状态**(state)。生物体表达的内容与生物体感受的内容是一致或对应的,其描述内容如上面感受内容描述相同。

环境和状态中行为概念指个体行为和系统主体行为,参见各个体主体类型和系统主体类型的定义。

7.2.2　人体的个体模板类型定义和描述

在地球的空气、土地、水生存环境中,一个生物个体是独立存在于环境中的生物主体。单细胞和多细胞植物、多细胞动物可以生成生物个体。人是地球上最高级的生物主体存在。人体只存在生活与工作的行为模式,这些行为模式似乎不是生物学意义上的行为模式。如人每天起床、穿衣服、吃喝、运动、排泄、感觉(视觉、听觉、嗅觉、味觉和触觉)、睡眠、休息、思维、繁殖、感受表达状态、运动和环境等活动。所以,在定义人体的生命运行系统时,需要最原始的人体初始化的信息和行为模式,初始化信息包括衣、食、住、行各方面内容,初始化行为模式就是人的本能的生活方式。

一个生物个体的外在行为,从现代生物学看,应当包括物质交换行为,包括营养物质(简称物质)、热能、气体、水/无机盐和信息的交换行为;还有运动行为,包括非意识神经控制的运动(呼吸运动、心跳运动、胃肠蠕动、外分泌)行为、意识神经控制的运动行为(骨骼肌意识运动、感觉器官运动、吃食、排尿、排便等)和大脑的思维活动。个体还有感受表达行为,其中包括对状态、运动、环境等感受与表达行为和个体繁殖行为、睡眠行为、死亡行为等。

读者应当注意,显然在定义个体的行为类型中,我们没有定义人体的情志行为,例如人在怒、喜、思、忧、恐表现出的行为以及在美、物、食、生、性和思等欲望表现出的行为,即没有表现恶欲的行为。

把这些个体外在行为,利用主体行为类型方法,定义以下生物个体类型(individual)。

```
Type Individual(BIBs , RES , ENV)is
Sorts Individual,S,ES,BIBs,RES,ENV end
Behaviors
    S:Individual_New():ES→ES                         ………… 新个体
    S:Individual_ExchangeGas(o):ES→ES                ………… 个体气体交换(呼吸)
    S:Individual_EatDrinkFood(o):ES→ES               ………… 个体吃喝食物
    S:Individual_ExcreteMatter(o):ES→ES              ………… 个体排泄物质
    S:Individual_ExcreteWater(o):ES→ES               ………… 个体水交换
    S:Individual_Urinate(o):ES→ES                    ………… 个体排泄尿液
    S:Individual_ExchangeHeat(o):ES→ES               ………… 个体热能交换
    S:Individual_VisionInfExchange(o):ES→ES          ………… 个体视觉信息交换
    S:Individual_HearingInfExchange(o):ES→ES         ………… 个体听觉信息交换
    S:Individual_SmellInfExchange(o):ES→ES           ………… 个体嗅觉信息交换
    S:Individual_TouchInfExchange(o):ES→ES           ………… 个体触觉信息交换
    S:Individual_TasteInfExchange(o):ES→ES           ………… 个体味觉信息交换
    S:Individual_InvoluntaryMove():ES→ES             ………… 个体非意识运动
    S:Individual_VoluntaryMove():ES→ES               ………… 个体意识运动
    S:Individual_BrainMove():ES→ES                   ………… 个体思维运动
    S:Individual_ReceptExpresseState (x):ES→ES       ………… 个体感受表达状态
    S:Individual_ReceptExpresseMove(x):ES→ES         ………… 个体感受表达运动
    S:Individual_ReceptExpresseEnv (x):ES→ES         ………… 个体感受表达环境
    S:Individual_Reproduce():ES→ES                   ………… 个体繁殖
    S:Individual_Rest():ES→ES                        ………… 个体休息
    S:Individual_Sleep():ES→ES                       ………… 个体睡眠
    S:Individual_Death():ES→ES                       ………… 个体死亡
End
```

一个生物个体的外在行为,可以被分解到生物个体的所有系统上。依照解剖学知识结构描述,人的个体是由以下生物系统组成的:

Individual = SkinSystem ………… 皮肤系统
×MovementSystem ………… 运动系统
×RespiratorySystem ………… 呼吸系统
×DigestiveSystem ………… 消化系统
×ExcretorySystem ………… 排泄系统
×CirculatorySystem ………… 循环系统
×ReproductiveSystem ………… 生殖系统
×NervousSystem ………… 神经系统
×EndocrineSystem ………… 内分泌系统
×ImmuneSystem ………… 免疫系统

依照生物学对上述生物系统的功能描述，可以简单归纳如下：

(1) 皮肤系统的功能。身体内外隔离，防护病菌入侵和体液流失，分泌汗液和脂肪湿润皮肤、感觉外部刺激和交换调节体温等。

(2) 运动系统的功能。支撑身体形态，保护内脏和大脑等器官，实现身体和四肢运动。

(3) 呼吸系统的功能。气体(氧气和二氧化碳)交换、分泌和某些物质代谢功能。

(4) 消化系统的功能。由消化管道系统和消化腺系统组成，其功能包括吃、咀嚼、吞咽、分泌唾液、胃液、胆汁、胰液、肠液等消化液与胃肠蠕动，消化、输送和储存食物及排泄未消化物质。

(5) 排泄系统的功能。将人体物质代谢产生的尿素、尿酸等，经循环系统在肾脏做过滤、重吸收和分泌，产生尿液并排出体外。参加部分的人体物质代谢和分泌功能，保持水、无机盐平衡。

(6) 循环系统的功能。包括心、血管和淋巴管。推动和输送血液在血管中循环，淋巴管收集组织间的液体，形成淋巴回流血管中。

(7) 生殖系统的功能。分男性生殖系统和女性生殖系统。男性生殖系统的功能主要是产生精子、分泌精液、储存和射精以及分泌男性激素等功能。女性生殖系统的功能主要是产生卵子、接受精子、胚胎形成、发育和分娩以及分泌女性激素等功能。

(8) 神经系统的功能。包括中枢神经系统和周围神经系统。承担对体内、外的信号和运动实施感觉、反应、综合和调节控制的功能。

(9) 内分泌系统的功能。人体的物质代谢和器官活动进行调节的重要系统，通过激素作用于全身的器官、组织和细胞。

(10) 免疫系统的功能。分非特异性防护系统和特异性防护系统。非特异性防护系统承担体液防护、炎症反应、体温调节和细胞攻击。其中细胞攻击主要指 NK 细胞、巨噬细胞、粒细胞和单核细胞。特异性防护系统实行体液免疫、细胞免疫、主动免疫和被动免疫等功能。

这些生物系统构成了生物个体主体之下的二级主体概念，我们称作系统级别主体。

依照解剖学和组织学的皮肤系统、运动系统、呼吸系统、消化系统、排泄系统、循环系统、生殖系统、神经系统、内分泌系和免疫系统中，有些系统，例如皮肤系统和运动支撑系统，没有现代系统学显著的特点，或者说并不构成独立的系统概念。例如皮肤系统是由上皮、真皮、皮下组织、血管、神经以及附属器官等组织组成，其上皮组织的功能包括防护、吸收、分泌和排泄等，其真皮组织的功能包括连接、供给营养等功能。而运动支撑系统主要包括体腔、四肢的骨骼、腱、关节、韧带、系膜、纵膈、横膈、肌肉、血管、神经、淋巴等组成部分，主要实施防护、固定、支撑、运动、储存(能量)等功能。有些人体组织学把皮肤和运动支撑不看作独立的系统，而看成一个大的器官。

所以，我们在新中医学的系统概念中，对人体对应的皮肤、骨骼、肌肉、体液等结构定义成“体腔四肢”系统或“体质系统”，符合现代系统学的概念和要求，也容易在计算机中实现。

根据生物学和西医学的知识结构,人体是一些功能分类系统的组合体,每一个系统都是人这个个体的分类功能角色的承担者。也就是说,人类除以上系统之外,不再具有其他独立的系统。但是,现代生物学的研究,已经发现大量生物现象不属于已知生物系统角色的功能。

7.3 人体系统级别的运行模型

直到现在,人类虽然可以人造某些生物器官,还不能再现一个多细胞生物个体和模拟再现一个较复杂生物体的生物系统;但是人类在网络世界中是最有可能再现生物系统和多细胞生物个体的。

一个生物系统是面向生物个体提供分类功能服务的、由生物主体组成的系统。从传统系统学的角度看,构成一个系统必须具有输入、输出、处理、控制等几个组成部分,这样的系统结构实际上是一个单系统结构,如同生物世界的单细胞。对于现代信息系统,必须具有输入、输出、处理、控制、存储和网络连接等几个组成部分。对于现代信息系统,网络连接的作用如同生物体需要构成多细胞主体结构必需的机制。在网络连接范围内,它是把多系统构成更高层的"系统的系统"结构,也可以把网络连接部分称作系统连接部分。读者要区别系统的输入、输出与网络连接部分的本质区别。输入与输出是系统处理对象要求的输入、输出概念,所以一个具有互操作性和可构造的现代系统结构可以定义为

系统=输入器官×处理器官×输出器官×控制部分×存储部分
×连接部分×能源供给部分

或者描述成以下形式:

System =Input Component ………… 输入部分
×ProcessingComponent ………… 处理部分
×OutputComponent ………… 输出部分
×ControlComponent ………… 控制部分
×MemoryComponent ………… 存储部分
×NetworkConnectionComponent ………… 网络连接部分
×PowersupplyComponent ………… 能源供给部分

需要说明的是,生物系统与一般机械、电子和信息系统是不同的。生物系统的所有组成器官和部分,都是主体构成的。而主体构成的组成部分,有自己的生命行为,也有自己服务目标的功能行为,例如输入、输出、处理、控制和存储等目标功能。而非生物系统没有自身的生命行为,只有服务目标的功能行为和在目标功能服务之外的供电或者能源供给系统。

7.3.1 人体的生物系统模板类型定义和描述

人体的生物系统模板类型中,把系统看作主体,并定义系统主体的行为,其行为包括

系统的生命行为(life actions)和分类功能行为(function deliver actions)两部分。对于系统生命行为,包括系统自身需要的生命维系行为,例如系统的物质能量代谢、营养物质交换行为(营养物质、热能、气体、水/无机盐等营养物质交换)、系统范围的信息交换行为、运动行为(非意识运动行为,意识运动行为)、系统主体的感受表达行为(含对状态、运动、环境等感受与表达行为)和系统再生行为、死亡行为等。对于生物系统的分类功能行为重要的是一个生物系统在个体范围内对其他系统提供的功能服务行为,例如物质交换服务、热交换服务、水交换服务、气体交换服务和信息交换服务以及意识运动服务、感受表达服务等。读者需要注意,在系统中,有些行为,例如物质交换行为、信息交换行为、感受表达行为,既是生命行为范畴,又是分类功能行为。为了区别它们,我们在定义分类功能行为中增加了一个“service”后缀文字。

读者需要注意,生物系统的分类功能行为通常是系统生命行为的扩展与放大模式,使自身需要的行为,成为提供其他系统需要的服务行为。生物的分类功能行为是人体生命活动平衡性要求,没有分类功能行为就不可能获得多细胞生物体内部的物质、信息、能量、水/无机盐、气体交换的平衡性。所有细胞生命行为的平衡性是多细胞自组织的基础,否则就不可能产生多细胞生物体。但是,人体内生命行为的平衡性不是生命的全部概念,生命行为还需要具有能够性、完整性和一致性。生命行为和功能行为的能够性、完整性和一致性同样是生命活动的基础,是不可或缺的。

系统级别主体行为的环境(Env),即系统环境是生物系统作为主体对其生命行为和功能行为感受外在存在概念范畴。感受的内容范畴是外部主体表达的内容范畴。感受的范围是信息、物质、能量(热)、气体、水,产生信息感、物质感、力(热)感、本感(状态感)和平衡感。一个生物系统的环境主要指其他生物系统关联作用提供的生命行为和功能的环境。循环系统和神经系统作为生物体的生物系统的公共环境,包括作为自身环境。其他生物系统,例如皮肤、运动支撑、呼吸、消化、排泄、生殖、内分泌和免疫系统等生物系统,都在公共环境中实现物质交换、信息交换、气体交换、能量交换和水/无机盐交换,并维持各种交换功能平衡。但是,体内生物系统之间,除神经系统和循环系统外,相互之间不构成关联环境。因为根据现代生物学,其他系统活动不直接构成相互环境,而是通过神经系统和循环系统构成环境,例如呼吸系统需要呼吸运动,而呼吸运动(涉及体腔的运动系统)是通过植物神经系统统一调节和控制的。

系统级别的主体的行为状态(states)是生物系统作为主体对其行为表达的状态概念范畴。系统级别主体行为状态内容范畴与系统主体行为环境的内容范畴一致。状态内容范畴是自身向外部的表达。对于状态概念,首先是主体自身感受和表达的状态概念,而不是观察者关注的概念。包括信息、物质、行为、控制、结构、平衡等几个方面。生物系统的状态是系统主体能够感受和表达的内部系统运行的状态和态势信息,例如系统主体的生命行为状态和态势、功能表达行为的状态和态势。例如运行、运动、休息、感染,还包括生物系统主体的相关的神经系统感受和表达信息,例如疼痛、缺氧、缺水等信息。

从现代生物学研究结果看,系统级别的感受表达的信息内容大致可以归纳如下。

系统感受是对系统主体和系统结构内的所有器官主体的信息感、物质感、力(热)感、本感(状态感)、特性感。

这里的系统结构是多器官的有机组合体,例如消化管道系统是口腔、食管、胃、小肠、大肠、肛门等器官的关联组合体。上述感受内容,与我们对环境感受是一致的,即与"息感、物感、热(力)感、气感、水感"是一致的。

对于系统信息感受,可以有如下描述:

系统信息感即对化学信息(神经递质、激素)、电信息(离子)、物理信息(气体、液体)等信号物质的感受。

注意,系统级主体没有细胞因子和局部激素概念。

对于系统物质感、力感、本感和平衡感,可以分别描述为

系统物质感是对蛋白质、糖类、脂肪、氧气/二氧化碳和水/无机盐生命物质的感受。

系统力(热)感是对运动产生的机械能和热能的感受,或者对运动和温度的感受。

系统本感(气感)是系统主体自我感受和系统结构内器官主体(下一级主体)的状态感的感受汇总。

系统特性感(水感)指生命行为和功能行为能够性、完整性、一致性和平衡性。

系统感受表达控制是通过神经系统(周围神经系统,脊神经、脑神经、内脏神经)、内分泌系统的控制。

生物系统表达的内容与生物系统感受的内容是一致或对应的,其描述内容相同。所以,在生物体中,所谓系统感受是感受其他系统的表达,所谓表达是向其他系统表达自身的感受。在采用现代生物学方法的网络世界人体系统级再现的设计中,同样借鉴本书提到的"五能"和"五件"概念。

在上述环境和状态中行为概念基础上,可以定义系统行为和器官主体行为,生物系统有以下生命行为:

(1) 新生物系统行为。S:BioSystem_New(),数学概念上要求的生命行为,只有软件意义。

(2) 系统物质代谢行为。S:BioSystem_SubstanceMetabolize(),系统内所有主体自需的物质代谢行为,包括器官、组织和细胞的物质、能量、气体、水/无机盐代谢。

(3) 系统物质交换行为。S:BioSystem_ExchangeMatter(o),系统内所有主体自需的物质交换行为。

(4) 系统信息交换行为。S:BioSystem_ExchangeInf(o),系统内所有主体之间的信息交换行为,由于神经系统和内分泌系统的信息交换是系统之间信息交换,系统内信息交换主要指局部激素和细胞因子的信息交换。

(5) 系统非意识运动行为。S:BioSystem_InvoluntaryMove(),系统内主体非意识运动行为,或者系统主体自主和协同运动行为,不是意识神经系统驱动的运动行为。

(6) 系统感受表达物质行为。S:BioSystem_ReceptExpresseMatter(x),系统对外感受表达物质的行为。

(7) 系统感受表达信息行为。S:BioSystem_ReceptExpresseInf(x),系统对外感受表达信息的行为。

(8) 系统感受表达运动行为。S:BioSystem_ReceptExpresseMove(),系统对外感受表达运动的行为。

(9) 系统感受表达状态行为。S:BioSystem_ReceptExpresseState(x),系统对外感受表达状态的行为。

(10) 系统感受表达环境行为。S:BioSystem_ReceptExpresseEnv(x),系统对外感受表达环境的行为。

(11) 系统再生行为。S:BioSystem_Regeneration(),系统内局部再生行为,系统没有再生的服务概念。再生行为产生个体的睡眠要求。

同样,在上述系统环境和状态概念基础上,可以定义生物系统的功能分类行为服务:

(1) 系统物质代谢服务。S:BioSystem_SubstanceMetabolizeService(),系统主体对其他系统主体提供物质代谢服务。系统内物质代谢超越本身的需要,目的是将多余的物质交换给其他系统。

(2) 系统物质交换服务。S:BioSystem_ExchangeMatterService(o),系统主体对其他系统主体提供物质交换服务。例如循环系统、消化腺系统和其他系统提供物质交换服务。

(3) 系统热交换服务。S:BioSystem_ExchangeHeatService(o),系统主体对其他系统主体提供能量交换服务。例如通过循环系统,将系统产生的热量供给其他系统主体。

(4) 系统水交换服务。S:BioSystem_ExchangeWaterService(o),系统主体对其他系统主体提供水交换服务。例如通过循环系统与排泄系统为所有系统主体提供水/无机盐交换和平衡服务。

(5) 系统气体交换服务。S:BioSystem_ExchangeGasService(o),系统主体对其他系统主体提供气体交换服务。例如通过循环系统与呼吸系统为所有系统主体氧气与二氧化碳气的交换服务。

(6) 系统信息交换服务。S:BioSystem_ExchangeInfService(o),系统主体对其他系统主体提供信息交换服务。例如通过循环系统、神经系统提供信息交换服务。

(7) 系统意识运动服务。S:BioSystem_VoluntaryMoveService(),在意识神经驱动下提供运动服务。

(8) 系统感受表达服务。S:BioSystem_ReceptExpresseService(x),系统主体对其他系统主体提供感受表达服务。

必须注意到,在上述功能分类服务中,并没有系统的再生服务。这是由于现代生物学认为再生是局部环境的再生系统,并没有人体统一的再生、修复和重组的感受表达系统。所以,仅在系统的生命行为中定义了再生行为。

把人体的个体级别的外在行为描述,进一步向人体生物系统分解,得到人体组成生物系统的类型定义和描述。人体的生物系统模板类型(biosystem types)可以如下定义。

```
Type BioSystem(AIBs,RES,ENV)is
Sorts BioSystem,S,ES,AIBs,RES,ENV end
LifeActions
    S:BioSystem_New():ES→ES                              ………… 新生物系统
    S:BioSystem_SubstanceMetabolize():ES→ES              ………… 系统物质代谢(物质生成)
    S:BioSystem_ExchangeMatter(o):ES→ES                  ………… 系统物质交换
    S:BioSystem_ExchangeInf(o):ES→ES                     ………… 系统信息交换
    S:BioSystem_InvoluntaryMove():ES→ES                  ………… 系统非意识运动
    S:BioSystem_ReceptExpresseMatter (x):ES→ES           ………… 系统感受表达物质
    S:BioSystem_ReceptExpresseInf(x):ES→ES               ………… 系统感受表达信息
    S:BioSystem_ReceptExpresseMove():ES→ES               ………… 系统感受表达运动
    S:BioSystem_ReceptExpresseState(x):ES→ES             ………… 系统感受表达状态
    S:BioSystem_ReceptExpresseEnv(x):ES→ES               ………… 系统感受表达环境
    S:BioSystem_Rest():ES→ES                             ………… 系统休息
    S:BioSystem_Regeneration():ES→ES                     ………… 系统再生
    S:BioSystem_Death():ES→ES                            ………… 系统死亡
FunctionDeliverActions
    S:BioSystem_SubstanceMetabolizeService():ES→ES       ………… 系统物质代谢服务
    S:BioSystem_ExchangeMatterService(o):ES→ES           ………… 系统物质交换服务
    S:BioSystem_ExchangeHeatService(o):ES→ES             ………… 系统热交换服务
    S:BioSystem_ExchangeGasService(o):ES→ES              ………… 系统水交换服务
    S:BioSystem_ExchangeWaterService(o):ES→ES            ………… 系统气交换服务
    S:BioSystem_ExchangeInfService(o):ES→ES              ………… 系统信息交换服务
    S:BioSystem_VoluntaryMoveService():ES→ES             ………… 系统意识运动服务
    S:BioSystem_ReceptExpresseService(x):ES→ES           ………… 系统感受表达服务
End
```

在这个生物系统模板类型定义中,我们定义了系统的再生行为。再生概念对于人体是一个内部的状态对外有外在的表达,这种表达就是人体的睡眠状态。但是依照现代生物学的知识结构,人体没有定义统一的人体再生系统。所以再生行为最终落实在系统内部的器官、组织等局部环境的自主再生。

对于皮肤系统、运动系统、呼吸系统、消化系统、排泄系统、循环系统、生殖系统、神经系统、内分泌系统和免疫系统有不同的输入器官、处理器官、输出器官、控制部分、存储部分和连接部分。

各生物系统的类型描述,可以在生物系统模板类型定义和描述的基础上,做适当修改,得到具体的生物系统的类型定义和说明。下面,我们分别对人体的生物系统进行类型定义与描述。

7.3.2 人体神经系统主体类型定义和描述

根据人体神经系统解剖学知识结构，人体神经系统可以利用类型表达式定义描述如下：

NervousSystem＝CentralNervousSystem	…………	中枢神经系统
×PeripheralNervousSystem	…………	周围神经系统
CentralNervousSystem＝BrainSystem	…………	脑系统
×SpinalCordSystem	…………	脊髓系统
BrainSystem＝Brain	…………	大脑
×BrainBloodVessel	…………	脑血管
×CerebroSpinalFluid	…………	脑脊液
×CerebroSpinalMater	…………	脑被膜
Brain＝Cerebrum	…………	大脑
×Cerebellum	…………	小脑
×Diencephalon	…………	间脑
×BrainStem	…………	脑干
SpinalCordSystem＝SpinalCord	…………	脊髓
×SpinalCordBloodVessel	…………	脊髓血管
×CerebralSpinalFluid	…………	脑脊液
×SpinalMater	…………	脊被膜
PeripheralNervousSystem＝SpinalNerve	…………	脊神经
×CranialNerve	…………	脑神经
SpinalNerve＝SomaticNerve	…………	躯体神经
×SympatheticNerve	…………	交感神经
×ParasympatheticNerve	…………	副交感神经
×VisceralSensoryNerve	…………	内脏感觉神经
SomaticNerve＝SomaticMotorNerve	…………	躯体运动神经
×SomaticSensoryNerve	…………	躯体感觉神经
CranialNerve＝OlfactoryNerve	…………	嗅神经
×OpticNerve	…………	视神经
×OculomotorNerve	…………	动眼神经
×TrochlearNerve	…………	滑车视神经
×TrigeminalNerve	…………	三叉神经
×AbducentNerve	…………	展神经
×FacialNerve	…………	面神经

×VestibulocochlearNerve ………… 前听蜗神经
×GlossopharyngealNerve ………… 舌咽神经
×VagusNerve ………… 迷走神经
×AccessoryNerve ………… 副神经
×HypoglossalNerve ………… 舌下神经

这个神经系统的类型表达式描述，在于规定神经系统自上而下需要定义多少组成部分的类型。例如需要沿着系统、器官、组织和细胞这个结构组成循序，需要进一步定义中枢神经系统、周围神经系统、脑系统、脊髓系统、脊神经、脑神经、躯体神经、交感神经、副交感神经、内脏感觉神经、躯体运动神经、躯体感觉神经和内脏神经节（可以在器官中定义描述）。

根据生物学和西医学的知识结构，神经系统（通过神经递质）主要承担思维、记忆、躯体感觉、躯体运动、五官器官感觉、内脏感觉和内脏运动等发生、控制和调节功能。承担人体内部上述感觉、运动等范畴的信息交换。承担其他系统运行状态调节功能，例如分泌、血管、气管等器官的形态和运动态势的调节。

依照本书的观点，现代生物学描述的人体神经系统不是胚胎发育时期执行强制发育模式的前神经系统，所以可以称作人体后神经系统。人体的后神经系统继承了胚胎发育的前神经系统的神经脊索（融入到脊神经成为神经核）、器官神经节和弥散神经网络。所以中医经络系统与人体的神经系统、内分泌系统有着上端和下端的实际联系和相互关联。因而人体器官的运行受到来自植物神经（使用神经递质，承担运动和感觉）、内分泌系统（使用激素，承担物质代谢和运行状态调节）和经络系统（使用细胞因子，承担细胞主体调节和控制）三个方面的、共同的、但不同角色的调节。人体的神经系统通常不承担细胞、组织、器官的再生、修复和重组功能，不承担细胞主体增殖、分化和主体资源调度。

人体神经系统的行为划分生命行为（life actions）和分类功能行为（function deliver actions）两部分。

神经系统生命行为即神经系统自身需要生命维系行为，包括神经系统的物质能量代谢、营养物质交换行为（营养物质、热能、气体、水/无机盐等营养物质交换）、信息交换行为、非意识运动行为、意识运动行为、感受表达行为（包括对物质、信息、状态、运动、环境等感受与表达）和神经系统再生行为、死亡行为等。

神经生物系统的分类功能行为即神经系统在个体范围内对其他系统提供的功能服务行为，神经系统服务行为有自己的特色，主要表现在视觉、听觉、嗅觉、味觉、触觉等信息服务、信息交换服务以及意识运动服务、非意识运动服务和感受表达服务等。下面对这些功能服务行为做些说明：

(1) 神经系统视觉信息服务。S:NervousSystem_VisionInfService(o)，视觉感觉器官提供给神经系统的信息服务。

(2) 神经系统听觉信息服务。S:NervousSystem_HearingInfService(o)，听觉感觉器

官提供给神经系统的信息服务。

(3) 神经系统嗅觉信息服务。S:NervousSystem_SmellInfService(o),嗅觉感觉器官提供给神经系统的信息服务。

(4) 神经系统触觉信息服务。S:NervousSystem_TouchInfService(o),分布的触觉感受器提供给神经系统的信息服务。

(5) 神经系统味觉信息服务。S:NervousSystem_TasteInfService(o),味觉感觉器官提供给神经系统的信息服务。

(6) 神经系统信息交换服务。S:NervousSystem_ExchangeInfService(o),神经系统与内分泌系统之间,或神经系统为其他系统提供信息交换服务。

(7) 神经系统意识运动服务。S:NervousSystem_VoluntaryMoveService(),神经系统为运动系统的运动提供意识神经驱动的信息服务。

(8) 神经系统非意识运动服务。S:NervousSystem_InvoluntaryMoveService(),自主神经(植物神经)系统为心肌、平滑肌提供的运动调节服务。

(9) 神经系统感受表达服务。S:NervousSystem_ReceptExpresseService(x),神经系统主体与其他系统之间的感受表达服务。

通常认为,神经系统内所有器官、组织和细胞的物质代谢、物质交换、热交换、水交换是自身满足性的,可以忽略神经系统的物质代谢、物质交换、热交换、水交换提供的服务能力。

人体神经系统主体运行类型可以如下定义:

```
Type NervousSystem(AIBs,RES,ENV)is
Sorts NervousSystem,S,ES,AIBs,RES,ENV end
LifeActions
    基本上与系统模板类型定义的生命行为相同。
FunctionDeliverActions
    S:NervousSystem_VisionInfService(o):ES→ES              ………… 神经系统视觉信息服务
    S:NervousSystem_HearingInfService(o):ES→ES             ………… 神经系统听觉信息服务
    S:NervousSystem_SmellInfService(o):ES→ES               ………… 神经系统嗅觉信息服务
    S:NervousSystem_TouchInfService(o):ES→ES               ………… 神经系统触觉信息服务
    S:NervousSystem_TasteInfService(o):ES→ES               ………… 神经系统味觉信息服务
    S:NervousSystem_ExchangeInfService(o):ES→ES            ………… 神经系统信息交换服务
    S:NervousSystem_VoluntaryMoveService():ES→ES           ………… 神经系统意识运动服务
    S:NervousSystem_InvoluntaryMoveService():ES→ES         ………… 神经系统非意识运动服务
    S:NervousSystem_ReceptExpresseService(x):ES→ES         ………… 神经系统感受表达服务
End
```

7.3.3　人体内分泌系统主体类型定义和描述

根据人体内分泌系统解剖学知识结构,人体内分泌系统可用类型表达式定义描述:

EndocrineSystem＝Hypothalamus	…………	下丘脑
×Pypophsis	…………	垂体
×ThyroidGland	…………	甲状腺
×Thymus	…………	胸腺
×LiverEndocrine	…………	肝内分泌部分
×PancreasEndocrine	…………	胰腺内分泌部分(胰岛)
×SuprarenalGland	…………	肾上腺
×KidneyEndocrine	…………	肾内分泌部分
×Gonad	…………	生殖腺

这个内分泌系统的类型表达式的描述，在于规定内分泌系统自上而下需要定义多少组成部分的类型。例如上面的表达式中已经向我们规定，需要定义丘脑、垂体、甲状腺、胸腺、肝内分泌部分、胰内分泌部分、肾上腺、肾内分泌部分和生殖腺等生物器官主体类型。

内分泌系统的组成器官中，丘脑和垂体使用脑的血管和其他组织，肝、胰、肾的内分泌部分都使用对应内脏的血管系统和神经系统。甲状腺、生殖腺和胸腺等独立器官有独立的血管和神经组织，在这里被省略描述。

根据生物学和西医学的知识结构，内分泌系统(在血液和体液中分泌激素)主要承担人体物质代谢、生命活动状态和阶段的发生、控制和调节。承担人体内部器官在物质代谢中的调节功能，承担腺体分泌增减调节、器官血管的形态和运动态势的调节。内分泌与植物神经腺体，在上端被丘脑和垂体统一调控，在下端通过弥散神经内分泌腺细胞系统相互关联，统一协调生命运行状态、运动和物质与能量代谢活动。

依照本书的观点，内分泌系统主要是生物主体的发育生长和物质代谢的控制和调节系统。内分泌系统、神经系统和中医经络系统不仅在上端受到丘脑、垂体和脊神经核统一调节，在下端，内分泌系统、神经系统和中医经络系统受到弥散神经/内分泌/经络腺细胞系统相互关联。因为经络系统主要由人体胚胎发育的前神经系统发育演化而成，弥散神经内分泌腺细胞系统不仅是内分泌系统的组成部分，同样也是前神经系统(经络系统的前系统)组成部分。内分泌系统通常不是直接面向细胞主体的增殖、分裂、分化，而通过物质代谢调节细胞主体的增殖、分化。内分泌系统(不包括器官和组织的局部激素范畴)不直接承担细胞、组织、器官的再生、修复和重组功能，不承担细胞主体增殖、分化和主体资源调度。

内分泌系统没有独立的系统环境，这是由于内分泌系统是依赖循环系统血液作为网络环境。内分泌系统的器官有器官的独立环境，没有系统独立的封闭环境。

人体内分泌系统(endocrine system)的行为划分生命行为(life actions)和分类功能行为(function deliver actions)两部分。

内分泌系统生命行为即内分泌系统自身需要生命维系行为，包括内分泌系统的物质能量代谢、物质(营养物质、热能、气体、水/无机盐等物质)交换行为、信息交换行为、非意识运动行为、意识运动行为、感受表达行为(包括对物质、信息、状态、运动、环境等感受与表达)和内分泌系统再生行为、死亡行为等。

内分泌系统的分类功能行为即内分泌系统在个体范围内对其他系统提供的功能服务行为，内分泌系统服务行为有自己的特色，主要表现在信息交换服务、分泌信号分子（激素）服务和感受表达服务等。下面对这些功能服务行为做些说明：

（1）内分泌系统信息交换服务。S：EndocrineSystem_ExchangeInfService(o)，内分泌系统与其他系统之间的信息交换服务，包括与神经系统之间的信息交换。

（2）内分泌系统分泌激素服务。S：EndocrineSystem_SecreteHormoneService(o)，内分泌系统内所有主体提供的分泌激素的服务，调节物质代谢态势和状态。

（3）内分泌系统感受表达服务。S：EndocrineSystem_ReceptExpresseService(o)，内分泌系统与其他系统之间的感受表达服务。

（4）内分泌系统调节（运动）服务。S：EndocrineSystem_RegulateService(o)内分泌系统主体调节（抑制和促进）腺体分泌和运动态势。

人体内分泌系统主体运行类型可以如下定义：

```
Type EndocrineSystem(AIBs,RES,ENV)is
Sorts EndocrineSystem,S,ES,AIBs,RES,ENV end
LifeActions
    基本上与系统模板类型定义的生命行为相同。
FunctionDeliverActions
    S:EndocrineSystem_ExchangeInfService(o):ES→ES          ……  内分泌系统信息交换服务
    S:EndocrineSystem_SecreteHormoneService(o):ES→ES       ……  内分泌系统分泌激素服务
    S:EndocrineSystem_ReceptExpresseService(o):ES→ES       ……  内分泌系统感受表达服务
    S:EndocrineSystem_RegulateService(o):ES→ES             ……  内分泌系统调节服务
End
```

读者需要注意，现代生物学系统概念的物质代谢调节是由一个独立的“生物系统”承担的，而所有其他系统和器官并没有物质代谢的调节功能，或者说其他生物系统、器官自主的代谢调节能力被忽略了。

7.3.4　人体皮肤系统和运动系统主体类型定义和描述

为了方便，我们把皮肤系统和运动支撑系统合在一起，成为皮肤运动支撑系统，简称皮肤运动系统(SkinMovementSystem)，其类型表达式如下定义：

```
SkinMovementSystem＝CoelomeArmsLegs          …………  体腔四肢系统
                    ×CirculatorySystem        …………  循环系统(部分)
                    ×NervousSystem            …………  神经系统(部分)
CoelomeArmsLegs＝HeadCavity                   …………  头腔
                 ×PericardialCavity           …………  心包腔
                 ×AbdomenCavity               …………  腹腔
                 ×(ThoracicCavity Arms)       …………  (胸腔 上肢)
```

×(PelvicCavity Legs)	…………	(盆腔 下肢)
HeadCavity=CranialCavity	…………	头颅腔
×Oral Cavity	…………	口腔与牙、舌器官
×NasalCavity	…………	鼻腔与嗅器官
×EarOrgan	…………	耳窝与耳器官
×EyeOrgan	…………	眼眶与眼器官

人体的体腔四肢系统有头腔、心包腔、腹腔、胸腔、盆腔、上肢、下肢、口腔(牙、舌)器官、鼻腔(嗅)器官、耳器官和眼器官等组成部分。这些器官的主体运行类型都需要定义、描述出来。

根据生物学和西医学的知识结构,皮肤系统和运动支撑系统主要承担支撑人体的质量和结构强度,承担个体时空运动,承担人体内部与环境的隔离,承担外部感受环境的温度、接触、作用力和热能交换等分类功能。人体的皮肤运动系统主要由体腔、四肢组成,而体腔包括头腔、心包腔、腹腔、胸腔、盆腔几部分。这里突出描述心包腔,显然是考虑到人体解剖学和中医学谈到的心包概念。我们要特别注意,体腔不仅承担内脏器官的固定和支撑,同时要考虑到体腔的脊椎骨骼对脊髓和躯体神经的保护与支撑。体腔的非意识运动是人的呼吸运动,同时还是消化管道的非意识蠕动的支撑。人体的体腔四肢系统是人体体质系统,其中包括体液平衡、脂肪储存动员、微生物寄生等重要功能,是人体的体腔、四肢的皮肤、肌肉系统,是消耗能量和热交换的重要的人体结构。

依照本书的观点,人体皮肤和运动系统不仅是隔离、防护、支撑、运动、热交换和人体环境的感受与表达等功能分类系统,还是人体的感受表达系统重要组成部分。皮肤系统的再生、修复和重组受到经络系统的调节控制。

在这里我们主要定义和描述体腔(coelome)主体运行类型定义。

人体体腔系统的行为划分生命行为(life actions)和分类功能行为(function deliver actions)两部分。

体腔系统生命行为是体腔系统自身需要的生命维系行为,包括体腔系统的物质能量代谢、营养物质(营养物质、热能、气体、水/无机盐等营养物质交换)交换行为、信息交换行为、非意识运动行为、意识运动行为、感受表达行为(包括对物质、信息、状态、运动、环境等感受与表达)和体腔系统再生、死亡行为等。

体腔系统的分类功能行为即体腔系统在个体范围内对其他系统提供的功能服务行为,体腔系统服务行为有自己的特色,主要表现在意识运动服务、呼吸运动服务、热交换服务、信息交换服务和感受表达服务行为等。下面对这些功能服务行为做些说明:

(1) 体腔系统意识运动服务。S:Coelome_VoluntaryMoveService(),体腔系统主体受意识神经系统主导的运动行为,这种运动疏导体腔的物质交换、热交换、气体交换和水交换功能。

(2) 体腔系统呼吸运动服务。S:Coelome_RespirationMoveService(),体腔系统主体受植物神经系统主导,通过体腔的腔体空间变化,产生正、负压变化,支持呼吸系统主体的气体交换的运动行为。

(3) 体腔系统热交换服务。S:Coelome_ExchangeHeatService(o),体腔系统主体提供的热交换服务行为。

(4) 体腔系统信息交换服务。S:Coelome_ExchangeInfService(o),体腔系统主体提供的信息交换服务行为。

(5) 体腔系统感受表达服务。S:Coelome_ReceptExpresseService(x),体腔系统主体提供的感受表达服务行为。

人体体腔系统主体运行类型可以如下定义:

```
Type Coelome(AIBs,RES,ENV)is
Sorts Coelome,S,ES,AIBs,RES,ENV end
LifeActions
    基本上与系统模板类型定义的生命行为相同。
FunctionDeliverActions
    S:Coelome_VoluntaryMoveService():ES→ES          ………… 体腔系统意识运动服务
    S:Coelome_RespirationMoveService():ES→ES        ………… 体腔系统呼吸运动服务
    S:Coelome_ExchangeHeatService(o):ES→ES          ………… 体腔系统热交换服务
    S:Coelome_ExchangeInfService(o):ES→ES           ………… 体腔系统信息交换服务
    S:Coelome_ReceptExpresseService(x):ES→ES        ………… 体腔系统感受表达服务
End
```

7.3.5 人体循环系统主体类型定义和描述

根据人体循环系统解剖学知识结构,人体循环系统可以利用类型表达式定义描述如下:

```
CirculatorySystem=HeartOrgan                 ………… 心脏器官
                  ×ArteryVessel              ………… 动脉血管网络
                  ×VeinVessel                ………… 静脉血管网络
                  ×LymphaticVessel           ………… 淋巴管网络
                  ×HeartNerve                ………… 心脏神经
                  ×BloodVesselNerve          ………… 血管神经
ArteryVessel=ArteryVesselEndarterium         ………… 动脉内膜组织
             ×ArteryVesselMedia              ………… 动脉中膜组织
             ×ArteryVesselAdventitia         ………… 动脉外膜组织
             ×ArteryVesselValve              ………… 动脉瓣膜
VeinVessel=VeinVesselEndarterium             ………… 静脉内膜组织
           ×VeinVesselMedia                  ………… 静脉中膜组织
           ×VeinVesselAdventitia             ………… 静脉外膜组织
           ×VeinVesselValve                  ………… 静脉瓣膜
```

LymphaticVessel＝LymphaticVesselEndarterium …………　淋巴管内膜组织
×LymphaticVesselMedia …………　淋巴管中膜组织
×LymphaticVesselAdventitia …………　淋巴管外膜组织

根据生物学和西医学的知识结构，循环系统主要是输送血液的系统，包括血液循环系统和淋巴系统。现代西医学承认血液循环系统，尤其是心脏跳动是人体需要营养物质、氧气、二氧化碳、水、无机盐、热能、激素信号分子等交换的公共输送系统。血管的脉动是心脏跳动产生的血液循环运动和血管压力的原因。关注并承认血液中细胞主体和物质对血管结构、形态和性质的影响、相互作用。血管并不承担所有连接组织、器官的感受与表达功能。

依照本书的观点，人体循环系统不仅具有上述分类功能，人体的血管网络系统同时是人体最基础和最重要的感受表达网络系统。所有与血管网络连接的细胞、组织、器官和系统都通过血管的脉动、血压、血液物质、血液细胞相互感受或表达。循环系统的再生、修复和重组是受经络系统的调节控制。

人体循环系统(circulatory system)的行为划分生命行为(life actions)和分类功能行为(function deliver actions)两部分。

循环系统生命行为是循环系统自身需要的生命维系行为，包括循环系统的物质能量(营养物质、热能、气体、水/无机盐等)代谢、营养物质交换行为、信息的交换行为、非意识运动行为、意识运动行为、感受表达行为(包括对物质、信息、状态、运动、环境等感受与表达)和循环系统再生行为、死亡行为等。

循环系统的分类功能行为即循环系统在个体范围内对其他系统提供的功能服务行为，循环系统服务行为有自己的特色，主要表现在物质交换服务、热能交换服务、水交换服务、气体交换服务、信息交换服务、非意识运动服务、意识运动服务、感受表达物质服务、感受表达细胞服务、感受表达脉动服务、感受表达血压服务和血管收缩舒张运动服务等。下面对这些功能服务行为做些说明：

(1) 循环系统物质交换服务。S：CirculatorySystem_ExchangeMatteServicer(o)，循环系统提供输送血液、营养物质和血液细胞(携带氧气、二氧化碳)，为全身细胞提供物质交换服务。

(2) 循环系统热交换服务。S：CirculatorySystem_ExchangeHeatService(o)，循环系统心脏消耗 ATP，并产生热量，随血液流动温暖全身细胞的服务。

(3) 循环系统气交换服务。S：CirculatorySystem_ExchangeGasService(o)，循环系统的血管与呼吸系统、消化管道系统、皮肤系统等实施气体交换服务。

(4) 循环系统水交换服务。S：CirculatorySystem_ExchangeWaterService(o)，循环系统的血管与肾、细胞组织、肠道实施水交换服务。

(5) 循环系统信息交换服务。S：CirculatorySystem_ExchangeInfService(o)，循环系统的心、血管接受信息和实施调整功能行为的服务。

(6) 循环系统心运动(非意识运动)服务。S：CirculatorySystem_HeartMoveService()，循环系统受非意识神经系统驱动和调节心脏跳动运动的服务。

(7) 循环系统血管运动(脉动、收缩舒张)服务。S:CirculatorySystem_BloodVesselMoveService(),循环系统受非意识神经系统驱动和调节的血管脉动、血管收缩舒张的服务。

(8) 循环系统感受表达主体(血细胞)服务。S:CirculatorySystem_ReceptExpresseCell(x),循环系统提供的感受表达主体的服务,包括感受其他系统器官主体和血液细胞主体。

(9) 循环系统感受表达脉动服务。S:CirculatorySystem_ReceptExpressePulse(x),循环系统感受心脏跳动和血管脉动的感受表达服务。

(10) 循环系统感受表达血压服务。S:CirculatorySystem_ReceptExpresseBloodPressure(x),循环系统感受血管压力的感受表达服务。

人体循环系统主体运行类型可以如下定义:

```
Type CirculatorySystem(AIBs,RES,ENV)is
Sorts CirculatorySystem,S,ES,AIBs,RES,ENV end
LifeActions
    基本上与系统模板类型定义的生命行为相同。
FunctionDeliverActions
    S:CirculatorySystem_ExchangeMatteServicer(o):ES→ES …… 循环系统物质交换服务
    S:CirculatorySystem_ExchangeHeatService(o):ES→ES …… 循环系统热交换服务
    S:CirculatorySystem_ExchangeGasService(o):ES→ES …… 循环系统气交换服务
    S:CirculatorySystem_ExchangeWaterService(o):ES→ES …… 循环系统水交换服务
    S:CirculatorySystem_ExchangeInfService(o):ES→ES …… 循环系统信息交换服务
    S:CirculatorySystem_HeartMoveService():ES→ES …… 循环系统心运动(非意识运动)
    S:CirculatorySystem_BloodVesselMoveService():ES→ES …… 循环系统血管运动(收缩舒张)
    S:CirculatorySystem_ReceptExpresseCell(x):ES→ES …… 循环系统感受表达血细胞
    S:CirculatorySystem_ReceptExpressePulse(x):ES→ES …… 循环系统感受表达脉动
    S:CirculatorySystem_ReceptExpresseBloodPressure(x):ES→ES
                                                    …… 循环系统感受表达血压
End
```

7.3.6　人体消化管道系统主体类型定义和描述

根据人体消化管道系统解剖学知识结构,人体消化管道系统可以利用类型表达式定义描述如下:

DigestiveSystem＝DigestiveTractSystem	…………	消化管道系统
×DigestiveGlandsSystem	…………	消化腺系统
×DigestiveSystemBloodVessel	…………	消化系统血管(含淋巴)
×DigestiveSystemNerve	…………	消化系统神经
DigestiveTractSystem＝OralCavity	…………	口腔
×Esophagus	…………	食管

×Stomach …………… 胃
×SmallIntestine …………… 小肠
×LargeIntestine …………… 大肠
×Anus …………… 肛门

根据生物学和西医学的知识结构，消化管道系统主要承担输入食物、处理消化食物、储存、吸收营养物质和水分、输送被消化食物、排泄(输出)未消化食物等功能。消化管道构成一个相对封闭的管道输送环境，是人体最重要的物质交换的输入和输出系统。消化管道通过非意识的管道的蠕动和收缩舒张，保障食物在消化管道中的输送及快慢。消化管道分布着一些分泌细胞，分泌消化液(唾液、胃液、肠液)，到管道内消化食物。消化管道不仅吸收营养物质、水分进入管道静脉血管和淋巴管中，同时消化食物所产生的气体，也被小肠管道吸收。血管中气体可以回送消化管道，直到气体被排出。消化管道系统通过植物神经系统、内分泌系统、器官运动和感觉神经系统实现自下而上的感受表达，消化管道系统内不承担相互感受表达功能。

依照本书的观点，消化管道系统不仅承担分类功能，消化管道系统内所有器官通过器官经络、血管相互关联感受与表达，并通过系统的行为信息基建立信息和行为关联网络。消化管道系统的再生、修复和重组受到经络系统的调节控制。

人体消化管道系统(digestive tract system)的行为划分生命行为(life actions)和分类功能行为(function deliver actions)两部分。

消化管道系统生命行为是消化管道系统自身需要的生命维系行为，包括内分泌系统的物质能量(营养物质、热能、气体、水/无机盐等)代谢、营养物质交换行为、信息交换行为、非意识运动行为、意识运动行为、感受表达行为(包括对物质、信息、状态、运动、环境等感受与表达)和消化管道系统再生行为(修复、重组)、死亡行为等。

消化管道系统的分类功能行为即消化管道系统在个体范围内对其他系统提供的功能服务行为，消化管道系统服务行为有自己的特色，主要表现在物质、热能、气体、水和信息交换服务、管道蠕动服务和管道消化液分泌服务等。对消化管道系统的功能服务行为做如下简单说明：

(1) 消化管道系统物质代谢服务。S:DigestiveTractSystem_MetabolizeService(o)，消化管道系统的物质代谢服务，例如小肠提供的物质代谢服务。

(2) 消化管道系统物质交换服务。S:DigestiveTractSystem_ExchangeMatterService(o)，消化管道系统提供的物质交换服务。

(3) 消化管道系统热交换服务。S:DigestiveTractSystem_ExchangeHeatService(o)，消化管道系统提供的热交换服务。

(4) 消化管道系统气交换服务。S:DigestiveTractSystem_ExchangeGasService(o)，消化管道系统提供的气体交换服务。

(5) 消化管道系统水交换服务。S:DigestiveTractSystem_ExchangeWaterService(o)，消化管道系统提供的水交换服务。

(6) 消化管道系统信息交换服务。S：DigestiveTractSystem_ExchangeInfService(o)，消化管道系统提供的信息交换服务。

(7) 消化管道系统蠕动服务。S：DigestiveTractSystem_PeristalsisService()，消化管道系统提供的管道蠕动服务。

(8) 消化管道系统分泌服务。S：DigestiveTractSystem_ExcreteService(o)，消化管道系统提供分泌胃液、肠液等消化液的服务。

(9) 消化管道系统感受表达服务。S：DigestiveTractSystem_ReceptExpresseService(x)，消化管道系统提供物质、信息、行为、状态等方面的感受表达服务。

所以，我们可以如下定义消化管道系统主体类型：

```
Type DigestiveTractSystem(AIBs,RES,ENV)is
Sorts DigestiveTractSystem,S,ES,AIBs,RES,ENV end
LifeActions
    基本上与系统模板类型定义的生命行为相同。
FunctionDeliverActions
    S:DigestiveTractSystem_ExchangeMatterService(o):ES→ES ……消化管道系统物质交换服务
    S:DigestiveTractSystem_ExchangeMatterService(o):ES→ES ……消化管道系统物质交换服务
    S:DigestiveTractSystem_ExchangeHeatService(o):ES→ES ……消化管道系统热交换服务
    S:DigestiveTractSystem_ExchangeGasService(o):ES→ES ……消化管道系统气交换服务
    S:DigestiveTractSystem_ExchangeWaterService(o):ES→ES ……消化管道系统水交换服务
    S:DigestiveTractSystem_ExchangeInfService(o):ES→ES ……消化管道系统信息交换服务
    S:DigestiveTractSystem_PeristalsisService():ES→ES ……消化管道系统蠕动服务
    S:DigestiveTractSystem_ExcreteService(o):ES→ES ……消化管道系统分泌服务
    S:DigestiveTractSystem_ReceptExpresseService(x):ES→ES ……消化管道系统感受表达服务
End
```

7.3.7　人体消化腺系统主体类型定义和描述

根据人体消化腺系统解剖学知识结构，人体消化腺系统可以利用类型表达式定义描述如下：

DigestiveGlandsSystem＝SaLivaryGland ……唾液腺
×LiverExocrinePortion ……肝脏外分泌部分
×PancreasExocrinePortion ……胰脏外分泌部分
×Gallbladder ……胆
×DistributedGland ……消化管道的分布腺细胞

根据生物学和西医学的知识结构，消化腺系统为消化系统的分泌唾液、胆汁和胰液等消化液的最重要的腺体系统，主要有唾液腺、肝、胰腺和胆等。肝是人体物质代谢的中枢器官，是人体合成蛋白质、脂肪、糖原、脂蛋白、糖蛋白等多种重要物质代谢的器官，同时还是有害气体(例如氨气)产生尿素、嘌呤产生尿酸以及解毒的重要器官。肝还是人体非常重要的内分泌器官。胰脏是人体重要的内分泌器官,也是外分泌腺体器官,为小肠中分泌胰液,是消化食物的重要器官。肝和胰都是内分泌和外分泌混合器官。消化腺系统通过植物神经系统、经络系统、内分泌系统、器官运动和感觉神经系统实现自下而上的感受表达,消化腺系统不承担相互感受表达功能。

依照本书的观点,消化腺系统不仅承担分类功能,消化腺系统内所有器官通过器官经络、血管相互关联感受与表达,并通过系统的行为信息基建立信息和行为关联网络。消化腺系统的再生、修复和重组受经络系统的调节控制。

人体消化腺系统(digestive glands system)的行为划分生命行为(life actions)和分类功能行为(function deliver actions)两部分。

消化腺系统生命行为是消化腺系统自身需要的生命维系行为,包括消化腺系统的物质能量(营养物质、热能、气体、水/无机盐等)代谢、营养物质交换行为、热交换、气交换、信息的交换行为、非意识运动行为、感受表达行为(包括对物质、信息、状态、运动、环境等感受与表达)和消化腺系统再生行为、死亡行为等。

消化腺系统的分类功能行为即消化腺系统在个体范围内对其他系统提供的功能服务行为,消化腺系统服务行为有自己的特色,主要表现在物质(糖、蛋白质、脂肪、氨气、嘌呤等)代谢服务、物质交换服务、运动服务、消化液(唾液、胆汁、胰液)外分泌服务和感受表达服务等。对消化腺系统的功能服务行为做如下简单说明:

(1) 消化腺系统物质代谢服务。S:DigestiveGlandsSystem_MetabolizeService(o),消化腺系统,例如肝,提供糖、蛋白质、脂肪和多种物质的复合物质代谢服务。

(2) 消化腺系统糖代谢服务。S:DigestiveGlandsSystem_SugarMetabolizeService(o),消化腺系统提供糖物质代谢服务,包括葡萄糖合成糖原和糖原分解成葡萄糖。

(3) 消化腺系统蛋白质代谢服务。S:DigestiveGlandsSystem_Protein MetabolizeService(o),消化腺系统提供氨基酸合成蛋白质和蛋白质分解氨基酸的服务。

(4) 消化腺系统脂肪代谢服务。S:DigestiveGlandsSystem_FatMetabolizeService(o),消化腺系统提供脂肪代谢服务,包括甘油三酯分解等服务。

(5) 消化腺系统氨代谢服务。S:DigestiveGlandsSystem_NH3MetabolizeService(o),消化腺系统提供的氨代谢成尿素的服务。

(6) 消化腺系统物嘌呤代谢服务。S:DigestiveGlandsSystem_PurineMetabolizeService(o),消化腺系统提供的嘌呤代谢成尿酸的服务。

(7) 消化腺系统物质交换服务。S:DigestiveGlandsSystem_ExchangeMatterService(o),消化腺系统提供与其他系统的物质交换服务。

(8) 消化腺系统运动服务。S:DigestiveGlandsSystem_MoveService(),消化腺系统提供的运动服务,主要是腺体的分泌服务。

(9) 分泌唾液服务。S:DigestiveGlandsSystem_SecreteSalivaService(o),消化腺系统的唾液腺提供的分泌唾液的服务。

(10) 分泌胆汁服务。S:DigestiveGlandsSystem_SecreteBileService(o),消化腺系统

的肝器官提供的分泌胆汁的服务。

(11) 分泌胰液服务。S:DigestiveGlandsSystem_SecretePancreatinService(o),消化腺系统的胰器官提供的分泌胰液的服务。

(12) 分泌激素服务。S:DigestiveGlandsSystem_SecreteHormoneService(o),消化腺系统的内分泌部分组织提供的分泌激素服务,例如分泌胰岛素。

(13) 消化腺系统感受表达服务。S:DigestiveGlandsSystem_ReceptExpresseService(x),消化腺系统主体感受物质、信息、行为、状态的感受表达服务。

所以,我们可以如下定义消化腺系统主体类型:

```
Type DigestiveGlandsSystem(AIBs , RES , ENV)is
Sorts DigestiveGlandsSystem,S,ES,AIBs,RES,ENV end
LifeActions
    基本上与系统模板类型定义的生命行为相同。
FunctionDeliverActions
    S:DigestiveGlandsSystem_MetabolizeService(o):ES→ES           ……消化腺系统物质代谢服务
    S:DigestiveGlandsSystem_SugarMetabolizeService(o):ES→ES      ……消化腺系统糖代谢服务
    S:DigestiveGlandsSystem_Protein MetabolizeService(o):ES→ES……消化腺系统蛋白质代谢服务
    S:DigestiveGlandsSystem_FatMetabolizeService(o):ES→ES        ……消化腺系统脂肪代谢服务
    S:DigestiveGlandsSystem_NH3MetabolizeService(o):ES→ES        ……消化腺系统氨代谢服务
    S:DigestiveGlandsSystem_PurineMetabolizeService(o):ES→ES ……消化腺系统物嘌呤代谢服务
    S:DigestiveGlandsSystem_ExchangeMatterService(o):ES→ES       ……消化腺系统物质交换服务
    S:DigestiveGlandsSystem_MoveService ():ES→ES                 ……消化腺系统运动服务
    S:DigestiveGlandsSystem_SecreteSalivaService(o):ES→ES        ……分泌唾液服务
    S:DigestiveGlandsSystem_SecreteBileService(o):ES→ES          ……分泌胆汁服务
    S:DigestiveGlandsSystem_SecretePancreatinService(o):ES→ES……分泌胰液服务
    S:DigestiveGlandsSystem_SecreteHormoneService(o):ES→ES      ……分泌激素服务
    S:DigestiveGlandsSystem_ReceptExpresseService(x):ES→ES      ……消化腺系统感受表达服务
End
```

7.3.8 人体呼吸系统主体类型定义和描述

根据人体呼吸系统解剖学知识结构,人体呼吸系统可以利用类型表达式定义描述如下:

RespiratorySystem=NasalCavity	……	鼻腔
×Larynx	……	咽喉
×TracheaBronchus	……	气管
×Lung	……	肺脏
×Coelome	……	体腔(呼吸运动服务)
×RespiratorySystemNerve	……	呼吸系统神经
×RespiratorySystemVessel	……	呼吸系统血管/淋巴

根据生物学和西医学的知识结构，人体呼吸系统主要是由鼻腔、咽喉、气管和肺脏组成。肺器官是由肺的浆膜包裹，分割肺为许多肺小叶。肺从组织分类为肺实质和肺间质。肺实质由气管树和数量众多的肺泡组成。肺泡是肺呼吸氧气和二氧化碳气交换的主要结构。肺间质由肺结缔组织、血管、淋巴管、神经组成。肺泡“气血屏障”结构（肺泡表面液体层、上皮细胞、肺泡基膜和肺泡隔毛细血管腔）实行气体交换。另外，呼吸功能受到体腔的呼吸运动支撑，通过体腔的正、负压，实现呼吸功能完成。

依照本书的观点，呼吸系统不仅承担分类功能，呼吸系统内所有器官通过器官经络、血管相互关联感受与表达，并通过系统的行为信息基建立信息和行为关联网络。呼吸系统的再生、修复和重组是受经络系统的调节控制的。

人体呼吸系统（respiratory system）的行为划分生命行为（life actions）和分类功能行为（function deliver actions）两部分。

呼吸系统生命行为是呼吸系统自身需要的生命维系行为，包括呼吸系统的物质能量代谢、营养物质交换行为（营养物质、热能、气体、水/无机盐等营养物质交换）、信息的交换行为、非意识运动行为、意识运动行为、感受表达行为（包括对物质、信息、状态、运动、环境等感受与表达）和呼吸系统再生行为（修复、重组）、死亡行为等。

呼吸系统的分类功能行为即呼吸系统在个体范围内对其他系统提供的功能服务行为，呼吸系统服务行为有自己的特色，主要表现在气体交换服务、信息交换服务、分泌（痰）服务和咳嗽服务等。对呼吸系统的功能服务行为做如下简单说明：

(1) 呼吸系统气交换服务。S：RespiratorySystem_ExchangeGasService(o)，呼吸系统提供的气体交换（氧气、二氧化碳）服务，主要由肺泡细胞、表面活性液体层和毛细血管构成的气-血交换结构实施该服务。

(2) 呼吸系统水交换服务。S：RespiratorySystem_ExchangeWaterService(o)，呼吸系统提供的水交换服务。

(3) 呼吸系统热交换服务。S：RespiratorySystem_ExchangeHeatService(o)，呼吸系统提供的热交换服务。

(4) 呼吸系统信息交换服务。S：RespiratorySystem_ExchangeInfService(o)，呼吸系统提供的信息交换服务。

(5) 呼吸系统分泌服务。S：RespiratorySystem_SecreteServices(o)，呼吸系统提供的分泌物质（痰液）服务。

(6) 呼吸系统清除异物服务。S：RespiratorySystem_GetRidofService(o)，呼吸系统提供的气管黏膜的纤毛细胞向咽喉定向运动，在咽喉积蓄痰液，通过咳嗽运动把痰液排除。

所以，我们可以如下定义呼吸系统主体类型：

```
Type RespiratorySystem(AIBs,RES,ENV)is
Sorts RespiratorySystem,S,ES,AIBs,RES,ENV end
LifeActions
    基本上与系统模板类型定义的生命行为相同。
FunctionDeliverActions
    S:RespiratorySystem_ExchangeGasService(o):ES→ES        ……  呼吸系统气交换服务
    S:RespiratorySystem_ExchangeWaterService(o):ES→ES      ……  呼吸系统水交换服务
    S:RespiratorySystem_ExchangeHeatService(o):ES→ES       ……  呼吸系统热交换服务
    S:RespiratorySystem_ExchangeInfService(o):ES→ES        ……  呼吸系统信息交换服务
    S:RespiratorySystem_SecreteService(o):ES→ES            ……  呼吸系统分泌服务
    S:RespiratorySystem_GetRidofService(o):ES→ES           ……  呼吸系统清除异物服务
End
```

7.3.9 人体排泄系统主体类型定义和描述

根据人体排泄系统解剖学知识结构，人体排泄系统可以利用类型表达式定义描述如下：

ExcretorySystem＝Kidney	…………	肾
×Urete	…………	输尿管
×UrinaryBladder	…………	膀胱
×Urethra	…………	尿道
×ExcretorySystemNerve	…………	排泄系统神经
×ExcretorySystemVessel	…………	排泄系统血管/淋巴

依照本书的观点，排泄系统不仅承担分类功能，排泄系统内所有器官通过器官经络、血管相互关联感受与表达，并通过系统的行为信息基建立信息和行为关联网络。排泄系统的再生、修复和重组受经络系统的调节控制。

人体排泄系统(excretory system)的行为划分生命行为(life actions)和分类功能行为(function deliver actions)两部分。

排泄系统生命行为是排泄系统自身需要的生命维系行为，包括排泄系统的物质能量代谢、营养物质交换行为(营养物质、热能、气体、水/无机盐等营养物质交换)、信息交换行为、非意识运动行为、意识运动行为、感受表达行为(包括对物质、信息、状态、运动、环境等感受与表达)和排泄系统再生行为、死亡行为等。

排泄系统的分类功能行为即排泄系统在个体范围内对其他系统提供的功能服务行为，排泄系统服务行为有自己的特色，主要表现在输尿管蠕动服务、分泌尿液服务、物质交换服务、水交换服务、气体交换服务和信息交换服务等。排泄(泌尿)系统通常有很少的物质代谢服务。

根据生物学和西医学的知识结构，人体排泄系统包括肾脏、输尿管、膀胱、前列腺和连接外生殖器尿道，是平衡人体内水、无机盐的主要系统。对排泄系统的功能服务行为做如下简单说明：

(1) 排泄系统运动(蠕动)。S:ExcretorySystem_PeristalsisService()，排泄系统输尿管、膀胱、前列腺和连接外生殖器尿道提供的运动(收缩、分泌等)服务。

(2) 排泄系统分泌尿液服务。S:ExcretorySystem_SecreteUrineService(o)，排泄系统分泌尿液的服务，其中包括物质交换、热交换、水交换、气体交换和信息交换等服务内容。

(3) 排泄系统物质交换服务。S:ExcretorySystem_ExchangeMatterService(o)，排泄系统的肾器官、膀胱器官等提供的物质交换服务。

(4) 排泄系统热交换服务。S:ExcretorySystem_ExchangeHeatService(o)，排泄系统的肾器官、膀胱器官等提供的热交换服务。

(5) 排泄系统气交换服务。S:ExcretorySystem_ExchangeGasService(o)，排泄系统的肾器官、膀胱器官等提供的气体交换服务。

(6) 排泄系统水交换服务。S:ExcretorySystem_ExchangeWaterServicer(o)，排泄系统的肾器官、膀胱器官等提供的水、无机盐交换服务。

(7) 排泄系统信息交换服务。S:ExcretorySystem_ExchangeInfService(o)，排泄系统的肾器官、膀胱器官等提供的信息交换服务，例如分泌肾激素和促红血球生长素等。

所以，我们可以如下定义排泄系统主体类型：

```
Type ExcretorySystem(AIBs,RES,ENV)is
Sorts ExcretorySystem,S,ES,AIBs,RES,ENV end
LifeActions
    基本上与系统模板类型定义的生命行为相同。
FunctionDeliverActions
    S:ExcretorySystem_PeristalsisService():ES→ES              ………… 排泄系统运动(蠕动)
    S:ExcretorySystem_SecreteUrineService(o):ES→ES            ………… 排泄系统分泌尿液服务
    S:ExcretorySystem_ExchangeMatterService(o):ES→ES          ………… 排泄系统物质交换服务
    S:ExcretorySystem_ExchangeHeatService(o):ES→ES            ………… 排泄系统热交换服务
    S:ExcretorySystem_ExchangeGasService(o):ES→ES             ………… 排泄系统气交换服务
    S:ExcretorySystem_ExchangeWaterServicer(o):ES→ES          ………… 排泄系统水交换服务
    S:ExcretorySystem_ExchangeInfService(o):ES→ES             ………… 排泄系统信息交换服务
End
```

7.3.10 人体生殖系统主体类型定义和描述

根据男性生殖系统解剖学知识结构，男性生殖系统可以利用类型表达式定义描述如下：

MaleReproductiveSystem＝Testis …… 睾丸
×Epididymis …… 附睾
×EjaculatoryDuct …… 射精管
×Penis …… 阴茎

×GenitalGland …… 男性生殖腺
×MaleReproductiveSystemNerve
…… 男性生殖系统神经
×MaleReproductiveSystemVessel
…… 男性生殖系统血管/淋巴

根据女性生殖系统解剖学知识结构，女性生殖系统可以利用类型表达式定义描述如下：

FemaleReproductiveSystem＝Ovary …… 卵巢
×Oviduc …… 输卵管
×Uterus …… 子宫
×Vagina …… 阴道
×MammaryGland …… 乳腺
×FemaleReproductiveSystemNerve
…… 女性生殖系统神经
×FemaleReproductiveSystemVessel
…… 女性生殖系统血管/淋巴

根据生物学和西医学的知识结构，女性生殖系统包括卵巢、输卵管、子宫、阴道和外生殖器；男性生殖系统包括睾丸、附睾丸、输精管、射精管、精囊腺、前列腺、尿道球腺和阴茎等器官。

依照本书的观点，生殖系统不仅承担分类功能，生殖系统内所有器官通过器官经络、血管相互关联感受与表达，并通过系统的行为信息基建立信息和行为关联网络。生殖系统的再生、修复和重组受经络系统的调节控制。

人体生殖系统(reproductive system)的行为划分生命行为(life actions)和分类功能行为(function deliver actions)两部分。

生殖系统生命行为是生殖系统自身需要的生命维系行为，包括生殖系统的物质能量代谢、营养物质交换行为(营养物质、热能、气体、水/无机盐等营养物质交换)、信息交换行为、非意识运动行为、意识运动行为、感受表达行为(包括对物质、信息、状态、运动、环境等感受与表达)和生殖系统再生行为(修复、重组)、死亡行为等。

生殖系统的分类功能行为即生殖系统在个体范围内对其他系统提供的功能服务行为，生殖系统服务行为有自己的特色。对于男性生殖系统，主要提供阴茎运动服务、分泌精液服务、射精服务、物质交换、热交换、气体交换、水交换和信息交换以及感受表达服务等。对于女性生殖系统，主要提供阴道运动服务、分泌服务、卵巢服务、子宫服务、物质交换、热交换、气体交换、水交换和信息交换以及感受表达服务等。

男性生殖系统(male reproductive system)主体运行类型定义做如下说明：

(1) 男性生殖系统阴茎服务。S：MaleReproductiveSystem_PenisService()，男性生殖系统的阴茎提供排尿、分泌、勃起、输送精液、感受表达和信息交换等服务。

(2) 男性生殖系统射精服务。S：MaleReproductiveSystem_EjaculatSemenService(o)，男性生殖系统的精囊、前列腺和阴茎共同提供性交中的射精服务。

(3) 男性生殖系统产生精液服务。S:MaleReproductiveSystem_SecreteSemenService(o),男性生殖系统的睾丸、附睾等提供产生、生长、分裂、储存精子的服务。

(4) 男性生殖系统感受表达服务。S:MaleReproductiveSystem_ReceptExpresseService(x),男性生殖系统提供的对物质、信息、行为、状态等方面的感受表达服务。

(5) 男性生殖系统物质交换服务。S:MaleReproductiveSystem_ExchangeMatterService(o),男性生殖系统提供的与循环系统的物质交换服务。

(6) 男性生殖系统热交换服务。S:MaleReproductiveSystem_ExchangeHeatService(o),男性生殖系统提供的与其他系统的热交换服务。另外,前列腺由于是腺细胞组织和平滑肌组织,其肌肉运动产生热交换,阴茎充血同样产生热交换。

(7) 男性生殖系统气交换服务。S:MaleReproductiveSystem_ExchangeGasService(o),男性生殖系统提供的与其他系统的气体交换服务。

(8) 男性生殖系统水交换服务。S:MaleReproductiveSystem_ExchangeWaterServicer(o),男性生殖系统提供的与循环系统与其他系统实施的水交换服务。

(9) 男性生殖系统信息交换服务。S:MaleReproductiveSystem_ExchangeInfService(o),男性生殖系统提供的与神经系统、内分泌系统的信息交换服务。

在上述说明的基础上,我们可以如下定义男性生殖系统主体类型:

```
Type MaleReproductiveSystem(AIBs , RES , ENV)is
Sorts MaleReproductiveSystem ,S,ES,AIBs , RES , ENV end
LifeActions
    基本上与系统模板类型定义的生命行为相同。
FunctionDeliverActions
    S:MaleReproductiveSystem_PenisService ( ):ES→ES  … 男性生殖系统阴茎服务
    S:MaleReproductiveSystem_EjaculatSemen Service (o):ES→ES … 男性生殖系统射精服务
    S:MaleReproductiveSystem_SecreteSemenService (o):ES→ES … 男性生殖系统产生精液服务
    S:MaleReproductiveSystem_ReceptExpresseService(x):ES→ES … 男性生殖系统感受表达服务
    S:MaleReproductiveSystem_ExchangeMatterService(o):ES→ES … 男性生殖系统物质交换服务
    S:MaleReproductiveSystem_ExchangeHeatService(o):ES→ES … 男性生殖系统热交换服务
    S:MaleReproductiveSystem_ExchangeGasService(o):ES→ES … 男性生殖系统气交换服务
    S:MaleReproductiveSystem_ExchangeWaterServicer(o):ES→ES … 男性生殖系统水交换服务
    S:MaleReproductiveSystem_ExchangeInfService(o):ES→ES … 男性生殖系统信息交换服务
End
```

女性生殖系统(FemaleReproductiveSystem)主体运行类型定义说明:

(1) 阴道服务。S:FemaleReproductiveSystem_VaginaService(),女性生殖系统阴道提供的分泌、运动、感受表达和信息交换等服务。

(2) 卵巢服务。S:FemaleReproductiveSystem_OvaryService(o),女性卵细胞产生、生长、分裂、储存的局部环境器官,提供排卵服务。

(3) 子宫服务。S:FemaleReproductiveSystem_UterusService(),女性生殖系统提供的为受精卵的植入、胎盘、母体胎盘血管系统与胚胎血管系统之间实施的物质交换等服务。

(4) 乳腺分泌服务。S:FemaleReproductiveSystem_MammaryGlandSecreteService(o),女性生殖系统的乳腺器官、组织提供分泌乳汁的服务。

(5) 女性生殖系统感受表达服务。S:FemaleReproductiveSystem_ReceptExpresseService(x),女性生殖系统提供的对物质、信息、行为、状态等方面的感受表达服务。

(6) 女性生殖系统物质交换服务。S:FemaleReproductiveSystem_ExchangeMatterService(o),女性生殖系统提供的与循环系统或胎盘的物质交换服务。

(7) 女性生殖系统热交换服务。S:FemaleReproductiveSystem_ExchangeHeatService(o),女性生殖系统提供的与其他系统或胎盘的热交换服务。

(8) 女性生殖系统气交换服务。S:FemaleReproductiveSystem_ExchangeGasService(o),女性生殖系统提供的与其他系统或胎盘的气体交换服务。

(9) 女性生殖系统水交换服务。S:FemaleReproductiveSystem_ExchangeWaterServicer(o),女性生殖系统提供的与循环系统和其他系统或胎盘实施的水交换服务。

(10) 女性生殖系统信息交换服务。S:FemaleReproductiveSystem_ExchangeInfService(o),女性生殖系统提供的与神经系统、内分泌系统的信息交换服务。

在上述说明基础上,我们可以如下定义女性生殖系统主体类型:

```
Type FemaleReproductiveSystem(AIBs,RES,ENV)is
Sorts FemaleReproductiveSystem,S,ES,AIBs,RES,ENV end
LifeActions
    基本上与系统模板类型定义的生命行为相同。
FunctionDeliverActions
    S:FemaleReproductiveSystem_VaginaService ():ES→ES    … 女性生殖系统阴道服务
    S:FemaleReproductiveSystem_OvaryService (o):ES→ES    … 卵巢服务
    S:FemaleReproductiveSystem_UterusService ():ES→ES    … 子宫服务
    S:FemaleReproductiveSystem_MammaryGlandSecreteService (o):ES→ES … 乳腺分泌服务
    S:FemaleReproductiveSystem_ReceptExpresseService(x):ES→ES    … 女性生殖系统感受表达服务
    S:FemaleReproductiveSystem_ExchangeMatterService(o):ES→ES    … 女性生殖系统物质交换服务
    S:FemaleReproductiveSystem_ExchangeHeatService(o):ES→ES    … 女性生殖系统热交换服务
    S:FemaleReproductiveSystem_ExchangeGasService(o):ES→ES    … 女性生殖系统气交换服务
    S:FemaleReproductiveSystem_ExchangeWaterServicer(o):ES→ES    … 女性生殖系统水交换服务
    S:FemaleReproductiveSystem_ExchangeInfService(o):ES→ES    … 女性生殖系统信息交换服务
End
```

7.3.11 人体免疫系统主体类型定义和描述

根据生物学和西医学的知识结构，人体免疫系统包括皮肤防护系统(隔离、保持体温、感受"触、压、痛、冷、热")、呼吸和消化管道系统表皮上的大量绒毛与分泌特殊液体腺细胞(通过分泌唾液、鼻涕、黏液、消化液等和绒毛运动、器官运动排除异物)。还包括血液和体液防护子系统(也称非特异性防护系统)，功能主要有体液防护、炎症反应、体温调节和细胞攻击。其中细胞攻击主要指 NK 细胞、巨噬细胞、粒细胞和单核细胞。包括特异性免疫应答子系统(对抗原，例如细菌、病毒、感染细胞，产生抗体，实行体液免疫、细胞免疫、主动免疫和被动免疫)，主要是通过淋巴系统和淋巴免疫细胞，如 T 淋巴细胞、B 淋巴细胞、NK 细胞、抗原呈递细胞(DC 细胞)、巨噬细胞、粒细胞(嗜中性粒细胞、嗜酸性粒细胞、嗜碱性粒细胞)、单核细胞、浆细胞和肥大细胞等实施其功能。

依照本书的观点，免疫系统不仅承担分类功能，免疫系统内所有器官通过器官经络、血管相互关联感受与表达，并通过系统的行为信息基建立信息和行为关联网络。免疫系统的再生、修复和重组受经络系统的调节控制。

人体免疫系统(immune system)的行为划分生命行为(life actions)和分类功能行为(function deliver actions)两部分。

免疫系统生命行为是免疫系统自身需要的生命维系行为，包括免疫系统的物质能量代谢、营养物质交换行为(营养物质、热能、气体、水/无机盐等营养物质交换)、信息的交换行为、非意识运动行为、意识运动行为、感受表达行为(包括对物质、信息、状态、运动、环境等感受与表达)和免疫系统再生(修复、重组)行为、死亡行为等。

免疫系统的分类功能行为即免疫系统在个体范围内对其他系统提供的功能服务行为，免疫系统服务行为有自己的特色，主要提供隔离服务、体温保持调节服务、感受服务、分泌服务、绒毛运动排除异物服务、器官运动排除异物服务、炎症反应服务、体液防护服务、免疫应答服务、细胞攻击服务以及物质、热、气体、水、信息交换服务和对物质、信息、运动、环境、状态的感受表达服务等。对这些免疫系统的功能服务行为做如下简单说明：

(1) 免疫系统运动服务。S:ImmuneSystem_MoveService()，免疫系统提供的运动服务。

(2) 体温保持调节服务。S:ImmuneSystem_AnimalHeatRegulatingService()，免疫系统提供的非特异性体温保持调节服务。

(3) 炎症反应服务。S:ImmuneSystem_InflammationRespondService()，免疫系统提供的非特异性炎症反应服务。

(4) 体液防护服务。S:ImmuneSystem_BodyFluidProtectionService()，免疫系统提供的非特异性防护服务，提供体液内防护蛋白质和干扰素。

(5) 免疫应答服务。S:ImmuneSystem_ResponsionService()，免疫系统提供的特异

性免疫应答服务，由淋巴T细胞和B细胞提供的针对抗原，产生抗体，提供体液免疫、细胞免疫、主动免疫和被动免疫等功能。

(6) 细胞攻击服务。S：ImmuneSystem_CellAttackService()，免疫系统提供的细胞攻击服务，提供NK细胞、巨噬细胞、粒细胞(嗜中性粒细胞、嗜酸性粒细胞、嗜碱性粒细胞)等细胞攻击服务。

(7) 免疫系统感受表达服务。S：ImmuneSystem_ReceptExpresseService(x)，免疫系统提供的物质、信息、行为、状态等方面的感受表达服务。

(8) 免疫系统物质交换服务。S：ImmuneSystem_ExchangeMatterService(o)，免疫系统提供的物质交换服务。

(9) 免疫系统热交换服务。S：ImmuneSystem_ExchangeHeatService(o)，免疫系统提供的热交换服务

(10) 免疫系统气交换服务。S：ImmuneSystem_ExchangeGasService(o)，免疫系统提供的气体交换服务

(11) 免疫系统水交换服务。S：ImmuneSystem_ExchangeWaterServicer(o)，免疫系统提供的水交换服务

(12) 免疫系统信息交换服务。S：ImmuneSystem_ExchangeInfService(o)，免疫系统提供的信息交换服务。

所以，我们可以得到如下免疫系统的类型定义：

```
Type ImmuneSystem(AIBs , RES , ENV)is
Sorts ImmuneSystem,S,ES,AIBs,RES,ENV end
LifeActions
    基本上与系统模板类型定义的生命行为相同。
FunctionDeliverActions
    S:ImmuneSystem_MoveService ( ):ES→ES                            ……… 免疫系统运动
    S:ImmuneSystem_AnimalHeatRegulatingService():ES→ES              ……… 体温保持调节服务
    S:ImmuneSystem_InflammationRespondService():ES→ES               ……… 炎症反应服务
    S:ImmuneSystem_BodyFluidProtectionService():ES→ES               ……… 体液防护服务
    S:ImmuneSystem_ResponsionService():ES→ES                        ……… 免疫应答服务
    S:ImmuneSystem_CellAttackService():ES→ES                        ……… 细胞攻击服务
    S:ImmuneSystem_ReceptExpresseService(x):ES→ES                   ……… 免疫系统感受表达服务
    S:ImmuneSystem_ExchangeMatterService(o):ES→ES                   ……… 免疫系统物质交换服务
    S:ImmuneSystem_ExchangeHeatService(o):ES→ES                     ……… 免疫系统热交换服务
    S:ImmuneSystem_ExchangeGasService(o):ES→ES                      ……… 免疫系统气交换服务
    S:ImmuneSystem_ExchangeWaterServicer(o):ES→ES                   ……… 免疫系统水交换服务
    S:ImmuneSystem_ExchangeInfService(o):ES→ES                      ……… 免疫系统信息交换服务
End
```

上述定义和描述，是用最简单的类型表达式定义系统组成的，居然用了如此多的公

式,总算从一个人定义到每一个细胞。依照这个定义,读者可以想象到这是多么大的软件系统了。所以,我们建立人体生命运行系统,可以采取更加灵活和分布实现的方法去做。

7.4 人体器官级别的运行模型

前面我们已经对人体各生物系统给出了类型定义和描述,但是人体的生物系统是一个多器官和多组织构成的复杂系统,所有系统的定义和描述,必须向组成器官进行进一步的定义和描述。这种自上而下定义与描述要一直做到细胞组织或细胞级别上。

一个生物器官是面向生物系统提供系统内的分类功能服务的,由生物主体组成的子系统组成。器官结构一般类型表达式如下:

Organ=OrganBody ………… 器官体
×OrganBloodVessel ………… 器官血管
×OrganLymphaticVessel ………… 器官淋巴管
×OrganNerve ………… 器官神经
OrganBody=EpithelialTissue ………… 上皮组织(内)
×OrganTissue ………… 器官结缔组织
×MuscleTissue ………… 肌肉组织
×SpecialTissue ………… 特化组织

7.4.1 人体生物器官主体模板类型定义和描述

我们在定义生物器官时,尤其在定义和描述器官的类型中,生物器官生命行为和大部分功能行为,在现代生物学的仪器制造中基本上是被忽略了。例如模拟肺器官的“呼吸机”,大概主要保留了“**气体交换服务行为**”,而生命行为的物质代谢、物质交换、热交换、信息交换和水交换行为、意识和非意识运动行为、感受表达行为、再生行为、死亡行为都将被忽略。又例如一个模拟肾脏的“透析”设备,除保留了“**水交换服务行为**”,包括水、无机盐平衡的肾功能外,至于肾脏的其他生理功能,如物质代谢、物质交换、气体交换、热交换、感受表达、再生等行为都被忽略了。一些高水平的生物学家和医生认为,这种人工脏器中被忽略的功能是应当改变的。现代生物学家企图用干细胞技术或器官移植技术,制造出或替代与真人器官生理功能完全一致的人造器官。人类之所以首先研究这些医学设备,大概认为这些器官的功能比较集中和突出。但是一些复杂的器官,例如肝脏的替代人工产品,研制就非常复杂了。

然而,在网络世界中再现生物器官,就不能如同采用上述电子和机械产品的办法,必须真实和完整地再现生物器官的全部生命行为和功能分类行为。

根据生物学和西医学的知识结构,生物器官主要承担所在生物系统规定分类功能中的部分分类功能,器官规定的分类功能受到相关交感神经、副交感神经、器官感觉神经的调节、控制和感受。因为所有器官都与对应的神经系统关联，它们都被神经系统统一协调，所以器官不承担与所在生物系统中的其他器官或其他生物系统器官的相互感受表达功能。在现代生物学中，对这里所说系统内不同器官和不同系统不同器官之间的感受表达是没有清楚描述的。

依照本书的观点，生物器官不仅承担生物学谈到的分类功能，器官与所在生物系统的其他器官或者与不同生物系统的其他器官是通过器官经络、血管相互关联的，并具有相互感受与表达的能力。器官之间不仅通过神经系统或内分泌系统实现相互协调，器官还可以通过自身的行为信息基和其他器官的行为信息基建立一种器官间的信息和行为关联网络，实现生命行为的弱效率的相互作用。这种弱作用，不能由于有强相互作用而被忽略。另外，本书认为人体器官的再生、修复和重组是受经络系统的调节控制的。

器官级别的主体行为环境(Env)。生物器官环境是生物器官作为主体的行为感受外在的对象范畴。感受的内容范围依然是外部主体表达的内容范畴，其范围是信息、物质、能量(热)、气体、水，产生信息感、物质感、力(热)感、本感(状态感)和特性感。一个生物器官环境通常具有局部特性，主要包括器官输入/输出的血管(动脉、静脉和淋巴)系统和神经系统对应的外部系统部分环境。器官提供的功能服务可以是面向全身或面向目标对象两种形式。对于器官面向全身提供的功能服务需要的环境也是体内全局性的。例如肾脏提供水/盐交换服务、肝脏提供物质代谢服务和某些内分泌分泌激素服务等都是全身性的。对于器官提供的目标服务和目标对象之间，可以建立专用环境，例如胆汁、胰液、尿液专用的管道；也可以在公共环境中建立“特异环境”条件性。这种“特异环境”主要指内分泌器官和组织部分某些特异性服务和接受细胞组织、器官的关系环境。另外，生物器官通过自己相对封闭的结构，还建立自己的器官的局部环境，构成器官内多组织的共同下一层次的局部环境。

器官级别的主体行为状态(States)。生物器官作为主体对其生命行为和功能行为表达的状态概念范畴。器官级别主体行为状态内容范畴与器官主体行为环境的内容范畴一致。器官状态内容范畴是自身向外部的表达。对于器官状态概念，首先是器官主体自身感受和表达的状态概念，而不是观察者关注的概念。包括信息、物质、行为、控制、结构、特性等几个方面。器官的状态是系统主体能够感受和表达的内部运行的状态和态势信息，例如器官主体的生命行为状态和态势、功能表达行为的状态和态势，如运行、运动、休息、感染。还包括生物器官主体相关的神经系统感受和表达信息，例如疼痛、缺氧、缺水等信息。

从现代生物学研究结果看，器官级别的感受表达信息内容大致可以归纳如下：

器官感受即对器官主体和器官结构内的所有组织主体的信息感、物质感、力(热)感、本感(状态感)、特性感。

器官信息感即对化学信息(神经递质、激素、局部激素)、电信息(离子)、物理信息(气体、液体)的感知。注意没有细胞因子。

器官物质感即对蛋白质(氨基酸)、糖类(单糖)、脂肪(脂肪酸)、水/无机盐、核酸(核苷酸)的感知。

器官力(热)感即对运动产生的机械能(运动)和热能(温度)的感受,包括扩张力和压力的感受。

器官本感(气感)即系统主体自我感受和系统结构内器官主体(下一级主体)的状态感的感受汇总。

器官特性感(水感)即指生命行为和功能行为能够性、完整性、一致性和平衡性。

器官感受表达控制即对周围神经系统对应器官的神经核和相关器官神经节、内分泌系统激素、器官局部激素的控制。

器官表达的内容与器官感受的内容是一致或对应的,其描述内容相同。在生物系统中,所谓器官感受是感受其他器官的表达,所谓表达是向其他器官表达自身的感受。在采用现代生物学方法的网络世界人体器官级再现的设计中,同样借鉴本书提到的"五能"和"五件"概念。

由于器官出现局部环境,所以必须对每一个器官的环境与状态进行定义和描述。

上述环境和状态中行为概念,指系统行为和器官主体行为,参见各系统主体类型和器官主体类型的定义。

人体的生物器官模板类型中,把器官看作主体,并定义器官主体的行为。生物器官的行为划分生命行为(life actions)和分类功能行为(function deliver actions)两部分。

生物器官生命行为是生物器官自身需要的生命维系行为,包括生物器官的物质能量代谢、营养物质交换行为(营养物质、热能、气体、水/无机盐等营养物质交换)、信息交换行为、非意识运动行为、意识运动行为、感受表达行为(包括对状态、运动、环境等感受与表达)和生物器官再生(修复、重组)行为、死亡行为等。

下面对这些生命行为做些说明:

(1) 器官物质代谢行为。S:Organ_SubstanceMetabolize(),器官对营养物质、能量组织的代谢活动,其过程主要发生在组织细胞内。

(2) 器官物质交换行为。S:Organ_ExchangeMatter(o),器官主体对环境和其他主体对象实施的物质交换行为。

(3) 器官热交换行为。S:Organ_ExchangeHeatr(o),器官主体对环境和其他主体对象实施的热交换行为。

(4) 器官气交换行为。S:Organ_ExchangeGas(o),器官主体对环境和其他主体对象实施的气体交换行为。

(5) 器官水交换行为。S:Organ_ExchangeWater(o),器官主体对环境和其他主体对象实施的水交换行为。

(6) 器官信息交换行为。S:Organ_ExchangeInf(o),器官主体对环境和其他主体对象实施的信息交换行为。

(7) 器官非意识运动行为。S:Organ_InvoluntaryMove(),器官主体在非意识神经驱动下产生运动行为。这种运动可以是器官肌肉形态变化,也可以是器官产生的物质、信息、热、气体、水等物质的流动。

(8) 器官意识运动行为。S:Organ_VoluntaryMove(),器官主体在意识神经驱动下产生运动行为。这种运动可以是器官肌肉形态(伸缩)变化,也可以是器官产生的物质、信息、热、气体、水等物质的流动。

(9) 器官感受表达状态行为。S:Organ_ReceptExpresseState(x),器官主体对自身的状态感受表达行为。

(10) 器官感受表达运动行为。S:Organ_ReceptExpresseMove(x),器官主体对运动进行感受表达行为。

(11) 器官系统感受表达环境行为。S:Organ_ReceptExpresseEnv(x),器官主体对器官的环境实施感受表达行为。

生物器官的分类功能行为即生物器官在个体范围内对其他系统、器官提供的功能服务行为。生物器官服务行为有自己的特色,主要表现在意识和非意识运动服务、分泌服务、感受表达服务、物质交换服务、热交换服务、气体交换服务、水交换服务、信息交换服务和一些异常处理(排除异物、炎症反应、体液防护)服务等。有些器官在提供服务方面,表现出特异性,不会选择如前的服务内容,而是强调某些特异服务。

下面,对这些功能服务行为做些说明:

(1) 器官物质代谢服务。S:Organ_SubstanceMetabolizeService(),器官对营养物质、能量组织的代谢活动,其过程主要发生在组织细胞内。

(2) 器官物质交换服务。S:Organ_ExchangeMatterService(o),器官为器官外的组织细胞提供物质交换服务,例如为心脏、小肠、大肠、肾等器官提供物质交换服务。

(3) 器官热交换服务。S:Organ_ExchangeHeatService(o),器官为器官外的组织细胞提供热交换服务,例如为心、胃、小肠、大肠等器官通过肌肉运动方式提供热交换服务。

(4) 器官气交换服务。S:Organ_ExchangeGasService(o),器官为器官外的组织细胞提供气体交换服务,例如为肺、小肠、血管等器官提供气体交换服务。

(5) 器官水交换服务。S:Organ_ExchangeWaterServicer(o),器官为器官外的组织细胞提供水交换服务,例如为肾、小肠、大肠等器官提供水交换服务。

(6) 器官信息交换服务。S:Organ_ExchangeInfService(o),器官为器官外的组织细胞提供信息交换服务,例如为肝、夷、肾上腺、胸腺等器官提供信息交换服务。

(7) 器官非意识运动服务。S:Organ_InvoluntaryMoveervice(),器官主体在非意识神经驱动下产生运动服务行为。这种运动服务可以是器官肌肉形态变化,也可以是器官产生的物质、信息、热、气体、水等物质的流动。

(8) 器官意识运动服务。S:Organ_VoluntaryMoveervice(),器官主体在意识神经驱动下产生运动服务行为。这种运动可以是器官肌肉形态(伸缩)变化,也可以是器官产生的物质、信息、热、气体、水等物质的流动。

(9) 器官分泌服务。S:Organ_ExcreteService(o),器官为器官外的组织细胞提供物质(如消化液、胃液、肠液、胆汁、胰液等)、信号分子(激素)分泌服务,例如为肝、胰等器官提供分泌服务。

(10) 器官感受表达服务。S:Organ_ReceptExpresseService(x),器官为器官外的主体提供感受表达服务,例如为器官提供脉动、血压、体温等服务。

(11) 器官炎症反应服务。S:Organ_InflammationService(),器官为器官外的主体提供炎症反应的表达服务。

(12) 器官体液防护服务。S:Organ_BodyFluidProtectionService(),器官为器官外的主体提供体液防护服务。

```
Type Organ(AIBs,RES,ENV)is
Sorts Organ,S,ES,AIBs,RES,ENV end
LifeActions
    S:Organ_New():ES→ES                                 ………… 新器官
    S:Organ_SubstanceMetabolize():ES→ES                 ………… 器官物质代谢
    S:Organ_ExchangeMatter(o):ES→ES                     ………… 器官物质交换
    S:Organ_ExchangeHeatr(o) :ES→ES                     ………… 器官热交换
    S:Organ_ExchangeGas(o):ES→ES                        ………… 器官气交换
    S:Organ_Exchangewater(o):ES→ES                      ………… 器官水交换
    S:Organ_ExchangeInf(o):ES→ES                        ………… 器官信息交换
    S:Organ_InvoluntaryMove():ES→ES                     ………… 器官非意识运动
    S:Organ_VoluntaryMove():ES→ES                       ………… 器官意识运动
    S:Organ_ReceptExpresseState(x):ES→ES                ………… 器官感受表达状态
    S:Organ_ReceptExpresseMove(x):ES→ES                 ………… 器官感受表达运动
    S:Organ_ReceptExpresseEnv(x):ES→ES                  ………… 器官系统感受表达环境
    S:Organ_Rest():ES→ES                                ………… 器官休息
    S:Organ_Regeneration():ES→ES                        ………… 器官再生(修复、重组)
    S:Organ_Death():ES→ES                               ………… 器官死亡
FunctionDeliverActions
    S:Organ_SubstanceMetabolizeService(o):ES→ES         ………… 器官物质代谢服务
    S:Organ_ExchangeMatterService(o):ES→ES              ………… 器官物质交换服务
    S:Organ_ExchangeHeatService(o):ES→ES                ………… 器官热交换服务
    S:Organ_ExchangeGasService(o):ES→ES                 ………… 器官气交换服务
    S:Organ_ExchangeWaterServicer(o):ES→ES              ………… 器官水交换服务
    S:Organ_ExchangeInfService(o):ES→ES                 ………… 器官信息交换服务
    S:Organ_InvoluntaryMoveervice():ES→ES               ………… 器官非意识运动服务
    S:Organ_VoluntaryMoveervice():ES→ES                 ………… 器官意识运动服务
    S:Organ_ExcreteService(o):ES→ES                     ………… 器官分泌服务
    S:Organ_ReceptExpresseService(x):ES→ES              ………… 器官感受表达服务
    S:Organ_InflammationService():ES→ES                 ………… 器官炎症反应服务
    S:Organ_BodyFluidProtectionService():ES→ES          ………… 器官体液防护服务
End
```

由于篇幅和本章的宗旨,本章不是完整的软件系统开发的说明文档,不可能对所有的器官都给出描述。对以下器官：视觉器官(eyespot，photosensitive organ)、听觉/味觉器官(ear，sound sensory organ)、嗅觉器官(smell sensory organs)、内脏(internal organ)、呼吸器官(respiratory organ)、消化器官(digestive organ)、内分泌器官(endocrine organ)、排泄器官(excretory organ)、淋巴器官(lymphoid organ)可以依照前面的方法定义和描述每个器官，并可以参照前面类型表达式的方式定义和描述器官的一般结构。例如口腔(包括牙、舌)、咽、食管、胃、小肠、大肠、肛门等消化管道系统器官和肝、胆、胰腺等消化腺系统器官。

7.4.2 人体胃器官主体类型定义和描述

胃(stomach)是消化管道系统的重要器官，是一个腔体器官，上面通过食管与口腔连接，下面与小肠连接。胃器官可以抽象定义为，由胃体、胃血管(包括静脉、动脉、淋巴管)、胃神经和分布存在的胃液腺细胞组成，其中的胃体是由胃内膜、胃横形肌肉、胃纵形肌肉和胃外膜等组织组成。如果用类型表达式表示，有形式：

Stomach＝StomachBody
×StomachBloodVessel ………… 胃血管(包括淋巴管)
×StomachNerve ………… 胃神经
×StomachSpecialTissue ………… 胃特化组织(腺细胞)
StomachBody＝StomachEpitheliumTissue ………… 胃内膜(黏膜)
×StomachMuscleTissue ………… 胃肌肉组织(环行肌、纵行肌)
×StomachSerosa ………… 胃外膜(浆膜)

上述定义方法，对于用软件实现是方便的，并且不违背现代生物学和医学的要求。

根据生物学和西医学的知识结构，胃器官主要承担输入、储存、分泌胃液消化、蠕动、吸收、输送、输出食物的功能。胃器官的上述功能受到相关交感神经、副交感神经、内脏感觉神经的调节、控制和感受。因为所有消化管道器官都与对应的神经系统关联，它们都是被神经系统统一协调的器官，所以胃器官不承担与其他消化管道器官的相互感受表达功能或者说现代生物学对这种感受表达没有清楚的描述。

依照本书的观点，胃器官不仅承担确定的分类功能，胃器官与消化管道其他器官具有通过器官经络(脾经、胃经)、血管相互关联，并具有相互感受与表达的能力。胃器官还可以通过自身的行为信息基和其他器官的行为信息基建立一种器官间的信息和行为关联网络，实现生命行为的弱作用相互关联。胃肠管道与淋巴系统，尤其与脾器官有密切的关系，影响胃肠蠕动、分泌和水分吸收。而这些影响不能被神经系统和内分泌系统作用所解释。另外，本书认为人体器官的再生、修复、重组和细胞资源调度与细胞周期调控是受经络系统的调节控制的。

胃器官的主体行为环境(Env)。胃器官环境是胃器官作为主体的行为感受外在的对象范畴，其范围是信息、物质、能量(热)、气体、水，产生信息感、物质感、力(热)感、本感(状态感)和特性感。胃器官外部环境包括血管、淋巴管、胃器官神经节作为器官环境，外部通过系膜与腹腔内膜连接。由于胃属于消化管道系统中的组成器官，所以消化系统的其他器官，例如食管、小肠、肝门静脉也作为胃器官的局部环境。胃管道结构有自己封闭的局部环境，作为胃器官的细胞组织下层环境。

胃器官的主体行为状态(states)。胃器官作为主体对其生命行为和功能行为表达的状态概念范畴，其主体行为状态内容范畴与其主体行为环境的内容范畴一致。胃器官状态内容范畴是自身向外部的表达，包括信息、物质、行为、控制、结构、特性等几个方面。

胃器官感受表达的内容范畴包括器官信息感、物质感、力(热)感、本感(气感)、特性感(水感)，与器官级别的主体感受表达内容范畴一致。强调胃器官行为控制是由胃器官对应的神经核和胃器官神经节、胃器官局部激素实现的。

在讨论了胃器官的组织结构、功能描述和行为环境与状态后，我们可以定义和描述胃器官主体的类型。人体胃的行为划分生命行为(life actions)和分类功能行为(function deliver actions)两部分。

胃器官主体生命行为即胃器官自身需要的生命维系行为，包括胃器官的物质能量代谢、营养物质交换行为(营养物质、热能、气体、水/无机盐等营养物质交换)、信息交换行为、非意识运动行为、意识运动行为、感受表达行为(包括对状态、运动、环境等感受与表达)和胃器官再生(修复、重组)行为、死亡行为等。

胃器官主体分类功能行为即胃器官在个体范围内对其他系统、器官提供的功能服务行为，胃器官服务行为有自己的特色，主要表现在胃蠕动服务、分泌胃液服务、幽门开闭服务、贲门开闭服务、感受表达服务、物质交换服务、热交换服务、气体交换服务、水交换服务、信息交换服务和异常处理(排除异物、炎症反应和体液防护)服务等。

下面，对这些器官的功能服务行为做简单说明：

(1) 胃物质代谢服务。S:Stomach_SubstanceMetabolizeService()，胃器官有一定的物质代谢服务能力，提供物质代谢服务。

(2) 胃蠕动服务。S:Stomach_PeristalsisService()，胃器官提供的非意识驱动的蠕动服务。

(3) 胃分泌胃液服务。S:Stomach_ExcreteService(o)，胃器官提供的非意识驱动的胃液分泌服务。

(4) 胃幽门服务。S:Stomach_Pylorus Service()，胃器官幽门的开通和关闭的服务。

(5) 胃贲门服务。S:Stomach_CardiaService()，胃器官贲门的开通和关闭的服务。

(6) 胃感受表达服务。S:Stomach_ReceptExpresseService(x)，胃器官对食物种类、数量、温度和胃中食物消化反应的感受表达服务。

(7) 胃物质交换服务。S:Stomach_ExchangeMatterService(o)，胃器官提供的物质交换服务。

(8) 胃热交换服务。S:Stomach_ExchangeHeatService(o)，胃器官提供的热交换服务。

(9) 胃气交换服务。S:Stomach_ExchangeGasService(o)，胃器官提供的气体交换

服务。

（10）胃水交换服务。S:Stomach_ExchangeWaterServicer(o)，胃器官提供的水交换服务。

（11）胃信息交换服务。S:Stomach_ExchangeInfService(o)，胃器官提供的信息交换服务。

（12）胃运动排除异物服务。S:Stomach_GetRidofService(o)，胃器官提供的排除异物服务。

（13）胃炎症反应服务。S:Stomach_InflammationService()，胃器官提供的炎症反应服务。

（14）胃体液防护服务。S:Stomach_BodyFluidProtectionService()，胃器官提供的体液防护服务。

```
Type Stomach(AIBs,RES,ENV)is
Sorts Stomach,S,ES,AIBs,RES,ENV end
LifeActions
    基本上与器官模板类型定义的生命行为相同。
FunctionDeliverActions
    S:Stomach_SubstanceMetabolizeService():ES→ES          …………  胃物质代谢服务
    S:Stomach_PeristalsisService():ES→ES                 …………  胃蠕动服务
    S:Stomach_ExcreteService(o):ES→ES                    …………  胃分泌胃液服务
    S:Stomach_PylorusService():ES→ES                     …………  胃幽门服务
    S:Stomach_CardiaService():ES→ES                      …………  胃贲门服务
    S:Stomach_ReceptExpresseService(x):ES→ES             …………  胃感受表达服务
    S:Stomach_ExchangeMatterService(o):ES→ES             …………  胃物质交换服务
    S:Stomach_ExchangeHeatService(o):ES→ES               …………  胃热交换服务
    S:Stomach_ExchangeGasService(o):ES→ES                …………  胃气交换服务
    S:Stomach_ExchangeWaterServicer(o):ES→ES             …………  胃水交换服务
    S:Stomach_ExchangeInfService(o):ES→ES                …………  胃信息交换服务
    S:Stomach_GetRidofService(o):ES→ES                   …………  胃运动排除异物服务
    S:Stomach_InflammationService():ES→ES                …………  胃炎症反应服务
    S:Stomach_BodyFluidProtectionService():ES→ES         …………  胃体液防护服务
End
```

7.4.3　人体小肠器官主体类型定义和描述

小肠器官(small intestine)是消化管道系统的重要器官，上面连接胃，下面与大肠连接。根据生物学和西医学的知识结构，小肠可以抽象归纳为小肠体、小肠血管、小肠神经和分布在小肠管道内消化腺细胞组织。小肠体是规范的消化管道结构，由小肠内膜、小肠肌肉组织(包括环形肌、纵形肌)和小肠外膜组成。小肠外膜与腹腔肠系膜结合。如果用类型表达式表示，有如下形式：

小肠＝SmallIntestineBody …………小肠体
×SmallIntestineVessel …………小肠血管（包括淋巴管）
×SmallIntestineNerve …………小肠神经
×SmallIntestineGland …………小肠消化腺细胞

小肠体＝SmallIntestineMucosa …………小肠内膜（黏膜）
×SmallIntestineMuscle …………小肠肌肉组织（环形肌、纵形肌）
×SmallIntestineSerosa …………小肠外膜（浆膜）

小肠器官的主体的行为环境(Env)。小肠器官环境是小肠器官作为主体的行为感受的外在对象范畴，其范围是信息、物质、能量（热）、气体、水，产生信息感、物质感、力（热）感、本感（状态感）和特性感。小肠器官外部环境包括血管、淋巴管、小肠器官神经节作为器官环境，外部通过系膜与腹腔内膜连接。由于小肠属于消化系统中的组成器官，所以消化系统其他器官，例如胃、大肠、胆、胰也作为小肠器官的环境。小肠管道结构有自己封闭的环境，作为小肠器官的细胞组织下层环境。

小肠器官的主体行为状态(States)。小肠器官作为主体对其生命行为和功能行为表达的状态概念范畴，其主体行为状态内容范畴与其主体行为环境的内容范畴一致。小肠器官状态内容范畴是自身向外部的表达，包括信息、物质、行为、控制、结构、特性等几个方面。

小肠器官感受表达的内容范畴包括器官信息感、物质感、力（热）感、本感（气感）、特性感（水感），与器官级别主体感受表达内容范畴一致。强调小肠器官行为控制是由小肠器官对应的神经核和小肠器官神经节、小肠器官局部激素实现的。

根据生物学和西医学的知识结构，小肠器官主要承担输入、输送和储存被消化食物，吸收其水分和营养物质，分泌消化液，交换气体和输出未消化物质到大肠的功能。小肠运动和分泌功能受内脏交感神经和副交感神经调节、控制，受感觉神经感受其状态。因为所有消化管道器官都与对应的神经系统关联，它们都是被神经系统统一协调的器官，所以小肠器官不承担与其他消化管道器官的相互感受表达功能或者说现代生物学对这种感受表达没有给出清楚的描述。

依照本书的观点，小肠器官不仅承担确定的分类功能，小肠器官与消化管道其他器官具有通过器官经络（心经、小肠经）、血管相互关联，并具有相互的感受与表达的能力。通过经络系统关联小肠与肝、胰、胆、淋巴系统、血液循环系统，尤其与心脏有密切的关系，影响着小肠道的碱性环境、肠蠕动、营养物质吸收、水、气体交换。小肠器官还可以通过自身的行为信息基和其他器官的行为信息基建立一种器官间的信息和行为关联网络，实现生命行为的弱作用相互关联。小肠器官的再生、修复、重组和细胞资源调度与细胞周期调控同样受经络系统的调节控制。

人体小肠的行为划分为生命行为(life actions)和分类功能行为(function deliver actions)两部分。

小肠器官主体生命行为即小肠器官自身需要的生命维系行为，与器官模板类型定义的生命行为相同。

小肠器官主体分类功能行为即小肠器官在个体范围内对其他系统、器官提供的功能服务行为，小肠器官服务行为有自己的特色，主要表现在物质代谢服务、内分泌激素服务、分泌肠液服务、感受表达服务、物质交换服务、热交换服务、气交换服务、水交换服务、信息交换服务和异常处理(排除异物、炎症反应和体液防护)服务等。

下面对这些功能服务行为做些说明：

(1) 小肠物质代谢服务。S:SmallIntestine_SubstanceMetabolizeService()，小肠是人体重要的提供物质代谢的器官，例如小肠是糖、蛋白质、脂肪消化、吸收的主要器官，也是甘油三酯分解和合成的重要器官。所以小肠提供物质代谢服务。

(2) 小肠蠕动服务。S:SmallIntestine_PeristalsisService()，小肠在非意识神经驱动和调节下，小肠肌肉(环形肌、纵形肌)提供的蠕动服务。

(3) 小肠接受胆汁服务。S:SmallIntestine_AcceptBileService(o)，小肠接受胆囊分泌的胆汁的服务。

(4) 小肠接受胰液服务。S:SmallIntestine_AccepteService(o)，小肠接受胰器官分泌的胰液的服务。

(5) 小肠分泌服务。S:SmallIntestine_ExcreteService(o)，小肠提供分泌肠液的服务。

(6) 小肠感受表达服务。S:SmallIntestine_ReceptExpresseService(x)，小肠提供感受物质、信息、运动、状态和环境的服务。

(7) 小肠物质交换服务。S:SmallIntestine_ExchangeMatterService(o)，小肠提供的物质交换服务，例如小肠通过其上皮细胞的渗透、细胞吸收、搬迁等方式，输送给小肠的静脉和淋巴管。

(8) 小肠热交换服务。S:SmallIntestine_ExchangeHeatService(o)，小肠提供通过自身的环形肌、纵形肌产生蠕动实现的热交换服务。

(9) 小肠气交换服务。S:SmallIntestine_ExchangeGasService(o)，小肠提供肠道、大肠器官内组织、血管之间的气体交换服务。

(10) 小肠水交换服务。S:SmallIntestine_ExchangeWaterServicer(o)，小肠提供肠道、大肠器官内组织、血管之间的水交换服务，包括水分吸收和吐出。

(11) 小肠信息交换服务。S:SmallIntestine_ExchangeInfService(o)，小肠提供信息交换服务。

(12) 小肠运动排除异物服务。S:SmallIntestine_GetRidofService(o)，小肠提供肠运动排除异物服务。

(13) 小肠炎症反应服务。S:SmallIntestine_InflammationService()，小肠提供炎症反应服务。

(14) 小肠体液防护服务。S:SmallIntestine_BodyFluidProtectionService()，小肠提供体液防护服务。

```
Type SmallIntestine(AIBs,RES,ENV)is
Sorts SmallIntestine,S,ES,AIBs,RES,ENV end
LifeActions
    基本上与器官模板类型定义的生命行为相同。
FunctionDeliverActions
    S:SmallIntestine_SubstanceMetabolizeService():ES→ES    ………… 小肠物质代谢服务
    S:SmallIntestine_PeristalsisService():ES→ES    ………… 小肠蠕动服务
    S:SmallIntestine_AcceptBileService(o):ES→ES    ………… 小肠接受胆汁服务
    S:SmallIntestine_AccepteService(o):ES→ES    ………… 小肠接受胰液服务
    S:SmallIntestine_ExcreteService(o):ES→ES    ………… 小肠分泌服务
    S:SmallIntestine_ReceptExpresseService(x):ES→ES    ………… 小肠感受表达服务
    S:SmallIntestine_ExchangeMatterService(o):ES→ES    ………… 小肠物质交换服务
    S:SmallIntestine_ExchangeHeatService(o):ES→ES    ………… 小肠热交换服务
    S:SmallIntestine_ExchangeGasService(o):ES→ES    ………… 小肠气交换服务
    S:SmallIntestine_ExchangeWaterServicer(o):ES→ES    ………… 小肠水交换服务
    S:SmallIntestine_ExchangeInfService(o):ES→ES    ………… 小肠信息交换服务
    S:SmallIntestine_GetRidofService(o):ES→ES    ………… 小肠运动排除异物服务
    S:SmallIntestine_InflammationService():ES→ES    ………… 小肠炎症反应服务
    S:SmallIntestine_BodyFluidProtectionService():ES→ES    ………… 小肠体液防护服务
End
```

7.4.4 人体肝器官主体类型定义和描述

肝器官(Liver)是消化腺系统中非常重要的实体性质的腺体器官，根据解剖学，肝可以抽象归纳为由肝器官体、肝胆管、肝血管(门静脉、动脉、静脉)、肝神经组成。其中的肝器官体由肝外腹腔膜、肝脏外分泌部分和肝内分泌部分组成。肝通过胆总管与胆连接和与十二指肠连接，分泌胆汁。如果用类型表达式表示，有如下形式：

```
Liver=LiverBody                          ……肝器官体
      ×LiverBileDuct                     ……肝胆管
      ×LiverBloodVessel                  ……肝血管(门静脉、动脉、静脉、淋巴管)
      ×LiverNerve                        ……肝神经
LiverBody=EpitheliumTissue               ……肝外腹腔膜
          ×LiverExocrinePortion          ……肝脏外分泌部分(肝叶细胞组织)
          ×LiverEndocrinePortion         ……肝内分泌部分
```

肝器官的主体的行为环境(Env)。肝器官环境是肝器官作为主体的行为感受的外在对象范畴，其范围是信息、物质、能量(热)、气体、水，产生信息感、物质感、力(热)感、本感(状态感)和特性感。肝器官外部环境包括血管(动脉、静脉)、淋巴管和肝器官神经节作为肝器官环境，外部通过系膜与腹腔内膜连接。由于肝属于消化腺系统中的重要器官，与消化管道系统有密切联系。所以消化系统的其他器官，如胰、胆、胃、脾、小肠、大肠，因其静脉血流入门静脉，应当作为肝器官的环境器官。肝器官结构有自己封闭的环境，作为肝器官的细胞组织下层环境。

肝器官的主体行为状态(States)。肝器官作为主体对其生命行为和功能行为表达的状态概念范畴，其主体行为状态内容范畴与其主体行为环境的内容范畴一致。肝器官状态内容范畴是自身向外部的表达，包括信息、物质、行为、控制、结构、特性等几个方面。

肝器官感受表达的内容范畴包括器官信息感、物质感、力(热)感、本感(气感)、特性感(水感)，与器官级别主体感受表达内容范畴一致。强调肝器官行为控制是由肝器官对应的神经核和肝器官神经节、肝器官局部激素实现的。

根据生物学和西医学的知识结构，肝器官承担物质代谢的中枢、解毒、分泌胆汁、分泌激素、生成尿素。肝在胚胎发育时期承担造血功能。肝器官血管和分泌功能受内脏交感神经和副交感神经调节、控制，受感觉神经感受其状态。因为所有消化系统器官都与对应的神经系统关联，它们都是被神经系统统一协调的器官，所以肝器官不承担与其他消化系统器官的相互感受表达功能或者说现代生物学对这种感受表达没有清楚的描述。

依照本书的观点，肝器官不仅承担分类功能，肝器官与消化系统其他器官和其他生物系统的器官具有通过器官经络(肝经、胆经)、血管相互关联感受与表达的能力。肝器官还可以通过自身的行为信息基和其他器官的行为信息基建立一种器官间的信息和行为关联网络，实现生命行为的弱作用相互关联。肝器官的再生、修复、重组和细胞资源调度与细胞周期调控同样受经络系统的调节控制。

人体肝的行为划分生命行为(life actions)和分类功能行为(function deliver actions)两部分。

肝器官主体生命行为即肝器官自身需要的生命维系行为，与器官模板类型定义的生命行为相同。

肝器官主体分类功能行为即肝器官在个体范围内对其他系统、器官提供的功能服务行为，肝器官服务行为有自己的特色，主要表现在物质代谢服务、内分泌激素服务、分泌胆液服务、感受表达服务、物质交换服务、热交换服务、气交换服务、水交换服务、信息交换服务和异常处理(炎症反应和体液防护)服务等。

下面对这些功能服务行为做些说明：

(1) 肝物质代谢服务。S:Liver_SubstanceMetabolizeService()，肝提供的物质代谢服务，包括糖、蛋白质、脂肪、复合大分子物质(糖蛋白、脂蛋白等)和乳酸、氨、嘌呤代谢服务。

(2) 肝内分泌激素服务。S:Liver_SecreteHormoneService(o)，肝提供分泌激素的服务，例如分泌胰高血糖素、血管紧张素等激素。

(3) 肝分泌胆液服务。S:Liver_SecreteBileService(o)，肝提供分泌胆汁的服务。

(4) 肝感受表达服务。S:Liver_ReceptExpresseService(x)，肝提供对物质、信息、行为、状态等方面的感受表达服务。

(5) 肝物质交换服务。S:Liver_ExchangeMatterService(o)，肝通过自己的血管系统

提供物质交换服务。

(6) 肝热交换服务。S:Liver_ExchangeHeatService(o),肝提供热交换服务。

(7) 肝气交换服务。S:Liver_ExchangeGasService(o),肝提供气体交换服务,肝把血液中的气体交换出去。

(8) 肝水交换服务。S:Liver_ExchangeWaterServicer(o),肝提供水交换服务,肝代谢物质,例如代谢蛋白质,需要吸钠大量的水分。

(9) 肝信息交换服务。S:Liver_ExchangeInfService(o),肝提供信息交换服务,接受其他系统信息服务,同时表达自己的信息提供服务。

(10) 肝炎症反应服务。S:Liver_InflammationService(),肝提供炎症反应服务。

(11) 肝体液防护服务。S:Liver_BodyFluidProtectionService(),肝提供体液防护服务。

```
Type Liver(AIBs,RES,ENV)is
Sorts Liver,S,ES,AIBs,RES,ENV end
LifeActions
    基本上与器官模板类型定义的生命行为相同。
FunctionDeliverActions
    S:Liver_SubstanceMetabolizeService():ES→ES          ………… 肝物质代谢服务
    S:Liver_SecreteHormoneService(o):ES→ES              ………… 肝内分泌激素服务
    S:Liver_SecreteBileService(o):ES→ES                 ………… 肝分泌胆液服务
    S:Liver_ReceptExpresseService(x):ES→ES              ………… 肝感受表达服务
    S:Liver_ExchangeMatterService(o):ES→ES              ………… 肝物质交换服务
    S:Liver_ExchangeHeatService(o):ES→ES                ………… 肝热交换服务
    S:Liver_ExchangeGasService(o):ES→ES                 ………… 肝气交换服务
    S:Liver_ExchangeWaterServicer(o):ES→ES              ………… 肝水交换服务
    S:Liver_ExchangeInfService(o):ES→ES                 ………… 肝信息交换服务
    S:Liver_InflammationService():ES→ES                 ………… 肝炎症反应服务
    S:Liver_BodyFluidProtectionService():ES→ES          ………… 肝体液防护服务
End
```

7.4.5 人体胰脏器官主体类型定义和描述

胰脏器官(pancreas)是重要的消化腺系统实体性质的腺体器官,根据解剖学知识结构,可以抽象认为是由胰器官体、胰管、胰血管和胰神经组成的,其中胰器官体由胰外膜、胰脏外分泌部分和胰内分泌部分(胰岛)组成。胰脏器官通过胰管与胆总管连接并通过副胰管与十二指肠连接,分泌胰液(包含多种蛋白质、脂肪、糖消化酶)。如果用类型表达式表示,有如下的形式:

Pancreas=PancreasBody ………… 胰腺器官体

　　×PancreasVessel ………… 胰血管(包括淋巴管)

×PancreasNerve ………… 胰神经

×PancreasDuct ………… 胰管

PancreasBody＝PancreasEpithelialTissue ………… 胰上皮组织(胰外膜)

×PancreasExocrinePortion………… 胰脏外分泌部分

×PancreasEndocrine ………… 胰内分泌部分(胰岛)

胰器官的主体的行为环境(Env)。胰器官环境是胰器官作为主体的行为感受的外在对象范畴,其范围是信息、物质、能量(热)、气体、水,产生信息感、物质感、力(热)感、本感(状态感)和特性感。胰器官外部环境包括血管、淋巴管、肝门静脉、胰器官神经节作为器官环境,外部通过系膜与腹腔内膜连接。由于胰属于消化系统中的组成器官,所以消化系统的其他器官,如肝、胆、胆总管、小肠也作为胰器官的环境。胰器官结构有自己封闭的环境,作为胰器官的细胞组织下层环境。

胰器官的主体行为状态(States)。胰器官作为主体对其生命行为和功能行为表达的状态概念范畴,其主体行为状态内容范畴与其主体行为环境的内容范畴一致。胰器官状态内容范畴是自身向外部的表达,包括信息、物质、行为、控制、结构、特性等几个方面。

胰器官感受表达的内容范畴包括器官信息感、物质感、力(热)感、本感(气感)、特性感(水感),与器官级别主体感受表达内容范畴一致。强调胰器官行为控制是由胰器官对应的神经核和胰器官神经节、胰器官局部激素实现的。

根据生物学和西医学的知识结构,胰脏器官功能、胰器官血管和分泌功能受内脏交感神经和副交感神经调节和控制,受感觉神经感受其状态。因为所有消化系统器官都与对应的神经系统关联,它们都是被神经系统统一协调的器官,所以胰器官不承担与其他消化系统器官的相互感受表达功能或者说现代生物学对这种感受表达没有清楚的描述。

依照本书的观点,胰器官不仅承担分类功能,胰器官与消化系统其他器官和其他生物系统的器官具有通过器官经络(肝经、胆经)、血管网络相互关联感受与表达的能力。胰器官还可以通过自身的行为信息基和其他器官的行为信息基建立一种器官间的信息和行为关联网络,实现生命行为的弱作用相互关联。胰器官的再生、修复、重组和细胞资源调度与细胞周期调控同样受经络系统的调节控制。

人体胰的行为划分生命行为(life actions)和分类功能行为(function deliver actions)两部分。

胰脏器官主体生命行为即胰脏器官自身需要的生命维系行为,与器官模板类型定义的生命行为相同。

胰脏器官主体分类功能行为即胰脏器官在个体范围内对其他系统、器官提供的功能服务行为,胰脏器官服务行为有自己的特色,主要表现在物质代谢服务、胰内分泌激素服务、胰分泌胰液服务、胰感受表达服务、胰物质交换服务、胰热交换服务、胰气交换服务、胰水交换服务、胰信息交换服务和异常处理(炎症反应和体液防护)服务等。

下面对这些功能服务行为做些说明:

(1) 胰物质代谢服务。S:Pancreas_SubstanceMetabolizeService(),胰提供物质代谢服务。

(2) 胰内分泌激素服务。S:Pancreas_SecreteHormoneService(o),胰提供分泌激素,例如胰岛素的服务。

(3) 胰分泌胰液服务。S:Pancreas_SecretePancreatinService(o),胰提供分泌胰液的服务。

(4) 胰感受表达服务。S:Pancreas_ReceptExpresseService(x),胰提供对物质、信息、气体、水、行为、状态等方面的感受表达服务。

(5) 胰物质交换服务。S:Pancreas_ExchangeMatterService(o),胰提供的物质交换服务。

(6) 胰热交换服务。S:Pancreas_ExchangeHeatService(o),胰提供的热交换服务。

(7) 胰气交换服务。S:Pancreas_ExchangeGasService(o),胰提供气体交换服务。

(8) 胰水交换服务。S:Pancreas_ExchangeWaterServicer(o),胰提供的水交换服务。

(9) 胰信息交换服务。S:Pancreas_ExchangeInfService(o),胰提供的信息交换服务,例如分泌激素,也接受外部提供的信息交换服务。

(10) 胰炎症反应服务。S:Pancreas_Inflammation Service(),胰提供炎症反应服务

(11) 胰体液防护服务。S:Pancreas_BodyFluidProtection Service(),胰提供体液防护服务。

```
Type Pancreas(AIBs,RES,ENV)is
Sorts Pancreas,S,ES,AIBs,RES,ENV end
LifeActions
    基本上与器官模板类型定义的生命行为相同。
FunctionDeliverActions
    S:Pancreas_SubstanceMetabolizeService():ES→ES            ………… 胰物质代谢服务
    S:Pancreas_SecreteHormoneService(o):ES→ES                ………… 胰内分泌激素服务
    S:Pancreas_SecretePancreatinService(o):ES→ES             ………… 胰分泌胰液服务
    S:Pancreas_ReceptExpresseService(x):ES→ES                ………… 胰感受表达服务
    S:Pancreas_ExchangeMatterService(o):ES→ES                ………… 胰物质交换服务
    S:Pancreas_ExchangeHeatService(o):ES→ES                  ………… 胰热交换服务
    S:Pancreas_ExchangeGasService(o):ES→ES                   ………… 胰气交换服务
    S:Pancreas_ExchangeWaterServicer(o):ES→ES                ………… 胰水交换服务
    S:Pancreas_ExchangeInfService(o):ES→ES                   ………… 胰信息交换服务
    S:Pancreas_InflammationService():ES→ES                   ………… 胰炎症反应服务
    S:Pancreas_BodyFluidProtectionService():ES→ES            ………… 胰体液防护服务
End
```

7.4.6 人体肺器官主体类型定义和描述

从解剖学看,肺器官(lung)是气体交换的器官,可以抽象定义为由肺器官体、肺血管、肺神经组成,其中的肺器官体由肺器官外膜、肺支气管树和肺泡组织组成。肺泡与肺

支气管树的端口连接，肺泡与毛细血管交换气体，经支气管树通道，再经气管和鼻腔交换到体外。如果用类型表达式表示，有如下形式：

Lung＝Lung Body …………… 肺器官体
×LungVessel …………… 肺血管
×LungNerve …………… 肺神经
LungBody＝LungSerosa …………… 肺器官外膜
×BronchialTree …………… 肺支气管树
×AlveolarCellTissue …………… 肺泡组织

肺器官的主体的行为环境(Env)。肺器官环境是肺器官作为主体的行为感受的外在对象范畴，其范围是信息、物质、能量(热)、气体、水，产生信息感、物质感、力(热)感、本感(状态感)和特性感。肺器官外部环境包括血管、淋巴管、肺器官神经节作为肺器官环境，外部通过系膜与胸腔内膜连接。由于肺属于呼吸系统中的组成器官，所以呼吸系统的其他器官，如气管、喉、鼻和消化系统大肠器官也作为肺器官的环境。肺器官结构有自己封闭的环境，作为肺器官的细胞组织下层环境。

肺器官的主体行为状态(States)。肺器官作为主体对其生命行为和功能行为表达的状态概念范畴，其主体行为状态内容范畴与其主体行为环境的内容范畴一致。肺器官状态内容范畴是自身向外部的表达，包括信息、物质、行为、控制、结构、特性等几个方面。

肺器官感受表达的内容范畴包括器官信息感、物质感、力(热)感、本感(气感)、特性感(水感)，与器官级别主体感受表达内容范畴一致。强调肺器官行为控制是肺器官对应的神经核和肺器官神经节、肺器官局部激素。

根据生物学和西医学的知识结构，肺器官功能、肺器官血管、气管和呼吸运动功能受内脏交感神经和副交感神经调节、控制，受感觉神经感受其状态。因为所有呼吸系统器官都与对应的神经系统关联，它们都是被神经系统统一协调的器官，所以肺器官不承担与其他呼吸系统器官的相互感受表达功能或者说现代生物学对这种感受表达没有清楚的描述。

依照本书的观点，肺器官不仅承担分类功能，肺器官与呼吸系统其他器官和其他生物系统的器官具有通过器官经络(大肠经、心经、肺经)、血管网络相互关联感受与表达的能力。肺器官还可以通过自身的行为信息基和其他器官的行为信息基建立一种器官间的信息和行为关联网络，实现生命行为的弱作用相互关联。肺器官的再生、修复、重组和细胞资源调度与细胞周期调控同样受经络系统的调节控制。

人体肺的行为划分生命行为(life actions)和分类功能行为(function deliver actions)两部分。

肺器官主体生命行为即肺器官自身需要的生命维系行为，与器官模板类型定义的生命行为相同。

肺器官主体分类功能行为即肺器官在个体范围内对其他系统、器官提供的功能服务行为，肺器官服务行为有自己的特色，主要表现在意识运动服务、非意识运动服务、感受表达服务、物质交换服务、热交换服务、气体交换服务、水交换服务、信息交换服务、异常处理(排除异物、炎症反应和体液防护)服务等。

下面对这些功能服务行为做些说明：

(1) 肺非意识运动服务。S:Lung_InvoluntaryMoveService()，肺提供的非意识运动服务。

(2) 肺意识运动服务。S:Lung_VoluntaryMoveService()，肺提供的意识运动服务。

(3) 肺感受表达服务。S:Lung_ReceptExpresseService(x)，肺提供的物质、信息、气体、液体、行为、状态等方面的感受表达服务。

(4) 肺物质交换服务。S:Lung_ExchangeMatterService(o)，肺提供的物质交换服务。

(5) 肺热交换服务。S:Lung_ExchangeHeatService(o)，肺提供的热交换服务。

(6) 肺气交换服务。S:Lung_ExchangeGasService(o)，肺提供的气体交换服务。

(7) 肺水交换服务。S:Lung_ExchangeWaterServicer(o)，肺提供的水交换服务。

(8) 肺信息交换服务。S:Lung_ExchangeInfService(o)，肺作为信息受主接受信息交换服务。

(9) 肺运动排除异物服务。S:Lung_GetRidofService(o)，肺气管纤毛细胞的纤毛运动提供排除异物服务。

(10) 肺炎症反应服务。S:Lun_InflammationService()，肺提供的炎症反应服务，例如发热和其他免疫服务。

(11) 肺体液防护服务。S:Lung_BodyFluidProtectionService()，肺提供的体液防护服务。

```
Type Lung(AIBs,RES,ENV)is
Sorts Lung,S,ES,AIBs,RES,ENV end
LifeActions
    基本上与器官模板类型定义的生命行为相同。
FunctionDeliverActions
    S:Lung_InvoluntaryMoveService():ES→ES              ………… 肺非意识运动服务
    S:Lung_VoluntaryMoveService():ES→ES                ………… 肺意识运动服务
    S:Lung_ReceptExpresseService(x):ES→ES              ………… 肺感受表达服务
    S:Lung_ExchangeMatterService(o):ES→ES              ………… 肺物质交换服务
    S:Lung_ExchangeHeatService(o):ES→ES                ………… 肺热交换服务
    S:Lung_ExchangeGasService(o):ES→ES                 ………… 肺气交换服务
    S:Lung_ExchangeWaterServicer(o):ES→ES              ………… 肺水交换服务
    S:Lung_ExchangeInfService(o):ES→ES                 ………… 肺信息交换服务
    S:Lung_GetRidofService(o):ES→ES                    ………… 肺运动排除异物服务
    S:Lung_InflammationService():ES→ES                 ………… 肺炎症反应服务
    S:Lung_BodyFluidProtectionService():ES→ES          ………… 肺体液防护服务
End
```

7.4.7　人体肾器官主体类型定义和描述

从解剖学看,肾器官(Kidney)可以抽象定义为纤维外囊包裹的实体器官,其中包括肾皮质、肾髓质和尿液收集管道。其中的肾皮质是由动脉毛细血管团组成的肾小体和肾小管组成。肾器官直接通过肾动脉和肾静脉与人体腹腔的主动脉和主静脉连接,并通过尿液收集管道与输尿管连接,将尿液收集在膀胱。如果用类型表达式表示,有如下的形式:

Kidney＝KidneyBody ……… 肾器官体
×KidneyVessel ……… 肾血管
×KidneyNerve ……… 肾神经
KidneyBody＝KidneyFibrousCapsule……… 肾器官纤维外囊
×RenalCortex ……… 肾皮质(肾小体和肾小管)
×RenalMedulla ……… 肾髓质(集合管和肾乳头管)
×UrineCollectDuct ……… 尿液收集管道(肾小、大盏和肾盂)

肾器官的主体的行为环境(Env)。肾器官环境是肾器官作为主体行为感受的外在对象范畴,其范围是信息、物质、能量(热)、气体、水,产生信息感、物质感、力(热)感、本感(状态感)和特性感。肾器官外部环境包括血管、淋巴管、肾器官神经节作为器官环境,外部通过系膜与腹腔内膜连接。由于肾属于排泄系统中的组成器官,所以排泄系统的其他器官,例如膀胱、输尿管和内分泌系统肾上腺器官也作为肾器官的环境。肾结构有自己封闭的环境,作为肾器官的细胞组织的下层环境。

肾器官的主体行为状态(States)。肾器官作为主体对其生命行为和功能行为表达的状态概念范畴,其主体行为状态内容范畴与其主体行为环境的内容范畴一致。肾器官状态内容范畴是自身向外部的表达,包括信息、物质、行为、控制、结构、特性等几个方面。

肾器官的感受表达内容范畴包括信息感、物质感、力(热)感、本感(气感)、特性感(水感)。强调肾器官行为控制是肾器官对应的神经核和肾器官神经节、肾器官局部激素。

根据生物学和西医学的知识结构,肾器官功能包括血液过滤、分泌尿液、内分泌激素(贤素、前列腺素、促红细胞生长素)等。肾器官血管和分泌功能受内脏交感神经和副交感神经调节和控制,受感觉神经感受其状态。因为所有排泄系统的器官都与对应的神经系统关联,它们都是被神经系统统一协调的器官,所以肾器官不承担与其他排泄系统器官的相互感受表达功能或者说现代生物学对这种感受表达没有清楚的描述。

依照本书的观点,肾器官不仅承担分类功能,肾器官与排泄系统的其他器官和其他生物系统的器官具有通过器官经络(肾经、膀胱经、脾经、小肠经、心经等)、血管网络相互关联感受与表达的能力。肾器官还可以通过自身的行为信息基和其他器官的行为信息基建立一种器官间的信息和行为关联网络,实现生命行为的弱作用相互关联。肾器官是人体再生的主导器官,肾自身的再生、修复、重组和细胞资源调度与细胞周期调控同样受经络系统的调节控制。

人体肾的行为划分生命行为(life actions)和分类功能行为(function deliver actions)两部分。

肾器官主体生命行为即肾器官自身需要的生命维系行为,与器官模板类型定义的生命行为相同。

肾器官主体分类功能行为即肾器官在个体范围内对其他系统、器官提供的功能服务行为,肾器官服务行为有自己的特色,主要表现在非意识运动服务、感受表达服务、物质交换服务、热交换服务、气体交换服务、水交换服务、信息交换服务、异常处理(排除异物、炎症反应和体液防护)服务等。

下面对这些功能服务行为做些说明:

(1) 肾非意识运动服务。S:Kidney_InvoluntaryMoveService(),肾提供的非意识运动服务。

(2) 肾感受表达服务。S:Kidney_ReceptExpresseService(x),肾提供的面向物质、气体、体液、行为、状态的感受表达服务。

(3) 肾物质交换服务。S:Kidney_ExchangeMatterService(o),肾提供的物质交换服务。

(4) 肾热交换服务。S:Kidney_ExchangeHeatService(o),肾提供的热交换(释放热)服务。

(5) 肾气交换服务。S:Kidney_ExchangeGasService(o),肾提供的气体交换服务,同时也是气体交换的接受主体。

(6) 肾水交换服务。S:Kidney_ExchangeWaterServicer(o),肾提供的水交换服务。

(7) 肾信息交换服务。S:Kidney_ExchangeInfService(o),肾提供的信息交换服务,例如分泌肾素、促红细胞生长素等。

(8) 肾运动排除异物服务。S:Kidney_GetRidofService(o),肾提供的运动排除异物服务。

(9) 肾炎症反应服务。S:Kidney_InflammationService(),肾提供的炎症反应服务。

(10) 肾体液防护服务。S:Kidney_InflammationService(),肾提供的体液防护服务。

```
Type Kidney(AIBs,RES,ENV)is
Sorts Kidney,S,ES,AIBs,RES,ENV end
LifeActions
    基本上与器官模板类型定义的生命行为相同。
FunctionDeliverActions
    S:Kidney_InvoluntaryMoveService():ES→ES            …………  肾非意识运动服务
    S:Kidney_ReceptExpresseService(x):ES→ES            …………  肾感受表达服务
    S:Kidney_ExchangeMatterService(o):ES→ES            …………  肾物质交换服务
    S:Kidney_ExchangeHeatService(o):ES→ES              …………  肾热交换服务
    S:Kidney_ExchangeGasService(o):ES→ES               …………  肾气交换服务
    S:Kidney_ExchangeWaterServicer(o):ES→ES            …………  肾水交换服务
    S:Kidney_ExchangeInfService(o):ES→ES               …………  肾信息交换服务
    S:Kidney_GetRidofService(o):ES→ES                  …………  肾运动排除异物服务
    S:Kidney_InflammationService():ES→ES               …………  肾炎症反应服务
    S:Kidney_InflammationService():ES→ES               …………  肾体液防护服务
End
```

7.5　人体多细胞组织级别的运行模型

人体的细胞组织主要划分为上皮组织、结缔组织(包括疏松结缔组织、紧密结缔组织和血液细胞组织等)、肌肉组织和神经组织。

上皮组织(epithelial tissue)　覆盖身体表面和体内各种囊、管、腔内表皮的一层或多层细胞组织,排列紧密和少量细胞间质。上皮组织可以分为两大类:被覆上皮组织和腺上皮组织。被覆上皮组织分为单层上皮和复层上皮(皮肤表皮)。上皮组织的功能包括防护、吸收、分泌和排泄等。可以说上皮组织是生物体的物质交换、气体交换、水交换、信息交换的细胞组织。

结缔组织(connective tissue)　由多种细胞和大量细胞外基质组成的组织,其细胞是间充质细胞特化各种细胞,其基质是由蛋白多糖、糖蛋白和组织液组成。包括疏松结缔组织(loose connective tissue)、致密结缔组织(dense connective tissue)、脂肪组织(adipose tissue)、网形结缔组织(areolar connective tissue)、软骨组织(cartilage tissue)、硬骨组织(osseous tissue)、血液组织(blood,ymph;含淋巴)等。结缔组织具有支持、连接、保护、防御、输送和储存组织液等功能。所以,可以说结缔组织是水交换、能量储存的细胞组织。

肌肉组织(muscle tissue)　由具有收缩能力的纤维细胞组成的组织,如横纹肌组织(skeletal muscle tissue)、平滑肌组织(smooth muscle tissue)、心肌组织(cardiac muscle tissue)。所有的肌肉组织都是以ATP供能,而产生ATP的物质是多种的,例如可以由葡萄糖、脂肪酸、氨基酸、酮体、乳酸等物质供能,把化学能转化成机械能,并形成热能。

所以,肌肉组织是能量、热交换组织。

神经组织(nervous tissue) 由神经细胞(神经元)与神经胶质细胞组成的组织。神经组织是构成神经系统的主要组织结构,承担人体的组织、器官、系统的运动与感觉的信息交换与调节控制,也是人体大脑思维活动物质支撑结构。

7.5.1 人体细胞组织主体模板类型定义和描述

一个细胞组织是面向生物器官的提供器官内的分类功能服务的,由群体细胞主体组成的有组织结构。

Tissue=MainCels ………… 主细胞群
×MesenchymalCells ………… 间充质细胞群
×GroundSubstance ………… 组织基质
×TissueFluid ………… 组织液
×RamificationSubstance ………… 衍生物质

特化组织=上皮组织+结缔组织+血液组织+脂肪组织+腺细胞组织
+神经组织

特化细胞=特化内质网+特化线粒体+特化溶酶体+特化细胞膜(细胞间质)
+特化细胞核

细胞组织级别的主体行为环境(Env)。细胞组织作为主体对其生命行为和功能行为感受的外在环境的概念范畴。感受的内容范围依然是外部主体表达的内容范畴,其范围是信息、物质、能量(热)、气体、水,产生信息感、物质感、力(热)感、本感(状态感)和特性感。一个细胞组织环境除器官内血管、器官内淋巴和器官神经节外,还包括器官组织局部体液环境。生物器官通过自己相对封闭的结构,通常是器官组成的多组织的局部环境,例如通过器官的内、外膜把器官内多组织包裹起来。一个细胞组织也有自己的局部环境。神经组织、肌肉组织通常都有结缔组织膜隔离相对组织。例如肌肉组织通过肌膜包裹起来构成相对独立的封闭环境。里面有组织液,作为交换物质和信息的环境。神经纤维通过内膜、束膜、外膜,把相对关联的纤维组合在一个封闭的结构内。这个细胞组织环境成为组织内每一个细胞的环境。细胞组织提供的功能服务通常是面向器官,在器官神经节控制和器官血液循环条件下实现。

细胞组织级别的主体行为状态(States)。细胞组织作为主体对其生命行为和功能行为表达的状态概念范畴。组织级别主体行为状态内容范畴与组织主体行为环境的内容范畴一致。组织状态内容范畴是自身向外部的表达。组织状态概念,包括信息、物质、行为、控制、结构、特性等几个方面。组织的状态是系统主体能够感受和表达的内部运行的状态和态势信息,例如器官主体的生命行为状态和态势、功能表达行为的状态和态势。例如运行、运动、休息、感染,还包括细胞组织主体相关的神经系统感受和表达信息,例如疼痛、缺氧、缺水等信息。

从现代生物学研究结果看,细胞组织级别的感受表达的信息内容大致可以归纳如下：

细胞组织感受即对器官主体和器官结构内的所有组织主体的息感、物感、力(热)感、本感(状态感)、特性感。

细胞组织信息感受即对化学信息(神经递质、激素、局部激素、细胞因子)、电信息(离子)、物理信息(气体、液体)的感受。

细胞组织物质感受即对蛋白质(氨基酸)、糖类(单糖)、脂肪(脂肪酸)、水/无机盐、核酸(核苷酸)的感受。

细胞组织力(热)感即对运动产生的机械能(运动)和热能(温度)的感受，包括扩张力和压力的感受。

细胞组织本感(气感)即细胞组织主体自我感受和组织内的细胞主体的状态感的感受汇总。

细胞组织特性感(水感)指组织行为和功能行为的能够性、完整性、一致性和平衡性。

细胞组织感受表达控制即神经核纤维和神经节轴突、内分泌系统激素、局部激素、细胞因子。

细胞组织表达的内容与组织感受的内容是一致或对应的，其描述内容相同。在细胞组织中，所谓组织感受是感受其他组织的表达，所谓表达是向其他组织表达自身的感受。在采用现代生物学方法的网络世界人体组织级再现的设计中，同样借鉴“五能”和“五件”概念。

上述环境和状态中行为概念，即系统行为和器官主体行为，参见各系统主体类型和器官主体类型的定义。

人体细胞组织的行为划分为生命行为(life actions)和分类功能行为(function deliver actions)两部分。

细胞组织生命行为是细胞组织自身需要的生命维系行为与其他生物主体的生命行为定义描述是一致的。

细胞组织的分类功能行为即细胞组织在个体范围内对其他系统、器官、组织提供的功能服务行为，细胞组织服务行为有自己的特色，主要表现在运动服务、感受表达服务、物质交换服务、热交换服务、气体交换服务、水交换服务、信息交换服务、绒毛运动排除异物服务、细胞组织运动排除异物服务、细胞组织炎症反应服务和细胞组织体液防护服务等。

细胞组织类型(cell tissue types)中功能服务行为可以简单描述如下：

(1) 细胞组织运动服务。S:CellTissue_Move Service()，细胞组织接受、提供运动服务。

(2) 细胞组织感受表达服务。S:CellTissue_ReceptExpresseService(x)，细胞组织提供对物质、信息、气体、水、热、行为、状态等方面的感受表达服务。

(3) 细胞组织物质交换服务。S:CellTissue_ExchangeMatterService(o)，细胞组织接

```
Type CellTissue(AIBs,RES,ENV)is
Sorts CellTissue,S,ES,AIBs,RES,ENV end
LifeActions
    S:CellTissue_New():ES→ES                                ……… 新细胞组织
    S:CellTissue_Histogenesis():ES→ES                       ……… 细胞组织的自组织
    S:CellTissue_Growth() :ES→ES                            ……… 细胞组织生长
    S:CellTissue_SubstanceMetabolize():ES→ES                ……… 细胞组织物质代谢
    S:CellTissue_ExchangeMatter(o):ES→ES                    ……… 细胞组织物质交换
    S:CellTissue_ExchangeHeat(o):ES→ES                      ……… 细胞组织热交换
    S:CellTissue_ExchangeGas(o):ES→ES                       ……… 细胞组织气体交换
    S:CellTissue_Exchangewater(o):ES→ES                     ……… 细胞组织水交换
    S:CellTissue_ExchangeInf(o):ES→ES                       ……… 细胞组织信息交换
    S:CellTissue_Move():ES→ES                               ……… 细胞组织运动
    S:CellTissue_ReceptExpresseState(x):ES→ES               ……… 细胞组织感受表达状态
    S:CellTissue_ReceptExpresseMove(x):ES→ES                ……… 细胞组织感受表达运动
    S:CellTissue_ReceptExpresseEnv(x):ES→ES                 ……… 细胞组织系统感受表达环境
    S:CellTissue_Regeneration():ES→ES                       ……… 细胞组织再生
    S:CellTissue_Death():ES→ES                              ……… 细胞组织死亡
FunctionDeliverActions
    S:CellTissue_Move Service():ES→ES                       ……… 细胞组织运动服务
    S:CellTissue_ReceptExpresseService(x):ES→ES             ……… 细胞组织感受表达服务
    S:CellTissue_ExchangeMatterService(o):ES→ES             ……… 细胞组织物质交换服务
    S:CellTissue_ExchangeHeatService(o):ES→ES               ……… 细胞组织热交换服务
    S:CellTissue_ExchangeGasService(o):ES→ES                ……… 细胞组织气交换服务
    S:CellTissue_ExchangeWaterServicer(o):ES→ES             ……… 细胞组织水交换服务
    S:CellTissue_ExchangeInfService(o):ES→ES                ……… 细胞组织信息交换服务
    S:CellTissue_GetRidofService(o):ES→ES                   ……… 细胞组织运动排除异物服务
    S:CellTissue_InflammationService():ES→ES                ……… 细胞组织炎症反应服务
    S:CellTissue_BodyFluidProtectionService():ES→ES         ……… 细胞组织体液防护服务
End
```

受、提供物质交换服务。

(4) 细胞组织热交换服务。S:CellTissue_ExchangeHeatService(o),细胞组织接受、提供热交换服务。

(5) 细胞组织气交换服务。S:CellTissue_ExchangeGasService(o),细胞组织接受、提供气体交换服务。

(6) 细胞组织水交换服务。S:CellTissue_ExchangeWaterServicer(o),细胞组织接受、提供水交换服务。

(7) 细胞组织信息交换服务。S:CellTissue_ExchangeInfService(o),细胞组织接受、

提供信息交换服务。

(8) 细胞组织运动排除异物服务。S:CellTissue_GetRidofService(o),细胞组织提供运动排除异物服务。

(9) 细胞组织炎症反应服务。S:CellTissue_InflammationService(),细胞组织提供炎症反应服务。

(10) 细胞组织体液防护服务。S:CellTissue_BodyFluidProtectionService(),细胞组织提供体液防护服务。

7.5.2　人体上皮组织主体模板类型定义和描述

人体上皮组织是覆盖身体表面和体内各种囊、管、腔内表皮的一层或多层细胞组织,排列紧密、少量细胞间质并不断更新。由上皮细胞、腺细胞和感觉细胞等组成。上皮组织分布非常广泛,功能包括防护、吸收、分泌和排泄等。上皮组织在组织形态中,从物质组织几何角度看,面向身体表面和腔体的组织面称游离面,背向身体表面和腔体的组织面称基质面,组织细胞侧面是上皮组织相互连接的面,称连接面。其中上皮组织的基质面(基底面)都主要是由基膜组成,而基膜由基板、网板所组成。基板划分为透明层和致密层(电子致密)。网板结缔组织分泌纤维和胶原蛋白。基膜是实现上皮组织与结缔组织的物质交换渠道。如果我们对这些功能做理论方面的抽象,上皮组织是提供生物体的物质交换服务、气体交换服务、水交换服务、信息交换的细胞组织。

(1) 上皮组织运动服务。S:EpithelialTissue_MoveService(),上皮组织提供运动服务。

(2) 上皮组织感受表达服务。S:EpithelialTissue_ReceptExpresseService(x),上皮组织提供对物质、信息、气体、水、热、状态等方面的感受表达服务。

(3) 上皮组织物质交换服务。S:EpithelialTissue_ExchangeMatterService(o),上皮组织接受、提供物质交换服务。

(4) 上皮组织气交换服务。S:EpithelialTissue_ExchangeGasService(o),上皮组织提接受、提供气交换服务。

(5) 上皮组织水交换服务。S:EpithelialTissue_ExchangeWaterServicer(o),上皮组织接受、提供水交换服务。

(6) 上皮组织信息交换服务。S:EpithelialTissue_ExchangeInfService(o),上皮组织接受、提供信息交换服务。

我们从上皮细胞组织的模板类型定义中,可以看到生命行为和功能服务行为中都有物质交换、气体交换、水交换、信息交换和感受表达行为。所不同的是生命行为中物质交换、气体交换、水交换、信息交换和感受表达行为是上皮细胞组织自身需要的行为。而功能服务行为是指上皮细胞组织物质交换、气体交换、水交换和感受表达不仅是为了自己,同时还为其他细胞组织提供服务,提供超越自身需要的物质交换、气体交换、水交换、信息交换和感受表达能力。

```
Type EpithelialTissue(AIBs,RES,ENV)is
Sorts EpithelialTissue,S,ES,AIBs,RES,ENV end
LifeActions
    基本上与 CellTissue 模板类型定义的生命行为相同。
FunctionDeliverActions
    S:EpithelialTissue_MoveService():ES→ES                        ………… 上皮组织运动服务
    S:EpithelialTissue_ReceptExpresseService(x):ES→ES              ………… 上皮组织感受表达服务
    S:EpithelialTissue_ExchangeMatterService(o):ES→ES              ………… 上皮组织物质交换服务
    S:EpithelialTissue_ExchangeGasService(o):ES→ES                 ………… 上皮组织气交换服务
    S:EpithelialTissue_ExchangeWateServicer(o):ES→ES               ………… 上皮组织水交换服务
    S:EpithelialTissue_ExchangeInfService(o):ES→ES                 ………… 上皮组织信息交换服务
End
```

人体内不同器官、系统的上皮细胞组织，在物质交换、气体交换、水交换和感受表达功能服务中，提供不同的偏重能力。例如皮肤系统上皮细胞组织是被覆上皮组织，是复层上皮细胞组织，偏重防护、分泌功能。而小肠的上皮细胞组织是单层柱状上皮细胞组织，偏重吸收、分泌和排泄等功能。

7.5.3 人体结缔组织主体模板类型定义和描述

人体结缔组织具有支持、连接、保护、防御、输送和储存组织液等功能。所以可以说结缔组织是水交换、能量储存的细胞组织。

结缔组织包括疏松结缔组织、致密结缔组织、脂肪组织、软骨、硬骨、血液等组织。结缔组织具有支持、连接、保护、防御、输送和储存组织液等功能。结缔组织的组织液，对连接组织间的水交换有重要作用。组织液同时还是组织内细胞因子和局部激素传递信息的局部环境。如果我们对这些功能做理论方面的抽象，可以说结缔组织是提供水交换服务、能量储存服务的细胞组织。

(1) 结缔组织运动服务。S:ConnectiveTissue_MoveService()，结缔组织提供运动服务。

(2) 结缔组织感受表达服务。S:ConnectiveTissue_ReceptExpresseService(x)，结缔组织提供对物质、信息、气体、水、热、行为、状态等方面的感受表达服务。

(3) 结缔组织物质交换服务。S:ConnectiveTissue_ExchangeMatterService(o)，结缔组织接受、提供物质交换服务。

(4) 结缔组织气交换服务。S:ConnectiveTissue_ExchangeGasService(o)，结缔组织接受、提供气交换服务。

(5) 结缔组织水交换服务。S:ConnectiveTissue_ExchangeWaterServicer(o)，结缔组织接受、提供水交换服务。

(6) 结缔组织信息交换服务。S:ConnectiveTissue_ExchangeInfService(o),结缔组织接受、提供信息交换服务。

```
Type ConnectiveTissue(AIBs,RES,ENV)is
Sorts ConnectiveTissue,S,ES,AIBs,RES,ENV end
LifeActions
    基本上与 CellTissue 模板类型定义的生命行为相同。
FunctionDeliverActions
    S:ConnectiveTissue_MoveService():ES→ES                    …… 结缔组织运动服务
    S:ConnectiveTissue_ReceptExpresseService(x):ES→ES         …… 结缔组织感受表达服务
    S:ConnectiveTissue_ExchangeMatterService(o):ES→ES         …… 结缔组织物质交换服务
    S:ConnectiveTissue_ExchangeGasService(o):ES→ES            …… 结缔组织气交换服务
    S:ConnectiveTissue_ExchangeWateServicer(o):ES→ES          …… 结缔组织水交换服务
    S:ConnectiveTissue_ExchangeInfService(o):ES→ES            …… 结缔组织信息交换服务
End
```

我们从结缔组织的模板类型定义中,可以看到其生命行为和功能服务行为中都有物质交换、气体交换、水交换、信息交换和感受表达行为。所不同的是生命行为中的物质交换、气体交换、水交换、信息交换和感受表达行为是结缔组织自身需要的行为。而功能服务行为是指结缔组织物质交换、气体交换、水交换、信息交换和感受表达不仅是为了自己,同时还为其他细胞组织提供服务。与其他细胞组织一样,人体内不同器官、系统的结缔组织,在物质交换、气体交换、水交换和感受表达功能服务中,提供不同的偏重能力。

7.5.4　人体血液组织主体模板类型定义和描述

人体血液组织是一种特殊形态的结缔组织。血液组织提供运动、感受表达、物质交换、热交换、气体交换、水交换和信息交换等服务。血液内的细胞,例如红细胞、白细胞等细胞主体提供主动气体交换和免疫服务,细胞服务在细胞级别模式中定义。血液组织可以简单归纳如下服务:

(1) 血液组织运动服务。S:Blood_MoveService(),血液组织提供运动服务。

(2) 血液组织感受表达服务。S:Blood_ReceptExpresseService(x),血液组织提供对物质、信息、气体、水、热、状态等方面的感受表达服务。

(3) 血液组织物质交换服务。S:Blood_ExchangeMatterService(o),血液组织接受、提供物质交换服务。

(4) 血液组织热交换服务。S:Blood_ExchangeHeatService(ó),血液组织接受、提供热交换服务。

(5) 血液组织气交换服务。S:Blood_ExchangeGasService(o),血液组织接受、提供气交换服务。

(6) 血液组织水交换服务。S:Blood_ExchangeWaterServicer(o),血液组织接受、提供水交换服务。

(7) 血液组织信息交换服务。S:Blood_ExchangeInfService(o),血液组织接受、提供信息交换服务。

```
Type Blood(AIBs,RES,ENV)is
Sorts Blood,S,ES,AIBs,RES,ENV end
LifeActions
    基本上与 CellTissue 模板类型定义的生命行为相同。
FunctionDeliverActions
    S:Blood_MoveService():ES→ES                      ………… 血液组织运动服务
    S:Blood_ReceptExpresseService(x):ES→ES           ………… 血液组织感受表达服务
    S:Blood_ExchangeMatterService(o):ES→ES           ………… 血液组织物质交换服务
    S:Blood_ExchangeHeatService(o):ES→ES             ………… 血液组织热交换服务
    S:Blood_ExchangeGasService(o):ES→ES              ………… 血液组织气交换服务
    S:Blood_ExchangeWaterServicer(o):ES→ES           ………… 血液组织水交换服务
    S:Blood_ExchangeInfService(o):ES→ES              ………… 血液组织信息交换服务
End
```

7.5.5 人体肌肉组织主体模板类型定义和描述

肌肉组织是由具有收缩能力的纤维细胞组成的组织,包括心肌、横纹肌、平滑肌。所有的肌肉组织都是以 ATP 供能,而产生 ATP 的物质是多种的,例如可以由葡萄糖、脂肪酸、氨基酸、酮体、乳酸等物质供能,把化学能转化成机械能,并形成热能。如果我们对这些功能做理论方面的抽象,肌肉组织是提供能量、热交换服务的细胞组织。

(1) 肌肉组织运动服务。S:MuscleTissue_MoveService(),肌肉组织在意识或非意识神经驱动、调节下,提供运动服务。

(2) 肌肉组织感受表达服务。S:MuscleTissue_ReceptExpresseService(x),肌肉组织提供对物质、信息、气体、水、热、行为、状态等方面的感受表达服务。

(3) 肌肉组织物质交换服务。S:MuscleTissue_ExchangeMatterService(o),肌肉组织接受、提供物质交换服务。

(4) 肌肉组织热交换服务。S:MuscleTissue_ExchangeHeatService(o),肌肉组织接受、提供热交换服务。

(5) 肌肉组织气交换服务。S:MuscleTissue_ExchangeGasService(o),肌肉组织接受、提供气体交换服务。

(6) 肌肉组织水交换服务。S:MuscleTissue_ExchangeWaterServicer(o),肌肉组织接受、提供水交换服务。

(7) 肌肉组织信息交换服务。S:MuscleTissue_ExchangeInfService(o),肌肉组织接受、提供信息交换服务。

```
Type MuscleTissue(AIBs,RES,ENV)is
Sorts MuscleTissue,S,ES,AIBs,RES,ENV end
LifeActions
    基本上与 CellTissue 模板类型定义的生命行为相同。
FunctionDeliverActions
    S:MuscleTissue_MoveService():ES→ES                         ………… 肌肉组织运动服务
    S:MuscleTissue_ReceptExpresseService(x):ES→ES              ………… 肌肉组织感受表达服务
    S:MuscleTissue_ExchangeMatterService(o):ES→ES              ………… 肌肉组织物质交换服务
    S:MuscleTissue_ExchangeHeatService(o):ES→ES                ………… 肌肉组织热交换服务
    S:MuscleTissue_ExchangeGasService(o):ES→ES                 ………… 肌肉组织气交换服务
    S:MuscleTissue_ExchangeWateServicer(o):ES→ES               ………… 肌肉组织水交换服务
    S:MuscleTissue_ExchangeInfService(o):ES→ES                 ………… 肌肉组织信息交换服务
End
```

7.5.6 人体神经组织主体模板类型定义和描述

神经组织(nervous tissue)是由神经细胞(neuron)和神经胶质细胞(neuroglia cell)组成的组织结构。本书关注的是周围神经系统的神经组织的范畴。如果从理论上抽象,神经组织的主要功能是信息交换,其重要的服务包括:

(1) 神经组织物质交换服务。S:NervousTissue_ExchangeMatterService(o),神经组织接受、提供物质交换服务。

(2) 神经组织信息交换服务。S:NervousTissue_ExchangeInfService(o),神经组织提供信息交换服务,主要包括神经网络的信息交换。

(3) 神经组织树突(输入)服务。S:NervousTissue_DendriteService(o),神经组织提供神经细胞的树突(输入)服务,例如感觉信息服务。

(4) 神经组织轴突(输出)服务。S:NervousTissue_AxonService(o),神经组织提供轴突(输出)服务,例如运动指令服务,调节运动和分泌活动。

(5) 神经组织修复服务。S:NervousTissue_RepairService(o),神经组织接受、提供神经胶质细胞修复服务。

(6) 神经组织运动服务。S:NervousTissue_MoveService(),神经组织提供、改变神经网络结构连接服务。

(7) 神经组织分泌神经激素服务。S:NervousTissue_SecreteHormoneService(o),神经组织提供分泌自身需要的神经激素服务。

(8) 神经组织感受表达服务。S:NervousTissue_ReceptExpresseService(x),神经组织提供对主体、行为、物质、信息、状态等方面的感受表达服务。

```
Type NervousTissue(AIBs,RES,ENV)is
Sorts NervousTissue,S,ES,AIBs,RES,ENV end
LifeActions
    基本上与 CellTissue 模板类型定义的生命行为相同。
FunctionDeliverActions
    S:NervousTissue_ReceptExpresseService(x):ES→ES    …… 神经组织感受表达服务
    S:NervousTissue_ExchangeMatterService(o):ES→ES    …… 神经组织物质交换服务
    S:NervousTissue_ExchangeInfService(o):ES→ES       …… 神经组织信息交换服务
    S:NervousTissue_DendriteService(o):ES→ES          …… 神经组织树突(输入)
                                                          服务
    S:NervousTissue_AxonService(o):ES→ES              …… 神经组织轴突(输出)
                                                          服务
    S:NervousTissue_MoveService():ES→ES               …… 神经组织运动服务
    S:NervousTissue_SecreteNervousHormoneService(o):ES→ES …… 神经组织分泌神经激
                                                          素服务
    S:NervousTissue_RepairService():ES→ES             …… 神经组织修复服务
End
```

7.6 人体细胞级别的运行模型

7.6.1 人体细胞主体运行环境和状态定义与描述

细胞级别的主体的行为环境(Env)。细胞作为主体对其生命行为和功能行为感受和表达外在环境的概念范畴。感受的内容范围依然是外部主体表达的内容范畴,其范围是信息、物质、能量(热)、气体、水,产生信息感、物质感、力(热)感、本感(状态感)和特性感。一个细胞环境主要包括细胞组织的组织液(体液)和神经末梢突触连接环境,还包括细胞间物质连接环境。

细胞级别的主体行为状态(States)。细胞作为主体对其生命行为和功能行为感受和表达的内在状态的概念范畴。

从现代生物学研究结果看,细胞级别的感受表达的信息内容大致可以归纳如下:

细胞感受即对器官主体和器官结构内的所有组织主体的息感、物感、力(热)感、本感(状态感)、特性感。

细胞感受表达信息即对化学信息(神经递质、激素、局部激素、细胞因子)、电信息(离子)、物理信息(气体、液体)的感受。

细胞感受表达物质即蛋白质(氨基酸)、糖类(单糖)、脂肪(脂肪酸)、水/无机盐、核酸(核苷酸)的感受。

细胞力(热)感即对运动产生的机械能(运动)和热能(温度)的感受,包括扩张力和压力的感受。

细胞感受表达行为即对各类细胞类型定义行为的感受表达。

细胞感受表达控制即对神经核纤维和神经节轴突神经、内分泌系统激素、局部激素、细胞因子、细胞自主行为的感受表达。

细胞感受表达特性即生命行为和功能行为的能够性、完整性、一致性和平衡性。

在采用现代生物学方法的网络世界人体细胞级再现的设计中，同样借鉴“五能”和“五件”概念。

7.6.2　人体细胞主体运行模板类型定义和描述

人类所有的细胞都是由胚胎干细胞演变而来，但是在胚胎发育中不断增殖和分化，产生出256种不同形态的细胞。一个细胞从结构上看，可以看作由细胞膜、细胞骨架、细胞质（包括各种细胞器）和细胞核所组成。

Cell＝CellMembrane	…………	细胞膜
×Cytoskeleton	…………	细胞骨架
×Cytoplasm	…………	细胞质（胞基质）
×Organell	…………	细胞器
×CellNuceus	…………	细胞核

如果从细胞功能上划分，一个细胞有许多细胞器（organell），包括细胞膜（cell membrane）、细胞骨架（cell skeleton）、内质网（endoplasmicreticulum）、高尔基体（Golgi body）、线粒体（mitochondria）、溶酶体（lysosome）、核糖体（ribosome）、过氧化酶体和中心体等。其中的细胞骨架由微丝（microfilament）、微管（microtubule）组成。为了描述，我们可以简单把一个细胞看作如下的细胞器组成：

细胞＝(内质网)^{k1}(线粒体)^{k2}(溶酶体)^{k3}细胞膜(细胞核)^{k4}

细胞器包括数目不定的内质网、高尔基体、线粒体、溶酶体、核糖体、过氧化酶体和中心体等。所谓特化细胞，实际上特化了核糖体、内质网、高尔基体、线粒体、溶酶体、过氧化酶体、细胞液、细胞核等细胞器数量、结构、形态和功能，参见图7.1。

需要特别说明的是，对于细胞中的细胞器，不仅为说明细胞组成结构，还为说明细胞中的行为哪些是可以并行的。例如细胞膜、内质网、线粒体、溶酶体、核糖体和细胞核活动是可以并行的。如果把一个细胞主体在网络中定义成一个进程（独立主体），可以把细胞内的所有细胞器定义成“线程”（子主体或者分叉主体），使所有细胞器的行为是可并行的。

如果在网络世界再现生物体的细胞级别时，不需要细致刻画如此微观的并行活动，可以把所有细胞器并行归结到一个代表概念的“总细胞器”。例如细胞只有一个细胞核、一个总细胞膜、一个总内质网、一个总线粒体、一个总溶酶体和一个总核糖体来代表。如果不考虑细胞内级别的并行性，可以把所有细胞内细胞器的并行活动定义在细胞主体的行为中，而不再区分细胞器行为并行性带来的影响。

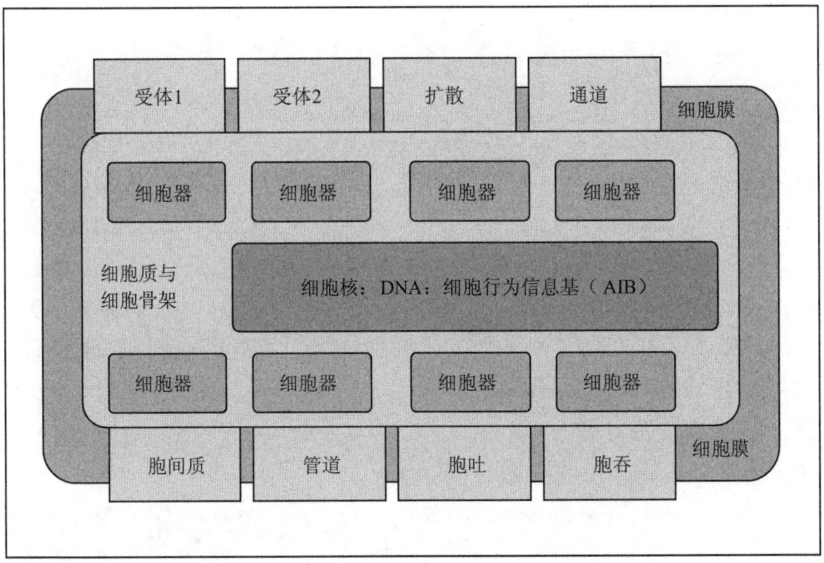

图 7.1 细胞内细胞器的结构关系

7.6.3 人体干细胞主体运行模板类型定义和描述

人体的细胞有 256 种之多，有胚胎干细胞、全能干细胞、多能干细胞、体干细胞和体细胞各种形式。其中体干细胞和体细胞的种类最多。

(1) 胚胎干细胞(embryonic stem cell)类型、全能干细胞(totipotent stem cell)类型，从细胞学的角度看，胚胎干细胞具有无限的分裂和全面面向各种目标的分化能力。从功能角度看，胚胎干细胞没有特异化的分类功能，所有的细胞功能都与其生命活动密切相关。从细胞结构看，细胞结构没有出现倾向某类行为的特殊、多余、不平衡的形态和结构，细胞为维持生命活动的物质交换、信息交换、细胞运动、细胞感受表达和细胞增殖各项行为，需要的物质结构都是平衡的。从另一个角度讲，全能干细胞也可以成为“无能干细胞”，即没有任何特异化功能。

(2) 多能干细胞(pluripotent stem cell)类型，从发育目标看，能够形成多种目标细胞的干细胞，比全能干细胞生成目标细胞能力少，往往被限制在某些方面。换句话说，多能干细胞已经具有了某些特异功能或潜在的特异功能，而不再完全无能。例如造血干细胞、间充质干细胞、神经干细胞等。

(3) 体干细胞(somatic stem cell)类型，也称单能干细胞(unipotent stem cell)。例如现在已经发现的肝干细胞、胰干细胞、小肠干细胞等。

(4) 体细胞(adult cell)类型，干细胞分化产生的终端细胞形态，通常不再具有增殖和分化能力。

我们在前面说过，一个细胞生产超越自身需要的物质、信息和功能，这些提供多余物质、信息和功能的行为，可以称作生物主体的功能分类行为。

人体干细胞类型定义如下：

```
Type StemCell(AIB,RES,ENV)is
Sorts StemCell S ,AIB,RES,ENV end
LifeActions
    S:StemCell_New():ES→ES                                    ………… 新干细胞
    S:StemCell_Metabolize():ES→ES                             ………… 干细胞物质能量代谢
    S:StemCell_PassiveExchangeMatter(o):ES→ES                 ………… 干细胞被动物质交换
    S:StemCell_ActiveExchangeMatter(o):ES→ES                  ………… 干细胞主动物质交换
    S:StemCell_Endocytosis(o):ES→ES                           ………… 干细胞胞吞物质交换
    S:StemCell_Exocytosis(o):ES→ES                            ………… 干细胞胞吐物质交换
    S:StemCell_ExchangeInformationIn(o):ES→ES                 ………… 干细胞信息交换
    S:StemCell_Remove():ES→ES                                 ………… 干细胞迁徙运动
    S:StemCell_DistortionMove():ES→ES                         ………… 干细胞变形运动
    S:StemCell_ReceptExpress(x):ES→ES                         ………… 干细胞感受表达
    S:StemCell_MultiplicationDifferentiation():ES→ES          ………… 干细胞增殖/分化
    S:StemCell_Dedifferentiation():ES→ES                      ………… 干细胞去分化
    S:StemCell_CellCycleTransform():ES→ES                     ………… 干细胞周期时相(状态)
                                                                   转移
    S:StemCell_Fusion(x):ES→ES                                ………… 干细胞融合
    S:StemCell_ProgramDeath():ES→ES                           ………… 干细胞程序死亡
    S:StemCell_Abaot():ES→ES                                  ………… 干细胞异常死亡
FunctionDeliverActions
    S:StemCell_Service(x):ES→ES                               ………… 干细胞特化服务
    S:StemCell_ReceptExpresseService(x):ES→ES                 ………… 干细胞感受表达服务
End
```

7.6.4 人体体细胞主体运行模板类型定义和描述

人体的体细胞(adult cell),例如红血细胞、白细胞、吞噬细胞、骨细胞、骨骼肌细胞、心肌细胞、平滑肌细胞、肝细胞、肾细胞、动脉血管细胞、结缔组织细胞、系膜细胞、上皮细胞、神经细胞、间充质细胞、腺细胞等,种类很多。

1. 人体体细胞模板类型定义和描述

人体体细胞模板类型定义中,区别为生命行为(life action)和功能服务行为(function deliver action)两个集合。

体细胞类型定义如下:

```
Type AdultCell(AIB,RES,ENV)is
Sorts AdultCell,S,AIB,RES,ENV end
LifeActions
    S:AdultCell_New :ES→ES                               ………… 新体细胞
    S:AdultCell_Metabolize():ES→ES                       ………… 体细胞物质能量代谢
    S:AdultCell_PassiveExchangeMatter(o):ES→ES           ………… 体细胞被动物质交换
    S:AdultCell_ActiveExchangeMatter(o):ES→ES            ………… 体细胞主动物质交换
    S:AdultCell_Endocytosis(o) :ES→ES                    ………… 体细胞胞吞物质交换
    S:AdultCell_Exocytosis(o) :ES→ES                     ………… 体细胞胞吐物质交换
    S:AdultCell_ExchangeInf(o) :ES→ES                    ………… 体细胞信息交换
    S:AdultCell_Move():ES→ES                             ………… 体细胞运动(收缩)
    S:AdultCell_ReceptExpresse(x):ES→ES                  ………… 体细胞感受表达
    S:AdultCell_Multiplication():ES→ES                   ………… 体细胞简单增殖
    S:AdultCell_Dedifferentiation():ES→ES                ………… 体细胞去分化
    S:AdultCell_CellCycleTransform():ES→ES               ………… 体细胞周期时相转移
    S:AdultCell_ProgramDeath():ES→ES                     ………… 体细胞程序死亡
    S:AdultCell_Abaot():ES→ES                            ………… 体细胞异常死亡
FunctionDeliverActions
    S:AdultCell_Service(x):ES→ES                         ………… 体细胞特化服务
    S:AdultCell_ReceptExpresseService(x)                 ………… 体细胞感受表达服务
End
```

2. 人体肌肉细胞类型定义和描述

人体肌肉细胞包括横纹肌细胞(striated muscle cell)、平滑肌细胞(smooth muscle cell)、心肌细胞(cardiac muscle cell)。横纹肌细胞组织也是骨骼肌组织,主要承担神经系统意识驱动的运动形式,但是骨骼肌肉也存在非意识驱动的运动形式。平滑肌和心肌主要承担非意识运动形式。所有的肌肉组织主要实现将化学能转化成机械能和产生热,肌肉组织同样也都承担感受与表达任务。下面分别给出这些肌细胞的类型定义和描述。

横纹肌细胞(striated muscle cell)类型定义和描述如下:

```
Type StriatedMuscleCell(AIB,RES,ENV)is
Sorts StriatedMuscleCell,S,AIB,RES,ENV end
LifeActions
    基本上与 AdultCell 类型中生命行为定义相同。
FunctionDeliverActions
    S:StriatedMuscleCell_InvoluntaryMoveService():ES→ES       …… 横纹肌非意识运动服务
    S:StriatedMuscleCell_VoluntaryMoveService() :ES→ES        …… 横纹肌细胞意识运动服务
    S:StriatedMuscleCell_ExchangeHeatService(o):ES→ES         …… 横纹肌细胞热交换服务
    S:SmoothMuscleCell_ReceptExpresseService(x):ES→ES         …… 横纹肌细胞感受表达服务
End
```

平滑肌细胞(smooth muscle cell)类型定义和描述如下：

```
Type SmoothMuscleCell(AIB,RES,ENV)is
Sorts SmoothMuscleCell,S,AIB,RES,ENV end
LifeActions
    基本上与 AdultCell 类型中生命行为定义相同。
FunctionDeliverActions
    S:SmoothMuscleCell_InvoluntaryMoveService():ES→ES    …… 平滑肌非意识运动服务
    S:SmoothMuscleCell_ExchangeHeatService(o):ES→ES      …… 平滑肌细胞热交换服务
    S:SmoothMuscleCell_ReceptExpresseService(x):ES→ES    …… 平滑肌细胞感受表达服务
End
```

对于心肌细胞(cardiac muscle cell)类型定义和描述如下：

```
Type CardiacMuscleCell(AIB,RES,ENV)is
Sorts CardiacMuscleCell,S,AIB,RES,ENV end
LifeActions
    基本上与 AdultCell 类型中生命行为定义相同。
FunctionDeliverActions
    S:CardiacMuscleCell_InvoluntaryMoveService():ES→ES   …… 心肌细胞非意识运动服务
    S:CardiacMuscleCell_ExchangeHeatService(0):ES→ES     …… 心肌细胞热交换服务
    S:CardiacMuscleCell_ReceptExpresseService(x):ES→ES   …… 心肌细胞感受表达服务
End
```

3. 人体肝细胞类型定义和描述

肝脏是人体最大的腺体，肝脏的功能是人体的代谢中枢，主要从胃肠吸收的氨基酸、葡萄糖、脂肪酸、核苷酸、水/无机盐和气体，主要实现生命大分子和大分子复合体合成，并把氨气处理成尿素等排泄物质。肝是人体主要的生产蛋白质的器官，肝耗氧量占全身的20%，合成全身的80%的蛋白质。肝是人体信息交换中心。肝的多功能是通过肝脏分区的细胞实施完成的。不同区位的干细胞有功能的差别。例如有些区位的肝细胞主要实现物质代谢，对于这些物质代谢服务的肝细胞类型定义和描述如下：

```
Type LiverCell(AIB,RES,ENV)is
Sorts LiverCell,S,AIB,RES,ENV end
LifeActions
    基本上与 AdultCell 类型中生命行为定义相同。
FunctionDeliverActions
    S:LiverCell_SubstanceMetabolize():ES→ES          ………… 肝细胞物质代谢(物质生成)
    S:LiverCell_GenesisFromLacticAcid():ES→ES        ………… 肝细胞乳酸异生葡萄糖
    S:LiverCell_GenerateProtein():ES→ES              ………… 肝细胞生成蛋白质
```

```
    S:LiverCell_Generate():ES→ES                          ………… 肝细胞生成胆固醇
    S:LiverCell_Generate():ES→ES                          ………… 肝细胞生成脂蛋白
    S:LiverCell_Generate():ES→ES                          ………… 肝细胞生成糖蛋白
    S:LiverCell_ReceptExpresseService(x):ES→ES            ………… 肝细胞感受表达服务
End
```

其中物质代谢(物质生成)S:LiverCell_SubstanceMetabolize(),可以进一步细化,例如可以用如下更具体的物质代谢替代:

S:LiverCell_ProteinMetabolizeService(o) ………… 肝细胞蛋白质代谢服务

S:LiverCell_FatMetabolizeService(o) ………… 肝细胞脂肪代谢服务

S:LiverCell_NH3MetabolizeService(o) ………… 肝细胞氨代谢服务

S:LiverCell_PurineMetabolizeService(o) ………… 肝细胞嘌呤代谢服务

有些区位的肝细胞主要实现内分泌,构成肝的内分泌部分,对于这些肝细胞类型定义和描述如下:

```
Type LiverCell(AIB,RES,ENV)is
Sorts LiverCell,S,AIB,RES,ENV end
LifeActions
    基本上与 AdultCell 类型中生命行为定义相同。
FunctionDeliverActions
    S:LiverCell_SecreteHormoneService(o) :ES→ES           ………… 肝细胞分泌激素服务
    S:LiverCell_ExchangeInfService(o):ES→ES               ………… 肝细胞信息交换服务
    S:LiverCell_ReceptExpresseService(x):ES→ES            ………… 肝细胞感受表达服务
End
```

有些区位的肝细胞主要实现外分泌,分泌胆汁,构成肝的外分泌部分,对于这些肝细胞类型定义和描述如下:

```
Type LiverCell(AIB,RES,ENV)is
Sorts LiverCell,S,AIB,RES,ENV end
LifeActions
    基本上与 AdultCell 类型中生命行为定义相同。
FunctionDeliverActions
    S:LiverCell_SecreteBileService(o):ES→ES          ………… 肝细胞分泌胆汁服务
    S:LiverCell_ReceptExpresseService(x):ES→ES       ………… 肝细胞感受表达服务
End
```

4. 人体肾细胞类型定义和描述

肾脏是人体水和无机盐的交换、平衡重要器官,同时承担部分物质代谢任务,也是人体重要的激素分泌器官。所以,肾细胞也可以分区划分成如下不同类型定义。

对于分泌尿液肾细胞,可以如下定义类型:

```
Type KidneyCell(AIB,RES,ENV)is
Sorts KidneyCell,S,AIB,RES,ENV end
LifeActions
    基本上与 AdultCell 类型中生命行为定义相同。
FunctionDeliverActions
    S:KidneyCell_SecreteUrineService():ES→ES            ………… 肾细胞分泌尿液服务
    S:KidneyCell_ReceptExpresseService(x):ES→ES         ………… 肾细胞感受表达服务
End
```

对于分泌激素和物质代谢肾细胞,可以如下定义类型:

```
Type KidneyCell(AIB,RES,ENV)is
Sorts KidneyCell,S,AIB,RES,ENV end
LifeActions
    基本上与 AdultCell 类型中生命行为定义相同。
FunctionDeliverActions
    S:KidneyCell_SubstanceMetabolize():ES→ES            ………… 肾细胞物质代谢服务
    S:KidneyCell_SecreteHormoneService(o):ES→ES         ………… 肾细胞分泌激素服务
    S:KidneyCell_ReceptExpresseService(x):ES→ES         ………… 肾细胞感受表达服务
End
```

7.7　对人体生命运行系统的评估

在网络世界中,再现一个虚拟的人体,并让它运行起来,必须要知道,这个再现的人体运行系统是否真实地反映了人体的生命活动的真实过程?为了正确实施评估,我们必须搞清楚以下问题该如何解决:

(1) 人体生命运行系统的整体性评估原则。

(2) 人体生命运行系统的系统性评估。

(3) 人体生命运行系统的生命性评估。

(4) 人体生命运行系统的自然性评估。

从生物学方法或西医学方法的网络再现系统的定义和描述,我们看到这种再现生命系统没有生命系统的"自组织、自评估、自平衡、自管理"的体系,需要人作为第三者进行外在系统的评估和调节。而且这种"自组织、自评估、自平衡、自管理"系统深入到人体所有系统、器官、组织和细胞上。生物学方法不能实现上述自组织和自评估的再现是最大的遗憾。

7.7.1 对人体生命运行系统的整体性评估原则

在网络世界中再现生命运行系统，如果系统运行起来，如何评价这个系统运行。在评估网络世界中的虚拟生命运行时，必须考虑以下问题。

整体性概念生物体再现全局的特性评估，可以更细致的划分为生命再现体系的完整性、一致性和平衡性等概念。

(1) **生命再现体系的完整性**。完整性不仅属于数学问题的证明，还属于其他学科的体系完整性的研究，即全面的认识和研究问题的全貌，而不是片面的局部的研究和认识问题。这里谈到的生命运行系统的完整性必须考虑以下几个方面：

• 对象范畴的完整性。就是研究生命运行系统需要考虑的全部环境、主体、行为、客体、资源、信息、规则方面的全部内容。这些对象范畴必须是全面和完整的。但是，这种对象范畴可以是抽象的，但抽象对象范畴是覆盖实际对象范畴的。

• 主体、行为、客体类型与结构完整性。

• 主体功能分类行为和生命行为的完整性。

(2) **生命再现体系的一致性**。所谓一致性，从哲学上讲是关注生命的共同基础，包括共同的物质基础，主体基础，例如遗传、基因、行为控制“感受、识别、评估、表达、存储”范畴和行为对象的“条件、关联、差别、目标、能力”范畴的一致性。从逻辑上讲，是指主体规则、行为规则和客体规则的一致性。这些规则反映了生物与环境、生物自身、生物与生物之间关系和整个生态内部关系的一致性，也反映了生物进化历程的一致性。

(3) **生命再现体系的平衡性**。所谓平衡性，从哲学上讲是调节控制差异性，对于一个主体是指主体多行为平衡性，包括物质交换、信息交换、能量(热)交换、气体交换和水交换行为的平衡性。这种平衡表现出主体生命需要的物质、信息、能量、气体、水可以维系平衡，表现在体内组织、管理、控制和服务等方面平衡性满足。平衡性对于多主体，是指多主体行为的平衡，调整与控制多主体的行为差异现象。

需要读者注意的是，现代生物学有关于生物越来越全面的知识结构，却没有一个生物自身的评估系统，这一点与中医学方法有着本质不同。因为中医学方法强调生物自身建立的“自评估”系统，人类对生物的评估应当基于生物自身的表达，而不是发表人类对生物的看法。

7.7.2 对人体生命运行系统的系统性评估

对再现生命系统的系统性评估主要指生物体的所有生物主体的生命行为现象和功能分类行为现象是否都有独立和完整的系统实现机制、作用范围，即评估系统组织(组成结构)特性，例如系统组织完整性。生物体的生物系统可以有各种形式的功能组合和可以表现出不同的系统性能。系统性评估主要表现在系统组织、系统功能、系统性能和系统规则的完整性、一致性和平衡性。

现代生物学认为,生物体的一切生命活动都是由生物的功能分类系统综合产生的,都是在生物体的物质结构和功能结构中实现的。这些生物系统大致可以包括皮肤系统、运动支撑系统、消化系统、呼吸系统、循环系统、排泄系统、生殖系统、神经系统、内分泌系统和免疫系统等。在众多的生物系统中,通过系统的功能分析和组织结构分析,认为内分泌系统和神经系统是生物体的主导系统,它控制和调节生物的代谢、发育、运行的形态与功能的发生。所以,现代生物学的生命观可以简单归纳为"生物体是由以内分泌系统和神经系统为中心的多生物系统组合体"这样一个命题。

从现代生物学的系统概念中,可以归纳出如图7.2所描述的生物系统关系。图7.2中可以看出神经系统和血液循环系统是所有系统都需要的控制系统和交换平台,包括它们自身的需要。从解剖学中看出,其他生物系统都有神经和血管,提供控制信息和交换物质。内分泌系统利用循环系统公共平台环境,通过激素信号分子调节生物所有系统的物质和能量代谢,构成了公共网络环境中特异性目标的虚拟系统,其地位是特殊的。其他生物系统都承担生物体与自然环境的直接交换和关联。

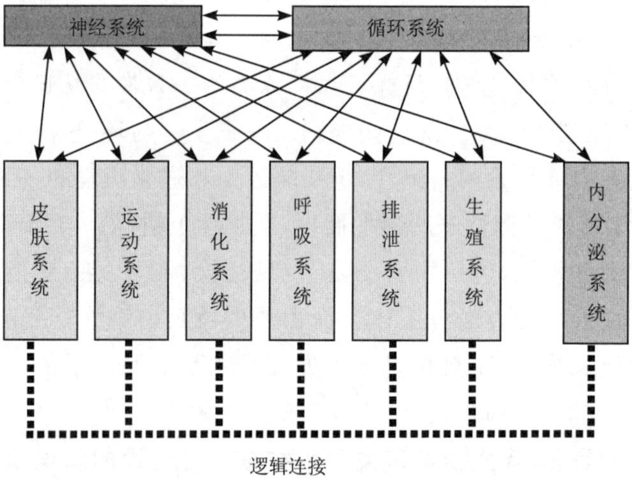

图7.2 生物系统的功能逻辑关系

电子显微镜没有观察到的东西,不一定不存在。从系统学角度看,上述生物系统关系是不能完全反映人的生命概念范畴和生物系统功能概念范畴的。现代系统学中许多问题都必须引起我们的关注:

(1) 生物系统、器官、组织和细胞的多功能问题。

(2) 生物系统、器官、组织和细胞的生命行为和功能分类行为的关系。

(3) 超越功能分类系统的更加基础的生命系统。

(4) 生物体的多生物系统的关联问题。

不管怎么说,面对再生学、胚胎学强制繁育、生命行为基准模式、细胞资源调度、普遍的感受表达等必须解决的问题,本书提出关于经络系统和新中医学的内容,已经让生物学家必须重新研究人体的经络系统和中医学了。

神经系统、运动系统和肌肉组织是仅在动物中存在的系统和细胞组织，在植物中没有神经系统，至少从概念上讲，地球上一半的生物没有神经系统。神经系统是与动物的运动和运动的感觉（视觉、味觉、嗅觉、触觉）直接关联的高端系统。所以神经系统不是生命的必要系统，是动物特性的适应性系统。与动物运动关联的是肌肉组织和运动系统，是将化学能转化成机械能，并产生热能的主要细胞组织和系统。

内分泌系统是生物物质代谢和能量代谢的、对于动物和植物是共同存在的系统（植物存在内、外激素），是地球多细胞生物中，具有普遍生命特性价值的系统。

中医的经络系统，是从解剖学观察不到的生物系统，恰恰是具有普遍生命价值的生物系统。根据对植物生物物理学的测试，认为植物存在着与动物经络系统相同的结构体系。植物的"分生组织"与动物的"前神经系统"是植物和动物发育控制系统，实现强制发育。它们都建立在生物的"物质、热、气、水、信息"的多层交换的"五张皮"结构上。

我们知道植物存在着"物质、热、气、水、信息"多层交换平台结构：

(1) 植物物质交换平台结构，即保护组织和吸收组织。

(2) 植物气体交换平台结构，即气孔和通气组织。

(3) 植物水交换平台结构，即吸收组织、传递细胞和输导组织。

(4) 植物能量交换平台结构，即同化组织。把光能转化成化学能（ATPH 和葡萄糖），但不转化成机械能并产生热能。

(5) 植物信息交换平台结构，即分泌结构。

对于植物的发育、生长，我们最需要注意的是植物细胞组织是"分生组织"。分生组织划分为初生分生组织和次生分生组织。植物的初生分生组织的细胞，类似动物的干细胞。其中植物维管柱的"维管束"，直接关系到韧皮部、形成层、木质部的形式。如果从横截平面看，这个"维管束"横截面就是一个环。这些环从根到顶的高度和从里向外的侧面，都控制着植物的发育、生长过程和发育的形态。

对生物体存在超越现有分类功能系统之外的生命活动，分别做出介绍。

(1) 细胞周期和细胞主体资源调度与控制。生物学家说人的细胞周期是 24 小时，有 G0、G1、S、G2 和 M 等时相。当然也知道，人体的细胞不能同时处在某个时相上，一定存在着一个比例，例如有 5%处在 G1 时相，其他细胞以不同的比例处在 S、G2、M 和 G0 等时相上。作者始终不能认同所有这些细胞周期活动，居然都靠人体数十万亿细胞自主的行为，而没有所谓的"细胞周期和细胞主体资源调度与控制"。而这个调度和控制存在于人体所有的生物系统中，这些系统都会有这个问题。这个超越分类功能系统的机制难道比所有生物系统都不重要，显然不是。那么这个"细胞周期和细胞主体资源调度与控制"系统到底在哪里？没有对人体细胞资源和细胞周期调度与控制的人体运行模型，能够称作生物体运行吗！？在定义和描述人体运行系统中，我们只好把细胞周期活动看作细胞主体的自主行为，并作为生命行为范畴。

(2) 细胞因子使用的系统级别主体。在定义和描述人体运行系统中，由于现代生物学没有细胞因子使用的系统级别的主体，我们只好把细胞因子看作没有系统级别主体的信号分子，是一种细胞间的通信方式，并作为细胞或细胞组织主体概念的生命行为范畴。而细胞因子(包括生长因子)是关系到细胞的周期、增殖、分化和状态的信号分子，如果生物体没有统一使用细胞因子的系统级别主体，生物的所有与细胞周期、增殖、分化和状态相关的生命活动都是细胞自主行为和相互作用行为的结果，从系统学角度看，这显然是系统结构的巨大缺失。

(3) 强制发育模式和强制发育控制系统。在定义和描述人体运行系统中，由于没有强制发育模式，只有“自主发育”和“诱导发育模式”，所以我们只好把生物发育活动看作细胞主体的自主行为、腺细胞因子和内分泌系统激素诱导行为，并作为生命行为范畴。

(4) 局部环境再生、修复和重组。现代生物学在研究干细胞和再生学时，可以说已经想当然地定位是“局部环境再生、修复和重组”，认为人体没有统一的“再生、修复和重组”的生物感受表达系统。所以，依照现代生物学建立计算机运行系统，把再生都作为局部环境问题，例如系统、器官和组织内部的生命行为范畴。

(5) 生物进化历程中低等动物生物现象。如果我们把呼吸系统称作气体交换的系统，我们会发现人体的皮肤系统依然具有某种能力的气体交换功能，不仅仅是分泌汗液和脂肪。人们还会发现人体的消化管道系统的上皮细胞组织，同样具有交换气体的能力。显然这种气体交换能力比具有肺器官的呼吸系统的气体交换能力要小，效率也比较低，但是这些气体交换能力反映了人进化过程的某阶段的历程，这些现象依然存在于具有高级生物系统的人个体的生物机制中，而且构成了人个体生命现象的组成部分。如果我们把消化系统和泌尿系统看作水/无机盐的交换与平衡系统，研究会发现，与水交换的生物现象不仅表现在消化管道小肠、大肠和泌尿系统肾、膀胱等器官的分类功能上，还表现在肺、脾与淋巴(淋巴系统不仅是免疫系统)以及结缔组织和组织液运行中，也在承担水交换的角色。只不过消化管道系统和泌尿系统承担着更高效的功能角色并占据大的份额。总之，类似这样的人体进化历程中低等动物阶段的生物现象，都被上述十大系统忽略了。所以，我们在定义和描述人体运行系统中，我们只好先忽略这些被看作“次要”的生物行为。

(6) 睡眠现象生物机制。在定义和描述人体运行系统中，由于现代生物学认为人体睡眠是由神经系统控制的，对人睡眠的生理机制定义和描述不明确，无法实施人体睡眠系统机制的设计、定义和描述。

(7) 生物主体普遍存在的广义感受表达。在现代生物学知识结构中，细胞具有感受和表达功能，而细胞组织、器官、系统都接受神经系统、内分泌系统的感受与表达，生物系统自身通常没有感受与表达功能。这种普遍的感受表达系统恰恰是生物“自评估、自管理、自平衡”的系统基础。如果没有这个感受表达系统，就没有生物自身的自评估、自管理和自平衡系统。

(8) 生物恶欲、情志和意识的产生。依照现代生物学的知识结构，对生物的恶欲、情志和意识的产生是未知的，需要等待新的研究成果。但是生物的恶欲、情志和意识的产生是具有生物学机制背景和依据的。也就是说，在生物进化的历史长河中，从低等动物就开始具备了表达自我恶欲、情志的行为，这种恶欲、情志表达反映了动物对于不同情况的选择性和对差别的评估。到高等动物，这种恶欲、情志被意识化，并形成固定的表达行为模式。……

同样需要读者注意的是，现代生物学方法对系统的评估，没有生物系统自身的一个评估系统，在这方面，与中医学方法有着本质不同。因为中医学方法强调生物自身建立的“自评估”系统，人类对生物的评估应当基于生物自身的表达，而不是发表人类对生物的看法。

7.7.3 对人体生命运行系统的生命性评估

所谓生命特性的评估是指生命再现系统的生命特性的评估。通常意义上的生物主体的感受性、表达性(反应性)和适应性等特性，虽然可以描述部分生命的特点，但这些特性对于生命性评估还是不完全的。作者认为，根据本书关于生命特性的定义和描述，必须增加主体行为的自行性、主动性、目标性和生物主体组织的自组织性，例如生物主体组织的自管理、自控制、自平衡性等特性。

我们可以规定判定生命性的特性：感受性(识别性)、表达性(反应性)、适应性、遗传性(记忆性)、自行性(主动性)、目标性、自组织性(自管理、自控制、自平衡性)和自然性。

下面，我们分别对这些特性的评估内容做一些解释和说明：

(1) 感受性。生物主体能够感受和识别条件(主体、物质、信息、行为、状态等)的生命特性。可以把生物主体的关联性、差别性考虑在感受性的范畴内。

(2) 反应性。生物主体对外部条件的反应是生物主体在感受外部条件后的表达性，这种特性已经被记录在最经典的生物学教科书中。

(3) 适应性。生物主体表现在对外部环境变化的适应能力的特性，属于生物行为的可塑造性。

(4) 遗传性。生物主体物质结构和行为模式具有遗传特性，这种遗传特性包括物质结构和行为模式的可记忆(存储)、可复制等特性。

(5) 自行性。生物主体(包括细胞)的自行性，强调生物主体行为的主动性和目标性，而不仅是外部条件的反射或反应或表达。存在着行为的选择性、主动性。强调生物的主动性，就必须说生物主体有目标性，否则生物行为的选择性，只能是条件的反应，或者是随机性的。生物主体的目标性，使行为的选择性具有了内在的依据，而不是仅有外在条件。

(6) 自组织性。这是多细胞生物中非常重要的生命特性，表现在多主体组织中个体行为在感受、识别、评估、表达等方面的关联性、差别性、平衡调节性。强调生物主体和组织的自组织性是建立在多主体组织中的“个体自主管理和调节”、“相互的协同管理和调节”和“管理者的管理和调节”多个层次体制中，不能只强调管理者管理与调节，而忽略个体自主管理与调节和多主体之间的相互管理与调节。这个原则说明了管理者的管理和调节能力：

• 自管理性。划分自主管理、多主体协同管理和管理者管理多级别层次的管理体制。

• 自平衡性。划分自主平衡调节、多主体协同平衡调节和管理者平衡调节多级别层次的平衡调节体制。现代生物学描述生物内部的平衡性机制时，主要是物质代谢中的化学方程式的正、逆方向的“条件平衡特性”和内分泌系统（代谢管理者）激素分泌，产生的诱导性的平衡调节机制。我们谈到，现代生物学系统观念的物质代谢调节是由一个独立的“生物系统”，即内分泌系统承担的，而所有其他系统和器官并没有物质代谢的调节功能。而其他生物系统主体只提供运动、分泌等服务功能，而不提供自主和协同管理与调节功能。或者说其他生物系统、器官自主的代谢调节能力被忽略了。也就是说，对于现代生物学概念而言，调节平衡对于其他生物系统是“非自平衡的”。这些概念和思想，充分表现在人类在健康方面强调的“平衡饮食”、“平衡活动”，在身体健康检查中医院提供的“平衡指标”（例如血糖、血脂和其他检查指标是评估人体健康的依据）。

• 自评估性。是生物建立自我评估的基础，是生物能够进化发展的内部动力。遗憾的是，现代生物学很少有生物的自评估描述。所以利用生物学方法，人类只能通过越来越全面的生物学知识，来进行第三方的评估了。

7.7.4 对人体生命运行系统的自然性评估

对于自然性，主要研究系统与自然（生物主体生存环境）的依赖性和交换特性。虽然，现代生物学还没有为超越功能分类结构和活动，定义和描述为新的生物系统；即便将来为定义和描述这些新的生物系统，也不能完全说这样的生物体是生命体。生命体还必须具有显著的自然性。

再现的生命系统是否体现出生命主体产生于自然，其需要的生命物质是否取之于自然，生命最后回归于自然。我们不能再现一个不依赖自然，而依赖于人工从头做起的生物系统。不能再现一个不依赖于植物的动物，而自己直接利用光能、气体、水和无机盐作为能量和生命物质来源的多细胞动物。也不能再现一个可以具有运动能力或神经系统的植物。因为，这样做不是再现生命，而是“创意”制造一个从未产生过的“机器生物”。自然评估性是尊重生态，尊重生命进化所表达的科学性。

对生命再现系统做自然性评估是特别强调生命系统和非生命系统，例如与机械系统、电子系统、信息系统之间的生命本质的区别，是生命特性评估的深入，强调生命依赖自然的特性。

再现生命运行系统的自然性评估是生命性评估的组成部分。主要研究系统与自然(生物主体生存环境)的依赖性和交换特性。

生命再现,与生命创造和制造有着本质的区别。例如一个只有现代生物学描述的生物系统的人,更像是一个机械的人、计算机人、系统的人和人造的人,而不是生命的人、从自然中诞生的人和与自然和谐的人。

第8章 中医学方法再现人体运行系统

木子 中医学方法再现人体，从中、西方生命观的差别就可以看出，会与生物学方法再现人体有很大差别。这种差别不仅表现在生物主体分类、主体功能分类，而且在行为、资源客体的功能定义和描述都存在不同。这种不同是由于中医学方法和生物学方法的关注点不同造成的。

先生 是的。中医学方法和生物学方法再现人体，也有共同的基础，那就是人个体再现初始环境和状态概念是相同的。假定具有相同的感受表达概念和因素。这两种方法再现具有相同的初始基础和条件，最后产生的再现结果才有可比性。传统的中医学方法再现人体，生物主体分类不同，从主体的层次看，分个体、系统、器官和组织四个级别，没有细胞级别。如果为中医引入细胞级别主体，就不属于传统中医学方法生命再现了，而应当属于新中医学方法的生命再现。但是，引入细胞概念，必然会引入物质能量代谢，其生物体再现的主体规模会大大增加。中医学方法再现的基础是细胞组织级别的“五张皮”交换平台。无论是中医系统和器官主体定义，都是在“五张皮”这个交换平台上做出的。中医的“五张皮”交换平台对于植物和动物都是相同的，是生物来源自然，坚持与自然交换的基础。生物器官和生物系统应当理解为在“五张皮”交换平台上延伸发展的适应性和功能特异化(分类功能)的产物。定义系统级别主体主要依据经络系统、脏腑系统、体质系统、感受表达网络系统和情志系统的结构概念定义主体类型。每一个主体类型的功能分类行为主要是“物质、热、气体、水和信息”的“生、交换、纳、吐、调”行为和主体的感受表达行为。这些行为定义与生物学方法再现的主体类型行为定义不同。中医学方法再现生命与生物学方法再现生命，最大不同点就是中医学方法首先并特别关注生命的共同生命基础的系统体制，而生物学方法首先或特别关注分类功能的实现，强调不同生命体的差异性机制，所以中医学方法再现生命更具有生命性和自然性。

8.1 中医人体生命过程运行模型概论

对于中国古人提出的生命观，要特别注意人与天地相应和天、地、人合一重要观点，把生物与环境的物质、热、水、气体和信息(神)交换循环体系作为生物活动的基础，并遵循生命之气的"五行结构"的规则。在这个生命的基础体系之上，产生生物发育、运行和生命维系中的形态、功能。强调生物的经络系统就是生物最基本的系统，它是生物行为的基准模式，调节生物与环境交换。生物体的五脏和六腑等器官，只是生物实现生物与环境交换的角色分类器官和系统，认为包括神经系统在内的所有生物系统都是在这个交换体系中衍生的和实现生命活动不同效能的生物器官，是生命基础体系外延组织。在网络世界再现生命中，要始终注意生物的恶欲、情志和意识以及人的思想和活动产生，都与这个生命基础体系密切相关。**所以，中医的生命观简单归纳为"生物体是以经络系统为基础的多脏腑分类功能系统组成体"这样一个命题**。在上述生命观的基础上，依照本书描述的新中医学体系，在网络世界中再现生物体。

现代生物学的生命观，主要困难是对超越分类功能的生物现象做解释，如果读到本书关于经络系统新的认识，有些读者也许会想到，是否通过为生物体增加两个新的生物系统，并对所有生物器官中器官神经概念理解为神经丛，增加器官经络连接的器官神经节概念，就可以弥补生物学的缺失了！

Individual ＝CM-SkinSystem …… 皮肤系统
×CM-MovementSystem …… 运动系统
×CM-RespiratorySystem …… 呼吸系统
×CM-DigestiveSystem …… 消化系统
×CM-ExcretorySystem …… 排泄系统
×CM-CirculatorySystem …… 循环系统(血管感受表达网络系统)
×CM-ReproductiveSystem …… 生殖系统
×CM-ImmuneSystem …… 免疫系统
×CM-NervousSystem …… 神经系统
×CM-EndocrineSystem …… 内分泌系(含弥散腺细胞系统)
×MeridianSystem …… 经络系统(再生和细胞资源调度系统)
×EmotionSystem …… 情志系统(生物情志发生)

在做了上述调整后，由于系统是多器官组成的，而每一个器官都增加了一个器官经络。

Organ ＝CM-OrganBody …… 器官体
×CM-OrganBloodVessel …… 器官血管
×CM-OrganLymphaticVessel …… 器官淋巴管
×CM-OrganNerve …… 器官神经(神经丛)

×CM-**OrganJINGLUO** …… 器官经络(器官神经节)

所以上述所有系统的器官的组成内容都增加了器官经络一项。所有系统的器官的器官经络成为人体经络系统的组成部分。

为了后面的论述和描述方便,都把被修正过的系统概念的中文描述用"中医 xx 系统",例如"中医皮肤系统"、"中医运动系统"、"中医消化系统"和"中医呼吸系统"等。如果用英文描述,可以用"CM-XXSystem"来描述,例如"CM-SkinSystem"、"CM-DigestiveSystem"、"CM-RespiratorySystem"和"CM-CirculatorySystem"等。我们在第 5 章中,谈到中医脏腑系统可以划分为五大生物子系统,它们是中医心系统、中医肝系统、中医脾系统、中医肺系统和中医肾系统。从器官角度看,分别命名英文名字,用"CM-LiverOrgan"、"CM-HeartOrgan"、"CM-SpleenOrgan"、"CM-LungOrgan"、"CM-KidneyOrgan"分别表示中医心器官、中医肝器官、中医脾器官、中医肺器官和中医肾器官。如果在通常的说明和描述中,没有特别说明系统或器官,就可以理解为系统,例如"CM-Liver"、"CM-Heart"、"CM-Spleen"、"CM-Lung"、"CM-Kidney"都表示中医对应的脏腑系统。

在这样的修改中,有了经络系统可以说具备了生物体内统一再生、修复和重组感受表达网络系统,也解决了细胞资源系统调度统一的问题,并为现代生物胚胎发育学和白天夜间的主导系统增加了描述。同时,重新完善了神经、内分泌和经络与血管网络感受表达等多感受表达系统一体化协调机制的描述。另外,现代生物学显然需要解决生物情志是如何发生的问题,依照生命体的定义,也必须有一个"情志系统"。

为什么还要在生物学的系统概念上冠以"中医"(CM)什么系统?这不是标新立异,一般人理解的生物学需要接受过来并在实际中验证就可以了。而中医的研究者和医生理解的生物学,大概就必须与中医学的知识结构去比较并建立概念关系,才能在两者之间做出解释和相互表达。这种比较式的研究,便产生了中医学对生物学的生物系统分类、结构定义、生理功能和治疗效果描述,产生了独特的表达。在这种不同学问的知识结构相互表达中,必然会产生一致的范畴,也会产生不一致的范畴,于是对现代生物学的知识结构产生了完全中医学和中医学与生物学相结合的新解释。这种新解释,对人类认识生命的本质,将产生新的推动。所以,我们把中医学对现代生物学的新解释,都必须冠上"中医"前缀,以区别生物学原有的概念范畴。

通过这样的方法,能否统一中、西方的生命观呢,请看后续的讨论和描述。

8.1.1　中医学人体生命主体概念定义和描述

用类型表达式定义主体结构,有如下相同的生命主体范畴:

主体(五主)＝细胞＋组织＋器官＋系统＋个体

中医学方法在网络世界再现,可以定义几个级别主体范畴和几个不同的方案。

(1) 在网络世界中再现人体运行系统,可以只考虑个体、系统、器官和组织四个层次。对于细胞组织级别的主体,本书提出以人体与自然交换的"五张皮"主体概念替代之。该方案没有细胞级别的主体概念。既然没有细胞级别的主体概念,也就不需要考虑生物化学的物质和能量代谢概念，不需要蛋白质（氨基酸）、多糖（单糖）、脂肪（脂肪酸）、核酸（核苷酸）、维生素、无机盐等营养物质概念。

(2) 在方案(1)基础上，增加细胞主体概念，依照细胞生物学、干细胞生物学和生物化学的知识结构，解决基础性问题。同时考虑现代生物学微观的知识结构与中医学知识结构的衔接关系，从中发现需要解决的问题。

(3) 依照本书阐述的生物行为学，先把细胞学和干细胞的行为学概念范畴引入到模型中，并在此基础上实现完整的生物学生命再现的运行。

(4) 在方案(3)基础上，把方案(2)中的生物化学内容引入到模型中，引入细胞物质与能量代谢概念。

对生命运行的体系结构进行描述，可以有多种精确性描述的方法。例如中医传统的概念范围内，其体系结构描述是比较简单的。

中医概念的运行体系结构如下：

$$\text{Human}=\{S,B,O,R\}$$

其中，S 表示人体所有系统的主体集合，B 是 S 中所有主体的行为集合，O 是人体所有主体行为作用的对象和客体的集合，R 是对 S、A 和 O 的规则描述的集合。

对于人的个体(individual)类型描述依照现代西医学的活动可以认为是相同的，有同样的物质交换和信息交换行为，也有相同的运动、感受表达、睡眠、死亡等相同的外在行为。

主体概念 网络世界中的主体是一种活性的并能够执行行为的实体，包括人类信息化行为的主体与网络虚拟世界主体两种存在形式。网络虚拟世界的主体有进程及其变种或组合体，包括作业、任务、进程、子进程、线程、代理、多代理和代理组织等，所以称主体是一种活性实体。既然是活性实体，即存在着生存期（例如进程的创立、激活、运行、中断、移动、复制、终止等）。

个体的系统组成，中医学有自己独特的定义和描述，依照本书的论述，个体可以如下定义和描述为

个体＝MeridiansSystem …………经络系统
×CM-InternalOrgans …………中医脏腑系统
×ConstitutionSystem …………体质系统
×ReceptExpressionSystem …………感受表达系统
×EmotionsSystem …………情志系统

这些系统命名不会产生概念混乱，因为经络系统、体质系统、感受表达系统和情志系统都属于传统中医学的系统概念或本书新定义的独立系统概念，与原生物系统的名称不会混淆。

上述中医生物系统结构，实际上描述了人体和交换平台结构，作者形象地把它们称作人体交换的“五张皮”，构成人体立体的物质、热、气体、水和信息交换的总平台结构，实行人体调整物质、热、气体、水和信息交换总平台内的生、交换、纳、吐和调功能及再生、修

复和重组。

(1) **人体物质交换统一平台结构**。人体的心、血管、脾、消化管道等上皮组织的交换物质层,构成一张物质交换上皮组织结构。人体物质交换主要表现心血管系统的动静脉毛细血管上皮细胞组织物质交换功能和消化管道的内膜上皮组织的物质交换功能。这个平台内所有细胞、组织和经络系统经脉、经脉穴位构成面、线和点的调节关联结构,实行调整物质交换平台物质的生、交换、纳、吐和调以及平台内再生、修复和重组和细胞周期和主体资源调度。

(2) **人体的气交换统一平台结构**。人体肺、皮肤、消化管道等上皮组织的交换气体层,构成一张气体交换上皮组织结构,这个平台内所有细胞、组织和经络系统经脉、经脉穴位构成面、线和点的调节关联结构,实行调整气体交换平台气体的生、交换、纳、吐和调及平台内再生、修复、重组和细胞周期、主体资源调度。

(3) **人体的水交换统一平台结构**。人体上皮组织和结缔组织构成的统一平台称作水交换层结构。实行调整水交换平台水的生、交换、纳、吐和调及平台内再生、修复、重组和细胞周期、主体资源调度。

(4) **人体的热交换统一平台结构**。主要由人体肌肉组织构成的平台,实行调整热能交换平台热的生、交换、纳、吐和调及平台内再生、修复、重组和细胞周期、主体资源调度。

(5) **人体的信息交换统一平台结构**。人体器官都由神经(神经递质)、血管(内分泌激素传输通道)、经络系统(细胞因子)和所有细胞组织 AIB 网络(包括组织和器官局部激素传递环境)构成人体的信息交换统一平台结构。这个平台内所有细胞、组织和经络系统经脉、经脉穴位构成面、线和点的调节关联结构,通过实施信息交换,实行调整信息交换平台信息的生、交换、纳、吐和调及平台内再生、修复、重组和细胞周期、主体资源调度。

需要解释一句,上皮组织虽然提供物质、气体和水交换功能服务,但是偏重有所不同,这种偏重不同表现在单层上皮细胞组织、多层上皮细胞组织和腺上皮细胞组织。单层上皮细胞形态划分为单层扁平上皮细胞、单层立方上皮细胞和单层柱状上皮细胞等。

在上述"五张皮"交换平台框架基础上,构建了中医的生物系统和生物器官。

在人体交换平台多层次结构中,可以看到"物质生热,热推动气体,气体推动水,水推动信息和信息推动物质"的循环关系。

8.1.2 中医学人体生命客体概念定义和描述

在体系结构描述中定义了客体结构,这些客体结构就是中医气血的物质概念。由于中医学产生于几千年的古代,所以不知道生命更精确的物质概念,但是他们利用物质对生命运行产生的作用,研究了这些生命的气、血物质运行规律,也能对人体健康做出正确的论述和判断。

中医学的气血概念范畴，应当划分主体、客体两个子范畴，但是由于在网络世界中讨论这些概念，为了分类和准确实现，应当把气划分为主体、客体和活性客体等三个分类子范畴。

中医学的气概念可以划分两个层次，一个层次是哲学或一般科学意义上的物质，尤其是与生命相关的物质，我们可以简单称作"物质气概念"。谈到物质气概念，也一定会谈到能量概念，把物质与能量结合起来，中医的物质气概念应当包含能量概念，或者称为"物质能量气概念"。另一个层次是具体物理意义空气概念的"气"，可以简称为"气体概念"。

中医气血的物质能量学说，我们已经在本书第1章中谈到是正确的，可以继续使用。气是物质，一般划分有气、血、津液、水、精气、元气等。依照功能划分有营气、卫气、宗气等。从外部环境划分，有风气、热气、湿气、燥气、寒气和异气。从气归属脏腑看，可以划分经气、血气、脏气等，例如肝气、心气、肺气、肾气等概念。所以中医的书籍中，谈到气的概念时，存在着不同说法、语言、理解和描述。在中医现代科学描述和表达时，需要首先对传统中医的一些主要概念进行一致性的定义。

为了便于讨论，对中医的几种正气概念整理后，定义如下：

(1) **新中医学的谷气**。指人饮食进入消化道中，被消化的"肠道中营养物质"。本书认为谷气是纯粹的客体性质的气概念，包括它们的功能特性。

(2) **新中医学的营气**。运行于血脉之中的营养身体的生命物质，是化生血液，营养全身的物质。本书认为营气属于客体范畴，例如水、无机盐、氨基酸、脂肪酸、葡萄糖、核苷酸、蛋白质、脂肪、核酸和多糖等营养物质，包括它们的功能性、水溶性和脂溶性。

(3) **新中医学的宗气**。人的胸中之气，行呼吸，行气血，储丹田气海的物质。本书认为宗气具有客体(氧气、二氧化碳、氮气和水环境等)和主体(红细胞等)两个子范畴，包括它们的气体交换的能力。

(4) **新中医学的卫气**。运行于血脉之外的气，防护机表，温煦机体和调节机理的物质。本书认为卫气属于客体(包括物质、能量)、主体和它们的运行态势范畴概念，其中的主体包括白细胞在内的血液、淋巴液和组织液中免疫细胞。其运行态势是指生命过程中产生的热能和温度。

(5) **新中医学的精气**。藏于肾中之精微之气，包括元阴和元阳之气。本书认为精气概念包括精子、卵子、细胞、干细胞等主体和它们的增殖、分化、储藏、后援、再生、重组等能力。

(6) **新中医学的异气**。异气是一种传染性的，"非风、非暑、非湿、非燥、非寒"，可以使人得病的一种邪气。本书认为异气是体内、外的具有传染性的"病菌"、"病毒"等微生物，属于主体范畴概念，包括它们的感染能力。

(7) **新中医学的神气**。在本书中把现代生物学的信息概念范畴，称作"神"或"神气"。当然，在传统中医中没有非常明确的定义"神"或"神气"的概念，但是对于中医肝和经络系统的肝经功能的描述上，可以看出有显著的"信息"概念，或者与现代生物学的神经系统和内分泌系统有对应的关系。中医的"风"，有着显著的信息含义。

我们依据中医的实践,把气划分为正气和邪气。所谓正气是指营气、卫气、谷气、宗气、精气(元气)。但是邪气,应当包括中医所谈的“外邪”和“内邪”,外邪是传统中医谈到的风、暑(热)、湿、燥、寒。内邪是模拟比较外邪,对体内生命物质运行代谢状态或态势做出的分类。通常叫内风、内暑、内湿、内燥、内寒。所谓内风通常指肝风、头风。所谓内暑(内热)指人体能量代谢太过,产生过多热能,或者能量交换和排泄能力不够。所谓内湿,是人体脂肪、水/无机盐代谢不及,产生脂肪和体液堆积,或者体液在细胞内外,液体分布失去平衡。所谓内燥是人体内体液消耗太过,使身体缺少津液和水,身体器官产生干燥症状。所谓内寒指人体能量代谢不及,产生热能不够。体内产生的风、暑(热)、湿、燥、寒,还可以相互作用产生“风热”、“风寒”、“风湿”、“暑湿”、“湿热”等组合现象。除此之外,还应当包括引起传染病的所谓异(瘟)气。

一般意义下的气、血、津液、气体的功能或操作包括生、化、养、载、摄、行、溶、运动(聚散、升降、上下、入出、逆顺、畅通、阻滞)等,并可以用“急缓、收散、燥湿、逆顺、热寒、坚耎”等描述“信息、物质、运动(热)、气体、水、主体”的状态和态势。

中医最基本资源概念是气,用汉语拼音 Qi 表示。定义 Qi 类型,要明确定义气的功能或操作。Qi 类型中的操作包括“生新气、气生血、气生津液、气生热(温暖身体)和气吸收热、气释放热、气聚、气散、气升、气降、气阻滞”等。所以,Qi 类型可以有如下类型框架定义和描述:

```
Type Qi()is
Sorts Qi,Heat,Gas,Water,Inf,Blood,Subject end
Operations
    Qi_New():Qi                                ………… 生新气
    Qi_ProduceBlood:Qi→Blood                   ………… 气生血
    Qi_ProduceBodyFluid:Qi→BodyFluid           ………… 气生津液
    Qi_ProduceHeat:Qi→Qik×Heat                 ………… 气生热(温暖身体)
    Qi_AbsorbHeat:Qi→Qi                        ………… 气的吸收热操作
    Qi_ReleaseHeat:Qi→Qi                       ………… 气的释放热操作
    Qi_GatherMove:Qi→Qi                        ………… 气的聚操作
    Qi_DisperseMove:Qi→Qi                      ………… 气的散操作
    Qi_UpMove:Qi→Qi                            ………… 气的升操作
    Qi_DownMove:Qi→Qi                          ………… 气的降操作
    Qi_BlockQiMove:Qi→Qi                       ………… 气的阻滞操作
End
```

中医第二个重要的生命物质是血。血可以简单理解为现代生物学和医学中的“血液”,在这里采用客体资源定义,汉语拼音为 Xue 或英文 Blood。定义 Blood 类型,要明确定义血的功能或操作。Blood 类型中的操作包括“生新血、气生血、精气生血、血化精气、血载气、血养气和血吸收热、血释放热、血聚、血散、血升、血降、血阻滞”等操作。所以,Blood 类型可以有如下类型框架定义和描述。

```
Type Blood()is
Sorts Blood,Qi,Heat,Gas,Water,Inf,Subject end
Operations
    Blood_New():Blood                                        ………… 生新血
    Blood_QiProduceBlood:Qi×Blood→Blood                      ………… 气生血
    Blood_JinQiProduceBlood:JinQi×Blood→Blood                ………… 精气生血
    Blood_CausesBloodToMove:Gas×Blood→Gas×Blood              ………… 气行血
    Blood_BloodConvertJinQi:Blood→Blood×JinQi                ………… 血化精气
    Blood_BloodCarryQi:Blood→Blood×Qi                        ………… 血载气
    Blood_BloodFosterQi:Blood→Blood×Qi                       ………… 血养气
    Blood_AbsorbHeat:Heat×Blood→Blood                        ………… 血吸收热操作
    Blood_ReleaseHeat:Heat×Blood→Blood                       ………… 血释放热操作
    Blood_GatherMove:Blood→Blood                             ………… 血聚操作
    Blood_DisperseMove:Blood→Blood                           ………… 血散操作
    Blood_UpMove:Blood→Blood                                 ………… 血升操作
    Blood_DownMove:Blood→Blood                               ………… 血降操作
    Blood_BlockMove:Blood→Blood                              ………… 血阻滞操作
    Blood_AceeptGas:Gas×Blood→Blood                          ………… 血纳气体操作
End
```

中医的精气被说成非常重要的生命物质，在古代时期，定义成物质是可以的，但是在现代科学时代，这个精气理解为细胞、干细胞、精细胞、卵细胞更恰当。如果非要理解成物质，依照现代生物学的方法分类，也属于组成细胞物质结构的物质，例如核酸、核糖脂蛋白、糖蛋白、蛋白聚糖、磷脂等细胞膜的组成物质、受体蛋白、通道蛋白等物质。不应当理解为能量物质。依照上面的细胞组成物质概念，定义精气类型是必要的。精气类型具体定义如下：

```
Type JinQi() is
Sorts Qi,Heat,Gas,Water,Inf,Blood,JinQi,Subject end
Operations
    JinQi_New():→JinQi                                       ………… 生精气
    JinQi_ProduceBlood:JinQi×Blood→Blood                     ………… 精气生血
    JinQi_AbsorbHeat:Heat×JinQi→JinQi                        ………… 精气吸收热
    JinQi_ReleaseHeat:Heat×JinQi→JinQi                       ………… 精气释放热
    JinQi_GatherMove:JinQi→JinQi                             ………… 精气聚操作
    JinQi_DisperseMove:JinQi→JinQi                           ………… 精气散操作
    JinQi_UpMove:JinQi→JinQi                                 ………… 精气升操作
    JinQi_DownMove:JinQi→JinQi                               ………… 精气降操作
    JinQi_BlockQiMove:JinQi→JinQi                            ………… 精气阻滞操作
End
```

中医的津液是非常重要的生命物质，定义津液类型是必要的。津液类型(BodyFluid)具体定义如下：

```
Type BodyFluid()is
Sorts BodyFluid,Qi,Heat,Gas,Inf,Blood,JinQi,Subject end
Operations
  BodyFluid_New():BodyFluid                                              …… 生津液
  BodyFluid_QiProduceBodyFluid:Qi→BodyFluid×Qi                           …… 气生津液
  BodyFluid_GasCausesBodyFluidToMove:Gas×BodyFluid→Gas×BodyFluid         …… 气行津液
  BodyFluid_AceeptGas:Gas×BodyFluid→BodyFluid                            …… 津液纳气体操作
  BodyFluid_AbsorbHeat:Heat×BodyFluid→BodyFluid                          …… 津液吸收热
  BodyFluid_ReleaseHeat:Heat×BodyFluid→BodyFluid                         …… 津液释放热
  BodyFluid_UpMove:BodyFluid→BodyFluid                                   …… 津液升操作
  BodyFluid_DownMove:BodyFluid→BodyFluid                                 …… 津液降操作
  Blood_BlockMove:BodyFluid→BodyFluid                                    …… 津液阻滞操作
End
```

在中医学中，有空气或气体概念的气(Gas)，气体有重要作用。中医的气体类型定义和描述如下：

```
Type Gas()is
Sorts Gas,Qi,Heat,Water,Inf,Blood,JinQi,Subject end
Operations
  Gas_New():Gas                                                   ………… 气体的原始操作
  Gas_CausesBloodToMove:Gas×Blood→Gas×Blood                       ………… 气行血
  Gas_CausesBodyFluidToMove:Gas×BodyFluid→Gas×BodyFluid           ………… 气行津液
  Gas_AbsorbHeat:Heat×Gas→Gas                                     ………… 气体吸收热
  Gas_ReleaseHeat:Heat×Gas→Gas                                    ………… 气体释放热
  Gas_GatherMove:Gas→Gas                                          ………… 气体聚操作
  Gas_DisperseMove:Gas→Gas                                        ………… 气体散操作
  Gas_UpMove:Gas→Gas                                              ………… 气体升操作
  Gas_DownMove:Gas→Gas                                            ………… 气体降操作
  Gas_BlockMove:Gas→Gas                                           ………… 气体阻淤操作
End
```

上面为中医学方法再现生命的系统中使用的客体资源做出了示范定义和描述。这些资源性客体在生物主体结构和脏腑系统主体定义中，会使用上述类型和相应的对象实体。例如定义中，

脏气＝肝气＋心气＋脾气＋肺气＋肾气

脏血＝肝血＋心血＋脾血＋肺血＋肾血

脏精＝肝精＋心精＋脾精＋肺精＋肾精

脏液＝肝胰液＋血液＋血淋巴液＋肺液(滋润液)＋精液

腑气＝胆气＋小肠气＋胃气＋大肠气＋膀胱气

腑血＝胆血＋小肠血＋胃血＋大肠血＋膀胱血

腑精＝胆精＋小肠精＋胃精＋大肠精＋膀胱精

腑液＝胆胰液＋小肠液＋胃肠液＋大肠液＋尿液

体液＝体腔液＋汗液＋淋巴液＋组织液＋尿液

如何把上述定义的气类型，融入到主体的结构类型中，依据上面的定义，一个脏腑的资源（用 RES 的第一字母 R 表示）主要有脏气、脏血、脏精气和脏液。例如对于中医的肝（CM-Liver）、心（CM-Heart）、脾（CM-Spleen）、肺（CM-Lung）、肾（CM-Kidney）脏器的脏气、脏血、脏精气和脏液可以定义如下：

肝资源，Liver_R＝LiverQi×LiverXue×LiverJinQi×LiverYe

心资源，Heart_R＝HeartQi×HeartXue×HeartJinQi×HeartYe

脾资源，Spleen_R＝SpleenQi×SpleenXue×SpleenJinQi×SpleenYe

肺资源，Lung_R＝LungQi×LungXue×LungJinQi×LungYe

肾资源，Kidney_R＝KidneyQi×KidneyXue×KidneyJinQi×KidneyYe

我们还可以采用上述类似的方法，定义出脏器的行为信息基，分别为 Liver_A、Heart_A、Spleen_A、Lung_A 和 Kidney_A。主体对外交换信息的受体和港口环境（ENV），分别用 Liver_E、Heart_E、Spleen_E、Lung_E 和 Kidney_E 表示。

如果使用在 8.1.1 节中定义的主体类型（subject），用实例类型发生的方法，就可以得到我们需要的脏腑：

CM-Liver＝**INS** Subject（Liver_A，Liver_R，Liver_E）

CM-Heart＝**INS** Subject（Heart_A，Heart_R，Heart_E）

CM-Spleen＝**INS** Subject（Spleen_A，Spleen_R，Spleen_E）

CM-Lung＝**INS** Subject（Lung_A，Lung_R，Lung_E）

CM-Kidney＝**INS** Subject（Kidney_A，Kidney_R，Kidney_E）

此时，针对不同的脏器主体，融入进了不同的客体资源。

8.1.3 中医学人体生命行为环境、状态定义和描述

在第 7 章已讨论过基于现代生物学知识结构建立的人体的个体、系统、器官、细胞组织、细胞多个级别的主体行为的环境和状态。本节，依照本书提出的新中医学知识结构，再一次对人体的个体、系统、器官、组织、细胞环境和状态进行定义和描述。其理由同样是由于主体行为的形式 S：F：Object→ES→ES，其中 ES＝Env×States。而 Env 表示行为环境，States 表示行为状态。所以明确定义主体行为环境和状态，对于定义的主体类型是非常重要的。

然而，我们在 8.1 节中就强调过，因中、西方生命观念的重要差别，采用中医的认识与采用现代生物学的认识，生物体各级别主体的行为环境和状态其概念定义是非常不同的。请看如下描述。

1. 感受表达的内容范畴不同

生物体作为主体对其生命行为和功能行为感受外在环境概念范畴，对于中医学来说，与现代生物学是相同的，都是地球的生命主体环境，包括食物、太阳、阳光、月亮、星星、土地、温度、湿度、空气、气压、水、无机盐、感受、信息、植物和动物等。例如生物感受的白天（有阳光，温暖或炎热）、夜间（无太阳、有月亮、温度低），就是对环境的感受。如果抽象归纳这些生命活动的条件，可以归纳"物质、能量（热）、运动、气体、水与信息"环境。中医学方法在网络世界再现生命中，采用同样的分析起点，即本书提出的"五能"和"五件"。

- 五能（控制）：感受、识别、评估、表达、存储。
- 五件：条件、关联、差别、目标、能力。

在中医学方法中，选择的全部能力对象是"感受、识别、评估、表达、存储"。选择的四个对象是"条件、关联、差别、目标"，而现代生物学方法不把"目标"选择为对象。这是由于现代生物学没有或很少关于生物行为的目标性的描述。而本书关于生物行为的目标性有许多描述和论述，可以用在生命再现的设计中。

其中"条件"可以理解为"信息、物质、行为（运动）、状态、情志恶欲"。要求考虑"情志恶欲"作为感受、识别、评估、表达和存储的对象，是由于"情志恶欲"在现代生物学中没有设计需要的描述内容，而中医学中有许多关于情志与人体生理现象关系的描述。

其中"关联"的感受、识别和评估，是指条件中的信息关联、物质关联、行为关联、状态关联、情志关联。

其中"差别"是指多主体产生的感受和识别的差别，主要是指条件差别、关联差别、目标差别。这里我们暂且不研究能力差别。对差别的感受、识别、评估、表达和存储是为了达到需要的特性，例如能够性、完整性、一致性和平衡性。

其中"目标"概念，是本书谈到的行为学的重要内容。从本书前几章的研究中，知道正是由于行为的目标性，才会产生多细胞共同目标的功能分类服务，才会带来生物主体"恶欲"和"情志"发生。

所以我们最后确定，中医学的感受、表达的内容范畴为

五感受、感传气（经气）、感气血、感运动（热）、感状态（平衡）、感情志恶欲。

五表达　感传气（经气）、气血、运动（热）、状态（平衡）、情志恶欲。

如再做进一步的抽象，还可以调整为

五感受　息感、物感、运动（热）感、本感（状态感）、特性感（情志恶欲）。

其中信息感受可以有两种情况描述。

(1) 如果我们不做细胞组织和细胞级别的生命再现设计，可以采用传统中医学的感受表达范畴，即仅考虑五官信息感和身体的信息感：

五官信息感　视觉、味觉、触觉、嗅觉、听觉。五官感受，在没有现代科学支持的时代，归纳出五色、五味、五嗅、五华、五触是直觉正确的。说明传统中医对于五官感受的关

注和重视。

身体信息感 风、热、湿、燥、寒、异。传统中医把体内直接感受归纳成"风、热、湿、燥、寒、异",作为体内生物系统、器官、组织和细胞感受内容范畴,而且适合体内和体外环境两个方面的感受。这种感受概念,与"信息、物质、热、气体、水和主体"概念是直接对应的,并形象地描述了"信息、物质、热、气体、水和主体"可识别的特性。即便是当代最伟大的生物学家,也不能说是错误的。对于经络系统的感传气(经气)应当属于这种信息感。

(2) 如果需要做细胞组织和细胞级别的生命再现设计,可以加入现代生物学对信息感受的内容范畴。因为中、西医的区别,不在于是否考虑细胞级别的问题。

信息感 化学信息(激素)、电信息(离子)、运动行为信息(神经递质)、物理信息(气体、液体)、组织结构信息(局部激素、细胞因子、生长因子)。

对于个体物质感、运动感、本感和平衡感,可以分别描述如下:

物质感 神气(风)、营气、谷气和卫气、宗气、精气。这个物质感与建立在现代生物学上的物质概念范畴"蛋白质(氨基酸)、多糖(单糖)、脂肪(脂肪酸)、水合分子团(水/无机盐)、核酸(核苷酸)"是对应的。

运动(热)感 对运动产生的机械能和热能的感受,或者是运动和温度的感受。这里定义的运动感受,与人体内部主要表现"聚散、脉动、蠕动、呼吸、压力(坚耎)"或"聚散、脉动、运化、入出(升降)、排泄"相对应。

本感(气体感) 个体主体自我感受和个体结构内系统主体(下一级主体)的状态感的感受汇总,其内容范畴包括上述物质感、信息感(五官信息感、身体信息感)、运动(热)感的记忆存储内容和意识化的相关内容。

特性感(水感) 指生命行为和功能行为能够性、完整性、一致性和平衡性的感受。在本书第5章中,我们谈到人体的情志系统时,谈到情志的发生来源于主体行为的目标性,谈到生命行为和功能行为的能够性、完整性、一致性和平衡性是主体恶欲、情志发生的生物基础。对于中医主要表现在五欲(性欲、物欲、食欲(思欲)、美欲、生欲)和五志(怒、喜、思、忧、恐)等方面。

感受表达控制 生物系统自组织、自管理、自控制,从理论角度看,必然是自主模式(自己管理自己)、协同模式(组织结构的所有个体都参与管理的模式)和管理者模式(专司管理功能的主体实施管理)多种形式的,不可能是完全的管理者模式。所以,所有生物主体组织结构中,都存在着自主管理模式和协同管理模式。如果仅仅考虑管理者模式,也不仅是神经系统(运动感受表达控制调节)、内分泌系统(物质代谢感受表达控制调节)的控制和调节,还存在着第三种管理者模式,即经络系统(主体活力感受表达控制调节)作为管理者的控制模式。

2. 感受表达的语言不同

中、西医感受表达的内容关注不同,主要是学说体系产生的时代与条件不同,再加上中西方语言的不同，自然带来了描述的不同。尽管这样，我们依然可以通过相互表达的方法，把它们放在一个可比较的框架内进行设计、评估。另外，从现在科学分类的角度看，即便是时代和条件相同的今天，中、西医依然存在生物行为学语言、生物物理学语言、生物系统学语言、生物化学语言之间的关注对象不同。用现代科学的语言讲，中医学更多使用的是生物行为学语言、生物物理学语言、生物系统学语言，而不使用生物化学语言。现代西医使用的语言主要集中在生物化学语言、生物系统学语言和生物物理学语言上。

3. 感受表达主体、客体、行为的对象不同

中、西医方法再现生命设计中，有不同的主体范畴。对于现代生物学和西医学的生物系统划分，生物个体结构是皮肤系统、运动支撑系统、消化系统、呼吸系统、循环系统、排泄系统、生殖系统、神经系统、内分泌系统和免疫系统的组合体。对于中医学的生物系统划分，生物个体结构是中医经络系统、中医脏腑系统、中医体质系统、中医感受表达系统和中医情志系统的组合体。

另外，中、西医在感受表达的物质概念和行为概念上的差别，就更加显著。前面已详尽论述了，这里不再赘述。

讨论清楚了中、西医的感受和表达内容范畴的不同，定义中医学各级别的环境与状态就简单了，简要介绍如下。

(1) 中医个体级别的环境和状态。个体作为主体对其生命行为、功能行为感受与表达外在环境和内在的状态概念范畴，其内容范畴与我们在现代生物学方法再现生命运行系统中给出内容范畴一致。其环境可以归纳为“物质、能量(热)、运动、气体、水与信息”。具体内容可以归纳为“食物、太阳、阳光、月亮、星星、土地、温度、湿度、空气、气压、水、无机盐、感受、信息、植物和动物”等。例如生物感受的白天(有阳光，温暖或炎热)、夜间(无太阳、有月亮、温度低)，其状态可以归纳为主体、物质、能量(热)、运动、气体、水与信息相关态势的表达。再如工作(运动、思考)、再生表达(睡眠)、温度表达(出汗、寒冷)、缺水表达(口渴)、缺少能量和食物表达(休息、饥饿)、缺氧气/多二氧化碳/多乳酸表达(呼吸急促、心率快、疲劳)、健康表达(心率异常、气喘、水肿、感染、疼痛、咳嗽、感觉障碍)、情志表达(烦躁、愤怒、欢喜、恐怖、忧虑)等。

(2) 中医系统级别的环境和状态。生物系统作为主体对其生命行为、功能行为感受的外在环境和表达的内在状态的概念范畴。一个中医系统的环境主要指其他生物系统关联作用提供的生命行为和功能表达的环境，其内容范畴同样作为状态。

(3) 中医器官级别的环境。生物器官作为主体对其生命行为、功能行为感受与表达外在环境和内在状态的概念范畴。一个生物器官环境通常具有局部特性，主要包括器官输入/输出的血管(动脉、静脉和淋巴)系统和神经系统对应的外部系统部分环境，其内容范畴同样作为状态。

(4) 中医细胞组织级别的环境和状态。细胞组织作为主体对其生命行为、功能行为感受与表达外在环境和内在状态的概念范畴。一个细胞组织环境除器官内血管、器官内淋巴和器官神经外,还包括器官组织局部体液环境。细胞组织提供的功能服务通常是面向器官,在器官神经节控制和器官血液循环条件下实现的,其内容范畴同样作为状态。

(5) 中医细胞级别的环境。细胞作为主体对其生命行为、功能行为感受与表达外在环境和内在状态的概念范畴。一个细胞环境主要包括细胞组织的组织液(体液)和神经末梢突触连接环境,还包括细胞间基质连接环境,其内容范畴同样作为状态。

8.2 中医经络系统运行模型

人体的经络是胚胎发育的前神经系统,实行胚胎强制发育模式。根据本书前神经系统的结构描述,人体脏腑器官经脉是前神经系统的前神经干;而另外存在着体节神经环和主神经干,主要表现在体腔的发育控制。另外,考虑到这些经脉的连接关系和功能关系,我们可以把经络的主要经脉划分为脏经脉、腑经脉和体经脉三种类型:

MeridianSystem＝FiveZangMeridian …………五脏经脉
×FiveFuMeridian …………五腑经脉
×FiveBodyMeridian …………五体经脉
FiveZangJing-＝CM-LiverMeridian …………肝经
×CM-HeartMeridian …………心经
×CM-SpleenMeridian …………脾经
×CM-LungMeridian …………肺经
×CM-KidneyMeridian …………肾经
FiveFuJing＝CM-GallbladderMeridian …………胆经
×CM-SmallIntestineMeridian …………小肠经
×CM-StomachMeridian …………胃经
×CM-LargeIntestineMeridian …………大肠经
×CM-UrinaryBladderMeridian …………膀胱经
FiveBodyJing＝DuMeridian …………督脉
×CM-PericardiumCavityMeridian …………心包经
×CM-CoelomeMeridian …………三焦经
×RenMeridian …………任脉
×DaiMeridians(Others) …………代脉(其他脉络,包括弥散腺细胞系统)

经络系统主体活动平台是本书定义描述的人体交换的“五张皮”，构成人体立体的物质、热、气体、水和信息的交换总平台结构，包括了物质、热、气体、水和信息交换总平台的“生、交换、纳、吐和调”功能及总平台内再生、修复和重组。由于人体经络系统主体的感受与表达依然是

- 五感受：感传气(经气)、气血、运动(热)、状态(平衡)、情志恶欲。
- 五表达：感传气(经气)、气血、运动(热)、状态(平衡)、情志恶欲。

所以，经络系统刺激调整人体机能的原理可以描述如下：

(1) 调整“物质、热能、气体、水液、信息”是通过刺激不同“平台层”决定的。例如对物质层、热层、气层、水层、信息层，如果针刺在不同的层次，会产生不同的层次影响。

(2) 在经络路径上的刺激与在经络路径外的刺激其区别主要是由于经络路径内的路径有感传作用，而经络路径外的路径则没有或有较弱的感传作用。由于不同的经络路径连接不同的器官，因此不同经络路径刺激产生了针对不同器官的作用。

(3) 经络刺激感传到脏腑器官，依据不同层次刺激，决定被刺激作用的器官依据自身的“物质、热能、气体、水液、信息”功能，从器官的“生、交换、纳、吐、调”功能服务实现调整。例如刺激肝经的穴位，如果刺激的是物质层，那么依据肝的“生物质”功能，开始脏腑五行结构平衡调整。如果刺激的是热层，那么依据肝的“调热”功能，开始脏腑五行结构平衡调整。如果刺激的是气层，那么依据肝的“吐气”功能，开始脏腑五行结构平衡调整。如果刺激的是水层，那么依据肝的“纳水”功能，开始脏腑五行结构平衡调整。如果刺激的是信息层，那么依据肝的“信息交换”功能，开始脏腑五行结构平衡调整。刺激其他经脉产生不同作用于不同脏腑器官的原理以此类推。

(4) 脏腑五行结构的平衡调整，依据各经脉的感传时间和周期，实现五行结构两个纬度的调整，即器官自身在“物质、热能、气体、水液、信息”之间的平衡和“肝、心、脾、肺、肾”之间的平衡。中医说，这种循环一天一夜有五十周。所以一次针刺作用，会持续几天。

必须牢牢记住以下几个结论：

(1) 人体经络系统是人体胚胎发育的前神经系统。

(2) 人体经络系统是人体发育强制发育模式体系。

(3) 人体经络系统是人体运行的基准行为模式体系。

(4) 人体经络系统是使用细胞因子、生长因子的主体。

(5) 人体经络系统是人体内组织、细胞再生的统一调控系统。

(6) 人体经络系统是人体内细胞生命周期的统一调控系统。

(7) 人体经络系统是生命行为与活动的感受表达系统。

人体的经络系统(meridian system)功能，我们已经在本书第4、5章中详细论述，这里我们只想强调经络系统的“多层次、多形态和多功能”的结构，分别与人体的物质交换平台、气体交换平台、水交换平台、热交换平台和信息交换平台直接对应。应当说，所有经络刺激除为了疏通经络自身外，都是为了“调物、调热、调气、调水、调信息”和主再生。可以用如下表格归纳。

经络	调经	调脏腑体器官功能(白天)	调脏腑体器官再生/细胞周期(夜间)
肝经/胆经	本经	调肝/胆和关联体器官的生物、交换信息、纳水、吐气、调热功能	调肝/胆和关联体器官的细胞、组织、器官的再生、修复、重组
心经/小肠经	本经	调心/小肠和关联体器官的生热、交换物、纳信息、吐水、调气功能	调心/小肠和关联体器官的细胞、组织、器官的再生、修复、重组
脾经/胃经	本经	调脾/胃和关联体器官的生气、交换热、纳物、吐信息、调水功能	调脾/胃和关联体器官的细胞、组织、器官的再生、修复、重组
肺经/大肠经	本经	调肺/大肠和关联体器官的生水、交换气、纳热、吐物、调信息功能	调肺/大肠和关联体器官的细胞、组织、器官的再生、修复、重组
肾经/膀胱经	本经	调肾/膀胱和关联体器官的生信息、交换水、纳气、吐热、调物功能	调肾/膀胱和关联体器官的细胞、组织、器官的再生、修复、重组
心包经/三焦经	本经	调体腔、六气和脏腑体器官肌肉运动	调体腔/四肢和关联体器官的细胞、组织、器官的再生、修复、重组
督脉	本经	调阴经、阴阳、六气、五维平衡	调再生/细胞周期调度平衡
任脉	本经	调阳经、阴阳、六气、五维平衡	

中医经络系统的行为划分生命行为(life actions)和分类功能行为(function deliver actions)两部分。

中医经络系统主体的生命行为即中医经络系统存在于人体后生物系统的细胞组织结构中,所以定义经络系统行为,不需要定义自身需要的生命维系行为,即不定义物质、信息、热、气体和水的交换行为、感受表达行为、再生和死亡等行为。

中医经络系统主体的分类功能行为即中医经络系统在个体范围内对其他系统提供的功能服务行为,中医经络系统服务行为有自己的特色,由于经络系统保留了前神经系统的信息交换和感传能力,主要表现在信息感传行为、子午流注循行(包括物质循行、热循行、气体循行、水循行、信息循行等)行为、基准服务行为、感受表达服务、调节物质服务、调节热服务、调节气体服务、调节水服务、调节信息服务和调节主体再生服务等。

定义经络系统主体的类型中,定义的服务行为其具体功能行为内容说明如下:

(1) 经络系统感传信息服务。S:MeridiansSystem_ComService(o),表示经络主体内的信息交换和服务行为,通过经气(细胞因子)传递信息。

(2) 经络循行服务。S:MeridiansSystem_PerambulateService(),表示经络主体依照子午流注的顺序,进行循行值班服务行为。

(3) 经络基准服务。S:MeridiansSystem_BenchmarkService(),表示经络主体执行行为基准模式的服务行为,对经络所在器官主体的被塑造行为进行基准修正。

(4) 经络感受表达服务。S:MeridiansSystem_ReceptExpresseService(x),表示经络系统感受对象的物质、信息、热、气体、水、主体、行为、运动、关联、差别、变化、状态和情志恶欲等内容。

(5) 经络调节物质服务。S:MeridiansSystem_RegulateMatterService(o),表示经络主体执行调节物质服务行为,对经络所在器官主体实行物质方面的"生、交换、纳、吐、调"的调节。

(6) 经络调节热服务。S:MeridiansSystem_RegulateHeatService(o),表示经络主体执行调节热服务行为,对经络所在器官主体实行热方面的"生、交换、纳、吐、调"的调节。

(7) 经络调节气体服务。S:MeridiansSystem_RegulateGasService(o),表示经络主体执行调节气体的服务行为,对经络所在器官主体实行气体方面的"生、交换、纳、吐、调"的调节。

(8) 经络调节水服务。S:MeridiansSystem_RegulateWaterService(o),表示经络主体执行调节水的服务行为,对经络所在器官主体实行水方面的"生、交换、纳、吐、调"的调节。

(9) 经络调节信息服务。S:MeridiansSystem_RegulateInfService(o),表示经络主体执行调节信息的服务行为,对经络所在器官主体实行信息方面的"生、交换、纳、吐、调"的调节。

(10) 经络调节再生服务。S:MeridiansSystem_RegulateSubjectRegenerationService(o),表示经络主体执行调节再生的服务行为,对经络所在器官主体实行主体再生方面的调节,包括细胞增殖、分化、组织修复和重组,并调节细胞周期和调度细胞主体资源。保证主体结构完整性和行为的能够性。

(11) 经络调节主体功能服务。S:MeridiansSystem_RegulateSubjectFunctionService(o),表示经络主体执行调节主体功能的服务行为,对经络所在器官主体"生、交换、纳、吐、调"功能的一致性、平衡性调整。

(12) 经络调节主体运动服务。S:MeridiansSystem_RegulateSubjectMoveService(),表示经络主体执行调节主体运动的服务行为,对经络所在器官主体运动方面的调整,包括依据身体不同状态(脑力、运动(体力)、休息、饮食、睡眠等)的能量供给的调度服务。

根据以上论述,我们可以为经络系统主体类型定义如下。

```
Type MeridiansSystem(AIBs,RES,ENV)is
Sorts MeridiansSystem,S,AIBs,RES,ENV end
LifeActions
    各细胞组织生命行为相同。
FunctionDeliverActions
    S:MeridiansSystem_ComService(o): ES→ES  ……… 经络系统感传信息行为
    S:MeridiansSystem_PerambulateService(): ES→ES  ……… 经络循行服务
    S:MeridiansSystem_BenchmarkService(): ES→ES  ……… 经络基准服务
    S:MeridiansSystem_ReceptExpresseService(x): ES→ES  ……… 经络感受表达服务
    S:MeridiansSystem_RegulateMatterService(o): ES→ES  ……… 调节物质服务
    S:MeridiansSystem_RegulateHeatService(o): ES→ES  ……… 调节热服务
    S:MeridiansSystem_RegulateGasService(o): ES→ES  ……… 调节气体服务
    S:MeridiansSystem_RegulateWaterService(o): ES→ES  ……… 调节水服务
    S:MeridiansSystem_RegulateInfService(o): ES→ES  ……… 调节信息服务
    S:MeridiansSystem_RegulateRegenerationService(o): ES→ES  ……… 调节再生服务
    S:MeridiansSystem_RegulateSubjectFunService(o): ES→ES  ……… 调节主体功能服务
    S:MeridiansSystem_RegulateSubjectMoveService(): ES→ES  ……… 调节主体运动服务
End
```

对于经络系统有主体(例如主要可以定义 16 个主体):

- 肺经主体/大肠经主体。
- 心经主体/小肠经主体。
- 心包经主体/三焦经主体。
- 肝经主体/胆经主体。
- 脾经主体/胃经主体。
- 肾经主体/膀胱经主体。
- 督脉主体/任脉主体。
- 其他经脉主体。
- 弥散神经/内分泌/经络腺细胞网络主体。

8.2.1 肺经主体/大肠经主体类型定义和描述

肺经是由相应的体腔路径部分和上肢路径部分组成。肺经的体腔路径部分是由肺脏、肺系发育的前神经系统神经干、器官神经环、器官神经节等发育而成。肺经的上肢路径部分是由肺与口/食管系发育的前神经环(体节神经环,阴,胸面),在上肢发育中发芽生成。大肠经是由相应的体腔路径部分和上肢路径部分组成。大肠经的体腔路径部分是由消化管道口、食管等器官发育的前神经系统神经干、器官神经环、器官神经节等发育而成。大肠经的上肢路径部分是由肺与口/食管系前神经环(体节神经环,阳,背面),在上肢发育中发芽生成。

根据本书的观点,肺经/大肠经面向关联的主体主要有肺、气管、大肠、咽喉、口、鼻、胸、背、肩、隔膜等。由于中医肺分类功能主要有“**吐物质(血),纳热能,交换气体,生水,调信息**”等,所以肺经/大肠经主要是调节肺经所在器官的分类功能,并且主持肺经/大肠经关联主体的再生等。

肺经/大肠经主体行为功能可以简单说明如下:

(1) 对于物质,刺激肺经物质层,调节肺经/大肠经所在器官的“吐物质”功能,改变肺经/大肠经环境和状态(肺经/大肠经 ES),引起肺经/大肠经 ES 变化,于是在五气(物质、热、气体、水、信息)和五脏腑(肺、肾、肝、心、脾)两个维度上调整平衡。在调物质中,肾有重要作用,调整物道、受体目标性及盈亏、聚散、血瘀等。

(2) 对于热能,刺激肺经/大肠经热层,调节肺经/大肠经所在器官的“纳热”功能,引起肺经/大肠经 ES 变化,于是在五气和五脏腑两个维度上调整平衡。在调热中,肝有重要作用,调冷热平衡性和腺体分泌能力。

(3) 对于气体,刺激肺经/大肠经气体层,调节肺经/大肠经所在器官的“气交换”功能,引起肺经/大肠经 ES 变化,于是在五气和五脏腑两个维度上调整平衡。在调气体中,心有重要作用,心调气主要是调气机一致性、疏滞、顺逆。

(4) 对于水,刺激肺经/大肠经水层,调节肺经/大肠经所在器官的“生水”功能,引起肺经/大肠经 ES 变化,于是在五气和五脏腑两个维度上调整平衡。在调水中,脾有重要作用，调水道能够性、燥湿和免疫活力。

(5) 对于信息，刺激肺经/大肠经信息层，调节肺经/大肠经所在器官的“调信息”功能，引起肺经/大肠经 ES 变化，于是在五气和五脏腑两个维度上调整平衡。在调信息中，肺有重要作用，调信道能够性、方式完整性、态势缓急。

在肺经主体的类型中，定义的服务行为具体内容说明如下：

(1) 肺经感传信息服务，S：LungMeridian_ComService(o)，表示肺经主体内的信息交换和服务行为，通过经气(细胞因子)传递信息。

(2) 肺经循行服务，S：LungMeridian_PerambulateService()，表示肺经主体依照子午流注的顺序，进行循行值班服务行为。

(3) 肺经基准服务，S：LungMeridian_BenchmarkService()，表示肺经主体执行行为基准模式的服务行为，对肺经所在器官主体的被塑造行为进行基准修正。

(4) 肺经感受表达服务，S：LungMeridian_ReceptExpresseService(x)，表示肺经感受对象的物质、信息、热、气体、水、主体、行为、运动、关联、差别、变化、状态和情志恶欲等内容。

(5) 肺经调节吐物质服务，S：LungMeridian_RegulateExhaleMatterService(o)，表示肺经主体执行吐物质服务行为，对肺经所在器官主体实行物质方面的“生、交换、纳、吐、调”的调节。

(6) 肺经调节纳热服务，S：LungMeridian_RegulateInhaleHeatService(o)，表示肺经主体执行调节纳热服务行为，对肺经所在器官主体实行热方面的“生、交换、纳、吐、调”的调节。

(7) 肺经调节气体交换服务，S：LungMeridian_RegulateExchangGasService(o)，表示肺经主体执行调节气体交换服务行为，对肺经所在器官主体实行气体方面的“生、交换、纳、吐、调”的调节。

(8) 肺经调节生水服务，S：LungMeridian_RegulateGenerateWaterService(o)，表示肺经主体执行调节生水服务行为，对肺经所在器官主体实行水方面的“生、交换、纳、吐、调”的调节。

(9) 肺经调节信息服务，S：LungMeridian_RegulaterInfService(o)，表示肺经主体执行调节信息的服务行为，对肺经所在器官主体实行信息方面的“生、交换、纳、吐、调”的调节。

(10) 肺经调节主体再生服务，S：LungMeridian_RegulateRegenerationService(o)，表示肺经主体执行调节再生的服务行为，对肺经所在器官主体实行主体再生方面的调节，包括细胞增殖、分化、组织修复和重组，并调节细胞周期和调度细胞主体资源。保证主体结构完整性和行为的能够性。

(11) 肺经调节主体功能服务，S：LungMeridian_RegulateFunctionService(o)，表示肺经主体执行调节主体功能的服务行为，对肺经所在器官主体“生、交换、纳、吐、调”功能的一致性、平衡性调整。

(12) 肺经调节主体运动服务，S：LungMeridian_RegulateSubjectMoveService()，表示肺经主体执行调节主体运动的服务行为，对肺经所在器官主体运动方面的调整，包括依据身体不同状态(脑力、运动(体力)、休息、饮食、睡眠等)的能量供给的调度服务。

```
Type LungMeridian(AIBs,RES,ENV)is
Sorts LungMeridian,S,AIBs,RES,ENV end
LifeActions
    与各细胞组织生命行为相同。
FunctionDeliverActions
    S:LungMeridian_ComService(o): ES→ES                          ……… 肺经感传信息行为
    S:LungMeridian_PerambulateService(): ES→ES                   ……… 肺经循行服务
    S:LungMeridian_BenchmarkService(): ES→ES                     ……… 肺经基准服务
    S:LungMeridian_ReceptExpresseService(x): ES→ES               ……… 肺经感受表达服务
    S:LungMeridian_RegulateExhaleMatterService(o): ES→ES         ……… 肺经调节吐物质服务
    S:LungMeridian_RegulateInhaleHeatService(o): ES→ES           ……… 肺经调节纳热服务
    S:LungMeridian_RegulateExchangGasService(o): ES→ES           ……… 肺经调节气体交换服务
    S:LungMeridian_RegulateGenerateWaterService(o): ES→ES        ……… 肺经调节生水服务
    S:LungMeridian_RegulaterInfService(o): ES→ES                 ……… 肺经调节信息服务
    S:LungMeridian_RegulateRegenerationService(o): ES→ES         ……… 肺经调节主体再生服务
    S:LungMeridian_RegulateFunctionService(o): ES→ES             ……… 肺经调节主体功能服务
    S:LungMeridian_RegulateSubjectMoveService(): ES→ES           ……… 肺经调节主体运动
End
```

在大肠经主体的类型中，定义的服务行为具体内容说明如下：

(1) 大肠经感传信息服务，S：LargeIntMerid_ComService(o)，表示大肠经主体内的信息交换和服务行为，通过经气(细胞因子)传递信息。

(2) 大肠经循行服务，S：LargeIntMerid_PerambulateService()，表示大肠经主体依照子午流注的顺序，进行循行值班服务行为。

(3) 大肠经基准服务，S：LargeIntMerid_BenchmarkService()，表示大肠经主体执行行为基准模式的服务行为，对大肠经所在器官主体的被塑造行为进行基准修正。

(4) 大肠经感受表达服务，S：LargeIntMerid_ReceptExpresseService(x)，表示大肠经感受对象的物质、信息、热、气体、水、主体、行为、运动、关联、差别、变化、状态和情志恶欲等内容。

(5) 大肠经调节吐物质服务，S：LargeIntMerid_RegulateExhaleMatterService(o)，表示大肠经主体执行吐物质服务行为，对大肠经所在器官主体实行物质方面的"生、交换、纳、吐、调"的调节。

(6) 大肠经调节纳热服务，S：LargeIntMerid_RegulateInhaleHeatService(o)，表示大肠经主体执行调节纳热服务行为，对大肠经所在器官主体实行热方面的"生、交换、纳、吐、调"的调节。

(7) 大肠经调节气体交换服务，S：LargeIntMerid_RegulateExchangGasService(o)，表示大肠经主体执行调节气体交换服务行为，对大肠经所在器官主体实行气体方面的"生、交换、纳、吐、调"的调节。

(8) 大肠经调节生水服务，S：LargeIntMerid_RegulateGenerateWaterService(o)，表示大肠经主体执行调节生水服务行为，对大肠经所在器官主体实行水方面的"生、交换、纳、吐、调"的调节。

(9) 大肠经调节信息服务，S：LargeIntMerid_RegulaterInfService(o)，表示大肠经主体执行调节信息的服务行为，对大肠经所在器官主体实行信息方面的"生、交换、纳、吐、调"的调节。

(10) 大肠经调节主体再生服务，S：LargeIntMerid_RegulateRegenerationService(o)，表示大肠经主体执行调节再生的服务行为，对大肠经所在器官主体实行主体再生方面的调节，包括细胞增殖、分化、组织修复和重组，并调节细胞周期和调度细胞主体资源。保证主体结构完整性和行为的能够性。

(11) 大肠经调节主体功能服务，S：LargeIntMerid_RegulateFunctionService(o)，表示大肠经主体执行调节主体功能的服务行为，调整大肠经所在器官主体"生、交换、纳、吐、调"功能的一致性、平衡性。

(12) 大肠经调节主体运动服务，S：LargeIntMerid_RegulateSubjectMoveService()，表示大肠经主体执行调节主体运动的服务行为，对大肠经所在器官主体运动方面的调整，包括依据身体不同状态(脑力、运动(体力)、休息、饮食、睡眠等)的能量供给的调度服务。

```
Type LargeIntMerid(AIBs,RES,ENV)is
Sorts LargeIntMerid,S,AIBs,RES,ENV end
LifeActions
    与细胞组织生命行为相同。
FunctionDeliverActions
    S:LargeIntMerid_ComService(o): ES→ES                          ……… 大肠经感传信息服务
    S:LargeIntMerid_PerambulateService(): ES→ES                   ……… 大肠经循行服务
    S:LargeIntMerid_BenchmarkService(): ES→ES                     ……… 大肠经基准服务
    S:LargeIntMerid_ReceptExpresseService(x): ES→ES               ……… 大肠经感受表达服务
    S:LargeIntMerid_RegulateExhaleMatterService(o): ES→ES         ……… 大肠经调节吐物质服务
    S:LargeIntMerid_RegulateExchangGasService(o): ES→ES           ……… 大肠经调节气体交换服务
    S:LargeIntMerid_RegulateGenerateWaterService(o): ES→ES        ……… 大肠经调节生水服务
    S:LargeIntMerid_RegulateInhaleHeatService(o): ES→ES           ……… 大肠经调节纳热服务
    S:LargeIntMerid_RegulaterInfService(o): ES→ES                 ……… 大肠经调节信息服务
    S:LargeIntMerid_RegulateRegenerationService(o): ES→ES         ……… 大肠经调节主体再生服务
    S:LargeIntMerid_RegulateFunctionService(o): ES→ES             ……… 大肠经调节主体功能服务
    S:LargeIntMerid_RegulateSubjectMoveService(): ES→ES           ……… 大肠经调节主体运动服务
End
```

8.2.2 心经主体/小肠经主体类型定义和描述

心经是由相应的体腔路径部分和心经的上肢路径部分组成。心经的体腔路径部分是由心脏发育的前神经系统神经干、器官神经环、器官神经节等发育而成。心经的主要路径在血管内部,因为心器官的神经节的脉络分布于体内大、中、小等血管中,包括动脉和静脉。心经的上肢路径部分是由心系前神经环(体节神经环,阴,胸面),在上肢发育中发芽生成。小肠经是由相应的体腔路径部分和上肢路径部分组成。小肠经体腔路径部分是由心系发育的前神经系统神经干、器官神经环、器官神经节等发育而成。小肠经的上肢路径部分是由心系前神经环(体节神经环,阳,背面),在上肢发育中发芽生成。

根据本书的观点,心经/小肠经面向关联主体主要有心、大血管、面部、眼部、胸部、隔膜、腹部、小肠等。由于中医心分类功能主要有"**交换物质(血),生热能,调气体,吐水,纳信息**"等,所以心经/小肠经主要是调节上述分类功能,并且主持心经/小肠经关联主体再生。

心经/小肠经主体行为功能可以简单说明如下:

(1) 对于物质,刺激心经/小肠经物质层,调节心经/小肠经所在器官的"物质交换"功能,改变心经/小肠经环境和状态(心经/小肠经 ES),引起心经/小肠经 ES 变化,于是在五气(物质、热、气体、水、信息)和五脏腑(肺、肾、肝、心、脾)两个维度上调整平衡。在调物质中,肾有重要作用,调整物道、受体目标性、盈亏、聚散、血瘀等。

(2) 对于热能,刺激心经/小肠经热层,调节心经/小肠经所在器官的"生热"功能,引起心经/小肠经 ES 变化,于是在五气和五脏腑两个维度上调整平衡。在调热中,肝有重要作用,调冷热平衡性和腺体分泌能力。

(3) 对于气体,刺激心经/小肠经气体层,调节心经/小肠经所在器官的"调气"功能,引起心经/小肠经 ES 变化,于是在五气和五脏腑两个维度上调整平衡。在调气体中,心有重要作用,心调气主要是调气机一致性、疏滞、顺逆。

(4) 对于水,刺激心经/小肠经水层,调节心经/小肠经所在器官的"吐水"功能,引起心经/小肠经 ES 变化,于是在五气和五脏腑两个维度上调整平衡。在调水中,脾有重要作用,调水道能够性、燥湿和免疫活力。

(5) 对于信息,刺激心经/小肠经信息层,调节心经/小肠经所在器官的"纳信息"功能,引起心经/小肠经 ES 变化,于是在五气和五脏腑两个维度上调整平衡。在调信息中,肺有重要作用,调信道能够性、方式完整性、态势缓急。

在心经主体的类型中,定义的服务行为其具体内容说明如下:

(1) 心经感传信息服务,S:HeartMerid_ComService(o),表示肺经主体内的信息交换和服务行为,通过经气(细胞因子)传递信息。

(2) 心经循行服务,S:HeartMerid_PerambulateService(),表示大肠经主体依照子午

流注的顺序，进行循行值班服务行为。

(3) 心经基准服务，S：HeartMerid_BenchmarkService()，表示大肠经主体执行行为基准模式的服务行为，对大肠经所在器官主体的被塑造行为进行基准修正。

(4) 心经感受表达服务，S：HeartMerid_ReceptExpresseService(x)，表示心经感受对象的物质、信息、热、气体、水、主体、行为、运动、关联、差别、变化、状态和情志恶欲等内容。

(5) 心经调节交换物质服务，S：HeartMerid_RegulateExchangeMatterService(o)，表示大肠经主体执行“交换物质”服务行为，对大肠经所在器官主体实行物质方面的“生、交换、纳、吐、调”的平衡调节。

(6) 心经调节生热服务，S：HeartMerid_RegulateGenerateHeatService(o)，表示大肠经主体执行调节“生热”服务行为，对大肠经所在器官主体实行热方面的“生、交换、纳、吐、调”的平衡调节。

(7) 心经调节气体服务，S：HeartMerid_RegulateGasService(o)，表示大肠经主体执行调节气体的“调气”服务行为，对大肠经所在器官主体实行气体方面的“生、交换、纳、吐、调”的平衡调节。

(8) 心经调节吐水服务，S：HeartMerid_RegulateExhaleWaterService(o)，表示大肠经主体执行调节“吐水”的服务行为，对大肠经所在器官主体实行水方面的“生、交换、纳、吐、调”的平衡调节。

(9) 心经调节纳信息服务，S：HeartMerid_RegulateInhaleInfService(o)，表示大肠经主体执行“纳信息”的服务行为，对大肠经所在器官主体实行信息方面的“生、交换、纳、吐、调”的平衡调节。

(10) 心经调节再生服务，S：HeartMerid_RegulateRegenerationService(o)，表示大肠经主体执行调节再生的服务行为，对大肠经所在器官主体实行主体再生方面的调节，包括细胞增殖、分化、组织修复和重组，并调节细胞周期和调度细胞主体资源。保证主体结构完整性和行为的能够性。

(11) 心经调节主体功能服务，S：HeartMerid_RegulateFunctionService(o)，表示大肠经主体执行调节主体功能的服务行为，调整大肠经所在器官主体“生、交换、纳、吐、调”功能的一致性、平衡性。

(12) 心经调节主体运动服务，S：HeartMerid_RegulateSubjectMoveService()，表示大肠经主体执行调节主体运动的服务行为，对大肠经所在器官主体运动方面的调整，包括依据身体不同状态(脑力、运动(体力)、休息、饮食、睡眠等)的能量供给的调度服务。

```
Type HeartMerid(AIBs,RES,ENV)is
Sorts HeartMerid,S,AIBs,RES,ENV end
LifeActions
    与各细胞组织生命行为相同。
FunctionDeliverActions
    S:HeartMerid_ComService(o): ES→ES                          ………… 心经感传信息服务
    S:HeartMerid_PerambulateService(): ES→ES                   ………… 心经循行服务
    S:HeartMerid_BenchmarkService(): ES→ES                     ………… 心经基准服务
    S:HeartMerid_ReceptExpresseService(x): ES→ES               ………… 心经感受表达服务
    S:HeartMerid_RegulateExchangeMatterService(o): ES→ES       ………… 心经调节交换物质服务
    S:HeartMerid_RegulateGenerateHeatService(o): ES→ES         ………… 心经调节生热服务
    S:HeartMerid_RegulateGasService(o): ES→ES                  ………… 心经调节气体服务
    S:HeartMerid_RegulateExhaleWaterService(o): ES→ES          ………… 心经调节吐水服务
    S:HeartMerid_RegulateInhaleInfService(o): ES→ES            ………… 心经调节纳信息服务
    S:HeartMerid_RegulateRegenerationService(o): ES→ES         ………… 心经调节再生服务
    S:HeartMerid_RegulateFunctionService(o): ES→ES             ………… 心经调节主体功能服务
    S:HeartMerid_RegulateSubjectMoveService(): ES→ES           ………… 心经调节主体运动服务
End
```

在小肠经主体的类型中,定义的服务行为其具体内容说明如下:

(1) 小肠经感传信息服务,S:SmallIntMerid_ComService(o),表示小肠经主体内的信息交换和服务行为,通过经气(细胞因子)传递信息。

(2) 小肠经循行服务,S:SmallIntMerid_PerambulateService(),表示小肠经主体依照子午流注的顺序,进行循行值班服务行为。

(3) 小肠经基准服务,S:SmallIntMerid_BenchmarkService(),表示小肠经主体执行行为基准模式的服务行为,对小肠经所在器官主体的被塑造行为进行基准修正。

(4) 小肠经感受表达服务,S:SmallIntMerid_ReceptExpresseService(x),表示小肠经感受对象的物质、信息、热、气体、水、主体、行为、运动、关联、差别、变化、状态和情志恶欲等内容。

(5) 小肠经调节交换物质服务,S:SmallIntMerid_RegulateExchangeMatterService(o),表示小肠经主体执行"交换物质"的服务行为,对小肠经所在器官主体实行物质方面的"生、交换、纳、吐、调"的平衡调节。

(6) 小肠经调节生热服务,S:SmallIntMerid_RegulateGenerateHeatService(o),表示小肠经主体执行调节"生热"的服务行为,对小肠经所在器官主体实行热方面的"生、交换、纳、吐、调"的平衡调节。

(7) 小肠经调节气体服务,S:SmallIntMerid_RegulateGasService(o),表示小肠经主体执行调节气体的"调气"服务行为,对小肠经所在器官主体实行气体方面的"生、交换、纳、吐、调"的平衡调节。

(8) 小肠经调节吐水服务,S:SmallIntMerid_RegulateExhaleWaterService(o),表示

小肠经主体执行“吐水”的服务行为，对小肠经所在器官主体实行水方面的“生、交换、纳、吐、调”的平衡调节。

(9) 小肠经调节纳信息服务，S:SmallIntMerid_RegulateInhaleInfService(o)，表示小肠经主体执行“纳信息”的服务行为，对小肠经所在器官主体实行信息方面的“生、交换、纳、吐、调”的平衡调节。

(10) 小肠经调节再生服务，S:SmallIntMerid_RegulateRegenerationService(o)，表示小肠经主体执行调节再生的服务行为，对小肠经所在器官主体实行主体再生方面的调节，包括细胞增殖、分化、组织修复和重组，并调节细胞周期和调度细胞主体资源。保证主体结构完整性和行为的能够性。

(11) 小肠经调节主体功能服务，S:SmallIntMerid_RegulateFunctionService(o)，表示小肠经主体执行调节主体功能的服务行为，调整小肠经所在器官主体“生、交换、纳、吐、调”功能的一致性、平衡性。

(12) 小肠经调节主体运动服务，S:SmallIntMerid_RegulateSubjectMoveService()，表示小肠经主体执行调节主体运动的服务行为，对小肠经所在器官主体运动方面的调整，包括依据身体不同状态(脑力、运动(体力)、休息、饮食、睡眠等)的能量供给的调度服务。

```
Type SmallIntMerid(AIBs,RES,ENV)is
Sorts SmallIntMerid,S,AIBs,RES,ENV end
LifeActions
    与各细胞组织生命行为相同。
FunctionDeliverActions
    S:SmallIntMerid_ComService(o): ES→ES                          ……… 小肠经感传信息服务
    S:SmallIntMerid_PerambulateService(): ES→ES                   ……… 小肠经循行服务
    S:SmallIntMerid_BenchmarkService(): ES→ES                     ……… 小肠经基准服务
    S:SmallIntMerid_ReceptExpresseService(x): ES→ES               ……… 小肠经感受表达服务
    S:SmallIntMerid_RegulateExchangeMatteService(o): ES→ES        ……… 小肠经调节交换物质服务
    S:SmallIntMerid_RegulateGenerateHeatService(o): ES→ES         ……… 小肠经调节生热服务
    S:SmallIntMerid_RegulateGasService(o): ES→ES                  ……… 小肠经调节气体服务
    S:SmallIntMerid_RegulateExhaleWaterrService(o): ES→ES         ……… 小肠经调节吐水服务
    S:SmallIntMerid_RegulateInhaleInfService(o): ES→ES            ……… 小肠经调节纳信息服务
    S:SmallIntMerid_RegulateRegenerationService(o): ES→ES         ……… 小肠经调节再生服务
    S:SmallIntMerid_RegulateFunctionService(o): ES→ES             ……… 小肠经调节主体功能服务
    S:SmallIntMerid_RegulateSubjectMoveService(): ES→ES           ……… 小肠经调节主体运动服务
End
```

8.2.3 心包经主体/三焦经主体类型定义和描述

心包经是由相应的体腔路径部分和上肢路径部分组成。心包经体腔路径部分是由心包腔发育的前神经系统神经干、器官神经环、器官神经节等发育而成。心包经的上肢路径部分是由体腔前神经环(体节神经环,阴,胸面),在上肢发育中发芽生成。三焦经是由相应的体腔路径部分和上肢路径部分组成。三焦经是由头腔、胸腔、腹腔、盆腔发育的前神经干、器官神经环、器官神经节等发育而成。三焦经的上肢路径部分是由体腔前神经环(体节神经环,阳,背面),在上肢发育中发芽生成。

根据本书的观点,心包经/三焦经面向关联主体有心包、体腔、胸腔、腹腔、盆腔、系膜等。由于中医心包和体腔分类功能主要有"**交换物质(血),热能交换,气体交换,水交换,信息交换**"等,所以心包经/三焦经主要是调节上述分类功能,并且主持心包经/三焦经关联主体(心包、体腔、胸腔、腹腔、盆腔、系膜)再生。

心包经/三焦经主体行为功能可以简单说明如下:

(1) 对于物质,刺激心包经/三焦经物质层,调节心包经/三焦经所在器官的"物质交换"功能,引起心包经/三焦经 ES 变化,于是在五气和五脏腑两个维度上调整平衡。

(2) 对于热能,刺激心包经/三焦经热层,调节心包经/三焦经所在器官的"热交换"功能,引起心包经/三焦经 ES 变化,于是在五气和五脏腑两个维度上调整平衡。

(3) 对于气体,刺激心包经/三焦经气体层,调节心包经/三焦经所在器官的"气交换"功能,引起心包经/三焦经 ES 变化,于是在五气和五脏腑两个维度上调整平衡。

(4) 对于水,刺激心包经/三焦经水层,调节心包经/三焦经所在器官的"水交换"功能,引起心包经/三焦经 ES 变化,于是在五气和五脏腑两个维度上调整平衡。

(5) 对于信息,刺激心包经/三焦经信息层,调节心包经/三焦经所在器官的"信息交换"功能,引起心包经/三焦经 ES 变化,于是在五气和五脏腑两个维度上调整平衡。

在心包经主体的类型中,定义的服务行为其具体内容说明如下:

(1) 心包经感传信息服务,S:PericardiumMerid_ComService(o),表示心包经主体内的信息交换和服务行为,通过经气(细胞因子)传递信息。

(2) 心包经循行服务,S:PericardiumMerid_PerambulateService(),表示心包经主体依照子午流注的顺序,进行循行值班服务行为。

(3) 心包经基准服务,S:PericardiumMerid_BenchmarkService(),表示心包经主体执行行为基准模式的服务行为,对心包经所在器官主体的被塑造行为进行基准修正。

(4) 心包经感受表达服务,S:PericardiumMerid_ReceptExpresseService(x),表示心包经感受对象的物质、信息、热、气体、水、主体、行为、运动、关联、差别、变化、状态和情志恶欲等内容。

(5) 心包经调节交换物质服务,S:PericardiumMerid_RegulateExchangeMatterService(o),表示心包经主体执行"交换物质"的服务行为,对心包经所在器官主体实行物质方面的"生、交换、纳、吐、调"的平衡调节。

(6) 心包经调节交换热服务,S:PericardiumMerid_RegulateExchangeHeatService(o),表示心包经主体执行调节"交换热"的服务行为,对心包经所在器官主体实行热方面的"生、交换、纳、吐、调"的平衡调节。

(7) 心包经调节交换气体服务 S:PericardiumMerid_RegulateExchangeGasService

(o),表示心包经主体执行调节气体的“交换气”服务行为,对心包经所在器官主体实行气体方面的“生、交换、纳、吐、调”的平衡调节。

(8) 心包经调节交换水服务,S:PericardiumMerid_RegulateExchangeWaterService(o),表示心包经主体执行“交换水”的服务行为,对心包经所在器官主体实行信息方面的“生、交换、纳、吐、调”的平衡调节。

(9) 心包经调节交换信息服务,S:PericardiumMerid_RegulateExchangeInfService(o),表示心包经主体执行“交换信息”的服务行为,对心包经所在器官主体实行信息方面的“生、交换、纳、吐、调”的平衡调节。

(10) 心包经调节再生服务,S:PericardiumMerid_RegulateSubjectRegeneration-Service(o),表示心包经主体执行调节再生的服务行为,对心包经所在器官主体实行主体再生方面的调节,包括细胞增殖、分化、组织修复和重组,并调节细胞周期和调度细胞主体资源。保证主体结构完整性和行为的能够性。

(11) 心包经调节主体功能服务,S:PericardiumMerid_RegulateFunctionService(o),表示心包经主体执行调节主体功能的服务行为,调整心包经所在器官主体“生、交换、纳、吐、调”功能的一致性、平衡性。

(12) 心包经调节主体运动服务,S:PericardiumMerid_RegulateSubjectMoveService(),表示心包经主体执行调节主体运动的服务行为,对心包经所在器官主体运动方面的调整,包括依据身体不同状态(脑力、运动(体力)、休息、饮食、睡眠等)的能量供给的调度服务。

```
Type PericardiumMerid(AIBs,RES,ENV)is
Sorts XINBAOJING,S,AIBs,RES,ENV end
LifeActions
    与各细胞组织生命行为相同。
FunctionDeliverActions
    S:PericardiumMerid_ComService(o): ES→ES                                … 心包经感传信息服务
    S:PericardiumMerid_PerambulateService(): ES→ES                         … 心包经循行服务
    S:PericardiumMerid_BenchmarkService(): ES→ES                           … 心包经基准服务
    S:PericardiumMerid_ReceptExpresseService(x): ES→ES                     … 心包经感受表达服务
    S:PericardiumMerid_RegulateExchangeMatterService(o): ES→ES             … 心包经调节交换物质服务
    S:PericardiumMerid_RegulateExchangeHeatService(o): ES→ES               … 心包经调节交换热服务
    S:PericardiumMerid_RegulateExchangeGasService(o): ES→ES                … 心包经调节交换气体服务
    S:PericardiumMerid_RegulateExchangeWaterService(o): ES→ES              … 心包经调节交换水服务
    S:PericardiumMerid_RegulateExchangeInfService(o): ES→ES                … 心包经调节交换信息服务
    S:PericardiumMerid_RegulateSubjectRegenerationService(o): ES→ES        … 心包经调节再生服务
    S:PericardiumMerid_RegulateFunctionService(o): ES→ES                   … 心包经调节主体功能服务
    S:PericardiumMerid_RegulateSubjectMoveService(): ES→ES                 … 心包经调节主体运动服务
End
```

在三焦经主体的类型中，定义的服务行为其具体内容说明如下：

(1) 三焦经感传信息服务，S：CoelomeMerid_ComService(o)，表示三焦经主体内的信息交换和服务行为，通过经气（细胞因子）传递信息。

(2) 三焦经循行服务，S：CoelomeMerid_PerambulateService()，表示三焦经主体依照子午流注的顺序，进行循行值班服务行为。

(3) 三焦经基准服务，S：CoelomeMerid_BenchmarkService()，表示三焦经主体执行行为基准模式的服务行为，对三焦经所在器官主体的被塑造行为进行基准修正。

(4) 三焦经感受表达服务，S：CoelomeMerid_ReceptExpresseService(x)，表示三焦经感受对象的物质、信息、热、气体、水、主体、行为、运动、关联、差别、变化、状态和情志恶欲等内容。

(5) 三焦经调节交换物质服务，S：CoelomeMerid_RegulateExchangeMatterService(o)，表示三焦经主体执行“交换物质”服务行为，对三焦经所在器官主体实行物质方面的“生、交换、纳、吐、调”的平衡调节。

(6) 三焦经调节交换热服务，S：CoelomeMerid_RegulateExchangeHeatService(o)，表示三焦经主体执行调节“交换热”的服务行为，对三焦经所在器官主体实行热方面的“生、交换、纳、吐、调”的平衡调节。

(7) 三焦经调节交换气体服务，S：CoelomeMerid_RegulateExchangeGasService(o)，表示三焦经主体执行调节“交换气”的服务行为，对三焦经所在器官主体实行气体方面的“生、交换、纳、吐、调”的平衡调节。

(8) 三焦经调节交换水服务，S：CoelomeMerid_RegulateExchangeWaterService(o)，表示三焦经主体执行调节“交换水”的服务行为，对三焦经所在器官主体实行水方面的“生、交换、纳、吐、调”的平衡调节。

(9) 三焦经调节交换信息服务，S：CoelomeMerid_RegulateExchangeInfService(o)，表示三焦经主体执行调节“交换信息”的服务行为，对三焦经所在器官主体实行信息方面的“生、交换、纳、吐、调”的平衡调节。

(10) 三焦经调节再生服务，S：CoelomeMerid_RegulateSubjectRegenerationService(o)，表示三焦经主体执行调节再生的服务行为，对三焦经所在器官主体实行主体再生方面的调节，包括细胞增殖、分化、组织修复和重组，并调节细胞周期和调度细胞主体资源。保证主体结构完整性和行为的能够性。

(11) 三焦经调节主体功能服务，S：CoelomeMerid_RegulateSubjectFunctionService(o)，表示三焦经主体执行调节主体功能的服务行为，调整三焦经所在器官主体“生、交换、纳、吐、调”功能的一致性、平衡性。

(12) 三焦经调节主体运动服务，S：CoelomeMerid_RegulateSubjectMoveService()，表示三焦经主体执行调节主体运动的服务行为，对三焦经所在器官主体运动方面的调整，包括依据身体不同状态（脑力、运动、休息、饮食、睡眠等）的能量供给的调度服务。

```
Type CoelomeMerid(AIBs,RES,ENV)is
Sorts CoelomeMerid,S,AIBs,RES,ENV end
LifeActions
    与各细胞组织生命行为相同。
FunctionDeliverActions
    S:CoelomeMerid_ComService(o):ES→ES  ……三焦经感传信息服务
    S:CoelomeMerid_PerambulateService():ES→ES  ……三焦经循行服务
    S:CoelomeMerid_BenchmarkService():ES→ES  ……三焦经基准服务
    S:CoelomeMerid_ReceptExpresseService(x):ES→ES  ……三焦经感受表达服务
    S:CoelomeMerid_RegulateExchangeMatterService(o):ES→ES  ……三焦经调节交换物质服务
    S:CoelomeMerid_RegulateExchangeHeatService(o):ES→ES  ……三焦经调节交换热服务
    S:CoelomeMerid_RegulateExchangeGasService(o):ES→ES  ……三焦经调节交换气体服务
    S:CoelomeMerid_RegulateExchangeWaterService(o):ES→ES  ……三焦经调节交换水服务
    S:CoelomeMerid_RegulateExchangeInfService(o):ES→ES  ……三焦经调节交换信息服务
    S:CoelomeMerid_RegulateSubjectRegenerationService(o):ES→ES  ……三焦经调节再生服务
    S:CoelomeMerid_RegulateSubjectFunctionService(o):ES→ES  ……三焦经调节主体功能服务
    S:CoelomeMerid_RegulateSubjectMoveService():ES→ES  ……三焦经调节主体运动服务
End
```

8.2.4　肝经主体/胆经主体类型定义和描述

肝经是由相应的体腔路径部分和下肢路径部分组成。肝经体腔路径部分是由肝脏和内、外分泌系统(人体腺体系统)发育的前神经系统神经干、器官神经环、器官神经节等发育而成。肝经的下肢路径部分是由肝经体腔表达路径细胞,在下肢发育中发芽生成。胆经是由相应的体腔路径部分和由下肢路径部分组成。胆经体腔路径部分是由胆器官和以消化腺外分泌组织和器官发育的前神经系统神经干、神经环、神经节等发育而成。胆经的下肢路径部分是由胆经体腔表达路径细胞,在下肢发育中发芽生成。

根据本书的观点,肝经/胆经面向关联主体有阴器、腹部、肝、胆、乳房、胸、咽喉、口、鼻、目到头部等。由于中医肝分类功能主要有“**生物质(血),调热能,吐气体,纳水,交换信息**”等,所以肝经/胆经主要是调节上述分类功能,并且主持肝经/胆经关联主体再生。

肝经/胆经主体行为功能可以简单说明如下:

(1) 对于物质,刺激肝经/胆经物质层,调节肝经/胆经所在器官的“生物质”功能,引起肝经/胆经 ES 变化,于是在五气和五脏腑两个维度上调整平衡。在调物质中,肾有重要作用,调整物道、受体目标性、盈亏、聚散、血瘀等。

(2) 对于热能,刺激肝经/胆经热层,调节肝经/胆经所在器官的“调热”功能,引起肝经/胆经 ES 变化,于是在五气和五脏腑两个维度上调整平衡。在调热中,肝有重要作用,调冷热平衡性和腺体分泌能力。

(3) 对于气体，刺激肝经/胆经气体层，调节肝经/胆经所在器官的“吐气”功能，引起肝经/胆经 ES 变化，于是在五气和五脏腑两个维度上调整平衡。在调气体中，心有重要作用，心调气主要是调气机一致性、疏滞、顺逆。

(4) 对于水，刺激肝经/胆经水层，调节肝经/胆经所在器官的“纳水”功能，引起肝经/胆经 ES 变化，于是在五气和五脏腑两个维度上调整平衡。在调水中，脾有重要作用，调水道能够性、燥湿和免疫活力。

(5) 对于信息，刺激肝经/胆经信息层，调节肝经/胆经所在器官的“信息交换”功能，引起肝经/胆经 ES 变化，于是在五气和五脏腑两个维度上调整平衡。在调信息中，肺有重要作用，调信道能够性、方式完整性、态势缓急。

在肝经主体的类型中，定义的服务行为其具体内容说明如下：

(1) 肝经感传信息服务，S:LiverMerid_ComService(o)，表示肝经主体内的信息交换和服务行为，通过经气(细胞因子)传递信息。

(2) 肝经循行服务。S:LiverMerid_PerambulateService()，表示肝经主体依照子午流注的顺序，进行循行值班服务行为。

(3) 肝经基准服务，S:LiverMerid_BenchmarkService()，表示肝经主体执行行为基准模式的服务行为，对肝经所在器官主体的被塑造行为进行基准修正。

(4) 肝经感受表达服务，S:LiverMerid_ReceptExpresseService(x)，表示肝经感受对象的物质、信息、热、气体、水、主体、行为、运动、关联、差别、变化、状态和情志恶欲等内容。

(5) 肝经调节生物质服务，S:LiverMerid_RegulateGenerateMatterService(o)，表示肝经主体执行调节“生物质”的服务行为，对肝经所在器官主体实行物质方面的“生、交换、纳、吐、调”的平衡调节。

(6) 肝经调节热服务，S:LiverMerid_RegulateHeatService(o)，表示肝经主体执行调节“调热”的服务行为，对肝经所在器官主体实行热方面的“生、交换、纳、吐、调”的平衡调节。

(7) 肝经调节吐气体服务，S:LiverMerid_RegulateExhaleGasService(o)，表示肝经主体执行调节气体的“吐气”服务行为，对肝经所在器官主体实行气体方面的“生、交换、纳、吐、调”的平衡调节。

(8) 肝经调节纳水服务，S:LiverMerid_RegulateInhaleWaterService(o)，表示肝经主体执行“纳水”的服务行为，对肝经所在器官主体实行水方面的“生、交换、纳、吐、调”的平衡调节。

(9) 肝经调节交换信息服务，S:LiverMerid_RegulateExchangeInfService(o)，表示肝经主体执行“交换信息”的服务行为，对肝经所在器官主体实行信息方面的“生、交换、纳、吐、调”的平衡调节。

(10) 肝经调节再生服务，S:LiverMerid_RegulateSubjectRegenerationService(o)，表示肝经主体执行调节再生的服务行为，对肝经所在器官主体实行主体再生方面的调节，包括细胞增殖、分化、组织修复和重组，并调节细胞周期和调度细胞主体资源。保证主体结构完整性和行为的能够性。

(11) 肝经调节主体功能服务,S:LiverMerid_RegulateSubjectFunctionService(o),表示肝经主体执行调节主体功能的服务行为,调整肝经所在器官主体"生、交换、纳、吐、调"功能的一致性、平衡性。

(12) 肝经调节主体运动服务,S:LiverMerid_RegulateSubjectMoveService(),表示肝经主体执行调节主体运动的服务行为,对肝经所在器官主体运动方面的调整,包括依据身体不同状态(脑力、运动(体力)、休息、饮食、睡眠等)的能量供给的调度服务。

```
Type LiverMerid(AIBs,RES,ENV)is
Sorts LiverMerid,S,AIBs,RES,ENV end
LifeActions
    与各细胞组织生命行为相同。
FunctionDeliverActions
    S:LiverMerid_ComService(o): ES→ES                                  ……… 肝经感传信息服务
    S:LiverMerid_PerambulateService(): ES→ES                           ……… 肝经循行服务
    S:LiverMerid_BenchmarkService(): ES→ES                             ……… 肝经基准服务
    S:LiverMerid_ReceptExpresseService(x): ES→ES                       ……… 肝经感受表达服务
    S:LiverMerid_RegulateGenerateMatterService(o): ES→ES               ……… 肝经调节生物质服务
    S:LiverMerid_RegulateHeatService(o): ES→ES                         ……… 肝经调节热服务
    S:LiverMerid_RegulateExhaleGasService(o): ES→ES                    ……… 肝经调节吐气体服务
    S:LiverMerid_RegulateInhaleWaterService(o): ES→ES                  ……… 肝经调节纳水服务
    S:LiverMerid_RegulateExchangeInfService(o): ES→ES                  ……… 肝经调节交换信息服务
    S:LiverMerid_RegulateSubjectRegenerationService(o): ES→ES          ……… 肝经调节再生服务
    S:LiverMerid_RegulateSubjectFunctionService(o): ES→ES              ……… 肝经调节主体功能服务
    S:LiverMerid_RegulateSubjectMoveService(): ES→ES                   ……… 肝经调节主体运动服务
End
```

在胆经主体的类型中,定义的服务行为其具体内容说明如下:

(1) 胆经感传信息服务,S:GallbladMerid_ComService(o),表示胆经主体内的信息交换和服务行为,通过经气(细胞因子)传递信息。

(2) 胆经循行服务,S:GallbladMerid_PerambulateService(),表示胆经主体依照子午流注的顺序,进行循行值班服务行为。

(3) 胆经基准服务,S:GallbladMerid_BenchmarkService(),表示胆经主体执行行为基准模式的服务行为,对胆经所在器官主体的被塑造行为进行基准修正。

(4) 胆经感受表达服务,S:GallbladMerid_ReceptExpresseService(x),表示胆经感受对象的物质、信息、热、气体、水、主体、行为、运动、关联、差别、变化、状态和情志恶欲等内容。

(5) 胆经调节生物质服务,S:GallbladMerid_RegulateMatterService(o),表示胆经主体执行调节"生物质"的服务行为,对胆经所在器官主体实行物质方面的"生、交换、纳、吐、调"的平衡调节。

(6) 胆经调节调热服务,S:GallbladMerid_RegulateHeatService(o),表示胆经主体执行调节

“调热”的服务行为，对胆经所在器官主体实行热方面的“生、交换、纳、吐、调”的平衡调节。

(7) 胆经吐气体服务，S:GallbladMerid_RegulateGasService(o)，表示胆经主体执行调节气体的“吐气”服务行为，对胆经所在器官主体实行气体方面的“生、交换、纳、吐、调”的平衡调节。

(8) 胆经钠水服务，S:GallbladMerid_RegulateWaterService(o)，表示胆经主体执行“纳水”的服务行为，对胆经所在器官主体实行水方面的“生、交换、纳、吐、调”的平衡调节。

(9) 胆经调节交换信息服务，S:GallbladMerid_RegulateInfService(o)，表示胆经主体执行“交换信息”的服务行为，对胆经所在器官主体实行信息方面的“生、交换、纳、吐、调”的平衡调节。

(10) 胆经调节再生服务，S:GallbladMerid_RegulateRegenerationService(o)，表示胆经主体执行调节再生的服务行为，对胆经所在器官主体实行主体再生方面的调节，包括细胞增殖、分化、组织修复和重组，并调节细胞周期和调度细胞主体资源。保证主体结构完整性和行为的能够性。

(11) 胆经调节主体功能服务，S:GallbladMerid_RegulateSubjectFunctionService(o)，表示胆经主体执行调节主体功能的服务行为，对胆经所在器官主体“生、交换、纳、吐、调”功能的一致性、平衡性调整。

(12) 胆经调节主体运动服务，S:GallbladMerid_RegulateSubjectMoveService()，表示胆经主体执行调节主体运动的服务行为，对胆经所在器官主体运动方面的调整，包括依据身体不同状态(脑力、运动(体力)、休息、饮食、睡眠等)的能量供给的调度服务。

```
Type GallbladMerid(AIBs,RES,ENV)is
Sorts GallbladMerid,S,AIBs,RES,ENV end
LifeActions
    与各细胞组织生命行为相同。
FunctionDeliverActions
    S:GallbladMerid_ComService(o): ES→ES                           ········ 胆经感传信息服务
    S:GallbladMerid_PerambulateService(): ES→ES                    ········ 胆经循行服务
    S:GallbladMerid_BenchmarkService(): ES→ES                      ········ 胆经基准服务
    S:GallbladMerid_ReceptExpresseService(x): ES→ES                ········ 胆经感受表达服务
    S:GallbladMerid_RegulateMatterService(o): ES→ES                ········ 胆经调节物质服务
    S:GallbladMerid_RegulateHeatService(o): ES→ES                  ········ 胆经调节热服务
    S:GallbladMerid_RegulateGasService(o): ES→ES                   ········ 胆经调节气体服务
    S:GallbladMerid_RegulateWaterService(o): ES→ES                 ········ 胆经调节水服务
    S:GallbladMerid_RegulateInfService(o): ES→ES                   ········ 胆经调节信息服务
    S:GallbladMerid_RegulateRegenerationService(o): ES→ES          ········ 胆经调节再生服务
    S:GallbladMerid_RegulateSubjectFunctionService(o): ES→ES       ········ 胆经调节主体功能服务
    S:GallbladMerid_RegulateSubjectMoveService(): ES→ES            ········ 胆经调节主体运动服务
End
```

8.2.5 脾经主体/胃经主体类型定义和描述

脾经是由相应的体腔路径部分和下肢路径部分组成。脾经体腔路径部分是由脾脏和淋巴系统发育的前神经系统神经干、器官神经环、器官神经节等发育而成。脾经的下肢路径部分是由脾经体腔表达路径细胞，在下肢发育中发芽生成。胃经是由相应的体腔路径部分和下肢路径部分组成。胃经体腔路径部分是由胃器官发育的前神经系统神经干、器官神经环、器官神经节等发育而成。胃经的下肢路径部分是由胃经体腔表达路径细胞，在下肢发育中发芽生成，构成下肢外部。

根据本书的观点，脾经/胃经面向关联主体有腹部、鼻两侧、循行头部、面部、口唇、舌、颈部、胸部、胃幽门、横膈、心脾、胃等。由于中医脾分类功能主要有“**纳物质（血），交换热，生气体，调水和吐信息**”等，所以脾经/胃经主要是调节上述分类功能，并且主持脾经/胃经关联主体再生。

脾经/胃经主体行为功能可以简单说明如下：

(1) 对于物质，刺激脾经/胃经物质层，调节脾经/胃经所在器官的“纳物质”功能，引起脾经/胃经 ES 变化，于是在五气和五脏腑两个维度上调整平衡。在调物质中，肾有重要作用，调整物道、受体目标性、盈亏、聚散、血瘀等。

(2) 对于热能，刺激脾经/胃经热层，调节脾经/胃经所在器官的“热交换”功能，引起脾经/胃经 ES 变化，于是在五气和五脏腑两个维度上调整平衡。在调热中，肝有重要作用，调冷热平衡性和腺体分泌能力。

(3) 对于气体，刺激脾经/胃经气体层，调节脾经/胃经所在器官的“生气”功能，引起脾经/胃经 ES 变化，于是在五气和五脏腑两个维度上调整平衡。在调气体中，心有重要作用，心调气主要是调气机一致性、疏滞、顺逆。

(4) 对于水，刺激脾经/胃经水层，调节脾经/胃经所在器官的“调水”功能，引起脾经/胃经 ES 变化，于是在五气和五脏腑两个维度上调整平衡。在调水中，脾有重要作用，调水道能够性、燥湿和免疫活力。

(5) 对于信息，刺激脾经/胃经信息层，调节脾经/胃经所在器官的“吐信息”功能，引起脾经/胃经 ES 变化，于是在五气和五脏腑两个维度上调整平衡。在调信息中，肺有重要作用，调信道能够性、方式完整性、态势缓急。

在脾经主体的类型中，定义的服务行为其具体内容说明如下：

(1) 脾经感传信息服务，S:SpleenMerid_ComService(o)，表示脾经主体内的信息交换和服务行为，通过经气（细胞因子）传递信息。

(2) 脾经循行服务，S:SpleenMerid_PerambulateService()，表示脾经主体依照子午流注的顺序，进行循行值班服务行为。

(3) 脾经基准服务，S:SpleenMerid_BenchmarkService()，表示脾经主体执行行为基准模式的服务行为，对脾经所在器官主体的被塑造行为进行基准修正。

(4) 脾经感受表达服务，S：SpleenMerid_ReceptExpresseService(x)，表示脾经感受对象的物质、信息、热、气体、水、主体、行为、运动、关联、差别、变化、状态和情志恶欲等内容。

(5) 脾经调节纳物质服务，S：SpleenMerid_RegulateInhaleMatterService(o)，表示脾经主体执行调节"纳物质"的服务行为，对脾经所在器官主体实行物质方面的"生、交换、纳、吐、调"的平衡调节。

(6) 脾经调节交换热服务，S：SpleenMerid_RegulateExchangeHeatService(o)，表示脾经主体执行调节"交换热"的服务行为，对脾经所在器官主体实行热方面的"生、交换、纳、吐、调"的平衡调节。

(7) 脾经调节生气体服务，S：SpleenMerid_RegulateGenerateGasService(o)，表示脾经主体执行调节气体的"生气"服务行为，对脾经所在器官主体实行气体方面的"生、交换、纳、吐、调"的平衡调节。

(8) 脾经调节水服务，S：SpleenMerid_RegulateWaterService(o)，表示脾经主体执行"调水"的服务行为，对脾经所在器官主体实行水方面的"生、交换、纳、吐、调"的平衡调节。

(9) 脾经调节吐信息服务，S：SpleenMerid_RegulateExhaleInfService(o)，表示脾经主体执行"吐信息"的服务行为，对脾经所在器官主体实行信息方面的"生、交换、纳、吐、调"的平衡调节。

```
Type SpleenMerid(AIBs,RES,ENV)is
Sorts SpleenMerid,S,AIBs,RES,ENV end
LifeActions
    与各细胞组织生命行为相同。
FunctionDeliverActions
    S:SpleenMerid_ComService(o): ES→ES                          ……… 脾经感传信息服务
    S:SpleenMerid_PerambulateService(): ES→ES                   ……… 脾经循行服务
    S:SpleenMerid_BenchmarkService(): ES→ES                     ……… 脾经基准服务
    S:SpleenMerid_ReceptExpresseService(x): ES→ES               ……… 脾经感受表达服务
    S:SpleenMerid_RegulateInhaleMatterService(o): ES→ES         ……… 脾经调节纳物质服务
    S:SpleenMerid_RegulateExchangeHeatService(o): ES→ES         ……… 脾经调节交换热服务
    S:SpleenMerid_RegulateGenerateGasService(o): ES→ES          ……… 脾经调节生气体服务
    S:SpleenMerid_RegulateWaterService(o): ES→ES                ……… 脾经调节水服务
    S:SpleenMerid_RegulateExhaleInfService(o): ES→ES            ……… 脾经调节吐信息服务
    S:SpleenMerid_RegulateRegenerationService(o): ES→ES         ……… 脾经调节再生服务
    S:SpleenMerid_RegulateSubjectFunctionService(o): ES→ES      ……… 脾经调节主体功能服务
    S:SpleenMerid_RegulateSubjectMoveService(): ES→ES           ……… 脾经调节主体运动服务
End
```

(10) 脾经调节再生服务，S:SpleenMerid_RegulateRegenerationService(o)，表示脾经主体执行调节再生的服务行为，对脾经所在器官主体实行主体再生方面的调节，包括细胞增殖、分化、组织修复和重组，并调节细胞周期和调度细胞主体资源，保证主体结构完整性和行为的能够性。

(11) 脾经调节主体功能服务，S:SpleenMerid_RegulateSubjectFunctionService(o)，表示脾经主体执行调节主体功能的服务行为，调整脾经所在器官主体"生、交换、纳、吐、调"功能的一致性、平衡性。

(12) 脾经调节主体运动服务，S:SpleenMerid_RegulateSubjectMoveService()，表示脾经主体执行调节主体运动的服务行为，对脾经所在器官主体运动方面的调整，包括依据身体不同状态(脑力、运动(体力)、休息、饮食、睡眠等)的能量供给的调度服务。

在胃经主体的类型中，定义的服务行为其具体内容说明如下：

(1) 胃经感传信息服务。S:StomachMerid_ComService(o)，表示胃经主体内的信息交换和服务行为，通过经气(细胞因子)传递信息。

(2) 胃经循行服务。S:StomachMerid_PerambulateService()，表示胃经主体依照子午流注的顺序，进行循行值班服务行为。

(3) 胃经基准服务。S:StomachMerid_BenchmarkService()，表示胃经主体执行行为基准模式的服务行为，对胃经所在器官主体的被塑造行为进行基准修正。

(4) 胃经感受表达服务。S:StomachMerid_ReceptExpresseService(x)，表示胃经感受对象的物质、信息、热、气体、水、主体、行为、运动、关联、差别、变化、状态和情志恶欲等内容。

(5) 胃经调节纳物质服务。S:StomachMerid_RegulateInhaleMatterService(o)，表示胃经主体执行调节"纳物质"的服务行为，对胃经所在器官主体实行物质方面的"生、交换、纳、吐、调"的平衡调节。

(6) 胃经调节交换热服务。S:StomachMerid_RegulateExchangeHeatService(o)，表示胃经主体执行调节"交换热"的服务行为，对胃经所在器官主体实行热方面的"生、交换、纳、吐、调"的平衡调节。

(7) 胃经调节生气体服务。S:StomachMerid_RegulateGenerateGasService(o)，表示胃经主体执行调节气体的"生气"服务行为，对胃经所在器官主体实行气体方面的"生、交换、纳、吐、调"的平衡调节。

(8) 胃经调节水服务。S:StomachMerid_RegulateWaterService(o)，表示胃经主体执行"调水"的服务行为，对胃经所在器官主体实行水方面的"生、交换、纳、吐、调"的平衡调节。

(9) 胃经调节吐信息服务。S:StomachMerid_RegulateExhaleInfService(o)，表示胃经主体执行"吐信息"的服务行为，对胃经所在器官主体实行信息方面的"生、交换、纳、吐、调"的平衡调节。

(10) 胃经调节再生服务。S:StomachMerid_RegulateRegenerationService(o),表示胃经主体执行调节再生的服务行为,对胃经所在器官主体实行主体再生方面的调节,包括细胞增殖、分化、组织修复和重组,并调节细胞周期和调度细胞主体资源,保证主体结构完整性和行为的能够性。

(11) 胃经调节主体功能服务。S:StomachMerid_RegulateSubjectFunctionService(o),表示胃经主体执行调节主体功能的服务行为,对胃经所在器官主体"生、交换、纳、吐、调"功能的一致性、平衡性调整。

(12) 胃经调节主体运动服务。S:StomachMerid_RegulateSubjectMoveService(),表示胃经主体执行调节主体运动的服务行为,对胃经所在器官主体运动方面的调整,包括依据身体不同状态(脑力、运动(体力)、休息、饮食、睡眠等)的能量供给的调度服务。

胃经主体类型定义如下。

```
Type StomachMerid(AIBs,RES,ENV)is
Sorts StomachMerid,S,AIBs,RES,ENV end
LifeActions
    与各细胞组织生命行为相同。
FunctionDeliverActions
    S:StomachMerid_ComService(o): ES→ES                           ………… 胃经感传信息服务
    S:StomachMerid_PerambulateService(): ES→ES                    ………… 胃经循行服务
    S:StomachMerid_BenchmarkService(): ES→ES                      ………… 胃经基准服务
    S:StomachMerid_ReceptExpresseService(x): ES→ES                ………… 胃经感受表达服务
    S:StomachMerid_RegulateInhaleMatterService(o): ES→ES          ………… 胃经调节纳物质服务
    S:StomachMerid_RegulateExchangeHeatService(o): ES→ES          ………… 胃经调节交换热服务
    S:StomachMerid_RegulateGenerateGasService(o): ES→ES           ………… 胃经调节生气体服务
    S:StomachMerid_RegulateWaterService(o): ES→ES                 ………… 胃经调节水服务
    S:StomachMerid_RegulateExhaleInfService(o): ES→ES             ………… 胃经调节吐信息服务
    S:StomachMerid_RegulateRegenerationService(o): ES→ES          ………… 胃经调节再生服务
    S:StomachMerid_RegulateSubjectFunctionService(o): ES→ES       ………… 胃经调节主体功能服务
    S:StomachMerid_RegulateSubjectMoveService(): ES→ES            ………… 胃经调节主体运动服务
End
```

8.2.6 肾经主体/膀胱经主体类型定义和描述

肾经是由相应的体腔路径部分和下肢路径部分组成。肾经体腔路径部分是由肾脏发育的前神经系统神经干、器官神经环、器官神经节等发育而成。肾经的下肢路径部分是由肾经体腔表达路径细胞,在下肢发育中发芽生成。膀胱经是由相应的体腔路径部分和下肢路径部分组成。膀胱经体腔路径部分是由前、中肾排泄管网络构成。膀胱经的下肢路径部分由膀胱经体腔表达路径细胞,在下肢发育中发芽生成。

根据本书的观点,肾经/膀胱经,面向关联主体有肾、膀胱、肩、背部、脊柱、腹部、肝、横膈、心、肺、气管、小趾、足、腿、眼、头、耳、项等。由于中医肾分类功能主要有“**调物质(血),吐热能,纳气体,交换水,生信息**”等,所以肾经/膀胱经主要是调节上述分类功能,并且主持肾经/膀胱经关联主体再生。

肾经/膀胱经主体行为功能可以简单说明如下:

(1) 对于物质,刺激肾经/膀胱经物质层,调节肾经/膀胱经所在器官的“调物质”功能,引起肾经/膀胱经 ES 变化,于是在五气和五脏腑两个维度上调整平衡。在调物质中,肾有重要作用,调整物道、受体目标性、盈亏、聚散、血瘀等。

(2) 对于热能,刺激肾经/膀胱经热层,调节肾经/膀胱经所在器官的“吐热”功能,引起肾经/膀胱经 ES 变化,于是在五气和五脏腑两个维度上调整平衡。在调热中,肝有重要作用,调冷热平衡性和腺体分泌能力。

(3) 对于气体,刺激肾经/膀胱经气体层,调节肾经/膀胱经所在器官的“纳交换”功能,引起肾经/膀胱经 ES 变化,于是在五气和五脏腑两个维度上调整平衡。在调气体中,心有重要作用,心调气主要是调气机一致性、疏滞、顺逆。

(4) 对于水,刺激肾经/膀胱经水层,调节肾经/膀胱经所在器官的“水交换”功能,引起肾经/膀胱经 ES 变化,于是在五气和五脏腑两个维度上调整平衡。在调水中,脾有重要作用,调水道能够性、燥湿和免疫活力。

(5) 对于信息,刺激肾经/膀胱经信息层,调节肾经/膀胱经所在器官的“生信息”功能,引起肾经/膀胱经 ES 变化,于是在五气和五脏腑两个维度上调整平衡。在调信息中,肺有重要作用,调信道能够性、方式完整性、态势缓急。

在肾经主体的类型中,定义的服务行为其具体内容说明如下:

(1) 肾经感传信息服务。S:KidneyMerid_ComService(o),表示肾经主体内的信息交换和服务行为,通过经气(细胞因子)传递信息。

(2) 肾经循行服务。S:KidneyMerid_PerambulateService(),表示肾经主体依照子午流注的顺序,进行循行值班服务行为。

(3) 肾经基准服务。S:KidneyMerid_BenchmarkService(),表示肾经主体执行行为基准模式的服务行为,对肾经所在器官主体的被塑造行为进行基准修正。

(4) 肾经感受表达服务。S:KidneyMerid_ReceptExpresseService(x),表示肾经感受对象的物质、信息、热、气体、水、主体、行为、运动、关联、差别、变化、状态和情志恶欲等内容。

(5) 肾经调物质服务。S:KidneyMerid_RegulateMatterService(o),表示肾经主体执行调节“调物质”的服务行为,对肾经所在器官主体实行物质方面的“生、交换、纳、吐、调”的平衡调节。

(6) 肾经调节吐热服务。S:KidneyMerid_RegulateExhaleHeatService(o),表示肾经主体执行调节“吐热”的服务行为,对肾经所在器官主体实行热方面的“生、交换、纳、吐、调”的平衡调节。

(7) 肾经调节纳气体服务。S:KidneyMerid_RegulateInhaleGasService(o),表示肾经

主体执行调节气体的“纳气”服务行为，对肾经所在器官主体实行气体方面的“生、交换、纳、吐、调”的平衡调节。

(8) 肾经调节交换水服务。S:KidneyMerid_RegulateExchangeWaterService(o)，表示肾经主体执行“交换水”的服务行为，对肾经所在器官主体实行水方面的“生、交换、纳、吐、调”的平衡调节。

(9) 肾经调节生信息服务。S:KidneyMerid_RegulateGenerateInfService(o)，表示肾经主体执行“生信息”的服务行为，对肾经所在器官主体实行信息方面的“生、交换、纳、吐、调”的平衡调节。

(10) 肾经调节再生服务。S:KidneyMerid_RegulateSubjectRegenerationService(o)，表示肾经主体执行调节再生的服务行为，对肾经所在器官主体实行主体再生方面的调节，包括细胞增殖、分化、组织修复和重组，并调节细胞周期和调度细胞主体资源。保证主体结构完整性和行为的能够性。

(11) 肾经调节主体功能服务。S:KidneyMerid_RegulateSubjectFunctionService(o)，表示肾经主体执行调节主体功能的服务行为，调整肾经所在器官主体“生、交换、纳、吐、调”功能的一致性、平衡性。

(12) 肾经调节主体运动服务。S:KidneyMerid_RegulateSubjectMoveService()，表示肾经主体执行调节主体运动的服务行为，对肾经所在器官主体运动方面的调整，包括依据身体不同状态(脑力、运动(体力)、休息、饮食、睡眠等)的能量供给的调度服务。

```
Type KidneyMerid(AIBs,RES,ENV)is
Sorts KidneyMerid,S,AIBs,RES,ENV end
LifeActions
    与各细胞组织生命行为相同。
FunctionDeliverActions
    S:KidneyMerid_ComService(o): ES→ES                                  ……… 肾经感传信息服务
    S:KidneyMerid_PerambulateService(): ES→ES                           ……… 肾经循行服务
    S:KidneyMerid_BenchmarkService(): ES→ES                             ……… 肾经基准服务
    S:KidneyMerid_ReceptExpresseService(x): ES→ES                       ……… 肾经感受表达服务
    S:KidneyMerid_RegulateMatterService(o): ES→ES                       ……… 肾经调节物质服务
    S:KidneyMerid_RegulateExhaleHeatService(o): ES→ES                   ……… 肾经调节吐热服务
    S:KidneyMerid_RegulateInhaleGasService(o): ES→ES                    ……… 肾经调节纳气体服务
    S:KidneyMerid_RegulateExchangeWaterService(o): ES→ES                ……… 肾经调节交换水服务
    S:KidneyMerid_RegulateGenerateInfService(o): ES→ES                  ……… 肾经调节生信息服务
    S:KidneyMerid_RegulateSubjectRegenerationService(o): ES→ES          ……… 肾经调节再生服务
    S:KidneyMerid_RegulateSubjectFunctionService(o): ES→ES              ……… 肾经调节主体功能服务
    S:KidneyMerid_RegulateSubjectMoveService(): ES→ES                   ……… 肾经调节主体运动服务
End
```

在膀胱经主体的类型中，定义的服务行为其具体内容说明如下：

(1) 膀胱经感传信息服务。S:BladderMerid_ComService(o)，表示膀胱经主体内的信息交换和服务行为，通过经气(细胞因子)传递信息。

(2) 膀胱经循行服务。S:BladderMerid_PerambulateService()，表示膀胱经主体依照子午流注的顺序，进行循行值班服务行为。

(3) 膀胱经基准服务。S:BladderMerid_BenchmarkService()，表示膀胱经主体执行行为基准模式的服务行为，对膀胱经所在器官主体的被塑造行为进行基准修正。

(4) 膀胱经感受表达服务。S:BladderMerid_ReceptExpresseService(x)，表示膀胱经感受对象的物质、信息、热、气体、水、主体、行为、运动、关联、差别、变化、状态和情志恶欲等内容。

(5) 膀胱经调节物质服务。S:BladderMerid_RegulateMatterService(o)，表示膀胱经主体执行调节"调物质"的服务行为，对膀胱经所在器官主体实行物质方面的"生、交换、纳、吐、调"的平衡调节。

(6) 膀胱经调节吐热服务。S:BladderMerid_RegulateExhaleHeatService(o)，表示膀胱经主体执行调节"吐热"的服务行为，对膀胱经所在器官主体实行热方面的"生、交换、纳、吐、调"的平衡调节。

(7) 膀胱经调节纳气体服务。S:BladderMerid_RegulateInhaleGasService(o)，表示膀胱经主体执行调节气体的"纳气"服务行为，对膀胱经所在器官主体实行气体方面的"生、交换、纳、吐、调"的平衡调节。

(8) 膀胱经调节交换水服务。S:BladderMerid_RegulateExchangeWaterService(o)，表示膀胱经主体执行"交换水"的服务行为，对膀胱经所在器官主体实行水方面的"生、交换、纳、吐、调"的平衡调节。

(9) 膀胱经调节生信息服务。S:BladderMerid_RegulateGenerateInfService(o)，表示膀胱经主体执行"生信息"的服务行为，对膀胱经所在器官主体实行信息方面的"生、交换、纳、吐、调"的平衡调节。

(10) 调节再生服务。S:BladderMerid_RegulateSubjectRegenerationService(o)，表示膀胱经主体执行调节再生的服务行为，对膀胱经所在器官主体实行主体再生方面的调节，包括细胞增殖、分化、组织修复和重组，并调节细胞周期和调度细胞主体资源。保证主体结构完整性和行为的能够性。

(11) 膀胱经调节主体功能服务。S:BladderMerid_RegulateFunctionService(o)，表示膀胱经主体执行调节主体功能的服务行为，调整膀胱经所在器官主体"生、交换、纳、吐、调"功能的一致性、平衡性。

(12) 膀胱经调节主体运动服务。S:BladderMerid_RegulateSubjectMoveService()表示膀胱经主体执行调节主体运动的服务行为，对膀胱经所在器官主体运动方面的调整，包括依据身体不同状态(脑力、运动(体力)、休息、饮食、睡眠等)的能量供给的调度服务。

```
Type BladderMerid(AIBs,RES,ENV)is
Sorts BladderMerid,S,AIBs,RES,ENV end
LifeActions
    与各细胞组织生命行为相同。
FunctionDeliverActions
    S:BladderMerid_ComService(o): ES→ES  ……… 膀胱经感传信息服务
    S:BladderMerid_PerambulateService(): ES→ES  ……… 膀胱经循行服务
    S:BladderMerid_BenchmarkService(): ES→ES  ……… 膀胱经基准服务
    S:BladderMerid_ReceptExpresseService(x): ES→ES  ……… 膀胱经感受表达服务
    S:BladderMerid_RegulateMatterService(o): ES→ES  ……… 膀胱经调节物质服务
    S:BladderMerid_RegulateExhaleHeatService(o): ES→ES  ……… 膀胱经调节吐热服务
    S:BladderMerid_RegulateInhaleGasService(o): ES→ES  ……… 膀胱经调节纳气体服务
    S:BladderMerid_RegulateExchangeWaterService(o): ES→ES  ……… 膀胱经调节交换水服务
    S:BladderMerid_RegulateGenerateInfService(o): ES→ES  ……… 膀胱经调节生信息服务
    S:BladderMerid_RegulateSubjectRegenerationService(o): ES→ES……… 膀胱经调节再生服务
    S:BladderMerid_RegulateFunctionService(o): ES→ES  ……… 膀胱经调节主体功能服务
    S:BladderMerid RegulateSubjectMoveService(): ES→ES  ……… 膀胱经调节主体运动服务
End
```

8.2.7 督脉主体/任脉主体类型定义和描述

督脉由前神经系统主神经干发育演化而成。所以它出现在对称轴的位置上,而且是背腹对称的(督脉与任脉对称)。由于人体体腔结构的环节性质,所以还存在着与纵轴相交的横向的"神经干的神经干",但不是主神经干,而是一些神经干的沟通通路。

任脉是前神经系统主神经干发育演化而成。任脉与督脉背腹对称,任脉沿腹部中轴分布。

督脉/任脉,把人体的阳经/阴经作为关注对象,实行调节这些阳经的物质(血)、热能、气体、水、信息和主体再生、功能与运动的服务。

督脉/任脉主体行为功能可以简单说明如下:

(1) 对于物质,刺激督脉/任脉物质层,调节督脉/任脉所关联经脉的"调节物质"功能,引起督脉/任脉 ES 变化,于是在五气和五脏腑两个维度上调整平衡。在调物质中,肾有重要作用,调整物道、受体目标性、盈亏、聚散、血瘀等。

(2) 对于热能,刺激督脉/任脉热层,调节督脉/任脉所关联经脉的"调节热"功能,引起督脉/任脉 ES 变化,于是在五气和五脏腑两个维度上调整平衡。在调热中,肝有重要作用,调冷热平衡性和腺体分泌能力。

(3) 对于气体,刺激督脉/任脉气体层,调节督脉/任脉所关联经脉的"调节气"功能,引起督脉/任脉 ES 变化,于是在五气和五脏腑两个维度上调整平衡。在调气体中,心有重要作用,心调气主要是调气机一致性、疏滞、顺逆。

(4) 对于水,刺激督脉/任脉水层,调节督脉/任脉所关联经脉的"调节水"功能,引起督脉/任脉ES变化，于是在五气和五脏腑两个维度上调整平衡。在调水中，脾有重要作用，调水道能够性、燥湿和免疫活力。

(5) 对于信息，刺激督脉/任脉信息层，调节督脉/任脉所关联经脉的“调节信息”功能，引起督脉/任脉ES变化，于是在五气和五脏腑两个维度上调整平衡。在调信息中，肺有重要作用，调信道能够性、方式完整性、态势缓急。

在督脉主体的类型中，除感传、循行、基准和感受表达、主体再生、功能与运动的服务外，定义的服务行为其具体内容说明如下：

(1) 督脉调节阳经物质服务。S:DuMerid__RegulateYangMeridianMatterServise()，表示督脉主体执行“调节物质”的服务行为，对督脉主管阳经主体实行物质方面的“生、交换、纳、吐、调”的平衡调节。

(2) 督脉调节阳经热服务。S:DuMerid_RegulateYangMeridianHeatServise(o)，表示督脉主体执行“调节热”的服务行为，对督脉主管阳经主体实行热方面的“生、交换、纳、吐、调”的平衡调节。

(3) 督脉调节阳经气服务。S:DuMerid_RegulateYangMeridianGasServise(o)，表示督脉主体执行“调节气体”的服务行为，对督脉主管阳经主体实行气体方面的“生、交换、纳、吐、调”的平衡调节。

(4) 督脉调节阳经水服务。S:DuMerid_RegulateYangMeridianWaterServise(o)，表示督脉主体执行“调节水”的服务行为，对督脉主管阳经主体实行水方面的“生、交换、纳、吐、调”的平衡调节。

```
Type DuMerid(AIBs,RES,ENV)is
Sorts DuMerid,S,AIBs,RES,ENV end
LifeActions
    与各细胞组织生命行为相同。
FunctionDeliverActions
    S:DuMerid_ComService(o): ES→ES                                    …… 督脉阳经感传信息服务
    S:DuMerid_PerambulateService(): ES→ES                             …… 督脉阳经循行服务
    S:DuMerid_BenchmarkService(): ES→ES                               …… 督脉阳经基准服务
    S:DuMerid_RegulateYangMeridianMatterServise(): ES→ES              …… 督脉调节阳经物质服务
    S:DuMerid_RegulateYangMeridianHeatServise(o): ES→ES               …… 督脉调节阳经热服务
    S:DuMerid_ RegulateYangMeridianGasServise(o) : ES→ES              …… 督脉调节阳经气服务
    S:DuMerid_RegulateYangMeridianWaterServise(o): ES→ES              …… 督脉调节阳经水服务
    S:DuMerid_RegulateYangMeridianInfServise(o): ES→ES                …… 督脉调节阳经信息服务
    S:DuMerid_RegulateSubjectRegenerationService(o): ES→ES            …… 督脉阳经调节再生服务
    S:DuMerid_RegulateFunctionService(o): ES→ES                       …… 督脉调节阳经主体功能服务
    S:DuMerid_RegulateSubjectMoveService(): ES→ES                     …… 督脉调节阳经主体运动服务
End
```

(5) 督脉调节阳经信息服务。S:DuMerid_RegulateYangMeridianInfServise(o),表示督脉主体执行“调节信息”的服务行为,对督脉主管阳经主体实行信息方面的“生、交换、纳、吐、调”的平衡调节。

督脉调节再生、主体功能和主体运动服务与经络干经的描述一致。

在任脉主体的类型中,定义的服务行为其具体内容说明如下:

(1) 任脉调节阴经物质服务。S:RenMerid_RegulateYinMeridianMatterServise(),表示任脉主体执行“调节物质”的服务行为,对任脉主管的阴经主体实行物质方面的“生、交换、纳、吐、调”的平衡调节。

(2) 任脉调节阴经热服务。S:RenMerid_RegulateYinMeridianHeatServise(o),表示任脉主体执行“调节热”的服务行为,对任脉主管的阴经主体实行热方面的“生、交换、纳、吐、调”的平衡调节。

(3) 任脉调节阴经气服务。S:RenMerid_RegulateYinMeridianGasServise(o),表示任脉主体执行“调节气体”的服务行为,对任脉主管的阴经主体实行气体方面的“生、交换、纳、吐、调”的平衡调节。

(4) 任脉调节阴经水服务。S:RenMerid_RegulateYinMeridianWaterServise(o),表示任脉主体执行“调节水”的服务行为,对任脉主管的阴经主体实行水方面的“生、交换、纳、吐、调”的平衡调节。

(5) 任脉调节阴经信息服务。S:RenMerid_RegulateYinMeridianInfServise(o),表示任脉主体执行“调节信息”的服务行为,对任脉主管的阴经主体实行信息方面的“生、交换、纳、吐、调”的平衡调节。

```
Type RenMerid(AIBs,RES,ENV)is
Sorts RenMerid,S,AIBs,RES,ENV end
LifeActions
    与各细胞组织生命行为相同。
FunctionDeliverActions
    S:RenMerid_ComService(o): ES→ES                                   …… 任脉阴经感传信息服务
    S:RenMerid_PerambulateService(): ES→ES                            …… 任脉阴经循行服务
    S:RenMerid_BenchmarkService(): ES→ES                              …… 任脉阴经基准服务
    S:RenMerid_RegulateYinMeridianMatterServise(): ES→ES              …… 任脉调节阴经物质服务
    S:RenMerid_RegulateYinMeridianInfServise(o): ES→ES                …… 任脉调节阴经信息服务
    S:RenMerid_RegulateYinMeridianWaterServise(o): ES→ES              …… 任脉调节阴经水服务
    S:RenMerid_RegulateYinMeridianGasServise(o): ES→ES                …… 任脉调节阴经气服务
    S:RenMerid_RegulateYinMeridianHeatServise(o) : ES→ES              …… 任脉调节阴经热服务
    S:RenMerid_RegulateSubjectRegenerationService(o): ES→ES           …… 任脉调节阴经再生服务
    S:RenMerid_RegulateSubjectFunctionService(o): ES→ES               …… 任脉调节阴经主体功能服务
    S:RenMerid_RegulateSubjectMoveService(): ES→ES                    …… 任脉调节阴经主体运动
End
```

任脉调节再生、主体功能和主体运动服务描述与经络干经的描述是一致的。

8.2.8 弥散腺细胞网络主体类型定义和描述

弥散腺细胞感受表达网络是弥散神经/内分泌/经络腺细胞感受表达网络(diffuse neuro endocrine/meridians gland cell network,缩写为 DGCNet)。

弥散腺细胞感受表达网络类型定义如下。

```
Type DiffuseGlandCellNet(AIB,RES,ENV)is
Sorts DiffuseGlandCellNet,S,AIBs,RES,ENV end
LifeActions
    与各细胞组织生命行为相同。
FunctionDeliverActions
    S:DGCNet_ComService(): ES→ES                              ……… 经络系统感传信息行为
    S:DGCNet_PerambulateService(): ES→ES                      ……… 经络循行服务
    S:DGCNet_BenchmarkService(): ES→ES                        ……… 经络基准服务
    S:DGCNet_RegulateMatterService(o): ES→ES                  ……… 调节物质服务
    S:DGCNet_RegulateHeatService(o): ES→ES                    ……… 调节热服务
    S:DGCNet_RegulateGasService(o): ES→ES                     ……… 调节气体服务
    S:DGCNet_RegulateWaterService(o): ES→ES                   ……… 调节水服务
    S:DGCNet_RegulateInfService(o): ES→ES                     ……… 调节信息服务
    S:DGCNet_RegulateSubjectRegenerationService(o): ES→ES     ……… 调节再生服务
    S:DGCNet_RegulateSubjectFunctionService(o): ES→ES         ……… 调节主体功能服务
    S:DGCNet_RegulateSubjectMoveService(): ES→ES              ……… 调节主体运动服务
End
```

8.3 中医脏腑系统运行模型

中医学的经络系统、脏腑系统、体质系统、感受表达系统和情志系统,与生物学系统概念对比有如下主体结构。

中医脏腑(internal organs 或 zang fu-viscer 表示)主体类型,如果用类型表达式,可以定义为

```
CM-ZangFuSystem=CM-LiverSystem                  ……… 中医肝脏腑系统
                ×CM-HeartSystem                 ……… 中医心脏腑系统
                ×CM-SpleenSystem                ……… 中医脾脏腑系统
                ×CM-LungSystem                  ……… 中医肺脏腑系统
                ×CM-KidneySystem                ……… 中医肾脏腑系统
CM-LiveSystem=CM-EndocrineSystem                ……… 中医内分泌系统
              ×CM-DigestiveGlandSystem          ……… 中医消化腺系统
```

×CM-OtherGlandBody ……… 其他腺体结构

×CM-DiffuseGlandCellSystem……… 中医弥散腺细胞系统

CM-HeartSystem＝CM-CirculatorySystem ……… 中医循环系统

CM-SpleenSystem＝CM-DigestiveTractSystem ……… 中医消化管道系统

×CM-LymphaticVesselSystem……… 中医淋巴系统

×CM-ImmuneSystem ……… 中医免疫系统

CM-LungSystem＝CM-RespiratorySystem ……… 中医呼吸系统

CM-KidneySystem＝CM-ExcretorySystem ……… 中医排泄系统

×CM-ReproductiveSystem ……… 中医生殖系统

×CM-RegenerationSystem ……… 中医再生系统

从生物器官的角度看，与生物学的解释和描述也会有较大的不同，请看如下类型表达式的定义。

“CM-LiverOrgan”、“CM-HeartOrgan”、“CM-SpleenOrgan”、“CM-LungOrgan”、“CM -KidneyOrgan”分别表示中医肝器官、中医心器官、中医脾器官、中医肺器官和中医肾器官。

CM-HeartOrgan＝CM-HeartOrganBody ……… 心体

×CM-HeartOrganVessel ……… 心血管

×CM-HeartOrganLymphaticVessel……… 心淋巴

×CM-HeartOrganNerve ……… 心神经

×CM-HeartOrganMeridian ……… 心经（和与之连接的器官神经节）

×CM-HeartOrganBlood ……… 血液

CM-LiverOrgan＝GlandBody ……… 腺体

×GlandBodyVessel ……… 腺体血管

×GlandBodyLymphaticVessel ……… 腺体淋巴

×GlandBodyNerve ……… 腺体神经

×GlandBodyMeridian ……… 腺体经脉（和与之连接的器官神经节）

×GlandBodyFluid ……… 腺体液

CM-GallbladderOrgan＝CM-GallbladderBody ……… 胆囊体

×CM-GallbladderVessel ……… 胆血管

×CM-GallbladderLymphaticVessel……… 胆淋巴

×CM-GallbladderNerve ……… 胆神经

×CM-GallbladderMeridian ……… 胆经（和与之连接的器官神经节）

×CM-GallbladderBile ……… 胆液

CM-SpleenOrgan＝CM-SpleenBody ……… 脾体
×CM-SpleenVessel ……… 脾血管
×CM-SpleenLymphaticVessel ……… 脾淋巴
×CM-SpleenNerve ……… 脾神经
×CM-SpleenMeridian ……… 脾经(和与之连接的器官神经节)
×CM-SpleenFluid ……… 淋巴液

CM-SpleenOrgan＝CM-StomachBody ……… 胃体
×CM-StomachVessel ……… 胃血管
×CM-StomachLymphaticVessel ……… 胃淋巴
×CM-StomachNerve ……… 胃神经
×CM-StomachMeridian ……… 胃经(和与之连接的器官神经节)
×CM-StomachFluid ……… 胃液

CM-SmallIntestineOrgan＝CM-SmallIntestineBody ……… 小肠体
×CM-SmallIntestineVessel ……… 小肠血管
×CM-SmallIntestineLymphaticVessel ……… 小肠淋巴
×CM-SmallIntestineNerve ……… 小肠神经
×CM-SmallIntestineMeridian ……… 小肠经(和与之连接的器官神经节)
×CM-SmallIntestineFluid ……… 小肠液

CM-LargeIntestineOrgan＝CM-LargeIntestineBody ……… 大肠体
×CM-LargeIntestinecVessel ……… 大肠血管
×CM-LargeIntestineLymphaticVessel ……… 大肠淋巴
×CM-LargeIntestineNerve ……… 大肠神经
×CM-LargeIntestineMeridian ……… 大肠经(和与之连接的器官神经节)
×CM-LargeIntestineFluid ……… 大肠液

CM-LungOrgan＝CM-LungBody ……… 肺体
×CM-LungVessel ……… 肺血管
×CM-LungLymphaticVessel ……… 肺淋巴

×CM-LungNerve ……… 肺神经

×CM-LungMeridian ……… 肺经(和与之连接的器官神经节)

×CM-LungFluid ……… 肺液(痰湿液)

CM-KidneyOrgan=CM-KidneyBody ……… 肾体

×CM-KidneyVessel ……… 肾血管

×CM-KidneyLymphaticVessel ……… 肾淋巴

×CM-Kidney Nerve ……… 肾神经

×CM-KidneyMeridian ……… 肾经(和与之连接的器官神经节)

×CM-Kidney Fluid ……… 精液

CM-UrinaryBladderOrgan=CM-UrinaryBladderBody ……… 膀胱体

×CM-UrinaryBladderVessel ……… 膀胱血管

×CM-UrinaryBladderLymphaticVessel ……… 膀胱淋巴

×CM-UrinaryBladderNerve ……… 膀胱神经

×CM-UrinaryBladderMeridian ……… 膀胱经(和与之连接的器官神经节)

×CM-UrinaryBladder Fluid……… 尿液

可以看到,中医与西医的器官概念组成结构上最大区别是中医器官多了器官经脉一项:

西医器官=器官体×器官血管×器官淋巴×器官神经×器官液

中医器官=器官体×器官血管×器官淋巴×器官神经(丛)×器官经脉(神经节)×器官液

针对上面定义的中医脏腑系统,需要说明以下一些问题。

(1) **关于中医的消化系统概念范畴说明。**

CM-DigestiveSystem=CM-DigestiveGlandSystem …中医消化腺系统

×CM-Spleen/StomachIntestineSystem …中医脾/胃肠脏腑系统

依照现代生物学的系统概念,消化系统是由消化管道系统和消化腺系统组成的。中医的分类,把消化腺系统划入到人体的腺体系统中,包括所有的内、外腺细胞组成的结构,有自己充分的道理。而现代生物学的消化系统概念是在后生物系统的组织和功能分类的结构中划分的,也有自己的道理。

(2) **关于中医学把淋巴系统融入到中医脾/胃肠脏腑系统的说明。**在上面中医脏腑系统定义中,我们把淋巴系统(CM-LymphaticVesseSystem)和免疫系统(CM-Immune-

System)，划分到中医脾脏腑系统(CM-SpleenSystem＝CM-DigestiveTractSystem)。这显然与现代生物学系统划分不一致，但是从胚胎发育的角度看，把淋巴系统(脾)与消化管道系统划分在一起，的确有着非常充分的理由。即便从组织学看，把淋巴系统作为一个独立系统，从循环系统中独立出来，同样是可选择的，并没有唯一性。即便从血液细胞(红细胞、白细胞)，把它们分别分在两个独立系统中，同样是可选择的。何况，中医把身体皮肤、肌肉组织看作肺、脾胃外在表达，构成了一个相当完整的免疫系统。

(3) **关于中医学把人体腺体系统(包括内、外分泌系统)作为统一脏腑系统的说明。**人体腺体种类很多。中医学划分，把人体的腺体归纳在一个系统内，是由于所有的腺体生物结构是在肝经这个前神经系统的神经干发育控制模式下发育的，其划分的理由是充分的。在中医肝脏腑系统(CM-LiverSystem)中包括中医内分泌系统(CM-EndocrineSystem)、中医消化腺系统(CM-DigestiveGlandSystem)和其他腺体结构(CM-OtherGlandBody)等系统。中医肝器官的定义中，包括人体所有的腺体和腺体的血管、腺体淋巴、腺体神经、腺体经和腺体液。

(4) **关于中医学把人体弥散腺细胞网络体系统作为独立感受表达网络系统的说明。**生物学有弥散神经/内分泌系统(DiffuseNeuroEndocrineSystem，DNES)的定义和描述，但是本书中提出这个腺体不仅是神经腺体和内分泌腺体关联的弥散分布腺体，还是经络系统微脉络结构，是人体感受表达网络的终端组成部分，并给DNES一个新命名"中医弥散神经/内分泌/经络系统"(CM-DiffuseNeuroEndocrineMeridianSystem，DNEMS)，或者称作中医弥散腺细胞系统(CM-DiffuseGlandCellSystem)。

(5) **关于中医神经系统的说明。**中医神经系统(CM-NervousSystem)被分拆在其他各生物系统和器官内，包括人体解剖学的中枢神经的小脑、脑干、丘脑、周围神经系统(包括躯体、内脏的运动、感觉神经)等，涉及人体感受表达网络系统和情志系统(本书第5章定义的意识神经)等生物主体概念。

(6) **关于中医循环系统的说明。**现代生物学认为循环系统是生物体的血液输送网络系统，在本书中，特别强调血管网络系统同时还是最基础、最重要的感受表达网络系统。中医讲"心纳神(信息)"，就是强调这种感受表达，同时也是中医脉象学的依据。

在网络世界中再造中医脏腑系统运行、平衡体系，应当包括三个方面的模型。

- 中医脏腑系统运行模型。对于脏腑系统有主体：
  - 肝胰脏器主体/胆腑器主体(肝、胰、胆、其他消化腺部分定义一个主体)。
  - 心血管脏器主体/小肠腑器主体(心定义一个主体、血管定义一个主体)。
  - 脾脏器主体/胃腑器主体(脾脏定义一个主体，而其他淋巴系统定义一个主体)。
  - 肺脏器主体/大肠腑器主体。
  - 肾脏器主体/膀胱腑器主体(肾脏定义一个主体，生殖系统定义一个主体)。
- 医脏腑系统主体六气平衡模型。
- 中医脏腑系统主体五维平衡模型。

8.3.1 中医脏腑系统主体模板类型定义和描述

中医学的生物系统与现代生物学的生物系统除概念范畴不同外，读者会发现中医学方法定义的描述生物系统主体的行为功能与用生物学方法定义和描述生物系统主体行为功能有很大的不同。

关于中医脏腑系统主体的行为环境(Env)与状态(States)。中医脏腑系统主体活动平台是本书定义描述的人体交换的“五张皮”，构成人体立体的物质、热、气体、水和信息的交换总平台结构，包括了物质、热、气体、水和信息交换总平台的“生、交换、纳、吐和调”功能及总平台内再生、修复和重组。因为人体脏腑系统主体的感受与表达依然是如下内容。

- 五感受:感传气(经气)、气血、运动(热)、状态(平衡)、情志恶欲。
- 五表达:感传气(经气)、气血、运动(热)、状态(平衡)、情志恶欲。

中医脏腑系统的行为划分生命行为(life actions)和分类功能行为(function deliver actions)两部分。

中医脏腑系统生命行为即中医脏腑系统自身需要的生命维系行为，其内容与人体细胞组织的生命行为内容相同。

中医脏腑系统的分类功能行为即中医脏腑系统在个体范围内对其他系统提供的功能服务行为，细胞组织服务行为有自己的特色，主要表现在营养物质功能服务、热功能服务、气体功能服务、水功能服务、信息功能服务、感受表达服务、意识运动功能服务、非意识运动功能服务、再生服务等。

首先，看一下生物学方法定义和描述生物系统主体的行为功能服务。

(1) 系统物质代谢服务。S:BioSystem_SubstanceMetabolize()，系统主体对其他系统主体提供物质代谢服务，产生全身需要的物质。

(2) 系统物质交换服务。S:BioSystem_ExchangeMatterService(o)，系统主体对其他系统主体提供物质交换服务，通过循环系统供给全身。

(3) 系统热交换服务。S:BioSystem_ExchangeHeatService(o)，系统主体对其他系统主体提供能量交换服务，包括能量的代谢、存储、转换，尤其是通过肌肉运动产生机械能和热能。

(4) 系统水交换服务。S:BioSystem_ExchangeWaterService(o)，系统主体对其他系统主体提供水交换服务，例如通过排泄系统排泄尿液和平衡水/无机盐。

(5) 系统气交换服务。S:BioSystem_ExchangeGasService(o)，系统主体对其他系统主体提供气体交换服务，例如通过呼吸系统实现的氧气和二氧化碳气的交换。

(6) 系统信息交换服务。S:BioSystem_ExchangeInfService(o)，系统主体对其他系统主体提供信息交换服务，例如通过神经系统和内分泌系统实现的信息交换。

(7) 系统感受表达服务。S:BioSystem_ReceptExpresseService(x)，系统主体对其他

系统主体提供感受表达服务,例如环境、运动、状态(压力、化学物质、温度、结构关系等)的感受表达。

(8) 系统意识运动服务。S:BioSystem_VoluntaryMoveService(),在意识神经驱动下提供运动服务。

其次,再看中医学方法定义和描述生物系统主体的行为功能服务。

(1) 脏腑系统营养物质功能服务。S:CM-OrgansSystem_MatterFunctionService(o),即指物质"生、交换、纳、吐、调",并涉及所有脏腑的不同角色分工。

(2) 脏腑系统热功能服务。S:CM-OrgansSystem_HeatFunctionService(o),即指热"生、交换、纳、吐、调",并涉及所有脏腑的不同角色分工。

(3) 脏腑系统气体功能服务。S:CM-OrgansSystem_GasFunctionService(o),即指气体"生、交换、纳、吐、调",并涉及所有脏腑的不同角色分工。

(4) 脏腑系统水功能服务。S:CM-OrgansSystem_WaterFunctionService(o),即水质"生、交换、纳、吐、调",并涉及所有脏腑的不同角色分工。

(5) 脏腑系统信息功能服务。S:CM-OrgansSystem_InfFunctionService(o),即指信息(神)"生、交换、纳、吐、调",并涉及所有脏腑的不同角色分工。

(6) 脏腑意识运动功能服务。S:CM-OrgansSystem_VoluntaryMoveFunctionService(),即基于人体意识而产生的物质、热、气体、水和信息的流动性的服务。与肌肉运动有关,但不仅是肌肉运动的服务。

(7) 脏腑系统非意识运动功能服务。S:CM-OrgansSystem_MoveFunctionService(),即指非意识而产生的物质、热、气体、水和信息的流动性的服务。

(8) 脏腑系统感受表达服务。S:CM-OrgansSystem_ReceptExpresseService(x),虽然中西医学都谈感受表达,但内容范畴相差很大。这可以从后面的各节论述中看到。

(9) 脏腑系统再生服务。S:CM-OrgansSystem_RegenerationService(o),再生服务是现代生物学和西医学没有的,或者说生物学还没有最后结论的概念。因为现代生物学没有独立的再生系统,再生概念在每一个系统中,在每一个器官中,在每一个组织中,是局部再生概念。但是本书认为,人体的再生统一的感受表达系统是经络系统,协调和控制人体的再生、修复和重组活动。

比较所提供的功能服务,我们可以看出,虽然生物学的系统和中医脏腑系统都围绕物质、热(能)、气体、水、信息、运动以及它们的感受表达,但是分类功能的服务内容却显著不同。这种不同是由于中、西医学的系统对象范畴定义不同,例如西医肝是消化腺脏器,同时也是内分泌系统的主要器官,是内、外分泌集于一身的腺体器官。而中医肝是指人体所有内、外分泌腺体构成的系统。西医是从消化系统和物质代谢中枢角度论述人体肝脏的。这种划分的区别是分类的观察角度不同,西医的系统是基于解剖学和组织学,而中医的脏腑系统是基于人体胚胎发育的结构关系,与经络系统的结构保持一致。

中医脏腑系统主体运行模板类型定义和描述如下:

```
Type CM-OrgansSystem(AIBs,RES,ENV)is
Sorts CM-OrgansSystem,S,AIBs,RES,ENV end
LifeActions
    与各细胞组织生命行为相同。
FunctionDeliverActions
    S:CM-OrgansSystem_MatterFunctionService(o): ES→ES ……… 脏腑系统物质服务
    S:CM-OrgansSystem_HeatFunctionService(o): ES→ES ……… 脏腑系统热服务
    S:CM-OrgansSystem_GasFunctionService(o): ES→ES ……… 脏腑系统气体服务
    S:CM-OrgansSystem_WaterFunctionService(o): ES→ES ……… 脏腑系统水服务
    S:CM-OrgansSystem_InfFunctionService(o): ES→ES ……… 脏腑系统信息服务
    S:CM-OrgansSystem_ReceptExpresseService(x): ES→ES ……… 脏腑系统感受表达服务
    S:CM-OrgansSystem_MoveFunctionService(): ES→ES ……… 脏腑系统运动服务(非意识)
    S:CM-OrgansSystem_VoluntaryMoveFunctionService(): ES→ES ……… 脏腑意识运动服务
    S:CM-OrgansSystem_RegenerationService(o): ES→ES ……… 脏腑再生服务
End
```

8.3.2 中医肝脏腑系统主体类型定义和描述

中医肝的概念可以归纳为

中医肝＝内分泌系统＋消化腺系统＋其他腺体系统＋物质代谢中心

＋人体蛋白水溶性/糖水溶性/脂溶性平衡的感受表达系统

＋毒素感受表达系统＋人体感受表达系统组成部分

或者表示成如下形式：

CM-LiveSystem＝CM-EndocrineSystem ………… 中医内分泌系统

×CM-DigestiveGlandSystem ………… 中医消化腺系统

×CM-OtherGlandBody ………… 其他腺体结构

×CM-DiffuseGlandCellSystem ………… 中医弥散腺细胞系统

所以，中医肝也可以称作人的“中医腺体系统”。

中医肝器官＝腺体×腺体血管×腺体淋巴×腺体神经×腺体经脉×腺体液

中医胆器官＝胆囊体×胆血管×胆淋巴×胆神经×胆经×胆液

从生物功能看，中医肝不仅有内分泌系统、消化腺系统和其他腺体器官与组织的功能，还包括人体物质代谢中枢和承担人体物质平衡感受表达、毒素感受表达和其他感受表达功能，是人体感受表达系统中重要组成部分。

依照本书论述中医肝/胆脏腑系统(CM-Liver)，在物质、热能(含运动)、气体、水和信息(中医神概念)运行的循环体系中，可以归纳成中医肝有“生物质(葡萄糖、氨基酸、脂肪、脂蛋白等)、交换信息(神)、纳水、吐气和调热”等重要生理功能，主要经营中医的营气，兼顾经营部分卫气。

关于**中医肝(胰、胆)脏系统主体的行为环境(Env)与状态(States)**。本书定义描述的人体交换的“五张皮”，构成人体立体的物质、热、气体、水和信息的交换总平台结构，包括了物质、热、气体、水和信息交换总平台的“生、交换、纳、吐和调”功能及总平台内再生、修复和重组。其感受与表达依然是感传气（经气）、气血、运动（热）、状态（平衡）、情志恶欲。

中医肝系统的行为划分生命行为（life actions）和分类功能行为（function deliver actions）两部分。

中医肝系统生命行为即中医肝系统自身需要的生命维系行为。

中医肝系统的分类功能行为即中医肝系统在个体范围内对其他系统提供的功能服务行为，中医肝服务行为有“生物质、信息交换、纳水、吐气和调热”及感受表达等分类功能服务。

(1) 中医肝生物质服务。S:CM-Liver_GenerateMatterService，中医肝（人腺体系统）生成物质的功能服务，即生物学的物质代谢服务。

(2) 中医肝纳水服务。S:CM-Liver_InhaleWaterService(o)，中医肝（人腺体系统）吸纳水的功能服务，这是由于物质代谢需要吸收水。

(3) 中医肝吐气服务。S:CM-Liver_ExhaleGasService(o)，中医肝（人腺体系统）疏泄（吐出）物质的功能服务。

(4) 中医肝调热服务。S:CM-Liver_RegulateHeatService(o)，中医肝（人腺体系统）调节产生热能供给物质的功能服务，人在运动的不同状态中，供能的物质不同，例如葡萄糖、脂肪酸、酮体、乳酸、氨基酸等不同物质。

(5) 中医肝交换信息服务。S:CM-Liver_ExchangeInfService(o)，中医肝（人腺体系统）提供的信息交换功能服务，因为人腺体中有内分泌系统，是人承担物质代谢和生长的信息服务系统。

(6) 中医肝脏腑意识运动服务。S:CM-Liver_VoluntaryMoveFunctionService()，中医肝（人腺体系统）对物质、信息、热、气体和水在意识驱动下的流动服务，与肌肉意识运动有关系。

(7) 中医肝非意识运动服务。S:CM-Liver_MoveFunctionService()，中医肝（人腺体系统）生成物质的功能服务，中医肝（人腺体系统）对物质、信息、热、气体和水在非意识驱动（自主、协同）下的流动服务，与非意识的肌肉运动有关。

(8) 中医肝感受表达服务。S:CM-Liver_ReceptExpresseService(x)，中医肝（人腺体系统）对物质、热、气体、水、信息、运动、状态等对象的感受表达服务。

(9) 中医肝感受表达经络服务。S:CM-Liver_ReceptExpresseMeridianService(x)，中医肝对经络所连接经脉的感传信息（包括主体状态、行为功能、再生、恶欲）的感受表达服务。

(10) 中医肝再生服务。S:CM-Liver_RegenerationService(o)，人体的再生统一的感受表达系统是经络系统，协调和控制人体的再生、修复和重组活动，中医肝接受经络再生信息服务，表达细胞周期行为。

```
Type CM-Liver(AIB,RES,ENV)is
Sorts CM-Liver,S,ES,AIBs,RES,ENV end
LifeActions
    与脏腑模板类型生命行为定义相同。
FunctionDeliverActions
    S:CM-Liver_GenerateMatterService－: ES→ES                  ………… 中医肝生物质
    S:CM-Liver_ ExchangeInfService(o): ES→ES                  ………… 中医肝交换信息
    S:CM-Liver_InhaleWaterService(o): ES→ES                   ………… 中医肝纳水
    S:CM-Liver_ExhaleGasService(o): ES→ES                     ………… 中医肝吐气
    S:CM-Liver_RegulateHeatService(o): ES→ES                  ………… 中医肝调热
    S:CM-Liver_MoveFunctionService(): ES→ES                   ………… 中医肝非意识运动服务
    S:CM-Liver_VoluntaryMoveFunctionService(): ES ES          ………… 中医肝意识运动服务
    S:CM-Liver_ReceptExpresseService(x): ES→ES                ………… 中医肝感受表达服务
    S:CM-Liver_ReceptExpresseMeridianService(x): ES→ES
                                                              ………… 中医肝感受表达经络
                                                                   服务
    S:CM-Liver_RegenerationService(o): ES→ES                  ………… 中医肝再生服务
End
```

8.3.3 中医心脏腑系统主体类型定义和描述

中医心的概念可以归纳为

中医心＝人体血液输送系统＋血管感受表达中心
＋体液的糖水溶性/脂溶性/酸碱性平衡感受表达系统
＋生命主体活力(能量)感受表达系统
＋人体感受表达系统组成部分

从生物功能看,中医心不仅有循环系统功能,同时还承担人体体液水/脂溶性(糖/脂肪)平衡感受表达和生命活力感受表达功能,是人体感受表达系统中重要组成部分。

中医心血管系统(CM-Heart)主要经营血和气运输。心脏、血管是人体血液循环和物质交换和信息交换动力实体器官和网络体系。中医心血管系统还是体内细胞、组织和器官相互感受与表达信息与行为的网络。中医心在物质、热能(含运动)、气体、水和信息(神)运行的循环体系中,心有生热、交换物质、纳信息(神)、吐水和调气等重要生理功能。

关于中医心脏腑系统主体的行为环境(Env)**与状态**(States)。本书定义描述的人体交换的“五张皮”,构成人体立体的物质、热、气体、水和信息的交换总平台结构,包括了物质、热、气体、水和信息交换总平台的“生、交换、纳、吐和调”功能及总平台内再生、修复和重组。其感受与表达依然是感传气(经气)、气血、运动(热)、状态(平衡)、情志恶欲。

中医心系统的行为划分生命行为(life actions)和分类功能行为(function deliver actions)两部分。

中医心系统生命行为即中医心系统自身需要的生命维系行为。

中医心系统的分类功能行为即中医心系统在个体范围内对其他系统提供的功能服务行为,中医心有“生热、物质交换、纳(藏)信息、吐水和调气”和感受表达等分类功能。

(1) 中医心生热服务。S:CM-Heart_GenerateHeatService(),是指中医心提供生成能量和热能的功能服务,与生物学的能量代谢一致。

(2) 中医心交换物质服务。S:CM-Heart_ExchangeMatterService(o),是指中医心提供物质输送、交换功能服务,与血液循环系统输送血液功能服务一致。

(3) 中医心纳信息服务。S:CM-Heart_InhaleInfService(o),是指中医心提供吸纳信息的功能服务。这是由于心脏和血管网络是人体所有感受表达的系统都关注的系统,信息在此聚集,并表达出所有器官运行态势信息。

(4) 中医心吐水服务。S:CM-Heart_ExhaleWaterService(o),是指中医心提供疏泄(吐出)水的功能服务。心肌跳动消耗 ATP,而 ATP 消耗产生大量的水,这些水必须要排出。另外,心包不需要存水,如果那样,会影响心肌跳动和功能。

(5) 中医心调气服务。S:CM-Heart_RegulateGasService(o),是指中医心提供调节气体运动的功能服务。这是由于心生热,而热推动气体运动,从而调节气体运动。

(6) 中医心意识运动服务。S:CM-Heart_VoluntaryMoveFunctionService(),是指中医心对物质、信息、热、气体和水在意识驱动下的流动服务,与肌肉意识运动有关系。

(7) 中医心非意识运动服务。S:CM-Heart_MoveFunctionService(),是指中医心对物质、信息、热、气体和水在非意识驱动(自主、协同)下的流动服务,与肌肉非意识运动有关。

(8) 中医心感受表达服务。S:CM-Heart_ReceptExpresseService(x),是指中医心对物质、热、气体、水、信息、运动、状态等对象的感受表达服务。

(9) 中医心感受表达经络服务。S:CM-Heart_ReceptExpresseMeridianService(x),中医心对经络所连接经脉的感传信息(包括主体状态、行为功能、再生、恶欲)的感受表达服务。

(10) 中医心再生服务。S:CM-Heart_RegenerationService(o),人体的再生统一的感受表达系统是经络系统,协调和控制人体的再生、修复和重组活动,中医心接受经络再生信息服务,表达细胞周期行为。

```
Type CM-Heart(AIB,RES,ENV)is
Sorts CM-Heart,S,ES,AIBs,RES,ENV end
LifeActions
    与脏腑模板类型生命行为定义相同。
FunctionDeliverActions
    S:CM-Heart_GenerateHeatService: ES→ES                        ………… 中医心生热
    S:CM-Heart_ExchangeMatterService(o): ES→ES                   ………… 中医心交换物质
    S:CM-Heart_InhaleInfService(o): ES→ES                        ………… 中医心纳信息
    S:CM-Heart_ExhaleWaterService(o): ES→ES                      ………… 中医心吐水
    S:CM-Heart_RegulateGasService(o): ES→ES                      ………… 中医心调气
    S:CM-Heart_MoveFunctionService(): ES→ES                      ………… 中医心非意识运动服务
    S:CM-Heart_VoluntaryMoveFunctionService(): ES→ES             ………… 中医心意识运动服务
    S:CM-Heart_ReceptExpresseService(x): ES→ES                   ………… 中医心感受表达服务
    S:CM-Heart_ReceptExpresseMeridianService(x): ES→ES           ………… 中医心感受表达经络服务
    S:CM-Heart_RegenerationService(o): ES→ES                     ………… 中医心再生服务
End
```

8.3.4 中医脾脏腑系统主体类型定义和描述

中医脾的概念可以归纳为

中医脾＝人体消化管道系统＋免疫系统和淋巴循环系统＋体液的脂溶性/酸/碱性/酸碱溶性的平衡感受表达系统＋食物感受表达系统＋人体感受表达系统组成部分

或表示成如下形式：

CM-Spleen/System＝CM-DigestiveTractSystem …… 中医消化管道系统
×CM-LymphaticVesselSystem …… 中医淋巴系统
×CM-ImmuneSystem …… 中医免疫系统

中医脾系统(CM-Spleen)主要经营卫气，防卫异气，同时也兼顾经营部分营气，特别强调脾脏为消化系统的供血和储血功能。另外，还调度血液。脾脏是淋巴免疫防护系统与血液循环系统实体接口器官体系。中医脾在物质、热能(含运动)、气体、水和信息(神)运行的循环体系中，脾有生气、交换热、纳物质、吐信息(神)和调水等重要生理功能。

关于中医脾脏腑系统主体的行为环境(Env)**与状态**(States)。本书定义描述的人体交换的"五张皮"，构成人体立体的物质、热、气体、水和信息的交换总平台结构，包括了物质、热、气体、水和信息交换总平台的"生、交换、纳、吐和调"功能及总平台内再生、修复和重组。其感受与表达依然是感传气(经气)、气血、运动(热)、状态(平衡)、情志恶欲。

中医脾系统的行为划分生命行为(life actions)和分类功能行为(function deliver actions)两部分。

中医脾系统生命行为即中医脾系统自身需要的生命维系行为。

中医脾系统的分类功能行为即中医脾系统在个体范围内对其他系统提供的功能服务行为，中医脾有“生气、热交换、纳物质、吐信息和调水”和感受表达等分类功能服务。

(1) 中医脾生气服务。S:CM-Spleen_GenerateGasService()，是指中医脾提供产生气体的功能服务，与生物学的气体代谢范畴一致。

(2) 中医脾交换热服务。S:CM -Spleen_ExchangeHeatService(o)，是指中医脾提供能量和热的交换服务。

(3) 中医脾纳物质服务 S:CM -Spleen_InhaleMatterService(o)，是指中医脾提供收纳物质的功能服务。

(4) 中医脾吐信息服务 S:CM -Spleen_ExhaleInfService(o)，是指中医脾提供疏泄(吐出)信息的功能服务，表示中医脾系统是信息处理的终端地位。

(5) 中医脾调水服务。S:CM -Spleen_RegulateWaterService(o)，是指中医脾提供调节水(水道)的功能服务。

(6) 中医脾意识运动服务。S:CM-Spleen_VoluntaryMoveFunctionService()，是指中医脾对物质、信息、热、气体和水在意识驱动下的流动服务，与肌肉意识运动有关系。

(7) 中医脾非意识运动服务。S:CM-Spleen_MoveFunctionService()，是指中医脾对物质、信息、热、气体和水在非意识驱动(自主、协同)下的流动服务，与肌肉非意识运动有关。

(8) 中医脾感受表达服务。S:CM-Spleen_ReceptExpresseService(x)，是指中医脾对物质、热、气体、水、信息、运动、状态等对象的感受表达服务。

(9) 中医脾感受表达经络服务。S:CM-Spleen_ReceptExpresseMeridianService(x)，中医脾对经络所连接经脉的感传信息(包括主体状态、行为功能、再生、恶欲)的感受表达服务。

(10) 中医脾再生服务。S:CM-Spleen_RegenerationService(o)，人体的再生统一的感受表达系统是经络系统，协调和控制人体的再生、修复和重组活动，中医脾接受经络再生信息服务，表达细胞周期行为。

```
Type CM-Spleen(AIB,RES,ENV)is
Sorts CM-Spleen,S,AIBs,RES,ENV end
LifeActions
    与脏腑模板类型生命行为定义相同。
FunctionDeliverActions
    S:CM-Spleen_GenerateGasService: ES→ES              ……… 中医脾生气服务
    S:CM-Spleen_ExchangeHeatService(o): ES→ES          ……… 中医脾交换热服务
```

```
S:CM-Spleen_InhaleMatterService(o): ES→ES                    ……… 中医脾纳物质服务
S:CM-Spleen_ExhaleInfService(o): ES→ES                       ……… 中医脾吐信息服务
S:CM-Spleen_RegulateWaterService(o): ES→ES                   ……… 中医脾调水服务
S:CM-Spleen_MoveFunctionService(): ES→ES                     ……… 中医脾非意识运动服务
S:CM-Spleen_VoluntaryMoveFunctionService(): ES→ES            ……… 中医脾意识运动服务
S:CM-Spleen_ReceptExpresseService(x): ES→ES                  ……… 中医脾感受表达服务
S:CM-Spleen_ReceptExpresseMeridianService(x): ES→ES          ……… 中医脾感受表达经络服务
S:CM-Spleen_RegenerationService(o): ES→ES                    ……… 中医脾再生服务
End
```

8.3.5 中医肺脏腑系统主体类型定义和描述

中医肺的概念可以归纳为

中医肺＝人体呼吸系统＋人体液的酸碱性/酸碱溶性/蛋白水溶性平衡感受表达系统＋人体气体感受表达系统＋人体感受表达系统组成部分

从生物功能看，中医肺不仅承担呼吸系统、免疫系统、淋巴系统的部分功能，还承担人体体液平衡感受表达功能，是人体重要的感受表达系统的组成部分。

中医肺脏腑系统(CM-Lung)主要经营中医的宗气。中医肺在物质、热能(含运动)、气体、水和信息(神)运行的循环体系中，肺有生水、交换气体、纳热、吐物质和调信息(神)等重要生理功能。中医肺主要经营中医的宗气，防卫异气，是血液循环系统与呼吸系统实体接口器官。

关于**中医肺脏腑系统主体的行为环境**(Env)**与状态**(States)。本书定义描述的人体交换的“五张皮”，构成人体立体的物质、热、气体、水和信息的交换总平台结构，包括了物质、热、气体、水和信息交换总平台的“生、交换、纳、吐和调”功能及总平台内再生、修复和重组。其感受与表达依然是感传气(经气)、气血、运动(热)、状态(平衡)、情志恶欲。

中医肺系统的行为划分生命行为(life actions)和分类功能行为(function deliver actions)两部分。

中医肺系统生命行为即中医肺系统自身需要的生命维系行为。

中医肺系统的分类功能行为即中医肺系统在个体范围内对其他系统提供的功能服务行为，中医肺有“生水、气体交换、纳热、吐物质和调信息”和感受表达等分类功能服务。

(1) 中医肺生水服务。S:CM-Lung_GenerateWaterService()，是指中医肺提供产生小分子水的功能服务。

(2) 中医肺交换气服务。S:CM-Lung_ExchangeGasService(o)，是指中医肺提供交换气体的功能服务，主要是指氧气与二氧化碳气的交换。

(3) 中医肺纳热服务。S:CM-Lung_InhaleHeatService(o)，是指中医肺提供吸纳热

的功能服务。

(4) 中医肺吐物质服务。S:CM-Lung_ExhaleMatterService(o),是指中医肺提供疏泄(吐出)物质的功能服务,说明交换气体不需要物质聚集。

(5) 中医肺调信息服务。S:CM-Lung_RegulateInfService(o),是指中医肺提供调节信息的服务,人体的氧气和二氧化碳含量直接影响气体交换、呼吸运动、心运动和其他肌肉运动,所以肺调节信息。

(6) 中医肺意识运动服务。S:CM-Lung_VoluntaryMoveFunctionService(),是指中医肺提供对物质、信息、热、气体和水在意识驱动下的流动服务,与肌肉意识运动有关系。

(7) 中医肺非意识运动服务。S:CM-Lung_MoveFunctionService(),是指中医肺提供对物质、信息、热、气体和水在非意识驱动(自主、协同)下的流动服务,与肌肉非意识运动有关。

(8) 中医肺感受表达服务。S:CM-Lung_ReceptExpresseService(x),是指中医肺提供对物质、热、气体、水、信息、运动、状态等对象的感受表达服务。

(9) 中医肺感受表达经络服务。S:CM-Lung_ReceptExpresseMeridianService(x),中医肺对经络所连接经脉的感传信息(包括主体状态、行为功能、再生、恶欲)的感受表达服务。

(10) 中医肺再生服务。S:CM- Lung_RegenerationService(o),人体的再生统一的感受表达系统是经络系统,协调和控制人体的再生、修复和重组活动,中医肺接受经络再生信息服务,表达细胞周期行为。

```
Type CM-Lung(AIB,RES,ENV)is
Sorts CM-Lung,S,AIBs,RES,ENV end
LifeActions
    与脏腑模板类型生命行为定义相同。
FunctionDeliverActions
    S:CM-Lung_GenerateWaterService: ES→ES                    ……… 中医肺生水服务
    S:CM-Lung_ExchangeGasService(o): ES→ES                   ……… 中医肺交换气服务
    S:CM-Lung_InhaleHeatService(o): ES→ES                    ……… 中医肺纳热服务
    S:CM-Lung_ExhaleMatterService(o): ES→ES                  ……… 中医肺吐物质服务
    S:CM-Lung_RegulateInfService(o): ES→ES                   ……… 中医肺调信息服务
    S:CM-Lung_MoveFunctionService(): ES→ES                   ……… 中医肺非意识运动服务
    S:CM-Lung_VoluntaryMoveFunctionService(): ES→ES          ……… 中医肺意识运动服务
    S:CM-Lung_ReceptExpresseService(x): ES→ES                ……… 中医肺感受表达服务
    S:CM-Lung_ReceptExpresseMeridianService(x): ES→ES        ……… 中医肺感受表达经络服务
    S:CM-Lung_RegenerationService(o): ES→ES                  ……… 中医肺再生服务
End
```

8.3.6 中医肾脏腑系统主体类型定义和描述

中医肾的概念可以归纳为

中医肾＝排泄系统＋生殖系统(干细胞系统)＋人体液的酸碱溶性/蛋白水溶性/糖水溶性的平衡感受表达系统＋局部环境再生感受表达(调节和控制)系统＋细胞周期调节系统＋人体感受表达系统组成部分

或者表示成如下形式：

CM-Kidney/UrinaryBladderSystem＝CM-ExcretorySystem … 中医排泄系统
×CM-ReproductiveSystem… 中医生殖系统
×CM-RegenerationSystem… 中医再生系统

中医肾脏系统中应当包括生物的干细胞网络系统。那些生物体的繁殖和生物体的更新、换代、重组、再生和修复的网络体系也应纳入到中医的肾脏系统，并且是人体细胞周期调节和细胞主体资源的调度系统。中医肾主要经营中医的水和精气。肾脏是泌尿排泄系统与血液循环系统实体接口器官。

中医肾脏系统(CM-Kidney)系统包括排泄系统、生殖系统和再生系统(干细胞)等，主要经营中医的水和精气。中医肾在物质、热能(含运动)、气体、水和信息(神)运行的循环体系中，肾有生信息(神)、交换水、纳气、吐热和调物质等重要生理功能。而这些功能是现代医学缺少描述的。

关于**中医肾脏腑系统主体的行为环境**(Env)**与状态**(States)。本书定义描述的人体交换的“五张皮”，构成人体立体的物质、热、气体、水和信息的交换总平台结构，包括物质、热、气体、水和信息交换总平台的“生、交换、纳、吐和调”功能及总平台内再生、修复和重组。其感受与表达依然是感传气(经气)、气血、运动(热)、状态(平衡)、情志恶欲。

```
Type CM-Kidney(AIB,RES,ENV)is
Sorts CM-Kidney,S,AIBs,RES,ENV end
LifeActions
    与脏腑模板类型生命行为定义相同。
FunctionDeliverActions
    S:CM-Kidney_GenerateInfService: ES→ES                     ……… 中医肾生信息服务
    S:CM-Kidney_ExchangeWaterService(o): ES→ES                ……… 中医肾交换水服务
    S:CM-Kidney_InhaleGasService(o): ES→ES                    ……… 中医肾纳气服务
    S:CM-Kidney_ExhaleHeatService(o) : ES→ES                  ……… 中医肾吐热服务
    S:CM-Kidney_RegulateMatterService(o): ES→ES               ……… 中医肾调物质服务
    S:CM-Kidney_MoveFunctionService(): ES→ES                  ……… 中医肾非意识运动服务
    S:CM-Kidney_MoveFunctionService(): ES→ES                  ……… 中医肾意识运动服务
    S:CM-Kidney_ReceptExpresseService(): ES→ES                ……… 中医肾感受表达服务
    S:CM-Kidney_ReceptExpresseMeridianService(x): ES→ES……… 中医肾感受表达经络服务
    S:CM-Kidney_RegenerationService(o): ES→ES                 ……… 中医肾再生服务
End
```

中医肾系统的行为划分生命行为(life actions)和分类功能行为(function deliver actions)两部分。

中医肾系统生命行为即中医肾系统自身需要的生命维系行为。

中医肾系统的分类功能行为即中医肾系统在个体范围内对其他系统提供的功能服务行为,中医肾有“生信息、水交换、纳气、吐热和调物质”和感受表达等的分类功能服务。

(1) 中医肾生信息服务。S:CM-Kidney_GenerateInfService(),是指中医肾提供产生信息的服务,这个信息包括肾调节物质需要信息、生殖需要的信息和细胞、组织、器官再生和主体资源调度的信息。

(2) 中医肾交换水服务。S:CM-Kidney_ExchangeWaterService(o),是指中医肾提供交换水的功能服务。

(3) 中医肾纳气服务。S:CM-Kidney_InhaleGasService(o),是指中医肾提供吸纳气体,尤其是氧气的功能服务,吸纳气体可以增加局部压力,提高渗透压。

(4) 中医肾吐热服务。S:CM-Kidney_ExhaleHeatService(o),是指中医肾提供疏泄(吐出)热的功能服务,排泄尿液释放热能,使回流心脏血液温度降低。

(5) 中医肾调物质服务。S:CM-Kidney_RegulateMatterService(o),是指中医肾提供调节物质的功能服务,提供中医肝物质代谢的支持服务,突出表现在肾上腺皮质糖或盐的激素作用上。

(6) 中医肾意识运动服务。S:CM-Kidney_VoluntaryMoveFunctionService(),是指中医肾提供对物质、信息、热、气体和水在意识驱动下的流动服务,与肌肉意识运动有关系。

(7) 中医肾非意识运动服务。S:CM-Kidney_MoveFunctionService(),是指中医肾提供对物质、信息、热、气体和水在非意识驱动(自主、协同)下的流动服务,与肌肉非意识运动有关。

(8) 中医肾感受表达服务。S:CM-Kidney_ReceptExpresseService(x),是指中医肾提供对物质、热、气体、水、信息、运动、状态等对象的感受表达服务。

(9) 中医肾感受表达经络服务。S:CM-Kidney_ReceptExpresseMeridianService(x),中医肾对经络所连接经脉的感传信息(包括主体状态、行为功能、再生、恶欲)的感受表达服务。

(10) 中医肾再生服务。S:CM-Kidney_RegenerationService(o),人体的再生统一的感受表达系统是经络系统,协调和控制人体的再生、修复和重组活动,中医肾接受经络再生信息服务,表达细胞周期行为。

8.3.7　中医脏腑系统主体六气平衡模型的类型定义和描述

人体内物质、能量、运动、气体、水和信息平衡是分配在五脏六腑器官上的,并构成了平衡的循环模式和虚拟系统。

物质平衡与输送离不开血液循环,调节和控制血液物质输送和配置离不开神经系

统、内分泌系统和经络系统。人体脏腑系统物质平衡的循环模式是

肝生物质→心交换物质→脾纳物质→肺吐物质→肾调物质→肝生物质

人体热平衡与血液循环系统因素、神经系统因素、内分泌系统因素和经络系统因素有关。中医脏腑系统运动平衡中，主要谈到的运动包括心肌运动、呼吸运动（体腔骨骼肌运动）、胃肠蠕动、四肢骨骼肌运动（意识驱动的运动）、泌尿运动、生殖运动、肝胰/胆外分泌和其他外分泌等。所有肌肉运动都是消耗 ATP 作为能量物质。而 ATP 在生物中主要是通过细胞氧化磷酸化储存的。人体脏腑系统热平衡的循环模式是

心生热→脾交换热→肺纳热→肾吐热→肝调热→心生热

人体的气体平衡是脏腑运动平衡的重要表现。人体内有统一的气体交换平台结构，中医脏器的气体平衡有肝、心、脾（胃肠）和肺等多个主要脏器与之有关。人体脏腑系统气体循环模式是

脾生气→肺交换气→肾纳气→肝吐气→心调气→脾生气

人体内有统一的水交换平台结构，在这个结构中肺、肾、脾占有的面积是最大的。所以中医脏器的水平衡有肺、脾（胃肠）、肾（膀胱）三个主要脏器。人体脏腑系统水平衡循环模式是

肺生水→肾交换水→肝纳水→心吐水→脾调水→肺生水

人体有统一的信息交换平台结构，称作人体的感受表达网络系统。人体的感受表达系统包括植物神经系统、内分泌系统、经络系统和血管感受表达网络系统、局部环境再生感受表达系统、细胞周期调节系统和弥散腺细胞网络系统等。但是人体脏腑系统在信息平衡中发挥重要作用，人体脏腑系统水平衡循环模式是

肾生信息→肝交换信息→心纳信息→脾吐信息→肺调信息→肾生信息

中医脏腑系统主体六气平衡的系统主体是本书提出的中医感受表达系统，这个系统承担人体六气（物质、热、运动、气体、水、信息）的平衡。中医感受表达系统主体的英文名称是 ReceptExpressionSystem，简写为 RecExpSystem。详细的定义与描述请见8.5节。

8.3.8 中医脏腑系统主体五维平衡模型的类型定义和描述

人生理空间的对称关系包括上下、表里、背腹、左右和远近，我们把上下、表里、背腹、左右和远近称作五维。五维平衡关系可以被分解讨论为上下平衡、表里平衡、背腹平衡、左右平衡、远近平衡和中医脏腑在五维（上下、表里、背腹、左右和远近）平衡中的作用。

实际上，人体的生命和服务功能行为的运行平衡是通过在 8.3.7 节中谈到的中医感受表达系统主体对六气（物质、热能、运动、气体、水、信息）在五维空间感受表达差异提供的服务。

可以把中医感受表达系统主体类型中的感受表达差别的服务行为 S:RecExpSystem_ReceptExpressionDifferenceService(x)，做进一步细化定义、增加如下服务：

(1) S:RecExpSystem_BalaceUpside-DownsideDifService(x),感受表达系统主体在全身感受表达对六气(物质、热能、运动、气体、水、信息)上下平衡的服务。

(2) S:RecExpSystem_BalaceOutside-InsideDifService(x),感受表达系统主体在全身感受表达对六气(物质、热能、运动、气体、水、信息)表里平衡的服务。

(3) S:RecExpSystem_BalaceBack-AbdomenDifService(x),感受表达系统主体在全身感受表达对六气(物质、热能、运动、气体、水、信息)背腹平衡的服务。

(4) S:RecExpSystem_BalaceLeft-RightDifService(x),感受表达系统主体在全身感受表达对六气(物质、热能、运动、气体、水、信息)左右平衡的服务。

(5) S:RecExpSystem_BalaceFar-NearDifService(x),感受表达系统主体在全身感受表达对六气(物质、热能、运动、气体、水、信息)远近平衡的服务。

```
Type RecExpSystem(AIB,RES,ENV)is
Sorts RecExpSystem,S,AIBs,RES,ENV end
LifeActions
    与脏腑模板类型生命行为定义相同。
FunctionDeliverActions
    在 RecExpSystem 系统主体其他服务基础上增加如下服务内容。
    S:RecExpSystem_BalaceUpside－DownsideDifService(x): ES→ES …感受表达上下平衡服务
    S:RecExpSystem_BalaceOutside－InsideDifService(x): ES→ES   …感受表达表里平衡服务
    S:RecExpSystem_BalaceBack－AbdomenDifService(x): ES→ES    …感受表达背腹平衡服务
    S:RecExpSystem_BalaceLeft－RightDifService(x): ES→ES      …感受表达左右平衡服务
    S:RecExpSystem_BalaceFar－NearDifService(x): ES→ES        …感受表达远近平衡服务
End
```

8.4　中医体质系统运行模型

中医的体质系统(constitution system)是中医的脏腑系统的周围系统。它包括生物学定义的皮肤系统(包括皮下脂肪组织)、支撑运动系统和相应的运动中枢神经系统、周围运动神经系统、血管系统、淋巴系统等。从组织看,包括骨骼、软骨、骨骼肌肉、神经、血管、淋巴、韧带、脂肪组织等。从身体部位看包括人体头部、体腔、四肢等。

中医体质系统可以采用如下定义形式:

CM-ConstitutionSystem＝CM-CoelomeArmLegSystem　…　中医体腔四肢系统
　　×CM-BodyFluidSystem　…　中医体液系统
　　×CM-FatDepositMobilizationSystem
　　　　…　中医脂肪储存/动员系统
　　×CM-MicrobeSystem　…　中医微生物体系

对于上述体腔、上肢和下肢系统,可以进一步划分为一些组织。例如骨骼、肌肉、神经、血管、淋巴和体液等。

对于中医体质系统有 5 个主体：

(1) 体腔系统主体。

(2) 四肢(上肢、下肢)系统主体，也可以与体腔系统合并。

(3) 体液系统主体。

(4) 脂肪存储/调度系统主体。

(5) 微生物系统主体。

关于**人体体质系统的行为环境**(Env)**与状态**(States)。中医体质系统的主体活动平台依然是本书定义描述的人体交换的“五张皮”，构成人体立体的物质、热、气体、水和信息的交换总平台结构，包括了物质、热、气体、水和信息交换总平台的“生、交换、纳、吐、调”功能及总平台内再生、修复和重组。因为人体体质系统主体的感受与表达是人体感受表达环境的组成部分，同样应当是感传气(经气)、气血、运动(热)、状态(平衡)、情志恶欲。

8.4.1 中医体腔四肢系统主体类型定义和描述

中医体腔四肢系统主体用类型表达式定义有如下形式：

CoelomeArmLegSystem＝CoelomeArmLegBody …… 体腔体
×CoelomeArmLegNerve …… 体腔神经
×CoelomeArmLegBloodVesse
…… 体腔血管/淋巴
×CoelomeArmLegMeridians
…… 体腔经络
×CoelomeArmLegBodyFluid …… 体腔液

CoelomeArmLegBody＝HeadCavity …… 头腔
×PericardiumCavity …… 心包腔
×AbdomenCavity …… 腹腔
×ThoracicCavityArms …… 胸腔上肢
×PelvicCavityLegs …… 盆腔下肢

HeadCavity＝HeadCavityBody …… 头腔体
×HeadCavityNerve …… 头腔神经
×HeadCavityBloodVessel …… 头腔血/淋巴管
×HeadCavityMeridians …… 头腔经络
×HeadCavityBodyFluid …… 头腔液

PericardiumCavity＝PericardiumCavityBody …… 心包腔体
×PericardialCavityNerve …… 心包腔神经
×PericardialCavityBloodVessel …… 心包腔血/淋巴管

×PericardialCavityMeridians …… 心包腔经络
×PericardialCavityBodyFluid …… 心包腔液
AbdomenCavity＝AbdomenCavityBody …… 腹腔体
×AbdomenCavityNerve …… 腹腔神经
×AbdomenCavityBloodVessel …… 腹腔血/淋巴管
×AbdomenCavityMeridians …… 腹腔经络
×AbdomenCavityBodyFluid …… 腹腔液
ThoracicCavityArms＝ThoracicCavityArmBody …… 胸腔上肢体
×ThoracicCavityArmNerve …… 胸腔上肢神经
×ThoracicCavityArmBloodVessel
…… 胸腔上肢血/淋巴管
×ThoracicCavityArmMeridians …… 胸腔上肢经络
×ThoracicCavityArmBodyFluid …… 胸腔上肢体液
ThoracicCavityArmBody＝(ThoracicCavityBody,ArmsBody)
PelvicCavityLegs＝PelvicCavityLegsBody …… 盆腔下肢体
×PelvicCavityLegsNerve …… 盆腔下肢神经
×PelvicCavityLegsBloodVessel …… 盆腔下肢血/淋巴管
×PelvicCavityLegsMeridians …… 盆腔下肢经络
×PelvicCavityLegsBodyFluid …… 盆腔下肢体液
PelvicCavityLegsBody＝(PelvicCavityBody,LegsBody)

依照现代生物学的观点,体腔四肢具有体腔防护、固定脑、内脏器官、血管、淋巴管、神经与连接四肢的功能,并支持心脏肌肉运动、呼吸运动、消化管道蠕动、四肢运动和储存脂肪的功能。

依照本书的观点,体腔四肢系统是中医脾系统外表体系,同样实行"生气体、热交换、纳物质、吐信息、调水"的基础平衡功能,另外体腔四肢系统由于其皮肤的上皮组织、结缔组织、脂肪组织肌肉、血管、神经组织等,构成了物质交换、热交换、气交换、水交换和信息交换的平台,所以具有物质、热、气体、水和信息的交换服务行为。

中医体腔四肢系统的行为划分生命行为(life actions)和分类功能行为(function deliver actions)两部分。

中医体腔四肢系统生命行为即中医体腔四肢系统自身需要的生命维系行为,其内容与人体细胞组织的生命行为内容相同。

中医体腔四肢系统的分类功能行为即中医体腔四肢系统在个体范围内对其他系统提供的功能服务行为,其服务行为有自己的特色,主要表现在生气体服务、交换热服务、纳物质服务、吐信息服务、调水服务、感受表达服务、意识运动功能服务、非意识运动功能服务等。

中医体腔四肢主体类型定义和描述如下:

```
Type CoelomeArmLeg(AIB,RES,ENV)is
Sorts CoelomeArmLeg,S,AIBs,RES,ENV end
LifeActions
    与各细胞组织生命行为相同。
FunctionDeliverActions
    S:CM-CoelomeArmLeg_GenerateGasService: ES→ES          …中医体腔四肢系统生气体服务
    S:CM-CoelomeArmLeg_ExchangeHeatService(o): ES→ES      …中医体腔四肢系统交换热服务
    S:CM-CoelomeArmLeg_InhaleMatterService(o): ES→ES      …中医体腔四肢系统纳物质服务
    S:CM-CoelomeArmLeg_ExhaleInfService(o): ES→ES         …中医体腔四肢系统吐信息服务
    S:CM-CoelomeArmLeg_RegulateWaterService(o): ES→ES     …中医体腔四肢系统调水服务
    S:CM- CoelomeArmLeg_ExchangeMatterService(o): ES→ES   …中医体腔四肢系统交换物质服务
    S:CM-CoelomeArmLeg_ExchangeGasService(o): ES→ES       …中医体腔四肢系统交换气体服务
    S:CM-CoelomeArmLeg_ExchangeWaterService(o): ES→ES     …中医体腔四肢系统交换水服务
    S:CM-CoelomeArmLeg_ExchangeInfService(o): ES→ES       …中医体腔四肢系统交换信息服务
    S:CM-CoelomeArmLeg_MoveService(): ES→ES               …中医体腔四肢系统非意识运动服务
    S:CM-CoelomeArmLeg_VoluntaryMoveService(): ES→ES      …中医体腔四肢系统意识运动服务
    S:CM-CoelomeArmLeg_ReceptExpresseService(x): ES→ES    …中医体腔四肢系统感受表达服务
    S:CM-CoelomeArmLeg_ReceptExpresseMeridianService(x): ES→ES
                                                          …中医体腔四肢系统感受表达经
                                                          络服务
    S:CM-CoelomeArmLeg_RegenerationService(o): ES→ES      …中医体腔四肢系统再生服务
End
```

读者可以比较现代生物学生命再现方法设计的体腔系统主体类型，在那个体腔系统主体类型中定义了以下功能服务行为，对于这些功能服务具体说明如下：

(1) 中医体腔四肢系统生气体服务。S:CM-CoelomeArmLeg_GenerateGasService，是指肌肉运动(呼吸运动、四肢运动)消耗 ATP，产生大量二氧化碳气体的服务，而这些产生的二氧化碳气需要被交换到体外的服务。

(2) 中医体腔四肢系统交换热服务。S:CM-CoelomeArmLeg_ExchangeHeatService(o)，是指肌肉运动在消耗 ATP 能量时，把产生的热交换的服务。

(3) 中医体腔四肢系统纳物质服务。S:CM-CoelomeArmLeg_InhaleMatterService(o)，是指肌肉运动需要吸收产生能量的物质服务。

(4) 中医体腔四肢系统吐信息服务。S:CM-CoelomeArmLeg_ExhaleInfService(o)，表示肌肉运动是信息传递通信的终端，使用后被消去的服务。

(5) 中医体腔四肢系统调水服务。S:CM-CoelomeArmLeg_RegulateWaterService(o)，表示运动产生和消耗 ATP 所产生的水，需要在体内被调节的服务。

(6) 中医体腔四肢系统感受表达经络服务。S:CM-CoelomeArmLeg_ReceptExpresseMeridianService(x)，体腔四肢系统对经络所连接经脉的感传信息(包括主体状态、行为功能、再生、恶欲)的感受表达服务。

(7) 中医体腔四肢系统再生服务。S:CM-CoelomeArmLeg_RegenerationService(o),人体的再生统一的感受表达系统是经络系统,协调和控制人体的再生、修复和重组活动,体腔四肢系统接受经络再生信息服务,表达细胞周期行为。

8.4.2　中医体液系统主体模板类型定义和描述

中医体液系统(CM-BodyFluidSystem,简写为 CM-BFSystem)是运行人体的水环境的系统,是人体的水环境和人体虚拟系统。人体的体液有70%的比例在细胞内,而人体有万亿规模的细胞。在细胞外的体液主要在血液、淋巴液、组织液中,体腔中有少量的体液。如果细致划分,可以将人体体液划分为五官液(泪、唾、涎、涕、耳液)、五脏液(肝胰液、血液、淋巴液、肺液(痰湿液)、精液)、五腑液(胆液、小肠液、胃液、大肠掖、膀胱液(尿液))、五腔液(头腔液、心包液、腹腔液、胸腔液、盆腔液)和四肢液等。所谓外分泌系统,实际上是水环境和外分泌系统。是一个虚拟结构体系,没有独立的系统主体,其主体全部分布在其他系统上,例如在脏腑系统、皮肤系统等。

依照现代生物学知识结构,人体生命活动维系水和无机盐在体内平衡是非常重要的。体内的水其2/3在细胞内,1/3在细胞外。细胞外的体液除血液外,还有组织液和淋巴液。当泌尿系统和淋巴系统运行不正常时,水与无机盐代谢会出现问题。重要的是关注细胞与组织间的体液交换平衡、组织与血管间的体液交换平衡和血管体液输入与输出平衡,即生物个体水、无机盐吸收和排出的平衡。

依照本书的观点,人体水环境,不仅存在着水与无机盐的平衡关系,还存在着其他多种水环境平衡关系。从中医学角度看,中医存在着与现代自然科学经常谈到的平衡关系研究方法不同,我们称为“中医五行中描述的平衡结构”。把蛋白水溶性、糖水溶性、脂溶性、酸碱性、酸碱溶性的体液中的平衡关系改成新的描述:

(1) 蛋白/糖/脂肪三角平衡,蛋白水溶性、糖水溶性和脂溶性平衡关系。

(2) 糖/脂肪/水·无机盐三角平衡,糖水溶性、脂溶性和酸碱性平衡关系。

(3) 脂肪/水·无机盐/核酸三角平衡,脂溶性、酸碱性和酸碱溶性平衡关系。

(4) 水·无机盐/核酸/蛋白三角平衡,酸碱性、酸碱溶性和蛋白水溶性平衡关系。

(5) 核酸/蛋白/糖三角平衡,酸碱溶性、蛋白水溶性和糖水溶性平衡关系。

中医体液系统生命行为即中医体液系统自身需要的生命维系行为,其内容与人体细胞组织的生命行为内容相同。

中医体液系统的分类功能行为即中医体液系统在个体范围内对其他系统提供的功能服务行为,其服务行为有自己的特色,主要表现在“生水服务、交换水服务、纳水服务、吐水服务、调水服务”和感受表达服务、意识运动功能服务、非意识运动功能服务、交换水服务、交换物质服务、交换信息服务等。由于人体的体液系统是一个虚拟系统,是人体左右脏器在水范畴内的综合系统。这些功能服务基本聚合了人体左右脏器的水服务行为,具体说明如下:

(1) 中医体液系统生水服务。S:CM-BFSystem_GenerateWaterService,是指体液系

统的生水服务,这个服务综合了中医肺的生水服务。

(2) 中医体液系统交换水服务。S:CM-BFSystem_ExchangeWaterService(o),是指体液系统的交换水服务,这个服务综合了中医肾的交换水服务。

(3) 中医体液系统纳水服务。S:CM-BFSystem_InhaleWaterService(o),是指体液系统的纳水服务,这个服务综合了中医肝的纳水服务。

(4) 中医体液系统吐水服务。S:CM-BFSystem_ExhaleWaterService(o),是指体液系统的吐水服务,这个服务综合了中医心的吐水服务。

(5) 中医体液系统调水服务。S:CM-BFSystem_RegulateWaterService(o),是指体液系统的调水服务,这个服务综合了中医脾的调水服务。

(6) 中医体液系统意识运动服务。S:CM-BFSystem_VoluntaryMoveService(),是指体液系统提供水在意识驱动下的流动服务,与肌肉意识运动有关系。

(7) 中医体液系统非意识运动服务。S:CM-BFSystem_MoveService(),是指体液系统提供的水在非意识驱动(自主、协同)下的流动服务,与肌肉非意识运动有关。

(8) 中医体液系统交换热服务。S:CM-BFSystem_ExchangeHeatService(o),是指体液系统的热交换服务,这个服务综合了中医脾的交换热服务。

(9) 中医体液系统交换信息服务。S:CM-BFSystem_ExchangeInfService(o),是指体液系统的信息交换服务,这个服务综合了中医肝的信息交换服务。

(10) 中医体液系统交换物质服务。S:CM-BFSystem_ExchangeMatterService(o),是指体液系统的物质交换服务,这个服务综合了中医心的物质交换服务。

(11) 中医体液系统交换气体服务。S:CM-BFSystem_ExchangeGasService(o),是指体液系统的气体交换服务,这个服务综合了中医肺的气体交换服务。

(12) 中医体液系统感受表达服务。S:CM-BFSystem_ReceptExpresseService(o),中医体液的感受表达服务的功能主要是几个方面的功能:

- 感受表达水与无机盐平衡性。可以进一步地定义体液中离子平衡性服务行为,例如 S:CM-BFSystem_BalanceIonService(o)。
- 感受表达体液物质浓度,可以进一步地定义体液中物质浓度感受表达服务行为,例如 S:CM-BFSystem_BalanceSubstanceService(o)。
- 感受表达体液蛋白水溶性,可以进一步地定义体液中蛋白质水溶性感受表达服务行为,例如 S:CM-BFSystem_BalanceProteinSolubilityService(o)。
- 感受表达体液糖水溶性,可以进一步地定义体液中糖水溶性感受表达服务行为,例如 S:CM-BFSystem_BalanceSweetSolubilityService()。
- 感受表达体液脂溶性,可以进一步的定义体液中脂溶性感受表达服务行为,例如 S:CM-BFSystem_BalanceFatSolubilityService(o)。
- 感受表达体液酸碱性和酸碱溶性,可以进一步地定义体液中酸碱性和酸碱溶性感受表达服务行为,例如 S:CM-BFSystem_BalanceAcidAkalineSolubilityService(o)。
- 感受体液的物理特性,例如体液温度、体液流动和水交换等特性。可以进一步地定义为 S:CM-BFSystem_ReceptExpressePhysicsCharacterService(o)。

中医体液系统类型定义与描述如下：

```
Type CM-BFSystem(AIB,RES,ENV)is
Sorts CM-BFSystem,S,AIBs,RES,ENV end
LifeActions
    与中医的体腔四肢系统主体的生命行为定义内容相同。
FunctionDeliverActions
    S:CM-BFSystem_GenerateWaterService: ES→ES                ······ 中医体液系统生水服务
    S:CM-BFSystem_ExchangeWaterService(o): ES→ES             ······ 中医体液系统交换水服务
    S:CM-BFSystem_InhaleWaterService(o): ES→ES               ······ 中医体液系统纳水服务
    S:CM-BFSystem_ExhaleWaterService(o): ES→ES               ······ 中医体液系统吐水服务
    S:CM-BFSystem_RegulateWaterService(o): ES→ES             ······ 中医体液系统调水服务
    S:CM-BFSystem_MoveService(): ES→ES                       ······ 中医体液系统非意识运动服务
    S:CM-BFSystem_VoluntaryMoveService(): ES→ES              ······ 中医体液系统意识运动服务
    S:CM-BFSystem_ExchangeHeatService(o): ES→ES              ······ 中医体液系统交换热服务
    S:CM-BFSystem_ExchangeInfService(o): ES→ES               ······ 中医体液系统交换信息服务
    S:CM-BFSystem_ExchangeMatterService(o): ES→ES            ······ 中医体液系统交换物质服务
    S:CM-BFSystem_ExchangeGasService(o): ES→ES               ······ 中医体液系统交换气体服务
    S:CM-BFSystem_ReceptExpresseService(x): ES→ES            ······ 中医体液系统感受表达服务
End
```

8.4.3　中医脂肪储存/动员系统主体模板类型定义和描述

我们把分布人体各实体系统中的脂肪存储和动员功能部分，包括脂肪组织和各种调节器官、腺体、神经、经络等组织部分，共同构成人体的中医脂肪储存/动员系统(CM-FatDepositMobilizationSystem，简称 CM-FDMSystem)。

人体的糖只有很少的"糖原"储存，主要储存在肝和肌肉组织中，人体的氨基酸和蛋白质没有储存体系，主要是以脂肪形式储存起来。脂肪组织通过脂肪细胞受体，感受降解脂肪激素(肾上腺素、去甲肾上腺素和胰高血糖素)，将脂肪颗粒 CM 降解，产生甘油和脂肪酸。甘油和脂肪酸进入血液，通过运送蛋白，输送到全身的肌肉组织，作为能量使用。脂肪代谢与糖的代谢有密切关系。脂肪代谢过程与胰脏分泌的胰岛素和胰高血糖素分泌密切相关。因为，脂肪的合成与分解与糖的合成与分解都是在胰岛素和胰高血糖素的参与下发生的，所不同的是，代谢过程的合成与分解的方向是相反的。在胰岛素作用下，细胞被要求分解糖，同时被要求合成脂肪。而在胰高血糖素作用下，细胞被要求合成糖(糖原)，同时被要求分解脂肪。而人体的脂肪几乎不能转化成糖和蛋白质，主要作为能量使用(运动)，产生二氧化碳和水。

中医说脂肪是湿气(不是水)，湿气遇到石头(金)，可以凝结或聚集成水。意思在说，通过调理肺气，可以把脂肪变成水。即不需要运动，存在着将脂肪转化成水的生理途径。

中医脂肪储存/动员系统生命行为即中医脂肪储存/动员系统自身需要的生命维系行为，其内容与人体细胞组织的生命行为内容相同。

中医脂肪储存/动员系统的分类功能行为即中医脂肪储存/动员系统在个体范围内对其他系统提供的功能服务行为，其服务行为有自己的特色，主要表现在营养物质功能服务、热功能服务、气体功能服务、水功能服务、信息功能服务、感受表达服务、意识运动功能服务、非意识运动功能服务、再生服务等。对于这些功能服务具体说明如下：

(1) 脂肪储存/动员系统生气体服务。S:CM-FDMSystem_GenerateGasService，是指系统生成气体的服务。

(2) 脂肪储存/动员系统交换热服务。S:CM-FDMSystem_ExchangeHeatService(o)，是指系统交换热的服务。

(3) 脂肪储存/动员系统吐信息服务。S:CM-FDMSystem_ExhaleInfService(o)，是指系统吐信息的服务。

(4) 脂肪储存/动员系统调水服务。S:CM-FDMSystem_RegulateWaterService(o)，是指系统调水的服务。

(5) 脂肪储存/动员系统意识运动服务。S:CM-FDMSystem_VoluntaryMoveService()，是指系统对物质、信息、热、气体和水在意识驱动下的流动服务，与肌肉意识运动有关系。

(6) 脂肪储存/动员系统非意识运动服务。S:CM-FDMSystem_MoveService()，是指系统对物质、信息、热、气体和水在非意识驱动下的流动服务，与肌肉非意识运动有关系。

(7) 脂肪储存/动员系统储存(纳物质)服务。S:CM-FDMSystem_FatDepositService(o)，系统把多余的脂肪存储在脂肪组织的脂肪细胞中。

(8) 脂肪储存/动员系统动员服务。S:CM-FDMSystem_FatMobilizationService(o)，系统动员储存的脂肪微粒，分解成甘油和脂肪酸，参与身体的物质代谢。

(9) 脂肪储存/动员系统感受表达服务。S:CM-FDMSystem_ReceptExpresseService()，是指系统对物质、热、气体、水、信息、运动、状态等对象的感受表达服务。

(10) 脂肪储存/动员系统感受表达经络服务。S:CM-FDMSystem_ReceptExpresse-Meridian Service(x)，脂肪储存/动员系统对经络所连接经脉的感传信息(包括主体状态、行为功能、再生、恶欲)的感受表达服务。

(11) 脂肪储存/动员系统再生服务。S:CM-FDMSystem_RegenerationService(o)，人体的再生统一的感受表达系统是经络系统，协调和控制人体的再生、修复和重组活动，脂肪储存/动员系统接受经络再生信息服务，表达细胞周期行为。

中医脂肪储存/动员系统类型定义如下：

Type CM-FDMSystem(AIB,RES,ENV)is

Sorts CM-FDMSystem,S,AIBs,RES,ENV end

LifeActions

与中医体腔四肢系统主体的生命行为定义内容相同。

FunctionDeliverActions

S:CM-FDMSystem_GenerateGasService: ES→ES … 脂肪储存/动员系统生气体服务

S:CM-FDMSystem_ExchangeHeatService(o): ES→ES … 脂肪储存/动员系统交换热服务

S:CM-FDMSystem_ExhaleInfService(o): ES→ES … 脂肪储存/动员系统吐信息服务

S:CM-FDMSystem_RegulateWaterService(o): ES→ES … 脂肪储存/动员系统调水服务

S:CM-FDMSystem_MoveService(): ES→ES … 脂肪储存/动员系统非意识运动服务

S:CM-FDMSystem_VoluntaryMoveService(): ES→ES … 脂肪储存/动员系统意识运动服务

S:CM-FDMSystem_FatDepositService(): ES→ES … 脂肪储存/动员系统储存服务

S:CM-FDMSystem_FatMobilizationService(): ES→ES … 脂肪储存/动员系统动员服务

S:CM-FDMSystem_ReceptExpresseService(x): ES→ES … 脂肪储存/动员系统感受表达服务

S:CM- FDMSystem_ReceptExpresseMeridianService(x): ES→ES … 脂肪储存/动员系统感受表达经络服务

S:CM- FDMSystem_RegenerationService(o): ES→ES … 脂肪储存/动员系统再生服务

End

8.4.4 中医微生物系统主体类型定义和描述

人体内有数量巨大的微生物。人体微生物主要分布在消化管道系统、皮肤系统和血液中。人体微生物有些对人体是有益的(例如乳酸杆菌),有些是有害的(例如梭状芽孢杆菌、大肠杆菌等)。人体中不存在专司管理人体内微生物的组织和器官。但是,在再现生命设计中,必须把人体中的微生物体系设计成一个虚拟的系统。这个虚拟的系统在功能上等价人体存在的微生物体系(CM-MicrobeSystem)。中医的微生物系统可以设计成几个子系统,例如:

CM-MicrobeSystem=CM-DigestiveTractMicrobeSystem

…… 中医消化管道微生物系统

×CM-BloodVesselMicrobeSystem

…… 中医血管微生物系统

×CM-SkinMicrobeSystem

…… 中医皮肤微生物系统

中医微生物系统生命行为即中医微生物系统自身需要的生命维系行为,其内容如下:

(1) 新微生物系统。S:CM-MicrobeSystem_New()。

(2) 微生物系统物质能量代谢。S:CM-MicrobeSystem_Metabolize。

(3) 微生物系统交换物质。S:CM-MicrobeSystem_ExchangeMatter(o)。

(4) 微生物系统交换信息。S:CM-MicrobeSystem_ExchangeInf(o)。

(5) 微生物系统交换热。S:CM-MicrobeSystem_ExchangeHeat(o)。

(6) 微生物系统交换气体。S:CM-MicrobeSystem_ExchangeGas(o)。

(7) 微生物交换水。S:CM-MicrobeSystem_ExchangeWater(o)。

(8) 微生物系统迁徙运动。S:CM-MicrobeSystem_Remove()。

(9) 微生物系统感受表达。S:CM-MicrobeSystem_ReceptExpress(x)。

(10) 微生物系统增殖/分化。S:CM-MicrobeSystem_MultiplicationDifferentiation()。

(11) 微生物再生。S:CM-MicrobeSystem_Regeneration()。

(12) 微生物系统程序死亡。S:CM-MicrobeSystem_ProgramDeath()。

(13) 微生物系统异常死亡。S:CM-MicrobeSystem_Abaot()。

这些生命行为与原核细胞、真核细胞的生命行为一致,不需要重复说明。

中医微生物系统的分类功能行为即中医微生物系统在个体范围内对其他系统提供的功能服务行为,其服务行为有自己的特色,主要表现在生物质服务(物质代谢)、物质交换服务、热交换服务、气体交换服务、水交换服务、信息交换服务、分泌服务、运动功能服务、感受表达服务、增殖服务、再生服务等。对于这些功能服务具体说明如下:

(1) 微生物系统交换物质服务。S:CM-MicrobeSystem_ExchangeMatterService(o)。

(2) 微生物系统交换热服务。S:CM-MicrobeSystem_ExchangeHeatService(o)。

(3) 微生物系统交换气体服务。S:CM-MicrobeSystem_ExchangeGasService(o)。

(4) 微生物系统交换信息服务。S:CM-MicrobeSystem_ExchangeInfService(o)。

(5) 微生物交换水服务。S:CM-MicrobeSystem_ExchangeWaterService(o)。

(6) 微生物系统运动服务。S:CM-MicrobeSystem_MoveService()。

这些功能行为,读者可以自明,也无需再说明。

中医微生物系统(CM-MicrobeSystem)类型定义与描述如下。

```
Type CM-MicrobeSystem(AIB,RES,ENV)is
Sorts CM-MicrobeSystem,S,AIBs,RES,ENV end
LifeActions
    生命行为与原核细胞、真核细胞的生命行为一致。
FunctionDeliverActions
    S:CM-MicrobeSystem_ExchangeMatterService(o): ES→ES      …… 微生物系统交换物质服务
    S:CM-MicrobeSystem_ExchangeHeatService(o): ES→ES        …… 微生物系统交换热服务
    S:CM-MicrobeSystem_ExchangeGasService: ES→ES            …… 微生物系统交换气体服务
    S:CM-MicrobeSystem_ExchangeInfService(o): ES→ES         …… 微生物系统交换信息服务
    S:CM-MicrobeSystem_ExchangeWaterService(o): ES→ES       …… 微生物交换水服务
    S:CM-MicrobeSystem_MoveService(): ES→ES                 …… 微生物系统运动服务
End
```

8.5　中医感受表达系统运行模型

本节将依据我们在第5章提出的新中医学的人体感受表达网络系统(Recept/Expression System),对其中各系统主体进行软件系统设计类型定义和说明。这里使用感受表达系统(ReceptExpressionSystem,简写为 RecExpSystem)。

关于**中医感受表达系统主体的行为环境**(Env)**与状态**(State)。中医感受表达系统的主体活动平台依然是本书定义描述的人体交换的“五张皮”,构成人体立体的物质、热、气体、水和信息的交换总平台结构,包括了物质、热、气体、水和信息交换总平台的“生、交换、纳、吐和调”功能及总平台内再生、修复和重组。因为人体感受表达系统主体的感受与表达是人体感受表达环境的组成部分,同样应当是感传气(经气)、气血、运动(热)、状态(平衡)、情志恶欲。

中医感受表达系统的行为划分生命行为(life action)和分类功能行为(function deliver action)两部分。

中医感受表达系统生命行为即感受表达系统自身需要的生命维系行为等。

中医感受表达系统的分类功能行为即中医感受表达系统在个体范围内对其他系统提供的功能服务行为,中医感受表达系统服务行为有自己的特色,主要表现在感受表达物质服务、感受表达热服务、感受表达气体服务、感受表达水服务、感受表达信息服务、感受表达运动服务、感受表达关联服务、感受表达差别服务、感受表达变化服务、感受表达环境服务、感受表达状态服务、感受表达情志服务等。这些服务的具体含义描述如下:

(1) 感受表达物质服务。S:RecExpSystem_ReceptExpressionMatterService(o),主体感受表达生命物质与物质、能量代谢过程的服务。

(2) 感受表达热服务。S:RecExpSystem_ReceptExpressionHeatService(o),主体(细胞生物、细胞、组织、器官、系统和个体)对不同范围环境的热感受、吸收与释放能量产生的热效果的感受表达提供的服务。

(3) 感受表达气体服务。S:RecExpSystem_ReceptExpressionGasService(o),主体对气体成分、气压、气温、气体流动和气体交换等感受与表达提供的服务。

(4) 感受表达水服务。S:RecExpSystem_ReceptExpressionWaterService(o),是低等或高等植物与动物都有的感受表达功能,主体对水环境或体液的成分、温度、流动和水交换等感受表达提供的服务。其中特别重要的是体液的水与无机盐平衡性和蛋白水溶性、糖水溶性、脂溶性、酸碱性和酸碱溶性的平衡特性。

(5) 感受表达信息服务。S:RecExpSystem_ReceptExpressionInfService(o),主体对化学(细胞因子、生长因子、激素、神经递质、气体分子)、物理(光、电、磁)等信号分子物质的感受表达提供的服务。

(6) 感受表达主体。S:RecExpSystem_ReceptExpressionSubjectService(x),是指感受体内各层次主体存在性、分类特性的服务,这种服务为主体增殖、融合、分化、去分化、再生、修复和重组提供决定支撑。

(7) 感受表达运动服务。S:RecExpSystem_ReceptExpressionMoveService(x),是指主体对其他对象和自身运动提供的感受表达服务,是动物独有的感受表达服务。

(8) 感受表达关联服务。S:RecExpSystem_ReceptExpressionRelationService(x),关联有连接、协同、配合、合作的意义,对关联服务主要是指多主体相互作用和多主体行为之间的协同性服务。依据本书的观点是各主体(细胞)协同基因和行为信息基(AIB)协同习惯内相互作用,产生的相互的感受表达。

(9) 感受表达差别服务。是多主体组织结构,在感受与表达相同和类似的条件时产生对象、空间的感受与表达差异,使对环境和对象的感受表达具有了空间结构性的基础。形式为 S:RecExpSystem_ReceptExpressionDifferenceService(x)。

(10) 感受表达变化服务。S:RecExpSystem_ReceptExpressionChangeService(x),是同一主体在时间序列中感受表达不同的对象信息,包括信息类型、形态、数值的不同。由于主体的感受表达的记忆性,使主体产生了时间序列感受表达的差别,从而产生了时间和过程性的服务。

(11) 感受表达环境服务。S:RecExpSystem_ReceptExpressionEnvService(x),这里的环境主要是指物质、信息、热(能)、气体、水之外的环境因子概念,例如阳光、气温、气压、电磁、气流、水流等概念范畴的感受表达而提供的服务。

(12) 感受表达状态服务。S:RecExpSystem_ReceptExpressionStateService(x),对主体自身周期状态和组成主体的周期状态、物质、信息、行为等内容范畴的存储记录而提供的服务。

(13) 感受表达情志服务。S:RecExpSystem_ReceptExpressionEmotions(x),对主体的生命行为和功能行为的不能够性、能够性、完整性、一致性和平衡性所表现出的目标性感受与表达,并被意识化产生的主体情志、恶欲的服务。

中医感受表达系统主体的类型定义与描述如下:

Type RecExpSystem(AIB,RES,ENV)is

Sorts RecExpSystem,S,AIBs,RES,ENV end

LifeActions

　　与脏腑模板类型生命行为定义相同。

FunctionDeliverActions

　　S:RecExpSystem_ReceptExpressionSubjectService(x): ES→ES ……… 感受表达主体服务

　　S:RecExpSystem_ReceptExpressionEnvService(x): ES→ES ……… 感受表达环境服务

　　S:RecExpSystem_ReceptExpressionRelationService(x): ES→ES ……… 感受表达关联服务

　　S:RecExpSystem_ReceptExpressionMatterService(o): ES→ES ……… 感受表达物质服务

　　S:RecExpSystem_ReceptExpressionHeatService(o): ES→ES ……… 感受表达热服务

　　S:RecExpSystem_ReceptExpressionGasService(o): ES→ES ……… 感受表达气体服务

　　S:RecExpSystem_ReceptExpressionWaterService(o): ES→ES ……… 感受表达水服务

　　S:RecExpSystem_ReceptExpressionInfService(o): ES→ES ……… 感受表达信息服务

```
    S:RecExpSystem_ReceptExpressionSubjectService(x): ES→ES ……… 感受表达主体服务
    S:RecExpSystem_ReceptExpressionMoveService(x): ES→ES ……… 感受表达运动服务
    S:RecExpSystem_ReceptExpressionDifferenceService(x): ES→ES ……… 感受表达差别服务
    S:RecExpSystem_ReceptExpressionChangeService(x): ES→ES ……… 感受表达变化服务
    S:RecExpSystem_ReceptExpressionStateService(x): ES→ES ……… 感受表达状态服务
    S:RecExpSystem_ReceptExpressionEmotionsService(x): ES→ES……… 感受表达情志服务
End
```

中医感受表达系统主要有以下子系统主体，它们依胚胎发育产生的顺序，可以分别描述如下。

1) 中医广义经络系统

它属于人体的"后生物系统"细胞组织网络，即后生物系统的感受表达网络。建立在细胞之间、细胞组织之间、器官之间的信息交换(旁分泌等)网络，同时还包括细胞、组织和器官之间建立行为关联的网络系统。细胞、组织和器官之间的信息与行为关联网络主要是生命表达网络，是生物体生命特点的表达形式。行为联系网络是通过体内所有各层次的行为信息基(AIB)网络来实现的。生物体是如何在自己的体内通过行为信息基(AIB)建立行为联系网络。主要有以下物质形式：

(1) 人体细胞、组织、器官、系统和个体的行为信息基(AIB)关联网络。这是胚胎发育中最先产生的信息和行为关联网络，是实现多细胞相互作用的协同控制与管理模式的基础机制。是构成人体胚胎发育产生的前生物系统，例如原始弥散血管网络、原始弥散排泄管网络、原始弥散神经网络和弥散腺细胞信息、行为感受表达网络形成的基础机制。

(2) 血管(淋巴管)感受表达网络系统。胚胎发育期间的原始血管的感受表达是通过细胞、组织的行为信息基(AIB)的关联网络实现协调控制的。随着腺体细胞组织、器官和前神经系统形成，血管(淋巴管)开始进入诱导发育和强制发育模式中。

(3) 排泄管感受表达网络系统。胚胎发育期间的原始排泄管的感受表达是通过细胞、组织的行为信息基(AIB)的关联网络实现协调控制的。随着原始和后续的腺体组织、器官的发育，局部激素和全局激素开始对前、后排泄系统的发育演变实施诱导发育控制。前神经系统对排泄系统组织与器官实施强制发育模式。

(4) 弥散腺细胞信息、行为感受表达网络。胚胎发育期间的原始腺细胞组织的感受表达是通过细胞、组织的行为信息基(AIB)的关联网络实现协调控制的。腺体组织、器官发育是在前神经系统的实施强制发育模式下实现的。

人体存在的广义经络系统是人体广泛存在的感受表达网络。这个广义的感受表达网络是以体内的行为信息基(AIB)关联网络为基础机制，以后续发育演化而成的前生物系统为关联的系统基础，构成了所有人体后生物系统的感受表达网络。

2）中医狭义经络系统

中医的经络系统是一个综合性的物质、信息和行为关联网络体系，它们是从胚胎发育中的“前生物系统”（主要是前神经系统）演化形成目标“后生物系统”的信息交换、感受表达和行为相互作用的网络的一种存在形式。中医经络系统同时还是以下重要系统：

（1）增殖/再生局部环境感受表达网络系统。

（2）细胞生命周期的调节基础性感受表达网络系统。

3）腺体系统网络

人体内、外分泌腺细胞组织、器官构成的感受表达网络，其网络的终端是与毛细血管连接的所有细胞、细胞组织和器官。还可以通过这个网络在体表表达出全身性的状态信息。现代生物学的腺体系统同样需要考虑引入经络系统，考虑其对整个腺体系统的影响和作用。

4）植物神经系统网络

其网络的终端是与神经末梢连接的细胞和细胞组织。现代生物学的神经系统知识结构中是没有中医经络系统概念的，依照本书的观点，经络系统和神经系统同属于人体感受表达系统的组成部分，必然存在着由于引入经络系统而对神经系统有新的认识和新的描述。同样，传统中医经络系统也没有论述与神经系统关系的内容，所以对经络系统的描述也需要考虑神经系统和内分泌系统等概念的影响，增加新的描述内容。

所以，人体感受表达网络，包括 AIB 网络、经络系统、腺体系统网络和植物神经系统，都是胚胎发育期的前生物系统发育演化而来的。它们构成了人体感受表达网络。

感受表达系统有以下主体（7 个主体以上）：

（1）植物神经系统主体（可以区分丘脑、脊神经、脑神经、内脏运动神经、内脏感觉神经 5 个主体）。

（2）腺体系统主体（例如内分泌系统定义一个主体，包括了内分泌所有器官和组织的分泌功能）。

（3）广义经络系统主体（AIB 网络、血管、排泄管、肌肉、上皮组织、系膜、韧带等组织内和组织间的感传机制，可以分类定义主体）。

在这里，我们主要对几个主要感受表达网络主体进行类型定义和说明。

8.5.1 人体行为信息基(AIB)关联网络主体类型定义和描述

生物个体（例如细胞）的行为控制是主体行为信息基（AIB）决定的，我们把这种控制模式，称作自主控制模式。多细胞动物内部的控制，显然不能是多主体的“各自为政”的自主模式。从逻辑上看存在两种模式：

(1) 多主体的相互作用的协同控制模式。

(2) 多主体的管理者控制模式，即存在着多主体的管理者，这个管理者对多主体的组织实施管理。

所以人类体内主体的自组织、自管理和自控制，有自主模式（基因）、相互作用（协同）模式和管理者模式，我们已多次谈到。所以胚胎发育期间最早的多细胞和细胞组织的控制模式是相互作用（协同）模式，并通过细胞之间的信息、行为关联构成了最早的“**人体行为信息基(AIB)关联网络**”。由于人体的行为信息基（AIB）网络主要是解决细胞相互作用机制产生的多细胞主体的行为协同功能，所以是人体胚胎发育多细胞关联和行为控制的最早的模式。而这个协同模式与自主模式是所有多细胞动物产生的源泉和基础。从现代生物学的研究成果看，细胞组织内细胞主体是通过细胞的“协同基因”相互关联与协同的。这个协同基因被组织内所有细胞感受，表达出相互协同的细胞主体行为。但是，这个协同模式只在细胞组织内发挥作用。在这个“协同模式”的相互作用机制中，产生了原始弥散血管系统（上皮细胞组织）、原始弥散排泄管（上皮细胞组织）系统、原始弥散腺体系统（腺细胞组织）和原始弥散神经网络系统（神经细胞组织）。这里需要注意，在协同模式的细胞相互作用机制中，由于不同特化细胞组织，使这些原始系统具备了特化能力。因为，从胚胎发育历程看，在器官发育时，就会引入“管理者模式”，前神经系统（经络系统的前系统）作为管理者，开始了强制发育模式。但是，由于这个前神经系统是细胞组织结构，所以前神经系统实行的是协同模式的机制。

AIB关联网络是细胞组织范围内发育与生长模式，通常被限制在细胞组织范围内（例如生物膜结构控制的结构内）。

人体的AIB关联网络主体的行为划分生命行为(life actions)和分类功能行为(function deliver actions)两部分。

中医AIB关联网络主体生命行为即AIB关联网络自身需要的生命维系行为，其内容规定与细胞组织的行为定义与描述相同。

中医AIB关联网络主体的分类功能行为即AIB关联网络在个体范围内对其他系统提供的功能服务行为，主要表现在行为协同服务、物质交换协同服务、信息交换协同服务、热交换协同服务、气体交换协同服务、水交换协同服务和感受表达协同（关联）服务等。下面对这些功能服务行为做些说明。

(1) AIB网络协同行为服务。S：AIBCyberNet_CooperatingActionService(o)，是AIB网络相互协同或相互作用提供的行为服务。

(2) AIB网络物质交换协同服务。S：AIBCyberNet_MatterExchangeCooperatingService(o)，是AIB网络在物质交换方面的相互协同或相互作用的服务。

(3) AIB网络信息交换协同服务。S：AIBCyberNet_InfExchangeCooperatingService(o)，是AIB网络在信息交换方面的相互协同或相互作用的服务。

(4) AIB网络热交换协同服务。S：AIBCyberNet_HeatExchangeCooperatingService(o)，是AIB网络在热交换方面的相互协同或相互作用的服务。

(5) AIB 网络气体交换协同服务。S:AIBCyberNet_GasExchangeCooperatingService(o),是 AIB 网络在气体交换方面的相互协同或相互作用的服务。

(6) AIB 网络水交换协同服务。S:AIBCyberNet_WaterExchangeCooperatingService(o),是 AIB 网络在水交换方面的相互协同或相互作用的服务。

(7) AIB 网络感受表达关联服务。S:AIBCyberNet_ReceptExpresseRelationService(x),是 AIB 网络在感受表达关联方面(相互作用)的服务。

人体行为信息基(AIB)关联网络主体类型定义如下。

```
Type AIBCyberNet(AIB,RES,ENV)is
Sorts AIBCyberNet,S,AIBs,RES,ENV end
LifeActions
    与同各细胞组织生命行为相同。
FunctionDeliverActions
    S:AIBCyberNet_CooperatingActionService(o): ES→ES        … AIB 网络协同行为服务
    S:AIBCyberNet_MatterExchangeCooperatingService(o): ES→ES
                                                             … AIB 网络物质交换协同服务
    S:AIBCyberNet_InfExchangeCooperatingService(o): ES→ES
                                                             … AIB 网络信息交换协同服务
    S:AIBCyberNet_HeatExchangeCooperatingService(o): ES→ES
                                                             … AIB 网络热交换协同服务
    S:AIBCyberNet_GasExchangeCooperatingService(o): ES→ES
                                                             … AIB 网络气体交换协同服务
    S:AIBCyberNet_WaterExchangeCooperatingService(o): ES→ES
                                                             … AIB 网络水交换协同服务
    S:AIBCyberNet_ReceptExpresseRelationService(x): ES→ES
                                                             … AIB 网络感受表达关联服务
End
```

8.5.2 中医经络系统主体类型(修正)定义和描述

在人体胚胎器官发育时,开始引入"管理者模式",前神经系统(经络系统的前系统)作为管理者,开始实行强制发育模式。这种强制发育的管理者模式,由于前神经系统最早的形式是由特化神经细胞组成的弥散神经网络,这个从"协同模式"和神经细胞特化信息交换功能,大大提高了前神经系统的管理模式承担者能力。

在人体感受表达系统范畴内,传统的中医经络系统与神经系统、内分泌系统、其他腺体组织、器官以及弥散腺细胞系统有着直接的关系,不能孤立地描述经络系统的功能,在描述经络腺体时,需要考虑到神经系统和内分泌系统的影响。所以,这里谈到的经络系统的主体类型是在已经定义的经络系统主体模板类型中做些修正性的再定义和再描述。

人体经络系统的行为划分为生命行为(life action)和分类功能行为(function deliver action)两部分。

中医经络系统生命行为即经络系统自身需要的生命维系行为,其内容规定与细胞组织的行为定义与描述相同。

中医经络系统的分类功能行为即经络系统在个体范围内对其他系统提供的功能服务行为,已经定义在经络系统主体模板类型中,在这里只做修正性的定义,并增加和修改以下功能服务行为。主要细化经络系统感受表达服务 S:MeridiansSystem_ExchangeInfService(o)的定义,描述经络分别对物质、信息、热、气体、水、主体、行为、运动、关联、差别、变化、状态和情志恶欲等内容的感受表达。

(1) 经络系统感受表达物质服务。S:MeridiansSystem_ReceptExpresseMatterService(o),表示经络对物质的感受表达,包括对物质的理化特性的感受表达服务。

(2) 经络系统感受表达信息服务。S:MeridiansSystem_ReceptExpresseInfService(o),表示经络对信息的感受表达,包括对信息的理化特性的感受表达服务。

(3) 经络系统感受表达热服务。S:MeridiansSystem_ReceptExpresseHeatService(o),表示经络对热(能)的感受表达,包括对热(能)的理化特性的感受表达服务。

(4) 经络系统感受表达气体服务。S:MeridiansSystem_ReceptExpressGasService(o),表示经络对气体的感受表达,包括对气体的理化特性的感受表达服务。

(5) 经络系统感受表达水服务。S:MeridiansSystem_ReceptExpresseWaterService(o),表示经络对水的感受表达,包括对水的理化特性的感受表达服务。

(6) 经络系统感受表达主体服务。S:MeridiansSystem_ReceptExpresseSubjectService(x),表示经络对主体存在的感受表达服务。

(7) 经络系统感受表达运动服务。S:MeridiansSystem_ReceptExpresseMoveService(x),表示经络对主体行为(尤其是运动行为)的感受表达服务。

(8) 经络系统感受表达关联服务。S:MeridiansSystem_ReceptExpresseRelationService(x),表示经络对主体相互作用的关联的感受表达服务。

(9) 经络系统感受表达差别服务。S:MeridiansSystem_ReceptExpresseDifferenceService(o),表示经络对主体行为差别的感受表达服务。

(10) 经络系统感受表达变化服务。S:MeridiansSystem_ReceptExpresseChangeService(x),表示经络对主体行为变化的感受表达服务。

(11) 经络系统感受表达状态服务。S:MeridiansSystem_ReceptExpresseStateService(x),表示经络对主体状态的感受表达服务。

(12) 经络系统感受表达情志恶欲服务。S:MeridiansSystem_ReceptExpresseEmotionService(x),表示经络对情志(恶欲)的感受表达服务。

中医经络系统类型(修正)定义可以有如下描述:

```
Type MeridiansSystem(AIBs,RES,ENV)is
Sorts MeridiansSystem,S,AIBs,RES,ENV end
LifeActions
    与各细胞组织生命行为相同。
FunctionDeliverActions
    在经络系统主体模板类型服务行为定义基础上,增加如下服务行为定义。
    S:MeridiansSystem_ReceptExpresseMatterService(o):ES→ES …经络系统感受表达物质服务
    S:MeridiansSystem_ReceptExpresseInfService(o):ES→ES …经络系统感受表达信息服务
    S:MeridiansSystem_ReceptExpresseHeatService(o):ES→ES …经络系统感受表达热服务
    S:MeridiansSystem_ReceptExpressGasService(o):ES→ES …经络系统感受表达气体服务
    S:MeridiansSystem_ReceptExpresseWaterService(o):ES→ES …经络系统感受表达水服务
    S:MeridiansSystem_ReceptExpresseSubjecterviće(x):ES→ES …经络系统感受表达主体服务
    S:MeridiansSystem_ReceptExpresseMoveService(x):ES→ES …经络系统感受表达运动服务
    S:MeridiansSystem_ReceptExpresseRelationService(x):ES→ES …经络系统感受表达关联服务
    S:MeridiansSystem_ReceptExpresseDifferenceService(x):ES→ES …经络系统感受表达差别服务
    S:MeridiansSystem_ReceptExpresseChangeService(x):ES→ES…经络系统感受表达变化服务
    S:MeridiansSystem_ReceptExpresseStateService(x):ES→ES …经络系统感受表达状态服务
    S:MeridiansSystem_ReceptExpresseEmotionService(x):ES→ES …经络系统感受表达情志恶欲
                                                             服务
End
```

8.5.3 中医腺体(内、外分泌)系统主体类型(修正)定义和描述

在胚胎发育中产生的原始弥散腺体系统(腺细胞组织),参与人体器官的发育,人体的器官都有腺体细胞、腺体细胞组织和腺体细胞器官。腺体细胞、腺体细胞组织可以分布在人体的非腺体器官中,腺体器官是人体一些独立的内、外分泌器官。在非腺体器官中,可以分布存在着腺体细胞和腺体细胞组织。内分泌器官是以内分泌腺细胞为主体而生成的器官,例如甲状腺、胸腺等器官。外分泌器官以外分泌腺细胞为主体而生成的器官,例如胆囊器官和其他消化腺器官。另外,还有内、外分泌细胞组织共同构成的器官,例如肝、胰。

腺体(内、外分泌)系统网络是利用循环系统网络和体液网络传递信息物质的网络系统,其网络的终端是与毛细血管连接的所有细胞和细胞组织。可以通过这个网络在体表表达出全身性的状态信息。内、外分泌系统主要是调节消化系统的组织、器官与全身细胞、组织的物质和能量代谢过程和其他功能。其中内分泌系统的作用是专司功能生物系统的面向生物发育、生长和物质代谢活动的强相互作用的感受表达,是植物与动物都有的感受表达系统,具有不可替代性。

读者注意,中医把人体的腺体组成一个系统,从胚胎发育角度看是非常科学的,中医肝与中医肝/胆经络的划分是完全一致的。

中医人体腺体系统(CM-GlandBodySystem,CM-GlandBS)的行为划分生命行为(life action)和分类功能行为(function deliver action)两部分。

中医腺体系统生命行为即腺体系统自身需要的生命维系行为,其内容规定与细胞组织的行为定义与描述相同。

中医腺体系统的分类功能行为即腺体系统在个体范围内对其他系统提供的功能服务行为,可以考虑在已经定义的内分泌系统和消化腺腺体和其他系统主体类型基础上,做修正性的定义。考虑经络系统和中医脏腑平衡结构理论后,腺体系统类型需要增加什么功能行为呢?

在定义中医脏腑系统的经络系统类型中,我们强调了经络系统对"物质、信息、热、气体、水"的"生、交换、纳、吐、调"平衡的调节作用;中医强调的功能行为更具有基础性,具有包括植物在内的所有生物的"五张皮"平台功能;强调了经络系统对于所有生物系统、器官的"基准、循行、感传"和经络的调节"主体行为活力"的作用,考虑到经络系统对人体再生、修复、重组的统一感受表达作用和对细胞周期、主体资源的调度作用,与神经系统的调节与运动、感觉,内分泌系统的调节物质代谢与交换相比,确实具有完全不可替代的作用。

前面,我们定义的中医经络系统类型(修正)的描述中,增加了经络系统对于物质、信息、热、气体、水等客体范畴感受表达服务行为和对主体、运动、行为、关联、差别、变化、状态、情志恶欲等主体范畴的感受表达服务行为。根据上述经络系统的完整定义和描述,对于其他生物的系统,在考虑中医经络系统的存在与作用的因素下,这些修正的生物系统的类型定义中,至少要增加以下服务行为内容:

(1) 感受表达经络系统的表达。

(2) 生物系统的再生、修复、重组的服务行为。

下面,给出中医腺体系统增加和修改的功能服务行为:

(1) 腺体系统感受表达经络系统主体服务。S:CM-GlandBS_ReceptExpresseMeridianService(x),腺体系统对经络所连接经脉的感传信息(包括主体状态、行为功能、再生、恶欲等)的感受表达服务。

(2) 腺体系统再生服务。S:CM-GlandBS_RegenerationService(o),腺体系统接受经络再生信息服务,表达细胞周期行为。

下面,我们以人体腺体系统(CM-EndocrineSystem)主体运行类型再修正定义如下:

```
Type CM-GlandBS(AIBs,RES,ENV)is
Sorts CM-GlandBS,S,AIBs,RES,ENV end
LifeActions
    基本上与系统模板类型定义的生命行为相同。
FunctionDeliverActions
    在内分泌系统主体模板类型服务行为定义基础上,增加以下服务行为定义。
    S:CM-GlandBS_ReceptExpresseMeridianService(x):ES→ES   …腺体系统感受表达经络服务
    S:CM-GlandBS_RegenerationService(o):ES→ES             …腺体系统再生服务
End
```

8.5.4 中医植物神经系统主体类型(修正)定义和描述

人体植物神经系统(CM-AutonomicNervousSystem,CM-AutonomicNS)通常被理解为脊神经系统(vertebrate nervous system)的一部分,主要功能是调节非意识运动行为。包括交感神经系统(the sympathetic nervous system)和副交感神经系统(the parasympathetic nervous system),植物神经系统的作用是动物独有的感受表达系统,具有不可替代性。但是由于胚胎发育期间,前神经系统的神经脊索,融入到脊神经中成为各器官的神经系统部分的神经核,所以植物神经系统同样是经络系统的核与中枢。因此,植物神经系统的服务功能,考虑到作为经络系统的中枢后,其服务功能必须有新的增加和变化。

在后述植物神经系统的主体类型说明中,有"YangMeridian"翻译用词,其词义是中医的"阳经"。由于植物神经主要感受表达的是与运动和感觉有关的信息,经络系统在调整物质、热、气体、水和信息时,植物神经系统是有对应的感受和表达的。因为人体内神经、腺体(外分泌部分)、经络是紧密关联的,其中阳经(大肠经、小肠经、三焦经、胃经、胆经、膀胱经、督脉等)与植物神经有更紧密的关系。

人体植物神经系统的行为划分生命行为(life action)和分类功能行为(function deliver action)两部分。

中医植物神经系统生命行为即植物神经系统自身需要的生命维系行为,其内容规定与神经细胞组织的行为定义与描述相同。

中医植物神经系统的分类功能行为即植物神经系统在个体范围内对其他系统提供的功能服务行为,已经定义在神经组织主体模板类型中,在这里只做修正性的定义,并增加和修改以下功能服务行为:

(1) 植物神经系统感受表达经络系统主体服务。S:CM-AutonomicNS_ReceptExpresse MeridianService(x),植物神经系统对经络所连接经脉的感传信息(包括主体状态、行为功能、再生、恶欲)的感受表达服务。

(2) 植物神经系统再生服务。S:CM-AutonomicNS_RegenerationService(o),植物神经系统接受经络再生信息服务,表达细胞周期行为。

(3) 植物神经系统感受表达经络系统感传信息服务。S:AutonomicNS_ComService(o),植物神经系统感受表达经络系统感传信息服务。

(4) 植物神经系统感受表达经络系统循行服务。S:AutonomicNS_PerambulateService(),植物神经系统感受表达经络系统循行服务。

(5) 植物神经系统感受表达经络系统基准服务。S:AutonomicNS_BenchmarkService(),植物神经系统感受表达经络系统的基准服务。

(6) 植物神经系统感受表达经络系统调节物质服务。S:AutonomicNS_RegulateYangMeridianMatterServise(),植物神经系统感受表达经络系统调节物质处理功能的服务。

(7) 植物神经系统感受表达经络系统调节热服务。S:AutonomicNS_RegulateYang-

MeridianHeatServise(o)，植物神经系统感受表达经络系统调节热的服务。

(8) 植物神经系统感受表达经络系统调节气服务。S：AutonomicNS_RegulateYangMeridianGasServise(o)，植物神经系统感受表达经络系统调节气体的服务。

(9) 植物神经系统感受表达经络系统调节水服务。S：AutonomicNS_RegulateYangMeridianWaterServise(o)，植物神经系统感受表达经络系统调节体液(水)的服务。

(10) 植物神经系统感受表达经络系统调节信息服务。S：AutonomicNS_RegulateYangMeridianInfServise(o)，植物神经系统感受表达经络系统调节信息的服务。

(11) 植物神经系统感受表达经络系统调节主体再生服务。S：AutonomicNS_RegulateSubjectRegenerationService(o)，植物神经系统感受表达经络系统调节再生的服务。

(12) 植物神经系统感受表达经络系统调节主体功能服务。S：AutonomicNS_RegulateSubjectFunctionService(o)，植物神经系统感受表达经络系统调节主体功能的服务。

(13) 植物神经系统感受表达经络系统调节细胞周期、资源调度服务。S：AutonomicNS_RegulatetCellCycleService()，植物神经系统感受表达经络系统调节细胞周期和主体资源调度的服务。

人体植物神经系统主体类型(修正)可以定义与描述如下：

```
Type CM-AutonomicNS(AIBs,RES,ENV)is
Sorts CM-AutonomicNS,S,AIBs,RES,ENV end
LifeActions
    基本上与系统模板类型定义的生命行为相同。
FunctionDeliverActions
    在神经系统主体模板类型服务行为定义基础上，增加以下服务行为定义。
    S:AutonomicNS_ComService(o):ES→ES                          …感受表达经络感传信息服务
    S:AutonomicNS_PerambulateService():ES→ES                   …感受表达经络循行服务
    S:AutonomicNS_BenchmarkService():ES→ES                     …感受表达经络基准服务
    S:AutonomicNS_RegulateYangMeridianMatterServise():ES→ES
                                                               …感受表达经络调节物质服务
    S:AutonomicNS_RegulateYangMeridianHeatServise(o):ES→ES     …感受表达经络调节热服务
    S:AutonomicNS_RegulateYangMeridianGasServise(o):ES→ES      …感受表达经络调节气服务
    S:AutonomicNS_RegulateYangMeridianWaterServise(o):ES→ES    …感受表达经络调节水服务
    S:AutonomicNS_RegulateYangMeridianInfServise(o):ES→ES      …感受表达经络调节信息服务
    S:AutonomicNS_RegulateSubjectRegenerationService(o):ES→ES  …感受表达经络调节再生服务
    S:AutonomicNS_RegulateSubjectFunctionService(o):ES→ES      …感受表达经络调节主体功能服务
    S:AutonomicNS_RegulatetCellCycleService(o):ES→ES           …感受表达经络调节细胞周期、资
                                                                源调度服务
    S:CM-AutonomicNS_ReceptExpresseMeridianService(x):ES→ES
                                                               …植物神经系统感受表达经络服务
    S:CM-AutonomicNS_RegenerationService(o):ES→ES              …植物神经系统感受表达再生服务
End
```

8.5.5 中医心血管感受表达网络主体类型(修正)定义和描述

人体心血管系统在胚胎发育时期是由弥散上皮组织构成并不断发育而成的。这个血管网络保持了血管组织中的“自主模式”和“协同模式”感受表达能力,保持了血管网络AIB网络全部结构机制。这就奠定了血管网络作为感受表达系统的基础条件,使血管网络不仅作为输送血液的系统,也成为感受表达的系统。

人体血管网络在胚胎发育中,经历了新生、生芽、分支、融合、退化等多种发育过程,同样反映了生物进化的阶段过程,尤其是中、后心血管网络发育是在前神经系统(经络系统的前体系统)强制下发育的。另外,人体的经络系统组成中,虽然主要是前神经系统演化而成,但有些经络系统是前排泄管(前肾)网络和前血管网络演化而来的。所以,人体的心血管系统与经络系统有发育的控制关系,还有经络系统的组成关系。人体的心血管系统具有显著的可塑性。

中医人体心血管系统(CM-CirculatorySystem,CM-CSystem)的行为划分生命行为(life action)和分类功能行为(function deliver action)两部分。

中医心血管系统生命行为即心血管系统自身需要的生命维系行为,其内容规定与细胞组织的行为定义与描述相同。

中医心血管系统的分类功能行为即心血管系统在个体范围内对其他系统提供的功能服务行为,已经定义在循环系统主体模板类型中,在这里只做修正性的定义,并增加和修改如下功能服务行为。

(1) 系统感受表达物质服务。S:CM-CSystem_ReceptExpresseMatterService(x),中医心血管系统主体感受表达物质的服务行为。

(2) 系统感受表达热服务。S:CM-CSystem_ReceptExpresseHeatService(x),中医心血管系统主体感受表达热的服务行为。

(3) 系统感受表达气体服务。S:CM-CSystem_ReceptExpresseGasService(x),中医心血管系统主体感受表达气体的服务行为。

(4) 系统感受表达水服务。S:CM-CSystem_ReceptExpresseWaterService(x),中医心血管系统主体感受表达水的服务行为。

(5) 系统感受表达信息服务。S:CM-CSystem_ReceptExpresseInfService(x),中医心血管系统主体感受表达信息的服务行为。

(6) 系统感受表达中医心服务。S:CM-CSystem_ReceptExpresseHeartService(x),中医心血管系统主体感受表达中医心状态、恶欲、情志的服务行为。

(7) 系统感受表达中医肺服务。S:CM-CSystem_ReceptExpresseLungService(x),中医心血管系统主体感受表达中医肺状态、恶欲、情志的服务行为。

(8) 系统感受表达中医脾服务。S:CM-CSystem_ReceptExpresseSpleenService(x),中医心血管系统主体感受表达中医脾状态、恶欲、情志的服务行为。

(9) 系统感受表达中医肝服务。S:CM-CSystem_ReceptExpresseLiverService(x),

中医心血管系统主体感受表达中医肝状态、恶欲、情志的服务行为。

(10) 系统感受表达中医肾服务。S:CM-CSystem_ReceptExpresseKidneyService(x),中医心血管系统主体感受表达中医肾状态、恶欲、情志的服务行为。

(11) 系统感受表达经络服务。S:CM-CSystem_ReceptExpresseMeridianService(x),中医心血管系统对经络所连接经脉的感传信息(包括主体状态、行为功能、再生、恶欲)的感受表达服务。

(12) 系统再生服务。S:CM-CSystem_RegenerationService(o),中医心血管系统接受经络再生信息服务,表达细胞周期和再生服务。

中医心血管系统主体运行类型(修正)可以如下定义。

```
Type CM-CSystem(AIBs,RES,ENV)is
Sorts CM-CSystem,S,AIBs,RES,ENV end
LifeActions
    与系统模板类型定义的生命行为相同。
FunctionDeliverActions
    在循环系统主体模板类型服务行为定义基础上,增加以下服务行为定义。
    S:CM-CSystem_ReceptExpresseMatterService(x):ES→ES    … 系统感受表达物质服务
    S:CM-CSystem_ReceptExpresseHeatService(x):ES→ES      … 系统感受表达热服务
    S:CM-CSystem_ReceptExpresseGasService(x):ES→ES       … 系统感受表达气体服务
    S:CM-CSystem_ReceptExpresseWaterService(x):ES→ES     … 系统感受表达水服务
    S:CM-CSystem_ReceptExpresseInfService(x):ES→ES       … 系统感受表达信息服务
    S:CM-CSystem_ReceptExpresseHeartService(x):ES→ES     … 系统感受表达中医心服务
    S:CM-CSystem_ReceptExpresseLungService(x):ES→ES      … 系统感受表达中医肺服务
    S:CM-CSystem_ReceptExpresseSpleenService(x):ES→ES    … 系统感受表达中医脾服务
    S:CM-CSystem_ReceptExpresseLiverService(x):ES→ES     … 系统感受表达中医肝服务
    S:CM-CSystem_ReceptExpresseKidneyService(x):ES→ES    … 系统感受表达中医肾服务
    S:CM-CSystem_ReceptExpresseMeridianService(x):ES→ES… 心血管系统感受表达经络服务
    S:CM-CSystem_RegenerationService(o):ES→ES            … 心血管系统再生服务
End
```

8.5.6 中医再生系统主体类型定义和描述

中医再生系统(CM-Regeneration System,CM-Regen System),是前神经系统胚胎发育保留下来的细胞、细胞组织和器官的增殖、分化、去分化、再生、修复和重组的功能系统,人体再生系统是中医经络系统的功能分类的"虚拟系统"。这个虚拟系统主体类型定义,实际上是对经络调节再生服务和脏腑系统再生服务做细化定义和描述。

中医再生系统的行为划分生命行为(life action)和分类功能行为(function deliver action)两部分。

中医再生系统生命行为即再生系统自身需要的生命维系行为,其内容规定与细胞组织的行为定义与描述相同。

中医再生系统的分类功能行为即再生系统在个体范围内对其他系统提供的功能服务行为，已经定义在经络系统主体模板类型中，在这里将只做修正性的定义，并增加和修改以下功能服务行为：

• 再生系统感传再生信息服务。S：CM-RegenSystem_RegenerationComService(o)，表示经络主体内的再生信息交换和服务行为，通过经气（细胞因子）传递信息。

• 再生系统循行服务。S：CM-RegenSystem_RegenerationPerambulateService()，表示经络主体依照子午流注的顺序，执行再生循行的服务行为。

• 再生系统基准服务。S：CM-RegenSystem_RegenerationBenchmarkService()，表示经络主体执行再生行为基准模式的服务行为。

• 再生系统调节再生服务。S：CM-RegenSystem_RegulateSubjectRegenerationService(o)，表示经络主体执行调节再生的服务行为，对经络所在器官主体实行主体再生方面的调节，包括细胞增殖、分化、组织修复和重组，并调节细胞周期和调度细胞主体资源。保证主体结构完整性和行为的能够性。

• 再生系统感受表达再生服务。S：CM-RegenSystem_ReceptExpresseRegenerationService(x)，表示再生系统感受表达再生的主体、行为、运动、关联、差别、变化、状态和情志恶欲等内容。

```
Type CM-RegenSystem(AIB,RES,ENV)is
Sorts CM-RegenSystem,S,AIBs,RES,ENV end
LifeActions
    与各细胞组织生命行为相同。
FunctionDeliverActions
    在经络系统功能类型(修正)基础上修改、增加以下内容。
    S:CM-RegenSystem_RegenerationComService(o):ES→ES        … 再生系统感传再生信息服务
    S:CM-RegenSystem_RegenerationPerambulateService():ES→ES … 再生系统循行服务
    S:CM-RegenSystem_RegenerationBenchmarkService():ES→ES … 再生系统基准服务
    S:CM-RegenSystem_RegulateSubjectRegenerationService(o):ES→ES … 再生系统调节再生服务
    S:CM-RegenSystem_ReceptExpresseRegenerationService(x):ES→ES … 再生系统感受表达再生服务
End
```

8.5.7 中医细胞周期和主体资源调度系统主体类型定义和描述

中医细胞周期和主体资源调度系统（CM-SubjectResDispatchSystem，CM-SubjectResDS）是前神经系统胚胎发育保留下来的局部再生和整体再生调节、控制系统的子系统主体。人体细胞周期和主体资源调度系统是中医经络再生服务系统的功能分类的“虚拟子系统”。

中医细胞周期和主体资源调度系统的行为划分生命行为(life action)和分类功能行为(function deliver action)两部分。

中医细胞周期和主体资源调度系统生命行为即细胞周期和主体资源调度系统自身需要的生命维系行为,其内容规定与细胞组织的行为定义与描述相同。

中医细胞周期和主体资源调度系统(简称主体资源调度系统)的分类功能行为即细胞周期和主体资源调度系统在个体范围内对其他系统提供的功能服务行为,已经定义在中医再生系统主体类型中,在这里只做修正性的定义,并增加和修改以下功能服务行为:

(1) 调节细胞进入 G0 状态服务。S:CM-SubjectResDS_RegulateCellG0-StateService(x),细胞周期与主体资源调度系统调节细胞进入 G0 状态的服务。

(2) 调节细胞进入 G1 状态服务。S:CM-SubjectResDS_RegulateCellG1-StateService(x),细胞周期与主体资源调度系统调节细胞进入 G1 状态的服务。

(3) 调节细胞进入 S 状态服务。S:CM-SubjectResDS_RegulateCellS-StateService(x),细胞周期与主体资源调度系统调节细胞进入 S 状态的服务。

(4) 调节细胞进入 G2 状态服务。S:CM-SubjectResDS_RegulateCellG2-StateService(x),细胞周期与主体资源调度系统调节细胞进入 G2 状态的服务。

(5) 调节细胞进入 M 状态服务。S:CM-SubjectResDS_RegulateCellM-StateService(x),细胞周期与主体资源调度系统调节细胞进入 M 状态的服务。

(6) 感受表达细胞状态服务。S:CM-SubjectResDS_ReceptExpresseCellStateService(x),细胞周期与主体资源调度系统感受表达细胞状态服务。

(7) 感受表达组织状态服务。S:CM-SubjectResDS_ReceptExpresseTissueStateService(x),细胞周期与主体资源调度系统感受表达组织状态服务。

(8) 感受表达器官状态服务。S:CM-SubjectResDS_ReceptExpresseOrganStateService(x),细胞周期与主体资源调度系统感受表达器官状态服务。

```
Type CM-SubjectResDS(AIB,RES,ENV)is
Sorts CM-SubjectResDS,S,AIBs,RES,ENV end
LifeActions
    与各细胞组织生命行为相同。
FunctionDeliverActions
    S:CM-SubjectResDS_RegulateCellG0－StateService(x):ES→ES  …调节细胞进入 G0 状态
    S:CM-SubjectResDS_RegulateCellG1－StateService(x):ES→ES  …调节细胞进入 G1 状态
    S:CM-SubjectResDS_RegulateCellS－StateService(x): ES→ES  …调节细胞进入 S 状态
    S:CM-SubjectResDS_RegulateCellG2－StateService(x): ES→ES  …细调节细胞进入 G2 状态
    S:CM-SubjectResDS_RegulateCellM－StateService(x):ES→ES  …调节细胞进入 M 状态
    S:CM-SubjectResDS_ReceptExpresseCellStateService(x):ES→ES …感受表达细胞状态
    S:CM-SubjectResDS_ReceptExpresseTissueStateService(x):ES→ES  …感受表达组织状态
    S:CM-SubjectResDS_ReceptExpresse OrganStateService(x):ES→ES …感受表达器官状态服务
End
```

8.5.8 中医其他感受表达网络主体类型定义和描述

中医其他感受表达网络主体类型可以命名为CM-OtherReceptExpressionSystem，简写为CM-OtherRecExpSys。由于篇幅的缘故，就不在本章中展开了。

8.6 中医情志系统运行模型

8.6.1 中医生物系统主体恶欲、情志和意识发生概述

人有七情(the seven emotions)：愤怒(anger，rage)、欢喜(joy、worry)、悲痛(grief、sorrow)、恐怖(great fear)、惊吓(great fright)、思(over-thinking)和六欲(the six desire)：性欲(sexual desire)、物欲(matter desire)、美欲(beauty desire)、食欲(appetite)、生欲(life desire)、思欲(thinking desire)。传统的中医，经过整理，把这些情、欲归纳成五志(the five emotions)：怒、喜、思、忧、恐和五欲(the five desire)：性欲、物欲、食欲(思欲)、美欲、生欲，并融入到五行的结构中。本书的观点认为，人的情志和欲望是有生物行为学和系统学基础的。指出人体的细胞、组织、器官和系统都有恶和欲，这些恶欲与人体的“信息、物质、热、气体和水”交换的平台(五张皮)生物特性有关。研究结论：人情志与人体所有主体，包括细胞、组织、器官、系统和个体，行为的目标性、主动性和选择性有密切的关系。这种行为特性使细胞、组织、器官和系统有恶与欲的特性。中医也认为有脏腑恶欲之特性。

人的细胞、组织、器官、系统等恶欲通过人体的感受表达系统的网络结构，聚集和汇合到人的意识神经系统，使这些聚集的主体恶欲意识化，便产生了人个体的恶与欲选择，并产生了人体的欲望范畴。本书对这些欲望产生、表达、收纳、疏泄和调节描述如下：

(1) 性欲与肾生信息，肝交换表达信息，心纳信息，脾吐信息和肺调信息有关。性欲发源于肾，表达于肝，收纳于心，疏泄于脾，调节于肺。

(2) 物欲与肝生物，心交换表达物，脾纳物，肺吐物和肾调物有关。物欲发源于肝，表达于心，收纳于脾，疏泄于肺，调节于肾。

(3) 食欲与心生热，脾交换表达热，肺纳热，肾吐热和肝调热有关。食欲发源于心，表达于脾，收纳于肺，疏泄于肾，调节于肝。

(4) 美欲与脾生气，肺交换表达气、肾纳气、肝吐气和心调气有关。美欲发源于脾，表达于肺，收纳于肾，疏泄于肝，调节于心。

(5) 生欲与肺生水，肾交换并表达水，肝纳水，心吐水，脾调水有关。生欲发源于肺，表达于肾，收纳于肝，疏泄于心，调节于脾。

人在产生自身的“欲望意识”(目标意识)的同时，也产生了自身的“忧虑意识”(对抗意识)。这些欲望意识和忧虑意识使人产生情志现象。而人的情志是人对于这些意识所表达的行为模式。可以把上述描述绘成图8.1。

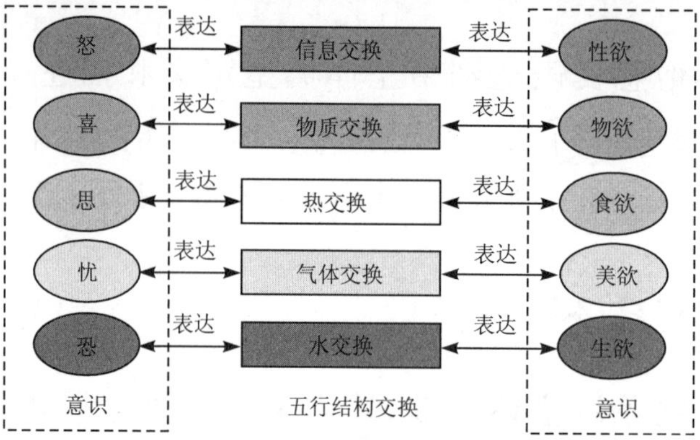

图 8.1　五行结构交换与情志的关系

在本书提出，人体的恶欲、情志的发生、聚集和意识化的计算方法可以描述为，我们假定用运算符号$\int_{TISSUE}$表示在细胞组织 TISSUE 范围内求积分。运算符号$\sum_{ORG}$，$\sum_{SYS}$和$\sum_{IND}$分别表示在器官(ORG)、系统(SYSTEM)和个体(IND)范围内求和。而 $f_{CELL}(x)$，$F_{TISSUE}(k)$，$F_{ORG}(j)$，$F_{SYS}(i)$和 $F_{IND}()$分别表示细胞、组织、器官、系统和个体的目标性函数(数值函数)，其中的 $R_{TISSUE}(x)$，$R_{ORG}(k)$、$R_{SYS}(j)$和 $R_{IND}(i)$ 分别表示细胞组织、器官、系统和个体关联性函数(数值函数)。如果对于个体、系统、器官和组织，可以有目标性计算函数联立公式：

(1) $F_{TISSUE}(x) = \int_{TISSUE} f_{CELL}(x) R_{TISSUE}(x) dx$

(2) $F_{ORG}(j) = \sum_{ORG} F_{TISSUE}(k) R_{ORG}(k)$

(3) $F_{SYS}(i) = \sum_{SYS} F_{ORG}(j) R_{SYS}(j)$

(4) $F_{IND}() = \sum_{IND} F_{SYS}(i) R_{IND}(i)$

上述方程式(1)表示细胞组织的关注目标性函数 $F_{TISSUE}(x)$等于组织内细胞的目标性函数 $f_{CELL}(x)$与细胞组织关联性函数 $R_{TISSUE}(x)$的点积，在组织范围内求积分运算。

上述方程式(2)表示生物器官的关注目标性函数 $F_{ORG}(j)$等于器官内组织的目标性函数 $F_{TISSUE}(k)$与器官关联性函数 $R_{ORG}(k)$的点积，在器官范围内求和运算。

上述方程式(3)表示生物系统的关注目标性函数 $F_{SYS}(i)$等于对系统内器官的目标性函数 $F_{ORG}(j)$与系统关联性函数 $R_{SYS}(j)$的点积，在系统范围内求和运算。

上述方程式(4)表示生物个体的关注目标性函数 $F_{IND}()$等于对体内系统的目标性函数 $F_{SYS}(i)$与个体关联性函数 $R_{IND}(i)$的点积，在个体范围内求和运算。

依照上面讨论原则和标准，我们可以分别对生物体的系统、器官、组织和细胞讨论它们的情志、恶欲。

现代生命科学对情志研究表明，情志与意识(sentiment，consciousness，awareness)或认知有密切的关系。情志和视觉、听觉、嗅觉、情绪、性活动、短期记忆、随意运动、身体姿态调节和情绪调节有相应的神经主体，例如小脑、大脑边缘系统等。意识活动的神经与植物神经系统有密切的关系，例如与脑神经和脊神经有关系。意识是建立在人体感觉之上的神经表达活动概念，意识不关注外部信号刺激，例如视觉信号刺激和听觉信号刺激，存在着视而不见，听而不闻的现象。人类的意识或认知与记忆有密切的关系。从事认知神经科学研究的学者，认为研究认知应当从生物行为学、神经科学和计算机科学三个方面进行努力，给出意识神经系统的定义。

意识神经系统 情志与意识相关的神经主体结构称为意识神经系统，在意识神经系统中对感受表达系统提供的对象范畴，实现意识化的处理，得到意识化的信息内容。

这个系统的定义，可以区别人体认知神经中与语言、推理和逻辑相关的神经部分和植物神经系统。

人情志系统是描述人体意识模式与特征对生命现象影响的系统。中医的情志系统是中医脏腑系统的状态与环境系统，或者人体的意识对脏腑系统的干预、介入和影响系统。所以描述人体情志是在感受表达系统和意识神经系统中进行的。

但是，人的意识神经系统不是只处理情志现象，还有其他的处理对象范畴。至少我们已经知道许多感受对象范畴，都需要意识化。例如运动分意识和非意识的。为了叙说清楚，我们为意识神经系统中的“情志处理功能范畴”定义一个虚拟的“情志系统”。

8.6.2 中医情志系统类型定义和描述

中医情志系统（CM-SentimentConsciousnessSystem 或 CM-EmotionsSystem），是意识神经系统中“情志处理功能范畴”的一个虚拟的系统，是意识神经系统的部分系统。

中医情志系统的主体活动平台依然是本书定义描述的人体交换的“五张皮”，构成人体立体的物质、热、气体、水和信息的交换总平台结构，包括物质、热、气体、水和信息交换总平台的“生、交换、纳、吐和调”功能及总平台内再生、修复和重组。人体的情志系统在感受和表达自己的对象时，利用的系统网络结构是人体感受表达系统的网络结构，它包括人体广义经络系统（包括人体 AIB 网络、血管网络等）、人体狭义经络系统、人体腺体系统（包括人体内、外分泌系统）和人体植物神经系统（周围神经系统）。这个系统感受表达的对象范畴是感传气（经气）、气血、运动（热）、状态（平衡）、情志恶欲。

中医情志系统的行为划分生命行为（life action）和分类功能行为（function deliver action）两部分。

中医情志系统生命行为即情志系统自身需要的生命维系行为，其内容规定与细胞组织的行为定义与描述相同。

中医情志系统的分类功能行为即情志系统在个体范围内对其他系统提供的功能服务行为，已经定义在中医感受表达系统主体类型中，在这里只做修正性的定义，并增加和修改以下功能服务行为：

（1）感受表达性欲。S：CM-EmotionsSystem_ReceptExpresseSexualDesireService(x)，表示通过感受表达系统提供人体信息交换平台的目标性服务，它发源于肾，表达于肝，收纳于心，疏泄于脾，调节于肺。经情志系统意识化后产生性欲意识。

(2) 感受表达物欲。S:CM-EmotionsSystem_ReceptExpresseMatterDesireService(x),表示通过感受表达系统提供人体物质交换平台的目标性服务,它发源于心,表达于脾,收纳于脾,疏泄于肺,调节于肾。经情志系统意识化后产生物欲意识。

(3) 感受表达食欲。S:CM-EmotionsSystem_ReceptExpresseAppetiteService(x),表示通过感受表达系统提供人体热(能)交换平台的目标性服务,它发源于心,表达于脾,收纳于肺,疏泄于肾,调节于肝。经情志系统意识化后产生食欲意识。

(4) 感受表达美欲。S:CM-EmotionsSystem_ReceptExpresseBeautyDesireService(x),表示通过感受表达系统提供人体气体交换平台的目标性服务,它发源于脾,表达于肺,收纳于肾,疏泄于肝,调节于心。经情志系统意识化后产生美欲意识。

(5) 感受表达生欲。S:CM-EmotionsSystem_ReceptExpresseLifeDesireService(x),表示通过感受表达系统提供人体水交换平台的目标性服务,它发源于肺,表达于肾,收纳于肝,疏泄于心,调节于脾。经情志系统意识化后产生思维意识。

(6) 感受表达思欲。S:CM-EmotionsSystem_ReceptExpresseThinkingDesireService(x),表示通过感受表达系统提供人体热(能)交换平台的目标性服务,它发源于心,表达于脾,收纳于肺,疏泄于肾,调节于肝。经情志系统意识化后产生性欲意识。

(7) 感受表达怒情志。S:CM-EmotionsSystem_ReceptExpresseAngerService(x)。

(8) 感受表达喜情志。S:CM-EmotionsSystem_ReceptExpresseJoyService(x)。

(9) 感受表达思情志。S:CM-EmotionsSystem_ReceptExpresseOverthinkingService(x)。

(10) 感受表达忧情志。S:CM-EmotionsSystem_ReceptExpressGriefService(x)。

(11) 感受表达恐情志。S:CM-EmotionsSystem_ReceptExpresseGreatFrightService(x)。

```
Type CM-EmotionsSystem(AIB,RES,ENV)is
Sorts CM-EmotionsSystem,S,AIBs,RES,ENV end
LifeActions
    与各细胞组织生命行为相同。
FunctionDeliverActions
    S:CM-EmotionsSystem_ReceptExpresseSexualDesireService(x):ES→ES … 感受表达性欲
    S:CM-EmotionsSystem_ReceptExpresseMatterDesireService(x):ES→ES … 感受表达物欲
    S:CM-EmotionsSystem_ReceptExpresseAppetiteService(x):ES→ES … 感受表达食欲
    S:CM-EmotionsSystem_ReceptExpresseBeautyDesireService(x):ES→ES … 感受表达美欲
    S:CM-EmotionsSystem_ReceptExpresseLifeDesireService(x):ES→ES … 感受表达生欲
    S:CM-EmotionsSystem_ReceptExpresseThinkingDesireService(x):ES→ES … 感受表达思欲
    S:CM-EmotionsSystem_ReceptExpresseAngerService(x):ES→ES … 感受表达怒情志
    S:CM-EmotionsSystem_ReceptExpresseJoyService(x):ES→ES … 感受表达喜情志
    S:CM-EmotionsSystem_ReceptExpresseOverthinkingService(x):ES→ES … 感受表达思情志
    S:CM-EmotionsSystem_ReceptExpresseGriefService(x):ES→ES … 感受表达忧情志
    S:CM-EmotionsSystem_ReceptExpresseGreatFrightService(x):ES→ES … 感受表达恐情志
End
```

8.6.3 中医意识神经系统主体类型定义和描述

中医意识神经系统(CM-ConsciousNervousSystem,CM-ConsciousNS)是本书为了清晰描述人体情志系统,把有关的神经系统和与脑相关部分组合在一起,定义了一个虚拟系统。它比情志系统概念范畴大,或者说情志系统是意识神经系统的部分系统。

这个意识神经系统主要功能是感受"人体感受表达系统"汇报上来的信息内容,并对这些感受的信息内容实行意识化,是个体意识到这些被感受的信息作用,并表达出相应的服务行为。在这个意识神经的表达作用下,可以使个体产生意识运动或其他意识行为反应。

中医意识神经系统的行为划分生命行为(life action)和分类功能行为(function deliver action)两部分。

中医意识神经系统生命行为即意识神经系统自身需要的生命维系行为,其内容规定与细胞组织的行为定义与描述相同。

中医意识神经系统的分类功能行为即意识神经系统在个体范围内对其他系统提供的功能服务行为,在中医意识神经系统主体类型中,定义如下功能服务行为:

(1) 感受表达客体状态服务。S:CM-ConsciousNS_ReceptExpresseObjectStateService(x)。

(2) 感受表达主体状态服务。S:CM-ConsciousNS_ReceptExpresseSubjectStateService(x)。

(3) 感受表达恶欲服务。S:CM-ConsciousNS_ReceptExpresseDislikeDesireService(x)。

(4) 感受表达情志服务。S:CM-ConsciousNS_ReceptExpresseEmotionsService(x)。

(5) 感受表达运动服务。S:CM-ConsciousNS_ReceptExpresseMoveService(x)。

(6) 感受表达循行服务。S:CM-ConsciousNS_ReceptExpresse PerambulateService(x)。

```
Type CM-ConsciousNS(AIB,RES,ENV)is
Sorts CM-ConsciousNS,S,AIBs,RES,ENV end
LifeActions
    与神经组织类型中定义的生命行为相同。
FunctionDeliverActions
    S:CM-ConsciousNS_ReceptExpresseObjectStateService(x):ES→ES …… 感受表达客体状态服务
    S:CM-ConsciousNS_ReceptExpresseSubjectStateService(x):ES→ES …… 感受表达主体状态服务
    S:CM-ConsciousNS_ReceptExpresseDislikeDesireService(x):ES→ES …… 感受表达恶欲服务
    S:CM-ConsciousNS_ReceptExpresseEmotionsService(x):ES→ES …… 感受表达情志服务
    S:CM-ConsciousNS_ReceptExpresseMoveService(x):ES→ES …… 感受表达运动服务
    S:CM-ConsciousNS_ReceptExpressePerambulateService(x):ES→ES …… 感受表达循行服务
End
```

8.7　中医体外评估系统运行模型

在网络世界中再现一个虚拟的人体，并让它运行起来，必须要知道这个再现的人体运行系统是否真实地反映了人体的生命活动的真实过程。

为了正确实施评估，我们必须清楚以下问题该如何解决：

(1) 人体生命运行系统整体性评估原则。

(2) 人体生命运行系统系统性评估原则。

(3) 人体生命运行系统生命性评估原则。

(4) 人体生命运行系统自然性评估原则。

8.7.1　中医生命运行系统整体性评估系统：五行运行形式结构评估

网络世界中再现生命运行系统，如果系统运行起来该如何评价这个系统运行？在评估网络世界中的虚拟生命运行时，必须考虑以下问题。

整体性概念即生物体再现全局的特性评估，可以更细致地划分为生命再现体系（整体性）的完整性、一致性和平衡性等概念。其中完整性（完整覆盖）、一致性（共同基础）和平衡性（差异性调节控制）与生物学方法生命再现系统评估概念的要求是相同的。

但是，中医学方法的整体性评估有自己的方法，即在中医脏器的五行结构中。本书提出的完整和对称的五行结构，把人的功能分类活动和细胞的生命周期活动结合在一起，构成一个共同脏器的五行结构，这个结构描述了白天的功能分类行为，也描述了夜间的再生和细胞的增殖、分化、细胞周期（G0、G1、S、G2、M）活动，是一个完全对称的五行平衡结构。脏腑的功能活动包括"肝交换信息（神），生物质，调热，吐气，纳水。心纳信息（神），交换物质，生热，调气，吐水。脾吐信息（神），纳物质，交换热，生气，调水。肺调信息（神），吐物质，纳热，交换气体，生水。肾生信息（神），调物质，吐热，纳气，交换水"等脏器运行结构。**新五行平衡结构，不仅是设计开发再现生命运行系统的依据，同时也是评估生命再现系统的依据。**

中医的评估还表现在这种评估是生物本身的感受表达，而不强调人作为第三者的评估。人对生物，或者医生对患者的评估，也应当强调这种评估是基于患者的表达。所以，中医学再现生命系统，比生物学方法再现生命有更多感受表达功能分类行为。关于这一点，我们可以从中医学方法的主体类型定义中清楚看到。所以，中医学再现生命运行系统中，已经具备了"自评估"系统。这一点，是中医学方法再现生命与生物学再现生命的最大不同点。

8.7.2　中医生命运行系统的系统性评估系统：行为基准模式评估

中医学对再现生命运行系统的系统性评估，实际上已经包括了整个生物功能分类系统和超越功能分类系统（需要定义的新的生物系统）。例如：

(1) 生物主体 AIB 网络系统。

(2) 细胞周期和细胞主体资源调度与控制系统。

(3) 生物的再生、修复和重组的统一再生系统。

(4) 生物主体普遍存在的广义感受表达系统。

(5) 强制发育模式和控制系统。

(6) 对生物恶欲、情志和意识化发生、调节系统。

中医学的系统学,依照本书理论体系,把上述超越功能分类系统归纳在“生物主体普遍存在的广义感受表达系统”中。其中还把经络系统称作人体内主体行为的基准模式运行系统。中医学再现生命的系统性评估,同样属于生物体的“自评估、自调节和自管理”的系统。这个自评估系统,向人类(生物学家和医生)表达了自身的评估。所以,为中医学的系统学评估提供了系统体系结构的框架:辨证归经。

8.7.3 中医生命运行系统生命性评估系统:再生评估

对于中医学方法再现生命,显然需要依据生命特性“感受性(识别性)、表达性(反应性)、适应性、遗传性(记忆性)、自行性(主动性)、目标性、自组织性(自管理、自控制、自平衡性)和自然性”来实施。

与生物学方法再现生命比较,中医学方法再现生命对生命特性的评估有自己鲜明的特点。我们知道,现代生物学研究已经发现大量生物现象不属于上述生物系统角色功能,例如再生、细胞周期、人体低等生物现象、强制发育模式、细胞因子使用系统主体、睡眠生物机制、广义感受表达和生物恶欲、情志及意识的产生等问题,在现代生物学和医学中没有独立的系统概念与之对应。但是,我们已经为这些生命主体和活动定义了新的独立的系统。这些系统有

(1) 细胞组织的 AIB 网络关联关系。

(2) 细胞周期和细胞主体资源调度与控制系统。

(3) 强制发育模式和强制发育控制系统。

(4) 局部环境再生、修复和重组的统一感受表达系统。

(5) 经络系统是细胞因子使用的系统级别主体。

(6) 生物体“五张皮”构成人体立体的物质、热、气体、水和信息的交换总平台结构。

(7) 经络系统是生物睡眠主导主体。

(8) 生物主体概念普遍存在的感受表达系统。

(9) 生物恶欲、情志和意识发生与调节系统。

这些系统表现在中医学自评估体系中,就是经络系统实施的评估,经络系统基准模式评估中,除分类功能(即对“物质、热、气体、水和信息”的“生、交换、纳、吐、调”)评估外,主要就是再生评估,再生评估中包括了上述多种系统的功能,例如细胞周期、主体资源调度、感受表达等实现的评估。

8.7.4 中医生命运行系统自然性评估系统:生命节律评估

中医学方法再现生命运行系统的自然性评估集中表现在生命节律与自然现象节律的一致性和对应性的评估。关于这方面的描述将在本章 8.9 节介绍。

8.8 中医学的新“五行树”形式体系:主体规则描述

为什么要建立新五行结构?其实,作者如此认真地建立新五行结构是由于中医用阴阳五行的推理和辨证的方法,是一种非常容易被掌握的方法,不仅容易被医生掌握,同时也容易被病人掌握。这种方法,有些如同把复杂的社会伦理道德变成三字经,可以让人抓住主要的辨证脉络,而不需要关注专业的细节。它是一种医生与病人交流的理想语言体系。现代医学建立在复杂的生物化学和细胞学概念基础上,许多概念仅仅针对非常专业的人员,很难作为医生与病人的交流语言。任何科学在走向应用和普及中,需要不同层次的语言来描述。

这里描述的新五行结构,对于西医大夫更有实际意义。也许会有几年或更长的时间,西医大夫也会习惯说“信息交换、物质交换、运动、感受表达和繁殖”五种行为的“五行关系”,会对病人讲“蛋白质、糖、脂肪、水/无机盐、核酸”新五行结构,习惯于说“蛋白质生糖,糖生脂肪,脂肪生水/无机盐,水/无机盐生核酸,核酸生蛋白质”“蛋白质克脂肪,脂肪克核酸,核酸克糖,糖克水/无机盐,水/无机盐克蛋白质”和“蛋白/糖/脂肪平衡三角形,糖/脂肪/水·无机盐平衡三角形,脂肪/水·无机盐/核酸平衡三角形,水无机盐/核酸/蛋白质平衡三角形,核酸/蛋白质/糖平衡三角形,蛋白质/糖/脂肪平衡三角形”表达了更全面的人体物质和体液的平衡关系。例如对病人说“蛋白水溶性、糖水溶性、脂溶性、酸碱性、酸碱溶性”所反映的平衡关系。即便对于从事生物科学研究的人员,熟悉“感受、识别、评估、表达和存储”系统学概念和系统学的“条件、关联、差别、目标和能力”以及生物系统行为控制机制的行为信息基等概念,也是非常有帮助的。

传统的五行关系是一棵树,这个树结构如图 8.2 所示。

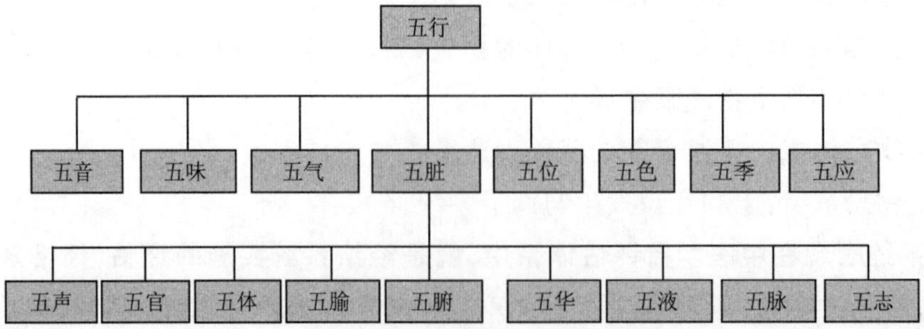

图 8.2 五行的结构关系是一棵树

这棵树的根是五行(木、火、土、金、水),是一种抽象的宇宙认识,表示生命的五种行为。五行中对于人体是一个范畴,另一个范畴是生命运行环境概念范畴。对于生命是表示人的五脏(肝、心、脾、肺、肾)、五腑(胆、小肠、胃、大肠、膀胱)、五体(筋、脉、肉、皮毛、骨)、五官(目、舌、口、鼻、耳)、五志(怒、喜、思、忧、恐)、五声(呼、笑、歌、哭、呻)、五华(爪、面、唇、毛、发)、五液(泪、汗、涎、涕、唾)和五脉(弦、洪、缓、浮、沉)。对于生命环境有五位(东、南、中、西、北)、五季(春、夏、长夏、秋、冬)、五气(风、暑、湿、燥、寒)、五应(生、长、化、收、藏)等表示生命运行的核心概念,而它们的下面是生命运行的其他环境,有五色(青、赤、黄、白、黑)、五味(酸、苦、甘、辛、咸)和五音(角、徵、宫、商、羽),是对五官中的眼、口、舌和耳感觉器官的进一步描述。而五液(泪、汗、涎、涕、唾)是对体质和五官的进一步描述。结构中的腑、体、官、志都是脏器对外表达的对象概念。其中五腑表示脏器的表里表达,五体表示脏器的体质表达,五官是脏器的感受表达,五志是脏腑的情志表达,而五应是脏器的功能表达。五腧(井、荥、输、经、合)表达了人体经络的腧穴,意思是腧穴有“出、溜、注、行、入”不同经气运行态势。

当然,在上述传统的五行树中,还可以列入一些新的成分,例如对于用药的植物,依照植物的根、茎、叶、花、果不同部位的功能与五行的对应关系,我们给它命名为**五药**:茎(木)、花(火)、根(土)、果(金)、叶(水)。五药的关系,显然是根据中医用药选择确定的,而不是根据植物自然的生长特性决定的。

在五行的结构中,我们发现有两种分类概念,一种是它们延续着五行最初的生克与胜复关系。另一种是它们不再承载五行最初的相生、相克与胜复关系。其中有一些分类概念,例如五腑、五体、五官等,虽然也不直接具备生克与胜复关系,但是我们能够通过与五脏的对应、表里和表达关系,具有间接的生克与胜复关系。另外,还存在着无法与五脏建立对应、表里和表达的关系,即无法确立它们的生克与胜复关系。例如对五音:角、徵、宫、商、羽,作者说过,五音是“五行体系中的”系外之音。因为,我们无法确认它们有相生、相克与胜复关系。

五行不是五种元素,也不是五种生命物质,当然也不是五音、五色、五味、五脏、五气、五应、五官、五体和五志等概念范畴可以标识、命名或代表的。五行学说是一种世界观类比抽象归纳。把世界万物的变化规律,通过五行学说来描述。作者认为,五行的本体含义就是字面直接表示的概念,即五种行为。在以人为中心的天地世界中,作为生命最重要的概念,就是行为,行为可以作为这个抽象体系的标识。作者还认为,**五行体系是人类创造的第一个“哲学范畴的形式系统”,因为缺少数学的一些基本属性**。作者同时认为,五行体系具有以下形式化特点:

(1) 五行体系属于人类和生物行为学范畴的形式化系统,具有主体性质。

(2) 自然物质在人类的观察、操作范围内,作为行为客体表现的形式化系统。

(3) 五行的主体、行为和客体概念组合在一起,构成了天、地、人合一特点的形式化系统。

(4) 非常适合人类掌握自身的行为和如何面对自然的形式化系统。

(5) 同样适合在网络世界中,作为掌握各种主体、行为和客体之间关系运行的形式化系统。

五行的相生、相克的关系，对于人体脏腑功能的全部概念而言，并从数学的角度观察，缺少数学的一些基本属性，这个“形式系统”并不是纯粹、完整的，甚至有些地方也不是一致的。五行这个“形式系统”存在着某种任意性。如果作为计算机系统采用的逻辑体系，还必须对五行学说做改进。那么，我们如何在保持五行学说的基本框架中，通过改进使之成为一个比较“严格的形式系统”和“被计算机可以读”的形式系统呢？

显然，从系统学的角度看，如果传统的五行结构作为一个形式系统，并没有完成定义和描述，这个工作如同为计算机定义程序设计语言一样。一个程序设计语言可以用文法树形结构不断地自上而下定义描述，直到所有树结构中的结点都被定义成叶子或终端概念后才算完成定义。在本章前面各节中，我们在为五行结构的每一个树结构中的结点进行定义时，为它们的定义和描述做了扩充和完善。设计“新五行形式体系”可以有多种选择，其中要点是保持原五行的结构框架。

本节，我们就以下五行范畴分别进行讨论和描述：

(1)“五行树”的数学定义和描述。

(2)“五行树”的特性讨论。

(3)“五行树”扩展结构定义。

(4)“五行树”形式系统在计算机中系统定义。

1. “五行树”的数学定义和描述

五行是一个项集合，每一个项是由形式为“项根:项五元组”结构表达的。这个五元组中的项还可以是多元组结构和BNF形式定义，有

〈项〉::=〈原子项〉|〈项〉,〈项〉|(〈项〉)

表示，如果有一个项 X_0:〈X_1,X_2,X_3,…,X_{n-1},X_n〉，对于 $1\leqslant i\geqslant n$，其中项 X_i 可以是(Y_1,Y_2,Y_3,…,Y_{k-1},Y_k)形式的，也可以是原子项A。

在这些项中，所有的项根构成了树型的结构，即有一个项根是树的根结点，根结点有她的子结点，而子结点还可以有其子结点，直到一个结点不再有子结点，这个结点便是这棵树的叶子结点。树中非根或非叶子的结点是中间结点。每一个树结点所表示的项五元组结构，表示的是结点根的五种不同的分类标识，这些不同标识代表不同行为、功能、分类概念等。

如果从五行树中根结点到某叶子结点路径中，有如下顺序关系：

X_0:〈X_{01},X_{02},X_{03},X_{04},X_{05}〉可以表示“五行:〈木,火,土,金,水〉”。

X_1:〈X_{11},X_{12},X_{13},X_{14},X_{15}〉可以表示“五脏:〈肝,心,脾,肺,肾〉”。

X_2:〈X_{21},X_{22},X_{23},X_{24},X_{25}〉可以表示“五腑:〈胆,小肠,胃,大肠,膀胱〉”。

X_0：〈X_{01}，X_{02}，X_{03}，X_{04}，X_{05}〉
X_1：〈X_{11}，X_{12}，X_{13}，X_{14}，X_{15}〉
X_2：〈X_{21}，X_{22}，X_{23}，X_{24}，X_{25}〉
X_3：〈X_{31}，X_{32}，X_{33}，X_{34}，X_{35}〉
……
X_n：〈X_{n1}，X_{n2}，X_{n3}，X_{n4}，X_{n5}〉

五行操作和关系：生、克、胜、复、乘、悔。

其中的“生”表示五行中相生机制关系，例如木生火、火生土、土生金、金生水和水生木。其中“克”表示五行中相克机制关系，例如木克土、土克水、水克火、火克金、金克木。这种机制关系在运行中产生态势关系，这种态势关系也称“胜”、“复”（不胜）关系。五行中有相生、相克正常态势关系（也称作平气关系）和相生、相克异常态势关系（太过和不及）。对于异常相克态势关系，会产生“乘”、“悔”。例如金克木和木克土关系中，如果木太过，对于本应克木的金，不能克木，金为木的所不胜者；另外，木太过很容易克土，木为土的胜者。其中“乘”，有以强凌弱意思，例如土虚木乘。其中“悔”，有被克者的反克行为，例如金虚木悔（反克）。

我们看到传统的五行、五音、五色、五味、五脏、五气、五应、五官、五体和五志等范畴和类型，它们遵循相同和类似的规律和逻辑，用一个抽象的可以类比的概念和标识。作者认为，五行：木、火、土、金、水应当是世界观（天道）的描述符号与标识。

五行关系中如果仅有相生关系，从系统学看，人体的行为关系态势就不会稳定，其中没有负反馈。如果都是相克关系，从系统学的角度看，系统就不可能运行起来，因为没有正向的动力。

2. “五行树”的特性讨论

在阴阳五行结构中，强调了多个层次的平衡学说，它们是

(1) 阴阳两点平衡关系。阴阳范畴的对立统一的平衡关系，包括相生和相克平衡关系。

(2) 相生和相克的“平衡三角”关系。

(3) 人体整体的五行结构平衡关系。五个平衡三角性的“五角平衡”关系。

这样的平衡结构描述，显然在说，对于人体的平衡关系，仅有阴阳平衡关系是不够的，还必须把这些阴阳平衡关系，三个一组地拿到平衡三角关系中再去验证三角平衡关系。而且，这样还不够，还必须把三角平衡关系再拿到五角平衡关系中再验证，才算比较完整地讨论了人体生命活动的平衡关系。

从数学角度看，五行结构中五个组成可以用一个集合表示：

{X1，X2，X3，X4，X5}

在这个集合中，有两两相生的关系，其相生关系的集合为{(X1，X2)，(X2，X3)，(X3，X4)，(X4，X5)，(X5，X1)}，而且还有两两相克的关系，其相克关系的集合为{(X1，X3)，

(X3,X5),(X5,X2),(X2,X4),(X4,X1)}。单独看这两个关系的集合,它们有相生和相克的传递,单独观察它们,都不能使五行结构运行取得平衡,而是必须把它们结合起来,才可能取得平衡。在整个五行结构,有五个基本的"平衡三角"的关系,它们是以下三元组集合:

{(X1,X2,X3),(X2,X3,X4),(X3,X4,X5),(X4,X5,X1),(X5,X1,X2)}

这些三元组分别可以被二元组关系的集合来定义,有形式:

(X1,X2,X3):{{(X1,X2),(X2,X3)},(X1,X3)}

(X2,X3,X4):{{(X2,X3),(X3,X4)},(X2,X4)}

(X3,X4,X5):{{(X3,X4),(X4,X5)},(X3,X5)}

(X4,X5,X1):{{(X4,X5),(X5,X1)},(X4,X1)}

(X5,X1,X2):{{(X5,X1),(X1,X2)},(X5,X2)}

通俗解释,五行结构有五个"三角平衡关系",五个三角平衡关系是"木/火/土平衡"、"火/土/金平衡"、"土/金/水平衡"、"金/水/木平衡"、"水/木/火平衡"。

把阴阳五行学说推广到中医的经络系统、脏腑系统、体质系统、感受表达系统、情志系统可以被五行方法描述各方面,包括个体、系统、器官、组织和细胞各关注级别上,研究细胞、组织、器官和系统的阴阳五行关系。

3. "五行树"扩展结构定义

传统的五行结构中,可以把五行结构划分成两个大部分,一个部分是自然的描述,另一个是以人体的五脏为中心的描述。

五行结构中以五行的自然描述部分归纳为以下主要内容。

- 五行:木、火、土、金、水。
- 五位:东、南、中、西、北。
- 五季:春、夏、长夏、秋、冬。
- 五应:生、长、化、收、藏。
- 五音:角、徵、宫、商、羽。
- 五色:青、赤、黄、白、黑。
- 五味:酸、苦、甘、辛、咸。
- 五药:茎(木)、花(火)、根(土)、果(金)、叶(水)。
- 五(邪)气:风、暑、湿、燥、寒。

五行结构中以人体五脏为中心的描述部分归纳为以下主要内容。

- 五脏:肝、心、脾、肺、肾。
- 五腑:胆、小肠、胃、大肠、膀胱。
- 五体:筋、脉、肉、皮毛、骨。
- 五官:目、舌、口、鼻、耳。
- 五华:爪、面、唇、毛、发。

- 五志:怒、喜、思、忧、恐。
- 五声:呼、笑、歌、哭、呻。
- 五嗅:香、敏、臭、嗽、平。
- 五官液:泪、唾、涎、涕、耳液。
- 五脏液:体腔液、血液、淋巴液、肺液(组织液)、精液。
- 五腑液:胆液、小肠液、胃液、大肠液、膀胱液。
- 五(内)气:内风、内热、内湿、内燥、内寒。
- 五(正)气:经气、(营/卫)气、水谷气、宗气、精气(元气)。

上面结构的描述,显然是依照传统的五行结构为基础,略做了修改得到的,例如把五液划分为五官液、五脏液和五体液,把五气划分为五邪气、五内气和五正气等。目的是为了把传统的五行结构与我们下面展开的以行为概念为中心的“新五行树”结构能够衔接。

“新五行树”结构以“信息交换行为、物质交换行为、运动行为、感受表达行为、繁殖行为”为中心,依照五行的主体,即以新中医学的五大系统为主体,以“五能”和“五件”为两个基本点,依照本节讨论的五行树定义的特性和规则要求,定义“新五行树”结构。这样定义的好处在于,基本上不改变传统的五行结构,而又能扩充新的五行结构内容。而新内容定义,可以依照本书对五行结构新认识进行定义和描述,而不受传统结构的限制和约束。其具体内容如下。

五行　信息交换行为、物质交换行为、能量交换(运动)行为、气体交换(感受表达)行为、水交换(繁殖)行为。

五能　感受、识别、评估、表达、存储。

五件　条件、关联、差别、目标、能力。

五质　蛋白质、糖、脂肪、水/无机盐、核酸。

五细胞器　内质网、线粒体、溶酶体、细胞膜、细胞核。

五细胞受体　激素受体、递质受体、因子受体、光受体、机械敏感受体。

上述五细胞器,在不同的脏器中细胞有明显的不同。例如肝细胞内质网发达,心细胞线粒体发达,脾胃的细胞溶酶体发达,肺泡细胞膜发达,肾(生殖)代表的是干细胞,细胞核特别发达。所以五细胞器与人体五脏是有明显对应关系的。

1) 脏腑系统的五行结构

依照本书划分的新中医学的人体生物系统划分,脏腑系统有心/(血、血管)脏腑系统、肺/(气、气管)脏腑系统、脾/(胃、肠)脏腑系统肝(胰)/胆脏腑系统、肾(生殖、干细胞)/膀胱脏腑系统和脏腑系统的体腔辅助系统。每一个脏器和腑器都是由脏(腑)体、脏(腑)神经、脏(腑)血管、脏(腑)淋巴、脏(腑)经络和脏(腑)液组成描述内容。

五脏　肝、心、脾、肺、肾。

五脏体　腺体(内分泌)、心体、脾体、肺体、肾体。

五脏血管　肝血管、心血管、脾血管、肺血管、肾血管。

五脏淋巴　肝淋巴、心淋巴、脾淋巴、肺淋巴、肾淋巴。

五脏神经　肝神经、心神经、脾神经、肺神经、肾神经。

五脏经络　肝经、心经、脾经、肺经、肾经。

五脏液　肝胰液、血液、淋巴液、肺液(痰湿液)、精液。

五脏(物质平衡)　肝生物质、心交换物质、脾纳物质、肺吐物质、肾调物质。

五脏(热能平衡)　肝调热、心生热、脾交换热、肺纳热、肾吐热。

五脏(气体平衡)　肝吐气、心调气、脾生气、肺交换气、肾纳气。

五脏(水液平衡)　肝纳水、心吐水、脾调水、肺生水、肾交换水。

五脏(信息平衡)　肝交换信息、心纳信息、脾吐信息、肺调信息、肾生信息。

五腑　胆、小肠、胃、大肠、膀胱。

五腑体　胆囊体(外分泌)、小肠管体、胃腔体、大肠管体、膀胱囊体。

五腑血管　胆血管、小肠血管、胃血管、大肠血管、膀胱血管。

五腑淋巴　胆淋巴、小肠淋巴、胃淋巴、大肠淋巴、膀胱淋巴。

五腑神经　胆神经、小肠神经、胃神经、大肠神经、膀胱神经。

五腑经　胆经、小肠经、胃经、大肠经、膀胱经。

五腑液　胆液、小肠液、胃液、大肠液、膀胱液(尿液)。

上述五脏体和五腑体可以依据解剖学和组织学结构进行进一步描述。主要考虑(腺细胞组织,上皮组织,结缔组织)、(上皮组织,心肌肉组织,血组织)、(上皮组织,平滑肌组织,结缔组织)、(上皮组织,结缔组织)和神经组织,以及各种分类细胞。

2) 体质系统的五行结构

照本书划分的新中医学的人体生物系统,体质系统有体腔系统、上肢系统、下肢系统、体液系统、免疫系统和微生物体系。在定义体质系统的五行结构时,由于我们把体液系统和免疫系统的内容分布在中医脏腑系统中了,微生物体系也可以分配在消化管道、血液等范畴中,所以,在考虑到把上肢与胸腔构成二元组时,把下肢与盆腔构成二元组。整个体质系统的五行结构,合并在体腔结构之中。体腔系统和四肢系统,进一步划分为腔体、腔神经、腔血/淋巴管、腔经络和淋巴、腔液组成的描述内容。

五腔　头腔、心包、腹腔、(胸腔,上肢)、(盆腔,下肢)。

五维　前后(上下)、表里、背腹、左右、远近。

体液五性　蛋白水溶性、糖水溶性、脂溶性、酸碱性、(核酸)酸碱溶性。

体液五衡　水/蛋白平衡、水/糖平衡、水/脂平衡、酸/碱平衡、水/盐平衡。

上述五腔(肢)体定义顺序,主要考虑(神经/腺细胞组织,结缔组织)对应信息交换的神经、腺细胞组织,血/淋巴管主要对应于物质交换,肌肉主要对应运动行为,皮肤主要对应感受与表达行为,骨骼对应繁殖行为。上述五维定义顺序,主要考虑了信息交换主要是运气于上下,而物质交换主要运行于表里,运动行为主要表现于背腹,感受表达行为主要表现于左右,而繁殖、再生、增殖主要表现于远近。

(1) 体腔系统的五行结构,依照五脏对应腔体,分别划分为头、心包、腹腔、胸腔、盆腔。再根据体、神经、血/淋巴管、经络和体液,分别描述如下。

五腔体 头腔体、心包体、腹腔体、(胸腔,上肢)体、(盆腔,下肢)体。

五腔神经 头腔神经、心包神经、腹腔神经、(胸腔,上肢)神经、(盆腔,下肢)神经

体腔血/淋巴管 头腔血/淋巴管、心包血/淋巴管、腹腔血/淋巴管、(胸腔,上肢)血/淋巴管、(盆腔,下肢)血/淋巴管。

体腔经络 督脉、心包经、三焦经、任脉、代脉(其他)。

体腔液 头腔液、心包液、腹腔液、(胸腔,上肢)液、(盆腔,下肢)液。

其中五腔体的内容,可以依照解剖学和组织学,在传统中医五行结构的五体(筋、脉、肉、皮毛、骨)、五华(爪、面、唇、毛、发)概念基础上,增加新的扩充内容并分别定义描述如下。

五腔皮肤 头腔皮肤、心包(系膜)、腹腔皮肤(系膜)、(胸腔,上肢)皮肤(系膜)、(盆腔,下肢)皮肤(系膜)。

五腔肌肉 头腔肌肉、心包肌肉、腹腔肌肉、(胸腔,上肢)肌肉、(盆腔,下肢)肌肉。

五腔骨骼 头腔骨骼、心包(无骨)、腹腔骨骼、(胸腔,上肢)骨骼、(盆腔,下肢)骨骼。

五腔结缔组织 头腔结缔组织、心包结缔组织、腹腔结缔组织、(胸腔,上肢)结缔组织、(盆腔、下肢)皮结缔组织。

(2) 上、下肢系统的五行结构,依照上、下肢远近的位置顺序,而不是依据五脏的对应关系来定义描述。

上肢系统的五行结构定义为

上肢 肩、近肢、关节、远肢、肢端(手)。

上肢体 肩体、近肢体、关节体、远肢体、肢端(手)体。

上肢神经 肩神经、近肢神经、关节神经、远肢神经、肢端(手)神经。

上肢血/淋巴管 肩血/淋巴管、近肢血/淋巴管、关节血/淋巴管、远肢血/淋巴管、肢端(手)血/淋巴管。

上肢液 肩液、近肢液、关节液、远肢液、肢端(手)液。

下肢系统的五行结构定义为

下肢 骨盆(髋)、近肢、关节、远肢、肢端(足)。

下肢体 骨盆(髋)体、近肢体、关节体、远肢体、肢端(足)体。

下肢神经 骨盆(髋)神经、近肢神经、关节神经、远肢神经、肢端(足)神经。

下肢血/淋巴管 骨盆(髋)血/淋巴管、近肢血/淋巴管、关节血/淋巴管、远肢血/淋巴管、肢端(足)血/淋巴管。

下肢液 骨盆(髋)液、近肢液、关节液、远肢液、肢端(足)液。

其中上、下肢体的内容,可以依照解剖学和组织学分别定义描述为

肢皮肤 (肩、髋)皮肤、近肢皮肤、关节皮肤、远肢皮肤、肢端(手、足)皮肤。

肢肌肉 (肩、髋)肌肉、近肢肌肉、关节肌肉、远肢肌肉、肢端(手、足)肌肉。

肢骨骼 (肩、髋)骨骼、近肢骨骼、关节骨骼、远肢骨骼、肢端(手、足)骨骼。

肢结缔组织 (肩、髋)结缔组织、近肢结缔组织、关节结缔组织、远肢结缔组织、肢端(手、足)结缔组织。

3) 经络系统的五行结构

传统的经络系统的抽象定义和描述,有如下结构:

五脏经 肝经、心经、脾经、肺经、肾经。

五腑经 胆经、小肠经、胃经、大肠经、膀胱经。

五体经 督脉、心包经、三焦经、任脉、代脉(其他)。

五腧穴位 井穴、荥穴、腧穴、经穴、合穴。

但是,考虑经络系统的人体位置,经络系统的五行结构可以依据(体腔,经脉)或((体腔,五官),经脉)或((体腔、四肢),经脉)的结构模式来定义和描述。

经络系统 (头腔,(手三阳经,足三阳经,督脉,任脉),五官)、(上腹腔,((手三阳经,手三阴经),(足三阳经,足三阴经),(督脉,任脉)))、(下腹腔,((手三阳经,手三阴经),(足三阳经,足三阴经),(督脉,任脉)))、((胸腔,上肢),((手三阳经,手三阴经),(足三阳经,足三阴经),(督脉,任脉)),五官)、((盆腔,下肢),(足三阳经,足三阴经))。

4) 感受表达系统的五行结构

人体的感受表达系统定义和描述,是本书新中医学的最关键的内容。它把中西医的神经系统、内分泌系统、经络系统、血管感受表达、局部环境再生系统和其他感受表达系统组合在一起,构成了人体一体化的感受表达系统。

五感受表达系统 内分泌系统、血管系统、经络系统、植物神经系统、再生系统。

五感受 息感、物感、力感、本感、衡感(体液五衡)。

五表达 信息、物质、行为、状态、目标。

五息 化学信息(激素)、电信息(离子)、行为信息(神经递质)、物理信息(气体)、结构信息(细胞因子与局部激素)

五质 蛋白质(氨基酸)、糖(单糖)、脂肪(脂肪酸)、水合分子团(水/无机盐)、核酸(核苷酸)。

五力 聚(收)散、脉动、运化、入出(升降)、排泄,或聚(收)散、脉动、蠕动、呼吸、压力(坚耎)。

五本 痛痒、酸麻、肿胀、跳窜、冷热。

体液五衡 水/蛋平衡、水/糖平衡、水/脂平衡、酸/碱平衡、水/盐平衡。

有时,我们在定义感受和表达的内容时,采用另外的方法,例如

五感受 感传气、气血、运动、状态、情志恶欲。

五表达 感传气、气血、运动、状态、情志恶欲。

这种感受与表达的定义,更适合中医中描述的概念。把这个定义内容与前面给出的息感、物感、力感、本感、衡感,可以说是等价的。

(1) 内分泌系统的五行结构。内分泌系统是中医肝的重要组成部分,如果把内分泌系统命名为五内分泌体,依据自上而下顺序,定义结构为

五内分泌体 (丘脑,垂体)、(甲状腺,胸腺)、(肝内分泌,胰内分泌)、(肾上腺,肾内分泌)、生殖腺。

五内分泌神经 (丘脑,垂体)、(甲状腺,胸腺)神经、(肝内分泌,胰内分泌)神经、(肾上腺,肾内分泌)神经、生殖腺神经。

五内分泌血管 (丘脑,垂体)血管、(甲状腺,胸腺)血管、(肝内分泌,胰内分泌)血管、(肾上腺,肾内分泌)血管、生殖腺血管。

中医肝/肾经 (丘脑,垂体)肝经、(甲状腺,胸腺)肝经、(肝内分泌,胰内分泌)肝经、(肾上腺,肾内分泌)肝/肾经、生殖腺肝/肾经。

从上面的定义中可知,内分泌组织和器官是需要神经调节和血液供养的。因为中医肝=内分泌系统+物质代谢中心+物质感受表达系统+人体消化腺系统+人体感受表达系统,所以内分泌系统是中医肝的重要组成部分。

如果把内分泌系统与体腔的结构结合起来定义,可以有

五内分泌体 (头腔,(丘脑,垂体))、(胸腔,(甲状腺,胸腺))、(上腹腔,(肝内分泌,胰内分泌))、(下腹腔,(肾上腺,肾内分泌))、(盆腔,生殖腺)。

五内分泌神经 (头腔,(丘脑,垂体))神经、(胸腔,(甲状腺,胸腺))神经、(上腹腔,(肝内分泌,胰内分泌))神经、(下腹腔,(肾上腺,肾内分泌))神经、(盆腔,生殖腺)神经。

五内分泌血管 (头腔,(丘脑,垂体))血管、(胸腔,(甲状腺,胸腺))血管、(上腹腔,(肝内分泌,胰内分泌))血管、(下腹腔,(肾上腺,肾内分泌))血管、(盆腔,生殖腺)血管。

中医肝/肾经 (头腔,(丘脑,垂体))肝经、(胸腔,(甲状腺,胸腺))肝经、(上腹腔,(肝内分泌,胰内分泌))肝经、(下腹腔,(肾上腺,肾内分泌))肝/肾经、(盆腔,生殖腺)肝/肾经。

(2) 植物神经系统的五行结构,可以依据(腔体、脏腑、上(下)肢、五官)的结构模式来定义和描述。如果命名植物神经系统为“五植物神经体”,有如下结构定义。

五植物神经体 (头腔神经,(丘脑,垂体),五官神经)、(胸腔神经,(心,肺)神经,上肢神经)、(上腹腔神经,(肝,胰,脾,胃)神经)、(下腹腔神经,(胆,小肠,大肠)神经)、(盆腔神经,(肾,膀胱,肛门,生殖器)神经,下肢神经)。

五植物神经血管 (头腔神经血管,(丘脑,垂体)血管,五官神经血管)、(胸腔神经血管,(心,肺)神经血管,上肢神经血管)、(上腹腔神经血管,(肝,胰,脾、胃)神经血管)、(下腹腔神经血管,(胆,小肠,大肠)神经血管)、(盆腔神经血管,(肾,膀胱,肛门,生殖器)神经血管,下肢神经血管)。

在上述定义的“五植物神经体”中,第一项是(头腔神经,(丘脑,垂体),五官神经),其中把头、颈和面神经(躯体运动和感觉神经),包括五官神经都放在这项中。第二项是(胸腔神经,(心,肺)神经,上肢神经),其中看到胸腔神经(躯体运动和感觉神经)、心、肺的神经(内脏运动神经和感觉神经)和上肢的神经(躯体运动和感觉神经),这与解剖学的描述

是一致的。第三项是(上腹腔神经,(肝,胰,脾,胃)神经),表示上腹腔神经(躯体运动和感觉神经)与肝、胰、脾、胃神经(内脏运动神经和感觉神经)定义在一个项中。第四项是(下腹腔神经,(胆,小肠,大肠)神经),其中下腹腔神经是躯体运动和感觉神经,而胆、小肠、大肠神经是内脏运动神经和感觉神经。第五项是(盆腔神经,(肾,膀胱,肛门,生殖器)神经,下肢神经),其中把肾神经与膀胱、肛门、生殖器的神经定义在一起,也与解剖学中描述基本一致。由于,神经系统有独立的实体网络,同样是细胞组成的,需要生命物质的供养,所以有神经血管的描述。

(3) 血管感受表达系统的五行结构。我们说,血管网络系统是人体生命行为最大和最基础的感受表达网络系统。正由于血管的感受和表达网络,中医才能从脉象中诊断人的疾病现象。在传统中医学中,把脉象写入五行结构中,只有如下内容:

五脉　弦、洪、缓、浮、沉。

人体的血管网络与体腔、四肢、脏腑、器官都密切相关。

血管感受表达　(头腔,脑)血管、心血管、(腹腔,脾、胃、肝、胰、肠)血管、(胸腔,肺,上肢)血管、(盆腔,肾、膀胱、生殖器、下肢)血管。

动脉感受表达　(头腔,脑)动脉、心动脉、(腹腔,脾、胃、肝、胰、肠)动脉、胸腔,肺,上肢)动脉、(盆腔,肾、膀胱、生殖器、下肢)动脉。

静脉感受表达　(头腔,脑)静脉、心静脉、(腹腔,肝门)静脉、(胸腔,肺,上肢)静脉、(盆腔,肾、膀胱、生殖器、下肢)静脉。

血管神经　(头腔,脑)血管神经、心血管神经、(腹腔,脾、胃、肝、胰、肠)血管神经、(胸腔,肺,上肢)血管神经、(盆腔,肾、膀胱、生殖器、下肢)血管神经。

感受表达　血液物质(感传)、血液物质(气血)、血管脉动、血压、血液主体。

这里需要区别"血管神经"和"神经血管"两个不同名词的概念,"血管神经"表示血管被神经所控制的概念,例如交感神经和副交感神经,对人体的血管进行控制和调节。而"神经血管"是脑、脊中枢神经,神经干和神经节中神经元,需要营养物质供养和交换。

(4) 人体局部环境再生感受表达系统的五行结构。人体局部环境再生感受表达系统,也可以理解为人体再生的调节和控制系统。根据本书的论述,人体统一的再生感受表达系统,就是以肾经和肝经为主的人体经络系统。中医肾＝排泄系统＋生殖系统(干细胞系统)＋人体水环境的感受表达系统重要组成部分＋局部环境再生感受表达(调节和控制)系统＋细胞周期调节系统。中医肾通过血管网络实现内分泌激素,并通过经络系统的网络对人体所有组织、器官等局部环境实施再生的统一协调、控制。通过肾在体为骨的骨髓,尤其是肾脏分泌"促红细胞生长素"和经络系统表达的细胞因子和生长因子,带动、调节对应环境中的细胞增殖、分化和状态调节。

5) 情志系统的五行结构

传统的五行结构中,与情志有关的内容有

五志　怒、喜、思、忧、恐。

五华 呼、笑、歌、哭、呻。

依照本书的观点，对于意识感觉、欲望和情志有关的内容，可以为五行结构做如下扩充。

五觉 视觉、味觉、触觉、嗅觉、听觉。

五触 痛痒、酸麻、肿胀、跳窜、冷热。

五欲 性欲、物欲、食欲(思欲)、美欲、生欲。

人体情志系统是人意识感受表达系统，是建立在人体感受表达系统之上的，是把人体感受表达的信息内容意识化的系统。依照本书的分类，人体的情志系统主要与人体感受表达系统关联，其五行结构可以依照如下结构模式进行定义和描述。

情志系统 (意识神经系统，感受表达系统)=(意识神经系统，(内分泌、血管感受表达、经络感受表达、植物神经、其他感受表达))。

其中意识神经系统，主要是与脑和肌肉的意识运动有关的神经。对于人体内脏和器官，在感到疼痛时会产生意识冲动与刺激。

意识神经系统 (头腔意识神经，(大脑，中、小脑)，五官意识神经)、(胸腔意识神经，(心，肺)感觉神经，上肢意识神经)、(上腹腔意识神经，(肝，胰，胃)感觉神经)、(下腹腔意识神经，(胆，小肠，大肠)感觉神经)、(盆腔意识神经，(肾、膀胱、肛门、生殖器)感觉神经，下肢意识神经)。

4. “五行树”形式系统在计算机中系统定义

最后，作者需要说明的是，上述定义和描述的“新五行形式体系”，是作者认识并设计而成的“人造体系”。也就是说，换一个人，如果与作者有相同的认识，或者比作者认识得深刻，那么他定义的“新五行形式体系”可能会是不同的。但是，这种不同应当是被允许的和必然的。如同在计算机系统中，人们定义了许多程序设计语言一样，例如C语言、FORTRAN语言，只要能够证明它们是在给定的范围内是等价的，就被认可。如果经过多人不断的努力，给出的不同体系都是等价的，或者有人证明，具有某种完备性或不完备性，对“新五行形式体系”也就取得了最后的成功。如果不同人定义和描述的“新五行形式体系”是不等价的，也可以用数学的方法，证明它们是具有某种偏序或其他关系，同样是可以被认可的。这种不同的体系，恰恰是认识与科学的发展动力，与生物通过差别获得进化的动力一样。

8.9 人体生命过程运行的环境

地球的生命主体环境，生命主体通过对食物、阳光、土地、温度、湿度、空气、气压、水、无机盐、感受、信息、植物和动物等感受，可以抽象归纳为本书谈到的“物质、热能、运动、气体、水与信息”环境周期性的变化中。生命活动的周期性同样表现在这些环境的周期性中。现代生态学研究把阳光、温度、空气和水称为生态的气候因子，例如光因子、温度因子、空气因子和水因子。生态因子除气候因子外，还有土壤因子、地理因子、生物因子和人为因子等。这些生态因子对生物有广泛的作用。

这种周期性讨论，对于在网络中再现生物运行系统是必需的。地球上几乎所有的生物活动都具备某种周期性，例如年、四季对生物的影响是显然的，说明这种周期性已经不需要生物学家说明，已经成为普通人认识世界的基本常识，每一个人都可以举出许多例子来说明。但是所有这些周期性规律，在人类的智慧面前，已经把许多人类生理活动的周期性都改变成行为和活动的条件性，例如通过药物和某种措施，使本来应当发生的周期性活动成为“条件发生特性”。于是，现代生物学家越来越忽视生物行为的周期性概念和生物周期性规律对人类健康的影响。

人类吃饭、排泄、工作、休息和睡眠本来是有周期性规律的，表现在人类没有能力改变这种周期性之前。随着现代生物学或医学研究的深入，越来越把人体生物系统理解为条件发生和处理的系统，基本上都被人类自己改造成或认为不具备行为的周期性。

(1) 对于消化系统，人每天在相对固定的时间范围内吃饭，具有某种程度的周期规律性。由于现代人类生活方式的改变，吃饭成为饿了再吃，为了物质和能量所吃，或者把吃饭改变成一种享受或社会活动，或者是为了某种特殊的需要。现代生物学和医学只告诉人吃什么有营养(微量元素、维生素、葡萄糖、氨基酸、脂肪酸、核苷酸、蛋白质、脂蛋白、糖蛋白等)。总之，人们改变了消化系统的周期性活动规律，尤其那些在夜间吃饭的行为。

(2) 对于呼吸系统，人类的呼吸系统似乎是不受人类生活方式改变的生物系统。无论什么样的生活方式，人在任何条件下，都需要吸入氧气和呼出二氧化碳气。所以，人的呼吸系统应当具有较少的可塑造性。

(3) 对于循环系统，地球上其他生物不具备改变环境温度的能力，所以其他生物的循环系统受环境影响是显著的。其他生物循环系统，例如心率、血压、血管收缩舒张有随环境周期性变化的特性。环境温度高时，血管舒张、血压降低和脉搏浮洪，在环境温度低时，血管收缩、血压升高和脉搏沉细。在人类能够改变生活环境温度的条件下，这种循环系统活动的周期性也表现出某种程度的可塑造性。现代人的循环系统不仅受环境温度的影响，同时还受工作压力和情绪的影响。所以，在现代生物学和医学中，人的循环系统同样成为条件调节的系统，包括药物的调节，可以具有人工塑造的特性，而不严格具备自然的周期特性。

(4) 对于排泄系统，生物排泄废物和尿液，应当与人的呼吸系统一样，同样应当具有较少的可塑造性。

(5) 对于生殖系统，依照大多数生物，甚至包括大多数高等动物，动物的发情和性行为是具有某种周期性的。但是包括人类和某些灵长类动物，其性行为不仅是为了繁殖，同时还是为了建立某种社会关系和家庭关系的一种表达，所以已经不具备纯粹的生理特性。但是，人类中可以生育的女性，依然在排卵中具有某种周期性，例如28天。但是这种周期性生理活动，居然也可以通过药物实施调整，改变了行为与活动的周期性，使一种自然周期性变成了条件性。

(6) 对于神经系统，对绝大多数生物系统，其神经系统的行为和活动主要是“条件反应模式”的，包括内状态引起的条件反应。由于生物的神经系统主要是面向运动和感觉的，因而生物的运动包括意识驱动（骨骼肌肉运动）的运动和非意识驱动（心肌运动和肠蠕动）的运动。而感觉是通过感受器承担的信息处理和交换活动。从本书的观点看，无论是意识和非意识运动都受到自然周期性的影响。但是人类的神经系统，尤其是大脑的思维活动，使人产生了独立的大脑神经思维活动，而这种大脑的思维活动不具备自然周期特性。

(7) 对于内分泌系统，生物的内分泌系统是生物的代谢调节系统，具有非常显著的自然周期性的影响。人体分泌激素与人体发育、成长、衰老的状态有密切关系，也与人体疾病和健康状态有密切关系。在自然状态下，人的内分泌活动应当表现出某种周期性规律。但是，人类已经通过生物化学方法，通过人工方法来生产内分泌激素，例如胰岛素，人为调节人体的物质代谢。所以现代人也已经使内分泌系统的活动周期性规律变成人工可塑造的特性。

从上面讨论可看出，现代人类各生物系统行为的周期性规律因现代生物科学的方法，使之成为可塑造的特性。

但是，现代人类依然保留着一些不可塑造的生命活动的周期性。

细胞周期性没有改变。所有人类活动周期性破坏和改变，并没有改变人类活动最基础部分的周期性。例如人类的细胞活动具有 24 小时的周期性，这是生物学反复验证并得到机制发现和论证的结果。但是人类的细胞周期划分为 G1 时相（12 小时）、S 期（8 小时）、G2 期（3 小时）、M 期（1 小时），细胞增殖分裂，进入新的细胞周期。另外，细胞还有 G0 期（细胞静息），约占细胞总数的 70%～80%。由于人类细胞在 G1、S、G2 和 M 时相中都有关卡，可以不断调整细胞周期的进行，也可以从处在 G0 时相的细胞返回细胞周期。所以，人类可以适应任何工作、休息、时间差的调整。也就是说，人类生物系统周期性可塑造和可改变，正是由于细胞不同时处在 G1 时相、S 时相、G2 时相、M 时相和 G0 时相，通过某种形式（主要是意识神经系统）调度和调节以及细胞时相关卡条件，可以改变人类活动周期规律。虽然，细胞活动是周期的，但是多细胞生物体中细胞可以处在不同的周期规律中，并可以通过关卡调整周期。

现代生物化学可以参用细胞因子和生长因子企图来调节、改变细胞的周期和细胞增殖、分化等。

当然，随意改变生活方式和活动规律，是要通过调度细胞资源（例如要求一部分处在 G0 期的细胞进入工作时相）和调整细胞周期的关卡。如果长期随意调度、调整是要以细胞资源的损失为代价的。也就是说，由于细胞分裂代数（例如 50 代）具有自然的规律性，经常和不规律调整、改变这种生活规律是以人的寿命为代价的。

根据本书的观点，还存在一些不能塑造的周期性生命活动。例如，人体的经络系统“子午流注”循行周期没有改变。但是，这种生命周期性再现，只能在网络世界建立的中医人体生命运行系统中定义和描述，因为西医和生物学没有经络系统“子午流注”循行周期概念范畴。

中医说,“春天发散之气,夏天上升之气、长夏是平稳之气,秋天收敛之气,冬天是藏固之气”。当然,这里谈到的季节之气的规律性自然与中国地理位置上的气候、物候有关联。世界其他地区的季节之气的规律性,同样有自己的地理特点。但是,无论什么地理位置,都需要非常明白这个季节之气是什么气,生物是如何应对季节之气的,这种应对的基本机制是什么。

从现代植物学看,我们曾经论述的“物质、热、气、水、信息”多层交换的“五张皮”结构,在植物中同样存在。植物的细胞组织同样划分成以下平台结构:

(1) **植物物质交换平台结构**。保护组织(表皮组织和周皮组织)、吸收组织(从环境中吸收水分和营养物质的薄壁组织)、储存组织(储存淀粉、糖、蛋白质、脂肪等营养物质的薄壁细胞的组织)。

(2) **植物气体交换平台结构**。通气组织,具有较大细胞间隙薄壁组织的通气的薄壁组织。

(3) **植物水交换平台结构**。吸收组织,从环境中吸收水分和营养物质的薄壁组织。传递细胞,具有较强传递物质功能。输导组织是植物内输送体液和同化产物的组织。管状细胞,上下连接构成长管道,有导管、管胞、筛管和筛胞之分。

(4) **植物能量交换平台结构**。同化组织,发挥光合作用、富含叶绿体细胞的薄壁组织。

(5) **植物信息交换平台结构**。分泌结构是专司分泌物质和信号分子(例如植物激素)的细胞组织结构。植物的信号分子主要是植物激素。植物激素对植物的生长发育有重要影响。植物激素除人工合成的外源性激素外,主要是由内部某些器官生成的内源性激素调节植物的代谢过程。内源激素调节和控制种子发芽、营养生长和繁殖器官形成和成熟。

在上述论述的基础上,首先看植物对这些“季节之气”是如何表现的。

春天发散之气,春季植物开始枝条湿润、变绿、发芽,从里向表有一种发散之气。这是传统中医描述的现象。从现代植物学看,春天植物从其储存组织,通过输导组织输送体液和营养物质到根、茎和枝条,植物分生组织以发芽方式促进植物根、茎、叶、花等器官的生长,恢复植物光合作用能力,春天植物润枝、变绿、发芽、出蕾、开花。这个时期植物激素活跃。所以,春天发散之气是“**植物的储存营养物质的输导之气**”。

夏天上升之气,中医认为夏季植物处在上升之气运行态势,并大量开始生成物质,植物增高、增大,枝叶茂密。从现代植物学看,夏季白天长,植物气孔关闭,光合作用强,生成物质和能量。夜间气孔打开,植物呼吸氧化,植物蒸腾作用强、水分自下而上输导。夏天植物枝叶茂密,周围空气清晰、湿润。所以,夏天上升之气是“**植物水分的蒸腾、同化和气体交换之气**”。这个时候,植物的光合作用与光合磷酸化作用要比植物细胞氧化和氧化磷酸化作用强。所谓同化是植物利用光合作用将光能、水分、无机盐、二氧化碳转化成能量物质(光合磷酸化 ATP)和营养物质(葡萄糖、多糖、氨基酸、蛋白质等)。

长夏平稳之气，传统中医描述长夏是夏秋之间的一段湿热、气候稳定的特定时间段。从现代植物学看，这个时候植物的光合作用与光合磷酸化、植物细胞氧化和氧化磷酸化之间达到一种平衡关系。植物必须相对抑制植物细胞氧化和氧化磷酸化作用，才更适合植物生长。所以，长夏是平稳之气是“**植物的同化、储存和消耗的平衡之气**”。

秋天收敛之气，中医认为秋季日照变短，天气变凉，气候干燥。秋天植物开始从表向里收缩，减少消耗，储存营养物质。从现代植物学看，夜间变长，植物气孔收缩，光合作用减弱，叶呼吸氧化逐步减弱，果实、种子生成，叶子开始枯黄，并脱落，储存营养物质于植物存储组织结构中。所以，秋天收敛之气是“**植物储存营养物质之气**”。

冬天藏固之气，中医认为冬季白天最短，夜间最长，气候寒冷，枝条干枯、开始进入藏固之态。从现代植物学看，植物处在休眠状态，最大程度地减少消耗，例如采用冬眠，最大限度地减少新陈代谢。所以，冬天藏固之气是“**植物最大程度减少消耗和冬眠之气**”。

其次看动物对这些“季节之气”是如何表现的。

春天发散之气，春天动物从休眠中复苏、体内从藏固之态，从里向表，开始进入激活之态。中国的24节气中的惊蛰，就是说春天到了，冬天蛰伏的动物开始复苏。陆地有皮毛之动物开始脱去冬季茂密毛发，开始换毛。许多动物开始排卵、发情，交配。所以，春天对于动物，是“**动物的惊蛰、复苏和发情之气**”。对于动物，夏天同样是上升之气，长夏是平稳之气，秋天是收敛(储存物质)之气，冬天是藏固之气。

绝大多数动物都是依照年度周期繁殖，例如许多两性繁殖动物排卵是年度周期性的。

人类两性活动，由于人类活动的可塑造性，已经改变了两性活动的周期性要求。女性进入成熟期后，每月(28天)都要排卵一次，表现出性活动的周期性。由于不同女性个体排卵时间不同，所以在人类早期和原始社会时期，男性性活动如果要适应女性个体不同排卵时间，其性活动周期就必须消失。

8.9.1 生命的热特性周期

人的生命环境是地球，而地球环绕太阳运行，运行一周为一年。地球上的能量主要来源于太阳的辐射。太阳光通过光照强度、光照时间和光照频率，对地球上的生物产生重要的影响。由于地球自转轴与环绕太阳的平面的法线有一个23.5度倾斜角度(也是回归线纬度)，从而使地球环绕太阳的一周中，表现出四季。四季进一步分化为24节气。地球在环绕太阳运行中还自转，自转一周为一天，表现出白天与夜间共24小时，分为12时辰，白天有中午，夜间有子夜。同样把24小时划分为四个时间段。

地球的热效应不仅是由于光照，还由于地球外围大气层的保温效应。例如地球的卫星月亮，由于没有大气，虽然与地球可以接受相同的光照，在单位面积上可以接受相同的辐射能量，月球白天和黑夜的温度差非常大，不适合生物生长。正是由于地球的大气保温效应，使地球任何一个位置上的白天和夜间的温度差不是很大，是生物可以接受的。

所以，地球上热环境是太阳光照、地球自转和地球大气、海洋共同作用的结果。或者说地球温度与大气、海洋、陆地的水循环和运动特性有密切关系。

地球表面的温度，陆地环境的温度还与表面的纬度、海拔、地形（山脉）和附近海洋有密切的关系。因为这些因素，直接影响着大气活动和流动规律、态势，对地区的温度影响很大。

人类已经知道，温暖湿润的气候适合生物生长，植物茂密，品种繁多。而寒冷干燥的气候不适合生物生长，适合生物种类较少。这主要是植物的光合作用与光合磷酸化（在叶绿体内）和植物细胞氧化、氧化磷酸化（在线粒体内）之间有一个平衡关系。白天光强和温度高适合光合作用与光合磷酸化（光能转化成化学能 ATP），但是温度太高，也会达到某种饱和效应。夜间温度环境对氧化和氧化磷酸化（物质转化成化学能 ATP）也有较大影响，温度高增强氧化磷酸化，温度低抑制氧化磷酸化。氧化磷酸化作用太强，会过多消耗植物的物质储存。显然，从逻辑上就能看出，白天光照、水分充分，夜间温度低。那么增强光合作用与光合磷酸化和生成营养物质，减少物质转化成能量的消耗，对植物发育生长是最有利的。所以，生物生长温度概念包括最低温度、适合温度和最高温度。不同的生物对三种温度的要求是不同的。生物对待恶劣环境条件，主要采取休眠方法，植物和动物都可以休眠，包括夏眠（例如一些昆虫在炎热天实行夏眠）、冬眠。对于内温动物，有些动物可以是通过降低体温方法休眠，减少代谢水平；有些动物采用不降低体温休眠，而采取睡眠方法，减少代谢水平。

生命主体对地球环境的感受，首先是通过四季温度的变化、白天夜间温度的变化，从而感受四季、白天黑夜两个周期现象的。所以，我们可以把围绕太阳运行周期称作“热特性周期”或“生命的热特性周期”。

8.9.2 生命的水特性周期

现代生物学认为，水是生命存在的必要条件。没有水环境，生命就不能存在。例如生物学家在地球环境中，在一些特别干燥的地方，可以发现没有生命存在的情况。

地球上的水有气态、液态和固态三种存在形式。在地球各大洋有占地球绝大部分的液态水，陆地的河流、湖泊和地下存在着地球最多的液态淡水。液态水在太阳的照射下，会大量蒸发，成为气态水。大气中存在着水蒸气，以雨、雪形式降落在陆地和海洋中。如果地球夏天融雪数量比冬天降雪数量少，那么在地球的两极地区、高纬度地区和高海拔地区存在着冰盖和冰川。在地球冰河时期（100 多万年来，地球已经四次出现冰河），海平面比现在下降 120 多米，海底的大陆架将成为陆地。如果地球夏天融雪数量比冬天降雪数量多，地球的冰盖和冰川就会逐步消融和后退，如果陆地冰盖和冰川完全消融，海平面会比现在上升 60 多米，目前陆地沿海的许多城市将被海洋淹没。水的三态循环运动，对地球的冷热有着直接影响，并表现出显著的周期性。

地球水的循环和运动，不仅表现在水的三态循环，还表现在海洋中有洋流、海洋水温度的周期性变化和地球海洋的潮汐现象。我们知道，地球环境还有月亮伴随，月亮作为地球的卫星，环绕一周为一个月(29.5天)。从地球上看，可以看到全亏、上玄半月、满月、下玄半月四个月亮循行的四个结点，每一个时段大约分7天。另外，由于在地球的生命主体诞生于海洋中，是通过月亮对地球的引力和潮汐现象(两个大潮、两个小潮，每一天有涨潮和落潮)，感受月亮运行和地球自转环境的。而这种生命主体感受的周期性(中国阴历29.5天、每天潮汐周期)是通过水环境体现的，属于水感受生命周期。所以，我们可以把围绕月亮运行周期称作"水特性周期"或"生命水特性周期"。

生物中的水分的运动，无论植物和动物，体液运动不仅与物理管道的虹吸现象或细胞组织形态变化和动物肌肉组织机械运动有关，还必须与生物中气体的运动相关联。生物中的气体运动推动体液运动是非常重要的因素。而生物中气体运动受到温度分布的影响，即表现出热推动气体运动，而气体运动又推动体液运动，而体液运动又带动物质的流动。所以，生物中气体不仅是生物物质代谢的供物和产物，还是生物体内物质和水分运动的动力。这种气体推动水分运动因素，对于植物来说是非常重要的。当然，对于动物来说，气体推动体液运动，没有血液循环系统尤其是心脏的机械运动推动体液循环给动物体内体液循环的效力高，但是动物体内的气体推动体液运动，依然有自己特殊的功能。

生物对体内水的保护非常关键，主要是维持体内的水分和营养物质相对封闭、稳定的状态。生物表现表皮的封闭性与表皮渗透压和体内外气压、水压状态有密切关系。所谓渗透压是指生物主体内外，水中的盐浓度不同，产生的扩散压力，由高浓度向低浓度方向扩散。这种扩散得到了气体压力动力的有力支持。

水生植物的表皮透水性较强，与环境做水交换容易，但是水中无机盐的渗透，却受到调节和控制。另外，水生植物的通气性较差，有相对封闭的通气组织。

陆生植物表皮不透水。植物根据所生存水环境的情况，在水分蒸发、水分吸收和水分储存有不同的对策，尤其是较干旱地区的植物，必须有防止水分蒸发、充分吸收地下水分和储存水分的组织结构和措施。

海洋是地球生命的发源地，海洋中的水占地球总水量的97%以上。由于地球上所有的生命都来源于海洋，必然把这种海洋的周期特性记录在生物进化过程中。动物的许多习性与地球水环境的周期特性密切相关。例如许多动物、许多鱼类和两栖动物的产卵与海水的潮汐现象有关。中医认为，人类与生殖相关的特性，遵循这种水周期性转化成生命水周期性，这种水周期特性与月亮环绕地球运转的周期密切相关，基本遵循7天和28天的周期性规律。所以，女性进入成熟期后，每月都要排卵一次，表现出性活动的周期性。

8.9.3 生命的气体特性周期

地球的大气是在地球形成之后，通过一系列的进化过程演化而来的。行星的大气形成决定于行星的质量产生的引力(逃逸速度，例如地球的逃逸速度为11.2公里/秒，月球的逃逸速度为2.4公里/秒，火星逃逸速度为5.1公里/秒，土星逃逸速度为36.8

公里/秒，木星逃逸速度为61公里/秒）、行星活动（例如火山活动，大量喷出水蒸气）、行星接受恒星辐射程度（光线、射线、紫外线等，决定了行星的温度环境）、生物活动等多种因素。地球最早的大气是星云气体，其成分主要由氢、氦、碳、氮、氧等元素组成，构成地球原始的大气成分。这些大气基本元素通过相互作用生成一些化合物元素，例如碳与氢化合生成甲烷（CH_4），氮与氢化合生成氨（NH_3），氧与氢化合生成水（H_2O）和硫化氢。大气中比较轻分子结构，例如氢、氦容易获得较高速度，也比较容易逃逸，脱离地球，而一些质量较大分子，其速度低，不容易逃逸，而比较多地被地球保留下来。地球大气在太阳紫外线辐射作用下，氧和甲烷（CH_4）的作用形成二氧化碳和水，氧和氨（NH_3）作用下生成氮气（N_2）和水。最后形成比较稳定的大气，其主要成分是二氧化碳、甲烷、氮气和水蒸气。地球上海洋中的水主要是大气层中的水蒸气，在地球变冷凝聚而成。现代科学研究认为，地球大气中氧气主要是由地球生物（主要是微生物细菌）的光合作用积累产生的，并逐步改变地球的大气主要由二氧化碳和氮气组成到主要由氮气和氧气组成。地球外围的大气层的保温效应，大气中二氧化碳还有“温室效应”对于生命环境形成有直接影响。

目前地球上比较稳定的大气组成，主要是由于阳光、水环境、植物光合作用（阳光、水、二氧化碳生成氧气和生命物质、能量物质）和生物（包括动物）呼吸作用（生命物质、能量物质和氧生成二氧化碳和水）的日夜交替，构成了生物生命活动周期性循环。

气体在生命中，除氧气和二氧化碳气交换外，还有其他的关于气体的特性描述。显然，地球大气对生物的影响不仅是氧气和二氧化碳气，还应当包括大气温度、气压、空气湿度、大气运动（风雨、雷电）和其他成分（气体中其他物质颗粒等）作用。

大气压力是生物感受环境的重要因素，陆地生物，无论是植物和动物，其细胞内外必须保持压力的平衡。低海拔和高海拔地区的植物对气压感受是不同的。这种压力感受，同样表现在海洋生物中。例如在深海中，通常是氧气含量很低，在几百个大气压和海底火山口附近，有几百度的水温，由于巨大的压力，水并不沸腾，居然有许多植物和动物在这种环境中生存。这里生物的细胞内外的压力是平衡的。气体的压力还是人类制造的管道流体系统的动力之一。

气体的运动对于生物环境是重要的因素，在自然界中气体的运动是风暴。气体的运动产生的力量对人类是重大的因素。人类从气体运动得到了许多借鉴，例如利用帆船航海，在工业革命时期，蒸汽机是主要的动力设施。地球的大气运动是受四季影响的，具有年周期性特点和日夜的24小时周期特性。

水生植物的表皮透水强，但不通气。这是由于水中氧气含量比大气中低。水生植物内有自身封闭的通气组织，植物呼吸产生的CO_2被留下作为光合作用产生O_2，同样被封闭在通气组织内，光合作用产生的O_2又作为植物呼吸用，如此周而复始，不断循环。所以水生植物有较大的体积和表面积，增强光合作用和呼吸作用。另外，正如我们在水周期特性讨论中描述的那样，植物的通气组织封闭性，与产生体液在体内运动有直接的关系。

陆生植物表皮不透水，但具有良好的通气性，通过植物通气组织和气孔，与环境通气。植物的气孔受光合作用和呼吸氧化作用，气孔的开闭受到调节和控制。陆生动物表皮通气，表皮有皮脂腺、汗腺等组织是保持皮肤湿润、通气和散热的需要。

由于在地球的生命主体需要大气层滋养，“生命的气体特性周期”是受地球的四季、地球自转(24 小时)影响，这些影响已经表现在经络的循行和血管收缩扩张和脉动中。

8.9.4 生命的物质特性周期

生命物质对于生物来说，似乎没有周期性。除植物可以直接从阳光、空气、水、无机盐中制造自身需要的生命物质和能量外，植物有植物细胞的糖代谢过程包括光合作用(光合磷酸化)、光呼吸、细胞呼吸(糖的氧化、氧化磷酸化)等生物过程。生命物质和能量代谢调节，应当把关注范围扩大到整个生物世界。由于在整个生态环境中，生物已经构成了比较明确的食物链，在讨论它们的物质交换和新陈代谢时，离不开它们的食物。例如，动物就不需要具有把光能、水、氧气、无机盐变成葡萄糖的能力，而在吃植物中获得这种物质和需要的能量。现代生物学和医学只能告诉人吃什么有营养(微量元素、维生素、葡萄糖、氨基酸、脂肪酸、核苷酸、蛋白质、脂蛋白、糖蛋白等)。

如果从生命物质的化学成分，即从维生素、葡萄糖、氨基酸、脂肪酸、核苷酸、蛋白质、脂蛋白、糖蛋白考虑，似乎并不存在显著的周期性或节律性。

但是，从中医的角度看，食物的性和味表现出某种程度的与季节有关的周期性。参见下表。

木	火	土	金	水
春	夏	长夏	秋	冬
生	长	化	收	藏
酸	苦	甘	辛	咸
酸收	苦坚(燥)	甘缓	辛散(润)	咸耎

由于地球上四季时令食物变化，会产生“生命的物质特性周期”。关于这些描述，在其他书籍中已经有很多描述与介绍，这里就不多谈了。

8.9.5 生命的信息特性周期

生命的信息是生物主体感受而后表达出的一种作为传递信息的特殊物质、能量形式。从这个意义上讲，信息是生物可感受的物质能量存在形式，是面向生物的。信息确实是物质存在形式，所以信息是客观的。也就是说，自然周期性，如果能够成为生物可感受与表达的内容范畴，自然的周期性才会转化成“生命的信息特性周期”。这种生命信息周期性是细胞分裂的周期性，是细胞行为的周期性与重复性，是生物体一起活动周期性产生的基本机制。

上述周期性中,显然热特性周期性是最强烈的,其次是水特性周期性,第三是气体特性周期性,第四是物质特性周期性,第五是信息特性周期性。

8.9.6 生命运行系统时间周期控制机制

地球生命主体的周期性是通过几十亿年进化中积累起来的。生物主体的时间控制并不存在于独立"生命时钟",而是存储在细胞的行为信息基的控制器中和行为模式中。细胞的行为周期是通过行为模式的执行表达的。

第9章 生物世界的行为学概论

木子 我虽然对数学是外行，但是可以看到生物世界的行为学理论如何用数学方法来研究生物行为的。看到本章开始讨论的内容，“行为的数学语言表达和数学语言表达中的行为”非常有道理，把语言学和行为关联在一起讨论是建立行为学数学理论的起点。

先生 这一章的内容是为数学家和从事信息化科学理论研究的人写的，是为他们建立一个基本的数学框架。对于在网络世界中再现生命的科学人士是必须要加强研究的领域，从某种角度看，行为学的数学理论实际上是一种“形式行为学”。

我对一个数学专业出身的优秀学生讲，你想成为大数学家吗？数学家最害怕的事情是什么？是怕别人说他错了。数学家认为把问题弄错了是一件非常令人难过的事情。所以，数学家通常胆子都比较小。但是要当大数学家，胆子都要很大，例如康托(G. Cantor)、希尔伯特(D. Hilbert)、冯·诺依曼(Von Neumann)、马丁罗夫(Martin_Löf)等都是非常大胆之人。我对该学生说，如何才能胆大，现代人的办法是写软件。不写软件的数学家不是现代数学家。因为写软件和程序设计，无论如何认真和仔细去做，都必然会产生错误，而且错误非常多。这是由于他使用的计算机操作系统、编译程序、连接程序和工具软件是众人开发的软件产品，需要了解软件产品的功能，产品的说明书也不能一下看懂，所以软件设计是一种社会生产活动，当然错误是不能完全自己控制的。于是，他发现自己在写软件时，天天与自己的错误打交道。时间长了，就变得不怕犯错误，而是如何少犯错误和如何纠正错误，并在不断修正错误中得到一种特别的乐趣。调过程序的人都知道，当花了几天时间克服了一个程序错误时，是非常愉快的。于是，这个人对错误的认识有了新的境界，并具有了修正错误的勇气和信心。当一个数学家对错误有了更高境界的认识后，这个数学家就具有最强的想象能力。把这种强的想象能力和受过训练的严格的逻辑能力结合在一起，这个数学家就具备了成为大数学家的基本条件了。如果再具有能够发现问题、认识问题和解决问题的强大能力，加上有一个好身体和科学精神，成为一个大数学家就不远了。

木子 医生通常是最胆小的人，因为弄错了是要死人的，所以必须小心谨慎。我们两个人的合作，是大胆科学家和胆小医生的合作，非常有意思。其实，你是在对学生讲要大胆地进行理论创新。如果搞理论创新不大胆，难道还有其他事情可以大胆的吗？所以，从某种意义上讲，具有理论创新的能力最重要。

先生 面向主体的数学，首先，遇到的问题是主体如何出现在数学公式中，例如主体出现在函数的形式中。其次，什么是可行为函数，不是所有的函数都可以成为行为的。第三，主体、行为代数、行为逻辑和行为几何等数学问题。第四，生物行为动力模型数学方法，其中目标性计算模型最需要注意。第五，在多种主体、行为数学方法中，关联函数（或关联谓词）是非常重要的工具，它甚至是主体、行为数学方法发展的关键所在。

9.1 现代生物行为学理论概论

在讨论行为学理论中，或者在讨论“行为的数学语言表达”和“数学语言表达中的行为”之前，我们先讨论“行为的语言表达”和“语言表达中的行为”等概念。

什么是“行为的语言表达”？一个观察者看到某人在活动，他不仅看，还把某人的行为用语言表达出来。例如观察者可以说，“某人早上起来，去洗脸刷牙，而后去吃早饭，然后去工作。在中午与友人聚餐，餐后去午睡，午睡起来去散步”等等，这些语言都是把一个人的行为用语言（也可以是文字）表达出来。

人类研究行为，当然要用语言的表达方法。因为，没有语言和文字，就不成为人。我们不能退回到没有语言的低等动物那样只有行为的远古时代。只用行为来研究行为，是不存在的，那是生物的自然进化。

什么是“语言表达中的行为”？例如我们把一些人说的话，用文字语言写出来，可以有如下一些短语。例如：“我吃饭”，“你看电视”，“他做工具”，“张三擦地板”，“李四在写字”，“王五在玩电子游戏”等。任何人都可以举出许多短语，或者在日常说话中，离不开这些短语。这些短语表达的都是主体的活动和行为。如果一个人没有看到这些短语表达行为的发生，只是听人说或看到文字的记录。这些描述行为的语言被听到或描述行为的文字被看到，这个时候，我们就说是“语言表达中的行为”。

人类把行为表达成语言，把语言又转化成行为，是人类区别于其他动物的特点。

但是，研究生物行为学，这个时候的行为主体不是人，而是生物的细胞、组织、器官、系统、个体，也可以是生物个体组织、家庭、群等等。人类研究生物行为学，就得用语言来描述各种或各级别生物主体的行为，当然也必须把生物行为描述成人类能够读懂的语言形式。

显然，行为的语言表达和语言表达的行为存在着自己必须遵循的规则。例如：

(1) 行为的语言表达，可能是行为的真实表达，也可能是不正确的表达。也就是人类的语言表达存在着“真”和“假”的问题。所以，西方人对语言的真与假最感兴趣，并在这个基础上建立了逻辑学，在数学领域建立了数理逻辑。

(2) 语言表达中行为可以是发生过的，也可以是没有发生的。也就是说语言表达中行为需要验证，它是否曾经发生。

上述“行为的自然语言表达”和“自然语言表达中的行为”不是我们在本章中关注的问题。如何能用数学的语言来表达，数学语言表达行为是我们关注的要点。本章，我们开始认真讨论面向主体的数学理论和方法问题，其中主要论述行为的数学语言表达以及行为表达数学语言的特性和规则，然后研究生物行为控制模型以及相关的数字模型。

生物世界中数学理论范畴包括以下一些内容：

(1) 行为的数学语言表达和数学语言表达中的行为。解决主体、行为如何用数学语言表达和研究数学语言表达的行为的模式、逻辑规则、生存属性等。

(2) 主体行为数学理论基础。包括行为代数学、行为几何学、行为逻辑学等。

(3) 行为数学语言表达的形式语义。依照行为模式，研究行为模式的本体、预期、态势、评估和类型指称语义。

(4) 主体行为动力模型。包括能量、物质和行为控制的动力模型等。

如果我们把行为逻辑学作为这里研究的关注点，首先研究生物行为基本特性。这些基本特性可以划分为三个组：

(1) 感受/表达性组。包括生物主体行为的感受性、识别性、表达性、反应性(对外部刺激的表达性)、记忆性(本能行为和学能行为，重要的遗传性要求)。

(2) 关联性组。关联性主要包括生物体行为的顺序性、条件性(单向条件，双向条件)、并行性、施用性(单向施用性，双向施用性)、不确定性、选择性等特性。

(3) 目标性组。包括生物主体行为的目标性、主动性、适应性。

如果研究行为的计算问题，主要研究行为感受/表达性和关联性及行为目标性和关联性两种类型的计算。

如果把目标性理解为对生命状态的满足性要求，应当表示成生物体对自身生命状态满足的表达特性上。这种满足和不满足主要是生物体对条件、关联等产生差别，差别越强烈，不满足感也越强烈。研究行为逻辑离不开研究行为目标达到逻辑，即研究行为目标预期、行为目标实现态势和行为预期与态势的差别评估，并根据这种预期与态势的差别评估，做出行为决定，并通过行为执行改变态势与预期的差别。

9.1.1 行为的数学语言表达

数学发展至今，几乎都是面向客体的，没有面向主体的数学，例如一个函数 F(X)，或者任何数学的表达式和方程式，都没有代表主体的符号出现。函数F(X)中，表示一个操作F作用在一个对象X上。显然，没有说明“谁使用操作F作用在对象X”上。这种数学的概念，实际上在说，数学研究的问题其规则和方法是与“谁”这个主体没有关系的。认为F(X)的结果与使用者没有任何关系，或者说任何人使用函数F作用在X上，都会得到同样的结果。强调数学真理的客观性和非主体性。这种数学，对于研究自然科学，例如物理学、力学、热学、光学、机械学、电子学等是正确的。到了爱因斯坦相对论提出的时代，真理与观察者有关，但是数学还可以没有主体概念，这个观察者并不是参与体系内的主体。但是，如果需要研究具有生命意义的主体，例如细胞、细胞组织、生物器官、生物个体科学范畴的现象，这种数学的表达方法就不正确了，因为体系内参与者是主体。对于这类学科，主体因素对主体行为和活动的影响是显著的，而且表现出非常大的差异。这个时候，我们就需要一种面向主体概念的新的数学表达方法，至少需要“谁”这个概念引入到数学的表达形式中。

首先是如何在函数中加入主体概念。

许多读者在程序设计中，尤其在使用高级程序设计语言中，体会到函数概念。认为函数是子程序，是过程，是操作，是计算。函数有参数，在使用中要用实参数替代形式参数。从生命主体基本的程序、过程和操作来看，在函数理论中，没有主体概念还能够表达生命主体的基本现象、性质和要求吗？

我们知道函数F(x)，其中函数F的性质可以表示为F:A→B，其中A是自变量域，B是应变量域。如果x∈A，y∈B，有y=F(x)。在这样的函数定义中，如果考虑主体，如何在函数表达式中描述是第一个问题。对此，可以考虑几种选择。

选择1:F(S,O)。把主体概念以这种方式引入到函数表达式中，显然这里的S是受体，表示主体S也可能是被函数F操作的对象，S不是行为的施主，而是受主。

选择2:⟨S,F,O⟩。三元组是笛卡儿积运算产生的结果。在这样的描述中，S，F和O的关系是不明确的，可以有许多不同的解释。另外，笛卡儿积本身就是一种运算，也是一种操作或函数。于是会问，笛卡儿积有主体吗！

选择3:S:F(O)。把“S:F”看成函数名，可以定义为“复合函数名”。主体S使用函数F作用在客体O上。

在本书中，选择第三个方案，其理由讨论如下。

S:F(x)，引入主体到函数的基本概念中，其意义是主体S使用操作函数F作用在对象x上。在这样的一个表达式中，如何确定表达式中符号的语义？通过分析，可以有两种解释，一种解释是在表达式S:F(x)中分成两个部分，一个是S，另一个是F(x)，对F(x)保持函数论中原定义，只是声明F(x)的引用是主体S实施的。这种解释的问题，在于不能说明行为函数的不确定性。第二种解释，把表达式S:F(x)中的“S:F”看成一个新的函数名或函数标识，既然S:F标识一个新的函数名(以后称作行为名称)，自然S_1:F和S_2:F表示了不同的行为。但是虽然S_1:F和S_2:F不相同，却有着相同的行为性质:S_1:F:A→B和S_2:F:A→B。即$y'=S_1:F(x)$，$y''=S_2:F(x)$，$y'\neq y''$。但是$y',y''\in B$。这种解释还为 F(x)、S_1:F(x)、S_2:F(x)进一步解释、研究主体行为提供了空间。显然,在上述两种解释中,我们选择了第二种解释。例如,研究有限或无限主体使用函数 F 作用到目标上的结果分布。

其实,采用 S:F(x)方式,把"S:F"看成一个"复合形式的函数名"的做法,对于数学家也许是一个新的问题。但是对于软件行业,已经不是新事情了。开发软件要求为服务或者函数制定程序设计规范。而这种程序设计规范中,通常会规定命名原则。许多大公司的软件规范在开发程序时都规定了命名的原则。作者在上世纪 80 年代中期,研究"面向类型的程序设计(TOP)"的时候,也为类型的函数规定了命名规则。例如,规定类型中的函数名称时规定名称为以下语法规则:

〈FunctionName〉::=〈TypeName〉$〈FuntionIde〉,表示用类型名和函数的标识通过连接符号"$"连接起来,构成一个"复合函数名称"。

〈FunctionName〉::=〈TypeName〉_〈FuntionIde〉,表示用类型名和函数的标识通过连接符号"_"连接起来,构成一个"复合函数名称"。

例如,对于栈类型(type stack),该类型的所有函数名都冠有一个类型名称 Stack 的前缀。例如有 Stack_empty(),Stack_push(x),Stack_top(s),Stack_pop(s),Stack_copy(s1,s2)等函数。

应当承认,我们并没有把软件行业这样的函数命名方法强加给数学描述和习惯上。但是,在需要研究主体数学时,提出了如何在数学的函数表达方式中引入主体概念,提出"复合函数命名方法"看来就不是偶然的,应当是可行的。

9.1.2 数学语言表达中的行为

在教授计算机科学,尤其是并发程序设计语言的语义时,作者就定义了一个简单的行为表达式,这个表达式才有三个操作,即顺序、选择和并行。在研究了软件和网络世界的行为学行为概念时(2004 年),我们把行为表达式扩大到了以下形式。首先定义了两个原子行为:

α=S:F():Actions,表示主体非及物行为,例如休息、睡眠等。

α=S:F(x):Actions,表示主体及物行为,例如吃饭、看书等。

在上述原子行为基础上,我们又定义了以下行为操作:

(1) 行为连接操作。(一)·(一):Actions×Actions→Actions,表示把一个主体的两个行为连续实施。

(2) 行为顺序操作。(一);(一):Actions×Actions→Actions,表示不同主体的两个行为,在时间上顺序实施。

(3) 行为选择操作。(一)|(一):Actions×Actions→Actions,表示主体的两个行为,实施中选择其中之一执行。

(4) 行为并行操作。(一)‖(一):Actions×Actions→Actions,表示不同主体或同一主体不同行为器官的行为并行执行,在时间上不确定执行顺序,可同时发生。

(5) 行为单向条件操作。(—)⇒(—):Actions×Actions→Actions,表示操作符号⇒前的行为是操作符号后的行为的条件,表示两个行为发生有条件关系。

(6) 行为双向条件操作。(—)⟺(—):Actions×Actions→Actions,表示操作符号⟺前后的两个行为互为条件,相当于两个单向条件行为的相互关联并行。

(7) 行为抽象操作。λ(α)β:Actions×Actions→Actions,表示行为β对行为α有函数或表达式的包含关系,而行为α是行为β形式参数,表示β中的行为α可以被替换。

(8) 行为施用操作。App(β,α):Actions×Actions→Actions,表示行为β抽象形式对行为α实行施用操作,即用行为α替换行为β表达式中参数行为。

也就是说,有了上述行为的操作,如同算术运算一样,可以为行为这个集合的所有对象进行运算,可以得到"行为表达式",即数学语言中的行为。

9.1.3 主体行为数学理论基础

生物主体的行为是改变其生存环境和自身状态的自行活动。在这个定义中,要特别注意"改变环境和状态"和"自行活动"的概念。

我们讨论了在函数的表达式中引入主体概念的问题。下面讨论什么函数通过加主体概念可以成为行为,并讨论具备什么基本要求才能成为主体的一般概念。

通过分析与研究,我们比较容易地发现,通常意义上的数学运算类函数,加上主体概念也不能成为行为。例如"+"、"×"、"sin"、"log"等运算函数,不能简单地理解在F(x)前面加上一个"主体前缀",就可以成为描述行为的函数了。这些"小函数"不能构成行为函数。构成行为需要一些"大函数"。就像物理与化学世界的原子与小分子不能构成生物细胞一样,必须需要一些能够构成细胞的"大分子",例如蛋白质、核酸等。也就是说,对函数F(x)的F是有进一步要求的。我们首先从生物主体的行为概念来分析这个问题。

从生物主体可以构成行为的函数中可以看出,它们是与其他主体、客体、行为、环境与状态有关系的所谓"大函数",也可以叫"可成为行为函数"或简称"行为函数"。

我们假定有一些可以成为行为的"大函数"。所谓大函数,一般有性质:

$$F: Subjects \to Entities \to ES \to ES$$

其中,ES=Env×States,Env表示主体环境,States表示主体状态。

假定f,F,G,H是上述定义的大函数。要想让这些函数执行起来,可以写一些表达式,表示对它们的引用,引用的意义如下:

f(),非及物操作f。

f(O),函数f针对客体O的操作。

F(S),函数F针对主体S的操作。

F(β),函数F针对行为β的操作。

G(S)(O),函数G针对主体S与客体O的操作。

H(S)(β),函数 H 针对主体 S 与行为 β 的操作。

但是,上述函数表达式没有主体概念,没有说明什么主体在使用这些函数。对于函数,在上述函数表达式前冠上主体,假定我们用“S:”表示函数与操作的主体,并用希腊字母 α,β,γ 等表示行为,有以下一些基本的行为公式:

α_1=S:f(),表示主体 S 实行非及物操作 f。

α_2=S:g(O),表示主体 S 实施函数 g 针对客体 O 的操作。

α_3=S_1:F_1(S_2),表示主体 S_1 实施函数 F_1 针对主体 S_2 的操作。

α_4=S_1:F_2(β),表示主体 S_1 实施函数 F_2 针对行为 β 的操作。

α_5=S_1:G(S_2)(O),表示主体 S_1 实施函数 G 针对主体 S_2 与客体 O 的操作。

α_6=S_1:H(S_2)(β),表示主体 S_1 实施函数 H 针对主体 S_2 与行为 β 的操作。

可以看到,对于相同的函数,其主体不同,其行为也不同,例如 α=S_1:f(O)和 β=S_2:f(O)就是两个不同的行为,虽然,它们有相同函数与操作的对象。又例如 γ=S_1:F(β)和=S_2:F(β)也是不同的行为。为了理解这些问题,可以把“S:f”、“S:g”、“S_1:F_1”、“S_1:F_2”、“S_1:G”和“S_1:H”理解为行为名称(操作名称)。

通过上面的分析,我们看到一些性质的函数可以成为行为

S:F:Object→Env→States→States

S:F:Subjects→Object→Env→States→States

S:F:Actions→Env→States→States

我们以 S:F:Object→Env→States→States 为例,讨论这样函数如何可以改变成行为。首先看到函数 F:Object→Env→States→States,首先为函数 F 明确主体 S,正向我们在前面谈到的,其函数性质依然不变。由于这个函数性质是向右结合的,它的施用关系是 S:F(o)(ρ)(σ),其函数施用的结果在 States 中。这个过程,用下表来描述。

项　目	名称/性质
函数	F:Objects→Env→States→States
主体引入函数名	S:F:Objects→Env→States→States
	S:F(o)(ρ)(σ):States

对于这个函数,发现可以采用分两段的描述方法,即首先把主体函数 S:F 作用到 Objects的一个对象 o 上,停止进一步的施用,于是得到 S:F(o):Env→States→States 的性质公式。为什么可以这么做,由于我们根据行为定义“行为是主体 S 使用函数 F 作用在对象 o 上”,已经是一个完整概念了。但是在定义行为时还有另外一句话,“行为是改变环境与状态的影射”。如果,令 α=S:f(o),我们就可以直接得到,行为的进一步影射的表达式。α:Env→States→States,α(ρ):States→States 和 α(ρ)(σ):States。把这个过程用如下表来描述。

项　目	名称/性质
行为是主体S使用函数F作用在对象o上	S:F(o):Env→States→States
行为是改变环境与状态的影射。令 α=S:F(o)	α:Env→States→States
	α(ρ):States→States
	α(ρ)(σ):States

上述讨论,实际向我们展示,研究行为要抓住两个基本环节或特性:

(1) 行为是主体S使用函数F作用在对象实体上的。

(2) 行为是改变环境与状态的影射。

上面我们给出了一种环境稳定(不变化),而仅改变状态的可以成为行为的函数形式。行为的函数一般形式,可以是如下形式的:

$$S:F:\text{Object}\rightarrow(\text{Env}\times\text{States})\rightarrow(\text{Env}\times\text{States})$$

表示行为改变环境(Env)与状态(States)两个方面。如果令:ES=Env×States,可以得到一个简写的形式。

用F(x):ES→ES表示行为函数,其中ES表示行为的环境与状态。其意义是行为改变环境与状态。如果明确了可行为函数的主体。这个主体在类型定义中用S表示。如果行为用希腊字母α表示,其数学形式为

$$\boxed{\alpha=S:F(x):ES\rightarrow ES}$$

从上面的讨论看出,在研究主体问题时必须有要求:

(1) 研究主体的函数表达式中必须有主体符号出现。采用描述语法规则,即S:F(X)形式,其中S表示主体名称或标识,F是函数名称,X是函数作用的对象名称。这个行为表达式表示主体S使用操作F作用在对象X上。

(2) 不是所有在函数理论中看到的函数都可以成为主体的行为的函数。我们姑且把不能成为主体行为的函数,例如一些数值计算的函数,称为“小函数”。只有主体的生命表达的物质交换、信息交换、主体繁殖、主体运动、主体关联以及主体功能表达的函数可以成为行为。主体行为使用的基本函数通常表达主体使用函数作用在对象实体上及表达改变环境和状态两个基本特性。我们把能够成为行为的函数称为“大函数”。其中,环境是指主体行为要求的条件,包括其他主体、资源、客体等,状态主要是指主体自身状态,例如生长、繁殖、移动、异常等状态概念。

(3) 主体的行为是自行的,例如行为S:F(X)已经规定了行为的施主S和受体X与行为的功能F。由于自行性,行为具有顺序性、并行性、选择性和不确定性(环境的影响性)。

(4) 行为应当具有抽象性和施用性。关于抽象性和施用性,我们借鉴Lambda演算理论描述方法。

(5) 行为关联性说明了行为之间的条件性质。

函数理论,包括递归函数论,引入主体、行为、客体等现代操作系统核心概念,是所有

计算理论的根本出路,否则这些计算机理论,永远只能是理论,而不可能是计算机。任何模型的计算机,如果它只能是单用户、单任务,它无论如何不能取代冯·诺依曼计算机模型地位。

9.2 主体行为数学:数学表达语言的改进

9.2.1 主体数学和不确定性数学

如果从数学家的使命来讲,面向主体和不确定数学研究是21世纪最重要的任务。可以从几点得出结论:

(1) 自从有了数学以来,虽然有个概率论,人类研究的数学主要是"面向客体"和"确定性数学",甚至包括当代的计算机都是确定性的,虽然计算机科学也研究不确定计算。但是,对于人类来说,还有一大半的科学是面向主体和不确定性的。例如生物学(从细胞开始出现主体)、医学、社会科学、政治学、经济学、社会学、地球资源学和环境学等等。资源、能源和环境表面看起来是客体性质的,但是人类研究的资源、能源和环境是人类可以利用的资源、能源和环境的科学,依然是面向主体的。

(2) 面向主体的科学,最大的共同点是不确定性。不确定性研究任务不是为了不确定,而是希望在不确定中找到某种对主体而言是好的相对的确定性。例如,如何规划交通和城市,希望找到一个好的规划。如何利用资源、能源和环境,希望找到一条可以持续利用的道路。例如在生物学中,从纯粹的大分子复制开始的生物进化过程中,我们看到千万种生物体产生,这是一种不确定性。但是在如此众多不确定性中,我们看到了产生人类的某种确定性规律。

(3) 先于数学理论,人类在网络世界中首先找到了面向主体和不确定科学的计算方法,已经具备了研究面向主体和不确定性计算初步的实践能力。这样的计算实践,是产生面向主体和不确定性数学理论的最重要的基础。所以说,计算是国家科学研究的第三支柱和国家发展的竞争力。这种面向主体和不确定性科学要求的数学,比那些仅仅研究某些猜想和实数分布的数学命题要更加有意义。作者认为,未来的大数学家应当是面向主体和不确定性科学的数学家。承担这种不确定计算的体系,在当代是网络(主体,代理)群体计算理论。

人类发明的科学范畴和整个数学体系中,没有面向主体的数学。无论是集合、函数、代数、几何、逻辑等各种数学体系中都没有面向主体的,都是面向客体的。于是我们需要全面改进数学体系,使之面向主体和行为学的研究。

传统数学都是操作、服务、函数、函子、自然转换等概念,但是从来不讨论"谁来使用这些函数、操作和函子"。这是传统的科学基本教义,认为科学的真理对于任何人都是一样的,无论什么主体应用它,都应当是正确的。当然,在这样的科学观念的基础上,建立理论体系就没有人或主体的参与。研究科学内涵的本身就没有考虑那些与人或者主体相关的事务。但是,信息化是应用的科学,这种应用科学的本身就要求面向人类这个主体范畴。在信息化的服务性、互操作性和安全性的讨论中，恰恰必须关注操作、行为的施主与受主的主体概念，关注行为与操作的客体概念。所以，体系结构的研究中，其理论方法必须是面向主体与行为的；否则就不能描述网络世界中运营和体系结构概念。我们的问题在于研究，是否能够建立一种数学基础理论，专门研究与人类或者主体关联的数学理论。例如研究是否存在着一种与人类活动关联的“函数论”、“集合论”、“代数”、“范畴论”、“计算理论”等新的数学学科，而将数学领域的函数、操作、函子、演算、施用等概念与人类或主体结合起来后，这些概念就不在具有完全的纯客观性，其名称也应当称作行为、行为结构、行为范畴、行为抽象、行为演算、行为施用等。

9.2.2 复杂主体系统的数学方法

我们知道，描述生物世界和网络世界的体系结构可能选择以下数学方法：

(1) 集合论，在计算机科学中使用的经典的集合概念。例如可以是数值的集合、字符的集合、字的集合、操作(函数)的集合、规则的集合等等。

(2) 图论，G=(N,L)，描述图形结构的数学方法。N是结点集合，L是连线的集合。

(3) 函数理论，例如递归函数论，是经典的计算机计算理论。

(4) 代数理论，A=(S,F,R)，S是值集，F是S的操作集合，R是规则集合。

(5) Lambda演算理论，产生过LISP语言和LISP计算机的数学方法。

(6) 组合逻辑，产生过组合逻辑计算机的数学方法，期望从冯·诺依曼风格中解放出来的计算理论方法。

(7) 范畴论，C=(ObjC,MorC,dom,cod,◦)。集合、图、代数等都可以构成一个范畴，可以描述不同层次的结构。对描述软件结构、类型提供理论支持。

(8) 范畴组合逻辑，把类型和组合逻辑方法结合起来的数学方法。

(9) 类型论，是软件构造的数学理论，是一种适合计算机的数学理论方法。

所以，可以得出结论，描述生物世界和网络世界的体系结构采用范畴论数学方法是合适的。主要因为在体系结构中存在着静态的结构关系，例如主体结构包括主体组织中各主体之间的业务与组织中的角色结构关系，这种结构关系显然是一种相对静止的结构关系。另外，网络世界中实体的结构关系中，由于每一个实体都有其类型概念，而实体的类型同样构成一种结构关系。这些实体关系结构或者实体类型的结构从数学中看，都属于一种代数或代数范畴的结构。

但是仅仅用范畴论是不能完全描述信息化体系结构全部需求的。因为范畴论的数学方法，并不描述主体如何使用操作、函数、影射、函子等概念，范畴论如同所有的传统数学理论方法一样，不描述主体概念。同样强调所有的数学真理与主体和使用者是无关的。把主体概念引入到传统的函数理论、代数理论、集合理论、范畴论和计算理论中，便可以构成一种新的数学理论方法，我们称作“行为数学理论”。例如，主体还可以通过行为表达的一种动态结构关系，真正反映主体组织中主体角色的行为关系。显然这种用行为描述和定义的主体、客体之间的结构关系是动态性质的。

所以，在生物世界和网络世界中应当采用相互补充的数学理论方法：范畴论和行为学理论的方法，来为体系结构的描述提供理论支持。下面，分别对范畴论和行为数学理论方法进行介绍。

任何创新都是在继承基础上的创新。我们首先考虑的是把传统的数学方法拿来描述体系结构，去发现与研究其中存在的问题，然后探索解决问题的方法和途径。哪怕是经典的数学基础理论，也要如此对待。作者了解数学家的事业。正因为了解数学家对待数学的做法与习惯，我们多次谈过，还有一半以上的科学领域得不到数学理论的支持，我们需要新形势下的从事新领域研究的数学家。对于信息化和网络世界来说，我们特别提出了“计算机可读数学”和“面向主体或行为的数学”。

在这里，我们只简单介绍 Lambda 演算理论，对于其他内容，感兴趣的读者可以参阅参考文献[31，37]。

λ 演算是数学家 Church 于 1941 年作为一个可计算模型提出的，与图灵机是等价的。在数学中常用的函数形式是 f(x)，其中，f 是一个函数名，而 x 是函数定义域中的一个对象值，表达式 f(x)表示函数 f 对 x 对象的施用(application)。如何定义函数 f 是 λ 抽象的任务。例如函数 f(x)＝x＋1，在 λ 抽象中用 λx. x＋1 表示函数 f。而函数 f 对 a 施用，可以表示成{λx. x＋1}(a)，从数学的直观可以看到其结果为 a＋1。λ 演算主要由 λ 抽象、λ 表达式、λ 表达式施用、λ 表达式的范式(normal form)、不动点计算和演算终止等概念所组成。

λ 表达式 BNF 定义：

〈λ-exp〉::＝〈ide〉
　　|〈number〉
　　| (〈λ-exp〉)
　　|〈λ-exp〉〈λ-exp〉
　　|λ〈bound-variable〉.〈λ-exp〉
〈bound-variable〉::＝()
　　|〈ide〉
　　|〈ide〉,〈bound-variable〉

其中，〈ide〉和〈number〉表示 λ 表达式的原子成分；ide 可以是函数名、对象名和变量名。第三项是括弧，表示作用域；第四项表示施用运算，例如 FX，F(XY)和 FXYZ 等。请注意，施用运算是向左结合的，即 FXY＝((FX)Y)。最后一项是抽象运算的定义。抽象运算的一般形式为 λx. E，其 x 表示约束变元，E 是 λ 表达式的体。E 中的变元如果不是约束变元，则称之为自由变元。

令自由变元的集合为 FV，而约束变元的集合为 BV，则有

(1) FV(numbe)＝
　　FV(ide)＝{ide}
　　FV(λ-exp1 λ-exp2)＝FV(λ-exp1)FV(λ-exp2)

FV(λx. E)=FV(E)\{x},表示在 FV(E)中去掉{x}

FV((λ-exp))=FV(λ-exp)

(2) BV(numbe)=

BV(ide)=

BV(λ-exp1 λ-exp2)=BV(λ-exp1)BV(λ-exp2)

BV(λx. E)=BV(E) {x}

BV((λ-exp))=BV(λ-exp)

我们来看一个例子,λy. f(λx. g(x,y))是一个 λ 表达式,对于 y,它局部于 λ 表达式的体 f(λx. g(x,y)),是一个约束变元。如果把眼光放窄一点,仅看 λ 表达式 λx. g(x,y),那么 x 是g(x,y)的约束变元,而 y 是 g(x,y)的自由变元。下面,我们讨论 λ 演算的规则概念。

对于任意 λ 表达式 N,M 和任意变量 x,替换运算 N[M/x]将 N 中的所有 x 的自由出现用 M 来替换,并有如下替换规则:

(1) x[M/x]=M

(2) a[M/x]=a(当 $a\neq x$ 时)

(3) (N1N2)[M/x]=(N1[M/x])(N2[M/x])

(4) (λx. Y)[M/x]=λx. Y

(5) (λy. Y)[M/x]=(λy. Y)[M/x](当 $y\neq x$ 且 $y\notin M$ 或 $x\notin Y$ 时)

规则(5)表明,(λx. x+y)[y/x]=(λy. y+y)这种替换是不允许的。

施用规则 形式为(λx. N)M▶N[M/x],称(λx. N)M 为繁式(redex),称▶为化简,该化简关系有自反和传递两个特性。下面举几个例子:

{λx. xy}F▶Fy

{λx. y}F▶y

{λx. {λy. yx}z}v▶{λy. yv}z▶zv

{λx. xx}(λx. Xx)▶(λx. Xx)(λx. Xx)

范式规则 如果一个 λ 表达式不再含有繁式,那么称这个 λ 表达式为范式(normal form)。一个 λ 表达式不一定总有范式,化简的路径也不是唯一的,有时有多个化简路径。

Church-Rosser 1 定理 如果 U▶X,U▶Y,那么存在着 X▶Z,Y▶Z,即如果 U 存在两个范式 X 和 Y,那么 X=Y。

Church-Rosser 2 定理 如果 X=Y,那么存在着 Z 使得 X▶Z 和 Y▶Z,即如果 X=Y,并且 Y 是范式,那么 X▶Y。

下面,我们来介绍 λ 演算的不动点概念。

不动点:

(1) 如果 F(f)=f,那么 f 是 F 的不动点。

(2) 如果对于任意 F,ϕ(F)是一个不动点,即有 F(ϕ(F))=ϕ(F),那么 是一个不动点计算函数。

不动点定理:

(1) $\theta=\lambda a.\lambda b.b(aab)$,$\theta$ 是不动点计算函数。

(2) $Y=\lambda f.(\lambda g.f(gg))(\lambda g.f(gg))$,Y 是不动点计算函数。

(3) 如果 ϕ 是不动点计算函数,令 $G=\lambda a.\lambda b.b(ab)$,那么 $\phi(G)$也是一个不动点计算函数。

(4) 存在着无穷多不动点计算函数。

对于 Lambda 演算理论,引入主体概念后,基本不需要修改和增加新的解释,Lambda 表达式和演算理论就可以用在主体与行为的描述中。

例如 S:F(x)y,定义一种抽象行为,

$\alpha=\lambda(S).(S:F(x)y)$

$\alpha=\lambda(F).(S:F(x)y)$

$\alpha=\lambda(x).(S:F(x)y)$

但是,Lambda 表达式与演算理论曾经支持产生过 LISP 语言与 LISP 计算机。在 20 世纪 70 到 80 年代在国际上盛行过一段时间。LISP 语言与 LISP 计算机最后没有取得市场成功的原因是多方面的,其中一个重要原因是 LISP 语言与 LISP 计算机没有操作系统,尤其是没有现代操作系统的资源管理、任务管理、用户管理概念,主要是单用户和单任务使用的计算机。从现代的语言讲,LISP 语言与 LISP 计算机没有引入主体(进程)、客体(资源)等方面的处理能力。所以为 Lambda 表达式与演算理论引入主体与客体基本的操作系统概念,是根本解决 LISP 语言与 LISP 计算机存在问题的关键(时机过去了,是否还需要?但现在能够做到了)。关于 Lambda 演算理论详细内容,读者可以参阅参考文献[31]。

9.2.3 生物主体行为模式理论

生物主体的行为模式是面向主体的,对于生物个体、系统、器官、组织和细胞有不同层面的行为模式。例如对于人个体,可以讨论如下行为模式。如个体有呼吸行为模式、吃喝行为模式、排便行为模式、运动行为模式、休息行为模式、睡眠行为模式、情志行为模式、恶欲行为模式,人还有思维行为模式。另外,在定义生物系统主体、生物器官、细胞组织和细胞的主体类型中,定义了许多行为模式。我们还区别定义了生命行为模式和功能服务行为模式。

如果我们把生物主体的各级别主体的行为模式,进一步归纳整理,可以把行为模式划分成两个方面:

(1) 行为控制模式(感受、识别、评估、表达、存储),也称感受表达行为模式。

(2) 条件、关联、差别、目标和能力行为模式。

其中的行为控制模式,主要是生物主体的感受、识别、评估、表达、存储控制过程,简称为感受表达行为模式。行为控制模式是所有条件行为模式、关联行为模式、差别行为模式、目标行为模式和能力行为模式的控制机制。可划分为条件感受表达行为模式、关

联感受表达行为模式、差别感受表达行为模式、目标感受表达行为模式和能力感受表达行为模式。

所以，生物主体的行为模式，也可以定义为主体对条件、关联、差别、目标和能力的感受表达行为模式。

下面，我们对条件、关联、差别、目标和能力行为模式的感受表达进行讨论。

1. 条件处理行为模式

生物主体行为的条件包括物质、信息、运动、状态、主体、行为等。对这些条件生物主体行为控制模式的控制示意图如图 9.1 所示。

在图 9.1 中，所有的条件（物质、信息、运动、状态、主体、行为）都是在行为感受表达模式下控制实施的。例如物质条件刺激主体，主体通过感受表达模式，对其感受、识别、评估和表达后，启动主体行为信息基的“物质交换行为模式”。在物质交换行为模式中执行输入物质、处理物质、输出（表达）物质、调节控制模式流程后，返回到行为控制模式，准备接受下一个需要关注的条件。

(1) 物质交换模式：输入物质、处理物质、输出（表达）物质、调节控制。

(2) 信息交换模式：输入信息、处理信息、输出（表达）信息、调节控制。

(3) 热能交换模式：输入能量、处理能量、输出（表达）运动热能、调节控制。

(4) 气体交换模式：输入气体、处理气体、输出（表达）气体、调节控制。

(5) 水交换模式：输入水、处理水、输出（表达）水、调节控制。

(6) 运动行为模式：输入信息、处理信息、输出（表达）运动行为、调节控制。

(7) 状态行为模式：主体自我感受表达物质、能量、热、气体、水、无机盐占有的评估行为模式。

(8) 主体增殖行为模式：例如细胞周期 G_1、S、G_2、M、G_0 的行为模式。

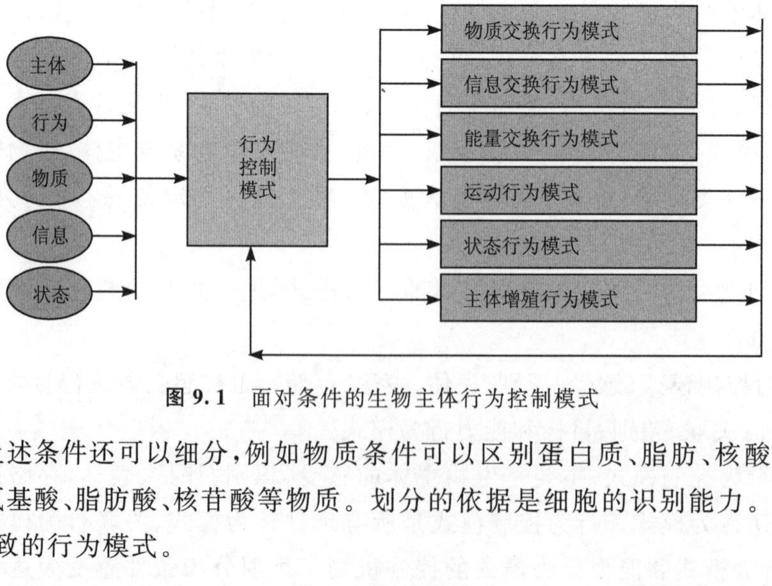

图 9.1　面对条件的生物主体行为控制模式

当然，上述条件还可以细分，例如物质条件可以区别蛋白质、脂肪、核酸、糖类，甚至分葡萄糖、氨基酸、脂肪酸、核苷酸等物质。划分的依据是细胞的识别能力。于是可以产生如下更细致的行为模式。

(1) 蛋白质合成模式:输入氨基酸、合成蛋白质、输出(表达)蛋白质、调节控制。

(2) 多糖物质合成模式:输入葡萄糖、合成多糖、输出(表达)多糖、调节控制。

(3) 脂肪物质合成模式:输入脂肪酸、合成甘油三酯、输出(表达)脂肪、调节控制。

(4) 葡萄糖能量交换模式:输入葡萄糖、葡萄糖氧化、氧化磷酸化、输出(表达)ATP、调节控制。

(5) 脂肪酸能量交换模式:输入脂肪酸、脂肪酸氧化、氧化磷酸化、输出(表达)ATP、调节控制。等等。

2. 关联处理行为模式

所谓关联处理行为模式是指两个可以互相感受表达的主体之间的关联行为的处理模式。关联处理是多细胞生物处理的第一位的多主体问题,参见图 9.2。

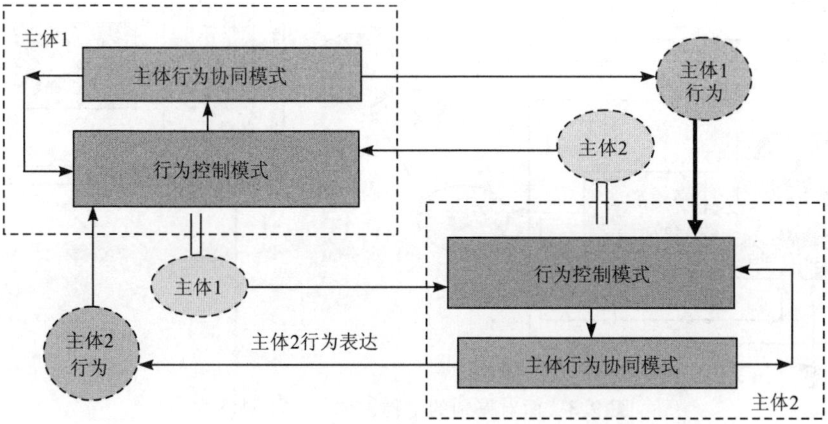

图 9.2 面对关联的生物主体行为控制模式

在图 9.2 中有主体 1 和主体 2,每一个主体都有自主的行为控制模式,并且每一个主体的行为信息基中,都有一个处理关联的行为协同模式。这个行为协同模式实际上是主体的行为信息基的遗传行为模式。主体 1 感受到主体 2,主体 2 感受到主体 1。主体 1 感受主体 2,行为控制模式启动自身的行为协同模式,产生主体 1 对主体 2 的表达行为,同样主体 2 也执行相同的行为协同结果。

3. 差别处理行为模式

差别处理行为模式是多细胞主体由于不同的位置环境和不同的自身状态,对于同一或不同条件和关联感受、识别、评估和表达,显然由于主体感受表达情况和结果不同,产生出表达的差别。多细胞生物不同的主体对条件、关联感受与表达不同,表达出的不同的信息需要做出处理,这种差别信息的处理是多细胞动物中必须解决的第二位的问题。

处理多主体表达的差别信息可以有两种方式:

(1) **自主协调处理模式**。多主体之间调节处理差别,通过多主体之间的关联模式,相互协同,通过反复的相互感受和表达,在反复的感受表达中,调整相互的感受产生的信息。在反复的感受表达中,也可能由于条件和环境发生变化,也可能是自身状态调整,逐步产生比较一致的感受表达。

(2) **管理者决定处理模式**。多主体之间调节处理差别已经不可能通过自主和相互协调方式解决,或者出现的差别类型无法协调处理情况,必须采用第三者或更高层的管理者处理方法。例如器官的神经节、中枢神经核来处理器官内差别信息和多器官产生的差别信息(参见图9.3)。

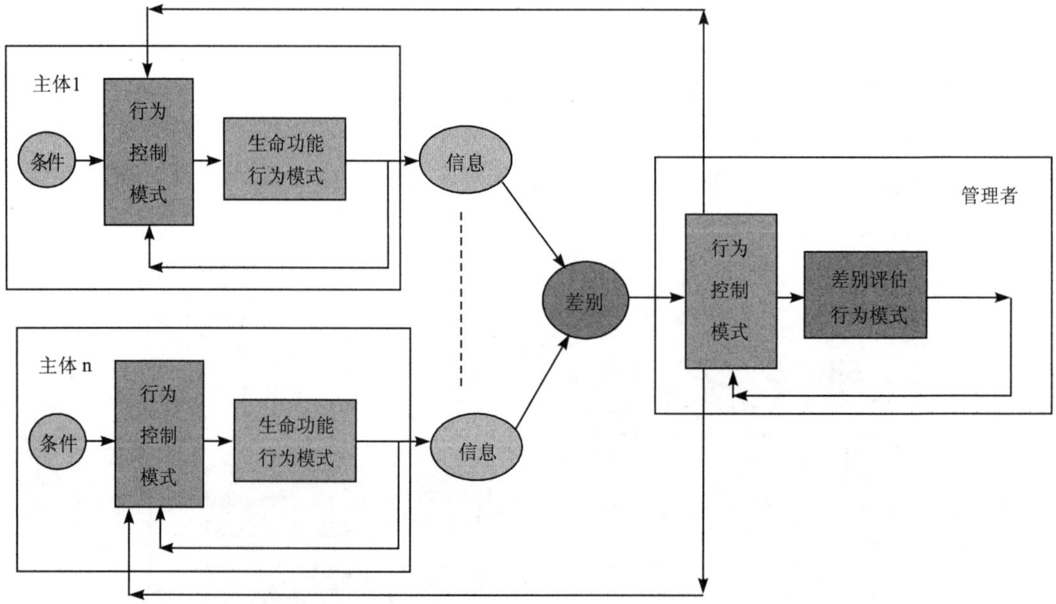

图9.3　面对差别的生物主体行为控制模式

4. 目标处理行为模式

我们知道,细胞具有某种行为目标性,所谓行为的目标性是细胞依据自身的状态,对环境做出的一种表达,而这种表达表现出细胞期盼改变目前存在的环境或规避有害的刺激。随着生物进化,动物行为的目标行为表现更加显著。但是,只有生物进化到比较高级动物时,才会出现"目标行为模式",即具有专门为生存目标而构建的行为模式。例如昆虫(苍蝇、蚊子),为了获得食物,其行为的目标性已经非常清晰,表现出目标的驱动特性。

5. 能力处理行为模式

能力行为模式当然是基于目标行为模式基础,发展起来的一种更高级的独立行为模式。对于苍蝇、蚊子在寻求获得食物的对象中,并不具备能力的比较。而对于哺乳动物,通常可以观察到动物对天敌动物和体型更大的动物进行能力比较,以躲避能力强大的动物。显然,能力处理行为是对能力的"差别处理行为模式"。而这种能力差别与生物体内的多细胞、组织和器官的差别处理不同,它是建立在感觉器官和高级中枢神经系统之上的行为模式。

我们在生命再现的定义、描述中,定义了生物系统、器官、组织和细胞的生命行为和功能行为。功能行为都统称服务行为。意思是说,功能行为主要是为其他主体提供的服务行为。这些服务包括物质代谢服务、物质交换服务、热交换服务、气体交换服务、水交换服务、信息交换服务、感受表达服务、运动服务、主体增殖/再生服务等。也即服务行为模式,包括代谢、交换、运动、感受表达、增殖/再生等服务。

从人类活动的功能行为模式中分类,代谢、交换、运动、感受表达、增殖/再生都可以归纳为对条件、关联、差别、目标和能力的感受表达行为模式。所以,可以把服务行为进一步分类为具体模式:

(1) 调节行为模式。建立在主体自主和主体之间的感受表达行为模式所产生的诱导作用的行为模式的管理者(控制者)主体行为模式。

(2) 控制行为模式。建立在主体自主和主体之间的感受表达行为模式所产生的强制作用的行为模式的管理者(控制者)主体行为模式。

(3) 管理行为模式。建立在主体自主和主体之间的感受表达行为模式所产生的诱导、强制作用的管理者主体行为模式。

(4) 协同行为模式。建立在主体自主和主体之间的感受表达行为模式所产生的相互对抗作用的所有参与者主体行为模式。所有主体既是参与者,也是管理者,自己管理自己。

(5) 对抗行为模式。建立在主体自主和主体之间的感受表达行为模式所产生的相互对抗作用的所有参与者主体行为模式。

从生物分类看,生物的行为模式,所有的调节、控制、管理、协同、对抗等都建立在主体行为自主、主体行为协同和主体行为强制的机制上。

(1) 自主行为模式。主体依据自身状态(基因)决定的行为模式或主体依据协同模式(细胞协同基因)相互感受表达产生的行为模式。

(2) 诱导行为模式。主体感受管理者释放的诱导信息产生的表达行为的模式。

(3) 强制行为模式。主体感受管理者强制指令信息产生的表达行为的模式。

9.2.4 行为关联函数和关联谓词

在研究面向主体的计算理论、主体行为代数理论、行为几何的理论时,我们都会面临主体行为的关联性问题。我们把这样的关联性问题,归纳成行为关联函数和行为关联谓词等概念。

生物主体分布在地球的各地方,不是任意找两个主体都可以讨论行为关系的。例如一个在非洲的人和一个在亚洲的人,由于其距离遥远,他们的各自行为,除我们关注的对整个地球的生态外,通常是没有什么关系,不讨论行为的顺序、并行、选择和条件关系。这两个主体的行为也没有相互作用的关系。又例如,研究细胞、细胞组织、生物器官这些生命主体,如果讨论两个人的细胞、细胞组织、生物器官,在不同人的细胞、细胞组织和器官,由于各自的个体内的环境不同,可以认为不同人体内的生物主体是没有关系的。这说明了研究主体的行为关系,必须放在一个关注的环境和范围内。在这个关注的环境范围内,研究它们的关联关系才是有意义的。给出行为关联函数和行为关联谓词的定义。

行为关联函数　多主体的多行为的关联关系的限定函数。

显然,研究不同的问题和不同的主体行为环境限制,行为关联函数是不同的。前面讨论的行为模式,服务行为模式、评估行为模式、调节行为模式、控制行为模式、管理行为模式、监管行为模式、协同行为模式、对抗行为模式和异常处理行为模式等,这些行为模式可以放在不同的关联函数限定的范围内讨论。例如对于服务行为模式,如果假定有三种关联函数的限定范围,用 $R_1(\alpha,\beta)$、$R_2(\alpha,\beta)$和 $R_3(\alpha,\beta)$来表示,这就意味着分别存在着 $R_1(\alpha,\beta)$、$R_2(\alpha,\beta)$和 $R_3(\alpha,\beta)$限定下的服务行为模式。又例如,我们研究细胞的行为学问题,研究某细胞组织(TISSUE)中的行为的目标和能力问题;假定一个细胞的行为目标用函数 $f_{CELL}(k)$表示,而组织内细胞的关联函数可以用 $R_{TISSUE}(k)$表示,把组织内每一个细胞的目标进行求和,得到组织的总目标性函数,于是有计算公式:

$$F_{TISSUE}(j)=\sum\nolimits_{TISSUE} f_{CELL}(k)R_{TISSUE}(k)$$

行为关联谓词,是多主体的多行为的关联关系的限定谓词形式。

在研究行为逻辑中,例如我们在讨论满足性问题时:

$$\alpha\ \underline{\text{sat}}\ P \text{ and } \beta\ \underline{\text{sat}}\ Q$$

命题 α $\underline{\text{sat}}$ P 表示行为 α 满足命题(谓词)P。这个满足性命题同样存在着关联性限制,必须要明确在一个关联谓词 $R(\alpha,\beta)$条件下,这个满足性问题的研究才是有意义和正确的。这个逻辑公式应当改成形式为

$$\alpha\ \underline{\text{sat}}\ P \text{ and } \beta\ \underline{\text{sat}}\ Q, \underline{R(\alpha,\beta)}$$

讨论如此复杂、变化的生物世界的主体行为,只要用关联函数和关联谓词,就把人们关注的行为学问题划分清楚了。读者会发现,生物世界的主体行为的复杂性,并不是表现在行为操作、行为函数、行为逻辑和行为几何本身的理论结构,而在于有非常繁多的关联函数需要研究。还会发现,不同类型或范畴的行为代数、行为逻辑和行为几何问题,它们大多数是同态的,甚至是同构的。也就是说,在主体行为关系方面,它们有非常广泛的一致性和共同的基础,例如共同的物质、信息、能量、气体、水的发生、消去和交换行为的定义描述。而它们的差异性,却表现在不同生物的行为关系,即行为关联函数方面。

研究地球整个生命主体的行为关联函数和关联谓词,是今后几代数学家和生物学家的重要任务。

9.3　行为函数与行为代数

9.3.1　主体行为函数

本节,我们开始比较系统的定义、说明与描述在主体与行为方面的数学概念。

行为函数 在现代数学函数的范围内，讨论、研究、定义、说明和描述可以成为行为的函数，即所谓的可成为行为的大函数。在后续的定义与描述中，这类的函数统命名为“行为函数”。在此基础上定义主体行为函数、主体行为函数集合等概念，并实例给出一些主体行为函数及其集合。

传统数学的函数概念，主要是数值函数概念，这些函数通常反映的是真理性概念，例如$2+3=5$，这是计算公认的真理性的公式。这些函数不是主体作用在实体上，不是改变环境和状态的函数。只有那些表达主体作用在实体上的，并且改变主体环境与状态的所谓“大函数”可以成为行为函数。也就是说，我们首先要圈出可以定义与描述主体与行为的函数范围。

如果我们把行为(behaviors)定义为“行为是主体在生物世界中的自行活动，并可改变环境与状态”，行为函数可以如下定义。

可成为行为的行为函数 表达主体自身或作用在实体上的自行活动而使用的函数，是改变主体环境与状态的函数。行为函数是“可成为行为的函数的简称”。

引理 1 如果 A 表示实体类型或域，ES 表示主体环境与状态的类型或域，那么函数 $F:A\rightarrow ES\rightarrow ES$ 是行为函数，其施用的形式为 $F(a)(x)$，表示其结果在 ES 中。

引理 2 如果 A，B 表示实体类型或域，ES 表示主体环境与状态的类型或域，函数 $F:A\rightarrow B\rightarrow ES\rightarrow ES$ 是行为函数，其施用的形式为 $F(a)(b)(x):ES$，其中 $a\in A$，$b\in B$ 和 $x\in ES$。

主体行为函数 主体 S 用符号“:”连接行为函数 F 表达形式，即 $S:F$ 称作主体行为函数。

为行为函数加上主体前缀，从而表明不同的主体、不同的行为函数、不同的被施用的实体构成不同的行为。主体行为函数有以下性质：

- 如果 $F:A\rightarrow B$，那么 $S_1:F:A\rightarrow B$，$S_2:F:A\rightarrow B$。
- 如果 $x\in A$，$y_1,y_2\in B$，有 $S_1:F(x)=y_1$，$S_2:F(x)=y_2$。

$S_1:F(x)$与 $S_2:F(x)$是不同的行为。如此把主体引入到函数中，函数的“复合”运算及性质被遵守。

主体行为 主体 S 使用行为函数 $F:AES\rightarrow ES$ 或 $S:F:A\rightarrow B\rightarrow ES\rightarrow ES$ 施用于实体后的施用形式 $S:F(a)$或 $S:F(a)(b)$是主体 S 的行为。主体行为通常用希腊小写字母表示，例如 $\alpha=S:F(a)$或 $\beta=S:F(a)(b)$等。

9.3.2 主体代数

一般的代数概念是一个三元组$\langle A,OP,R\rangle$，其中 A 是值集，这个值集可以是单一类别，也可以是多类别的。OP 是集合 A 中元素的操作运算或操作运算的集合。所谓操作运算集合表示有多个操作运算。而 R 表示 OP 操作运算的规则。单一类别值集上的代数，例如在自然数、整数、有理数、实数等不同集合中的操作运算，可以分别看作一些单一类别的值集代数。多类别代数，表示多类别的值集和多类别值集操作运算构成的复合类型的代数。例如我们可以把自然数与BOOLEAN值集和操作融入到一个代数结构，或者把整数与BOOLEAN值集和操作，把有理数与BOOLEAN值集和操作，或者把实数与BOOLEAN值集和操作融入到一个代数结构。有时还可以把有理数、BOOLEAN值集与STACK构成更多类别的代数结构。这种多类别的代数结构，在软件体系结构描述中大量出现。

所以一般的客体代数(类型)可以如下定义。

客体类型　一个三元组$T_O=(O,O_p,R)$，其中O是客体集合，O_p表示客体集合的运算操作集合，R是规则的集合，其规则是面向O和O_p中对象规则集合。

主体集合是主体作为元素的集合。

主体行为集合　一个主体的行为所构成的集合，称作主体行为集合。例如主体S的行为集合可以是$B_S=\{$S:OneIntoTwo(),S:TwoInOne(s_1),S:Terminate:(),S:EnvExchange(o),S:SubExchange(s_1)(o),S:Move(),S:Service(α),S:Authenticate(x)$\}$。

引理3　如果A表示实体类型或域，Actions是行为类型或域，ES表示主体环境与状态的类型或域，函数F:A→Actions→ES→ES是行为函数，其施用的形式为F(a)(α)(x):ES。

行为函数在研究时，有非常显著的特点。一个行为函数可以划分为两个部分研究。

第一部分表明主体作用在实体上活动的概念，是描述行为的外在形式或语法形式，可以用来研究主体之间的行为关系。

第二部分是行为改变环境与状态的影射，描述行为的效果，描述行为的语义形式，可以用来研究主体整体环境、行为关联性、主体在行为中的状态变化。

为什么可以划分两个部分或者两个独立的阶段来研究？因为，首先我们定义主体行为是主体的活动，其次行为是改变环境与状态的影射。从定义的第一部分看，主体的活动或者行为，可以说不会考虑环境与状态，尤其不会考虑主体的环境。主体只是通过主体在活动中是否经常碰到其他主体，是否有充足的食物，可以感受到主体生存的阳光、温度、空气、水、食物、其他主体存在的分布与密度等。主体的状态也主要是表现在主体对自身状态的感觉，例如是否感到饥饿、疲劳、困乏、疾病等感觉。主体在进行活动时，并不是对环境与状态有清晰的认识，明确的计算，为了改变什么环境与状态而活动。无论对环境，还是状态，主体都是根据自己的感觉去行动的。这才符合生物发展的进化的基本事实。当然，只有人类才具备为了改变和维系环境采取行动的判断。即便是人类，也不是都能够自觉地维护环境与状态而行动，否则人类就不需要如此艰难地为保护环境而奋斗了。一句话，现实世界的主体已经告诉我们，可以把行为函数研究划分成两个独立部分。

下面，我们给出一些行为函数实例。

S:OneIntoTwo():ES→ES

S:TwoInOne:Subjects→ES→ES

S:Terminate():ES→ES

S:EnvExchange:Objects→ES→ES

S:SubExchange:Subjects→Objects→ES→ES

S:Move():ES→ES

S:Service:Actions→ES→ES

S:Authenticate:X→ES→ES

在定义行为结构中,我们找到了一个定义主体行为结构的模式与方法,这些模式对于描述体系结构将会非常方便和实用。但是,我们还没有论证这些行为概念与结构的数学方面问题。尤其,如何定义一个行为的数学体系和如何正确定义一个行为数学形式体系是非常必要的。虽然给出一个完整的行为数学形式体系不是本书的主要任务,但是给出一个比较直觉的行为数学形式体系还是必要的。

主体代数 面向某一类型的主体集合 S,研究主体代数是把关注点聚焦某个行为 α 上,研究主体集合围绕这个行为的封闭特性的形式体系 $A=\langle S,\alpha,R\rangle$。

主体类型 面向某一类型的主体集合 S,研究主体类型是把关注点聚焦到所有可能的行为集合 B_α 上,研究主体集合这些主体行为的相互关系的形式体系 $T_S=\langle S,B_\alpha,R_\alpha\rangle$。

```
Type Subject(AIBs,RES,ENV)is
Sorts Subject,S,AIBs,RES,ENV end
Actions
    S:Subject_New():ES→ES                               ………… 新主体产生
    S:Subject_SubstanceMetabolize():ES→ES               ………… 主体物质代谢
    S:Subject_ExchangeSubstance(o):ES→ES                ………… 主体物质交换
    S:Subject_ExchangeInformationIn(o):ES→ES            ………… 主体信息交换
    S:Subject_Move():ES→ES                              ………… 主体运动
    S:Subject_Multiplication():ES→ES                    ………… 主体增殖
    S:Subject_Fusion(x):ES→ES                           ………… 主体融合
    S:Subject_ReceptExpresse(x):ES→ES                   ………… 主体感受/表达
    S:Subject_CycleTransform():ES→ES                    ………… 主体状态转移
    S:Subject_Death():ES→ES                             ………… 主体死亡
End
```

9.3.3 主体行为代数

研究行为代数,首先需要知道什么是行为关系操作。

行为关系操作(运算) 行为操作是针对行为实施的运算。

行为的操作包括连接、顺序、选择、并行、条件(单向条件和双向条件)、抽象(或函子)和施用等。用这些操作或运算来定义(α,β)具体含义,行为运算操作的具体含义解释如下:

(1) 行为复合函数。$\alpha=S:F(\beta)$。其中 F 是一个作用在行为 β 上的函数,其主体是

S，构成一个新的行为 α。

(2) 行为连接。$(\alpha,\beta)=_{def}\alpha\beta$，表示行为 α 与行为 β 通过连接运算构成一个新的组合行为，称行为连接，表示行为的踪迹。行为连接操作有结合律，即 $(\alpha\beta)\gamma=\alpha(\beta\gamma)$。

(3) 行为顺序。$(\alpha,\beta)=_{def}\alpha;\beta$，表示行为 α 与行为 β 通过顺序运算构成一个新的组合行为，称行为顺序，表示行为 α 和行为 β 顺序发生。行为顺序操作"；"有结合律，即 $(\alpha;\beta);\alpha=\alpha;(\beta;\gamma)$。

(4) 行为选择。$(\alpha,\beta)=_{def}\alpha|\beta$，表示在行为 α 与行为 β 之间的选择运算，并构成一个新的组合行为，称行为选择。顺序操作"；"和选择操作"$\alpha|\beta$"有分配律，即 $\alpha;(\beta|\gamma)=(\alpha;\beta)|(\alpha;\gamma)$。但是反过来不成立，即 $(\alpha;\beta)|\gamma\neq(\alpha;\gamma)|(\beta;\gamma)$。对 $\alpha|\beta$ 有交换律，即 $\alpha|\beta=\beta|\alpha$。

(5) 行为并行。$(\alpha,\beta)=_{def}\alpha\parallel\beta$，表示行为 α 与行为 β 平行发生，表示没有规定行为的发生顺序，发生顺序不确定或没有发生的相关性，称行为平行运算。$\alpha\parallel\beta$ 有交换律，即 $\alpha\parallel\beta=\beta\parallel\alpha$。

(6) 行为的单向条件。$(\alpha,\beta)=_{def}\alpha\Rightarrow\beta$，表示行为 α 与行为 β 构成行为条件单向操作，α 作为条件行为，也称为前件行为；β 是后件行为，通常是函数是或函子行为。表示 α 行为一旦发生，后件行为 β 做出反应处理行为。单向条件操作，是构建行为的行为结构或行为结构元素的方法之一。条件行为后件行为可以用 Lambda 抽象形式描述，通常可以是 $\beta=\lambda(\alpha).(S:F(\alpha))$，其中 F 是函子名称。$\alpha\Rightarrow\beta$ 表示 β 对 α 有复合操作或施用操作，即表示 $\beta(\alpha)$。

(7) 行为的双向条件。$(\alpha,\beta)=_{def}\alpha\Leftrightarrow\beta$，表示行为 α 与行为 β 行为的双向条件操作，其意义为 $\alpha\Leftrightarrow\beta=_{def}\alpha\Rightarrow\beta\parallel\beta\Rightarrow\alpha$。即 α 和 β 互为条件，同时又互为后件行为(函数或函子行为)，互相做出反应。即在这种情况下，此时 α 变成了 $\alpha|\lambda(\beta).(S_1:F_1(\beta))$；而 β 变成了 $\beta|\lambda(\alpha).(S_2:F_2(\alpha))$。$\alpha\Leftrightarrow\beta$ 的结果是：$(\alpha|\alpha(\beta))\parallel(\beta|\beta(\alpha))$。也就是说，根据单向条件行为操作和并行操作的定义，$\alpha\Leftrightarrow\beta=_{def}\alpha\Rightarrow\beta\parallel\beta\Rightarrow\alpha$，其语义已经十分清楚了。为双向条件操作，是构建行为的行为结构或行为结构元素的方法之一。双向条件操作 $\alpha\Leftrightarrow\beta$ 有交换律 $\alpha\Leftrightarrow\beta=\beta\Leftrightarrow\alpha$。

(8) 行为抽象。$(\alpha,\beta)=_{def}\beta=\lambda(\alpha).\ S:F(\alpha)$，表示行为 β 对的行为 $S:F(\alpha)$ 进行行为 α 参数的 Lambda 抽象。

(9) 行为施用。$(\alpha,\beta)=_{def}\beta(\alpha)$，表示行为 β 对行为 α 进行施用。读者注意，对于任意行为之间，是不能相互施用的，行为之间没有施用和复合操作。也就是说，虽然有 $\beta(\alpha)$ 语法形式，如果 β 不是 Lambda 抽象，就不能进一步化简。

我们知道什么是行为的运算操作，于是可以在行为集合中定义行为代数与行为类型。

行为代数 面向某一类型的主体行为集合 A_α，研究行为代数是把关注点聚焦某个行为运算 op 上，研究主体行为集合围绕这个行为运算的封闭特性的形式体系 $B=\langle A_\alpha,op,Q\rangle$，其中 A_α 是行为的集合，op 表示行为的运算，Q 是行为运算规则集合。

行为类型 面向所有可能类型的行为集合 B，研究行为类型是把关注点聚焦到所有可能的行为运算集合 OP 上，研究主体行为集合行为运算的相互关系的形式体系 $T_B=\langle B, OP, Q\rangle$，其中 B 是行为的集合，OP 表示行为的运算集合，Q 是行为运算规则集合。

在定义客体性质的代数或类型概念时，需要定义运算函数，这些函数被引用时，没有说明使用这些函数的主体。在定义主体性质的代数和类型概念时，定义的是行为，行为是有主体的，代数和类型中定义的行为是自行的。其实在讨论行为学概念时，行为与函数是有区别的，行为是主体自行的，而函数是被主体引用的。

下面，我们给出行为操作的类型说明的形式。

```
Type Behaviour (Subjects ) is
sorts Behaviour,Subjects,Object Actions,ES end sorts
constructors
    S:F( ):()→Actions
    S:F(x):()→ Actions
extensions
    (—)·(—):Actions×Actions→Actions          ………… 行为连接
    (—);(—):Actions×Actions→Actions          ………… 行为顺序
    (—)|(—):Actions×Actions→Actions          ………… 行为选择
    (—)‖(—):Actions×Actions→Actions          ………… 行为并行
    (—)⇒(—):Actions×Actions→Actions          ………… 单向条件
    (—)⇔(—):Actions×Actions→Actions          ………… 双向条件
    λ(α)·β : Actions×Actions→Actions          ………… 行为抽象
    App(α,β):Actions×Actions→Actions          ………… 行为施用
equations
for all "object declaration" let
……
end type
```

需要说明的是，行为运算本身没有表明主体，是由于行为运算的主体就是所有行为的主体或行为主体的群体。

9.3.4 主体行为代数范畴

在已经定义主体类型和行为类型基础上定义主体类型范畴和行为类型范畴。

主体类型范畴 一个主体类型范畴 $\mathbf{T_S}$ 是一个象元形式为三元组 $\mathbf{T_S}=\langle S, B_\alpha, R_\alpha\rangle$，射元形式为 $F=(F_S, F_B, F_R)$，并遵守范畴定义和规则的一类范畴。

行为类型范畴 一个行为类型范畴 $\mathbf{T_B}$ 是一个象元形式为三元组 $\mathbf{T_B}=\langle B, O_P, Q_{OP}\rangle$，射元形式为 $F=(F_B, F_{OP}, F_Q)$，并遵守范畴定义和规则的一类范畴。

客体类型范畴 一个客体类型范畴 $\mathbf{T_O}$ 是一个象元形式为三元组 $\mathbf{T_O}=(O, O_P, R)$，射元形式为 $F=\langle F_O, F_{OP}, F_R\rangle$，并遵守范畴定义和规则的一类范畴。

在范畴论中引入主体与行为概念，可以确立主体与行为范畴的不同体系。

把集合运算的概念，推广到主体与行为结构的范畴中，会有类似的要求。例如，对于主体范畴，同样可以有如下函子，可以用它们来构造新的范畴。

SubjectCategoryFunctors(用中缀形式)：

(—)×(—)：A∈**Sub** → B∈**Sub**→ **Sub**

(—)+(—)：A∈**Sub** → B∈**Sub** → **Sub**

(—)·(—)：A∈**Sub** → B∈**Sub** → **Sub**

(—)→(—)：A∈**Sub** → B∈**Sub** → **Sub**

这些函子的概念与经典范畴论是一致的。同样可以通过这些函子定义主体结构范畴的范畴。例如连接范畴(用连接函子构造的范畴)、笛卡儿范畴(用乘函子×构造的范畴)、双笛卡儿范畴(用并函子+构造的范畴)、闭双笛卡儿范畴(用影射函子→构造的范畴)。

范　畴	构造函数(构子)	消去函数
A×B	〈a,b〉∈A×B,a∈A,b∈B	Fst:A×B→A Snd:A×B→B
A+B	[a,b] ∈A+B,a∈A,b∈B	Fst＊:A+B→A Snd＊:A+B→B
A·B	a·b∈A·B,a∈A,b∈B	head:A·B→A tail:A·B→B
A→B	λa. b(a),a∈A,b(a)∈B	App:(A→B)×A→B

同样的道理，主体结构范畴都伴随着相应的行为结构的范畴，这些主体的行为范畴BehaviourCategoryFunctors(用中缀形式)：

(—)×(—)：A∈**Beh**→B∈**Beh**→**Beh**

(—)+(—)：A∈**Beh**→B∈**Beh**→**Beh**

(—)·(—)：A∈**Beh**→B∈**Beh**→**Beh**

(—)→(—)：A∈**Beh**→B∈**Beh**→**Beh**

但是，行为结构范畴除遵守上述函子运算操作构造新范畴外，还遵循另外一些只对行为结构范畴适用的函子运算。它们是

(—);(—)：A∈**Beh**→B∈**Beh**→**Beh**

(—)|(—)：A∈**Beh**→B∈**Beh**→**Beh**

(—)‖(—)：A∈**Beh**→B∈**Beh**→**Beh**

(—)⇒(—)：A∈**Beh**→B∈**Beh**→**Beh**

行为代数范畴	行为代数引入运算(构子)	对应的消去函数
A| B	α|β∈A|B,α∈A,β∈B	Fst＊:A+B→A Snd＊:A+B→B
A;B	α;β∈A;B,α∈A,β∈B	Fst:A×B→A Snd:A×B→B
A‖B	α‖β∈A‖B,α∈A,β∈B	
A⇒B	α⇒β∈A⇒B,λα. β(α),α∈A,β(α)∈B	

当然这些行为结构范畴是基本的，还可以有进一步引申出来的其他函子。例如，

$(-)\cdot(-):A\in \mathbf{Beh}\to B\in \mathbf{Beh}\to \mathbf{Beh}$

$(-)\Leftrightarrow(-):A\in \mathbf{Beh}\to B\in \mathbf{Beh}\to \mathbf{Beh}$

9.4 行为逻辑学

人类研究逻辑学包括多个领域，至少包括语言逻辑学(包括数理逻辑学)、行为逻辑学、辩证法逻辑学、易理逻辑学以及系统逻辑学等。下面我们简单介绍这些逻辑学的要点。

1. 关于语言逻辑学(数理逻辑学)

语言逻辑学，语言有真假与证明，语言与命题有悖论，所以证明关注点不仅是判断命题的真假，而且还要判断语言与命题的一致性与完整性。可见西方逻辑从建立起，就知道语言可以说假话，存在的核心问题是真假。解决的办法是证明。证明的方法是推理与归纳。例如，我们在数理逻辑中，如果 A 是真，B 是真，那么 A and B 是真。但是 A 或者 B 自身的真假是不能证明的。从哲学上讲，语言与命题的真假是通过直觉的。从某种意义上看，语言与命题真假是通过行为来确定的。或者说实践是检验真理的标准。从这里可以看到，真理不是真实发生的，而是需要证明的。如何证明真理，数学家告诉你的方法是:完整与一致。

西方理论界(包括数学理论在内一切理论基础)，都是围绕体系的完整性和一致性谈起。所谓理论体系是在圈定的封闭范围内，对所有关注的问题、指标进行完整性(没有遗漏)和一致性(没有悖论)分析和评估。这种理论的基础是语言逻辑。而语言逻辑是不需要研究真实性的。

中西方理论逻辑的差别是，西方逻辑强调语言(表达)逻辑，中方逻辑强调主体行为逻辑。

2. 关于行为逻辑

中国有行为的逻辑学，从现代行为学理论研究来看，语言逻辑和行为逻辑是两个独立范畴的逻辑学。但中国的语言逻辑学，一开始就把语言与行为放在一个框架中进行研究，没有单独把语言作为一个独立的范畴内进行语言封闭式的逻辑学研究，认为语言的真假通过行为得到验证，无需进行真假的论证和证明。例如，言必信、行必果、言行一致。这样的语言表达就是把行为放在中心的。用语言表达行为，也有一个一致性，但这个一致性，不是说的没有矛盾，而是强调与行的一致，说到做到。读者可以清晰看到这种行为逻辑和行为与语言表达的逻辑关系。中国古人也研究行为的一些基本的属性，除刚才谈到的言行一致外，还有预期性(目标性)、能够性(可行性、有效性、连续性)、完整性、可信性、危害性和平衡性等属性。中国古人谈到的“仁”和“义”都是讨论行为的概念范畴。

生物基本的属性是具有行为能力，行为是生物的基本生命特征。显然，在整个生物世界中，除高等动物，尤其是人类，具有语言能力外，产生我们熟悉的语言范畴的逻辑概念外，对于所有的生物体，有自己的行为规则和行为作用的特有逻辑。这种逻辑体系不是语言逻辑，而是通过行为表达的逻辑。所以行为逻辑是一切生命主体具备的最基本的生命活动逻辑。

作者认为，行为逻辑学是研究生物体行为的目标性达到的预期、态势和差别评估与后续行为的逻辑关系以及行为关联对行为逻辑结构的影响。

3. 关于辩证法逻辑学

建立在对立统一、量变质变、否定之否定基本哲学原理上，进行推理、分析和判断的逻辑学，是一种内涵的逻辑学。西方的语言逻辑是外延性的，不研究事物的矛盾和变化。由于宇宙中的矛盾和变化，作者认为，必须把自然的物理范畴的矛盾和变化与生物世界中由于主体存在，通过主体行为产生的矛盾和变化加以区别。而把这两种范畴问题，企图放在一个逻辑框架中，尤其企图形式化辩证法逻辑时，至少目前会感到困难。

4. 关于易理逻辑学

说到易理逻辑，必然会谈到《易经》或《周易》。作者在学习和研究《易经》或《周易》中，感兴趣古人在研究世界问题时的思维和观察问题的逻辑概念与范畴。作者仅仅对《易经》中的“易理逻辑”，即“变化的内涵逻辑”感兴趣。易理逻辑把“阴”和“阳”相互作用作为变化的基本动力。在易理逻辑体系中，阴阳有共存与对立、吸引与排斥、支持与制约、消长（量变）与转化（质变）、平衡与失衡、支配与被支配等基本属性，阴阳有合二为一，一分为二，物极必反，反者道之动等规律。易理逻辑学是中国模式的辩证法逻辑学，是古典的辩证法逻辑学。使人感觉到比直接形式化辩证法逻辑学容易些。作者认为，可以首先把原来缺失的生物世界的主体行为的逻辑学说建立起来是前进的第一步。所以，作者从初始对《易经》表面直觉的逻辑体系的兴趣，最后改变为提出去研究“行为逻辑学”，作为研究易理逻辑学的第一步。

5. 系统逻辑学

从系统学角度看，系统开发、设计也有自己的逻辑体系，作为推理、分析、判断的思考方法和思考逻辑。例如有穷自动机，其基本的结构和运行结构是“输入、状态转移、输出”，有自身的设计、分析与推理的逻辑方法。例如计算机系统或信息系统，有“输入、处理、输出、控制、存储”的组成、运行功能结构，也有自身的逻辑思维体系。对于生物系统，本书归纳的生物系统感受表达控制行为的流程是“感受、识别、评估、表达、存储”和中医的五行结构，有“生、交换、纳、吐、调”运行机制。都有在思考自身的问题时，具有系统特点的逻辑方法。显然，我们不能采用语言逻辑学来替代系统的逻辑学，因为语言逻辑学的方法对于解决系统的设计、开发、分析和推理没有直接帮助。

9.4.1 行为逻辑学概论

从逻辑学或者从信息化科学角度看待行为，行为的可感受性可以称作识别或者鉴别，反应性实际上是对环境与其他主体行为的反作用。

(1) 行为是直觉的。行为是真实的，因为行为是发生的，发生的是真实的。行为没有真假问题。行为逻辑没有否定词，只有对抗概念与语言中的否定词概念对应。

(2) 行为是自行性的。行为有不确定性逻辑。

(3) 行为是向外表达的。而行为表达也有信息，如同语言中表达语义一样。

(4) 行为逻辑学是辩证逻辑，是内涵逻辑。行为学逻辑有阴与阳概念，没有真与假问题，因为行为一旦发生，就是真的。行为有目标性(预期性)、能够性、完整性、可信性、一致性和平衡性等属性。主要的方法是预期、态势和评估，也是非常具有逻辑概念的体系。可以采用多值逻辑来表示，同样也可以采用二进制的表达方法，例如易经谈到的二仪、四象、八卦、六十四卜卦等。

(5) 行为逻辑是面向主体的逻辑学，行为逻辑是主体性质的科学范畴(生物科学、人类科学)。原始的行为包括交换(物质与信息的交换)、繁衍、运动、感受/表达等。行为类型的主要操作概念是自行、施用、顺序、选择、平行、存储、条件、关联、差异、评估等。因为行为是有主体的，行为的对象是客体，其中“自行”和“施用”是基本的操作。行为学认为，不同主体的行为是不同的，也就是说，不同的主体使用相同的函数和工具，其结果是不同的。如果用数学语言表达，其数学主流形态是不确定性。

(6) 行为同样存在着语言的表达问题。行为的语言表达和语言表达中行为是两个完全不同性质的问题。语言中的行为可能完全没有存在，而行为的语言表达主要问题是行为语言表达的一致性。通过行为的语言表达把语言学和行为学紧密结合起来。

传统数学对于语言与命题证明、推理、归纳方法是值得借鉴的。由于语言表达中的行为可能是假的，缺少真实性。而语言中行为之间的一致性、无矛盾性和完整性是其优势。另外行为本身是可以语言表达的。行为的语言表达与有些人研究的语言中行为是两种不同性质的概念。在行为的语言表达后，我们就可以用行为表达语言，采用语言逻辑方法研究行为逻辑的问题，同样可以使用语言逻辑证明的理论与方法，使行为问题不仅仅是预期、态势和评估，同样可以推理与证明。其中的关键是行为的语言表达形式。把研究行为语言表达和语言表达中的行为结合起来，从而解决行为逻辑与语言逻辑的真实性、一致性和完整性，可以证明、推理等逻辑问题。

9.4.2 行为基本的逻辑公式

中国的语言逻辑学，一开始就把语言与行为放在一个框架中进行研究。没有单独把语言作为一个独立的范畴，进行语言封闭式的逻辑学研究。认为语言的真假通过行为得到验证，无需进行真假的论证和证明。行为有一个基本的逻辑公式，如果用一个公式来表示，有如下形式：

$$\alpha\ \underline{\text{sat}}\ P$$

$\alpha\ \underline{\text{sat}}\ P$ 是一个逻辑命题，其含义是：如果行为 α 满足断言 P，那么 $\alpha\ \underline{\text{sat}}\ P$ 命题是成立的，否则为不成立，其中 $\underline{\text{sat}}$ 是英文满足的简写形式。换句话说，如果命题 P 是人说的，$\alpha\ \underline{\text{sat}}\ P$ 为真，表示行为与人所言的是真的，是言行一致的。这个公式把人类的语言学和行为学连接在一起，构成了新的逻辑学，这个公式是行为逻辑学最基本的概念，是作者在《软件行为学》(2004)第一次提出的。

α 是一个行为，遵守行为表达式所规定的运算，所用的符号是行为表达式中规定的符号。断言 P 是逻辑公式，这里用到的符号系统是通常的谓词演算所使用的。一个是行为 α，一个是断言 P，通过一个特殊的运算符号 $\underline{\text{sat}}$ 将它们联系起来，$\alpha\ \underline{\text{sat}}\ P$ 成为一个命题公式，遵从逻辑运算的规则。

对于 $\alpha\ \underline{\text{sat}}\ P$，有基本公式：

(1) $\alpha\ \underline{\text{sat}}\ \text{TRUE}$，TRUE 总是真值的谓词。

(2) $\neg(\alpha\ \underline{\text{sat}}\ \text{FALSE})$，FALSE 总是假值的谓词。

(3) $P\rightarrow Q$ 是一个定理，行为 α 如果满足断言 P 为真，那么也必然满足断言 Q 为真。有如下公式表示：

$$\frac{P\rightarrow Q}{(\alpha\ \underline{\text{sat}}\ P)\rightarrow(\alpha\ \underline{\text{sat}}\ Q)}$$

$$\frac{P\equiv Q}{(\alpha\ \underline{\text{sat}}\ P)\equiv(\alpha\ \underline{\text{sat}}\ Q)}$$

(4) $(\alpha\ \underline{\text{sat}}\ P)\ \&\ (\alpha\ \underline{\text{sat}}\ Q)\equiv(\alpha\ \underline{\text{sat}}\ (P\ \&\ Q))$。

另外，逻辑公式 $\alpha\ \underline{\text{sat}}\ P$，同样适用于主体、客体、函数、操作等，即可以有 $s\ \underline{\text{sat}}\ P$、$o\ \underline{\text{sat}}\ Q$、$f\ \underline{\text{sat}}\ P$ 和 $F\ \underline{\text{sat}}\ Q$ 等形式。

但是，在实际应用中，所谓 $\alpha\ \underline{\text{sat}}\ P$ 中的 P 往往不是一个命题，而是一个命题的集合，如果命题集合中所有命题被满足，也就是说 $P=\{P_1,P_2,\cdots,P_n\}$，有满足性公式：

$$\alpha\ \underline{\text{sat}}\ P=\alpha\ \underline{\text{sat}}\ \{P_1,P_2,\cdots,P_n\}=\alpha\ \underline{\text{sat}}\ P_1\ \&\ \alpha\ \underline{\text{sat}}\ P_2\ \&\ \cdots\ \&\ \alpha\ \underline{\text{sat}}\ P_n$$

如果在 $P=\{P_1,P_2,\cdots,P_n\}$ 中，不是所有的命题被 α 满足，而是部分命题被满足，例如 $R=\{P_1,P_2,P_3\}$，其中 P_1 和 P_2 满足，而 P_3 不满足，可以有公式：

$$\begin{aligned}\alpha\ \underline{\text{sat}}\ P&=\alpha\ \underline{\text{sat}}\ \{P_1,P_2,P_3\}\\&=\alpha\ \underline{\text{sat}}\ P_1\ \&\ \alpha\ \underline{\text{sat}}\ P_2\ \&\ \neg(\alpha\ \underline{\text{sat}}\ P_3)\end{aligned}$$

注意，命题集合 $P=\{P_1,P_2,\cdots,P_n\}$ 中，不同元素表示不同的命题，如果不同命题集合中命题相同，那么用相同的命题标识来表示，不同集合元素标识表示不同的命题。

9.4.3 行为运算操作逻辑

我们在主体行为代数中，定义和描述了行为的运算操作。行为的操作包括连接、顺序、选择、并行、条件（单向条件和双向条件）、抽象（或函子）和施用等。用这些操作或运算来定义(α,β)具体含义：

$(\alpha,\beta)=_{def}\alpha=S:F(\beta)$ ………… 行为复合函数

$(\alpha,\beta)=_{def}\alpha\beta$ ………… 行为连接

$(\alpha,\beta)=_{def}\alpha;\beta$ ………… 行为顺序

$(\alpha,\beta)=_{def}\alpha|\beta$ ………… 行为选择

$(\alpha,\beta)=_{def}\alpha\parallel\beta$ ………… 行为并行

$(\alpha,\beta)=_{def}\alpha\Rightarrow\beta$ ………… 行为的单向条件

$(\alpha,\beta)=_{def}\alpha\Leftrightarrow\beta$ ………… 行为的双向条件

$(\alpha,\beta)=_{def}\lambda(\alpha)\cdot S:F(\alpha)$ ………… 行为抽象

$(\alpha,\beta)=_{def}\beta(\alpha)$ ………… 行为施用

讨论行为关系运算，必须首先明确主体行为的关联关系，我们定义行为 α,β 的关联函数 R(α,β)。关联函数 R(α,β)是一个真值函数，对于不同的情况，这个函数是不同的。但是关联函数是如下逻辑规则公式中必须的条件。

1. 主体复合行为操作 α=S:F(β)规则公式

$$\frac{\beta\ \underline{sat}\ \text{TRUE},S\ \underline{sat}\ P_1,F(x)\ \underline{sat}\ P_2(x)}{\alpha\ \underline{sat}\ P_1\ \text{and}\ P_2(\beta)}$$

从这个公式中，行为 α 是主体 S 对另一个行为 β 做函子 F 的操作。这是一个二元行为的规则问题，涉及 α 和 β 两个行为。假定被处理或操作的行为 β 通过其他逻辑规则公式判定为真。

公式表示行为 α 的主体 S 满足规则 P_1，而具有参数的 x 函子 F(x)满足框架规则 $P_2(x)$。如果把 β 行为代入到框架规则 $P_2(x)$，如果能够满足，那么复合行为 α 满足规则 P_1 and $P_2(\beta)$。行为函子 F(x)可以是管理、控制、抑制、促进、服务、监管、感受表达等。

2. 行为连接(αβ)逻辑规则公式

行为连接(αβ)表示相同主体的在关联意义上连续的行为的逻辑规则。这种执行的顺序关系，可以通过规则复合的方式来表示：

$$\frac{\alpha\ \underline{sat}\ P,\beta\ \underline{sat}\ Q,R(\alpha,\beta)=\text{TRUE}}{(\alpha\beta)\ \underline{sat}(P\ \text{and}\ Q)}$$

其中，$(\alpha\beta)\underline{sat}(P \text{ and } Q)$表示αβ同时满足P与Q命题，或者如果P和Q表示两个命题的集合，$(\alpha\beta)\underline{sat}(P \text{ and } Q)$表示P和Q的交集中命题被满足。如果交集为空，表示没有共同满足的内容。R(α,β)是关联谓词。

3. 行为顺序(α;β)逻辑规则公式

行为顺序(α;β)表示相同或不同主体的在关联意义上顺序的行为的逻辑规则。这种执行的顺序关系，可以通过规则复合的方式来表示。其逻辑推理规则如下：

$$\frac{\alpha\ \underline{sat}\ P,\beta\ \underline{sat}\ Q,R(\alpha,\beta)=\text{TRUE}}{(\alpha;\beta)\underline{sat}(P \text{ and } Q)}$$

其中，$(\alpha;\beta)\underline{sat}(P \text{ and } Q)$解释与$(\alpha\beta)\underline{sat}(P \text{ and } Q)$相同。R(α,β)是关联谓词。

4. 行为选择(α|β)逻辑规则公式

行为选择(α|β)表示不同行为之间的选择，在关联中选择其中一个行为实施。行为选择通常表示一个主体在多种行为中进行选择，其逻辑推理规则如下：

$$\frac{\alpha\ \underline{sat}\ P,\beta\ \underline{sat}\ Q,\ R(\alpha,\beta)=\text{TRUE}}{(\alpha|\beta)\underline{sat}(P \text{ or } Q)}$$

其中，$(\alpha|\beta)\underline{sat}(P \text{ or } Q)$表示(α|β)满足命题P，或者满足命题Q，表示行为目标的选择性。如果P和Q表示两个命题的集合，$(\alpha|\beta)\underline{sat}(P \text{ or } Q)$表示P和Q的合集的命题被满足。R(α,β)是关联谓词。

5. 行为并行(α‖β)逻辑规则公式

行为并行(α‖β)表示两个行为α,β没有规定发生的时间，可以同时，也可以不同时发生，在时间顺序关联上是不确定的。行为并行通常是两个主体的完全自主的不确定行为。两个主体的行为也可以是协同的，在两个主体相互感受表达，可以建立顺序行为关系。行为并行的逻辑推理规则如下：

$$\frac{\alpha\ \underline{sat}\ P,\beta\ \underline{sat}\ Q,R(\alpha,\beta)=\text{TRUE}}{\begin{array}{c}(1)\ (\alpha\parallel\beta)\underline{sat}(P \text{ and } Q)\\(2)\ (\alpha\parallel\beta)\underline{sat}(\neg P \text{ and } Q)\\(3)\ (\alpha\parallel\beta)\underline{sat}(P \text{ and } \neg Q)\\(4)\ (\alpha\parallel\beta)\underline{sat}(\neg P \text{ and } \neg Q)\end{array}}$$

其中，R(α,β)是关联谓词。解释如下：

(1) $(\alpha\parallel\beta)\underline{sat}(P \text{ and } Q)$表示α‖β同时满足P与Q命题。如果P和Q表示两个命题的集合，$(\alpha\parallel\beta)\underline{sat}(P \text{ and } Q)$表示P和Q的交集的命题被满足，表示强调达成某种范

围的共识，当然也可能存在分歧之处。

(2) $(\alpha \| \beta)\underline{\text{sat}}(\neg P \text{ and } Q)$表示$\alpha \| \beta$同时满足$\neg P$(反命题)与Q命题。如果$\neg P$和Q表示两个命题的集合，$(\alpha \| \beta)\underline{\text{sat}}(\neg P \text{ and } Q)$表示$\neg P$和Q的交集的命题被满足，表示强调出现某种范围的分歧，当然也可能存在共识之处。

(3) $(\alpha \| \beta)\underline{\text{sat}}(P \text{ and} \neg Q)$表示$\alpha \| \beta$同时满足P命题与$\neg Q$(反命题)。如果P和$\neg Q$表示两个命题的集合，$(\alpha \| \beta)\underline{\text{sat}}(P \text{ and} \neg Q)$表示P和$\neg Q$的交集的命题被满足，表示强调出现某种范围的分歧，当然也可能存在共识之处。

(4) $(\alpha \| \beta)\underline{\text{sat}}(\neg P \text{ and} \neg Q)$表示$\alpha \| \beta$同时满足$\neg P$(反命题)与$\neg Q$(反命题)。如果$\neg P$和$\neg Q$表示两个命题的集合，$(\alpha \| \beta)\underline{\text{sat}}(\neg P \text{ and} \neg Q)$表示$\neg P$和$\neg Q$的交集的命题被满足。

6. 行为单向条件的(α⇒β)逻辑规则公式

单向条件行为$(\alpha \Rightarrow \beta)$表示行为α是行为β的条件。α作为条件行为，也称作前件行为；β是后件行为。表示α行为一旦发生，后件行为β做出反应(感受表达)处理的行为。单向条件操作，是构建行为的行为结构或行为结构元素的方法之一。行为单向操作的逻辑推理规则如下：

$$\frac{\alpha\ \underline{\text{sat}}\ P,\beta\ \underline{\text{sat}}\ Q,R(\alpha,\beta)=\text{TRUE}}{(\alpha \Rightarrow \beta)\underline{\text{sat}}(P \rightarrow Q)}$$

其中，$(\alpha \Rightarrow \beta)\underline{\text{sat}}(P \rightarrow Q)$表示α，β满足P和Q命题的蕴涵关系$(P \rightarrow Q)$。$R(\alpha,\beta)$是关联谓词。

7. 行为双向条件的(α⇔β)逻辑规则公式

行为的双向条件$(\alpha \Leftrightarrow \beta)$，表示行为α与行为β行为的双向条件操作，其意义为$\alpha \Leftrightarrow \beta =_{\text{def}} \alpha \Rightarrow \beta \| \beta \Rightarrow \alpha$。即α和β互为条件，同时又互为后件行为，互相做出反应(感受表达)。行为双向条件的逻辑推理规则如下：

$$\frac{\alpha\ \underline{\text{sat}}\ P,\beta\ \underline{\text{sat}}\ Q,R(\alpha,\beta)=\text{TRUE}}{(\alpha \Leftrightarrow \beta)\underline{\text{sat}}(P \leftrightarrow Q)}$$

其中，$(\alpha \Leftrightarrow \beta)\underline{\text{sat}}(P \leftrightarrow Q)$表示α，β满足P和Q命题的等价关系$(P \leftrightarrow Q)$。$R(\alpha,\beta)$是关联谓词。

8. 行为抽象(β=λ(α)· S:F(α))逻辑规则公式

行为抽象$\beta=\lambda(\alpha)\cdot S:F(\alpha)$表示行为β对行为$S:F(\alpha)$进行行为α参数的Lambda抽象。行为抽象的逻辑推理规则如下：

$$\frac{\alpha\ \underline{sat}\ P,\beta\ \underline{sat}\ Q,R(\alpha,\beta)=TRUE}{(\beta=\lambda(\alpha)\cdot S:F(\alpha))\underline{sat}(P\rightarrow Q)}$$

其中，$(\beta=\lambda(\alpha)\cdot S:F(\alpha))\underline{sat}(P\rightarrow Q)$表示α，β满足的P和Q命题具有蕴涵关系(P→Q)。R(α，β)是关联谓词。

9. 行为施用(β(α))逻辑规则公式

行为施用(β(α))，表示行为β对行为α进行施用。行为施用遵循Lambda抽象与施用的规则，行为施用的逻辑推理规则如下：

$$\frac{\alpha\ \underline{sat}\ P,\beta\ \underline{sat}\ Q,R(\alpha,\beta)=TRUE}{P\rightarrow(\beta(\alpha)\underline{sat}\ Q)}$$

其中，$P\rightarrow(\beta(\alpha)\underline{sat}\ Q)$表示行为α满足的P与行为β满足的Q命题具有蕴涵关系(P→Q)。R(α，β)是关联谓词。

行为操作与逻辑操作有如下对应关系。

行为操作运算	语言逻辑运算
αβ	∧，and，∩
α;β	∧，and，∩
α|β	∨，or，∪
α‖β	
α⇒β	→
α⇔β	↔
β=λ(α)·S:F(α)	λx. F(x)
β(α)	app

9.4.4　行为模式逻辑

生物主体的行为模式可以定义为主体对条件、关联、差别、目标和能力的感受表达行为模式。感受表达行为模式的流程是感受、识别、评估、表达、存储。如果，参照人类不相融(独立存在而不可被其他行为模式替代)行为模式的功能划分，可以划分出服务、调节、控制、管理、识别、协同和对抗等行为模式。分别讨论如下。

1. 服务行为模式逻辑公式

设$\alpha=S_1:Services(S_2)$，表示行为α是主体S_1对主体S_2进行服务。假定$\beta=\lambda(x).S_2:ReceptExpresse\ (x)$，表示主体$S_2$感受表达主体$S_1$的服务。R(α，β)是关联谓词。在α与β固定关系和实施后，即行为β对行为α施用，产生如下结果：

$$\begin{aligned}\beta(\alpha)&=(\lambda(x)\cdot S_2:ReceptExpresse\ (x))(S_1:Services(S_2))\\&=S_2:ReceptExpresse\ (S_1:Services(S_2))\end{aligned}$$

从逻辑关系看,如果 $\alpha\ \underline{sat}\ P$,$\beta\ \underline{sat}\ Q$,那么 $\beta(\alpha)\underline{sat}\ Q$,为此抽象,可以得到如下服务行为模式的逻辑公式:

$$\boxed{\begin{array}{c}\text{ser}\\ \alpha\Rightarrow\beta\end{array}}\quad \frac{\alpha\ \underline{sat}\ P,\beta\ \underline{sat}\ Q,R(\alpha,\beta)}{R(\alpha,\beta)\text{and}(\alpha\Rightarrow\beta)\underline{sat}(P\rightarrow Q)}$$

其中,$(\alpha\Rightarrow\beta)\underline{sat}(P\rightarrow Q)$表示 α,β 满足 P 和 Q 命题的蕴涵关系$(P\rightarrow Q)$。

2. 调节行为模式逻辑公式

抽象定义为 $\beta=\lambda(x)\cdot(M:\text{Regulate}(S)(x))$,表示行为 β 是主体 M 对主体 S 的行为 x 进行调节。$R(\alpha,\beta)$是关联谓词。所谓调节是指在 M 主体的作用下主体 S 的行为 α 发生的强度和频率被调整。可以增大或减少强度,也可以增加或减少发生频率。从被管理者主体 S 角度描述,管理者主体 M 的信息交换行为 $\beta=M:\text{Inform}(S)$(“How to do”),被主体 S 感受到,并做出对应的表达,即有:$\alpha=\alpha_1\alpha_2$,其中 $\alpha_1=S:\text{Recept}$(“How to do α”);$\alpha_2=S:\text{Expresse}$(“do α”);所以,主体行为 α 定义为以下形式:

$$\alpha=\lambda(x)\cdot S:\text{ReceptExpresse}\ ([x])(\text{“do }\alpha\text{”})$$

对行为 β 施用有

$$\begin{aligned}\alpha(\beta)&=(\lambda(x)\cdot S:\text{ReceptExpresse}\ ([x])(\text{“do }\alpha\text{”}))(\beta)\\&=S:\text{ReceptExpresse}\ ([M:\text{Inform}(S)(\text{“How to do }\alpha\text{”})])(\text{“do }\alpha\text{”}))\end{aligned}$$

其中,([x])表示行为 β 的结果“How to do α”。

从逻辑关系看,如果 $\alpha\ \underline{sat}\ P$,$\beta\ \underline{sat}\ Q$,那么 $\alpha(\beta)\underline{sat}\ P$,为此抽象,可以得到如下调节行为模式的逻辑公式:

$$\boxed{\begin{array}{c}\text{reg}\\ \beta\Rightarrow\alpha\end{array}}\quad \frac{\beta\ \underline{sat}\ Q,\alpha\ \underline{sat}\ P,R(\alpha,\beta)}{R(\alpha,\beta)\text{and}(\beta\Rightarrow\alpha)\underline{sat}(Q\rightarrow P)}$$

从管理者角度,在 α 与 β 的固定关系和实施后,即行为 β 对行为 α 施用,产生如下结果:

$$\begin{aligned}\beta(\alpha)&=(\lambda(x)\cdot(M:\text{Regulate}(S)(x)))(\alpha)\\&=M:\text{Regulate}(S)(\alpha)\end{aligned}$$

从逻辑关系看,如果 $\alpha\ \underline{sat}\ P$,$\beta\ \underline{sat}\ Q$,那么 $\beta(\alpha)\underline{sat}\ Q$,为此抽象,可以得到调节行为模式的逻辑公式:

$$\boxed{\begin{array}{c}\text{reg}\\ \alpha\Rightarrow\beta\end{array}}\quad \frac{\alpha\ \underline{sat}\ P,\beta\ \underline{sat}\ Q,R(\alpha,\beta)}{R(\alpha,\beta)\text{and}(\alpha\Rightarrow\beta)\underline{sat}(P\rightarrow Q)}$$

从上面的描述中,可以看出管理者和被管理者的态度。对于被管理者来说,只要管理者通知如何做什么，就一定会按照管理者的要求办。对于管理者来说，只要下面执行要求，那么就一定会得到调节。

3. 控制行为模式逻辑公式

抽象定义为 $\beta=\lambda(x)\cdot(M\langle S\rangle:Control(x))$，表示行为 β 是主体 M 对主体 S 的行为 x 进行控制。$R(\alpha,\beta)$ 是关联谓词。所谓控制是指在控制下主体 S 的行为 α 发生或不发生。

从被管理者主体 S 角度描述，管理者主体 M 的信息交换行为 $\beta=M:Instruction(S)$（"do α"），被主体 S 感受到，并做出对应的表达，即有 $\alpha=\alpha_1\alpha_2$，其中 $\alpha_1=S:Recept$（"Instruction do α"）；$\alpha_2=S:Expresse$（"do α"）；所以，主体行为 α 定义为如下形式：

$$\alpha=\lambda(x)\cdot S:ReceptExpresse\ ([x])(\text{"do }\alpha\text{"})$$

对行为 β 施用有

$$\alpha\ (\beta)=(\lambda(x)\cdot S:ReceptExpresse\ ([x])(\text{"do }\alpha\text{"}))(\beta)$$
$$=S:ReceptExpresse\ ([M:Instruction(S)(\text{"do }\alpha\text{"})])(\text{"do }\alpha\text{"})$$

其中，$([x])$ 表示行为 β 的结果"Instruction do α"。

从逻辑关系看，如果 $\alpha\ \underline{sat}\ P,\beta\ \underline{sat}\ Q$，那么 $\alpha(\beta)\ \underline{sat}\ P$，可以得到控制行为模式的逻辑公式。

if $R(\alpha,\beta)$ and $\alpha(\beta)$ then else skip fi，或者描述成如下形式：

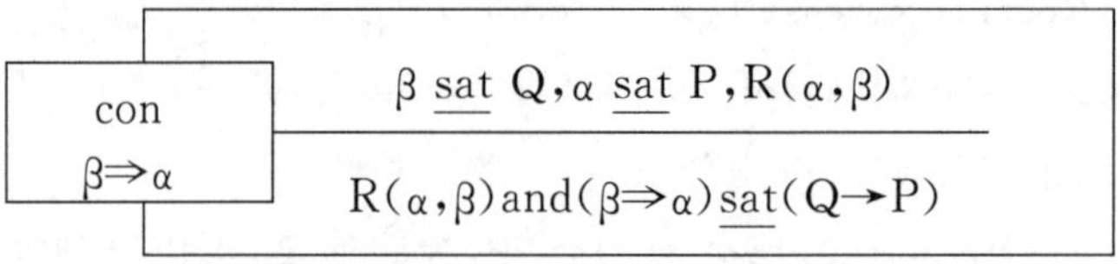

从管理者角度，在 α 与 β 的固定关系和实施后，即行为 β 对行为 α 施用，产生如下结果：

$$\beta(\alpha)=(\lambda(x)\cdot(M\langle S\rangle:Control(x)))(\alpha)$$
$$=M\langle S\rangle:Control(\alpha)$$

从逻辑关系看，如果 $\alpha\ \underline{sat}\ P,\beta\ \underline{sat}\ Q$，那么 $\beta(\alpha)\underline{sat}\ Q$，可以得到控制行为模式的逻辑公式。

if $R(\alpha,\beta)$ and $\beta(\alpha)$ then α else skip fi，或者描述成如下形式：

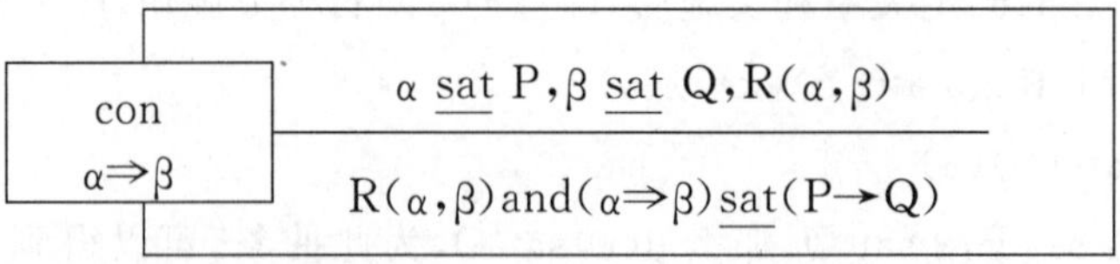

4. 管理行为模式逻辑公式

抽象定义为 $\beta=\lambda(x)\cdot(M\langle S\rangle:Management\ (x)$，表示行为 β 是主体 M 对主体 S 的行为 x 进行管理。$R(\alpha,\beta)$ 是关联谓词。所谓管理是指在主体 M 的管理下，主体 S 是行为 α 和行为结果被认证、监管、记录、统计等。

从被管理者主体 S 角度描述，管理者主体 M 的管理行为 $\beta=M:Management(S)$

(α),被主体S感受到,并做出对应的表达,即有 $\alpha=\alpha_1\alpha_2\alpha_3$,其中 $\alpha_1=S$:Recept(β);$\alpha_2=S$:Expresse(“Accept β”);$\alpha_3=S$:Expresse(“do α”);所以,主体行为α定义为如下形式:

$$\alpha=\lambda(x)\cdot S\text{:ReceptExpresse }([x])(\text{“do }\alpha\text{”})$$

对行为β施用有

$$\begin{aligned}\alpha(\beta)&=(\lambda(x)\cdot S\text{:ReceptExpresse }([x])(\text{“do }\alpha\text{”}))(\beta)\\&=S\text{:ReceptExpresse }([M\text{:Management}(S)(\alpha)])(\text{“do }\alpha\text{”})\end{aligned}$$

其中,([x])表示行为β的结果“Accept β”。

从逻辑关系看,如果 $\alpha\ \underline{sat}\ P,\beta\ \underline{sat}\ Q$,那么 $\alpha(\beta)\underline{sat}\ P$,可以得到如下管理行为模式的逻辑公式:

$$\boxed{\begin{array}{c|c}\text{mngt} & \beta\ \underline{sat}\ Q,\alpha\ \underline{sat}\ P,R(\alpha,\beta)\\ \beta\Rightarrow\alpha & \overline{R(\alpha,\beta)\text{and}(\beta\Rightarrow\alpha)\underline{sat}(Q\rightarrow P)}\end{array}}$$

从管理者角度,在 与β的固定关系和实施后,即行为β对行为 施用,产生如下结果:

$$\begin{aligned}\beta(\alpha)&=(\lambda(x)\cdot(M\langle S\rangle\text{:Management }(x)))(\alpha)\\&=M\langle S\rangle\text{:Management }(\alpha)\end{aligned}$$

从逻辑关系看,如果 $\alpha\ \underline{sat}\ P,\beta\ \underline{sat}\ Q$,那么 $\beta(\alpha)\underline{sat}\ Q$,为此抽象,可以得到如下管理行为模式的逻辑公式:

$$\boxed{\begin{array}{c|c}\text{mngt} & \alpha\ \underline{sat}\ P,\beta\ \underline{sat}\ Q,R(\alpha,\beta)\\ \alpha\Rightarrow\beta & \overline{R(\alpha,\beta)\text{and}(\alpha\Rightarrow\beta)\underline{sat}(P\rightarrow Q)}\end{array}}$$

5. 识别行为模式逻辑公式

抽象定义为 $\beta=\lambda(x)\cdot S_1$:Distinguish($S_2$)(x),表示行为β是主体 S_1 对主体 S_2 的行为x识别。R(α,β)是关联谓词。主体 S_2 同样有 $\alpha=\lambda(y)\cdot S_2$:Distinguish($S_1$)(y)。识别对于生物主体是对等的,不能只有 S_1 主体对 S_2 主体的识别,而没有 S_2 主体对 S_1 主体的识别。对所有主体,识别的内容和能力,如果级别相当,应当也是基本对等的。关于这一点,对于人类就表现得更加明显,其他动物也基本如此。所谓级别不同,对于一个动物内部来说,细胞属于一个级别,细胞组织属于比细胞高一级别,器官、系统属于更高级别。对于社会性动物,不同的社会分工的成员,可以有级别的差别。对于食物链中不同动物,食肉动物和食草动物基本有相同的识别能力。也就是说在识别概念中,如果由于识别能力不同或显著不同,在生态环境中的地位不同或显著不同。

对于主体 S_1,如果对于 S_2 主体行为γ,有如下公式:

$$\begin{aligned}\beta(\gamma)&=(\lambda(x)\cdot S_1\text{:Distinguish}(S_2)(x))(\gamma)\\&=S_1\text{:Distinguish}(S_2)(\gamma)\end{aligned}$$

对于主体 S_2，如果对于 S_1 主体行为 γ，有如下公式：

$$\alpha(\gamma)=(\lambda(y)\cdot S_2:\mathrm{Distinguish}(S_1)(y))(\gamma)$$
$$=S_2:\mathrm{Distinguish}(S_1)(\gamma)$$

从逻辑关系看，如果 $\alpha\ \underline{sat}\ P$，$\beta\ \underline{sat}\ Q$，那么有 $\beta(\alpha)\underline{sat}\ Q$ 和 $\alpha(\beta)\underline{sat}\ P$。为此抽象，可以得到如下识别行为模式的逻辑公式：

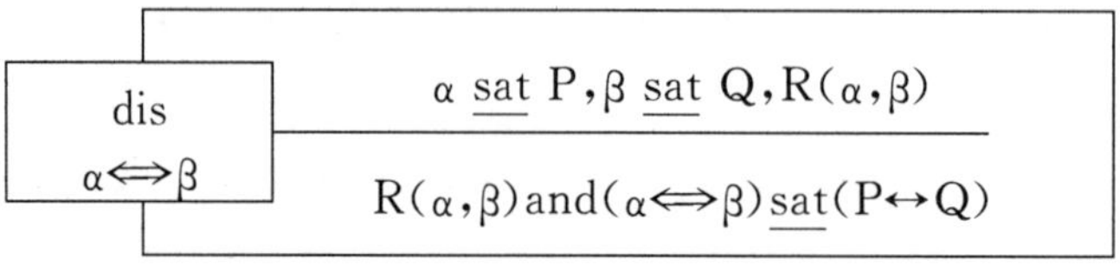

6. 协同行为模式逻辑公式

抽象定义为 $\beta=\lambda(x)\cdot S_1:\mathrm{Cooperate}(S_2)(x)$，表示行为 β 是主体 S_1 对主体 S_2 的行为 x 协同。$R(\alpha,\beta)$是关联谓词。主体 S_2 同样有，$\alpha=\lambda(y)\cdot S_2:\mathrm{Cooperate}(S_1)(y)$。协同对于生物主体是对等的，不能只有 S_1 主体对 S_2 主体的协同，而没有 S_2 主体对 S_1 主体的协同。例如在一个细胞组织内的 AIB 网络结构范围内，所有的主体都具备同等的协同能力。细胞组织内，每一个细胞都是协同的参与者，既是组织的管理者，也是被管理者。

对于主体 S_1，如果对于 S_2 主体行为 α，有如下公式：

$$\beta(\alpha)=(\lambda(x)\cdot S_1:\mathrm{Cooperate}(S_2)(x))(\alpha)$$
$$=S_1:\mathrm{Cooperate}(S_2)(\alpha)$$

对于主体 S_2，如果对于 S_1 主体行为 β，有如下公式：

$$\alpha(\beta)=(\lambda(y)\cdot S_2:\mathrm{Cooperate}(S_1)(y))(\beta)$$
$$=S_2:\mathrm{Cooperate}(S_1)(\beta)$$

从逻辑关系看，如果 $\alpha\ \underline{sat}\ P$，$\beta\ \underline{sat}\ Q$，那么有 $\beta(\alpha)\underline{sat}\ Q$ 和 $\alpha(\beta)\underline{sat}\ P$。为此抽象，可以得到如下协同行为模式的逻辑公式：

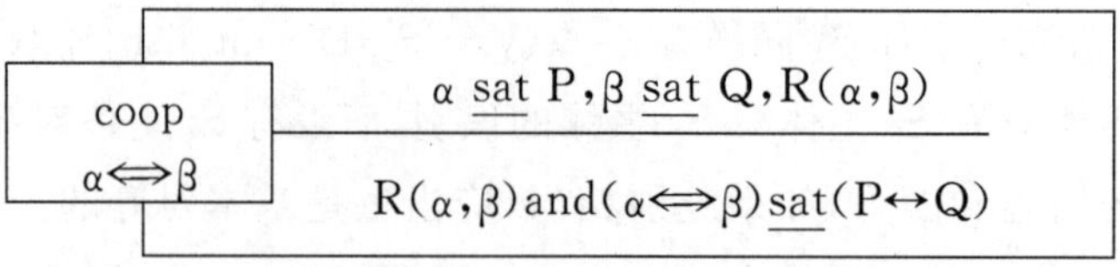

7. 对抗行为模式逻辑公式

抽象定义为 $\beta=\lambda(x)\cdot S_1:\mathrm{Counter}(S_2)(x)$，表示行为 β 是主体 S_1 对主体 S_2 的行为 x 对抗。$R(\alpha,\beta)$是关联谓词。主体 S_2 同样有 $\alpha=\lambda(y)\cdot S_2:\mathrm{Counter}(S_1)(y)$。对抗对于生物主体是对等的，不能只有 S_1 主体对 S_2 主体的对抗，而没有 S_2 主体对 S_1 主体的对抗。从逻辑关系看，如果 $\alpha\ \underline{sat}\ P$，$\beta\ \underline{sat}\ Q$，那么有 $\beta(\alpha)\underline{sat}\ Q$ 和 $\alpha(\beta)\underline{sat}\ P$。为此抽象，可以得到如下协同行为模式的逻辑公式：

count $\alpha \parallel \beta$	$\alpha\ \underline{sat}\ P, \beta\ \underline{sat}\ Q, R(\alpha,\beta)$ ——————————————— $R(\alpha,\beta)$ and $(\alpha \parallel \beta)\ \underline{sat}((P \text{ and } Q) \text{ or } (\neg P \text{ and } Q) \text{ or } (p \text{ and } \neg Q) \text{ or } (\neg P \text{ and } \neg Q))$

其中，$(\alpha \parallel \beta)\underline{sat}((P \text{ and } Q) \text{or } (\neg P \text{ and } Q) \text{or } (P \text{ and } \neg Q) \text{or} (\neg P \text{ and } \neg Q))$表示 α,β 满足的复杂关系。

关于行为模式的逻辑公式就简单介绍到这里。许多具体的行为模式，可以参照上述行为模式的定义方法，读者学着定义，就不再一一介绍了。

然而，读者在定义行为模式的逻辑公式中，或者在定义行为模式的本体语义和规则语义中，就会发现在定义生物主体的行为模式的逻辑规则与网络世界中定义行为模式的逻辑规则非常不同。**生物主体的行为模式的逻辑规则，由于生物主体的服务、管理、控制、调节都是基于感受表达的，一切行为模式的实现机制都是基于感受表达的。所以多主体行为之间的逻辑规则具有双向性、对等性和自主性。例如管理者与被管理者的行为关系，不是管理者直接对被管理者的"直接操作"，而是通过不同程度要求的信息，使被管理者感受、识别管理者的要求，然后通过被管理者自主的表达，实现管理者的要求。通过表达管理者的要求被执行，向管理者表达接受管理和领导。**

读者在阅读本书网络世界行为学数学理论时，会发现网络世界中行为模式的逻辑规则，通常没有生物主体的"感受表达"这样一个实现机制。在计算机中，对某主体（进程）的"管理、识别、监管和控制"，是直接实施操作，具有一定的强迫性。被管理者通常不存在对管理者的"管理、识别、监管和控制"有感受能力，而是被"管理、识别、监管和控制"，没有被管理者的自主能力。这说明了现代信息系统的实现方法与生物方法有多大区别了。

9.4.5 行为控制逻辑

行为控制模式，主要是生物主体的感受、识别、评估、表达、存储控制过程，简称为感受表达行为模式。行为控制模式是所有条件行为模式、关联行为模式、差别行为模式、目标行为模式和能力行为模式的控制机制。

- 条件的感受表达行为模式。
- 关联感受表达行为模式。
- 差别感受表达行为模式。
- 目标感受表达行为模式。
- 能力感受表达行为模式。

本书归纳的生物系统感受表达控制行为的流程是"感受、识别、评估、表达、存储"。为了方便，我们采用程序设计语言的描述方法，DO{X;Y;Z;}UNTIL P 表示行为序列 X;Y;Z 执行一种循环过程，直到 P 被满足。

从细胞主体的类型定义中,我们可以看到包括物质代谢、物质交换、能量交换、气体交换、水交换、信息交换、感受表达、运动、增殖/分化等行为。

- $A_{CMM}[c]$表示细胞 c 物质能量代谢行为。
- $A_{CME}[c]$表示细胞 c 物质交换行为。
- $A_{CIE}[c]$表示细胞 c 信息交换行为。
- $A_{CHE}[c]$表示细胞 c 热交换行为。
- A_{CWE}表示细胞 c 水交换行为。
- $A_{CRIE}[c]$表示细胞 c 感受表达行为。
- $A_{CTS}[c]$表示细胞 c 变形/运动行为。
- $A_{CMD}[c]$表示细胞 c 增殖/分化行为。
- $A_{CPD}[c]$表示细胞 c 程序死亡行为。等等。

上面的 $A_{CME}[c]$等形式与 c:ExchangeSubstance(x)的行为形式是相同的。

对于上述细胞行为可以定义两种模式:

模式 1　这种模式不是反应的,是自主的行为模式,有如下形式。

DO{ $A_{CMM}[c]$;$A_{CME}[c]$;$A_{CIE}[c]$;$A_{CHE}[c]$;$A_{CWE}[c]$;$A_{CRIE}[c]$;$A_{CTS}[c]$;$A_{CMD}[c]$} UNTIL $A_{CPD}[c]$

模式 2　这种模式对条件的反应模式,有如下形式。

DO{ReceptIdentify(cond);ReadAIB(i);

Evaluate(cond,α);ExpressStore(α)} UNTIL $A_{CPD}[c]$

这个过程描述了细胞的感受、识别、评估、表达和存储的行为控制。细胞行为控制主要是面向条件的,通常不面对关联、差别、目标和能力,虽然它们也有微弱的这方面能力。

对于生物发育,我们可以从中定义出发育的过程。

1. 从单细胞到多细胞组织的体系(前生物系统)发育过程

在细胞行为过程中,对于细胞组成细胞组织,以下行为是最重要的:

- $A_{CME}[c]$表示细胞 c 物质交换行为。细胞之间和细胞与环境的物质交换。
- $A_{CIE}[c]$表示细胞 c 信息交换行为。细胞之间和细胞与环境的信息交换。
- $A_{CRIE}[c]$表示细胞 c 感受表达行为。细胞之间和细胞与环境、物质、信息、状态、行为的感受表达。
- $A_{CTS}[c]$表示细胞 c 变形运动行为。组成细胞组织和细胞迁徙、运动、形态变换。
- $A_{CMD}[c]$表示细胞 c 增殖/分化行为。构成细胞组织,必须通过细胞增殖、分化构成功能分类的组织结构。

细胞构成细胞组织可以用下述程序描述,依据模式 1 例如有发育过程:

DO{DO{ A_{CME};A_{CIE};A_{CRIE};A_{CTS}} UNTIL $c\in S(A_{CME}[c]\ \underline{sat}\ RECEPT[c])$;

$A_{CMD}[c]$;} UNTIL $\forall c\in S(A_{CMD}[c]\ \underline{sat}\ RECEPT[c])$

其中 c 表示生物体 S 内细胞,$A_{CME}[c]$表示细胞 c 的物质交换行为,RECEPT[c]表示细胞

c 对物质交换的感受预期，A_{CME} sat RECEPT[c]表示细胞 c 的物质交换行为满足 RECEPT[c]。该程序有两个循环，里层循环在说，S 内有细胞 c 的物质交换达到预期，那么这个细胞就进入细胞分裂时期，开始 A_{CMD}[c]行为。外层循环说，上述单细胞行为循环，对于 S 内的所有细胞都满足了，细胞组织外层行为循环完成。组织内所有细胞都分裂繁殖。

或者依据模式 2 有如下程序：

DO {
　DO{if [c :ReceptIdentif(cond)]=“matter”
　　then if [c:Evaluate(“matter”)]=“A_{CME}”
　　　then c:Express(A_{CME});c :Store(“matter”,“A_{CME}”)fi ;
　　if [c:ReceptIdentif(cond)]=“inf”
　　then if [c:Evaluate(“inf”)]=“A_{CIE}”
　　　then c :Express(A_{CIE});c :Store(“inf”,“A_{CIE}”)fi ;
　　if [c:ReceptIdentif(cond)]=“move”
　　then if [c:Evaluate(“move”)]=“A_{CTS}”
　　　then c:Express(A_{CTS});c :Store(“move”,“A_{CTS}”)fi ;
　} UNTIL c S(A_{CME}[c] sat RECEPT[c]);A_{CMD}[c];
} UNTIL ∃c∈S(A_{CMD}[c] sat RECEPT[c])

其中程序形式[c:Evaluate(“matter”)]，如果用 α 表示行为，那么[α]表示行为 α 的结果。

细胞增殖/分化的表达是这个阶段的目标任务。通过上述行为的相互作用，产生出第一批多细胞组织，例如弥散神经细胞网络与神经脊索、弥散的皮管网络和原始血管网络、原始排泄管网络。这些组织是胚胎发育中最原始的生物系统。

2. 从细胞组织到多个细胞组织的生物器官发育过程

定义一些组织的基本行为：

- A_{TRIE}[t]表示组织 t 感受表达行为。
- A_{TTS}[t]表示组织 t 变形运动行为。
- A_{TME}[t]表示组织 t 物质交换行为。
- A_{TIE}[t]表示组织 t 信息交换行为。
- A_{TMD}[t]表示组织 t 发育/生长行为。

这些细胞组织行为被循环执行，直到满足器官管理者的感受要求，其过程如下：

DO{A_{TRIE}[t];A_{TTS}[t];A_{TME}[t];A_{TIE}[t];A_{TMD}[t]} UNTIL ∀t∈S(A_{TMD}[t] sat RECEPT[Mo])

其中，t 表示生物体 S 内细胞组织，RECEPT[Mo]表示组织管理者 Mo 对组织发育的感受预期，A_{TMD}[t] sat RECEPT[Mo]表示组织 t 的发育行为满足了器官管理者 Mo 感受预期 RECEPT[Mo]。器官的繁育目标是器官神经节的感受得到满足。

或者依据模式 2 有如下程序：

```
DO{if [Mo:ReceptIdentif(cond)]="matter"
    then if [Mo:Evaluate("matter")]="A_TME[t]"
        then Mo:Express(A_TME[t]);Mo:Store("matter","A_TME[t]")fi;
    if [Mo:ReceptIdentif(cond)]="inf"
    then if [Mo:Evaluate("inf")]="A_TIE[t]"
        then Mo:Express(A_TIE[t]);Mo:Store("inf","A_TIE[t]")fi;
    if [Mo:ReceptIdentif(cond)]="move"
    then if [Mo:Evaluate("move")]="A_TTS[t]"
        then Mo:Express(A_TTS[t]);Mo:Store("move","A_TTS[t]")fi;
    if [Mo:ReceptIdentif(cond)]="prolife"
    then if [Mo:Evaluate("prolife")]="A_TMD[t]"
        then Mo:Express(A_TMD[t]);Mo:Store("prolife","A_TMD[t]")fi;
} UNTIL ∀t∈S(A_TMD[c] sat RECEPT[Mo])
```

3. 从生物器官到生物系统(后生物系统)的发育过程

定义一些器官的基本行为：

- A_{OIE}[o]表示器官 o 信息交换行为。
- A_{OME}[o]表示器官 o 物质交换行为。
- A_{OTS}[o]表示器官 o 运化行为。
- A_{ORIE}[o]表示器官感 o 感受表达行为。
- A_{OMD}[o]表示器官 o 再生行为。

把生物器官作为讨论的主体单位，采取上面相同的描述方法，可以有发育过程：

DO{A_{OIE}[o]; A_{OME}[o]; A_{OTS}[o]; A_{ORIE}[o]; A_{OMD}[o]} UNTIL ∀o∈S (A_{OIE}[o] <u>sat</u> RECEPT[Ms])

其中，o 表示生物体 S 内生物器官，RECEPT[Ms]表示生物器官的主管理者 Ms 对器官信息交换的感受预期，A_{OME}[o] <u>sat</u> RECEPT[Ms]表示生物器官 o 的信息交换行为 A_{OME} 满足主管理者的感受 RECEPT[Ms]。系统的发育目标是系统主管理者的感受得到满足。这里的主管理者是前神经系统的神经干。

或者依据模式 2 有如下程序：

```
DO{if [Mo:ReceptIdentif(cond)]="matter"
    then if [Ms:Evaluate("matter")]="A_OME[o]"
        then Ms:Express(A_OME[o]);Ms:Store("matter","A_OME[o]")fi;
    if [Ms:ReceptIdentif(cond)]="inf"
    then if [Ms:Evaluate("inf")]="A_OIE[o]"
        then Ms:Express(A_OIE[o]);Ms:Store("inf","A_OIE[o]")fi;
    if [Ms:ReceptIdentif(cond)]="move"
    then if [Ms:Evaluate("move")]="A_OTS[o]"
        then Ms:Express(A_OTS[o]);Ms:Store("move","A_OTS[o]")fi;
    if [Ms:ReceptIdentif(cond)]="prolife"
```

```
    then if [Ms:Evaluate("prolife")]="AOMD[o]"
        then Ms:Express(AOMD[o]);Ms:Store("prolife","AOMD[o]")fi;
} UNTIL ∀t∈S(AOIE[o] sat RECEPT[Mo])
```

4. 从生物系统到生物个体的发育过程

定义一些系统的基本行为:

- $A_{SIE}[x]$表示系统 x 信息交换行为。
- $A_{SME}[x]$表示系统 x 物质交换行为。
- $A_{STS}[x]$表示系统 x 运化行为。
- $A_{SRIE}[x]$表示系统 x 感受表达行为。
- $A_{SMD}[x]$表示系统 x 发育/再生行为。

把生物系统作为讨论的主体单位,采取上面相同的描述方法,可以有发育过程:

$$DO\{A_{SIE}[x];A_{SME}[x];A_{STS}[x];A_{SRIE}[x];A_{SMD}[x]\}\ UNTIL\ \forall x\in S\ (A_{SIE}[x]\ \underline{sat}\ RECEPT[Mc])$$

其中,x 表示生物体 S 内生物系统,RECEPT[Mc]表示生物个体的中枢管理者 Mc 对系统信息交换的感受预期,$A_{SIE}[x]$ $\underline{sat}$ RECEPT[Mc]表示生物系统 x 的 A_{SIE} 信息交换行为满足中枢管理者的感受 RECEPT[Mc]。系统的发育目标是个体中枢管理者对信息交换行为的感受得到满足。这里的中枢管理者是前神经系统的主神经干或脊索。

或者依据模式 2 有如下程序:

```
DO{if [Mc:ReceptIdentif(cond)]="matter"
    then if [Mc:Evaluate("matter")]="ASME[x]"
        then Mc:Express(ASMS[x]);Mc:Store("matter","ASME[x]")fi;
    if [Mc:ReceptIdentif(cond)]="inf"
    then if [Mc:Evaluate("inf")]="ASIE[x]"
        then Mc:Express(ASIE[x]);Mc:Store("inf","ASIE[x]")fi;
    if [Mc:ReceptIdentif(cond)]="move"
    then if [Mc:Evaluate("move")]="ASTS[x]"
        then Mc:Express(ASTS[x]);Mc:Store("move","ASTS[x]")fi;
    if [Mc:ReceptIdentif(cond)]="prolife"
    then if [Mc:Evaluate("prolife")]="ASMD[x]"
        then Mc:Express(ASMD[x]);Mc:Store("prolife","ASMD[x]")fi;
} UNTIL ∀t∈S(ASIE[x] sat RECEPT[Mc])
```

9.5 行为几何学:主体行为与环境作用产生的美学

普通几何是点、线、面、体等图形学,并研究这些几何图形的规则。也可以通俗理解几何是时间和空间的图形学。在 19 世纪,一些大数学家建立了几何的基础,把几何空间看成实数空间的点的集合构成的图形,已经把康托(G. Cantor)的集合论与函数论等完全统一在一个框架中。把几何看成实数集合范围内元素的连接关系构成的关系图形。

研究行为几何是由于所有的生物都有形态结构，不同的生物有不同的形态。首先，所有生物物质，例如蛋白质、核酸 DNA 都有自己的形态结构。我们看到不同的动物有自己特色的形态，例如人体有 256 种细胞，每一种细胞都有自己的形态，例如肌肉细胞、腺细胞、骨细胞、脂肪细胞、神经细胞、上皮细胞、间充质细胞都有自己特点的形态。细胞组织和器官也都有属于自己的形态结构，例如人的眼、耳、鼻、口、手、足、心、肺、肾、肝、胆、胃、肠等都有自己特色的形态。对于不同的植物，有自己的独特形态的根、枝、叶、花、种。

近些年数学家开始利用现代几何学的方法，研究这些生物物质和生物主体的形态结构，例如有数学家利用现代拓扑学方法研究 DNA 和蛋白质的结构。

为什么某种生物会有这样的形态结构，而不是那样的形态结构？生物学家说，不同的生物形态是由于不同的物种或 DNA 决定的，是遗传的。显然，我们还是不能从这样的回答中知道这个生物如何成为这个形态。如果问我们看到的植物的树叶形状为什么这样，生物学家说这是由于生物的遗传和基因决定的。我们不满足用“基因”说来解释生物世界的一切思想和方法。从行为学的角度看，生物体的形态是生物在自然环境中通过自身的行为与环境相互作用的结果。**在这个生物的产生和发展中，作者认为先有这种生物主体行为与环境的相互作用，而后有生物体的遗传和基因。**

首先，观察植物叶子的形态生成。

植物的叶子，从植物学知识看，承担植物的光合、蒸腾、吸收和分泌功能。植物的叶子形态，依照叶整体形态(卵形、椭圆形、针型、线形、剑形等)、叶缘(全缘、锯齿等)、叶尖、叶基、叶裂(全裂、深裂、浅裂)、叶脉(掌状、羽状、平行、辐射)对叶子形态进行分类。依照植物学的观点，叶形态与叶的基、顶端、边缘的分生组织的分布、生长(例如分生时间)有着密切的关系。分生组织的分布和生长因素是基因决定的。表现出不同的植物品种，具有不同的叶形态。但是，植物叶的形态的原始原因应当是植物细胞生长的内部动力与环境因素相互作用的结果。例如光照、干旱、潮湿、温度、风力可能与植物叶子的形态形成有关。

对于植物的行为，我们可以讨论其行为形态的作用和影响。

(1) 植物能量交换行为对形态的影响。植物的能量交换主要是通过枝叶接受阳光，从光能在吸收水、二氧化碳气条件下实现光合作用，并磷酸化产生 ATP，最后把 ATP 能量以葡萄糖的形式储存起来。植物主要受能量交换行为决定和影响枝叶形态、大小。

(2) 植物水交换行为对形态的影响。植物从环境，主要是通过植物根吸收环境(土壤)水分并通过枝叶蒸发水分的行为，称作水交换行为。植物根、干、枝有支撑和输送水、物质的能力。植物水交换行为直接影响着根、干、枝的形态、长度。

(3) 植物气体交换行为对形态的影响。植物有气体交换行为，通过枝叶的气孔吸收氧气、呼出二氧化碳气和水分,产生植物的蒸腾作用。

(4) 植物物质交换行为对形态的影响。植物的物质交换主要是水溶性无机盐,物质交换主要伴随水交换进行。但是细胞主体的物质交换是独立形式的,并实现物质代谢。

(5) 植物信息交换行为对形态的影响。植物有体内外的信息交换,有专门的分泌细胞结构,通过植物激素实施信息交换,调节、促进植物的代谢。

(6) 植物感受表达行为对形态的影响。植物有感受环境温度、湿度等等简单感受与表达,对白天夜间、四季有感受表达行为。

(7) 植物生长与细胞增殖、分化行为对形态的影响。植物没有动物意义上的运动,但是具有显著的生长活动和细胞增殖、分化行为。

行为几何是研究生物体的形态为什么是这样的学说。

对于动物的行为,同样可以讨论行为对生物形态的作用和影响。由于动物不能直接将光能、氧气、二氧化碳、水、无机盐等直接转化成生命物质,而是通过食物(植物或其他动物)、喝水来提供。所以动物形态在环境和自身条件的基础上,形成了自己的形态。

(1) 动物物质交换行为对形态的影响。动物的物质交换主要通过获得食物,对食物进行消化吸收、并通过体内的循环系统输送物质到每一个细胞、组织、器官,通过排泄系统将废物和有毒物质排泄来实现物质交换。

(2) 动物能量交换行为对形态的影响。动物获得能量主要是通过营养物质吸收以及能量代谢获得生物能量。动物有适合多种物质的功能方式,有休息、吃食、睡眠、一般运动和剧烈运动等多种模式的能量产生要求。

(3) 动物气体交换行为对形态的影响。动物通过专门的气体交换器官(皮肤、气管、鳃、肺、肠)进行气体交换,主要完成氧气和二氧化碳气的交换,同时排出有害气体。

(4) 动物水交换行为对形态的影响。动物通过喝水和消化系统吸收水,通过泌尿系统排泄具有有害物质的尿液实现水交换。

(5) 动物信息交换行为对形态的影响。动物通过神经系统、内分泌系统、经络系统和血管系统等实现信息交换。

(6) 动物运动行为对形态的影响。动物的运动行为是动物获得食物、躲避危险、协同个体关系的重要手段。所以动物的形态与动物环境(天空、大地、水中)运动要求密切相关,

(7) 动物感受表达行为对形态的影响。由于动物的运动特点,必然产生适合运动特点的视觉、听觉、嗅觉等发达的感觉器官,有非常适合分类功能系统协调运行和状态感受的感受表达行为。

(8) 动物繁殖、增殖行为对形态的影响。动物界中存在着多样性生殖,产生动物多样性的受精、胚胎发育、哺育等行为模式,必然对动物的体态形成产生重要影响。

通过上述分析,我们可以清楚地看到,生物主体行为与环境的相互作用,而后对生物体的遗传和基因影响有重要作用。

所以,我们可以给行为几何做一个定义。

行为几何　研究生物主体，通过主体行为构建生物形态的时空图形的数学，是研究这些主体和行为构建的形态图形的发生、演变、条件和属性的数学。

在网络虚拟世界中，几何图形是虚拟的，虽然网络有物理拓扑结构，但这些网络拓扑结构不是我们关注的行为几何问题。网络世界的主体的行为关系结构或关联性函数可以理解为网络世界中主体行为几何。

9.6　生物行为的主体行为信息基(AIB)控制模式

生物的行为控制机制已经被现代生物学研究成果证明，无论是细胞分裂的周期性现象，还是细胞的物质交换行为的控制机制以及生物细胞寿命时间的控制，细胞的程序性死亡过程，都向我们证明了细胞乃至多细胞生物体的行为是存在控制机制的。

生物的行为控制机制不是计算机科学中谈到的“图灵机”或者“有穷自动机”模型。不是建立一个可以开发任意软件的自动机器模型，而是一个可以进化的行为信息基的控制机制，它的原始能力只能执行一些本能的行为(遗传带来的)，逐步走向高级形式，可以增加学能行为，并逐步进化出人类大脑的行为控制体系，并实现行为的语言表达。行为信息基一旦具有行为的语言表达能力，就可以进入行为的逻辑和理性阶段。作者在《软件行为学》[33]中提出的行为信息基和规范代理的逻辑结构(如同规范的细胞结构)，是对控制理论的一个贡献。

从生物进化看，行为控制先于语言控制。

(1) 计算机是语言控制系统，在生物世界中，只有人类产生后才有语言控制模式(几百万年)。生物从人类诞生前40多亿年中，只有行为控制。所以，计算机模型不是生物的行为控制模型。

(2) 我们的研究成果认为，生物主体行为控制是“行为信息基(AIB或BIB)”。

(3) 行为研究比语言学研究更基础。所以人工智能和简单仿生学都是没有根据的。

如果读者从事机器人和人工智能的研究，作者建议一定要了解行为信息基是生物行为控制机制的核心概念。如果，用传统软件工程的概念为机器人的每一个行为开发软件，那么就永远不能体会到生物行为控制的本质。生物体学会一种本事或会做某项事情，至少在这个时刻，生物体的物质结构是没有改变的。一个人学会一件事情，这个人的物质结构几乎没有什么改变，而改变的是行为信息基中行为控制信息。这就告诉我们，学习行为是不需要新开发或改变软件结构的。生物的能力开发是行为开发和行为的注入，而不是开发软件。

9.6.1　生物主体行为信息基的概念

行为信息基(AIB)，是主体行为模式的排列或矩阵。行为信息基同时记录行为踪迹及行为属性的信息矩阵，如下所示：

$$\mathrm{AIB}=_{\mathrm{def}}\mathrm{S}:\begin{pmatrix}\alpha_{11}\,\alpha_{12}\cdots\alpha_{1n}\\ \alpha_{21}\,\alpha_{22}\cdots\alpha_{2n}\\ \cdots\cdots\\ \alpha_{m1}\,\alpha_{m2}\cdots\alpha_{mn}\end{pmatrix}$$

上述行为信息基有 m 行，每一行表示一个实现一个行为目标的行为踪迹或模式，也可以是实现目标的行为方案，例如第 i 行，$\alpha_{i1}\,\alpha_{i2}\cdots\alpha_{in}$表示的是一个为实现一个特定目标的行为踪迹。**主体运行**，意指主体行为信息基的行为模式重演或再执行。

下面，我们就主体行为信息基的一些基本概念进行讨论。

1. 行为信息基是生物主体行为的基准控制机制

生物主体的行为是自行的，对于单细胞和多细胞生物主体的行为不需要启动或终止的控制，只要生物主体是活的，行为就随时在发生。问题在于如何安排主体行为的顺序以及主体行为之间的关系。因为，往往实现一个目标需要通过多个行为和活动。另外，主体行为划分为物质交换、信息交换、生长繁殖、运动和特化功能的表达，自然存在着一个主体的多行为的安排。这种行为安排是实现主体自行活动、自组织、自控制和自管理的必然要求。所以，为实现生物主体每一个生存目标需要多行为序列模式。同样需要生物主体的表达多目标的多行为顺序控制(目标安排)。于是，生物主体的行为控制的基础必然是一个二维的矩阵(或者称作表)结构。

这个行为的控制结构，其基本形式是存储性的列表，由它来控制与协调主体的行为。行为信息基是生物主体最容易理解的控制机制，这种控制机制是自然产生的，不是人造的，当然不是现代计算机的计算模型，例如冯·诺依曼计算机等模型。所以，行为信息基可以理解为行为的基准和模式，也可以理解为行为组成结构、顺序执行信息结构。

2. 行为信息基的控制是可并行的

单细胞的物质交换、信息交换、细胞生长繁殖、细胞移动或运动以及细胞特化功能表达的各种行为有顺序执行的，也有并行执行的。细胞行为可以通过细胞器的并行过程实现并行行为活动。

多细胞生物体的出现，出现了多组织、多器官、多系统。每一个组织、器官、系统有自己的行为信息基。但是多组织、多器官、多系统生物体要协调和关联多行为信息基的行为，需要更高层的行为控制机制。这种控制机制类似于生物体的神经系统。

也就是说，生物主体行为的控制，从其一开始，就存在着并行性问题。

3. 多行为信息基的控制的不确定性

行为的不确定性是由于主体识别物质或传递信息的不完备性决定的。这种不确定性在物质交换与信息交换中经常发生。这种不确定性还由于多主体生存的环境与状态的差异造成的。主体的行为在不同的环境与状态中，产生的结果是不相同的。从控制机制上看，并行性本身还产生不确定性。所以，所有研究并行性问题的人都会研究不确定性。

多主体、多行为、多环境、多状态是构成并行性的不确定性的产生。这种行为控制的多主体、多行为的并行性是生物主体进化的基本理论依据。

4. 行为信息基是生物主体行为关联的信息

行为信息基既然是行为的控制机制，必然与主体环境、状态、属性和其他信息相关联。

总之，主体行为信息基是最能反映生物本质的控制机制。

需要详细说明的是关于生物主体的行为控制应当是什么形式。是有穷自动机模型？还是如同程序中的主程序(main)？它有程序代码吗？作者认为不是上述任何模型形式。生物行为控制不是程序设计，生物的进化不是通过改进程序结构。生物主体的行为控制是一个一个的“行为踪迹”的预案。这些行为踪迹可以解释本能行为，也可以解释“学能行为”。生物主体把许多行为踪迹排列在一起，构成一个可解读的行为执行信息的“矩阵”，成为生物主体行为执行信息的基本结构，并称作行为信息基。行为信息基模式既可以适用生物主体行为控制描述，也可以适用网络世界虚拟主体行为控制描述。

9.6.2　生物主体行为信息基的进化模式

生物主体行为信息基的控制基准模式反映了生物进化的基本精髓。

行为信息基是可以在生物进化中发展的机制。一个生物进化的基本事实是生物的行为能力在进化中也在提高，行为的控制机制也逐步走向复杂。可以大致划分为以下阶段性行为信息基模式。在下面的定义与描述中，采用数学性质的描述方法。

$$X=A\to B$$

其中 A 表示 X 的前件(antecedent)，或者表示为 A＝antecedent(X)；B 表示 X 的后件(succedent)，或者表示为 B＝succedent(X)。

1. 存储基本型行为信息基(AIB)

存储基本型的行为信息基 B-AIB，就是我们在前面定义的基本信息基概念。

在细胞中，其行为信息基最基本的形式是依照存储的预案行为模式，实行行为重演和再执行。

存储基本型的行为信息基 B-AIB 性质描述：

$$AIB=L\to(Actions\to Actions)$$

这个基本行为信息基是无条件的直接访问行为信息基，表明了最基础的遗传决定的初始行为控制信息。如果用函数方法描述存储基本行为信息基，可以是

$$F_b:L\to(Actions\to Actions)\text{或 }F_b:L\to Actions\to Actions$$

上述函数性质公式中,L 表示存储的地址概念,Actions→Actions 表示依照一个行为,再执行行为,或者依照一个行为,影射执行一个行为:

$F_b(loc):Actions \rightarrow Actions$

$F_b(loc)(\alpha):Actions$

为什么定义行为信息基函数为 $F_b:L\rightarrow(Actions\rightarrow Actions)$的形式,而不是定义成 $F_b:L\rightarrow Actions$ 的形式。因为,描述行为信息基不仅是存储含义,同时还有依照存储的行为模式再执行的含义。所以,公式 L→Actions 仅表示了存储含义,而没有再执行的含义。但 $F_b:L\rightarrow Actions\rightarrow Actions$ 公式完全符合行为信息基的含义。

注意,存储基本型的行为信息基与条件和自主能力没有关系,可以说,行为是面向任何条件都采取的类似机械的行为,虽然有最大的确定性,但从高级形态的模式观察,不一定是合适的。

2. 条件型行为信息基(CR-AIB)

条件型行为信息基(condition reference AIB),也可以称作环境索引方式的行为信息基。例如在生物中的条件反射行为,就是一种条件或环境牵引方式的行为。条件与环境索引方式行为信息基是适应生物环境的最基本的要求。这种条件型的行为信息基显然是比较低级的,它可以解释所有生物主体的条件反射行为概念。显然这种简单的条件的反射行为经常是靠不住的。条件型行为信息基在细胞、组织、器官、系统都具有,并具有功能分类的特异性要求。

这种条件具有主体的感觉性、空间性、时间性、数量性和鉴别性。这种条件可以是外部的,也可以是内部的。对于生物主体来说,首先是感觉到外部的条件的存在,是感觉外部环境的第一位的能力。例如感觉外部营养物质的存在。感觉内部的条件主要是指内部状态感觉。

这样的条件驱动行为的控制机制,是通过空间、时间、数量的记录。所谓时间是指状态的当前数值,不能把时间序列的状态曲线联系起来。所谓空间是状态在空间的点位置概念,不能把不同空间位置的点联系起来,例如一个细胞感觉到的状态,但不能把多个细胞在不同空间位置的感觉状态联系起来,也就是说,多个细胞各自的感觉是相互独立的,没有关联关系。或者说,已经表现出对差异和变化存在感觉,但对差异与变化不能形成独立的记录,当然更不能对差异与变化做出评估。控制包含历史的记录,并通过历史的记录与当前条件共同决定行为,为进化奠定了最基本的基础。

这种条件行为信息基模式,可以被所有的动物的行为证明。例如,食物的数量刺激消化系统的所有组织、器官的行为。

在多主体系统中,这样的行为信息基,要为具有多预案的存储基本型行为信息基在增加与外部环境、条件建立起影射关系,构成环境、条件驱动行为结构。

条件型行为信息基 CR-AIB 性质描述:

$$CR\text{-}AIB=(Conditions\rightarrow Conditions)\rightarrow(Actions\rightarrow Actions)$$

如果用函数方法描述条件型行为信息基,可以是

F_c:(Conditions →Conditions)→(Actions→Actions)

如果令 f_c:Conditions→Conditions,则

$F_c(f_c)$:Actions→Actions

$F_c(f_c)(\alpha)$:Actions

为什么定义条件行为信息基函数为 F_c:(Conditions→Conditions)→(Actions→Actions)的形式,而不是定义成 F_c:Conditions→(Actions→Actions)的形式? 这里谈到的所谓条件从本质上讲是生物主体感受的条件,这个条件与行为一样,不是外在的,也必须存储起来,产生记录的条件,这个被记录的条件被作为一个独立的函数变元使用。所以,在当前外部条件产生时,一个新的感受条件与被记录的条件去比较。这个比较自然是一种影射关系。而 F_c:Conditions→(Actions→Actions)中的前件条件,是一个外部的当前感受的条件,不能描述当前感受条件与被记录条件的比较。

从数学的角度,或者从功能的角度理解了条件型行为信息基的概念,还必须从物质组成和结构关系上理解条件型行为信息基。如同存储基本型的行为信息基,行为信息与某种物质结构或空间位置有关联一样,条件信息同样也必须具有自己的物质结构或空间位置概念,于是我们可以把上面的条件型行为信息基做修改,形成新的条件型行为信息基公式:

CR-AIB=CIB→AIB

其中 CIB=L→(Conditions→Conditions),称作条件信息基。

注意,条件型行为信息基比存储基本型的行为信息基有一定的确定性,开始针对不同条件有不同的行为。但是,对不同条件做什么的差别没有认知,也与主体做事的能力没有关联,所以仍然有相当大的不确定性。

3. 关联型行为信息基(ACR-AIB)

关联型行为信息基(associated condition reference AIB)是一种比较复杂或划分更多的条件型的行为信息基,是多条件型行为信息基的组合模式。所谓关联是指多条件型行为信息基的关联。显然这种行为信息基是适合多细胞生物体的多组织、多器官、多系统的协调要求。实现这些关联物质基础包括:

(1) 通过细胞间物质组织与结构的直接作用的关联(AIB 网络)。

(2) 通过细胞间、组织间、器官间的通信、信息交换方式,利用循环系统和体液渠道实现的关联。

(3) 通过神经系统实现的关联。

生物主体的关联模式划分为以下层次:

(1) 细胞有自己的行为信息基,存在于 DNA 的重复序列中,属于条件行为信息基。

(2) 细胞组织的 AIB 网络。细胞组织内多细胞协同行为,是通过组织内每一个细胞的协同基因实现的,每一个细胞是组织的管理者,也是被管理者,是组织的协同的参与

者，无独立管理者，属于条件行为信息基。

(3) 器官有自己的独立行为信息基，器官是多组织构成的复杂结构，器官由管理者管理，其管理者是器官神经节。器官神经节是神经细胞组织的 AIB 网络，参见图 9.4。

(4) 系统都有自己的行为信息基，系统是多器官构成的复杂结构，系统由主管理者管理，管理多个管理者(器官神经节)。主管理者是多器官神经节连接构成的较高层神经结构的管理者。主管理者是脊神经核构成神经组织的 AIB 网络。这种关联型行为信息基，可以说模拟了动物的植物神经体系、循环系统渠道的关联能力。

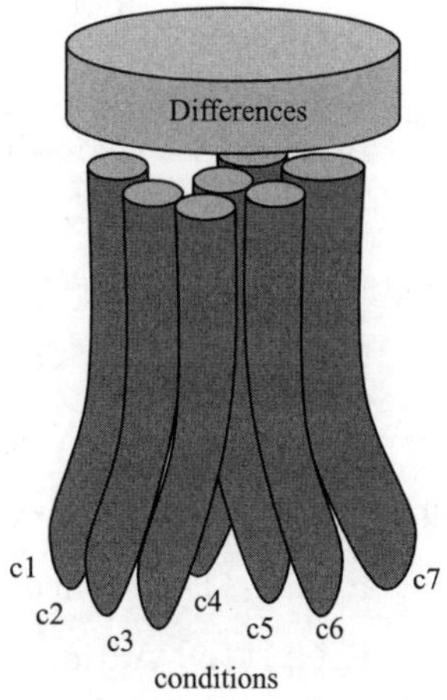

图 9.4 关联型行为信息基差别处理

但是，这样的行为控制机制对差异存在感觉是在多行为信息基范围内实现的，仍然对差异不能做评估。

需要说明，这种差别是主体感觉性的。主体对差别的感觉构成生物主体行为的重要的依据。产生这种差别感觉是在感觉外部物质存在的基础上，开始感觉外部条件的不同，主要是对环境物质浓度梯度的感觉。生物主体的感觉器官，例如触觉、听觉和视觉等，通过不同身体位置的触觉、听觉和视觉细胞、器官，感觉到不同位置上物质浓度，从而感觉到物质浓度梯度的存在。通过对触觉、听觉和视觉器官坐标位置的调整，得知物质浓度梯度的方向。生物体具备了感觉器官一种基本行为能力。行为具有可感应和可反应的特性。例如许多生物体的“趋光性”、“趋热性”、“趋水性”和“趋某种物质性”等。

差别与变化是空间性质的。这种空间性表现在主体通过分布在不同位置上感觉器官，感受内、外条件的差异和变化。这种感觉的空间性与感觉的时间性，对主体感觉外部主体和自身的运动或移动产生感觉，并可以决定主体行为的方向。

差别与变化是具有时间性的。这种时间性表现在把差别与变化独立地记录下来，与当前发生的条件差别与变化进行比较的能力。也就是说，生物主体的行为控制不仅依据当前的条件，同时还要依据当前发生条件以及差异和变化，还要与历史记录的条件、差异和变化结合在一起共同决定行为。

差别与变化是具有数量性的。生物主体对条件的数量感觉(物质浓度梯度的大小等)促进了主体对差异和变化的数量感觉。

这个阶段的主体行为控制机制已经表现出把差别与变化作为独立的决定单元，即把条件和差异共同作为行为控制的独立元素。

在多主体系统中，把多主体的行为信息基关联起来，可以构成多行为信息基的选择或不确定性执行。

关联型行为信息基 ACR-AIB 性质描述：

ACR-AIB＝antecedent(CR-AIBs)→

$$(\text{Differences}\rightarrow\text{Differences})\rightarrow(\text{Actions}\rightarrow\text{Actions})$$

或者

$$\text{ACR-AIB}=(\text{Conditions}\rightarrow\text{Conditions})\rightarrow(\text{Differences}\rightarrow\text{Differences})\rightarrow(\text{Actions}\rightarrow\text{Actions})$$

如果用行为发生函数方法描述关联型行为信息基，可以是

$$F_d:(\text{Conditions}\rightarrow\text{Conditions})\rightarrow(\text{Differences}\rightarrow\text{Differences})\rightarrow(\text{Actions}\rightarrow\text{Actions})$$

如果令 f_c:Conditions→Conditions，f_d:Differences→Differences，则

$$F_d(f_c):(\text{Differences}\rightarrow\text{Differences})\rightarrow(\text{Actions}\rightarrow\text{Actions})$$

$$F_d(f_c)(f_d):\text{Actions}\rightarrow\text{Actions}$$

$$F_d(f_c)(f_d)(\alpha):\text{Actions}$$

为什么定义关联型行为信息基函数为 F_d:(Conditions→Conditions)→(Differences→Differences)→(Actions→Actions)的形式？或者说为什么把(Differences→Differences)作为一个独立函数变量来使用？从前面的讨论中，我们知道所谓差别实际是主体感受的条件的差异或变化。这种条件的差异与变化同样也被记录起来，作为发生条件变化时的比较。这就是生物主体不仅对条件进行存储，同时对条件的差异或变化也做存储。生物的大脑不仅有独立的记录条件的存储部分，还有对条件差异与变化的存储部分。

与上面条件型行为信息基所做修改同样的理由，考虑到差别本身也需要占据物质结构或空间位置，给出考虑上述要求的新的关联型行为信息基公式：

$$\text{ACR-AIB}=\text{CIB}\rightarrow\text{DIB}\rightarrow\text{AIB}$$

其中 DIB=L→(Differences→Differences)，称作差别信息基。

关联型行为信息基函数是条件行为信息基函数的更高阶形式，或说是条件行为信息基函数的一阶(微分方程)形式。

注意，关联型行为信息基相比条件型行为信息基增加了其适应性，它不仅感觉条件(当前与记录条件)，同时还感觉条件差异和变化(当前与记录的差异与变化)，为行为规避危险提供了基础。当然，这种依据条件差异和变化的能力是不断进化的。但是，有感知条件差异和变化的能力比没有感知条件差异和变化的能力要强大，并提高了行为的合适性。即在扩大的不确定性条件中，扩展了选择适合行为的能力。

4. 差别评估型行为信息基(DE-AIB)

差别评估型行为信息基(difference evaluating AIB)，在上述关联型行为信息基的基础上，增加了脑的能力，当然是初步大脑的能力，开始具有初步的学能行为和具有最原始分析能力的行为信息基。而这种基本分析是初级的，只能对差别进行比较。这种行为信息基逐步产生了经验性的行为模式，提高了生物体的各种行为的关联能力。我们在观察生物体的智能能力时，看到差别评估并记录这种差别评估是生物体进入智能化的最初始

的能力，后续发展起来的其他智能能力都是建立在这种差别评估能力之上的。

需要说明的是多差别的感觉的评估是一种表达主体行为的抉择。这种差别评估主要表现在三个方面：

(1) 行为选择是最初的空间意义的差别评估和时间关联变化的评估。

(2) 目标性产生意识化，产生了目标性与实际差别的评估。

(3) 在上述基础上产生了能力评估。

这些差别评估是生物体智能化的最初始的能力。这种情况表现出，在多种条件的刺激中，有些可以不被主体关注，有些需要及时被主体关注。存在着“触而不觉”、“视而不见”、“听而不辨”等抉择的结果。可以设想，如果对每一种内部或外部的条件刺激都作出反应，必然会出现混乱的局面。这种对条件的差异评估，实际上为了给主体行为安排某种顺序，及时消除和处理第一位的条件刺激。在消除了第一位的条件刺激之后，排在该行为循序的后续行为会被逐步列入当前处理的状态。

差别评估型行为信息基 DE-AIB 性质描述：

$$\text{DE-AIB}=\text{antecedent}(\text{ACR-AIBs})\rightarrow(\text{Evaluation}\rightarrow\text{Evaluation})\rightarrow(\text{Actions}\rightarrow\text{Actions})$$

或者

$$\text{DE-AIB}=(\text{Conditions}\rightarrow\text{Conditions})\rightarrow(\text{Differences}\rightarrow\text{Differences})\rightarrow(\text{Evaluation}\rightarrow\text{Evaluation})\rightarrow(\text{Actions}\rightarrow\text{Actions})$$

如果用行为发生函数方法描述差别评估型行为信息基(参见图 9.5)，可以是

$$F_e:(\text{Conditions}\rightarrow\text{Conditions})\rightarrow(\text{Differences}\rightarrow\text{Differences})\rightarrow(\text{Evaluation}\rightarrow\text{Evaluation})\rightarrow(\text{Actions}\rightarrow\text{Actions})$$

如果令 f_c：Conditions→Conditions，f_d：Differences→Differences，f_e：Evaluation→Evaluation，则

$$F_e(f_c):(\text{Differences}\rightarrow\text{Differences})\rightarrow(\text{Evaluation}\rightarrow\text{Evaluation})\rightarrow(\text{Actions}\rightarrow\text{Actions})$$

$$F_e(f_c)(f_d):(\text{Evaluation}\rightarrow\text{Evaluation})\rightarrow(\text{Actions}\rightarrow\text{Actions})$$

$$F_e(f_c)(f_d)(f_e):\text{Actions}\rightarrow\text{Actions}$$

$$F_e(f_c)(f_d)(f_e)(\alpha):\text{Actions}$$

为什么定义差别评估型行为信息基函数为 F_e：(Conditions→Conditions)→(Differences→Differences)→(Evaluation→Evaluation)→(Actions→Actions)的形式。或者说为什么把(Evaluation→Evaluation)作为一个独立函数变量来使用？其原因，与关联型行为信息基函数性质中把(Differences→Differences)作为独立变元是相同的道理。

与上面条件型和关联型行为信息基所做修改同样的理由，考虑到评估本身也需要占据物质结构或空间位置，给出考虑上述要求的新的差别评估型行为信息基公式：

$$\text{DE-AIB}=\text{CIB}\rightarrow\text{DIB}\rightarrow\text{EIB}\rightarrow\text{AIB}$$

其中，EIB＝L→(Evaluation→Evaluation)，称作评估信息基。

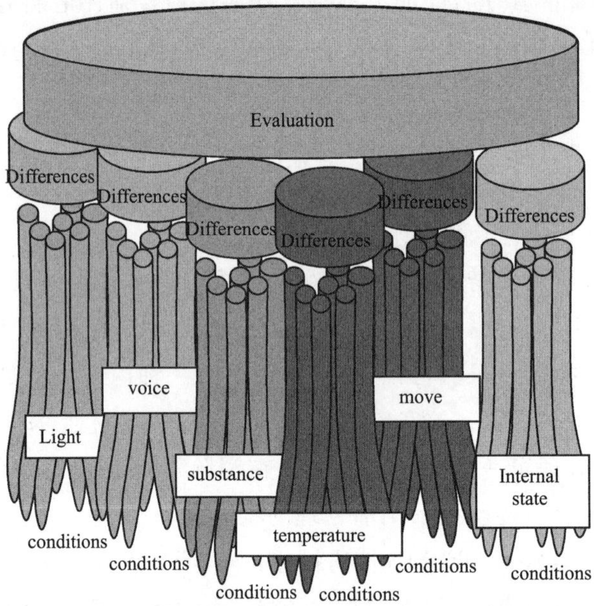

图 9.5　差别评估型行为信息基评估处理

差别评估型行为信息基函数实际是关联型行为信息基函数的更高阶形式，是条件行为信息基的二阶(微分方程)形式。在本章 9.7 节中，给出这方面的详细内容讨论。

为什么我们定义到条件概念的二阶系统，而不再继续定义更高阶的系统？作者认为，作为生物主体能够处理的物理量，只包括这三个级别。如同在牛顿力学中，给出的距离、速度和加速度三个级别的物理状态的变化一样，或者如同在物质理论方面，给出物质浓度、浓度梯度和浓度梯度变化一样，没有要求去扩大"加速度的变化"或"浓度梯度变化的变化"等更高阶的变化概念。

注意，差别评估型行为信息基比关联型行为信息基有进一步扩大的感应条件的范围。但是，除增加了根据内外条件和条件差别决定行为外，同时还根据自主对差别的评估的经验来决定行为的能力。当然，经验不总是合适的，有时也会带来失败和危害。主体有行为的经验模式当然比没有行为的经验模式要好，在主体的不断活动中，不断进化和完善行为的经验。即使主体针对当前发生的情况，没有现成可以遵循的行为经验，但是具备了差别评估的能力和获得经验的能力，也比单纯的关联型行为信息基强大。

以上行为信息基主要是讨论生物个体性质主体的范畴。以下两个级别的行为信息基是针对具有某种智能能力生物体和人类模式的行为信息基。主要讨论的是较高级的生物个体在构成组织群体中个体具有的高级行为的控制机制。

5. 语言表达智能型行为信息基(LEI-AIB)

语言表达智能型行为信息基(language expressive and intelligent AIB)，是适合人类使用工具的基本行为的控制机制，是有声音、形象等语言表达的，而没有文字形式的语言表达。该行为信息基已经表现出行为控制的初步理性概念和一定范围，以及在生物群体内外的行为关联。

需要说明的是语言表达。这种通过声音、形象等形式的语言表达,可以表达要求(吃、喝、求爱、交配、服从等)、感情(爱、生气、愤怒、惊恐等)、状态(饥饿、缺水、疲劳、睡眠等)、协同(群体中个体的联络)等内容。这个级别的行为信息基,已经产生了主体组织和社会群体,不仅具有个体的能力概念,同时还具备了依靠组织群体的能力。

所谓的智能概念,是一种能力概念,生物主体在学会"量力而行"的基础上,产生了语言表达的更加复杂的和更加精确的能力模型。

语言表达智能型行为信息基 LEI-AIB 性质描述:

LEI-AIB=antecedent(DE-AIBs)→(Capacity→Capacity)→
(Behavior→Behavior)

或者

LEI-AIB=(Conditions→Conditions)→(Differences→Differences)→
(Evaluation→Evaluation)→(Capacity→Capacity)→
(Behavior→Behavior)

如果用行为发生函数方法描述语言表达智能型行为信息基,可以是

F_{LEI}:(Conditions→Conditions)→(Differences→Differences)→
(Evaluation→Evaluation)→(Capacity→Capacity)→
(Behavior→Behavior)

请注意,在行为信息基函数定义中,我们把"Actions"换成"Behavior",表示行为概念的变化。

如果令 f_c:Conditions→Conditions,f_d:Differences→Differences,f_e:Evaluation→Evaluation,f_{lei}:Capacity→Capacity,则

$F_{LEI}(f_c)$:(Differences→Differences)→(Evaluation→Evaluation)→
(Capacity→ Capacity)→(Behavior→Behavior)

$F_{LEI}(f_c)(f_d)$:(Evaluation→Evaluation)→(Capacity→Capacity)→
(Behavior →Behavior)

$F_{LEI}(f_c)(f_d)(f_e)$:(Capacity→Capacity)→(Behavior→Behavior)

$F_{LEI}(f_c)(f_d)(f_e)(f_{lei})$:(Behavior→Behavior)

$F_{LEI}(f_c)(f_d)(f_e)(f_{lei})(\alpha)$:Behavior

为什么定义语言表达智能型行为信息基函数为 F_{LEI}:(Conditions→Conditions)→(Differences→Differences)→(Evaluation→Evaluation)→(Capacity→Capacity)→(Behavior →Behavior)的形式?其原因,作为读者习题。

与上面各行为信息基所做修改同样的理由,考虑到能力本身也需要占据物质结构或空间位置,给出考虑新要求的新的语言表达智能型行为信息基公式:

LEI-AIB=CIB→DIB→EIB→CAIB→AIB

其中 CAIB=L→(Capacity→Capacity),称作能力信息基。

语言表达智能型行为信息基比差别评估型行为信息基有更多条件不确定性处理能力。主要表现在主体具有了依靠组织群体的能力,这种依靠组织群体的能力,显然高于没有组织群体的能力。而这种构成生物个体的社会形态的组织群体,同样与单细胞构成多细胞的组织不同,因为它们增加了利用语言表达行为控制的能力,从而使主体的关联从细胞和细胞组织级别的尺度级别,走向一个比细胞组织大几个数量级的更大尺度。

6. 语言表达逻辑型行为信息基(LEL-AIB)

语言表达逻辑型行为信息基(language expressive and logical AIB),是一种有文字形式的语言表达的行为控制机制,是适合人类建立知识结构的行为的控制机制。该行为信息基已经表现出行为控制高级理性概念和更大范围(例如地区性和全球性)的行为关联。这里语言概念可以是数学语言,可以实施严格的数学逻辑的推理,可以具备高级的分析、推理、归纳能力。

语言表达逻辑型行为信息基 LEL-AIB 性质描述:

$$\text{LEL-AIB}=\text{antecedent}(\text{LEI-AIBs})\rightarrow(\text{Knowledge}\rightarrow\text{Knowledge})\rightarrow(\text{Behavior}\rightarrow\text{Behavior})$$

或者

$$\text{LEL-AIB}=(\text{Conditions}\rightarrow\text{Conditions})\rightarrow(\text{Differences}\rightarrow\text{Differences})\rightarrow(\text{Evaluation}\rightarrow\text{Evaluation})\rightarrow(\text{Capacity}\rightarrow\text{Capacity})\rightarrow(\text{Knowledge}\rightarrow\text{Knowledge})\rightarrow(\text{Behavior}\rightarrow\text{Behavior})$$

如果用行为发生函数方法描述语言表达逻辑型行为信息基,可以是

$$F_{LEL}:(\text{Conditions}\rightarrow\text{Conditions})\rightarrow(\text{Differences}\rightarrow\text{Differences})\rightarrow(\text{Evaluation}\rightarrow\text{Evaluation})\rightarrow(\text{Capacity}\rightarrow\text{Capacity})\rightarrow(\text{Knowledge}\rightarrow\text{Knowledge})\rightarrow(\text{Behavior}\rightarrow\text{Behavior})$$

如果令 f_c:Conditions→Conditions,f_d:Differences→Differences,f_e:Evaluation→Evaluation,f_{lei}:Capacity→Capacity,f_{lel}:Knowledge→Knowledge,则

$$F_{LEL}(f_c):(\text{Differences}\rightarrow\text{Differences})\rightarrow(\text{Evaluation}\rightarrow\text{Evaluation})\rightarrow(\text{Capacity}\rightarrow\text{Capacity})\rightarrow(\text{Knowledge}\rightarrow\text{Knowledge})\rightarrow(\text{Behavior}\rightarrow\text{Behavior})$$

$$F_{LEL}(f_c)(f_d):(\text{Evaluation}\rightarrow\text{Evaluation})\rightarrow(\text{Capacity}\rightarrow\text{Capacity})\rightarrow(\text{Knowledge}\rightarrow\text{Knowledge})\rightarrow(\text{Behavior}\rightarrow\text{Behavior})$$

$$F_{LEL}(f_c)(f_d)(f_e):(\text{Capacity}\rightarrow\text{Capacity})\rightarrow(\text{Knowledge}\rightarrow\text{Knowledge})\rightarrow(\text{Actions}\rightarrow\text{Actions})$$

$$F_{LEL}(f_c)(f_d)(f_e)(f_{lei}):(\text{Knowledge}\rightarrow\text{Knowledge})\rightarrow(\text{Behavior}\rightarrow\text{Behavior})$$

$$F_{LEL}(f_c)(f_d)(f_e)(f_{lei})(f_{lel}):(\text{Behavior}\rightarrow\text{Behavior})$$

$$F_{LEL}(f_c)(f_d)(f_e)(f_{lei})(f_{lel})(\alpha):\text{Behavior}$$

为什么定义语言表达逻辑型行为信息基函数为 F_{LEL}:(Conditions→Conditions)→(Differences→Differences)→(Evaluation→Evaluation)→(Capacity→Capacity)→

(Knowledge →Knowledge)→(Behavior→Behavior)的形式？其原因也作为读者习题。

与上面各行为信息基所做修改同样的理由，考虑到知识本身也需要占据物质结构或空间位置，给出考虑新要求的新的语言表达逻辑型行为信息基公式：

LEL-AIB＝CIB→DIB→EIB→CAIB→KIB→AIB

其中 KIB＝L→(Knowledge→Knowledge)，称作知识信息基。

语言表达逻辑型行为信息基比语言表达智能型行为信息基进一步扩大了条件的不确定性。由于有了文字形式的行为语言表达，把这种主体以及组织群体的关联程度，在空间和时间两个方面又一次地扩大了尺度，至少实现了信息与行为关联的全球化。

7. 生命过程是行为驱动的

如果从纯粹化学反应的条件来看，在自然环境中，这种化学反应是相当随机的，也就是存在着很大的不确定性。但是，在细胞环境建立起来之后，或者说在生物体内环境中，物质与能量的转换从某种角度看是相当确定的。如何保证在生物体内的物质与能量转换的确定性？生物科学认为，这种确定性不仅在细胞的骨架结构，把不同的功能相对隔离，建立了实现功能的相对稳定的环境，还表现在生物个体内部的各种细胞组织、器官、系统依照同样的原理，利用骨架、表皮、固定形态的器官相对隔离起来，为生命过程提供稳定的环境。另外，生物过程的确定性不仅由于稳定的环境来支持，还取决于生物主体行为的确定性和稳定性。我们需要明确，在生命过程中，物质交换、信息交换、遗传繁殖、新陈代谢等不是什么概念和一般意义上的物理过程和化学反应，都是主体的行为。没有物质交换行为就没有物质交换，没有信息交换行为就没有信息交换，没有功能表达的行为就没有功能，没有繁殖行为就没有生命的繁殖。

没有消化器官细胞分泌消化液的行为，就没有在消化器官中消化过程。因为消化食物的消化液被细胞膜隔离在内外，它们不能碰在一起做化学反应。没有消化系统的细胞蠕动，就不可能有效地消化食物，并把未被消化的物质排出体外。没有消化系统的肠细胞吸收在肠中的营养物质并输送到血液中，生物体中细胞就不可能获得营养物质。

没有血液循环系统中红细胞携带和输送氧气和二氧化碳气的行为，氧气就不能输送到组织、器官的细胞，被细胞吸收。细胞排出的二氧化碳就不能被输送到肺，被肺细胞交换到体外被排除。没有肝细胞从血液中提取有毒物质并解毒，就不能净化生物体的血液，生物细胞就会中毒。因为肾细胞把有毒物质从血液中提取出来，并以尿酸或尿素的形式排出体外。

没有肌肉细胞的收缩运动，就不可能使生物个体在空间运动，去捕食和规避风险。

总之，生物主体的行为，保障了生物体内一切生化过程的有序、有效和稳定进行。

9.6.3 生物主体行为信息基的物质基础

我们把 9.6.2 节描述的六个级别的行为信息基，构成一个统一的关系结构图。这个行为信息基的结构图在于说明六个行为信息基的函数性质公式(Conditions→Conditions)→(Differences→Differences)→(Evaluation→Evaluation)→(Capacity→Capacity)→(Knowledge→Knowledge)→(Behavior→Behavior)是需要物质基础的。这种物质基础表现在公式中(Conditions→Conditions)、(Differences→Differences)、(Evaluation→Evaluation)、(Capacity→Capacity)、(Knowledge→Knowledge)和(Behavior→Behavior)都有相应的物质基础。

例如在人的大脑中都有相应的部分,专门处理条件、条件差别、条件差别评估、语言可表达能力、语言可表达知识和行为控制部分。注意,每一种行为决定与影响因素都是被记录的,并由已记录的信息与当前发生的信息共同决定做出当前行为,再把刚发生的行为与相关的信息记录起来,决定未来的行为。生物主体的行为是经验性的,依据做过的事情来做新的事情。这种经验性的做事方法,由于其局限性,当然会发生做新的事情时失败。失败后,生物主体行为失去了历史依据,进入了没有依据的现成方案的行为中,出现了行为的不确定性。注意,这里的行为失败概念应当理解为主体自主感觉的认知。

在前面,我们提出各型行为信息基都必须具有自己的物质结构或空间位置,并且引入了以下相应的信息基概念:

- 行为信息基,AIB=L→(Actions→Actions)。
- 条件信息基,CIB=L→(Conditions→Conditions)→(Actions→Actions)。
- 差别信息基,DIB=L→(Differences→Differences)→(Actions→Actions)。
- 评估信息基,EIB=L→(Evaluation→Evaluation)→(Actions→Actions)。
- 能力信息基,CAIB=L→(Capacity→Capacity)→(Behavior→Behavior)。
- 知识信息基,KIB=L→(Knowledge→Knowledge)→(Behavior→Behavior)。

上述各信息基的描述,都给出了地址概念,表明了物质结构和空间位置概念(参见图9.6)。

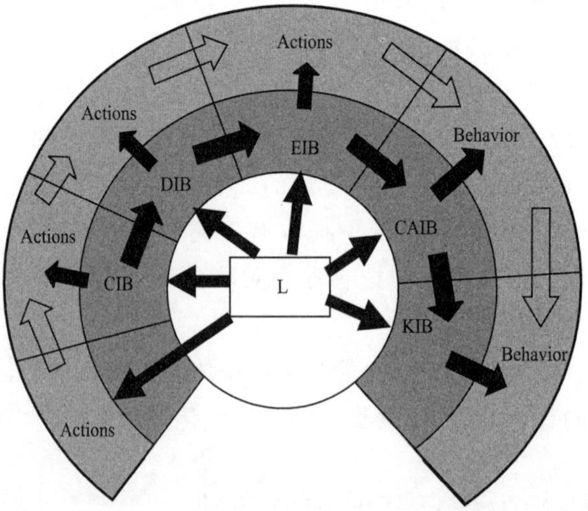

图9.6　生物主体行为信息基AIB分级图示

上述大脑的行为信息基的模型可以在计算机系统中实施。在图9.6中,表示做6个独立的信息基的存储安排，分别独立处理直接、条件、差别、评估、能力和知识的行为发生要求。如此构造的行为信息基模型是如何运转和工作的，将在 9.6.4 节中论述。

生物主体的能力进化主要标志是对情况的不确定性扩大后的处理能力。所谓针对扩大的不确定情况，提高选择适合行为的能力，或者提高在不断扩大不确定性中的确定性能力。随着生物主体的处理条件的扩大，要求可选择行为的可能性也扩大了，如果在扩大的不确定的选择中，生物主体通过自身的能力不能提高选择的确定性，那么这种扩大的不确定选择，是一种灾难。为了生存，在扩大的情况面前，必须提高选择合适行为的能力。这些能力依次包括差别、关联差别、差别评估、语言表达智能、语言表达逻辑的处理能力。根据行为信息基的不确定性排序行为信息基的顺序关系，行为信息基有如下偏序关系：

$$\text{AIB} \sqsubseteq \text{CR-AIB} \sqsubseteq \text{ACR-AIB} \sqsubseteq \text{DE-AIB} \sqsubseteq \text{LEI-AIB} \sqsubseteq \text{LEL-AIB}$$

9.6.4 网络世界再现生物主体行为信息基的工作原理

前面我们分别给出了直接、条件、差别、评估、能力和知识的行为信息基在计算机系统中的结构示意，在这里讨论这些行为信息基是如何运转和工作的，也就是用数学方法或者程序设计方法，让生物主体的行为信息基运转起来。

在本书第 3 章生物行为学讨论中，提出了生物主体的行为信息基(AIB)的原理模式。在这个行为控制模式中，行为信息基主要是行为信息的存储结构，在存储结构中存储着主体的多种行为模式的行为标识的序列。行为控制模型有一个控制器，它可以“读 AIB”中的行为标识信息“α”。读到一个行为标识信息，就依据此信息的要求，去表达或发生一个行为 。这个行为是被细胞内对应的细胞器执行(在计算机系统中用多线程的进程实现一个多细胞器的细胞主体)，然后控制器将这次行为控制的有关内容存储到 AIB 中。

考虑到细胞行为的单位化和周期性，我们曾经设想这个行为控制器有三个首尾相接的环形的 AIB“存储带”，有三个读和写的头，如同时钟的秒、分、小时的节奏在读写着 AIB 中的行为信息。这个控制器的“时针读写头”，以 24 小时的周期完成一次 AIB“昼夜记录信息的带”。当然，控制器的“秒针读写头”，在“分针读写头”的单位内，循环一次“分记录信息带”，“分针读写头”在“时针读写头”的单位内，循环一次“小时记录信息带”。当然，信息基 AIB 中行为模式信息存储不是唯一的，都存在着多行为模式的选择。由于多行为模式选择，必然就存在着如何选择问题，所以把这种行为选择的过程命名为“评估”。

但是，从纯理论上讨论行为信息基和行为控制器的工作原理，就没有必要做三个 AIB 环形存储带，而只要一个环形存储带，例如依照上述“秒针读写头”为单位(还可以更小)，把所有的行为信息基的信息，记录在一个 24 小时的环形带上。这个行为控制器严格依照细胞周期(G0/G1/S/G2/M)划分时相进行控制。G0 期表示细胞控制停止，处于静息状态。控制过程的中断现象，依据细胞周期“关卡”实施。关卡出现是由控制器发“评估”作出的，参见图 9.7。

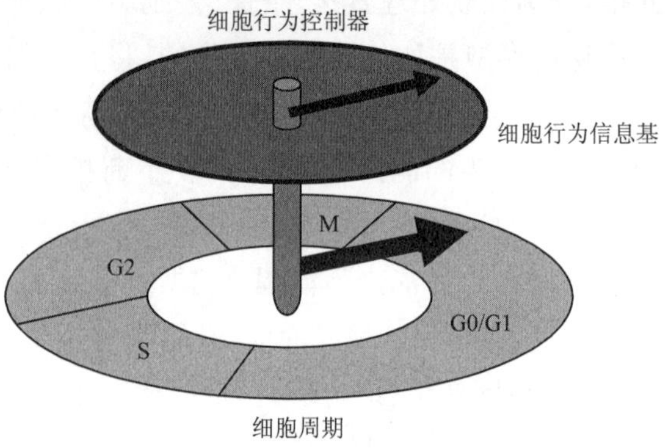

图 9.7　细胞行为信息基和行为控制器原理结构示意图

在上述 AIB 机制结构和工作原理基础上，我们可以定义细胞行为信息基 AIB 控制器结构了。AIB 控制器结构可以定义为

AIB=（A，L，M，C）

其中，A 是细胞器行为的集合；L 是条件对应行为在 AIB 中存储位置对应表；M 是 DNA 中的行为信息基存储环形带；C 是细胞行为控制器，是一个划分感受识别、读 AIB、评估、表达、存储 AIB、细胞器执行表达行为和细胞器行为过程结束等状态转移自动机模型。其工作原理是由细胞膜感受识别条件 C（条件可以是物质、信息、主体、行为和状态等对象），通过控制器的 L 条件处理行为在 AIB 位置对照表，得到条件要求的行为信息在 AIB 的存储位置后，依据这个位置，控制器读 AIB，得到条件对应的行为信息“α”，并对这个条件和行为进行评估选择。评估成功，控制器对细胞的对应细胞器进行表达。细胞器得到执行信息后，开始执行 α 行为，直到执行完成后结束。如果评估不成功，表示放弃对所感受的条件作出反应，返回到控制器的起点，准备新条件的感受识别。如此不断循环，直到细胞死亡为止，参见图 9.8。

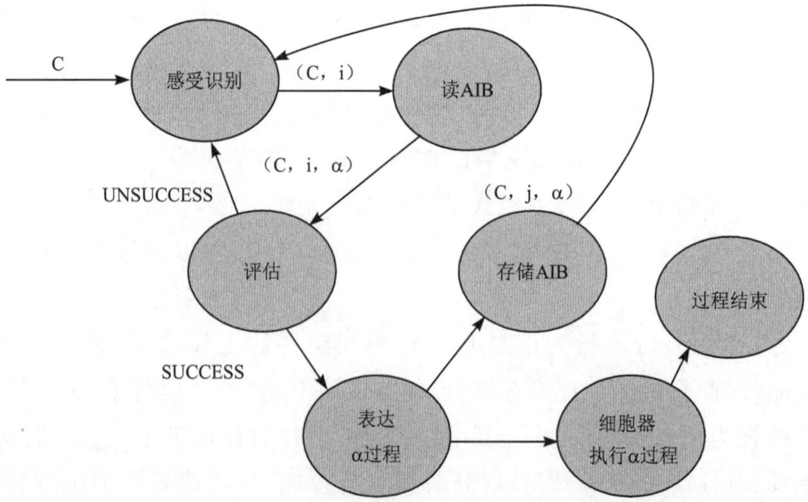

图 9.8　细胞 AIB 行为控制器结构与流程示意图

1. 存储基本型行为信息基

存储基本型行为信息基,其函数性质是

AIB=L→(Actions→Actions)

这个行为信息基是直接模式,是细胞自身的生命运行基础,不依赖于外部环境。从细胞主体的类型定义中,我们可以看到包括物质代谢(A_{CMM})、物质能量交换(A_{CME})、水交换(A_{CWE})、信息交换(A_{CIE})、感受表达(A_{CRIE})、运动(A_{CTS})、增殖/分化(A_{CMD})、细胞程序死亡行为(A_{CPD})等行为。如果把上述行为定义一个序列集合,命名为A,我们就可以定义一个运行的行为函数RUN:

RUN(aib)=IF cell 没有死亡 THEN {A;RUN(aib)} ELSE skip FI

从中可以看出,直接行为信息基模式细胞自主行为的模式,主要描述细胞的遗传、自主的行为控制,是所有后续模式的基础。

2. 条件型行为信息基

条件型行为信息基,其函数性质是

CR-AIB=CIB→AIB,

其中,AIB=L→(Actions→Actions);CIB=L→(Conditions→Conditions)→(Actions→Actions)。

这个行为信息基是条件模式,是细胞依赖于外部环境(条件)的行为控制模式。我们可以如下方式定义此感受表达的行为控制模式:

ReceptExpress=λ(c)·IF Evaluate(ReadAIB(ReceptIdentify(c)))=SUCCESS
THEN ExpressStore(α)
ELSE ReceptExpress(c)FI

这个函数是一个递归函数,直到主体生命终止。其中有以下说明:

(1) ReceptIdentify(c),感受识别x的行为函数产生c在AIB中的地址i,c可以是条件、关联、差别、目标、能力等对象。

(2) ReadAIB(i),读行为信息基的i地址的内容,可以得到(c,"α")对应的行为标识"α"。

(3) Evaluate(c,"α"),评估对象c和对应选择的行为α(可能有多种选择)。评估成功发出SUCCESS信息。

(4) ExpressStore(α),表达α行为,α行为表达后,存储(c,j,"α")信息,j为新存储在AIB中的地址。

上述行为函数是采用Lambda抽象和施用的方法定义的。

这个感受表达行为模式的定义,与上面定义的直接模式的结构相同,不同的是这里的施用对象明确为条件,而条件可以是物质、热(能)、气体、水、信息、主体、行为、状态等对象,是细胞组织的构成模式,并是后续所有模式的基础。

3. 关联型行为信息基

关联型行为信息基，其函数性质是

ACR-AIB＝CIB→DIB→AIB

其中，AIB＝L→(Actions→Actions)；CIB＝L→(Conditions→Conditions)→(Actions→Actions)；DIB＝L→(Differences→Differences)→(Actions→Actions)。

需要说明的是，由于器官级别主体具有器官神经节，所以器官有神经系统主管的行为控制模型，已经被管理的对象的行为模型分离了。如果我们用d来表示差别的对象，那么对于差别的感受表达行为控制函数可以如下定义：

ReceptExpress＝λ(d) · IF Evaluate(ReadAIB(ReceptIdentify(d)))＝SUCCESS
THEN ExpressStore(α)
ELSE ReceptExpress(d)FI

关联模式是生物器官的管理者行为控制模式，关联模式主要是由于关联产生出了差别。这种差别不仅表现在同类细胞由于空间位置不同，产生对环境的感受表达不同，还表现在不同类型的细胞对相同条件产生不同的表达，同时还包括时间概念的变化引起的差别。它产生处理差别的机制是"器官的神经节"，协调不同细胞组织组成同一器官的不同感受表达差异。

4. 差别评估型行为信息基

差别评估型行为信息基，其函数性质是

DE-AIB＝CIB→DIB→EIB→AIB

其中，AIB＝L→(Actions→Actions)；CIB＝L→(Conditions→Conditions)→(Actions→Actions)；DIB＝L→(Differences→Differences)→(Actions→Actions)；EIB＝L→(Evaluation→Evaluation)→(Actions→Actions)。

如果我们用g来表示目标的对象，那么对于目标的感受表达行为控制函数可以如下定义：

ReceptExpress＝λ(g) · IF Evaluate(ReadAIB(ReceptIdentify(g)))＝SUCCESS
THEN ExpressStore(α)
ELSE ReceptExpress(g)FI

差别评估型行为信息基是生物系统级别的主管理者的行为控制模式。由于生物系统是多器官组成的主体结构，存在着多管理者之间的差别问题，不仅出现了"六气"的运行差别，还产生"五维"的差别，有显著的目标识别和处理功能，所以，用感受表达"目标"作为这个行为信息基的标志。系统的差别评估需要两个方面的要求：

(1) 对称结构的周围神经系统(神经节、神经干)。

(2) 中央位置的中枢神经系统(神经节、神经环、主神经干)。

差别评估模型是后续模型的基础。

5. 语言表达智能型行为信息基

语言表达智能型行为信息基,其函数性质是

LEI-AIB=CIB→DIB→EIB→CAIB→AIB

其中,AIB=L→(Actions→Actions);CIB=L→(Conditions→Conditions)→(Actions→Actions);DIB=L→(Differences→Differences)→(Actions→Actions);EIB=L→(Evaluation→Evaluation)→(Actions→Actions);CAIB=L→(Capacity→Capacity)→(Behavior→Behavior)。

如果我们用 ca 来表示能力的对象,那么对于能力的感受表达行为控制函数可以如下定义:

ReceptExpress=λ(ca)·IF Evaluate(ReadAIB(ReceptIdentify(ca)))=SUCCESS
THEN ExpressStore(α)
ELSE ReceptExpress(ca)FI

这是一个高等动物具备的能力模型,这个模型是后续人类智慧或逻辑模型的基础。

6. 语言表达逻辑型行为信息基

语言表达逻辑型行为信息基,其函数性质是

LEL-AIB=CIB→ DIB→ EIB→CAIB→KIB→AIB,

其中,AIB=L→(Actions→Actions);CIB=L→(Conditions→Conditions)→(Actions→Actions);DIB=L→(Differences→Differences)→(Actions→Actions);EIB=L→(Evaluation→Evaluation)→(Actions→Actions);CAIB=L→(Capacity→Capacity)→(Behavior→Behavior);KIB=L→(Knowledge→Knowledge)→(Behavior→Behavior)。

如果我们用 k 来表示知识或智慧的对象,那么对于知识的感受表达行为控制函数可以如下定义:

ReceptExpress=λ(k)·IF Evaluate(ReadAIB(ReceptIdentify(k)))=SUCCESS
THEN ExpressStore(α)
ELSE ReceptExpress(k)FI

语言表达逻辑模型是一个人独有的智慧行为控制模型。

我们看到上述行为控制模型的行为函数结构是相同的:

ReceptExpress=λ(x)·IF Evaluate(ReadAIB(ReceptIdentify(x)))=SUCCESS
THEN ExpressStore(α)
ELSE ReceptExpress(x)FI

其中,x 可以是条件、差别、目标、能力和知识等对象。显然,在研究生物学中,我们没有讨论关于智慧或知识这个级别的问题。所以,生物主体的行为控制只有条件、关联、差别、目标和能力作为对象。

9.7　主体行为的动力模型理论

传统的生物数学模型，如我们已经知道的生物种群的数量增长模型、捕食动物与被捕食动物的相互数量关系数学模型、传染病模型、医学的药物浓度变化的数学模型等等，都是把生物数量、环境资源、物质浓度(例如激素浓度、药物浓度等)由数学家根据观察到的规律做出数学模型。这些数学模型，例如生物种群的数量增长，并不是把生物个体放到资源环境中，通过它们的吃食、生长、繁殖等行为来模拟或者仿真，观察生物个体数量与资源之间随时间的变化关系。再例如，生物体内由生物细胞或组织分泌的激素或其他物质的浓度，生物数学模型是直接把激素浓度看作变量，由数学家根据其生物学的知识，做出获得满足生物学知识要求的变化的数学模型。显然，也不是把生物体内的分泌激素的细胞或组织看成主体，用它们的分泌激素的行为以及目标细胞或组织通过受体从血液中接受激素物质行为来建立模拟或者仿真模型，观察激素是如何通过细胞交换承载信息激素的行为来达到协调多细胞、组织、器官之间的行为和功能协调的。

对于生物学来说，如同物理学虽然有牛顿建立的宏观力学模型，同样还需要量子力学这样的微观科学理论一样，生物数学不仅需要更加符合生物学规律和更大范围的宏观数学模型，同样也需要类似量子力学的描述生物微观世界的数学模型理论。例如，我们需要建立以细胞为基本单元的物质、行为与能量关系的数学。这种数学必然为生物主体的物质交换行为、信息交换行为、繁殖行为、运动行为和功能表达行为的物质能量关系建立数学模型。同时，也为主体行为的作用关系和能力建立数学模型。

无论是建立宏观模型，还是建立微观模型，从信息化和网络世界来说，我们还需要比建立模型还要基础的数学工作，即面向网络世界建立虚拟主体世界的新任务，用数学方法描述网络世界虚拟主体的一切。

在讨论了许多关于主体、行为与客体问题之后，我们终于可以讨论关于主体与行为的动力模型问题。研究生物的动力模型主要从以下几个方面来研究：

(1) 研究生物主体行为的能量模型，研究生物主体行为的能量公式。

(2) 研究生物主体行为的动力模型。定义生物主体行为的发生函数(发生的次数，行为能量、或强度)，讨论行为的发生函数与条件(环境、状态)，条件差别与变化、差别评估、能力和知识结构等因素的关系以及行为的发生在时间、空间中的变化规律。

(3) 研究生物主体行为的网络模型，研究多生物主体的行为交互或者相互作用的模型和相互作用在时间、空间中的变化规律。

(4) 研究主体行为的统计模型，给出主体行为的统计数学公式。

本节讨论的内容，对于在网络虚拟世界中，再现虚拟生物世界主体结构、行为具有意义，尤其对细胞、细胞组织、生物器官、生物系统、生物个体、生物群体以及生态环境在网络虚拟世界中再现与建立具有重要意义。

生物数学的动力模型的研究，通常是研究生物种群、分类的数量以及物质浓度变化规律。本节谈到的行为动力模型，主要讨论在生物主体的自组织的整体行为与每一个组成单元的更小主体行为的关系，或者说生物主体的自组织的整体行为是如何由其成分主体的行为构成的。这是一个典型研究整体与部分的构成关系的模型。

对于生物主体行为的特性空间的动力模型一般形式是

$$dF/dx = f(x)r(x)$$

或者把生物主体行为的特性空间的动力模型表示成如下积分形式：

$$F(x) = \int_{ORG} f(x)r(x)dx + C$$

对于生物主体行为的特性时间的动力模型一般形式是

$$dG/dt = g(t)r(t)$$

或者把生物主体行为的特性的时间的动力模型表示成如下积分形式：

$$G(t) = \int_{ORG} g(t)r(t)dt + C$$

同时考虑空间和时间的生物主体行为的特性模型的一般形式是

$$\partial^2 F/\partial x\,\partial t = f(x,t)r(x,t)$$

9.7.1 主体行为能量动力模型

研究生物主体的能量问题与研究其他物质的能量问题有很大不同，不能仅研究有多少原子的物质组成以及根据物理学的质量与能量的转换关系来研究。同样，也不能如同在运动学中，研究物体有多少势能和动能，或者通过作用力做了多少功和具有多少动量来研究其能量。也不能仅研究组成生物物质的大分子结构，其具有多少分子的化学键以计算其生物主体具有的能量。生物主体的能量在生物主体中，可以各种形式储存起来，现代生物学告诉我们，生物能量是以 ATP 的单位形式储存的，ATP 还可以被固定在糖、脂肪等生物大分子结构中。

用 AE 表示主体所有行为，包括物质交换、信息交换、繁殖、运动和功能表达行为消耗的能量，即有如下公式：

$$AE = E_{exch} + E_{i\text{-}exch} + E_{repro} + E_{move} + E_{funs}$$

生物主体的行为能量计算模型应当注意几个问题：

(1) 生物主体的行为能量或者强度与主体消耗、储存和产生能量单位 ATP 有关。

(2) 生物主体的行为能量或者强度与一次单一行为的能量大小有关(多少 ATP)。

(3) 多细胞生物主体的能量或行为强度与参与行为的细胞数量有关。

(4) 多细胞生物主体的能量或行为强度与细胞行为的单位时间的次数(频率)有关。

1. 细胞一次行为的能量公式

$e_\alpha = h_\alpha$，其数值表示消耗多少个 ATP 转化为 ADP 水解的磷酸键代表的能量单位。假定 ATP 的能量循环是持续的，可以简单表示为 ATP 的数量。

由此公式，还可以分别对物质交换行为、信息交换行为、繁殖行为、运动行为和功能表达行为等给出独立的计算公式。例如，

$E_{exch} = h_{exch}$，物质交换行为消耗能量的计算公式。

$E_{i\text{-}exch} = h_{i\text{-}exch}$，信息交换行为消耗能量的计算公式。

$E_{renpro} = h_{repro}$，增殖行为消耗能量的计算公式，可以区别有丝分裂、减数分裂和无丝简单分裂不同情况。

$E_{move} = h_{move}$，运动行为消耗能量的计算公式，可以区分形态变化、移动、迁徙等不同情况。

$E_{funs} = h_{funs}$，功能表达行为消耗能量的计算公式。

需要说明的是，一个细胞的一次行为，还有没有一次的行为的力度和强度的大小问题？它有没有作用力的大小问题？一次行为是由生物主体的内部的生命自然过程决定的，不存在一个细胞的这个过程的强度大小问题。细胞一次生命过程的行为消耗的能量是一个常数，其数值是生物能量单位(ATP)的数量。也就是说，一个细胞的生命过程行为，例如一个葡萄糖的氧化过程消耗的能量是自然规律决定的，没有任何的不确定性。所以，细胞一次行为的能量计算公式是个常数。

2. 细胞行为能量公式

细胞有物质交换、信息交换、运动和功能表达等行为，这些行为具有某种程度的周期性或节律性。所以，细胞表达的行为强度，不是通过能量单位的变化得到的，而是通过行为次数获得的，即通过在单位时间范围内的行为次数，表达了细胞主体付出能量的多少。一个细胞的行为的能量强度是通过在单位时间范围内的行为次数来表达的。细胞一次行为能量是个常数，但是细胞的行为能量与在单位时间内行为次数成正比。这点与量子力学能量概念 $E = h\nu$(E 是量子能量，ν 是量子的频率，而 h 称作普朗克常数，其数值为 $6.6\ 10^{-27}$尔格·秒)是相同的。粒子的能量与波的频率大小成正比。

一个细胞的行为概念划分为细胞生命行为和细胞功能服务行为。细胞生命行为的集合用 A_α 表示，细胞功能服务行为集合用 A_β 表示，通常这种细胞功能服务行为是某一种与其他功能特化细胞不同的。

$$A_{cell} = \{A, B\}$$

其中，A 的行为包括细胞的生命的行为 α，例如物质交换行为，氧气与二氧化碳交换和营养物质的交换和废物的排泄等行为。B 中行为是细胞功能服务行为 β，这些行为是为了实现分类功能的，是生命行为的扩展和放大部分，例如物质交换服务、信息交换服务、运动服务行为等。也就是说，计算细胞行为能量，可以有两种选择：

方案 1 计算细胞行为能量不区别细胞生命行为和功能服务行为。公式为

$$e_s = h_\alpha q_\alpha$$

其中，e_s表示细胞行为能量，h_α 是一次 α 行为的平均能量，q_α 表示 α 行为频率(单位时间的行为次数)。这里的行为 α 表示细胞的行为，不区别生命行为和功能服务行为。

方案 2 计算细胞行为能量区别细胞生命行为和功能服务行为。

假定细胞仅具有一种功能服务行为，则有公式：

$$e_s = e_\alpha + e_\beta$$

$e_\alpha = h_\alpha\ q_\alpha$ …………生命行为能量

$e_\beta = K_\beta\ q_\beta$ …………功能服务行为能量

其中，e_s 表示细胞行为能量，h_α 是一次 α 行为的平均能量，q_α 表示 α 行为频率(单位时间的行为次数)；K_β 是细胞一次功能服务行为平均能量，q_β 是功能服务行为的频率(单位时间的行为次数)。

生物主体如果需要付出较大的能量，不是通过单一细胞的能量强度增加表达的，而是通过行为次数表达的。另外，生物进化证明了，生物主体付出更大能力的可能途径是通过多细胞共同或者合力对外表达，从而产生出更大能量。为了适合更多能量付出的要求，细胞数量可以增加。

但是，生物主体的行为需要能量，而生物主体自身储备的能量是有限的，或者从能量的物质储备转换成可利用能量需要补充和时间，生物主体的行为是会"疲劳"的。行为的单位时间的次数会变少。

对于多细胞组织、器官、系统与个体行为能量公式，可以在上述方案 2 方法基础上展开。

3. 多细胞组织行为能量公式

我们可以把细胞组织的行为概念划分为组织生命行为和组织功能服务行为。组织生命行为是组织内细胞生命行为的集合，用 $A_{\text{tissue-}\alpha}$ 表示，组织功能服务行为是组织内细胞功能服务行为的集合，用 $A_{\text{tissue-}\beta}$表示。可以表示为

$$A_{\text{tissue}} = \{A_{\text{tissue-}\alpha}, A_{\text{tissue-}\beta}\}$$

在细胞组织中不是所有细胞都处在工作状态下，细胞依照比例处在不同细胞周期时相中(G0,G1、S,G2,M)，不同状态的细胞行为表现不同，需要的能量也不同。我们可以为细胞组织设定两个系数，h_t 表示组织生命行为协同系数和 k_t 表示组织功能服务行为协同系数。

假定细胞组织内是多细胞类型，其组织行为的能量公式如下：

$$E_{\text{tissue}} = \sum\nolimits_{\text{tissue}}(h_t e_\alpha) + \sum\nolimits_{\text{tissue}}(k_t e_\beta)$$

其中，$\sum_{\text{tissue}}$的求和运算表示在组织的所有细胞范围内实施求和。

令$\sum_{\text{tissue}}(h_t e_\alpha) = h_{\text{tissue-}\alpha} E_{\text{tissue-}\alpha}$，$\sum_{\text{tissue}}(k_t e_\beta) = E_{\text{tissue-}\beta} Q_{\text{tissue-}\beta}$，则有如下公式：

$$E_{tissue}=h_{tissue\text{-}\alpha}E_{tissue\text{-}\alpha}+E_{tissue\text{-}\beta}Q_{tissue\text{-}\beta}$$

其中，$E_{tissue\text{-}\alpha}$表示组织生命行为单位时间能量，$E_{tissue\text{-}\beta}$表示组织一次功能服务行为能量，$Q_{tissue\text{-}\beta}$表示功能服务行为单位时间次数。

4. 生物器官和系统的行为能量公式

1）生物器官的行为能量公式

生物器官是由各种多细胞组织组成的，具有一定形态和生理功能的复合体。

我们可以把生物器官的行为概念划分为器官生命行为和器官功能服务行为。器官生命行为是器官内组织生命行为的集合，用 $A_{tissue\text{-}\alpha}$表示，器官的功能行为是器官内组织的功能服务行为集合，用 $A_{tissue\text{-}\beta}$表示。可以表示为

$$A_{organ}=\{A_{tissue\text{-}\alpha},A_{tissue\text{-}\beta}\}$$

采取同样的方法，我们可以得到如下能量计算公式，

$$E_{organ}=\sum\nolimits_{organ}(h_{organ\text{-}\alpha}E_{tissue\text{-}\alpha})+\sum\nolimits_{organ}(k_{organ\text{-}\beta}E_{tissue\text{-}\beta})$$

其中，$\sum_{organ}$的求和运算表示在器官范围内对所有细胞组织实施求和；$h_{organ\text{-}\alpha}$表示器官生命行为协同系数，$E_{tissue\text{-}\alpha}$表示器官内细胞组织生命行为能量，$k_{organ\text{-}\beta}$表示器官功能服务行为协同系数，$E_{tissue\text{-}\beta}$表示细胞组织功能服务行为能量。令 $E_{organ\text{-}\beta}Q_{organ\text{-}\beta}=\sum_{organ}K_{organ\text{-}\beta}E_{tissue\text{-}\beta}$，则有

$$E_{organ}=\sum\nolimits_{organ}(h_{organ\text{-}\alpha}E_{tissue\text{-}\alpha})+E_{organ\text{-}\beta}Q_{organ\text{-}\beta}$$

其中，$E_{organ\text{-}\beta}$是器官一次功能服务行为的能量，$Q_{organ\text{-}\beta}$表示器官在单位时间的功能服务行为次数。

2）生物系统的行为能量公式

生物系统是多个生物器官组成并在功能上密切相关且具有分工的体系。

我们可以把生物系统的行为概念划分为系统内器官行为和系统的整体行为。系统内器官行为的集合用 A_{organ}表示，系统的整体行为集合用 $A_{sys\text{-}\alpha}$表示。虽然系统整体行为本质还是系统内各器官的整体性质的协同行为，表现出系统所有器官行为的整体性质。

$$A_{sys}=\{A_{organ\text{-}\alpha},A_{sys\text{-}\beta}\}$$

有如下能量计算公式：

$$E_{sys}=\sum\nolimits_{sys}(h_{sys\text{-}\alpha}E_{organ\text{-}\alpha})+E_{sys\text{-}\beta}Q_{sys\text{-}\beta}$$

其中，最外部的$\sum_{sys}$求和运算表示在系统的范围内对所有器官实施求和；$h_{sys\text{-}\alpha}$表示系统中的每一个器官生命行为协调的系数，$E_{organ\text{-}\alpha}$表示系统内器官生命行为单位时间能量，$E_{sys\text{-}\beta}$表示系统一次功能服务行为的能量，$Q_{sys\text{-}\beta}$表示系统功能服务行为在单位时间的次数。

5. 生物个体（多生物系统）行为能量公式

生物个体是由各生物系统组成的。生物个体的行为概念划分为个体内各系统的行为和个体的整体行为。个体内系统行为的集合用 A_{sys}表示，个体功能服务行为集合用

$A_{ind\text{-}\beta}$表示。虽然个体的整体行为本质还是个体内各系统的整体性质的协同行为，但表现出整体性质。

$$A_{ind}=\{A_{sys\text{-}\alpha},A_{ind\text{-}\beta}\}$$

采用同样的方法，其个体的行为能量公式为

$$\boxed{E_{ind}=\sum\nolimits_{ind}(h_{ind\text{-}\alpha}E_{sys\text{-}\alpha})+E_{ind\text{-}\beta}Q_{ind\text{-}\beta}}$$

其中，$h_{ind\text{-}\alpha}$表示个体中每一个系统生命行为协同系数，$E_{sys\text{-}\alpha}$表示个体内系统生命行为的能量，$E_{ind\text{-}\beta}$是个体内系统一次功能行为的能量，$Q_{ind\text{-}\beta}$表示单位时间的功能服务行为次数，$\sum_{ind}$的求和运算表示在生物个体的范围内对所有系统实施求和。即有如下公式（八大系统能量之和）：

$$E_{ind}=E_{skin\text{-}sys}+E_{m\text{-}sys}+E_{d\text{-}sys}+E_{resp\text{-}sys}+E_{e\text{-}sys}+E_{c\text{-}sys}+E_{repro\text{-}sys}+E_{n\text{-}sys}$$

生物个体的行为包括呼吸行为、吃食物行为、排泄行为、运动行为、捕食行为、求爱行为、性行为、睡眠行为、观察行为、休息行为、使用工具行为等。为什么这些行为是生物个体的？因为这些行为涉及多个系统的参与，是由生物个体层面启动的或个体整体的行为。显然生物个体行为能量由一次行为能量和单位时间单位内的行为次数决定的。

我们不能在研究生物个体行为时采用把其所有生物系统随意组合的方法，例如把个体行为看成单独系统行为的和、两个系统相互关联行为的和、三个系统相互关联的和、四个系统相互关联的和、五个系统相互关联的和、六个系统相互关联的和、七个系统相互关联的和以及八个系统参与的关联。因为，生物系统关联关系，是由生物系统结构和组织关系确立的，不是随意组合的。例如，个体的呼吸行为，不仅是呼吸系统所有器官的事情，还是胸部、腹部和有关器官（肌肉、隔膜）参与的行为；吃食物行为，不仅关系到消化系统，还关系到神经系统、视觉系统、四肢的运动系统。高级动物的性行为也是相当复杂的行为模式，绝不仅仅是生殖系统的局部行为，同样调动了多个系统参与活动，还例如运动系统、神经系统和由此产生的血液循环系统、呼吸系统的调整。

有了生物体的不同层次的计算公式，可以考虑能量消耗的时间关系，我们可以依据细胞、组织、器官、系统等不同层次主体的生命周期的特性，使之成为时间的函数，并在此基础上考虑它的动力特性的微分方程。例如有如下形式：

$$\boxed{dE/dt=e(t)R(t)}$$

其中，E 表示高一层主体（例如组织）的能量函数，e(t)表示下一层主体（例如细胞）能量函数，R(t)表示由下一层主体构成上一层主体结构对能量有影响的关联性函数。对这个方程求积分，有如下公式：

$$\boxed{E(t)=\int e(t)R(t)dt+C}$$

于是，我们就得到了全部的生物体的能量消耗动力模型。

9.7.2 主体行为物质动力模型

本节,我们主要讨论在生物主体自组织的整体行为与每一个组成单元的更小主体行为的关系,或者说生物主体自组织的整体行为是如何由组成单元主体的行为构成的。这是一个典型的研究整体与部分构成关系的模型。

1. 细胞行为的物质动力关系

在一个细胞行为的物质动力关系中,主要研究细胞行为产生的物质效果。例如内分泌系统的腺细胞(gland cell)可以分泌激素(hormone),其分泌激素的行为函数是 Excrete,可以有行为定义公式:

$\alpha_c = \text{GlandCell:Excrete(c)}$

如果用$[\alpha_c]$表示分泌激素的行为的结果数值,有公式:

$[\alpha_c] = [\text{GlandCell:Excrete(c)}]$ 或

$[\alpha_c] = [\text{hormone}]$

例如,肌肉组织的肌细胞(MuscularCell),它们有收缩和舒张的运动行为。可以表示肌细胞的运动行为公式:

$\alpha_c = \text{MuscularCell:Contractions(c)}$

如果$[\alpha_c]$表示用肌细胞运动结果的数值,有公式:

$[\alpha_c] = [\text{MuscularCell:Contractions(e)}]$

$[\alpha_c]$表示细胞形态的变化大小,度量数值。

2. 细胞组织功能服务与组织内细胞的行为物质动力关系

我们在主体行为能量模型的讨论中,给出了一个细胞组织行为集合是由组织内细胞行为的集合与细胞组织整体行为集合构成的。可以用公式 $A_{\text{tissue}} = \{A_{\text{tissue-}\alpha}, A_{\text{tissue-}\beta}\}$表示。其中,$A_{\text{tissue-}\alpha}$是细胞生命行为集合,$A_{\text{tissue-}\beta}$是细胞组织的功能服务行为集合。

例如,可以定义消化器官腺细胞分泌消化液的行为(胃大量分泌消化液的胃腺细胞的一种专门物质交换行为)为在细胞外和器官内消化食物,用$[\alpha_{\text{ExcretePepsin}}]$表示;用$[\alpha_{\text{stomach}}]$表示胃分泌消化液的结果,或者用 pepsin [stomach]和 pepsin [GlandCell]分别表示胃中胃蛋白酶数量和腺细胞分泌胃蛋白酶的数量。有公式:

$$[\alpha_{\text{stomach}}] = \sum [\alpha_{\text{ExcretePepsin}}] \text{ 或者}$$
$$\text{pepsin[stomach]} = \sum \text{pepsin[GlandCell]}$$

该公式表示胃中的消化液的数量等于所有腺细胞分泌消化液数量的和。

采用这样的方法,可以对唾液腺、胆囊、胰腺、小肠腺,甚至乳腺、汗腺等组织细胞的特殊功能的分泌和物质交换进行描述。

可以借鉴能量计算的分析方法，研究器官、系统和个体的物质动力计算模型。这里就不多介绍了。

9.7.3 主体行为目标性计算模型

在多生物主体行为的目标性的求和计算公式中，我们将看到从细胞、组织、器官、系统和个体的计算公式。

我们假定用运算符号 $\int_{\text{TISSUE}}$ 表示在细胞组织 TISSUE 范围内求积分；运算符号 $\sum_{\text{ORG}}$，$\sum_{\text{SYS}}$ 和 $\sum_{\text{IND}}$ 分别表示在器官(ORG)、系统(SYSTEM)和个体(IND)范围内求和；而 $f_{\text{CELL}}(x)$，$F_{\text{TISSUE}}(x)$，$F_{\text{ORG}}(j)$，$F_{\text{SYS}}(i)$ 和 $F_{\text{IND}}()$ 分别表示细胞、组织、器官、系统和个体的目标性函数(数值函数)；$R_{\text{TISSUE}}(x)$，$R_{\text{ORG}}(k)$，$R_{\text{SYS}}(j)$ 和 $R_{\text{IND}}(i)$ 分别表示细胞组织、器官、系统和个体关联性函数(数值函数)。对于个体、系统、器官、组织和细胞，可以有目标性计算函数联立公式：

$$(1)\quad F_{\text{TISSUE}}(x)=\int_{\text{T ISSUE}} f_{\text{CELL}}(x)R_{\text{TISSUE}}(x)\,dx$$

$$(2)\quad F_{\text{ORG}}(j)=\sum_{\text{ORG}} F_{\text{TISSUE}}(k)R_{\text{ORG}}(k)$$

$$(3)\quad F_{\text{SYS}}(i)=\sum_{\text{SYS}} F_{\text{ORG}}(j)R_{\text{SYS}}(j)$$

$$(4)\quad F_{\text{IND}}()=\sum_{\text{IND}} F_{\text{SYS}}(i)R_{\text{IND}}(i)$$

方程式(1)表示，细胞组织的关注目标性函数 $F_{\text{TISSUE}}(x)$ 等于组织内细胞的目标性函数 $f_{\text{CELL}}(x)$ 与系统关联性函数 $R_{\text{TISSUE}}(x)$ 的点积，在组织范围内求积分运算。

方程式(2)表示，生物器官的关注目标性函数 $F_{\text{ORG}}(j)$ 等于器官内组织的目标性函数 $F_{\text{TISSUE}}(k)$ 与系统关联性函数 $R_{\text{ORG}}(k)$ 的点积，在器官范围内求和运算。

方程式(3)表示，生物系统的关注目标性函数 $F_{\text{SYS}}(i)$ 等于对系统内器官的目标性函数 $F_{\text{ORG}}(j)$ 与系统关联性函数 $R_{\text{SYS}}(j)$ 的点积，在系统范围内求和运算。

方程式(4)表示，生物个体的关注目标性函数 $F_{\text{IND}}()$ 等于对体内系统的目标性函数 $F_{\text{SYS}}(i)$ 与系统关联性函数 $R_{\text{IND}}(i)$ 的点积，在个体范围内求和运算。

第 10 章 网络世界行为学概论

木子 网络世界行为学理论与生物行为学理论有什么不同？

先生 虽然两者都是研究主体、行为的数学理论，但还是有许多重要区别的。首先，网络世界的主体概念与生物世界的主体概念不同，网络世界的主体主要有进程、线程、规范代理、多代理组织等主体的概念。其次，网络世界的主体行为不划分生命行为和功能分类行为，而是划分个体行为、组织行为和业务行为。第三，网络世界中的主体行为控制虽然同样是主体(例如规范代理)的行为信息基，其控制机制不是生物统一的“感受表达的行为控制模式”，而是分类功能要求的组织运行和业务运行的控制模式。第四，网络世界的主体行为模式是根据主体组织业务功能分类的。第五，网络世界有与生物世界基本相同的行为代数、行为逻辑范畴和不同意义的行为几何范畴。网络世界的动力模型主要表现在网络世界的群体计算能力的模型研究中，这一点与生物世界的主体行为目标性模型相对应，关联函数(或关联谓词)同样是非常重要的工具。第六，网络世界行为学理论，还存在着形式化方法、新软件工程学、主体工程学和体系结构理论等重要问题。

先生 网络世界行为学理论存在着两个不同要求的面向。首先网络世界的行为学理论要面向传统信息化领域的“大范围网络环境、超海量的规模主体、客体、资源，实现个性化、规模化、专业化、代理化和智能化的服务”。另外是面向“网络世界再现学”的新领域的研究，同样是要求超海量的规模主体、客体、资源，实现宇宙、天体、地球、地质、环境、生态、生物体在网络世界中的再现。对于本书来说，就是面向生物世界和人体运行系统再现。这两个方向有共同的要求，即要求规模数量的主体结构体系建设。

木子 以前听你说，软件的复制就是自我拷贝和复制，为什么没有两性问题？分为雌性和雄性，并实行两性增殖和繁殖。现在看来，软件不分两性，网络世界中主体可以划分两性，如同蛋白质、脂肪不分性别，而性细胞和多细胞生物体可以分两性，所以主体可以划分性别。

先生 是的，我们不仅可以在网络世界实现两性主体，还可以实现真核细胞、胚胎干细胞、多能干细胞的规范结构。这个规范结构就是我们说到的规范主体（规范代理）。构建这种真核细胞和干细胞的关键是网络主体的行为控制机制，即我们反复谈到的主体的行为信息基，有了这个行为控制机制，网络世界中的主体就可以自行活动了，在此基础上为网络主体提供基本的感受、识别、安全和物质交换、信息交换、自我复制（分裂）、移动、生长、提交服务等基本生命能力后，一个网络世界的主体通过交换能力，从网络世界的资源中就可以获得功能服务资源和功能服务能力。就是这个思想，使未来信息化科学体系具备了新软件工程学、主体工程学、网络代理网格操作系统、网络无限群体计算和新体系结构的高阶无穷计算机的未来新理论体系和新产业结构。

木子 我看到网络世界中的“干细胞模式”的规范代理或主体的概念，网络世界中的主体也可以分成真核细胞、胚胎干细胞、全能干细胞、多能干细胞和专能干细胞和体细胞。我特别欣赏你谈到的对“全能干细胞”提出“无能干细胞”的认识，非常有哲学味道。

先生 把“胚胎干细胞”理解为“全能干细胞”或“无能干细胞”，实际在认识和哲学上有巨大区别。对于全能干细胞的“全能”，是在说，胚胎干细胞具备所有后续演化细胞的能力和实现这种能力的资源（例如一枚鸡蛋）。全能干细胞是孔子“有为”的哲学认识。对于无能干细胞的“无能”，是在说，胚胎干细胞有后续演化细胞的能力，但还没有表达出来，因为它没有实现这种能力的资源，如同胎生动物的受精卵，一旦受精卵植入子宫，从母体中获得资源后，就表达出了具有的全部能力。所以，“无能干细胞”是老子“无为”的哲学认识。过去我们开发软件是“采用”卵生动物的方法，“下”一个全能和全资源的鸡蛋。现在我们要学会胎生动物胚胎干细胞的方法，受精卵植入子宫去发育。在网络世界中还可以发扬光大这种方式，做一个规范代理到网络世界中一切有资源的地方去生存、发育和发展。

木子 从网络世界中无限群体计算和高阶无穷计算机的论述看，为什么在网络世界要引入无限的概念，让我感觉计算理论要有新的突破，传统计算机结构要发生新的变革。

先生 是的，如果把生物学和数学联系起来，就可以理解有限和无限之间的构造关系。那些发明实数的数学家，他们的大脑有几百亿细胞，应当是有限的，即便是巨大有限数量的大脑细胞所构造的网络结构会更大，但仍然是有限的。但是就是在这个有限的人的大脑结构中，居然可以发明和构造整个实数体系和数学分析理论体系，可以说这些数学家和他们提出的理论结果并存的现实，已经证明了“充分大的有限大脑可以构造出自然数的无限，还能构造出实数这样高阶的无限体系”。从这个存在现实中，证明了有限与无限之间的构造关系。当然，对于数学家来说，他们的工作就是找到在充分大的有限大脑结构中如何构造出无限的方法和原理。

10.1 网络世界行为学理论概论

10.1.1 网络世界行为学概念、定义

传统网络范畴是将以客体对待的通信传输设备、信道传输线路、选址路由、数据交换和数据处理等构成的系统，连同网络终端的计算机系统，共同形成的一种人类通信或信息处理的交互工具，所以，流行把网络称作一个虚拟的空间，也称网络空间(cyberspace)。

本书谈到的网络世界，是网络和计算机系统中运行的各种主体构成的范畴，例如业务主体或代理、服务主体或代理、管理主体或代理、监管主体或代理、认证主体或代理、执法主体或代理、保障主体或代理以及网络中无处不在的黑客、病毒、木马等各种侵入主体或代理。每一个网络终端计算机已经不是属于用户专用系统，已经成为政府、机构、企业、个人的代理主体实现各种目的工作和任务的共用系统。这个网络的空间已经不是客体的世界，而是充满了各种形态和行为目的的主体，并在网络中构成的不同生态层次的主体的世界。在人类的社会中，已经有两种主体的世界，一个是生物世界，另一个是网络世界(cyberworld)。生物世界中主体是以细胞为最小主体单元的世界，而网络世界中是以进程、线程或代理为基本主体单元的虚拟世界。我们必须面对如此网络主体世界，研究信息化面临的一切新问题。

首先，给出网络世界的定义，并重申网络世界的主体和客体及相关概念。

网络世界(cyberworld) 在网络空间中活动的主体世界，即在网络空间内，特别关注由软件运行为标志的“虚拟主体”范畴。

网络空间和网络世界两个范畴，构成我们习惯谈到的信息化概念。网络世界还可以缩小其范围，例如网络世界，针对不同的对象，可以称作“网络社会”、“网络行业”、“网络领域”或“网络虚拟企业”等等。网络世界从安全性划分可以划分为非可信网络世界和可信网络世界。现代互联网就是一个不可信的网络世界。

主体(subjects) 网络世界中的主体是一种活性的并能够执行行为的实体，包括人类信息化行为的主体与网络虚拟世界中的主体两种存在形式。网络虚拟世界中的主体进程及其变种或组合体，包括作业、任务、进程、子进程、线程、代理、多代理和代理组织等，所以称主体是一种活性实体。

一般意义的主体概念是活性实体，具有自主的运行、活动和主动行为的基本特性。

主体概念从行为学角度称作行为的施主。

自从有了操作系统和进程概念，就有了计算机世界中第一个主体，从此在计算机中“进程”这个主体的行为就进入了人们研究的对象。在操作系统中，变化出许多的各种主体形式，例如在操作系统中变化出了子进程、线程、会话、作业、任务和进程组等各有特点的新的主体形式。

在网络世界中的主体概念比传统计算机或操作系统中的主体概念已发生了许多变化。从 20 世纪 70 年代到 21 世纪初，主体概念一直是属于计算机的。也就是说，主体的命名、标识、身份和行为是在一个计算机系统范围之内，在网络世界中没有取得独立标识、身份和行为概念，即主体并不属于网络世界。但是在新时代的网络世界中，尤其是在互联网诞生之后，主体概念已经被推进到整个网络世界，而不再仅仅属于一台计算机。也就是说，在网络世界中，主体有完全独立的标识、独立的存在身份和独立行为的概念。借用现代社会的概念，主体是网络世界的法人、自然人等。主体不仅是信息承载体之一，同时还是现代计算承载体，还是行为的施主，是网络世界、网络社会的运营概念的活跃实体或实体组织。现代网络世界的系统与网络就如同房地产和高速公路，主体把计算机或网络设备看成住宅和酒店。主体安全比系统与网络安全还具体和现实。

客体(objects) 网络世界中非活性的，承载信息的实体和主体行为的受者。例如存储器、寄存器、磁盘、文件、数据对象等。所谓非活性是指客体不能在计算机中自身执行，或虽然是可执行的但在没有被创立和激活之前，或者执行被终止后的实体存在形式也都可以被认为是客体。

在网络世界中的客体概念，同样比传统的计算机或操作系统中的客体概念发生了许多变化。客体概念也是诞生于操作系统之时，与主体概念一样，已经把客体推向网络世界。客体属于网络世界的客体，而不仅仅属于计算机。客体在网络世界中有完全独立的标识和存在形式。

客体走向网络世界，存在着与主体走向网络世界类似的问题。

客体进入网络世界比主体进入网络世界多了一个问题，即“活性客体”的问题。

活性客体概念，是一种将被伴侣的客体和伴侣主体(代理)相互结合的新型组合实体，它同时保留了主体和客体两重属性，它既可以像客体那样被打开、关闭和被操作，也可以像主体那样被创立、激活、运行、终止和执行行为。伴侣主体还可以像多代理那样组成组织群体。活性客体是现代网络传输和处理中产生的新型实体。请注意，现代操作系统只划分了主体与客体两个实体范畴，当然期望操作系统的发展能够产生出“活性客体”的概念与新的实体范畴。当前，活性客体的概念可以通过进程与其中的私有变量模拟。但是，从外部来看这种进程与其私有变量模拟的活性客体，没有客体的性质，访问进程中数据需要通过进程。活性客体中伴侣代理的作用不同，可以划分许多不同性质的活性客体。在网络世界中主要有以下活性客体存在形式：

(1) 活性密钥，代理与密钥结合的组合实体。

(2) 活性标签,代理与数字标签结合的组合实体。

(3) 客体伴侣,客体或客体群体的安全可以采用伴随代理或多代理组织。

(4) 系统伴侣,系统的安全也可以采用伴随代理或多代理组织。

(5) 信道伴侣,网络传输信道中的安全也可以采用伴随代理或多代理组织。

一般意义,把行为定义为主体的自行活动。要特别注意这种活动是主体自行的概念。行为概念是主体的主要概念,主体如果没有行为,也就不称之为主体了。

行为(behaviors)　网络世界中的行为被定义为主体在网络世界中改变环境与状态的自行活动。

信息(information)　网络世界中寄存在主体、客体、行为、系统、环境、过程、状态、规则、属性等和它们的关系之中的可代码(数字化)存在的形式。如果一个信息不能通过某种方式表现出代码形式,也就不是我们要研究的信息。

信息被实体所承载,在信息表达形式中,特别关注的是客体承载的信息。信息可以划分为信息的语法存在形式和信息的语义存在形式。

内容(contents)　信息语义的表现形式。

计算(computing)　网络世界计算是计算主体和计算资源两个方面配置、调度发挥计算主体的个体和组织群体双重的计算能力。计算能力不仅在每一计算单元中,还在所有计算单元的结构之中。说得更科学些,计算是网络世界主体行为的目标性表达。这种主体行为目标性表达,不仅表现在一个主体单元行为目标性的表达上,还表现在主体的组织中更高层次的行为的目标性的表达上。网络世界的计算概念是极其重要的概念之一。

运营(operation)　所谓运营是网络世界中所有主体行为的集合(set of behaviors)表达存在形式。运营与信息概念是网络世界的核心概念,运营概念可以依据业务范围进行分类,并存在运营的行为模式。

网络世界的系统(system)　网络世界的系统是面向网络世界的主体、客体、行为、内容和资源的复杂系统,网络世界的系统是多系统、多平台、多中心、多领域、多地区和全球化的服务体系。

网络世界中的系统概念应当定义为

System＝Cyberspace	………… 网络空间
×Human	………… 网络世界用户(人类世界主体)
Cyberspace＝Subjects	………… 网络世界主体
×Objects	………… 网络世界客体
×CyberEnviroment	………… 网络世界环境
CyberEnviroment＝Computers	………… 计算机集合
×Networks	………… 网络系统

从这个定义中,我们看到了两个世界的主体,一个是人类世界的主体 Human,另一个是网络世界中的主体 Subjects,网络世界中有了主体,网络世界中才会有行为。网络世

界中与人类世界中的交互，是通过两个世界的主体完成的。网络世界中主体可以是系统进程、用户进程、代理、多代理组织以及更高层的主体结构。

预期性（contemplation） 一种对网络世界的期望概念，是服务性、互操作性和安全特性讨论中最基础的概念，是讨论这些特性的基础。

预期性首先讨论的是预期主体、预期客体、预期行为、预期功能和预期性能等概念，实际上，我们还可以关注其他预期对象。同时我们还关注主体预期性、客体预期性、行为预期性、功能预期性和性能预期性等概念，实际上我们可以讨论许多实体和属性的预期性，请注意，“预期实体”和“实体预期性”是不同的概念。

已经在前面谈到，人类发明的科学范畴和整个数学体系中，没有面向主体的数学。无论是集合、函数、代数、几何、逻辑等各种数学体系中都没有面向主体的，都是面向客体的。所以，我们需要全面改进数学体系，使之成为面向主体和行为学的研究。

在网络世界中研究数学和形式化问题，比单纯研究生物世界的数学问题有自身的不同要求。从数学的角度看，我们依然需要对网络世界体系结构的数学方法做数学方面的讨论。在生物世界中介绍的主体行为代数的方法、行为几何、行为逻辑、行为动力模型等数学方法是否在网络世界中继续能够使用，是否有变化。网络世界的体系结构的数学方法应当包括：

(1) 网络世界的主体、行为代数学方法、行为几何方法、行为逻辑学方法。

(2) 信息化体系结构形式化方法。网络世界行为的数学语言表达和数学语言表达中的行为。其中有行为语言表达、行为表达式、行为模式、行为模式本体语义、预期性语义、态势语义、评估语义和类型指称语义等。

(3) 新软件工程学、网络世界主体工程学。

(4) 网络世界的面向主体的群体计算模型方法。

(5) 网络世界代理网格操作系统、高阶无穷计算机。

(6) 网络世界体系结构理论。

其中网络世界主体行为代数、行为几何和行为逻辑的理论与方法在网络世界中不仅可以应用，而且与生物行为学理论方法比较，还有许多新意。网络世界行为学理论内容非常丰富，本书不是专谈计算机和信息化科学的书籍，感兴趣的读者可以参阅参考文献[37]。

10.1.2 软件行为学

软件行为学是屈延文在上世纪 90 年代中期提出的计算机科学的理论课题，并著有《软件行为学》[33]一书。《软件行为学》创立了行为语义学，建立了群体软件组织、模式、系统与平台结构，为信息系统代理化应用发展和行为控制、行为监管、行为认证和行为对抗等重要领域奠定了理论基础框架。

计算机研究行为，必须对行为的语义进行描述，这种行为的语义描述是计算机可读的，而不是仅仅人类可读的。而以往的语义学是语言的语义学，并没有现成的对行为语义描述的方法。我们研究了当今国际上对行为研究的各种文献和成果，仅仅看到对单一主体的单一行为输入/输出条件满足性的行为方法。另外还看到在欧洲，正在将人类行为的研究成果硬性搬到计算机中来，这个方面的研究被称之为人工智能学派。也看到美国，虽然对代理技术与系统研究很多，但是对代理体系的理论研究非常薄弱，使作者看到了提出新理论框架的机会，通过几年研究终于找到了行为语义研究的形式化数学方法。

软件行为学是抽象研究软件行为的语义学，不仅研究主体对客体的行为，还研究多主体行为之间的相互关系。软件行为学将成为计算机科学的新兴应用基础理论，是计算机与网络安全的基础理论体系；是网络虚拟世界行为监管、网络对抗、打击网络犯罪、代理技术的计算机科学的理论基础；同时还是网格技术的应用理论基础；既讨论软件的微观行为，又讨论软件的宏观行为；既讨论软件的个体行为，又讨论软件的群体行为。

在《软件行为学》中建立了软件群体行为的理论框架，描述与论证了网络中群体有组织软件体系资源使用能力、不确定计算能力、主动服务能力和自身生存能力，研究了群体中单一代理和多代理行为，论述了类型表达式、行为树、行为信息基和多行为的行为表达式语义学方法，为形式语义学应用发展也做出了新的贡献。在《软件行为学》中详细地阐述了行为协同、伴侣行为、行为控制、行为监管、行为认证和行为对抗六大行为模式。

从多个应用领域讨论了多代理系统体系结构，提出了代理网格、代理网格平台、多代理、代理网络和规范代理等多层次的系统体系结构，同时还建立了一种分类型的规范代理组织结构，为代理程序设计和代理软件工程规范奠定了基础，把面向对象、面向模式、面向代理和面向行为的程序设计有机地结合起来，为程序设计理论丰富了新的方法。

在《软件行为学》基础上，作者与合作者共同完成了《银行行为监管》[34]和《银行行为控制》[35]等著作。《软件行为学》系列著作出版发行将会带动一批计算机科学工作者对软件行为学的研究，也必将产生大量理论和实际成果，丰富这个学科领域并不断完善这个应用基础理论体系。

《银行行为监管》是软件行为学系列著作之一，为风险监管建立了统一的认识体系平台，这种新认识体系的探索表现在金融学方法、管理学方法、计算机科学方法和系统工程方法学的结合。这种结合体现在新的综合认识体系平台上，既坚持了巴塞尔资本协议对风险监管的标准要求，也看到了其中的不足，从金融学宏观理论探讨银行风险监管；又发扬了系统工程学方法清晰的优势，从微观分析风险因素研究银行风险监管；既体现了管理学方法监管制度建设的重要作用，又突出了监管信息化中计算机科学理论指导意义，还为经济学家、银行家、系统工程学家、管理学家、信息科学家采用各种方法学在这个认识体系平台上发挥作用提供了动力，实现了宏观与微观统一和制度与技术的结合。《银行行为监管》首次为风险监管建立了统一的认识体系平台，并为监管信息化与信息化监管描绘了解决方案指南。《银行行为监管》提出了完整的银行风险监管信息化与信息化监管的方案指南，有以下五个特点：

（1）监管信息化目标，实现主动模式风险监管模式；为克服银行信息化中出现的“服务在网内，监管在网外”的严重弊端和满足监管业务要进网的要求。

（2）监管信息化的对象，监管信息语义范畴的内容和系统在网络虚拟世界中的行为。

（3）监管信息化特点，“大范围网络环境、超海量数据与对象、高智能应用与管理”。

（4）监管信息化的分类，实现行为条件的基础监管、银行信息系统业务和技术行为与内容监管。包括，银行行为属性分类监管：在银行业务系统行为与内容可信性、有效性、完整性、保密性和连续性监管的基础上，实现信用风险、市场风险和操作风险的分类监管。银行行为标题综合监管：行为与内容综合性监管、银行资金流量流向监管、信息自下而上汇总监管、政策自上而下传导畅通性监管等。

（5）监管信息化的结构，方法监管、结构方法监管、行为监管、结构行为监管和多结构行为监管。

《银行行为控制》是软件行为学系列著作之一，首次确立了信息化总体技术范畴，并将信息化从局域网安全引入大范围网络环境安全。

信息化不等于建立通信系统、计算机系统。计算机专家、通信专家和其他信息技术专家并不自然地等于是信息化的专家，因为信息化逐步产生出自己固有的技术领域：

（1）服务性技术。

（2）互操作性技术。

（3）信息化安全技术。

（4）用户技术标准化技术。

（5）技术法规体系。

（6）测评认证技术体系。

（7）信息化监管/监控技术体系。

（8）信息化配置管理体系等技术领域。

在21世纪，任何国家、行业和企业应当重视基础与核心技术研究，同时更应当抓住当前的发展机遇，在高水平的总体设计的指导下实施信息化，切实解决信息化急需解决的问题，并要培养一大批信息化的总体人才。

国家网络国土安全也必须建立总体发展的框架，信息化安全总体方法学理论是信息化方法理论与实践体系中的重要组成部分，为信息化发展的总体目标服务。在21世纪，信息化安全不仅仅要求防护信息语法范畴数据和网络物理世界的软硬件的安全，而是更加关注信息的语义范畴的内容和网络虚拟世界的行为的安全；信息化安全在总体结构上不仅仅要求在一个企业或一个部门中实现，而是要求在全球范围、国家范围内实现一体化体系建设。《银行行为控制》提出在国家范围内建立安全保障、安全监管、安全应急和安全威慑体系，就是在这种认识上提出的安全总体框架，具有普遍的指导意义。

10.1.3 网络世界的数字标签技术

数字标签是网络世界的信号分子，如同生物体的神经递质、激素和细胞因子。网络世界中有公用网络、专用网络和局部网络。公用网络的信号分子如同生物体的血管网络，主要走激素信号分子。专用网络信号分子如同神经网络的神经递质。局部网络中走的如同生物体的局部激素和细胞因子。人体所有的细胞、组织和器官都是通过这些信号分子来实施数以万亿细胞“并行计算”的。

如果读者能够理解这个意义，那么网络中应当同样需要“数字标签”，以协同所有的主体进行协同运行。当前的网络世界中存在的各种问题，例如安全问题，缺少关于数字标签和数字标签运行系统与平台的支持，是主要的体制和技术原因。

所以 TCAF 的数字标签具有以下重要功能：

(1) 数字标签是网络世界分布存在的有组织主体的群体计算模式信号分子。根据信号分子的作用范围，可以划分全局(多结构)和局部(结构)结点、系统不同范围的“计算数字标签”。

(2) 数字标签是区别不同网络范围、应用领域、主体范围、客体范围的“应用分类标签”。这种应用数字标签如同产品的商标。

(3) 数字标签如同生物的抗体一样，是网络世界(系统、主体、客体)“安全的分类标签”。这种安全数字分类标签如同“产品安全的认证标志”。

(4) 数字标签是网络世界中，通信和处理的“定位信息标签”，例如网络通信中的信元定位。

在 TCAF 中设计了以下数字标签体系：

(1) 标签路由和信元定位数字标签确定定位到结点(局域网有成百的结点)。

(2) 业务分类标签确定定位到系统(有成百个结点的系统)。

(3) 安全分类标签确定定位到主体和客体(系统有成百或上千的主体)。

(4) 可信计算机的标签访问控制(LAC，分 S-LAC、A-LAC、H-LAC 三个级别)。

(5) TCAF 的代理群体组织计算模式数字标签。

构成了层层利用标签的关系。读者可以体会其中的一致性的完整关系。

建立网络世界的数字标签运营系统和平台是网络世界数字标签体系的基础。

10.1.4 网络世界的代理(主体)技术

早期计算机主要是作为计算的工具被使用。主要应用领域在于科学计算、工业过程自动化控制和军事应用(例如，雷达数据处理、武器控制、军事情报等)。其中的核心概念就是计算(表现在软件中计算指令使用率高)。20 世纪 80 年代中期，开始了可视化与计算机网络技术的发展时期。可视化是计算机诞生以来的第二次革命。计算机这个时期作为用户的客户器与应用的服务器,主要是从事事务处理工作。其中心工作已经不是计算,而是满足各种用户需要的业务任务的处理(表现在软件中计算指令使用率降低,事务处理指令使用率高)。人们使用客户器和服务器主要是为了解决人类大量的活动问题,计算机信息系统已经纳入到人类活动的范围内,信息系统使用与人类活动、行为有直接关系,而且关系越来越密切(包括多媒体信息需求)。许多行业的业务活动已经不能离开信息化系统支持。这个时候计算机与计算机网络完全是人类活动的工具,不再具有比较独立的价值观念。人类的组织群体能力是空前规模的,这种规模通过利用现代化的工具不仅极大扩大了人类的物质、信息和行为关联规模、范围和能力,而且极大扩展了关联作用的尺度,把对于其他生物来说是巨大的时间和空间尺度变成了非常小的尺度。所以说,这个发展阶段,信息化表现出信息放大器的作用。

信息化是人类信息放大器。信息本身具有被承载、可视、可写和可听等特性,有外在语法形式和内在的语义内容,所以可理解。客体是主要承载信息的实体,可以被连接、传输、交换、共享。信息化通过网络传输客体扩展了人类信息交换的尺度、范围和能力。现代人类生活方式越来越离不开现代的通信、电视、广播、互联网和计算机系统。全世界有数十亿规模的电话、移动电话和可以上网的计算机终端,在全球网络的范围内提供和接受信息。相比人类面对面通过声音传递信息,相比通过电报、长途电话只被小数人员所使用的情况,当代信息化网络有几十万倍以上的信息放大作用。

信息化对人类信息的放大作用是双刃剑。信息化不仅放大了产业、市场、经济、资本、消费等所有领域的信息,在这个基础上还产生了网络世界中虚拟经济,把网络信息作为赢利的模式与对象。信息化不仅为人类带来了利益、方便、效率,还带来了新风险与安全问题。这种信息化安全不仅是计算机的安全、网络安全、黑客、病毒和木马这些低级别的安全问题,还带来了更大的信息虚假、信息欺诈、信息垄断、信息控制、信息特权等危害世界秩序的严重问题。最让人担忧的是数字货币也被放大并更加容易操作与控制。数字货币促进产生了数字形式的虚拟资产。在资本市场的网络经济时代,利益被放大,资本被放大,同时风险也被放大。对于放大的风险,监管行为本应相应放大,而实际没有放大,面对网络中具有光电速度的服务行为,采用了能力非常弱的人工监管模式。

正是这种信息化的信息放大器,把人类活动地球立体空间演化成一个扁平的网络空间,地球变得越来越小,成为一个地球村。

但是,人类总是在不断面对新的问题,这个问题就是面向大范围网络环境、巨大规模的信息对象。在20世纪建立起来的信息化运营、管理与服务模式,已经不能适应信息化更加广泛的要求。网络空间的信息看不过来、服务忙不过来和资源管不过来。

信息看不过来。当代信息化发展的一大问题是信息看不过来,甚至在有些方面到了没人看的程度。例如,海关系统每一天都有大量的货物进出的信息与数据,仅一个集装箱中的物品信息就是一卷书。全国海关为存储、汇总、分析、查阅这些信息建立庞大的信息化体系。但是，通过计算机的屏幕，人工阅读如此海量信息，几乎是不可能的。再例如，网络上执法的公安系统，由于采用的是计算机终端的可视化检索与阅读模式，监管者同样面临海量信息看不过来的问题。

服务忙不过来。目前网络中采用的可视化面向客户的中心服务模式或者网络远程的访问式服务是网络空间主要实现的服务模式。这些网络服务是在服务提供方和服务需要部门之间，建立一种服务的连接，通过网络远程访问和交互方式实现服务的目的。这种网络服务对于规模服务要求，必然会出现服务忙不过来的现象。例如中国每年的铁路春运买票难的问题。由于铁路春运人口数量巨大，相当一个中等国家或地区大国的总人口数量，要在1～2个月内实现交通运输。其中增加铁路的运输能力是根本措施。然而其中的售票系统，虽然实现了全国范围的联网，集中了票据数据中心的管理，但是在售票窗口的计算机售票系统，只能是一个用户一个用户地出票，效率很低。面对春节时期的铁路运输，只有拼人力，三班倒，“买票难、卖票难”依然是铁路系统长期不能解决的老问题。

资源管不过来。现代信息化几乎要把地球上、地下、海里，甚至太空中，一切可以被人类利用的资源都要管理起来。另外，建立起来的庞大网络世界中的一切设备、系统、材料，甚至网络世界中主体、客体都管理起来。面对人类如此大的野心，如此庞大的管理任务，采用可视化的计算机系统和网络管理系统，根本不可能完成任务。

解决这些问题，其根本出路是建立管理的代理体系，通过规模巨大的服务、管理、控制、监管、认证、对抗体系实现规模巨大的任务，代理化是唯一的出路。于是信息化走向第二个放大器效应，即人类行为放大器。

信息化是人类行为的放大器。行为具有价值、功能和承载信息等特性，但本身不能被传输、交换。由于行为是主体的，信息化通过网络世界的代理和代理组织扩展了人类行为的尺度、范围和能力。人类利用工具放大行为有许多做法，例如交通，人类步行每小时5公里，骑马行走每小时20公里，坐汽车每小时100公里，坐高速火车每小时300公里，坐飞机每小时1000公里，坐宇宙飞船每小时可达数万公里。网络世界中的行为同样具有价值、功能和承载信息等特性。由于主体在网络世界中可以移动和生长，并在网络世界中建立代理和代理组织，通过这些代理和代理组织扩展了人类行为的尺度、范围和能力。提高网络上的人类的行为能力，采用代理就是通过扩展服务主体的数量规模和结构实现的。

代理(agent)技术诞生于20世纪70年代。20世纪90年代后期，或者说从21世纪初，开始了代理化技术的发展时期。信息化通过网络世界的代理和代理组织扩展了人类行为的尺度、范围和能力。采用服务代理化的模式，实现代理服务、代理管理、代理控制、代理认证、代理监管、代理对抗，在网络空间中产生了人类社会结构所有可能的代理组织，例如各行业服务代理组织、管理代理组织、数字警察代理组织、代理军队、监管代理组织、认证代理组织等。在网络空间中代理数量甚至比人类和生物世界的主体数量要多得多。例如一个网络的用户可以有成百上千的各种网络服务代理。代理和代理组织服务是最低成本的和最高效能的行为放大模式。我国的信息化,从技术发展与应用的角度看,正陆续进入了代理化时代。代理化是信息化发展的第三次革命。所以说,信息化的代理化技术是人类在网络世界中的行为放大器。同样,信息化的人类行为放大器是双刃剑,比信息放大器带来更大利益、效率和方便,当然也可以比信息放大器带来更大风险和危害。这种放大不仅带来信息的垄断和风险,还带来更加需要关注的行为风险与危害。代理技术,尤其是多代理技术、代理组织技术的发展,使软件不仅仅作为工具为人类所使用,而且成为网络世界中代表人类在其中自治活动的主动虚拟主体,并能联合起来构成有组织群体为其“主人”服务。是计算机科学与技术中,继计算技术、网络技术、对象技术和可视化技术之后,带动 IT 全局发展的更高层面的新技术,它为 IT 发展带来了一个新的时代:代理时代。

代理化把可视化带来的扁平离散网络空间,改变成为网络虚拟主体构建一个虚拟的网络世界,把收缩的网络空间又给放大成网络世界,这个网络世界的能力,甚至能够构成连续的和无穷的计算能力。

世界 IT 标准化组织已经和正在产生许多代理技术发展的工业标准,例如 FIPA、ITU、OMG、RFC、W3C 等技术标准组织,产生不同领域的代理技术标准。有些代理技术标准过分强调人工智能的概念,有些代理技术过分强调了应用功能。例如 FIPA 对代理定义为执行自治任务和应用通信功能的计算进程。OMG 定义其代理是一个可以与环境交互的自治实体。OMG 的代理技术体系过分考虑到与 CORBA 关系,而在 UML 上的应用也存在着目标和概念不清楚的问题。与 FIPA 的代理体系一样,OMG 代理技术体系被赋予了太重和太多人工智能概念、特性,影响了其代理技术体系的正常发展。所以,OMG 的代理技术不是大范围网络环境的规模对象的处理技术。SNMP 定义其代理为一组执行资源管理任务的应用进程(芯片)。SNMP 的代理技术体系是一个专门从事于系统和网络管理任务的代理体系。所以,SNMP 的代理技术不是大范围网络环境的规模处理的技术。

总之,Agent 技术标准化工作的快速进展,产生了许多具体代理技术标准,但从本质上讲它们依然属于“应用进程”、“通信进程”、“管理进程”或“与环境交互的自治实体”。没有突破传统软件工程的范畴基础。因为这些代理技术都是建立在计算机语言学基础上的。严格地说,它们都不是适合全球网络时代的代理技术,而是小范围、小规模或非组织化的个体代理技术。

然而,本书介绍的 TCAF 代理技术却与上述建立在传统软件工程与系统理论基础上的代理技术完全不同,它是建立在软件或网络世界主体行为学基础上的。为了区分不同代理技术,我们把 TCAF 代理技术称作“TCAF 规范代理”技术。

TCAF 的代理概念定义如下。

代理(agent) 具有代理性、自治性、社会性、协同性、交互性、移动性与适应性等特性的网络环境内有组织群体的应用活性实体。

TCAF代理是实行**委托和契约模式**的网络环境内有组织群体的计算主体。当然，这种计算主体有某种程度的自治性。

1. 代理系统代理性与自治性

(1) 代理性是代理的第一特性实际上还是个哲学问题，代理性首先明确了人与代理的关系，强调了人与代理的"主仆关系"。

(2) 这种代理性主要是指人类在网络中的服务代理，强调人对代理系统负责的特性。同时也强调在网络世界中一切虚拟主体的行为最终还是由其"主人"来负责承担，也是在至少近几十年中维护网络世界的秩序的基本要求。

(3) 强调代理性，就是不要给予代理过多的不可能完成的决策功能。

(4) 自治性是代理必须具备的第二特性，是代理技术的标志特性。在采用代理技术之前，人与软件的关系是"人与工具"；而在采用代理技术之后，人与软件逐步变成了"主人和仆人"的关系，这种主仆关系表明了软件根据人的意念自治进行操作和执行任务的深刻含义。

(5) 对于软件来说，这种从"工具"到"仆人"关系已经是非常有革命意义的发展，已经是时代的进步。

需要特别说明的是，代理技术或者代理化不是完全的自治与智能化。在进行体系结构或者系统设计时，代理化离不开可视化。代理是受委托或者执行意义上的自治，不是一般意义上的决策自治。可视化意义就是强调可视化后面使用系统的"主人"，主人是对代理负责的。如果，有人设计一个没有可视化系统的代理体系，也就是说，这个代理体系后面没有最后负责的主人。我们在前面一再强调TCAF提供可视化与代理化两个服务层面，不要做一个完全替代人类的智能系统。那样的网络世界的所有的代理全部成为"主人"时代的系统，作者认为，至少还需要百年或者几个百年以后的事情。

2. 代理是面向有组织群体的协同技术

现代信息网络除发挥传统的共享、交换作用外，建立信息平台实现网络的协同工作是发展的必然趋势。现代计算机建设强调计算机网络上的群体技术的发展，这是当代计算机技术发展的重要领域。人们在计算机网络上协同工作的理想变成了现实，这不仅是由于人类社会是一个密切协作的群体，而且还得益于计算机网络技术的快速发展。如果网络范围内的应用进程不是无组织的自由个体，而是一个接受代理委托和具有管理体系、明确分工、固定联系方式、承担共同服务任务目标的应用进程群体，那么我们称之为多代理群体体系。如果把这种信息搜集扩大到一个大的范围，例如全中国、几个国家甚至全世界，那么单一代理就无法胜任了。现实社会的方法是建立一个巨大的人员网络体系来工作。在大范围的环境中，就必须建立类似人类网络结构的代理网络体系，由数万、千百万甚至数十亿的代理组成一个巨大的网络虚拟主体体系来完成这个任务，这种应用系统我们称之为"超级应用"多代理系统。多代理是将代理群体依照一种组织模式构成具有分工、相互协同和实现总体目标的系统体系。大范围系统必须实施合作、协调和分布。协同性需要合作性、交互性与社会性。

3. 代理的人工智能特性要符合时代的可行性要求

代理技术的人工智能特性要符合时代的可行性要求，是对那种过分强调代理的人工智能特性的观点的修正。在冯·诺依曼计算机模型中，是不可能在人工智能方面有实质性的应用发展的。在现代计算机中，给予一个确定模型的计算机体系结构过分的人工智能特性，不符合时代的可行性要求。

4. 可生长可移动的有组织群体的超级资源和不确定计算

建立可生长和可移动的代理群体计算模型是当代代理技术最重要的目标之一。

(1) 代理的生长性，是指代理系统自身通过克隆、复制等生长技术，繁衍自身的相同类型或其他类型个体数量和改变个体的质量，实行系统自身延续和繁殖。这种可生长性是可控制的，但是可以达到非常巨大的规模，并可以在大范围网络环境内生长。

(2) 代理移动性，是指将自己从一个环境转移到另一个环境。移动代理也可以理解为在其他计算机上执行可移动代码。从字面上看，移动代理是指在网络上漫游及移动，是动态的。

(3) 代理的移动性为代理系统的生存性和主动服务特性提供了远程服务的技术基础。这种可生长和可移动的代理群体计算模型是网络世界中建立最重要的模型。

规范代理(normal agent)　依据某种应用的要求，对代理的角色、任务进行业务与组织行为协同的规范要求，提出规范代理内部结构。这个结构包括引擎部分，含港口、行为信息基等相关成分。规范代理可以包括应用资源，是代理主体行为必须使用的资源。当然，也可以不包含应用资源，而在行为中保留获得资源的行为，期望在生命活动中获得资源。

一个规范代理从原理结构上划分为组织协同行为部分、业务功能行为部分和行为信息基(AIB)。但是考虑到实际情况，我们把规范代理划分两个部分：引擎部分和应用服务部分。

规范代理的引擎部分主要由规范代理组织的管理者(或者中层管理者)接口港口(AssPort)、用户接口港口(HaiPort)、其他主体接口港口(ExchPort)和业务对象接口港口(AppPort)以及与这些港口执行协同连接服务和安全服务(识别、认证等)、代理的行为信息基(AIB)所组成。规范代理的引擎部分是可以移动的。

规范代理的业务应用服务部分由若干业务服务部件和模块所组成，作为代理业务服务资源。规范的业务服务部分可以作为资源预装在每一台计算机上和平台服务器上。当然也可以与引擎一起在网络中移动，也可以被其他代理承载而提供服务。

TCAF 规范代理的逻辑结构可以用图 10.1 表示。

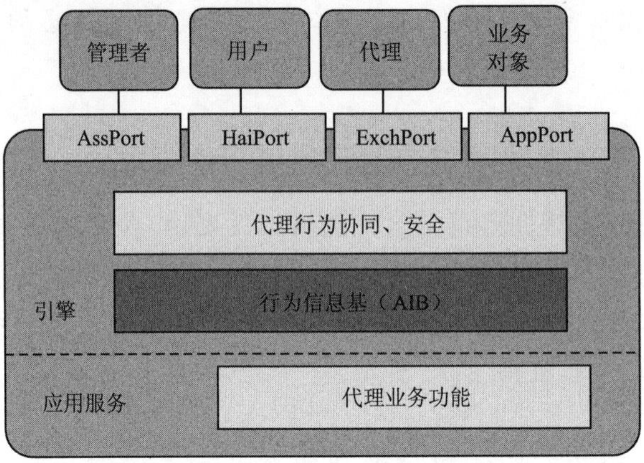

图 10.1 TCAF 规范代理逻辑结构

规范代理的类型表达式定义如下：

Agent＝Engine	………… 引擎
×Business	………… 代理应用
Engine＝Agent_Label	………… 代理标签
×Association	………… 代理之间协同
×AIB	………… 代理行为信息基
Association＝Association_State	………… 协同状态
×AssPort	………… 代理协同港口
×Message	………… 代理报文传输
×Notification	………… 代理通报
×HA_Interaction	………… 代理人-代理交互
×Exchange	………… 代理之间信息交换
Exchange＝ExPort	………… 代理信息交换港口
×Agent_Exchange	………… 代理信息交换
Business＝Business_State	………… 业务状态
×AppPort	………… 代理应用港口
×Function_Applications	
AIB	………… 行为信息基

TCAF 的规范代理是多代理虚拟组织中各种角色的逻辑结构，在组织中的代理需要与组织其他代理实行行为协同。我们看到规范代理有四个港口对外联系：

(1) 代理协同港口(AssPort)，是为代理组织内部提行为协同的港口。既然是一个网络中的虚拟组织，在这个组织中有上下级关系，上级对下级使用的通信文件称为“报文”(Message)，这些报文的信息内容通常是指令形式、命令形式或者决定形式的。下级对上级的文件称为“通报”(notification)。这些通报的信息内容通常是报告、请示、建议等形式。请注意：

• 代理组织的管理者如同服务供应商的管理者，通常不是代理所服务的对象：用户。

• 在 TCAF 中，许多情况下，代理的“报文”和“通报”是在管理、监管、认证专用网络上传输的。

• 报文与通报的网络传输协议是可以多种选择的。因为这些网络传输协议不应当对报文和通报的信息内容（指令或者报告）有较大的影响。

(2) 代理信息交换港口（AgentExPort），可以有多种用途。

• 代理对组织内具有兄弟关系的代理（其他主体）实施信息交换。

• 代理对组织外部的代理实施信息交换。

代理组织内的代理信息交换和跨代理组织的信息交换都应当在组织使用的专用网络上进行，以区分不同的代理组织需要使用分类的数字标签体系。

(3) 用户-代理交互港口（HaiPort），是代理的服务主体（用户）与服务代理之间的交互港口。用户通过这个港口与服务代理进行信息交换，代理根据用户的指令要求实现其服务。所以这个港口是一个双向交互的接口。用户-代理交互接口是建立在用户运营的网络上的，这一点与代理的协同港口不同，通常代理的协同港口是建立在 TCAF 规定的管理、监管、认证专用网络上。

(4) 代理应用港口（AppPort），是服务代理对对象服务和应用的港口。通常这个应用港口可以通过操作系统或者直接通过主体之间通信机制实现应用功能。

10.1.5 网络世界中“干细胞模式”的规范代理

我们知道，从生物学，尤其从整个真核生物世界构成和进化中，让我们领悟到了新软件工程学方法和主体工程方法。新软件工程学包括多方面的内容，例如包括多关注、基于体系结构和面向主体（代理）的程序设计等。面向主体（代理、代理组织）程序设计与 TCAF 代理技术是其核心技术。我们把软件开发模式归纳成以下三个层次。

1. 体细胞分类模式的直接开发主体结构法

对不同业务功能的体细胞分类，实施分类开发。这种系统开发方法是把主体与功能分类资源融合在一起，开发出功能分类的主体结构。显然不同的功能分类主体，具有不同的主体结构。然后，再用这样的功能分类主体结构，产生分类主体组织的系统。在传统软件工程设计思想体系下，所谓开发主要是功能的实现，用程序设计语言编写出各种结构的功能软件函数、过程、模块和系统。如果读者做过并发程序设计，在操作系统的支持下，就是把这些功能软件嵌入到一个主体结构中，例如“进程”的框架中。而这种进程的主体结构是可以任意设计的，依照需要进行进程结构的设计。也就是说，我们在创立一个主体结构时，已经把功能固定在其上了。主体的功能与主体的结构联系在一起，如果改变功能，就必须重新改变程序代码结构，并重新创建进程。我们把这种方法称作“体细胞模式”的主体结构开发方法。

从系统或软件的结构理论视角观察，这个体细胞具有上述基本生命机制外，并不直接具备后续进化的多细胞，尤其是复杂动物的某些特殊的功能，例如获取、吸收营养物质的消化系统、专司废物质排泄的排泄系统、专司氧气摄入和二氧化碳气排出的呼吸系统、专司繁殖和生殖的生殖系统、专司运动的运动系统和后续产生的神经系统、循环系统和其他系统的功能。我们可以借鉴生物体内不同生物系统是由不同的细胞类型组成的事实，于是可以开发出一些由“系统体细胞”的单位结构，利用这样的系统体细胞的结构构建各种系统。正如我们熟悉的软件工程方法中，面向对象、部件、过程、函数、模块等单位概念，去实施需要的软件系统。在软件开发和程序设计的实践中，人们会发现这些对象、部件、过程、函数、模块等单位是有类型的，如同生物学中不同的细胞组成不同细胞组织，于是提出把软件的对象、部件、过程和函数等概念定义到一个类型中，然后可以用类型去产生不同的对象实体。于是我们提出了基于或面向类型的程序设计方法。这种面向类型的程序设计方法如同在生物学中用面向单系统类型的“多能干细胞”或“专能干细胞”，来发育和生成对象，由对象再去构建系统。系统和软件的开发方法被抽象化和简便化。

2. 超越系统分类的干细胞模式的规范主体结构资源开发法

细胞生物学，尤其是干细胞生物学，生物个体内多系统都是由一个“胚胎干细胞”发育而成，这对于我们开发系统和软件继续产生新的启示。它启示我们，开发软件还可以超越系统分类的思想，不用系统分类的“多能干细胞”去构建系统和软件的结构，可以采用超越系统分类概念的“胚胎干细胞”，或者叫多系统范围内“全能干细胞”来构建多生物系统和整个生物个体的统一的开发和生成方法。

多系统范围内“全能干细胞”，实际上也是一种“无能干细胞”。这种细胞除了“活着”，不具备上述所有生物系统的专司功能。我们已经知道，细胞有物质交换、信息交换、运动、感受/表达和繁殖等行为，这些行为都是为了活着。它们并不把上述行为作为一种职业、角色、任务、业务或者专司的功能。例如不会把物质交换行为发扬光大，做一些特异性的物质交换。胚胎干细胞有了维系生命的行为，在发育和运行的过程中，从环境中获得物质和制造生命物质能力，在分化和去分化过程中产生生物系统需要的功能分类细胞，并逐步具备了特异化业务功能，去构建生物系统。

对于“胚胎干细胞”理解为“全能干细胞”或“无能干细胞”，实际上有着非常大的认识和哲学区别。对于全能干细胞的“全能”，是在说，胚胎干细胞具备所有后续演化细胞的能力和实现这种能力的资源。全能干细胞是孔子“有为”的哲学认识。对于无能干细胞的“无能”，是在说，胚胎干细胞没有表达出具备所有后续演化细胞的能力和没有实现这种能力的资源。但是具备获得这种能力和资源的能力。只要环境和条件允许，就可以获得实现能力资源，并具备响应的能力。“无能干细胞”是老子“无为”的哲学认识。

上述讨论告诉我们，在建立系统时，构建一个主体可以不事先把物质与功能配置在主体的结构中，而仅仅配置可以获得资源和功能的行为能力。读者应当能够区别，主体配置资源和功能本身与主体配置可以获得资源和功能的行为能力之间的差别，当读者能够感受和深刻认识这种差别时，读者会感到一个新天地突然出现在眼前。

3. 超越种群分类的真核细胞模式的规范主体结构行为开发法

学会不同种群干细胞之间转换，区别程序开发和主体行为开发两种基本体制。客体有功能，主体有行为，行为可以获得客体，获得不同的客体，具有不同的功能。我们可以继续把超越分类的思路深入进行下去。例如，提出超越种群分类的真核细胞模式的规范主体结构行为开发法(具有资源动态)。

开发共同规范的生命主体框架，开发主体行为，分化产生不同分类主体的方法，在运行中由主体行为自行获得功能分类资源和可能改变的主体资源。

共同规范的生命框架＋不同功能分类行为→在运行中获得不同分类资源→不同分类主体

在庆祝我们的新思想的时候，从上面这个定义公式中看出，还存在其他改变和新的超越。我们按捺住兴奋，继续探索新超越的思考。的确，这种启示并没有结束，从整个生态角度观察，这种生物种群的"胚胎干细胞"或者说是"无能干细胞"，其实还是一种分类。我们可以从"超越系统分类"走上"超越种群分类"，走向更高层次的抽象。我们发现可以改变主体结构中 AIBs 和 AS。在基本确定主体的客体资源情况下(可以最少地开发程序功能代码)，仅仅从事行为开发和行为信息基的开发，就可以有一种高层的主体结构。

TCAF 规范代理与一般意义的主体与代理不同，首先我们来比较一般的应用进程开发、普通代理开发和 TCAF 规范代理开发之间的差别，读者会在其中领会到非常有价值的概念。

(1) 普通进程结构(参见图 10.2)：

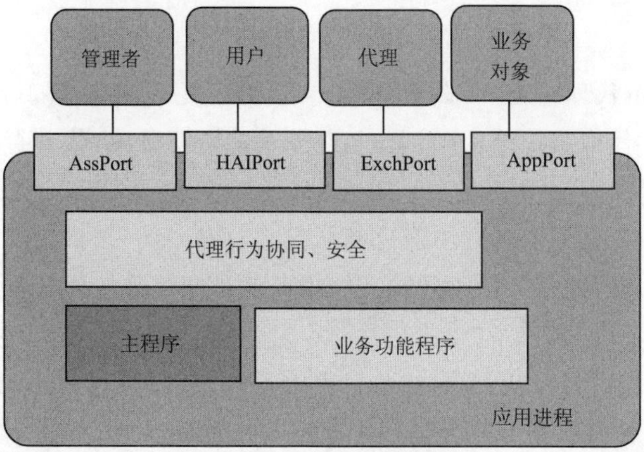

图 10.2 普通进程逻辑结构

- 进程结构。进程执行结构和业务功能资源融合在一起，创建进程程序代码。
- 进程分类。进程执行结构与业务功能分类混合在一起分类。

• 软件开发。进程执行结构程序代码与业务功能代码关联开发。

所以，我们把传统的软件开发方法，看作用“体细胞”构建系统的方法，其最好的方法就是类型程序设计方法，把不同功能细胞分类，依照功能类型开发系统。现在看来，虽然我们用类型程序设计方法已经比具体对象软件的逐个开发进步很多，但与生物比较依然是高成本的开发。

(2) 普通代理结构(体细胞模式，参见图 10.3)：

• 代理结构。进程执行结构成为公共执行结构，并与业务功能资源分离，成为创建代理的程序代码。代理运行由代理程序代码的主程序实施控制。

• 代理分类。代理执行结构单独分类，业务功能也单独分类。一个代理通过选择匹配的执行结构类型与业务功能类型组成。

• 代理开发。代理执行结构程序代码与业务功能代码，都可以实现代码重用。属于静态开发。

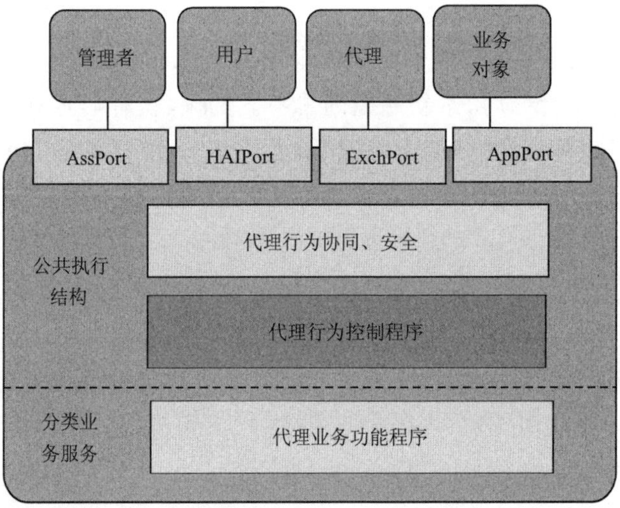

图 10.3 普通代理结构(体细胞模式)逻辑结构

(3) TCAF 规范代理结构(真核细胞模式、干细胞模式，参见图 10.4)：

• 代理结构。代理执行结构(引擎)与业务功能资源分离，代理行为控制是 AIB。没有应用部分资源。

• 代理分类。依据引擎和行为信息基分类。

• 代理开发。行为注入、行为开发。应用资源是在代理行为开发中获得或在代理活动(动态)中捕获。

(4) TCAF 规范代理类型资源，规范代理的应用资源，通过代理类型资源库建立，作为代理运营平台的组成部分。其中包括代理使用的各种客体、数据等资源的类型。通常要建立以下类型库：

• 各种实体的抽象类型库。

• 各种实体的实例类型库。

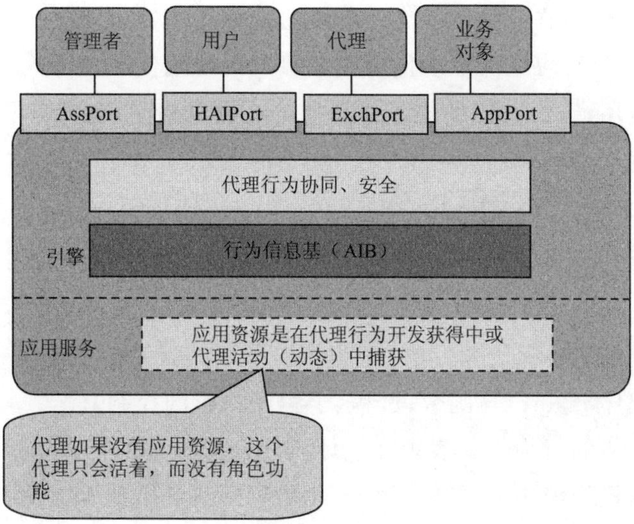

图 10.4 TCAF 规范代理(真核细胞模式、干细胞模式)逻辑结构

- 建立各种实体的对象库(包括高级语言、对象语言和二进制语言不同形式)。
- 这些类型资源被进程、代理等主体引用。
- 各种类型资源在 AOL 语言中使用,通过标识信息库检索引用。

最后,我们来讨论规范代理与规范代理所在多代理组织的任务和应用行为的关系。如果需要建立的多代理组织的业务任务不同,任务需要采用其要求的虚拟组织的自有组织模式,如同现实社会中,不同的业务任务的企业,可以有不同的组织模式和组织结构。不同的网络世界的虚拟组织形式,必然会有不同的组织协同行为模式,也有不同的组织业务应用行为。在 TCAF 中定义许多网络多代理虚拟组织,每一种组织形式都有自己的规范代理结构。不同的应用模式有不同的规范代理结构,例如:

- 可信计算机的访问控制虚拟组织的规范代理。
- 可信计算机的系统完整性测试的虚拟组织的规范代理。
- 可信计算机的可信认证的 ECC/CPK 虚拟组织的规范代理。
- 可信计算机的行为可信与完整性监管的虚拟组织的规范代理。
- 可信交换平台的信息交换虚拟多代理组织的规范代理。
- 可信(综合)应用平台的综合多代理组织的规范代理。
- 可信数据访问管理平台的数据访问管理组织的规范代理。
- 可信公众服务平台的公众服务虚拟组织的规范代理。
- 可信交易平台的网络支付多代理虚拟组织的规范代理。
- 可信专业网络服务平台的外包服务多代理虚拟组织的规范代理。
- 可信网关平台的标签分类多代理虚拟组织的规范代理。
- 可信监控/监管平台的 IDS 虚拟多代理组织的规范代理。
- 可信监控/监管平台的网络隔离监控的多代理组织的规范代理。
- 可信管理平台的管理虚拟多代理组织的规范代理。

- 可信监管平台的监管虚拟多代理组织的规范代理。
- 可信认证平台的活性认证多代理虚拟组织的规范代理。等等。

不同的业务应用模式,它们的规范代理的结构可以相同,也可以不同。

10.1.6　行为树与行为信息基

网络世界中的主体行为控制机制,是规范代理行为信息基(action information base)。

传统操作系统的主体概念是“软件的程序执行”,其行为控制是软件的内部程序的控制机制(例如,主程序 main()与函数、过程、子程序执行的控制)。

可视化进程主体的行为主要表现在主体用户在菜单中的行为。

网络中多计算机系统中多主体之间行为关系控制是服务器与客户器之间的主体行为关系,服务器的主体行为主要受到客户器主体行为的驱动,最终还是由客户器可视化进程主体的用户操作行为决定的。

代理组织之间角色主体的组织行为与业务行为构成了主体行为主要方式。

网络世界主体行为的控制与生物世界的行为控制机制的行为信息基(AIB)是一致或者是类似的。

行为信息基(AIB)是主体或代理的行为控制机制,是行为信息基同时记录行为踪迹(模式)及行为属性的信息矩阵。

代理行为信息基(AIB)产生的方法与内容为

(1) 行为树。代理运行的踪迹图形(参见图 10.5)。

(2) 行为模式记录。注意行为模式中的对偶行为问题。

(3) 行为对象记录(客体信息、数据结构)。产生了代理行为对象的数据结构模式。

(4) 行为属性记录(例如状态、安全属性、认证属性和监管属性等)。

代理运行指,代理的行为信息基(AIB)中行为模式重演或再执行。

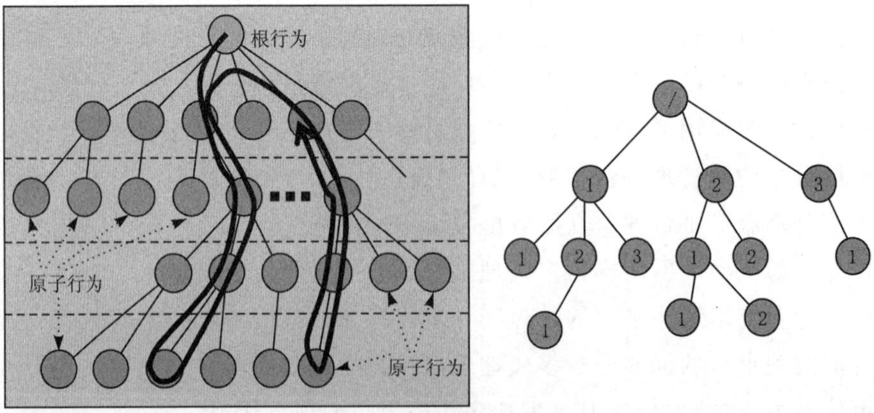

图 10.5　代理的行为树结构示意

10.1.7 网络世界活性客体概念

客体进入网络世界比主体进入网络世界多了一个问题，即“活性客体”的问题。

活性客体是一种将被伴侣的客体和伴侣主体（代理）相互结合的新型组合实体，它同时保留了主体和客体两重属性，它既可以像客体那样被打开和关闭，也可以像主体那样被创立、激活、运行、终止和自行执行行为。伴侣主体还可以像多代理那样组成组织群体。活性客体是现代网络传输和处理中产生的新型实体。请注意，现代操作系统只划分了主体与客体两个实体范畴，当然期望操作系统的发展能够产生出“活性客体”的概念与新的实体范畴。当前，活性客体的概念可以通过进程与其中的私有变量模拟。但是，从外部来看这种进程与其私有变量模拟的活性客体，没有客体的性质，访问进程中数据需要通过进程。

代理与数据的捆绑是一个革命性的变革。面向对象程序设计之所以重要，是由于当时提出了将数据结构与操作结合起来，构成一个类（class），产生一种类型概念。如果这个类型是一个数据类型，那么这个类型的对象是一个该类型的数据结构，并继承了类型定义中的所有操作。当然也可以把进程结构和进程的操作结合在一起定义成一个进程类型。另外，进程与数据对象捆绑在一起，例如进程的私有变量就是一种捆绑；将进程与全局变量、管道、全局段、文件等相联系，也是一种捆绑；但这些都不是我们要讨论的“捆绑”概念。此外，代理与被服务的对象也有过许多形式的捆绑，例如代理根据角色与应用领域可以划分为数据采集代理（简称采集代理）、针对对象进行操作与控制的代理（简称操作代理）、实施管理功能的代理（简称管理代理）、对数据进行处理的代理（数据代理）。在这种概念中，虽然代理与某种应用进行了逻辑意义上的捆绑，指明了代理的专门应用，是一种应用的适用范围的捆绑，但是这种“捆绑”概念还不是我们讨论的代理与客体的捆绑。

这里提出的代理与数据的捆绑是指代理与客体的伴随、伴侣、陪同、共住、保镖、同生死的捆绑，是“实现机制”的捆绑，是物理的捆绑。一个没有被伴侣代理捆绑的客体是非“生物性”的或“非活性”的。传统的信息客体被操作、被处理是不能有感知的，可以说是“任人宰割”。但是，一个信息客体被代理捆绑之后，对该信息客体进行的任何操作与处理都会被捆绑代理感知、发现，并做出反应。

代理与客体捆绑产生新的活动性实体（ActiveEntity），参见图 10.6。

有了上述讨论后，就可以定义代理与客体的捆绑了。为了讨论方便起见，我们称这种代理与客体的捆绑产生的结果为“活性伴侣客体”或“活性客体”。定义活性客体如下。

令活性客体 X[O]为 ActiveObject＝{(X, O)X 是一个代理，O 是一个客体}的对象。X[O]中的 X 与 O 具有以下特性：

(1) 如果客体 O 被打开或被操作，那么代理 X 同时被创立与激活；客体被关闭或停止对其操作，代理 X 自行终止执行。

(2) 代理 X 被创立与激活，客体 O 可以被打开或不被打开。

(3) 客体 O 如果被其他主体操作，代理 X 可以感知并做出相应的反应(例如，消除客体 O，定位被劫持设备与系统)。

(4) 代理 X 执行被其他主体终止，客体 O 将被消除。

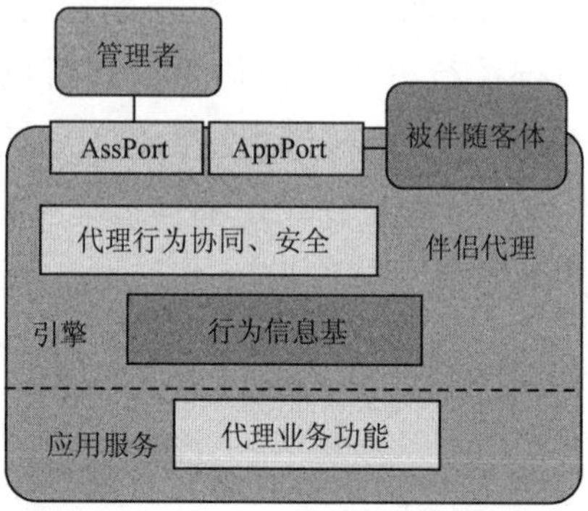

图 10.6 伴侣代理(活性客体)结构示意

活性客体是一个统一的实体，如果用通常的类型表达式来表示，即 ActiveObject＝Agent Object，虽然反映出了组合概念，但反映不出一个实体的不可分割的概念。如果一个代理与某个信息客体通过实现机制在信息系统中传输、处理、存储都被视为统一的实体，那么这个实体是活性的，是能感知指定功能、做出相应操作并与客体伴随的统一实体，可以用下面的类型表达式表示：

Data_Guard＝ActiveObject(Guard_Agent，Object) ………… 活性客体

Guard_Agent＝INST BindAgent(“GUARD”，Object，Guard_Business，
GUARD_AIB)

一个客体伴侣行为定义为：主体使用函数(过程)对活性客体进行操作。

```
客体伴侣行为＝
if sub APPLIES (f)TO activeobj(x,obj)
  then if authenticity (sub)and authenticity (f)and authenticity (obj)
    then x APPLIES (ok)TO sub and x APPLIES (help)TO obj
    else x APPLIES (deny)TO sub and x APPLIES (delele)TO obj
    else activeobj(x,obj)
  fi
```

其中，sub：Subjects；f，ok，deny，help，delete：Functions (Operations)；activeobj (x，obj)：ActiveObject (BindAgent，Object)。

由于存在着活性客体的概念，所以也应当对类型表达式进行修改，增加一个新的成分：

ActiveObject(BindAgent，Object)

它实际上是一种特殊类型的笛卡儿积运算，类型表达式修改如下：

typeexpresion ::=…| ActiveObject(BindAgent,Object)………… 活性客体

type_name ::=identifier

type_value ::=type_name | type_name,type_value

type_definition ::=INST type_name (typeexpresion)

客体伴侣代理的类型表达式定义如下：

BindAgent=Engine	………… 引擎
×BindBusiness	………… 代理应用
×AIB	………… 代理行为信息基
Engine=BindAgent_State	………… 代理状态
×Association	………… 代理之间协同
×Role	………… 代理角色
Association=Association_State	………… 协同状态
×AssPort	………… 代理协同港口
×Message	………… 代理报文传输
×Notification	………… 代理通报
BindBusiness=API	………… 代理与客体接口
×Bind_Function_Applications	………… 代理服务
AIB	………… 行为信息基

Bind_Function_Applications=Bind_Functions+Other_Application

为了说明清楚，还有一些具体捆绑实例：

(1) 网络传输不仅仅传输信息对象，而且传输“信使”或“邮差”。“信使”或“邮差”是主体携带“信件”进行通信的概念，表示信件在传输中是有人保护和负责的。

(2) 一个信息客体与代理捆绑，这个代理作为这个信息客体的“保镖”或“监护者”。客体的安全防护、安全认证和行为控制都可以通过监护者代理实现。

(3) 一个代理捆绑在一个信息客体上，这个代理专门对这个客体进行分析研究、考察和服务。

系统活性客体的结构世界是将主体结构与客体结构融合起来的结构。在 TCAF 中，我们定义了几个特别值得关注的活性客体：

(1) 活性密钥。

(2) 活性数字标签。

10.1.8 行为表达式

在《软件行为学》中，我们做了如下行为表达式语言的形式规定：

Syntactic Domain:

S:Subjects …… 主体

O:Objects …… 对象

f：Services …… 服务
F：Functors …… 函子
α，β，γ：MultiAction …… 多行为
a：AtomAction …… 原子行为
c：CompositiveAction …… 复合行为
A：ActionBody …… 行为体
x：Parameters …… 行为参数

Abstract Syntax：

α：：＝a …… 原子行为
|c …… 复合行为
|αα …… 行为连接操作
|α；α …… 顺序行为（确定时间顺序）
|α‖α …… 平行行为（不确定时间顺序）
|α⇒α …… 单向条件行为（一种影射关联）
|α⇔α …… 双向条件行为（一种影射关联）
|α'|'α …… 选择行为
|（α） …… 括弧（优先）
a ：：＝S：A …… 原子行为
|S[O] …… 客体的伴侣行为也作为原子行为
|S⟨S⟩ …… 主体伴侣行为作为原子行为
A：：＝f→O …… 申请形式的原子行为成分
|f(O) …… 确定施用形式的原子行为成分
|f(?) …… 不确定施用形式的原子行为成分
|f() …… 无对象的原子行为成分
c ：：＝S：F(α) …… 主体通过函子 F 对行为进行操作
|λ(x).α …… 行为抽象，其 x 表示行为参数
|$S_2\langle S_1\rangle$：$F(\alpha_1)$ …… 主体 S_2 通过函子 F 对伴侣主体 S_1 的行为 α_1 操作
|$S_1(O_1)\Leftrightarrow S_2(O_2)$ …… 交换类的双向行为
|$S_1(O)\Rightarrow S_2(O)$ …… 交换类的单向行为
S：：＝… S[O] …… 伴侣主体作为主体（一种捆绑机制）
|S⟨S⟩ …… 主体与伴侣共同作为主体（一种捆绑机制）
O：：＝…|S[O] …… 活性客体作为客体（一种捆绑机制）

其中，F 的缺省函子名称为：SUPERVISE，CONTROL，AUTEHNTICATE，DETECTION，REACTION，CONFRONTATION，ASSOCIATION 等。

在原子行为形式定义的基础上，我们还可以定义一些常用的或者得到关注的复合行为，例如有

$S[O]$ ………… 客体的伴侣行为也作为原子行为

$A\langle B\rangle$ ………… 主体伴侣操作

$S:F(\alpha)$ ………… 主体通过函子 F 对行为进行操作

$S_2\langle S_1\rangle:F(\alpha_1)$ ………… 主体 S_2 通过函子 F 对伴侣主体 S_1 的行为 α_1 操作

$\lambda(x).\alpha$ ………… 行为抽象操作，其中 x 表示参数

其中，F 的缺省函子名称为：SUPERVISE，CONTROL，AUTEHNTICATE，DETECTION，REACTION，CONFRONTATION，ASSOCIATION 等。

对行为进行运算，对单一行为或两个行为之间建立某种操作关系，例如有

$\alpha_1;\alpha_2$ ………… 行为的顺序操作，表示行为顺序发生

$\alpha_1\alpha_2$ ………… 行为连接操作，表示行为的踪迹

$\alpha_1 \parallel \alpha_2$ ………… 平行行为，没有规定行为的执行顺序

$\alpha_1 \Rightarrow \alpha_2$ ………… 两个行为条件单向操作

$\alpha_1 \Leftrightarrow \alpha_2$ ………… 行为对等双向操作

$\alpha_1 '|' \alpha_2$ ………… 在两个行为之间进行选择

(α) ………… 行为的括弧操作，表示某种层次关系

$S_1(O) \Rightarrow S_2(O)$ ………… 交换类的单向行为

$S_1(O_1) \Leftrightarrow S_2(O_2)$ ………… 交换类的双向行为

下面对行为表达式的语义做些解释。首先，对原子行为语义做出解释。如下行为表示形式，是最基本的形式。

$S:f \rightarrow O$ 表示申请形式的原子行为成分。表示一个主体 S 期望使用函数或操作 f 对客体实施操作。这种申请行为表示期望发生，还没有发生。在现代计算机中，有行为控制机制，尤其是访问控制。这种申请行为是向计算机的行为控制机制发出申请，只有得到控制机制许可后，才能执行。申请行为是网络世界独有的。

$S:f(O)$ 表示确定施用形式的原子行为成分。表示一个主体 S 使用函数或操作 f 对客体实施操作。这种行为表示已经发生。显然这种表示的行为已经通过了计算机行为控制机制的许可。

$S:f(?)$ 表示不确定施用形式的原子行为成分。表示一个主体 S 使用函数或操作 f 对什么客体实施操作还没有确定，正在选择被操作的对象。这种不确定对象的行为，在可视化的操作中特别常见。

$S:f()$ 表示无对象的原子行为成分。表示一个主体 S 使用函数或操作 f 实施不面向任何实际客体的操作，也可以理解为实施面向空对象的操作。

$S[O]$ 称作活性客体，既具有客体的性质，也具有主体的性质。$S[O]$ 表示客体的伴侣行为也作为原子行为。伴侣行为实际上首先是一种捆绑行为，表示将主体 S 与客体 O 实施捆绑。但是伴侣行为不仅仅是捆绑行为，还包含被捆绑实体之间还有相关要求的伴侣性质的行为，例如捆绑主体对被捆绑的客体的有感知状态和是否被其他主体操作的能力，有内部的感知行为。但是这种伴侣行为不作用到捆绑实体之外任何实

体。如

$$S[O] =_{def} S:BIND(O)$$

所以，在行为表达式中，虽然 S[O]既属于客体，也属于主体，更重要的是 S[O]中包含着捆绑和专门的行为。在主体、客体、行为的层次上，就不做进一步微观的解析了。

S1⟨S2⟩表示主体伴侣行为作为原子行为。两个主体的伴侣行为与 S[O]表示的伴侣行为基本相同，首先也是一种捆绑行为，表示将主体 S_1 与主体 S_2 实施捆绑。同样，伴侣行为不仅仅是捆绑行为，还包含被捆绑实体之间还有相关要求的伴侣性质的行为。同样，这种伴侣行为不作用到捆绑实体之外任何实体。如

$$S_1\langle S_2\rangle =_{def} S_1:BIND(S_2)$$

在行为表达式中，虽然 $S_1\langle S_2\rangle$属于主体，但在 $S_1\langle S_2\rangle$中包含着捆绑和某些专门的行为。在主体、行为的层次上，不做进一步微观的解析了。

在行为表达式中给出的运算主要包括时间关系、因果关系、选择关系和优先关系的操作运算。行为的二元操作包括：连接、顺序、选择、并行、条件（单向条件和双向条件）、函数（或函子）和施用等。(α,β)分别定义如下：

$(\alpha,\beta) =_{def} \alpha\beta$ ………… 连接

$(\alpha,\beta) =_{def} \alpha;\beta$ ………… 顺序

$(\alpha,\beta) =_{def} \alpha|\beta$ ………… 选择

$(\alpha,\beta) =_{def} \alpha \parallel \beta$ ………… 并行

$(\alpha,\beta) =_{def} \alpha \Rightarrow \beta$ ………… 单向条件

$(\alpha,\beta) =_{def} \alpha \Leftrightarrow \beta$ ………… 双向条件

$(\alpha,\beta) =_{def} \beta = F(\alpha)$ ………… 函数（或函子）

$(\alpha,\beta) =_{def} \beta(\alpha)$ ………… 施用

行为抽象表达式 $\lambda(x)\cdot\alpha$ 和行为施用操作在 αe 或 αβ 上是两个重要公式。例如 $\lambda(\alpha)\cdot(S:F(\alpha))$，行为施用在行为上的 αβ 操作在行为的连接中说明。

注意在定义行为表达式时，经常需要对其中非行为符号进行抽象。这种抽象我们称之为行为表达式的抽象，属于更上一层的行为表达式文法之外的抽象，在后面专门讨论。

对行为 S:F(α)的语义解释。α=S:F(β)表示主体通过函子 F 对行为进行操作。根据主体引入函数规定和引入主体概念到范畴论中，“复合”运算的结合律依然保留。

$$\alpha = S_1:F(\beta),\ S_1:F:C\to D$$

$$\beta = S_2:G(\gamma),\ S_2:G:B\to C$$

$$\gamma = S_3:H(x),\ S_3:H:A\to B$$

$$\alpha = S_1:F\ (S_2:G(S_3:H(x))),\ (S_1:F)\circ(S_2:G)\circ(S_3:H):A\to D$$

另外，在书写方面，如果上述的行为主体是一个，有 α=S:F(β)，β=S:G(γ)；γ=S:H (x)，那么有 α=S:F (S:G(S:H(x)))可以简化写成 S:F (G(H(x)))。

$S_2\langle S_1\rangle$:$F(\alpha_1)$表示主体 S_2 通过函子 F 对所伴侣主体 S_1 的行为 α_1 操作。

10.2 网络世界中的主体关联性:主体行为关联函数

10.2.1 网络世界中的主体关联性概念

网络世界的主体,可以在一个计算机中,也可以在一个计算机的局域网内不同的计算机中,还可以在跨局域网的区域网络环境中、在跨区域网络的全国网络环境中,当然也可以在跨国家的全球网络环境(互联网)中,在广泛的环境中研究主体的关联性。即便在一台计算机中,不同的主体可以划分不同的权限和层次级别,表明有不同的关联性。在网络世界中的主体,可以通过设定数字标签,区别网络世界的主体属于不同的国家、行业、地区和企业。在网络世界中,可以为主体建立一个组织,例如代理组织,这个组织有自己的标识、职务、领导关系和业务分工。在网络世界中,有着种类繁多的关联方式、模式和实现方法与技术。

关联性模式方法是把结构模式中各种关联关系抽象出来,集中研究和讨论。关注点不在结构如何组成和如何构造上,而是把结构中是如何实现关联和关联关系分类作为关注点。关联模式不是直接从多关注的运营、系统和技术直接入手,而是把握体系结构说明与描述的核心概念和内容的关联性。采取不同关联性的分类,实行比较抽象的对所关注网络世界中主体、结点、结构和多结构进行框架式的说明和描述。在网络世界中关联性包括主体信息关联、主体行为关联、系统物质(具有连接结构)关联、系统功能(函数、过程)关联等多种形式。在这里,我们主要关注主体信息关联和主体行为关联。

通过对生物世界的研究,多主体组织起来的多细胞生物比单个体性质的生物主体有更大的竞争能力。其实,在计算机中研究关联性,产生出许多更高能力的语言、模型。例如我们首先从关联性的命题,来考虑如下一些安全命题:

(1) 前后文相关文法≫前后文无关文法。

(2) 网络结点相关性≫网络中所有结点主体相关性的和。

(3) 网络主体相关性≫网络中所有结点主体相关性的和。

(4) 网络行为相关性≫网络中所有结点行为相关性的和。

(5) 每一个产品是安全的,这些产品组成的系统依然不安全。

(6) 每一个系统是安全的,多系统集成和多网融合组成的更大系统依然是不安全的。

(7) 每一个主体(代理)是安全的,这些多主体(代理)组成的组织群体依然是不安全的。

(8) 网络安全问题≫网络中所有结点安全问题的和。

(9) 网络访问控制≫网络中所有结点访问控制的和。

(10) 网络安全审计≫网络中所有结点安全审计的和。

(11) 网络管理≫网络中所有结点管理的和。

(12) 网络监管≫网络中所有结点监管的和。

(13) 网络认证≫网络中所有结点认证的和。

这些概念对产生网络世界的结构性安全,具有实际意义。

10.2.2　网络世界中的主体信息关联

在网络世界中,关注主体的信息的关联。关联模式的重点是研究提供关联服务的系统的体系结构。

网络世界主体信息关联性　网络世界中的主体通过数据、信息连接、共享、交换、引用等方式,实现主体关系运行的模式。

网络世界中主体的信息关联性划分不同的范畴,这些关联性范畴有

(1) 结点主体信息关联模式。单一网络结点、多主体之间的信息关联模式。

(2) 结构主体信息关联模式。单一结构、多网络结点、多主体之间的信息关联模式。

(3) 多结构主体信息关联模式。多结构、多结点、多主体之间的信息关联模式。

现代网络中,用户使用可视化可交换信息的主体(交互进程),进行主体和用户之间的信息交换。这种主体的信息关联,尤其是互联网的信息关联,是目标性非常分散的,实际上主要是互联网数量巨大个体性的或小范围组织的关联性。即便是那些规模大的网络企业,由于员工的不同角色,企业使用网络的目标性也是相对分散的。如果用关联函数来度量,其关联性指标肯定是比较低的。

10.2.3　网络世界中的主体行为关联

在网络世界中,我们更加关注主体的行为关联。行为关联模式的重点是研究提供关联服务的系统的体系结构。

网络世界主体行为关联性　网络世界中的主体通过自主行为或配置代理、代理组织所提供协同行为、递交服务、主体移动、主体组织生长等方式,实现主体关系运行的模式。

读者注意,主体行为关联包含主体信息关联,因为信息关联是通过连接、共享、交换和引用这些信息交换类的行为结果。

为了便于研究,把这种主体的行为关联性划分为不同的范畴,这些关联性范畴有

(1) 结点主体行为关联模式。单一网络结点、多主体、多行为的关联模式。

(2) 结构主体行为关联模式。单一结构、多网络结点、多主体、多行为的关联模式。

(3) 多结构主体行为关联模式。多结构、多结点、多主体、多行为的关联模式。

通过研究,网络世界的信息化特性,例如主体(代理)组织的计算能力,服务特性、互操作性和安全性,除主体个体的特性外,主体组织的关联性决定了这个主体组织的能力。主体组织的计算能力、服务特性、互操作性和安全性需要评估,把主体组织的关联性定义和描述成关联函数是非常必要的。显然,主体组织的关联函数定义与结点、结构和多结构的关联方式、技术有着直接的关系。

现代网络中,用户进程如果配置服务代理组织,即可提供代理组织协同、递交服务行

为，并能实现可移动和可生长的代理和代理组织服务，为企业范围内用户进程实现了目标性相对集中的服务体系。如果用关联函数来度量，其关联性指标肯定是比较高的。

行为分析对于各种行为关联模式都是最基本的方法，它可以是对单一主体行为踪迹的分析，也可以是对多主体多行为的分析。我们把承担行为分析任务的设备称为行为分析器。行为分析器的分类原则可以规定在多主体多行为的分析之上，对于多主体，可以划分为多主体相关和多主体无关。所谓多主体相关，是表示对于多个主体的行为，需要进行主体相关性分析；所谓多主体无关，是表示对于多个主体的行为，不需要进行主体相关性分析，也就是仅研究单主体的行为相关性问题。多主体无关的多行为分析又可以划分为单主体前后行为无关分析、单主体有限前后行为相关分析和单主体无限前后行为相关分析；多主体相关的多行为分析同样可以划分为多主体相关前后行为无关分析、多主体相关有限前后行为相关分析和多主体相关无限前后行为相关分析。行为分析器大致可以划分为以下类别：

(1) 多主体无关多行为分析器(MultiActions_Free Analyzer)。

(2) 单主体前后行为无关分析器(Trace_Free Analyzer)。

(3) 单主体有限前后行为相关分析器(Trace_Sensitive Analyzer)。

(4) 单主体无限前后行为相关分析器(Infinite Trace Analyzer)。

(5) 多主体相关多行为分析器(MultiActions_Sensitive Analyzer)。

(6) 多主体相关前后行为无关分析器(MultiActions_Free Analyzer)。

(7) 多主体相关有限前后行为相关分析器(MultiActions_Sensitive Analyzer)。

(8) 多主体相关无限前后行为相关分析器(Infinite MultiActions Analyzer)。

从大的方面讲，多主体无关分析器的复杂性要小于多主体相关分析器。进一步讲，多行为无关分析器的复杂性小于多行为有限前后行为相关分析器，更小于多行为无限前后行为相关分析器。

从理论上讲，我们还可以研究无限主体相关和无限行为相关分析器(如果把无限也看成一个对象)。

所谓相关性，是指依据某种关系、角色、特性和模式而确立的联系。相关性分析有许多方面，例如在语言学中，有前后文无关文法和前后文有关文法；在网络中，有网络结点无关分析和网络结点相关分析。对于软件行为学，要特别研究主体的相关性和行为的相关性。

对于主体相关性，可以研究主体关系的相关性和主体角色的相关性：

(1) 主体关系的相关性，通过建立、传递、生成、关闭、撤销主体而产生的相关性。例如，一个主体被另一个主体所创立，一个主体被另一个主体所撤销，一个主体被另一个主体和第三个主体共同建立，一个主体被另一个主体和一个客体共同建立，等等。

(2) 主体角色的相关性，依据主体在群体组织中的角色确立相关性。

对于行为相关性，可以讨论行为模式的相关性和行为特性的相关性：

(1) 行为模式的相关性，一个主体或多个主体的行为之间存在着规定模式的联系。

(2) 行为特性的相关性，一个主体或多个主体的行为之间存在着规定特性的联系。

10.2.4　网络世界中的主体、行为关联函数

在网络世界中，为了实现行为的某种目标性，必须首先把行为的主体组织起来，构成有组织的行为群体。而构成主体服务、互操作和安全能力的关键因素是主体之间的关联性，我们用关联函数 $R_{ORG}(x)$ 来表达其特性。例如，如下一个主体的组织或结构的服务、互操作和安全等特性能力的函数公式：

$$G_{ORG}(x) = \sum_{ORG} g(x) R_{ORG}(x) dx$$

其中，g(x)表示组织内一个主体的计算能力函数；$G_{ORG}(x)$ 表示组织特性能力函数；$R_{ORG}(x)$ 表示组织主体之间关联函数；下标 ORG 表示组织主体范围。

网络世界中的主体关联函数　网络世界主体组织的关联函数是决定组织特性函数与组织内主体特性函数关系运行的函数。

主体信息关联函数　网络世界主体之间采用数据连接和信息共享、交换和引用的方式，实现网络范围的主体信息关联的函数。

主体组织的行为关联函数　网络世界中主体采用配置代理组织协同、递交服务行为，实施可移动和可生长的目标性服务行为关联的函数。

10.2.5　网络世界中的主体、行为关联谓词

网络世界中的主体行为关联谓词意指，网络世界中的主体具有连接关系，其行为关联函数数值(目标性特性数值度量)满足规定要求构造的命题。关联谓词主要用在主体行为逻辑的条件和约束的规定中。

例如对于在主体集合 S 中，对于其中任何两个主体 s_1, s_2，它们行为的目标性函数 $g_{s1}(x), g_{s2}(x)$，有如下命题：$\forall s_1 \forall s_2 \in S(\text{link}(s_1, s_2) = \text{true and } g_{s1}(x) = g_{s2}(x))$。其中 $\text{link}(s_1, s_2) = \text{true}$ 表示 s_1, s_2 已经连接成功。

10.3　网络世界的数学方法

在网络世界中，显然不研究生物体的形态为什么会是这样的问题，但是要研究网络世界中实体(主体、客体)构成的结构形态或几何学关注对实体结构或主体组织关联性和目标性实现的影响。在网络虚拟世界中，几何图形也成为了虚拟的。例如虚拟直线、虚拟圆、虚拟三角、虚拟方形、虚拟椭圆、虚拟平面和曲面、虚拟立体空间、虚拟管道、虚拟球体、虚拟腔体等。或者把网络世界中几何学看作集合中实体或对象的关系的形态学或形态分类学。

在网络世界中，同样存在着多主体的相互作用产生的形态影响和对主体或主体组织存在、功能发挥的影响。这种行为相互作用，主要表现为网络世界的主体行为关联函数。

网络世界的动力模型，虽然都是研究所关注变量数值函数随时间变化的计算模型，但是所关注对象是不同的。例如在网络世界中可以不关注能量(由于能量是必须供应的，何况网络世界中能量并不是依据我们定义的虚拟主体来计算的。所以在网络世界中，没有生物世界中能量动力计算问题)，但应当关注信息，也可以关注主体数量和主体行为与行为结果等在时空中的变化。

生物行为学理论中描述的行为代数和行为逻辑可以继续使用，但是行为逻辑概念有些变化。

10.3.1 网络世界的行为代数方法

网络世界主体、行为代数与生物世界中研究主体、行为代数的方法是相同的，主要内容范畴包括：

(1) 行为函数，行为的函数是主体使用，并作用在实体上，改变主体环境与状态的"一类大函数"。

(2) 主体、行为集合，研究主体、主体组织及其行为构成的、相互关联与构造的"复杂集合"的理论与方法。

(3) 主体、行为代数，研究主体代数、主体类型和行为代数与行为类型的数学理论与方法。

(4) 主体行为代数范畴论，包括主体、行为代数范畴以及主体、行为代数范畴的函子。

10.3.2 网络世界的行为逻辑方法

行为逻辑，研究各种行为模式的逻辑规则和公式，研究各行为模式的主体行为预期、态势和评估语义；研究行为语言表达和语言表达中的行为的真实性、一致性和完整性，可以证明、推理等逻辑。

首先，我们给出行为表达式的逻辑推理公式，并予以解释。

主体 S 逻辑公式 S $\underline{\text{sat}}$ P 一个主体 S 的逻辑规则公式为 S $\underline{\text{sat}}$ P，其中 P 表示主体 S 遵守的规则。这些规则可以是规定的主体的公共属性和信息化属性的规定性、约束性、条件性等方面的逻辑规则公式。P 可以是命题形式，也可以是谓词形式的合适公式。

客体 O 规则公式 O $\underline{\text{sat}}$ R 客体 O 的逻辑规则公式 O $\underline{\text{sat}}$ R，其中 R 表示客体 O 遵守的规则。这些规则可以是规定的客体的公共属性和信息化属性的规定性、约束性、条件性等方面的逻辑规则公式。R 可以是命题形式，也可以是谓词形式的合适公式。

函数 f(x)的规则公式 f(x)$\underline{\text{sat}}$ P(x) 一个操作或者函数 f(x)逻辑规则公式 f(x)$\underline{\text{sat}}$ P(x)，其中 P(x)表示函数 f(x)遵守的规则。规则中 x 表示操作函数的参数，没有确定操作和函数的施用对象，表示一个抽象的对象。这些规则可以是函数或操作的公共属性和信息化属性的规定性、约束性、条件性等方面的逻辑规则公式。P(x)可以是命题形式,也可以是谓词形式的合适公式。如果明确了施用对象,例如客体O,上述公式为f(O)sat P(O)。函数规则可以说明被哪些主体(什么性质的主体)所使用和作用在哪些客体上(什么性质的客体)。

函子F(X)的规则公式F(X)sat P(X)　一个函子F(X)逻辑规则公式F(X)sat P(X),其中P(X)表示函数F(X)遵守的规则。规则中X表示操作函数的参数,没有确定操作和函数的施用对象,表示一个抽象的对象。这些规则可以是规定的函子的公共属性和信息化属性的规定性、约束性、条件性等方面的逻辑规则公式。P(X)可以是命题形式,也可以是谓词形式的合适公式。如果明确了施用对象,例如行为β,上述公式为F(β) sat P(β)。函子规则可以说明被哪些主体(什么性质的主体)所使用和作用在哪些客体上(什么性质的客体)。

主体伴侣操作A⟨B⟩规则公式　这是两个主体构成伴侣关系的逻辑规则公式。有如下逻辑推理规则:

$$\frac{\mathbf{A}\ \underline{\mathbf{sat}}\ \mathbf{P_1},\mathbf{B}\ \underline{\mathbf{sat}}\ \mathbf{P_2},\mathbf{X}\langle\mathbf{Y}\rangle\ \underline{\mathbf{sat}}\ \mathbf{P_3}(\mathbf{X},\mathbf{Y})}{\mathbf{A}\langle\mathbf{B}\rangle\ \underline{\mathbf{sat}}\ \mathbf{P_1}\ \mathbf{and}\ \mathbf{P_2}\ \mathbf{and}\ \mathbf{P_3}(\mathbf{A},\mathbf{B})}$$

公式表示主体A和主体B分别满足主体规则P_1和P_2,并且还要满足主体捆绑行为的框架规则(抽象规则)X⟨Y⟩ sat P_3(X,Y)。将主体A和B代入到框架规则中,如果满足,有A⟨B⟩ sat P_1 and P_2 and P_3(A,B)。主体的捆绑行为可以表示为A⟨B⟩=A:BindSub(B)。

客体伴侣操作S[O]规则公式　这是一个主体伴侣客体构成活性客体关系的逻辑规则公式。有如下逻辑推理规则:

$$\frac{\mathbf{S}\ \underline{\mathbf{sat}}\ \mathbf{P_1},\mathbf{O}\ \underline{\mathbf{sat}}\ \mathbf{P_2},\mathbf{X}[\mathbf{Y}]\ \underline{\mathbf{sat}}\ \mathbf{P_3}(\mathbf{X},\mathbf{Y})}{\mathbf{S}[\mathbf{O}]\ \mathbf{sat}\ \mathbf{P_1}\ \mathbf{and}\ \mathbf{P_2}\ \mathbf{and}\ \mathbf{P_3}(\mathbf{S},\mathbf{O})}$$

公式表示主体A和客体O分别满足主体规则P_1和客体规则P_2,并且还要满足主体捆绑客体的行为的框架规则(抽象规则)X[Y]⟩ sat P_3(X,Y)。将主体A和客体O代入到框架规则中,如果满足,有S[O] sat P_1 and P_2 and P_3(S,O),其中主体S的捆绑行为可以表示为S[O]=S:BindObj(O)。

确定行为α=S:f(O)规则公式　原子行为=S:f(O)是主体S使用操作或函数f作用在客体O上,有如下逻辑推理规则:

$$\frac{\mathbf{S}\ \underline{\mathbf{sat}}\ \mathbf{P_1},\mathbf{O}\ \underline{\mathbf{sat}}\ \mathbf{P_2},\mathbf{f}(\mathbf{x})\underline{\mathbf{sat}}\ \mathbf{P_3}(\mathbf{x})}{\boldsymbol{\alpha}\ \underline{\mathbf{sat}}\ \mathbf{P_1}\ \mathbf{and}\ \mathbf{P_2}\ \mathbf{and}\ \mathbf{P_3}(\mathbf{O})}$$

公式表示主体S和客体O分别满足主体规则P_1和客体规则P_2,并且函数f(x)要满足框架规则P_3(x)。因为主体、客体和函数规则分别被说明了各自的相互要求和条件,显然行为 应当满足P_1 and P_2 and P_3(O)。

申请行为 $\alpha=(S:f\rightarrow O)$ 规则公式 原子行为＝(S:f→O)是主体 S 申请使用操作或函数 f 作用在客体 O 上，应当具有与 $\alpha=S:f(O)$ 相同的规则，所以有如下逻辑推理规则：

$$\frac{S\ \underline{sat}\ P_1, O\ \underline{sat}\ P_2, f(x)\underline{sat}\ P_3(x)}{\alpha\ \underline{sat}\ P_1\ \text{and}\ P_2\ \text{and}\ P_3(O)}$$

公式表示主体 S 和客体 O 分别满足主体规则 P_1 和客体规则 P_2，并且函数 f(x)要满足框架规则 $P_3(x)$。因为主体、客体和函数规则分别被说明了各自的相互要求和条件，显然行为 应当满足 P_1 and P_2 and $P_3(O)$。

不确定行为 $\alpha(x)=(\lambda x\cdot S:f(?))$ 规则公式 原子行为 $\alpha(x)=(\lambda x\cdot S:f(?))$ 是主体 S 首先选择使用操作 f，但是还没有确定作用在什么客体上正在选择的行为。其中的“?”也可以理解为参数 x，即 $\alpha(x)=(\lambda x\cdot S:f(x))$。所以应当具有与 $\alpha=S:f(O)$ 相同的规则，有如下逻辑推理规则：

$$\frac{S\ \underline{sat}\ P_1, x\ \underline{sat}\ P_2, f(x)\underline{sat}\ P_3(x)}{\alpha\ (x)\underline{sat}\ P_1\ \text{and}\ P_2\ \text{and}\ P_3(x)}$$

公式表示主体 S 和参数客体 x 分别满足主体规则 P_1 和客体规则 P_2，并且函数 f(x)要满足框架规则 $P_3(x)$。因为主体规则说明了对函数和客体的要求与条件，而客体和函数因客体未确定，还是一个框架规则。待客体确定之后，再完整实行 $\alpha=S:f(O)$ 相同的规则。显然，行为 $\alpha(x)$ 应当满足 P_1 and P_2 and $P_3(x)$。

上述行为规则是基本的或者是单一行为的规则，没有涉及多主体和多行为之间的规则。在定义二元行为操作时，由于定义了时间关系、条件关系、选择关系、优先关系，在定义行为应用模式行为的多元关系时主要考虑的是，逻辑关系中如何考虑多行为相关性的问题，区分考虑多行为相关性的逻辑关系和不考虑多行为相关性的逻辑关系。显然这种逻辑规则是针对性的，不是所有行为应用模式都适用的规则。

下面针对二元行为操作，对行为二元操作的逻辑规则做示范性的介绍。

主体复合行为操作 $\alpha=S:F(\beta)$ 规则公式 从这个公式中，我们看出是一个二元行为的规则问题，涉及 α 和 β 两个行为。假定被处理或操作的行为 β 通过其他逻辑规则公式判定为真。

$$\frac{\beta\ \underline{sat}\ \text{TRUE}, S\ \underline{sat}\ P_1, F(x)\underline{sat}\ P_2(x)}{\alpha\ \underline{sat}\ P_1\ \text{and}\ P_2(\beta)}$$

公式表示行为 α 的主体 S 满足规则 P_1，而具有参数 x 函子 F(x)满足框架规则 $P_2(x)$。如果把 β 行为代入到框架规则 $P_2(x)$，如果能够满足，那么复合行为 α 满足规则 P_1 and $P_2(\beta)$。

伴侣复合行为操作 $\alpha=S_2\langle S_1\rangle:F(\beta)$ 规则公式 $\alpha=S_2\langle S_1\rangle:F(\beta)$规则公式应当与 $\alpha=S:F(\beta)$规则公式类似，所以有如下公式：

$$\frac{\beta\ \underline{sat}\ TRUE, S_1\ \underline{sat}\ P_1, S_2\ \underline{sat}\ P_2, F(x)\ \underline{sat}\ P_3(x), X\langle Y\rangle\ \underline{sat}\ R(X,Y)}{\alpha\ \underline{sat}\ P_1\ and\ P_2\ and\ P_3(\beta)\ and\ R(S_1,S_2)}$$

行为踪迹 $(\alpha_1\alpha_2)$（行为连接）规则公式 行为连接$(\alpha_1\alpha_2)$表示相同主体的在执行意义上连续的行为的逻辑规则。这种执行的顺序关系，可以通过规则复合的方式来表示。

$$\frac{\alpha_1\ \underline{sat}\ P_1,\ \alpha_2\ \underline{sat}\ P_2, Exe(X,Y)\ \underline{sat}\ R_E(X,Y)}{R_E(\alpha_1,\alpha_2)\ and\ (\alpha_1\alpha_2)\ \underline{sat}\ P_1\ and\ P_2}$$

上式中函数 Exe(X,Y)表示两个参数性质行为的执行函数。通常这个函数反映了计算机或者操作系统如何安排多行为的执行，例如分时、顺序、连续、分布、实时等执行方式。公式中 $R_E(X,Y)$表示多行为的执行函数满足的条件。如果采用函数论的方法，$R_E(\alpha_1,\alpha_2)=_{def}(\theta=E(\alpha_2)\rho(E(\alpha_1)\rho\theta_0))$，采用函数的复合运算和优先级概念，同样可以表达行为的执行顺序。而这种执行意义上的顺序关系，可以通过形式语义的描述形式看出如下关系：令 θ_0 是连接行为$(\alpha_1\alpha_2)$的执行初始状态。$\theta_2=(\alpha_2)\rho\theta_1$，$\theta_1$ 是 α_1 执行后的状态（α_1 执行可能改变状态），$\theta_1=E(\alpha_1)\rho\theta$。E：Action→Env→A→A，ρ：Env 表示环境域 EnV 的对象，θ：A 表示信息（属性、状态）的值域 A 的对象。

行为的顺序操作 $(\alpha_1;\alpha_2)$ 规则公式 行为顺序$(\alpha_1;\alpha_2)$表示不同主体在执行意义上顺序的行为逻辑规则。这种执行的顺序关系，可以通过规则复合的方式来表示。其逻辑推理规则如下：

$$\frac{\alpha_1\ \underline{sat}\ P_1, \alpha_2\ \underline{sat}\ P_2, Exe(X,Y)\ \underline{sat}\ R_E(X,Y)}{R_E(\alpha_1,\alpha_2)\ and\ (\alpha_1;\alpha_2)\ \underline{sat}\ P_1\ and\ P_2}$$

上式中 Exe(X,Y)依然是表示多行为执行函数，$R_E(\alpha_1,\alpha_2)=_{def}(\theta=E(\alpha_2)\rho(E(\alpha_1)\rho\theta_0))$表示执行满足的条件。

行为选择操作 $(\alpha_1|\alpha_2)$ 规则公式 行为顺序$(\alpha_1|\alpha_2)$表示不同行为之间的选择，在执行中选择其中一个行为实施，其逻辑推理规则如下：

$$\frac{\alpha_1\ \underline{sat}\ P_1,\ \alpha_2\ \underline{sat}\ P_2, Exe(X,Y)\ \underline{sat}\ R_E(X,Y)}{R_E(\alpha_1,\alpha_2)\ and\ (\alpha_1|\alpha_2)\ \underline{sat}(P_1\ or\ P_2)}$$

平行行为操作 $(\alpha_1\parallel\alpha_2)$ 规则公式 首先定义一个新的操作|||，$\alpha_1 ||| \alpha_2$ 表示 α_1 和 α_2 同时执行，即 α_1 和 α_2 没有执行意义的相关性。令 θ_0 是同时执行行为$(\alpha_1 ||| \alpha_2)$的初始状态。$\theta_1=E(\alpha_1)\rho\theta_0$，$\theta_1$ 是 α_1 执行后的状态（α_1 执行可能改变状态）；$\theta_2=E(\alpha_2)\rho\theta_1$，$\theta_2$ 是 α_2 执行后的状态。其中 E：Action→Env→A→A，ρ：Env 表示环境域 EnV 的对象，θ：A 表示信息

（属性、状态）值域 A 的对象。

$$\frac{\alpha_1\ \underline{\mathrm{sat}}\ P_1,\alpha_2\ \underline{\mathrm{sat}}\ P_2,\mathrm{Exe}(X,Y)\ \underline{\mathrm{sat}}\ R_E(X,Y)}{(\alpha_1 \parallel\!\mid \alpha_2)\ \underline{\mathrm{sat}}\ P_1 \text{ and } P_2 \text{ and } \theta'=E(\alpha_2)\rho\theta \text{ and } \theta''=E(\alpha_1)\rho\theta}$$

由于$(\alpha_1 \parallel \alpha_2)=((\alpha_1;\alpha_2)|(\alpha_2;\alpha_1)|(\alpha_1 \parallel\!\mid \alpha_2))$，利用行为的顺序执行规则、行为的同时执行规则和行为的选择规则，可以得到$(\alpha_1 \parallel \alpha_2)$的逻辑规则：

$$\frac{\alpha_1\ \underline{\mathrm{sat}}\ P_1,\alpha_2\ \underline{\mathrm{sat}}\ P_2,\mathrm{Exe}(X,Y)\ \underline{\mathrm{sat}}\ R_E(X,Y)}{R_E(\alpha_1,\alpha_2)\text{and}(\alpha_1 \parallel \alpha_2)\underline{\mathrm{sat}}\ P_1 \text{ and } P_2}$$

其中，Exe(X，Y)的定义同前面的讨论。$R_E(\alpha_1,\alpha_2)=(\theta'=E(\alpha_2)\rho(E(\alpha_1)\rho\theta) \text{ or } \theta'=E(\alpha_1)\rho(E(\alpha_2)\rho\theta) \text{ or } \theta'=E(\alpha_2)\rho\theta \text{ and } \theta''=E(\alpha_1)\rho\theta)$。即对于$(\alpha_1;\alpha_2)$，有$\theta'=E(\alpha_2)\rho(E(\alpha_1)\rho\theta)$；对于$(\alpha_2;\alpha_1)$，有$\theta'=E(\alpha_1)\rho(E(\alpha_2)\rho\theta)$；对于$(\alpha_1 \parallel\!\mid \alpha_2)$，$\theta'=E(\alpha_1)\rho\theta,\theta''=E(\alpha_2)\rho\theta$，即 α_1 和 α_2 都使用相同的初始状态 θ，在执行意义上没有关联性。

行为单向条件操作($\alpha_1 \Rightarrow \alpha_2$)规则公式 $\alpha_1 \Rightarrow \alpha_2 = \text{def } \alpha_1 \twoheadrightarrow (\alpha_2=\lambda(\alpha_1)\cdot(S_2:F(\alpha)))$，表示$\alpha_2(\alpha_1)=S_2:F(\alpha_1)$。其中操作“$\twoheadrightarrow$”表示“影射”。这种影射也是一种关联性，但不是执行意义的关联。如果需要定义影射函数与影射条件，将放在考虑行为模式和结构概念时一起考虑。从这个公式中看出，$\alpha_1 \Rightarrow \alpha_2$ 实际是一种替换，实际是完成替换后变成 $\alpha_2=S:F(\alpha_1)$的行为表达式。而 $\alpha_2=S:F(\alpha_1)$逻辑推理公式，我们在上面已经定义过了。对于这种行为抽象中的替换规则，可以有如下不同形式：

$$\frac{\alpha_1\ \underline{\mathrm{sat}}\ P_1,\ \alpha_2\ \underline{\mathrm{sat}}\ P_2,\mathrm{Exe}(X,Y)\ \underline{\mathrm{sat}}\ R_E(X,Y)}{R_E(\alpha_1,\alpha_2)\text{and}(\alpha_1 \Rightarrow \alpha_2)\underline{\mathrm{sat}}(P_1 \text{ and } P_2)}$$

或者

$$\frac{\alpha_1\ \underline{\mathrm{sat}}\ P_1,\ \alpha_2\ \underline{\mathrm{sat}}\ P_2,\mathrm{Exe}(X,Y)\ \underline{\mathrm{sat}}\ R_E(X,Y)}{R_E(\alpha_1,\alpha_2)\text{and}(\alpha_1 \Rightarrow \alpha_2)\underline{\mathrm{sat}}(P_1 \twoheadrightarrow P_2)}$$

如何选择上述不同推理形式，完全取决于 $\alpha_1 \Rightarrow \alpha_2$ 是什么行为模式，例如行为控制模式，可能就用上面的第一个公式。行为监管模式就可能用第二个公式。

行为双向条件操作($\alpha_1 \Leftrightarrow \alpha_2$)规则公式 由于 $\alpha_1 \Leftrightarrow \alpha_2 =_{\text{def}} (\alpha_1 \Rightarrow \alpha_2 \parallel \alpha_2 \Rightarrow \alpha_1)$，从中看出，双向条件行为表达式实际是两个单向条件行为公式的并行。例如，管理行为模式、服务行为模式、认证模式或行为对抗模式等，与控制与监管行为模式不同，是服务和被服务者之间、管理者与被管理者之间、认证者与被认证者之间或对抗者之间，是相互配合的或相互对抗的。从行为模式角度出发，也可以有如下两种形式的推理公式：

$$\frac{\alpha_1\ \underline{\mathrm{sat}}\ P_1,\alpha_2\ \underline{\mathrm{sat}}\ P_2,\mathrm{Exe}(X,Y)\ \underline{\mathrm{sat}}\ R_E(X,Y)}{R_E(\alpha_1,\alpha_2)\text{and}(\alpha_1 \Leftrightarrow \alpha_2)\underline{\mathrm{sat}}(P_1 \text{ and } P_2)}$$

或者

$$\frac{\alpha_1\ \underline{\mathrm{sat}}\ P_1,\ \alpha_2\ \underline{\mathrm{sat}}\ P_2,\ \mathrm{Exe}(X,Y)\ \underline{\mathrm{sat}}\ R_E(X,Y)}{R_E(\alpha_1,\alpha_2)\ \mathrm{and}(\alpha_1 \Longleftrightarrow \alpha_2)\ \underline{\mathrm{sat}}(P_1 \leftrightarrow P_2)}$$

读者注意，上述公式中，与生物主体的行为逻辑公式不同的是，增加了一个执行函数 Exe(X,Y)，而且这个执行函数要满足关联谓词 $R_E(X,Y)$。公式中前件的 Exe(X,Y) $\underline{\mathrm{sat}}$ $R_E(X,Y)$表示在网络世界中的主体行为的关联函数是计算机和网络系统中执行意义上的关联，而不是其他意义的关联。$R_E(\alpha_1,\alpha_2)$表示 $R_E(X,Y)$中的 X 和 Y 被 α_1 和 α_2 替换后的结果。

10.4　网络世界主体行为模式概论

在 TCAF 中的分类体系划分为自上而下的面向应用模式和自下而上的面向对象的两种分类体系。面向应用模式分类方法实际上是把千万个信息化应用系统进行分类的方法。分类信息化的应用可以有多种方法，例如可以依据应用领域划分，也可以依据应用功能划分，还可以依据应用系统运营模式划分，更可以依据应用系统采用系统结构特点或者技术体制进行划分。这些方法都不是理论的分类方法，真正具有理论价值的分类方法是行为模式的分类方法。这里介绍的行为模式分类方法是在《软件行为学》中提出的。

10.4.1　什么是行为模式？

行为模式　对信息化信息系统依据行为学方法，对其主体行为的基本方式、特性所做的抽象描述。

例如网络基础设施的传输模式、计算机的计算模式、组织行为模式、业务行为模式、信息交换模式、综合应用模式、管理行为模式、服务行为模式、监管行为模式、认证行为模式、对抗行为模式等，所有模式划分都是依据行为的基本特点进行的。同时，我们规定上述计算、传输、协同、业务、交换、综合、管理、监管、认证和对抗等行为模式的限定词，称作行为模式的标题。而在每一个行为模式中都有一个或几个标题性质的行为。

根据行为学描述方法的总体要求，上述行为表达式能够描述行为应用模式。研究行为模式是把行为学理论运用到实际中的关键措施，是把形式化方法提高到应用层次的关键。例如在行为表达式中定义了条件单向行为：$\alpha \Rightarrow \alpha$。但是，我们可以用如下单向行为关系表示方法来表示行为控制模式、行为监管模式、行为认证模式和行为管理模式。

$$\boxed{\alpha \overset{\mathrm{sec}}{\Rightarrow} \beta} \qquad \boxed{\alpha \overset{\mathrm{sup}}{\Rightarrow} \beta} \qquad \boxed{\alpha \overset{\mathrm{ca}}{\Rightarrow} \beta}$$

对于双向对等行为：$\alpha \Longleftrightarrow \alpha$，采用如下注释，我们就可以得到如下方式来表示的行为协同模式、行为对抗、交易、交换和互操作等等模式的表示方法。有时，还可以用 $\alpha \parallel \alpha$（平行行为)来表示行为对抗形式或者同时活动的模式。

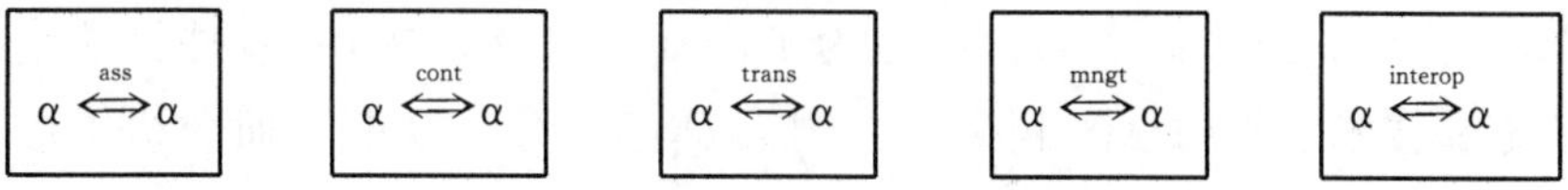

10.4.2　行为模式分类方法

行为模式的分类可以有许多方法,本书依据行为主体或代理的存在模式、群体组织的机制模式和功能模式依次分类:

(1) 主体存在形式是独立的还是伴侣的,是个体的还是群体的。

(2) 如果是群体的,其组织中的代理存在着行为协同模式的问题。如果是个体的,如何与环境进行协同及其联系模式同样是必须关心的。

(3) 伴侣行为模式(存在模式),网络世界中一种代理,陪伴一个主体、客体、系统和信道等,并执行伴侣任务和为被伴侣的实体服务的行为模式。表明了一种主体伴侣存在的特殊模式,区别于那些独立存在的主体或代理。

(4) 协同行为模式(机制模式,组织行为模式),网络世界中主体组织内部,实现组织内不同角色和分工的内部协同,这些主体的行为不是它们的业务行为,而是内部组织维系的组织行为模式。协同模式也可以称作组织内部的机制模式。

(5) 业务行为模式(业务模式),网络世界中的主体和主体组织,为了实现主体业务任务的业务行为模式。例如主体的交换、应用、服务、管理、监管、认证、控制等业务任务的业务行为模式。

TCAF 的网络世界行为模式划分依然采用《软件行为学》提出的方法,分类为

(1) 行为服务模式:信息系统的主体的行为实施服务任务的行为模式。服务模式中,如果被服务对象是信息系统拥有者或运营者本身,那么这种服务模式称作应用行为模式。如果服务模式的对象是其他主体,就称作服务模式,例如公众服务、网络专业服务和交易服务等模式。

(2) 行为控制模式:其行为是为了实现控制任务的行为模式。

(3) 行为管理模式:其行为是为了实现管理任务的行为模式。

(4) 行为监管模式:其行为是为了实现监管任务的行为模式。

(5) 行为认证模式:其行为是为了实现认证任务的行为模式。

(6) 行为对抗模式(应用模式):其行为是为了实现对抗任务的行为模式,例如打击网络犯罪、打击网络恐怖主义和网络军事对抗等模式。

10.5　形式行为学:信息化的形式化方法

10.5.1　信息化的形式化方法

在 20 世纪 80 年代初,作者因对计算机科学和软件工程理论的关注,开始对形式语

义学理论与实践进行研究。由科学出版社出版的《形式语义学基础与形式说明》一书曾经二次印刷，并再版。出版该书的目的是为了全面提高软件重用、软件自动生成和软件智能化的理论和技术水平(这个目标现在仍然没有过时)。该书全面介绍了形式语义学的理论和形式化方法，主要包括四个语义流派：

(1) 指称语义学。

(2) 代数语义学。

(3) 公理语义学。

(4) 操作语义学。

读者也许已经看到，传统计算机科学其本质是语言学的理论方法，在计算机科学中称作形式语言的理论方法。可是，在信息化和网络世界中遇到的各种问题的核心概念是主体和行为，属于行为学理论方法。在网络世界中，我们要研究人类信息化行为和网络世界中各种虚拟主体和行为。可以称作"形式行为学"问题。所谓形式行为学就是要区别某些生物和人类一些行为特点和模式。如同形式语言是为了区别人类的自然语言一样。人们会问，如何研究行为？一个非常重要的方法是"行为的语言表达"。有了行为的语言表达后，就可以研究"语言表达中的行为"。显然，其中最重要的是解决行为的数学语言表达和数学语言表达中的行为两个大问题。但是，人类发明的科学范畴和整个数学体系中，没有面向主体的数学。无论集合、函数、代数、几何、逻辑等各种数学体系都是没有面向主体的，都是面向客体的。我们需要改进数学体系，使之面向主体和行为学的研究。当然，在解决了"行为的数学语言表达和数学语言表达中的行为"后，下一步需要解决的是信息化的形式化方法、行为的形式语言表达和形式说明。所不同的是语义范畴概念发生了很大变化。例如需要研究各种行为模式的本体语义、预期语义、态势语义和预期与态势之间的评估语义等。关于这些研究的新进展，在作者关于网络世界行为学理论基础和形式化方法的著作中有特别详细的介绍。

信息化面向应用模式的语义描述方法，包括 TCAF 体系结构与规则描述语言、行为模式的本体语义、类型指称语义描述方法，以及行为模式的面向状态与特性的语义描述方法。

(1) 体系结构和规则(预期性)描述语言，可以分别针对总体关注的运营、系统和技术的体系结构，中心关注的运营、系统和技术的体系结构，平台关注的运营、系统和技术的体系结构，以及更加基础的各种引用模式，进行定义与描述。这种描述方法的特点是面向应用模式和自上而下的。

(2) 行为模式的本体语义，主要做网络行为应用模式语义描述。行为应用模式理论主要研究网络虚拟主体(代理)行为，研究个体与群体行为，研究群体行为能力的扩展。对行为结构、主体结构和客体结构进行研究。具体描述"谁做什么"问题。其中必须对网络信息交换、应用综合、数据共享、公众服务、外包服务、网络交易、运营安全等行为服务、行为管理、网络行为控制、网络行为监管、网络行为认证、网络行为对抗、代理执法、数字警察、信息战网络对抗、网络行为博弈等方面的语义进行定义与描述。

(3) 行为模式的预期(规则性)语义,在指定行为模式范围内,针对网络世界体系结构、主体、客体、行为、内容、系统网络范畴和信息化的服务性、互操作性、安全性的预期规则的形式语义描述。所谓行为预期规则描述,研究网络世界中虚拟主体(代理)的行为逻辑概念方面的问题,研究行为模式范围内"怎么做"、"在什么地方做"、"在什么时间做"、"谁曾经做什么"、"谁将要做什么"、"什么方式做"等问题和"能够做什么"、"不能做什么"、"必须做什么"等问题的部分语义描述。同时,还描述特性规则的逻辑规则,例如推理规则等。只有研究事务规则逻辑,才能建立行为的目的、企图和动机范畴的描述。

(4) 行为模式的态势语义,在指定的行为模式范围内,针对网络世界体系结构、主体、客体、行为、内容、系统网络范畴和信息化的服务性、互操作性和安全性,描述行为造成的事务态势的演化的语义。要区别预期规则语义是人们希望网络世界中应当发生的规则描述,而态势语义是描述实际发生的情况和行为结果的语义。

(5) 行为模式的评估语义,行为模式的预期规则语义和行为模式态势语义的差别的评估范畴的语义描述。这种预期性规则与态势语义的差别的评估,对建立可信网络世界和秩序是非常重要的。能够控制、改善这种预期性规则与态势语义的差别本身就是一种可信性。

(6) 行为模式的类型指称语义,定义网络世界中体系结构定义与描述中需要的类型说明语言。该说明语言与体系结构和规则描述语言共同构成了TCAF的软件自动生成的能力(生产力)和提高软件服务性、互操作性、安全性以及质量的重要措施。也就是说,TCAF标准最后是面向生产力提高的标准。对网络世界中的体系结构、主体、客体、行为、信息、数据、内容、系统、网络等实体进行自上而下的定义与描述,所谓类型指称是要描述所有对象的类型归属,而这种类型是由自下而上的面向对象的类型说明语言所定义的。也就是说,所有体系结构实体的类型定义都是通过类型说明语言所预定义的,从而形成自上而下的类型描述与自下而上的类型定义是相互衔接的。

如果我们把上述问题做一个划分,行为模式的本体语义、行为模式的预期(规则)语义、行为模式的态势语义、行为模式的评估语义可以得到如下一个分类。

行为模式的本体语义	行为模式的预期语义	行为模式的态势语义	行为模式的评估语义
"谁做什么"	"怎么做"、"在什么地方做"、"在什么时间做"、"谁曾经做什么"、"谁将要做什么"、"什么方式做"和"能够做什么"、"不能做什么"、"必须做什么"等问题	"做而引起的变化"、"为什么做"等	行为模式预期性和实际情况的差别语义,描述控制、改善差别和能力

最后还有,行为模式的综合范畴语义,随着行为应用模式、逻辑和目的语义研究的深入,会产生行为模式、逻辑和目的综合范畴领域,这种行为范畴综合必然会产生国情、种族、文化、领域、社会的高层形式化的研究成果。

10.5.2　行为模式的本体语义描述

行为模式的本体语义　行为模式本体描述是对行为模式的标题行为实行函数(函子)性质的定义,这个函数(函子)可以是对主体、行为、客体、信息、结点、函数、数据等对象的函数(函子)。有时,把行为模式本体描述称作行为模式的本体语义定义。

也就是说,首先,行为模式本体描述是对其模式的标题行为进行定义。其次,说明了这个函数(函子)可以针对的对象,例如主体、行为、客体、信息、结点、函数、数据等。行为模式的本体语义主要描述一种行为模式的"做什么"的语义。

在TCAF中,从应用模式的抽象分类来说,把应用行为模式中划分为行为服务模式、行为管理模式、行为控制模式、行为监管模式、行为认证模式和行为对抗模式。在实际应用平台和系统,例如在TCAF中的可信综合应用平台、可信信息交换平台、可信数据访问管理平台、可信公众服务平台、可信交易平台、可信专业服务平台、可信网关平台、可信监控/监管平台、可信认证/访问控制平台、可信管理平台、可信监管平台和可信认证平台等,需要有一种形式化的描述方法,说明这些系统和平台是做什么的。

如何描述行为模式的本体语义?本体语义主要研究主体、多主体、主体组织和多个主体组织在做什么。所以,描述本体语义一定在主体的行为结果图上,定义、说明和描述主体在做什么。说到底,本体语义是用行为表达式来定义行为。可以有如下四个层次:

(1) 主体(行为)关联模式本体语义。行为模式的主体"做什么"。

(2) 结点关联模式语义。结点范围内,行为模式的多个主体"做什么"。

(3) 结构关联模式语义。结构范围内行为模式的主体组织"做什么"。

(4) 多结构关联模式语义。多结构范围内行为模式的多主体组织"做什么"。

在定义行为模式的本体语义时,通常可以采用以下两种方法。

(1) 对一个行为进行定义:

$\alpha=\lambda(o).(S:f(o))$

$\alpha=\lambda(f).(S:f(o))$

$\alpha=\lambda(S).(S:f(o))$

$\alpha=\lambda(F).(S:F(\alpha))$

$\alpha=\lambda(\alpha).(S:F(\alpha))$

$\alpha=\lambda(\alpha,F).(S_2\langle S_1\rangle:F(\alpha))$等

(2) 对行为关系(α,β)进行定义和描述:

$(\alpha,\beta)=S_1:F(\beta)\parallel S_2:F(\alpha)$

$(\alpha,\beta)=\beta(\alpha)$等

例如,在网络世界中经常遇到的行为模式有

$\alpha=\lambda(\beta).(S:Services(\beta))$　…………　行为α是主体S对行为β进行服务

$\alpha=\lambda(\beta).(S:Management(\beta))$ ………… 行为 α 是主体 S 对行为 β 进行管理

$\alpha=\lambda(\beta).(S:Supervise(\beta))$ ………… 行为 α 是主体 S 对行为 β 进行监管

$\alpha=\lambda(\beta).(S:Control(\beta))$ ………… 行为 α 是主体 S 对行为 β 进行控制

$\alpha=\lambda(\beta).(S:Authenticate(\beta))$ ………… 行为 α 是主体 S 对行为 β 进行认证

$\alpha=\lambda(S).(S:MngtSubject(S))$ ………… 行为 α 是主体 S 对主体 S 进行管理

$\alpha=\lambda(o).(S:MngtObject(o))$ ………… 行为 α 是主体 S 对客体 o 进行管理

$\alpha=\lambda(c).(S:MngtContent(c))$ ………… 行为 α 是主体 S 对内容 c 进行管理

在本体语义的具体描述中,通常基于主体组织的主体行为关系结构图,对主体的协同行为、管理安全行为、业务行为以及相关报文、行为协议等进行形式化定义描述。有时,还对主体组织的移动、生长和配置等进行定义描述。

10.5.3 行为模式的预期(规则性)语义描述

描述语义是多方面关注的,即不仅关注行为模式做什么,还关注行为模式活动、行为、功能和方法的约束条件和规则,也关注行为模式在运行中发生的结构、态势、状态、属性、环境的变化。除此之外,还关注预期性的规则和实际态势之间的差别并对它们作出评估。了解这种预期性与态势的评估,对于建立可信网络世界是必需的。所以,行为模式的预期语义包括行为预期性语义描述、行为态势语义描述和行为评估语义描述,归纳如下表。

	环境状态	信息化特性
预期	预期行为信息的提取函数 SE:Action→Env→A→A θ=SE〚α〛ρθ	预期特性的计算函数 PTC:Action→Env→A→Values PTC〚α〛ρθ=PComp(SE〚α〛ρθ)
态势	运营信息的提取函数, OE:Action→Env→State→State σ′=OE〚α〛ρσ	运营特性的计算函数 POC:Action→Env→State→Values POC〚α〛ρσ=PComp(OE〚α〛ρσ)
评估	状态的评估函数: OEvaluate:A×State →Values OEvaluate(SE〚α〛ρθ,OE〚α〛ρσ)	特性的评估函数: PEvaluate:Values×Values→Values Pevaluate(PTC〚α〛ρθ,POC〚α〛ρσ)

从运行的角度看行为预期性,应当包括行为模式的主体的预期(划分预期主体和非预期主体)、行为的预期(划分预期行为和非预期行为)、客体的预期、状态的预期和特性的预期。在 TCAF 预期性规则语义描述中,主要划分三个方面:

(1) 描述行为模式的逻辑规则和推理语义。

(2) 描述行为模式的网络世界运营状态的预期性逻辑语义。

(3) 描述行为模式的信息化特性的规则语义。

所谓规则,定义为属性等式、条件等式的集合和规则应用的算法两个部分。规则集合中规则应当是一致的,相互之间没有矛盾。规则集合是有应用算法的,例如首先使用、使用顺序、使用循环等概念。应当注意,不同的行为模式,规则应当是不同的。所谓行为模式的预期性规则，是在行为模式的本体语义描述的基础上进行的。

例如，针对行为描述 $\alpha=\lambda(S,F,\beta).S:F(\beta)\rho\sigma$，$\alpha=\lambda(S,\beta).S:G(\beta)\rho\sigma$，或 $\beta=\lambda(S,O).S:f(O)\rho\sigma$ 可以定义规则：

$$\gamma = \text{IF } R_1 \text{ THEN } \alpha \text{ ELSE } \beta$$

或者

$$\zeta = \text{IF } R_2 \text{ THEN } \beta \text{ FI} \text{ 或 } \xi = \beta \text{ IF } R_2$$

其中，R_1 和 R_2 是预期性规则或者叫行为的条件规则。这些规则应当是行为模式的本体语义的规则。显然，规则可以定义和描述主体、操作、客体、环境、状态等之间的关系。应当注意，通常不包含信息化指标特性的服务性、互操作性和安全的规则。需要单独描述信息化的指标特性规则。

所谓推理，在TCAF中定义为行为模式的逻辑推理公式。例如对于控制行为模式有

$$\frac{\boldsymbol{\alpha}_1\ \underline{\textbf{sat}}\ \mathbf{R}_1\ \textbf{and}\ \boldsymbol{\alpha}_2\ \underline{\textbf{sat}}\ \mathbf{R}_2,\ \textbf{Exe}(\mathbf{X},\mathbf{Y})\ \underline{\textbf{sat}}\ \mathbf{R}_E(\mathbf{X},\mathbf{Y})}{(\boldsymbol{\alpha}_1\Rightarrow\boldsymbol{\alpha}_2)\ \underline{\textbf{sat}}(\mathbf{R}_1\ \textbf{and}\ \mathbf{R}_2)\ \textbf{and}\ \mathbf{R}_E(\boldsymbol{\alpha}_1,\boldsymbol{\alpha}_2)}$$

首先定义一个行为语义的描述函数，也可以称作行为信息的提取函数，SimulaExtract：Action →Env→A→A。用这个函数对行为 α 进行解释。有形式：

$$\theta' = \text{SimulaExtract}[\![\alpha]\!]\rho\theta$$

或者简写为

$$\theta' = \text{SE}[\![\alpha]\!]\rho\theta$$

其中，α 是行为，ρ 是环境 Env 的对象，θ 是信息集合 A 的初始对象。其意义为在给定环境 ρ 和初始状态 θ 下，对行为 α 进行解释，其结果引起所关注状态（信息集合 A）的变化。显然，有些状态（信息集合 A）是预期的，有些状态是非预期的。

在描述行为模式的信息化特性的预期性规则时，表示的是行为结果所引起的 TCAF 关注的信息化指标特性规则。例如服务性、互操作性和安全性的规则。

定义特性的计算函数 PTC：Action→Env→A→Values。

$$\text{PTC}[\![\alpha]\!]\rho\theta = \text{PComp}(\text{SE}[\![\alpha]\!]\rho\theta)$$

PTC 是 PropertyTheoryComputing 的缩写。

从这个计算信息化特性的函数可以看出，对每一个行为，在每一个环境和每一个状态中都可以计算出关注的信息化特性。信息化特性可以计算到每一个实体和行为上。

读者注意，在 TCAF 中，认为将行为模式本体语义的预期性规则和信息化关注特性的规则区分开，是为了描述清晰。例如，不能把安全性规则到处写，而要集中定义和描述。

在给定环境和运营状态中，描述主体、活动、行为、功能、方法与客体的约束、规则与条件的语义和对行为模式的预期特性指标、数值、情况的语义。

10.5.4　行为模式的态势语义描述

行为模式的态势语义描述，即在给定环境和运营状态中，描述如何提取网络世界实

际运行的态势,而这种态势是通过信息化特性的指标、数值、情况来表示的。

从这个定义中看出,行为模式的态势语义描述,与行为模式的预期性规则(逻辑)描述是不同的。预期性规则语义描述的是行为模式的建立者希望达到的,或者说是"想到的"。而态势语义描述的是实际发生的。

在 TCAF 态势语义描述中,主要划分两个方面:

(1) 描述行为模式的运营状态的语义。实际运行中行为模式的状态的变化。

(2) 描述行为模式的信息化特性的情况语义。即获得信息化特性在运营中实际提取的指标、数据和信息。

实际运行中行为模式的状态变化与预期性状态的变化是两种不同的事情。实际状态是通过网络世界中主体或系统运行,通过系统监控、检测和监管得到的反馈信息和数据描述的状态。为区别这种预期性语义描述提取信息的函数,在态势语义描述中新定义了一个函数,即行为状态运营信息的提取函数,OE:Action→Env→State→State。用这个函数对行为 α 进行解释,有如下形式:

$$\sigma' = \mathrm{OE}[\![\alpha]\!]\rho\sigma$$

其中,ρ 表示环境 Env 的对象,σ 表示初始状态的对象,而 σ' 表示行为 α 执行后引起的状态,OE 是 OperationExtract 的简写形式。

同预期性模拟信息提取函数比较,可以看出它们的基本不同点。在描述运营中实际提取信息化特性的指标、数据和信息方面也与预期性规则语义描述不同,预期性规则语义描述的是期望达到的信息化特性的结果,而态势语义描述的是实际运营中表现出信息化特性指标。所以,为区别预期性规则语义描述函数,新定义一个描述实际运营的信息化特性的函数:

$$\mathrm{POC}: \mathrm{Action} \to \mathrm{Env} \to \mathrm{State} \to \mathrm{Values}$$

$$\mathrm{POC}[\![\alpha]\!]\rho\sigma = \mathrm{PComp}(\mathrm{OE}[\![\alpha]\!]\rho\sigma)$$

需要说明的是,虽然这个特性运营计算函数 PropertyOptComputing 与预期性规则的特性理论计算函数 PropertyTheoryComputing 不同,但是特性计算是相同的函数 PComp。

10.5.5 行为模式的评估语义描述

将预期规则描述的约束、规则和条件与态势中提取的信息化特性的指标、数值、情况去比较,从而做出预期和态势之间的评估论或给出评估评分或定价。

根据 TCAF 可信网络世界特性定义,有如下行为模式的评估语义描述方法:

(1) 服务性评估语义=服务性预期性语义⊕服务性态势语义。

(2) 互操作性评估语义=互操作性预期性语义⊕互操作性态势语义。

(3) 安全性评估语义=安全性预期性语义⊕安全性态势语义。

可信网络世界的能力就是实现预期性的能力+了解态势的能力+了解"差"所引起的结果+控制和改进这个差的能力+处理"差"的能力+监控"差"变化的能力+监管引

起“差”的行为的能力＋处理引起“差”的行为的能力＋……

例如，如何消除这个差距是安全的思考核心。其措施有

(1) 对于产品，这种差是脆弱性。

(2) 对于系统，这种差是结构性。

(3) 对于网络世界，多结构、多结点、多主体、多行为等的相关性、差异性、不确定性。

在 TCAF 预态势语义描述中，主要划分几个方面：

(1) 描述行为模式的运营评估的语义。对实际运行中行为模式的状态与预期性状态的差别进行评估。将预期状态的描述函数 SE：Action→Env→A→A 和用这个函数对行为 α 进行解释的形式 $\theta'=\mathrm{SE}[\![\alpha]\!]\rho\theta$，同运营状态的描述函数 OE：Action→Env→State→State 和用这个函数对行为 α 进行解释的形式 $\sigma'=\mathrm{OE}[\![\alpha]\!]\rho\sigma$ 进行比较，我们可以发现预期性状态和实际运营状态的差，这个差为行为模式的实现提出了改进的方向。可以定义如下状态的评估函数：

OEvaluate：A×State→Values

(2) 描述行为模式的信息化特性的评估语义。对获得信息化特性在运营中实际提取的指标、数据、信息与预期的信息化特性的指标、数据、信息的差别进行评估。将预期性特性描述函数 PropertyTheoryComputing：Action→Env→A→Values 和用这个函数对行为 α 进行解释的形式 $\mathrm{PropertyTheoryComputing}[\![\alpha]\!]\rho\theta=\mathrm{PComp}(\mathrm{SE}[\![\alpha]\!]\rho\theta)$，同实际运营状态的特性解释函数 PropertyOptComputing：Action→Env→State→Values 和用这个函数对行为 α 进行解释的形式 $\mathrm{PropertyOptComputing}[\![\alpha]\!]\rho\sigma=\mathrm{PComp}(\mathrm{OE}[\![\alpha]\!]\rho\sigma)$ 进行比较，我们可以发现预期性状态和实际运营状态的差，这个差为行为模式的实现提出了改进的方向。为了书写方便，有以下简写形式：

$\mathrm{PTC}:\mathrm{Action}\to\mathrm{Env}\to\mathrm{A}\to\mathrm{Values},\ \mathrm{PTC}[\![\alpha]\!]\rho\theta=\mathrm{PComp}(\mathrm{SE}[\![\alpha]\!]\rho\theta)$

$\mathrm{POC}:\mathrm{Action}\to\mathrm{Env}\to\mathrm{State}\to\mathrm{Values},\ \mathrm{POC}[\![\alpha]\!]\rho\sigma=\mathrm{PComp}(\mathrm{OE}[\![\alpha]\!]\rho\sigma)$

可以定义特性的评估函数：

PEvaluate：Values×Values→Values

- 综合分析评估结果。根据上述各项评估结论，得出综合评估的结论。
- 根据综合评估结论，提出改进意见。

10.5.6 行为模式的类型指称语义描述

类型指称语义是描述实现本体语义、逻辑语义、态势语义和评估语义描述的体系结构的系统(软硬件)运营和实现的语义。它是直接与软件工程和系统工程相关的语义描述与说明。

类型指称语义意指，描述行为本体语义所使用的实体的类型指称，并根据类型的层次性，层层展开，从描述人类信息化行为的主体、行为、客体(信息内容)等类型的顶层设计到系统的主体、行为、客体逻辑层次的类型定义，再深入到系统结点、功能、数据虚拟层次的类型定义，最后落实到系统配置、方法、参数的物理层次类型定义。实际上类型指称

语义描述了系统从需求、逻辑、虚拟和物理的知识结构。

经典的形式语义描述和说明方法,包括指称语义(函数论方法)、代数语义、逻辑公理语义和操作语义方法。在TCAF中描述的方法主要借鉴了指称语义和逻辑公理语义方法。

指称语义学为形式语言的语言成分进行值论域的定义和描述。指称语义学定义了两个域:语法域(形式语言系统)和语义域(数学域,已知语义),是用语义域的对象对语法域的对象进行解释的学问。

所谓类型指称语义方法,对经典的指称语义的语法域和语义域的"域"概念改成"类型"概念。类型概念与代数、范畴论和数学逻辑方法,尤其与数学的类型理论直接相通。同时,类型概念与软件说明和程序设计有直接的联系,比较容易落实从说明到实现的转换。例如与程序设计语言的类型、抽象数据类型(ADT)、实例类型(IDT)和对象概念直接相通。另外,在TCAF中继续保留指称语义采用语义解释函数,用已知语义的数学类型来解释形式语言的语法成分(也是一种符号类型)。我们把经过如此改造的指称语义方法称作"类型指称语义方法"或者"基于类型的指称语义方法"。类型指称语义方法有以下主要特点:

(1) 类型指称语义方法是面向行为模式的。

(2) 类型指称语义方法是面向体系结构与规则形式描述语言的。

(3) 类型指称语义方法是面向类型的。

面向每一个行为模式,对模式中所需要的所有类型进行定义,是类型指称语义方法首要的工作内容。对模式中所有体系结构需要的主体结构、行为结构、客体结构、系统结点结构、功能结构、数据结构、配置结点结构、配置方法结构、参数结构和规则结构进行类型定义。

例如在定义主体结构时,要定义进程类型、港口类型、代理类型(多种模式要求的)、代理组织等类型。从前面几章的讨论中可以看出,行为也有结构和结构范畴,而且有不同类型,所以也可以定义成不同的行为类型。对于客体,熟悉程序设计语言的读者就更容易定义其类型。当然,系统结点、功能、数据结构、方法、参数和规则同样可以定义成不同的类型,甚至是抽象的类型。

有了行为模式所需要的类型定义,再来描述行为模式是为类型指称语义奠定了基础。

行为模式类型指称语义描述是在基本完成行为模式所需要的类型定义基础上,完成以下工作步骤:

(1) 首先定义语义解释函数集合。

(2) 用体系结构和规则描述语言对行为模式的体系结构进行描述。

(3) 用语义解释函数,对体系结构的描述语言进行语义解释。

面向每一个行为模式,对模式中所有体系结构需要的主体结构、行为结构、客体结构、系统结点结构、功能结构、数据结构、配置结点结构、配置方法结构、参数结构和规则结构等所有类型进行定义,然后利用语义解释函数,对行为的体系结构或具体的系统、平台进行解释。由于涉及多种结构语义解释，有面向行为模式的有预期性规则、有运营态势和评估多种语义描述，语义解释函数定义本身就是比较复杂的结构。语义解释函数有不同的层次和不同的面向与关注。

10.6 信息化生态观与新软件工程学的诞生

10.6.1 信息化生态观

类比生物界的“食草类动物”和“食肉类动物”的食物链关系，信息化的生态体系的“食草类动物”系统群体和“食肉类动物”系统群体同样存在着食物链关系，参见图 10.7。

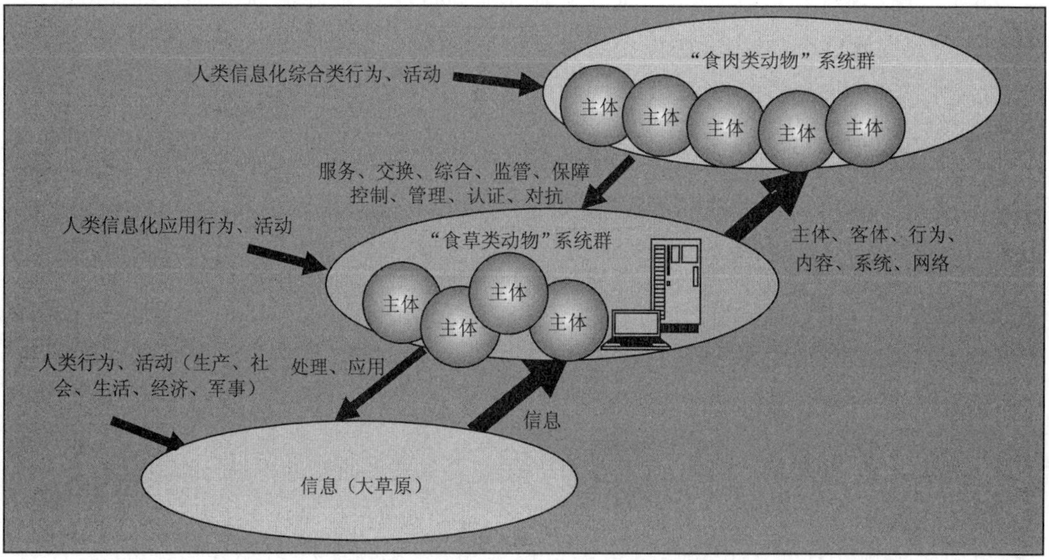

图 10.7 信息化生态的结构关系示意

信息化生态体系中的“食草类动物”信息系统依赖的是人类的生产、社会、生活、经济、军事等方面的活动、行为信息，以及人类关注的地球甚至宇宙的各种资源信息。这是一个茫茫的信息大草原。所谓“食草类动物”信息系统需要处理的就是这个信息大草原的信息，并且把处理的结果反馈到人类的各种活动和行为中，最终达到提高人类活动与行为的能力、效果和质量，并且达到合理地利用地球上的所有资源。为了与“食草类动物”信息系统的交互，人类产生了专门从事信息化的行为（例如使用计算机、电话、手机和从事信息系统研发、设计、测试等活动）。“食草类动物”信息系统的关联机制，过去主要是通过硬件、软件和主体实现的，其关联的方法属于信息关联的通信、访问的接口形式（API、EEI）；其实现的系统，有主机模式、客户器/服务器模式、浏览器/服务器模式、中间件模式、分布式计算模式和多系统/平台/门户系统的 MS/P/P 模式。在代理化应用发展中，也引入了代理和代理组织的关联机制。随着代理技术的引入，“食草类动物”信息系统也增加了行为关联方式或者信息与行为的双关联方式，其系统模式为多代理系统/平台/门户的 MAS/P/P 模式。

信息化生态体系中的"食肉类动物"信息系统依赖的是众多的"食草类动物"信息系统自身的主体、客体、行为、内容、系统与网络资源的信息，而不是人类在现实世界非信息化行为的信息。利用这些信息实现对"食草类动物"信息系统的服务、交换、综合、管理、控制、监管、认证和对抗等，并为人类信息化的行为产生了新的内容。"食肉类动物"信息系统主要建立的是主体、代理和代理组织的关联机制，通过信息与行为的关联方法实现体系融合的。其实现的系统，称之为多代理系统/平台/门户的 MAS/P/P 模式。

"食草类动物"信息系统与"食肉类动物"信息系统比较如下表。

分　类	处理对象	关联机制与方法	说　明
"食草动物"类信息系统	管理信息系统(MIS)，可视化管理人类活动、资源等信息	硬件、软件、主体连接，通信、访问的接口(API、EEI)，信息关联	主机，C/S，BS，中间件，DCE，MS/P/P
	资源管理系统(MS)，主要管理项目、生产、资源等信息	硬件、软件、主体连接，通信、访问的接口(API、EEI)，信息关联	DCE，MS/P/P
	代理化管理信息系统(Agent-MIS)，主要管理人类活动、资源等信息	通过硬件、网络信道、地址端口、接口(API、EEI)、数据、主体的多层次连接，实现信息关联	主机，C/S，BS，中间件， DCE， MS/P/P，MAS/P/P
"食肉动物"类信息系统	网络交换平台，通过交换代理组织对对象主体采集和交换信息	代理组织连接，实现主体之间的信息与行为关联	MAS/P/P
	网络综合应用平台，通过综合代理组织，实现多系统多主体活动信息综合	代理组织和伴侣代理技术连接，实现主体之间的信息与行为关联	MAS/P/P
	网络服务平台，通过服务代理组织，实现面向主体的递交式服务	代理组织连接，实现主体之间的信息与行为关联	MAS/P/P
	安全保障平台，通过多代理组织和数字标签技术实现网络范围内主体、行为和活动的结构性安全保障	代理组织和伴侣代理技术连接，实现主体之间的信息与行为关联	MAS/P/P
	网络监管平台，通过多代理组织实现对象主体的行为与内容监管	主体、伴侣代理(组织)或引擎连接，行为树、信息基，信息与行为关联	MAS/P/P
	网络管理平台。通过多代理组织实现对网络范围内的主体、客体、资源等管理	代理组织连接，实现主体之间的信息与行为关联	MAS/P/P

区别这个信息化的生态体系中的"食草类动物"信息系统与"食肉类动物"信息系统的主要目的是区别"食肉动物"信息系统开发的方法与"食草动物"信息系统的开发方法是不同的，有不同的系统工程和软件工程的方法学。

作者的一个学生彭涛，是个执着于技术创新的天才。他首先完成了从软件主体(代理)活动与行为中直接提取信息，而不需要了解这个主体的软件实现的源代码、数据结构和接口信息，实现了对已有系统的信息交换和信息综合。他与自己的团队研制出一个跨时代的新型软件系统产品。作者把他称为信息化中第一个“吃肉的人”。他们的系统和产品是真正按照《软件行为学》的理论和方法要求，实现了具有“吃肉”能力的系统和产品，彭涛和他的团队的产品是了不起的突破。

10.6.2　新软件工程学概论：网络世界主体工程学

传统的软件工程学，诞生于20世纪80年代，其目标是提高软件生产力(软件生产力提高百万行源代码)、生产质量和适应信息化发展要求，研究的是在一张白纸上如何设计和实现一个新的软件与系统，讲授如何根据用户需求，进行需求分析，提出满足需求的不同层次的概念设计、模型设计、方法设计、系统设计、产品设计；并且完成分析、设计、开发、测试、试用、维护、改进等一整套的软件、系统和产品生存期规范和标准化要求。

传统软件工程学的核心，是程序设计方法学。软件生存期的各种问题最终都要归结为程序设计上。传统软件工程学是一种资源概念，包括说明语言、程序设计语言、汇编语言和二进制机器语言不同层次的模块、部件、对象等。传统软件工程学基本上是为解决软件的应用或服务功能的设计与实现服务的。传统的软件工程学在解决部件、对象、模块、子系统组成大系统时，采用的是软件关联方法。例如，软件之间关联性通过程序的内在结构代码、接口、API、EEI、地址等实现引用。

传统的软件工程学有许多技术对软件产业产生过巨大作用，例如面向对象技术、可视化技术、集成技术、软件重用技术、部件技术、自动生成技术和智能化技术。

但是，传统的软件工程学还存在一些不足或根本性缺陷问题，表现在以下方面：

(1) **缺少对服务功能之外的其他多关注的软件工程方法**。表现在对可管理性、可监管性、可认证性、互操作性、安全性、可靠性、系统融入到大系统等新关注点的支持。例如，表现出IT产品的安全脆弱性，主要是传统的技术体制理论就没有考虑安全问题。从软件的角度看，传统的软件工程的方法学，从来没有把安全问题作为方法学的基本支撑点，是一个没有考虑安全的软件工程学。考虑安全问题后，其软件工程学应当有什么变化。这种软件工程学从安全角度看，不仅关注安全的脆弱性，还表现在安全的结构性。

(2) **缺少新建系统与已有老系统相互融合的软件工程方法**。表现在传统的软件工程学是讲述在一个“白纸上画最美丽的画”，或者说，如何建立新的信息系统或应用系统，而不讨论在已经有许多“老的信息”之上，如何建立一种“新”系统和“老”系统共融的体系。要提出系统建设的自然演化和进化的理论与实践方法。

(3) **缺少面向主体的软件工程学方法**。缺少把主体作为对象方法，仅有的并发程序设计，也仅仅研究进程的创建、同步、通信等基本的信息关联的机制，没有把主体的行为作为研究对象。没有研究主体行为的方法学的支持，在实际工作中，事事都要研究代码和接口。例如，研究软件的脆弱性，总是从代码和程序结构角度去研究，而不去从行为的角度研究。发现一个计算机病毒，也是从代码的角度，从代码模式或者结构去发现，而不是从一个软件或者主体的异常行为中发现。

(4) **缺少建立在体系结构研究基础上的软件工程方法**。传统的软件工程学是从需求分析出发的,并没有把这种需求纳入到信息化的体系结构总体或框架中加以研究,是一个自我封闭的独立体系,忽略了与其他体系的关系,是一个建立在实现应用模式和功能需求的软件工程学,而不是建立在网络世界体系结构为基础的软件工程学。因为现代系统在网络世界中早已经不是孤立存在的体系,必须要研究系统在整个信息化体系结构的位置、作用和与其他系统关系的基础上,明确了系统的总体服务性、互操作性和安全性要求,才能进行系统的需求分析。

(5) **缺少在信息化大生态体系中研究问题的软件工程方法**。网络世界中所有的系统或者主体在运营中处理的是面向关系构成的体系。站在这种信息化大生态体系中研究问题的软件工程方法比建立在体系结构层次上研究软件工程需要有广阔的视野。首先,在这个信息化生态体系中,如同要从个体、组织群体(多个体)、种群体(多组织群体)和生态多个视图研究生物世界那样,从系统、平台(多系统)、中心(多平台)、领域(多中心)、网络世界(所有领域)研究软件工程。其次,在这个信息化生态体系中,如同要从食物链来研究生物体的行为关系,区分食草类动物和食肉类动物一样,从信息化系统面对的处理对象,划分出"食草类动物信息系统群"和"食肉类动物信息系统群"不同的软件工程体系。"食草类动物信息系统群"采用的是传统的软件工程学,而"食肉类动物信息系统群"采用的是 TCAF 称为的新软件工程学和主体工程学。

研究信息化"食草类动物"系统群、"食肉类动物"系统群和信息化的生态体系,其中目的之一是研究和产生新软件工程学和主体工程学。

(1) 新软件工程学(主体工程学)是网络世界的工程学。"食肉类动物"面前,面临的是充满牛、羊、马、鹿、狼、虎、豹等千千万万主体的世界。已经不是原子、分子、蛋白质、氨基酸、糖、维生素和无机盐等物质和资源的茫茫信息大草原。信息化科学是网络世界的科学。我们之所以叫网络世界,是由于存在着千千万万的活的主体。

(2) 新软件工程学(主体工程学)是信息化科学组成部分。新软件工程学面临的不是计算机科学的任意代码,不是任意程序,不是任意人造的概念,不是从未存在过的只有说法或想象意义的假设的系统。它面临的是信息化科学,研究的对象是类似牛、羊、马、鹿、狼、虎、豹等各种规范的信息系统,这个信息系统是已经存在的,不是任意人为想象的,有相当程度的主体结构的确定性的系统。其中,发生变化的是主体行为的不确定性。

(3) 新软件工程学(主体工程学)是基于网络世界已经存在的规范系统的主体行为的方法学。

(4) 新软件工程学(主体工程学)是基于网络世界体系结构的方法学。

(5) 网络世界的体系结构是基于主体和行为结构引导的运营、系统和技术体系结构的方法学。

基于上述分析,新软件工程学有以下领域需要研究:

(1) 体系结构中心的软件工程学。新软件工程学研究的问题是面向已有的众多的信息系统,研究互操作性、服务性、安全性等方面的多关注的软件工程学,研究的是不修改和少修改已有系统构建更大系统和综合系统的软件工程。所以说,新软件工程学是体系结构为中心的软件工程学。

(2) 多关注的软件工程学,包括

- 面向多关注的软件工程(aspect oriented software engineering,AOSE)。
- 安全软件工程学。

(3) 面向代理的软件工程(agent oriented software engineering,AOSE)。

(4) TCAF新程序设计方法学,强调如下四个方面:

- 基于体系结构的程序设计,更加规范的面向应用模式的程序设计。
- 面向类型的程序设计(TOP),更加规范的面向对象的程序设计。
- 面向多关注的程序设计(aspect oriented programming,AOP)
- 面向代理(主体)的程序设计(agent oriented programming,AOP)

下面我们就多关注软件工程、面向主体(代理)软件工程做些介绍。

我国软件经过几十年的发展,已经进入了一个高成本研发、升级和维护服务时期,而且一时找不到解决问题的道路。显然,这个时候的企业出现了两个方面的大问题。

第一,企业的软件开发理论和方法落后,不能实现更便捷重用、自动生成和具有智能化的能力,没有具有数学理论支持的程序设计方法学,例如把程序设计水平提高到面向类型的程序设计方法(TOP)。我们经常说软件从某种程度是数学的工程,就好似强调数学理论方法指导的重要性。但是这种方法不是有些人谈到的数理逻辑,例如一阶谓词演算,而是代数、范畴论和类型理论的方法。例如微软公司程序设计方法就是典型的面向类型的程序设计方法(TOP)。

第二,企业的软件的结构或体系结构理论方法落后。如果软件企业已经有了最好的程序设计方法,依然存在结构性的问题,主要表现在软件开发的“多关注”和“基于体系结构”的方法总体支持上。例如微软公司虽然具有很好产品质量的软件,但是微软公司依然存在着“多关注”和“基于体系结构”的方法缺失,依然会为其产品继续打补丁。为了推动软件企业高级能力,企业必须改变把软件视为一般工程的概念,重新确立软件是工程,同时更是科学的新认知,尤其对于要求成本低和服务长远的软件系统,必须树立软件是科学的基本概念。

请读者注意,在传统软件工程理论和方法中,取得重要成果的是微软公司的OLE和美军DII COE。有些人不懂得OLE,大谈操作系统,以为操作显然就是进程管理、资源管理和IO管理等。对于一个终端计算机的操作系统,必须承担运营、开发、管理和系统集成支撑任务。其中系统集成,要求实现二进制代码级别的连接任务,而在这方面只有微软公司的OLE(对象连接与嵌入)。微软Windows,如果没有OLE,可能就谈不上统治天下。读者是否知道全世界的可视化应用系统都是“FOR OLE”的。如果开发一个不是“FOR OLE”的终端应用系统,就意味着这个应用系统与世界所有其他应用软件不连接。

有些软件人员，认为程序都是通过接口和调用连接的。如果这样认识软件，就是把 Windows 源代码给你，你也会看不懂各种应用系统是如何在运行中连接的。

所以作者一再强调，对于信息化发展要向前看，不要回头看（除非必需的产业技术补课），因为这段历史已经不属于你。要争取在未来高地争夺中占有一席之地。也就是说，我们在讨论操作系统未来的发展，就必须去研究经典操作系统没有解决的问题，尤其是那些大范围网络环境下信息化生态概念中提出的问题，必须关切到未来信息化的公共技术特点，即代理化和数字标签运营支撑体系的基本要求。所以，TCAF 计划中提出建立“代理网格操作系统”新的运行（主要考虑代理契约计算和大规模主体有组织的群体计算）、管理（不仅管理资源，主要管理主体的行为和客体的信息内容）、开发（不仅是程序代码开发，而主要是行为开发）、互操作性（不仅考虑共享、交换、引用，而重点考虑递交、协同、移动、生长等新特性）和安全性（主要是面向结构性安全）新型全球网络环境。

1. 类型论与类型表达式

类型论是希尔伯特（Hilbert，D.）在他的《数理逻辑基础》一书中，讨论高阶逻辑系统中，提出的用数理逻辑方法一统天下的计划。还真有人去实现这个发展计划。数学家 Martin_Löf 分别在 1975 年、1979 年和 1990 年提出和完善了其类型理论（构造数学）体系。不管数学家怎么看 Martin_Löf 研究成果（多数数学家对其研究不能表态），从计算机科学与信息化科学工作角度，是非常赞赏其研究成果的。Martin_Löf 学说研究类型论以数学逻辑作为数学基础，他认为没有一个对象是没有类型的，它不仅存在于数值、操作中，而且还存在于证明之中。Martin_Löf 类型理论的意义还在于建立了一种新的形式系统，这个新的形式系统至少有两个特点，第一，建立一种新的哲学与逻辑意义上的集合与范畴论系统，以解决一些数学的基础问题；第二，现有的数学符号体系与语言不适合计算机或程序设计语言。例如，一阶谓词演算系统语言不适合程序设计语言，这也是计算机科学要发展自己的程序设计语言的原因。用通俗的话说，就是要研究适合机器读的数学语言，至今为止，所有的数学语言都是人读的语言。Martin_Löf 认为类型理论更适合程序设计和计算机科学。Martin_Löf 类型理论的哲学观点是

(1) 世界是按类型构造的（包括思维和表示都是类型的）。

(2) 类型是层次的。

(3) 低层次类型是高层次类型的成员。

类型理论的数学观点是，把类型论作为数学的基础来研究，立足在范畴论的高度上。同时，Martin_Löf 还批判组合逻辑和范畴论的无类型，并为它们给出类型。他强调没有一个数学对象是不属于某个类型的，包括数值、函数、操作和证明。虽然没有先验的真值，但他把真值和证明联系起来，真为存在证明，假为不存在证明。将证明纳入到形式系统之内，与其他直觉数学一样，也引入了构造规则、引入规则、消去规则和等式规则。

但是，在 Martin_Löf 类型理论的早期讨论中，并没有对“无穷对象”进行构造。可以说，所有对象都是构造的，而无穷在那时的类型理论中只是一个概念，而不是对象。在定

义如下类型世界时：

$$V_0 \in V_1 \in V_2 \in \cdots$$

把 V_i 视为 V_{i+1} 的对象，V_i 是无穷的，但在类型理论中，并没有给出无穷作为对象的讨论。1990 年，Martin_Löf 在文献 *Mathematics of Infinity* 中，对他的无穷数学做了补充说明，完成了无穷对象的构造，并讨论了无穷的层次概念和构造性，例如讨论用自然数构造实数。

希望读者理解这种无穷对象的构造，就是对停机问题的判定。如果能够把无穷判定为一个对象，那么就是表示对无穷计算机的停机问题做出判断。

组合逻辑和范畴组合逻辑认为，存在着超越所有类型的操作（或者说最后的操作），即“施用”或“复合”。所谓“超越所有类型”，就是说它适用于一切类型，“施用”或“复合”操作在一切类型中被直接使用。将这些概念与 Gōdel 的不完备性定理中的包含数论的任何系统都必定存在着不可判定的命题，或者数论中存在一个命题，它是真的但是是不可证明的等概念比较，也许读者会有一些想法。

作者在德国数学家 Martin_Löf 提出的著名的类型理论（type theory）和抽象数据类型（ADT）理论基础上，进行了适合程序设计与软件开发的修改并提出了面向类型的程序设计（type oriented programming，TOP）方法学（可参阅参考文献[31，39，40]）。该方法学作为 863 项目，在 20 世纪，有一支素质很高的软件和系统人员团队从事类型程序设计方法学这项研究工作。这可以从参考文献[31，32]等著作中看出，作者与几十位学生和弟子在 VAX 计算机系统上共同完成了这项科研与开发工作。这项工作在 20 世纪 80 年代中后期到 90 年代初完成，并取得了成功。采用类型程序设计理论与方法实现的软件自动生成，生成的代码质量好，程序效率高。类型程序设计方法学强调将自上而下（面向模式）与自下而上（面向对象与部件）两种方法结合起来。所以，面向类型的程序设计方法是一种高级的面向对象的程序设计方法，或者说是面向对象程序设计方法的更高级形态和发展阶段的方法学。我们把面向类型的程序设计（TOP）方法作为 TCAF 中软件工程方法之一，是一种支持大规模设计与生产的软件工程方法。如果读者对 TCAF 的面向类型的程序设计与软件工程感兴趣，可以参阅参考文献[31，42]。

面向类型的程序设计（TOP）方法学认为，

（1）世界是类型的，类型是构造的，类型是层次的，低层次是高层次的成员。

（2）应用的开发是类型的开发，软件的设计是类型的设计。软件设计自上而下，是类型的层层分解和推导，分解和推导到预定义的类型库中的类型为止。软件设计自下而上，是依照类型库的类型组合与构造的。

（3）程序设计语言预定义类型太少，要把类型概念进行到底。不仅操作系统中的各种服务可定义成类型，例如栈、队列、进程、线程、港口、会话、任务、作业、代理、代理组织、IO、存储、文件、设备、控制、总线、网络和信道等定义成类型，而且还可以把各种应用模式定义成类型的体系，例如监管应用类型库、认证应用类型库、服务应用类型库、管理应用类型库、控制应用类型库、对抗应用类型库等应用类型体系。

(4) 产业程序设计的指导思想是，选择有数学支持的概念。例如，我们可以在 template，package，class 和 type 等概念中选择。面向类型的程序设计选择的是 type。因为一个 type 是一个代数(类别代数)，也就是说，type 概念对语义进行了规定，而且这种语义规定是通过大学的公共教育得到的。而 template，package 和 class 这些概念失去了数学的支持(没有数学家研究)，还要研究自己定义的各种说不清楚的问题，而且存在很大的任意性。对于企业来说，任意性就是高成本。

面向类型的程序设计(TOP)方法学是支持软件重用、软件自动生成和智能化应用的重要基础，同时也是面向并发程序设计的方法学和面向代理(主体)的程序设计方法学。类型程序设计方法学在软件重用、软件自动生成和软件智能化方面都有自己的特点。

类型论如同集合、代数、范畴等数学理论，同样有类型的运算，通过这些运算来构造新的类型。类型有如下运算：

(1) 积运算 $T_1 \times T_2$，其元素为二元组，即 $t_1 \in T_1$，$t_2 \in T_2$，那么 $\langle t_1, t_2 \rangle \in T_1 \times T_2$。如果 $t \in T_1 \times T_2$，那么操作 $\mathrm{first}(t) \in T_1$，$\mathrm{second}(t) \in T_2$。

(2) 和运算 $T_1 + T_2$，其元素要么是 T_1 中的元素，要么是 T_2 中的元素。我们为该类型定义了三个操作：onto，into 和 in。这三个操作如下定义：如果 $X = \cdots + Y + \cdots$，$x \in X$ 并且与 $y \in Y$ 相对应，那么 x onto $Y = y$，y into $X = x$。对于 x in Y，存在 $x \in X$ 与 $y \in Y$ 相对应，那么 x in $Y = \mathrm{true}$，否则，x in $Y = \mathrm{false}$。

(3) 射运算 $T_1 \rightarrow T_2$，如果 $f: T_1 \rightarrow T_2$，那么 $\mathrm{dom}(f) \in T_1$，$\mathrm{cod}(f) \in T_2$，即如果 $t_1 \in T_1$，那么 $f(t_1) \in T_2$。如果 $t: T \in T_1 \rightarrow T_2$，$t_1 \in T_1$，$t_2 \in T_2$，那么 $t + \{t_1 \rightarrow t_2\}$ 表示在 t 中增加一个成分。

(4) n 元表运算 T^n，$T^n = T_1 \times T_2 \cdots \times T_n$，其元素是一个 n 元表格 $\langle t_1, t_2, t_3, \cdots, t_n \rangle$，如果 $t \in T_1 \times T_2 \times \cdots \times T_n$，那么操作 $t \downarrow 1 \in T_1$，$t \downarrow 2 \in T_2$，$\cdots$，$t \downarrow n \in T_n$。为了表示方便，有时用 $t \cdot t_1$，$t \cdot t_2$，$t \cdot t_3$，$\cdots$，$t \cdot t_n$ 表示 n 元组的某个对象。

(5) 无限表运算 T^*，$T^* = T^0 + T^1 + T^3 + \cdots$，表示无穷表或不确定长度表。

(6) 幂运算 $\mathbb{P}[T]$，$\mathbb{P}[T]$ 表示幂集类型，研究不确定性使用的类型表示方法。

在 TCAF 中使用了描述上述类型运算的类型表达式，采用计算机语言的文法定义方法(BNF)，假定 T，T_1，T_2 是类型名或者标识，有以下类型表达式的语法定义：

$T ::= \text{atom-}T$	………… 原子类型
$\mid T_1 \times T_2$	………… 乘积类型
$\mid T_1 + T_2$	………… 和类型
$\mid T_1 \rightarrow T_2$	………… 射类型
$\mid T_1 \cdot T_2$	………… 连接类型
$\mid T^n$	………… n 长度表类型
$\mid T^*$	………… 无穷表类型
$\mid (T)$	………… 优先结合类型

```
            | ℙ[T]              ………… 幂类型
atom-T ::= real                 ………… 实数类型
         | integer              ………… 整数类型
         | Boolean              ………… 布尔类型
         | characters           ………… 字符类型
         | string               ………… 字符串类型
         | …
```

研究网络世界的主体与行为学,必须通过有现代主体与行为学理论和计算理论支持的新软件工程学的支持,最后要落实到软件工作中。从上述讨论中看出,面向类型的程序设计方法将是所有方法学软件实现的基础,是把理论、方法落实为产品的方法。

2. 面向类型的程序设计

信息产业和信息安全产业的企业其C语言的程序设计情况大致划分为几个级别:

(1) 任意结构的C语言程序设计。或者说企业提供的产品没有规范程序设计要求,软件人员自由开发软件不能进行基本的验证,通常只能是低等级测评认证。

(2) 有C语言规范要求的结构程序设计。可以面向过程或功能,但不能实现软件重用,体系结构漏洞不能消除,通常只能是中、低等级测评认证,而且数学家不能参与。

(3) 产业特性的面向对象的C语言程序设计(OOP),可实现软件重用,但如果采用自动生成,会非常复杂,不支持智能化能力。可以配合体系结构方法,通常只能是较高等级测评认证,数学家基本不能参与,或参与非常困难。

(4) 产业特性的面向类型的C语言程序设计(TOP)。支持低成本软件重用、自动生成和智能化。配合体系结构方法,通常可以达到高等级测评认证,数学家可以参与。

企业TOP的开发和服务成本会大范围的降低,包括软件资源的最大限度的再利用和网络远程化服务,是我国信息产业和信息安全产业走向世界的基本技术条件。如果我国企业不实现上述的开发和成本的降低,走向世界是一句空话。我们可以规定产业特性的面向对象的C语言程序设计产生系统部件是半结构性分级要求。对产业特性的面向类型的C语言程序设计的部件称作结构性分级要求。其他的程序设计方法产生的产品称作无结构性要求等级。有条件的软件企业,应当普遍实行面向类型的程序设计(TOP),这是企业开发产品降低成本、提高质量、软件重用、自动化生成、软件智能化的必然之路。

熟悉面向类型的程序设计(type oriented programming,TOP)方法学理论与方法的高水平程序设计人员,在类型表达式编译系统的支持下,将软件生产力提高到“百万行C语言源代码”的水平是可行的。

类型程序设计方法学支持软件重用、软件自动生成和智能化应用,同时也是面向并发程序设计的方法学和面向代理(主体)的程序设计方法学。类型程序设计方法学在软件重用、软件自动生成和软件智能化方面都有自己的特点。

1) 软件便捷重用

“穿上规范的类型外衣”的类型程序设计使重用资源规范化、分类化和简单化，是低成本软件重用技术。支持软件重用的技术规则主要有

(1) 选择类型作为设计的基本单位与概念，应用与设计是类型的应用与设计。

(2) 追求最好的可读性、可靠性、可维护性、可培训性、非个人特色的程序设计原则。

(3) 追求最低成本的设计原则。

(4) 建立工程师可读的类型库(ADT，IDT 和 dll 库等)。

(5) 类型数据结构。必须用 typedef 定义类型变量指针。

(6) 类型常数。例如，必须利用 # define 为常数命名，在程序设计中没有常数出现。

(7) 类型变量。变量命名用类型名与变量名连接的形式，例如 PFN $ ALLOCATE。不用全局变量和静态变量。

(8) 类型函数。函数命名用类型名与函数名连接的形式，例如 stack_push(或 stack $ push)。函数必须有返回值，必须无副作用。

(9) 参数规则。规范参数变量和指针、参数调用模式(in 模式)，参数传递机制(call_by_value 和 call_by_reference)和形参与实参之间的调用关系。

(10) 系统服务的引用规则。引用系统服务必须返回系统服务状态。

(11) 表达式规则。使用显式类型转换，尤其是在赋值语句的右边表达式前使用。

(12) 语句规则。不要乱用 goto，不要忘了在循环语句中使用 break 等语句，在 switch 语句中出现异常情况时使用 default 语句，尤其要控制 stop 语句与 exit 语句，停机语句要放到异常处理中。

(13) 注释规则。包括类型注释、函数注释、语句注释和表达式注释。

2) 软件自动生成

软件自动生成理论、方法与技术实际上是说，给定一个说明语言，根据这个语言，通过逐步的类型分解实现软件的自动生成。这种自上而下的划分与推导工作的基础是什么呢? 是自下而上的类型组合与构造。自上而下的推导和自下而上的类型组合与构造的结合点是软件自动生成的关键。也就是说，进行楼房设计时，从需求开始不断地分解、推导，不应该推导到物质组成的最小单位；我们认为，当推导到钢筋材料、水泥、砖木材料、管道材料、电器材料和装饰材料等分类产品时便完成了设计工作，或者认为设计落在了实处。同时，还有一种供应机构为上述材料的分类产品进行自下而上的设计，用比较简单、原始的物质设计、生产这些材料产品。软件自动生成也是同样的道理，我们必须有一个自上而下的划分推导的过程。从直觉上看，采用逻辑语言似乎是描述这个过程的最好方法。但是，在数理逻辑中，语言是从研究数学本身体系的完整性出发的，过于基本，作为自上而下的设计还过分简单。总之，结论是不适用，因为这种数学语言本不是为程序设计服务而产生的。推导软件，不能仅仅有推导的规则和设计原则，还必须有"“建筑

材料”,即推导的分类基础:类型。于是,我们明确了系统划分是类型的划分,系统分解是在类型中的分解,系统推导是在类型中的推导。例如,给定任意一阶谓词演算的合适公式,假定谓词文法表示为

$$p::=a \mid p\wedge p \mid p\vee p \mid p\rightarrow p \mid p\leftrightarrow p \mid \neg p \mid (\exists x\in A)p(x) \mid (\forall x\in A)p(x) \mid (p)$$

其中,a 是原子公式,p 是一个谓词,A 表示一个集合。

能否自动从上述谓词说明中转换出程序呢? 命题演算很简单,我们暂且不去讨论它,而只讨论两个量词约束的谓词,看$(\exists x\in A)p(x)$及$(\forall x\in A)p(x)$如何写出程序。从生成的角度看,软件的关键在于 for all x∈A do…od 的枚举算法的产生。如果 A 是一个类型,那么对不同类型的 for all x∈A 的实现程序显然是不同的。于是问题就产生了,是否存在着一种枚举算法程序,对于任意 A 都是有意义的呢? 因为只有如此,谓词才有可能转换成程序,否则我们是枚举不完所有类型的 for all x∈A do…od 程序的。

类型程序设计软件自动生成的原理是,在软件重用技术的基础上再增加以下考虑:

(1) 系统是由类型构造(自下而上)和类型分解(自上而下)设计的,这种类型构造和类型分解是由类型表达式表示的。

(2) 类型也是构造的,类型的构造是由构造类别代数描述的,其中包括集合是构造的、函数是构造的、证明是构造的、代数是构造的、类型的范畴是构造的、范畴的范畴也是构造的。

(3) 一个类型的生成是通过构造性类型说明语言描述的,类型软件是通过编译程序自动生成的。

(4) 提供抽象数据类型到实例类型的自动发生服务函数。

软件自动生成主要使用三个工具:类型表达式编译程序、类型说明语言和实例类型发生函数。

(1) 类型表达式的语法定义(在本节的第 1 部分已经定义)。

(2) 类型说明语言的文法格式。可以用于软件自动生成的抽象数据类型(ADT)说明格式如下:

```
type type_name (type_parameters)is
sorts"sorts_structure_definition"end sorts
constructors
    function_name:function_type_expression
    [function_name:function_type_expression]
extensions
    function_name:function_type_expression
    function_name:function_type_expression
    ……
    function_name:function_type_expression
```

equations for all“object declaration”let

equation

equation

……

eqution

end type

(3) 实例类型发生。在上述类型表达式中做如下扩充：

typeexpression ::=…

typeexpression ::=…|type_name(type_value)……实例发生

type_name ::=identifier

type_value ::=type_name|type_name,type_value

type_definition ::=INST type_name (typeexpression)

一个抽象数据类型可以表示成

$t'=\lambda t\theta.(S,\Sigma,A,O)$

如果令语义解释函数为

TT：Instdec→ADT→TPAR→IDT

其中，ADT表示抽象数据类型，TPAR表示类型参数，IDT表示实例数据类型，那么实例发生声明(instdec)的语义为

$TT[\![\text{type } t'=\text{INST } t(\delta)]\!](t)(\sigma)=\{\lambda t\theta.(S,\Sigma,A,O)\}(t')(\delta)$

可以对一个抽象数据类型进行实例发生，例如，对于stack(TP, DEPTH)，可以通过参数替换得到如下实例类型：

type mystack=INST stack(int,100)

type yourstack=INSTstack(char,100)

3) 软件智能化

我们说过，采用一阶谓词逻辑方法来解决软件自动生成问题有体制上的困难，但是这些逻辑理论方法对软件智能化应用是大有帮助的。作者对软件智能化的看法是，软件智能化不是通过知识库和规则库等方法实现的，而必须通过软件自身的逻辑能力、归纳能力、证明能力和分析能力等来实现。软件智能化必须将上述能力形式化和可执行化。软件构造和构造数学是软件智能化的原理与基础。软件智能化要求TOP的类型是构造的，类型的构造是由构造类别代数描述的，包括集合是构造的、函数是构造的、证明是构造的、代数是构造的。

软件智能化一般可以在三个方面做工作：

(1) **定义逻辑类型**。我们可以为软件定义一阶谓词、模态逻辑、时态逻辑、模糊逻辑、多值逻辑的抽象数据类型。

(2) **项形式符号处理**。类型程序设计的函数“施用”构成项表达式，例如，如下项形式

为符号处理提供了方便：

push(push((…push(emptystack(), 1), …), 5), 6)

emptystack() • push(1) • push(2) • push(3) • push(4) • push(5)

所以，作者还认为软件智能化必须对计算机科学最基础的概念——“计算”和“替换”进行区别。软件的逻辑能力、归纳能力、证明能力和分析能力等应当是通过符号的处理逻辑能力达到的，其需要的数学支持是代数等式理论与项重写理论。代数等式理论与项重写系统是程序证明的重要理论方法，在替换概念的基础上讨论等式的意义，为程序证明提供支持。项重写系统包括顺序项重写系统和并行项重写系统。为了实现项重写系统，可以定义一个类型化规约语言(reductive language)，并实现它的软件系统。

(3) **枚举归纳与结构归纳**。如果说在有限集合中，对于$(\forall X\in A)P(X)$，可以采用数值计算的方法来完成：

```
{for all x∈ A do if P(x)
                then skip
                else return(false)
                fi
              od
return(true)}
```

而对于可枚举无穷集合，采用数值计算方法不能停机，则使计算方法具有智能化的方法为归纳方法。

归纳方法，即对于可枚举的无穷集合，证明的方法是枚举归纳方法。我们在中学就学过自然归纳法，在集合论中研究序数时，还有超穷归纳方法。归纳原理在数理逻辑中可以作为公理而存在，即

$$P(0)\wedge((\forall k\in \text{Natural})P(k)\rightarrow P(k+1))\rightarrow A(n)$$

其中，n为自然数。

用归纳方法来证明，这时的方法就不是数值计算，而是符号公式的处理。

在计算机科学中还经常谈到另一种归纳方法——结构归纳方法。什么叫结构归纳方法呢？请先看一个例子。

设有一个文法 $X::=A|F(X)$，可以看到，该文法所能接受的语言为

$$LX=\{w \mid w \text{ is accepted by } X\}$$

其中，w的形式为F(F(…F(A)))。显然，LX也是一个可枚举的无穷集合。对于LX中的项，研究其属性与特性时，一般只需从两个方面证明就充分了。设特性P(w)，使它对于LX中的所有对象都是成立的，那么只要证明：

(1) P(A)是成立的。

(2) 如果对于w，P(w)成立，那么P(F(w))也成立。

就可以说，P(w)对于$w\in LX$都成立。这样的归纳方法，称为结构归纳方法。

我们将结构归纳方法用于类型中函数的软件自动生成。结构归纳方法还被用在证

明上，而且这种证明往往在计算机上是可执行的。

3. 面向代理(主体)的程序设计

面向代理的程序设计是在传统的并发程序设计基础上发展起来的新型程序设计技术，它是在计算机操作系统的进程概念的基础上，对更高层的规范代理、代理集合、代理网络、多代理系统组织、多代理网格平台和多代理网格，以主体(代理)为中心进行的程序设计。它是建立在面向对象程序设计的基础上，实现面向模式、面向有组织代理群体的程序设计。**作者在多种场合中谈到，如果只有面向对象的程序设计技术，而没有面向代理(主体)的程序设计，那么软件技术将只有半壁江山。**

代理技术的发展产生了许多基于代理的系统和平台，为了更好地开发代理系统，便产生了面向代理软件工程(agent oriented software engineering，AOSE)，其研究的问题包括代理技术标准化体系建设、开发方法、代理程序设计语言、代理系统的开发平台、代理体系结构、代理通信语言等等。代理软件工程包括代理系统工程需求分析、代理系统概念设计规范、代理系统验证技术、面向代理的分析与设计、代理本体的结构、代理部件、代理设计平台、代理运营支撑系统、代理开发工具、代理运营平台等等。在《软件行为学》中，同样阐述了一种更为规范的代理程序设计和代理软件工程的方法学和体系结构。提出了代理网格、代理网格平台、多代理、代理网络和规范代理等多层次的系统体系结构，同时还建立了一种分类型的规范代理组织结构，为代理程序设计和代理软件工程规范奠定了一种基础，把面向对象、面向模式、面向代理和面向行为的程序设计有机地结合起来，为程序设计理论丰富了新的方法。

面向代理的软件工程主要解决的任务有

(1) 研究不改变主体单元的框架结构(规范主体结构不改变主体单元的代码结构)，如同真核细胞那样，通过改变行为、行为控制和获得不同资源类型，实现不同的功能分化的主体。

(2) 以主体单元为基础，如同构建细胞组织那样，研究如何用主体构建系统。

(3) 研究与开发统一主体结构(真核细胞结构)，不同功能分类的主体(不同的体细胞)所产生统一主体世界(真核细胞动物世界)。

作者与团队研究的 TCAF 的代理技术标准，可以说是借鉴生物真核细胞世界的干细胞的主体单元框架结构。

TCAF 的代理技术框架，将概念自上而下划分为多个层次：代理网格、代理网格平台、多代理、代理网络、代理集合和规范代理。规范代理再往下的概念就是进程。分别给出这些概念的基本含义：

(1) 代理网格。多代理系统、多代理平台和可视化系统的框架。

(2) 代理网格平台。实现更大范围分离多代理系统之间协同、创建、合并或联合体的机制。这个平台是多代理系统运营、管理、服务和实现互操作性的环境。

(3) 多代理组织。在代理网络基础上实现协同机制和业务功能的群体组织或联合体。通俗地说，多代理组织是一种由规范代理集合和网络组成的结构模式的类型。

(4) 代理网络。在代理集合中的代理港口之间建立的通道的集合类型。

(5) 代理集合。多个不同或相同类型(或角色分工)的规范代理的集合类型。

(6) 规范代理。在网络环境内具有代理性、自治性、社会性、协同性、交互性、移动性与适应性等特性的有组织群体的应用主体类型，是构成代理集合、网络和组织基本单元的主体结构。

代理技术框架或代理软件工程框架如图10.8所示。

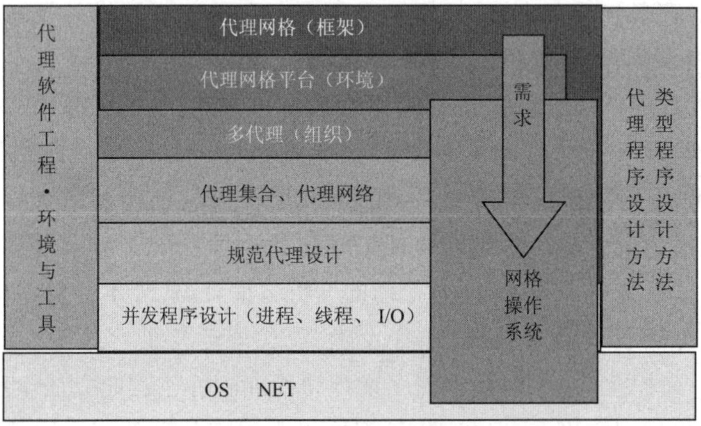

图10.8　代理技术框架结构

总之，代理技术，尤其是多代理技术的发展，使软件不仅仅作为工具为人类所使用，而且成为代表人类在网络世界中自治活动的虚拟主体，并能联合起来构成有组织群体为其"主人"服务。代理技术是计算机科学与技术中继计算技术、网络技术、对象技术和可视化技术之后，带动IT全局发展的更高层面的新技术，它为IT发展带来了一个新的时代:代理化时代。

在20世纪90年代，作者开始特别关注信息化体系结构和信息安全的理论问题。显然信息化与网络世界中的大量问题，例如互操作性和安全性问题，已经不可能从经典的计算机科学理论中得到帮助和指导。信息化的体系结构已经不是计算机的体系结构，不是软件的体系结构，也不是应用系统的体系结构。信息化的体系结构概念要比这些方面的体系结构复杂得多。信息化体系结构的实践告诉我们，要划分运营、系统和技术三个视图来研究体系结构。经过多年研究，作者认为运营体系结构，从理论的高度看，其核心的概念范畴是主体和行为，包括人类信息化行为和网络世界中虚拟主体和行为。网络世界的传统系统体系结构方法提供给我们的知识结构，仅仅是对过去的总结，也不能指导我们面临新的问题，例如面临的互操作性以及如何充分有效地利用资源等问题。

互操作性在信息化的历程中经历了三个发展阶段。在20世纪80年代，采用的方法是面向过程，通过通信和过程调用解决互操作问题。在20世纪90年代，采用的是面向对象、可视化和中间件技术，通过互操作性标准的方法来解决信息交换和共享问题。在21世纪前10年，开始研究面向主体和代理技术，通过多代理组织和系统以及它们的行为，例如代理信息交换平台和服务递交平台，来解决代理组织协同、群体业务服务等问题；并且通过代理与代理组织协同、递交、移动、生长等互操作性技术实现了网络世界服务的本地化、个性化、规模化、关联化和代理化自治服务新目标。

所谓充分利用资源，传统的软件工程学说告诉我们软件重用、资源共享和引用等许多方法。但是传统的软件工程学说主要告诉工程师如何开发一个新的软件系统和产品。然而，信息化的进程已经有几十年，人类已经开发了太多的具体业务功能的软件产品。好比在茫茫的信息大草原上，不仅有茂密的植物，还充满了各种食草动物。以至于，在绝大多数情况下，只要我们合理使用各种软件资源，就可以完成我们需要的业务。这种状态在告诉人们，新的信息化的体系，它们处理的对象已经不是信息大草原中最基础的物质(信息)，而是那些“吃信息的食草动物”(信息系统)。不需要还是从植物中获取营养，而是直接吃食草动物，吃它们的主体资源(利用、调度、组合它们的资源)就足够了。这一点对信息安全产业来说尤其重要，它们的系统与产品是信息化生态体系中的“食肉动物”。在新软件工程学方面，我们将是面向主体的程序设计和行为开发方法，而不仅是程序代码的开发方法(这是多么巨大的变化!)。

10.6.3 不改变软件的代码结构，如何改变主体行为

首先了解“不知已有信息系统的程序源代码和接口信息，如何实现已有应用系统的信息交换?”

其次了解“不知已有信息系统的程序源代码和接口信息，如何实现已有应用系统的信息综合?”

我们在观察真核细胞构成的生物世界中，发现生物体能够“在不改变生物体的主体物质结构条件下，改变生物体行为”。

在计算机或者网络世界中，能够做到“不改变软件的代码结构，改变软件系统行为”吗?

作者的学生多数都受过并发程序设计的培训，可以熟练地利用操作系统提供的服务，在计算机和网络范围内，创建各种业务任务需要的进程、线程或代理等形式的主体。有的学生还可以把创建的主体组织起来，构成组织的组织。作者对自己的学生讲：

“你们是否可以在网络世界的范围内，开发出一种系统的生命主体，它们没有事先规定的特化功能，只有生命意义上的行为能力，例如它们可以物质交换、信息交换，可以在网络上移动，可以在网络环境中繁殖与生长，它们具有对外部条件感受和表达的行为能力。是一种网络世界中的虚拟生命主体，如同一个真核细胞或者一个全能干细胞，可以分化演变为具有某项专门功能的多能干细胞、专能干细胞和体细胞那样，它们从网络环境中获得了不同的资源，从而就获得了相应系统资源具有的业务和应用功能。”

学生们都是学过传统软件工程理论和方法的科技人员，他们面面相觑，似乎认为这是不可能的。因为他们在老师那里和自己的工作实践中，得知要想改变一个软件的功

能，通常是要改变软件的程序代码的。怎么可能不改变软件和系统的代码结构，就具备新的功能呢？

作者告诉他们，生物真核细胞做到了这点。几乎所有的多细胞动物的细胞结构，都是真核细胞的结构，从生命能力看，它们除具有五种生命意义行为外，不具备特殊业务功能能力。但是真核细胞没有改变细胞结构，只是采用获得不同的客体资源，从不同的客体资源中，获得需要特化的功能。在软件系统设计理论中，我们是否可以效法生物的真核细胞，不改变细胞结构，同样通过获得资源，去获得特化的功能呢？显然，答案是肯定的。

作者认为，如果在网络世界中开发出一种类似真核细胞或干细胞结构的软件，或者说创立一种如此结构的进程，当需要这个主体具备某种功能时，它们就做物质交换，或者说去抓取其他系统的功能资源（形象地称为吃肉），从而使自己具备了这种特化功能。通过主体的信息交换，这个系统主体可以获得其他系统的数据和信息，甚至可以获得其他系统主体行为的控制信息（喝其他的血），使自己具备新的行为能力。如果需要提供较大范围的服务能力，这个主体又可以繁殖和移动，到达所需要的地方去提供服务。从系统学的角度看，面对这样的生命主体结构，可以不需要开发软件的代码，只需要开发行为信息或者为主体注入行为控制信息，安排生命主体的物质交换、信息交换、运动、繁殖和感受与表达行为的顺序（行为模式），生命主体就可以得到想要的物质（程序、系统资源）、信息，还可以通过自身的繁殖和运动、生长能力，实现规模服务要求。

10.6.4　代理技术工厂

什么是代理技术产业？在面向模式和面向对象的程序设计（OOP）基础上，实现面向代理的程序设计（AOP）和面向代理的软件工程（AOSE）方法。针对代理网格、代理网格平台、多代理、代理网络、代理集合、规范代理和应用进程等不同并发和分布层次，代理技术产业是实现主体（subject）或代理（agent）范畴中的系统框架、环境、组织、网络、集合、规范、进程、线程和功能部件的设计、开发、测试和生产的软件产品与系统的工厂。简单地说，代理技术产业是实现面向主体或代理范畴的软件产品与系统的工厂。

我们谈到的 Agent Factory 不是一个技术实现的名称，而是真正的产业概念上的工厂。

为什么要建设代理技术产业？

通常的软件代理在操作系统中属于应用进程，既然是应用进程，就有功能。也就是说在开发代理时，主体与功能的开发是混合在一起的，不能分离。但是 TCAF 代理技术，给未来的软件产业发展提供了新的发展途径，其主要思路是划分两个大开发范畴，一个是主体设计与生产，另一个是客体设计与生产。之所以能够这样，是由于 TCAF 规范代理，如同生物的真核细胞、胚胎干细胞、多能干细胞、专能干细胞和体细胞结构层次。这种代理技术最大的特点是，把主体开发与主体的服务功能开发分离了，主体和客体可以实行不同的开发。即主体代理可以实行独立的开发。

主体的开发实际上是开发各种各样的类似胚胎干细胞的代理规范结构。这些代理规范结构实际开发的只是会“活着的主体,而没有任何特异化功能”的代理。我们说过,TCAF 代理可以包括应用资源,是代理主体行为必须使用的资源。当然,也可以不包含应用资源,而在行为中保留获得资源的行为,期望在“生命活动”中获得资源。

10.7 代理网格操作系统:网络代理的运行管理环境

为什么需要代理网格操作系统?通俗地说,我们不妨从日常生活中的例子来看经典操作系统运营代理的困境。现代计算机,尤其是个人计算机,最大的特点是面向用户主体的。一台个人计算机上的全部系统和应用的主体(作业、进程、线程)都属于用户,计算机中全部资源也都属于用户。在这个计算机上安排的运行和管理环境,包括安全管理,都是围绕“自住”这个基本模式设计的。个人计算机上的操作系统是“自住”模式操作系统。这就如同用户为自己建了全部目的都是为了自住或家人居住的房子,没有为客人专门建设长期居住的房间与资源。现代计算机自从上了网络后,所有的“自主型”计算机,都突然开始接纳网络上来的“客人”,并为网络客人提供居住空间。在一个其基本目标“自住”的房子中,现在需要考虑安排一些房间供给客人居住。而且网络上来的客人与建筑的主人和家人都采用相同的运行、管理(包括安全管理)规则,并且使用基本相同的资源。外来的“客人”中有病毒、有黑客、有广告商、有推销商、有安全卫士,有服务人员和物业管理人员等等。可以说网络上来的“客人”主要是外面来的“代理”,它们代表各种企业和个人访问了“自住型”的计算机。读者问,现实社会中为这种“代理”有专门的居住环境吗?当然有,而且非常发达,即酒店和宾馆。我们很容易发现,为企业代理开辟的酒店和宾馆在运营和管理方面,与自住建筑运营和管理模式完全不同。这种不同,除宾馆与自住别墅的硬件不同外,其中最大的不同是实行了不同的运营和管理体制。也就是说,当一定要把自住别墅和住房作为宾馆使用,一个最大的问题就是不能发挥宾馆模式应有的特长,也不能采用自住住房的安全模式,使自住模式的计算机在安全和运营效率两个方面都受到损失。

10.7.1 在经典操作系统上模拟代理运营环境

从基本概念进行讨论。首先我们介绍代理平台概念的产生。从前面讨论的一个代理的逻辑结构中看出,代理功能有时是很复杂的,当一个代理功能越来越强大,其结构也越来越大。我们称这样的代理是“胖代理”。每一台计算机上直接运行代理或多代理系统(胖代理),每一个代理都有自己独立的应用资源。这种“胖代理”对于移动代理就更是问题。

于是,在平台的实际开发中,要求把越来越胖的代理化解为瘦代理结构,把代理划分成引擎与应用两部分。引擎部分是代理基本部分,通常是比较瘦的,便于网上移动。而代理的应用部分通常作为资源,代理在移动时将不随身携带。可是代理应用部分又总是需要的，于是就把这些资源配置在系统中每一台计算机上，代理的引擎部分无论走到哪一台计算机上，都有相同的应用资源可以利用，参见图10.9。

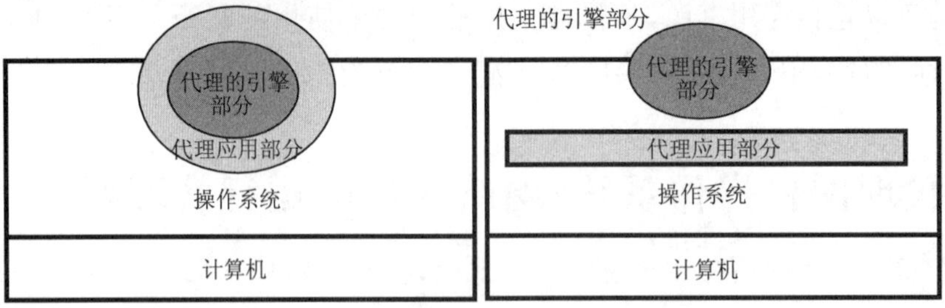

图10.9　传统操作系统上的代理运行平台(1)

还有另一种存储代理应用资源的方法，不用在网络中的每一台计算机上都存储相应资源，而是把该应用资源存储在局域网或区域网范围中的一台或若干台专门的计算机上，参见图10.10。在网络范围内的每一台计算机直接运行代理或多代理引擎(瘦代理)，网络计算机上的多代理共享网络中统一的应用资源。显然这种方式只适合局域网和区域网范围代理化的系统。应当注意的是，在系统内所有计算机上都安装代理应用资源，应当包括维护代理安全的应急服务在内。

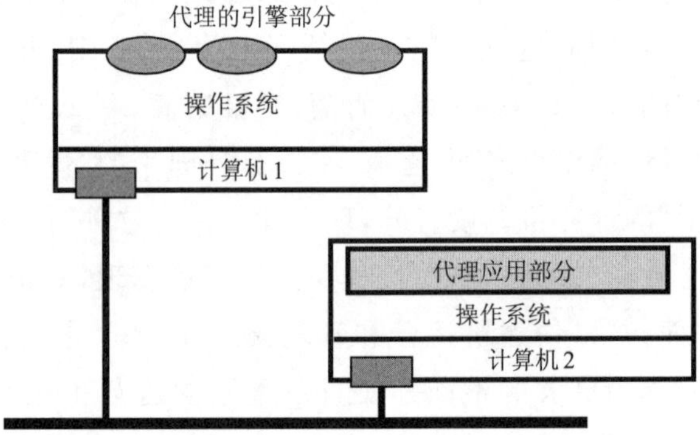

图10.10　传统操作系统上的代理运行平台(2)

随着信息系统广泛采用代理技术，在计算机中存在着大量类型代理，每一种代理都有自己的应用资源，同时由于多种代理的存在，产生了多种技术标准代理之间的互操作性问题，提出了统一建立代理运营、管理、监管、认证的平台要求。为各种代理运行在统一的平台之上提供服务支持。如图10.11描述的结构就是这种代理平台。

采用代理平台适合任何网络规模和范围，甚至在全球网络上都可以实施。这种代理平台的思路也可以根据不同应用类型实施多代理管理平台体系结构，例如区分代理运营平台、代理管理平台、代理行为的监管和认证平台等等。同样应当注意的是，在系统内所有计算机都安装代理平台，应当包括维护代理安全的应急服务部件在内。

上述平台思路显然适合于非对抗代理平台模式，对于对抗类代理或多代理系统，不会得到相应的支持。对于对抗型的代理应用资源支持是通过一些所谓的后勤支援代理帮助实现的，参见图10.12的描述。

通过上述讨论，我们可以将上述讨论归纳为以下几种模式：

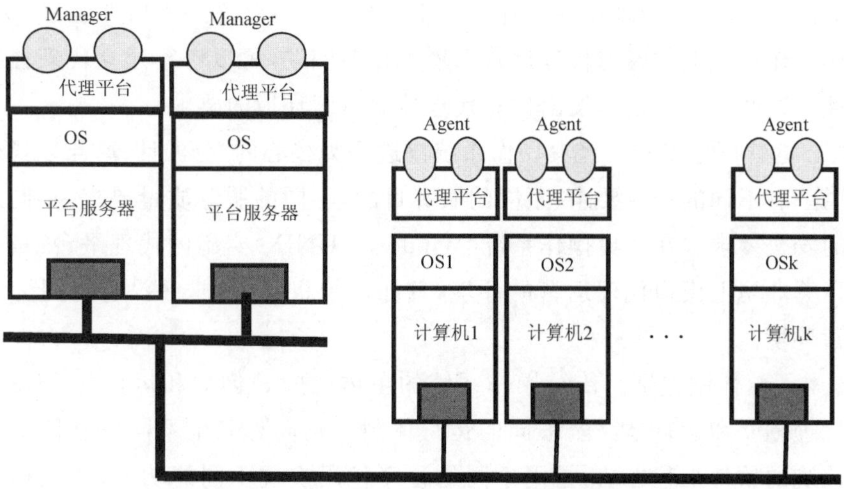

图 10.11 传统操作系统上的代理运行平台(3)

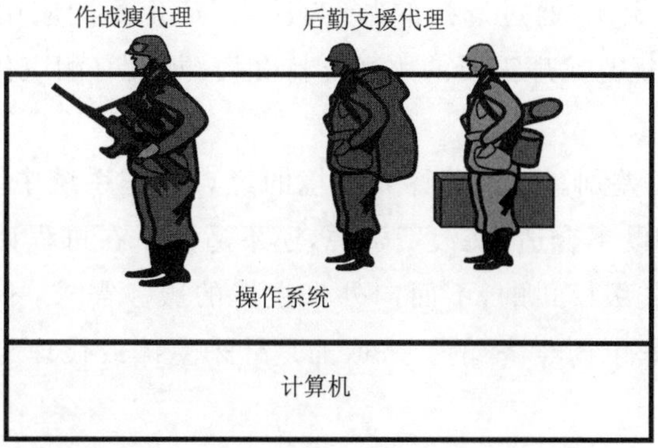

图 10.12 传统操作系统上的代理运行平台(4)

(1) 局域网代理平台，集中应用与管理模式平台。

(2) 大范围网络环境代理平台，分布式应用与管理模式平台。

(3) 网络对抗的攻击模式，代理应用资源是通过后勤支援代理实现。

从代理网格平台的讨论中，已经看到我们很自然地的把代理运营的环境建立在传统的操作系统上面。很自然地选择操作系统的进程概念作为代理实现的技术途径。目前在传统操作系统(Windows 或 UNIX)需要的设计与实现工具包括 JAVA，目的在于提供不依赖于运行平台的编程语言，在互联网上有广泛应用。例如在安全领域还可以在操作系统上建立一个“沙箱”(sandbox)，目的在于保护外来主体运行不伤害本机的安全。更加通用的做法是在传统的操作系统上建立一个“虚拟机”(virtual machine)，为外来主体运行提供虚拟环境。这些虚拟机在传统操作系统上是建立一组“应用进程”或“系统进程”实现的。这样做的目的，是不希望建立新的运营环境，尽可能地采用传统操作系统中的主体概念，这样做显然成本低也容易实现。我们还没有比较认真地论证在操作系统上运行和管理代理存在的问题。研究代理的运营和管理到底需要什么环境，也就是说，代理没有独立的运营环境是可以肯定的。

我们提出一个问题，代理需要一种独立于传统操作系统之外的独立运营环境吗？

在经典操作系统上的模拟代理运营环境存在的问题，可以考察建立代理独立运营环境的必要性。这些基本差别引发出建立代理独立运营环境的要求。

(1) 核心运营概念差别。经典操作系统以进程为核心的"分派计算"与以代理为核心的"契约计算"有不同的资源要求，不同的服务目的，不同的服务质量要求，不同的管理要求和不同的安全要求。在经典操作系统(Windows、UNIX)实施的代理平台，是一个在进程为核心计算环境上模拟代理运营的环境，例如虚拟机等模型，并没有专门为代理建立平台和运营环境。

(2) 基本运营体制差别。传统操作系统的主体(进程)创立和运行与TCAF代理提出的规范代理创立和运行是完全不同的运行体制。它们有完全不同的软件工程方法学的要求。传统的软件工程方法，是用不同的程序代码实现不同的功能，通过程序执行文件的进程创立、激活等产生主体。另一个是首先产生一种可运行的规范代理框架作为主体，利用环境中存在的资源，通过选择的"行为注入"产生不同应用和服务目的。传统的操作系统没有TCAF规范代理需要的服务支持和资源，没有相应代理的系统服务和技术体制。

(3) 基本资源使用差别。在进程计算环境的经典操作系统中，把代理定义成"进程"或者"线程"，对于代理既不合适，又浪费资源，还不适用。在进程计算环境的经典操作系统中资源的使用是优先级模式的，不面向外来主体的服务需求，不保证外部主体服务质量，资源使用模式是"非市场经济"的。采取的是外来主体或代理与本地主体"分房居住"环境。

如果在个别的情形中，使用上述"凑合"方式，也是可以的，但是如果在大范围和大环境中普遍地采用这种"不合身"、"不适用"、"低效率"的方法，就是一个重要的问题。

10.7.2　代理网格操作系统提出与结构描述

讨论代理网格操作系统提出原因，还必须从信息化发展的大背景谈起。我们提出的代理网格操作系统概念，是目前在全球信息化的背景中提出的大问题。需要对一些基本认识问题取得突破，才会真正理解研究代理网格操作系统的伟大意义。

(1) 结点计算环境。

(2) 互联网提出的挑战。

(3) 关于虚拟机。

(4) 网络计算(结构或多结构的)环境。

(5) 一些企业和组织提出的网格计算概念。

(6) 网络世界提出。

(7) 计算资源与计算主体。

(8) 计算资源网络与计算主体网络。

(9) 网格群体计算理论的提出。

(10) 代理技术发展呼唤新型的代理网格操作系统。

我们认为,到了需要从根本上思考、研究新时代的新型操作系统的时候了。

应当建立什么样的代理和代理组织运营的操作系统?

即便有了代理程序设计方法学,还必须解决计算主体、代理和代理组织如何利用计算资源问题,就是如何为计算主体和计算主体组织群体配置和调度资源的问题。

不同的计算资源配置和调度模型提供不同的计算能力的支持。下面,我们将传统计算机和多代理网格群体计算的计算资源的配置和调度模型进行分析比较。

1. 传统计算机的计算资源配置和调度模型讨论

1) 传统计算机的计算资源配置模型

这种资源配置表现在计算机操作系统为主体进程的资源配置模型中。一个主体进程需要配备 CPU 的使用资源,需要配置计算机内部存储和外部存储资源,需要配置输入输出资源和网络资源(网络地址和港口资源),需要配置各种服务资源。在配置 CPU 的使用资源时,包括分配多 CPU 的具体处理的 CPU。在配置存储资源时,操作系统通过虚存管理系统,把包括寄存器、缓存器、栈、存储器和外部的磁盘存储器等实行统一的资源配置服务。计算机还提供各种形式的资源服务,但是其资源配置主要表现在计算任务程序设计中,在程序中变量和服务资源的使用,向操作系统表明需要的资源。这种资源配置主要划分为

(1) 静态资源配置:在程序的编译和连接程序期间,或者说非运行期间为主体的程序配置计算资源。

(2) 动态资源配置:在主体或程序运行期间,动态为其配置计算资源的模式。即在程序运行中,申请配置和处理计算资源操作。操作系统提供了许多动态配置资源的系统服务,为程序在运行中配置资源。动态配置系统资源始终是系统程序设计重要组成部分。

上述传统的计算模式,配置资源通常没有时间规定,只有空间和服务能力的要求。

2) 传统计算机的计算资源调度模型

传统计算机计算资源调度主要划分为

(1) 分时调度:操作系统确定的多任务或者多进程依照时间片分时使用计算资源的调度方式。

(2) 实时调度:操作系统确定的多任务或者多进程依据事件的触发使用计算资源的调度方式。

分时调度或者实时调度都是通过计算机预先设计好的硬、软中断模型来实施的。一个进程为适应计算机的计算调度原则,要在执行、挂起、睡眠和等待多种状态中转换,要在内部存储和外部存储中不断调度(在操作系统中调页)。分时调度是通过计算时间的中断方式,轮换计算主体。而实时调度,是通过事件发生强制中断方式,轮换计算主体。

计算中断按级别被优先响应处理。

这种优先级调度模型规定一个计算主体使用资源的空间要求，而没有规定使用计算资源的时间要求。

我们把传统计算机计算资源配置与调度模型，称作“分派计算模式”。无论是静态配置资源、动态配置资源、分时调度、实时调度都可以归结为“契约计算模式”。这种任务分派是通过操作系统分派的。“分派”两个字充分体现了操作系统的管理是第一位的意识。

2. 多代理网格群体计算的计算资源配置和调度模型讨论

代理网格群体计算资源配置与调度模型，称作“契约计算模式”。无论是服务质量保证、租赁服务、定时调度、捆绑资源都可以归结为“契约计算模式”。显然，这种契约模式，不仅仅是通过操作系统分派，而是通过操作系统和应用系统之间、用户与计算机之间双方的契约实现的，充分地体现了用户意识和代理网格操作系统的服务意识，而不仅仅是管理意识。我们还知道，代理网格群体计算，产生了许多新研究领域，例如群体安全性、群体服务性等问题。群体安全性与个体的安全性是完全不同的安全概念，具有不同的安全要求与认识。例如群体完整性和个体完整性就有面向不同概念和要求。

1) 多代理网格群体计算的计算资源配置模型与能力

代理作为一种计算主体，其计算的目的是为用户和其他主体利益服务的主体形式，既然是为其他主体服务，一个合适的使用资源模式应当是“合同方式”或者是“契约模式”。这种使用资源应当是“计费”的，是有偿使用的。这种计算资源的使用应当是规定时间的，保证服务质量的(QoS)。因此，代理计算模式应当是被保证资源使用的，通常是固定配置资源。从计算能力分析中看出，多代理网格计算模式应当面向解决程序执行、多主体多重计算、多主体的信息关联性、多主体行为关联性和信息与行为的双重关联的增加计算能力的模式。

网格结点提供契约模式，每一个网格结点上都提供计算资源的契约式计算、租赁服务模式的有偿使用资源模式。在使用中，至少要规定如下内容：

(1) 服务质量保证。

(2) 固定捆绑资源。

(3) 规定资源使用时间。

2) 多代理网格群体计算的计算资源调度模型与能力

由于每一个网格结点上都提供计算资源的契约式计算、租赁服务模式的有偿使用资源模式，于是应建立在整个网格范围内的“时空统一环境中的资源配置与调度”。可以有以下方式：

(1) 定时调度模式。

(2) 通过第三者或中心的动态配置、调度计算资源的服务以实现资源调度。

(3) 通过代理系统的移动和生长、繁衍能力和扩大组织规模等方式。

3) 多代理网格群体计算的计算资源配置和调度的二元模型与能力

传统计算资源的配置和调度模式与多代理网格群体计算资源的配置和调度模式,是两种范畴的计算主体的不同资源使用模式。传统计算资源使用模式,由于在其上的巨大应用体系,是必须保留的。而代理计算如果在所有情况使用进程性质的主体使用资源的模式是不合适的。由于大范围和大规模地使用代理计算,必须建立独立与进程主体不同的使用计算资源的模式,即我们保留的"分派资源计算模式"和"契约使用资源的计算模式"。从而构成了在一个网格运营结点上建立了计算资源配置和调度的二元模型,提供了计算资源配置和调度的二元模型的计算能力。同时,为了保持二元模型的系统关系,应当在两者之间建立一种"硬影射模式",参见图 10.13 和图 10.14。

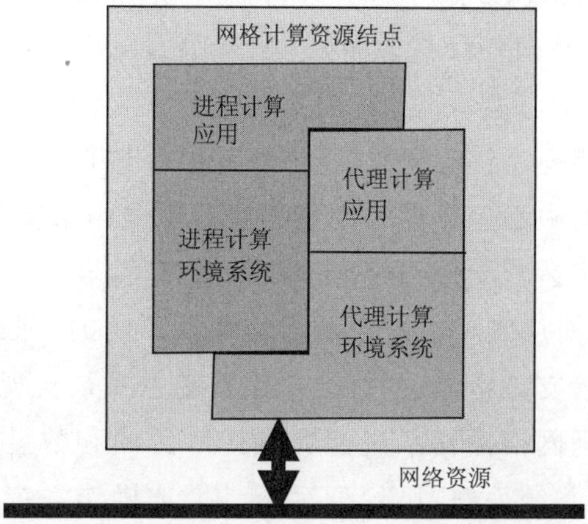

图 10.13 网络结点计算机上的二元操作系统结构

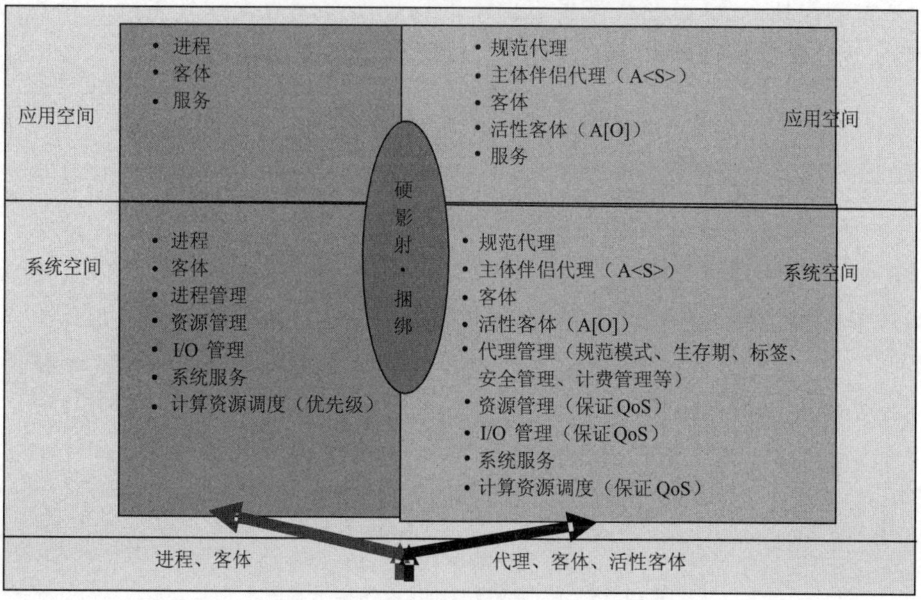

图 10.14 网格计算资源结点

为了实现上述计算资源的配置和调度，要求为每一个网格的运营结点配置代理网格操作系统。

我们可以简单地把代理网格群体计算资源配置与调度模型，称作“契约计算模式”。无论是服务质量保证、租赁服务、定时调度、捆绑资源都可以归结为“契约计算模式”。显然，这种契约模式，不仅仅是通过操作系统分派，而是通过操作系统和应用系统之间、用户与计算机之间双方的契约实现的，充分地体现了用户意识和代理网格操作系统的服务意识，而不仅仅是管理意识。

代理网格群体计算，产生了许多新研究领域，例如群体安全性、群体服务性等问题。群体安全性与个体的安全性是完全不同的安全概念，具有不同的安全要求与认识。例如群体完整性和个体完整性就有面向不同的概念和要求。

代理网格操作系统(operating system based on agent grid)，即能够便捷支持面向代理程序设计(AOP)，实现面向代理的软件工程(AOSE)，并有效支持代理和多代理系统运行、认证、管理(含生存期管理)、生长、配置、移动等群体计算要求的跨网络的操作系统。或者说以代理和多代理为核心概念，支持代理网格群体计算的新型操作系统。现代计算机操作系统主要包括中心运行模式的服务器计算操作系统和终端使用的操作系统，虽然因为操作系统都承担运营支持、管理支持、应用支持、开发支持和系统支持的环境任务，但是它们的业务目标对应它们的特色要求是非常不同的。服务器的操作系统主要是完成中心计算模式的运营支持特点，而终端操作系统主要是实现可视化工作和动态连接的要求的特色。建立代理网格操作系统能够支持广泛的和数量巨大的代理系统或代理组织系统的运营，对操作系统而言，已经远远不是增加操作系统资源规模和进程数量能够解决，它要求在整个网络虚拟世界中建立一个真正跨越网络的支持统一运营和计算的平台、跨平台的操作系统，已经在许多方面不能仅仅通过结点上操作系统和结点的通信机制能够实现这种虚拟网络世界的计算平台的要求，参见图10.15。

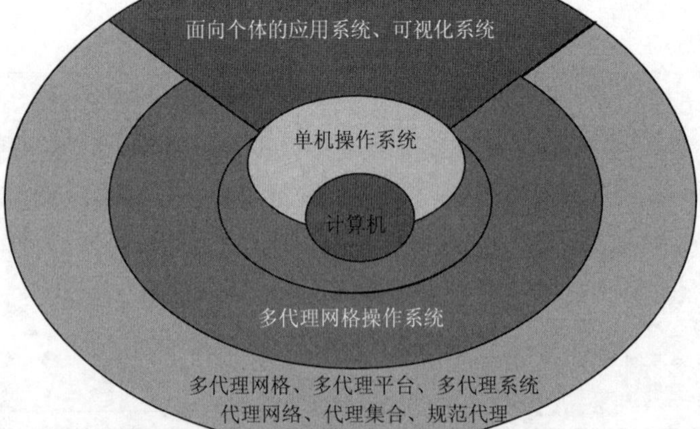

图10.15 代理网格操作系统结构示意图

归纳起来，多代理网格操作系统是支持多代理及其组织的计算、运营、管理、开发、应用的网络世界范围支撑环境，更加有效地支持软件代理体系代理性、自治性、协同性、社会性等服务。它与建立在进程核心概念上，主要支持强调人机关系的可视化应用服务的单机和机群的经典操作系统构成一个二元的核心体系。二者主要有以下不同：

(1) 单机或机群的经典操作系统主要关注人机关系和计算机自身如何发挥计算能力。

(2) 多代理网格操作系统主要关注计算主体的关联性和结构性所产生的群体计算能力的发挥。

10.8 网络世界的计算理论

网络世界的计算理论是面向人类最大的理论课题，即面向网络世界中再现宇宙和天体，和面向网络世界中再现生物世界和人体，再现它们的发生、变化、运行和终止。如果一个能够在网络世界中实现了上述目标的计算理论，当然与传统经典计算理论不同。其中最大不同是，网络世界计算理论要求在“实数空间”计算。读者可以设想，能够在网络世界中再现宇宙和天体的运行和演化时空，必然与宇宙与天体的时空是等价的，否则就不可能实现在网络世界中再现宇宙和天体以及在网络世界中再现生物世界和人体。

作者对其信息化科学团队提出以下一些提高计算能力的模型：

(1) 主体的程序执行确定计算能力。

(2) 有限多主体的程序执行确定计算能力。

(3) 有限多主体信息、行为关联性确定计算能力(信息、行为关联产生计算加速度)。

(4) 有限多执行主体信息与行为关联的有限资源不确定计算能力。

(5) 一阶(自然数)无限多主体信息与行为关联的无限资源不确定计算能力(一阶不确定计算能力)。

(6) 高阶(实数)无限多主体信息与行为关联的无限资源的高阶无穷计算机的高阶不确定计算能力(二阶或二阶以上的不确定计算能力)。

显然，上述最令我们感兴趣的是讨论一阶(自然数)无限多主体群体计算和高阶(实数)无限多主体群体计算能力问题。

10.8.1 网络计算机研究为什么长期没有进展

传统的网络计算机概念为什么总是止步不前？可以归纳出几个方面的原因：

(1) 计算理论问题。把网络看成计算机是一种重要的概念进步——虚拟的计算机概念。在过去的计算机发展实践中，曾经把几十、几百、几千个计算机组织在一个网络上，构成一个虚拟的计算机进行计算。如果提高网络计算机的处理能力，把一个单个计算机作为处理单元，那么几万、几十万、几百万、几千万、几亿、几十亿、几百亿、几千亿个计算机或计算主体组成的网络如何发挥计算的效力？如何有效地使用、调度计算资源？而一个成人有数万亿个细胞却能有机运行。为了解决这些问题，计算机的发展需要新的计算模型理论，需要探索新计算体系。显然，我们不能停留在传统的自动机理论、图灵机理论、递归函数论、冯·诺依曼计算机模型等理论研究上，这些理论在面对上述问题时显得力不从心。

(2) 计算机中央处理器CPU计算能力有限。作为单机或者多机联队，现代计算机其资源和处理能力是十分有限的。从提高计算资源和存储资源来研究其发展，曾经有多种方法，例如提高单一处理机速度、采用多处理机并行处理（几十到几千的CPU处理能力）、采用分布式计算等等。从理论上讲，这些计算模型并没有根本的改变。

(3) 计算机体系结构问题。

(4) 计算机操作系统资源配置问题。

(5) 缺失真正网络意义的操作系统。

面对这些问题，必须做出几方面的创新：

(1) 创立网络世界无限群体计算理论。

(2) 研制适合无限群体计算理论的新的计算单元。这种新的计算单元是细胞单元处理器(cell processing unit,CPU)。

(3) 研制适合无限群体计算的新计算机体系结构，我们称为高阶无穷计算机体系结构。

(4) 实现网络范围的资源配置新体系，实现上面谈到的代理网格操作系统。

在介绍可计算和算法理论时，主要谈到的是确定计算的计算机模型，包括单机计算模型、多CPU或多计算机的并行计算模型以及网络环境中的多计算机分布式计算模型。其中，单机计算模型、多CPU或多计算机的并行计算模型，目前可以达到几千个CPU和计算机的并行处理能力。对于"网络计算机"模型，主要用于解决不同站点计算机之间的通信、资源共享和数据交换。网络计算机把一个网络看成一台计算机进行超级计算。网络计算机把多台计算机通过网络连接成一台计算机进行并行和分布式计算，也称为并行虚拟机(PVM)分布式计算平台模型(DCE)。

但是，这些计算模型理论，从网络世界角度看，都是结点性质的计算模型理论。在网络世界中，新的技术体系结构必须要得到新的计算理论的支持。最初探索是网络计算机概念。产生网络计算机概念有几十年的历史了，但是始终没有解决网络计算机到底是怎么计算的，在许多已有的计算模型理念中，始终都在研究计算资源是如何利用的，并没有解决计算是如何进行的。

所以说，仅研究计算资源网络而不研究计算主体网络，不解决计算主体如何在网络中计算的，网络计算机的发展当然只能止步不前。

从计算机科学走向信息化科学，首先需要解决网络计算模型理论的创立。

计算机科学的首要理论是计算模型理论。例如，一阶谓词演算模型、图灵机模型、冯·诺依曼计算机模型、递归函数论模型（不动点理论）、代数模型、Lambda演算、组合逻辑、范畴论、类别代数、重写理论、形式语言理论、时态逻辑和Petri网络等，这些模型是等价的。可计算理论是计算机科学的核心理论基础。所谓“可计算”，是指图灵机可计算。计算模型理论和可计算理论是进行新一代计算机模型和人工智能研究必须学习的理论，是计算机专业硕士生和博士生的理论课程。

10.8.2 计算资源与计算主体

最早的计算概念主要是计算机的 CPU 和存储器的资源能力，表现在计算速度和计算效率。在那个时期，人们把计算主要归结为计算方法，提出确定模型和不确定计算模型。在确定计算机算法步的概念时，我们用到不确定算法步，采用递归与回溯的方法，而对于确定算法步，采用循环迭代的方法。显然讨论计算能力不能建立在递归与回溯或循环迭代这些概念上。讨论计算能力要摆脱电子计算机模型对算法的限制。这个算法步，应当理解为一次枚举，即 $\exists x \in A$ 或 $\forall x \in A$ 所表达的含义和 $P(x)$ 判定为真的一次计算。

在现代计算机中的计算概念，进化成计算主体和计算资源两个方面配置、调度来发挥计算主体个体和组织群体双重的计算能力。计算能力不仅在每一计算单元中，还在所有计算单元的结构之中。但是计算主要计算主体和计算资源两个方面配置，所以有如下问题：

(1) 计算主体如何组织成群体计算。其中包括单个计算主体如何计算，计算主体组织起来如何计算。

(2) 计算主体如何利用计算资源。包括计算主体或计算多主体如何利用计算资源。请注意，没有计算主体概念，就没有计算资源的利用。

什么是计算资源？在网络上计算机以及计算机中 CPU 等是计算资源，CPU 提供指令和操作，并没有提供计算是如何做的。一台计算机除提供 CPU 的计算资源外，还提供了存储资源和系统服务的资源。所有的计算资源提供的服务都是被引用的。把许多 CPU 和计算机组成网络仅仅是计算资源组成了网络，这些计算资源的网络不能解决网络中是如何计算的。计算资源是计算主体利用的资源。这些资源可以被利用，被分配、被调度，而资源本身不是完成计算任务的主体或承担者。

什么是计算主体？计算的真正主体是网络世界中的活性实体，包括我们谈到的“进程”、“代理”和“多代理组织”等。主体是利用计算资源的活性的实体，在这个实体中决定如何计算，如何利用计算资源，如何完成一个计算的任务和目标。它们是计算的真正主体，计算资源是这些计算主体利用的。过去，谈到计算能力往往注意计算资源提供的能力，而对主体自身提供的计算能力关注不够。在计算机科学的算法理论中，研究算法主要是研究这种个体性质的主体是如何实现计算能力的。

归纳起来，在现代计算概念中划分为计算主体和计算资源两个范畴。在计算主体范畴，有其理论和工程两个方面的问题。计算资源也同样存在着理论和工程两个方面的问题。计算主体的理论问题是代理网格的群体计算模型理论，而实现是代理程序设计和相应的软件工程。计算资源的理论问题是计算其配置和调度，为计算主体配置和调度最有效的计算资源，发挥计算主体最高计算能力。在计算资源的实现工程方面是研发网格操作系统，建立代理网格平台体系。

理　论	实现(工程)
计算主体：代理网格群体计算模型	代理(主体)程序设计和主体工程
计算资源：资源配置、调度模型	网格操作系统和平台

随着计算机系统与应用的发展，计算主体的概念也在变化。一种计算主体概念是传统的操作系统理论中提出的以进程为核心的主体概念。另一种是我们提出的网络世界中以代理为核心的主体概念。所以，在定义网络世界的代理概念时，没有定义代理是一种“应用进程”，而定义为一种“活性实体”，与传统操作系统的进程的主体概念在定义层次上是平等的。

在现代网络范围的计算机的计算能力的概念范畴中，可以把问题划分两个方面：

(1) **网络范围的计算机的理论计算能力**，即假定计算资源是无限的，在规定主体组织的关联函数约束下的计算能力。显然，理论计算能力是最大(极限)计算能力。

(2) **网络范围的计算机的资源限制了实际计算能力**，即假定计算资源是有限的，在规定主体组织的关联函数和资源有限约束下的计算能力。显然，实际计算能力比理论计算能力小，而且主要受资源配置限制。资源配置能力和效率，决定实际计算能力的大小。

本书谈到的网络世界的计算概念，发生了根本性变化，这种变化表现在网络世界中计算概念的定义中。

网络世界的计算(computing)　计算是网络世界主体行为的目标性表达。这种表达，不仅表现在一个主体单元行为目标性的表达上，还表现在主体的组织中更高层次的表达上。

网络世界的计算概念是极其重要概念，读者需要认真理解。

在网络世界中，为了实现行为的目标性，必须首先把行为的主体组织起来，构成有组织的行为群体。而该群体计算能力的关键因素是主体之间的关联性，我们用关联函数 $R_{ORG}(x)$ 来表达特性。例如一个计算主体的组织或结构的计算能力函数的公式：

$$C_{ORG}(x) = \sum_{ORG} c(x) R_{ORG}(x) dx$$

其中，$c(x)$ 表示组织内一个主体的计算能力函数，$C_{ORG}(x)$ 表示组织计算能力函数，$R_{ORG}(x)$ 表示组织主体之间的关联函数，下标 ORG 表示组织主体范围。

在这个计算能力的公式中，实际上在确认一种假设，即网络资源的无限，如果我们承认这种假设，就是在说，不需要为计算主体配置计算资源。在这种假设中计算出的主体组织和结构的计算能力当然是理论的，也可以认为是该结构(关联模式)下的“最大的计算能力”。

对于实际计算能力，在理论计算能力的基础上，增加资源配置的限制，我们定义资源配置函数 $D(x)$：

$$C_{ORG}(x) = \sum_{ORG} c(x) R_{ORG}(x) D(x) dx$$

其中，D(x)是资源配置函数(dispose)，其函数值是在 0 到 1 之间。

非常有意思的是，可以存在一种充分大的资源配置方法，使得 D(x)对于给定的主体结构(组织)和行为模式来说，其数值可以等于或近似等于 1。人的大脑的结构，是在有限但充分大的范围内，实现有效的资源调度，居然在数学家那里可以实现实数的抽象思维就是证明。

10.8.3 模拟生物细胞群体运行(群体计算模式)

生物体由数以万亿计的细胞构成组织、器官和系统，实施以神经系统神经递质和内分泌系统的激素和经络系统的细胞因子控制的并行的运行。神经递质、激素、细胞因子(包括局部激素、生长因子)都是信号分子。在网络中，我们需要模拟生物体内的细胞群体的并行计算，模拟信号分子类型和功能，设计相应的"数字标签"，让网络中所有的主体依照计算模式的"数字标签"，实现网络范围内的群体并行计算。

生物体传递信号分子，有公共的血管网络(如同网络世界的公共网络，例如互联网)，也有神经系统的专用网络(如同网络世界的专用网络)，还有局部环境内或结点范围内的传输总线(如同生物组织内细胞因子)。在网络世界中设计数字标签时，同样可以考虑公共服务的数字标签、局部范围应用的数字标签、安全数字标签。如果我们明白了这个道理，在大范围网络环境内计算中，其模式就是采用分类、分范围的数字标签驱动，实现网络范围内规模数量的多主体并行计算。

网络群体计算模式 模拟生物信号分子控制生物体内规模数量细胞群体的计算模式，采用网络范围内计算数字标签驱动网络范围内规模数量的多主体计算，被称作网络群体计算模式。

群体计算模型中会产生经典模型中所没有的新能力。群体软件的计算或处理能力需要无限的资源。所谓群体计算模型，是指网格(群体)计算，是一种新型计算模型。这种模型具有多代理群体的有组织、可生长和可移动等基本特点，产生了无限资源和处理能力、不确定计算能力、高智能的分析能力、系统范围的预警能力、主动服务能力和极强的生存能力。

10.8.4 网络群体不确定计算理论

谈到确定计算机和不确定计算机，大家一定会想起 NP 问题。NP 问题的严格定义是:在多项式时间界限内，确定图灵机与不确定图灵机接受的语言类是否相同。

确定计算机模型在计算机科学中有定义，表示计算程序存在着多种选择计算路径。凡是编写过程序算法的人都知道，在电子计算机中，不管采用什么算法，其基本的算法概念都是枚举在碰到几种选择时采用试探方法，即在几种可供选择的路径上，先选择一条进行尝试，如果尝试不成功，便回退到进行选择的地方，再选择第二种可能性，直到做完全部的选择，才可能得出最后的结论(YES 或 NO)。对于一个树形结构的计算问题，其

时间复杂性为 2^n，当 n 较大时，这种计算方法是不可行的。

什么是不确定计算机模型呢？假定有这样一种计算机，当计算中碰到两种以上的选择时，不是像确定计算机那样去进行试探，而是将一台计算机扩展为可供选择的数量那么多的计算机，这些新产生的计算机全部继承原计算机的背景、状态，将所有选择方案同时进行计算，如此不断地执行下去。这种可以随着计算选择要求不断产生新计算机的模型，在人类世界中，只有生物可能做到。即便生物计算机可以做到不确定计算，也不可能是无限的，而是有限不确定计算。但是，如果这种数量非常巨大，甚至比计算的目标数量还大，那么就可以认为是充分的。在单一计算机作为计算部件的时代，半导体、金属、磁性材料和各种有机或无机材料做成的电子计算机作为不确定计算机模型被认为是不可能的。随着网络的广泛应用，在代理技术，尤其是多代理技术、移动代理技术和代理复制技术得到应用的今天，在一个较大范围或大范围的网络环境中，这种不确定计算似乎变得可能了。

对于一个确定计算机实现不确定计算，先确定计算机实现一个算法过程的标准模式：

(1) 算法信息初始化。

(2) 算法步。

- 算法信息回收。
- 不确定算法步：递归、回溯。
- 确定算法步：循环、迭代。

(3) 终止条件的确定。终止或重复(2)。

但是，对于不确定计算机，当有不确定计算要求时，采用在当前计算状态下，生成新计算主体，实行选择要求的计算。算法过程模式：

(1) 算法信息初始化和交换信息。

(2) 算法步。

- 算法信息回收或与其他计算主体交换信息。
- 不确定算法步：在当前计算状态下生成新计算主体，实行选择计算。
- 确定算法步：循环、迭代。

(3) 终止条件的确定。终止或重复(2)。

从上面讨论中看出，不确定计算机能够在多项式时间范围内解决指数性复杂性的计算问题，是通过出现不确定选择，生成一个新的计算主体，克服确定计算机中的递归、回溯产生的计算复杂性，利用与不确定性选择数量相同的计算主体去实现所有的不确定选择计算。从利用计算资源的角度看，这是一种利用指数性空间复杂性去换取多项式时间复杂性的计算能力。

下面对网格群体计算模型，尤其对多代理群体的有组织、可生长和可移动等基本特点，产生无限资源和处理能力、准不确定计算能力加以讨论[36]。

1. 时空统一环境下的无限计算资源

现代计算机模型是非时间概念的，主要是在空间概念中进行讨论，而把时间作为计算的特性(例如时间复杂性)。可以采用多的空间(空间复杂性)来提高速度,减少计算时间。从模型定义中可以看出空间是资源。也就是说,计算机的处理对象是资源,而CPU通常不被作为资源对待。但是在实际中计算机的处理速度(或者说时间)显然也应当属于一种资源,也应当被调动和配置。在现代计算机资源概念中,即便把空间与时间都看成资源,但通常也是有限的资源,而不可能成为无限资源。但是,在群体计算和群体软件的科学理念中,这种无限资源是可能现实的。这种无限计算资源的概念将会使现代计算机的体系结构产生革命性的变化。

首先,这种无限资源不是静态空间范围内的概念,而是时空转换的动态范围内的概念。它认为充分大的空间资源在无限的时间范围内可能变为无限资源,例如,充分大的有限空间资源在无限时间内重复使用,就可以被认为是无限资源。之所以要指明充分大的空间资源,是因为比较小的或不够充分的空间资源不能支持必要的时空转换,或者说没有可用的空间资源在期望的时间范围内进行重复使用。这种无限资源的供应能力不能理解为计算机的无限大存储器和图灵机的无限带长。应当把时空统一环境下的无限计算资源理解为各种类型的计算和资源代理。

于是,可以有如下假说:

群体计算无限资源假说。对于规定的计算对象,在时空统一环境下应当存在着一个充分大的数,使得其计算资源的供应能力被看做是无限的。

2. 可生长、可移动的群体软件体系

首先,群体软件的概念通常已经远远超过几十、几百、几千甚至几万这样的小数概念,而是一个大数概念,例如几百万、几千万、几亿、几十亿、几百亿、几千亿,甚至更加巨大数量的多代理系统。其次,群体软件的结构不是静态的,而是可生长和可移动的。这种可生长性表示群体中的软件个体是可以自动复制或克隆的,以便扩大其群体规模以适合计算规模和时间的需要。可以把这种具有可生长能力的群体资源理解为一种无限的计算资源。所谓可移动,实际上是一种资源的调度和利用概念。人们通常认为调度资源的是一种"第三方"力量,但实际上移动在自然法则中是最好的调度方法。

可生长、可移动群体计算无限资源假说。如果每一个计算代理的计算时间和使用空间都是有限的,在时空统一环境下应当存在着一个充分大的数,使得可生长、可移动的群体软件体系具有无限计算能力。

下面,介绍可生长、可移动的群体软件体系的不确定计算能力。

空间与时间复杂性问题在群体软件体系面前变得简单了。请看命题:

群体不确定计算命题。可生长、可移动的群体软件体系具有不确定计算能力,可以将时间或空间复杂性从指数型的 2^n 问题转变为低阶多项式问题。

对于确定计算模型计算不确定问题,如果其时间或空间复杂性是指数型的 2n,即假定其计算模型在一个二叉树上。我们假定在不确定计算模型中,tn 表示网络传输时间,ta 表示代理计算时间,tc 表示代理克隆时间,完成其计算任务所需要的时间为 n×(tn+

ta+tc)。研究上述问题的目标是针对给定的n,期望在不确定计算模型上利用的时间小于在确定计算模型上所利用的时间,即期望 $n\times(tn+ta+tc)<2^n\times ta$。当然,这是个极端的例子,实际上可以认为能够达到比较低阶的多项式复杂性。所以,我们可以说,可生长、可移动的群体软件体系是一个具有不确定计算能力的新型计算模型。

10.8.5　网络无限群体计算理论

有限与无限从来就是数学界一直争论的问题。认为有限是可以直觉正确的,而无限是人们想象的。在物理学中,也在期望完全找到避免数学奇异点的方法,例如在宇宙中的"黑洞",存在着在一个极小的空间范围内,甚至可以看成0体积空间内,有着极大或者无限物质密度、温度和无限的时空曲率。即在宇宙中存在着许多奇异点,在那里常规的物理学规律不再遵守,变为完全无序。难道真的需要把消除无限概念作为一个基础问题吗?从证明的观点看,一切数学都建立在直觉正确的基础上也许有道理。但是,正确的概念,如果非要从证明讨论,那么最大的直觉正确的概念应当是"实践是检验真理的标准"这句话。在物理学、化学和生物学等学科,并不把"证明"作为正确性判定的唯一标准,而是把实验室和实际应用中反复的验证作为正确性的判定标准。而在应用科学中,把应用作为验证的标准。现代数学的理论体系被认为是确定性理论,人在体系之外,所有数学理论的正确性都是与人无关的,对于任何人或者主体都是一样的,是纯粹客观的,没有任何主体因素。强调真理的客观性和非主体性,是早期科学体系基本概念。而这种证明概念是体系之外,证明是人类使用公理、定理、公式和方法的社会活动。这种认识,至少在爱因斯坦提出相对论之前是这样的。但是在爱因斯坦提出相对论之后,人们认识到,真理与观察者是有关的,不同的观察者看到的真理表现形式是有差异的。人们认识到,真理具有某种性质的主体因素。强调真理验证的实践性,在运用理论中,人们会发现真理不仅与观察者有关,而且还与应用者有关,又增加了真理更多的主体因素。在我们讨论信息化科学之时,将其发展到人或者用户或者主体概念,不仅是观察者或者应用者,甚至融入到体系之中,居然发现,我们需要研究一种主体性质的新的理论体系,包括数学这样最纯粹的理论,也需要研究主体要素的数学方法,例如我们提出的网格群体计算、行为代数、行为逻辑等新型的数学理论方法。从此,数学走向不确定性。

所以,作者认为,那种单纯认为证明是数学理论正确性的基础是站不住脚的认识。无论数学界如何争论无限问题,但是无限始终是一个存在的概念,是千真万确的事实。无限概念与有限概念一起产生,在人类的认识长河中,也已经与有限概念一样,成为人类的"直觉"。有限与无限是对立统一的两个重要概念,不能偏废。

再来讨论NP=P的问题,只能是任意确定充分大的整数时是可能的。或者说在编写软件,不区别无限概念的大小,认为多项式无限和指数无限是可以模糊时,这个问题可以混过去。但是在实数范畴中,讨论NP=P显然是理论错误的。

讨论无限概念,把无限作为一个对象,如同在集合论中把一个无限的集合作为一个对象,或者如同在类型理论中把无限类也作为对象,马上就会出现数学问题。在无限的奇异点上，函数的特性，例如指数函数和多项式函数，它们是相同的，换句话说，在无限处所有的函数特性不再存在，把所有的无限大概念视为相同。作者认为，在奇异点处，无限概念还是应当有结构的，要求区别不同的无限概念，例如区别∞^1，∞^2，∞^3，…，∞^n，…，∞^∞等。讨论这种无限的概念，如同在地球、太阳系、银河系、宇宙等不同的层次上讨论无限概念一样，它们是有区别的。把世界看成是层次结构的，而不能看成非层次或直线的。于是我们提出了高阶不确定计算概念：

(1) 一阶不确定计算概念，在整个自然数序列中(一阶无限集合概念)讨论不确定计算问题。

(2) 二阶不确定计算概念，把一阶无限集合作为对象的无限序列讨论不确定计算问题。

(3) 三阶不确定计算概念，把二阶无限集合作为对象的无限序列讨论不确定计算问题。

(4) 高阶不确定计算概念，把 $n-1$ 阶无限集合作为对象的无限序列讨论不确定计算问题。

研究高阶无穷计算理论体系，是在讨论无限群体计算理论模型中，考察人类与计算机能力的最大区别，表现在“实数理论”与“自然数”理论之间的比较之中。研究高阶无穷计算机，就是研究“人类的计算或者智能能力”，从根本上搞清楚“人工智能”的数学与计算的理论问题。高阶无穷计算理论，把无限群体计算概念扩大到“实数范围内研究计算模型理论”。作者经常谈到，实数数学理论是人类智慧的代表，人类科学或者人类行为科学的研究是建立在具有如此智慧的数学基础之上的，其智能能力具有最大的无限性、最快的思维速度、最大的不确定性和最大的群体资源能力。而现代计算机科学是建立在递归可枚举集合理论基础上的，说得不好听些，是建立在自然数基础上的。人类科学与计算机科学在能力上的差别表现在实数和自然数的对比。任何一个学习过高等数学的人都知道实数理论和自然数有多大的差别。作者认为，当代的人工智能水平相当于“自然数”水平，还有很长的路要走。

1. 观察者主体在数学体系之内

高阶无穷计算与前面谈到的无限群体计算两个模型的基本差别是对无限概念的认识。所谓无限群体计算模型的无限概念是“观察者主体在体系之中”，也就是说这个体系是我们谈到的一阶无限体系。如果观察者主体在体系之中，去观察一个多面体，其面的数量可以无限地增加并不断变化，处在体系内的观察者很难认识到无限真正的含义。例如，一个自然数的无限概念和一个 2^n 的序列相比，当 n 趋于无限，在内部观察者看来，都是趋于无限，甚至认为它们是一个意思，在无限的意义上，一阶无穷大(∞^1)，二阶无穷大(∞^2)，三阶无穷大(∞^3)，指数无穷大(2^∞)，乃至无穷阶无穷大(∞^∞)等都是相同的。这种无限的认识，可以从无限群体计算能够将 NP 问题转换成 P 问题，就是在说，一个一阶无穷大(∞^1)的计算资源，可以为指数无穷大(2^∞)的计算主体所使用，在无限大的概念上，认为一阶无穷大(∞^1)和指数无穷大(2^∞)都是相同的，是可以分配计算资源的。这显然是数学或者说计算机科学在无限概念上的“糊涂游戏”。

2. 观察者主体在数学体系之外

所谓高阶的无限概念，是处在较高位置的观察者主体可以处在较低位置的体系之外，观察者主体可以在体系之外观察体系内的问题。可是，在实数理论中，在比较 n 和 2^n 在 n 趋于无限时，它们的极限值的比较，显然是不同的。例如：$\infty^1/\infty^2=0$，$\infty^1/2^\infty=0$。

在无限处，∞^1，∞^2，∞^3，2^∞ 等原来的数学特性被忽略，或者认为是相同的，就是说存在着在无限处，这些数学性质还是否被遵守。许多数学家为无限数学理论苦苦思索着。在范畴论和集合论中，把有限元素的集合称之为集合(小类)，而把具有无限概念的元素的集合称之为“类”(或者大类)，从而克服基础数学中产生的“悖论”。研究连续统的问题，Cantor 通过超限数，研究序数和基数，给出无穷集合的基数序列，展示了一个无限序数的定义体系。例如德国数学家 Martin_Löf 在他的著作“Mathematics of Infinity”中讨论无穷的数学，他为自然数构造了两个序列，一个是内序列，另一个是外序列 ∞^1，∞^2，∞^3，…，∞^n，…，∞^∞，来表明无限概念依然是有结构的或者是有序的。在数学分析理论中，在坐标转换中，经常考虑把数轴上从坐标原点到无限的区域影射到一个数轴的[0,1]的区域上，显然被认为在[0,1]区域中有与整个数轴上同样多的点，并且一一对应。从哲学上看，一般人认为部分小于整体，而实数理论中的[0,1]区间虽然是整个数轴的部分，但是部分与整体有同样大小的集合性质，即它们之间一一对应。这就是实数给人的最大理论直觉。正是在实数理论基础上，科学家建筑了许多现代科学的大厦。

在高阶无限的集合(例如实数)范畴内，在集合论中，讨论这些无限概念有如下层次区别：$\aleph_0$，$\aleph_1=2^{\aleph_0}$，$\aleph_2=2^{\aleph_1}$，$\aleph_3=2^{\aleph_2}$，…打个比方，如同在地球、太阳系、银河系、宇宙等不同的层次上讨论无限概念一样，它们是有区别的，于是我们提出了高阶不确定计算概念：

(1) 一阶不确定计算概念，在整个自然数序列中(一阶无限集合概念)讨论不确定计算问题。相当于在集合论自然数 N 中，在 $\aleph_0$ 范畴内讨论不确定计算问题。

(2) 二阶不确定计算概念，把一阶无限集合作为对象的无限序列讨论不确定计算问题，相当于在集合论 $\aleph_1=2^{\aleph_0}$ 层次中讨论不确定计算问题。

(3) 三阶不确定计算概念，把二阶无限集合作为对象的无限序列讨论不确定计算问题，相当于在集合论 $\aleph_2=2^{\aleph_1}$ 层次中讨论不确定计算问题。

(4) 高阶不确定计算概念，把 n－1 阶无限集合作为对象的无限序列讨论不确定计算问题，相当于在集合论 $\aleph_n=2^{\aleph_{n-1}}$ 层次中讨论不确定计算问题。

有了上述论述，我们可以从一个细胞的行为能力，计算出细胞组织的行为能力。细胞组织的功能行为的能力计算实际上是细胞组织主体的行为特性，例如细胞行为目标的目标性函数，其计算函数的形式为

$$F(x)=\int_{ORG} f(x)R(x)dx$$

这个计算公式表示，细胞组织的功能目标性函数，其数值等于组织范围内所有细胞的特化功能数值性的目标函数与关联函数 R(x)点积的数值积分。其中，f(x)表示组织内一个细胞的主体的行为的目标函数；F(x)表示细胞主体组成的组织和器官的特化功能的目标性函数；R(x)表示组织内细胞主体的关联性函数；ORG 表示组织的时空形态，表示计算的范围。

如果把这个公式使用在网络世界中，可以成为主体和主体组织的计算能力公式。**计算主体和主体组织的计算能力公式**（一阶计算主体系统，屈延文、周伟提出）：

$$C(x) = \int_{ORG} c(x) R(x) dx$$

这个计算公式表示，无限多主体组织 ORG 整体计算能力数值等于 ORG 范围内所有单元主体计算能力与关联函数 R(x)点积的数值积分。其中，c(x)表示 ORG 内一个单元主体计算能力函数；C(x)表示 ORG 整体计算能力函数；R(x)表示组织内主体的关联性函数；ORG 表示计算的范围。读者需要注意，讨论计算能力只需要在一维空间中讨论，读者如果知道图灵机是一维空间，便明白其中的道理了。

如果这种主体可以向上无限构造多层次的结构，我们可以得到群体计算的联立计算公式。例如，如下高阶计算主体系统的计算能力公式（屈延文、周伟提出）：

$$C_1(X) = \int_{ORG1} C_0(X) R_1(X) dX$$

$$C_2(Y) = \int_{ORG2} C_1(Y) R_2(Y) dY$$

$$C_3(Z) = \int_{ORG3} C_2(Z) R_3(Z) dZ$$

……

在上述高阶无限群体计算公式中，有多个层次的组织概念。

其中假设 $C_0(X)$是规范单元主体，也称原始结构主体，ORG1 是原始构造主体构造的组织主体，ORG2 是把 ORG1 组织主体作为构造主体构造的第二层次组织主体，ORG3 是把 ORG2 组织主体作为构造主体构造的第三层次的组织主体。

ORG1 组织是多阶结构的第一层组织，在这个层次成员主体的计算函数是 $C_0(X)$，$R_1(X)$是 ORG1 的关联函数，$C_1(X)$是在 ORG1 组织范围内积分得到 ORG1 的计算能力函数。

ORG2 组织是多阶结构的第二层组织，在这个层次成员主体的计算函数是 $C_1(Y)$，$R_2(Y)$是 ORG2 的关联函数，$C_2(Y)$是 ORG2 组织范围内积分得到 ORG2 的计算能力函数。

ORG3 组织是多阶结构的第三层组织，在这个层次成员主体的计算函数是 $C_2(Z)$，$R_3(Z)$是 ORG3 关联函数，$C_3(Z)$是在 ORG3 组织范围内积分得到 ORG3 的计算能力函数。

如此不断计算，可以得到所有关注范围内的高阶无限群体计算能力。上述高阶无限群体计算可以完全考虑在实数范围内实现。正因为是在实数范围考虑的计算能力，从集合论的角度考察，比图灵机模型的计算能力高。所以，高阶无限群体计算能力高于图灵机可计算性学说描述的能力。

从另一个角度去研究上面提出的高阶无限的概念，用到无限群体的计算机模型中，对我们理解高阶无穷计算机是有帮助的。正如我们把一个集合论中的无限概念的大类，看成一个实数的部分空间，并定义为一个“单位的实数空间球”（如同数轴上的[0,1]区间），例如图 10.16中表示的最小圆球，也可以称作“一阶的实数空间球”。然后，我们可以用无限这样的单位的实数空间“小球”再构造出一个同样是实数空间的“二阶的实数空间球”，这个“二阶的实数空间球”与“一阶的实数空间球”是一一对应的。同样的道理，我们还可以构造出“三阶的实数空间球”等等，直到我们可以想象任意阶数的实数空间球。于是，就产生出了如图 10.16 描述的高阶无穷计算逻辑结构模型。

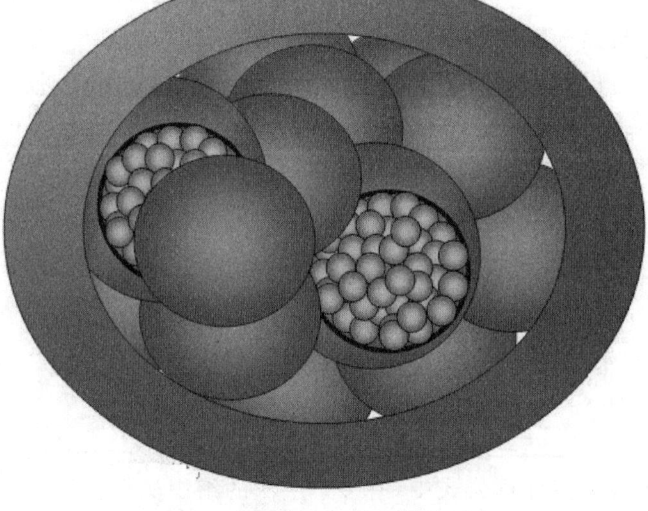

图 10.16　高阶无穷计算逻辑结构模型

最后我们要问，群体计算是否可以产生令人关注的智能能力（这种智能可以是低级的、中级的、高级的或人类的智能）呢？显然，这个问题有人们的主观愿望和期望。

现代计算机研究中也谈人工智能，那是一种模拟人的智能方法，例如通过建立知识库和规则库，使信息系统具有某种智能化的能力，例如分析、归纳和推理等。作者认为这些不是软件的智能化，是人类智能活动的简单模拟与仿真。软件智能化必须通过自身属性去建立分析、归纳和推理的能力，就如同上面谈到的群体计算模型自己产生出的不确定计算能力、感知环境的能力、预警能力和强生存能力一样，去产生这些新能力。网络世界中群体计算是计算走向智能化的必由之路。

将上述讨论归纳起来，可以看到群体计算具有超强计算能力、生存能力和感知环境能力、预警能力、可生长能力、可移动能力、主动服务能力、资源调度能力，以及大规模、大范围、超海量对象的处理与分析能力。我们看到这些能力都是存在于群体计算模型之中

的,不是人们的主观愿望。

在中国,遇到了突破或改进"冯·诺依曼计算机模型"理论的一次机会。作者坚信,高阶无穷计算机和无限群体计算理论的数学理论模型一定会适时诞生,并且对于建立网格计算理论体系和网格操作系统研究是非常重要的。

10.8.6 高阶无穷计算机计算理论

在10.8.5节,我们讨论了高阶计算,尤其是高阶不确定计算概念,读者能否依照高阶计算概念研制成的高阶计算机?或者说高阶计算机是一种什么样的计算机?下面,我们研究如何构造高阶无穷计算机。

1. 一阶无穷计算机模型(传统计算机模型)

从虚拟计算机概念考虑,如果把传统的单计算机或多计算机看成一阶无穷计算机(其资源可以无限外延),一阶无穷计算机是确定计算模式的计算机。一阶无穷计算机的全部计算环境在二阶无穷计算机中,一阶无穷计算机是个体性质的计算,一阶无穷计算机的所有状态都不可能超越二阶无穷计算机,是一个信息封闭体系。

2. 二阶无穷计算机模型

如果把当前全球网络的所有计算机看成一个虚拟计算机,这个虚拟计算机可以在群体计算网格中,是一个虚拟的二阶无穷计算机。二阶无穷计算机是一阶不确定计算的计算机。如果有一天我们把这个虚拟的二阶无穷计算机"封装"到一个计算机中,那么这个计算机便是一个实体的二阶无穷计算机。在这个实体二阶无穷计算机中,可以构成一个无限的群体计算完整体系。从这个讨论中看出,二阶无穷计算机可以是一阶无穷计算机的无限群体计算的计算机,可以构成有组织的无限数量的群体计算。一个这样的二阶无穷计算机构成一个一阶不确定计算能力计算机。显然二阶无穷计算机的全部计算环境是在虚拟的三阶无穷计算机中,二阶无穷计算机的所有状态都不可能超越虚拟三阶无穷计算机,是一个信息封闭的体系。

3. 高阶无穷计算机模型

如果把所有的实体二阶无穷计算机组成的全球网络看作虚拟的三阶无穷计算机。在三阶无穷计算机中,有无限的二阶无穷计算机,也就是说,在三阶无穷计算机中,有无限多的无限群体计算体系。三阶无穷计算机是二阶不确定计算的计算机。如此,不断推论。它可以构成第二个层次的有组织群体计算,即"组织的组织"或"群体的群体"的计算,而且数量还是无限的。该层次的无穷计算机,可以有无限多不确定计算体系,称作二阶不确定计算能力。同样,更高阶的计算机遵循同样的规律。三阶无穷计算机的全部计算环境在虚拟的四阶无穷计算机中,三阶无穷计算机的所有的状态都不可能超越虚拟四阶无穷计算机,是一个信息封闭的体系。在通常意义上,研究一阶无穷计算机、二阶无穷计算机和三阶无穷计算机三个层次，有概念的示范意义。更高阶的问题，可以去举一反三。

如果把三阶无穷虚拟计算机封装进一个计算机，我们就得到了一个三阶无穷计算机。如法炮制，直到更高阶无穷计算机。

我们假定，依照高阶无穷计算机的概念，一阶无穷计算机的全部计算环境在虚拟的二阶无穷计算机中，一阶无穷计算机的所有状态都不可能超越虚拟二阶无穷计算机，是一个信息封闭的体系。那么，能够考察一阶无穷计算机的全部计算环境与情况的只能是二阶无穷计算机或更高阶无穷计算机。而二阶无穷计算机体系中每一个一阶无穷计算机都仅仅是二阶无穷计算机的处理对象，不影响二阶无穷计算机的运行状态。二阶无穷计算机的环境与状态来自于所有的二阶无穷计算机，在三阶无穷计算机之中。**于是可以引出一个观察者主体位置问题，例如如果观察者主体在二阶计算机中，可以判断一阶计算机的所有问题，因为他在一阶计算体系之外。**

上面，我们从虚拟计算机概念出发，引出了高阶计算机的概念。下面，我们从传统计算机的内部结构出发，研究计算机一种类似生物体结构的计算机内部结构，从另一个角度看高阶计算机概念。

传统计算机的结构是一个功能强大的CPU和存储规模很大的存储器以及输入/输出设备和系统，通过总线实现计算机内部结构的连接。为了提高速度，采取提高能量消耗的方法，提高处理和存储速度。从逻辑结构看，一个计算机实际上是一个"超级细胞"。这种作法是工业控制的方法，不是生物学方法。生物系统方法，一个主体单元不是一个超级能力的CPU和存储器组成的，而是首先构建一个单元主体的CPU和存储器，并且有单元结构基本输入和输出，实现基本的交换功能的结构。如果把单元的CPU、存储器和输入/输出结构组成一个单元主体芯片，如同生物细胞的结构一样，这个单元主体芯片不需要高能量消耗，并包括了基本的指令与操作和存储器。其中指令与操作可以划分为固定和可变两个部分。固定部分是所有计算任务所必需的，可变部分与计算任务特殊要求有关，可以通过外部环境来调整与配置。其中的存储器同样包括只读和可写两部分。一个单元主体芯片有自己的接口(港口)，实现输入/输出。单元主体芯片有如同多细胞生物的血管网络一样的公共的网络接口；单元主体芯片有如同多细胞生物的神经系统的专用网络接口和经络系统网络接口；单元主体芯片有专门的能量(电力)供给网络。

上述方法，就是把一个由超级CPU、存储器与输入/输出组成计算机，分解成规模数量(例如百万计)的单元主体结构，通过主体公共网络、主体专用网络和主体供电网络构成主体组织，这个主体组织可以有封装形态。我们把这种单元主体组织称作组织主体。把某种数量(例如数万计)的如此形态的组织主体，同样通过主体公共网络、主体专用网络和主体供电网络构成更高层次的器官主体。如此构建，再构造系统主体，直到计算机个体级别的主体结构。一直可以做到一个计算机由数十亿、数百亿、数千亿、数万亿规模的单元主体组成。

我们需要注意的是，可以依照如下顺序来动态构建计算机的计算模型系统(参见图 10.17)。

(1) 超越种群分类的真核细胞模式的单元主体芯片，是高阶计算机最通用的单元主体芯片。

(2) 超越系统分类的干细胞模式的单元主体芯片，是高阶计算机某些范畴内的单元主体芯片。

(3) 体细胞分类模式的单元主体芯片，系统级别的单元主体芯片。

(4) 体细胞模式的单元主体芯片，具体计算和应用类型的单元主体芯片。

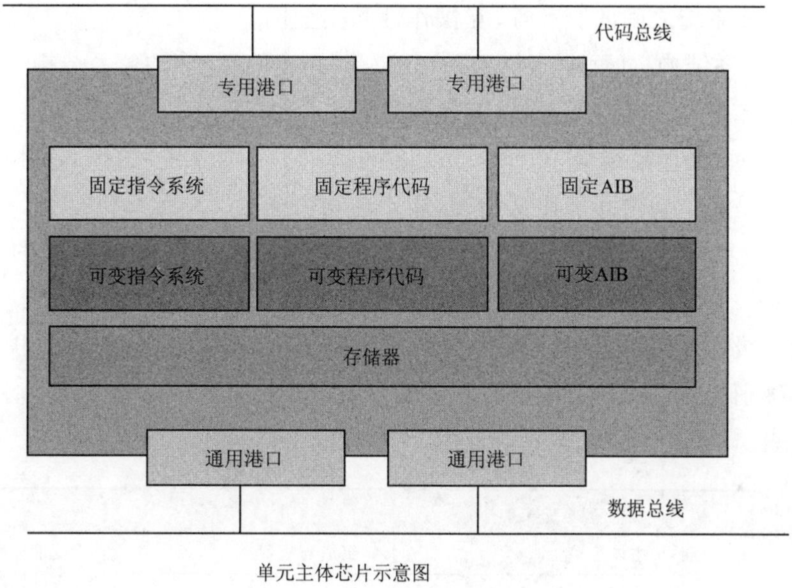

图 10.17 细胞主体芯片的逻辑结构

在高阶计算机中，无论是计算主体，还是客体与数据概念都是被主体结构结合起来的，所有的客体概念都是“活性客体”。最重要的是如此构建的高阶计算机是不确定计算机系统，在充分大的数量概念中，实行不确定计算。

10.9 TCAF 网络世界的体系结构理论

10.9.1 信息化体系结构是什么

信息化体系结构，是对众多信息系统的用户、主体、运营、客体、系统资源、技术要求、规则与环境等方面的抽象分层次的结构。体系结构是在运营、系统与技术三个方面，描述网络世界中的主体、行为、客体、信息、系统网络资源和规则的内部结构、相互关系结构以及它们与环境关系的结构体系。这个结构体系也是指导信息化的规划、设计、开发、测试、评估、运营、管理、维护和演化的指导原则体系。

研究如此复杂的信息化的总体学或体系结构，必须要对信息化和网络世界有正确认识。这种认识必须有一定的理论性和科学性，有其清晰的结构性、概念性和层次性，其目的在于为复杂性很高的问题给予科学的简化，找到复杂体现中的简单因素，正确把握复杂与简单之间平衡关系。这种认识还必须具备很好的可操作性，能够把其理论、方法转换成大多数工程师们可以被培训、能掌握的实践活动和能力。

研究信息化体系结构可以划分成几个级别，从低到高排列：

(1) 系统体系结构，即计算机、网络、软件、应用等系统体系结构。通常是面向业务应用模式的。

(2) 平台体系结构，即面向多信息系统的、跨“系统的系统”的体系结构。平台体系结构研究重点是多系统之间的服务性、互操作性和安全性。

(3) 中心体系结构，即面向多信息平台的、跨“平台的系统”的体系结构。中心体系结构研究重点是多平台之间的服务性、互操作性和安全性。

(4) 总体(联合)体系结构，即面向多中心的、跨“中心的系统”的体系结构。联合体系结构研究重点是多中心之间的服务性、互操作性和安全性。

(5) 网络世界的生态体系结构，即面向所有领域、范畴、组织和结构的信息化体系结构。

上述所有级别体系结构研究理论和方法，重点给出的是平台、中心和联合体系结构描述。系统级别的体系结构，由各系统开发商，根据统一的理论和方法要求，灵活实施之。参见下表。

体系结构分级	运营体系结构	系统体系结构	技术体系结构
系统(结点)	主体	组成与配置	技术标准 质量标准 服务标准 互操作性标准 安全标准 测评标准
	行为	功能与方法	
	客体(信息)	数据与参数	
	规则	组织与配置规则	
平台(结构)	主体	组成与配置	
	行为	功能与方法	
	客体(信息)	数据与参数	
	规则	组织与配置规则	
中心(多结构)	主体	组成	
	行为	功能	
	客体(信息)	数据	
	规则	规则	
联合			

研究信息化与安全体系结构是十分复杂的系统工程，应当运用现代复杂系统与系统工程理论与方法。

复杂系统之所以复杂，其中很重要的原因是多层次的关联性。所以，研究关联性是更复杂的问题。生物自组织的关联性划分了五个层次，即多细胞构建细胞组织的关联性，多细胞组织构建生物器官关联性，多生物器官构建生物系统的关联性，多生物系统构建生物个体的关联性，多生物个体构建生物群体(例如家庭)关联性，多生物群体构建生态关联性等。这样多的关联性，我们还没有追索到分子或大分子构建细胞的关联性和更加原始的化学、物理的关联性。如果有人提出必须考虑所有层次的关联性，我们就无法研究复杂系统了。在 TCAF 中研究关联性，认为从网络世界的主体(进程、代理)开始，研究这些主体构建的主体组织和多主体组织的关联性，而不需要研究比主体更加微观的关联性问题。

在本书附录中谈到建立信息化科学，最需要借鉴的科学领域是生物学。为什么研究信息化不从研究人类的行为学理论以及其他系统的关系入手，反而从生物学给我们提供的启示入手？读者在研究和回答如下问题后，也许能够明白。

(1) 在网络世界中建立主体、主体组织和体系，是按照人的高级模式直接构造，还是按照生物的较低级的模式入手实施构造？

(2) 按照生物的较低级的模式入手实施构造网络世界主体与行为结构，再依照生物进化规律，是否有可能为最终建立人类主体和行为结构模式提供可能性？

(3) 网络世界的主体与行为是按照生物进化中被证明的模式去构造，还是根据人类智慧建立的人造模式去构造？符合生物进化证明的理论与方法更科学，还是人造的模式更科学和符合实际？

(4) 网络世界中需要的语言体系、数学方法是计算机可读(网络世界主体可读)的，还是人类可读的？

(5) 网络世界的主体的行为控制机制是我们谈到的行为信息基，还是人类知识结构创造的计算机模型(自动机、图灵机等模型)？生物细胞和生物体是不会计算的，而有物质交换、信息交换、运动、繁殖和特化功能表达等基础行为。人类会计算是由于人类有语言，即记住了加法与乘法的语言。人类的大脑是通过语言来计算的，没有计算机的加法器或运算器。

在这种复杂系统工程的学科研究方面，TCAF 做出了自己创新的努力。归纳 TCAF 体系结构设计的特点如下：

(1) TCAF 为信息化的运营、管理和外包服务提出集中或分类集中模式，即建立多个中心的运营体系结构。

(2) TCAF 实现合理利用资源和可视化与代理化技术相融合的多服务层面的系统体制，即将中心实现的确定式的计算模型和群体网格不确定计算模型结合起来，充分调度计算机资源的无边界的计算系统体系结构，最大限度地发挥系统资源的综合利用。

(3) TCAF 提出了新的技术体制，推行可信计算、可信网络基础设施、可信应用、可信交换、可信服务等新型的可信技术，推行大范围的数字标签技术、监管现代化和信息化监管技术、推行大规模的可信认证技术、实现管理类软件国产化，推行以体系结构为核心的网络世界主体工程学和代理技术。

(4) 在 TCAF 实现过程中遇到了发展和创立新“计算理论”的机会，“高阶无穷计算机和无限群体计算理论”模型会适时诞生。

(5) 面向以体系结构为核心的多关注的网络世界主体工程学(新软件工程学)的挑战。

(6) TCAF体系结构方法,完善体系结构理论基础和形式化方法。

TCAF标准化的文档工作十分繁重,包括TCAF公共部分文档和TCAF平台部分文档。TCAF公共部分文档包括:

(1) TCAF可信网络世界体系结构框架。

(2) TCAF结构性安全产品框架。

(3) TCAF体系结构方法。

(4) TCAF标准化方法。

(5) TCAF分级标准方法。

(6) TCAF体系结构产品系列(服务性)。

(7) TCAF体系结构产品系列(互操作性)。

(8) TCAF体系结构产品系列(安全性)。

(9) TCAF计算模型理论。

(10) TCAF多代理网格操作系统。

(11) TCAF体系结构与规则描述语言。

(12) TCAF基于体系结构的程序设计方法。

(13) TCAF面向多关注的程序设计方法。

(14) TCAF面向主体(代理)的程序设计方法。

(15) TCAF面向类型的程序设计方法。

(16) TCAF概念术语等。

TCAF平台部分文档包括:

(1) 可信计算平台(trusted computing platform,TCP)。

(2) 可信网络基础设施平台(trusted cyber infrastructure platform,TCIP)。

(3) 可信信息交换平台(trusted exchange platform,TXP)。

(4) 可信应用平台(trusted application platform,TAP)。

(5) 可信数据库访问管理平台(trusted SHADE platform,TSHADEP)。

(6) 可信公众服务平台(trusted public service platform,TPSP)。

(7) 可信交易平台(trusted EC platform,TECP)。

(8) 可信专业网络远程服务平台(trusted remote service platform,TRSP)。

(9) 运营互操作性/可信网关平台(trusted cyber gateway platform,TCGP)。

(10) 运营可信认证/访问控制平台(trusted identifying and access control platform,TIACP)。

(11) 运营可信监控/监管平台(trusted monitoring and supervising platform,TMSP)。

(12) 可信应急平台(TEP)、可信管理平台(trusted management platform,TMP)。

(13) 可信认证平台(trusted CA platform,TCAP)。

(14) 可信监管平台(trusted supervision platform,TSP)。

(15) 可信测评认证配置管理服务平台等。

10.9.2 传统信息化体系结构方法

传统的体系结构标准化方法是面向传统信息化领域的,并具有多关注特点。从关注的视角看,有企业视角、面向业务的视角、客户的视角、社会的视角、开发者的视角、维护服务的视角、国家和政府的视角和国际视角。建立信息化体系结构理论体系,必须建立网络世界满足各种要求的理论方法和框架。

传统信息化体系结构方法:

(1) 体系结构视图标准化方法。

(2) 体系结构引用模式标准化方法。

由于这些体系结构方法不是本书要求的内容,就不在此介绍了。

10.9.3 网络世界再现生命的关联模式体系结构方法

关联模式体系结构方法不仅面向传统信息化领域,更面向网络世界再现生命的目标。关联性模式方法是把结构模式中各种关联关系抽象出来,集中研究和讨论。关注点不在于结构组成和构造上,而是把其中是如何实现关联以及关联关系分类作为关注点。关联模式不直接从多关注的运营、系统和技术直接入手,而是把握体系结构说明与描述的核心概念和内容,即关联性。对不同关联性的分类,实行比较抽象的对网络世界中主体、结点、结构和多结构进行框架式的说明和描述。在多关注的体系结构标准化方法中,无论是采用关注视图的结构模式方法,还是引用模式方法,都在研究关联性或关联关系。在结构模式中,没有对关联关系做出专门的规定,各种关联关系都被考虑。之所以选择某种特定关系,完全是出于说明和描述的关注点。例如,引用模式是一种特定的关联模式,其关注点是系统资源之间的定义与引用。在网络世界中关联性包括主体关联、物质关联、行为关联、信息关联、功能(函数、过程)关联、方法、属性(函数)关联等多种形式。在这些关联中我们更加关注主体、行为与信息的关联。

研究信息化体系结构关联性,要从主体与行为的关联性入手,把主体与行为规定不同的范围,划分为四个不同的层次或者不同的级别:

(1) 主体(行为)关联模式,即单一主体的多行为的关联性模式。

(2) 结点行为关联模式,即单一网络结点、多主体、多行为的关联模式。

(3) 结构行为关联模式,即单一结构、多网络结点、多主体、多行为的关联模式。

(4) 多结构行为关联模式,即多结构、多结点、多主体、多行为的关联模式。

研究主体(行为)关联模式是所有关联性问题研究的基础。而且,我们讨论网络世界的关联性不是所有层次的和任意概念上的，是与信息化的行为模式密切相关的有限范围的关联性。也就是说，TCAF 的关联性产生的理论或者数学的描述，是面向信息化应用模式的。另外，关联性研究是面向关注的，也不是任意概念和范畴。在 10.9.3.1 节讨论中，展开结点、结构和多结构三个层次关联性关注点是清晰的。我们已经把非常复杂的网络世界问题，化简为比一阶或者线形问题相对复杂，但已经是可以操作的关联性的研究与实现。而且这种解决方案又划分级别，供建设者选择，具有显著的低成本和可执行概念。

1. 网络世界主体组织关联函数定义、概念

在 10.2 节中，定义了网络世界中的主体行为关联函数概念，认为网络世界主体组织的关联函数是决定组织的特性函数与组织内主体特性函数的关系运行函数，并给出了主体信息关联函数和主体行为关联函数定义。认为：

(1) 主体(用户进程)信息关联函数与主体之间采用的连接和信息共享、交换和引用的方式有关系。或者说，针对不同的主体连接，采用共享、交换或引用方式，会得到不同的关联函数。

(2) 主体(用户进程)组织的行为关联函数与主体之间所配置的代理组织提供的行为协同、递交服务、可移动和可生长的目标性服务行为有关系。某些目标性服务不同，主体组织的关联函数不同，实际上主体组织关联函数是由代理组织的关联函数决定的。

在此，先定义结点、结构和多结构关联模式：

(1) 结点关联模式。即单一结点、多主体、多行为的关联模式函数。在一个结点内的主体之间可以做到信息关联的连接、共享、交换、引用，也可以由主体的代理组织在结点内递交服务和协同服务实现行为关联。结点内主体实行自主管理，或接受所在结构内管理者代理对主体管理，这时主要是计算机操作系统条件下的连接方式。可以简称“操作系统关联模式”。

(2) 结构关联模式。即单一结构、多结点、多主体、多行为的关联模式函数。在一个结构内，多结点之间的主体可以实现连接、交换、共享或引用的信息关联，也可以通过结构内代理组织的服务递交、协同服务、代理移动和代理组织生长等方式实行行为关联。结构内的主体实行管理者主体管理，是计算机局域网条件下的连接方式。可以简称“计算机网络关联模式”。

(3) 多结构关联模式。即多结构、多结点、多主体、多行为的关联模式函数。在多结构内，多结点之间的主体可以连接、交换，通常采用共享和引用关联方式实现信息关联，也可以通过代理组织的服务递交、协同服务、代理移动和代理组织生长等方式实行行为关联。多结构内的主体实行单或多中枢管理者管理下的系统体制，主要是通信网络条件下的连接方式。可以简称“通信网络关联模式”。

再定义结点、结构和多结构关联函数：

(1) 结点关联函数 $R_N(x)$。其信息关联函数是操作系统关联函数，在操作系统关联

模式下，定义主体信息关联模式的连接、交换、共享或引用的关联函数。其主体之间的行为关联函数是所配置代理之间的关联函数。

(2) 结构关联函数 $R_S(x)$。是信息关联函数和计算机网络关联函数，在网络关联模式下，定义主体信息关联模式的连接、交换、共享或引用的关联函数。其主体的行为关联函数是所配置代理组织的关联函数。

(3) 多结构关联函数 $R_{MS}(x)$。是信息关联通信网络关联函数，在通信网络关联模式下，定义主体信息关联模式的连接、交换，通常采用共享和引用的关联函数。主体的行为关联函数是所配置代理组织的关联函数。

2. 信息化多代理网格体系结构方法

网络世界中的用户主体(可视化交互进程)，通过配置代理组织、系统和平台，实现其主体行为的关联性。于是，网络世界的主体无论是否具备直接的信息关联和业务功能的关联，也可以不管网络世界中主体是否属于业务系统，配置给它们的代理组织必须建立起有组织目标的代理组织主体的行为关联。

这个被配置的代理组织、系统和平台需要进行独立的体系结构设计，而这个代理组织的信息化体系结构设计应当遵循的关联模式方法，是由代理组织关联函数决定的。

这种方法在关联模型框架基础上，采用比较抽象的方法，关注多代理的群体组织和业务方法，实行多代理系统和平台等体系结构的说明与描述。多代理网格不是系统或者平台等具体的物理或者资源之间的关联性，也不是语言范畴中语法意义的关联，而是通过语义级别的连接，建立关联性。多代理网格是建立在信息或语言的语义或内容级别上，或者建立在行为的语言表达的语义级别上的虚拟网络体系。所以，多代理网格是语义连接的网络。代理是一种主体，所以它是主体之间的网络，在这种主体网络中，研究的内容是行为。研究重点包括能够建立多代理组织的规范个体代理和规范代理行为控制机制，研究多代理建立组织的组织协同行为、组织的业务行为、行为报文、行为的交互协议以及代理组织语言(AOL)等。

3. 信息化网络世界数字标签体系结构方法

数字标签是网络世界的信号分子，如同生物体的神经递质、激素和细胞因子。网络世界中有公用网络、专用网络和局部网络。公用网络的信号分子如同生物体的血管网络，主要走激素信号分子。专用网络信号分子如同神经网络的神经递质。而局部网络中活动的是类似生物体的局部激素和细胞因子。人体所有的细胞、组织和器官都是通过这些信号分子来实施数以万亿细胞“并行计算”的。

如果读者能够理解上述意义，那么网络中应当同样需要“数字标签”来协同所有的主体进行协同运行。当前的网络世界中存在的多种问题(例如安全问题)，缺少关于数字标签和数字标签运行系统与平台的支持，是主要的体制和技术原因。

TCAF 的数字标签具有以下重要功能：

(1) 数字标签是网络世界分布存在的有组织主体的群体计算模式信号分子。根据信号分子的作用范围,可以划分全局(多结构)、局部(结构)结点、系统不同范围的"数字标签"。

(2) 数字标签区别不同网络范围、应用领域、主体范围、客体范围的"应用分类标签",如同产品的商标。

(3) 数字标签具备生物的抗体作用,是网络世界(系统、主体、客体)"安全分类标签",其中安全数字标签如同"产品安全的认证标志"。

(4) 数字标签是网络世界中,例如通信网络的"定位信息标签",可以作为网络通信定位。

在 TCAF 中设计了以下标签体系:

(1) 标签路由和信元定位数字标签,可以定位到结点。

(2) 业务分类标签定位到系统。

(3) 安全分类标签定位到主体和客体(系统有成百或上千的主体)。

(4) 可信计算机的标签用于访问控制(LAC)。

(5) TCAF 的代理群体组织计算模式数字标签具有更鲜明的多种识别功能。

如此构成了层层关系。读者可以体会其中一致性的完整关系。

这种方法同样是关注各种网络世界要素的分类划分、识别关系。通过数字标签体系实现大范围网络环境内数量巨大的主体、行为、客体、资源运营、管理和服务。网络世界的数字标签独立构成了一种新型体系。数字标签体系结构就在数字标签运行系统为网络世界范围内的主体、客体定义关联函数的体系结构。

在大范围的网络环境内,有数量众多的不同性质的主体进行着不同的行为,同时还操作着数量更大的不同类型的客体,共同混合生存在一个环境内,甚至在一台计算机内,管理它们是非常重要的问题。在信息化的早期,是通过计算机内分区、分层、分权区别它们。在网络中,是通过网络隔离区分它们,划分内网和外网,如同给院子建墙。在各种主体混杂的世界里,如果实现管理,能够想到的办法,大概就是采用标签的方法。在网络世界的体系结构中,必须专门设立数字标签的系统、平台、运行和管理的机构,其必然性也就一目了然了。例如,设置了专门运行"数字标签的设备或系统",叫"可信网关"。通过结点、结构和多结构的可信网关设备、系统、平台将所关注网络范围内进行"可信域"的划分,这种划分是通过数字标签来实现的。

4. 信息化网络世界体系结构的分级方法

信息系统和信息化分级概念由来已久,质量分级、监管分级、认证分级、产品分级、系统工程分级、成熟度分级以及互操作性分级、安全性分级等都被采用过。分级概念是产品、技术与服务的市场准入概念。区别不同的质量与水平的服务,应当实行不同的市场价格。推行分级概念,在世界上主要是通过分级技术标准来实施的,并且配合相应的测评认证标准。显然这些分级概念是面向应用领域的,例如政府、金融、电信、电力、财政、交通、民航、电子、信息、建筑、食品、旅游等领域。

设计信息化体系同样必须考虑分级标准，这种分级标准实际是面向运营与管理领域的运营系统体系结构及其系统与分系统。在 TCAF 中，分级标准概念包括以下四个部分：

(1) **信息化特性分级框架**(需求与需求实现分级)，是运营者和管理者等依据自己关注内容分级的概念和结构。这种特性分级是分级框架的顶层需求的分级。根据这种特性分级，采取自上而下的论证和分解的方法，将分级要求分配到体系结构分级、系统技术分级和验证分级等多个方面。信息化特性分级也可以认为是信息化的分类与评价指标的概念范畴。

(2) **体系结构分级框架**(体系的复杂性分级)，体系结构分级属于信息化运营、管理和建设多关注的分级概念，可以采取方法、业务与网络范围以及关联性分级方法。其中关联性分级是核心。

(3) **系统技术结构分级框架**(体系技术分类分级)，是根据信息化特性和体系结构分级要求，对系统建设的技术体制、功能、性能实施分级。包括技术结构分类以及主体行为能力、技术功能配置和技术功能强度实施分级。

(4) **体系结构可验证性分级框架**(认知与认知实现分级)，即在高标准和高分级等级中，要求专门对结构性、完整性、一致性从总体和组成关系上，论证系统存在的可能漏洞和缺失，并进行验证。

需要说明的是，分级的对象范围可以是静态的，也可以是动态的。分级范围可以是大范围的网络环境，也可以限制在一些系统范围内，还可以限制在一些主体、客体和行为的集合范围内。

信息化的分级通常可以根据领域制定实施标准，但是标准的实施是非常大的问题。通常的做法是

(1) 依据分级标准实行测评认证。

(2) 对分级标准的执行进行监控/监管。

所以，信息化的分级通常要有运营、监控/监管系统和平台来保证，否则标准的制定很可能是没有实际意义的。

参考文献

[1] 冯友兰.中国哲学简史.北京:新世纪出版社,2004.

[2] 张立文.中国哲学范畴发展史(天道篇).北京:中国人民大学出版社,1988.

[3] 姚春鹏释注.黄帝内经.北京:中华书局,2010.

[4] 经脉.经灵枢.北京:人民卫生出版社,1963.

[5] 李时珍.本草纲目.南京:江苏人民出版社,2011.

[6] 曹洪欣.中医现代化发展研究报告.北京:科学出版社,2007.

[7] 方药中,许家松.黄帝内经素问运气七篇讲解.北京:人民卫生出版社,2007.

[8] 杨力.中医运气学.北京:北京科学技术出版社,1999.

[9] 祝总骧,郝金凯.针灸经络生物物理学.北京:北京出版社,1988.

[10] 李定忠,李秀章.中医经络探密(上、下册).北京:解放军出版社,2003.

[11] 江苏中医学院.中药大词典(上、下册).北京:上海科学技术出版社出版,2005 .

[12] 柴可夫.中医基础理论(二版).北京:人民卫生出版社,2007.

[13] 高玉昌.动物行为学.北京:北京大学出版社,2005.

[14] Lewin, B.基因Ⅷ.北京:科学出版社,2005.

[15] 贾弘禔,屈伸.生物化学.北京:人民卫生出版社,2005.

[16] 王金发.细胞生物学.北京:科学出版社,2003.

[17] 高英茂.组织学与胚胎学(第2版).北京:科学出版社,2009.

[18] 顾晓松.人体解剖学(第2版).北京:科学出版社,2006.

[19] 严振国.正常人体解剖学.北京:中国中医药出版社,2003.

[20] Daniel R. Marshak. Richade L. Gadner, David Gottlieb.刘景生等译.Stem Cell Biology(干细胞生物学).北京:化学工业出版社,2004.

[21] Robert Lanza. Essentials of Stem Cell Biology(精编干细胞生物学).北京:科学出版社,2009.

[22] Melody S. Clark 等.Comparative Genomics(比较基因组学).北京:科学出版社,2007.

[23] 张红卫等主编.发育生物学(第2版).北京:高等教育出版社,2006,2008.

[24] H. G. 韦尔斯等.生命之科学(上、下册).郭沫若译.北京:广西师范大学出版社,2003.

[25] 沈显生.生命科学概论.北京:科学出版社,2007.

[26] 杨安峰,程红,姚锦仙.脊椎动物比较解剖学(第2版).北京:北京大学出版社,2008.

[27] 郑相如.动物学(第2版).北京:中国农业大学出版社,2009.

[28] 王宝青.植物学(第2版).北京:中国农业大学出版社,2009.

[29] 国际标准.国际标准针灸穴名.北京:人民卫生出版社,1992.

[30] 靳士英等.中华针灸经络穴位图解说.北京:人民军医出版社,2006.

[31] 屈延文.形式语义学基础与形式说明(第二版).北京:科学出版社,2010.

[32] 屈延文,邱续欣.实用类型程序设计.北京:科学出版社,1992.

[33] 屈延文.软件行为学.北京:电子工业出版社,2004.

[34] 屈延文等.银行行为监管.北京:电子工业出版社,2004.

[35] 屈延文等.银行行为控制.北京:电子工业出版社,2004.

[36] 屈延文.信息化的科学梦——从计算机科学到信息化科学.北京:电子工业出版社,2007.

[37] 屈延文.信息化总体学——网络世界行为学理论基础与形式化方法.

[38] 屈延文,周伟.网络世界无限群体计算与高阶无穷计算机理论.

[39] Martin_Löf P. Intuitionistic Type Theory. Bibliopolis,Napoli,1984.

[40] Martin_Löf P. Constructive Mathematics and Computer Programming,6th International Congress for Logic. Method and Philosophy of Science,1979.

[41] 中国信息安全产业标准化联盟总体组.网络世界白皮书.互联网发布文档,www. kimbanx. com,docin. com 豆丁网,2011.

[42] 中国信息安全产业标准化联盟总体组.关于 TCAF 可信网络世界体系结构框架的系列文档(2005～2010),www. kimbanx. com,docin. com(豆丁网),2011.

[43] Stephen Hawking(霍金).时间简史.长沙:湖南科学技术出版社,2004.

[44] D. J. Griffiths.量子力学概论.北京:机械工业出版社,2006.

[45] 倪光炯,陈苏卿.高等量子力学(第二版).上海:复旦大学出版社,2004.

[46] 曾谨言.量子力学教程.北京:科学出版社,2003.

[47] Stuart Kauffman(斯图亚特 考夫曼). At Home in the Universe(宇宙为家).长沙:湖南科学技术出版社,2004.

[48] Cramer F. Chaose and Order—The Complex Structure of Living Systems(混沌与秩序——生物系统的复杂结构).上海科技教育出版社,2009.

[49] Raina S. Robeva 等. An Invitation to Biomathematics(生物数学进阶).北京:科学出版社,2007.

附　录
现代科学的启示

A. 现代科学的相互启示与困惑概论

整个科学范畴是由许多部分科学范畴所组成的，这些部分科学之间具有结构关系。目前人类还没有一个包含所有部分科学范畴内容的“总科学或完全科学”。对人类已经创立的部分科学，分类划分为基础科学、实验科学、理论科学和应用科学等。在本书概述中，我们讨论了部分科学必须具备的真理性、确定性和完整性以及一致性、可计算、可证明和可预见性。指出了什么是现代科学，说明和描述了现代科学的不同发展方向和标志。例如，提出现代科学更加微观与精确化、更加宏观与综合化、更加数学与形式化并关注应用与价值化。

根据本书的中心内容——网络世界再现生命学，作者提出了基于现代生命科学全局范畴内，对生物世界各层次的主体利用现代科学方法（包括实验室方法），即面向主体的数学方法、再现生物或生物活动和物质体系的信息化方法，再现生物世界、生物主体的发育、运行、组织和技术描述与理论体系。显然，这是一项非常复杂的工作，是研究地球上最复杂系统的结构要求。复杂系统的复杂性还在于它是跨学科的基础理论。跨学科借鉴与研究存在着一个基本的观点和方法问题。不同经历和背景的科学工作者在观察同一个问题其关注的视角是不同的，其基本的感觉也是不同的。在这方面，如果没有跨学科的总体认识，必然会带来五花八门的解决方案，而不能相互融合。

A.1　分类科学之间相互借鉴带来的困惑

现代物理学和量子力学为我们展示了辉煌的成果，产生了核工业、电子工业、信息工业。对我们借鉴最大的是理论物理学和数学理论对整个物理学和量子力学的贡献，表明了物理学科学体系的成熟和高级形态。美国物理学家费曼提出量子力学中粒子的稳定的量子状态，从而提出了研究量子计算机的计划。这被认为是一种非线性计算机模型，希望做成非图灵计算机或非冯·诺依曼计算机的计划。但是这个计划一直没有取得突破性的成果。企图建立超图灵的量子计算机为什么没成功？作者认为，费曼不理解超图灵机模型其真实的数学含义，如果他了解了数学家 Cantor 提出的集合论数学基础，例如可数集合、实数集合的大小，即连续统问题，也许就不会提出做超图灵的量子计算机了。作为既熟悉计算机科学和信息化科学，也了解生物数学的我们，提出了如何为网络世界的主体建立计算模型问题。**显然，我们需要从费曼的量子计算机借鉴未果中吸取教训。**

学习生物学，尤其是现代生物学的细胞生物学、分子生物学、生物化学、生物物理学、生物进化和生命科学的现代理论，对于我们建立现代(生物)行为学和系统学有非常重要的借鉴。例如，生物世界是如何从单细胞走向多细胞，多细胞生物体以及种群如何提高能力与加速进化的？这种有组织群体高竞争能力能为信息化提高产生什么启示？建立信息化的复杂系统如何实现自组织和自管理？另外，生物界科学家如何看待现代信息化？例如生物界，近些年产生的“系统生物学”，根据生物学家认识，这是一门在细胞、组织、器官、生物系统等生物体的基础上，研究结构和功能各异的分子及其相互作用，并通过计算生物学来定量描述与预测生物体的功能、表型和行为的学问。计算生物学是利用计算机与网络建立网络中生物生命现象的数学模型，利用这些模型并通过数学的方法，建立虚拟生物实验室，在计算模型中表现和模拟生物学分子、化学、细胞、组织、器官、系统、生物个体、群体、社会以及生态现象，使生物学从实验科学走向可定量计算的科学体系。但是，现代计算机科学和信息化科学的发展历史向我们表明：先有计算理论而后有计算机。**在现代生物学包括进化论研究中，我们看不到生物主体的计算模型。当然，更看不到理论生物学范畴框架。与物理学和量子力学比较，学科还停留在实验科学阶段。虽然可以先走计算的道路，但是理论科学的发展道路是不能跨越的。**现代计算机是人类智慧创造的奇迹，是当前生物进化的最高端的人造体系，**也就是说用现代计算机理论来模拟人类的大脑是牵强附会的。计算并不是生物的基本能力，是人类以前的所有生物所不具备的能力。**正是由于这种考虑，我们提出了生物主体的行为控制模型不是现代计算机模型，而是我们称为“行为信息基”(AIB)的控制机制。在生物进化中，产生高级的、可语言表达的行为信息基。提出计算是语言的功能表达，而数学是一种具有逻辑关系的语言。**生物学借鉴计算机理论和物理学理论是要十分谨慎的。**

作者对系统工程、软件工程、信息系统、计算机科学、计算理论和数学理论的研究与发展有深刻的认识和理解，但是对生物学认知和理解就比较差。作者看到的一些把信息系统与生物学结合起来的方案，认为对信息化和信息系统理解不能算是好的。他们认为信息系统、网络系统和计算机系统就是计算工具，仅为生物数学模型提供了计算和模拟平台。他们并不理解在网络世界中建立一个生物系统，对于信息化和计算科学工作者和数学工作者来说，居然还面临如何为主体建立一种数学的新任务。因为所有的数学都是面向客体、面向人读的，我们需要建立计算机可读数学和面向主体的数学体系。也就是说，网络世界中科学正面临着新的变革和发展。比如计算理论模型，在数学中有许多模型理论，例如自动机理论、图灵机理论、递归函数论、冯·诺依曼计算机模型理论、谓词演算模型、代数模型理论、Lambda演算、组合逻辑理论等等。这些计算理论都曾经产生过计算机，但是都没有最终成功。**为什么现代计算机最后使用冯·诺依曼计算机模型？这是由于其他计算理论都没有现代操作系统的主体、行为、客体核心概念，在数学理论中引入主体、行为、客体等现代操作系统核心概念，是所有计算理论的根本出路，否则这些计算机理论永远只能是理论，而不可能是计算机**。任何模型的计算机，如果它只能是单用户、单任务，它无论如何不能取代冯·诺依曼计算机模型地位。**也就是说，计算机科学与信息化科学正在借鉴生物学向我们揭示某些科学规律，尤其是那些被进化证明了的规律，以检讨那些完全人造的计算机理论和数学方法。显然新的网络世界的理论应当考虑不确定性和面向主体**。现代系统工程面对复杂系统，给我们的启示是，发现了自己的不足，尤其是基础科学的不足。总之，将传统的简单系统控制理论运用于复杂系统、生物世界和社会科学中，存在着许多根本性的困难和挑战。

学习社会科学对建立现代(生物)行为学有什么借鉴？借鉴经济学、金融学，认识到信息与系统存在价值化和风险价值体系，宏观和微观两个方面价值体系。借鉴管理学、法律学和人类行为学的研究，研究网络世界主体行为学理论体系，需要建立责、权、利相互独立的管理体制和机制，建立现代可信网络世界概念，建立可信秩序。借鉴社会科学，同样可以产生“群体安全性”、“组织安全性”和“结构性安全”等新概念。社会科学在认识论上有一个公理居然是孔子的名言：“吾十有五而志于学，三十而立，四十而不惑，五十而知天命，六十而耳顺，七十而从心所欲，不逾规”。社会科学中的许多理论概念，当人们体会到时已经到了老年。人从出生到死亡，这种对社会的认识像一个锯齿波一样，随着人出生、成长和死亡而周期性地起伏。能否找到一条道路，打破上述人类认识的锯齿波规律？由于社会学科学没有变成一个形式系统被人们反复去实验、验证它的正确性(当然也是形式化正确的验证过程)。但是在信息化和网络化的现在，社会科学教育与认识的可试验和重演的要求，变得可能了。其出路就是不断地完善信息化社会科学的形式化。信息化科学的形式化关系到人类整个知识体系的世代传承伟业。研究社会科学的形式化，其中很重要的是研究哲学的形式化。这个题目就是要给计算机提供能够读懂和理解的哲学体系，也为网络世界提供一个形式化的哲学体系。在信息化和网络化时代，人们可以提出社会科学的形式化研究课题。除去研究以行为学为中心的形式化理论方法外，还需要一个支持社会科学(而不是自然科学)的逻辑哲学体系。这种哲学体系与诞生于自然科学的那种追求真理的逻辑学(例如数理逻辑)是完全不同的，它是研究行为的形式逻辑学和研究矛盾变化、演变的形式逻辑学。这两个形式逻辑学是计算机可读的。

从这个意义上讲，中国古代最早建立在行为学基础上的哲学体系，距离我们要求的可形式化的、被计算机可读的哲学最近。

我们已经看到现代科学分类学科的相互借鉴产生的困惑。计算机科学和信息化科学家期望在研究复杂信息化体系中，借鉴生物世界的自组织理论和方法以及简化复杂性的方式。生物学家在研究自组织理论中，却又借鉴物理学的热力学原理和场理论。物理学家一定会感到奇怪，生物学家为什么会如此借鉴，因为那不是物理学追求的真谛。生物学家在许多不能认识的问题面前，以热力学为基本依据，大谈随机性、不确定性和无序发展模式，例如神经细胞的死亡和消失的现象。生物学中完全借鉴物理学的纯客体概念的学说，即便是物理学家也会认为是不正确的。生物学家应当思考，主体参与物理和化学过程，与纯粹自然的原子和分子相互作用的模型能够相同吗？又如生物学借鉴系统工程学的困惑。生物学家想当然地借鉴计算机科学的理论和方法来解释大脑的工作原理和结构，显然会出现困惑。其实生物学家不知道计算机科学家和信息化科学家的困惑正在那里。数学家中的大多数都会抛弃随机数、商函数等已经用概率解释世界的演化和发展模型。因为，这种数学方法没有向我们解释为什么会这样演化和发展，并没有解决认识世界的基本问题。

A.2　多科学分支不同发展形态带来的困惑

什么是学说的科学性？科学性有许多不同的定义与概念，作者认为，在讨论中医走进现代科学之前，我们给出一个为多数人认可的“什么是科学的准则”。一个学说科学性的第一条件是真理性。所谓真理，就是学说描述的现象和概念是真实存在的，整体与部分的内容都必须真实的，是被反复验证的。这种验证可以是实验室进行的(实验室验证)，也可以在应用中进行(应用验证)。学说高级科学形态可以通过理论推导数学方法计算和证明，并具有理论的预见性和指导性。学说的理论基础应当具有一定的完备性和一致性，并且是可发展的。学说任何部分都没有臆断的概念和谎言。于是，我们可以给出判定学说科学性的三个基本准则：

(1) **学说的真理性和确定性**(实验与应用科学)。可实验室验证或应用验证的学说。对于传统的科学领域，例如物理、化学、生物学、机械、电子等学科，通常采用实验室验证的方法，这种验证是面向所有主体可重复执行的。所谓应用验证是指广大用户在使用中实现预期性的功能、性能和要求的验证。或者在使用中进一步证明实验室验证的结论。说到底应用验证是最后的验证。这种验证要求强调学说描述过程相对的确定性。另外，坚持真理性，反对把任何形式的宗教、传说、故事、神话、谎言和没有经过验证的东西等概念作为学说的内容。学说是支持猜想的，但是要明确声明，作为提出验证的要求，并作为学说的候补内容。

(2) **学说的相对完整性和一致性**(部分科学)。所谓学说的完整性是指学说是充分面向所适用范围的评价特性，也就是说不能丢三落四，说东不说西和具有比较严重的片面性。所谓学说的一致性意指学说结构与组成之间是相互融合的，没有体系内的矛盾或悖论。显然，学说的完整性和一致性是相对的和有范围界限的，表示追求学说的完整性和一致性是一个过程，是逐步完善的。不存在绝对的完整性和一致性。

(3) **数学理论方法的可计算、可证明或可预见性**(理论科学)。采用数学方法是学说一种科学性的高级形态。采用数学的计算、推理和证明的方法，严格论证学说的真理性、确定性、完整性和一致性，对学说圈定的适应范围和设置条件，尤其要声明学说中的悖论，给予清楚说明。科学本身也没有同时对数学方法的计算、推理证明和预见性提出过分的要求。在某些阶段，可能首先要求进行一些计算，这种计算与实验应当是保持相对一致的。对于科学的数学理论部分，逐步建立了推理与证明的体系。在具备了推理与证明的逻辑体系后，人们在使用这些数学工具中，可以产生一些具有预见性的猜想和结论，并为学说本身的发展提供内在的动力。面对不确定性走向确定性的途径和方法，在数学理论与方法推演和帮助下，可以提出符合原理的预见性的结论。

上述科学性定义，前两个准则是必要的，第三准则是判定学说高级形态的准则，是建立学说理论科学的标志。科学性准则概念说明了科学性是发展的概念，不是静止的概念。

讨论了什么是科学，下面再讨论什么是现代科学。现代科学的主要标志有哪些？现代科学主要指近百年来，尤其是近几十年对数学、物理学、化学、生物学、生命科学、系统工程学、社会学、计算机科学与信息化科学等学科时代发展的总称。其中包括现代数学、现代物理学（尤其是量子力学、天文宇宙学）、化学（分子化学、生物化学）、生物学（细胞生物学、生物遗传学）和生命科学（生物进化、物种学说、生态学说）、系统工程学、社会科学以及计算机科学与信息化科学等分支。这些科学领域取得了原子能（核物理）技术、计算技术、电子计算和信息技术、生物工程技术、新材料技术和新能源技术、环境技术应用的伟大成果。现代科学是在阐述具有时代性的科学范畴，也就是说为科学这个概念附加了时代的标志。我们可以归纳人类知识结构的科学形态有如下几个方面的标志特点：

(1) **更加微观和精确化。**产生更加微观和精确观察、操作的工具，产生更加精确分类的分支科学，或者说分类科学更加精确化。

(2) **更加宏观和综合化。**随着人类建立的一个个封闭范围的部分科学，人们需要把这些部分科学关联起来，建立适合更大范围的新的科学学说。根据科学体系的综合性，建立科学体系总体架构，建立部分科学之间的关联体系或综合体系。

(3) **更加数学和形式化。**填补数学描述的新领域，建立新的数学描述体系。各种部分学科都在追求更加全面的数学与形式化。建立所有分类科学或部分科学统一的基础理论体系，是理论研究的最高境界。数学和物理学是这么走过来的，生物学也必然遵循这样的研究发展道路。

(4) **更加关注应用与价值化。**跨学科的结合与综合，最大的促进是科学的应用。推动产生了相应的"应用科学"大发展。这种应用和价值的追求，必然会为科学体系的建立带来更大动力和更雄厚的支持。

世界上的科学知识结构并不是处在相同的形态中。有些学科仍然处在实验科学和分类科学形态上，不断向外延性、精确性、应用性方向发展。有些学科处在超分类科学产生的时期，开始向更加基础和综合特点上发展，在探索更一般性的规律。有些学科已经达到理论科学形态，在理论的指导下反馈人类的认识活动。正因为如此，不同的发展阶段、不同的科学形态和不同的关注，把多科学分支的相互借鉴复杂化了。

再从现代基础科学(尤其是实验科学)角度观察,包括对物理学(包括量子力学)、化学、力学、材料、机械、电子、光学、生物学等学科的观察。

第一,看微观与精确化。可以很容易发现,现代科学使用的观察、实验和操作的工具越来越精细并具有更强的能力。例如使用电子显微镜和更加快速、精确的成像技术,观察与操作的空间尺度达到纳米、几个原子大小。在生物学中,已经能够观察到细胞、细菌、病毒、大的分子结构和它们的内部结构。

第二,考察宏观与综合化。跨部分科学的更加精确的分支科学在不断产生。例如化学与生物学结合产生的生物化学;系统学与生物学结合产生的生物系统学;生物学以及生物进化学说与现代科学的多重结合,产生生命科学。总之,这种跨学科的结合成果越来越多。

第三,考察数学与形式化。对于数学学科本身而言,最重要的发展是产生了计算数学分支。甚至,把基础科学原来的两大支柱:实验与理论,扩展成为实验、理论和计算三大支柱。物理学范畴的基础科学的数学与形式化可以说解决得相当好,可以用数学方法描述各方面的问题,甚至产生分支的理论物理学。化学的数学方法也在取得进展,包括生物化学在产生自己的数学分支。虽然,这些部分科学的数学方法有待进一步发展和创新。

第四,考察科学的应用。医学与化学结合应用产生药物学,多学科与医学结合应用产生疾病诊断。在 20 世纪对人类产生巨大影响的通信与计算机科学被广泛应用于各领域。

从现代应用科学角度观察,现代应用科学包括地球科学、气象学、地质学、考古学、农业科学、医学、药物学、诊断学、计算机科学、系统工程学、通信学、信息化科学等等。现代应用科学也越来越将自然科学与社会科学内容结合在一起。读者知道,语言学与行为学是社会科学两大基础科学内容。但是在网络世界中,最早在计算机科学领域中,提出了计算机可读的"计算机语言或程序设计语言"和软件行为学理论、网络世界中的主体行为理论,把语言学与行为学结合起来,产生行为的语言表达理论与方法和语言表达中的行为两种不同概念的学科。在社会科学的语言学、行为学的基础上,逐步产生了心理学学科等等。

从数学发展角度观察,语言学的形式化,包括形式语言、形式语义、形式逻辑语言等。在网络世界中同样研究语言学与行为学结合的理论与方法。

总之,学科的借鉴本身就是科学,相互借鉴要聚焦到彼此的结合部位上是很不容易的。

B. 物理学发展的启示

B.1 量子力学期望发展成超越分类的统一科学

在物理学中人们学会了认识自然世界,即物质、运动、力、能量、时间、空间、宇宙。人们认识物质,认为物质是连续和无穷可分的,最小的物质单元是分子,认为是不可分的,是连续的实体。后来有了原子概念、电子概念、原子核概念,原子核是由质子和中子组成,物质不再是连续的,而是由一些分离的粒子所组成。这些概念逐步构成了近代化学的基础。那时,认为光也是一种物质,其传播是波的形式。能量概念最早的认识是运动和力,这时的能量概念也是连续的,没有任何等级单元的概念。牛顿三定律和万有引力,至今对人们现实生活发挥着作用。时间与空间的概念也是连续的、绝对的和静止的,世界的一切物质运动和变化都是在统一的时间和空间的坐标系中进行的。人们认识到宇宙观,是从“地心说”到“日心说”,认为宇宙同样是有限的、静止的和绝对的,到逐步认识宇宙是无限广阔的,由许多恒星、行星所组成。到了19世纪,有了以力学、热学、电磁学和光学所组成的近代物理学的框架,认为已经造就了物理学的宗庙。牛顿力学是由物质的运动和力组成的理论,形成人们认识的惯性,热学也是热力学,研究热的传导、分子运动和热能量;电磁学是电动力学,有了电磁波和电磁场的概念。光也是一种电磁波。近代物理学和近代化学构成了近代自然科学最核心的内容。仅仅存在着三个“小问题”:光的速度不变,热辐射和放射性物质存在放射线(α,β,γ 射线),这些问题当时的科学家不能解释。针对物理学当时的困难,产生了新的物理学的理论体系:爱因斯坦的狭义相对论和量子力学两大理论体系。

狭义相对论阐述了物理学新的时空观念,提出光速不依赖于运动物体的速度,保持不变为每秒30万公里,是宇宙中最高的速度,没有任何物体的速度可以超过它。相对论还给出了著名的质能转换和等价定律,其等式 $E=mc^2$。量子力学开创是艰巨的,首先是普朗克(M. Planck)在1900年提出了能量是以量子的形式传送的,有著名的量子能量公式 $E=h\nu$(E 是量子能量,ν 是量子的频率,而 h 称作普朗克常数,其数值为 6.6×10^{-27} 尔格·秒),表明能量的量子化,从此开创了量子力学。以后,1905年,爱因斯坦提出了光量子理论,指出光具有波粒两重性,进一步支持了能量的量子化的学说。其后,丹麦科学家波尔(Bohr N.)提出了原子核的电子轨道理论学说,支持了能量的量子化,这种量子化表现在电子在原子中能级迁跃。1916年,爱因斯坦的广义相对论对物质的引力理论做出了新的描述,引力实际是物体在时间与空间中改变为弯曲的形式,引力就是弯曲空间的最短路径,引力是通过引力波传播的,其传输速度也是光速。1924年,法国科学家德布罗意(De Broglie)提出了对量子力学有巨大贡献的物质波理论。德国科学家薛定谔(E. Schrödinger),在1927年提出的波函数方程(薛定谔方程)是量子力学最基本的公式,这些方程式如同牛顿力学的经典力学公式 $E=P2/(2m)+V$ 一样基础,他与海森堡共同奠定了量子力学基础。德国科学家海森堡(W. Heisenberg)的测不准原理,或不确定性原理,是量子力学的基本原理之一。

英国科学家狄拉克(P. Dirac),将相对论与量子力学结合起来,依据 $E^2=C^2P^2+M^2C^4$ 公式,于1929年提出相对论量子力学新方程。他也是反粒子(例如正电子)提出者,提出或发现了中微子。新型的量子力学的原子模型,把几率引入到电子围绕原子核的运动中,提出电子云运动模型。在原子核中,电子围绕原子核的运动轨道是划分能级的。奥地利物理学家泡利(W. Pauli),提出了各种粒子自旋的特性,提出形成物质世界的粒子(例如电子)自旋为 1/2,这样的粒子在原子核的结构中不能有两个粒子具有相同能量状态。基于这样的原理提出不相容原理,是量子力学中最重要的原理之一。但有人说狄拉克相对论量子力学是部分相对论量子力学,还应当研究广义相对论量子力学或者量子场论,也有人说要研究量子电动力学。

在探索物理学的基本理论中,发现了四种基本作用力,它们是引力(物质之间依据质量表现出万有引力)、电磁力(带电荷粒子之间的作用力)、弱作用力(原子核放射性表现出作用力)和强作用力(原子核中把质子和中子约束在一起的作用力,质子和中子中夸克约束在一起的作用力)。这些形成基本粒子之间的作用力,是通过交换携带作用力的粒子形成的。例如,引力是通过自旋为 2 的虚拟引力子携带的,电磁力是通过自旋为 1 的光子交换携带的,弱力是通过几种自旋为 1 粒子(波色子)携带的,而强作用力也是通过自旋为 1 的胶子携带的。物理学家们期望统一这些部分并形成整体的理论。物理学研究物质是物体和波动两重性,存在着物质两种存在形式:物体实在存在形式和场存在形式。

核物理学家在建立统一的物理学理论方面仍在努力。例如通过建立基本粒子的玄理论,认为基本粒子在空间不是以点的形式存在的,而是以一根只有一维长度的无限细的线形式存在的。这个线可以有端点开玄,也可以没有端点首尾连接成一个闭玄。

还有一些问题继续困惑着物理学家们。例如夸克禁闭和磁单极问题,即观察不到夸克和磁单极的单独存在,而磁极总是成对存在,夸克与反夸克也是成对存在。科学家设想这是一种微观的"超导的电磁场小管",以解释夸克禁闭问题。

1929 年,美国天文学家埃德温·哈勃通过宇宙中星系之间的距离,发现星系的光谱都在红移,证明了宇宙在不断膨胀。宇宙在膨胀是 20 世界最伟大的发现之一。美国物理学家彭齐亚斯和威尔逊在 1965 年发现宇宙的微波背景辐射是处处相同的,并测试到宇宙背景的温度比绝对温度高 3℃,于是提出了宇宙大爆炸模型和学说。量子力学还全面解释了宇宙各种现象,例如对太阳或者恒星燃烧的能源、星系形成、恒星的寿命、中子星甚至黑洞等宇宙现象进行令人满意的解释。随着对宇宙结构研究深入,仅仅靠可以观察到物质总量是不能维持宇宙有序运转的。认为在宇宙中存在着"暗物质"、"暗能量",虽然我们看不到它们,但是可以通过理论计算和间接观察,感受到它们的存在。通过对星系和超级星系整个宇宙范围的结构研究,发现宇宙有星系连接的网络结构,这个宇宙的网络结构是被所谓的"暗物质"维系的,并可能被所谓的"暗能量"破坏。"暗物质"是看不见的,也不知道它是什么,但是把它放进宇宙运行的计算机模型中,却可以表现出它的巨大作用。

量子力学为核物理学提供了基础,在 20 世纪 40 年代后为核裂变的原子弹和核聚变的氢弹研究成功奠定了基础。此后,核工业和核电站为人类开辟了新的能源。有些物理学家提出,既然物质、能量可以是量子化的,那么时间和空间是否也可以是量子化的。引力可以量子化吗?有人提出量子引力学的概念。从 20 世纪 50 年代开始的半导体提出,是量子力学最成功的应用,带来了现代高科技产业和技术的发展,如激光、半导体、微电子、超导、计算机、通信等现代科学技术。

整个物理学的发展和理论研究展现出非常重要的作用,可以说没有理论物理学研究,就没有包括量子力学和现代宇宙学的伟大成果。

B.2 物理学最高科学形态:在网络世界中再现宇宙和天体

用计算机系统模拟物理现象,人类已经有许多成果,例如在计算机中模拟龙卷风、台风、气象、地壳运动和核爆炸等。虽然这些成果还不能说是完全正确的,但是有条件正确的。如果人类在网络世界中模拟和再现宇宙大爆炸、宇宙演化、星系的形成、恒星形成、黑洞形成、太阳系的形成、地球的形成、地球大气层形成、地球海洋形成等等,要比龙卷风、台风和核爆炸的比较小范围封闭环境的模拟和再现复杂得多,必须探索新的理论和方法。

网络世界的计算理论是面向人类最大的理论课题,**即在网络世界中再现宇宙和天体,在网络世界中再现生物世界和人体,并再现它们的演化、进化和运行**。一个如果能够在网络世界中实现上述目标的计算理论,当然与我们知道的一个自动机和生物体个体功能能力是完全不同的。其中最大不同是,网络世界计算理论的最高形态是在"实数空间"中讨论计算和计算能力。**一个能够在网络世界中再现宇宙和天体的运行、演化时空,必然与宇宙和天体的时空是等价的,否则就不可能实现在网络世界中再现宇宙和天体。**

如果人类在网络世界中再现宇宙和天体的形成、运行能够最后取得成功,并能指导人类认识、解释和预见宇宙的现象,能符合实际发生的现象,那么说明了人类对宇宙和天体的形成与运行理论的知识结构是真正正确的。

如果我们在模拟宇宙和天体中,需要把引力、电磁力、弱作用力和强作用力统一在一个运行和相互作用的体系框架中,那么这个在计算机中把四种基本作用力统一的框架是什么?这个把"四种基本作用力统一的框架"应当说是四种作用力之外的一个更高层的结构,这个结构显然超越四种基本作用力,可能是一种力学的逻辑结构,而不是力学本身。读者会问,这个力学的逻辑结构是什么?讨论物理学的逻辑结构,人们最容易想到的是中国的易经,因为易经所表达的"易理逻辑"是探索宇宙变化的逻辑。

C. 从生物进化的自组织理论谈起

现代生物学理论与实践,或者说生命科学的发展的确令人鼓舞。产生了许多独立的学科,例如植物学、动物学、微生物学、细胞生物学、干细胞生物学、神经生物学、生理学、解剖学、病毒学、病理学、组织学、胚胎学、分类学、进化学、生物物理学、生物化学、分子生物学、系统生物学和生物数学等。尤其在细胞生物学、分子生物学和生物化学的新发展成果,以及在蛋白质、氨基酸、维生素、DNA、RNA 等方面的成果为现代生物学的进一步发展奠定了基础。如此多的生物学分类学科中，进化论的提出是人类知识结构中最伟大的贡献，是生物学最顶端的科学知识结构。它可以被用来指导生物学所有分类学科的研究工作。

作者对生物学研究方法，尤其对细胞生物学和分子生物学的研究深表赞叹。这项工作既要研究纳米、微米和毫米极小尺度的对象，同时又要研究较大空间尺度的生物体结构，采用了包括电子显微镜在内的各种技术。研究的困难可想而知。这种困难还表现在生物体是活性的，不能当作死东西来研究，生物体死了，活着时候的许多情况都看不到了。量子力学和核子物理学研究的对象尺度之小，是电子显微镜看不到的。但是量子力学和核子物理学的理论研究非常深刻和成功，量子力学的成功经验告诉我们，仅有实验科学的研究是不够的，必须大力强化生物学理论的研究工作。粒子物理学的实验方法，应当说对于生物学研究和发展有非常大的启示。科学家虽然看不到电子和一些基本粒子形态，但是可以看到这些粒子活动留下的踪迹，通过观察踪迹，了解粒子的性质。同样道理，研究生物体，也可以通过研究行为或行为踪迹来研究主体的性质。

生物学理论发展依然有许多难题和挑战在激励科学家去奋斗。其中最具有挑战的问题依然是单细胞生物如何走向多细胞生物，多细胞如何通过构成一些组织，发展成为一些器官，器官又如何构成一个生物系统，多个生物系统又如何构成一个生物的个体，并逐步建立生物群体和生态体系。整个发展过程，每一个细胞又是如何适应构成组织和群体的。从信息化科学角度看，我们看到一条从细胞、多细胞、细胞组织、细胞器官、生物系统、生物个体、生物群体到生态演化中的能力非线性增强的发展历程，还看到在生物自组织中，细胞和所有层次个体能力与组织群体能力的两个方面增强。了解生物学理论发展对我们的启示，还得从生命的起源说起。

从可复制的大分子结构谈起。地球诞生之后，并逐步冷却下来，第一批大分子结构的自我复制是地球上最具有划时代意义的现象。这种大分子结构的复制，是同类大分子结构种群产生的最原始演化历程。这种大分子结构复制是需要资源和能源的，而这时的地球环境是充满二氧化碳、硫化氢、氮等为主的大气层，这些资源和太阳光的热能成为大分子结构复制的条件与环境。后来，地球又逐步产生了水，并在漫长的过程中形成了海洋。最原始的生物都起源于海洋，现代生物科学研究告诉我们，地球开始生物过程是在46 亿年前。

研究复杂体系使我们想起斯图亚特·考夫曼(Stuart Kauffman)，在他的著作《宇宙为家》(At Home in the Universe)中针对生物的达尔文进化学说时提到“关于生物的这一主流概念是不完全的”，“自然选择固然重要，但并不能制造出生物圈的一切，不能制造出细胞到生物体再到生态体系”，“还存在着生命的另一个源头，那就是自组织，那才是有序状态的根源”。

现代生物学不仅看到生物个体，还看到了生物群体的自组织起到生物进化的关键作用。现代医学，人类的健康与安全同样是多因素、复杂的和结构性的。强调自组织性，强调在演化过程中群体的组织主动特性和主动能力对进化的反作用。

有些人说，生物的自组织理论是不成功的，似乎他们只有题目和结论，而没有理论本身的内容。但是，作为一个思想，它是非常重要的。至少，这个思想对作者是有正面启示的，我们从来不也不能奢望毕其功于一役，何况对于生物世界这么复杂的领域。但是，它启发我们，自组织首先来源于主体的自行为、自感觉（识别）和自表达，而逐步产生自评估、自组织和自管理。研究自组织，不能只研究物质与信息关联，还必须研究行为关联。在生物世界中，行为是主体的标志，信息和功能表达、操作递交是根本所在。行为是驱动生物界的生存、发展、进化的主动力。也就是说，如果把生物的行为理论化，充实到自组织理论中，自组织理论就不再是干瘪的，而是有丰富内涵的学科。

C.1　进化＝自然选择＋群体组织优势

我们可以简单地把生物进化的基本概念归纳为一个公式：进化＝自然选择＋群体组织优势，参见附图 1。

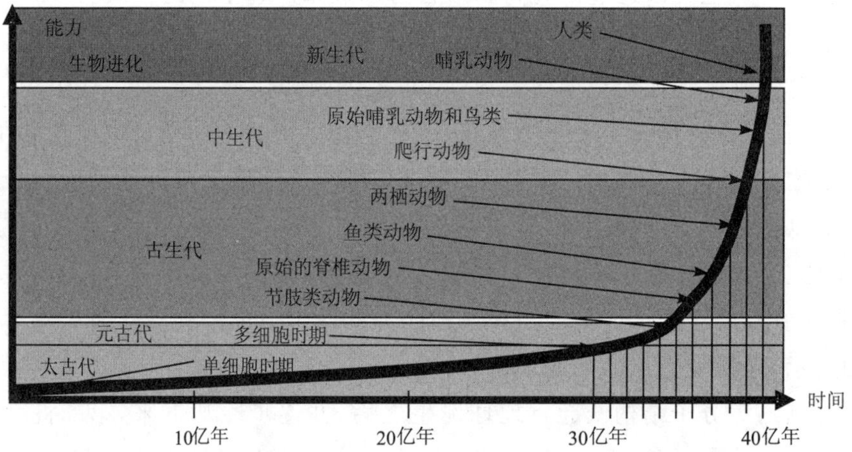

附图 1　生物进化对生物能力关系

这种进化过程包括化学进化和生物学的进化。在生命的起源中必须要回答如何从小分子结构建立可自我复制的大分子体系，遗传因素是如何融入到这个自我复制的大分子结构中的，以及自我复制的大分子结构如何使用膜结构把自己与环境隔离起来的。所有这些都指出分子走向可复制的大分子结构以及最后走向原始细胞结构是通过一种“自组织”能力与方法实现的。

基本的生物化学知识告诉我们，生命是由物质组成的。从生物体组成元素来看，其中植物体由 60 多种元素所组成，动物体由 50 多种元素所组成。有 28 种元素是生物体所必需的，其中 11 种元素是大量的，17 种元素对于生物体是微量的，其中 C、H、O、N 等 4 种元素是最重要的。从分子学角度看，生命体是由水、无机盐、生物小分子和生物大分子等组成。生物小分子主要包括糖类（单糖、寡糖）、氨基酸、脂肪、核苷酸等。生物大分子主要包括多糖、类脂、核酸（多核苷酸序列）、蛋白质。1971 年科学家 M. Eigin 在他的大分子自我组织论文 *Self-Organization of Matter and the Evolution of Biological*

Macromolecules 中提出的非生命分子向生命结构过渡的超循环组织理论模型(hypercyclic organization)成为后人关注的基础理论。

1984年奥地利科学家P. Schuster等人在论文 *Evolution Between Chemistry and Biology* 中,在Eigin超循环组织理论基础上,提出了从原始化学结构过渡到原始细胞结构的六个阶梯的演化模型。

这种自组织理论指出:

(1) 分子天生的聚合作用把小分子结构(单糖、寡糖、氨基酸、脂肪、核苷酸等)聚合在一起,形成了初始的混杂的聚合结构。

(2) 通过分子的选择作用(条件驱动的能力),分子结构从复杂和无序的聚合结构逐步演变为有序的大分子结构,产生多核苷酸的分子自我复制系统。

(3) 大分子结构在演化中,通过稳定性的优势作用(差异驱动的能力),稳定性高的结构被更多保留下来,逐步产生模板形式的结构(类蛋白、多肽和ATP等),这些分子模板结构对多核苷酸的分子自我复制系统有催化作用,形成了有序稳定的可自我复制的大分子结构。

(4) 大分子结构通过自己的功能表达和功能组织、蛋白、多肽和ATP等活性分子结构融入到多核苷酸的分子自我复制流程中,建立了最原始的自我复制的遗传与基因密码体系,形成了超循环组织的更稳定的大分子结构。这些更稳定的大分子结构包括现代生物世界中多糖、多核苷酸、蛋白质、类脂等,并初步形成了细胞形态,分离了细胞内外环境,使细胞内具有更稳定的环境,也便有稳定的生命过程。

(5) 超循环组织的分子实现繁殖基因与营养表型的分离,从而实现了最原始的细胞分裂机制。在后续细胞结构的进化中,细胞内通过各种膜结构实现可交换的分离。

(6) 通过糖与光合作用,为超循环组织的分子结构提供代谢能量,产生原始的原核细胞结构。

当然这是一个假说性的模型理论,但是可以解释从分子到细胞的一些主要进化过程。其实物质世界自组织,并不仅仅限于分子自组织。从宇宙的视角观察,从原子、分子、恒星、星系到整个宇宙的形成都是通过几个原始的作用力,逐步实现了宇宙结构的组织。

有了原始单细胞生物体系,开始进入生物进化的历程。首先表现出细胞的进化过程。在细胞进化过程中,产生我们不完全清楚的古细胞,而后产生具有统治地位的原核细胞,后来进化发展产生了真核细胞。但是在原核细胞生物世界中,出现蓝菌和厌氧细菌世界。在6亿年前出现了多细胞的组织化阶段,但是仅仅出现了多细胞集群结构,却没有产生后续的更高级形态的自组织结构。说明原核细胞对其产生更高级的组织没有发展能力。产生了真核细胞结构后,推动了生物世界发生的所有级别的组织结构。

由于我们关注点的缘故,更加关注生物如何从单细胞结构到多细胞结构。从单腔肠结构到多腔肠结构,从双胚层到三胚层结构,从单一环节结构到多环节结构,从简单的神经元到多神经系统甚至神经中枢系统等进化都说明了生物体是从单一生物结构发展到多生物结构甚至复杂多生物结构进化历程。

后续的生物学告诉我们,生物繁衍是依据其 DNA 遗传信息,生物的进化是遵循“自然选择”原则。

新问题开始产生了,生物界的科学家们提出,怎么会这么巧,正好是那些分子以恰到好处的方式凑合在一起,组成了一个细胞。依照自然选择的方式,通过计算,为制作一个细胞要做 2.5×10^{51} 次数的尝试,而每一次尝试的成功概率是 10^{40000} 分之一,而整个宇宙的原子数量才 10^{60},也就是说几乎是不可能的。

于是科学家们感叹,生物世界和人类产生是太偶然了!生物学家发现人类有 100000 个基因,根据生物进化的网络方法,有 2^{100000},即 10^{30000} 种可能性。在自然选择理论中,人类是不可能诞生的,但是人类还是诞生了,存在着超越“自然选择”的力量,使人类的诞生成为了偶然中的必然。

如果从理论上计算,求 100000 平方根,可以得到 317 种类的细胞。但是实际人类的细胞种类才仅仅 256 个。

从整个生物的进化历史中看出,在生物进化的 40 亿年过程中,单细胞居然占据和统治了 30 亿年时间。在这 30 亿年中,单细胞还走过原始细胞时期、原核细胞、真核细胞不同时期。到了真核细胞,一个单细胞才开始具备完整的细胞膜、细胞质和细胞核结构,有了比较完整的细胞器结构。从单细胞走向多细胞生物体,首先产生多细胞的复合或聚合生物体。可见,从单细胞走向多细胞生物的艰难和单细胞生物低级能力。从多细胞生物体走向自组织的原始节肢类动物,才用了 3 亿年时间,这个进化过程反映了多细胞生物体能力提高,加速了进化的进程。从产生自组织的腔肠动物、环节动物、节肢动物,到产生更高级的生物体,由于自组织的能力越来越强,在进化的过程中,所用的时间也就越来越短。整个生物进化的这种非线性特性,表明了自组织对进化的反作用力。其实,**这种自组织对进化的反作用力,最大的贡献是改变生物体自身,尤其是生物体通过其行为加速改变了生物的遗传基因。哲学家说,劳动不仅改造了世界,同时还改造了人类自己。同样,生物体的行为不仅改造了生物世界,还改造了生物体自身。**

自组织构成的群体,比个体构成具有选择的优势,这种优势越强,进化与发展时间越快,在一些方面其不确定性降低、确定性增加,从偶然走向必然。

自组织构成群体能力的优势对于生物界是直觉正确的,如同自然数是直觉正确的一样是不需要证明的。个体的猎狗与个体的狮子比较也是能力的弱者,但是猎狗认识到一群猎狗可以从一个个体的母狮口中夺走食物,对于猎狗来说也是直觉正确的。在生物世界中,这种从个体看来的弱者构成群体后,战胜强者的个体事例比比皆是。在人类社会中,人类的个体能力小于组织群体的能力也是公理,无需证明。

在生物的进化过程中,主要可以看到几个层次的自组织。生物多系统个体的自组织,例如个体羊与个体狼。

(1) 第一层次自组织:多细胞组成一个组织。一个生物组织是由相同或者类似的多细胞组成的。由不同分工的多细胞组成的不同生物(组织),需要的细胞种类和数量是不同的。例如,细菌有1到3种细胞,简单生物有十几种细胞,果蝇有60种细胞,发展到人类有256种细胞。这些细胞组织有上皮组织、结缔组织(真皮、腱、韧、脂肪、软骨、硬骨、血液)、肌肉组织和神经组织等。

(2) 第二层次自组织:多细胞组织组成一个器官或系统。器官或系统由不同分工的多细胞组织所组成。动物利用这些细胞组织品种构成不同的器官系统,例如消化系统、呼吸系统、血液循环系统、运动系统、排泄系统、生殖系统和神经系统等。

(3) 第三层次自组织:多个生物的器官或系统构成一个生物的个体。例如生物的牛、羊、虎、狼等。

生物群体家族和社会形式的自组织,例如羊群、狼群。

(1) 第四层次自组织:多个生物体组成的家族、社会群体组织。例如羊或狼构成的家族组织或社会组织。

(2) 第五层次自组织:多个群体组织之间多组织关系。这是一种生态组织关系,例如羊群与狼群的关系。

C.2 生物的自组织关联性如何实现的

生物为什么有自组织,德国科学家F. Cramer从现代物理学的研究成果中借鉴说"细胞的自组织是一种物理学中物质具有质量的基本属性","自组织是一种进化的场",还说这个场如同物理学的"电磁场"和"引力场"。但是现代量子力学中,自然界有四种作用力,所有的作用力都是通过物质"粒子"交换实现的。看来,F. Cramer想法还得改变、补充和完善。

从一个动物细胞基本功能中寻找自组织的原因:

(1) 与环境的隔离(细胞膜/壁)。可见网络世界的隔离有生物学的支持。

(2) 与环境的物质交换(细胞膜的交换口,即吃、喝、排泄和呼吸)。有顺/逆浓度剃度两种方式的交换,一个交换就解决了吃、喝、排泄和呼吸。了不起。

(3) 对环境中某些物质的识别(至少对食物和有害物质的识别,逐步发展为对同类、异类的识别)。识别在单细胞时代就有了,可见识别能力的提高需要30亿年进化。

(4) 与环境与其他细胞的信号或信息的交换。细胞连接、细胞通信等自组织的能力。

(5) 细胞骨架和细胞运动。保持细胞形态,细胞内部动力、细胞内外运动等自组织能力。

(6) 细胞的繁衍和分裂。细胞周期、减数分裂、有丝分裂等自组织的能力。……

显然基本功能的一个细胞,并不是在地球一开始出现大分子结构复制后就产生的。这样一个现代生物学研究的细胞,已经是自组织群体中成员的规范细胞。从这个意义上讲,这种细胞生来就是为了自组织的,就是为了产生一个多细胞或高级的复杂生物体的,似乎给人以目的性的感觉。进一步地,从这个意义讲,细胞的自组织是一种基本属性是正确的。研究生物进化的全过程中,单细胞居然经历了30亿年,可见单细胞从不能产生组织群体,到逐步发展为组织群体是多么艰难。也就是说,从自我复制的大分子结构产生以来,说细胞具有自组织性,并成为细胞的基本属性,对于那些早已被淘汰的并没有具备组织功能的细胞生物来说,有些不公平。再进化发展为组织群体,首先要求产生一种适合和能够组织的细胞单元,只有这样的具有组织能力的细胞单元才能构成组织。为什么能够组织的生物体能长期存在并发展,因为其组织群体具有更强的生存能力和竞争力,具有更强的发展优势。基于这样的思想,作者作为计算机科学和信息化科学的工作者,在研究网络世界的代理技术时,我们提出必须建立一种能够组织起来的规范代理,而不是任意形式的代理。因为任意形式的代理不一定适合成为组织群体中的一员。

能够成为一个细胞,必要的条件是有细胞膜、细胞质、DNA、RNA 和溶酶体(参见附图 2)。其细胞质基本上是生命物质的混沌形态的汤。有了细胞膜就可以封闭自身环境,可以实现物质交换、信息交换、变形运动。有了 DNA 就可以繁殖,有了 RNA 就可以产生自身需要的蛋白质。有了溶酶体就可以消化或代谢物质。细胞代谢从细胞诞生不久即产生,主要是依靠非氧的代谢,细胞是厌氧的。但是这些厌氧细胞却为地球的大气层提供了氧气。随着大气中氧气含量的提高,开始产生需氧的原核细胞。于是这个时期地球上存在着厌氧原核细胞和需氧原核细胞。在细胞进化中,随着细胞体积增大,细胞从单层膜结构,开始产生双层膜结构,细胞膜泡包裹 DNA,移向细胞内部,于是产生了有核的细胞,即厌氧真核细胞。厌氧真核细胞在有氧的大气环境中(水中),由于自身结构不能利用氧气,而与需氧原核细胞共生,把需氧原核细胞融入到原始厌氧真核细胞内,真核细胞具有了有氧的呼吸能力和代谢能力,并产生现代真核细胞的线粒体。从这个时期起,这种真核细胞称作需氧真核细胞。需氧真核细胞再进一步进化,逐步产生出目前真核细胞所有功能分类清晰的细胞器。正是这些功能分类清晰的细胞器为真核细胞产生多细胞植物和动物提供了基础,并为多细胞动物产生功能特化的生物系统提供了条件和依据。在本书相关章节中,有这方面详细的讨论。

从整个生物的进化过程中,可以看到如下的组织关联方式。

(1) 能够自我复制的大分子结构:分子的化学结构,分子与原子的化学、力学的关联。

(2) 从单细胞到多细胞体:一个系统中多细胞是如何组织的(例如,消化、循环、血液、呼吸、运动、神经、感觉、排泄、繁殖等系统中多细胞是如何组织的);是一种小尺度的关联。

- 接触关联:物理关联(力、温度、光、电磁)。
- 物质关联:细胞之间或细胞与物质之间的物质交换,化学关联(刺激关联)。
- 信息关联:生物电信号信息交换。
- 行为关联:细胞活动(生存期活动)。

(3) 单系统到多系统生物体(羊):一个独立存在的生物个体中多种系统是如何组织的;是一种在生物体尺度内关联。

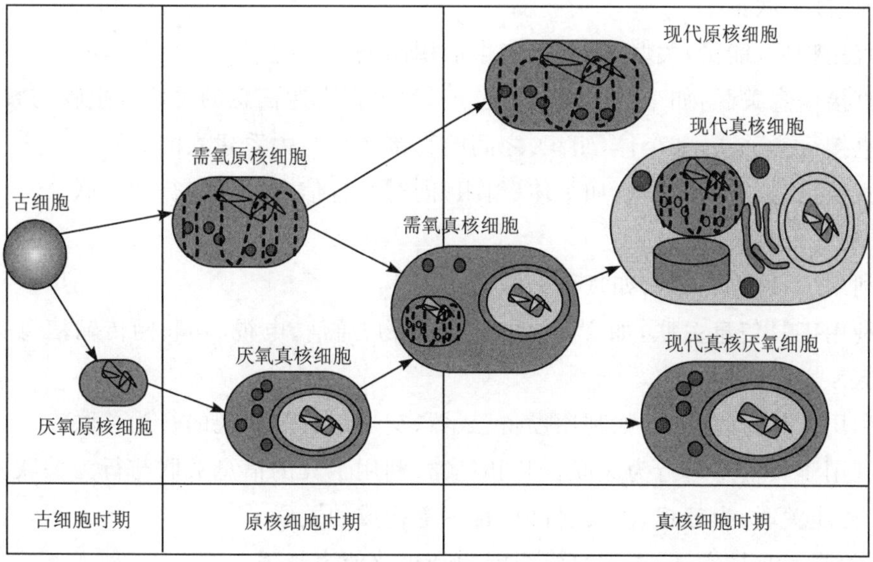

附图 2 细胞进化历程图

• 物质(能量)关联:通过物质交换(例如通过血液或其他渠道将蛋白质、糖、氧气和其他营养物质或有毒物质交换给排泄系统等)。

• 信息关联:生物电信号信息交换,例如通过神经系统传输。生物学家喜欢把信息划分为生物信息和智能信息。这里信息概念是生物信息。

• 行为关联:系统的活动相互感知和影响。

(4) 从生物个体到生物组织(羊群):群体活动范围尺度的关联。

• 物质(能量)关联:食物关联。

• 信息关联:通过感官,对液体、气味、声音、表情、姿态等表达或承载的信息交流和关联。通过组织个体之间交换信息表达的关联。组织群体中生成“领袖”。这里信息概念是生物信息。

• 行为关联:群体中的个体或组织之间吃食、性、繁殖、游戏、睡眠、休息、互助、竞争等行为建立的关联性。

• 信息与行为关联:信息交流和行为共同构成的关联。

(5) 从单生物组织到多生物组织(羊群,狼群):多群体活动范围更大尺度的关联,地区或者地球范围内关联。

• 物质(能量)关联:食物关联。

• 信息关联:群体组织之间的信息交流关联。主要是生物信息和某种程度智能信息。

• 行为关联:群体组织内协调产生较一致行为与其他组织之间活动、互助、竞争、扑食等行为建立的关联性。

• 信息与行为关联:信息交流和行为共同构成的关联。

对于人类社会的自组织,还有利用工具的关联方法。

(6) 直接关联：

- 直接物质(能量)关联，如食物与生活用品关联。
- 直接信息关联，如个体(组织)通过声音、语言表达信息的关联。生物与智能信息。
- 直接行为关联，如个体(组织)之间的直接的行为关系建立的关联。
- 直接信息与行为关联，如个体(组织)同时实行信息关联与行为关联。

(7) 利用工具关联：

- 利用工具物质关联，如货币关联。
- 利用工具信息关联，如文字、图形、出版物、通信、电视、互联网传输信息关联。主要是智能信息。
- 利用工具行为关联，如利用设备、武器、交通工具等实现的行为关联。
- 利用工具信息与行为关联，如同时实行利用工具的信息关联与行为关联。

(8) 智能关联：为理想、主义、价值、目标等构成的关联。

(9) 关联工具越发达，人类自组织能力和进化能力越强。

介绍完上述自组织关联性问题，不能不介绍生物学借鉴物理学在细胞自组织理论上产生的困惑。为什么单细胞生物在进化到多细胞生物时出现自组织，一直是困惑人们的问题。西方的生物学家和科学家在解释生物体的自组织现象时，从物理学的电磁场或引力场中，或者从量子力学的强和弱的作用力中得到借鉴，提出了所谓“生物自组织场”的假设学说。这种生物场是目前不能解释的物质现象。首先，这些科学家认为，生物的场不是物理学的引力、电磁或其他作用力的场，而是一个人类尚不认识的场。作者不赞同这种生物场假说理论，因为这是一种用更不能理解的新概念来解释不能理解的老概念的做法，是用未知解释未知。

C.3 生物学对信息化科学的建立有什么启示

学习生物学，尤其是现代生物学的细胞生物学、分子生物学、生物化学、生物进化和生命科学的现代理论，对于我们建立信息化科学有非常重要的借鉴。作者就非常关注，生物世界是如何从单细胞走向多细胞的，多细胞生物体以及种群如何提高能力与加速进化的？这种有组织群体能提高竞争能力可以为信息化计算能力提高产生什么启示？建立信息化的复杂系统如何实现自组织和自管理？同时，作者还关注生物界科学家如何看待现代信息化？例如，在生物界，近些年产生的“系统生物学”，生物学家认为，这是一门在细胞、组织、器官、生物系统等生物体的基础上，研究结构和功能各异的分子和它们的相互作用，并通过计算生物学来定量描述与预测生物体的功能、表型和行为。计算生物学是利用计算机与网络建立网络中生物生命现象的数学模型，利用这些模型并通过数学的方法，建立虚拟生物实验室，在计算模型中，表现和模拟生物学分子、化学、细胞、组织、器官、系统、生物个体、群体、社会以及生态现象；使生物学从实验科学走向可定量计算的科学体系。但是，现代计算机科学和信息化科学的发展历史，向我们表明了，先有计算理论，后有计算机。在现代生物学，包括进化论研究，我们看不到生物主体的计算模型，现代计算机是人类智慧创造的奇迹，是当前生物进化的最高端的人造体系，也就是说用现代计算机理论来模拟人类的大脑是牵强附会的，计算概念并不是生物的基本能力，是人类以前的所有生物所不具备的能力。**正是由于这种考虑，我们提出了生物主体的行为控制模型不是现代的计算机模型，而是我们称为“行为信息基”的控制机制，在生物进化中，产生高级的、可语言表达的行为信息基。提出计算是语言的功能表达，因为数学是一种具有逻辑关系的语言。**

1. 生物学的启示1:生物自组织的认识

1）三个一致性

(1) 生物物质的统一性。从生物的物质特性看，从古到今的所有生物都由蛋白质所组成，而且在几十亿年中表现得非常一致、统一和稳定。所有的蛋白质都是由种类有限的各种氨基酸组成的，说明生物世界组成的稳定性。

(2) 生物行为的一致性。从原始的单细胞开始，到多细胞自组织生物体直到高级的生物体(包括人类)，虽然行为模式越来越复杂，但是还是应当看到，在生物的整个进化中，高级或者复杂行为都是基于低级行为进化而来。在生物进化过程中，不仅是物质结构的进化，同时还有行为模式与结构的进化。从这个意义上看，最原始细胞的行为是公理性质和基础性的，低级行为是高级行为产生的基础。这如同，不管计算机软件的功能多么高级和复杂，都是由计算机最基本的指令行为所组成的。

(3) 生物信息的一致性。从信息论角度，整个生物世界中信息应当守恒。生物界的物质特性一致性，对它承载的信息同样应当是一致的。这种一致性表现在信息外结构(语法)和内在信息内容(语义)。如果没有这种一致性，生物之间，相同和不同生物之间信息交换的可能性将不存在。这种一致性构成了整个生物界信息交流的基础。这如同，不管计算机数据结构多么复杂，都是二进制的信息结构。

承认生物的物质、行为和信息在整个生物进化过程中的一致性是非常重要的。这三个一致性是从整个生物的进化中看到的结论。它不是局部现象，而是普遍现象。在高级生物人类中，人组成一个公司，为什么他们会组成一个公司，显然不是由于这些人都是肉长的，而更多是由于他们有共同的行为和信息的价值取向。如果这种生物行为与信息在自组织中的一致性是存在的，那么多细胞构成一个组织。例如肝脏，同样不是仅仅依靠物质关联，而是更多依靠行为和信息关联。组成肝脏的多细胞，是靠多细胞的共同行为和信息关联取向。关联作用同样要在自然选择中决定取舍。有的保留下来，有的被淘汰了。自然是如何选择的，不是通过对生物组织内部结构研究、扫描、识别来进行的，而是通过组织与环境的关联，即其外在行为与环境的关联来选择的。决定生物组织的存在，只有通过这个组织的行为和信息与生态环境构成关系，才有保留或淘汰发生。如果没有行为与信息和环境关联，就不会有保留或淘汰选择。这向我们预示，**生物学需要研究生物的信息学和生物的行为学，只有研究生物行为和信息关联性，才能明白一个生物组织为什么会保留**。组成这样的肝脏，不是通过大脑的思维和智能决定，也不是神经系统作用,而是那些“志同道合”的和有“共同行为与信息关联取向”的多细胞组成后,其行为被自然成功选择的结果。

2）三个变异性

（1）生物物质结构可变异性。生物体大量的种、属和类别说明了进化的变异,向我们阐明了后续发展的生物体是由原生物体中一些组织结构特化得到的,变异不是先天的,而是后续进化而来的。变异是通过 DNA 遗传信息变化引起的。变异或者叫“特化”,是许多新生物组织产生的源泉。

（2）生物行为结构的变异性。不同生物物质结构组成,表现在这些不同物质结构外在行为的变化中。如果不同物质结构具有完全相同的外在行为,那么从外部观察,就不能区别是不同的物质结构。只有不同的外在行为(哪怕有部分的不同),才表现出不同的物质结构。也许有人会争论,为什么不能有完全相同行为的不相同的物质结构呢？可惜自然界没有这样性格的“原子”、“分子”、“细胞”去任意构思结构。因为,在自然界中,多一个“中子”、“质子”、“原子”、“元素”、“蛋白质”、“细胞”,就得有不同特性外在表现,不需要去争论。

（3）生物信息结构的变异性。生物有信息一致性,并不排斥不同生物自己独有信息结构。不同的物质结构,就可能存在不同信息结构,有自己识别的信息结构体系和语言。这种信息结构的变异性不仅表现在外在特性(语法)上,还表现在内在特性(语义)上。在高级生物中,不同物种的信息结构变异性最终表现在其组织的多细胞的信息结构变异性上。

承认生物的物质、行为和信息在整个生物进化过程中的变异性同样是非常重要的。它可以向我们解释为什么有那么多的生物体和生物组织被保留下来。这种变异性不是随意地不相同,是一种从低级到高级的发展,变异性决定了高级阶段是其低级阶段的发展,决定了在不同时期的不同的发展方向,使发展具有某种程度的不确定性。在每一个发展方向上高级与低级之间又构成了某种偏序的关系,具有确定的继承性。它在向我们展示成功进化的生物体不确定性和多样性。

特别需要说明的是,**这种变异性不仅仅是自然的选择,同时还是生物世界中所有主体(包括一切植物和动物)活动产生的结果。生物主体行为比自然环境有更多的不确定性,生物世界主体的活动可能改变生物生存自身的环境。这种生物主体活动和行为改变环境,可能向有利的方向发展,也可能向不利的方向发展。这种生物体的活动与行为甚至可以改变生物体自身的遗传结构。**

3）生物的结构关联性

生物世界中绝大多数都是由“真核单细胞”组成的。细胞生物学,尤其是干细胞生物学为我们揭示了生物世界的主体结构范畴,从单一结构模式单细胞(不是许多结构类型的细胞),到细胞组织(多细胞组成的高层生物结构)、生物器官(多细胞组织组成的高层生物结构)、生物系统(有限生物器官组成高层生物结构)和生物个体(千万种类的动物)

构成,从只有生命特征行为标志的干细胞(几乎只是一个生命框架),随着专司功能组织、器官、系统建立,逐步演化为可以分类的多能干细胞(在生命框架中可以注入多种功能)和专一功能的体细胞。这种化简复杂性的结构体系,令所有从事信息化科学或体系结构的研究人员感叹!从事信息化科学所谓最高智能的人类,自己随便想出的"各种人造结构模式",在生物学面前都变成了"愚蠢的想法"。生物学揭示的关联性,对于建立全球网络世界体系来说,具有太多的启示。这些关联包括不同层次:

(1) 单细胞到多细胞的关联。

(2) 多细胞的结构到生物个体的关联。

(3) 生物个体到生物群体的关联。

(4) 生物体越低级,其生物结构的独立性越强,关联性较低,表现出很强的"再生"能力。生物体越高级,生物结构的独立性越低,关联性加强,表现出较低的"再生"能力。

2. 生物学的启示2:生物行为的确定性和不确定性

(1) 低级的确定性行为。生物体的行为从原始的"刺激"和"反应"的初级行为,这种反射式的行为逐步发展到比较完美的生物的"本能行为",例如蜘蛛没有任何培训就会编织复杂的蜘蛛网。许多昆虫都有这种生来完美的能力。本能行为是相对确定性的行为。

(2) 走向高级的不确定性行为。生物智力的进化,是逐步摆脱生来具有的本能行为,失去了在进化的低级阶段的专门能力,而增加了后续发展的行为能力。人类出生,虽然许多行为是本能的,但是往往没有蜘蛛和昆虫等某些低等动物生来完美的能力,而人类出身得到的是不完美和不确定的行为能力,人类后续的学习和发展的能力是不确定的,这种不确定性几乎是无限的。**从更严格的概念出发,生物行为的不确定性不是物理学或热学的随机性,而是选择性。**

3. 生物学的启示3:信息化要研究主体的行为学

对于主体与行为的科学,早期一些科学家认为,人类行为是最难成为科学体系的范畴,尤其从自然科学的角度。信息化需要新兴的科学,而这种科学体系不是纯粹建立在自然科学基础上。我们需要研究人类行为学,尤其在网络世界中主体(包括软件的主体)的行为学理论,需要研究具有主体概念的数学理论、具有主体概念的逻辑理论和具有主体概念的行为代数,需要研究行为的语义学、研究网络世界中计算主体的群体计算理论,而不是计算资源的计算理论等等。在这个新科学体系中,真理不再是绝对和纯粹客观的,不仅与观察者有关,而且与行为的主体或使用者有关。

D. 生物学的启示:行为的关联是生物主体独有的关联

从现有的行为学研究中,我们主要看到动物行为学,包括研究动物的比较行为学、行为生理、行为进化、行为遗传、行为学习、社会生物学等。但是其中心概念是神经系统与行为。

作者认为，生命体最重要的概念是行为，但是这个行为概念是广义的，不是被局限在动物和神经系统关联的动物个体的活动、形态变化、空间移动、相互接触作用的行为概念。应当包括细胞、细胞组织、生物器官、生物系统、生物个体和个体组织的多层次的主体行为概念。从生命的本质看，它至少包括物质交换行为、信息交换行为、运动行为、感受表达行为和增殖/繁殖行为等。只有把生命概念与行为概念结合起来，生命才被清晰地定义和描述。

总体来说，生物学并没有去研究细胞行为对细胞组织产生的作用，没有研究细胞组织是如何协同行为才有多细胞组织构成器官，行为又在其中发挥什么作用等等。细胞行为是在神经系统产生之前具有的，还是神经系统产生后具有的？在作者看来，行为是生命的基本特征，无论什么细胞都具备行为能力。行为能力是由于细胞骨架、微丝、微管和动力蛋白结构，在ATP化学能的转换而产生的能力。包括上皮细胞、腺细胞、神经细胞、肌细胞和它们的干细胞、祖细胞都具备行为的能力。例如，细胞的胞吐、胞吞和细胞膜被动、主动物质输送，都属于细胞的物质交换行为，细胞感受信息到表达反应同样是细胞的行为，细胞分裂也是细胞行为。显然，只把动物个体的运动看作行为是一种狭义概念。因为，这种动物行为是在个体骨架基础上，在神经系统控制下，通过多肌肉细胞组织的收缩产生形态变化的运动。这种运动概念是细胞更原子行为组合的比较高级的行为模式。神经系统控制行为是属于动物体专利的行为范畴，植物是没有神经系统的，但是植物从细胞、细胞组织到器官，同样有行为，不是动物那样的行为。所以，不仅要研究动物行为学，也要研究生物行为学。

一些生物学家和生命科学家已认识到，不能仅从解剖学角度看生物的自组织问题，必须在生命活着的时候看生命体的活动和运行对生物体产生的影响。一些权威的生物学家和生命科学的书籍，在讨论生物世界的大范畴概念时，谈到有两大类系统组成：物质系统和信息系统。所有这些系统概念，都是把物质系统和信息系统作为一种客体的对象来研究。我们看到的生命科学，应当不仅仅是在显微镜和化石中观察。因为这看到的是生命的物质存在，而没有看到这些鲜活生命的活动与行为。至于生物世界中的信息系统认识是从当代信息系统的认知中直接搬来的。让生物学家惊讶的是，信息化也在借鉴生物学基本的认知概念，所不同的是，信息科学家发现了生物学家没有注意到的网络世界的主体概念，需要将此概念深入到整个网络虚拟世界中。信息化有自己的主体体系，这个主体体系的产生以比生物进化快得多的速度在进行。所以说，生命科学借鉴的信息系统，已经是过时的概念。生命科学在研究生命的物质存在之外，当然还要研究表现生命的本质关系的行为。生物学的细胞、组织、器官、系统、个体、群体、生态概念都是一种主体范畴的概念。生物体之所以是有生命的，是由于它们具有自行的活动与行为。它们之所以有组织、器官、系统、个体和群体，是因为它们具有自组织行为。我们在上面反复讨论自组织，而组织的本质是行为。这种行为概念贯穿主体的一生。主体的物质交换是通过主体的物质(能量)交换行为实现的。主体的信息交换同样是通过信息交换行为实现的。主体的移动、繁殖也都是通过行为表达的。因为生物体的存在与行为不是为生物体之外观察者设置的,也不是人类给它们建立的。所谓主体表现出不同的功能表达,是由于主体使用了物质世界中不同的客体资源;同样的物质交换、信息交换和移动与繁殖的主体机制,但是具有不同的客体资源,主体表现出不同对外的行为表达,这就是细胞等功能的“特化”。而这种客体是与主体的外部环境相关的。外部环境的资源客体特点,必然被生物主体物质交换到生物体的内部,成为一种资源成分,成为生物主体的内部成分。

任何一个尊重事实的科学工作者都会承认,生物之间的关联不仅仅是物质(能量)和信息的关联,必须有行为的关联。生物的基本行为是物质交换与信息交换,但是这样的基本交换行为却不是生物主体全部的必要行为。例如繁殖行为、性行为、移动行为、组织行为、管理行为,虽然在其中包含着某中信息或者物质的交换,然而从中可以看到脱离它们的第三种基本关联模式:即行为的作用、施用、递交概念。**只有行为的关联才属于生物主体所独有的关联。行为关联甚至可以理解为比物质关联和信息关联更具有主体特点,是主体自组织的基础机制**。生物体组织发展越高级,这种行为关联的重要性就越突出。行为与信息有一个最本质不同点,信息是可以通过客体的传输被传输,而行为不能被传输。行为放大是通过主体的移动、生长和主体组织的扩张来实现的。**生物体行为的自行性,带来了生物体组织的最原始的根源。**

现代生物学在谈到细胞、细胞组织、生物系统和生物个体的关联时,已经比较习惯考虑物质和信息关联。虽然所有的生物学家都承认生物主体的行为概念,但是生物学在作为一种科学形态时,他们习惯或必须把所有的关联问题落实到物质和信息上。在讨论生物主体的表达时,通常只是关注物质和信息形式的表达。例如蛋白质表达、信号分子的表达等。但是任何科学家都不会否认生物主体有行为表达、高级动物还有语言表达,甚至有感情表达等等。其中的行为表达是生物主体区别一切非生命事物最本质的表达概念,而蛋白质和激素等信号分子有许多是可以在医药化学的工厂和实验室中被表达出来的。所以说这些表达并不表示生命的本质。从行为学角度看,这些物质和信息是主体行为的结果,虽然也是一种表达,但不是行为本身表达。在表达的意义上,行为结果和行为本身没有不同内容。

所谓行为表达,关注的是行为,可以不区分什么行为,只看是行为。即便关注某种行为,也是关注行为发生、行为特性、行为状态、行为态势、行为目标等概念范畴。例如物质交换行为,关注物质交换行为与关注所交换物质是两回事。关于这一点,作者相信所有生物学家可以比作者举出更多、更恰当的例子。

讨论行为关联和行为表达等问题时,在生物学家看来,似乎只作为生物科学形态之外的东西。他们可以在语言的自由描述中使用细胞行为、生物主体行为,这些概念并不是生物化学、分子生物学、细胞生物学、信息生物学、组织学、胚胎学、发育学、生理学、医学等学科研究的问题,而是叙述问题的连接词。人们从来也没有认真把生物行为作为一

种科学形态研究它,而是放在心理学等社会学科中研究。在心理学等社会学科中至少是从生物个体开始研究行为的,而从来不研究细胞和细胞组织的生物行为,因为那不是心理学等社会学科的研究范围。如此看来,生物行为学,尤其现代生物行为学,只好由我们这些非生物学和中医、医学界的知识分子们来研究了。

我们不是一定要求生物学家们都要以科学方法来研究生物行为学,而是如果不以科学形态来认真研究生物行为学,那么生物学学科和心理学学科都将缺失很大一块领域,甚至是缺失半壁江山。

E. 生物物质、能量、信息与行为的量子化结构描述是数学描述的基础

从普遍的科学原则和认识规律看,生物学在基因遗传学说、生物化学磷酸化和去磷酸化的能量单位的新陈代谢学说、细胞周期和调控学说、干细胞学说等方面研究成果是永远载入史册的伟大贡献,它们构成了生物学关于物质、能量和信息基础的理论基石。作者在阅读现代生物学书籍时,产生了生物的物质、能量、信息和行为的结构关系可以单位量子化描述或定义的想法,对于数学和软件描述生命的物质、能量、信息和行为具有基础性的作用。这样理解生物世界的结构,对于我们用数学的方法表达生物世界是非常重要的基础条件,否则就没有办法利用有限数学表达方式来描述它们的结构关系。在后叙中,读者可以看到这些基本单元结构和组合结构的数学定义形式,并在这些数学形式中,我们还定义用这些单元结构组成组合结构的类型、函数操作。我们提醒读者,可以从另一种视角讨论生物的物质、能量、信息和行为结构。生物学依照化学组成、功能的分类方法并不是唯一的。

这些量子化单位结构包括以下五个方面:

(1) 生命主体的单位量子化结构。

(2) 生命物质的量子化单位结构。

(3) 生命能量的量子化单位结构。

(4) 生命信息的量子化单位结构。

(5) 生命行为的量子化单位结构。

之所以研究这些单位量子化的结构,是由于作者相信在空间学中最短距离原则,相信物理学中最小能量的原则和生物进化过程中最小的成本原则。在生物学中的单位量子化结构实现最小成本原则是必由之路。

下面,我们分别讨论生物的主体、物质、能量、信息、行为的量子化单位结构。

E.1　生命主体结构的量子化单位结构

生命物质结构描述包括生命主体的细胞、组织、器官、系统、个体等内容。

用数学的方法来定义生命体的物质结构是本书的特点之一。关于这些生物主体的

类型定义，在本书第 6 章、第 7 章、第 8 章中有详细介绍。

E. 2 生命物质的量子化单位结构

生物体需要的物质元素有 40 到 60 种，从分子级别结构看有水、无机盐、维生素、生物小分子和生物大分子的各种物质结构。对我们特别有意义的是如何从数学的角度来描述生物小分子结构和生物大分子结构。

生命有机物质(不讨论水、无机盐)可以划分四个层次：

(1) 生物小分子结构，例如单糖、氨基酸、脂肪酸、核苷酸等。

(2) 生物大分子结构，例如多糖、蛋白质、脂肪、核酸等。

(3) 生物大分子复合体结构，例如糖蛋白、蛋白聚糖、脂蛋白、核蛋白等，或细胞膜、核糖体、染色体、微管、微丝、细胞间基质等。

(4) 生物细胞器，例如细胞核、线粒体、叶绿体、内质网、高尔基体、溶酶体和微体等。

在这里主要讨论前面的两层物质结构。

生物的物质小分子结构包括糖类(单糖、寡糖)、脂肪(脂肪酸的复合结构、蜡脂肪酸和脂肪醇的复合结构)、氨基酸、核苷酸。我们可以把它们定义为组成大分子结构的基本单元对象。为了描述方便，在数学的描述中不再使用"小分子结构"这种概念，而是使用分子的"单位结构"概念。我们不能依据分子结构的数量或大小，而是根据从单位结构构成复合结构操作或函数形式。例如定义生物单位结构是没有脂肪概念的，而只有脂肪酸、脂肪醇的概念。把脂肪定义到生物的复合结构中。

定义为生物物质的分子结构的单位结构有单糖、脂肪酸、氨基酸、核苷酸等。

(1) 单糖，是糖类最基本的分子结构，是由 C、H、O 三种元素组成的结构，其分子式为$(CH_2O)_n$，其中下标 n 为 3 到 7 的整数。例如 n 为 3 是丙糖，n 为 5 是戊糖(如核糖、脱氧核糖)，n 为 6 是已糖(葡萄糖、果糖等)，n 为 7 是庚糖。单糖可以是直连结构或环形结构。

(2) 氨基酸，如图附图 3 中一种 C、H、O、N 四元素的化学结构。有甘氨酸、丙氨酸、缬氨酸、亮氨酸、异氨酸、甲硫氨酸、苯丙氨酸、色氨酸、脯氨酸、丝氨酸、苏氨酸、半胱氨酸、酪氨酸、天冬氨酸、赖氨酸、精氨酸、组氨酸、谷氨酸等 20 余种氨基酸。对外的化学键有氨基、羧基、侧链，参见附图 3。

第一，氨基酸依据结构可以做以下特性划分：

- 脂肪族氨基酸。氨基酸主链上含一个脂肪酸。
- 芳香族氨基酸。氨基酸主链上含一个苯环结构。
- 杂环族氨基酸。氨基酸主链上含吲哚环等。

第二，氨基酸依据氨基和羧基不同，可以做特性划分：

- 中性氨基酸。一个氨基(离解获得 H^+)，一个羧基(离解释放 H^+)。
- 酸性氨基酸。一个氨基，二个羧基。
- 碱性氨基酸。二个氨基，一个羧基。

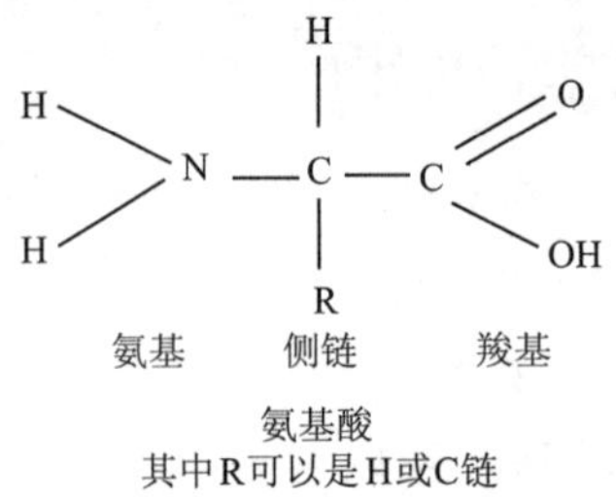

附图 3 氨基酸的分子结构

所以氨基酸是双极性离解的，也可以在碱性溶液中或在酸性溶液中离解，有溶液的 pH 值双向适应能力，并各自平衡等电点。

第三，氨基酸依据侧链(R)的极性，可以做特性划分：

• 侧链非极性氨基酸。丙氨酸、缬氨酸、亮氨酸、异氨酸、甲硫氨酸、苯丙氨酸、色氨酸、脯氨酸等。

• 侧链中性性氨基酸。甘氨酸、脯氨酸、丝氨酸、苏氨酸、半胱氨酸、酪氨酸、天冬氨酸等。

• 侧链酸性氨基酸。赖氨酸、精氨酸、组氨酸。

• 侧链碱性氨基酸。谷氨酸、天冬氨酸。

• 侧链含芳香族氨基酸。丙氨酸、色氨酸、酪氨酸等。

第四，氨基酸依据侧链(R)与水的相互作用，可以做特性划分：

• 疏水性氨基酸。

• 亲水性氨基酸。

在生物体内还有一些另类的氨基酸，它们不是组成蛋白质的单元结构，总共有 200 种这样的氨基酸。氨基酸的上述特性，对食物的性味有重要的作用。

(3) 脂肪酸，碳氢原子共价键结合非极性的疏水性物质。这里主要讨论的脂肪酸是由 C、H、O 元素组成的分子结构，其通用化学式是 $CH_3(CH_2)_nCOOH$。脂肪酸依照碳链长度和碳链是否存在“双键”来划分。脂肪酸的依据含碳原子数量，分为长链(碳链大于等于 20)、中链(碳酸 10 与 20 之间)、短链(碳链小于等于 10)。碳链含双键的脂肪酸称为“不饱和脂肪酸”，碳链不含双键的脂肪酸称为“饱和脂肪酸”。

(4) 核苷酸，是由核苷＋磷酸(团)组成。其中核苷＝碱基＋戊糖，参见附图 4。其中碱基可以是嘧啶或嘌呤，其中嘧啶有胞嘧啶(C)、尿嘧啶(U)和胸腺嘧啶(T)，嘌呤有腺嘌呤(A)和鸟嘌呤(G)。另外，还存在一些稀有的碱基，对于嘧啶有 5 -甲基胞嘧啶、5 -羟甲基胞嘧啶和 5 -羧酸胞嘧啶。对于嘌呤有 7 -甲基鸟嘌呤和 N^6 腺嘌呤。

不同的核苷产生不同类型的核苷。例如有腺嘌呤核苷(A)、鸟嘌呤核苷(G)、胞嘧啶核苷(C)、尿嘧啶核苷(U)，它们与磷酸组合，成为腺苷酸、鸟苷酸、胞苷酸、尿苷酸，是组成 RNA 的单元。又例如，有腺嘌呤脱氧核苷(dA)、鸟嘌呤脱氧核苷(dG)、胞嘧啶脱氧核

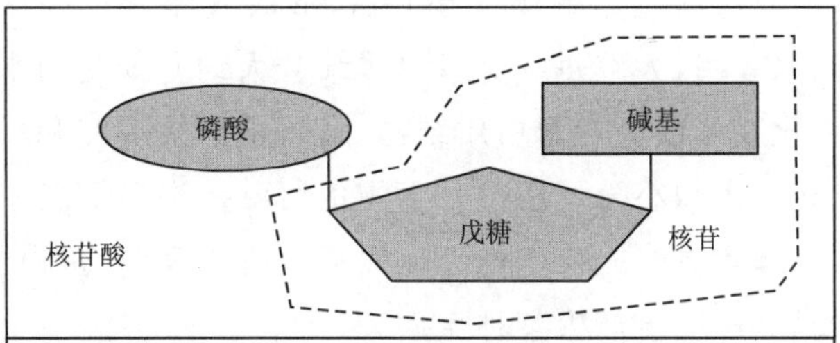

核苷酸=核苷+磷酸（团）
核苷= 碱基+戊糖
碱基=嘧啶+嘌呤
嘧啶=胞嘧啶（C）+ 尿嘧啶（U）+ 胸腺嘧啶（T）
嘌呤=腺嘌呤（A）+ 鸟嘌呤（G）

附图 4 核苷酸的分子结构示意图

苷(dC)、胸腺嘧啶核苷(dT)，它们与磷酸组合，成为脱氧腺苷酸、脱氧鸟苷酸、脱氧胞苷酸、脱氧胸腺苷酸，是组成 DNA 的单元。

核苷酸不仅是核酸单元物质，同时还是生物化学过程能量载体单元，还可以作为酶的辅助因子，也可以成为细胞间通信的信号物质。

生物物质的大分子结构主要包括多糖(单糖的组合结构)、类脂(类脂包括磷脂、固醇)和萜类(胡萝卜素、维生素等)、蛋白质(氨基酸的组合结构)、核酸(核苷酸的组合结构)。从分子结构的操作方式来看，其中的多糖和寡糖操作方式相同。其中磷脂结构和萜类结构由单元结构复合构造方式产生。但是，类脂中的固醇分子结构没有严格数学意义上的组合形态，需要另类结构描述或定义。根据以上考虑，生物分子的组合结构与生物物质的大分子结构概念有些不同，有如下定义。

生物分子的组合结构(复合结构)是寡糖和多糖、蛋白质、核酸、脂肪、磷脂和萜类等。如果各类分子结构相互融合，可以作为参数方式定义到复合结构的类型中。

寡糖和多糖(单糖的组合结构)。多糖是由单糖组合而成的大分子结构，通常由几十到数万分子单糖组成。多糖分纯多糖和杂多糖。纯多糖是由单一成分单糖组成的。例如，淀粉植物细胞内储存的多糖物质，纤维素是植物细胞壁主要成分多糖物质，糖原是动物细胞中的多糖物质。纯多糖有直连结构和支连结构。杂多糖分动物杂多糖、植物杂多糖和微生物杂多糖。动物杂多糖中有肝素、几丁质、黏液素和透明质酸等。而植物杂多糖中有半纤维素和树胶等。微生物杂多糖中有细菌胞壁、免疫活性多糖。

蛋白质(氨基酸的组合结构)，是最具有标志性的生命物质，包括酶物质、激素物质、细胞物质、储存物质、能量物质等。氨基酸是组成蛋白质的主要成分，蛋白质结构特点为：单肽链结构(1 级，见附图 5)、单肽链的螺旋结构(2 级 α 结构)、单肽链的折叠结构(2 级 β 结构)、多肽链结构(3 级)和多多肽链的聚合体结构(4 级)。蛋白质在生物体中有生命物质组成、信息物质组成、生物化学催化酶、承载物质、承载信息、物质交换、信息交换、机械支撑和运动支撑等重要作用。在自然界中存在着数十亿种蛋白质，生物蛋白质有显著的生物物种特性，蛋白质对于生物来说具有种群和个体特性。例如可以从生物细胞的色素 c 差异性和细胞的色素观察到生物进化和同源性。所以，人类食用的蛋白物质是不能直接被利用的，必须通过消化分解成氨基酸后，形成人体自身特点的蛋白质。蛋白质由于表面存在许多亲水集团，大致每一克蛋白质结合大约 0.5 克的水。在蛋白质表面有一层水化膜。这个水化膜可以稳定蛋白质结构，阻碍蛋白质沉淀和相互结合。蛋白质还具有半透明性，可以允许水和小分子透过。生物蛋白质在许多情况中，需要和糖结合（糖蛋白、蛋白聚糖等），会具有更好的稳定性。现代医学研究表明，蛋白质变异，例如蛋白质氨基酸序列循序的变异，可能会产生某种疾病。

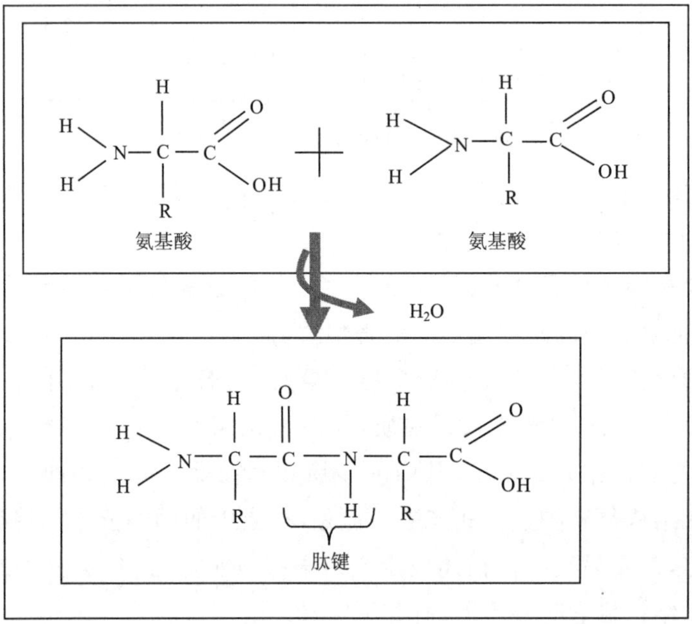

附图 5　形成肽链结构示意图

蛋白质还具有两极性的离解性，在 pH 等电点时，蛋白质表现出静电荷为零，不表现电性。蛋白质在某些物理、化学因素影响下，蛋白质表面可能受到变性变化，是表面水化膜破坏，使蛋白质的疏水性表现出来，蛋白质沉淀。蛋白质变性（亲水性、结合力、黏度改变、活力改变等），在一定的条件下是可复性的。

核酸（核苷酸组合结构），包括核糖核酸（RNA）和脱氧核糖核酸（DNA）等。对于脱氧核糖核酸 DNA 是由四种脱氧核苷酸即脱氧腺苷酸（A）、脱氧鸟苷酸（G）、脱氧胞苷酸（C）和氧脱胸苷酸（T）组成的首尾颠倒、依据 A-T 和 G-C 配对的双链螺旋结构核苷酸序列。在这个结构中嘌呤总数等于嘧啶总数，**一般认为，DNA 的腺嘌呤核苷碱基数量等于胸腺嘧啶核苷碱基数量，即[A]=[T]，而鸟嘌呤核苷碱基数量等于胞嘧啶核苷碱基数量，即[G]=[C]，并有等式[A]+[G]=[T]+[C]**。对于核糖核酸（RNA）是四种核甘酸即腺甘酸（A）、鸟苷酸（G）、胞苷酸（C）和尿苷酸（U）组成的单链结构苷酸序列。核酸由于碱基和磷酸集团组成特性，因为碱基（嘌呤和嘧啶）既可以被酸性解离，也可以被碱性解离，通常在体液中是碱性解离。但是核酸中磷酸集团是酸性的，还由于核苷酸中的戊糖存在，降低了碱基的碱性。所以核酸具有酸碱两性的生命物质，但是主要表现出酸性。核酸是可以被酸、碱和核酸酶条件下水解的物质。核酸可以变性（酸碱性改变）、复性和杂交。核酸溶解度与大分子链长度有关，分子链长的，其溶液黏滞度高。

脂肪（甘油和脂肪酸的组合结构），甘油和脂肪酸的组合结构称作甘油三酯。在生物学中被划分为生物小分子结构。但是脂肪不是需要的单位结构，而是脂肪酸的组合结构。

磷脂（脂肪酸长炼结构，附加特性的头部和尾部），主要有甘油磷脂（卵磷脂和脑磷脂）和脂肪。其中的甘油磷脂以甘油为中心，连接两个脂肪酸长链结构，是有疏水性尾部，另外甘油磷脂还有磷酸团组成的头部，是亲水性的。所以甘油磷脂具有亲水性和疏水性的兼性特点。甘油磷脂作为细胞膜的主要结构，构成双层的膜结构。亲水性层面向细胞内、外，疏水性层在两层膜结构面对构造。

萜类（异戊二烯聚合结构），有链和环两种结构形态。

关于另类生物分子结构定义的主要是类脂中的固醇，单独成类，进行定义。

在上述大分子结构上，还可以构成更复杂的生物大分子复合结构体，例如糖蛋白、蛋白聚糖、脂蛋白、核蛋白等。这些大分子复合结构，在生物过程中都有重要作用。

糖蛋白是蛋白质与聚糖复合的大分子结构（聚糖比例小于50%）。大多数真核细胞能够合成糖蛋白，具有保护肽链、蛋白质半衰期、高级别蛋白质结构（多肽折叠结构）形成、细胞蛋白识别和蛋白质活性的作用。体内蛋白至少1/3是糖蛋白。

蛋白聚糖是蛋白质与聚糖复合大分子结构。大多数真核细胞能够合成蛋白聚糖，主要由蛋白和聚糖组合而成（聚糖比例大于50%，有些甚至达到95%），但聚糖结构与糖蛋白中聚糖结构不同，主要作为细胞间基质，参与细胞的黏附、迁移、增殖、分化。

糖脂（磷脂）是糖与脂肪物质复合的大分子物质，主要有甘油磷脂（卵磷脂和脑磷脂）和神经鞘脂。其中的甘油磷脂以甘油为中心，有疏水性的脂肪酸长链结构，有亲水性的磷酸团结构。所以甘油磷脂具有亲水性和疏水性的兼性特点。磷脂和蛋白质是生物膜的主要物质，例如细胞膜、线粒体膜和细胞核膜等。

脂蛋白（主要讨论血液脂蛋白）是脂肪（甘油三酯、胆固醇）与蛋白质的复合大分子物质。甘油三酯不溶于水，不能被细胞很好吸收，与其他脂类，如胆固醇、磷脂等被载脂蛋白组合，形成脂蛋白，有CM（含甘油三酯微粒团，小于2%的载脂蛋白）、VLDL（50%左右的甘油三酯，少量的胆固醇与磷脂以及12%左右的载脂蛋白）、LDL（小于10%的甘油三酯，60%左右的胆固醇与磷脂以及20%的载脂蛋白）、HDL（8%的甘油三酯，40%多的胆固醇与磷脂以及50%的载脂蛋白）等结构形态，溶于血液中。人体中还有脑脂蛋白，但不溶于水。

核蛋白是核酸与蛋白质、脂肪的复合大分子物质，或者说核酸与脂蛋白集合的复合大分子物质，也是人体中主要的核酸存在形式。

通过上述数学角度的分类概念，适合在描述生物的物质结构时使用。例如可以把单糖、脂肪酸、氨基酸、核苷酸等定义成基本的生物物质类型，可以把寡糖和多糖、蛋白质、核酸、脂肪、磷脂和萜类等定义成复合结构的类型，把各种化学键的操作定义成一些类型中的函数操作，采用递归和迭代函数和程序设计方法，都可以容易表达。

上述生物单位结构和复合结构或另类结构，还不是描述生命主体的物质结构单元，而这些生命主体的组成或需要物质的定义和描述。

E.3 生命能量的量子化单位结构

在20世纪初，生物学家已经认识到生物氧化是生物体获得能量的基本途径。20世纪30年代，美国和德国科学家已经发现了生物体内腺苷三磷酸的物质结构。直到20世纪40年代，才正式提出生物能量代谢是以ATP为储存、转换和使用的核心，是生物能量的基本单元结构，生物能量代谢是以ATP循环为基本模型的。有多名生物学家为这个学说获得诺贝尔奖。

凡是了解生物学基本概念的读者都知道，生物的新陈代谢是生命的重要标志。新陈代谢包括物质与能量代谢两个方面，它们相互依存和互为条件。物质代谢包括物质合成和物质分解。但是，了解生物学基本概念的读者也许不知道生物的物质能量转换是单位化的。所谓单位化是指在能量转化中，能量不是依照连续数值任意存储、传输、释放的，而是依照一种能量单位数值在存储、传输和释放。在生物世界中，能量的转换同样是被单元化的。这个能量单元是ATP。在生物化学的描述中，有部分的化学能是以NADPH的形式储存，在本书中都采用ATP作为生物化学能的单位。

什么是ATP呢？生物的一个非常重要的分子结构是核苷酸，核苷酸是由戊糖、碱基和磷酸三个部分组成的。其中戊糖和碱基称作核苷。所以核苷酸是由核苷与磷酸组成的。ATP是一种如附图6所示结构的核苷酸。

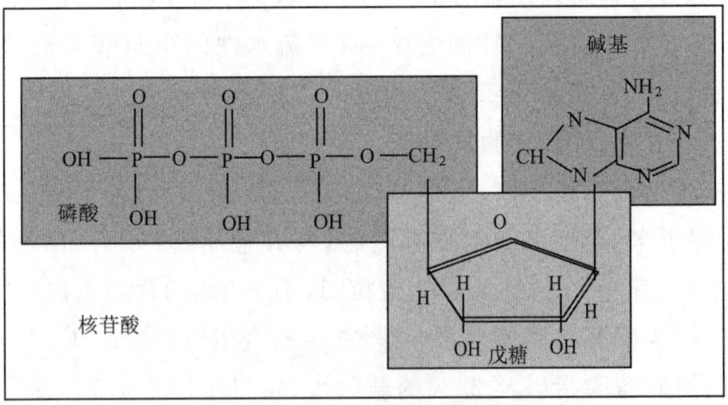

附图6 ATP化学分子结构

生物的物质能量转化基本模式是依据附图7表示的能量转化公式实现的。

附图7中的ATP称作腺苷三磷酸，它的磷酸部分含有三个磷酸分子，具有两个高能磷酸键，每当磷酸分子被水解一个高能键，释放12 000cal的自由能。附图7中的ADP是腺苷二磷酸，含有两个磷酸分子，具有一个高能磷酸键，磷酸分子被水解高能键，同样释放12 000cal的自由能。附图7中的AMP是腺苷酸，含有一个磷酸分子，没有高能键。在生物氧化中主要是在ATP和ADP之间能量转换。ATP转换成ADP释放能量，ADP

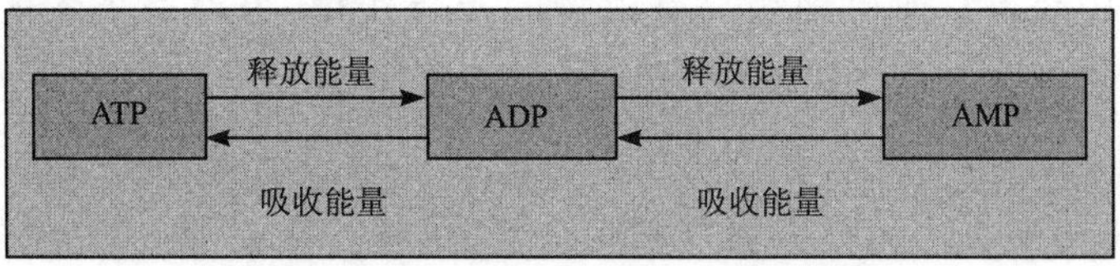

附图 7　生物能量的吸收和释放循环

转换成 ATP 吸收能量。在物质与能量的转化中，需要许多特有的酶来促进和活化生物分子的转化能力，其中 ADP 和 AMP 化学结构如附录 8 和附图 9 所示。

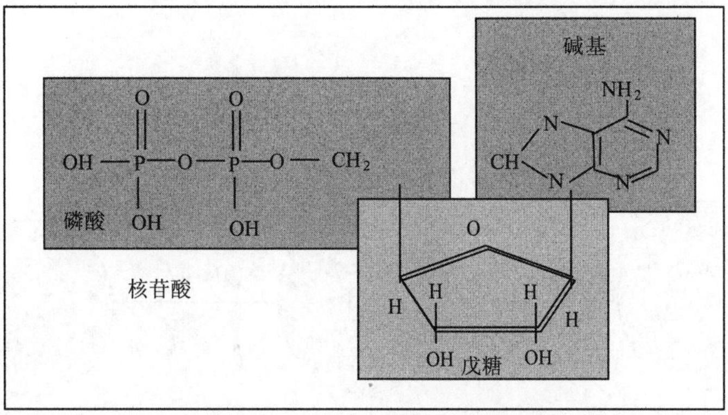

附图 8　ADP 化学分子结构

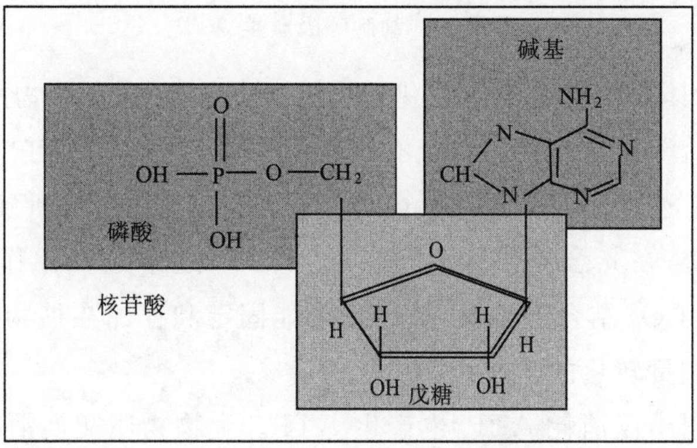

附图 9　AMP 化学分子结构

生物主体如何通过 ATP 来实现物质能量的转化？在整个生态体系中，划分生产者（植物）、消费者（动物）和还原者（微生物），构成了比较复杂的食物链。生物的物质能量转化是在生物的细胞内外通过能量与物质交换实现的。细胞外的物质转化，例如在生物体的消化系统，通过消化液和一些酶消化食物的过程。细胞内的物质转化，在细胞质内或细胞线粒体内细胞氧化或细胞呼吸，实现物质与能量的转化。细胞呼吸需要能量的支持，这种能量支持是物质交换得到的物质与能量产生的，最终是从吃植物得到的。生物的物质能量转化过程，可以简单划分为动物与植物两个方面代谢过程的物质能量转化。

对于动物，由于动物细胞没有叶绿素等直接从太阳光能中产生能量的机制，原始的能量是从食物链中获得。所以动物没有植物的光合作用，也没有把光能、水、二氧化碳、无机盐等元素直接转换成糖、氨基酸、蛋白、脂肪等能力，也不具备实现上述转化的酶。生物从低级走向高级，不是把所有低级生物的能力都继承下来。动物没有把光能、水、二氧化碳、无机盐等元素直接转换成糖、氨基酸、蛋白、脂肪等能力，但是动物可以把植物作为食物，直接从植物中吸取糖、氨基酸、蛋白、脂肪的能力。

作为动物细胞，它的呼吸或者氧化过程就是产生 ATP 的过程。例如葡萄糖的氧化过程，可以划分为糖的酵解过程、三羧酸循环和呼吸链三个子过程，整个氧化过程中，参见附图 10，使用(消耗)了两个 ATP 能量单位，但是产生了 32 个 ATP 能量单位，存储在细胞组织内。

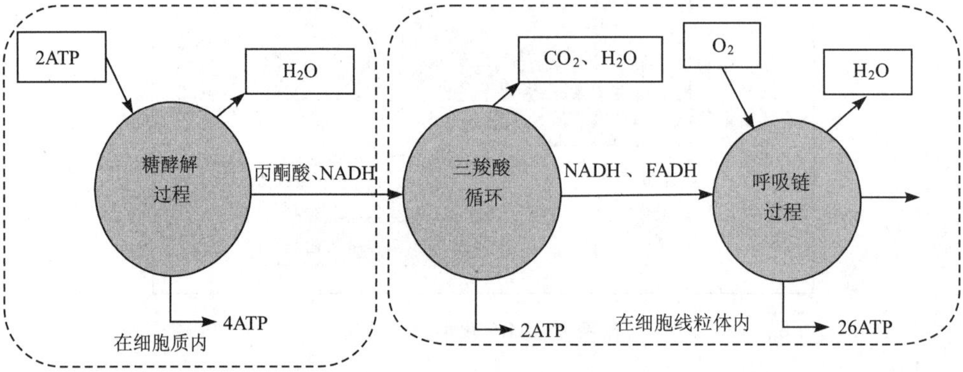

附图 10　细胞呼吸产生 ATP

对于植物，同样具有动物细胞的氧化过程。但是植物具有动物所不具备的将光能、水、二氧化碳、无机盐等元素直接转换成有机物质如糖、氨基酸、蛋白、脂肪等能力。这是由于植物具备实现上述物质与能量转换的酶，这个能力就是植物所独有的光合作用。植物利用自己的光系统，在光合作用中，首先产生 ATP，这个过程称作**光合磷酸化**。光合作用产生的 ATP 与 CO_2 结合产生糖，最终把光能固定和存储在植物细胞内，进入生物的食物链或生物物质能量转化的流程中。

细胞的新陈代谢不仅消耗 ATP，也产生 ATP。生物物质交换消耗能量，在现代生物学中被大量描述。例如细胞在做膜内外的物质交换中，尤其是主动物质输送(即逆物质浓度剃度)，需要消耗能量(ATP)。参与主动输送的载体蛋白被称作分子泵，消耗的能量是 ATP，通常把这个现象称作输送的磷酸化。所以也称作 ATPsse 的运输泵。主动输送可以是单向或者双向的。

细胞繁殖与分裂同样需要消耗能量，通常把细胞的一次分裂的时间周期称作细胞周期。细胞是如何在自己具备条件后就自动开始分裂繁殖？美国科学家 Hartwell 和英国科学家 Hunt 与 Nurse 发现了细胞周期的调节与控制机制(细胞周期蛋白)：自我调节，并为此获得了 2001 年的医学/生物学的诺贝尔奖。其原理是细胞分裂繁殖受一种周期蛋白的浓度的控制，当其浓度达到一定标准时，产生一种“成熟促进因子”(MPF)，结合 ATP 后产生 MPF 的活性信号，促使细胞内部的 DNA 复制和细胞各部分的分裂。

附图 11 描述了 ATP 的循环。图中表示 ATP 是由 ADP＋P 供能物质(例如葡萄糖、氨基酸、脂肪酸、酮体、乳酸等),也称底物,在氧化条件下产生的,产生 ATP 的同时还产生水和二氧化碳。这个过程称氧化磷酸化。植物通过光合作用,氧、水、无机盐条件下,同样可以生成 ATP,这个过程称光合磷酸化。而 ATP 作为高能物质,在物质代谢、细胞运动、增殖、物质交换和信息交换中释放 ATP 中储存能量,并产生 ADP＋P,如此循环不止。

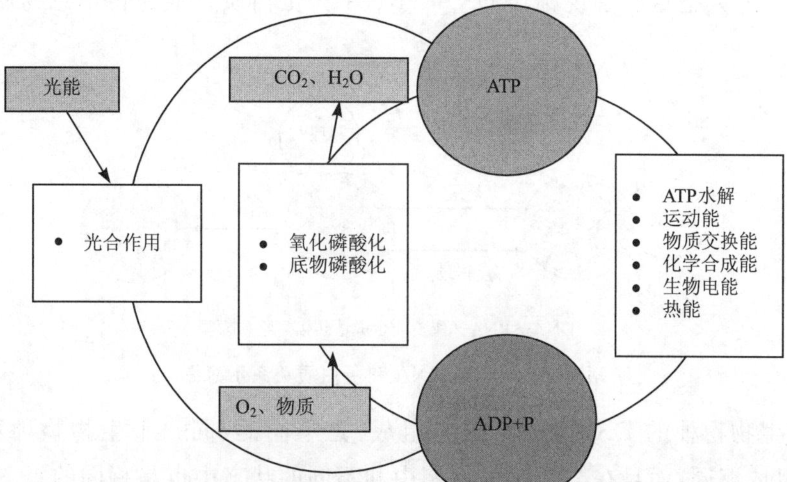

附图 11 生物的 ATP 循环示意图

总之,生物体的新陈代谢、细胞之间的通信、细胞分裂、DNA 复制等都是在 ATP 参与下实现的。

通过以上讨论,可以把生命的新陈代谢过程以及能量获得和释放的过程表示成数学模型,而且并不非常复杂。

E. 4 生命信息的量子化单位结构

生物信息在生命过程中处处有表现。例如神经系统、内分泌系统和细胞间通信都与信息结构有关系。但是,这里特别关注以下三个方面。

1. 基因遗传学说

DNA 与 RNA 是遗传信息存储物质,称作基因物质。围绕 DNA 与 RNA 基因物质,有 DNA 复制、RNA 转录、基因表达和蛋白质翻译、基因表达的调控。其中 DNA 复制是主要的关注点。DNA 是双链结构,采用拉链式揭开双链、产生两个独立的单链。两个单链在模板信息指导下,又产生两个独立双链,并与原 DNA 双链完全相同。实现这个过程称作 DNA 复制。RNA 转录表示把存储在 DNA 中的遗传信息,在一些酶和因子的帮助下,通过扫描的方法,将 DNA 的信息转录出来,形成 mRNA 并存储所转录信息。蛋白质翻译是指在酶和蛋白质因子参与下，按 mRNA 核甘酸序列合成产生蛋白质的肽链的过程。在蛋白质翻译中，需要遗传信息密码。而遗传密码是由物理学家 G. Gamow 在研究和分析了组成蛋白质的 20 种氨基酸与 mRNA 的四种核甘酸的对应关系，假定每一个氨基酸用三个核甘酸编码，可以有 $4^3=64$ 种编码，称作遗传密码。由于有 64 种编码对应 20 种氨基酸，所以有些氨基酸可以得到多个编码（最多可以有 6 个编码，最少是 1 个编码）。生物学家把通过 RNA 对 DNA 转录，并根据转录的 DNA 的遗传信息合成蛋白质的肽链的表达方式称作基因表达。DNA 复制、RNA 转录、基因表达和蛋白质翻译都是可以调控的。有人把这套学说称作 DNA→RNA →蛋白质合成遗传信息物质模型，参见附图 12。

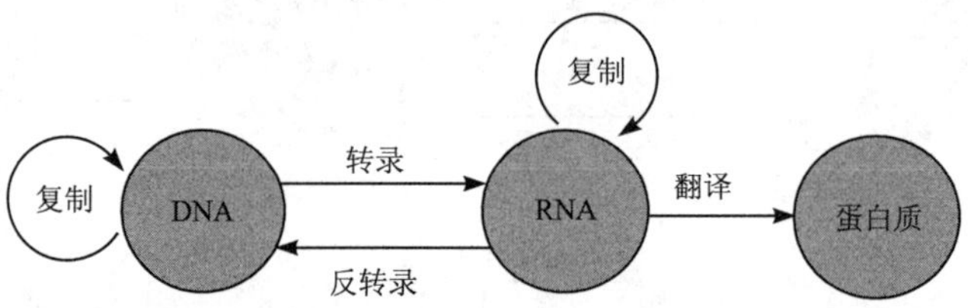

DNA→RNA→蛋白质合成遗传信息物质模型

附图 12 DNA、RNA 和蛋白质关系示意图

不同的生物物种的 DNA 序列（碱基组成）是不同的，同一个生物物种不同组织的 DNA 碱基组成相同，而且在整个生命周期中和不同的状态中也是相同的。

近些年开展的基因组(genome)的研究，取得了非常重要的成果。基因组研究生物物种到底有多少基因？生物物种的基因结构有什么特点？不同的物种的基因之间存在着什么样的关系？

一个人的细胞 DNA 的长度有 2 米。这两米长的 DNA 配置在微米大小的细胞核中。所以 DNA 必须非常致密排列在细胞核内。从基因学中，细胞核主要忙的工作是复制、转录和翻译、修复以及这些工作内容的调控。基因组在生物体的染色体中（例如人有 46 条染色体），每一个染色体都是 DNA 序列组成的。人的基因数目不超过 40 000 个。基因组的研究工作又精确划分有转录组（genome）和蛋白组（proteome）。真核生物的基因链条中，至少有两部分已经明确了，生物学家为它们起了非常学术的名字：外显子（exon）和内涵子（intron）。其实所谓外显子是 DNA 序列上一段片段，这个序列片段是为产生 RNA 和蛋白质多肽的核苷酸序列。但是，这些外显子在整个 DNA 序列中，不是连续排列的，而是被称作内涵子分段排列着。所谓内涵子，在 DNA 中分割外显子的 DNA 片段序列（核苷酸序列）。内涵子的功能是什么还需要进一步研究。内涵子与外显子共同构成了真核生物基因的已知结构，参见附图 13。

生物学家在研究真核生物整个基因结构中，发现由内涵子与外显子共同构成部分仅仅占 25%，而我们已经熟悉的能够表达成蛋白质的 DNA 编码序列的外显子才仅仅占有 1%左右。还有其余的 75%是什么？近年的研究表明，在其余部分中，有大于总体 50%的部分是一些重复的 DNA 序列，其中有些重复现象非常高，称长重复序列，约占 5%。

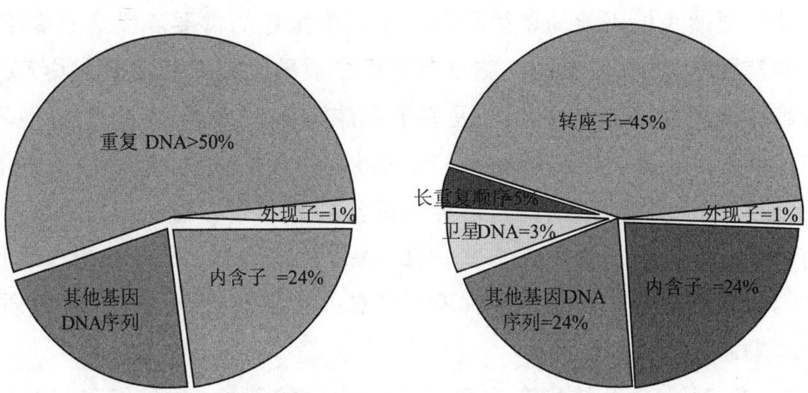

附图 13 人体 DNA 组成结构比例(引自参考文献[14])

有些是一般性重复,称卫星 DNA(setellite DNA),约占总体的 3%。其中有 45%的 DNA 序列,由一些被称为转座子(transposons)的所组成。另外还有 24%是其他基因 DNA 序列,需要进一步研究和确认。**这些重复出现的 DNA 序列,到底是什么含义,还需要认真研究。这就如同我们清楚了一个语言的形态结构,只知道它们反复重复出现,但是它们的"语义"是什么,还不完全或根本不清楚。**

生物学家在研究基因组中,在 DNA 的复制、转录、翻译以及它们的调控中,又搞清楚了它们的机制,提出了例如复制子(replicon)、操纵子(operon)、启动子(initiator,promoter)、增强子(enhancer)和激活子蛋白(activator)DNA 中的控制信息和物质存在形式。

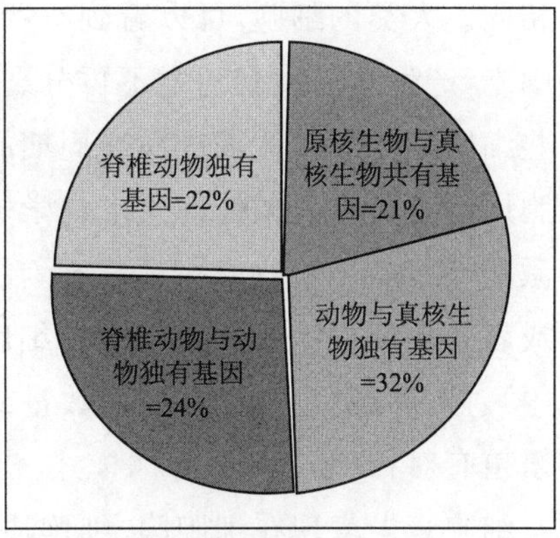

附图 14 生物进化基因进化成分比例(引自参考文献[14])

在基因组的研究中,生物学家研究了原核生物、真核生物、动物和脊椎动物的基因,发现原核生物与真核生物共有基因=21%,动物与真核生物独有基因=32%,脊椎动物与动物独有基因=24%,脊椎动物独有基因=22%。反映出生物进化中基因的进化状况,参见附图 14。

但是,我们还必须明白,生物的基因实际上是一个如何存储与记忆生物生命信息的科学。生物的信息,对于细胞而言是存储和记忆在 DNA、RNA 和某些蛋白质结构中,但是对于生物体而言,生命信息不仅存储在细胞基因中,还存在于细胞位置中(从胚胎细胞的研究中,可以观察到细胞中的位置信息对发育产生影响),对于多细胞还存在于细胞的结构关系中。

作者在学习了基因组这些研究成果后,非常赞叹生物学的发展。细胞核或 DNA 除了忙于复制、转录、翻译、调控等工作外,还有其他工作要做吗?换句话说,DNA 中,除上述工作内容外,是否存在着细胞整个行为或活动的控制信息,细胞内所有细胞器的活动是完全自主的,还是具有某种形式的控制。至少,我们需要讨论,不同细胞中为什么有些

有多的线粒体？显然我们不能简单解释是由于细胞角色的需要。我们还需要讨论，为什么有些细胞有糙面内质网，而有些细胞只有光面内质网。是在细胞分化中产生的？细胞分化产生的细胞表型和内部结构变化，是需要细胞核DNA控制吗？显然，也不能从细胞角色需要加以解释。虽然，生物学研究已经取得了伟大的成就，但是距离搞清楚细胞作为一个“微系统”，如何控制和运行的，需要有更多的研究来解释。从兴趣出发，作者认为至少存在两种情况需要进一步研究。其一，DNA表达的语言（RNA和蛋白质）结构的“语义”是什么？其二，细胞是如何使用载有控制信息的物质结构例如各种蛋白质，实现细胞活动的并行和顺序控制的？

作者坚信，在细胞DNA结构存在着细胞行为的控制机制，我们称作行为信息基的东西。

2. 细胞周期和调控学说

一个细胞从母细胞中分裂诞生开始到下一次分裂产生子代为止，称作一个细胞周期。细胞的生存周期包括G1期＋S期＋G2期＋M期组成。可以大致划分为细胞分裂期（M期）和间歇期（G1期＋S期＋G2期）。细胞在不同的周期时相中，其形态和结构会不相同。人类的细胞，可以看到有些细胞总是存在不断的实施这个细胞周期的规律，有些细胞，产生之后直到死亡不再分裂产生子代细胞，属于分化终端的细胞。还可以看到，有些细胞属于暂时休眠或脱离周期的细胞，处在相对静止的状态（在G1中的停滞状态），细胞周期是可以被调控的。生物学家发现调控细胞周期的是“细胞周期蛋白”依赖性蛋白激酶（CDK）。生物学家还发现，在细胞周期的G1期、S期、G2期、M期，都可以通过关卡或者条件（事件）等因素来调控细胞的周期和生存状态（细胞的分化、凋亡、停滞、去分化等）。人类细胞中，存在相当数量或比例的细胞处在细胞的静息状态（G0）。细胞的分裂繁殖有对称模式和非对称模式。研究细胞周期性规律，要考虑到细胞寿命的时间限制。细胞衰老表现在细胞膜、细胞质、细胞核与细胞结构多个方面。生物细胞衰老基本学术流派有基因控制的程序性衰老模型、细胞衰老因素积累模型、细胞DNA端粒模型、细胞线粒体损伤模型、自由基理论模型等。

细胞周期和调控学说是可以用数学语言来描述的。

3. 干细胞学说

干细胞可以定义为：是具有克隆形成能力、自我复制和多向分化潜能的，能够产生多种分化细胞类型的细胞。从理论上说，干细胞寿命是永生的，具有无限和持续的增殖能力。实际上，受精卵是一个“全能的干细胞”，称作胚胎干细胞。在繁育中，逐步产生一些“多能干细胞”或“专能干细胞”，是体干细胞。最后生成没有分化功能的“体细胞”。但是，个体组织器官在繁育中，各组织与器官都保留了自己的“体干细胞”，体细胞老死后，提供新细胞能力，并作为个体组织器官产生新细胞或组织器官受到损伤后再生、繁殖和修复的基础。干细胞生物学或干细胞胚胎学对生物体从受精卵，经胚胎个体的发育到幼体的出生,对生物个体的组织和系统产生的解释是最有力的。干细胞生物是采用数学方法准确描述生命过程所必需的。

E.5 生命行为的量子化单位结构

从E.4节的讨论中,我们可以观察到细胞的基本行为,包括物质交换行为、信息交换行为、运动行为、繁殖行为和表达行为。这些行为完全可以用数学语言来表达。

在本书的后几章中,对生物行为的数学表达给出了非常详细的描述,其中包括行为表达式语言、行为函数、行为代数、行为几何、行为逻辑等重要的数学课题。在此不再赘述。

F. 数学发展的启示:计算机可读和主体数学是数学的新天地

早期的数学依赖于物理和自然,是物理和自然的忠实抽象。有许多数学家依然坚持数学面向物理学等自然科学的描述。例如,高斯(Gauss)、黎曼(Riemann)、傅里叶(Fourier)和庞加莱(Poincare)等数学家在面向应用领域,尤其在物理学、天文学等领域的数学方法方面做出了杰出的贡献。从历史的长河看,数学是唯物产生的。但从一个片段来看,数学又是唯心的,而且表现出相当大的主观能动性。抽象化的发展使得数学变成了一堆结构,而每一个结构都建立在自己的公理体系上,这些公理是任意的、人造的,不再是包含在它里面的概念的真理(真理性或者确定性的丧失)。这时的数学是纯粹数学。数学的分支非常多,这些数学分支早期建立在欧几里得(Euclid)几何的相容性上。许多数学分支的提出是由于数学中的悖论引起的,例如Contor悖论、Russell悖论和GŌdel(哥德尔)的不完备性定理等。数学发展在很多方面对我们有重要的启示。

在研究"数学的基础到底是什么"中,数学家们划分成两大学派:形式化(公理化)学派和直觉主义学派。

F.1 形式化与直觉主义

直觉是不经过逻辑推理而是通过人的直觉来认识事物正确的概念。形式是通过对数学的公理化和相互一致的结构逻辑方法,证明事物正确的概念。数学界在数学的最终基础和最终意义的问题上,划分为直觉主义数学学派和形式化数学学派,在20世纪初展开了激烈的争论。

直觉主义数学学派有几位大数学家坚持,例如布劳威尔(J. E. J. Brouwer)和法国大数学家庞加莱(H. Poincare)等都是主张数学的直觉主义观点的代表。直觉主义数学强调:

(1) 否定先验的真值概念。

(2) 承认有限元数学的解释和证明的正确性,认为无限是非直觉正确的。

(3) 强调数学对象和证明是构造的。

(4) 反对使用排中律。

(5) 否定使用选择公理。

数学的公理化和形式化是现代数学发展的动力与基础，在这方面，形式化产生于古希腊亚里士多德的古典形式逻辑。到现代，被希尔伯特(D. Hilbert)、冯·诺依曼等伟大数学家发扬光大，对现代数学的发展发挥了巨大的推动作用。没有形式化，就没有现代数学的繁荣。在1929年，哥德尔以博士论文的形式证明了"一阶谓词演算系统"是完备的，即在系统中直觉认为是真的公式在系统中是可以证明的。哥德尔展示了数学的形式化有着重大作用。

形式化也不是万能的，哥德尔又证明了"一阶算术系统"是不完备性的。所谓一阶算术系统是将人们直觉认识的算术，通过公理化、形式化的处理，例如通过一阶谓词演算所做出的处理而得到的系统。1898年，数学家皮阿诺(G. Peano)才提出了一阶算术系统。在算术系统中，直觉认为是正确的，但是在系统中却不能证明。后来，在1930年，哥德尔在企图证明实数或者数学分析的相容性中，通过有穷数论方法，来证明数论相容性，再去证明实数(数学分析)的相容性。用数论公式表示实数。在这个讨论中，必须研究数论中的真值概念，并最终发现不能定义这些真值概念。于是，他取消了研究分析(实数)的相容性计划，并发现在数学原理(类型论)和集合论等比较丰富的系统中，存在着不可判定的命题。**另外，有数学家证明了在有限组合中，找到了既不能肯定，也不能否定的命题。**哥德尔不完备性定理即显示了形式化的局限性。

F.2 有限与无限

有限与无限是人类认识世界的永恒概念，虽然有许多数学家反对或怀疑无限数学研究的正确性。但是在数学界，有许多伟大的成果都是在无限概念的突破中产生的。人类探索有限和无限由来已久。中外的古典哲学都研究无限与有限，在远古的数学研究中，也研究有限和无限。从数学的分析理论诞生起，无限大和无限小概念或者极限概念被提出，并建立了分析的理论大厦。一般学习过数学分析的读者，也许对在那里研究无穷大或者无穷小的方法(和 方法)比较熟悉。但是，对集合论中通过序数和基数研究无限概念也许还不熟悉。解决有限和无限范畴最为生动的是集合论的诞生与发展。

康托(G. Cantor)是现代集合论的创始人，Cantor集合论首先是要求克服其存在的悖论，在这方面做出了贡献。Cantor集合论通过蔡梅罗(Zermelo)实行公理化，后又经弗兰克尔(Fraenkel)和冯·诺依曼改进，集合论的诸多悖论问题得到了克服。集合论除相容性问题和集合论的选择公理(ZFC)的地位问题没有解决外，集合论在应用中让人感到放心了。

我们知道集合可以是有限的和无限的。无限集合可以是可数的和不可数的。从集合对象构造来看，可以是递归可枚举的，甚至可以是递归的，当然也可以是非递归可枚举的或非递归的等等。集合论中困难的问题在于研究无穷集合。Cantor采用超限序数和基数的方法，利用一一对应理论，研究集合的势和基数。它不同于一般的无穷大或无穷小概念。对于有限集合，集合的基数就是集合元素的个数。对于无限集合，例如自然数的基数是$\aleph_0$。现代集合论已经是通过冯·诺依曼最后完善的集合论。序数是现代集合论的核心概念。序数被定义为满足传递性、三歧性和良基性条件的集合。每一个自然数是一个序数。自然数的集合为最小无穷序数，记为 。序数既然是个集合，就遵循集合的运算。

$$\omega=\{0,1,2,3,\cdots\}$$

把 ω 作为一个对象，同样在这个对象上实施加、乘等运算，还可以得到第二级的序数：

$$\omega,\omega+1,\omega+2,\cdots,2\omega,2\omega+1,\cdots,3\omega,3\omega+1,\cdots,\omega^2,\cdots,\omega^3,\cdots,\omega^\omega,\cdots$$

上述所有对象的集合用 Ω 来表示。依据同样的方法，还可以定义第三级的序数。例如，

$$\Omega,\Omega+1,\Omega+2,\cdots,2\Omega,2\Omega+1,\cdots,3\Omega,3\Omega+1,\cdots,\Omega^2,\cdots,\Omega^3,\cdots,\Omega^\Omega,\cdots$$

上述所有对象的无限集合可以用 Z 来表示。根据集合论基数的定义，序数 ω 是一个基数。集合的基数是描述集合大小的度量。如果把 ω 表示为 ω_0，用 ω_1 表示 Ω，用 ω_2 表示 Z 等等。这种序数分级，可以得到一个无穷基数的序列：

$$\omega_0,\omega_1,\omega_2,\omega_3,\cdots$$

用另一种符号表示，有如下的基数序列：

$$\aleph_0,\aleph_1,\aleph_2,\aleph_3,\cdots,$$

在上述讨论的基础上，Cantor 已经证明了：

(1) 任一集合 S 的基数小于其幂集 P(S)的基数。

(2) 自然数集合 N 的基数$\aleph_0$ 小于其幂集 P(N)的基数。对于自然数，所有子集构成的集合(自然数集合的幂集 P(N))基数为 $2^{\aleph_0}$。

(3) 研究实数大小，是数学家关注的。由于实数不能与自然数构成一一对应(首先证明在实数[0,1]区间所表示的集合是不可数的，与自然数不一一对应，而整个数轴有自然数那么多个与[0,1]相同区间，从而确定整个实数集合的基数)，所以实数必然有不同于自然数的基数，假定命名为 C，并认为 $C>\aleph_0$。Cantor 已经证明了 $2^{\aleph_0}=C$。

于是，$\aleph_1\leqslant C$，便产生了一个假设：问$\aleph_1=C$ 是否成立。Cantor 最后也没有给出其证明，而且希尔伯特在 1900 年把它列入没有解决的著名问题的清单中。当然，还存在另一种可能，$\aleph_1\leqslant C$，或者证明 C 在$\aleph_0,\aleph_1,\aleph_2,\aleph_3,\cdots$序列中哪个位置上。直到现在这个问题也没有解决。

一般意义上的连续统假设是 $2^{\aleph_\alpha}=\aleph_{\alpha+1}$。

连续统实际上是在研究实数到底有多少的问题。

对待无限的态度，从哥德尔的"一阶谓词演算系统"是完备性和"一阶算术系统"是不完备性的两个定理，看出哥德尔天才地处理了有限与无限的问题，为我们树立了榜样。

数学家惟尔(H. Weyl)说，数学是研究无限的科学。但是，在无限方面的研究也是数学最薄弱的地方。

另一个无穷的概念是无穷程序的无穷(infinity)概念。在自然数范围内，并非所有的

子集都是递归的,只有$\aleph_0$个子集是递归的,而大量的子集是不递归的。

有限与无限是认识事物对立统一的不可分割的两个方面,应当在数学中包容它们,而不是偏废某一个方面。**归纳起来,有限与无限概念最尖锐的问题是,在无限处,在奇异点处,在有限概念中的规律、真理是否还应当保持?作者认为,在无限处不能认为,所有在有限概念中的结论、规律和真理都消失了、一切信息也消失了。但是,自然数的无限概念是直觉的,不需要证明的,而其他高阶的无限概念是可以从自然数的无限概念构造的,数学家 Martin_Löf 就认为可以,并为其他高阶的无限概念进行了构建。**

计算机科学中有一个著名的 NP＝P 的问题,只能在任意确定充分大的整数是可以的。如果讨论无限概念,把无限作为一个对象,如同在集合论中把一个无限的集合也作为一个对象,或者如同在类型理论中把无限类也作为对象,马上就会出现数学问题。在无限的奇异点上,函数的特性,例如指数函数和多项式函数,它们是相同,换句话说,在无限处所有的函数特性不再存在,把所有的无限大概念视为相同。作者认为,在奇异点处,无限概念还是应当有结构的,要求区别不同的无限概念,例如区别∞^1,∞^2,∞^3,…,∞^n,…,∞^∞等。这种在无限概念的讨论中,如同在地球、太阳系、银河系、宇宙等不同的层次上讨论无限概念一样,它们是有区别的。把世界看成是层次结构的,而不能看成是非层次或直线的。于是我们提出了高阶不确定计算概念。

作者对自己的学生说,**如果把生物学和数学联系起来,有限与无限就可以理解为有限和无限之间的构造关系。那些发明实数的数学家,他们的大脑有几百亿细胞,应当是有限的,即便是巨大有限数量的大脑细胞构造的网络结构会更大,但仍然是有限的。但是就是在这个有限的人的大脑结构中,居然可以发明和构造整个实数体系和数学分析理论体系,可以说这些数学家和他们提出理论结果的存在现实,已经证明了“充分大的有限大脑可以构造出自然数的无限,还能构造出实数这种高阶的无限体系”。从这个存在现实中,证明了有限与无限之间的构造关系。当然,对于数学家来说,他的工作就是找到在充分大的有限大脑结构中如何构造无限的方法和原理。**

F.3　计算机可读数学

现代数学主要都是人类阅读的数学。表现在数学的概念、实体和方法都不一定是构造的。尤其数学体系的“证明”概念是人类使用数学公理、定理和推理规则,进行推导和论证的社会活动,“证明”概念是形式系统之外的。需要计算机可读的数学,其数学对象是构造的,数学证明同样是构造的,可软件执行的。

从信息化或者计算机科学的工作者角度看数学界的争论应当有自己的观点。不管数学界中的形式化派别如何看,对于计算机科学家,他应当认为排中律是不应当应用的。支持否定先验的真值概念,支持数学对象和证明应当是构造的。在谈到计算机计算问题,我们似乎更加支持直觉主义,甚至不讨论无限概念,都是有限的数值计算世界。但是,在网络世界中,从事信息化和网络世界中计算问题时,居然开始关注无限的问题,例如网格群体计算,就会涉及网格的无限群体计算。归纳起来,即关注计算机可读数学,关注数学发展的不确定性和面向主体的特性。这是传统数学根本不研究或者很少涉及的领域。

构造主义数学是计算机和软件的数学。对于计算机科学和软件科学具有实际贡献的数学分支包括:自然演绎系统、范畴论、Lambda 演算、组合逻辑、范畴组合逻辑和 Martin_Löf 类型理论。这些数学方法与理论,在计算机诞生以来的历史中,都产生过相应计算机。例如基于逻辑方法的 PROLOG 语言和相应的计算机;基于 Lambda 演算方法与理论,产生过 LISP 语言和相应的计算机;基于组合逻辑产生过组合逻辑语言 FP 和相应的计算机;基于类型理论产生过类型程序设计语言和相应程序设计方法。虽然,这些语言没有像冯·诺依曼计算机体系在世界上流行起来,但是毕竟这些计算理论是可以做成计算机完成计算任务的。

其中,类型理论方法为软件重用和自动生成提供了理论依据。Martin_Löf 说研究类型论以数学逻辑作为数学基础,他认为没有一个对象是没有类型的,它不仅存在于数值、操作中,还存在于证明之中。Martin_Löf 类型理论的意义还在于建立了一种新的形式系统,这个新的形式系统至少有两个特点。第一,建立了一种新的哲学与逻辑意义上的集合与范畴论系统,以解决一些数学的基础问题;第二,现有的数学符号体系与语言不适合计算机或程序设计语言,例如,一阶谓词演算系统语言不适合程序设计语言,这也是计算机科学要发展自己的程序设计语言的原因。用通俗的话说,就是要研究适合机器读的数学语言,至今为止,所有的数学语言都是人读的语言。Martin_Löf 认为类型理论更适合程序设计和计算机科学。Martin_Löf 类型理论的哲学观点是

(1) 世界是按类型构造的(包括思维和表示都是类型的)。

(2) 类型是层次的。

(3) 低层次类型是高层次类型的成员。

类型理论的数学观点是,把类型论作为数学的基础来研究,立足在范畴论的高度上。同时,Martin_Löf 还批判组合逻辑和范畴论的无类型,为它们给出类型。他强调没有一个数学对象是不属于某个类型的,包括数值、函数、操作和证明。虽然没有先验的真值,但他把真值和证明联系起来,真为存在证明,假为不存在证明。将证明纳入到形式系统之内,与其他直觉数学一样,也引入了构造规则、引入规则、消去规则和等式规则。

但是,在 Martin_Löf 类型理论的早期讨论中,并没有对“无穷对象”进行构造。可以说,所有对象都是构造的,而“无穷”在那时的类型理论中只是一个概念,而不是对象。在定义如下类型世界时,

$$V_0 \in V_1 \in V_2 \in \cdots$$

把 V_i 视为 V_{i+1} 的对象,V_i 是无穷的,但在类型理论中,并没有给出无穷作为对象的讨论。1990 年,Martin_Löf 在文献 *Mathematics of Infinity* 中,对他的无穷数学做了补充说明,完成了无穷对象的构造,并讨论了无穷的层次概念及构造性,例如讨论用自然数构造实数。

但是,数学家对于数学的认识也不是相同的。Martin_Löf 的类型论认为世界是类型

的，但是就有其他的数学家在说，存在着超越所有分类数学的"最后操作与运算"的数学。例如 Curry 的组合逻辑(combinatory logic)，提出不管是什么分类数学的操作，或者是类型的函数，它们都有一个公共的操作"施用"，被不加任何条件地使用着；并给出"施用"逆操作是"抽象"。于是，把"施用"和"抽象"作为新的形式系统的基本操作，研究这些基本操作的数学形式系统，即组合逻辑。超越分类数学的组合逻辑形式系统的提出，是 Curry 的巨大功绩，并且在认识理论和哲学方面有重要意义。**如果读者做过程序设计，可以定义各种数据、客体和主体的类型，并为它们定义和设计各种过程、操作、函数和子程序，但是这些程序单元的"调用"操作却在所有类型之外，或在所有类型中被无说明而使用。这个"调用"或者叫"访问"就是组合逻辑的"施用"。**

除组合逻辑之外，有些数学家还提出了新的超越分类数学的基础形式体系。对于数学来说，把函数的"复合"作为所有数学类型的"最后运算或操作"，对各种数学结构做进一步综合与抽象的依据。在这样的思想指导下，产生了新的数学研究领域：范畴论。依照研究一般代数的规律，把所有的集合，包括集合的集合等范围，用"复合"这个"最后运算或操作"作为研究运算对象的代数体系就是范畴论。有时我们还说，范畴论是研究射(射元)的数学，一个射基本形式为 $f:A\rightarrow B$，射的基本运算是复合"$\circ$"。**如果读者做过操作系统和信息化的体系结构研究和实践，那么就会认识到范畴论是整合所有"系统的系统"的数学方法。会发现函数的"施用"被定义在操作系统的进程框架中的函数"调用栈"中，任何函数的"调用"都被这个进程框架中"调用栈"处理，并执行"复合"操作。也会发现，"系统的系统"组合，从根本上说是所有类型的"复合"。**

一些数学家看到了上述不同的最后操作数学形式系统，又有人提出，借鉴组合逻辑的思想，将范畴论的形式系统也依照组合逻辑的方法重新定义和描述，在形式定义中只有射元和组合子，去掉象元进行组合。认为范畴论最后操作是"复合"而不是"施用"，结合组合逻辑和范畴论两者借鉴，于是构成了新的形式系统：范畴组合逻辑。从这个意义上讲，范畴论和范畴组合逻辑是信息化总体的数学，是体系结构的数学。

这种超越分类数学的系统构造形式系统思想和方法，对所有科学都有借鉴意义。我们需要提醒的是，计算机可读的数学是构造主义数学，而这些数学概念恰恰是计算机时代和信息时代的数学。如果读者说不知道这些数学，说明在计算机和信息化中读者还没有应用过信息时代的数学，也说明读者没有做让计算机读数学的事情。

F.4　走向面向主体和不确定性的数学

数学在发展过程中，从唯物走向唯心，从发现真理走向真理和确定性的丧失，数学越来越走向孤立和失去其发展的基础。

作为一个信息化和计算机科学的工作者，从软件角度，欢迎构造主义的数学学派的数学思想。但是为了建立信息化科学体系，尤其在研究体系结构理论的过程中，信息化需要新的数学，而这种数学体系不是纯粹建立在自然科学基础上的。例如，我们需要研究人类行为学，尤其在网络世界中主体(包括软件的主体)的行为学理论，需要研究具有主体概念的函数理论、具有主体概念的逻辑理论和具有主体概念的行为代数,需要研究行为的语义学,需要研究网络世界中计算主体的群体计算理论,而不是计算资源的计算理论,等等。我们发现,在网络世界中研究这些理论时,需要新的数学体系,需要借鉴的不仅是自然科学中的物理学、经典系统工程学和计算机科学等,还需要借鉴生物学、人类学、社会科学、管理学和经济学的研究成果。在新数学体系中,数学真理不再是绝对的,还是与主体关联的。正如物理学,在爱因斯坦提出相对论后,物理学的真理与观察者这个主体是关联的,不同观察者看到的物理真理不同。在非纯粹自然科学中,早已向我们揭示了,真理不仅不是纯粹客观的,不仅与观察者有关,而且与行为的主体或使用者有关。

首先,讨论数学真理和确定性的丧失问题。数学家总认为数学的真理是超越主体的,即数学的真理对于任何主体都应当是正确的。但是数学的不同学派向我们揭示了,数学的真理是面向主体的,不同数学学派在对待数学最终基础和最终目标上的认识是完全不同的。企图统一数学家不同学派在数学真理上统一认识,可能是永远的事业。如果把这些不同数学家看成不同主体,可以认为数学真理是面向主体的。研究真理的不同主体面向,除非数学永远是物理学的数学或者所谓的纯粹的自然科学的数学。

检验真理的标准是实践。仅仅承认直觉的概念是正确的,但被长期实践证明过的东西,尽管不是直觉的,难道它就失去真理性了吗?例如,数学分析结论,已经被长期的、大量的实践证明是正确的。

从直觉出发,真理是有适用范围的。数学中的选择公理(ZFC),允许使用或者反对使用是数学界一个争论的焦点。有限范围的选择是可以的,但是在无限范围内选择,产生不确定性或不可判定的问题。对数学的排中律,直觉主义学派认为,在有限集合中使用排中律是可以的,但是在无限集合中使用排中律就存在问题,因为直觉存在着第三种情况:不可判定命题。在直觉的感觉中,存在着非此非彼、非真非假或者说不可以判定或不确定性的问题。数学中这些真理是有适用范围的,在这个范围内依然是真理。

例如,在直觉主义看来,数学的基础是直觉,而不是依靠推理。就算直觉主义数学认为一阶算术系统算是直觉的,是直觉正确的。但是,我们怎么也不能直觉感受到原始递归函数论的"递归运算"是最直觉的。于是我们可以问:上帝会递归函数论吗?我的直觉不是递归,而是像生物学那样,碰到大数问题时,一个主体解决不了,可以找多个主体去解决。一个细胞分裂成两个细胞,从单细胞到多细胞,也许是更直觉的。

其次,讨论人工智能方面的理论和数学问题。人类的智慧成果千千万万,但是最能代表人类智慧的科学是数学,而集中反映人类智慧能力的是"实数理论"。实数理论集中地反映了现代人类的宇宙观,微观到无限小,表现在数轴上一个没有体积的点上,可以无限密集,即把无限小概念进一步划分为一阶无限小、二阶无限小、三阶无限小,直到无限阶的无限小。从宏观上看,达到无限大,表现在数轴的无限长度之上,而且还可以把无限大概念进一步划分为一阶无限大、二阶无限大、三阶无限大,直到无限阶的无限大。在上述无限理论中,依然存在着可以想象的空间。在无限空间中开辟多维空间,把无限的时间与无限的空间构成更加难以琢磨的新体系。人类的思考能力具有无限的不确定性，为人类的创新奠定了最坚实、最广泛的基础。当然，人类个体是不具有全部人类的智慧与能力的，人类的智慧是以人类的整个群体表现出来的。

研究人工智能科学，必须从个体、组织群体和整个人类群体三个层面来进行，它们有关系：

人类个体能力＜人类具体组织群体能力＜整个人类群体能力

而过去的人工智能科学主要研究个体的人工智能问题，显然对人类具体组织群体和整个人类群体的智能问题的研究是很不够的，不仅应该从典型的现代人的聪明个体出发，而且还应当从人类整体的群体资源出发来研究人工智能科学。

人类科学或者人类行为科学的研究是建立在具有如此智慧的科学基础之上的，其智能能力具有最大的无限性、最快的思维速度、最大的不确定性和最大的群体资源能力。

而现代计算机科学是建立在递归可枚举集合理论基础上的，说得不好听些，是建立在自然数基础上的(从数学的角度看，递归可枚举集合与自然数还是不同的)。人类科学与计算机科学在能力上的差别表现在实数理论和递归可枚举集合上。任何一个学习过高等数学的人都知道实数理论和递归可枚举集合有多大的差别，从它们的表现能力上，也可以看出它们的差别有多大。也就是说，计算机科学为计算机表现出的能力，远远小于数学为人类表现出的能力，它们之间的差别无限大。笔者认为，当代的人工智能水平相当于“自然数”水平，还有很长的路要走。

如果从数学家的使命来讲，面向主体和不确定数学研究是 21 世纪最重要的任务。可从以下几点得出结论：

第一，自从有了数学以来，虽然有概率论，人类研究的数学主要是“面向客体”和“确定性数学”，甚至包括当代的计算机都是确定性的，虽然计算机科学也研究不确定计算。但是对于人类来说，还有一大半的科学是面向主体和不确定性的。例如生物学(从细胞开始出现主体)、医学、社会科学、政治学、经济学、社会学、地球资源学和环境学等等。资源、能源和环境表面看起来是客体性质的，但是人类研究的资源、能源和环境是人类可以利用的资源、能源和环境的科学，依然面向的是主体。

第二，面向主体的科学，最大的共同点是不确定性。不确定性研究任务不是为了不确定，而是希望在不确定中找到某种对主体而言是好的相对的确定性。例如，如何规划交通和城市，希望找到一个好的规划。如何利用资源、能源和环境，希望找到一条可以持续利用的道路。再例如在生物学中，从纯粹的大分子复制开始的生物进化过程中，我们看到千万种生物体产生，这是一种不确定性，但是在如此众多不确定性中，看到了产生人类的某种确定性规律。

第三，先于数学理论，人类在网络世界中首先找到了面向主体和不确定科学的计算方法，已经具备了研究面向主体和不确定性计算初步的实践能力。这样的计算实践，是产生面向主体和不确定性数学理论的最重要的基础。所以说，计算是国家科学研究的第三支柱和国家发展的竞争力。这种面向主体和不确定性科学要求的数学，比那些仅仅研究某些猜想和实数分布的数学命题更加有意义。作者认为，未来的大数学家应当是面向主体和不确定性科学的数学家。承担这种不确定计算的体系，在当代是代理计算。

人类发明的科学范畴和整个数学体系中，居然没有面向主体的数学。无论集合、函数、代数、几何、逻辑等各种数学体系中，都没有面向主体的，都是面向客体的。于是我们需要全面改进数学体系，使之面向主体和行为学的研究。

G. 生物数学的启示：主体数学是在网络世界中再现虚拟生物世界的数学

作者如同大学生一样，也系统地阅读、学习了 Raina S. Robeva 等人编著的"An Invitation to Biomathematics"及其相关的生物、化学、数学的有关书籍，得到很多启示。目前我们看到的生物数学，依然是宏观的生物数学。例如包括一些数学模型研究，即相互分离的生物系统的动力数学模型（含生物种群增长模型）、相互交互的复杂生物系统动力助学模型（传染病模型、食物链的捕食者与被捕食者关系模型和食物的争夺模型等）、遗传学的数学、数量遗传学与统计分析、风险分析、疾病预测数学模型、生物化学物质受体互作用结合以及配体结合动力学模型（化学或生物化学的模型）、生物调节网络模型、基因表达的数学模型和生物节律数学模型等等。研究问题，主要包括数量变化、分布、平衡、分类等方面。其中，**尤其对生物系统的动力学、生物化学动力学与生物网络系统的模型研究有兴趣。我们可以把这样的生物数学模型称作"计算模型"，是建立在实验科学基础上的人造数学的计算模型。这些生物数学的计算公式根本不能反映生物主体及其行为的情况和它们的生命与生理过程。例如生物体内激素分泌情况，虽然利用控制理论的方法可做出一个具有反馈的网络模型，但这个模型只能告诉我们激素的浓度，看不到分泌系统的细胞是如何分泌激素的生理过程的。如果有病，也就看不到其病理过程。其结论是，什么激素少了就补充或注射什么激素。这种生物数学的模型，不可能从根本上治疗疾病。这种数学之所以被认为是正确的，是由于模型曲线描述的变化规律与试验结果是大致符合的。**

当然，对于生物学，如同物理学即便有牛顿建立的宏观力学模型还同样需要量子力学这样的微观科学理论一样，生物数学不仅需要更加符合生物学规律和更大范围的宏观数学模型，同样需要类似量子力学的描述生物微观世界的数学模型理论。例如，我们需要建立以细胞为基本单元的物质、行为与能量关系的数学。这种数学必然为生物主体的物质交换行为、信息交换行为、繁殖行为、运动行为和表达行为的物质能量关系建立数学模型。又例如，主体行为的作用关系和能力的数学模型。**换句话说，我们在网络世界中再现虚拟生物世界，不仅需要建立"计算模型"，更需要建立生物主体的活动、行为的"运营模型"。**

无论是建立宏观模型还是建立微观模型，对信息化和网络世界来说，还需要比建立模型还基础的数学工作，即面向网络世界建立虚拟主体世界的新任务，用数学方法描述网络世界中虚拟主体的一切。

人类对于生命科学的认识虽然取得了许多可以说是伟大的进展,但还是有许多基础性的问题我们不清楚,人类需要进一步认识生命科学的本质,任务依然十分艰巨。但是,作为计算机科学与信息化科学学者,我们需要在“理论＋实验＋计算”科学支柱中,在任何多学科研究中,确立计算机科学与信息化科学是最重要的科学支柱的分量。在众多的进展中,计算机与信息化科学的进展是非常重要的,是未来发展的基础。作为生物学家、化学家、社会学家和环境学家,他们知道自己的学科在发生变化和发展,但是他们理解的计算机科学与信息化是经典的,他们没有想到的是计算机科学与信息化是一门准备和正在发生巨大变革的学科,而不仅仅是图灵机或冯·诺依曼计算机等计算理论就能够满足科学支柱任务的。在信息与计算理论方面,我们提出面向主体的数学思想、计算机可读数学的思想和发展路线,虽然也是面向生物、医学、社会与环境的,但是所做的努力不仅仅是建立认识生物、医学、社会和环境的数学模型理论,我们同样需要在网络世界中实现建立虚拟的生物、医学、社会与环境等领域的数学理论,即面向主体、行为与计算机可读的数学体系,甚至哲学形式化的数学模型理论。

作者阅读到了一本描述中医阴阳五行的数学书籍。但是,利用现代非主体性质的数学语言和方法,利用一个阴阳的平衡公式是不能描述中医整个理论基础的。数学家如果希望建立生物学、医学和人类社会科学的数学方法,必须首先解决如何把主体和行为引入到数学语言的表达中,使这种数学的语言表达对于主体和行为有不确定性。否则,这种数学只能把生命主体作为纯粹客观的对象,如同研究物理学那样,不能研究具有自行活动能力的主体世界。

下面就作者感兴趣的生物动力模型的数学知识略做介绍,会给读者一些启示,并为后续讨论建立主体行为的运营模型奠定基础。

所谓动力模型,一般模型是指关注变量的数值函数,随时间变化的计算模型。生物动力模型是指生物种群数量、生物体内生命物质数量、浓度等被关注的变量的数值函数随时间变化的计算模型。生物种群的动力模型,研究的问题主要包括种群的数量、分布、平衡和分类。

这些生物数学的知识,对于多数的信息化、计算机科学与工程的技术人员也许是陌生的。由于本书的篇幅所限,只介绍几个小例子,来感受生物数学的现状。

G.1　单一生物系统动力模型

单一生物系统动力模型,是一个生物种群的数量随时间变化的模型。这个模型最早是由马尔萨斯(Multhus)提出的,是人口最早的增长模型,而且是一个无限资源的增长模型。这个模型后来又用在生物种群数量的增长。由于是无限资源模型,所以是一个指数模型。Multhus 模型的微分方程如下规定(这个模型中参数 r 是一个常数):

Multhus 模型:$\frac{dP(t)}{dt}=rP(t)$,**解为** $P(t)=P(0)e^{rt}$。

对上述微分方程进行变化为 $dP/P=rdt$，并对该方程求积分有

$$\mathrm{Ln}(P)=rt+C$$

进一步变化有 $P(t)=e^{\mathrm{Ln}(P)}=e^{rt+C}=e^{rt}\,e^{C}=C_1\,e^{rt}$，其中 $C_1=e^{C}$。

为了确定上述方程的常数，假定，在时间 $t=0$ 时 $P(0)=C_1 e^{r0}=C_1$，

$$P(t)=e^{\mathrm{Ln}(P)}=e^{rt+C}=e^{rt}e^{C}=P(0)e^{rt}$$

对于任意时间 t，其增长关系为

$$P(t+1)/P(t)=P(0)e^{r(t+1)}/P(0)e^{rt}=e^{r}$$

该模型给出了人口指数增长的规律。这就是所谓马尔萨斯人口论的数学依据。

显然这个模型对于生物的环境(资源、水、能源等)对生物种群增长的影响没有考虑。所以，后续的研究者提出了承载能力约束的生物数量增长模型。这个模型是无限资源增长模型。显然，新模型中 r 不能再为常数，而应当是一个与 $P(t)$ 有关的函数，即为 $r(P(t))$。例如，是一个线性的函数关系。如果令增长的承载最大数量为 K，并假定 $r(P(t))$ 在 $t=0$ 时，$r(P(0))=a$。于是我们得到如下增长模型的方程(逻辑斯蒂模型)：

承载能力约束增长模型(the logistic model)：$\frac{dP(t)}{dt}=r(P(t))$，**假定** $r=a(1-P(t)/K$，有

$$\frac{dP(t)}{dt}=a(1-P(t)/K)P(t),\ a>0,K>0$$

采取与马尔萨斯方程相同的解法，上述微分方程的解为

$$P(t)=KP(0)/(P(0)+(K-P(0))e^{-aKt})$$

这个函数的分子部分是 $KP(t)$，是一种直线关系，而在函数的分母部分是 $P(0)+(K-P(0))e^{-aKt}$，有一个常数 $P(0)$。在 $t=0$ 时，其函数值是 $P(0)$，它随着时间增长。

承载能力约束增长模型，在最初是类似指数的，在中段是近似直线的，在接近 K 数值时是永远逼近 K 直线的，在 t 增长到充分大时，其函数值逼近最大承载数值 K。其增长的图形如附图 15 所示。

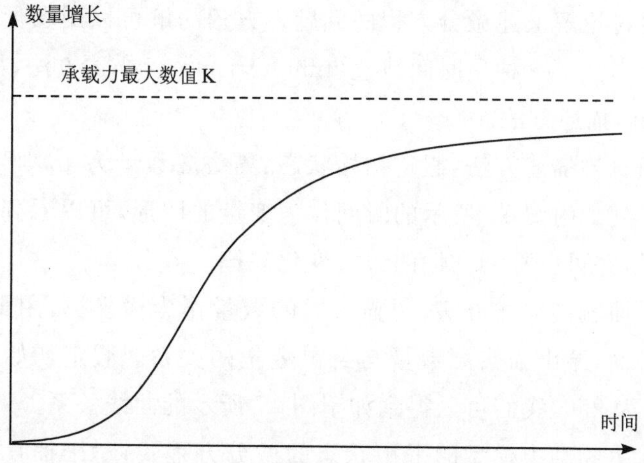

附图 15　承载能力约束增长模型

G.2　多生物系统动力模型

互关联的复杂生物系统动力模型，研究的对象不是单一的生物系统，而是多个相互影响的生物系统的动力模型。例如，在相互影响的多系统中，对每一个系统增长数量的影响。例如传染病问题、捕食者与被捕食者之间关系模型和竞争关系模型。

以捕食者-被捕食者交互模型为例，A. J. Lotka 和 V. Volterra 是研究动物捕食者-被捕食者交互模型的两位科学家。1920 年，他们提出了 Lotka-Volterra 模型(model)。这个模型是生物捕食者(predator)-被捕食者(prey)交互(interaction)的数学的动力模型。其模型研究了猫头鹰(owl)与野鼠(vole)之间的捕食关系对捕食者和被捕食者的数量影响。这个模型的方程式如下所示。

捕食者-被捕食者交互模型(Lotka-Volterra model)：

方程 1：$\frac{dV}{dt}=(\alpha-\gamma O)V$，V 是野鼠(vole)数量

方程 2：$\frac{d0}{dt}=(\delta+\varepsilon V)O$，O 是猫头鹰(owl)数量

其中，α 是野鼠在没有猫头鹰时的总量增长率；δ 是猫头鹰在没有食物时的总数死亡率；γO 是野鼠由于被捕食的总数死亡率；εV 是猫头鹰由于捕食的总数出生率。

这个模型还可以考虑资源的承载能力，例如把前面谈到的单一生物系统的逻辑斯蒂模型用到 Lotka-Volterra 模型中，假定其中的野鼠是受资源承载能力限制的，假定承载能力为 K。那么，其模型修改为

$$dV/dt=\alpha(1-V/K)V-\gamma OV=\alpha V-\beta V^2-\gamma OV$$

$$dO/dt=-\delta O+\varepsilon VO$$

其中，$\beta=\alpha/K$。

我们不需要再讨论解上述微分方程的问题。方程的解可以用图形来直观描述，可以采用两种图形描述方法。一种是时间轨迹(time trajectory)描述方法，另一种是相平面轨迹(phase trajectory)描述方法。

例如采用时间轨迹描述方法，假定初始状态：猫头鹰数量为 40，野鼠数量为 250。我们通过计算可以得到如附图 16 所示的时间作为变量的图形，可以看到在任何时间上，猫头鹰和野鼠的数量，并可以看到它们的数量变化规律。

如果采用相平面轨迹描述方法，用猫头鹰的数量作为横坐标，用野鼠的数量作为纵坐标构成一个相平面，绘出猫头鹰数量与野鼠数量的关系。假定初始的状态：猫头鹰数量为 40，野鼠数量为 250，我们可以得到如附图 17 所示的曲线关系。

参照研究二元生物动力模型的平衡状态的微分方程式，对于捕食者-被捕食者模型的平衡状态分析可以写成如下形式。

数量模型的平衡状态分析：

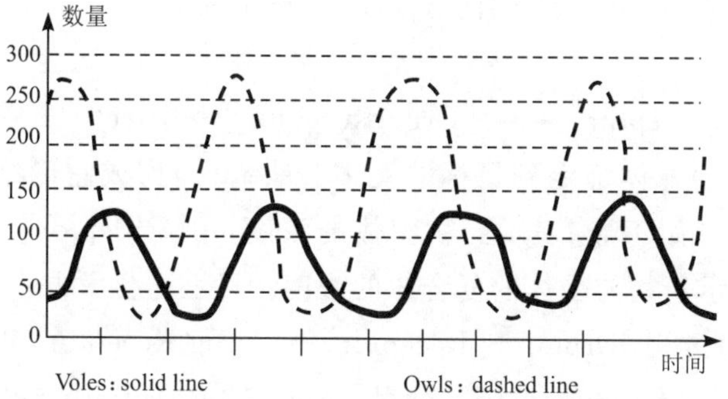

附图 16 猫头鹰与野鼠的捕食者-被捕食者模型时间轨迹

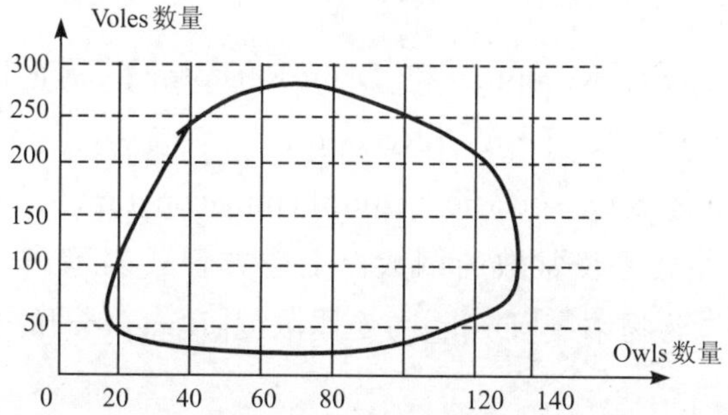

附图 17 猫头鹰与野鼠的捕食者-被捕食者模型相平面轨迹

$\frac{dV}{dt}=f(V,O)$，f 是一仅依赖 V 和 O 的二元函数

$\frac{dO}{dt}=g(V,O)$，g 是一仅依赖 V 和 O 的二元函数

G. 3 生物化学的动力模型

生物体的信号（某种糖蛋白大分子，例如激素）传递和血液输送氧气、二氧化碳都是通过受体（receptor）实现接受的，受体可以识别这些信号或物质。在血液中传输氧与二氧化碳是血液中红细胞（red blood cells）的功能。从肺（lungs）中吸取氧，并随着血液的流动把氧传输给外围组织（peripheral tissues）中的细胞（例如肌肉组织（muscle tissues）），从肌肉组织中吸收二氧化碳在肺中呼出体外。

请读者注意，在血液中输送氧、二氧化碳、营养物质以及信号物质，采用的输送机制是不同的。我们知道氧气、二氧化碳气、氮气等是可以溶于水的。生物细胞为什么不直接从血液中吸取氧气与二氧化碳气的分子？为什么生物体需要通过红细胞搬运，实现氧的吸收和二氧化碳的呼出？生物体的这种通过细胞主体运送氧和二氧化碳资源客体的机制，启发我们产生网络世界中通过客体的伴侣主体（信使）或者活性客体来实现网络中的信息交换，具有深刻的意义。

吃药医治疾病，药物（配体）发挥作用也必须被受体接受，并产生复合体（complex）。所以在生物体中存在着一种普遍的反应，即所谓的配体与受体的绑定反应（binding reactions)。这个药物作用(drug action)的分子交互(molecular interactions)作用其化学方程式可以表示为

$$[Drug]+[Receptor] \longleftrightarrow [Drug\text{-}Receptor] \rightarrow Effect$$

其含义为,药物(drug)配体绑定到目标的受体(receptor)构成它们结合的复合体(drug-receptor complex)。用[Drug]表示药物配体的浓度,用[Receptor]表示受体的浓度,用[Drug-Receptor]表示药物与受体的复合体的浓度。从上述化学方程式中看出,这是一个双向的化学反应,由过程[Drug]+[Receptor]→[Drug-Receptor]和过程[Drug-Receptor]→[Drug]+[Receptor]并行组成。过程[Drug]+[Receptor]→[Drug-Receptor]称作分子的化合或者结合的反应;过程[Drug-Receptor]→[Drug]+[Receptor] 称作化合物的分解或者分离的反应。

下面,我们讨论[Drug]、[Receptor]和[Drug-Receptor]三者的浓度关系:

$$[Drug\text{-}Receptor]=K_a[Drug][Receptor]$$

其中,K_a 表示结合平衡常数(association equilibrium constant)。分解常数(dissociation constant)$K_d=1/K_a$ 是结合平衡常数的倒数。上述方程式表示,药物与受体的复合体的浓度[Drug-Receptor]与药物浓度[Drug]和受体浓度[Receptor]的积成正比,其比例系数为 K_a。

把上述配体与受体和结合的复合体之间关系推广成一般的化学方程数学模型可以表示为 A+B↔C。

化学方程数学模型:$A+B \longleftrightarrow C$。

方程 1:$\dfrac{d[C]}{dt}=k_1[A][B]-k_2[C]$

方程 2:$\dfrac{d[A]}{dt}=k_2[C]-k_1[A][B]$

方程 3:$\dfrac{d[B]}{dt}=k_2[C]-k_1[A][B]$

$$[C]=K_a[A][B],K_a=k_1/k_2$$

其中,[C]、[A]、[B]分别表示 A、B 和 C 的浓度;k_1、k_2 是系数。[C]+[A]和[C]+[B]都为常数,所以有 $d[C]/dt=-d[A]/dt$,$d[C]/dt=-d[B]/dt$。在稳定的情况下,$d[C]/dt=0$,$d[A]/dt=0$,$d[B]/dt=0$;$k_1[A][B]=k_2[C]$。由于 $[C]=(k_1/k_2)[A][B]=K_a[A][B]$,所以 $K_a=k_1/k_2$。

把上述化学方程式推广到生物化学方程数学模型。生物学家对生物化学有自己的定义,但是作者特别看重生物化学中的生物主体(生物细胞与微生物主体)参与化学反应过程,而普通化学或者有机化学,把各种反应物质搅和在一起,通过物质原子和分子的随机运动和接触(物理学或力学原理)实现化学反应。

生物化学方程数学模型可描述为,如果用 $mA+nB \longleftrightarrow C$ 表示化学方程式,那么采取上述类似的方法,可以列出如下的方程式。

生物化学方程数学模型:$mA+nB \longleftrightarrow C$。

方程 1：$\frac{d[C]}{dt}=k_1[A]^m[B]^n-k_2[C]$

方程 2：$\frac{d[A]}{dt}=k_2[C]-k_1[A]^m[B]^n$

方程 3：$\frac{d[B]}{dt}=k_2[C]-k_1[A]^m[B]^n$

$$[C]=k_a[A]_m[B]_n, K_a=k_1/k_2$$

其中，[A]、[B]、[C]分别是 A、B、C 的浓度；k_1、k_2 是系数。

另外，还可以看到生物学中采用代数拓扑方法研究 DNA 以及蛋白质的结构拓扑，就不在这里一一介绍了。

H. 信息化总体设计师和生物学家的对话

H.1 “不学习生物学就失去信息化科学前沿研究的资格”

生物学对信息化科学的建立有什么启示？学习生物学，尤其是现代生物学的细胞生物学、分子生物学、生物化学、生物进化和生命科学的现代理论，对于我们建立信息化科学有非常重要的借鉴。例如，生物世界是如何从单细胞走向多细胞的，多细胞生物体以及种群如何提高能力与加速进化的？这种有组织群体高竞争能力能为信息化计算能力提高产生什么启示？建立信息化的复杂系统如何实现自组织和自管理？从生物学中寻找网络计算模型，系统运行模型、系统关联模型、信息化生态模型等。

数学家最不愿意讨论化学和生物学，而生物学家看到数学家，没有语言交流的兴趣。特别有意思的是，数学家和生物学家都愿意与计算机和系统科学家交流。系统科学家自然成为数学家和生物学家（尤其是生物化学家）沟通的中介。

计算机科学与信息化科学正在借鉴生物学向我们揭示科学规律，尤其是那些被进化证明了的规律，正在检讨那些完全人造的计算机理论和数学方法。显然新的网络世界的理论应当考虑不确定性和面向主体。

在现代生物学研究中，包括进化论研究，我们看不到生物主体的计算模型。现代计算机是人类智慧创造的奇迹，是生物进化当前最高端的人造体系。强调计算概念并不是生物的基本能力，是人类以前的所有生物所不具备的能力。

作者对学生提出，如果需要考虑为网络世界和信息化建立科学体系，学习和借鉴生物学是必需的。要求他们必须比较深入地阅读有关生物进化、生命科学、细胞生物学和干细胞生物学等科学性的专著，否则将会失去从事信息化科学前沿研究的资格。

H.2 信息化总体设计师如何取得讨论生物学的资格

谈到这里，读者会问作者，**你们有什么资格来评论生物学和医学作为科学体系中存在的问题呢？**回答这个问题，其实是很简单。

读者也许接触过信息化。一个信息化建设的企业,可以面向各行业的业务和知识结构,去建立信息系统和应用软件系统。如果一位信息化的总体设计师和一位生物学家、中医师,在一起研究讨论“在网络世界中建立虚拟的生物世界”(精确地说,主要关注真核细胞不同层次的生物体和生物体组织世界等,暂不包括原核细胞的生物界)和“在网络世界中实现人体生命过程的运行系统”,我们可以简化上述任务的名称,即“生命再现”。这时,信息化总体设计师需要做的第一件事情,就是认真学习生物学的主要或全部的知识结构以及医学的相关知识结构,这种学习称作与生物学家的对话。在这种学习或对话中,设计师始终需要反复思考和研究生物学和中医学这些知识结构如何做成一个在网络世界中运行的软件体系。从信息化总体学中,他需要为“网络世界中建立虚拟的生物世界”和“网络世界中实现人体生命过程的运行系统”设计它们的运营体系结构、系统体系结构和技术体系结构。

在学习了生物学的知识结构后,得出体系结构的认识:

(1) 生物化学和分子生物学等生物学科可以作为所建设体系的“技术体系结构”基础,虽然不完整,但知识架构是可用的。所谓不完整是指这些基础学科主要是建立在体外化学实验的基础上,对体内的全体细胞、组织和器官作为主体参与的化学过程的描述是不完全清楚的。因为,体内生物主体参与化学过程与实验室再现、重构化学过程(虽然这种方法非常重要)应当是有重大差别的。

(2) 细胞生物学和生物的组织学等知识结构可以作为“系统体系结构”的基础,虽然也不完整,其知识架构仍然可用。所谓不完整,生物学虽然有分类的生物系统(例如皮肤系统、运动系统、呼吸系统、循环系统、消化系统、排泄系统、生殖系统和神经系统等),但并不能看清楚这些系统运行和可以支持软件设计、开发的动力体系的完整描述。换句话说,这种系统划分是从系统组织学与解剖学角度定义生物体内部结构的,并不是从系统学的角度来分类研究生物体内部系统的。例如从系统学或者生物行为学的角度,可以根据物质交换、信息交换、运动、增殖/繁殖和感受/表达五种行为网络体系划分系统。

(3) 设计师发现,生物学缺少一个完整的“运营体系结构”基础,虽然有胚胎学、生理学和病理学等知识结构,依然不能为所建设的“运营体系结构”提供充分支持。也就是说,生物学缺少建立在细胞和细胞组织基础上的现代生物行为学,而现有的行为学理论主要是生物个体基础上的行为学知识和人类心理学范畴的知识结构(其科学性仍然需要研究),不能作为支持所建体系的运营基础。

对问题研究越深入,越会发现更多的问题。设计师会发现为了“在网络世界中建立虚拟的生物世界”和“在网络世界中实现人体生命过程的运行系统”,需要用户提供需求。此时生物学家和医生会说,这个我们有,那个我们还没有,或者说目前不清楚。于是,设计师、生物学家和医生会发现更多的生物学和医学在知识结构作为科学体系的缺失。换句话说,如果没有这些知识结构,就无法开发出相应系统和软件。例如生物世界中细胞、细胞组织、器官、系统作为运行的主体软件如何开发?又如蛋白质、核酸(DNA、RNA)、类脂、糖类、氨基酸、核甘酸、脂肪酸、ATP(能量)、无机盐和水等物质作为客体如何被定义成类型为主体所使用？虽然有干细胞、细胞周期、细胞新陈代谢和细胞基因的知识结构，我们可以开发不同类型细胞的行为函数；尽管有256种细胞，并划分不同的干细胞和体细胞，人体有数以万亿数量的细胞，把它们设计成网络世界中一个虚拟的主体(进程、线程、代理、代理组织)，让它们自发地运转起来，作为现代网络世界最新软件技术，是可以做到的。但设计师还是会问，尽管这些主体和客体设计、开发是必需的，但是这样的运行模型就是人体生命过程的生物模型吗？显然，我们发现如果没有细胞、组织、器官和系统的行为描述、行为控制的机制和行为规则，它们还不是真正意义上的生物体运转，也即它们还是运转不起来。虽然，有生物组织学等知识结构，但这个组织学只描述了生物物质的结构和组成关系，没有细胞、组织、器官和系统之间的物理、化学、信息、行为的全部关联关系，缺少既把生物组织看作发育、生成、操作的客体对象，还把细胞和生物组织看作发育、生成、操作、运行的主体。如果不这样做，如同当前生物数学那样，提出一些人类总结出来的算法和计算模型函数与方程，无法观察到生物组织中的“自组织”、“自管理”、“自控制”等核心的生命概念。

希望读者能够理解，我们提出的“在网络世界中建立虚拟的生物世界”和“在网络世界中实现人体生命过程的运行系统”或者“生命再现”的任务，不是依据某个著名的医生和生物学家看病或工作流程而设计的再现软件。那不是生物系统在计算机中的再实现。

综上，在信息化总体设计师与生物学家的对话中，他们共同发现了生物学作为科学体系的缺失——也就成为当今世界中最自然的事情了！这个时候，读者会说，我理解了为什么一个称职的计算机科学和信息化总体设计师，会提出生物科学和医学问题的原因了。“网络世界中建立虚拟的生物世界”和“网络世界中实现人体生命过程的运行系统”这两个人类的重要科学项目，把对生物学和医学提出问题的资格和机会留给了计算机科学和信息化科学的工作者及他的医学与生物学研究的科学家朋友们。

读者还会发现，许多科学体系不仅仅满足在实验室中被验证，更会在信息化体系中得到检验和证明，以考察它的完整性和一致性。**这也是为什么作者在网络世界中成功开发出了规范细胞结构的行为控制机制(行为信息基)后，会反过来问生物学家，细胞的行为控制信息应当在DNA中吗？还是应当在细胞的其他结构中？细胞DNA非蛋白质表达的结构或所谓的“DNA垃圾”是用来控制行为的吗？这样的问题会提出许多。当然，这样的机会只能留给生物学家，因为信息化科学家只能提出问题和假说。**

所以，一个关注生物学发展的计算机科学和信息化科学的学者，在讨论现代生物学时也许有一种特别的滋味，同样会引起读者的兴趣。

I. 中国古典行为学与西方语言学推动历史的启迪

作者在《软件行为学》和《信息化总体学——网络世界行为学理论基础与形式化方

法》著作中，非常明确地提出：生物的行为控制机制不是计算机科学中谈到的“图灵机”或者“有穷自动机”模型；不是建立一个可以开发任意软件的最强的自动机器模型，而是一个可以进化的“行为信息基”的控制机制，它的原始能力只能执行一些本能的行为（遗传带来的）。随着生物的进化，生物体的行为控制机制逐步走向高级形式，可以增加学能行为，并逐步进化出人类大脑的行为控制体系，实现行为的语言表达。行为信息基一旦具有行为的语言表达能力，就可以进入行为的逻辑和理性阶段。例如，生物体的大脑没有加法器、乘法器等计算部件。只有记忆了许多“2＋2 等于 4”的语言能力。人类的计算是在使用类似的计算等式的语言和命题中进行的。

生物是先有行为（行为是生物的最基本的属性），进化到高级动物和人类时才有语言。人类到了近几千年才有了语言文字体系和逐步产生的数学逻辑语言。

中国人使用的语言，其文字是象形的，是一种具有语义的文字符号。语言的发音和文字表达是两个符号体系。语言的原始语义概念已经表达在符号体系之内。其优点是文字符号的语义虽然在历史进程中发生变化，文字记录的内容具有相当的语义稳定性，对人们了解历史具有极大的作用。中国人在语言思维中，会更多地采用语义层次上的抽象概念。西方的语言学基本形式是拼音性质的，其文字是语法符号性质的，即语言的发音和文字是统一的符号体系。这个语言符号的语义概念在语言符号体系之外。也就是说，语言符号通常没有承载语义内容。西方人在语言思维中，会更多地采用语法层次上的抽象概念。这种语法层次的抽象，为建立数学符号语言体系提供了基础。

I.1　中国历史为何没有产生现代科学体系和工业革命

中国传统的理论界，无论是儒教、道教、佛教、兵法、武术、中医或者公众的生活准则，都是围绕行为理论讨论或基于行为学展开的，讨论的基础是承认存在矛盾，研究矛盾的转化。行为的真实性是行为逻辑的基础。从生物学的研究可以看到，对于生物体来说，首先具有的是行为，行为概念和生物的主体概念是紧密联系在一起的。行为学是主体理论。中国古代的理论界，没有把语言作为主要研究对象，而是首先把人的行为作为研究对象。中国人研究行为学已经有几千年的历史了。中国人研究的行为学虽然是古典的，但是对于人类依然有巨大的现实意义。中国人也研究语言和文字，虽然有辉煌的文学语言成果，但是没有为数学、音乐等产生专门的符号语言体系。中国的美术语言是线条与色彩，虽然有自己特色，但是与西方美术语言使用的线条和色彩从本质上是不相同的。现代科学与工业的发展，最深层次基础条件是数学语言体系建立。中国哲学与文化是中国文明的伟大标志。在行为学理论基础上，研究一切客观世界时都要与人结合起来，崇尚天、地、人合一。中国古代虽然也有非常丰富的自然科学的创立，为人类的生活、生产提供了许多科学工具，但是没有自然科学独立符号语言体系，妨碍了科学在中国的发展，尤其是妨碍了在中国产生全局性的科学和工业革命。然而，在新世纪，在人类学、生物学、地球学等必须面向生物主体的科学领域中，中国哲学与文化会表现出历史积累的巨大优势。**中国的汉字标准中增加了西方符号文字的符号，并用此作为拼音的方式，构成**

了具有更大表现能力的新文字体系。中国文字体系融入了西方文字的元素，完全具备了现代科学表达的全部能力，所以中国人有非常优秀的数学家和物理学家，用中文同样可以写出数学和一切科学体系的符号体系。中国文字的包容能力和发展能力非常巨大，令西方语言文字专家羡慕。

西方的数学以及逻辑学和科学是西方文明的伟大标志。由这个文明中产生出了现代科学的众多领域和工业革命，以及西方的所谓文化、法律和社会包括西方的艺术等。把所有这些西方的文明归结为生命科学的深层次问题，可以归结为语言学基本概念。西方人的科学的发展首先要归功于数学语言体系的建立。在这样的数学语言体系的建立中，产生了伟大的物理学、量子力学和其他自然科学。另外，西方的音乐语言的符号体系，也是一种专业语言。这些完善、独立的数学语言和音乐语言符号体系，为西方科学发展成为工业革命和交响乐提供了基础。在这样的数学语言体系中推动的是全面的科学与工业发展，而不是产生一些具体的发明和工具。语言学的本质就是所说的语言内容是真的还是假的。“真”和“假”是语言学非常重要的概念。西方人也研究行为学，圣经中也有许多对人行为的要求和说明，他们非常习惯地研究语言中的行为概念，研究语言中行为表达的各种问题。又回归到语言学这个大范畴中，即真假、完整性、一致性、证明和推理。这种语言学概念，是一种数学发展要求的符号语言体系。我们可以说，如果没有这样完整的数学符号语言体系，就没有近代工业革命和现代自然科学的发展。**但是，西方文字体系却很难加入中国文字的元素，虽然可以把某些中国文化事物读音(例如武术、功夫、饺子、北京、中国等文字读音)写入到字典中，但无论如何不能把表意的、象形文字加入到原有西方文字符号体系中。西方文字不具备中国文字超越自身的包容和发展能力。因为，作者几乎认为用西方文字符号永远表达不出“唐诗”的神韵来。**

如果作为数学家来考察西方文字语言体系和中国汉字语言体系，尤其是具有西方拼音符号的汉语拼音的现代汉字体系，是否可以证明它们的等价关系，或者不等价关系。作者似乎有一种直觉，现代西方语言体系表达能力有条件地要小于现代汉语文字体系表达能力。

许多哲学学者认为中国古代没有逻辑学。在作者看来，**中国没有语言学的逻辑学，即没有研究语言或者命题的完整性和一致性的逻辑学。但是，中国有行为的逻辑学**。从现代行为学理论研究来看，语言逻辑和行为逻辑是两个独立范畴的逻辑学。例如，言必信、行必果、言行一致。这样的语言表达就是把行为放在中心的。用语言表达行为，也有一个一致性，但是这个一致性，不是说没有矛盾，而是强调与行的一致，说到做到。读者可以清晰地看到，这种行为逻辑和行为与语言表达的逻辑关系。中国古人也研究行为的一些基本的属性，除刚才谈到的言行一致外，还有预期性、可信性、可行性、有效性、连续性、危害性等属性。中国古人谈到的“仁”和“义”都是讨论行为的概念范畴。

语言逻辑学有以下基本特点：

(1) 语言逻辑学是形式逻辑，是外延逻辑。语言逻辑研究的主要问题是真与假，推理和语言表达的完整性和一致性。

(2) 语言逻辑的类型概念，原始数值是真与假。其主要操作是否定、蕴涵、或、和等。其中否定与蕴涵是最基本的操作。在这样的逻辑体系中，支持一种不断否定错误，追求真理的认识。可以采用二值逻辑和二进制的表达方法。

(3) 语言逻辑学是属于客体性质的逻辑学，与自然科学有紧密的联系，例如物理学、化学、机械力学，研究客观世界理论，否定人的参与，是纯粹客观的。认为所有客观的真理与主体(人)是没有关系的，即在任何主体面前真理都是正确的。从数学角度看，任何人使用相同的函数和工具，其结果都是相同的。如果用数学语言表达，其数学语言的主流形态是确定性。

(4) 在语言学中研究行为，主要是研究语言中的行为，而语言中行为可能是没有发生的行为，实际上没有办法考察行为是否真的发生。

行为逻辑学有以下基本特点：

(1) 行为逻辑学是辩证逻辑，是内涵逻辑。行为学逻辑有阴与阳概念，没有真与假问题，因为行为一旦发生，就是真的。行为有预期性、可信性、可行性、有效性、连续性、危害性等属性。主要的方法是预期、态势和评估，也是非常具有逻辑概念的体系。可以采用多值逻辑来表示，同样也可以采用二进制的表达方法，例如易经谈到的二仪、四象、八卦、六十四卜卦等。

(2) 行为逻辑是面向主体的逻辑学。行为逻辑属于主体性质的科学范畴(生物科学、人类科学)。原始的行为包括交换(物质与信息的交换)、繁衍、运动、感受/表达等。行为类型的主要操作概念是自行、施用、顺序、选择、平行、存储、条件、关联、差异、评估等。因为行为是有主体的，行为的对象是客体，其中“自行”和“施用”是基本的操作。行为学认为，不同主体的行为是不同的，也就是说，不同的主体使用相同的函数和工具，其结果是不同的。如果用数学语言表达，其数学主流形态是不确定性。

(3) 行为逻辑学类型概念，在行为逻辑体系中，**阴阳有共存与对立、吸引与排斥、支持与制约、消长(量变)与转化(质变)、平衡与失衡、支配与被支配等基本属性，阴阳有合二为一、一分为二、物极必反、反者道之动等规律。**

(4) 行为同样存在着语言的表达问题。行为的语言表达和语言表达中的行为是两个完全不同性质的问题。语言中的行为可能完全没有存在，而行为的语言表达主要问题是行为语言表达的一致性。通过行为的语言表达把语言学和行为学紧密结合起来。

也许读者会感到新鲜，从语言学与行为学谈中西方文明的不同，至少是不多见的。作者认为，这样比较非常有利于我们对中西方文化差别的认识。中西方的文明不同，不能归结为人种的不同，因为，一旦中国人了解和熟悉了西方的文明和科学体系，成为非常优秀的科学家是没有问题的。

作者在 20 世纪 80 年代到 90 年代初一直在研究计算机的语言，叫形式语言，还编著了《形式语义学基础与形式说明》一书。用数学语言方法来解释程序设计语言的符号语义。到了 20 世纪 90 年代中期至现在，由于研究信息化体系结构理论和网络安全理论需要，一直在研究计算机和网络世界中行为学理论，也可以叫做形式行为学。作者深刻认识到，研究语言学和行为学是完全不同的领域，面对的概念、思维、逻辑、方法完全不同。所以，在作者所在行业中，有两个相互连接的科学范畴：计算机科学和信息化科学。

传统计算机科学其本质是语言学的理论方法，在计算机科学中称作形式语言的理论方法。可是，在信息化和网络世界中遇到的各种问题的核心概念是主体和行为，属于行为学理论方法。在网络世界中，我们要研究人类信息化行为和网络世界中各种虚拟主体和行为。可以称作“形式行为学”问题。所谓形式行为学就是要区别某些生物和人类一些行为特点和模式。如同形式语言是为了区别人类的自然语言一样。人们会问，如何研究行为？一个非常重要的方法是“行为的语言表达”。有了行为的语言表达后，就可以研究“语言表达中的行为”。显然，其中最重要的是解决行为的数学语言表达和数学语言表达中的行为两个大问题。但是，**人类发明的科学范畴和整个数学体系中，居然没有面向主体的数学**。无论集合、函数、代数、几何、逻辑等各种数学体系中，都不是面向主体的，都是面向客体的。于是我们需要全面改进数学体系，使之面向主体和行为学的研究。

研究现代生物行为学，在西方有那么多研究生物学和生命科学的科学家，为什么把这个题目留给了我们这些了解现代科学的中国人。其实不难理解，人们跨越和突破几千年沉淀下来的传统和习惯思维方法是多么不容易。因为中国人在深层的潜意识中，已经被行为学的范畴和框架所左右，而西方人感到最难研究的领域正是行为学。早期的行为学研究主要在社会学、管理学以及心理学中进行，很少把行为学与数学和自然科学联系起来，更不会把行为学放在网络世界中去研究。有人解释这种现象是传统的约束。

这种传统的意识非常强大和广泛。例如中国人比较看重实际，对待“想出来”和“做出来”，在中、西方人中受到的评价是不同的。中国人更看重“做出来”，而比较轻视“想出来”和“说出来”。而西方人，可能更看重“想出来”和“说出来”，认为“做出来”是实现了“想出来”的操作，不是最了不起的。西方人比中国人更看重理论的价值，而中国人往往认为理论是虚的东西，不值得重视。

当然这种传统的约束不仅表现在西方人的思维习惯上，中国人也有自己的传统约束。例如我们经常可以看到一些中国科技工作人员，包括教授、学者和高级工程师在内，在改变他们的非科学精神问题时，同样是非常困难的。比如，喜欢把事物模式化，不习惯变化和特殊性，喜欢用一般科学概念和原则去解决专门学科问题等。例如现代宇宙学时兴大爆炸理论，又开始绝对化了，不怀疑大爆炸学说正确性。而作者看一些国外著名的宇宙学科学家的书，介绍大爆炸学说时，总会介绍大爆炸学说不能解释或解释困难的问题。有些人还留给我最后的观点是，“宇宙震荡学说”也可能是正确的。又比如，谈生物进化和生物学，经常可以看到国外的学者和我国的教授学者在研究同样的问题，但是给人的感觉完全不同。比如，胚胎学和干细胞生物学中的许多结论，国外的学者以一种探索和不断面对新问题的姿态讨论问题，他们重视每一个特殊性东西。而我国在该方面的某些著作，似乎主要在传承知识，喜欢综合，而忽视探索和面对新问题。例如，在讨论神经系统发育时，中国的著作喜欢讨论发育过程中神经细胞的迁徙和死亡，而国外的著名专家虽然也关注这些内容，但是他们更关心神经细胞怎么转化为其他组织与器官的细胞或者其他体细胞如何转化为神经细胞和基本原理机制。他们似乎更关心特异性的东西，关心非范式过程现象和转分化、去分化等概念。再例如对待中医，同样也有类似现象。**对待中医有几种不同的态度。其一，认为中医是一些经验的总结，缺少现代科学的支持，所以认为中医是不科学的。这些人忽视了中医长期实践表现出的真实和有效所表达的真理性，忽视了中医所表达的为现代科学还不能解释的生命现象的探索意义。其二，认为中医是几千年产生的实践总结，有大量的经典作为支撑，并表现出现代生物学和医学未表达的特点优势，并擅长治疗西医不容易治疗的疾病。这些人忽视了中医需要现代科学支持的需求，对中医坚持自己特点的发展没有打算或缺少热情。其三，确认中医长期实践表达的真理性，所以认为中医是科学的，但不是现代科学的。同时还认为，中医不应当与现代科学体系脱节，应当走坚持中医特色的现代科学的发展道路。现代科学精神当然是追求真理的精神，真理要求有一致性和完整性。完整性就是全面性和充分认识世界的特性。例如，在描述国家的公路交通，不能只描述高速公路，同时还应当介绍一般公路和乡间的小路。甚至还要说，世界上本无路，走的人多了便成了路。**真正的科学精神还在于面对矛盾、解决问题的创新与探索精神。显然，中国科技工作者在学习西方的科学体系时，同样表现出突破文化传统的困难。可以说，一般中国人比较容易相信权威，而不习惯面对问题，解决问题。但是中国人同样非常藐视权威，并有一批面向问题与解决问题的伟大人士，否则这个民族就不可能发展至今。

在未来的人类发展中，如果期望中国建立在古典行为学基础上的文化、科学、经济、产业、军事、政治、社会等领域理论发挥重大作用，就必须建立现代行为学理论体系。西方科学方法为满足未来人类发展需求，同样需要建立现代行为学理论体系。于是我们提出了，现代行为学实际上是将行为学与语言学结合起来，尤其是将行为学与现代数学语言结合起来，产生新的面向主体、行为的新数学体系。现代行为学在信息化和网络虚拟世界中找到了结合点。通过网络世界中行为学理论体系的建立，反过来促进生物世界中行为学现代数学语言的表达。数学从自然科学走向生物学、人类学和一切社会科学新的领域。建立面向主体与行为新数学基础上的现代行为学，必然会带来一切主体科学全面发展和推动自然科学与社会科学的伟大结合。也就是说，创立理论生物学在召唤我们。

I.2　语言学与行为学关注点不同决定了中西方文明发展历程不同

在这里，作者也参与到中西方社会科学学者都在讨论的文化与传统不同根源的争论中。确实我们可以看到中西文化与传统的内涵不同，包括价值观不同、思维方法不同，或者说是哲学的不同。似乎文化与传统的不同，价值观、思维方法和哲学不同就找到了根源。作者以为，这种中西文化与传统的不同和所谓的价值观、思维方法和哲学不同，为什么会发生或者说“为什么会不同”？还是没有找到根源。

中西方文明为什么会不同？也许有人会说是由于历史进程不同决定的，或者会说是由于自然环境的不同决定的,再或者说是由于中西方人种不同决定的。

令人感到不解的是,中国古人和西方古人在建立自己理论认识体系时,面临着两个选择。一个选择是语言学,另一个选择是行为学。为什么西方的古人会选择语言学,而不是行为学?为什么中国古人会选择行为学,而不是语言学。

中西方文明不同,作者认为是由于中西方古人在面对生存与发展最核心的问题上,产生的关注对象和研究范畴不同。思维、哲学、方法都是由关注的问题对象决定的。研究语言和研究行为是两个古人类最大的“研究题目”。无论从什么角度讲,除了维系人类的生存所必需的生物特性之外,超出生物范畴进入高级形态的研究课题,对于古人来说,当然没有比语言学(包括文字)和行为学两个领域更重要的了。中西方古代人在最初的阶段,他们有口口相传的语言,而没有记录这些语言的文字。这个时候,中西方除语言不同外,表现出了很大的相同性。也就是说,在没有产生文字语言体系之前,人类不可能产生超越生物范畴的太多文明。随着文字的创造,产生了语法符号和语义关联的象形文字并产生语法符号与语义分离的拼音文字。**在文字构造期间,对于拼音文字,关注的是语法符号与语义内容的对照与影射。语法和语义的对照与影射的关注引导西方古人后续的所有思维发展模式。对于语法符号和语义关联的象形文字,一开始就把文字的结构和语义关联起来,并且把语言的符号和语言的语义内容结合起来。文字的结构与表达的语义内容相关,其关注点自然是对文字的结构的语义理解上。中文有自己独特的说文解字,就是充分的证明。这种语言文字结构的语义内涵的关注引导中国古人后续的所有思维发展模式。**

显然,通过语言语法和语义的对照与影射关系定义来解决语言和文字的规范性,获得古人的沟通和交流,当然是一种自然的选择。这种语言强调的是口语表达的规范和一致,强调统一和规范口语,而且是强制型的。而文字符号可以存在变异,语义在语言符号体系之外。西方语言没有出现统一文字背景和需求(西方人也只在很晚的时期,才去做了度量衡和钱币的统一)。因为语言中没有语义,不统一文字,不是非常严重的问题。西方语法和语义的对照与影射的关注引导西方古人后续的所有思维发展模式。所谓后续发展,必然在语言学中继续研究和发展,去产生和创造语言学特点的更高文明:形式逻辑、数学和科学语言符号体系的建立。一个一直没有统一语言的人类群体,最大的问题是不能面对混沌和复杂性,习惯分解和部分地思考问题,而不习惯综合与整体思考问题,参见附图18。

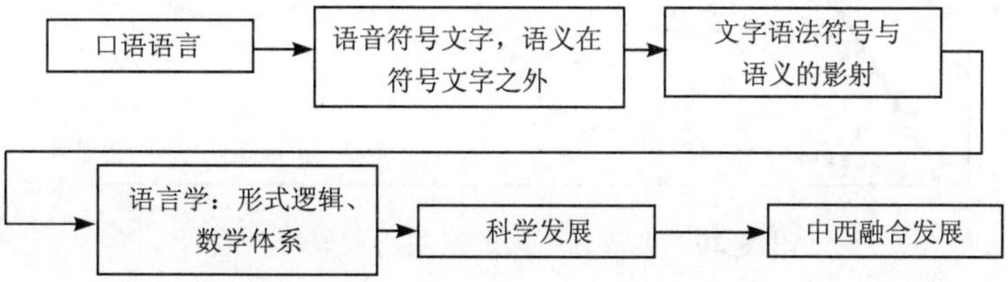

附图18 西方语言学研究的历程

中国古人的文字建立方法也是一种自然选择。这种自然选择首先表现出在定义文字符号体系时,口语表达肯定已经是五花八门,表现出统一文字和文字表达的语义内容上,这种文字统一方案是所有部落、群体和国家可以接受的。这种语言模式自然会产生文字语义表达的规范和一致性,但是存在文字读音的变异性,口语的多种形态。可以推理认为,中国文字形态一定是在反复争论和妥协过程中建立的。这个文字统一过程是长期的,至少在中国秦朝成功实现了(在统一文字时期,还产生了度量衡和钱币的统一)。因为文字符号包含语义,不统一文字,就失去了人们交流的基础。但不是通过查字典,而是通过共同的说文解字表达的语义,来取得共同的语义要求。这种不同口语表达和相同文字表达,是维护中国几千年统一的基础,也为日本、朝鲜、越南等古代人所使用,产生了东方文明。中国语言文字结构的语义内涵的关注引导中国古人后续的所有思维发展模式。研究语义不会停留在研究生物行为的范围内,超越生物行为的范围,首先被最关注的是社会行为范畴。后续发展,必然是在人类社会行为学范畴内去发展和创建更高文明。中国人在历史的发展过程中,已经非常习惯混沌和复杂性,也非常习惯综合和整体考虑问题,参见附图 19。

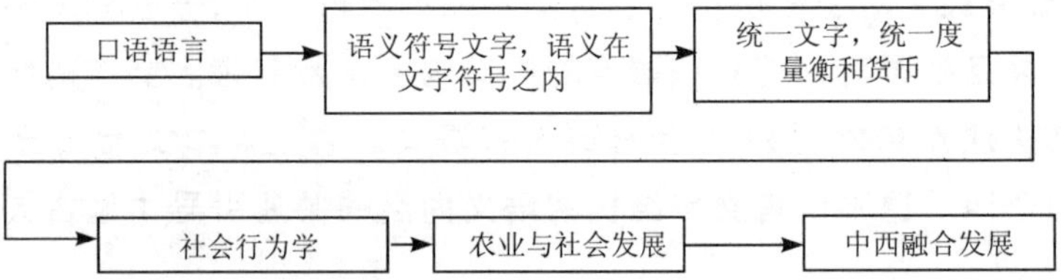

附图 19　中国语言学研究的历程

从上述发展中,我们可以看出,中国古代文明发展在世界范围内巨大的领先优势,参见附图 20。从现代社会角度看,也不能不认为,统一文字是一个巨大的工程和复杂的工作。居然中国古人做到了。这种伟大的成功,为中国历史后续发展提供了巨大的经验财富。

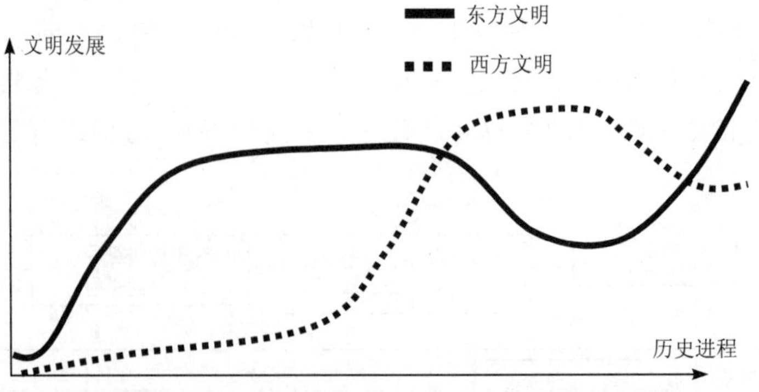

附图 20　中西方不同的发展历程概况描述

在现代人中,同样可以看到不同文明传统的深刻影响。对于现代计算机科学家,我们看到西方计算机科学家,也在关注计算机和网络世界中的行为。但是让作者吃惊的是,他们居然津津乐道的是“语言表达中的行为”。作为中国人的作者,在研究行为学时,首先想到的是行为的语言表达,而第二位的问题才是语言表达中的行为。

作为一个中国人没有必要为我们祖先提出的基于行为范畴的传统学说感到不科学和没有逻辑认识,也没有必要为我们祖先提出的传统学说和中医理论感觉有超人的认识。**中西方文明都是人类发展的不确定性历程中的伟大实践和认知,它们必然会在未来的发展中相向而近,各自表达、互相表达、各自发挥优势、平行发展。它们不需要结合为一个新的文明,而消失原有的文明。在中西医发展问题的认识上,不会采用西方逻辑的真假概念,不断否定错误追逐最终真理的做法,而会采用建立二元体制,如同中医的阴阳不可分离、不可相互替代一样。这是由于西方和中国的语言文字体系所决定的,是两种文明的最基本的基因差别。**